POPULAR MEDICINE

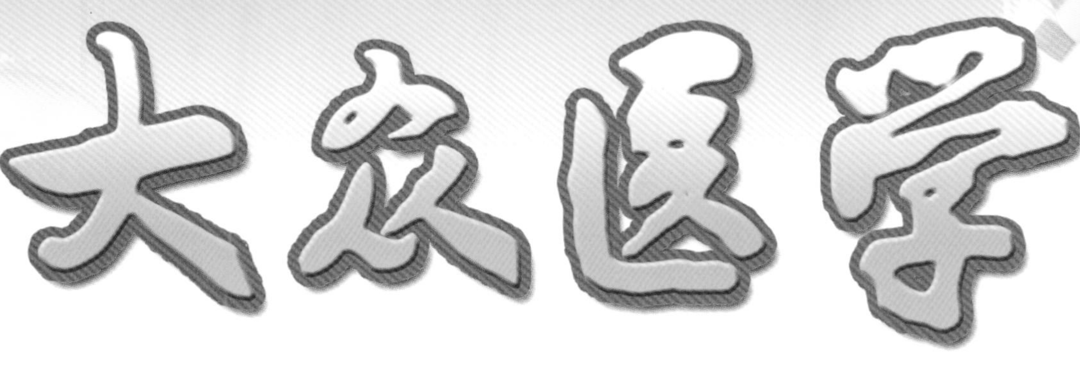

2020 大众医学

合订本

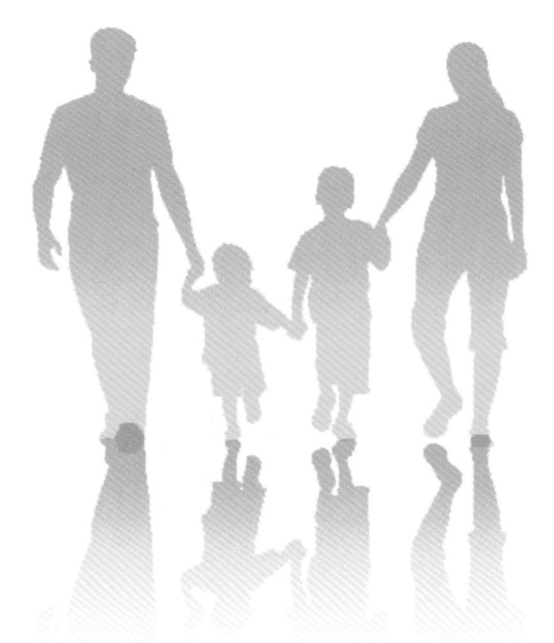

上海科学技术出版社

图书在版编目（CIP）数据

《大众医学》2020年合订本 /《大众医学》编辑部编. -- 上海 : 上海科学技术出版社, 2020.12

ISBN 978-7-5478-5157-9

Ⅰ. ①大… Ⅱ. ①大… Ⅲ. ①医学-基本知识 Ⅳ. ①R

中国版本图书馆CIP数据核字(2020)第234723

《大众医学》2020年合订本

上海世纪出版(集团)有限公司
上 海 科 学 技 术 出 版 社 **出版、发行**

（上海钦州南路71号 邮政编码200235 www.sstp.cn）

开本 889×1194 1/16 印张 60 插页 1

字数 1440 千字

2020年12月第1版

2020年12月第1次印刷

ISBN 978-7-5478-5157-9/R.2219

定价：90.00元

健康上海再出发

作者简介

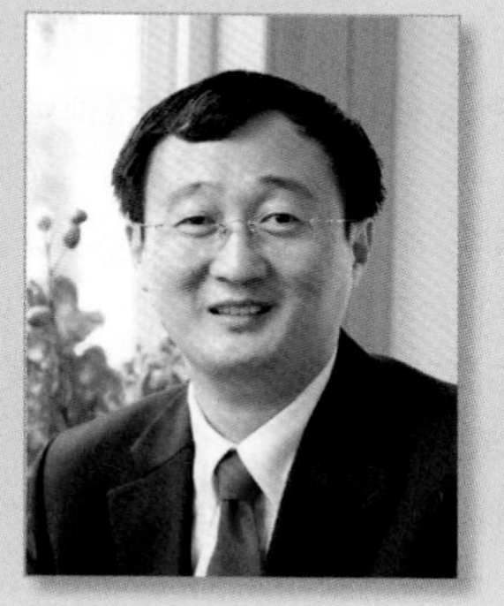

邬惊雷，上海市健康促进委员会副主任，上海市卫生健康委员会主任。

邬惊雷

健康上海再出发，任务书、时间表、路线图已在眼前！

没有全民健康，就没有全面小康。根据国家部署，上海按照“健康融入万策”和“健康上海，人人行动，人人受益”的理念，由市卫生健康委牵头，市委、市政府40余个部门共同参与编制了《健康上海行动（2019—2030年）》。这是全国第一个省级中长期健康行动方案，将为上海2400多万市民筑牢织密一张“生命健康网”，全方位、全周期、全领域维护与保障市民健康。

健康，早已融入这座城市发展的脉动，早已汇入万千市民日常的生活。2003年，上海在全国最早全面启动特大型城市健康城市建设，前瞻践行“健康融入万策”理念，通过持续推进医改，滚动实施健康城市建设、环境保护、全民健身等多轮行动计划，市民健康水平不断提升，健康获得感持续增强。2018年全市户籍人口期望寿命为83.63岁（其中男性81.25岁，女性86.08岁），孕产妇死亡率为1.15/10万，婴儿死亡率为3.52‰，三大健康指标已连续十多年居世界发达国家和地区领先水平。

对上海而言，健康是永恒的“起点”，健康更是不断的“出发”。如今，作为我国省级中长期健康行动的“第一方案”，《健康上海行动（2019—2030年）》坚持“健康优先、预防为主、共建共享、促进公平”等基本原则，不断巩固健康城市建设成果，持续提升健康上海建设能级，对标国际一流标准和最高水平，着眼民生健康福祉，到2030年，使上海市居民主要健康指标在达到世界先进水平的基础上，有更大的提升，率先实现可持续健康发展目标，使上海成为具有全球影响力的健康科技创新中心和全球健康城市典范。

这是上海对国家战略的庄重承诺，对广大市民的深情守护。在国家15个行动任务和26个考核指标的基础上，《健康上海行动（2019—2030年）》按照中央对上海的战略定位和要求，增加了健康服务体系优化和长三角健康一体化、健康信息化、健康国际化等内容，在居民健康自我管理、控烟、医疗资源、体育设施、生态环境、食药安全、健康服务业等方面增加了14个指标，最终形成18个重大专项行动、100条举措、40项考核指标，“基于国家要求、高于国家要求”，同时突出2022年和2030年两个时间节点，分步推进实施。每一个行动都包含丰富的内容和切实的措施，事关每一个上海市民的健康，通过全方位干预健康影响因素、全周期维护市民健康、全人群防控重大疾病、全领域构建“大健康”格局，致力推动市民健康水平再提升、健康城市能级再提升！

用行动创造高品质健康生活，用行动打造卓越的健康之城，健康上海建设的任务书、时间表、路线图已然绘就——健康上海再出发！PM

Contents 目次 2020年1月

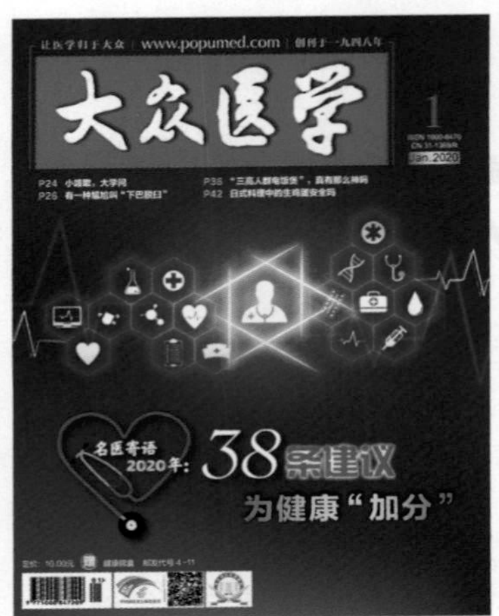

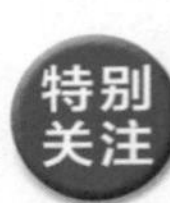

名医寄语2020年：38条建议为健康“加分”

人民健康是民族昌盛和国家富强的重要标志。要提高健康水平，每个人都应成为自己健康的第一责任人。2020年伊始，本刊特邀临床、营养、运动、心理、口腔、健康管理等领域的权威专家提出13条名医寄语、38个新年健康建议。大家不妨“按图索骥、各取所需”，为自己“定制”新一年的健康吧！

本期部分图片由图虫创意提供 本期封面图片由图虫创意提供

大众医学 官方微信公众号

大众医学 有声精华版

创刊于1948年 首届国家期刊奖 第三届中国出版政府奖期刊奖提名奖
新中国60年有影响力的期刊 全国优秀科技期刊一等奖 华东地区优秀期刊 中国百强报刊

大众医学®（月刊）
2020年第1期 Dazhong Yixue

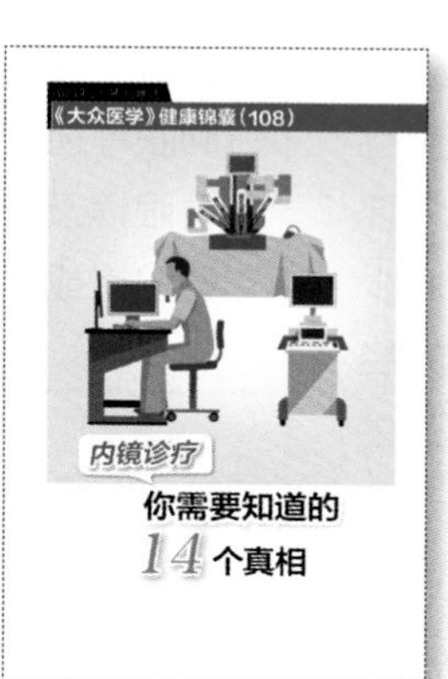

主 管 上海世纪出版（集团）有限公司
主 办 上海科学技术出版社有限公司

编辑、出版 《大众医学》编辑部
编 辑 部 （021）64845061
传 真 （021）64845062
网 址 www.popumed.com
电子信箱 popularmedicine@sstp.cn

邮 购 部 （021）64845191
（021）64089888转81826

营销部
总 监 章志刚
副 总 监 夏叶玲
客户经理 潘 峥 丁 炜 马 骏 杨整毅 张志坚 李海萍
电 话 （021）64848182 （021）64848159
传 真 （021）64848256 （021）64848152

广告总代理 上海高精广告有限公司
总 监 王 萱
电 话 （021）64848170
传 真 （021）64848152

编辑部、邮购部、营销部地址
上海市徐汇区钦州南路71号（邮政编码200235）

发行范围 公开发行
国内发行 上海市报刊发行局、陕西省邮政报刊发行局、重庆市报刊发行局、深圳市报刊发行局等
国内邮发代号 4-11
国内统一连续出版物号 CN31-1369/R
国际标准连续出版物号 ISSN 1000-8470
国内订购 全国各地邮局
国外发行 中国国际图书贸易总公司（北京邮政399信箱）
国外发行代号 M158

印 刷 杭州日报报业集团盛元印务有限公司
出版日期 1月1日
定 价 10.00元

80页（附赠32开小册子16页）

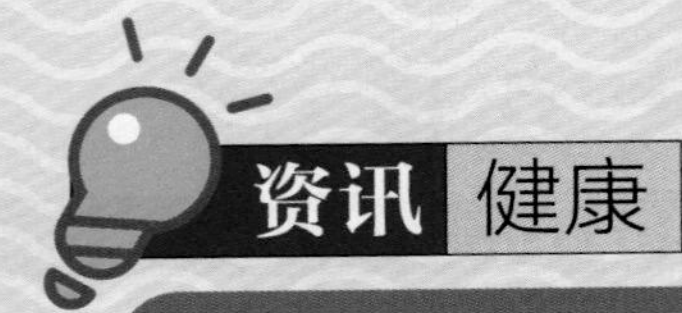

控烟：要从青少年做起

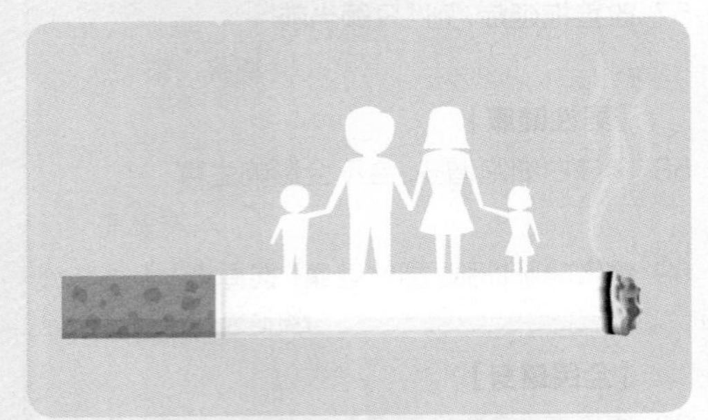

2019 年 11 月 17 日，国家卫生健康委等发布《关于进一步加强青少年控烟工作的通知》。通知指出，要实现“2030 年 15 岁以上人群吸烟率降低到 20%”的目标，必须切实做好青少年控烟工作。烟草烟雾对青少年健康危害很大。青少年吸烟会对身体多个系统特别是呼吸系统和心血管系统产生严重危害。烟草中含有的尼古丁对大脑有毒害，会造成记忆力减退、精神不振等。尼古丁具有较强的成瘾性。开始吸烟的年龄越早，成年后的吸烟量越大，烟草对其身体造成的危害就越大。青少年要树立良好的健康观，牢固树立“自己是健康第一责任人”的观念，“拒绝第一支烟”，成为“不吸烟、我健康、我时尚”的一代新人。

上海各大市级医院实现检查互通互认

从 2019 年 11 月 1 日起，上海市 37 家市级医院之间将率先实现部分医学检验项目、医学影像检查项目和影像资料的互联、互通、互认；在不久的将来，这一措施将逐步向区级公立医疗机构扩展，最终实现市、区两级公立医疗机构间的医学检查互联、互通、互认。医学检查结果“互认”促进了卫生资源的合理、有效利用，可以减少不必要的重复性检查，切实减轻患者的经济负担，节约患者宝贵的时间。上海市卫生健康委提醒，检验检查结果互认并非“一劳永逸”，遇到以下情况时，应按照诊疗常规进行复查：①因病情变化，已有的检验、检查结果难以反映病人当前实际病情；②检验、检查结果与疾病发展关联程度高、变化幅度大；③重新复查检验、检查项目对治疗措施选择意义重大（如手术等重大医疗措施前）；④原检验、检查结果与病情明显不符；⑤急诊、急救等抢救生命的紧急状态下；⑥患者或其家属要求进一步复查；⑦其他情形确需进行复查等情况。上海市民可通过“上海健康云”APP、“随申办市民云”APP 等对检查结果进行自助查询。

“问题眼镜”可致视疲劳

上海市市场监管局对 200 批次定配眼镜、老视镜、眼镜镜片、眼镜架、太阳镜等进行了抽查，结果发现 31 批次产品不合格。近视镜和老视镜主要存在的问题包括柱镜轴位方向偏差，光学中心水平偏差，球镜顶焦度偏差，眼镜镜片折射率、色散系数不合格，眼镜架镜腿长度偏差，等等。专家指出，眼肌调节能力较强的青少年佩戴不合格的眼镜可能造成斜视，一般人则会出现视力模糊、眼部肿胀等视疲劳现象。消费者应到资质好的眼镜店配镜，并要仔细查看眼镜及镜片的商标、出厂日期、生产批号等；若发现有问题，不要配镜或购买，并可向有关部门举报。

“权健案”启示：远离所有声称能防治疾病的保健品

2019 年 12 月 16 日，天津市武清区人民法院公开开庭审理了权健自然医学科技发展有限公司及被告人束昱辉等组织、领导传销活动一案，12 名被告人均当庭表示认罪悔罪。为维护消费者利益，国家对保健食品的生产、销售等行为加强了监管。消费者在购买保健食品时应注意：保健食品是食品，不是药物，不能代替药物治疗疾病；要认清、认准产品包装上的保健食品标志及保健食品批准文号，依据其功能和适宜人群科学选用，并按标签、说明书的要求食用；保健食品产品注册信息可在国家市场监督管理总局网站查询；选购保健食品要到正规的商场、超市、药店购买，并索要发票或销售凭据；消费者如对所购买的保健食品质量安全有质疑，或发现存在虚假宣传等违法行为，可向当地市场监管部门举报，也可拨打投诉举报电话（12315）。

我国器官捐献志愿者已超百万，“90 后”占比最高

器官移植被誉为 20 世纪医学领域最伟大的成就之一，为许多终末期器官功能衰竭患者带来了治愈希望，挽救了成千上万患者的生命。经过数十年的发展，我国器官移植的数量和质量都有了显著提升，已成为仅次于美国的世界第二移植大国。国际上能够开展的人体器官移植手术在我国都能够开展，移植术后疗效也与国际先进水平相当。

与此同时，我国在人体器官捐献方面取得的成绩也令世界瞩目。自 2015 年 1 月 1 日起，公民逝世后器官捐献成为我国移植器官的唯一合法来源，我国的器官移植事业开启崭新时代。截至 2019 年 12 月 14 日，共有 119 余万人成功登记成为器官捐献志愿者。其中，“90 后”占 50%，为绝对“主力”；“80 后”紧随其后，占 28%；“00”后也已经有人加入，占 6%。

2019 年 12 月 14 日，在第三届东方器官移植大会上，复旦大学附属中山医院、上海交通大学医学院附属仁济医院—“施予受”器官捐献志愿者登记对接平台正式启动。未来，在这两家医院进行器官捐献登记的志愿者可以直接进入“施予受”平台数据库。复旦大学附属中山医院院长樊嘉教授表示：“医院是一个生死相搏、汇聚爱与希望的地方，中山医院与‘施予受’器官捐献志愿者登记平台完成对接，可以让器官捐献登记变得更加可及。同时，我们也将继续开展公民逝世后器官捐献宣传工作，并且将‘施予受’端口延伸到医联体医院，让更多生命得以延续。”

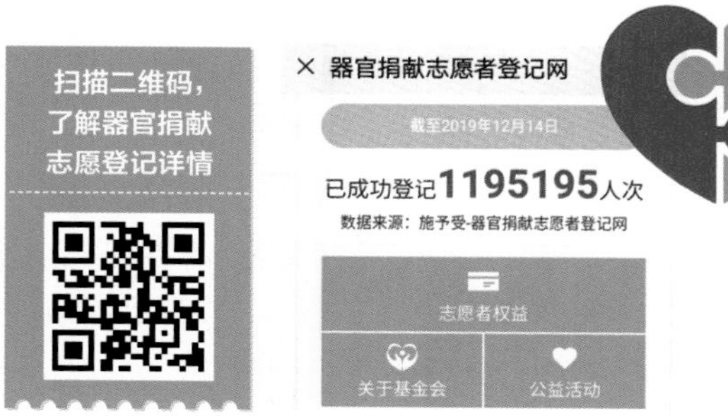
扫描二维码，
了解器官捐献
志愿登记详情
器官捐献志愿者登记网
截至2019年12月14日
已成功登记1195195人次
数据来源：施予受-器官捐献志愿者登记网
志愿者权益
关于基金会
公益活动

“消除”房颤有了新选择

房颤是一种常见的快速型心律失常，不仅会导致心慌、心悸等不适，还是导致心衰和脑卒中的“幕后黑手”。房颤的患病率随年龄增长而上升，80 岁以上人群房颤患病率高达 10%，我国目前有近 1500 万房颤患者。

有效“消除”房颤的方法是消融治疗，包括射频消融和冷冻球囊导管消融两种。射频消融通过射频产生的热量“逐点烧灼”肺静脉与心房的连接处，使其形成瘢痕，从而构筑一条环形绝缘带，使心房不再遭受肺静脉异位电流的侵犯，从而达到根治房颤的目的。冷冻球囊导管消融根据肺静脉口的解剖特点设计“带状消融”，通过胞内冰、胞外冰及复温过程中的冰晶损伤细胞，达到“隔绝肺静脉异常电流”的作用。由于其不需要进行“逐点消融”，不仅手术难度大大降低，手术时间明显缩短，疼痛也较轻微，手术成功率也较高。复旦大学附属中山医院房颤中心朱文青教授指出，冷冻球囊导管消融术目前已成为治疗房颤的主要方式之一，在全球已开展超过 50 万例，在我国也突破了 2 万例。与传统射频消融术相比，冷冻球囊导管消融术具有手术时间短、消融成功率高、安全性好、血栓事件发生率低、患者痛苦少等优势。

“三明治疗法”或成乙肝功能性治愈新策略

目前用于慢性乙肝治疗的核苷类药物和干扰素只能抑制病毒复制，不能有效地清除乙肝表面抗原。如何有效降低甚至清除乙肝表面抗原，实现慢性乙肝的功能性治愈，是国内外学者共同关注的焦点。近日，中国工程院院士、复旦大学上海医学院医学分子病毒学实验室主任闻玉梅，实验室研究员袁正宏和应天雷等人，在乙肝慢性感染的动物模型中，证实了“三明治疗法”的可行性。“三明治疗法”是将抗病毒小分子药与针对乙肝表面抗原的单克隆抗体联用，使病毒和乙肝表面抗原在短期内得以降低，从而打开一个免疫窗口；再使用预防或治疗性疫苗进行主动免疫，诱导患者自身产生抗乙肝表面抗原的抗体，从而实现慢性乙肝的功能性治愈。PM

人民健康是民族昌盛和国家富强的重要标志。要提高健康水平，每个人都应成为自己健康的第一责任人。2020年伊始，本刊特邀临床、营养、运动、心理、口腔、健康管理等领域的权威专家提出13条名医寄语、38个新年健康建议。大家不妨"按图索骥、各取所需"，为自己"定制"新一年的健康吧！

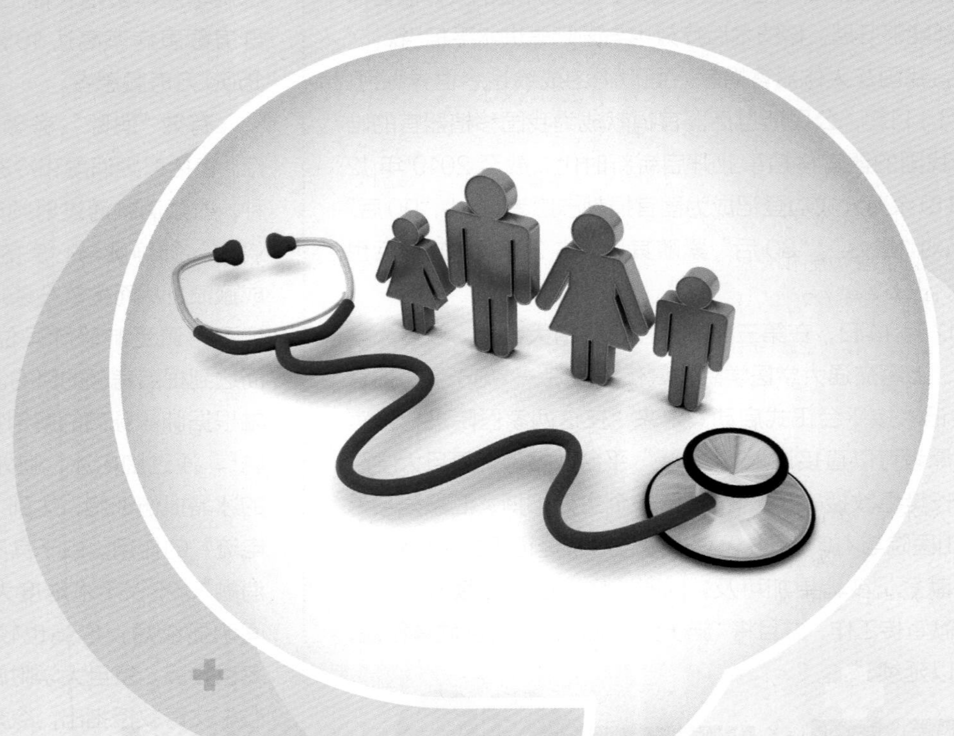

名医寄语2020年：38条建议为健康"加分"

策划/ 本刊编辑部
执行/ 黄 薏
支持专家/ 马冠生 苑成梅 陈世益 张 颖 时国朝 廖玉华 邹大进 张明昌 迟放鲁 范竹萍 董 健 汪年松

做个聪明的“吃货”

北京大学公共卫生学院营养与食品卫生学系教授　马冠生

建议1：别吃太咸，留意“隐形盐”

盐是百味之首，有滋有味的饮食离不开食盐。食盐不仅是最基本、最重要的调味品，也是维持生命活动的重要参与者。食盐由氯和钠组成，这两种元素都是维持生命和健康必需的营养素。不过，“有滋有味”的生活，还要讲究健康。食盐虽好，但不能多吃，因为食盐摄入过量会增加罹患高血压等心脑血管疾病和胃肠道肿瘤的风险。

《中国居民膳食指南（2016）》指出，每人每天膳食食盐摄入量应不超过6克。《2019年中国居民营养与健康状况调查》显示，我国成年居民每人每天食盐摄入量平均为10.5克（农村居民平均为10.7克，城市居民平均为10.3克）。尽管与过去相比，我国居民食盐量有所减少，但仍然超量，大多数人还是“重口味”一族。为了自己和家人的健康，食盐量可以减点、减点、再减点。

我们每天摄入的盐主要来源于烹调用盐、调味料、加工食品中的盐等。除了要注意那些“看得见”的盐以外，还要注意那些不容易被察觉的“隐形盐”，一些吃起来不咸的食品都含有食盐，包括面包、饼干等。

在家吃饭、在外就餐……餐饮方式不同，“减盐”策略也不一样。

❶ **在家做饭，手下留盐**　控制好每天的食盐总量，使用定量盐勺，每餐按量放入食物中，逐渐培养清淡口味；烹调时延迟放盐，等菜品快出锅时再加盐，能在保持同样咸度的情况下减少食盐用量；巧用食材的天然味道调味，如柠檬汁、番茄、辣椒、葱、姜、蒜等。

❷ **选购加工食品，学会阅读营养标签**　尽量少吃加工食品。如果确实需要选购加工食品，应先阅读营养标签，尽量选择含盐量低的加工食品，如低盐的豆腐乳、低盐的面包等。部分加工食品（如方便面等）配有调味包，最好只用一半或1/3的调料。

❸ **少在外就餐**　尽量减少在外就餐的次数。点餐时，尽量选择清淡口味的菜肴，并请服务员转告厨师少放盐。

建议2：别吃太油，健康不能太油腻

开门七件事：柴米油盐酱醋茶。油还排在盐的前面，可见油在日常生活中的重要地位。油脂是膳食能量的重要来源之一，可提供必需脂肪酸和维生素E等人体必需的营养素。必需脂肪酸是细胞膜的重要构成成分，参与脂肪和胆固醇在体内的分解代谢。但是，油脂摄入过多会造成能量过剩，多余的能量会以脂肪的形式储存在体内，导致超重和肥胖。肥胖不仅是一种疾病，还是高血压、冠心病、糖尿病、癌症等多种慢性疾病的危险因素。此外，反式脂肪酸摄入也会增加心血管疾病的发生风险。

《中国居民膳食指南（2016）》建议，成年人脂肪提供的能量应占总能量的30%以下，每天烹调油摄入量为25～30克。然而，《2019年中国居民营养与健康状况调查》显示，我国居民每人每天平均脂肪摄入量为80克（占总能量摄入的33.1%），食用油摄入量为42克，80%的家庭都存在食用油用量超标的问题。

油煎、油炸食物香脆可口，很受大众欢迎。再加上现

专家简介

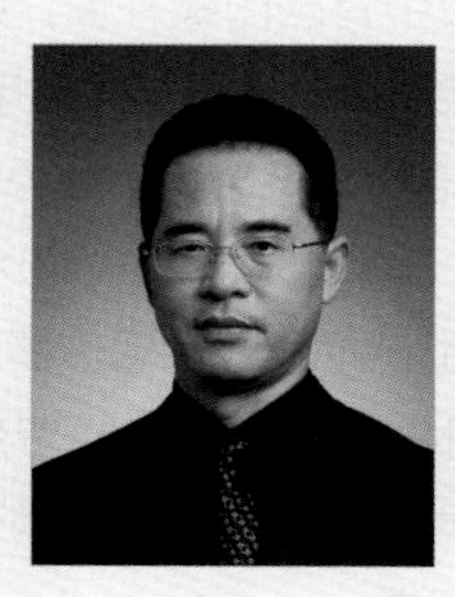

马冠生　北京大学公共卫生学院营养与食品卫生学系主任、教授、博士生导师，国家食物与营养咨询委员会委员，中国科协首席科学传播专家，九三学社中央科普工作委员会委员，中国营养学会副理事长。

给儿童的营养建议

给成人的营养建议

给老人的营养建议

在生活节奏加快，很多人喜欢点外卖或食用快餐，这些食品往往重油、重盐。此外，面包、蛋糕、饼干、薯片、奶茶、泡芙等食品也深受人们喜爱，但其中含有起酥油、黄油、奶油、棕榈油等富含饱和脂肪和反式脂肪酸的油脂，不宜多吃。

日常生活中应该怎样健康减油呢？大家不妨牢记以下几招。

- 定量用油，将全家每天可以食用的烹调油倒入某一量具，炒菜用油均从这一量具内取用，不要超量，慢慢养成习惯。
- 烹调方法要得当，少用煎炸，多用蒸、煮、炖、焖、水焯、凉拌。
- 不吃或少吃油炸食品，少吃西点和加工食品。购买加工食品时，应注意查看食品包装上的营养标签。
- 常在家吃饭，少在外就餐，少点外卖。

建议3：少喝含糖饮料，没营养还增肥

含糖饮料是指在制作过程中，人工添加糖且含糖量在5%以上的饮料。常见的有碳酸饮料、风味饮料、蛋白质饮料、咖啡饮料、茶饮料等。许多人爱喝含糖饮料，可能因为觉得白开水没有味道，或者为了缓解压力、提神醒脑等。近年来，我国人均年饮料消费量逐年增加，2013年达110千克，平均每人每天消费301克饮料，其中大多数为含糖饮料。经常过量饮用含糖饮料会增加龋齿、肥胖、糖尿病的发生风险。含糖饮料中，营养素种类少、含量低，添加糖的含量比较高，能量也较高。国家卫健委发布的《健康口腔行动方案（2019—2025年）》中有一项重要工作内容就是“减糖”。

日常生活中应尽量少喝或不喝含糖饮料，多喝白开水。选购饮料时，应选择无糖或低糖的品种。此外，学校及公共场所要限制销售高糖食物和零食，减少含糖饮料供应。

建议4：别不吃早餐，晚餐别过饱

一日三餐是我国传统的饮食习惯。由于生活节奏快，很多人早上来不及吃早餐，晚餐又往往会吃得过饱。

研究表明，不吃早餐导致的能量和营养素摄入不足很难从午餐和晚餐中得到充分补充。由于早餐与前一天晚餐的时间间隔较长，一般在12小时以上，如果不及时进食，体内储存的糖原消耗殆尽，容易导致血糖降低、反应迟钝、注意力不集中等问题，影响白天的工作和学习效率。而晚餐过于丰盛，容易造成能量摄入过多，增加肥胖及相关慢性病的发生风险。常言道，“早吃好，午吃饱，晚吃少”，是有一定道理的。

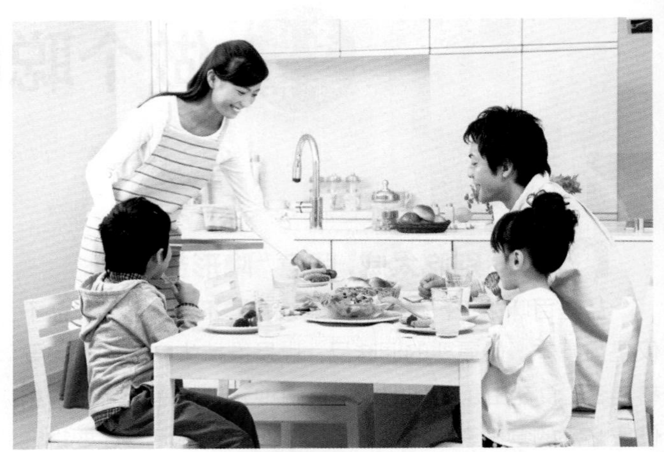

由于各地的饮食习惯不同，早餐具体吃什么，没有统一的要求，关键是要吃，并且吃好。早餐食物的量应该占全天食物总量的1/3。食物种类应多样，搭配应合理，包括谷类、动物性食物（肉类、蛋）、奶及奶制品、蔬菜和水果等。

晚餐要吃得少，以清淡、容易消化为原则，以谷类食物为主，动物性食物以鱼、牛羊肉为主，蔬菜每顿都要有，尽量选择新鲜的深色蔬菜。最晚应在睡前两个小时用餐。尽量在家吃晚餐，自己动手做的晚餐可以做到低油、低盐、低能量。

建议5：文明用餐，多用公筷

家庭聚会、商务宴请、招待朋友时，大家往往会围坐在一起吃饭、聊天。虽然部分餐馆提供公筷，但很多人却不习惯使用。实际上，聚餐时混用碗筷容易导致“病从口入”。幽门螺杆菌感染是众多胃病的“罪魁祸首”。由于幽门螺杆菌感染者的牙菌斑和唾液中有幽门螺杆菌，如果不用公筷，同桌吃饭的人就容易被感染。如果与患有甲肝、戊肝的人混用碗筷，病毒也可能通过唾液传播。此外，多发生在5岁以下儿童的手足口病，其传染源多为感染者的鼻、咽分泌物或粪便，混用碗筷也容易导致病毒传播。

聚餐时使用公筷，是文明用餐的表现，也能有效预防肠道传染病的传播。因此，不管是在家用餐，还是在外就餐，都应该养成使用公筷的好习惯。

好睡眠给你一年好气色

上海交通大学附属精神卫生中心　苑成梅（教授）　李静茹　黄雨欣　丁菲

建议6：别熬夜，早睡早起身体好

中国睡眠研究会调查显示：超过70%的年轻人有熬夜习惯。一项针对16个城市2550人的调查显示：近七成的“90后”在晚上12时以后睡觉。随着生活节奏的加快，工作压力的增加，很多人都被迫选择了“熬最晚的夜，敷最贵的面膜，去最好的医院”。

常言道，熬夜伤身。长期熬夜、缺乏睡眠，不仅会造成内分泌失调，引发皮肤问题，还会造成饮食不规律，导致体重上升，甚至与心脑血管疾病、癌症的发生密切相关。有人说：“白天都要奉献给工作和学习，只有夜晚属于自己。”还有人说：“不熬夜工作，难道等着被社会淘汰吗？”熬夜的理由千千万，若为健康故，一切皆可抛！

熬夜的害处虽然大家都懂，但早睡早起并不容易做到，以下建议或许能助“一臂之力”。

- 不要迟于23时入睡。睡眠时长因人而异，没有绝对的标准，以不影响白天生活和工作为宜。
- 睡觉前，最好不要躺在床上看电视剧、玩手机。
- 在固定的时间睡觉和起床。如果难以坚持，可以通过设定闹钟来帮助自己建立“生物钟”，周末也不例外。
- 尽量不要在睡前饮用咖啡、茶、酒等有兴奋作用的饮料。为帮助入睡，可以用热水泡泡脚、听听轻音乐等。

建议7：别焦虑，偶尔“睡不着”不要紧

吃饭、睡觉是人的本能行为，但对一些人来说，“睡觉”似乎成了“生死攸关”的大事。偶尔“睡不着”时，他们就开始焦虑、心烦意乱、辗转反侧，往往越是着急，就越睡不着。

“睡不着”为什么会让人感到焦虑呢？很多时候，我们是被脑海里关于失眠的消极声音吓到了。当睡不着的时候，不少人的“第一反应”可能是：完蛋了，我今天肯定睡不着了；睡不好，我明天肯定会不舒服的；睡不好，我明天肯定无法好好工作、学习了；睡够八小时才是健康的，睡眠不足会生病，甚至猝死……

事实上，睡眠就像人的食欲一样，偶尔多一点、少一点都是正常的，不必强求它像钟表那样永远准时、绝对规律。更何况，人体是有“储备能力”的，偶尔少睡，并不会造成实质性的伤害。

偶尔失眠时，不妨用更合理的思维来替代那些消极的思维。比如：睡不着不是什么不得了的事情，可能会有点疲劳、不舒服、不方便，但这不是世界末日，我还是可以正常工作的；我允许自己的身体和睡眠情况有所波动，睡不着也是可以接受的，我甚至可以趁这段时间干点其他事情；人体有生物钟，我的身体会自动调节睡眠，即使有时睡得不太好，我只要放松，慢慢调整就可以了。

值得注意的是，失眠有时候是现实层面的压力事件导致的。此时，可以将心事写在纸上，列好解决方法和计划，然后告诉自己，现在不用再担心它了，等明天再说吧。

总之，接受自己状态的起伏，把自己从焦虑中松绑，是好好睡觉的第一步。

建议8：午睡有益，但也有讲究

研究表明，20分钟左右的午睡对于减缓午后的困倦状态有积极作用。不过，午睡虽然有益，但也有不少讲究。

首先是时间。研究发现，10～20分钟的打盹对缓解疲劳效果最好；半小时到一小时的小睡，并不能带来更大的好处；而一小时或者更长时间的午睡，则可能引起一段

专家简介

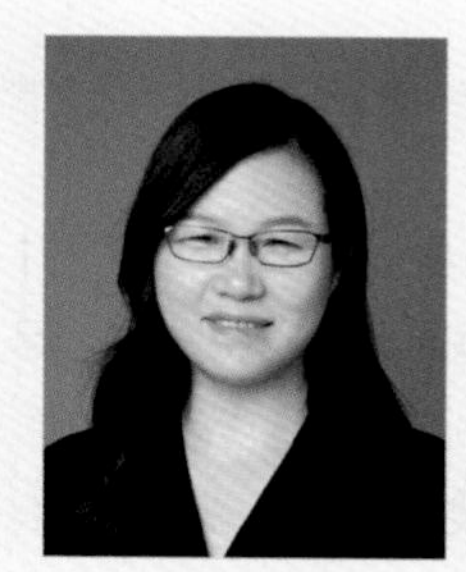

苑成梅　上海市精神卫生中心临床心理科副主任、主任医师，睡眠障碍特色学科带头人，中国心理卫生协会认知行为治疗委员会委员、精神分析委员会委员，中国医师协会精神科医师分会青年委员，上海市医学会行为医学专科分会委员。

名医寄语 让运动成为生活的一部分

复旦大学运动医学研究所 陈闻波 陈世益（教授）

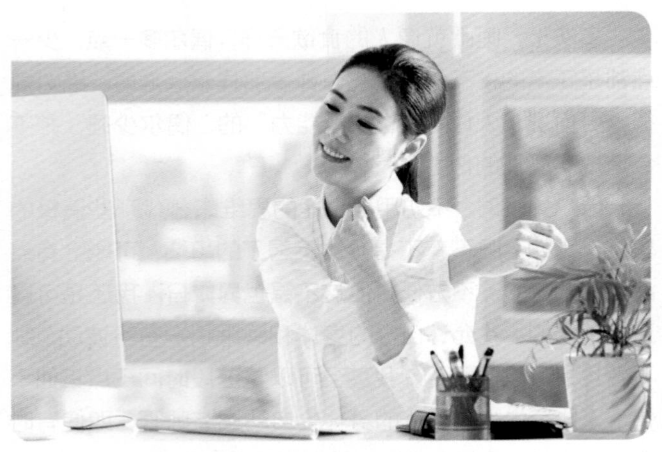

建议9：别久坐，工作时记得常起身活动

“久坐”对健康的负面影响早已不是新闻，其与肥胖、心脑血管疾病、肿瘤、糖尿病等慢性疾病，以及抑郁症等心理疾病的发生均有一定关联。一项针对近15万人、长达9年的观察性研究发现，每日久坐长达8小时以上者，其全因死亡率显著高于久坐小于4小时者。

因工作性质等原因不得不“久坐”的人该如何争取健康呢？首先，应保持正确的坐姿：尽可能保持后背挺直，靠在椅背上，也可以放一个小靠枕，垫于腰背部。其次，应尽可能地为自己创造离开座椅的机会。例如：平时尽量少开车，多搭乘公共交通出行；伏案工作一段时间后，可起身活动一下；打电话时，站起来，边走边打；用小容量的杯子喝水，增加去茶水间续水的次数；等等。

建议10：将运动融入生活之中

近年来，养成规律的运动习惯被很多人列入新年愿望清单。然而，尽管深知体育锻炼能带来诸多健康益处，但能够最终“落实”的，却只是少数人。

众多“半途而废”者往往将责任归咎于“忙”。实际上，倘若没有忙碌到废寝忘食的地步，仍有闲暇刷刷朋友圈、看看“抖音”、玩玩游戏，那么所谓“忙到没时间运动”便只是粉饰懒惰的说辞。

如何培养规律运动的习惯，将体育锻炼融入日常生活呢？首先，可以尝试将运动变成一种社交方式，找一个亲近的朋友作为健身伙伴，相互监督，共同进步；其次，可以为自己定一个略微超出现有运动能力的小目标，通过努力加以实现，如每次跑步距离增加200米、每月使用的杠铃片重量增加1000克等，在进步中收获成就感，使自己逐渐爱上运动。

专家简介

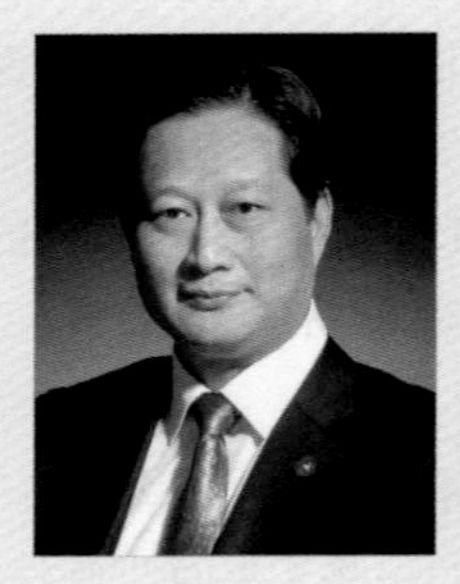

陈世益 复旦大学附属华山医院运动医学科主任、教授、主任医师、博士生导师，复旦大学运动医学研究所所长、中西医结合研究院运动医学与康复研究所所长，中华医学会运动医学分会主任委员，中国医师协会骨科医师分会运动医学专业委员会主任委员。

时间的“睡眠惰性”（虽然人醒了，但身体可能还处于“并不想醒来”的状态）。因此，最佳午睡时间是20分钟，尽量不要超过30分钟。

其次是睡姿。由于条件限制，很多人只能趴桌子上、头枕着手臂午睡，常常睡得手酸、脸麻、眼睛痛，还会影响呼吸。垫个软一点的小枕头或U型枕，就可以舒适不少。有条件的话，可以备个躺椅，躺着睡是最舒服的。

当然，是否睡午觉与个人习惯有关，对健康没有太大影响。如果中午不想睡，听听音乐，做一些让自己放松的事情，也可以保持一天精力充沛。

保持口腔健康，为形象加分

复旦大学附属口腔医院口腔预防科主任医师　张　颖

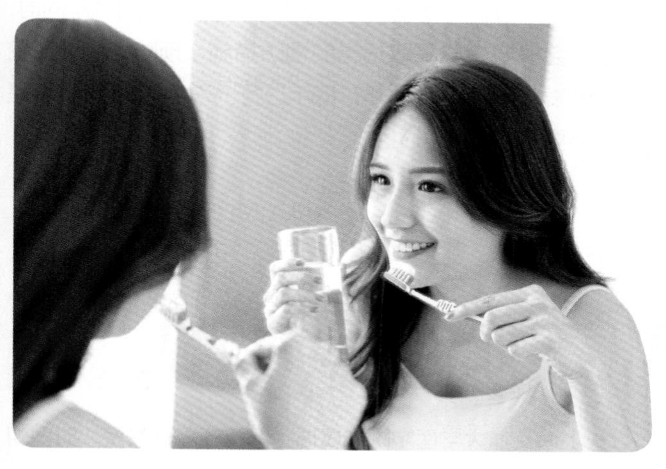

建议 11：每天刷牙、用牙线，定期洗牙，一个都不能少

口腔健康是全身健康的重要组成部分，是维系和提高生命质量的重要因素。口腔疾病是影响居民健康的常见病、多发病，它不仅影响咀嚼、发音等生理功能，还与脑卒中、心脏病、糖尿病、消化系统疾病等全身系统疾病密切相关。

附着在牙齿上的牙菌斑是诱发龋病和牙周疾病的主要原因之一，正确而有效的刷牙可以清除牙面和牙间隙的菌斑、软垢与食物残屑，减少口腔细菌和其他有害物质，防止牙石的形成。但是，如果刷牙方法不适当，不但达不到刷牙的目的，反而会引起各种不良后果，如牙龈组织萎缩、牙颈部楔状缺损等。

每天至少要刷牙两次，早晚都要刷。晚上睡前刷牙尤为重要，因为夜间入睡后，唾液分泌减少，口腔自洁作用差，细菌更容易生长。宜选择软毛牙刷、含氟牙膏，采用水平颤动拂刷法刷牙。含氟牙膏可以降低牙齿脱矿、促进再矿化、抑制口腔微生物生长，是安全、有效的防龋措施。3 岁以上儿童每次用量为黄豆粒（豌豆粒）大小，成人每次用量为 1 克左右的膏体。每三个月左右更换一次牙刷。若刷毛发生弯曲、倒伏或沉积污垢，会对口腔组织造成损伤及污染，需要立即更换。

要养成用牙线来清洁牙间隙的习惯。牙缝中的食物残渣靠刷牙是清洁不到的，因此需要牙线来帮忙。市面上的牙线主要分为卷式牙线和牙线棒，前者使用的灵活性更大，携带方便，适合熟练使用者；后者因为有固定装置，更易于操作。不过，牙齿排列特别紧密者不宜使用牙线棒。

除日常清洁外，每半年至一年去医院洗一次牙也是必要的。因为牙石一旦形成，仅仅依靠刷牙和牙线是无法去除的。

建议 12：牙龈出血不是缺维生素，而是牙周病的信号

清晨起床，嘴里有血腥味儿；一刷牙就出血，甚至咬苹果都有血痕残留……每当遇到这种情况，很多人的第一反应是：自己是不是上火了或者缺少某种维生素？其实，在多数情况下，这是牙周病的典型表现。牙周病是发生在牙支持组织（牙周组织）的疾病，是常见的口腔疾病，也是引起成年人牙齿缺失的主要原因之一。

牙周病的典型症状包括牙龈出血、化脓，牙缝变大，口臭，牙龈萎缩及牙根暴露，牙龈钝痛，牙齿移位或变长，牙齿松动，咀嚼无力，等等。

牙周病患者应及时去正规的口腔专科医院或综合性医院的口腔科就诊。定期洗牙（牙周洁治）可以预防牙周病，也是牙周病治疗的第一步。牙周病患者一般需要进行牙周序列治疗，严重者可能还需要接受手术治疗。

专家简介

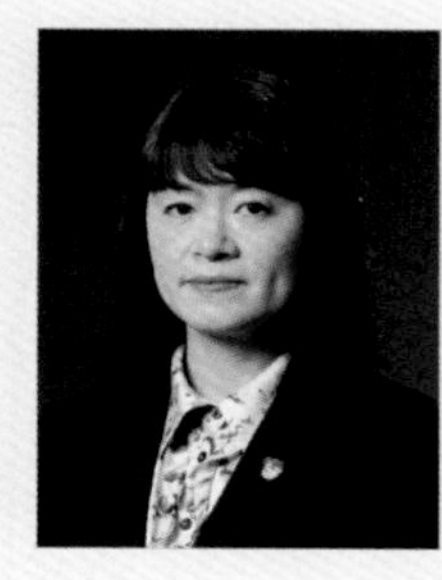

张　颖　复旦大学附属口腔医院（上海市口腔病防治院）教授、主任医师、博士生导师，中华口腔医学会口腔预防专业委员会副主任委员，上海市口腔医学会口腔预防专业委员会主任委员，上海市预防医学会口腔卫生保健专业委员会主任委员。

建议 13：老年人缺牙早修复，好处并非“美观”这一条

牙齿具有咀嚼食物、辅助发音和维持面容形态的功能。牙齿缺失易发生咀嚼困难、对颌牙伸长、邻牙倾斜等。前牙缺失还会导致发音不准、面部形态变化；全口牙丧失后，咀嚼十分困难，面容明显苍老。失牙无论是否影响美观，都应及时进行义齿修复。修复一般在拔牙 2 ~ 3 个月后进行。修复前，应治疗余留牙的疾病，必要时还需要对牙槽骨和软组织进行修整，以保证修复质量。

建议 14：每年做一次口腔健康检查

龋病和牙周病等口腔疾病常是缓慢发生的，早期多无明显症状，不易被察觉。当出现疼痛等不适症状时，往往已经到了中晚期，治疗起来很复杂，患者也会遭受更大痛苦，治疗费用更高，治疗效果也不一定令人满意。定期进行口腔健康检查有助于及时发现口腔疾病，及早治疗。同时，医生也会根据情况采取适当的预防措施，预防和控制口腔疾病的发生和发展。因此，每年进行一次口腔健康检查是十分必要的。

吸烟害人害己，不如趁早戒烟

上海交通大学医学院附属瑞金医院呼吸科教授　时国朝

建议 15：吸烟危害重重，强调100遍也不为过

我国现有吸烟者逾 3 亿人，每年因吸烟相关疾病死亡人数超过 100 万，因二手烟暴露死亡人数超过 10 万。《健康中国行动（2019—2030 年）》特别提出控烟行动，并确定了到 2022 年和 2030 年，15 岁以上人群吸烟率分别低于 24.5% 和 20%，全面无烟法规保护的人口比例分别达到 30% 及以上和 80% 及以上的目标。

吸烟危害重重。烟草制品燃烧后会释放 7000 多种化学物质，包括 69 种致癌或促癌物、放射性物质、尼古丁等，无论是直接吸入烟草烟雾的烟民，还是被动吸入二手烟（由卷烟或其他烟草产品燃烧释放及吸烟者呼出的烟草烟雾所形成的混合烟雾）、三手烟（残留在衣服、墙壁、地毯、家具等表面的烟草残留物）的人，都会受到这些有害物质的侵害。不仅如此，烟草吸入还能干扰药物代谢，影响疾病的疗效。因此，每个人都应做到尽量不吸烟，拒绝二手烟，防范三手烟。

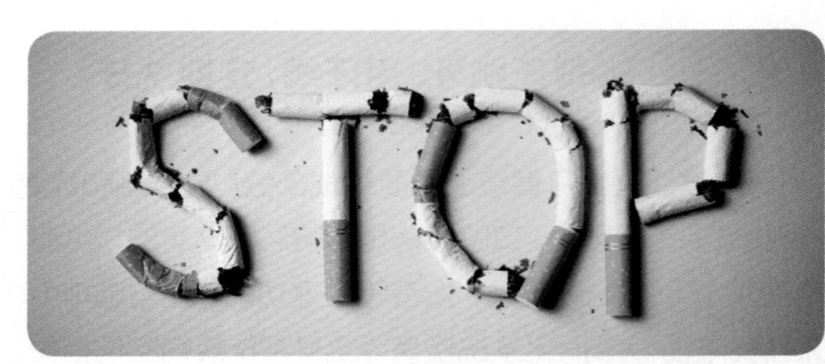

建议 16：戒烟再晚也不迟，越早越好

吸烟者应当积极戒烟，任何年龄戒烟均可获益，且越早越好。研究发现，60 岁、50 岁、40 岁和 30 岁时戒烟，可分别赢得 3 年、6 年、9 年、10 年的预期寿命。35 岁以前戒烟，能避免 90% 因吸烟引起的心脏病；59 岁以前戒烟，15 年内死亡的可能性仅为继续吸烟者的一半；即使年过 60 岁才戒烟，肺癌病死率仍大大低于继续吸烟者。需要特别提醒各位烟民的是，如果不彻底戒烟，仅减少吸烟量并不能降低疾病发生率。如果有必要，可以去医院戒烟门诊寻求专业帮助。

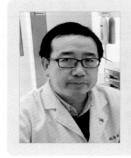

专家简介

时国朝　上海交通大学医学院附属瑞金医院呼吸与危重症医学科主任、教授、博士生导师，中华医学会呼吸病学分会委员、结核病学分会委员，上海市医学会呼吸病学专科分会副主任委员、结核病学专科分会副主任委员。

名医寄语 关注血压、血糖和血脂，不做“三高”人

华中科技大学同济医学院附属协和医院心内科教授　廖玉华
同济大学附属第十人民医院内分泌科教授　邹大进

建议17：定期测血压，别嫌麻烦

高血压是心脑血管疾病最主要的危险因素。目前，中国有高血压患者2.7亿、脑卒中患者1300万、冠心病患者1100万。2015年中国高血压流行病学调查显示：我国18岁以上成年人高血压知晓率为51.6%、治疗率为45.8%、控制率为16.8%。定期测血压是发现高血压的有效方法，而只有积极治疗、提高高血压的治疗率和控制率，才能减少心脑血管病导致的死亡。

我国于2019年7月正式发布《健康中国行动（2019—2030年）》，围绕疾病预防和健康促进两大核心，开展15个重大专项行动，心脑血管疾病防治就是其中之一。在政府层面，要求到2022年和2030年，心脑血管病死亡率下降到209.7/10万和190.7/10万及以下；30岁及以上居民高血压知晓率分别不低于55%和65%；高血压患者规范管理率分别不低于60%和70%；提倡居民定期进行健康体检，18岁及以上成年人定期自我监测血压。在社会层面，全面实施35岁以上人群首诊测血压制度。在个人行动层面，要求18岁及以上成年人知晓个人血压，定期自我监测血压是早期发现高血压最便捷的方法；血压正常高值者（120～139/80～89毫米汞柱）应及早注意控制危险因素；血压正常者应至少每年测量1次血压。

自测血压并不困难，电子血压计已经普及，监测非常方便。关键问题是：你是否关注自己的血压。

建议18：血脂每年查，治疗不等于吃药

血脂异常是动脉粥样硬化性心血管疾病（ASCVD）的重要危险因素，与冠心病死亡率呈明显正相关。《健康中国行动（2019—2030年）》要求：40岁以下血脂正常人群，每2～5年检测1次血脂；40岁以上人群，至少每年检测1次血脂；心脑血管病高危人群，每6个月检测1次血脂。

无动脉粥样硬化性心血管病危险因素（吸烟、高血压、高血糖、超重或肥胖、心血管病家族史等）、低密度脂蛋白胆固醇（LDL-C）介于2.6～3.4毫摩/升者，可以暂时不用药，先通过改善生活方式，包括减少高脂、高糖食物摄入，增加身体活动（包括健走、慢跑、游泳、打太极拳等）等，以降低血胆固醇水平。若经上述非药物治疗效果不明显，或低密度脂蛋白胆固醇在3.4毫摩/升以上者，可在医生指导下接受药物治疗。

动脉粥样硬化性心血管病高危人群，若LDL-C介于1.8～3.4毫摩/升，可先进行生活方式干预，必要时可进行降胆固醇药物治疗；LDL-C≥3.4毫摩/升者，应在生活方式干预基础上，进行降胆固醇药物治疗；LDL-C≥4.9毫摩/升者，须在生活方式干预基础上，采用两种降胆固醇药物联合治疗。

建议19：定期查血糖，“空腹、餐后”都要测

调查显示，我国18岁以上人群糖尿病患病率高达9.7%。据估算，目前我国有糖尿病患者超过9700万，糖尿病前期人群约1.5亿。糖尿病并发症累及血管、眼、肾、足等多个器官，致残、致死率高，严重影响患者健康，给个人、家庭和社会带来沉重负担。

为早期发现糖尿病，定期查血糖十分重要。40岁以上成年人应每年检测1次空腹血糖。由于糖尿病早期可能仅表现为餐后血糖升高，空腹血糖可能还处于正常水平，仅检测空腹血糖很可能导致漏诊。因此，老年人，肥胖或超重者，合并冠心病、脂肪肝等糖尿病高危人群，应在常规检测空腹血糖外，增加餐后血糖检测。

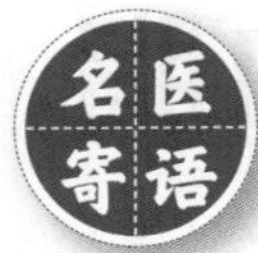

心脏"罢工"不分年龄，"保养"要到位

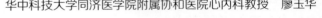

华中科技大学同济医学院附属协和医院心内科教授　廖玉华

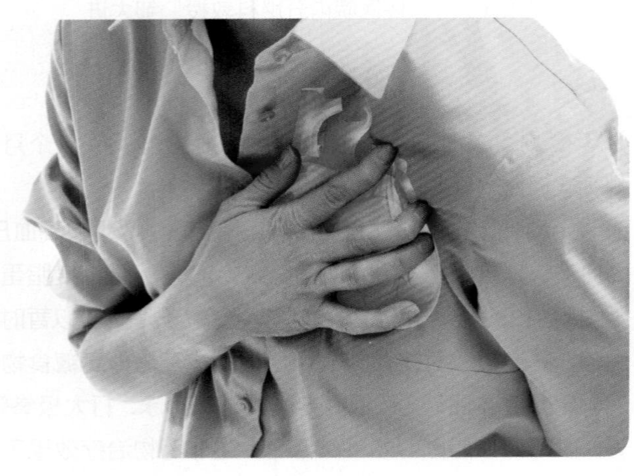

建议 20："习惯"不好最"伤心"

研究显示，80% 的心脏病可以通过健康的生活方式加以预防，包括健康的饮食习惯、经常运动、不吸烟等。

● **吸烟**　吸烟会损伤血管内皮细胞。动脉内皮细胞受损后，胆固醇会趁机进入血管壁，在血管壁内形成泡沫细胞和脂纹，10 年后就会出现明显的动脉粥样硬化。戒烟若干年后，血管内皮的损伤可以得到修复。

● **熬夜**　经常熬夜者，肾上腺素等激素分泌过多，会造成血管舒缩异常，伤及血管内皮细胞，诱发动脉粥样硬化。

● **缺乏运动**　人体缺乏运动，机体耗能不足，多余的胆固醇、脂肪、糖等物质就会"囤积"在血液里，使血液变得黏稠，促进粥样硬化斑块的形成。

专家简介

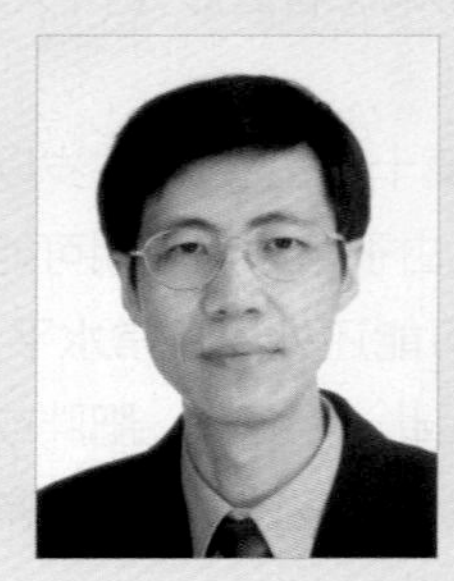

廖玉华　华中科技大学同济医学院附属协和医院心内科教授、主任医师、博士生导师，湖北省心血管内科医疗质量控制中心主任，生物靶向治疗教育部重点实验室主任，《临床心血管病杂志》主编。

● **高脂饮食**　胆固醇摄入过多会增加动脉粥样硬化和冠心病的患病风险。

建议 21：感冒后胸闷别大意

感冒是每个人在一生中经常遇到的情况。通常，普通感冒患者只要多喝水、适当休息，症状很快就会消失。如果感冒后合并胸闷等症状，则需要警惕是否发生了以下疾病。

一是急性病毒性心肌炎。感冒通常是病毒感染引起的，一般可以自愈。但如果感染的是嗜心肌病毒，就可能引发病毒性心肌炎。感冒期间或感冒后 1 ~ 3 周出现胸闷、心悸、心慌、气短等症状者，应排除是否发生了病毒性心肌炎。急性病毒性心肌炎的轻重程度不一：轻者仅有室性早搏或房性早搏；稍重者可出现Ⅰ度或Ⅱ度房室传导阻滞；较重者可出现呼吸困难和心力衰竭；最严重者（暴发性心肌炎）会发生Ⅲ度房室传导阻滞、室性心动过速、室颤，引发晕厥、心源性休克，甚至猝死，死亡率非常高。

二是急性心肌梗死。冠心病患者若在感冒后出现胸闷、胸痛加重，应警惕是否发生了急性心肌梗死。因为感冒后的炎症反应可以引起冠脉斑块不稳定或破裂，导致冠状动脉内血栓形成，从而引发急性心肌梗死。

三是心力衰竭急性加重。慢性心力衰竭患者感冒后出现胸闷、咳嗽、咯痰、呼吸困难加重，很可能是感冒诱发心力衰竭急性加重，应立即去医院诊治。

建议 22：老年人半夜干咳要警惕

老年人若在夜间发生干咳，需要警惕两种疾病。

一是睡眠呼吸暂停综合征。晚上睡觉打呼噜的老年人，若存在睡眠呼吸暂停，会因为缺氧而发生发射性咳嗽。现已证实，睡眠呼吸暂停综合征是高血压、冠心病的独立危险因素，可导致心绞痛、心肌梗死、心力衰竭、心律失常和夜间猝死。

二是心力衰竭。夜间平卧是正常的睡眠体位。平卧时，回心血量会增加，如果存在心肌纤维化或心脏泵功能减退，心脏不能容纳增多的回心血量，会引起肺淤血。患者在夜间睡眠时会出现干咳，如果从卧位转为坐位，可减轻不适症状。既往有心血管病的老年人若在夜间出现干咳、呼吸困难，甚至端坐呼吸、大汗淋漓、皮肤湿冷等表现，极有可能是发生了急性左心衰，需要立即送医院急救。

建议 23：突发胸痛莫惊慌

老年人，尤其是患有高血压、冠心病者，若在家中或其他场所突然发生心前区压榨性闷痛、撕裂样剧痛伴濒死感、出冷汗、心慌、气短，疼痛持续时间在 20 分钟以上，很可能发生了急性心肌梗死。家人应立即拨打急救电话，尽早送其去医院救治。除急性心肌梗死外，主动脉夹层、急性肺栓塞、张力性气胸等也会导致胸痛，且都是致命性的。因此，胸痛患者应立即就医，不要错过最佳救治时机。

心灵之窗需要用心呵护

华中科技大学同济医学院附属协和医院眼科教授　张明昌

建议 24：别老玩手机，眼睛很受伤

国外曾做过一次调查："除了生命之外，你最不愿意失去的器官是什么？"几乎所有人的回答都是"眼睛"。眼睛是人类从外界获取信息最重要的器官，尤其是在如今这个信息化的时代，眼睛显得越来越重要，人们用眼的时间也越来越长了。然而，就像机器不停运转容易出故障一样，如果一个人不加节制地持续用眼，眼睛也会出现这样或那样的问题。

人在长时间注视屏幕时，眨眼次数会减少，容易出现视疲劳、眼干等不适。严重者不仅不能自行恢复，还会进一步发生睑板腺功能障碍，加重干眼和视疲劳。

看手机、追剧、用电脑应有所节制，尤其是儿童和老人。每次看视频的时间不宜过久，观看时要有意识地眨眨眼睛。屏幕不宜高于视线水平，因为眼睛在向上看时会睁得更大，更容易干燥。若经休息后，视疲劳和眼干症状不能缓解，应及时去医院诊治。

建议 25：别忘查眼底，它是全身健康"一面镜"

眼睛是"心灵的窗户"，眼底则是"健康的见证"，很多疾病都会在眼底"有所表现"。医生通过对眼底视网膜毛细血管的观察，能够发现和动态观察很多疾病。

除各种眼部病变，如青光眼、视神经炎、视网膜脱离、黄斑病变外，相当多的全身性疾病也可以通过眼底检查发现。比如：动脉硬化、高血压、糖尿病患者的眼底可有视网膜微血管病变的表现；肾病、系统性红斑狼疮、血液病和艾滋病患者的眼底可表现为视网膜出血、渗出；颅内肿瘤或其他原因引起的颅内压升高，可导致视神经乳头水肿；等等。可以说，眼底是反映全身健康状况的一面镜子。

除青光眼、黄斑变性等眼病患者需要定期检查眼底外，作为全身检查的一部分，无论正常人还是罹患各种全身疾病的患者，均应定期检查眼底，至少每年一次。

专家简介

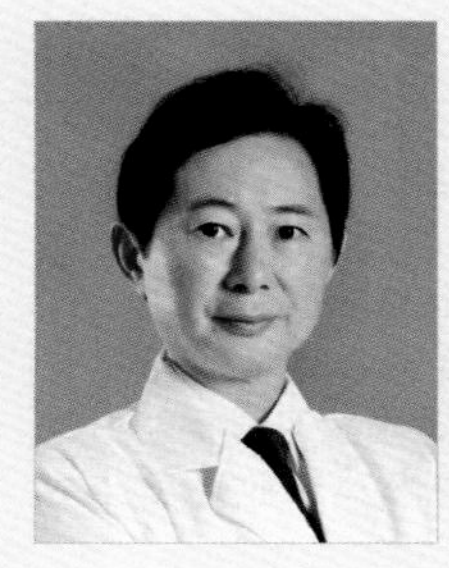

张明昌　华中科技大学同济医学院附属协和医院眼科主任、教授、主任医师、博士生导师，中华医学会眼科学分会委员，湖北省医学会眼科学分会主任委员，武汉市医学会眼科学分会主任委员，中国医师协会眼科医师分会常委兼干眼专业委员会副主任委员。

名医寄语 爱护听力，别等失去时才后悔

复旦大学附属眼耳鼻喉科医院耳鼻喉科教授　迟放鲁

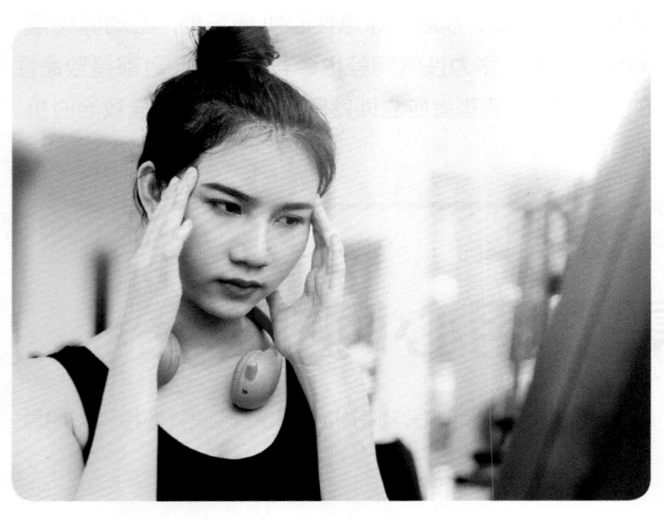

建议26：戴耳机听音乐，音量要控制

很多人喜欢在地铁、公交车，甚至飞机等噪声环境中用耳机听音乐。这么做既不影响周围人，还能隔绝周围的声音，甚至已经成为年轻人中的一种时尚。

研究发现，在嘈杂环境中听音乐，至少有一半的人会提高耳机音量，以尽可能掩蔽外界噪声的干扰。然而，长时间、大音量地使用耳机听音乐，不仅会导致耳鸣、眩晕、恶心等不适，还可能造成永久性的噪声性听力损失。开始是高频听力受损，主要表现为短暂的耳鸣、耳闷或耳朵不适，不会感到明显的听力下降，日常对话不受影响。当中频听力受损时，将影响言语交流，甚至造成永久性的耳聋。据统计，美国约有17%的青少年有噪声性听力损失。我国的一项研究表明，在校大学生普遍使用耳机，其中28%有噪声性听力损失。值得注意的是，噪声性听力损失是一种永久、不可逆的听力损失，无法通过药物改善。

世界卫生组织推荐，使用耳机听音乐或其他声音，每日等效连续声压级不超过70分贝，可避免噪声性听力损失。简而言之，戴耳机导致的听力损失与音量大小和使用时间有关，戴耳机听音乐时间越长、音量越大，对听力的损害越严重。

因此，大家在戴耳机听音乐时，音量一定要控制。当外界噪声比较大时，例如坐在噪声大的车厢内，最好不要戴着耳机听音乐。一次连续使用耳机听音乐的时间不要超过1小时，使用后应让耳朵休息10～20分钟。

建议27：听力下降别大意，很可能是突发性耳聋来袭

耳堵感、耳闷、耳鸣、听不清声音都提示可能存在听力下降。很多人对听力下降很大意，觉得过一会儿就会好。

造成听力下降的原因很多，有慢性中耳炎、耳硬化症引起的传导性聋，也有长期噪声引起的噪声性聋、毛细胞病变引起的感音性聋、听神经瘤引起的神经性聋，还有一种突然发生的听力下降，一定要留心，它可能是急性分泌性中耳炎或耵聍栓塞，但也有可能是需要及时治疗的突发性耳聋。

突发性耳聋是指72小时内突然发生的、原因不明的感音神经性听力损失，至少在相邻的两个频率听力下降20分贝。突发性耳聋是严重危害健康的耳科急症，发病机制尚不明确，目前认为可能与内耳毛细胞受损、膜迷路积水、血管痉挛、血管栓塞、病毒感染等有关。研究表明，突发性耳聋从发病到接受治疗的时间间隔越短，疗效越好，听力越容易恢复。若发病超过1个月，听力恢复的可能性小，会造成永久性听力损失，甚至严重耳聋、交流障碍和心理问题，影响生活质量。

专家简介

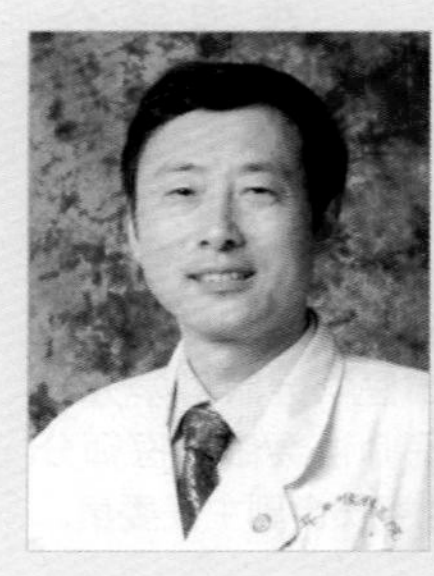

迟放鲁　复旦大学附属眼耳鼻喉科医院耳鼻喉科教授、主任医师，上海市领军人才，上海市医学领军人才，中国中西医结合学会耳鼻喉科专业委员会主任委员，国家卫建委能力建设继续教育耳鼻喉科专业委员会主任委员。

建议 28：耳鸣不一定是肾亏，可能是疾病预警信号

耳鸣是一种常见病，困扰着很多人的生活。每当夜深人静时、劳累后，耳鸣就会“不期而至”，有时可能只持续一会儿，有时也可能长期存在。

耳鸣是在没有外界客观声响的情况下，人自主感觉耳内有声音的一种症状。目前的研究认为，耳鸣可能是耳蜗受到急性或慢性损伤导致。

很多人认为，耳鸣是肾亏，需要补肾。实际上，耳鸣不是一种独立的疾病，病因极其复杂，可能是疾病的预警信号。除了肾虚耳鸣外，听觉系统疾病（如突发性耳聋、听神经瘤等）、心脑血管疾病，甚至心理疾病（焦虑症、抑郁症等）等，都会导致耳鸣。此外，更年期妇女由于雌激素水平下降也常出现耳鸣，补充雌激素是一个有效的治疗方法。

耳鸣患者应去医院就诊，做听力检查，确定是否有听力下降。必要时，可进行 CT、磁共振等检查，排除听神经瘤。若经检查无器质性病变，改变不良生活方式、调整和放松情绪、改善睡眠等措施，有助于改善耳鸣症状。

名医寄语 车需要年检，人更需要

上海交通大学医学院附属仁济医院消化内科教授　范竹萍

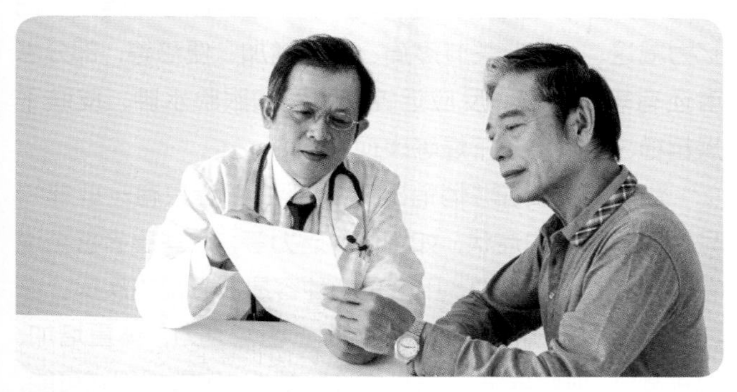

建议 29：体检项目要“选对”

传统的健康体检最初是单位的福利，对所有员工提供相同的“体检套餐”；以后逐渐发展为 40 岁以上和 40 岁以下人群提供不同的体检套餐。即使这样，其实依然不能满足体检者的各种需要。为解决这个问题，中华医学会健康管理学分会于 2014 年发布了《健康体检基本项目专家共识》，指出以健康为目的的体检需在满足基本体检项目的基础上，结合个人的生活方式、家族史、疾病史，构建“1+X”的健康体检模式，体现个性化的原则。

值得一提的是，由于健康并不是没有病，故健康体检项目还应反映重要脏器的功能，如心功能、肺功能、胃功能和肝肾功能等。此外，还应根据体检者所在地区的流行病学情况考虑体检项目。

建议 30：体检后，“管理”要“跟上”

健康体检结束后，对收集到的体检信息进行健康风险评估是健康管理的重要环节。针对体检中发现的健康问题进行有效干预，是健康体检的目的所在。

比如，不少人每年体检都被查出患有脂肪肝，但大多数人都觉得脂肪肝不是病，很多人都有，没什么大碍，不需要干预。不料几年后，血糖高了，肝脏生化指标异常了，甚至发生肝纤维化了。在笔者看来，这些患者虽然年年体检，但根本没有达到促进健康的目的。

再比如，不少人在健康体检后不久发生严重疾病，如肿瘤、心脑血管意外等，便认为体检没有用。实际上，导致该局面的很大一部分原因是“重体检，轻管理”。

专家简介

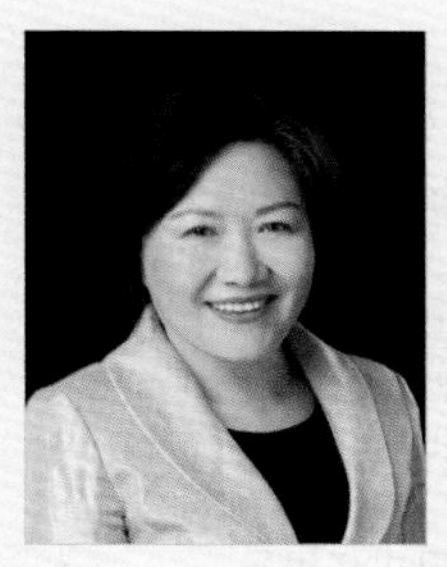

范竹萍　上海交通大学医学院附属仁济医院消化内科教授，中华医学会健康管理学分会第四届常委，上海市医学会健康管理专科分会第三届委员，上海市中西医结合学会肝病学分会委员。

甲状腺麻烦多，掌握知识巧应对

邹大进 尹嘉晶 查孝娟 苗振春

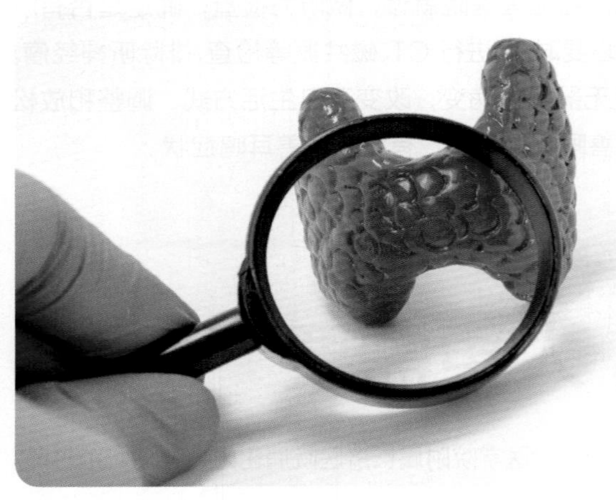

建议31：压力之下，别让甲亢“来扰”

甲状腺功能亢进，简称甲亢，是指产生和分泌甲状腺激素过多，造成神经、循环、消化等系统兴奋性增高和机体代谢亢进的一种疾病。患者可出现心悸，出汗，进食、排便次数增多，体重减轻等症状。甲亢的发病机制和病因目前尚不清楚，目前一般认为其是以遗传易感性为背景，由感染、精神因素等诱发的人体免疫功能紊乱。

现代人生活节奏快，竞争压力大，焦虑、抑郁等不良情绪多见，甲亢的发病率也随之升高。如何在压力之下避免发生甲亢？以下三点建议供参考。

❶ **避免“大喜大悲”** 有研究认为，精神创伤（过于惊喜或过于忧伤）是引起甲亢的重要原因。

❷ **适当控制碘摄入** 碘是合成甲状腺激素的主要物质，碘摄入过多，机体合成甲状腺激素增加，容易诱发甲亢。甲亢患者需要忌碘；普通人摄入含碘丰富的食物，如海带、紫菜、海鲜等，也应适量，避免甲亢“来扰”。

❸ **调整生活方式** 注意劳逸结合，少熬夜，少烟酒刺激。

建议32：甲减善“伪装”，别忽视

因甲状腺激素合成和分泌减少或作用减弱导致全身代谢减低的综合征称为甲状腺功能减退症（简称“甲减”）。甲减的典型表现为：畏寒、乏力、手足肿胀感、嗜睡、记忆力减退、少汗、关节疼痛、体重增加、便秘等，部分患者还有表情呆滞、反应迟钝、颜面和眼睑水肿、皮肤干燥粗糙、毛发稀疏干燥等表现。

由于甲减常常“悄悄出现”，很多患者只有一些非特异性的、很轻的症状，如困倦，乏力等，有些患者甚至没有任何症状。可以说，甲减是一种容易被忽视的疾病。

当出现不明原因的食欲减退、困倦乏力、体重增加、心跳减慢、血脂异常、抑郁、怕冷等情况，应警惕甲减可能，去医院进行甲状腺功能检查可帮助确诊。

建议33：甲状腺结节像感冒一样常见，别惊慌

近年来，随着健康体检的普及，甲状腺结节的检出率逐年增高。流行病学调查显示，在成年人中，甲状腺结节的检出率高达20%～76%。可以说，甲状腺结节像感冒一样常见。

要确定甲状腺结节的性质，不能单凭体检或超声检查，还要结合病史、体检和实验室检查，甚至病理检查。绝大多数甲状腺结节是良性的，恶性的比例仅为5%。所以，一旦发现有甲状腺结节，千万不要草木皆兵，应及时去正规医院进行评估，由医生来判断结节的性质。

专家简介

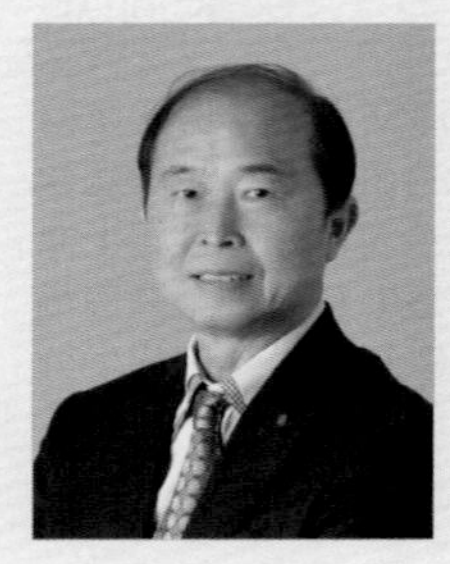

邹大进 同济大学附属第十人民医院内分泌科教授、主任医师、博士生导师，上海市甲状腺疾病研究中心主任，中国医师协会内分泌代谢医师分会副会长，上海市医学会糖尿病专科分会前任主任委员，上海市医师协会内分泌代谢医师分会副主任委员。

一般地说，以下情况提示甲状腺结节可能存在恶性可能，患者应引起重视：①单发实性结节，直径在2厘米以上；②结节生长迅速或近期明显增大，且不伴疼痛、质地较硬、与周围组织有粘连、颈部淋巴结肿大；③伴声音嘶哑、发音困难、吞咽或呼吸困难；④有甲状腺癌家族史或青少年时期有放射线照射史等。当怀疑甲状腺结节有恶性可能时，可进行超声引导下细针穿刺活检。

甲状腺结节的治疗并不复杂。良性结节只需要每6～12个月复查一次超声即可。需要进行手术治疗的情况包括：①有明显局部压迫症状；②细针穿刺病理学检查证实为恶性；③结节合并甲亢，内科治疗无效；④结节位于胸骨后或纵隔内；⑤影响美观，患者强烈要求手术。

骨骼要健康，防远胜于治

复旦大学附属中山医院骨科　周雷　董健（教授）

建议34：颈椎、腰椎问题多，姿势不良是主因

上下班路上低头刷手机，白天“伏案”工作，中午“趴着”睡一会儿，回到家舒舒服服窝在沙发里，晚上睡前还要在床上看会儿电视、刷会儿“朋友圈”……

生活中这些常见的不当姿势和不良生活习惯，正是引起颈肩腰腿痛的“罪魁祸首”。一旦出现腰酸背痛，甚至腰椎病、颈椎病，想要完全治好几乎是不可能的。对付这类疾病，关键得靠“防”和“养”。

“防”，就是要防止不良姿势。日常生活中，应保持正确的站姿和坐姿，避免长时间低头、弯腰。“养”就是要在不得不长时间低头或弯腰时，每隔45分钟到1小时调整一下姿势，如起身喝水或去一下洗手间，通过短暂的运动来缓解肌肉疲劳。此外，控制体重对腰椎也很有好处。

有空的时候，可以学做由中山医院骨科专家和博士们原创的颈椎、腰椎健身操，全面锻炼脊柱肌肉力量，跟颈肩腰腿痛说“拜拜”。

建议35：“吃苦耐劳”的膝关节，需要用心呵护

膝关节是人体直立时用得最多、负重最大的关节之一。在平地行走时，膝关节需要承受体重3～6倍的重量，相当于体重每增加1千克，膝关节就要多负重至少3千克；爬楼时，膝关节的负担更是大大增加。膝关节主要的负重结构是骨头表面的关节软骨，它没有血管，营养主要来自关节腔内的滑液，难免“挨饿”。膝关节位置表浅，表面只有一层薄薄的皮肤，秋冬季节容易“受冻”。

“饥寒交迫”是先天条件，“负重前行”是“职责所在”，用“吃苦耐劳”来形容膝关节再恰当不过。

该如何保养膝关节呢？首先，对超重和肥胖患者而言，减肥是保护膝关节最重要的措施之一；其次，要做好膝关节保暖工作，夏天空调不直吹，冬天秋裤不忘穿；第三，运动要适量，运动项目要合适，最好选择游泳、散步、骑自行车等对膝关节影响较小的运动，避免选择长跑、登高、负重深蹲等容易伤膝的运动。

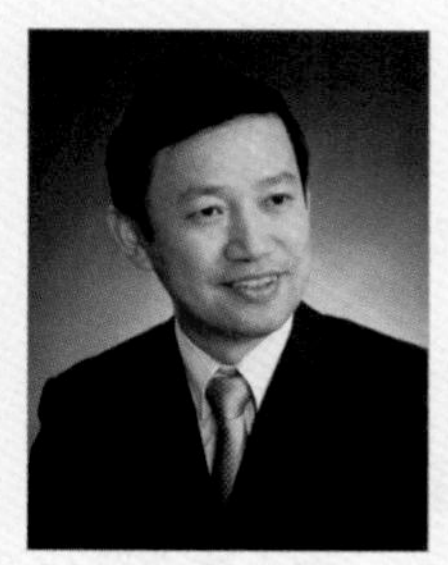

专家简介

董健　复旦大学附属中山医院骨科主任、脊柱外科主任、教授、博士生导师，中华医学会结核病学分会骨科专业委员会副主任委员，中国医师协会疼痛科医师分会腰椎疼痛委员会主任委员，上海市医师协会骨科医师分会副会长，复旦大学医学科普研究所所长。

名医寄语

肾病常“悄悄发生”，别“后知后觉”

上海交通大学附属第六人民医院肾内科教授　汪年松

建议36：尿常规每年查，肾病“蛛丝马迹”别放过

引起肾脏结构损伤的病因很多，既可以是原发性的肾脏疾病，如膜性肾病、系膜增生性肾小球肾炎、IgA肾病等，也可以由继发因素引起，如糖尿病引起的糖尿病肾病、系统性红斑狼疮引起的狼疮性肾炎、乙肝病毒感染引起的乙肝相关性肾炎、药物引起的肾小管间质性肾炎等。

尿常规检查能直观地反映肾脏的健康状况。一般地说，肾小球、肾小管、肾间质等肾脏结构受损，都可以表现为尿检异常。其他泌尿系统疾病，如尿路感染等，也能通过尿常规检出。临床上，我们常常碰到一些患者，虽然每年参加体检，也做尿常规检查，但没有重视尿检结果，从而错失了肾脏疾病诊疗的最佳时机。

需要提醒的是，部分患者发现自己尿常规检查提示尿蛋白仅“半个加号(±)”，便认为这是正常的。实际上，尿常规采集的尿液标本是随机尿，如果尿常规检查提示尿中可能有蛋白，医生往往会建议患者进一步进行尿蛋白定量分析，以排除是否存在肾脏疾病。同样道理，如果尿常规检查提示红细胞计数超过正常值，医生也会建议患者进一步做尿红细胞形态分析，不放过肾脏病的“蛛丝马迹”。

延伸阅读

何时采集的尿液标本最能反映肾脏健康状况

一般地说，尿常规检查一般采集晨尿。不过，最能反映肾脏病变情况的是24小时尿液，即把24小时内的尿液收集在一个大罐子里送检。这项检查虽然相对复杂，但能更准确地反映肾脏病变情况。

建议37：改掉这些“伤肾”坏习惯

● **“重口味”** 肾脏每天不停地工作，为人体清除代谢产物。长期摄入高盐、高油、高糖、高脂食物，势必增加肾脏的负担。

● **吸烟饮酒** 酒精、香烟烟雾等有害物质进入体内，其代谢产物会引起内环境的改变，使人体各脏器(包括肾脏)功能受损。

● **乱用药** 随意服用保健品、减肥药，以及抗生素等药物，不仅会增加肾脏的代谢负担，部分具有肾毒性的药物还可能导致肾功能严重受损。

● **熬夜、压力大** 现代人的生活和工作节奏快，长期熬夜、过度疲劳、生活不规律等“高压环境”会使人处于应激状态，而肾脏是对“压力”最敏感的脏器。

建议38：“藏”在肾功能检查里的“血尿酸”，别忽视

肾功能检查包含尿素氮、肌酐和尿酸。不少患者认为，血尿酸高一点不要紧，只要没有痛风，就可以不用管了。实际上，血尿酸超过420微摩/升时，就会有尿酸结晶产生。尿酸结晶可能沉积在关节内，引起关节痛、足趾痛等痛风典型症状；也可能沉积在肾脏里，久而久之，会引起高尿酸肾病，甚至肾功能不全，严重的还会导致尿毒症。因此，大家千万不要忽视“藏”在肾功能检查里、貌似无关紧要的“血尿酸”。PM

专家简介

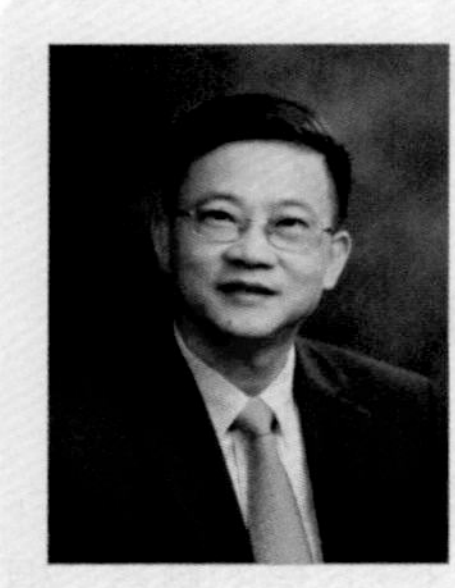

汪年松 上海交通大学附属第六人民医院肾内科主任、主任医师、教授、博士生导师，中华医学会肾脏病学分会委员，中国中西医结合学会肾病学会常委，中国医师协会肾脏医师分会常委，上海市医学会肾脏病专科分会副主任委员。

医生手记

52岁的张先生因口渴、多饮、乏力、消瘦十余年，伴双足麻木、疼痛半年入院。检查发现，他的空腹血糖和餐后2小时血糖分别高达14.6毫摩/升、20.6毫摩/升，双侧足踝反射减退，神经传导速度测定提示双下肢胫神经和腓神经传导速度减慢，被诊断为糖尿病伴周围神经病变。经胰岛素强化治疗及营养神经、改善微循环等治疗一周后，张先生的血糖控制达标了，但双下肢的麻木、疼痛症状非但没有减轻，反而明显加重。这是什么原因呢？

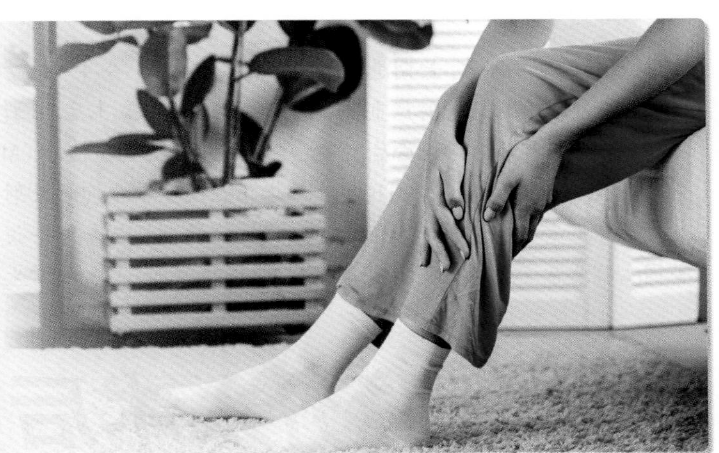

血糖降了，为何疼痛却加重

山东省济南医院糖尿病诊疗中心主任医师　王建华

血糖快速下降，可诱发急性神经痛

长期高血糖可导致糖尿病周围神经病变，以对称性感觉神经病变和自主神经病变最常见，其症状变化往往是一个从无到有、由轻变重、逐渐加重的慢性过程。张先生的疼痛症状在血糖迅速得到控制后突然加重，有别于糖尿病周围神经病变，而是一种由快速降糖所诱导的急性神经痛——“胰岛素相关性神经炎”。此类疼痛并非胰岛素治疗后所特有，口服降糖药，甚至严格控制饮食，亦可诱发。

胰岛素相关性神经炎包括急性感觉神经和自主神经病变，以前者多见，患者通常在血糖快速下降后数小时至数周内突然出现肢端剧烈疼痛，夜间尤甚。部分患者可同时合并自主神经病变，表现为直立性低血压、晕厥、心律失常、饱胀感、腹泻、便秘、汗腺分泌异常、性功能减退等。

疼痛特点：出现快、程度重、范围广、可自行缓解

与糖尿病周围神经病变相比，胰岛素相关性神经炎引起的疼痛出现更快，程度更重，范围更广（不仅是四肢远端，还可累及躯干及全身）。不过，“胰岛素相关性神经炎”具有自限性，疼痛症状一般可在数月内逐渐自行缓解。两者有时可以合并存在，多见于在原有糖尿病周围神经病变的基础上，由快速降糖而诱发胰岛素相关性神经炎。张先生就属于这种情况。

胰岛素相关性神经炎的发病机制未明，迄今无特效治疗方法，以对症治疗为主，患者可以酌情选用营养神经的药物（如维生素 B_{12}）、改善微循环的药物（如前列腺素 E_1）、抗氧化应激的药物（如 α－硫辛酸），以及抗神经痛的药物（如加巴喷丁、普瑞巴林、卡马西平、度洛西汀等）。这些治疗可在一定程度上减轻疼痛，但通常不能完全解除疼痛。PM

专家提醒

胰岛素相关性神经炎由降糖速度过快、幅度过大所致，是完全可以避免的。在降糖治疗过程中，临床医生一定要注意从小剂量起始、循序渐进地调整药量，使患者血糖阶梯式逐渐下降；患者也要注意勿自行增加药物剂量，以免血糖大幅波动。

生活实例

王老伯今年73岁，长期患有高血压、血脂异常。今年年初，因劳累后感到胸闷气促，他在上海某三甲医院住院行冠脉造影，发现有两支冠脉严重狭窄，植入了3枚支架。术后，王老伯按时服药，症状明显缓解。近日，王老伯又出现头晕不适，至医院神经内科就诊后，医生建议行头颅磁共振检查（MRI）。当听说王老伯曾做过心脏支架介入手术后，神经内科医生不确定他能否做MRI，让王老伯在检查前先询问放射科医生；王老伯到了放射科，医生又要求他去咨询心内科医生。王老伯一头雾水地回到家，将就诊的事情与老伴一说，老伴坚决不同意王老伯做磁共振检查，因为老伴5年前因心律失常安装了心脏起搏器，出院时医生曾再三叮嘱日常生活中需要防范电磁辐射。这下，王老伯更手足无措了。

冠脉介入术后，必须拒磁共振于千里之外吗

上海交通大学医学院附属瑞金医院心内科主任医师　杨震坤

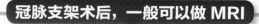

近年来，以冠心病为代表的动脉粥样硬化性心脑血管疾病已成为威胁中国人健康的主要“杀手”，而冠脉内支架植入术已成为严重冠心病患者的主要治疗方法。据不完全统计，截至2018年，中国大陆已完成95万多例冠脉内支架植入术，介入手术量已位居世界前列。冠脉支架是金属材质的，冠脉介入术后患者可否做磁共振（MRI）检查呢？

冠脉支架术后，一般可以做MRI

日常生活中辐射无处不在，家庭中电器、工作中办公设备等都会产生辐射，自然界也有辐射，但这些辐射剂量小，对人体健康无明显影响。电磁辐射对人体的伤害主要有两个方面：一是电效应，二是热效应。放射科医生对于冠脉支架术后患者行磁共振检查的顾虑主要在于以下两个原因：一是大多数支架是金属材质，在磁场下会移位；二是金属支架在磁场下会发热。

这些顾虑有必要吗？首先，冠脉支架牢牢地嵌在血管壁内，把狭窄的血管支撑起来，充分扩张释放的支架是不会发生移动的；同时，支架植

专家简介

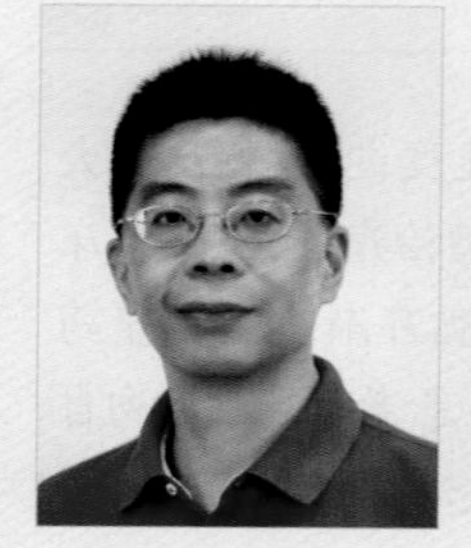

杨震坤　上海交通大学医学院附属瑞金医院心内科主任医师，中华医学会心血管病学分会委员，肺血管病专业学组成员，中国医师协会心血管内科医师分会委员。擅长心血管疾病（冠心病、高血压、肺动脉高压、心力衰竭等）的诊治，及心血管病介入的治疗。

杨震坤医生说“冠脉介入术”

冠脉支架介入术后，患者是否可以做磁共振检查，应由该患者所植入支架的材质、磁性及产品是否注明了磁共振检查安全性等信息而定。

入后会逐渐被新生的血管内皮覆盖（内皮化），久而久之，支架与血管便“融为一体”了，更不会移动。其次，并非所有金属都是有磁性的，有磁性金属一般有铁、钴、镍等，大多数金属并不具有磁性，而且支架的金属丝远比想象中细，就算含有部分磁性金属也不会产生太大的引力，也不会导致支架移位。

金属支架在磁场下是否会发热呢？不可否认，在体外研究中，多数金属支架都会在磁场作用下发热，部分温度甚至会升高 1℃以上，但体内流动的血液会带走部分热量，轻微的温度升高不会产生不良影响。要不然，轻微的感冒发热支架就会被损害，岂非很可怕？因此，从理论上说，冠脉支架术后可以行磁共振检查。

特别提醒

早在2010年，美国ACCF/ACR/AHA/NASCI/SCMR五大权威部门发布的心脏MRI检查共识中对于心脏内植入的器械做了专门的阐述：①能否行磁共振检查，取决于置入物的金属材料。一般情况下，正规厂家的产品要求注明“磁共振安全”“磁共振不确定”或“磁共振不安全”。②非铁磁性的金属置入物，如不锈钢300系列、钛或钛合金，可直接行磁共振检查。弱磁性的置入物因磁性很弱，一般不会移动位置，如血管内支架和金属瓣膜等，但最好在术后6周再行磁共振检查。③大多数冠状动脉支架或外周血管支架都是弱磁性或无磁性的，且紧密地支撑着血管内壁，很难移动，特别是术后6至8周，支架表面已有内膜生长，变得更加牢固。④目前认为，3.0特斯拉或以下场强的磁共振机上进行检查是安全的。

支架材质，决定 MRI 检查的安全时限

既然冠脉支架介入术后，磁共振检查是安全可行的，为什么有些放射科医生还要一再确认支架的型号和放置支架的时间呢？难道刚做完手术不能接受磁共振检查吗？其实，医生是想通过这一问题了解到该患者所植入支架的材质、磁性及产品是否注明了磁共振检查安全性等信息。

据不完全统计，当前国内冠状动脉支架手术中，30% 的进口支架，主要以波士顿科技、美敦力、雅培这三家大公司为主；70% 的国产支架，以乐普、吉威、微创等三家医疗器械企业为多。

❶ 波士顿科技的 Promus Element 支架由铂钴合金制造而成，植入支架后即可行磁共振检查。

❷ 美敦力公司的 Endeavor Resolute 支架由钴镍合金（MP35N）制成，支架在植入后即刻进行 1.5 或 3.0 特斯拉磁共振扫描不会出现移动。

❸ 雅培的 XIENCE 系列支架由钴铬合金制成，在植入支架后，进行 3.0 特斯拉以下的磁共振扫描下是安全的。需要注意的是，这个研究结果是以单个或重叠长度在 68 毫米以内的支架为前提的，大多数患者的病变长度不会超过这个范围。

目前，世界上所有应用于临床的磁共振最高场强不超过 3.0 特斯拉，绝大多数磁共振连续扫描时间均在 6 分钟以内。故对患者而言，这三个进口支架在植入之后即刻进行磁共振检查都是安全的。

三个主要的国产支架，早期乐普医疗的 Partner 支架、吉威医疗的 Excel 支架、微创医疗的 Firebird 支架都是由不锈钢 316L 制成的，一般在支架植入 8 周以后再行磁共振扫描。

近年来，国产支架的材质业已更新换代，已有钴铬合金材质的冠脉支架，可以在术后即刻行磁共振检查。目前正在研发中的生物可降解支架，支架可在植入后 2 ~ 3 年内完全降解吸收，其材质是高分子聚乳酸，可以进行磁共振检查。PM

延伸阅读

除冠脉支架外，心脏瓣膜、起搏器、颅内动脉瘤夹、牙科植入物、输液泵和留置导管等体内植入物是否会影响磁共振检查的安全性呢？中华医学会发布了《磁共振成像安全管理中国专家共识（2017）》，对11类体内植入物的磁共振检查提出了建议。有兴趣和需要的读者可以登录网站 www.mrisafety.com，查询各类植入装置的磁共振检查安全信息。

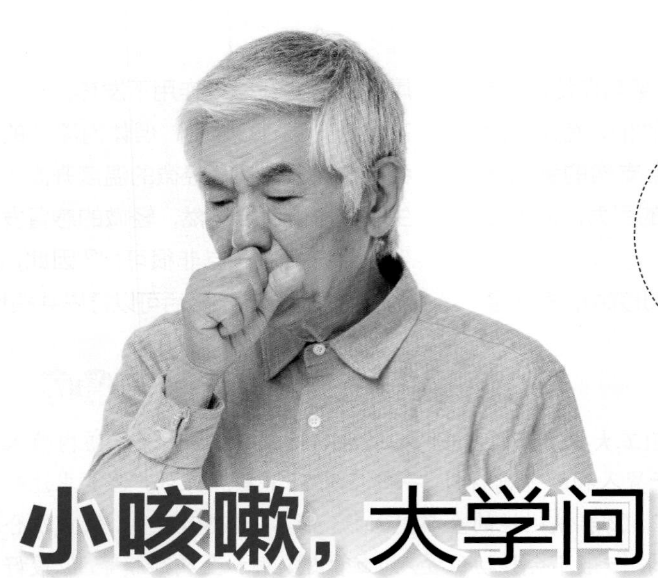

在每个人的一生中，几乎都会经历咳嗽。有些咳嗽很轻，是感冒、肺炎等呼吸系统疾病的常见症状，感冒、肺炎痊愈了，咳嗽也随之缓解；有些咳嗽很重，咳到胸痛、尿失禁，甚至肋骨骨折、咳嗽反射性晕厥。关于咳嗽，你是否也有本文中这些困惑呢？

小咳嗽，大学问

复旦大学附属中山医院呼吸科主任医师　顾宇彤

困惑一：咳嗽是一种病吗

咳嗽是人体的一种防御反射。当气管、支气管黏膜或胸膜受到炎症、异物、物理或化学性刺激时，声门关闭，呼吸肌收缩，肺内压升高，随后声门张开，肺内空气伴随痰液一起咯出。其实，咳嗽并非“一无是处”，它可以帮助人体清除呼吸道异物及分泌物，保持呼吸道通畅，对气道有一定程度的保护作用。

困惑二：咳嗽要强忍吗

一些脑卒中（中风）、帕金森病、外伤及手术后的患者，因咳嗽能力较差，痰液不能及时咯出，导致呼吸道反复感染；严重时甚至可因痰液堵塞气道，引起呼吸衰竭。所以，正常的咳嗽反射是必需的，切勿因为感到尴尬而硬憋着不咳。

困惑三：咳嗽有哪些类型

按病程，咳嗽可分为急性咳嗽（病程＜3周）、亚急性咳嗽（病程在3～8周之间）和慢性咳嗽（病程＞8周）；按性质，咳嗽可分为干咳（无痰或极少量白黏痰）与湿咳（每天痰量＞10毫升）。根据X线胸片或胸部CT检查结果，又可将慢性咳嗽分为两类：一类为胸片、CT检查有明确病变，如肺炎、肺结核、支气管肺癌、间质性肺病和胸膜炎、气胸等；另一类为X线胸片或CT检查无明显异常，以咳嗽为主要或唯一症状。

困惑四：咳嗽的病因有哪些

咳嗽病因多样。急性咳嗽的常见原因首先为感冒及急性气管-支气管炎，其次为哮喘、慢性支气管炎和支气管扩张等原有疾病加重，或为环境、职业因素暴露（如吸入雾霾或冷空气等）所致。亚急性咳嗽最常见的原因是感染后咳嗽（病原微生物被清除后，炎症反应持续存在），少部分为迁延性感染性咳嗽（局部免疫力低，感染微生物未能被彻底清除

专家简介

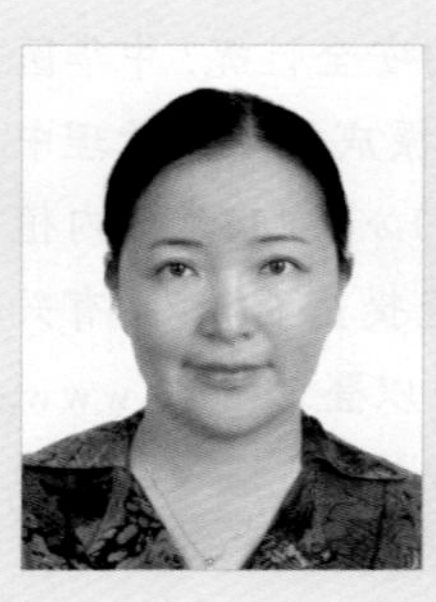

顾宇彤　复旦大学附属中山医院呼吸科主任医师、肺功能室副主任，中华医学会老年分会慢阻肺学组委员，中国医疗保健国际交流促进会OTO慢性病综合管理分会委员。擅长慢性阻塞性肺病、慢性咳嗽、肺部肿瘤等呼吸系统疾病的规范化诊治。

顾宇彤医生说“咳嗽”

咳嗽虽然很常见，但也可能是一些严重疾病的早期表现。严重咳嗽或病程大于8周的慢性咳嗽患者应及时就诊，尽可能通过检查明确病因，对症下药。

或好转后再次感染）。

慢性咳嗽常见病因包括咳嗽变异性哮喘（表现为咳嗽的一种特殊类型哮喘）、上气道咳嗽综合征（鼻炎、鼻窦炎或咽炎等上呼吸道疾病引起的咳嗽）、嗜酸粒细胞性支气管炎（过敏引起气道嗜酸粒细胞增多导致咳嗽）、胃食管反流性咳嗽（由胃液、胆汁反流刺激引起）和变应性咳嗽（过敏或迷走神经敏感性增高），共占慢性咳嗽病因的 70% ~ 95%。我国以咳嗽变异性哮喘最常见，占慢性咳嗽病因的 32.6%，其次为上气道咳嗽综合征和嗜酸粒细胞性支气管炎，胃食管反流性咳嗽近年有增多趋势。其他病因有慢性支气管炎、支气管扩张症、气管－支气管结核、血管紧张素转化酶抑制剂等药物性咳嗽、支气管肺癌和心理性咳嗽等。

少见和罕见咳嗽病因所占比例很少，但涉及病因众多。少部分慢性咳嗽患者即使经全面检查和治疗，病因仍无法明确，称为不明原因慢性咳嗽或特发性咳嗽，近年来亦称之为咳嗽高敏综合征。有些患者可有几种病因存在，如胃食管反流引起气道炎症和过敏，需同时治疗才能好转。

困惑五：咳嗽会传染吗

病毒、细菌、支原体、衣原体，特别是结核杆菌等病原体感染引起的咳嗽有一定的传染性，患者应在咳嗽时用纸巾等捂住口鼻。高度怀疑患有结核等传染病者，应将痰液吐在纸巾内并焚烧，或吐在密闭加盖容器内按医疗废物处理。

困惑六：一咳嗽就必须止咳吗

咳嗽治疗的关键在于病因治疗，镇咳药物只能短暂缓解症状。轻微咳嗽不需镇咳，只有当剧烈干咳或频繁咳嗽引起胸痛、气急，或者影响休息、睡眠时，可适当进行镇咳治疗，待感染等病因消除后，急性咳嗽常能自愈。值得注意的是，有痰的咳嗽患者应慎用强效镇咳药，以免使含有细菌、微生物等的痰液滞留在气道内，导致感染不易被控制，甚至因痰液堵塞气道而引起缺氧或呼吸衰竭（慢性气道病者更易发生）。

困惑七：止咳，可选用哪些药物

止咳药常做成复方制剂，主要含镇咳、祛痰、解痉或抗组胺成分，不同制剂成分和各组分剂量不一样，功能各有侧重（或以化痰为主，或以镇咳为主），需在有经验的医师或药师指导下使用。混用两种复方制剂，如复方甲氧那明联合中药复方制剂时，某些成分叠加，容易增加头晕、心慌等副作用，应尽量避免。

有些患者认为“是药三分毒”，咳嗽后偏爱食疗。要知道，吃一些川贝炖梨、百合、白木耳、罗汉果或胖大海等对止咳虽有一定益处，但只能起到辅助作用。如果症状未见好转或更为严重，应及时去医院诊治。

困惑八：慢性咳嗽患者需做哪些检查

慢性咳嗽在社区人群中的患病率约 10%，占国内呼吸专科门诊量的 1/3 左右。医生一般通过询问病史和体格检查来明确诊断，从而对症下药。

❶ 询问病史

- 咳嗽的时间及严重程度；
- 咳嗽是否伴有痰液，痰量多少，痰液的性质如何（是否为脓性痰）；
- 咳嗽是否有其他伴随症状，如胃痛、胃胀、嗳气、反酸，鼻塞、喷嚏、流涕（清水涕还是脓涕）、咽痛等；
- 是否吸烟，是否有药物、食物过敏；
- 本次咳嗽用过的药物及疗效，是否服用过血管紧张素转化酶抑制剂类降压药或阿司匹林等。

❷ 体格检查

- 咽部检查和肺部听诊，必要时可行 X 线胸片或胸部 CT 检查；
- 查血常规（嗜酸粒细胞）、CRP（C 反应蛋白）、IgE、过敏原血清试验或皮试；
- 进行肺功能检查、呼出气一氧化氮测定，酌情进行诱导痰或气道激发试验、24 小时食管 pH 监测、辣椒素咳嗽激发试验，必要时可进行纤维支气管镜等检查。

困惑九：如何治疗慢性咳嗽

慢性咳嗽患者应在明确病因后，进行针对性治疗。没有检查条件或只能做部分检查的患者也可选择经验治疗。值得注意的是，多数咳嗽的病因与感染无关，经验治疗时应避免滥用抗菌药，且应注意患者症状与病因不一致的可能。如近一半的胃食管反流患者缺乏典型的反酸和烧心反流症状，其他治疗无效时，可试用抗胃食管反流治疗（质子泵抑制剂加促胃动力药），疗程至少 2 周。PM

日常生活中，有些人可能会遇到一种尴尬的情况——打呵欠、大口吃东西后，嘴巴突然闭不拢了。如果发生在一侧，下巴会向另一侧偏；如果发生在双侧，整个下巴就会向前伸。患者必须到医院找医生把闭不上的下巴“推回去”。这种情况在临床上称为“急性颞下颌关节脱位”，又称“下颌脱位”也就是老百姓常说的“下巴脱臼”，常因打哈欠、呕吐、大笑等大幅度张口行为而突然发生，有时也会在长时间、大幅度张口补牙或拔牙治疗后发生。

有一种尴尬叫“下巴脱臼”

上海交通大学医学院附属第九人民医院口腔外科主任医师 陈敏洁

正常的颞下颌关节由运动的髁突、不动的关节窝，以及周围的肌肉、韧带组成，主管人的张、闭口活动。正常情况下，髁突受关节窝和韧带的限制，只能在关节窝内部运动。如果髁突运动超出关节窝范围，就会发生下颌脱臼。最常见的病因是髁突周围起限制作用的韧带松弛，使髁突向前方脱出。随着人类的进化，下颌骨缩小，加上食物的日益精细化，关节韧带得不到刺激，其强度有下降趋势，这是下颌脱位的生理基础。第二种常见病因是精神、神经系统异常，如精神分裂症、阿尔茨海默病、脑梗、帕金森综合征等，使主管髁突向前运动的肌肉过于亢进，调节颞下颌关节能力较差。比较少见的病因是创伤，或急救紧急气管插管时的医源性脱位。

总的来说，目前急性颞下颌关节脱位呈现年轻化趋势，有报道称在25～45岁较为高发，但临床上也经常见到患有脑梗、阿尔茨海默病等的老年人因下颌脱臼来诊，且这类患者常表现为复发性、顽固性，不可忽视。

自行复位不可取

发生下颌脱臼后，有些患者试图通过推揉下巴进行自行复位。但若操作不当，不但不能复位，反而会加重肌肉的紧张性反射，增加医生手法复位的难度，严重时还会对关节造成进一步伤害。这是因为在髁突和关节窝之间还有一层关节盘，起缓冲作用，如果不能同时复位，可能导致不可逆的骨关节病。因此，一旦发生急性下颌脱臼，应立刻到医院口腔科或急诊科就诊，医生会在第一时间进行手法复位。若患者肌肉过于亢进，需局部注射麻醉剂帮助肌肉放松。复位成功后，还需用绷带或弹力头套将下巴固定在正确位置，持续2～3周为宜。

频繁脱臼，须进一步治疗

有的患者频繁发生脱臼，一般的手法复位后只能维持较短时间，即复发性（习惯性）颞下颌关节脱位。如果发生频率高或严重影响生活、工作，患者须接受进一步治疗。

目前，常用的治疗方法包括注射肉毒素，以降低翼外肌兴奋性；注射硬化剂，以使关节周围粘连，限制关节运动；手术治疗，如关节囊和关节盘的紧缩术、关节窝增高术。此外，急性颞下颌关节脱位发现或处理不及时，可能会导致陈旧性颞下颌关节脱位，移位的髁突会在新的位置产生瘢痕粘连，甚至生成新骨，越来越难回到正确的位置，那就需要手术治疗了。

下颌脱臼的预防以避免过度张口为主，有下颌脱位病史者更应格外注意，如打哈欠时用手托住下巴、把苹果削成片再吃等。坚韧耐嚼的食物如牛肉干、甘蔗、口香糖等可能会加重关节区韧带松弛，应避免食用。有基础疾病的老年人应积极修复缺牙，调整咀嚼肌群功能，预防脱位发生。PM

专家简介

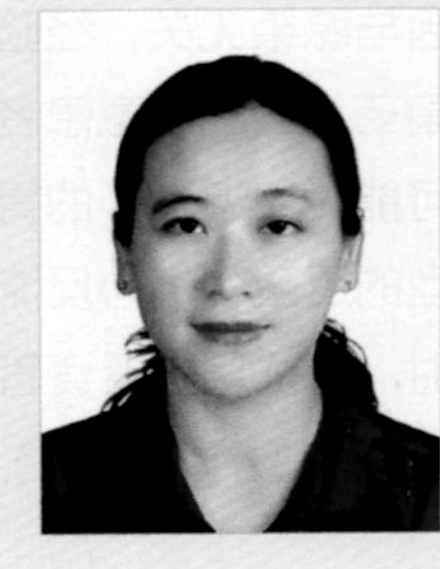

陈敏洁 上海交通大学医学院附属第九人民医院口腔外科副主任、主任医师、硕士生导师，中华口腔医学会颞下颌关节病学及牙合学专业委员会委员，中华口腔医学会口腔颌面外科专业委员会委员。擅长口腔颌面外科神经疾患的诊治。

令人费解的“高龄痤疮”

空军军医大学附属西京医院皮肤科主任医师　马翠玲

身边故事

张女士36岁，是公司财会人员，前段时间连续数日熬夜加班，饮食、作息不规律。近几天工作告一段落，她觉得应该好好放松一下，结果意外地发现自己脸上长出了很多“痘痘”。早已过了青春期，怎么还会长“青春痘”呢？张女士百思不得其解。

医生的话

“青春痘”，医学上称为寻常痤疮（常简称为痤疮），是痤疮中最常见的类型。很多人认为青春期才会长痤疮，事实并非如此。比如，刚出生的宝宝可以有新生儿痤疮；年过30岁甚至更年期前后，也可出现青春期后痤疮，常被调侃为“高龄痤疮”或“超龄痤疮”。

青春期后因何长痤疮

能促进皮脂腺分泌、加重痤疮症状的主要是雄激素，青春期人体雄激素分泌最旺盛，所以最容易长痤疮。

与青春期痤疮有所区别，“高龄痤疮”的发生受个人生活方式影响更大。“高龄痤疮”常为间歇性，发作部位较为局限，常发生在口周。有研究发现，慢性紧张、精神压力大会刺激垂体-肾上腺轴，导致雄激素分泌增多，诱发、加重痤疮；熬夜、大量喝饮料、喜欢甜食和油炸食品、便秘等，都可能诱发痤疮。

还有研究发现，不少“高龄痤疮”患者雄激素水平并没有明显升高，但抗雄激素治疗效果较好，可能是皮脂腺对雄激素过于敏感造成的。

“高龄痤疮”的另一重要原因是化妆品选择或使用不当。一方面，化妆品的使用可加重毛孔堵塞，导致痤疮；另一方面，使用违规添加激素的不合格化妆品，受头发（如刘海）上灰尘、细菌的刺激，或洗发水、洁面乳有残留，都可诱发或加重痤疮。因此，洗脸、洗头时一定要清洗干净，避免日化用品刺激。另外，对“痘痘”进行不适当的挤压、挑除等，也可加重毛孔堵塞，造成恶性循环。

“高龄痤疮”如何治疗

跟普通痤疮一样，轻者可只用外用药治疗，炎症重者可口服抗生素消炎。维A酸类药物可改善毛孔堵塞，使皮脂分泌顺畅，雄激素拮抗剂可拮抗雄激素、减少皮脂分泌。上述药物应在医生指导下使用。近年来，果酸、红蓝光、光动力治疗痤疮应用较多，副作用小，效果不错。

需要注意的是，维A酸类药物有致畸胎作用。比如，在异维A酸治疗前、治疗和停药后三个月内，患者都要严格避孕，每月进行一次妊娠试验，确保无妊娠。PM

专家提醒

- 严重痤疮会遗留瘢痕，一定要及时接受规范治疗。
- 轻度痤疮后可遗留红印、黑斑，注意防晒即可，几个月后自行消退，无须过度治疗。
- 轻度萎缩的痘坑需要用点阵激光等方法治疗，增生性瘢痕则须局部封闭甚至手术等治疗。

专家简介

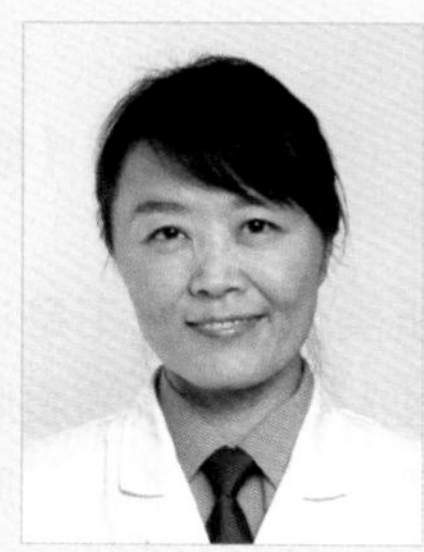

马翠玲　空军军医大学附属西京医院皮肤科主任医师、教授，西安市医学会皮肤性病学分会副主任委员，陕西省性学会健康教育委员会主任委员。擅长白癜风等色素性皮肤病、儿童皮肤病、过敏性皮肤病、瘢痕、性病等的诊治。

透析是目前治疗尿毒症最有效的方法之一，常用的有血液透析和腹膜透析，二者各有优缺点。

血透与腹透，该如何选择

海军军医大学附属长征医院肾内科　汤晓静　李 林（副主任医师）

【血液透析】

血液透析是利用透析器帮助人体排水、排毒。透析器中有一个人工合成的、由很多微孔组成的滤膜，滤膜的一边是有着高浓度代谢废物（毒素）的患者血液，另一边是能满足患者生理需求的干净透析液。通过渗透和弥散作用，血液中的毒素和多余水分向透析液转移，排出体外，人体所需的物质被重新输入体内。其模拟肾脏工作的原理，故又称“人工肾”。根据需要清除的毒素不同，血液透析有不同模式，包括血液透析、血液滤过、血液灌流、血液透析滤过等。

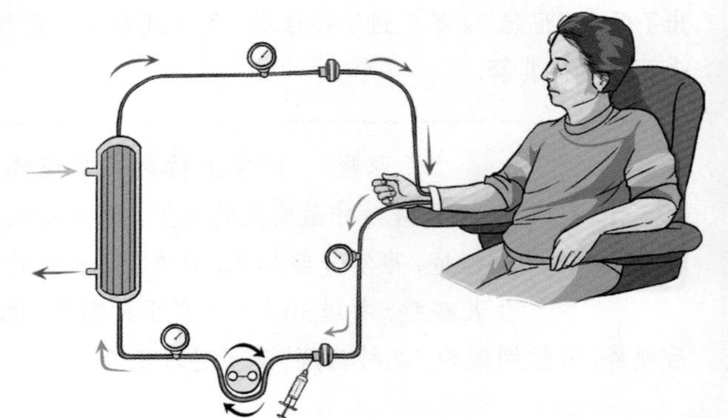

血液透析须在医院进行，由医生与护士操作。多数患者需要每周透析 2 ~ 3 次，每次 4 ~ 5 小时。

优点：

● 透析效率高，短时间内即可清除体内较多的毒素。

● 能准确完成预设的脱水量，清除体内多余的水分。

● 技术开展时间较长，覆盖范围广，多数县级以上医疗单位均可开展。

● 治疗由医护人员操作，患者较为省事。

缺点：

● 由于血液透析治疗是间歇性的，因此体内代谢水平波动较大，尤其会对心血管系统影响较大，如果控制不好，易出现低血压、高血压、心律失常、心绞痛等情况。

● 血液透析时需要使用抗凝血药物，因此可能增加出血情况。

● 不能居家治疗，每次治疗需要 3 ~ 5 小时，患者活动受限制。

● 血源性感染风险较腹膜透析高。

● 残余肾功能的保持较腹膜透析差，不少患者在开始血液透析的几个月内可出现尿量逐渐减少，甚至无尿的情况。

【腹膜透析】

腹膜透析的基本原理与血液透析类似，但它不是通过人工合成的滤膜来过滤，而是通过人腹腔表面的腹膜来实现毒素清除。透析时，把腹膜透析液灌进腹腔，腹膜的一侧是含有代谢废物和多余水分的血液，另一侧是干净的腹膜透析液，经过渗透和弥散作用，血液里的代谢废物和多余水分会透过腹膜“跑”到腹膜透析液里。经过反复更换透析液，可达到将毒素及多余水分排出体外的目的。根据不同患者的情况，腹膜透析有不同的模式，包括持续性非卧床腹膜透析、日间非卧床腹膜透析、间歇性腹膜透析、自动化腹膜透析等。

临床上，最常用的是持续性非卧床腹膜透析：在患者腹腔内置入一根腹膜透析管，将腹膜透析液灌入腹腔，保留数小时后，排出旧的腹膜透析液，再充入新的腹膜透析液；这样循环往复，3～5次/日，白天每组腹膜透析液保留4～6小时，晚上睡前一组保留过夜。对生活自由度需求较高且经济条件允许的患者，可以选择自动化腹膜透析，多数治疗可在夜间进行，“它工作，我休息”，患者生活质量更高。

优点:

● 持续治疗，人体代谢平衡处于相对平稳的状态，对心血管系统影响较小。

● 残肾功能保持良好。

● 可在家自行操作，不必频繁去医院。

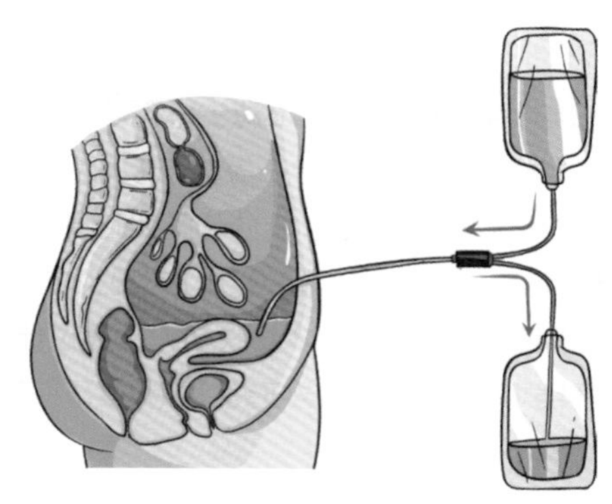

● 避免了反复穿刺的痛苦。

● 无血源性感染之忧。

缺点:

● 如操作不当，易发生腹膜炎。

● 由于在家治疗，要求居住环境干净清洁。

● 体内营养物质丢失较多。

● 肥胖、高脂血症的发生率较高。

【透析选择，应有三点考虑】

虽然腹膜透析和血液透析适应证相似，但各有利弊，患者可以结合实际情况、生活和社交需求、自我态度、家庭支持、医疗条件等合理选择。

❶ 实际病情

一般来说，大多数患者既能做血液透析也能做腹膜透析，但在某些情况下，选择哪种方式需要慎重考虑。

以下情况不适宜使用血液透析:

● 血液透析过程中需要使用抗凝血药物，患者有重要部位出血时，应禁用或慎用，如颅内出血、严重消化道出血。

● 血液透析对心血管系统影响较大，难以纠正的休克和严重心血管疾病患者应禁用或慎用。

● 希望不影响行动自由或要求在家透析的患者。

以下情况不适宜使用腹膜透析:

● 腹腔内有严重感染，手术或肿瘤导致腹腔内广泛粘连、纤维化的患者，禁止做腹膜透析。

● 近期做过腹部手术的患者，须等伤口基本愈合后再行腹膜透析。

● 肠梗阻、疝气或严重腰椎间盘突出症患者，腹腔内灌入腹膜透析液会加重病情，未得到有效治疗前不宜行腹膜透析。

● 妊娠、腹腔内巨大肿瘤、巨大多囊肾患者，腹腔空间小，腹膜透析效果差。

● 生活不能自理且无专人照顾者应慎选腹膜透析。

❷ 家庭支持

一些患者不能独自去医院接受血液透析治疗，或不能自己进行腹膜透析操作，需要家属或陪伴者帮助、照料时，应将家属的意见考虑在内。另外，腹膜透析治疗要求患者有良好的居住条件，最好能有单独的房间作为治疗室，也应取得家人的理解和支持。

❸ 医疗条件

目前，大型医院大多有血液透析和腹膜透析治疗，但基层医院和边远地区医院可能条件有限。因此，在选择透析方式时，还应结合当地的医疗状况。PM

2019年5月，中国科学院上海生命科学研究所惠利健等完成的"细胞属性转变的基础和应用研究"项目荣获2018年度上海科学技术奖自然科学一等奖。该项目以肝细胞为核心，围绕细胞的转分化和癌化开展研究，实现了小鼠和人类跨胚层转分化肝细胞；证明了转分化肝细胞具有较完备的肝功能，对小鼠肝脏代谢性疾病和急性肝衰竭有治疗效果；揭示了转分化和癌化的共同调控机制，实现了转分化肝细胞的大规模扩增，为其临床应用提供了技术保障。

什么是细胞属性的转变？皮肤细胞是通过什么途径"转分化"为肝细胞的？该项目成果的应用前景如何？一起来听听中国科学院上海生命科学研究院惠利健研究员的分析。

将皮肤细胞"转分化"为肝细胞

——上海学者"另辟蹊径"开创"肝脏再生"新思路

本刊记者/ 黄 薏

受访专家/ 中国科学院上海生命科学研究院研究员　惠利健

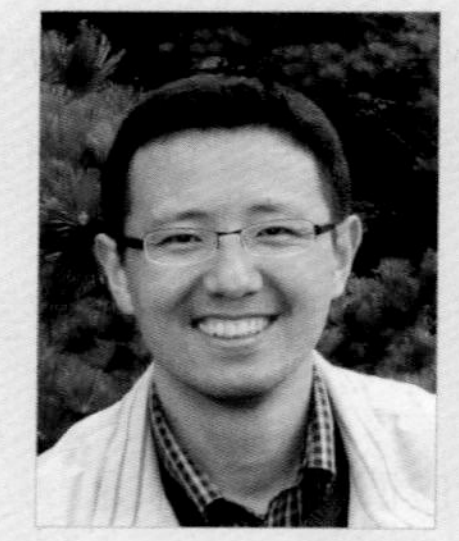

专家简介

惠利健　中国科学院上海生命科学院上海生物化学和细胞研究所研究员，上海科技大学生命科学与技术学院特聘教授、博士生导师。主要研究方向为肝脏疾病的分子病理机制，特别关注肝脏再生和癌化过程中细胞属性维持与转变（包括转分化、去分化等）的作用和分子机制。

惠利健研究员说"转分化"

"不同的细胞就像不同职业的人，在各自的工作岗位上发挥着不同的作用。'转分化'就是让一个人转行，比如让农民转行当工人。"

需要了解的三个概念

❶ **再生**　很多人都知道，低等动物的再生能力很强，比如大鲵、蝾螈等，其肢体受损后能够很快再生，且可以完美恢复到损伤前的"原貌"。随着物种进化，在哺乳动物等高等动物中已经看不到这种强大的再生能力。人体的大多数重要脏器和组织（如神经系统、心脏、肺、肾脏等）都不具备有效的自我修复和再生能力。而再生医学就是一门促进创伤与组织器官缺损的生理性修复，进行组织器官再生与功能重建的学科。

❷ **干细胞**　干细胞是一类具有多向分化潜能和自我更新能力的细胞，在体内能够分化产生某种特定组织类型的细胞。正因为如此，它一直是再生医学研究的热点领域。目前，尝试将干细胞用于治疗疾病的研究很多，外周造血干细胞移植治疗白血病是干细胞治疗领域的成功典范。

干细胞分为胚胎干细胞和成体干细胞。胚胎干细胞具有发育全能性，从理论上说可以诱导分化为机体所有种类的细胞。成体干细胞是存在于已经分化组织中的未分化细胞，这种细胞能够自我更新并在特定条件下转化为该类型组织的细胞，如造血干细胞、骨髓间充质干细胞、神经干细胞、肝干细胞、皮肤表皮干细胞、肠上皮干细胞、视网膜干细胞、胰腺干细胞等。

❸ **转分化** 由于成体干细胞的获取并不容易，疗效也不太确定。于是，科学家们大胆设想，如果可以找到一种使细胞从一种分化属性直接转化为另一种分化属性的方法，就能绕开“干细胞”这个环节，开辟一条新路。不过，既往的理论均认为，在高等动物的发育过程中，干细胞向终末细胞分化的过程是单向的，且在正常生理状态下，终末分化细胞是稳定的，不会转变为其他类型的细胞。

可喜的是，近年来有多个国家的研究人员发现，在特定条件下，细胞的属性是可以转变的，这就是“转分化”。简而言之，“转分化”就是一种可以直接将某种终末分化细胞转分化为另一种终末分化细胞的过程，比如在特定条件下，皮肤细胞可以变为肝细胞。

皮肤细胞是如何“变身”为肝细胞的

惠利健研究员用生动的比喻来解释“转分化”这个术语：“不同的细胞就像不同职业的人，在各自的工作岗位上发挥着不同的作用。‘转分化’就是让一个人转行，比如让农民转行当工人，且随着转行，他所从事的工作也相应改变了。”

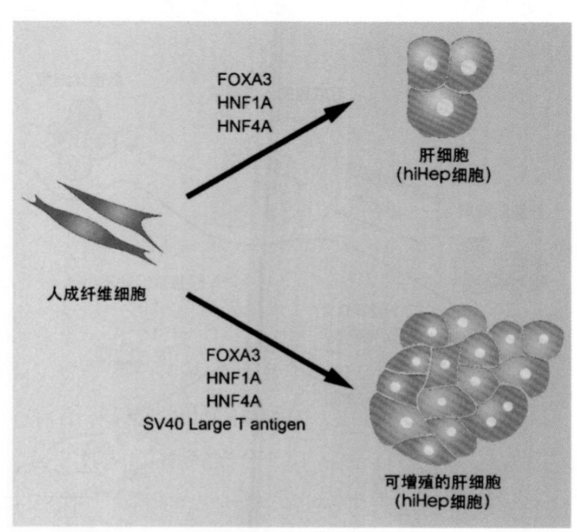

图 1 成纤维细胞（皮肤细胞）转分化为肝细胞示意图

中国是肝病大国，目前约有 4 亿肝病患者。对终末期肝病患者而言，最有效的治疗手段是肝移植。然而，由于供肝短缺和治疗费用高昂，大量患者因无法得到及时治疗而死亡。

经过数年的研究，惠利健研究员团队通过过表达 FOXA3、HNF1A 和 GATA4 基因，成功将小鼠成纤维细胞（皮肤细胞）直接转分化为肝细胞（hiHep 细胞），首次证明了肝脏以外的体细胞可以被诱导直接转化为肝细胞（hiHep 细胞）。该研究在国际上属首次报道，具有开创性意义（图 1）。

“工种”变，“功能”也变

惠利健研究员告诉记者，将皮肤细胞成功转分化为肝细胞，只能算是迈出了第一步。虽然肝细胞在体内具有强大的再生能力，但在体外，肝细胞的这种能力就完全消失了。于是，如何让这些转分化而来的肝细胞在体外也能够大量扩增，成为摆在他们面前的又一难题。

在经历了一次次失败后，惠利健团队终于发现了使肝细胞在体外实现大量扩增的办法。他们发现，细胞衰老、凋亡的信号通路是转分化的关键负调控机制，只要通过抑制相关通路，就能实现转分化肝细胞的大规模扩增。

肝细胞有了，大量扩增也不是问题了，那么这些从皮肤细胞“转行”过来的肝细胞们，是否具有与肝脏细胞类似的功能呢？要知道，肝脏是人体内的“化工厂”，具有解毒、合成、分泌、代谢等多种功能，除了肝移植以外，目前尚无替代品。

这一点，惠利健研究员早就想到并已通过动物实验证实了：这些“转分化”而来肝细胞具有较完备的肝功能，如积累糖原、分泌血清白蛋白、吸收和积累脂质、药物代谢和胆汁排泄等，对小鼠肝脏代谢性疾病和急性肝衰竭具有治疗效果。简而言之，这些从皮肤细胞“转行”而来的肝细胞并非“徒有其表”。

“生物人工肝”即将造福重症肝病患者

既然转分化肝细胞具有与肝脏细胞类似的功能，那么是否可以从患者身上获取皮肤细胞，将其转分化为肝细

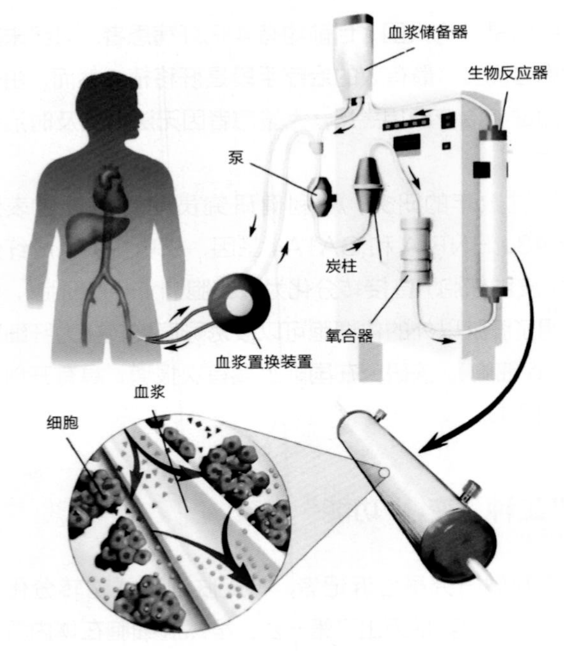

图 2 生物人工肝示意图

胞，再回输给患者，使之发挥肝细胞的功能呢？惠利健研究员表示，这一做法从理论上说是可行的。不过，考虑到在细胞转分化过程中进行过一些遗传学操作，若直接将这些转分化肝细胞输入人体，可能存在一定的风险。因此，他们转变了思路，设计了一个与肾脏透析类似的“生物人工肝”装置（图 2）。

动物实验证实，将肝衰竭动物的血浆在体外经“转分化肝细胞生物人工肝”解毒、代谢并获得营养成分后，再回输到动物体内，可以起到暂时替代肝脏的作用，同时也能避免体外培养的转分化肝细胞进入体内可能引发的种种风险。在此之前，由于缺乏肝细胞来源，生物人工肝主要采用动物（猪）的肝细胞或人类的肝肿瘤细胞。

惠利健研究员表示，转分化肝细胞生物人工肝目前已经实现了技术专利授权与转化，并已经在部分医院开展临床研究。相信在不久的将来，这一成果将使大量重症肝病患者获益。

“转分化”与“癌化”：调控机制相同，有望带来癌症治疗新策略

与转分化类似，持续的组织损伤会造成细胞属性的恶性转变——癌化，使正常细胞转变为恶性增殖的癌化细胞。

“转分化和癌化是细胞属性转变的不同形式，存在共同的调控机制。”惠利健研究员告诉记者，“我们的研究发现一个重要促癌基因 Survivin，它在肝脏损伤再生中对胆管反应来源的肝干细胞活化进行调控。这一发现对于建立促进再生、避免癌化的精准治疗具有重要意义。”

最新进展：从“转分化”到“去分化”，创新永远在路上

在进行“转分化”研究（将一种细胞转变为另一种细胞）的同时，惠利健研究团队又将目光聚焦于“去分化”的研究（图 3）。所谓“去分化”，通俗地说，就是在特定条件下，体内具有可塑性的细胞会发生“返祖”现象，转变为具有分化潜能的前体细胞。惠利健研究员团队发现，肝细胞在遭受损伤的情况下，会“去分化”为肝前体细胞（也可称为“肝干细胞”）。同时，他们还掌握了使肝干细胞在体外大量扩增的技术，可以将肝干细胞在体外增殖 10 000 倍，并证明了这些细胞在体内具有分化为肝细胞的能力。惠利健研究员表示，“去分化”+ 体外扩增技术使肝干细胞的来源不再是问题，且由于没有经过遗传学操作，这些细胞对人体是安全的。未来，如果这些肝干细胞能够应用于临床治疗，将有望开创肝脏再生新思路，甚至有望使一部分肝衰竭患者免于肝移植。PM

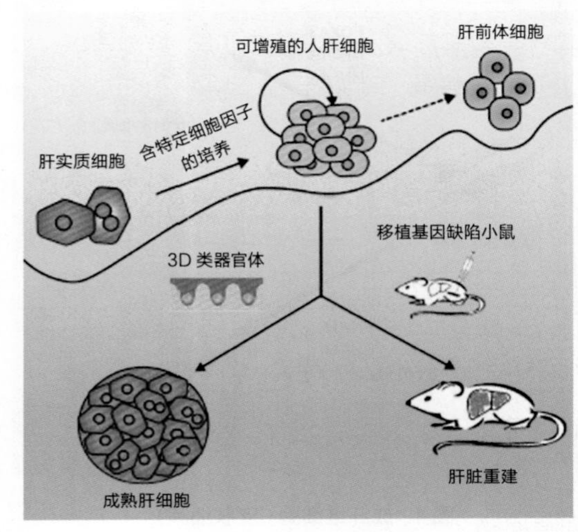

图 3 去分化示意图

生活实例

黄先生不到40岁，视力一向很好。近来，他常感到眼睛易疲劳，看书不一会，书上的字就模糊了，勉强再看下去，还会出现重影，眼睛经常干涩、发胀。一日，黄先生与同事小刘闲聊时说起这个问题。小刘听罢立即说道："我的眼睛也经常干涩，有时还发痒、有异物感，干脆我俩一起去医院看看吧。"于是，他们结伴来到眼科就诊。医生仔细询问了病史，详细检查了他们的眼部情况后，向他们解释了眼睛不适的原因。虽然黄先生与小刘都有眼睛干涩、易疲劳感，但他们患的却是不同的眼病，分别是视疲劳和干眼症。这是为什么呢？

"视疲劳"和"干眼症"是一回事吗

上海中医药大学附属岳阳中西医结合医院
眼科主任医师　王一心

视疲劳：可能发生"视而不见"

视疲劳是一种症状。许多患者在持续用眼一段时间后觉得眼睛酸胀，这种感觉有时在眼球，有时在眉间，闭眼休息片刻后，症状常可缓解。视疲劳的产生与外界环境、工作时间有关。大多数于近距离工作时发病，闭目休息一下，不适症状可缓解。在昏暗光线下进行近距离作业；工作目标过于精细，工作背景反差不够；印刷字过小或模糊，书本的纸质灰暗；周围环境过暗而注视物异常光亮；人体质衰弱或精神疲劳；等等。这些均可诱发视疲劳。

除外部诱因外，远视、散光、老视、隐性斜视、眼肌不平衡等都可能使眼睛为了看清东西而过度调节，引起眼内、眼外肌肉使用不当或过度紧张，构成产生视疲劳的内因，其中以远视最为常见。真性近视一般不会产生视疲劳，但近视过度矫正、远视和老视的矫正不足或过度矫正、所配眼镜的光学中心与戴镜者的瞳孔间距不一致或方位不正确（尤其度数较高时）等，都易引发视疲劳。

视疲劳的程度与客观检查结果并不总是一致的，其严重程度与患者的敏感性有关。同样度数的屈光不正或隐斜视患者，有的很容易出现视疲劳，有的却无明显症状。黄先生是因远视产生的视疲劳，年轻时眼睛的调节能力强，所以之前未出现视疲劳症状。

干眼症：眼睛"闹旱灾"

眼球表面覆盖着一层薄薄的泪膜，对保持视觉清晰、眼睛滋润至关重要。干眼症是泪膜稳定性下降致使眼部不适的总称，常见症状有视疲劳、异物感、干涩感，有些患者还可出现烧灼感、眼胀、眼痛、畏光、眼红等。

干眼症大致可分为泪液生成不足型和蒸发过强型。打个比方，眼睛好比一块水田，灌溉过少或阳光暴晒都可能导致水田干枯。眨眼又称为瞬目动作，分为主动和随意两种。前者可使眼表组织避免与外界的损伤因素接触，后者是形成稳定泪膜的重要条件之一。一般来说，正常人每5～10秒就要眨一下眼睛，将泪膜均匀地涂布于眼球表面。小刘因工作需要，成天对着电脑、目不转睛，长此以往，必然被干眼症"盯"上。

仔细分辨，对因治疗

视疲劳和干眼症的有些症状类似，包括眼睛干涩、易疲劳、眼红、眼痒和异物感。视疲劳患者须通过一系列检查，追查原因，验光是必不可少的检查步骤。患者需佩戴度数正确、大小合适的眼镜，阅读时应有明亮的照明，工作环境光亮及对比度合适，不要长时间近距离用眼。

干眼症患者多是泪液缺乏和蒸发过强两种因素并存。患者先要消除诱因，平时避免长时间使用电脑，注意用眼卫生；必要时可遵医嘱使用人工泪液滴眼，缓解干眼症状。PM

胡萝卜虽然名为“萝卜”，但并不是萝卜。萝卜是十字花科萝卜属植物，胡萝卜是伞形科胡萝卜属植物。胡萝卜姓“胡”，是因为它是在13世纪由伊朗经“丝绸之路”传入我国的。

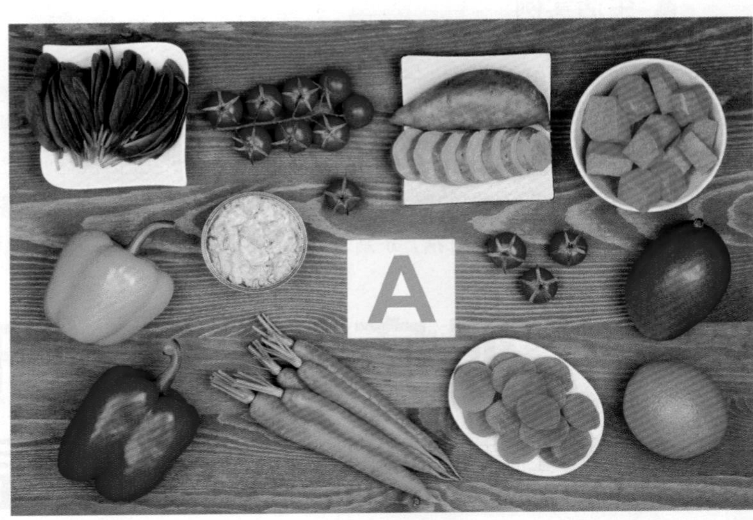

胡萝卜素不是胡萝卜的“专利”

江苏省苏北人民医院营养科副主任医师 赵绮华

“明星”营养素——胡萝卜素

很多人吃胡萝卜，是因为它富含胡萝卜素。1831年，德国化学家从胡萝卜汁中首次分离出橙色脂溶性结晶物质；1919年，瑞士化学家发现在小肠黏膜和肝脏内，一些胡萝卜素能够转化为视黄醇。视黄醇和所有具有视黄醇生物活性的化合物统称为维生素A。维生素A参与视觉形成，调节细胞生长和分化，维护上皮细胞的健康，具有免疫功能。长期缺乏维生素A会导致夜盲症。

胡萝卜素并非胡萝卜“独有”

不少人不喜欢吃胡萝卜，但又担心这样会导致维生素A摄入不足。实际上，只要不是极端挑食、偏食，并不会导致维生素A缺乏。芒果、杏子、柿子、辣椒、红薯、菠菜、空心菜、豌豆苗、苜蓿、西兰花等，都含有胡萝卜素，而动物肝脏、鱼肝油、鱼卵、牛奶、奶油、禽蛋等才是维生素A更主要的来源。

吃多少合适

每天应该摄入多少胡萝卜素？计算起来有点复杂。维生素A的摄入以膳食中全部具有视黄醇活性的物质换算成视黄醇当量计算。植物性食物提供维生素A的原材料胡萝卜素。胡萝卜素中只有β胡萝卜素等能在体内转化成视黄醇，而且转化速率慢，换算系数很低，且随着摄入的增加，吸收会相应减少，所以即便大量摄入，也不会造成维生素A中毒。

不过，如果一次摄入胡萝卜素过多，会导致高胡萝卜素血症，使皮肤变黄，变成“小黄人”。只要停止食用含胡萝卜素的食物，症状就会自行消失，不会产生其他毒性。

怎么吃更好

就胡萝卜素的利用率而言，胡萝卜细胞壁中有大量果胶，生吃会降低生物利用率；快速烫煮或大火急蒸后，细胞通透性高，有利于β胡萝卜素的释放，是最营养的烹调方式。不过，只要能够经常吃，就不必过分关注各种烹调方式下胡萝卜素吸收量的细微差别。

此外，虽然维生素A是脂溶性的，胡萝卜素也是脂溶性的，但是吃胡萝卜时未必要与油一起吃。因为胡萝卜素的吸收场所主要在小肠，小肠内有油脂，不必担心胡萝卜素无法吸收。PM

"中国美食地图"之内蒙古呼伦贝尔篇:

手把肉和奶茶

中国人民解放军第三医学中心营养科副主任医师　王磊

呼伦贝尔大草原以辽阔、宽广、壮美、动人而被誉为"人间天堂",每一位来到草原的游客都会为它的壮观、美丽而赞叹。富饶肥沃的呼伦贝尔草原是牛羊生活的天堂,成群的牛羊"边走边吃"。这种"散养"方式让那里的牛羊肉富含蛋白质,脂肪含量则远低于圈养的品种。

手把肉

来到草原,唯有尝过手把肉,才能体会到蒙古族人民大碗喝酒、大口吃肉的豪爽。手把肉是草原牧民最常用和最喜欢的餐食,更是招待客人必不可少的食品。牧民如果不用手把肉招待客人,就不能完全表达自己的心意。

手把肉是游牧民族特有的饮食,意思是用"手把着羊肉吃"。制作手把肉要选择肥嫩的羊肉,无须任何佐料,仅用清水煮熟,保留羊肉的原汁原味。辅以呼伦贝尔草原特有的韭菜花和豆腐乳做蘸料,越嚼越香。

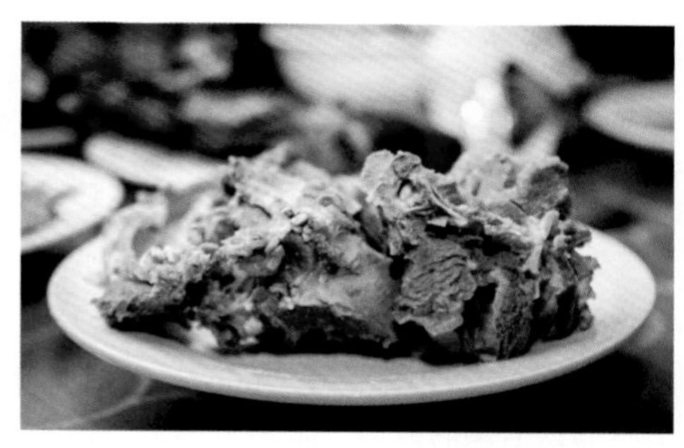

奶茶

蒙古族民间有句俗语:"可以三日无饭,不可一日无茶",可见蒙古族人民喜欢奶茶的程度。蒙古族的奶茶完全不同于传统奶茶店里提供的甜饮料,它是咸的,原料是砖茶和牛奶。制作时,先将砖茶砸碎,放在水中煮;茶烧开后,加入鲜奶煮沸,再放入适量的盐。也可以加入一些蒙古族特有的奶制品,如奶皮子、奶酪等,或一些羊肉干,使其更鲜美。

虽然寒冷的冬季对生活在草原上的牧民来说是漫长、难熬的,但是大家围坐在一起,喝着热乎乎的奶茶,就会从里到外都温暖起来。草原上食品供应困难,牧民可能一年到头也吃不了几次蔬菜和水果。奶茶中含有牛奶,保证牧民可以摄入足够的钙质和矿物质,也是其微量营养素的重要来源。茶叶中富含茶多酚、水溶性B族维生素等营养成分,有助于促进脂肪和蛋白质的代谢。

对于生活在草原上的人而言,奶茶不仅是一种饮品,更是一种文化习俗。草原人民热情好客,走进任何一座蒙古包都不用担心被冷遇,热情的额吉(蒙古语"妈妈")一定会为你端来一碗热气腾腾的奶茶。原汁原味、古朴醇香、有淡淡草原风味的奶茶不同于一般的茶水,它是主人对客人最热情、最真挚的问候,也是对蒙古文化的经典阐释。PM

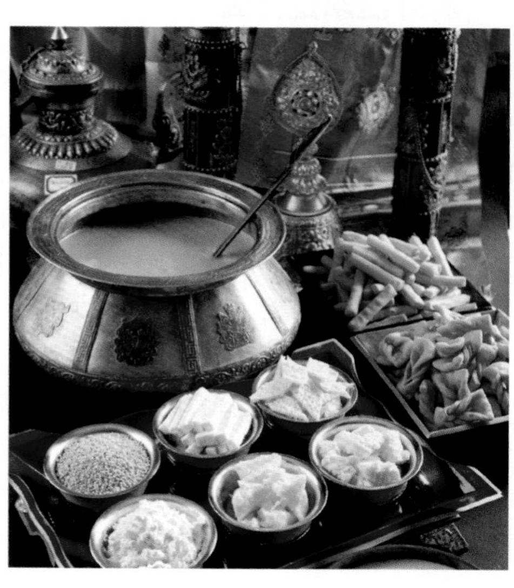

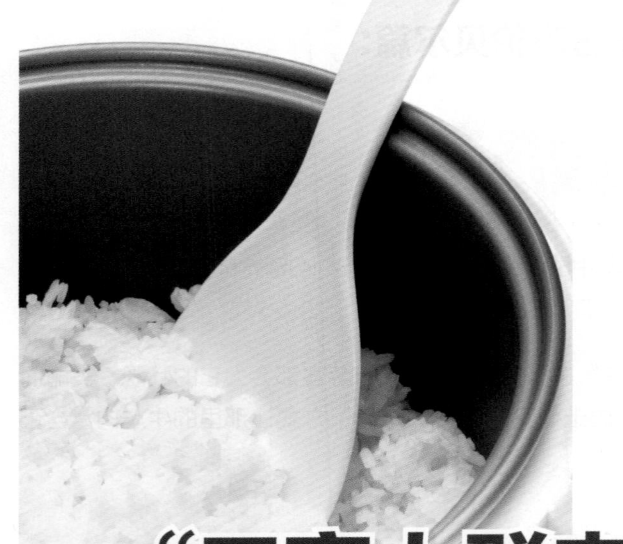

前些日子，一款针对“三高”人群研发的电饭煲成了“当红炸子鸡”，引发了一场网络大讨论。厂家声称这款电饭煲可以让“三高”人群敞开肚子吃饭，保证血糖不升高。真有那么神吗？

“三高人群电饭煲”，真有那么神吗

华中科技大学同济医学院附属协和医院营养科　石立雅　蔡红琳（副主任医师）

在“三高人群电饭煲”的消息刚出现时，很多人认为它是一款“脱糖”电饭煲。“脱糖”电饭煲并非新鲜事物，很多家电企业都有类似产品。所谓“脱糖”技术，就是把米蒸到半熟，沥掉溶解在米汤中的支链淀粉，然后再把大米继续蒸熟。这样一来，与被沥除的支链淀粉相比，保留的直链淀粉能使血糖升高更加平缓，从而有助于控制血糖。虽然“脱糖”电饭煲是否确有其效尚无定论，“脱糖”技术也仍有很大的提升空间，但这款新的“三高人群电饭煲”并未在原有基础上继续创新，只是将大米饭换成了更健康的“糙米发芽饭”而已。

发芽糙米是什么

谷类虽品种多样、形态各异，但是基本结构相似，都由谷皮、糊粉层、胚乳和胚芽组成。我们通常食用的精白米主要是谷类的胚乳，成分以淀粉和蛋白质为主，含有少量脂肪和矿物质，基本不含膳食纤维，血糖生成指数较高。糙米是一种全谷物，包含了种子的完整结构——胚乳、胚芽与谷皮，富含B族维生素，维生素E，脂肪，膳食纤维，钙、磷等矿物质，营养价值较高，血糖生成指数较低，因此更适合“三高”人群食用。但是，糙米在蒸煮过程中，谷皮难以煮烂，口感较为粗糙，大量食用易引起消化不良，所以选择食用糙米的人很少。

发芽糙米是将糙米除杂、砻谷后，放入30℃温水中浸泡24小时，待幼芽生长至0.5～1毫米时的谷类食物。糙米在发芽过程中，植酸在植酸酶作用下被降解，提高了摄入后的消化吸收率；淀粉也逐渐降解为还原糖，相较于糙米口感更好，更容易被人们接受。

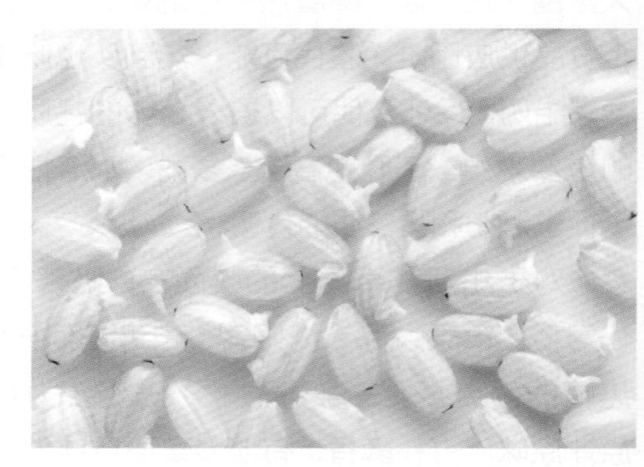

发芽糙米好在哪里

糙米吸水后，在酶的作用下，胚乳中的干物质转化为可溶性物质，还原糖含量、总蛋白质含量、可溶性蛋白含量较糙米均有不同程度的增加，同时产生多种对健康有益的生理活性物质，如γ-氨基丁酸（GABA）、谷胱甘肽（GSH）、谷维素、β-酰化甾醇糖苷（ASG）等。发芽糙米中最重要的生理活性物质就是GABA，其含量与未发芽糙米相比高1.3倍，是精白米的7.6倍。研究表明，摄入GABA能使胰岛素释放量增加，更有利于糖尿病患者稳定餐后血糖；用发芽糙米喂养大鼠19天后，其血糖水平更加平稳。

此外，发芽糙米还被证实具有降血脂、减少心血管损害、抗氧化等作用，对血脂、血糖、血压以及肝肾功能异常的人群有积极的保健作用。

膳食营养关键在于食物选择

发芽糙米对健康有益，但是在过去，生产发芽糙米过程比较烦琐、周期较长，因而限制了它的普及。人工制造发芽米，首先要将洗净的糙米在18～24℃条件下用清水浸泡2～4小时，再在35℃条件下催芽11～25小时，最后将萌芽后的糙米在40～50℃条件下干燥4～12小时，方能得到合格的发芽糙米。

而厂家声称这款“三高人群电饭煲”通过“黑科技”，在调整温度、压力、湿度等发芽条件的基础上，缩短了发芽时间，能够“一键”煮好糙米发芽饭，让大家更方便地吃到发芽糙米。这款电饭煲是否名副其实还有待消费者的检验，但单就食材选择而言，发芽糙米确实是一种非常好的食物。科技发展可以拓宽我们选择食物的范畴，但膳食营养的最终“落脚点”还是选择健康的食物。

“三高”人群依旧不能敞开肚子吃

发芽糙米虽好处多多，但是“三高”人群即使有了这个发芽“神器”，也不能“敞开吃”。此款电饭煲对于“三高”人群来说只是“锦上添花”，而并不是“不可或缺”。

GABA、膳食纤维、抗氧化剂等活性物质广泛地存在于自然食物中，如茶、发酵制品、新鲜蔬果等。没有哪一种食物可以满足人体所有的营养需求，就算是发芽糙米，也应该选择多种糙米换着食用，不同底物的杂粮发芽后所形成的营养物质存在差异，这是其一。

其二，超重、肥胖是引起代谢综合征的危险因素，控制理想体重是“三高”人群的终身“奋斗”目标。任何食物都不能无限量地食用，特别是主食。发芽糙米虽然升高血糖的速度较慢，但能量并不低。“三高”患者应根据自己的病情，在营养医师的建议下控制总能量摄入，合理搭配膳食。选择合适自己的食物才是最重要的，不要指望一种食物或一种技术就能治疗疾病。PM

延伸阅读

发芽糙米中的生理活性物质

①γ-氨基丁酸（GABA）除能够稳定血糖外，还具有降低血氨、增进肝功能、健脑益智、抗癫痫、降血压等功效。②谷胱甘肽（GSH）具有抗氧化作用，能与进入人体的有毒化合物、重金属离子或致癌物质结合，使其排出体外，起到中和解毒作用。③谷维素能降低血清甘油三酯及总胆固醇含量，还能促进血液微循环、清除自由基、稳定血糖、抑制癌细胞生长、调节中枢及心脏自主神经。④β-酰化甾醇糖苷(ASG)可通过降低血清胆固醇以减少患心血管病的风险，改善糖尿病神经病变和心血管疾病并发症造成的损伤。

橄榄油被誉为“液体黄金”，在国际上被公认为食用油中的“绿色食品”，还被称为“植物油皇后”。冷榨橄榄油是由新鲜的油橄榄果实直接冷榨而成的，不经加热和化学处理，保留了天然营养成分。而中式烹调多采用煎、炸、炒等方式，橄榄油经得住高温烹调吗？

中式烹调，橄榄油“健康”依旧吗

扬州大学食品科学与工程学院教授　钱建亚

油橄榄原产小亚细亚，资料记载显示，其栽培始于希腊的克里特岛，已有4000多年的历史，后经希腊扩展到地中海沿岸国家。被誉为“西医之父”的希腊著名医学家希波克拉底发现了橄榄油在医学领域的用途后，橄榄油的应用逐渐从宗教领域扩展到了烹饪、医疗、美容等方面。

油橄榄的主产国为西班牙、意大利、希腊、突尼斯、土耳其、叙利亚、摩洛哥等，其橄榄油产量占全世界的90%，其他地区只能在适生区零星种植。1963年底，为了改善我国食用油匮乏的局面，周恩来总理从阿尔巴尼亚引种2000多株油橄榄树苗进行试验种植，并亲自栽植了一株油橄榄。目前，我国主要有三个油橄榄适生区——金沙江干热河谷区、长江三峡河谷区和甘肃陇南市武都低山河谷地区。其中，武都区的种植面积占全国的60%。

橄榄油有哪些健康优势

油橄榄果实中含有丰富的脂溶性维生素、类胡萝卜素、角鲨烯、多酚等功能性成分，橄榄油对健康的最大好处在于其富含单不饱和脂肪酸。

西方非常推崇的“地中海膳食”（即希腊、西班牙、法国和意大利南部等地中海沿岸国家或地区的饮食）的特点是以谷类、蔬菜、水果、鱼类、豆类和橄榄油为主，这种膳食模式可以减少患心脑血管疾病的风险，可能是因为橄榄油中单不饱和脂肪酸的含量较高。

联合国粮农组织发布的《健康食用油的标准》认为，健康的人类膳食油脂中，饱和脂肪酸含量应不超过10%，单不饱和脂肪酸含量应占75%以上。根据《中华人民共和国国家标准橄榄油、油橄榄果渣油》（GB/T 23347—2009）的要求，橄榄油符合健康食用油的标准。

专家简介

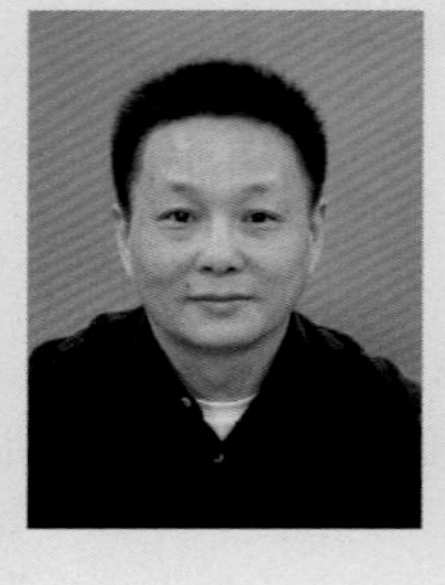

钱建亚　扬州大学食品科学与工程学院教授、博士生导师，江苏省食品科学与技术学会常务理事、副秘书长，中国粮油学会食品专业委员会常务理事。研究领域包括粮油高效精深加工技术、食品安全风险评估等。

价格悬殊的橄榄油有什么区别

影响商品价格的因素很多，橄榄油价格差异大的主要原因之一在于等次差别大。《中华人民共和国国家标准 橄榄油、油橄榄果渣油》参考国际橄榄油理事会 2003 年颁布的《橄榄油和油橄榄果渣油贸易标准》和欧盟执行的分类标准 EEC2568/91、EC1989/2003，将油橄榄的油制品进行了分类。

橄榄油分为特级初榨橄榄油、中级初榨橄榄油、初榨油橄榄灯油（不可食用，常作为精炼油的原料）、精炼橄榄油及混合橄榄油五类。油橄榄果渣油分为粗提油橄榄果渣油、精炼油橄榄果渣油和混合油橄榄果渣油三类。商品名称为纯橄榄油的是精炼橄榄油（约 90%）与特级初榨橄榄油（约 10%）混合制成的，被广泛应用于烹饪领域。还有一些橄榄油的产品标签上标注的是橄榄果核油或烹调橄榄油，实际上就是果渣油或纯橄榄油。不同等级的产品，价格自然不同。橄榄油质量最明显的差别还在于酸度不同，等级越高，酸度越低。

橄榄油质量的好坏，与制油工艺关系很大。初榨橄榄油是采用物理方法直接从油橄榄树果实中制取的油品，不使用任何添加剂，加工温度不会引起油品成分改变，品质最好。而油橄榄果渣油是采用溶剂或其他物理方法从油橄榄果渣中获得的油脂，在任何情况下都不得称为橄榄油。就像纯手工做的服装比机器缝制的贵很多一样，正所谓一分价钱一分货，不同工艺制成的橄榄油价格相差很大就容易理解了。

此外，橄榄油品质的高低，与原料的产地和收获后的状态有很大关系。例如：希腊克里特岛的油橄榄制成的油品质量好，但产量有限；新鲜原料比陈放的原料加工出的产品质量更好；等等。

用橄榄油进行中式烹饪，营养价值如何

从食品加工角度来看，油脂（包括烹饪油）的作用是加热介质、改善产品口感和质地、增强产品滋味等。从营养学角度来看，油脂的主要作用是为人体提供能量、必需脂肪酸，以及作为脂溶性维生素的载体等。

中式烹饪中，凉拌菜品的处理过程处于常温下，不会改变油脂性质，油的作用在于调香，所以油脂品质不会受到影响；高温烹饪对油脂品质的影响较大，不仅会导致油脂劣变，还可能生成有害物质。用油较多且需要高温的烹饪方式要求所用油脂的性质稳定，应优先选择动物油脂。科学烹饪非常重要，如尽量少煎炸、炒菜时热锅冷油、油温不要太高、不反复使用食用油等。

有人认为橄榄油和其他种类的食用油不同，不适合煎炸食物，原因是高温会破坏其营养成分。分析这个问题需明确三点。

首先，无论哪种食用油，不科学的烹饪方法都会破坏其基本营养成分（即油脂）。采用煎、炸等烹饪方式，不仅橄榄油，其他食用油的营养价值也会“打折”。

其次，橄榄油的主要营养优势在于其所富含的单不饱和脂肪酸，其他功能性成分含量并不高。要发挥橄榄油的健康优势，应尽量减少高温烹调，使不饱和脂肪酸少遭破坏。但相比其他富含不饱和脂肪酸的油脂，橄榄油比较“皮实”，用来制作炒菜问题不大。

第三，食用油的基本化学组成都是甘油和脂肪酸构成的酯，不同种类食用油的性质和功能是相似的，相互间有一定的可替代性。利用纯净的油脂，如精炼过的各种植物油，做出的菜品感官都差不多。从这一点来看，橄榄油并非“不可取代”。最健康的方法是选择多种食用油轮换食用，满足多种营养需求。PM

橄榄油的部分质量指标

项目	特级初榨橄榄油	中级初榨橄榄油	初榨油橄榄灯油	精炼橄榄油	混合橄榄油
气味与滋味	具有橄榄油固有的气味和滋味，正常		不做检测	正常	正常
色泽	不做检测			淡黄色	淡绿色
透明度（20℃，24 小时）	清澈		不做检测	清澈	
酸值（以氢氧化钾计，毫克 / 克）	≤ 1.6	≤ 4.0	＞ 4.0	≤ 0.6	≤ 2.0
过氧化值（毫摩 / 千克）	10	10	不做检测	2.5	7.5
溶剂残留量（毫克 / 千克）	不做检测			不得检出	

春节长假临近，很多人已经“归心似箭”。在做旅途计划时，你有没有将旅途饮食考虑在内呢？旅途中，难免遇到各种“小意外”：遇上堵车，又没有提前储备点“干粮”，随之而来的饥肠辘辘会令人不太愉快；长时间乘坐火车、飞机，被打乱的作息、不规律的饮食，常会令人感到不适；若饮食不当，还可能引发呕吐、腹泻、便秘等问题。“兵马未动，粮草先行”，安排旅行计划时，千万不能忽略了饮食。

春节返乡，旅途中应该怎么吃

上海中医药大学附属龙华医院营养科主任医师　蔡骏

“食”在旅途

自备食物既卫生，又实惠。在自备旅途食物时，要在“保证”主食的前提下，合理安排副食及零食，最好以“主食＋蛋白质食物＋蔬菜和（或）水果”为“框架”，再配备少量零食。

- **主食**　全麦或全谷物面包、八宝粥、芝麻烧饼、烤馒头片、熟五谷杂粮粉（用热水冲食）等。
- **蛋白质食物**　真空包装的小份熟肉制品、白煮蛋、奶粉、豆浆、豆腐干等。
- **便于携带的蔬菜、水果**　如柑橘、红枣、香蕉、柚子、猕猴桃、黄瓜、番茄等。
- **零食**　少量核桃仁、腰果、花生等坚果。

这样，由主食、蛋白质食物、蔬菜、水果、坚果组合成的膳食，营养较为均衡，解决旅途中的一两餐没有问题。

旅途中不要选用方便面、炸薯条、红肠、火腿肠、香酥鸡、烤鸭等加工食品，或完全用核桃仁、花生、瓜子等坚果充当主食。旅途中往往久坐、久站，缺乏运动，重盐、高糖、高脂食物吃得过多，容易影响正常消化、吸收，引发不适。

如果选择吃高铁、飞机提供的餐食，则可少量携带酸奶、白煮蛋、小黄瓜、番茄、生菜、苹果、香蕉、芦柑等食物，以弥补盒饭在营养均衡方面的不足。

“饮”在旅途

春节返乡旅途中，饮用水是必备的。特别是自驾出行时，可随车携带一个大保温壶，每人一个水杯，到了服务区还可以进行“补给”，保证一路上都能喝到热水。喜欢喝咖啡、茶水的，可以携带一些便于冲泡的茶叶、咖啡等。瓶装水或饮料也是旅途中常见的解渴饮品。可以根据路途远近适量准备一些纯净水、矿泉水或低糖饮料。

牛奶、豆浆既能提供能量和营养，又兼顾补水功能，在应对长时间堵车或错过“饭点”上具有很大优势。且比起固态食物，正在开车的驾驶员也能更容易地喝上几口，避免因饥饿而影响驾车安全。按单位能量计算，豆浆的饱腹感最强，牛奶次之。

不宜选择碳酸饮料，无论补水还是补充营养，这类饮料都不合适。此外，旅途中应避免饮酒，以免醉酒耽误行程，影响健康。

特殊人群，特殊安排

糖尿病患者宜选择GI（血糖生成指数）较低的食品或饮品，以免引起血糖波动。高血压、血脂异常、心脑血管疾病患者应尽量回避方便面、炸薯条、烤鸭等高盐、高脂食品。老年人要坚持低盐、低糖、低脂的饮食原则，选择一些细软、少骨、少刺、易消化的食物作为旅途食品。PM

专家提醒

应慎重对待旅途中的每一餐，既不要长时间饿肚子，也不要饥不择食、暴饮暴食。此外，旅途饮食卫生和安全也非常重要。用餐或吃零食时，勿忘洗手；携带的瓜果一定要洗净或去皮吃；确保携带的食物在保质期内，无包装、散装食品最好不要带；避免在食品卫生没有保障的沿街小店、摊位购买食品或用餐，也不要在旅途中尝试吃自己不熟悉的食品，以免发生意外。

渐入隆冬，很多人喜欢吃热气腾腾的火锅。火锅以清水或汤底涮煮食物，边涮边吃，是中国独创的美食，有着广大的受众。但是，吃火锅并非百无禁忌。火锅中所蕴含的营养秘密，你知道多少？如何选择食材，才能美味与健康兼得？

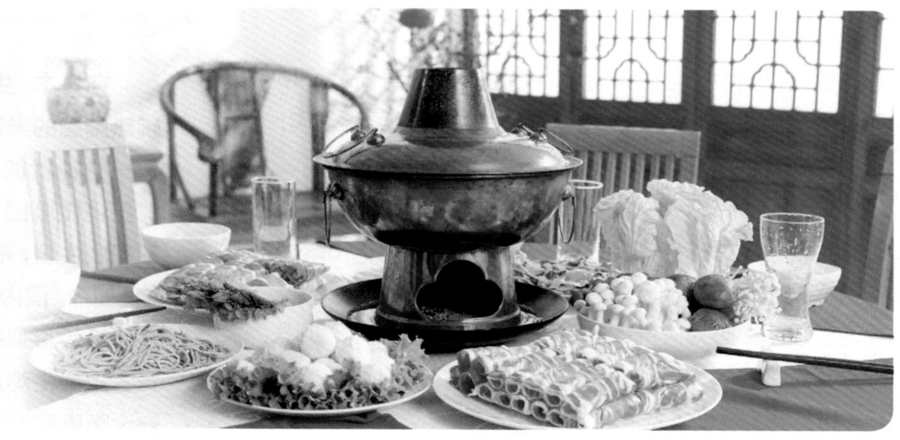

火锅中的营养秘密

上海中医药大学附属岳阳中西医结合医院营养科副主任医师　马 莉

锅底

锅底可以说是火锅的“灵魂”，决定了火锅的“基调”。可供选择的锅底种类很多，可以说是花色纷呈、千锅百味，如麻辣锅、菌菇锅、肥牛锅、海鲜锅、酸汤锅、药膳锅、粥底锅、寿喜锅等。按其特点，大致可分为重油麻辣锅、高汤锅、清汤锅、粥底锅四类。

• **重油麻辣锅**　重油麻辣锅使用了大量的辣椒、花椒等，口味呛辣醇厚，散发着催人食欲的香气，是最受欢迎的锅底，重庆火锅、四川火锅是其典型代表。麻辣火锅的底料要用到大量牛油，通常每1.5千克清汤需搭配0.25千克以上牛油，脂肪含量非常高。在涮菜时，油会附着在菜上，让人在不知不觉中摄入大量脂肪。此外，锅底中的花椒、辣椒等食材不仅会刺激消化道黏膜，还容易导致咽喉肿痛等“上火”症状。

• **清汤锅**　大多数清汤锅汤底用的是清水，有些清汤锅底会放葱姜，基本不含额外的能量和盐分，比较健康。

• **粥底锅**　粥底锅以广州粥火锅为代表，用各种米熬制的汤头（如粳米、糙米、小米等）来涮蔬菜、肉食、海鲜等。粥底锅的好处是加热效果持久，脂肪和盐含量很低，且粥底能充分吸收食材的鲜味。

• **高汤锅**　高汤锅又可分为素汤锅和荤汤锅。素汤锅一般用菌菇类、海藻类、豆制品、笋等食材熬成汤底；而荤汤锅则有大骨汤锅、酸菜鱼锅、羊蝎子锅、石锅鱼锅、海鲜锅等。与麻辣锅相比，高汤锅脂肪含量较低；但与清汤锅和粥底锅相比，高汤锅的脂肪和盐分含量则较高。

从健康的角度而言，应首选清汤锅和粥底锅，其次选择高汤锅，尽量少吃重油麻辣锅。

菜品

选择涮锅的菜品，应把握几个主要原则。

• **食物多样，多素少肉**　吃火锅时，应保证“膳食平衡”，尽可能选择更多种类的食物，多素少肉。肥牛肉、肥羊肉脂肪含量很高，少量“解馋”即可，不要吃太多。如果锅底中已含肉类，则更要多吃素菜，如薯类、菌藻类、叶菜类、豆制品等。

• **少吃加工食品**　肉丸、蟹肉棒、虾饺、午餐肉等加工食品营养密度不高，亚硝酸盐和脂肪含量却很高，应尽量少选、少吃。

• **注意锅底特点**　不同锅底应配合不同的菜品。吃重油麻辣锅时，应尽量少选容易吸油的食材，如冻豆腐、绿叶菜、竹荪、香菇等；粥底锅则不太适合涮动物内脏等腥臊味较重的食材。

除了备菜品有学问外，涮锅顺序也有讲究。对于大多数人来说，涮火锅的顺序是先肉后菜，最后还在汤里下面条。其实，这样的顺序不利于健康：涮过肥牛、肥羊等肉类后，汤中的脂肪含量也会随之升高，再涮蔬菜和面条会吸附很多油脂。正确的做法是先涮素菜再涮肉，不但能多吃蔬菜少吃肉，还能减少锅底中油脂的摄入。最好先涮土豆、红薯、藕片、山药等淀粉含量丰富的素菜，一方面有利于保护胃肠，另一方面可以保证碳水化合物的摄入量。而石锅鱼、大骨汤、酸汤鱼等高汤锅，如想喝汤应趁早，因为久沸的汤中不仅脂肪含量很高，亚硝酸盐含量也会大大增加。

蘸料

一些酱料（如海鲜酱、沙茶酱、牛肉酱）、腐乳等含盐量很高，芝麻酱、花生酱、麻油等脂肪含量很高。在调配蘸酱时，要考虑上述因素，尽量用新鲜辣椒、蒜蓉、葱花、香菜、芝麻、酱油、醋等佐料代替酱料。

佐餐饮品

聚会吃火锅自然要点饮料。由于吃火锅很容易在不知不觉中摄入过多能量，故含糖饮料不是很好的选择。可以选择白开水、大麦茶或淡柠檬水等不含能量的饮品。五谷杂粮汁、酸奶对消化道黏膜有一定的保护作用，吃刺激性强的麻辣锅时可以饮用。

吃火锅时不要喝酒，尤其是白酒。即使饮酒，也应选择啤酒，少量饮用。因为又辣又烫的火锅很容易损伤消化道黏膜，此时再喝白酒，无异于“火上浇油”。此外，无论选择何种饮料，都不要喝冰镇饮料，以免消化道内“冰火两重天”，引发不适。PM

专家提醒

- 消化道疾病患者、容易“上火”者不宜选择麻辣锅。
- 痛风患者应少吃火锅。宜选择清汤锅，不宜选择高汤锅（尤其是海鲜锅）；尽量多吃素菜，少吃荤菜，不要喝涮过锅的汤，更不要饮酒。
- “三高”人群、肥胖患者吃火锅时应选择低脂、低盐的锅底，并控制食物摄入量，避免饮酒。

在日本，生鸡蛋拌饭是一种很流行的吃法。一碗热腾腾的米饭，淋上一颗生鸡蛋，再加点酱油，不到一分钟就能做好，且味道还很不错。热米饭让生鸡蛋稍微凝固，鸡蛋黏滑的质地又使白米饭的口感不那么生硬，不仅不腥，还能“激发”出它特有的香味。如今，国内很多餐厅也推出了类似的吃法，但消费者接受度似乎并不高。其中最大的原因是中国消费者担心生鸡蛋的卫生问题。这种吃法到底有没有安全隐患呢？什么样的鸡蛋才可以生吃呢？

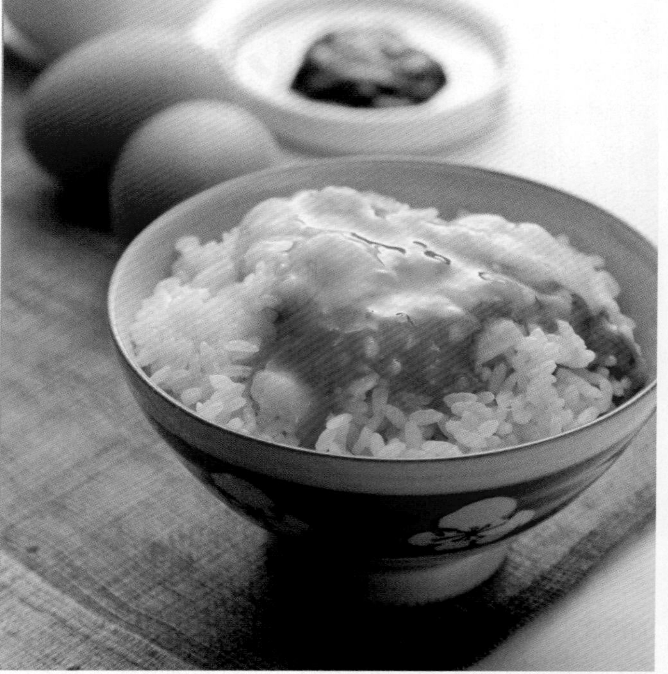

沙门菌，污染鸡蛋的“元凶”

在我国，有70%～80%的细菌性食物中毒是由沙门菌引起的。人一旦摄入被沙门菌污染的食物，会出现恶心、呕吐、腹痛、头痛、畏寒和腹泻等食物中毒症状。

沙门菌并不是一种细菌的名称，而是一类细菌的统称。其中，鼠伤寒沙门菌、猪霍乱沙门菌、肠炎沙门菌等是引起人类食物中毒的主要致病菌。沙门菌分布非常广泛，大型养鸡场非常容易传播该菌，且养殖规模越大，沙门菌的传播能力越强。

沙门菌存在于鸡的肠道、卵巢和输卵管中，会在鸡

日式料理中的生鸡蛋安全吗

华南农业大学食品学院　赵力超（教授）　陈少华

下蛋的过程中，附着在蛋壳上，随后污染鸡蛋内部，造成致病菌传播。有些类型的沙门菌会让鸡出现疾病症状，而有些类型则不会，故无法通过观察鸡的状态来判断其是否感染沙门菌。美国曾经在沙门菌上吃过大亏，所以目前管理非常严格：养殖规模超过 3000 只的养鸡场所出产的鸡蛋，必须经过清洗才能进入市场，且在销售和消费环节，鸡蛋应低温储存。

生食鸡蛋有要求

鸡蛋能否生吃，关键在于其养殖、加工、流通过程是否符合标准。

先来了解一下标准化养殖过程是什么样的。一般来说，高产蛋鸡养殖采用的是育雏和育成一体化方式。何时育雏、何时补光（刺激雏鸡生长）、何时让鸡下蛋，都有一套严格的规定，不论散养还是喂养，都应遵守这个规定。当雏鸡长到 150 天左右，体重达到约 1700 克，就开始下蛋了（生蛋率为 50%）。长到 210 天时，鸡的体重约为 1750 克，生蛋率可达 94%，此时是下蛋的高峰期，且鸡蛋质量最好。到了近 600 天，鸡的生蛋率降到 80% 时，这些鸡就要被淘汰了。除了时间上有严格规定外，养殖条件也有相应要求。蛋鸡的养殖采用一体化笼养方式，温度、光线、环境卫生等都由电脑系统控制，鸡所食用的饲料也是经过科学调制的。这样严格的育雏、育成、饲养标准，基本上可以从源头上保障鸡蛋的安全。

除了从源头严格把关之外，对鸡蛋在清洗、包装、运输、销售等过程中的质量也要进行严格控制。刚下的蛋，要先进行清洗；然后立刻进入冷链，在低温下储藏，防止细菌入侵与繁殖；接下来，鸡蛋被配送至客户手中，这一过程应尽量减少储藏、运输的时间，以保证鸡蛋的新鲜。

只有按照上述要求生产和储运的鸡蛋，才可以生吃。在美国和日本，鸡蛋从生产到消费各个环节的质量把控都更为严格，能在很大程度上保证生吃鸡蛋的安全性。

国内生鸡蛋的流通模式大多为“批发市场＋农户”，很大一部分消费者买到的生鸡蛋只是普通的纸箱包装，鸡蛋表面还残留许多细菌，甚至粪便。有研究表明，我国鸡蛋及其制品中沙门菌检出率达 3.9% ~ 43.7%。而可以生食的鸡蛋，要求不得检出沙门菌，大肠杆菌和菌落总数也须达到即食产品水平。按这个标准，我国绝大部分鸡蛋达不到可以生食的级别。如果直接生食鸡蛋，发生沙门菌感染的风险很大。

鸡蛋应该做熟吃

在我国，生吃鸡蛋“危险系数”较高。除了生鸡蛋拌饭、石锅拌饭、寿喜锅等看得见生鸡蛋的食品外，还有一些食品中的生鸡蛋是看不到或“不显眼”的，包括家庭自制冰激凌、溏心蛋、单面煎制的煎蛋等。

其实，就算是食品安全有保障的鸡蛋，也最好不要生吃。因为生鸡蛋的蛋白质结构致密，很难被充分消化吸收（生鸡蛋的消化吸收率比熟鸡蛋低 30% ~ 50%）；生鸡蛋中还含有蛋白酶抑制剂，会进一步阻止蛋白质被消化和吸收。所以，生吃鸡蛋不仅令鸡蛋的营养价值“打折扣”，也会给消化系统带来负担。而鸡蛋做熟后，蛋白质结构由紧密折叠缠绕状态变得疏松，更易被人体消化吸收。PM

总而言之，只有标准化的养殖和加工技术可以保障安全性时，鸡蛋才可以生吃。且从营养的角度来说，生吃鸡蛋并不科学，做熟吃才能保证营养不被“浪费”。

莴苣原产地中海沿岸，据考证，它来到中国的时间早于隋代。莴苣曾被人们称为“千金菜”，相关记载见于宋代陶谷所著的《清异录·蔬》：“呙国使者来汉，隋人求得菜种，酬之甚厚，故因名千金菜。今莴苣也。”自古以来，喜食莴苣者不计其数，很多文化名人的诗作中都能见到莴苣的身影。例如，唐代杜甫曾栽种过莴苣，写下长诗《种莴苣》，无奈满怀欣喜地等待了二十天都没见莴苣发芽。陆游的《新蔬诗》曾云“黄瓜翠苣最相宜，上市登盘四月时，莫拟将军春荠句，两京名价有谁知？”可见当时莴苣虽然味道鲜美，但价格昂贵。《学圃余疏》描述了古人喜食莴苣的情形，“莴苣绝盛于京口，咸食脆美，即旋摘烹之亦佳”。看得出来，古文中的莴苣，指的是如今的莴笋。不过，莴苣却不仅仅包括莴笋，还有生菜。

莴笋和生菜，原来是“一家人”

南京农业大学园艺学院教授　侯喜林

茎用莴苣——莴笋

茎用莴苣又名莴笋、莴苣笋、青笋等，为能形成嫩茎的莴苣变种。原产欧洲地中海沿岸及西亚，在中国的地理和气候条件下，经过长期的栽培驯化，逐渐演变成如今的莴笋。莴笋病虫害少，农药污染也少，是一种优质蔬菜。

莴笋以其肥大的嫩茎和嫩叶供食用，营养丰富。其茎外色翠绿，味道清香，口感爽脆。可凉拌、炒食或煮食，也可腌渍或制成酱莴笋等。江苏的薹干菜是莴笋的干制品，陕西的酱莴笋是莴笋的腌渍品。此外，莴笋茎叶中含有莴苣素，有镇痛催眠作用，可提炼制药。

根据莴笋叶片形状，莴笋可分为尖叶和圆叶两个类型，各类型中依茎的色泽又有白皮（外皮绿白）、青皮（外皮浅绿）和紫皮（外皮紫绿）莴笋之分，肉色有淡绿、翠绿或黄绿色。购买莴笋时，应选择嫩叶多，光泽好，茎条粗短、均匀、不弯曲，皮薄质脆，水分充足者。若有空心、茎皮增厚现象，说明采收过晚，养分消耗，品质欠佳。若萎蔫或表皮带锈斑、切口萎缩，则表明存放过久。若手感分量轻，甚至有腐烂迹象，则品质较差。

叶用莴苣——生菜

20 世纪 90 年代以来，叶用莴苣作为西洋菜逐渐进入了人们的视野。叶用莴苣又名生菜，顾名思义，叶用莴苣以脆嫩的叶片供人食用。生食（如制作生菜沙拉）深受欧、美地区的青睐，是当地主要的蔬菜品种之一。生菜亦可炒食，国内常用蚝油快炒，制成有名的家常菜——蚝油生菜；还可作为冬令时节火锅原料，清香爽口，风味独特，可与菠菜、芫荽媲美。

生菜有三个变种，包括直立莴苣、皱叶莴苣、结球莴苣。直立莴苣又称立生莴苣、直筒莴苣、长叶莴苣或散叶莴苣，其叶匙状直立，中肋大，呈白色，一般不结球，或形成松散的笋状圆筒形叶球，叶片质地较柔软，宜生食。皱叶莴苣俗称玻璃生菜，按叶色可分为绿叶品种和紫叶品种，叶片疏松旋叠状排列，叶面皱缩，较薄，是我国菜市场上常见的生菜品种。结球莴苣俗称西生菜，能形成圆、扁圆或圆锥形叶球。奶油生菜就属于结球莴苣，其质地绵软；而结球莴苣的另一个类型——脆叶结球型（美国型）品种则质地脆嫩，球叶白或淡黄色，常作为汉堡包的配菜。

叶用莴苣性喜冷凉的气候条件，为半耐寒性蔬菜，忌高温，夏季高温时期品质欠佳，易出现腐烂现象。若采收不及时，还会产生抽薹或裂球（常见于结球莴苣）现象。消费者在购买生菜时，应注意避免。PM

儿童青少年新陈代谢旺盛，又处在生长发育的关键时期，在正餐之间往往会感到饥饿。如何为孩子提供充足而适量的营养是一门学问，而不合理的加餐则常常带来肥胖、性早熟、微量营养素缺乏等诸多问题。那么，怎样加餐才能保证孩子活力满满又营养均衡呢？

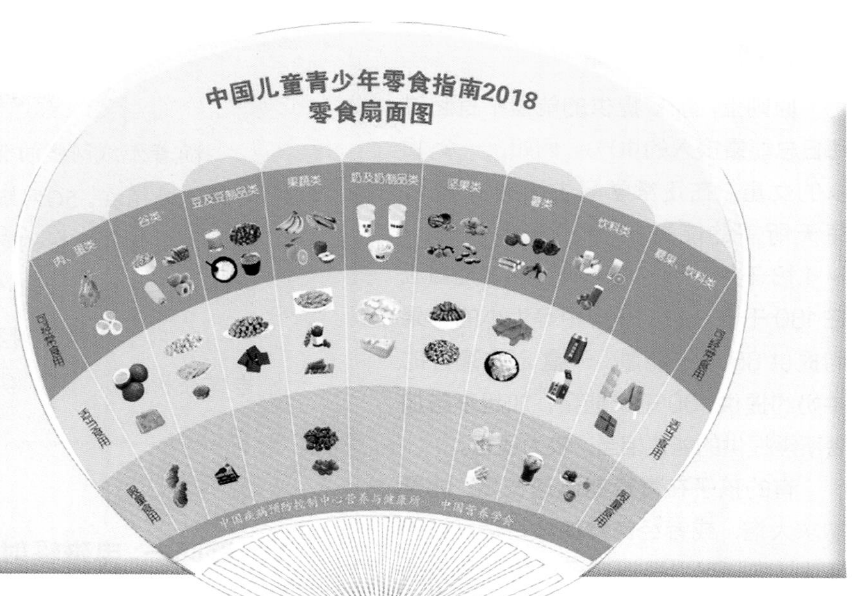

合理加餐，为孩子的营养加分

上海交通大学医学院营养系　蔡美琴（教授）　吴轲

儿童期和青春期是两大生长发育的高峰期，需要充足的能量供应。儿童一般从 6 岁开始进入学龄期，就餐模式也开始从学龄前期的三顿正餐、两次加餐向规律的一日三餐转变。由于一日三餐间的间隔相对较长，岁数小的孩子还没有完全适应一日三餐的模式，容易在两餐间感到饥饿，需要加餐。

选择零食加餐在学龄期儿童和青少年中非常普遍，青春期的孩子选择零食的自主权更大，容易出现零食依赖、选择不健康零食的情况。家长应该有意识地引导孩子选择健康的零食，并学会控制摄入量。

加餐食品如何选择

为指导家长科学选择加餐食品，中国疾病预防控制中心营养与健康所、中国营养学会共同编制了《中国儿童青少年零食指南（2018）》，其中有专门的零食扇面图可供参考。绿色部分为“可经常食用”，黄色部分为“适当食用”，橙红部分为“限量食用”。应该尽量避免的食物包括糖果、冷饮、蛋糕、油炸食物、含糖饮料、汽水、咖啡等。食品包装上的营养标签是重要的参考信息。

有些食物原料富含营养素，是很理想的加餐食品，但必须注意加工方式。比如，坚果应优先选择原味的，避免选择炭烤、油炸的。蔬果干应该选择冻干、晒干的，避免选择炸干的。不少家长喜欢把水果榨成汁给孩子喝，虽然比喝奶茶、汽水等饮料健康，但直接吃水果营养价值更高。因为榨汁过程中会损失一部分维生素、膳食纤维等营养物质。

很多家长乐于给孩子买乳酸菌饮料。实际上，这些含乳饮料中的奶含量很低，糖含量反而非常高，对孩子的生长发育弊大于利。孩子的加餐应优先选择纯牛奶，如果不习惯或者不喜欢喝纯牛奶，可以换成酸奶，但现在市面上的酸奶大都添加了很多糖，家长在购买时应加以选择。

合理控制加餐量

原则上，加餐提供的能量不宜超过每日总能量摄入的10%。例如，一个12岁的女童，在正常学习生活的情况下，每天所需的能量是1800千卡（1千卡≈4.18千焦），那么加餐所提供的能量应在180千卡左右。一个中等大小的苹果约提供85千卡能量，一盒200毫升的牛奶约提供100千卡能量，加起来与加餐所需提供的能量相当，较为适宜。

有的孩子在青春期迅速长高，能量需求大增，或者经常参加体育运动，消耗大，家长可以根据孩子的情况适当加餐，但一天不要超过3次。

推荐一些理想的加餐

如果孩子在家里加餐，一根煮玉米（或一个红薯）、一杯热气腾腾的豆浆（或牛奶）、一个煮鸡蛋，都是便捷又营养的选择。一小碟水果酸奶、一份撒着虾米的蒸鸡蛋羹、一杯五谷豆浆、一碗豆花，也是很好的选择。

如果是让孩子带去学校加餐，常见的水果（如苹果、橘子、香蕉等）、小袋的坚果、杂粮面包，则是不错的选择。近几年开始流行的冻干蔬菜、晒干虾仁也很受孩子们的欢迎。

不少孩子喜欢自己购买零食加餐，而校门口摊贩售卖的“三无”食品更是学生饮食安全的隐患，家长则难以控制。父母和学校要帮助孩子从小树立正确、良好的饮食观念，养成良好的饮食习惯，学会选择营养、卫生有保障的加餐食品。PM

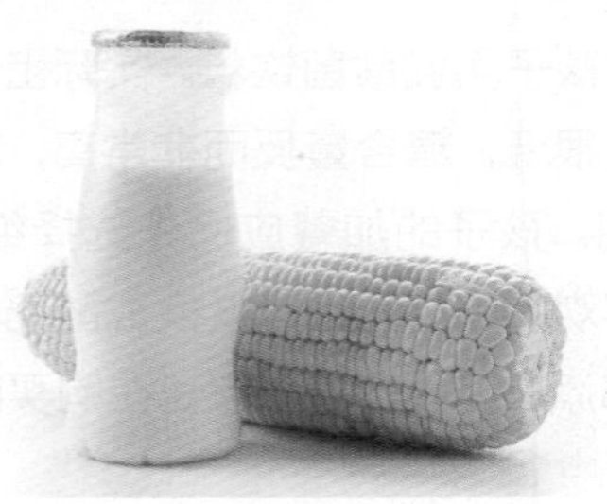

随着无线网络的普及和生活中电子设备的增多，电磁辐射可谓无处不在。5G网络的逐渐投入使用，再次引发人们对电磁辐射的关注。瑞士《联邦报》就曾报道，在5G基站建设期间，数千瑞士民众在首都伯尔尼示威抗议5G网络的“强迫辐射”。

5G网络电磁辐射更强吗？电磁辐射对健康有危害吗？且听专家分析。

疑问一：电磁辐射和核辐射是一码事吗？

两者不是一码事。辐射主要包括工频电磁场、射频电磁场和电离辐射三大类。其中，工频电磁场和射频电磁场属于非电离辐射，即“电磁辐射”，与“核辐射”不是一回事。

从定义看，电磁辐射是能量以电磁波的形式在空间传播，而该能量是由电荷移动所产生的。电离辐射是一切能引起物质原子或分子电离的辐射的总称，又称为放射性，是不稳定的原子核在发生变化时发出的射线。

从生活中的来源看，天然的电磁辐射来自地球的热辐射、太阳热辐射、宇宙射线和雷电等；人工的电磁辐射来源于变电站、高压输电线路、信息技术仪器等电磁设备。天然的电离辐射在土壤、空气、水、动植物及人体内都有踪迹，不会对人体造成不利影响；人工电离辐射来源于人工制造的射线装置，如X光机、核反应堆等。

从危害看，电磁辐射对人体的影响主要有热效应和非热效应。人体的器官和组织都存在微弱、稳定和有序的电磁场，达到一定程度的电磁辐射可对其产生干扰，破坏其平衡状态，使人体受到损伤。而电离辐射的危害要大很多：一种是细胞杀伤作用，可使受照射部位细胞数目减少或功能减低，诱发急性放射病、造血功能障碍等；另一种是对细胞的诱变作用，如致突变、致癌、致畸等。

疑问二：5G网络辐射更强吗？对人类健康及环境的危害程度如何？

网速更快、连接容量更大是5G网络的主要特征。由于其采用超高频信号，信号覆盖范围会受限，故5G网络通信基站的数量将远大于4G网络。基站建设得越多，每个基站发射的功率就越小，基站所产生的电磁辐射就越低。而且基站越密集，手机离最近的基站就越近，手机的发射功率也越低，用户受到的电磁辐射反而越小。

我国通信基站均执行我国《电磁环境控制限值》(GB8702-2014)中的标准限值，对照世界卫生组织向各成员国推荐的国际标准，我国的

5G时代来临，解惑电磁辐射之忧

上海市辐射环境监督站高级工程师　戈立新

电磁辐射标准更严格。因此，只要5G基站的建设符合国家标准，其周围的电磁辐射是可控的，不会对居民健康及环境造成不利影响。

疑问三：经常使用微波炉、电磁炉和电吹风，会受到电磁辐射危害吗？

家用电器产生电磁辐射的频率和强度与其设计、制造工艺有关。

微波炉利用微波加热食物。《家用和类似用途电器的安全：微波炉，包括组合型微波炉的特殊要求》(GB4706.21-2008)规定，微波炉不应产生过量的微波泄漏，符合标准的微波炉不会对使用者产生健康危害。

电磁炉采用磁场感应电流（又称涡流）的原理，使器皿高速发热来加热食物。我国轻工行业标准《电磁灶》（QB/T 1236-2008）规定了关于电磁辐射的要求，只要按照生产厂商提供的说明书正常使用符合标准的产品，就不会产生危害。

电吹风的电磁辐射主要来源于使用时电机产生的低频电场和磁场。根据对距1000瓦电吹风10厘米处的测量，电场强度为10～30伏/米，磁感应强度为1～5微特斯拉，远小于电场强度为4000伏/米和磁感应强度为100微特斯拉的国家标准限值。在实际使用过程中，人体通常距离电机20厘米左右，且一般不会超过半小时。

家用电器产生的电磁辐射有一个明显的特性——随距离增加衰减得很快。所以，只要适当控制使用时间，与电器保持适当距离，一般不会受到电磁辐射的不利影响。

此外，由于家用电器待机时仍处于通电状态，会消耗电能，故在不使用时应关闭电源。

疑问四：电子设备对孕妇、儿童的辐射危害更大吗？

儿童处于生长发育期，孕期的前三个月是胎儿发育的关键时期，做好电磁辐射防护是必要的，但也不必过度担忧。

正规生产厂商的家用电器上市前均须通过有关部门的质量安全检验，在正确使用电器的前提下，无需采取额外的防护措施。

不过，孕妇、儿童在使用电器时，应适当减少使用时间，增加使用距离。

疑问五：边充电边使用手机，辐射更大吗？

手机通过电磁辐射实现其通信功能，但国内销售的手机全部达到了辐射低于2.0瓦/千克SAR的标准。

边充电边使用手机，除手机正常使用时产生的电磁辐射之外，还叠加了充电过程产生的电磁辐射。但是，只要使用的是正规厂家生产的合格产品，人体受到的电磁辐射还是可控的。

疑问六：市面上的便携式电磁辐射检测仪测量精准吗？是否有必要购买？

市场上能购买到的便携式电磁辐射检测仪，大多为价格低廉、简易型的设备，在频率响应、动态范围、测量精度等电性能指标方面均无法满足环境检测对仪器的要求，也缺乏计量部门的检定证书，且其量值无法溯源到国家标准，所以不建议购买。PM

皮肤作为人体的第一道防线，常年经受“风吹雨打”，“兢兢业业”地守护着人体的健康。冬季气候寒冷干燥，皮肤也应得到更细致的呵护。当前，网络上铺天盖地的“护肤秘籍”让人应接不暇，注重皮肤健康的朋友们纷纷效仿，而一些错误的护肤方法也在不知不觉中伤害着皮肤健康，好心办了坏事。

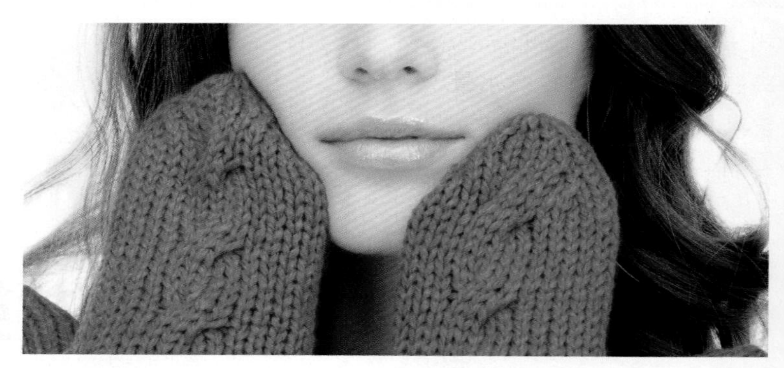

避开七个误区，让冬季护肤不踩“雷”

上海中医药大学附属岳阳中西医结合医院皮肤科　李福伦（主任医师）　冯心怡

误区一：冬季气温低，洗脸、洗澡的温度越高越好。

正解：洗护时，水温控制在 34 ~ 35℃为宜。

冬季气温较低，用热腾腾的水洗脸，洗掉一身寒气，确实令人感到舒服。不过，不少人在洗脸、洗澡时，习惯用热水把皮肤烫到通红才觉得过瘾。这种做法并不可取。人体皮肤的表面温度为 36.1 ~ 37℃，皮肤能承受的最高温度约为 46.5℃。有些人对水温的耐受度较高，认为自己是“不怕烫”一族。但其实，与热水直接接触的皮肤却未必这么“认为”。过高的水温会造成皮肤油脂过度丢失，毛细血管与毛孔扩张，长此以往，皮肤将失去光泽及弹性，产生皱纹，加速衰老。

误区二：冬季皮肤缺水，护肤品越多越好。

正解：过度护肤会使毛孔堵塞，结果得不偿失。

毛孔是人体重要的排泄器官之一，主要排出汗液、水分，以及皮脂腺分泌的皮脂。涂抹过多滋润型护肤品，尤其是霜剂、油剂等，会加重皮肤负担，导致毛孔内分泌物排出受阻。皮脂和汗液长时间堆积在毛孔内，易招致螨虫和细菌滋生，引发炎症，最终导致痤疮、毛孔粗大等一系列皮肤问题。凡事过犹不及，护肤也是一样的道理。虽然冬季气候干燥，但也应该给皮肤足够的“呼吸”空间。一旦发现涂抹护肤品后脸上痤疮增多，不妨想一想，是否该给皮肤适当“减负”了。

误区三：油性肌肤不必使用任何保湿或滋润类护肤品，就算在冬季，皮肤也可保持“全裸”状态。

正解：无论什么肤质，给皮肤“穿件背心”更贴心。

所谓油性肌肤，是指皮脂腺分泌功能比较旺盛，导致面部常年“泛油”，看起来十分滋润的皮肤状态。尽管油性肌肤人群看似“不缺油”，但其自身分泌的油脂并不能完全替代护肤品中的保湿成分。冬季干燥，无论油性、中性还是干性皮肤的含水量均减少，油性皮肤只是皮肤自身分泌的油脂较多，掩盖了“干燥缺水”的表现而已。正如中医所说的“春夏养阳，秋冬养阴”，人们认为夏季天气炎热，常不注意养护阳气、贪凉饮冷，反而易在夏季导致阳气耗伤。油性皮肤的养护也是这样，万万不能因为皮肤油脂分泌较多，便误认为自己不可能存在皮肤缺水的问题，从而忽视了皮肤的保湿工作。

误区四：

冬季皮肤干燥，化妆前应敷个面膜让肌肤“喝饱水”。

正解：化妆前敷面膜，易引发皮肤问题。

冬季皮肤干燥，上妆更易出现卡粉、浮粉等现象。不少爱美的女性为了让皮肤恢复水润细腻，喜欢在化妆前先敷个面膜。殊不知，这种做法虽然带来了精致的妆容，却会对皮肤造成一定伤害。皮肤是人体的第一道防线，而角质层则是皮肤的第一道防线。正常情况下，角质细胞“层层叠叠”地覆盖在皮肤表面，阻挡了外界有害物质的刺激。“喝饱水”的角质细胞就像一颗颗被泡发的豆子，变得圆润饱满，细胞之间空隙变大，使彩妆中的香精、防腐剂、重金属以及外界的尘埃等更易向内渗透，引发一系列皮肤问题。

误区五：

冬季的太阳没有“杀伤力”，外出无需防晒。

正解：防晒不分阴、晴、寒、暑，冬季同样应注意防晒。

对皮肤有害的紫外线主要为UVA和UVB。UVA常使皮肤晒黑，造成皮肤光老化；UVB易造成皮肤晒伤，表现为红斑、晒黑等。人们常用太阳光的热效应来评判日晒强度，而紫外线并不能产生大量热效应，让人产生“冬季寒冷，体感温度不高，因此不需防晒”的错觉。殊不知，冬季晴天较多，云层稀薄，紫外线更容易对皮肤造成伤害。因此，不论晴天、阴天都应做好防晒工作。

误区六：

冬季干燥，不必担心湿疹“找上门”。

正解：湿疹的病因与“干”有关。

现代医学认为，湿疹是一种多因素引起的迟发型变态反应，慢性疾病、内分泌疾病、精神因素，以及日光、寒冷、干燥等各种刺激均可引起湿疹。中医认为，湿疹主要由气阴两虚、血虚风燥等原因引起，湿热困于外，血虚不能滋养肌肤，由于阴虚而内生风燥。简言之，是“外湿内干”，从而出现瘙痒、脱屑、渗液等一系列症状。湿疹虽表现为有大量渗液的“湿性”病变，但病因却与“干”密切相关。冬季干燥，皮肤含水量减少，更易对外界刺激产生反应。日常生活中，不仅要注意皮肤补水，也要注意养阴，不可一味贪热。湿疹患者应避免频繁清洗而使皮肤损害加重，必要时可局部涂抹润肤露。

误区七：

冷空气刺激易使皮肤过敏，易过敏人群可口服抗过敏药预防过敏。

正解：是药三分毒，抗过敏药物不可久服、多服。

首先，抗过敏药有头痛、口干、嗜睡、眼部不适等副作用，长期、过量服用还会增加肝肾功能损伤的发生风险。目前常用的抗过敏药物大多仅适用于过敏急性期的治疗，不适合长期、大剂量，以及预防性用药。其次，预防过敏应从找到并远离过敏原、规律锻炼、增强体质、提高免疫力做起。长期口服抗过敏药不仅不能起到预防的效果，还易引起药物耐受。当真正需要抗过敏药物治疗时，反而可能遭遇无药可用的状况。已经发生皮肤过敏的患者应在医生指导下使用抗过敏药物治疗，症状消失后应及时停药。PM

说到饮食安全，人们往往最先想到来源于食物的问题，却往往会忽略餐具中的安全隐患。实际上，餐具的质量和安全也会很大程度上影响饮食的质量和安全，进而影响人的健康。恰当地选用和使用餐具，才能确保“吃”得健康。

科学用餐具，安全享美食

上海市疾病预防控制中心生物工程检测评价中心副主任医师　李鸿林

1. 陶瓷餐具

① 特性　陶瓷餐具由黏土或含有黏土的混合物经高温煅烧而制成，具有耐高温、耐腐蚀、手感光滑、容易洗涤，且美观耐用的优点。

按彩饰特色，陶瓷可分为釉上彩、釉中彩、釉下彩、色釉瓷及一些未加彩的白瓷等。

- **釉上彩**　将陶瓷颜料贴在餐具釉面上或直接绘于产品表面，再煅烧而成。因煅烧温度没有达到釉层的熔融温度，彩饰不能沉入釉中，只能紧贴于釉层表面，触摸时有凹凸感。
- **釉中彩**　煅烧温度达到了釉料的熔融温度，颜料在釉料熔融时沉入釉中，冷却后被釉层覆盖。表面平滑如玻璃，无明显凹凸感。
- **釉下彩**　彩饰全部在瓷坯上进行，经施釉后烧制，花面被釉层覆盖，表面光滑，无凹凸感。
- **色釉瓷**　在釉料中加入一种高温色剂，使烧成后的制品釉面呈现出某种特定颜色，如蓝色、豆青色等。
- **白瓷**　未经任何彩饰的陶瓷，销量一般不大。

② 安全隐患　铅、镉溶出量超标是陶瓷餐具最大的安全隐患，其主要来源于陶瓷釉上的装饰材料。釉中彩、釉下彩、色釉瓷和白瓷的铅、镉溶出量很低，较为安全。

③ 注意事项　①选择在正规商家购买正规厂家生产的产品，不要为图便宜和方便，在流动摊贩处选购“三无”产品。②尽量选择表面平滑、无凹凸感的釉中彩、釉下彩或白瓷餐具。③如选用釉上彩陶瓷，应选用与食物接触那面装饰较少的产品。④选购微波炉用餐具时，避免选择带有金属边或用金属丝装饰的产品。⑤若对陶瓷餐具的质量不放心，可用食醋浸泡几小时，若发现颜色明显变化，应弃之不用。

2. 不锈钢餐具

① 特性　不锈钢餐具由铁铬合金掺入其他金属元素而制成，其耐高温、易清洁、不易损坏，一般情况下不易锈蚀。

不锈钢餐具主要有430(18-0)、304(18-8)、18-10三种。其上一般印有“18-0”“18-8”“18-10”三种代号，前、后两个数字分别表示铬含量和镍含量，如“18-10”表示含铬18%，含镍10%。铁中加入铬可以避免自然因素所造成的氧化，而镍使其更耐用更抗腐蚀。

② 安全隐患　不锈钢餐具与酸性液体（如醋、碳酸饮料）、强碱性或强氧化性洗涤剂接触后，易与其中的电解质发生电化学反应，使有害的金属元素被溶解出来。

③ 注意事项　①选择在正规商家购买。同样厚度和造型的不锈钢餐具，合格餐具会比低档材质的餐具更重些。轻飘飘的不锈钢大多不是食用级的不锈钢，会有损身体健康。②不可长时间盛放盐、酱油、醋、菜汤、酸性果汁、碳酸饮料等，用后要及时洗净。③切忌用不锈钢锅煲中药。因为中药里的多种生物碱、有机酸等成分，在加热条件下易与不锈钢发生化学反应而使药物失效，甚至生成某些具有毒性的络合物。④避免用强碱性或强氧化性的产品，如小苏打、漂白粉、84消毒液（次氯酸钠）等进行洗涤。因为这些物质可与不锈钢发生电化学反应。⑤避免空烧不锈钢锅具。不锈钢较铁、铝制品导热系数低，热传导比较慢，空烧易导致其表面镀铬层老化、脱落。

3.竹木餐具

❶ **特性** 竹木餐具最大的优点是环保，此外还具有保温、防烫、耐摔、轻便的特点。日常竹木餐具以筷子最常见。

❷ **安全隐患** 竹木餐具缝隙中容易残留油垢和水渍，若清洗、消毒不彻底，极易滋生微生物。

❸ **注意事项** ①选择在正规商家购买，最好使用没有涂漆的纯天然竹木制品。②要用温和的清洁剂清洗几遍，洗后注意晾干。③竹木筷子最好每周消毒一次，用开水煮30分钟，或用微波炉消毒2～3分钟。④竹木餐具的使用寿命一般为3～6个月，一旦出现表面开裂、变形、变色等情况，就不应继续“服役”了。

4.塑料餐具

❶ **特性** 塑料餐具轻巧、耐摔、相对价廉。

每种塑料餐具的底部都标有一个带箭头的三角形可回收标志，里面有不同的数字，分别表示不同的性能和用途。

- **数字“1”** 表示材质为聚对苯二甲酸乙二醇酯（PET），常见于矿泉水瓶，耐热至70℃，易变形，不可反复使用，不能装酒、油等有机物。
- **数字“2”** 表示材质为高密度聚乙烯（HDPE），常见于药品包装。
- **数字“3”** 表示材质为聚氯乙烯（PVC），现已很少用于包装食品。
- **数字“4”** 表示材质为低密度聚乙烯（LDPE），常见于保鲜膜，耐热性不强，即使是合格的保鲜膜在温度超过110℃时也会出现热熔现象。
- **数字“5”** 表示材质为聚丙烯（PP），耐高温，多见于微波炉餐盒，可在清洁后重复使用。
- **数字“6”** 表示材质为聚苯乙烯（PS），多见于碗装泡面盒、快餐盒，相对耐热，但不能放进微波炉中加热。
- **数字“7”** 表示材质为多种塑料材质的合成材料，多见于水杯、奶瓶等，相对耐热，但有些产品可能会释出在制作过程中没有转化成聚碳酸酯（PC）的双酚A，故不宜盛装热水，也不能放入微波炉中加热。

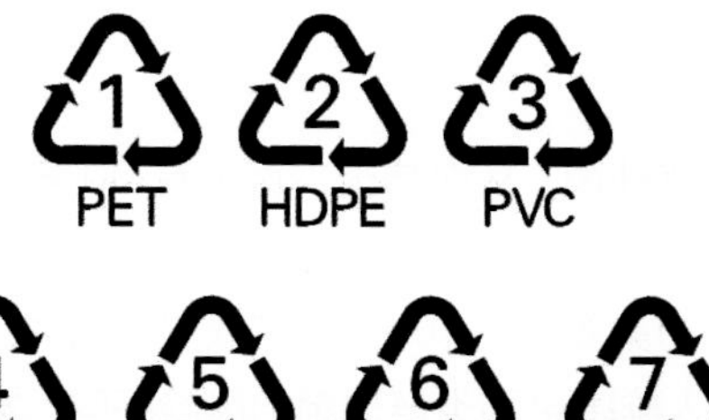

家里常用的塑料碗、碟、筷、勺等餐具大多是密胺材质，又称“仿瓷”，它的外观和手感如瓷器，耐酸碱性、硬度和耐热性都相对较高，使用寿命较长，并可在120℃以下洗碗机中清洗、消毒，但不能放入微波炉中加热。

❷ **安全隐患** 塑料餐具在高温条件下容易析出塑化剂或双酚A，随食物进入人体，不利于健康，这是其最大的安全隐患。

❸ **注意事项** ①选购塑料餐具时，首先要看其标识是否完整，其次要看产品表面是否平滑，有没有污点、杂质、划痕、裂纹、褪色、刺激性气味等情况。厨房用具如选择塑料制品，最好选择耐高温的聚丙烯产品。②避免用钢丝球刷洗塑料餐具，否则易造成磨损。③塑料餐具会发生降解和老化。如果观察到其表面出现裂纹，就该更换了。

5.玻璃餐具

❶ **特性** 玻璃餐具耐热性强，加热时不易析出危害人体健康的物质，耐腐蚀性强，易清洗，食物残渣和气味不易残留，较为健康、安全。其抗磨损性也很强，较耐用。但也有易碎的缺点，若使用不当，很容易碎裂。

❷ **安全隐患** 玻璃餐具有时也会“发霉”，即玻璃表面长时间潮湿时，其中的硅酸钠可与空气中的二氧化碳反应，使之受到侵蚀，在表面生成白色碳酸盐结晶，不利于人体健康。

❸ **注意事项** ①玻璃器皿盛装液体放入冰箱冷冻时，盛放量不应超过容器的三分之二，因为冷冻后液体体积会变大，容易导致玻璃破裂。②放入微波炉加热时，一定要打开盖子，否则受热胀冷缩影响，会导致玻璃破裂、盖子无法打开或者变形等问题。③谨慎在高压锅中使用玻璃容器，因为过高的压力可能使玻璃产生细微裂痕。④为避免玻璃餐具长期使用后受到侵蚀，在清洗后应保持其表面干燥。PM

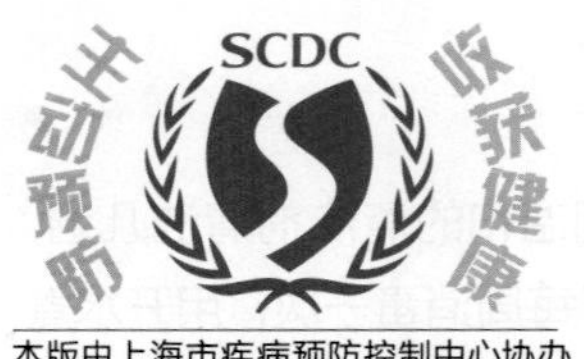

本版由上海市疾病预防控制中心协办

提到接种疫苗，人们往往认为是儿童的“专利”。其实不然，为了预防很多严重的或有潜在致命可能的疾病，成年人、老年人同样需要接种疫苗。2013年，上海市人民政府启动了老年人肺炎疫苗接种项目，为60岁以上老年人免费接种肺炎疫苗。老年人为什么需要接种肺炎疫苗?

老年人，你接种肺炎疫苗了吗

上海市疾病预防控制中心免疫规划所主任医师　胡家瑜

肺炎链球菌（又称肺炎球菌）有90多种血清型。感染肺炎链球菌可导致无症状的鼻咽部定植，或症状严重程度不一的鼻窦炎、中耳炎、脑膜炎、菌血症、肺炎等疾病。不同人群感染肺炎链球菌的风险不同，发病率和病死率呈“年龄两极化”：婴幼儿和老年人感染肺炎链球菌的风险较大。

随着年龄增长，人免疫系统功能不断下降，各类慢性疾病的发生风险有所增加，患严重肺炎球菌性疾病的风险亦有所增加。研究表明，糖尿病患者患侵袭性肺炎球菌性疾病的风险是健康成年人的6倍以上，慢性肺部疾病患者患侵袭性肺炎球菌性疾病的风险比健康成年人增加7倍。此外，肺炎球菌性疾病以抗生素治疗为主，越来越多耐药菌株的出现在某种程度上意味着肺炎链球菌感染越来越难治。老年人接种肺炎球菌疫苗，可以有效预防肺炎球菌性疾病，用低成本获得安全保障。

老年人如何接种肺炎疫苗

目前，国内市场上有两类肺炎球菌疫苗：13价肺炎多糖结合疫苗(PcV13)和23价肺炎球菌多糖疫苗(PPV23)。世界卫生组织推荐PPV23用于老年人、有慢性基础性疾病的2岁以上儿童，以及成年人的肺炎链球菌性疾病的预防。《肺炎球菌性疾病免疫预防专家共识（2017版）》也建议老年人接种PPV23。

PPV23包含23种血清型（即血清型1、2、3、4、5、6B、7F、8、9N、9V、10A、11A、12F、14、15B、17F、18C、19A、19F、20、22F、23F和33F）的肺炎球菌抗原，涵盖了导致肺炎球菌性疾病的最常见血清型。每剂（0.5毫升）含上述各型多糖25微克，无佐剂。

● **接种程序**　60岁及以上老年人和2～59岁伴高危因素者，只需接种1剂PPV23。免疫功能正常者无须复种，免疫功能受损者可以在5年后复种。

● **禁忌证**　对PPV23疫苗中任何成分过敏者禁用。如果既往接种PPV23出现超敏反应，禁止再次接种。发热、急性感染、慢性病急性发作期者，应推迟接种。

由于继发性细菌性肺炎是流感大流行期间或流行后，以及季节性流感重要的致死因素，故PPV23可与流感疫苗同时接种。

接种肺炎疫苗的误区

误区一：**接种肺炎疫苗后就不会得肺炎。**

肺炎疫苗并不能预防所有的肺炎。首先，肺炎可由病原微生物、理化因素、免疫损伤、过敏及药物所致。细菌性肺炎是最常见的肺炎，其中以由肺炎球菌引起的肺炎最为多见。肺炎疫苗只针对肺炎链球菌引起的肺炎。其次，PPV23无法100%预防肺炎球菌导致的严重感染（预防效果为80%左右）。

误区二：**接种肺炎疫苗会导致肺炎。**

PPV23所含成分为肺炎球菌荚膜多糖，荚膜多糖是肺炎球菌表面的一种成分，可刺激人体免疫系统产生抗体，但无致病力，故不会导致肺炎球菌感染。

误区三：**曾患肺炎者无须接种肺炎疫苗。**

肺炎可由多种因素引起。患过肺炎，若未证实为肺炎球菌所致，仍应接种肺炎疫苗。PM

关注上海市疾病预防控制中心，了解更多疾病防控信息。

鼻炎与过敏性鼻炎均是儿童常见病。多数儿童每年可发生3～8次鼻炎,10%～15%的儿童可多达12次。由于症状相似,不少家长把过敏性鼻炎等同于鼻炎;有些家长虽然知道两者有区别,但不知该如何分辨。

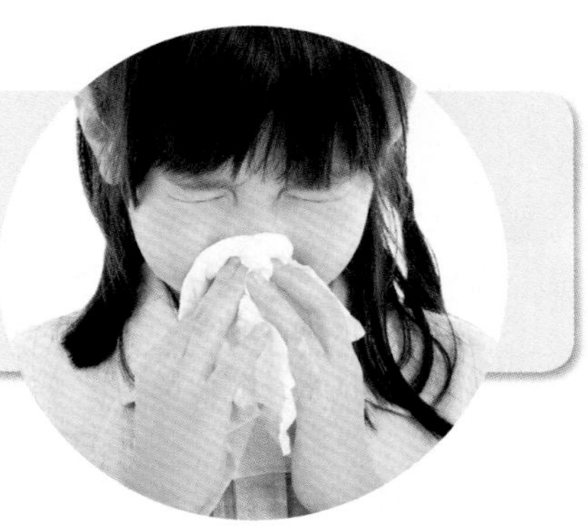

明辨

复旦大学附属儿科医院耳鼻咽喉头颈外科　许政敏(主任医师)　俞 莎

小儿“鼻炎”与“过敏性鼻炎”

鼻炎≠过敏性鼻炎

① 病因不同

鼻炎是指鼻腔黏膜和黏膜下组织的炎症。从发病的缓急及病程长短来说，可分为急性鼻炎和慢性鼻炎。常见病因有：① 病毒感染，主要为鼻病毒和冠状病毒；② 过敏原刺激，如尘螨、花粉、动物皮毛或皮屑、真菌、蟑螂等；③ 物理因素，如突然的气温变化、冷空气、潮湿、空气污染等；④ 精神因素，如精神紧张、恐惧、沮丧、怨恨等。

与鼻炎不同，过敏性鼻炎是指由过敏原刺激引发的鼻炎，属于一种特殊的鼻炎。

② 临床表现不同

患鼻炎的孩子通常会出现鼻塞、流鼻涕、打喷嚏等症状。除鼻部症状外，患儿还可出现咽痛、头痛、发热等表现，持续时间为 7～10 天。体格检查可见鼻腔黏膜充血、水肿、有清水样分泌物，咽部轻度充血，胸部检查多无异常。

患过敏性鼻炎的孩子除鼻塞、流鼻涕、打喷嚏外，还常伴有眼痒、流泪、湿疹、哮喘、鼻窦炎、鼻出血、中耳炎等症状，且多于每年的固定时间发病。有的孩子容易出现“用手掌或手指向上揉鼻”的小动作。体格检查常见鼻腔黏膜苍白、水肿，清水样鼻涕。病程常超过 2 周。

两种“鼻炎”治法不同

① 鼻炎：对症治疗

不少家长认为鼻炎是小事，不必治疗。其实不然。由于生理结构的原因，小儿鼻炎常可引起急性鼻窦炎、急性非化脓性中耳炎、急性化脓性中耳炎、急性咽炎、急性喉炎、气管炎与肺部感染。

当孩子被确诊为鼻炎，但不伴发热时，可遵医嘱口服减充血剂，并联合口服或鼻用抗组胺药物；如果合并咳嗽，可加用止咳祛痰药物，也可选用不含解热镇痛药物的复方感冒制剂。经过治疗，一般 3～7 天后，症状可缓解。

② 过敏性鼻炎：抗过敏

不发热的过敏性鼻炎患儿，家长应识别并尽量避免孩子接触过敏原，遵医嘱应用鼻用激素或口服抗组胺药物。若患儿伴有下呼吸道症状（如气道高反应、支气管哮喘等），除对症治疗外，还可加用抗白三烯药物。PM

专家提醒

预防鼻炎的几项注意

① 加强锻炼，劳逸结合。② 避免感冒，接种相关疫苗。③ 过敏性鼻炎患儿宜进行过敏原检测，尽量避免接触过敏原。对尘螨过敏的孩子，可进行脱敏治疗。④ 加强日常护理，早晨多用冷水洗脸，增强鼻黏膜适应性。

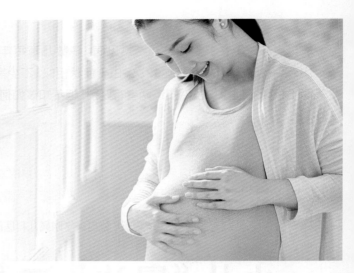

近年来，随着女性生育年龄的推后及全面二孩政策的实施，有生育需求的高龄女性人数不断增多。而随着年龄的增长，不孕症的发生率逐渐升高，因此越来越多的高龄女性希望通过辅助生殖技术来“圆梦”。

高龄女性助孕三大难点

上海交通大学医学院附属国际和平妇幼保健院辅助生殖科主任医师　邹淑花

与自然受孕一样，采用辅助生殖技术治疗不孕症，年龄依然是影响成败的第一要素。在临床上，高龄（一般指分娩时大于35周岁）不孕不育夫妇接受辅助生殖治疗后，妊娠率低、流产率高是不争的事实。有数据显示，每个体外受精－胚胎移植周期的活产率，在38～39岁女性中为19.2%，在39～42岁女性中迅速降为12.7%，在42～44岁女性中则为5.1%，在45岁及以上女性中仅为1.5%。

高龄女性助孕，到底有哪些难点呢？

难点一　卵巢储备功能减退，卵细胞质量下降

王女士以前忙于事业，等到想当妈妈时却一直未能如愿。她虽然月经规律，但先后在不同的医院做了3次试管婴儿，均以失败告终。到我院就诊时，她已经45岁了，月经周期比以前缩短了5天，抗苗勒管激素（AMH）水平降低，仅为0.67纳克/毫升，卵泡刺激素（FSH）水平升高。再次进行辅助生殖技术治疗时，我们为她进行了自然周期取卵，因为从理论上讲，月经规律女性自然周期发育的卵子优质率可能高于促排卵获得的卵子。历经7次自然周期取卵，移植3颗胚胎，王女士终于受孕并喜得贵子，目前宝宝已经2岁了。

高龄女性卵巢储备功能减退，在辅助生殖技术治疗过程中，卵巢对促排卵药物的反应能力下降，获卵率低，而在受精和胚胎培养过程中还可能出现胚胎发育阻滞，导致最终无法完成胚胎移植。此外，高龄女性卵细胞质量也明显下降，造成卵细胞受精能力和胚胎发育潜能明显下降，胚胎非整倍体发生率上升，导致流产及出生缺陷率大大增加。

目前，对于卵巢储备功能低下、卵巢低反应的高龄女性而言，微刺激方案（使用较小剂量的促排卵药物来促使卵泡生长）和自然周期取卵可能有助于受孕。脱氢表雄酮

专家简介

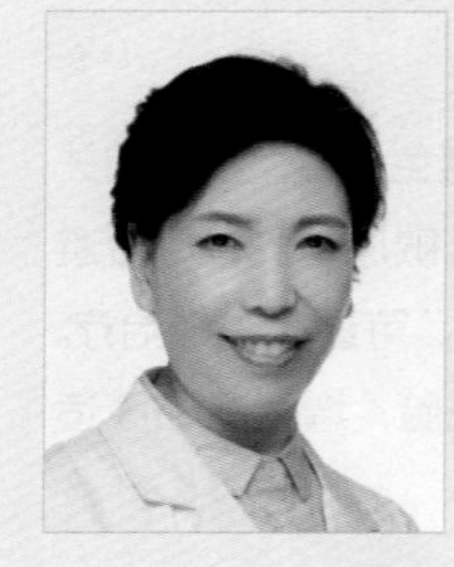

邹淑花　上海交通大学医学院附属国际和平妇幼保健院辅助生殖科主任医师、博士生导师，青岛市妇女儿童医院首席专家，山东省医学会生殖医学分会副主任委员。擅长不孕不育、复发性流产、多囊卵巢综合征等女性生殖系统疾病的诊治，以及宫腔镜、腹腔镜、辅助生殖技术在不孕不育诊疗中的应用。

（DHEA）及生长激素（GH）的应用是否可以改善卵巢反应性、提高卵母细胞或胚胎质量、增加获卵数，以及提高临床妊娠率等问题，目前尚无定论，仍在探讨中。

难点二 合并生殖系统疾病

二孩政策实施后，谢女士想生“二宝”，在美国做了3次试管婴儿均未成功。她来我院就诊时已43岁，我们进行病史分析和相关检查后发现，她的输卵管通而不畅，子宫稍大，子宫内膜不典型增生，卵巢功能低下。子宫内膜病变与激素水平有关，对谢女士而言，反复促排卵也许会加重子宫内膜病变，因此我们建议她疏通输卵管后尝试自然受孕。次月月经干净3天后，谢女士接受了腹腔镜下输卵管疏通术，术后4个月自然受孕，目前宝宝已3岁。

随着年龄的增长，女性子宫、输卵管、卵巢等生殖器官器质性疾病的发生率逐渐增加，子宫肌瘤、卵巢肿瘤、子宫腺肌病、子宫内膜异位症等疾病的病情逐渐加重，子宫内膜病变概率增加。这些改变均可影响高龄女性的助孕结果，而过度的促排卵刺激，反过来又可能会影响部分生殖系统疾病的发生和发展。辅助生殖技术并非高龄女性解决生育问题的唯一方法，高龄求子者首先要全面评估身体情况，治疗已有疾病。

难点三 流产、并发症等发生率高

42岁的刘女士5年前生女儿时就采用了辅助生殖技术，她想通过同样的方式再生一个。结果，做了5次试管婴儿均未成功，有2次未受孕，有3次虽然受孕了，但很快就发生了流产或胚胎停育。现在，她心里非常纠结：到底是就此放弃，还是再试一试呢？

高龄女性不仅卵细胞质量下降，其他系统也会出现衰老现象，如凝血功能异常、血糖升高、子宫容受性下降等。即使通过辅助生殖技术成功受孕，妊娠并发症和内、外科合并症的发生风险也会大大增加，如流产、胚胎停育、无胚芽胚胎发育、胎死宫内、低出生体重、早产、妊娠期糖尿病、妊娠期高血压等。

高龄女性助孕前，应进行糖尿病相关检查及凝血功能检查，发现异常及时治疗。胚胎移植前的遗传学诊断可能会降低高龄女性的流产率，提高临床妊娠率和分娩率。PM

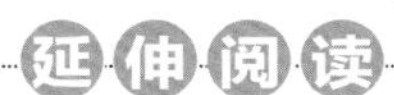

《高龄女性不孕诊治指南》的5条建议

❶ **评估生育力** 年龄>35岁且连续6个月或更短时间尝试妊娠失败者，宜积极评估和治疗；特别是年龄>40岁的患者，应立即进行积极评估和治疗。评估内容包括年龄，基础性激素、血清抗苗勒管激素(AMH)、抑制素B(INH-B)检测，影像学检查及卵巢刺激试验，等等。

❷ **体外受精－胚胎移植技术（IVF-ET，俗称一代试管婴儿）比单精子卵胞浆内显微注射（ICSI，俗称二代试管婴儿）更经济** 在排除严重畸形精子症、少精子症、弱精子症和梗阻性无精子症等男性不育因素的情况下，ICSI不能改善高龄女性辅助生殖的结局，且相同周期下ICSI费用更高，选择IVF-ET助孕更经济。年龄>35岁的女性，如果试孕6个月以上未成功，应进行检查并接受助孕治疗；年龄>40岁的女性，生育力已接近衰竭，宜直接使用体外受精－胚胎移植技术治疗。

❸ **根据预后和年龄选择胚胎移植数目** 预后良好的35～37岁女性，宜选择单胚胎移植，以降低多胎妊娠率和母婴并发症；预后不佳或>37岁的女性，在不违反地方法规的前提下可考虑双胚胎移植，但需了解多胎妊娠和母婴并发症的发生风险。

❹ **根据意愿选择黄体支持的用药途径** 在辅助生殖技术应用过程中，取卵可能会导致黄体功能不良，为了提高妊娠率、降低流产率，患者需通过口服、肌内注射、经阴道等给药途径补充黄体酮，即黄体支持。对接受辅助生殖治疗的高龄女性而言，黄体支持的不同用药途径不影响临床妊娠率、持续妊娠率、流产率、多胎妊娠率、活产率，患者可根据自身情况进行选择。

❺ **治疗基础疾病** 高龄女性助孕前，应及时处理代谢异常等内科疾病。

结婚15年，为何越过越无趣

国家二级心理咨询师　陈　露

生活实例

一对年近40的夫妻第三次来到咨询室。妻子一张嘴就是抱怨："他依然没有改变。我让他管孩子，可他自己还总打游戏。"丈夫说："你就是管得太多，说好孩子的作业不用你管，你还要插手。平时总在孩子面前数落我不好，我的形象都被你毁了！"妻子说："你要是无可挑剔，我为什么要说你？"夫妻俩又开始你一言、我一语地争吵起来。妻子越来越愤怒、压抑，觉得在15年的婚姻中没有依靠，自己很累。丈夫却觉得很委屈，自己总没办法令妻子满意。

婚姻中，丈夫和妻子的"敏感点"不同。对于妻子来说，没有得到丈夫的支持，会觉得自己被忽略——这往往是妻子敏感的地方。对于丈夫来说，自己没有满足妻子的要求时，妻子的责骂或冷脸正是妻子企图控制自己的表现——他对这一点敏感。夫妻间想要停止这种相互指责或指责－防御的模式，可以尝试一些新的方法。

以温和的方式开始谈话

讨论问题时，可以抱怨但不能指责（抱怨是针对事情本身，指责是对人格或人品进行攻击）。例如：说话以"我"字开头，只表述事实，不做评判，不说"你从来不照顾孩子"，而说"我今天似乎是唯一一个围着孩子转的人"；谈话时直接表达想要的结果，与其说"你把餐桌弄得一塌糊涂"，不如直接邀请对方帮忙清理餐桌；不过分压抑情绪，有些人为了避免冲突，会将问题憋在心里，而使问题不断升级，结果是面对妻子排山倒海的情绪，丈夫往往应激性地"战斗"或"逃跑"，使妻子再度受伤，形成恶性循环。

学会自我安抚

如果对方对你的邀请没有反应，可能是因为他处于被负面情绪包围的状态。遇到这种情形，首先要做的就是停止讨论。如果继续讨论，你会发现自己越来越激动，要么发火，要么冷战。因此，在"冲突之路"上，喊暂停是必要的。一般情况下，暂停时间至少需要20分钟。在这段时间内，应该做一些能安抚自己或是分散注意力的事情，比如听音乐、看视频、做运动等，避免产生自己是无辜受害者的想法。

容忍对方的缺点

如果对配偶有太多的期待和要求，婚姻常常会陷入困境，如希望配偶再整洁一点、再负责任一点、再积极主动一点。这种心态一旦占了上风，冲突就很难解决。

在你接受对方的缺点和不足之前，你只会毫不留情地指责他的缺点，并致力于改变他。但事实上，冲突的解决不在于改变一个人，而在于协商，找到双方都能适应的方法。

学会调整角色

妻子应学会调整自己的角色，不需要在丈夫面前表现得无比能干、很有主见。如果妻子把自己塑造成一个监工，不断地指挥丈夫，一旦丈夫没有完全按照她的要求去做，就会受到谴责。那么，面对这种"狂轰滥炸"，一些丈夫更乐意"退出"，接受自己的"无能"，越做越少。而当丈夫做了一些他不擅长的事，即使不符合标准，妻子也应该看到他的努力，并给予正向的反馈，让对方知道自己是妻子生活中最重要的人，这样丈夫就能理解、支持妻子。

以上几点说起来容易，做起来难。没关系，即使你只对婚姻轨道做了很轻微的调整，随着时间的流逝，这个改变也能给你的婚姻带来巨大的"收益"。PM

现实生活中，很多人都会给自己制订生活目标，包括早睡早起、健身、读书等，但实际上，熬夜、活动少、只看手机不读书的现象迟迟得不到改变。时间一长，很多人会因为自己的不自律而懊恼、自责、纠结。这种情况可以通俗地称为“拖延症”。

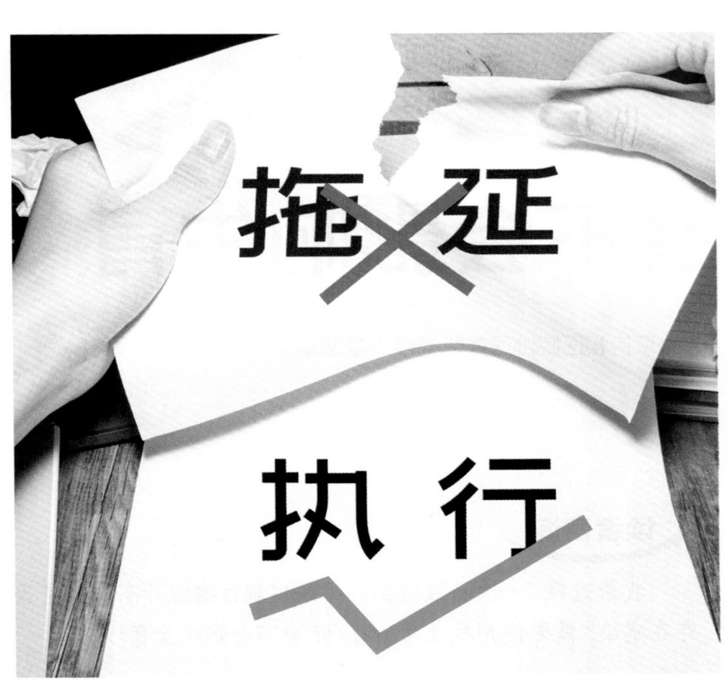

改善拖延症，别“只顾当前”

山东大学心理咨询中心　许晓梅
中央财经大学社会与心理学院特聘教授　张 杰

从心理学角度讲，拖延症是指明知可能会影响做事的进展，却仍然推迟进行既定事项的行为。“拖延症”严重影响个人生活，可引起强烈的自责情绪、负罪感、自我否定等，严重者可导致焦虑症、抑郁症等。

拖延症事出有因

事实上，在信息过剩的时代，拖延行为更容易发生。当人们试图专心的时候，往往面临重重干扰和各种“诱惑”，要静下心来做事并不那么容易，因为很容易被“更有趣”的事转移注意力。从心理学上讲，这跟水往低处流的重力作用一样，是一种自然规律。

改善拖延症的4条原则

① 接纳自己

首先要接纳自己，不要因为拖延行为而过度指责自己。可以努力与过度拖延抗争，但不要过分期待自己能彻底戒掉拖延行为。不追求完美，允许自己比完美差一点。

② 付诸行动

中重度拖延者可给自己建立一个奖励机制，鼓励自己多做事、少拖延。还要善于借助他人的力量。比如：多与不拖延的人共事，学习他们处理问题的方式；找同伴互相督促；等等。行动力是拖延的反义词，不妨从小事开始，训练自己的行动力，克服困难、不断尝试行动。当能不假思索完成一些小事时，面对大的事情，也更容易付诸行动。

③ 直面问题

有些拖延症是恐惧心理的表现，即害怕即将到来的压力、挑战和竞争，回避问题或困难，转为对网络游戏、影视剧的沉迷。但是，不去面对问题，并不意味着问题就不存在，困难并不会因为逃避它而自动消失。因畏惧困难而产生拖延行为时，应不断鼓励自己：这些事并没什么了不起，困难并非不能克服。

④ 求助医生

非常严重的拖延症患者，应向心理科或精神科医生寻求帮助。PM

专家简介

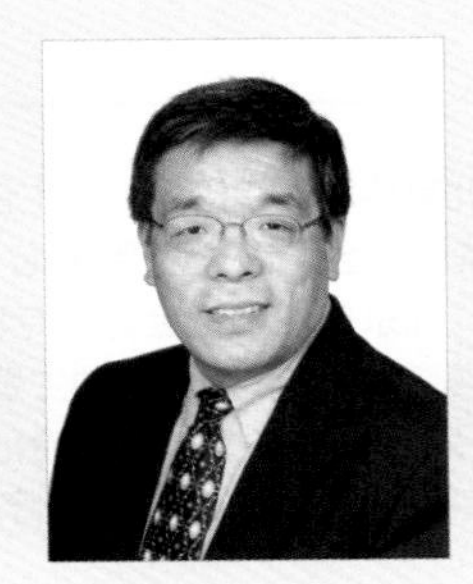

张 杰　中央财经大学社会与心理学院特聘教授，山东大学公共卫生学院特聘教授及博士生导师，山东大学自杀预防研究中心主任。擅长老年心理学、社会发展心理学等领域的研究。

精液白细胞增多，会不会影响生育

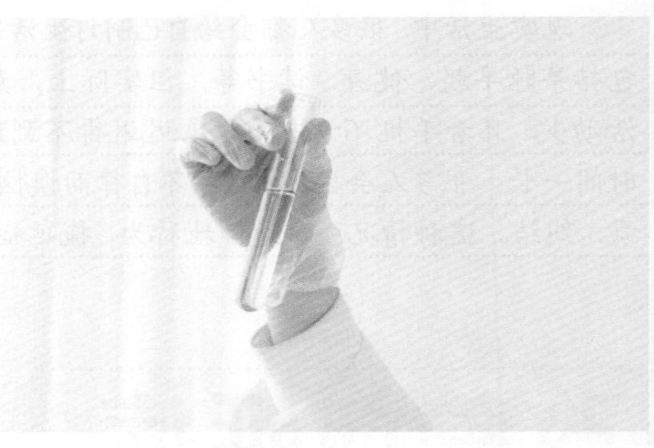

北京协和医院泌尿外科教授　李宏军

读者咨询

我最近做了一次精液检测，结果发现白细胞升高。这是否意味着存在感染？需要使用抗生素治疗吗？会不会影响生育？

医生提示

正常情况下，精液内允许有少量白细胞存在。当精液内白细胞计数大于等于 1×10^6/毫升时，可诊断为白细胞精子症。导致白细胞精子症的原因有很多，除物理、环境及生活习惯等因素外，还有生殖道感染，如睾丸炎、附睾炎、精囊腺炎等。

不可随意服用抗生素治疗

发现精液内有白细胞，一些患者便认为存在细菌感染，遂使用抗生素治疗。这种做法不妥。由细菌感染引起的白细胞精子症并不多见，此类患者往往具有明显的症状，包括局部疼痛不适、排尿异常等，甚至伴有全身症状。如果确诊是感染，应该进一步确定炎症的来源部位（睾丸、附睾、精索、前列腺、精囊及尿道），根据病原体的类型适当进行抗感染治疗。

除感染外，引发白细胞精子症的因素还有很多，比如损伤、劳累、酗酒、疲劳等。大多数白细胞精子症患者没有明显症状，往往是在精液检查中被发现的。

精液内白细胞增多，生育能力可受影响

虽然多数并非感染引起，但白细胞精子症对生育能力的损害仍须引起重视。除炎症反应本身对精子十分不利外，大量白细胞可产生活性氧，引发氧化应激反应，损伤精子，导致精液质量异常、生育力下降和不育。

如果患者精子质量异常，前列腺特异抗原（PSA）水平升高，则需要积极治疗。药物治疗以抗炎（非抗生素）、抗氧化、改善血液循环为主。同时，患者要注意自我调理和养护，戒烟限酒，注意平衡饮食，适当运动，避免受外伤，等等。

经正规治疗、精液中白细胞计数下降后，正常形态精子比例会上升，生育能力也可得到提高。上述治疗无效的白细胞精子症患者，可以通过辅助生殖技术提高妻子受孕概率。

如果患者没有症状，精子质量也正常，生育力未受影响，前列腺特异抗原水平正常，则不需要特殊处理。生活中要尽量避免容易诱发感染和炎症的因素，如酗酒、辛辣饮食、久坐、长时间骑车等，并应注意局部保暖。PM

专家简介

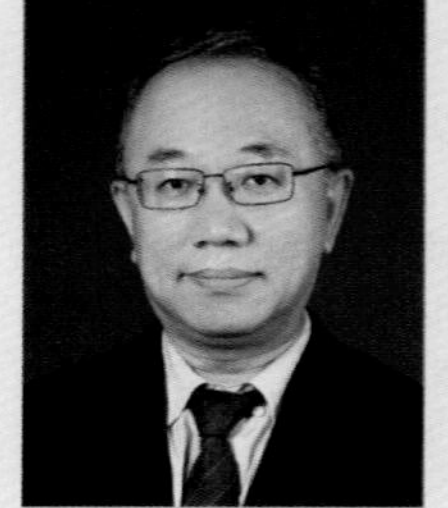

李宏军　北京协和医院泌尿外科主任医师、教授、博士生导师，中华医学会男科学分会常委，中国医师协会男科学分会常委，北京市医师协会男科专科医师分会会长。长期从事男科学临床工作，擅长辅助生殖技术，以及男性不育症、慢性前列腺炎、男性更年期综合征、勃起功能障碍、早泄、不射精症等男科疾病的诊断和治疗。

精索静脉曲张，男性健康“搅局者”

中山大学附属第一医院男科　周明宽　涂响安（教授）

医生手记

前段时间，有位瘦瘦的小伙来到男科门诊就诊，他说洗澡时看到自己左侧阴囊有一团蓝色的肿块，不过早晨起床时却看不到。他常常感觉左侧阴囊酸胀，不知道是什么问题。经检查，医生告诉他，这是精索静脉曲张。

精索静脉曲张是泌尿科常见病之一，在男性群体中发病率为5%～20%，以左侧多见。患者通常表现为阴囊坠胀、有疼痛感，久站或行走后症状明显，平卧休息后症状可缓解或消失。部分患者可自己触及阴囊内的蚯蚓状团块，严重者可看到阴囊内的团块状肿物。也有部分患者没有不适症状，而是婚后发生不育，或婚检、体检时发现的。

诊断不难

精索静脉曲张可引起阴囊坠胀、疼痛，对患者生活质量造成影响。精索静脉内的血液反流，可影响精子的产生和精液质量，严重者可导致男性不育。严重的精索静脉曲张还可影响睾丸雄激素的产生，影响生长发育、性功能等。

精索静脉曲张患者应到医院就诊，中老年男性发现精索静脉曲张，一般为继发性精索静脉曲张，须明确病因。

通常，医生通过查体可初步诊断。结合彩超检查，可明确诊断并对疾病程度进行分级，还可以同时测量睾丸体积。必要时，还要检查是否有肾静脉压迫。青春期后患者，宜同时行精液分析检查，以了解是否已对精液质量造成影响。

手术是主要治疗方法

治疗精索静脉曲张以手术为主。药物治疗主要适用于轻度、暂时不愿手术的患者，或作为手术治疗的辅助治疗。手术治疗主要包括开放手术、显微外科手术等，不同术式各有优缺点。

① **开放手术：**包括经腹股沟管精索内静脉高位结扎术和经腹膜后高位结扎术，是较早开展、经典的精索静脉曲张手术方式。现仍有部分医院采用，优点是手术时间短，缺点是术后复发率相对较高（约14.97%）。

② **腹腔镜手术：**优点是损伤小、并发症少、可同时施行双侧手术等。缺点是需要全麻，术后复发率仍较高（约4.3%）。

③ **显微手术：**包括经腹股沟途径和经腹股沟下途径的显微手术，被认为是目前治疗精索静脉曲张的首选方法。优点是手术效果可靠、并发症少、损伤小、恢复快，术后复发率也低（约1%）。缺点是手术时间略长。

④ **介入栓塞术：**优点是既是诊断手段，也是治疗方法，无手术切口、痛苦小、无血肿等并发症。缺点是有放射性，可能出现血管穿刺相关并发症，术后复发率偏高（约12.7%）。

此外还有精索静脉转流术等手术方式，目前已较少使用。PM

专家简介

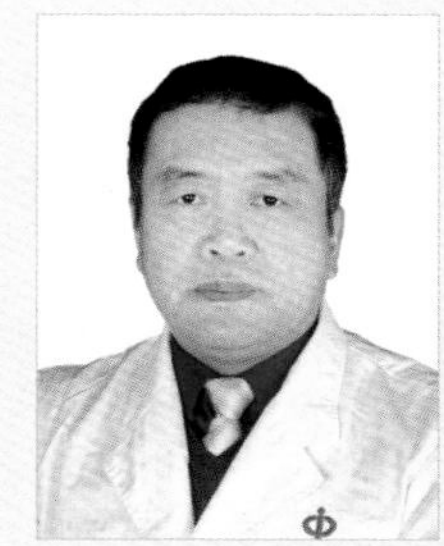

涂响安　中山大学附属第一医院男科主任医师、东院泌尿外科主任、博士生导师，中国性学会男性生殖分会副主任委员，广东省临床医学学会男性健康专业委员会主任委员，广东省医学会男科学分会常委兼手术学组副组长。擅长泌尿男科疾病的诊治，尤其是显微微创男科手术。

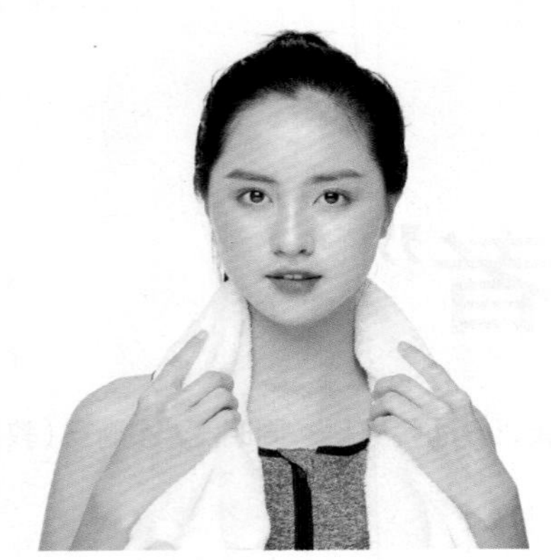

请远离“偏食型健身”

四川省骨科医院运动医学科主任医师　罗小兵

有调查表明，在健身者中，“偏食型”的健身方式相当普遍。所谓“偏食型健身”，是指运动中过于偏爱某些运动项目、运动形式和训练部位等。

营养学家非常强调“均衡营养，不挑食、偏食”，运动锻炼也一样。参加体育锻炼时，应当全面、协调发展身体各项素质，如力量、耐力、柔韧性、心肺功能、平衡协调能力等。“偏食型健身”很难充分发挥体育运动的积极作用，甚至易造成损伤，得不偿失。

“偏食型健身”两大危害

① 健身效果打折扣

“偏食型”健身者往往偏爱某一种锻炼方式，而忽略了其他方式。例如，现在非常流行到健身房“撸铁”。“撸铁”是抗阻训练的一种。很多“撸铁”者很注重发展爆发力，而忽视了耐力的训练。事实上，爆发力和耐力应协调发展，如四肢需要爆发力，而维持核心稳定的躯干部深层的小肌群需要耐力。

很多“大腹便便”的人们希望通过做大量仰卧起坐减小腰围。这也是一种“偏食”行为，往往达不到预期的效果。单纯腹部运动难以持久，动用的肌群也有限。只有长时间有氧运动才能很好地燃烧脂肪，如跑步、骑车、划船等运动，使用肌群多，且维持较长时间，这些运动项目才是减肥首选。

② 增加运动损伤风险

许多运动爱好者喜欢长期从事某一种体育项目。他们认为，专业运动员都有自己的专项，业余爱好者如果长期训练一个项目，也能让自己达到较高的水平。这种想法看似正常，但从维护健康的角度讲，却并不科学。

研究表明，长期从事某种体育项目，发生相关运动损伤的风险会明显升高，这点在专业运动员中体现得非常明显。网球肘、跑步膝、足球踝、游泳肩等，其实都是长期从事单一运动项目所致。

以热门的马拉松运动为例。长跑运动对心肺功能益处良多，但容易引起关节、肌肉、韧带等部位的损伤。长跑时，人体双下肢不断重复“支撑、蹬地、摆动、落地缓冲”动作。长期固定的运动模式使下肢肌肉紧张、疲劳，增加受伤风险。

做大量仰卧起坐者也容易发生运动损伤，不仅导致腹肌酸痛和僵硬，强行坚持还容易导致动作变形和其他肌肉代偿，增加椎间盘的压力。

很多锻炼者重视力量训练，忽视柔韧性的锻炼，而柔韧性不足是运动损伤发生的高风险因素。

运动要坚持“全面、平衡”原则

每一位健身者在运动过程中都要注意以下问题：①注重身体素质的全面、协调发展，既要锻炼爆发力、速度、灵敏等竞技体适能，也要兼顾耐力、平衡、心肺能力等健康体适能；②从事的锻炼项目要多样化，即便长期只坚持一种运动，也要通过运动强度、频率、节奏等变化，让身体得到更全面的锻炼；③不要长期只锻炼一个部位，运动中力求动作规范，避免局部负荷过重；④重视运动的完整性，运动前应慢慢热身，运动后应做拉伸放松练习。PM

专家简介

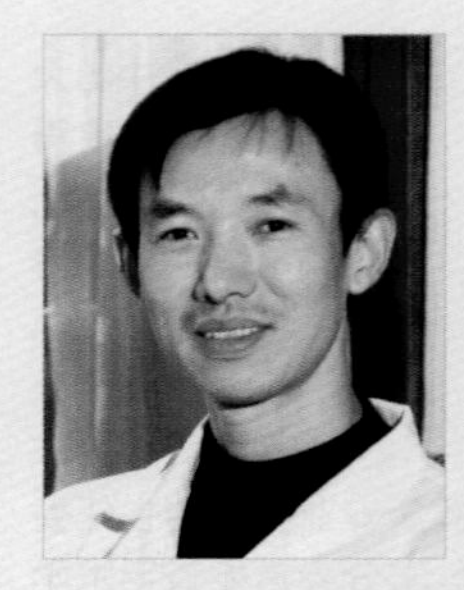

罗小兵　四川省骨科医院运动医学科、治未病科主任，主任医师，中华中医药学会运动医学分会秘书长，四川省青年中医药研究会委员，成都医学会运动医学分会委员。擅长运动创伤康复治疗、运动损伤风险的干预。

高强度间歇训练：一种全新锻炼方式

上海交通大学体育系教授　王会儒

最近，HIIT训练比较火，网络上经常可以看到“HIIT快速燃脂”“七分钟训练”“ HIIT——让心脏更强大”等标题，很“抓人眼球”。那么，HIIT到底是怎么一回事呢？

认识 HIIT——高强度间歇性训练

运动训练一般有两种常见模式：一种是 MCT，指中等强度持续性训练；另一种是 HIIT，指高强度间歇性训练（也简称为 HIIT）。

高强度间歇性训练是在短暂高强度运动后，紧接着进行较低强度运动或完全休息（称为“间歇期”），接着再进行高强度运动……运动与间歇多次循环。通俗地说，HIIT 是一种短时间内进行全力、快速、爆发式锻炼的一种训练方法，练习者在极量的运动强度下持续运动数十秒至几分钟，然后短暂休息，再重复短时间全力运动。单次运动负荷时间和间歇恢复的持续时间由几秒到几分钟不等，实际运动负荷时间通常不超过 20 分钟；运动方式选择较多，包括跑步、上坡走、骑功率车、体操、器械或徒手运动等。

早在 100 年前，就有田径运动员采用 HIIT 训练。之后，HIIT 作为一种运动训练方法，被广泛应用于田径项目中。20 世纪 60 年代，人们对 HIIT 进行深入研究后发现，合理安排运动和休息时间的训练方法，可以使运动员达到最佳状态。近年来，许多针对普通健康人群和慢性病患者的相关研究发现，HIIT 对促进健康有很大益处，在某些方面甚至优于传统的中等强度持续性训练。

研究表明，HIIT 能明显改善心肺功能、运动能力和葡萄糖代谢，提升不同人群胰岛素敏感性，减少身体脂肪（尤其是内脏及腹部脂肪），降低体脂率和体质指数（BMI），还有降低血压和空腹血糖等健康效应。

与中等强度运动相比，HIIT 提高了运动强度，锻炼时间显著减少。对于生活忙碌、时间有限的现代人群，HIIT 快速而有效，实用性更强。

HIIT 可作为慢性病患者的运动处方

对于糖尿病患者，HIIT 是一种省时、高效、易于坚持的运动方案，安全性也得到初步证实。HIIT 可以显著提高糖尿病早期患者的血糖控制能力。与持续中等强度有氧运动相比，相同能耗的 HIIT 能更明显地提高糖尿病前期患者的胰岛素敏感性。

HIIT 对慢阻肺患者的康复也有一定作用。从训练方法看，HIIT 既突出训练的强度，又增加训练的间歇，提高了患者完成训练的成功率；从康复效果来看，HIIT 可提高患者的呼吸功能、运动耐力和生存质量。患者在进行 HIIT 前，应由医生进行评估，制订个性化的训练方案，保证患者在训练过程中的安全。

高强度间歇性训练，专业指导不可少

HIIT 运动强度大，对于无锻炼经历者、高龄人群和慢性病患者而言，仍然具有一定危险性。健康人群应在专业教练指导下开展 HIIT 训练，以确保动作标准，避免发生运动损伤。

慢性病患者需要与临床医生进行充分沟通，由医生进行健康状况评价、风险评估及运动测试，以确定是否适合进行 HIIT。在 HIIT 方案实施过程中，需要专业医护人员的指导和相应医疗设施的保障，包括监测患者的心电图、心率、血压等。在锻炼过程中，需要由医生根据患者的情况随时调整运动强度。PM

专家简介

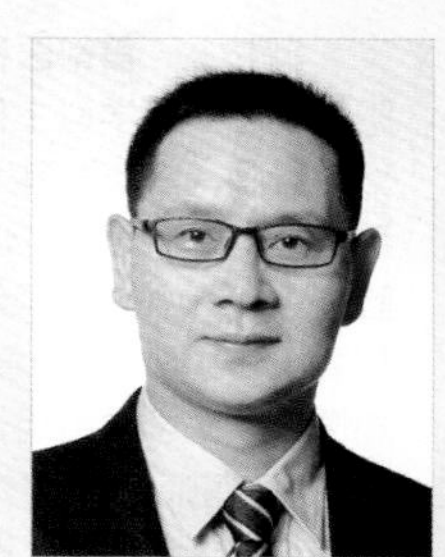

王会儒　上海交通大学体育系副主任、教授，中国体育科学学会武术与民族传统体育分会委员，上海市精品课程“瑜伽”责任人。主要从事运动与健康促进研究。

2019 年 7 月，《健康中国行动（2019—2030 年）》正式发布，围绕疾病预防和健康促进两大核心，提出开展包括健康知识普及行动、合理膳食行动、全民健身行动在内的 15 项重大行动，并分别从个人和家庭、社会、政府三个层面制定了行动方案和目标。

为帮助广大读者充分了解《健康中国行动（2019—2030 年）》的核心知识，本刊从今年起开设“健康中国行动讲坛”专栏。本栏目由中华医学会科学普及分会、中国医师协会科学普及分会和《大众医学》杂志联合主办。

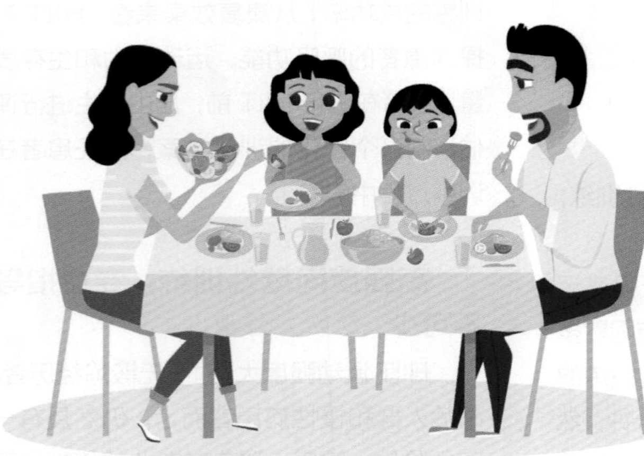

遭遇“气道异物”，抢救争分夺秒

首都医科大学附属北京朝阳医院急诊科主任　郭树彬

说到气道异物引起的窒息，大家并不陌生。当异物堵塞气道或咽喉造成气流受阻时，人就会发生窒息。

成年人吃饭过快，或许一小块鸡肉就可能导致窒息；而对于孩子而言，任何细小的物件都可能引起气道堵塞，甚至窒息。气道异物在儿童意外伤害原因中排前三。一旦发现有人窒息，应争分夺秒进行急救。

专家简介

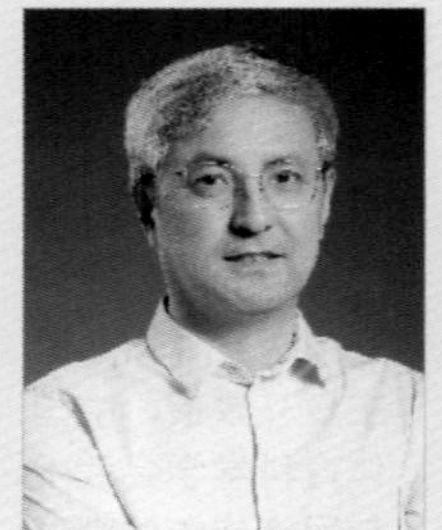

郭树彬 首都医科大学附属北京朝阳医院急诊医学科主任、主任医师、博士生导师，首都医科大学附属急诊医学系常务主任，北京市心肺脑复苏重点实验室主任，中华医学会科学普及分会主任委员，中华医学会急诊医学分会常委、急性感染医学学组组长，中国医师协会常务理事、医学科普分会会长，中国医师协会急诊医师分会副会长、急性感染医学学组组长，北京市医学会常务理事、急诊医学分会副主任委员、医学科普分会主任委员。

快速识别

当气道被异物堵塞后，不同年龄患者的表现不尽相同。儿童主要是哭闹，随之出现口唇青紫，很快出现意识不清；成年人多见咳嗽、憋气、呼吸困难；老年人则常表现为慢性咳嗽、胸闷、反复肺部感染和发热，部分咳嗽能力弱的老年人会很快出现意识不清。

异物窒息的典型表现为呼吸困难，像被人扼住脖子。如果当事人不能给出明确指示，还可以通过以下迹象来判断：

- 不能说话；
- 呼吸困难或呼吸带有杂声；
- 欲用力咳嗽但咳不出；
- 皮肤、嘴唇和指甲发青；
- 意识丧失。

现场施救

导致窒息的原因很多，应根据病因进行救护。解除气道阻塞后，部分患者可迅速恢复。

若确定是异物引起的窒息，应立即对患者实施海姆立克腹部冲击急救法（以下简称“海氏急救术”）进行急救。如果现场只有一名施救者，应在拨打“120”急救电话之前，先对患者实施海氏急救术；如果旁边还有其他人，应在施救同时，请其他人打电话求助。

急救方法：

- 施救者站在患者身后，双臂合拢环抱患者腰部，使患者弯腰，稍向前倾。
- 一手握拳，轻放在患者的肚脐上方。
- 另一手紧握此拳，迅速、有力地向上、向内挤压，好像要提起患者的身体一样。
- 重复以上步骤，直至异物被排出。

扫描二维码，看“海姆立克”急救法视频

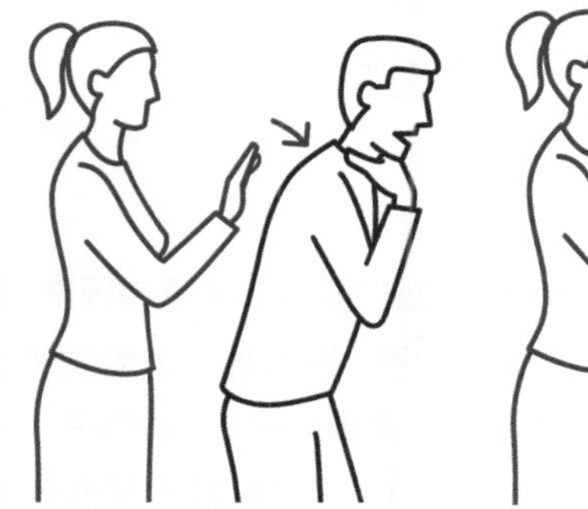

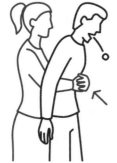

如何自救

- 一手握拳，轻放在自己的肚脐上方。
- 另一手紧握此拳，并俯身压在坚硬的物体上，如椅子或工作台上。
- 用拳头快速由内、向上挤压。

如何救治窒息的孕妇或肥胖患者

- 将手置于比正常的海氏急救术稍高的位置（胸骨底部）。
- 按海氏急救术的步骤操作，快速、有力地挤压患者胸腔。
- 重复以上步骤，直至异物被排出。

如何救治神志不清的窒息患者

- 让患者仰卧在地板上。
- 清理气道。如果在咽喉的后面或上部可以看到异物，用手指将异物轻轻取出。注意不要将异物推入更深的气道。
- 如果异物依然滞留在气道内，且患者没有任何反应，应立即进行心脏复苏术（更关键）。在心脏复苏过程中，压迫胸腔的动作可能会使异物排出。

如何救治 1 岁以下窒息患儿

- 坐在椅子上，将前臂架在大腿上，让婴儿趴在前臂上。
- 用掌根轻柔而平稳地敲击婴儿的后背中部 5 次。在重力和冲击力的共同作用下，异物可被排出。
- 若此法未奏效，让婴儿仰卧在前臂上，头部低于身体。用两根手指挤压婴儿的胸骨中部 5 次。
- 若呼吸仍未恢复，重复上述两个步骤。
- 若异物已排出，但婴儿没有恢复呼吸，应对婴儿实施心肺复苏术。PM

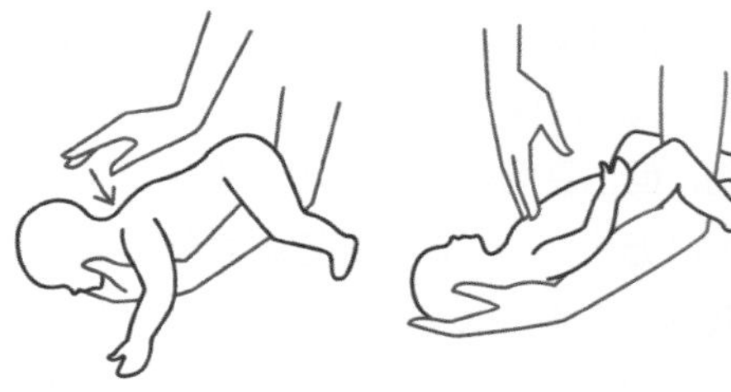

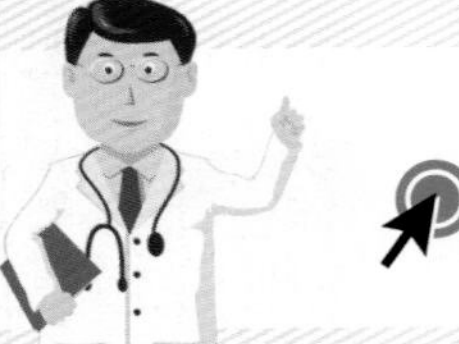

大众导医

网上咨询：popularmedicine@sstp.cn

专家门诊时间以当日挂牌为准

问：民间中医偏方是否可信

自从我儿子出生后，只要他一有发热、咳嗽、腹泻等小毛病，我婆婆就要“搬”出那些民间偏方来。这些偏方可信吗？

江苏 刘女士

复旦大学附属儿科医院中医科主任医师时毓民：虽然不是所有偏方都有用，但部分偏方确实有一些效果。比如：民间常用白萝卜治疗宝宝咳嗽，萝卜入肺，性甘平辛，归肺脾经，具有下气、消食、除痰润肺、解毒生津、利尿通便的功效，有一定的止咳效果，还能减轻咽喉肿痛，为食疗佳品；生姜3片、红糖12克加水煮15分钟后服用，适用于寒性腹泻及部分消化不良性腹泻；梨和川贝可去火清热，适用于风热咳嗽；大蒜性质温和，入脾胃、肺经，缓解风寒咳嗽效果较好；用鲜石榴叶1～3克煎汤内服，对小儿消化不良、面黄肌瘦有一定疗效；用黄芪加水煎汤，冲黑芝麻粉，然后调蜂蜜服用，可润肠通便，适用于气虚便秘小儿；等等。需要注意的是，偏方有一定的局限性，可以用于辅助治疗，但不能单靠偏方治疗疾病。

特需门诊：周三、周四、周五上午

问：治失眠只能用药物吗

我常常失眠，子女建议我服药。我想了解一下，除了药物治疗，还有没有其他治疗方法？

上海 黄先生

上海交通大学医学院附属仁济医院心理医学科主任医师骆艳丽：失眠症状不严重又不想使用药物的患者，可以先尝试自我调节：保持规律的作息时间；在有睡意时才上床，不要在床上做与睡眠无关的事，比如刷手机、看书等；睡前不要大吃大喝或进食不易消化的食物，避免吸烟、喝咖啡或浓茶，不要看容易引起兴奋的书籍和影视节目；保持卧室环境安静、舒适，光线及温度要适宜。睡前可进行放松训练：集中注意力在呼吸上，缓慢深吸气和深呼气，每次10～15分钟。其实到医院心理科就诊，并不等于一定要吃药，医院可以提供一些仪器治疗，如生物反馈治疗、脑反射治疗、音乐放松治疗等，也可改善睡眠。长期失眠会引起周身不适、注意力不集中和记忆力下降，甚至情绪波动、烦躁易怒等，应尽早去医院接受规范诊治。

专家门诊：周四全天（东院）

特需门诊：周二上午（东院）

问：初潮越早，绝经越早吗

我女儿今年10岁，已经来月经了。是不是月经初潮越早，将来绝经也越早？

上海 杨女士

复旦大学附属妇产科医院主任医师邹世恩：月经是伴随卵巢激素周期性变化而出现的子宫内膜周期性脱落及出血。人生第一次来月经（月经初潮）多在13～14岁，主要受遗传控制，但也受营养、体重等因素的影响。女性出生时大约有100万个卵泡，这些卵泡随着年龄增长而逐渐消亡，只有400～500个发育成熟并排卵。从理论上讲，在卵泡数目一定的情况下，月经初潮越早，绝经年龄可能会越早。但实际上，卵巢衰老是一个多因素相互作用、逐渐累积的复杂过程，绝经的年龄主要取决于遗传因素。《黄帝内经·素问》记载：“女子七岁，肾气盛，齿更发长；二七天癸至，任脉通，太冲脉盛，月事以时下，故有子……七七任脉虚，太冲脉衰少，天癸竭，地道不通，故形坏而无子也。”意思是说女性14岁（二七）月经初潮，49岁（七七）绝经。从历史趋势来看，女性初潮年龄越来越早是事实，但绝经年龄几乎没有明显变化。有调查显示，我国女性月经初潮年龄逐渐提前，城市女性平均12.27岁初潮；平均绝经年龄为49.5岁，80%在44～54岁。不少研究也发现，初潮年龄不影响自然绝经年龄。

专家门诊：周四全天（杨浦院区）

特需门诊：周一下午（黄浦院区）

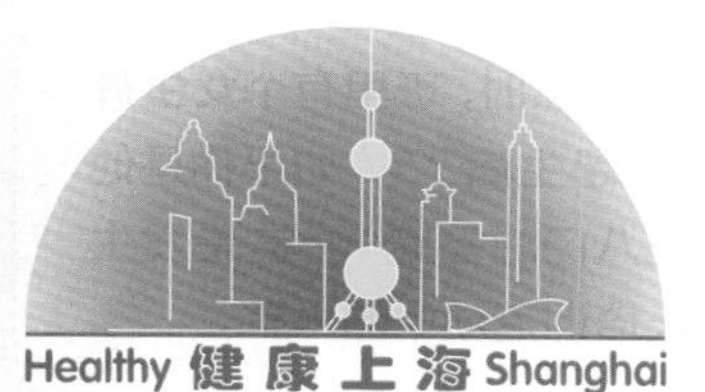
Healthy 健康上海 Shanghai
本版由上海市健康促进委员会协办

2012年，一场突如其来的大病，让38岁的朱娴开始重新省视自己的人生。

职业生涯的前15年，朱娴供职于知名会计师事务所和世界500强企业，随着职务的升迁，压力与日俱增，“几乎是用生命在工作”。经年累月的久坐、少动、高压力，令她的身体一天天走下坡路，体能持续降低，每年至少有两次因发热这样的“小病”而不得不输液治疗，腰酸背痛等各种不舒服更是家常便饭。在大家眼中，戴着一副近视眼镜的她，就是一个文弱的“财务”。

蜕变：从“文弱财务”到“健康达人”

本刊记者/王丽云

大病催生创业梦，聚焦运动和员工健康促进

在那次大病以后，源于一个关于创业的梦，朱娴不断思考，找到了新的“生活和工作方式”，并于2012年底创办了一家以医学健身为核心，为企业提供健康教育、健康促进及健康管理解决方案的公司“爱活力”。

在创业初期，朱娴只是觉得“员工健康促进”这项工作比较有意义，并没有把运动健身运用到自己身上。真正促使她把运动融入生活的，是对运动医学相关知识的系统学习，包括美国国家运动医学会、美国体能运动协会、美国运动医学会、美国运动委员会等国际健身行业认可的“四大认证机构”的课程体系。

她说：“我这个人非常认‘知识’，当我系统学习相关知识后，我的内心就迸发出了行动力。”

“知识”催生“行动力”，运动是良医

朱娴边学习边实践，将有氧运动与力量训练、柔韧性训练相结合，根据自身情况制订了精准、高效的运动计划：每天坚持户外（天气条件允许的情况下）晨跑半小时，同时见缝插针地进行力量训练和柔韧性训练，如深蹲、俯卧撑、拉伸练习等，合计20～30分钟，作为有氧运动的补充。

在坚持运动的同时，她也非常注意营养均衡和作息规律。食物种类多样化，膳食结构合理；早、中、晚三餐能量比例为4：4：2，把早餐做成“大餐”；尽量不熬夜，每晚10～11时睡觉，睡前泡脚；早晨6点跑步……

“运动是良医”，在自己身上，朱娴深刻体会到了这一真谛。5年来，虽然工作压力和以前一样大，但她精力充沛，很少生病，即使出现感冒、发热，也是“一过性”的，很快就自愈了。

2019年4月，朱娴获得美国国家运动医学会颁发的国际私人教练认证。如今，数年前的文弱“财务”形象，已被健美的“教练”形象取代。

作为一名传播健康和科学运动理念的创业者，朱娴认为，科学运动的四个维度包括自我风险评估控制、权威健康知识应用、随处健身时间管理、积极传播科学体系。也就是说，要在科学评估自身健康状况的基础上，根据减脂、增肌、增强心肺功能、促进睡眠等不同目标，制订科学、精准、高效的个性化综合训练方案，并定期加以调整，要善于利用碎片时间，同时还要影响和带动身边的人。PM

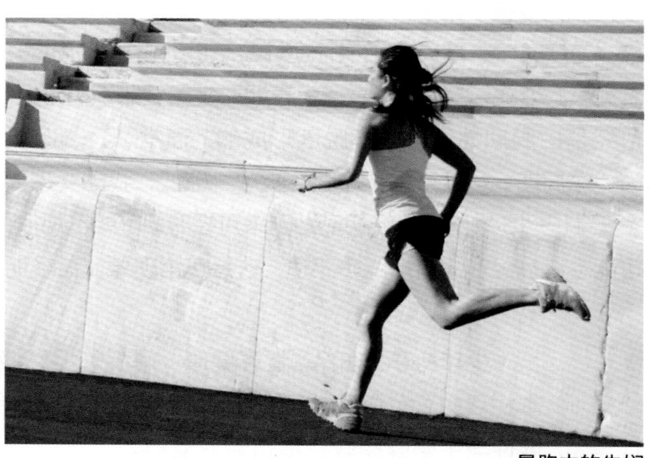
晨跑中的朱娴

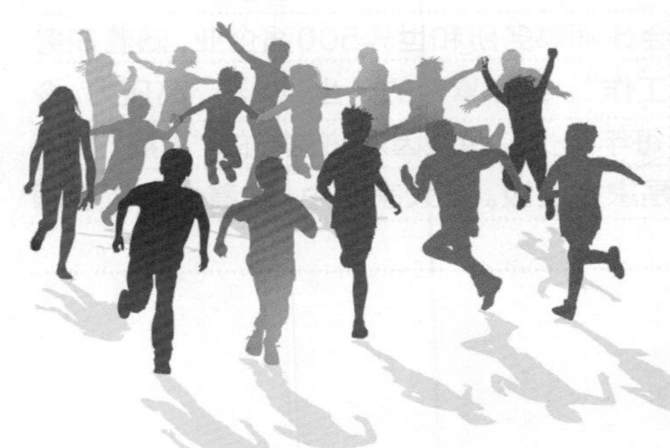

"11岁的男孩放学回家问家长：'今天上体育课时，班里有个女生裤子上突然出现很多血，把同学们都吓坏了，她是不是生病了？'如果你是他的父母，会怎么回答？"羞涩、尴尬、直率，五花八门的答案……这是发生在上海某中学青春健康俱乐部"沟通之道"家长培训活动中的一幕。

走进青春期

中国计划生育协会"青春健康"项目主持人　李 琳

关于青春期，爸爸妈妈一定要知道的"变化"

青春期是由儿童生长发育到成人的过渡时期，是以性成熟为核心特征的身心全面发展阶段。通常女孩在 9 ~ 14 岁进入快速生长期，男孩晚 1 ~ 2 年。他们的大部分生理变化相似，如身高增长、体重增加、汗腺发达、皮肤变化、声音变化（女孩嗓音变细、男孩嗓音变粗）。也有一些不同变化：男孩肩膀变宽，喉结发育，出现胡须，女孩乳房和臀部发育；随着性器官的发育，男孩的睾丸开始产生精子，出现遗精，女孩的卵巢开始排卵，出现月经。伴随生理变化，青春期孩子的心理、情感也会发生变化，变得自信、独立，对未知的将来充满向往，求知欲望、冒险精神大增，渴望得到父母和他人的认同，个体行为受同伴影响较大，注重外表，关注度、探究性增强，等等。

面对"最困扰"问题，知识早知道

青春期孩子的月经、遗精、自慰、异性交往等问题，往往成为令孩子和家长感到困扰或焦虑的问题。作为家长，应当了解科学、准确的知识，理解孩子进入青春期后的一系列身心变化，指导孩子掌握青春期卫生保健知识。比如：月经是由周期性子宫内膜脱落形成的，通常 25 ~ 35 天为一个周期；女孩第一次来月经称为"初潮"，我国女孩大多于 11 ~ 16 岁出现月经初潮；刚来月经时，可能不规律，可能会有痛经、情绪烦躁等不适，这是正常现象；在经期要保持心情舒畅，保证睡眠充足，勿坐浴、游泳，注意保暖；可适当参加体育活动，但要避免剧烈运动。

与孩子讨论"青春期信号"

家庭是孩子成长过程中最重要的环境，父母要学会坦然地和孩子谈论性与生殖健康话题。仍以月经为例：家长要提前与进入青春期的女孩沟通，指导孩子做好心理准备，备好卫生用品，养成良好的卫生习惯。同时，家长要平和、真诚地告诉孩子：初潮意味着女性发育走向成熟，是美好的成长信号，每个女性都会经历；每个人进入青春期会有各自特殊的"成长信号"，要悦纳自我，尊重他人。家长还要引导孩子，让孩子理解：女孩来了月经、男孩出现遗精，标志着具有了生殖能力，但不意味着能承担起生儿育女的责任；身体发出的"成长信号"不等于真正自立，只有通过学习，具备了生存的技能和本领，才有自立的条件。PM

小贴士

青春健康俱乐部是中国计划生育协会倡导建立的开展青春期性与生殖健康教育的活动基地。目前，上海在学校、社区、企业园区建有青春健康俱乐部 61 家，以中国计生协"成长之道""沟通之道"系列培训课程为主，通过参与式教学模式，指导青少年及家长迎接并走进青春期。

少年心事谁知？"青春健康"解惑。坦然谈性，真诚交心，与少年一起走进青春期。本栏目由《大众医学》与上海市计划生育协会合作开设，旨在为学校、家庭、社区开展性与生殖健康教育提供专业支持。

五音中的养生智慧

音乐疗法是与音乐、医学和心理学多学科交叉的非药物疗法，在治疗疾病特别是情志病方面起到积极作用。中医学很早就挖掘出了音乐的治疗作用，让我们走近五音疗法，了解中国传统音乐中的养生智慧。

上海中医药大学附属岳阳中西医结合医院传统中医科主任医师　张振贤

通常认为，五音泛指各种声音。狭义的五音，即宫、商、角、徵、羽，是我国古代五声音阶的名称，首见于春秋时期，相当于西乐的“Do、Re、Mi、Sol、La”。也有观点认为，五音并非指单声，而是指由这五个单声所组成的以其中某个音为主音的调式。

五音与中医

中医认为，节奏分离、音响强烈的刺激型音乐属阳；节奏轻缓、旋律圆润的安静型音乐属阴。中医音乐治疗针对不同聆听者体质禀赋的阴阳偏盛，结合聆听者的年龄、地域、文化及个人喜好，选用不同属性的音乐。维持阴阳动态平衡，是保持机体健康的内在机制，也是中医音乐疗法追求的目标。对阳虚者，予以欢快、热情的音乐旋律“鼓舞阳气”；对阴虚者，则予以清纯、柔润的音乐旋律“滋养气阴”。

五音	角	徵	宫	商	羽
五行	木	火	土	金	水
五脏	肝	心	脾	肺	肾
五志	怒	喜	思	悲（忧）	恐
五声	呼	笑	歌	哭	呻

中医五行学说将自然界万物归为“木”“火”“土”“金”“水”五类物质，研究其运动变化的规律，五行之间存在相生相克的机制，五音分别与五行、五脏、五志、五声联系对应。

五音调身心

五音疗法主要以“五行－五音－五志”理论为依据，通过音乐的艺术感染力影响人们的情绪和行为。唐代诗人白居易曾有诗《好听琴》曰“一声来耳里，万事离心中”，强调了音乐对人情绪的调节功能。宋代文学家欧阳修曾深有感触地说：“用药不如用乐矣。”他自述曾因政事忧伤，形体消瘦，屡进药物无效，后来每天听古曲《宫声》数次，心情逐渐从忧郁、沉闷转为愉快、开朗。

现代研究认为，音乐疗法的主要作用机制包括调节机体神经活动、心理状态、转移消极情绪等。研究焦点多集中于运用五音疗法对慢性疲劳综合征、恶性肿瘤、脑卒中后、焦虑、抑郁等患者负性情绪的调节和睡眠障碍患者睡眠质量的改善等方面。

早期中医的心身综合干预常采用“音药结合”法，如临床常用五音疗法配合理虚解郁方共同治疗慢性疲劳综合征，对调节患者的不良情绪、缓解症状、延缓疾病发展具有一定作用。PM

专家简介

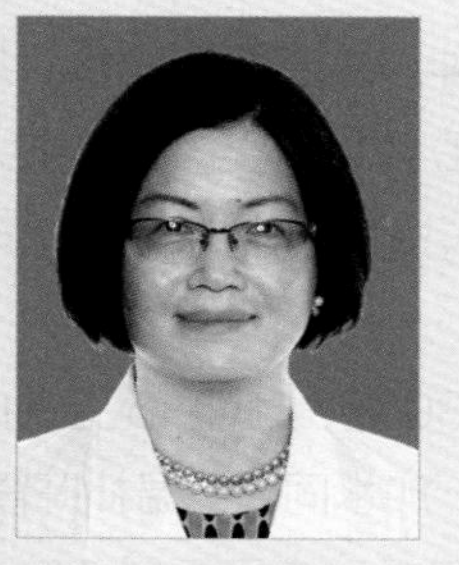

张振贤　上海中医药大学附属岳阳中西医结合医院内科主任、治未病中心主任医师、教授、博士生导师，中华中医药学会络病分会常务委员，上海中医药学会内科常务委员兼秘书长，上海中医药学会神志病专业副主任委员。擅长治疗慢性疲劳、睡眠障碍、口腔溃疡、神经性头痛、高血压、高血脂、心脑血管疾病、月经失调等疾病。

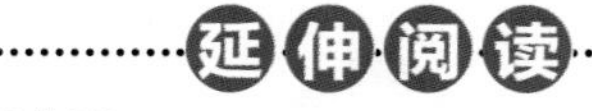

常用的五行曲目：

五音	特点	曲调	代表曲目
宫调	庄重宽宏	沉静淳厚	《秋湖月夜》《鸟投林》《闲居吟》
商调	清净肃穆	铿锵雄伟	《阳关三叠》《广陵散》《高山流水》
角调	朝气蓬勃	亲切爽朗	《步步高》《行街》《鹧鸪飞》
徵调	热情洋溢	活泼轻松	《汉宫秋月》《苏武牧羊》《金蛇狂舞》
羽调	悠扬澄静	凄切柔和	《昭君怨》《塞上曲》《渔樵晚唱》

中医把女性在产褥期间出现腰背、肢体的酸痛、麻木重着，畏寒怕风，关节活动不利，称为“产后身痛”。

产后腰酸背痛，中医来调理

上海中医药大学附属龙华医院妇科　徐莲薇（主任医师）　王月娇

经典方

《沈氏女科辑要笺正》指出：产后身痛“多血虚，宜滋养，或有风、寒、湿三气杂至之痹，以养血为主，稍参宣络”。因此，中医治疗产后身痛需要在益气养血基础上，加以活血通络、祛风、散寒、除湿、宣痹止痛。

● **黄芪桂枝五物汤**　出自《金匮要略》。由黄芪、芍药、桂枝、生姜、大枣组成，具有益气养血、温经通络功效。适用于气血虚弱型产后身痛，症见遍身关节酸楚、疼痛，肢体麻木，面色萎黄，气短懒言，头晕心悸。

● **独活寄生汤**　出自《备急千金要方》。由独活、寄生、杜仲、牛膝、细辛、秦艽、茯苓、桂心、防风、川芎、干地黄、人参、甘草、当归、芍药组成，能补肾助阳、养血祛风、散寒除湿。适用于风、寒、湿邪乘虚入络，症见产后遍身疼痛，肢体关节麻木、肿胀、重着、冷痛，痛无定处，恶寒怕风。

● **秦艽寄生汤**　出自《陈素庵女科补解》。由秦艽、寄生、白芍、当归、熟地、蒲黄、川断、独活、广皮、红花、山楂、香附、乌药组成，具有调和营卫、祛风理气、活血化瘀、行血养血功效。适用于风邪入络、阻滞经脉、气血瘀阻者，症见产后身痛、肢节麻木、手足拘挛、关节肿胀、腰背僵硬、活动不利、疼痛拒按，伴恶露量少、色黯夹块。

● **定痛散**　出自海派陈氏妇科传人陈大年教授《妇科入门手册》。由当归、黄芪、桂心、独活、生姜、韭花、附子等温补之品组成，具有益气养血、活血通络、散寒止痛功效。适用于产后身痛以寒证为主者，症见肢体关节疼痛，屈伸不利，恶寒怕风，冷痛剧烈，得热痛减。

外治法

● **针灸**　取次髎、风市、足三里、悬钟、环跳或阿是穴，先针后灸。

● **热疗仪**　热疗命门、腰阳关、肾俞、八髎或酸痛部位。

食疗方

● **黄芪枸杞鸽子汤**　黄芪30克，红枣12枚，枸杞子15克，鸽子一只，葱姜、黄酒适量，炖汤后食用。益气养血，适用于产后气血虚弱，症见腰酸背痛、肢体麻木、面色萎黄、气短懒言、头晕心悸者。

● **黑米杜仲粥**　杜仲15克，浸泡30分钟后，加2000毫升水，大火烧开，小火烧45分钟，去渣留杜仲水。加入黑米100克、大枣15克、桂圆10枚，熬至粥烂，加入红糖30克食用。温养气血、补益肝肾，适用于产后肝肾不足，症见腰酸背痛、畏寒肢冷者。

● **益母草杜仲红糖水**　益母草30克、杜仲15克、肉苁蓉15克、生姜9克、红糖30克，加水同煮。温补肝肾、化瘀生新，适用于肝肾不足、气血不畅，症见恶露色暗多血块、腰酸背痛、畏寒肢冷者。PM

专家简介

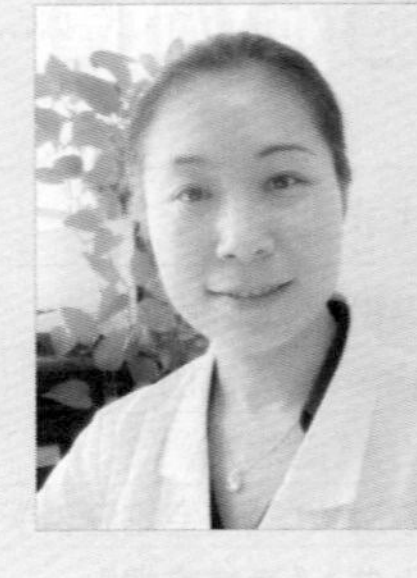

徐莲薇　上海中医药大学附属龙华医院妇科主任、主任医师、教授、博士生导师，中华中医药学会中医妇科、生殖医学分会常委，上海市中医药学会妇科分会、生殖医学分会副主任委员。擅长月经病、不孕症、盆腔炎、子宫内膜异位症、子宫肌瘤、妇科肿瘤等疾病的诊治。

一“抽”莫展，头皮针来帮忙

上海中医药大学附属市中医医院针灸科主任医师　单永华

生活实例

赵女士最近天天发愁，眉头都没有舒展过：儿子从去年起，老是耸肩、摇头、扭脖子、挤眉弄眼，嘴巴、鼻子也常动个不停，开始以为是坏习惯，没太在意；过段时间，她发现儿子喜欢清嗓子，无缘无故地咳嗽；老师反映他上课时总动个不停，有时还说脏话。最近，赵女士带儿子去医院做检查，医生说孩子患有多发性抽动症。

不是所有抽动都叫多发性抽动症

抽动障碍是一种以快速、不自主、突发、重复、非节律性、刻板、单一或多部位抽动为特点的复杂的神经精神障碍。有短暂性抽动障碍、慢性运动或发声抽动障碍、Tourette综合征（即多发性抽动症）三种类型。

病程较长（持续或间断发作超过1年）的慢性、波动性、多发性运动肌快速抽搐，并伴有不自主发声和语言障碍的患者，才能被诊断为多发性抽动症。

本病多于2～12岁起病，患病率为0.3%～1%，男孩发病率较女孩高约3倍。半数患儿的首发症状为简单运动性抽动（如耸肩、摇头、扭脖、挤眉弄眼、嘟嘴、皱鼻等）或简单发声性抽动（咳嗽、清嗓子、秽语等）。有些患儿还伴有注意力缺陷多动障碍（即多动症）、强迫障碍、情绪障碍（焦虑、暴怒等）、睡眠障碍等心理行为障碍。

孩子为什么会得多发性抽动症

多发性抽动症的病因目前尚不明确，可能与遗传因素有一定关联。中医学把本病归入慢惊风、肝风证、风痰证等范畴。从“慢惊风”的病名可以看出，孩子长期处于紧张或易受惊吓的环境中，如遭受过度批评、打骂、家庭暴力等，是重要发病因素。中医认为肝风痰火是本病的“标”，而发病机理之“本”应具体辨证分析，如偏于消瘦的患儿多以肝肾阴虚为本，偏胖的患儿以脾虚痰湿为本，伴过敏症状的多与肺虚外邪侵袭相关。

头皮针疗法显优势

针灸治疗本病有良好疗效，且方法简便、操作安全、无副作用。头皮针是针灸疗法的一种，又称头针疗法，是以经络系统、神经系统和生物全息原理为依据，通过刺激头部特定区域以治疗疾病的一种方法。头部是经脉循行交会之处，刺激头穴可以综合调节人体气血阴阳，恢复脏腑、躯干、四肢的正常功能，从而达到治疗各种抽动症状的目的。

具体操作方法是：常规消毒后，在所选穴位用1寸不锈钢毫针进行傍针刺法（穴位直刺1针，再在旁边斜刺1针）。留针时间30～60分钟，病程长、症状复杂者可适当延长留针时间。同时可配合耳穴贴压。

一般20次为一个疗程，每日或隔日治疗为佳。考虑到患儿多处于学龄期，可适当减少治疗频率，但最好不要少于每周两次。

治“抽”莫急躁

多发性抽动症较难治，症状起伏波动，疗效因人而异。有的患儿扎针数次即不再发，也有迁延数年难愈者。治疗过程中，可能出现病情时轻时重，或新的症状代替旧的症状等情况，要坚持治疗。

早期症状轻、伴随症状少，患儿心理状态好、易配合，则治疗周期短，见效快。家长和老师应支持与积极配合，合理安排患儿的饮食起居，保证其营养，避免其过度紧张和疲劳，预防呼吸道感染，耐心教育和安抚孩子，这些都有助于预防病情加重和复发。PM

专家简介

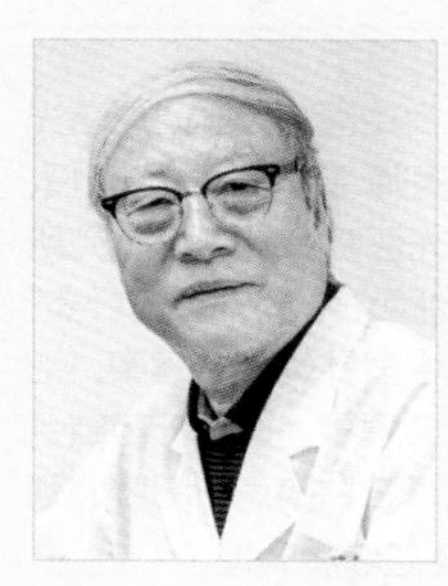

单永华　上海中医药大学附属市中医医院针灸科主任医师，曾任中国针灸学会理事、上海市针灸学会秘书长。擅长头针治疗多发性抽动症、脑卒中（中风）、帕金森病、女性尿道综合征等。

冬意渐深，部分怕冷的人已经迫不及待地“全副武装”了起来。

艾灸和按摩穴位对畏寒怕冷有很好的辅助治疗作用。

哪些穴位能让人暖乎乎地过一冬呢？

在穴位的选取上，有三把钥匙，可以打开身体的“小火炉”，为您添暖加热。

这些穴位 助您温暖一冬

上海中医药大学附属曙光医院针灸科　沈卫东（主任医师）　朱小亮

一、补气驱寒

中医理论中的气是构成人体的最基本物质，具有温煦和防御的作用，是机体热量的来源，既能维持相对恒定的体温，又能够护住肌表，抵抗并祛除寒邪。“气虚为阳虚之渐”，气不足（即气虚）时，就会出现畏寒肢冷的寒性病理变化，机体抵抗外邪的能力也削弱了，此时需要补气驱寒。

❶ 足三里穴

足三里位于小腿前外侧。取坐位，外膝眼（屈膝时膝盖骨外侧的凹陷）下3寸，距胫骨前缘1横指（中指）即为本穴。

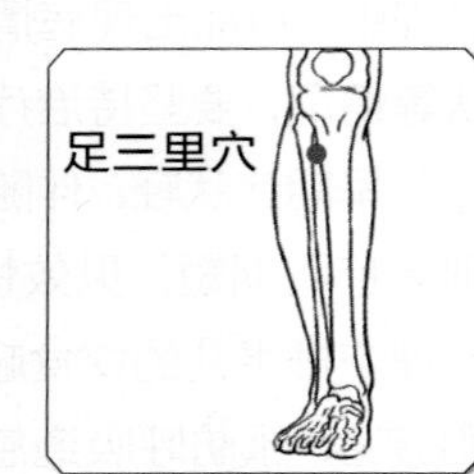

足阳明胃经多气多血，而足三里为胃经合穴，是经气充盛之处。它能化湿、生发胃气，而脾胃为气血生化之源，故有补气驱寒之效。

【艾灸法】艾炷灸5～10壮，艾条悬灸10～20分钟。

【按摩法】用拇指指腹轻轻揉按此穴，或握拳用指间关节叩击此穴，每次15～20分钟。

❷ 气海穴

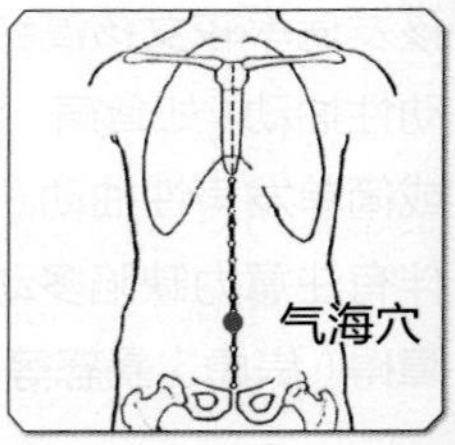

气海穴位于下腹部。取仰卧位或正坐位，从肚脐起沿下腹部前正中线直下1.5寸即为本穴。

气海穴又名“丹田”，位于身体的中央地带，是人体的真气产生的源头。任脉水气在此吸热胀散成为充盛之气，如同气之海洋，有“气海一穴暖全身”的说法。

【艾灸法】艾炷灸5～10壮，艾条悬灸10～20分钟。

【按摩法】右手掌心紧贴气海穴，顺时针按摩，每次15～20分钟。

❸ 风池穴

风池穴位于颈部，枕骨之下。取正坐或俯卧位，在后头骨下两条大筋外缘与耳垂齐平的两凹陷处，用力按压有酸胀感即为本穴。

风池穴是风邪的屏障，胆经气血在此化为阳热风气，有壮阳益气、避寒驱邪之功。

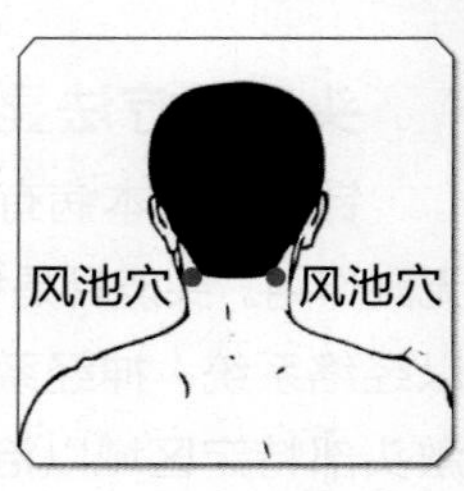

【艾灸法】艾条悬灸5~10分钟。

【按摩法】用大拇指、示指或中指的指腹按压此穴，直到感觉酸胀。

专家简介

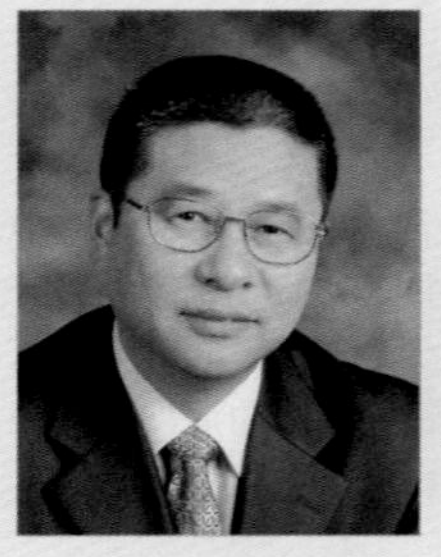

沈卫东　上海中医药大学附属曙光医院针灸科主任医师、康复科主任、教授、博士生导师，曙光医院针刺麻醉研究所所长，上海市非物质文化遗产“杨氏针灸”代表性传承人，中国针灸学会理事，上海市针灸学会常务理事。擅长针药结合治疗失眠、耳鸣耳聋、脑病、肥胖、颈肩腰腿痛、内分泌紊乱、痛症、神经损伤及亚健康调理。

二、固阳驱寒

阳不足则阴盛，阳气虚衰则身体呈衰颓之势，内冷外寒，需要通过补阳固阳来驱避寒气。

❶ 百会穴

百会穴位于头部，前发际正中直上 5 寸，或头顶正中线与两耳尖连线的交点处。

百会为身体诸阳之会，百脉之宗，可振一身之阳，固阳驱寒。

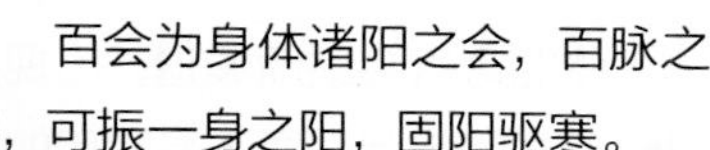

【艾灸法】艾炷灸 5 ~ 10 壮，艾条悬灸 10 ~ 20 分钟，隔姜灸 30 ~ 40 分钟。

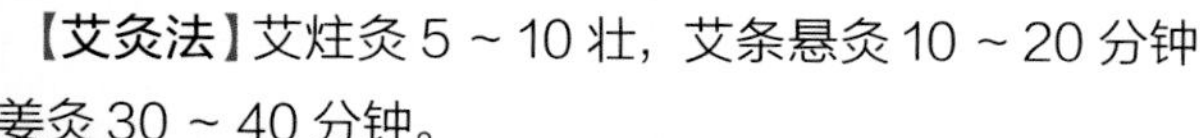

【按摩法】用手掌顺时针按摩，每次 15 ~ 20 分钟。

❷ 大椎穴

大椎穴位于人体后正中线上，取俯卧位或坐位低头，第 7 颈椎棘突下凹陷中。若突起骨不太明显，可活动颈部，颈背部交界处能随颈部左右摆动的高突为第 7 颈椎棘突，不动的骨节为第 1 胸椎。

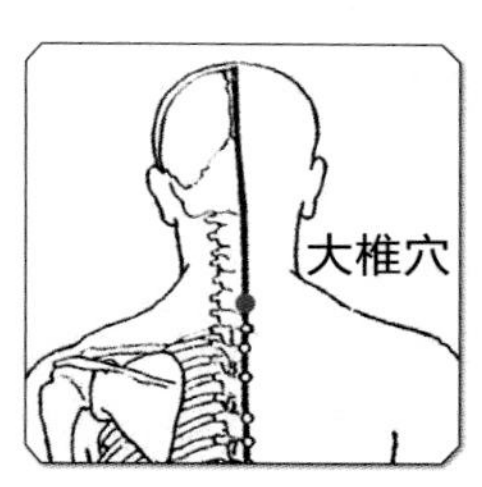

大椎属于督脉，督脉为阳脉之海，且是督脉与手部三阳经的交会穴，堪称“阳中之阳”。

【艾灸法】艾炷灸 3 ~ 5 壮，艾条悬灸 10 ~ 20 分钟。

【按摩法】用示指或中指指腹轻轻揉按此穴，每次 15 ~ 20 分钟。

❸ 神阙穴

神阙穴位于腹中部脐中央，此穴禁针。

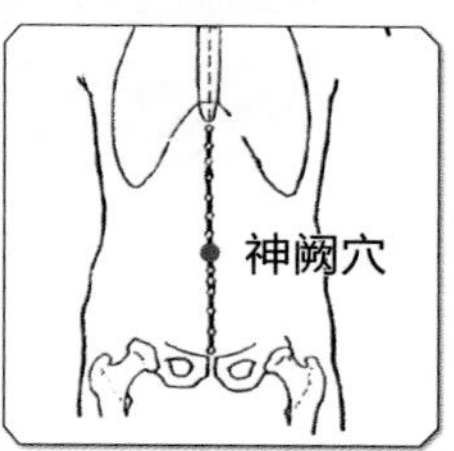

神阙乃任脉阳穴，位于脐中，脐乃“先天之结蒂，后天之气舍”，是五脏六腑之本，元气归藏之根，可鼓舞一身之阳气，具有温通阳气、散寒通络的作用。

【艾灸法】艾炷灸 5 ~ 10 壮，艾条悬灸 10 ~ 20 分钟。

【按摩法】两手相叠，掌心对准并贴在神阙穴来回按摩，每次 15 ~ 20 分钟。

❹ 命门穴

命门穴位于腰部。取坐位或俯卧位，取一线过肚脐中点，水平绕腰腹一周，该线与后正中线交点，按压有凹陷处即为本穴。

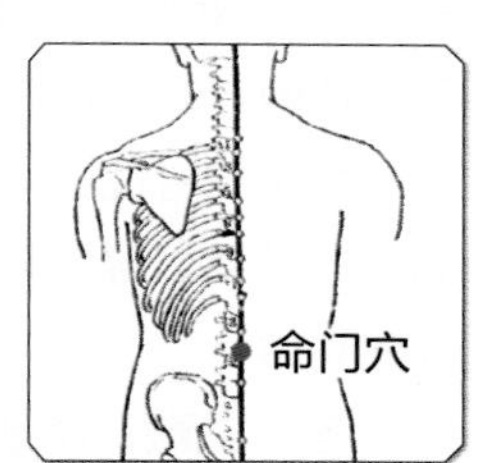

命门是人体生命之门，蕴藏先天之气，为精气之海，其盛衰决定生死。命门之火衰微，则寒邪易侵袭人体，补命门可推动生命之火。

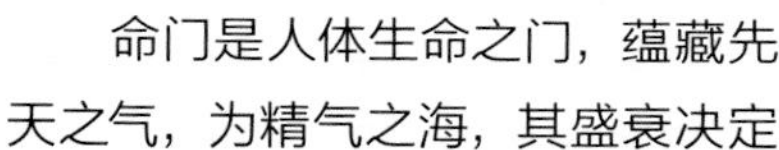

【艾灸法】艾炷灸 5 ~ 10 壮，艾条悬灸 10 ~ 20 分钟。

【按摩法】用手掌的大鱼际、掌根或小鱼际附着在穴位附近来回摩擦，以透热为度。

三、补肾驱寒

肾精亏损的阴虚怕冷之证，一则精不化气、气失温煦，二则虚阳不能潜藏而向上升腾，故怕冷与上火兼有，需要补肾驱寒。

❶ 涌泉穴

涌泉穴位于足底部，足趾屈曲，足底第 2、3 趾趾缝纹头端与足跟连线的前 1/3 处，可见一凹陷即为本穴。

肾经之气犹如源泉之水，从足下涌出灌溉周身四肢各处。经常按揉涌泉穴可以滋肾补阴、阴阳调和，以助驱寒之功。

【艾灸法】艾炷灸 5 ~ 10 壮，艾条悬灸 10 ~ 20 分钟。

【按摩法】双手轻缓地按摩、拍打涌泉穴，直至脚底发热。泡脚时按摩亦可。

❷ 太溪穴

太溪穴位于足内侧，内踝尖与跟腱之间中点，按压有酸胀感的凹陷处。

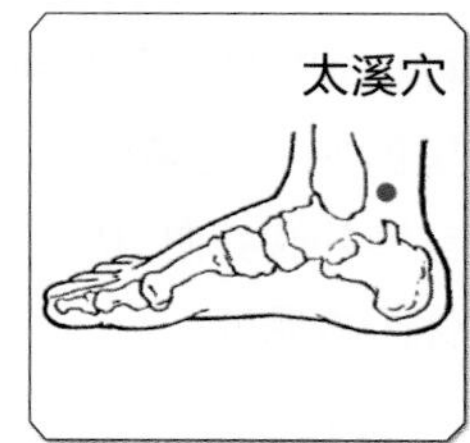

太溪是人体的大补穴，为回阳九穴之一，是肾经原穴，可滋肾阴补肾阳，能补肾驱寒。

【艾灸法】艾炷灸 5 ~ 10 壮，艾条悬灸 10 ~ 20 分钟。

【按摩法】用示指或中指指腹轻轻揉按此穴，每次 15 ~ 20 分钟。PM

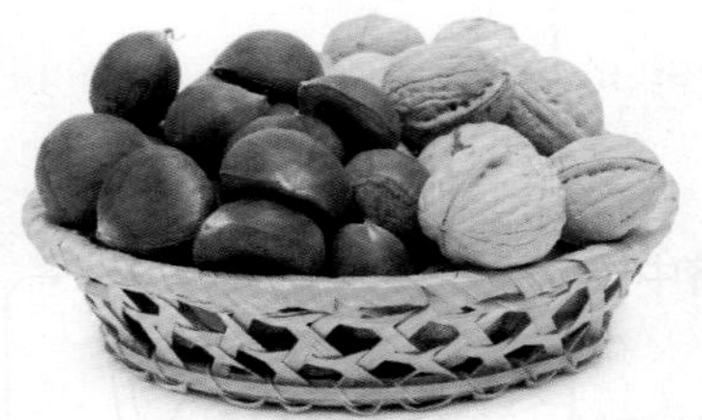

核桃和板栗是很多人冬天非常爱吃的两种小零食，外形都十分饱满可爱。不要小看这二宝，它们可不光能用来解馋，还有补益作用。

冬补二宝：板栗、核桃

山西省中医院内科教授　冯　明

栗子

栗子，也称板栗，被称作“干果之王”，是秋冬养肾第一果。唐代名医孙思邈在《千金方》中记载：“栗，肾之果也，肾病宜食之。”明代药学家李时珍在《本草纲目》中也说：“栗治肾虚，腰腿无力，能通肾益气。”苏辙也曾写《服栗》诗称颂咀嚼生栗子治疗他老来“腰脚病”的食疗功效。

栗子味甘性温，无毒，入脾、胃、肾三经，有益气补脾、厚肠胃、补肾强筋、活血止血的功效。

冬季主藏，肾藏精，中医理论将肾脏与四时中的冬季相对应，冬季养肾可以起到事半功倍的保健功效。随着年龄增长，人体的肾气会逐渐衰退，出现腰膝酸软、筋骨疼痛、牙齿松动、尿频、月经不调等症状，栗子是常用的补肾食材。

栗子的吃法非常多，如生食、煮食、糖炒，也可以做菜、加工成糕点等。用栗子熬粥有健脾胃、增进食欲之功，适合脾胃虚寒的人食用。

［验方锦囊］

● **栗子猪肾粥**　栗子10个去壳，粳米60克，猪肾（去筋膜，切小块，过开水烫3分钟）100克，共煮粥食。具有补肾健脾的作用，适用于腰膝酸软、脚弱乏力等症。

● **板栗止咳汤**　栗子100克（去皮壳），玉米须20克，陈皮10克，贝母10克，水煎服。具有健脾止咳的功效，主治慢性支气管炎咳嗽痰多、胸闷气短等症。

核桃

核桃又名“胡桃”，与榛子、杏仁、腰果并称为“世界四大坚果”。因营养丰富，有“万岁子”“长寿果”“养生之宝”的美誉。

中医认为，核桃性味甘温，有补肾温肺、润肠通便的作用，肾阳不足、精神萎靡、腰膝冷痛、尿频及肺虚久咳之人适合食用。《神农本草经》将核桃列为轻身益气、延年益寿的上品。

红枣夹核桃是山西名特产之一，是一种将剥好的核桃仁夹在剖开的红枣（干枣）里的味美又简便的食品。核桃补肾益气，红枣补脾养血，功效互补，可作为早餐点心、休闲食品等。

［验方锦囊］

● **核桃补肾膏**　核桃仁250克（捣烂），补骨脂60克（酒蒸），黑芝麻60克（炒），五味子30克，枸杞子60克，共研碎末，加蜂蜜250克调匀食。每次2匙，开水调服，一日2次。具有补肾定喘的作用，适用于肾虚喘嗽、腰腿疼痛等症。

● **排石蜜**　核桃仁500克（烤黄），鸡内金250克（炮研细末），蜂蜜500克。将核桃仁、鸡内金研细成粉，投入熬化的蜂蜜中搅匀，再熬5分钟装瓶。每次服1汤匙，每日3次，服后多饮开水，15～30日为一个疗程。适用于肾结石的辅助排石。

● **乌发糖**　核桃仁250克，黑芝麻250克，红糖500克（可根据个人口味增减）。红糖加水熬至稠厚，加入炒香的黑芝麻、核桃仁，搅拌均匀后装盘、摊平、晾凉，用刀划成小块后装瓶。早晚各食三块，具有改善白发的作用。PM

专家提醒

● **栗子虽味美，别贪嘴**　栗子多食滞气，影响消化功能。且其含糖较高，多食影响代谢，糖尿病患者更应注意。

● **一勺核桃半勺油**　核桃属于高热量食物，每天食用最好不超过40克。发苦、有哈喇味的核桃可能含有致癌物质——黄曲霉毒素，一旦吃到，应马上吐掉。

喝茶是一门学问，在茶中适量添加合适的药物有助于机体顺应节气变化，起到养生保健的作用。药食同源的药物不胜枚举，可以根据不同季节与情况选择。

中药“茶伴侣”

上海中医药大学教授　王海颖

冬季“特供”类

冬季是人体代谢较为缓慢的时期。中医认为，此时是“养藏”的良好时机，而顾护阳气乃冬日养生的重要原则。冬季适合用下列药物泡茶饮。

● **生姜**　味甘、辛，性温，归肺、胃、脾经，具散寒解表、温中止呕、温肺止咳、解鱼蟹毒的功效，常用于治疗胃寒呕吐、外感风寒、肺寒咳嗽，是冬季茶饮的“老朋友”。生姜芝麻茶、生姜枇杷茶、姜糖茶等都是民间治疗感冒咳嗽、头痛的验方。

● **肉桂**　味辛、甘，性热，归肾、脾、心、肝经，具补火助阳、散寒止痛、温经通脉的功效，常用于治疗肾阳不足及命门火衰之畏寒肢冷、腰膝酸软、阳痿遗精、小便不利或频数、短气喘促、浮肿尿少诸证。民间常用肉桂、生姜以1：3的比例，煎水代茶热饮，以温肾补阳、祛寒止痛。

● **枸杞子**　味甘，性平，归肝、肾经，具滋补肝肾、益精明目的功效，常用于治疗肝肾阴虚导致的目暗不明、两目干涩、腰膝酸软、须发早白。枸杞子平而不热，有补水制火之能，可配伍少量菊花，热水冲泡饮用。

● **丁香**　味辛，性温，无毒，归脾、胃、肾经，具温中降逆、暖肾助阳的功效，常用于治疗胃寒呃逆、脘腹冷痛、寒疝疼痛。治疗呃逆（打嗝），可嚼服丁香，徐徐咽下；也可与生姜、肉桂配伍，用热水冲泡。需注意，此丁香为桃金娘科植物，主要栽种于东南亚，与大家喜爱的观赏花卉小乔木丁香花（木犀科）是不同的植物。

四季皆宜类

一些药物的药性较平和，口感怡人，适宜四季泡茶饮用。

● **大枣**　味甘，性温，归心、脾、胃经，具补中益气、养血安神的功效。大枣虽好，但不可服用过多。小儿疳病、齿痛、痰热者不宜食用。生姜、大枣经常配伍用于四季茶饮。

● **玫瑰花**　味甘、微苦，性温，归肝、脾经，具理气解郁、活血止痛的功效。冲泡玫瑰花代茶饮可用于治疗肝气犯胃导致的胃痛。

● **山楂**　味酸、甘，性微温，归脾、胃、肝经，具消食健胃、行气散瘀的功效，常用于治疗饮食积滞、泻痢腹痛、气滞血瘀之胸口闷痛及胁肋疼痛，四季皆能食用。尤其适合产后妇女和儿童食用，可冲泡代茶饮，也可加入冰糖或蜂蜜调节口感。

● **麦冬**　味甘、微苦，性微寒，归肺、胃、心经，具滋阴润肺、益胃生津、清心除烦的功效，常用于治疗肺燥干咳、津伤口渴、心烦失眠、大便秘结等症。《外台秘要》中引崔氏方，取麦冬、小麦、枸杞子以1:2:3的比例加水煮至小麦熟，可泻火解毒。麦冬是常用的养生佳品，最适合阴虚者日常饮用。

● **陈皮**　味苦，性温，具理气健脾、燥湿化痰的功效，用于治疗脾胃气滞、痰湿阻滞。陈皮又名黄橘皮，为芸香科植物橘及其栽培变种的干燥成熟果皮，常与半夏配伍，可组成祛痰经典名方“二陈汤”，主要用于治疗脾失健运、湿聚成痰的湿痰证。

应季花茶类

● **桂花**　味辛，性温，无毒，归肺、脾、肾经，具温肺化饮、散寒止痛的功效，可用于治疗痰饮潮咳、肠风血痢、疝气腹痛、牙痛、口臭。

● **菊花**　味甘、苦，性微寒，归肺、肝经，具疏风清热、平肝明目、解毒消肿的功效，常用于治疗风热感冒、头痛眩晕、目赤肿痛、眼目昏花、疮痈疔毒。

● **芙蓉花**　味辛、微苦，性凉，归肺、心、肝经，具清热解毒、凉血止血、消肿排脓的功效，常用于治疗肺热咳嗽、吐血、腹泻、痈疽肿毒恶疮。PM

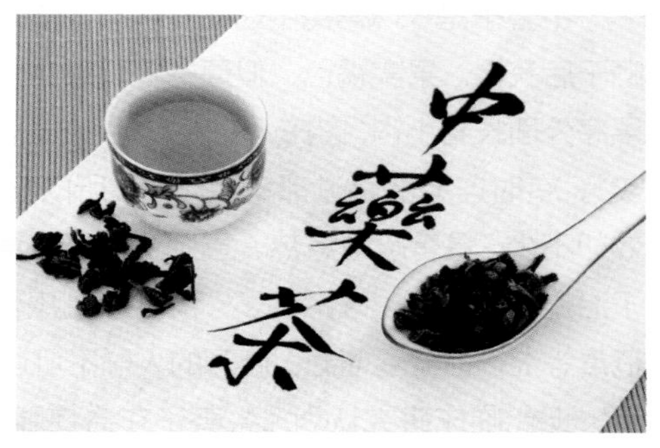

“白肌人参”牛蒡

上海中医药大学附属龙华医院肾病科主任　钟逸斐

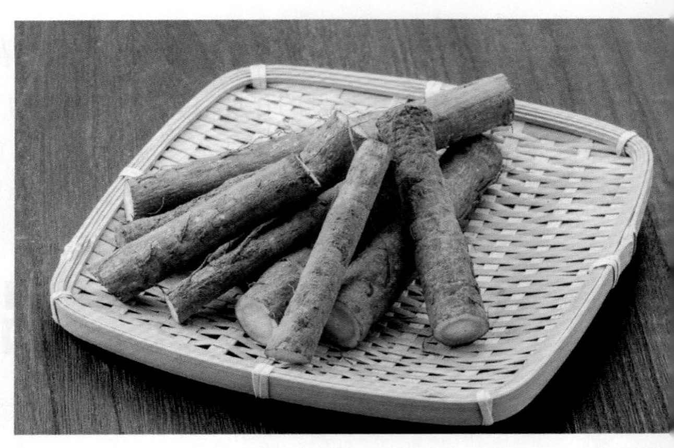

近日，上海中医药大学附属龙华医院钟逸斐主任团队及西奈山伊坎医学院合作研究的论文成果《牛蒡苷元通过激活足细胞中PP2A治疗糖尿病肾脏疾病》发表在国际标志性期刊*Nature*的子刊上。

临床研究表明，牛蒡子可以显著降低糖尿病肾病患者的蛋白尿水平。牛蒡苷元是牛蒡子的主要单体成分，该研究首次从细胞层面揭示了牛蒡苷元的肾脏保护机制，证实了牛蒡苷元的抗炎症和抗肿瘤作用。

牛蒡是桔梗目菊科二年生的草本植物，原产于我国，以野生为主，公元940年前后传入日本，并被培育成优良品种，有“东洋参”之誉，在日料店人们可以吃到牛蒡制成的各种美食，如牛蒡卷、金平牛蒡等。

牛蒡凭借其独特的香气、纯正的口味、极高的营养和药用价值走俏市场，被誉为“白肌人参”。它的全身都是宝，牛蒡子可以入药，而根和叶子常作为蔬菜食用。

小小牛蒡子，入药功效多

牛蒡子是一味常用中药，由秋季成熟时采收果序、打下果实、除去杂质、晒干后获得。果实褐色、似葡萄核，果序外壳如栗子球，小而多刺。由于果序外面长着小钩，钩在人的毛衣、头发上，常难取下来，古人把它称作“恶实”，有时连老鼠路过都幸免不了，所以又称“鼠粘子”。它体积不大，功效却不少，具有疏散风热、宣肺透疹、解毒利咽、通便导滞的作用，常用于治疗风热感冒、咳嗽痰多、麻疹、风疹、咽喉肿痛、痄腮、丹毒、痈肿疮毒等症，但容易便溏、腹泻的人群不可过多食用。

现代临床研究认为，牛蒡子在治疗肿瘤、高血压、肾炎，延缓衰老，预防老年痴呆、细菌感染、糖尿病等方面，都有一定效果。

长长肉质根，鲜脆营养全

牛蒡的主要食用部分是肥大的肉质根，叶柄及嫩叶也可食用。作为一种药食同源的蔬菜，营养价值高。

牛蒡根富含菊糖和人体所需的多种维生素及矿物质，其胡萝卜素含量在蔬菜中居第二位，蛋白质和钙含量均为根茎类蔬菜之首。丰富的牛蒡寡糖和水溶性膳食纤维能加速胃肠蠕动，既能预防便秘，又能调节血脂、防肥胖。对于深受便秘或肥胖困扰的人们来说，是再合适不过的食物佳选。牛蒡叶也含多种营养成分——胡萝卜素、维生素C、绿原酸和木脂素，有一定的抑菌、提高人体免疫力和抗氧化作用。PM

延伸阅读

牛蒡根的外形和山药很相似，不少人误认为牛蒡根是铁棍山药的一种，其实两者相差甚远。牛蒡根呈长倒卵形，略扁，微弯曲，表面灰褐色，比山药更细长。山药根茎粗大，呈圆柱形，表面较光滑，极脆，轻轻一掰就会折断，断面黏稠。

不少女性朋友一到冬天就会变得手脚冰凉。中医认为，手脚冰凉是各种原因导致阳气难以达到四肢末端，手脚失于阳气温煦所致。主要病因病机包括阳气虚弱、感受寒邪、血虚、血瘀、肝郁、邪热内郁等。阳气不足是手脚冰凉最常见的证型。患者应注意保暖，保证睡眠，适当增加运动，在睡前可用热水泡手脚，并适当进食一些温补食物，如山药、羊肉、生姜、桂圆等。在此基础上，一些简便易行的调治验方也有一定疗效，患者可在医生指导下合理应用。

手脚冰凉简易调治方

上海交通大学附属第一人民医院中医科　刘巧丽　王松坡（教授）

红枣山药生姜汤

主治轻微畏风寒、手足不温的阳虚患者，外寒侵袭所致手足冰凉者也可试用。取红枣 8 ~ 10 枚、山药 30 克、生姜 10 克，加红糖或蜂蜜适量，每日一剂，煮水代茶频饮。红枣具有补虚益气、养血安神、滋肾暖胃等功效；山药是补虚妙品，能通补脾肺肾；生姜暖胃，助阳散寒；红糖和蜂蜜甘温，具有益气补血、健脾暖胃、活血化瘀的作用。诸药合用可温经散寒，助力阳气达于四肢末端。

甘草干姜汤

本方源于医圣张仲景《金匮要略》。方中甘草为君药，用量宜稍大，可取炙甘草 15 克、干姜 10 克，煮水代茶频饮。炙甘草重用可以补心肺之气、强心肺之阳；干姜性温热，可温脾肺之阳，温中散寒、助阳通脉。两者合用，心肺阳气得以强化，温煦之功得复，手足冰凉得以改善。

当归生姜羊肉汤

该方源于《金匮要略》。取当归 20 克、生姜 30 克、羊肉 250 克（切块），放入砂锅炖至羊肉熟烂，喝汤食肉，具有温中补血、祛寒止痛功效。

附子理中丸（汤）

本方出自《阎氏小儿方论》。取干姜、人参、白术、炙甘草、附子各 10 克，水煎服，每日一剂。诸药合用可以健脾温中、振奋阳气，尤其适用于脘腹冷痛等脾胃虚寒证的手足冰凉者。

黄芪桂枝五物汤

本方源于《金匮要略》，为常用的温经散寒剂之一，具有益气温经、和血通痹之功效。黄芪 15 克、桂枝 10 克、芍药 10 克、生姜 20 克、大枣 8 ~ 10 枚，水煎服。黄芪甘温益气，桂枝散风寒而温经通痹，芍药养血和营而通血痹，生姜辛温，大枣甘温，诸药合用可以温运助阳。

当归四逆汤

本方源于张仲景《伤寒论》。方用当归 15 克、桂枝 10 克、芍药 10 克、细辛 3 克、通草 5 克、大枣 8 枚、炙甘草 5 克，水煎服。当归甘温养血和血，桂枝辛温而主温经散寒、温通血脉，细辛温经散寒，白芍养血和营，通草通经脉、以畅血行，大枣、甘草益气、健脾、养血。本方的配伍特点是温阳与散寒并用，养血与通脉兼施，温而不燥，补而不滞。

四逆散

本方源于《伤寒论》。方取炙甘草、枳实、柴胡、芍药各 10 克，水煎服，具有疏肝理脾、透邪解郁之功。柴胡升发阳气、疏肝解郁、透邪外出，白芍敛阴养血柔肝，枳实理气解郁、泄热破结，甘草调和诸药、益脾和中。原方用白饮（米汤）和服，亦取中气和则阴阳之气自相顺接之意。PM

延伸阅读

将生姜、肉桂、花椒、辣椒、艾叶、桂枝、附子、细辛等辛温之品煮水后，用于泡澡或浸泡手足，亦可起到温阳散寒、通络宣痹的作用。此外，经常按揉涌泉穴、劳宫穴、气冲穴、足三里穴，拍打肾俞穴等，对改善手脚冰凉也有一定效果。

在老百姓眼中，糖皮质激素是“汝之蜜糖，彼之砒霜”。“蜜糖”是因为它在疾病治疗中应用广泛且效果显著；“砒霜”是指它的不良反应较多，对患者外形改变较为明显。糖皮质激素到底扮演着什么样的角色？其家族成员众多，相互之间又有何区别呢？

做客 糖皮质激素家族

华中科技大学同济医学院附属协和医院儿科副主任医师　周 芬

糖皮质激素是由肾上腺皮质分泌的一类甾体激素，具有调节糖、脂肪、蛋白质合成和代谢、应激及免疫功能等生理作用。同时,它也是临床上广泛应用的药物，具有抗炎、免疫抑制、抗休克和抗毒作用。

糖皮质激素家族有哪些成员

市面上的糖皮质激素药物很多，那些名字中包含“××松”“××松龙”的药物，往往都是这个家族的成员。糖皮质激素按来源可分为内源性和外源性两大类，可的松和氢化可的松属于前者，泼尼松、地塞米松、泼尼松龙等属于后者。临床上一般根据血浆半衰期的不同，将激素分为短效、中效、长效三类。

糖皮质激素的不同种类

种类	名称	作用时间	注意事项
短效激素	氢化可的松、可的松等	8～12 小时	与内源性激素功能相同，适用于生理性替代治疗
中效激素	泼尼松、泼尼松龙、甲基泼尼松龙等	12～36 小时	对下丘脑－垂体－肾上腺皮质轴抑制作用相对较弱，可长期服用
长效激素	地塞米松、倍他米松等	36～54 小时	对下丘脑－垂体－肾上腺皮质轴抑制作用长而强，不宜长期使用

不同“量级”成员，发挥不同作用

临床上一般将激素的治疗剂量分为小剂量、中剂量、大剂量和冲击剂量。不同疾病应用激素治疗的目的不同，疗程也不一样，原则上是使用时间越短越好。在使用激素期间，患者应注意是否出现高血压、高血糖、感染等不良反应。

糖皮质激素的不同使用剂量

剂量	适应证	注意事项
小剂量激素（相当于泼尼松 ≤ 7.5 毫克 / 天）	肾上腺皮质功能减退的替代治疗、自身免疫性疾病和炎性疾病的维持治疗等	不良反应小，可长期使用
中剂量激素（相当于泼尼松 7.5～30 毫克 / 天）	大多数自身免疫性疾病、血液病和过敏性疾病的起始治疗等	治疗效应呈显著的剂量依赖性，不良反应也随用药剂量的加大和用药时间的延长而增加，疗程一般不超过 8 周
大剂量激素（相当于泼尼松 60 毫克 / 天）	重症自身免疫性疾病、肾上腺危象、急性过敏反应等	不良反应严重，不能长期使用，疗程一般不超过 8 周
冲击疗法（相当于泼尼松 > 500 毫克 / 天）	病情严重可能危及生命等	一般静脉给药，多为甲泼尼松 1 克 / 天，连用 3～5 天后逐渐递减至小剂量维持或停药

“各司其职”，还需“各行其道”

糖皮质激素的给药方式分为全身给药和局部给药。全身给药包括口服、静脉和肌内给药。局部给药有吸入、关节内注射、滴眼、滴耳、皮肤外用等。病种不同，最优使用途径也有差异。

在呼吸系统疾病中，哮喘患者常常会使用糖皮质激素进行局部雾化吸入治疗。经气道吸入或鼻腔给药的目的是将药物直接输送到咽喉部，直接作用于呼吸道，以提高病变部位的药物浓度，从而达到迅速起效的目的，且用药剂量较全身用药显著降低。吸入激素是哮喘患者的首选用药，口服泼尼松、静滴泼尼松龙也可用于中重度哮喘急性发作、重度持续哮喘早期治疗，但起效时间较吸入慢，至少需要4小时。口服激素和静脉给药的疗效相当，但安全性更高。静脉使用甲泼尼龙、氢化可的松一般用于严重急性哮喘发作和危重哮喘，无激素依赖者可在短期内直接停药，有激素依赖倾向者应在控制症状后改为口服用药，并逐渐减量后停药。

在风湿免疫科或血液科，激素的应用以口服居多。自身免疫性疾病和炎性疾病常用糖皮质激素来控制疾病进展，如系统性红斑狼疮、皮肌炎、血管炎等。在疾病活动期，患者需口服大剂量泼尼松或甲泼尼龙；症状较轻者，可使用中剂量激素；病情稳定后，可改用小剂量激素维持治疗；只有在病情危重或难治的情况下才选用甲泼尼龙静脉冲击治疗。在血液病的治疗中，激素主要发挥免疫抑制和刺激骨髓造血的作用。

此外，糖皮质激素还常被应用于皮肤科及眼、耳、鼻喉科。皮肤科应用较多的是糖皮质激素药膏或药水外用，严重者也可选用口服或静脉使用激素；眼科、耳鼻喉科多用糖皮质激素药水滴眼、涂抹或滴鼻。

三类人群慎用糖皮质激素

在相同疾病状况下，儿童和成人使用糖皮质激素的途径大致相同，不同的是儿童药物剂量需要按照体重或体表面积精确计算，且使用时需更加谨慎。因为糖皮质激素会抑制儿童生长发育，还有导致骨质疏松症、股骨头缺血性坏死、青光眼、白内障的风险，故应尽量采用短效或中效制剂。除儿童外，孕妇及哺乳期女性在使用激素时也应格外注意。妊娠最初3个月内的用药安全性尚存在争议，妊娠期使用吸入型激素（特别是布地奈德）相对安全，但也有激素存在可疑致畸的风险。由于糖皮质激素可经由乳汁对婴儿造成不良影响，故哺乳期女性应在医生指导下用药。

总之，糖皮质激素临床作用广泛，使用途径众多，治疗效果明显，但也是把“双刃剑”。无论是医生还是患者，使用糖皮质激素治疗前均需权衡利弊。医生会根据不同疾病及疾病状态，选择合理的剂型、剂量、给药方式和用药时间，从而发挥最大的药效；患者也须严格遵医嘱使用，只有这样才能尽可能减少药物不良反应的发生。PM

特别提醒

糖皮质激素之所以让人闻之色变，原因不外乎其不良反应众多，比如库欣综合征（满月脸、水牛背）、骨质疏松、高血糖、高血压、免疫抑制、诱发或加剧胃十二指肠溃疡等。为尽可能降低副作用，需注意以下事项。

❶ 糖皮质激素引起的不良反应与用药品种、剂量、疗程、用法明显相关，应在医生指导下规范使用。停药前，尤应遵循“先快后慢”的原则逐渐减量，不宜骤停，以免引起停药反应和反跳现象。

❷ 服用激素的最佳时间为早晨7～8时，可最大限度地减少发生肾上腺皮质功能下降或皮质萎缩等不良后果。

❸ 患有活动性消化性溃疡、严重高血压、严重糖尿病、未能控制的感染（如水痘、真菌感染）、骨折、结膜炎及溃疡性角膜炎、较严重的骨质疏松、癫痫者，新近接受大型手术者，有严重精神病史者，以及处于妊娠初期及产褥期者，应尽量避免使用糖皮质激素。

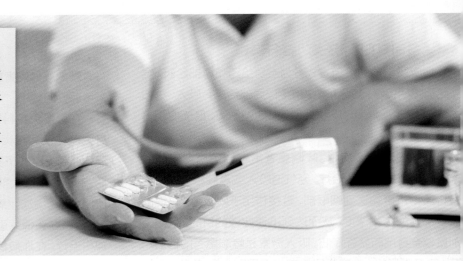

生活实例

李先生今年70岁，近十年来，每年体检都发现血压升高，收缩压波动于160～170毫米汞柱，舒张压在正常范围。李先生觉得自己仅仅是收缩压升高，没有任何不适，一直没有重视，也没有服用降压药。近半年来，他时常出现胸闷、头晕等症状。医生告诉他，这与他长期收缩压升高、未及时使用降压药有关。

单纯收缩压升高，要服用降压药吗

上海交通大学医学院附属第九人民医院心内科　陈侃　张绘莉（副主任医师）

收缩压高于140毫米汞柱，或单纯舒张压高于90毫米汞柱，或两者均升高，都属于高血压。以收缩压升高为主的高血压多见于老年人，主要与动脉硬化有关。

高血压是心脑血管疾病的主要危险因素之一。如果血压没有得到很好控制，可导致冠心病、心力衰竭、脑梗死、脑出血等严重疾病，并可累及肾、眼等，造成严重后果。一旦确诊为高血压，无论是哪种类型，都需要尽早开始规范的降压治疗。过去曾有观点认为，舒张压升高比收缩压升高危害更大。但是近二十年来，大量研究结果证明，单纯收缩压升高同样与心脑血管疾病密切相关，甚至比舒张压升高更危险。

服降压药，舒张压不能低于60毫米汞柱

目前主流的降压药，包括钙离子拮抗剂（地平类）、血管紧张素转化酶抑制剂（普利类）、血管紧张素受体拮抗剂（沙坦类）等，都可以作为首选降压药。需要注意的是，大部分降压药既能降低收缩压，也会降低舒张压。对单纯收缩压升高的患者而言，降压治疗可能会使舒张压进一步降低，而舒张压过低会导致冠状动脉供血不足，造成心肌缺血，引发心绞痛。因此，患者在服用降压药时，需每日测量血压。如果发现舒张压过低（低于60毫米汞柱），应及时就诊，由医生决定是否需要调整降压药。如果单用一种降压药不能很好地控制血压，有时需要联合使用两种或多种。

关注3点事项

❶ 在医生指导下用药。患者不要轻信网络上一些不负责任的宣传，也不要跟着别的患者吃药。只要在医生指导下用药，大部分患者的血压都能得到良好控制。

❷ 不要擅自停药。高血压是一种不能治愈的慢性病，需要长期用药控制，自行停药会造成血压大幅波动，甚至可能引发心脑血管意外。高血压患者应遵照医嘱规范服药，切不可自行停药。

❸ 每日测量血压。患者家中应备血压计，每日晨起和下午各测量一次血压，并做好记录，以便医生更好地了解血压情况，调整降压治疗方案。

此外，高血压患者还应养成健康的生活方式，清淡饮食，减少食盐摄入，注意休息，放松心情，避免剧烈运动、过度劳累及情绪激动。PM

无论用不用降糖药，并发症都无法避免吗

战略支援部队特色医学中心糖尿病中心主任医师　许樟荣

在临床上，我们经常可以看到这样的情形：有的糖尿病患者尽管血糖控制很好，但依然出现了糖尿病并发症，如眼底病、肾脏病等，有的甚至十分严重；有的糖尿病患者尽管血糖控制不理想，却没有出现明显的糖尿病并发症。于是，一些患者想当然地认为："使用降糖药控制血糖没有意义。"这个观点正确吗？

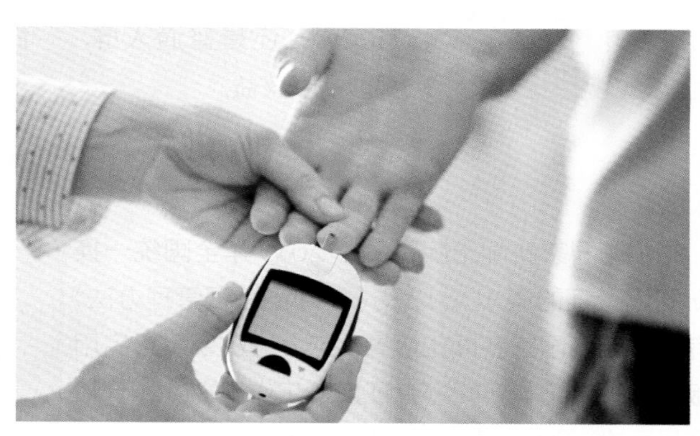

控制高血糖能够有效避免糖尿病急性并发症的发生；控制好高血糖和心血管病危险因素，同时坚持健康的生活方式，可以减少、延缓糖尿病并发症的发生和发展。显然，这里都有降糖药的功劳。

控制血糖，可延缓并发症的发生和发展

糖尿病急性并发症曾经是糖尿病患者，尤其是1型糖尿病患者的主要死亡原因。在胰岛素被发现并应用于临床以前，1型糖尿病患者主要死于酮症酸中毒和感染。胰岛素是特殊的降糖药，是1型糖尿病患者的"保护神"。使用胰岛素治疗可使1型糖尿病患者更好地控制高血糖，避免或减少糖尿病酮症酸中毒和严重高血糖的发生。

对2型糖尿病患者而言，在控制好血糖的同时，积极干预多种心血管病危险因素，如血脂异常、超重、吸烟、不良生活方式等，也有助于延缓糖尿病并发症的发生和发展。

并发症发生与否，与遗传背景有关

胰岛素和降糖药能够减少糖尿病并发症的发生，延缓其发展，已经挽救了无数糖尿病患者的生命。但不可否认的是，糖尿病并发症的发生和发展与遗传背景有关。例如，在同样长的病程和同样高的血糖水平条件下，有的糖尿病患者发生了肾病，有的则没有。尽管这部分病例并不多，但这显然与其他因素，尤其是遗传因素有关。

糖尿病及其并发症的危险因素分为可控制和不可控制两大类。遗传因素属于不可控制的危险因素。糖尿病患者能够做的是尽最大可能将可控制的危险因素控制好。而科学、合理、个体化地使用降糖药，是延缓糖尿病并发症发生和发展的重要手段。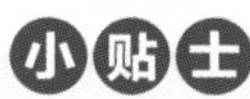

小贴士

糖尿病并发症分急性和慢性两种

糖尿病急性并发症包括酮症酸中毒、高渗性非酮症昏迷。慢性并发症包括视网膜病变、肾病和神经病变等糖尿病微血管并发症，以及心血管病变和下肢血管病变等糖尿病大血管并发症。糖尿病并发症是糖尿病患者致残、致死的主要原因。

权威肿瘤有声科普《癌症防治 40 讲》上线!

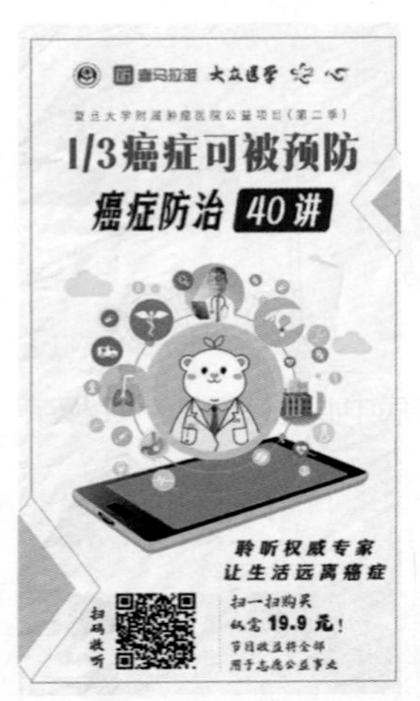

近日，由《大众医学》杂志携手复旦大学附属肿瘤医院、“喜马拉雅 App”共同打造的权威肿瘤有声科普《癌症防治 40 讲》正式上线。本节目覆盖肿瘤预防、规范诊治、诊疗新技术、护理、营养、心理调适等肿瘤防治的各个环节，将专业、权威的防癌抗癌知识用短音频的形式呈现。无论是肿瘤患者及其家属，还是普通人群，都能从中获益。

节目大纲

科室	专题
乳腺肿瘤	乳腺癌内分泌治疗要打“持久战”吗
	“全切”OR“保乳”，患者怎么选
	乳房重建：重建的是乳房，重塑的是信心
	乳腺癌复发、转移者，依旧能够长期生存
泌尿系统肿瘤	无痛性血尿，小心膀胱癌来袭
	“丁丁”也会得癌?
	静悄悄的“杀手”——肾癌
头颈部肿瘤	甲状腺结节钙化，癌变可能大
	颈部摸到肿块，一定是肿瘤吗
	口腔溃疡久治不愈，可能是癌症“找上门”
肺癌	“磨玻璃结节”就是肺癌“信号”吗
	不吸烟女性为何也会得肺癌?
胰腺肿瘤	乔布斯患的不是胰腺癌
	治疗胰腺癌还需“开膛破肚”吗
大肠肿瘤	认识遗传性肠癌的“真面目”
	肠癌腹膜转移并非“世界末日”
	拒绝肠镜，肠癌更猖獗
	放疗不是一种“姑息性”疗法
转移性肿瘤	肿瘤“跑”到了骨头里
	找不到原发灶的肿瘤怎么治
介入治疗	梗阻性黄疸不开刀也能治
妇科肿瘤	基因检测：破除卵巢癌“魔咒”
	子宫内膜增厚，癌变风险有多高
	患上妇科肿瘤，还能“爱爱”吗
恶性黑色素瘤	恶性黑色素瘤迎来“靶向治疗时代”
	有些“痣”竟然是“癌”
疾病诊断	穿刺活检会导致肿瘤转移吗
	CT、磁共振，多久做一次才科学
	科学理解肿瘤标志物
护理	肿瘤患者居家护理
营养康复	探望肿瘤患者送什么礼品最合适
	肿瘤患者化疗期间饮食禁忌
新技术	PD-1 是治疗肿瘤的“万能钥匙”吗
	不放“胃管”的胃癌手术
	质子重离子对哪些肿瘤疗效佳
中西医治疗	肿瘤患者如何科学对待中医治疗
	烧死、冻死肿瘤细胞的“魔法”
	胰腺癌治疗的“中医方案”
心理调适	家属该不该对患者“隐瞒”病情
患者故事	我的十年抗癌之路

公　示

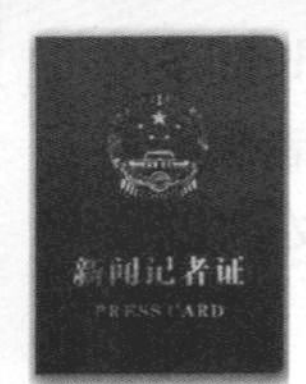

新版新闻记者证

根据《国家新闻出版署关于 2019 年全国统一换发新闻记者证的通知》，以及《新闻记者证管理办法》和有关规定，国家新闻出版署决定从 2019 年起启用新版新闻记者证。新闻记者证换发工作于 2019 年 12 月 2 日开始，2020 年 3 月 31 日结束。

《大众医学》编辑部对拟申领记者证人员的资格进行了严格审核，收回、作废旧版记者证，正式使用新版新闻记者证。

现将我单位拟申领新版新闻记者证人员名单进行公示，公示期为 10 天（2019 年 1 月 10 日～2019 年 1 月 19 日），接受社会监督。上海市新闻出版局监督举报电话：021-63339117。

《大众医学》编辑部拟申领新闻记者证人员名单：

温泽远　贾永兴　黄 薏　王丽云　刘 利　张 磊

敬告读者

每一个月，《大众医学》都会带给您权威、实用、最新的保健知识。出版前，每篇文章都经过严格审查和内容核实。我们刊出这些文章，并不是要取代看病就医，而是希望帮助大家开阔眼界，让自己更健康。

由于个体差异，文章所介绍的医疗、保健手段并不能适合每一位读者，尤其是在诊断或治疗疾病时。任何想法和尝试，您都应该和医生讨论，权衡利弊。

您可以通过以下方式，进一步了解有关专家信息：

1. 登陆《大众医学》官方微信公众号，直接留言或点击下拉菜单“专家专栏”，搜索相关学科，向专家咨询。

2. 发电子邮件至 popularmedicine@sstp.cn 或写信向编辑部咨询。

3. 通过 114 查询相关医疗机构电话，向挂号室或咨询服务台，了解专家近期门诊安排，就近就医。

敬告本刊作者

1. 本刊稿件一律不退，敬请自留底稿。从稿件投到本刊之日起，三个月后未得录用通知，方可另行处理。如需退稿（照片和插图），请注明。

2. 稿件从发表之日起，其专有出版权、汇编权和网络传播权即授予本刊，同时许可本刊转授第三方使用。本刊支付的稿费包含信息网络传播的使用费。

3. 根据需要，本刊刊登的稿件（文、图、照片等）将在本刊或主办本刊的上海科学技术出版社的网页或网站上传播宣传。

4. 本刊作者保证来稿中没有侵犯他人著作权或其他权利的内容，并将对此承担责任。

5. 对于上述合作条件若有异议，请在来稿时声明，否则将视作同意。

讲科学：击溃谣言的“利器”

|作|者|简|介|

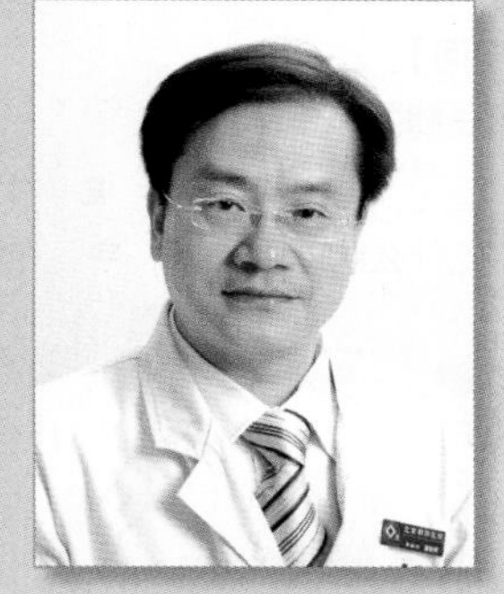

童朝晖，主任医师、教授、博士生导师，首都医科大学附属北京朝阳医院副院长，北京市呼吸疾病研究所副所长，北京市呼吸与危重症诊治工程技术研究中心主任，中国老年医学会呼吸病学分会会长，中国控制吸烟协会呼吸病防治专业委员会主任委员，中国医师协会体外生命支持专业委员会副主任委员。

童朝晖

20 世纪以前，传染病的流行曾给人类带来了深重的灾难，而如今，人类在与传染病的斗争中已取得了显著成绩。目前，在健康知识传播方面，慢性疾病的宣传越来越多且日益深入，人们对高血压、糖尿病、脂肪肝等疾病逐渐耳熟能详，有了一定的防治本领，这是好事。但对一些传染病，特别是呼吸道传染病，很多人还不了解或了解不够，甚至因缺乏专业知识而将其无限“妖魔化”。

2003 年，当我们面对“非典”（SARS）时，提倡的是讲科学；到了今天，当我们面对类似疾病时，还是要讲科学。俗话说：谣言止于智者。当传染病来袭时，增强人们对疾病的防治信心，教会人们正确的自身防护方法，或许是阻止恐慌情绪传播、蔓延的最有效方法之一。

就呼吸道传染病而言，人们不会再因“流感”而恐慌，大多数人已具备了沉着应对“流感”的能力。与“流感”相比，同样是呼吸道传染病，那些鲜少被提及、新发、突发的呼吸道传染病为什么却常常使人谈“传”色变呢？这是因为，人们往往会恐惧陌生的事物，而在这恐惧的背后，是相关疾病防治知识的匮乏，错误信息的根深蒂固，“宁可信其有”并拒绝相信科学知识的不良社会现象。

我认为，对于专业人员而言，面对任何疾病都应讲科学，解放思想、积极学习、开阔视野，而非凭借经验主义、一味墨守成规进行诊疗；对于广大老百姓而言，同样要讲科学，只有相信科学、相信专业人员，才可获得理想的疾病治疗效果。开窗通风，勤洗手，常锻炼，加强营养，必要时接种疫苗等，无疑是防治任何呼吸道疾病最重要、最有效的措施。

有了足够的疾病防治知识，我们还应对党和国家、各级政府及卫生行政管理部门、医院、医生有充分的信心。如今，在应对新发、突发疫情事件中，我国的防控手段已有了巨大突破与创新，比如：从 2003 年 SARS 时期的“守望相助”，到甲型 H1N1 型流感、人感染 H7N9 型禽流感等的“有效应对”；从成功构建全球最大的突发急性传染病预警、监测、实验研究体系，到抗击非洲埃博拉疫情的“主动出击”。

目前，我国防控新发、突发疫情的能力已实现了跨越式发展，尤其针对严重的呼吸道传染病疫情，我国已建立了重症病例的预测指标体系、临床救治新技术、救治路径与指南，具备保障人民生命安全的实力。PM

Contents 目次 2020 年 2 月

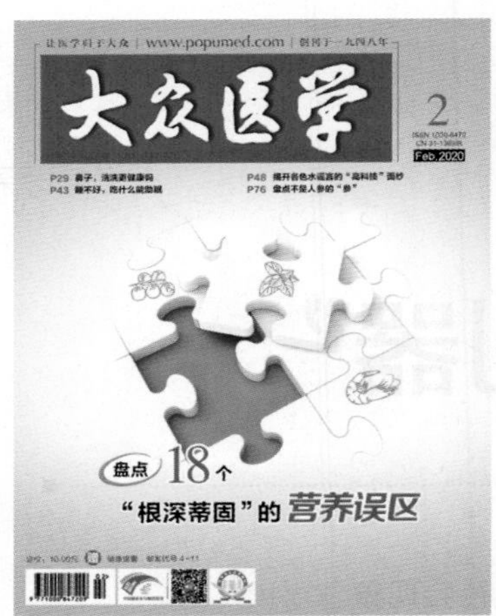

特别关注

盘点18个"根深蒂固"的营养误区

误区1：小番茄、紫薯等都是转基因食品
误区2：吃海鲜后不能吃水果
误区3：反季水果含激素
误区4：蛋黄富含胆固醇，不能多吃
误区5：土鸡蛋更有营养
误区6：肉汤煲得越久越好
误区7：颜色深的食物会加深瘢痕
误区8：盐吃得少，会使人没力气
误区9：早上喝杯淡盐水能排毒
误区10：孩子不爱喝水，可用果汁替代
……

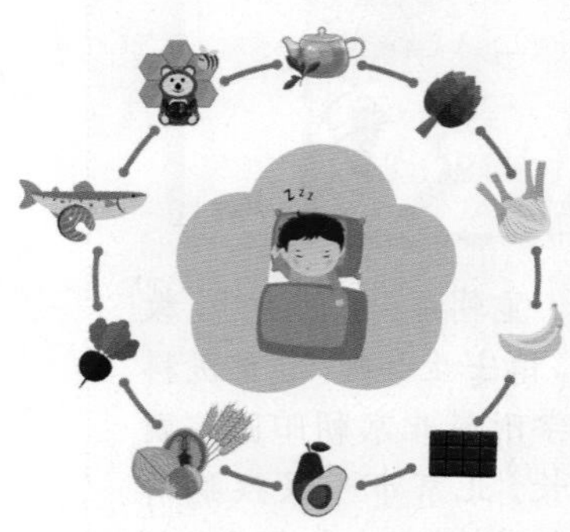

本期部分图片由图虫创意提供 本期封面图片由图虫创意提供

大众医学 官方微信公众号

大众医学 有声精华版

创刊于1948年 首届国家期刊奖 第三届中国出版政府奖期刊奖提名奖
新中国60年有影响力的期刊 全国优秀科技期刊一等奖 华东地区优秀期刊 中国百强报刊

大众医学®（月刊）

2020年第2期 Dazhong Yixue

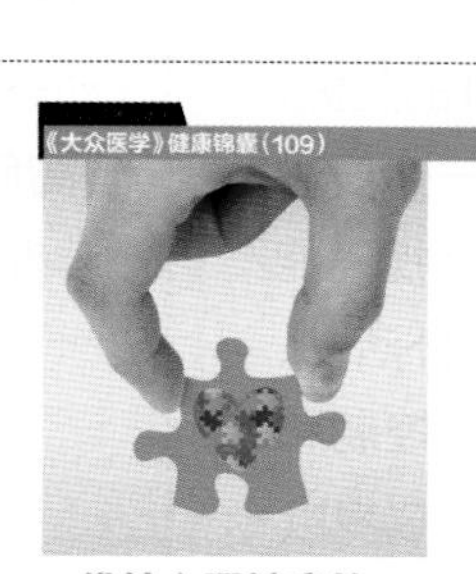

名誉主编 胡锦华
主 编 温泽远
执行主编 贾永兴
编辑部主任 黄 薏
主任助理 王丽云
文字编辑 刘 利 张 磊 戴 薇 张 旻 莫丹丹
美术编辑 李成俭 陈 洁

主 管 上海世纪出版（集团）有限公司
主 办 上海科学技术出版社有限公司

编辑、出版 《大众医学》编辑部
编 辑 部 （021）64845061
传 真 （021）64845062
网 址 www.popumed.com
电子信箱 popularmedicine@sstp.cn

邮 购 部 （021）64845191
（021）64089888转81826

营销部
总 监 章志刚
副 总 监 夏叶玲
客户经理 潘 峥 丁 炜 马 骏 杨整毅 张志坚 李海萍
电 话 （021）64848182 （021）64848159
传 真 （021）64848256 （021）64848152
订阅咨询 （021）64848257

广告总代理 上海高精广告有限公司
总 监 王 萱
电 话 （021）64848170
传 真 （021）64848152

编辑部、邮购部、营销部地址
上海市徐汇区钦州南路71号（邮政编码200235）

发行范围 公开发行
国内发行 上海市报刊发行局、陕西省邮政报刊发行局、重庆市报刊发行局、深圳市报刊发行局等
国内邮发代号 4-11
国内统一连续出版物号 CN31-1369/R
国际标准连续出版物号 ISSN 1000-8470
国内订购 全国各地邮局
国外发行 中国国际图书贸易总公司（北京邮政399信箱）
国外发行代号 M158

印 刷 杭州日报报业集团盛元印务有限公司
出版日期 2月1日
定 价 10.00元

80页（附赠32开小册子16页）

大众医学 —— Healthy 健康上海行动 Shanghai 指定杂志合作媒体

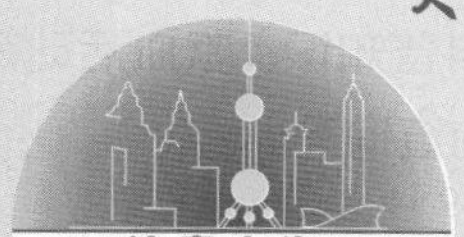

《健康上海行动（2019—2030年）》提出18个重大专项行动、100条举措，将为上海2400多万市民筑牢织密一张“生命健康网”，全方位、全周期、全领域维护与保障市民健康。市民健康水平和健康城市能级的不断提升，需要全社会、全体市民共同参与和努力。《大众医学》作为健康上海行动指定杂志合作媒体，邀您与健康结伴同“行”。

青少年身体活动不足是全球“流行病”

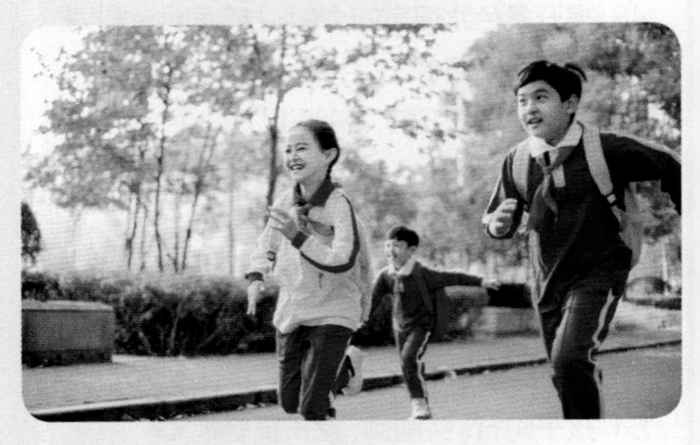

世界卫生组织公布了一项对160万名11～17岁学生的研究结果。研究首次发现，青少年身体活动不足是全球趋势：全球80%以上在校青少年(85%的女生和78%的男生)没有达到目前建议的每天至少一小时身体活动的标准。如果这一趋势继续下去，到2030年，身体活动不足情况相对减少15%(即全球身体活动不足流行率降至70%以下)的全球目标将无法实现。研究人员指出，青少年身体活动不足会影响他们目前和未来的健康；需要采取紧急行动增加青少年身体活动，特别是让女孩多参与身体活动。在青春期积极开展身体活动对健康有很多好处，包括改善心肺功能、保持健康体重、增强身体素质等。越来越多的证据表明，多参加身体活动对认知发展和社交也有积极影响，且这些好处可以持续到成年。为此，世界卫生组织建议青少年每天进行一小时或更长时间的适度或较高强度身体活动。

儿童近视低龄化，保护视力迫在眉睫

近期发布的全国儿童近视调查结果显示，我国儿童青少年总体近视率为53.6%，且呈低龄化趋势。专家指出，家长应关注孩子视力异常的迹象。比如：孩子抱怨看不清黑板上的字，眼睛干涩，经常揉眼睛，有视物眯眼、歪头、仰头等不良姿势；等等。一旦发现孩子视力异常，家长应及时带孩子去医院检查，验配眼镜矫正，并定期复查。12岁以下(尤其是初次验光)的儿童，或有远视、斜视、弱视和散光的儿童，一定要进行散瞳验光。在目前医疗技术条件下，近视不能治愈，儿童应该通过科学用眼、增加户外活动、减少长时间近距离用眼等方式，预防、控制和减缓近视；6岁以下儿童要尽量避免使用手机和电脑；儿童读写连续用眼时间不宜超过40分钟，并应保持正确姿势。家长要以身作则，在孩子面前尽量少使用电子产品。

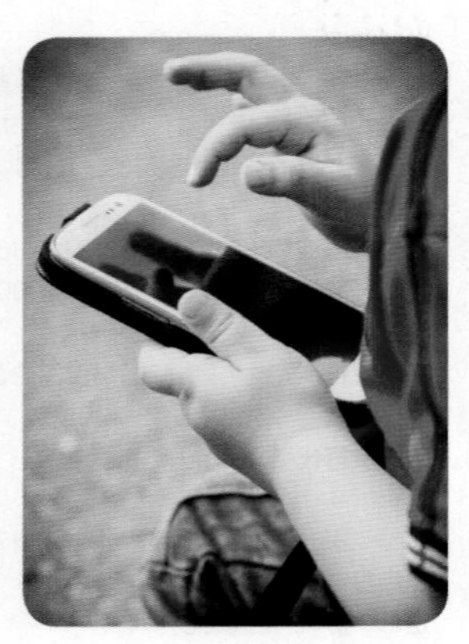

隐匿性高血压，亚洲人更多见

上海交通大学医学院附属瑞金医院、中国医学科学院阜外医院专家团队联合发布首个亚洲动态血压监测专家共识。共识指出，亚洲高血压患者有独特表现，隐匿性高血压(指诊室血压正常，诊室外血压异常升高，包括清晨、日间、夜间血压升高)患病率较高。清晨血压高的可能原因包括高盐饮食、饮酒、吸烟、天气寒冷等；白天血压高的可能原因包括压力大、剧烈运动和吸烟；夜间血压高的原因可能为高盐饮食、慢性肾病、糖尿病、睡眠呼吸暂停综合征、失眠等。动态血压监测是检测隐匿性高血压的首选方法。专家建议，“高危人群”要进行动态血压监测，包括老年人、吸烟者、肥胖者、患糖尿病或血脂异常者。

献血之后：手机可查血液“爱心之旅”

上海市电子化无偿献血证平台已正式上线。有过无偿献血经历者，可通过“随申办市民云”App在线领取“电子无偿献血证”，同时还可以获取本人所献血液的“爱心旅程”信息，包括献血时间、血液去向、检测结果、出库时间，以及最终在哪个医院被用于患者救治等。目前，系统支持2006年6月23日后献血记录的查询。希望献血的个人，还可通过“随申办市民云”进行预约登记。另外，献血相关的电子政务服务将逐步整合到“上海献血”官方微信号上。通过这一微信号，不仅可以查看献血的相关科普知识、献血活动等信息，还可以进行献血预约、血液去向查询等。

不明原因反复发热 可能是基因突变在“捣乱”

自身炎症性疾病涉及多系统，症状多为非特异性表现，患者常因不明原因发热、皮疹或关节炎等症状往返于感染科、皮肤科、免疫科、血液科等，存在被误诊或漏诊的问题。

近日，浙江大学生命科学研究院周青研究员实验室经过与哈佛大学医学院、复旦大学附属儿科医院团队的合力攻关，在对一位自身炎症性疾病患儿发病分子机制的解析中首次发现，人类受体相互作用蛋白激酶（RIPK1）变异可导致自身炎症性疾病，有望为自身炎症性疾病的临床诊治提供更精准的治疗方案。

周青表示，很多自身炎症性疾病是一类单基因遗传病，已有约40种致病基因被发现，除了周期性、反复性发热外，还伴随皮疹、关节炎等症状。以往许多不明原因发热常被认为由感染引起，很少与遗传联系起来，所以在治疗上也常以抗生素类药物为主，疗效甚微。本次研究首次发现细胞坏死、凋亡会引起自身炎症性疾病，后续有望从更多临床案例中推导出其他因细胞凋亡引发该病症的致病基因，完善致病基因的家族谱系。

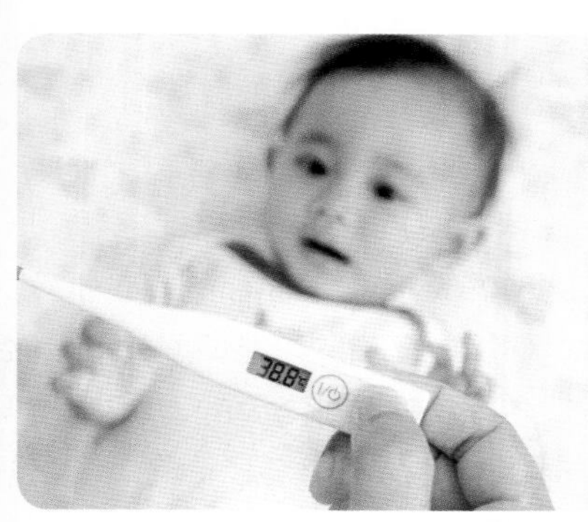

“灰指甲”遇上新“克星”——低温等离子体治疗

“灰指甲”主要是由红色毛癣菌和须癣毛癣菌感染导致的，虽可采用口服、外用药物或手术治疗，但比较顽固、容易复发。

近期，中国科学院合肥物质科学研究院研究员黄青等人发现，低温等离子体对导致“灰指甲”的真菌具有直接杀灭作用，它还可以激活化合物过硫酸盐，产生“硫酸根自由基”，进一步提高杀菌效率。实验显示，在使用等离子体治疗“灰指甲”时，滴加过硫酸盐溶液，再用等离子体射流辐照5分钟；经三次治疗后，指甲中的红色毛癣菌等真菌被完全杀死，“灰指甲”得以治愈。目前已有许多研究显示，低温等离子体在伤口消毒、医疗设备消毒等领域具有应用前景。与其他“灰指甲”治疗方法相比，低温等离子体治疗相对安全、简单、经济、有效。

良好睡眠与心血管健康息息相关

众所周知，睡眠障碍表现为入睡困难、时常觉醒、晨醒过早等，长期失眠可影响身心健康。根据世界卫生组织统计，全球睡眠障碍发生率达27%。而中国睡眠研究会2016年公布的睡眠调查结果显示，中国成年人失眠发生率高达38.2%，超过3亿中国人有睡眠障碍，且这个数据仍逐年攀升。近日，北京大学公共卫生学院李立明教授团队根据在中国进行的一项针对50万人随访长达10年的大规模分析研究发现，与没有失眠症状的人相比，经历三种失眠症状（入睡或保持睡眠困难、过早醒及由于睡眠紊乱而在白天难以集中注意力）的人患心血管疾病的概率增加了18%。其中，因睡眠紊乱而在白天难以集中注意力者，患心脏病、脑卒中等心脑血管疾病的风险较无此症状者高13%，且这种联系在年轻人群中更明显。

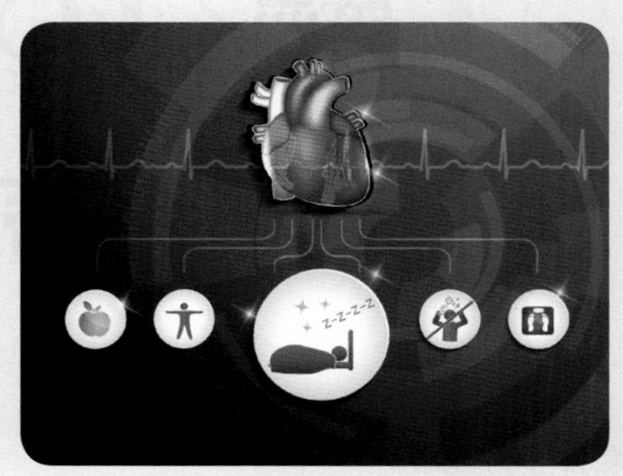

尽管如此，这项研究的发现只是强调了失眠与心血管疾病之间的关联，其因果关系还有待进一步证实。李立明教授表示，若使用行为疗法来治疗存在睡眠问题的人，或许可减少脑卒中、心脏病等的发生。PM

饮食，不但能为人体提供能量和营养，合理、平衡的饮食还是健康的重要基石。为了健康，很多人恪守着关于饮食的种种“箴言”。然而，一些人们在平日里认为理所当然并深信不疑的科学饮食“常识”，却有可能是彻头彻尾的营养误区。它们或者是以偏概全的片面之词，或者是危言耸听的夸张论调，有些误区甚至在人们的观念中“根深蒂固”。本期“特别关注”就来对那些根深蒂固的营养误区进行一次梳理，帮您去伪存真，吃得更健康。

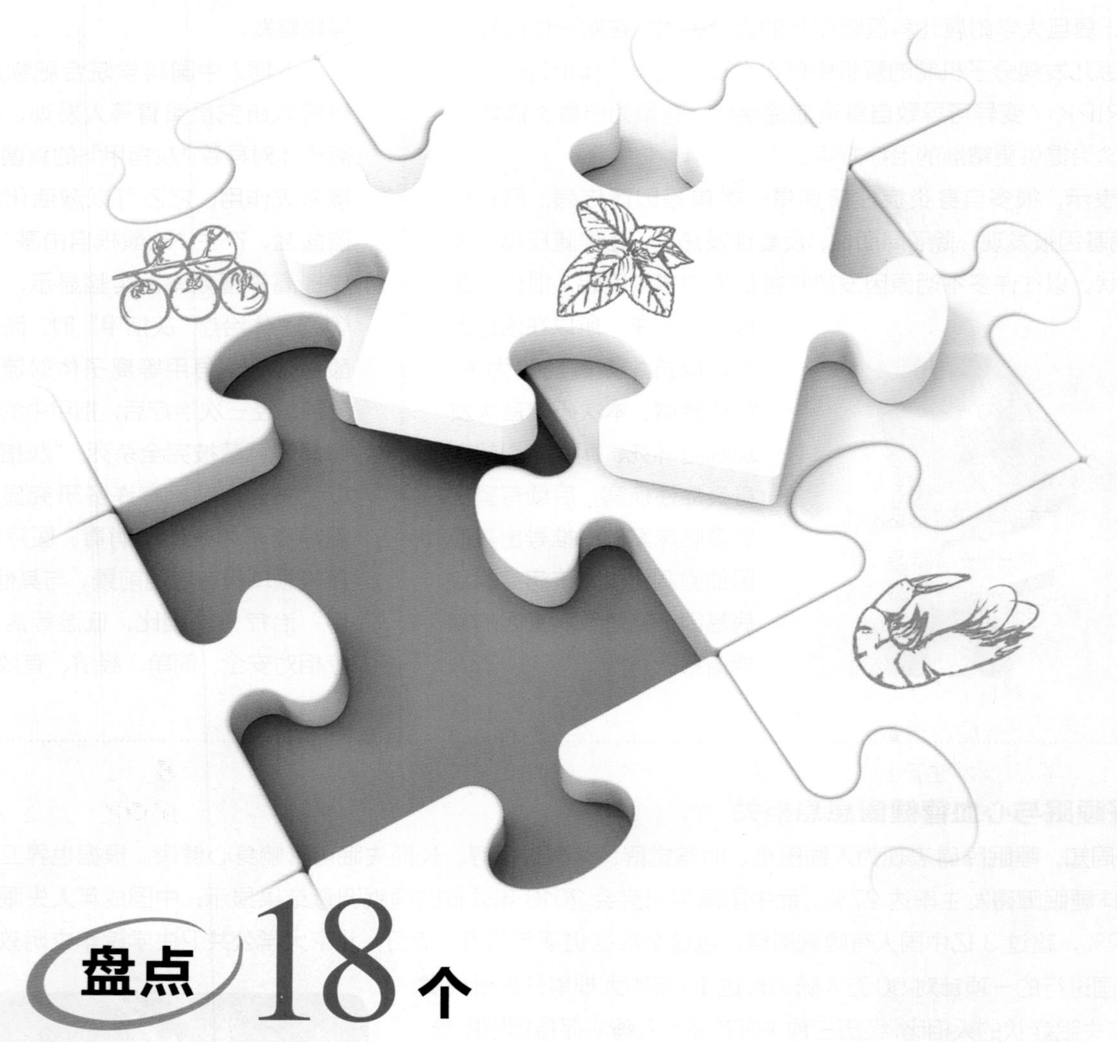

盘点18个“根深蒂固”的营养误区

策划/ 本刊编辑部
执行/ 戴 薇
支持专家/ 马志英 郭红卫 夏群力 郑 捷 盛晓阳 马冠生 孙建琴 范 青 蔡 骏

误区1：小番茄、紫薯等都是转基因食品

上海市食品研究所教授级高级工程师　马志英

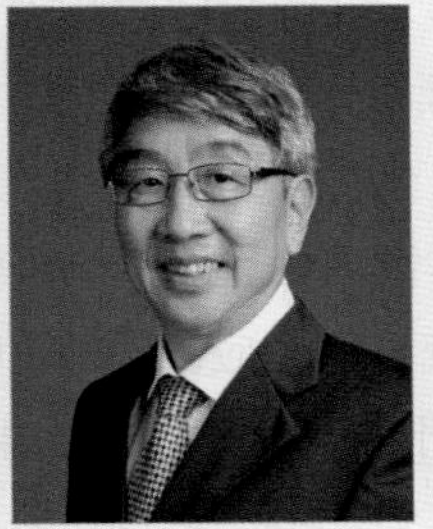

专家简介

马志英　上海市食品研究所技术总监、教授级高级工程师，上海市食品学会食品安全专业委员会主任，上海市食品协会专家委员会主任。长期从事食品生化、食品工艺和食品安全领域的科研工作，主持完成十多项国家和省部级重大科研项目。

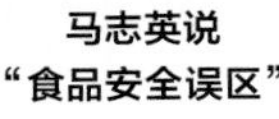

马志英说
"食品安全误区"

很多人对吃的误区与谣言往往抱着'宁可信其有，不可信其无'的态度，只有具备一定的科学素养，才能澄清谬误，明辨是非。

真相："转基因"代"常规"，如"杀鸡用牛刀"

我国市场上可见的转基因产品可分为两类：一类是我国自己种植和生产的转基因抗虫棉和转基因抗病毒番木瓜，另一类是从国外进口的转基因大豆、转基因玉米、转基因油菜、转基因甜菜和转基因棉花，主要作为其他产品的加工原料。经严格科学评价后上市的转基因作物是安全的，不会有致病、致癌等危害。而小番茄、紫薯、水果玉米、娃娃菜等果蔬根本就不在转基因食品之列。

人们认为，小番茄、紫薯等果蔬与传统品种的形状、颜色不一样，可能是通过转基因技术生产出来的。其实不然，就拿小番茄（圣女果）来说，它外形小巧、口味酸甜，是通过常规杂交培育技术得到的。紫薯是自然界一直存在的品种，只不过它产量较低，过去种植不多，后来因其富含硒元素和花青素而被消费市场看好，才走进了大众视野。同样的，彩椒、水果玉米、娃娃菜等都是通过自然演变和人工培育形成的品种。利用转基因技术创制新种质费时、费力、费钱，还不一定能被批准。

因此，不要以为凡是形状、颜色、口味与常规不同的食物就是转基因产品。既然小番茄、紫薯、水果玉米等都不是转基因产品，那所谓的致癌之说更是无稽之谈了。

误区2：吃海鲜后不能吃水果

上海市食品研究所教授级高级工程师　马志英

真相：海鲜加水果，"产毒"很困难

传言吃海鲜后不能吃水果的理由是：海鲜中含砷，水果富含维生素C，维生素C会使砷转变成有毒的砒霜。

砷有三价砷和五价砷、有机砷和无机砷之分。一般来说，无机砷比有机砷的毒性大，三价砷比五价砷的毒性大。砒霜（三氧化二砷）是三价无机砷，成年人摄入5～50毫克就会发生急性中

毒。所以，我国《食品安全国家标准 食品中污染物限量》对水产品的无机砷做了限量规定：水产动物及其制品（鱼类及其制品除外）不得超过0.5毫克／千克，鱼类及其制品不得超过0.1毫克／千克。

大部分海鲜中确实含有一定量的砷，但主要以有机砷或五价砷的形态存在，基本上毒性很低。理论上，五价砷可以被还原成三价砷，维生素C也确实是一种还原剂，但吃完海鲜再吃水果是否会中毒，还需要两个条件：第一，吃下的海鲜和水果的量都足够大，且海鲜中砷的含量和水果中维生素C的含量都足够高。第二，两种物质进入人体后具有发生化学反应的条件。

我国各地区水产品的总砷含量为0.1～0.7毫克／千克。橙子的维生素C在水果中较高，每100克约含30毫克。假设水产品和水果中的砷和维生素C全部发生化学反应，以平均导致急性中毒的三价砷剂量计算，普通成人至少要一次性吃海鲜10千克以上、橙子10个以上。再看第二个条件：食物中的砷和维生素C，不是实验室玻璃器皿中的纯化学试剂。消化系统的环境非常复杂，反应物的浓度、反应温度、接触时间，加之其他食物的混合作用，都会影响反应结果。因此，吃海鲜后吃水果一般不存在中毒的可能性。

不过，螃蟹、鱼、虾等蛋白质和钙含量丰富的水产品与鞣酸含量高的水果（如葡萄、石榴、山楂、生柿子等）同食，可能会在胃中形成固体性团块，虽不会中毒，但可能引起消化系统不良反应。因此，吃了较多海鲜后，最好不要马上大量吃水果，应至少间隔2小时。

误区3：反季水果含激素

上海市食品研究所教授级高级工程师　马志英

真相：无惧反季，优选时令

不少人对反季节水果的食用安全性心存疑虑，认为这种“不正常”的水果肯定不是用正常方法生产出来的，其中“打激素”就是流传最广的一种说法。

反季节水果有两大来源。一是反季节生产的水果。利用温室、人工气候等科学技术进行生产，如通过大棚设施、温度调节、人造光源等手段改变植物生长环境，从而改变水果生长季节，这是反季节水果的主要来源。例如，现如今在冬天已能大量上市原来春夏季才能成熟的草莓。二是反季节供应的水果。主要利用水果储存和成熟调节技术，提早或延长传统水果上市、成熟季节。例如，原来苹果只在秋季上市，现在几乎一年四季都可买到苹果。

还有利用异地气候差异或山区立体气候资源生产的水果，随着冷藏和物流技术的发展，我国北方冬天能吃到海南当季生产的西瓜已不稀罕。此类来源的水果不属于反季节水果，只不过对销售地来说是反季节而已。

有的反季节水果在生产过程中，确实会用到“激素”，其专业名称是“植物生长调节剂”，如赤霉素、复硝酚钠等。我国批准使用的植物生长调节剂都经过严格的安全性评估，只要规范使用，对人体健康不会有危害。且植物生长调节剂和人体激素是“风马牛不相及”的两类物质，它们的分子结构和作用机制都不一样，不会导致儿童性早熟。

实际上，反季节水果也不都使用植物生长调节剂。以草莓为例，过去一段时期，曾有些地区在种草莓时使用植物生长调节剂，导致草莓生长过快，虽个头大，但形状不规则、淡而不甜，有的还会空心，反而卖不出去。目前，市场上较多的是个头适中、形状均匀、味甜气香的未使用植物生长调节剂的草莓。

反季节水果是否安全与季节无关，关键看是否规范种植和保鲜。只要遵守规范，反季节水果也是安全的。不过，在应季水果上市时，宜选择应季水果，它们的风味口感、营养价值更胜一筹，价格也更便宜。

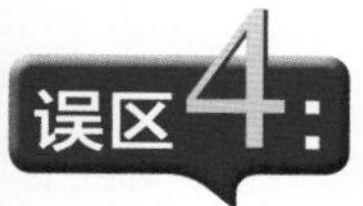

蛋黄富含胆固醇，不能多吃

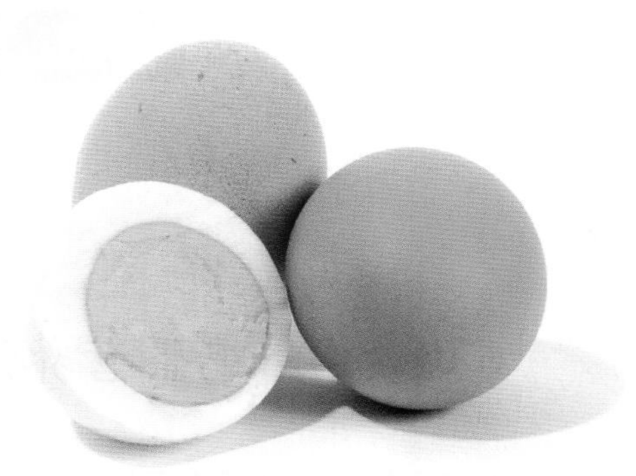

复旦大学公共卫生学院营养与食品卫生学教研室教授　郭红卫

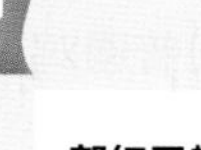

专家简介

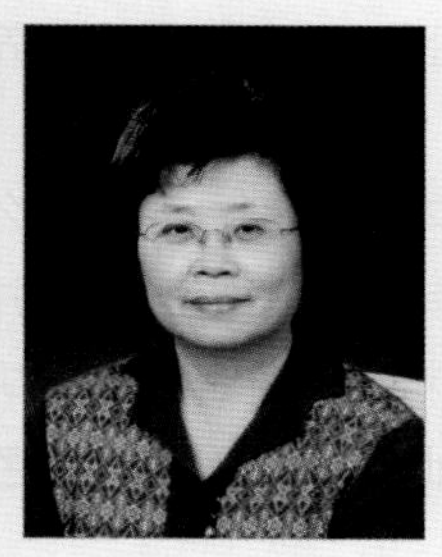

郭红卫　复旦大学公共卫生学院营养与食品卫生学教研室教授、博士生导师，中国营养学会常务理事，上海市营养学会理事长，上海市学生营养与健康促进会副会长、专家委员会副主任委员。

郭红卫教授说
“识别营养误区”

由于传统观念的深深植入和营养知识的不完备，很多人一时间难以摆脱营养误区的束缚，解决这一问题还需要坚持不懈地进行科普。

真相：适量吃蛋黄，对胆固醇影响小

鸡蛋的各种营养成分较为齐全，营养价值较高。蛋黄富含维生素、矿物质、磷脂和胆碱，对健康十分有益。但是，蛋黄中胆固醇含量相对较高，吃一个鸡蛋摄入的胆固醇约为 200 毫克，令很多人“望而却步”。

胆固醇对人体非常重要，在人体脑和神经组织中含量最为丰富，参与脑和神经组织构成，是细胞膜的重要组成成分。同时，胆固醇也是合成维生素 D、胆酸和甾醇类激素（如醛固酮、皮质醇、睾酮、雌二醇和黄体酮等）的前体物质。

人体血液中的胆固醇可分为内源性和外源性两类，80% 为内源性胆固醇（由肝脏和外周组织合成）；20% 为外源性胆固醇（通过食物摄入）。尽管血胆固醇水平与心血管疾病的发生、发展密切相关，并在一定程度上受膳食胆固醇摄入量的影响，但即使膳食中不含胆固醇，机体也能合成（每日每千克体重可产生 12 ~ 13 毫克胆固醇），且自身代谢对血胆固醇水平的影响远大于膳食。对健康人而言，身体会有效调节体内胆固醇的水平，使之维持相对稳定。而对于某些患有代谢性疾病的人而言，这个能力会受到影响，须控制胆固醇的摄入量。

因此，尽管蛋黄胆固醇含量较高，但只要做到适量摄入，就不会明显影响血清胆固醇水平。《中国居民膳食指南（2016）》推荐健康成年人每天摄入蛋类 40 ~ 50 克，相当于一天一个鸡蛋，蛋白、蛋黄都要吃，可采用煮、炒、煎、蒸等方法烹饪。高胆固醇血症、糖尿病等动脉粥样硬化风险高的人群，以及心脑血管疾病患者，应控制膳食胆固醇的摄入量，但也不必将蛋黄中的胆固醇视为“洪水猛兽”，可每周吃 3 ~ 5 个全鸡蛋。

误区5：土鸡蛋更有营养

复旦大学公共卫生学院营养与食品卫生学教研室教授　郭红卫

真相：鸡蛋营养没有“三六九等”

土鸡蛋是由天然环境下散养的鸡产下的蛋。很多人认为土鸡的饲养过程中不使用鸡饲料，土鸡吃的东西种类更丰富、品质更天然，且不含食品添加剂，与饲养场产出的普通鸡蛋相比，土鸡蛋既营养，又安全。事实果真如此吗？

其实，不同品种的鸡蛋，营养价值并没有太大区别。如今饲养场的鸡所吃的饲料都是经科学配比制成的，并且会在鸡的生长过程中，按照其所需营养素的变化不断进行调整，没有大家想象中那么“糟糕”。

有人曾经将土鸡蛋与普通鸡蛋的营养成分及含量进行对比，发现其基本营养成分没有本质区别，只是含量略有差别：土鸡蛋的蛋白质和碳水化合物含量略高一些。由于土鸡采食了一些昆虫，土鸡蛋中脂肪酸的含量可能更高，因此香味更浓，蛋白的黏度也更高，口感更好；而饲养场的鸡，因所食饲料营养配比更全面、均衡，产出的鸡蛋中铁、钙、镁等矿物质含量均略高于土鸡蛋。总体而言，土鸡蛋和普通鸡蛋的营养没有“三六九等”之分，土鸡蛋并没有特别的营养优势。

有人会有疑问：既然土鸡蛋和普通鸡蛋没什么本质差别，那为什么土鸡蛋的蛋黄颜色深，而普通鸡蛋的蛋黄颜色浅？其实，蛋黄的颜色并不是判断鸡蛋“土”与“洋”的标准，而与鸡吃的饲料有关。若饲料中胡萝卜素和维生素A含量高，蛋黄颜色就会加深。由此可见，蛋黄的颜色其实可以进行人为地调整。

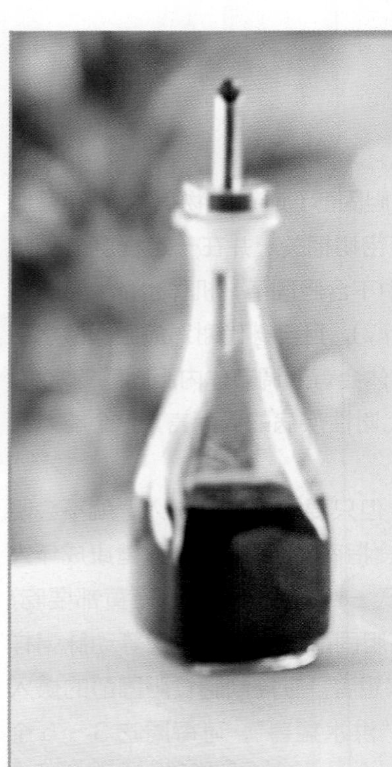

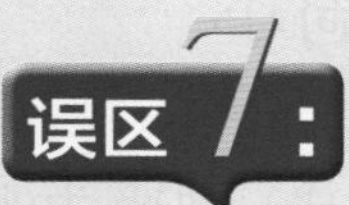

误区7：颜色深的食物会加深瘢痕

上海交通大学医学院附属瑞金医院皮肤科　夏群力（副主任医师）　郑　捷（主任医师）

真相：致疤原因众多，偏偏没有酱油

瘢痕是人体受到创伤后伤口或创面自然愈合过程中的一种正常的、必然的生理反应，也是创伤愈合所产生的必然结果。瘢痕是一种结构异于正常皮肤组织、不具备正常皮肤生理功能的组织，其主要成分是纤维蛋白。其不仅会影响体表美，

误区6：肉汤煲得越久越好

复旦大学公共卫生学院营养与食品卫生学教研室教授　郭红卫

真相：肉汤营养不足一成

汤羹滋味鲜美，广受人们喜爱。我国很多地区的居民习惯煲汤，特别是以肉类为主要食材的汤。他们认为，汤中的肉类原料经过长时间熬煮，其所含营养成分会溶入汤水中；弃肉喝汤，更有营养，也更健康。其实这种做法不科学。

肉汤中的营养素全部来自肉。肉中的营养素有水溶性和非水溶性之分，后者的含量远高于前者。烹饪过程中，在水解、氧化和热分解等作用下，肉类的脂肪、水溶性维生素首先进入汤中。随着加热时间的延长，肉中的一些蛋白质发生水解，释放出氨基酸，与肉中的游离氨基酸、含氮浸出物一起混入汤中。一些游离氨基酸与汤中的糖类发生反应，生成香味物质，与脂肪酸氧化分解形成的风味物质共同形成了汤羹浓郁的鲜味。但是，绝大多数营养成分依然保留在肉中，汤里的营养素含量不足总量的10%，喝汤的同时还应该吃肉。

还有人认为，汤羹变得浓白是营养成分溶解的“标志”。其实，汤色之所以变白，是其中大量脂肪微小颗粒在煮沸翻滚的过程中，被可溶性蛋白质包裹后均匀地分散在水中，将光线向四面八方散射而形成的。禽肉、鱼肉中可溶性蛋白质含量较高，可熬成白色的汤，而畜肉缺乏可溶性蛋白质，其汤汁熬不成奶白色。换言之，浓白的汤汁是由脂肪和一些可溶性蛋白质形成的，肉汤喝得太多，容易导致血脂异常，同时，肉汤中嘌呤含量高，嘌呤代谢失常的痛风患者和血尿酸浓度增高者均应慎饮。

带来瘙痒、疼痛感，还可能妨碍相关组织或器官的生理功能，甚至导致畸形。造成瘢痕的原因很多，包括烧烫伤、外伤、手术、痤疮、感染等。瘢痕的产生与严重程度可能与个人特异性体质（即瘢痕体质）、家族遗传相关，慢性感染及化学物质损伤也是导致瘢痕的主要因素。

日常生活中，皮肤损伤在所难免，人们总怕留下难看的瘢痕。因此，正确保护伤口非常重要。受到创伤时，应及时到医院对伤口进行清洗、消毒、缝合或包扎，积极预防感染。手术后，要对伤口加强护理，尽量减少活动，以免反复刺激伤口而产生瘢痕。对伤口加压按摩可以预防瘢痕产生，如外用硅胶片等。

有人认为，在伤口愈合时，吃颜色深重的食物会导致瘢痕颜色加深，其代表食物是酱油。酱油是中国的传统调味品，主要由大豆、小麦、食盐经酿造制成，含有多种氨基酸、糖类、有机酸、色素及香料等成分。这些成分都不会引起瘢痕，且酱油中的食用色素也不会输送至皮肤，形成色素沉着。因而伤口愈合时瘢痕颜色加深与吃酱油没有关联。

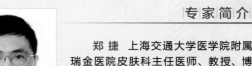

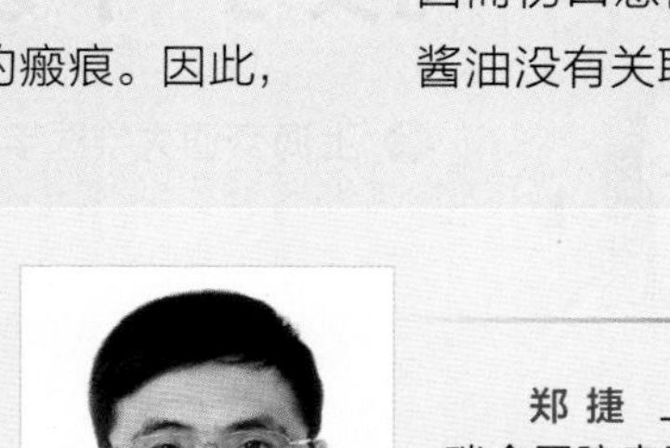

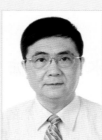

专家简介

郑　捷　上海交通大学医学院附属瑞金医院皮肤科主任医师、教授、博士生导师，上海交通大学皮肤病学重点学科带头人，中华医学会皮肤性病学分会前主任委员，上海市医学会皮肤性病学专科分会主任委员。

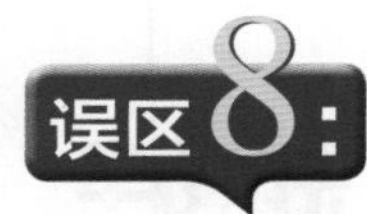

上海交通大学医学院附属新华医院发育行为儿童保健科主任医师　盛晓阳

盐吃得少，会使人没力气

真相："盐值"太高，必须"减盐"

《中国居民膳食指南（2016）》建议，成年人每日钠摄入量不应超过2300毫克，相当于6克盐；婴儿辅食中不额外添加盐。然而，很多人觉得每天只吃6克盐实在太少了，认为不加盐的食物不仅味道寡淡、不好吃，更担心长期吃不加盐或少加盐的食物会没力气。这种担心实属多余。

盐的主要成分是氯化钠，吃盐可以为人体提供钠。钠也确实是人体必需营养素之一，在维持人体细胞内外液平衡中起重要作用。当急性腹泻、大量出汗，以及各种疾病造成人体血钠异常下降时（低钠血症），会出现软弱无力、头痛、嗜睡等症状，甚至可危及生命。

但是，低钠血症只在特殊情况下才可能出现。对于现在的人来说，需要关心的问题不是钠摄入量不足，而是钠摄入量过多。高盐膳食是造成高血压的独立危险因素，可使心血管疾病的发生风险大幅增加。大量研究证实，如将每日钠摄入量控制在2000毫克以下（相当于每日5克盐），高血压、心血管疾病的发生风险将明显降低。

成年人需要关注盐的摄入量，婴幼儿也不例外。对于婴儿来说，过早接触盐，容易形成对咸味的嗜好，进而导致盐摄入量增加。天然食物中大多已含钠，如母乳中钠含量约为230毫克/升（婴儿配方奶的钠含量一般高于母乳），鸡蛋、瘦肉、婴儿饼干、磨牙棒也含有钠，肉松、肝粉的钠含量更高，对于婴儿来说已经足够，无须再额外添加。

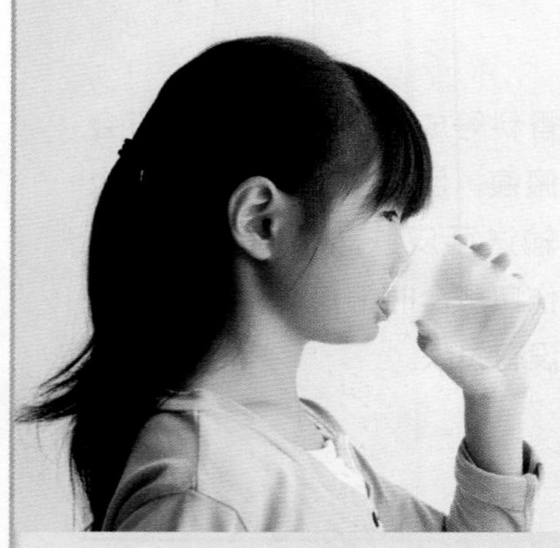

误区10：

孩子不爱喝水，可用果汁替代

上海交通大学医学院附属新华医院发育行为儿童保健科主任医师　盛晓阳

真相：果汁中有水，更有糖

孩子不爱喝水，多数是因为水淡而无味，不好喝。为了让孩子多喝点水，家长们绞尽脑汁：有的用果汁替代饮用水，有的在婴儿奶中多加点水，等等。其实，这些方法都不可取。用果汁替代饮用水，很容易使孩子在不知不觉中摄入过多果糖，使他们逐渐养成爱吃甜食的习惯，为超重、肥胖埋下隐患。而在婴儿奶中多加些水，误区9：

上海交通大学医学院附属新华医院发育行为儿童保健科主任医师　盛晓阳

早上喝杯淡盐水能排毒

真相：盐水非但不排毒，还会“增盐”

长久以来，一直有这样一种说法：早上起床后喝一杯淡盐水能排毒，因为淡盐水有助于排便、降低血液黏稠度，还能清洁口腔。真是这样吗？

肠道水分不足是造成便秘的原因之一。应对便秘，除了日常饮食中注意多吃蔬菜、水果、粗粮等富含膳食纤维的食物以外，配合适量饮水可以更好地软化大便，促进排便。但喝白开水、矿泉水等饮用水足矣，从理论上讲，淡盐水没有额外的效果。

血液黏稠度增高时，血流速度减慢，容易造成血管栓塞，引起缺血性心脑血管疾病。保持体内水分充足，或许有助于预防血液黏稠度过高。但是同样的，适量饮水就可以保持体内水分充足，完全没必要喝淡盐水。过量摄入盐可增加高血压风险，使血液黏稠的危害加重。

自行配制的淡盐水，是否能杀死细菌尚存在疑问，况且喝淡盐水清洁口腔，可能还是水的冲刷作用更重要，清水漱口可以达到同样的目的。

总而言之，早上一杯淡盐水非但排不了毒，还会增加盐的摄入量，对健康无益。可将盐水替换成白开水，也可通过牛奶、豆浆等食物来获取水分。

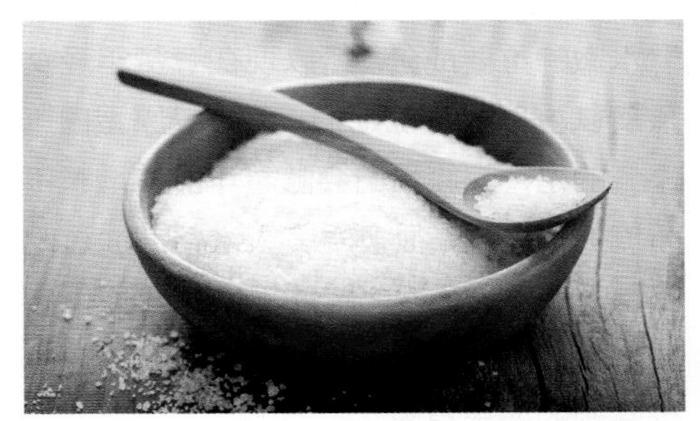

长此以往则有可能造成孩子营养不良。

水对人体健康而言意义重大，能保持人体内环境、体温稳定，维持正常的新陈代谢。但是，人体所需的水并不都来自饮用水，食物本身所含的水及烹饪过程中加入的水也是人体水的重要来源。

母乳的含水量高达88%，能完全满足婴儿的需求。因此，6月龄内母乳喂养的婴儿不需要额外喝水。同样的，按婴儿配方奶提供的比例配制的奶中也含有足够的水，配方奶喂养或混合喂养的婴儿也不需要额外喝水。开始添加辅食的婴幼儿，如果辅食是稀粥或含水量丰富的水果、蔬菜等，也可以获得足够的水分，无须刻意喝水。随着孩子膳食稠厚度的增加，才需要逐渐增加饮用水。

其实，孩子们可以自己感知是否需要喝水，父母应该给孩子提供饮用水，但没必要强迫孩子喝，更不应该为了让孩子喝水而用果汁等替代。最好在孩子吃完辅食、喝完奶后，让孩子喝几口水，既提供水分，也帮助清洁口腔。此外，家里应备有矿泉水、凉开水等饮用水，保证孩子出汗多、感觉口渴时能方便地喝到水。

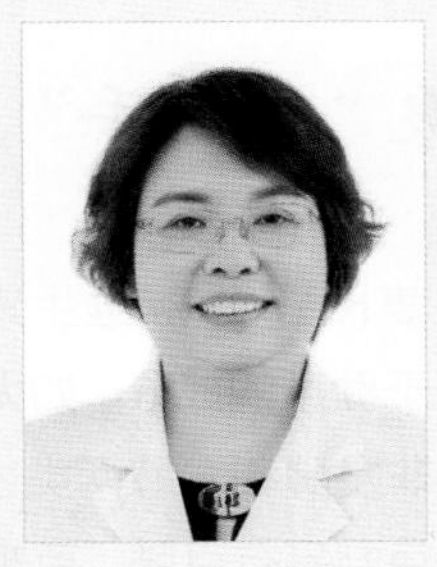

专家简介

盛晓阳　上海交通大学医学院附属新华医院发育行为儿童保健科主任医师、博士生导师，中国营养学会妇幼营养分会副主任委员，中华医学会卫生学分会青年委员会常务委员，上海市优生优育协会妇幼保健学会理事，上海市微量元素学会理事。擅长儿童营养不良、生长发育滞后、微量营养素缺乏等的诊治。

误区11：猪蹄能美容，木瓜能丰胸

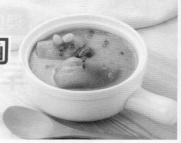

北京大学公共卫生学院教授　马冠生

真相：理想很“丰满”，现实很“骨感”

猪蹄能美容，木瓜能丰胸，这应该是所有爱美女士都听到过的说法。然而，它却是十足的营养误区。

皮肤所含的胶原蛋白是保持皮肤光滑水嫩的重要成分，所以现在夸赞年轻女孩皮肤好时，常说她们“满脸胶原蛋白”。遗憾的是，胶原蛋白会随着年龄的增长不断流失。于是，很多爱美人士希望通过吃猪蹄、猪皮、鱼翅、蹄筋等富含胶原蛋白的食物以寻求“帮助”。然而，这样做，养颜驻颜的效果有限。

首先，胶原蛋白并不属于优质蛋白质。蛋白质的组成单位是氨基酸，共有20多种，其中有8种是人体不能合成、必须从食物中获取的，叫作人体必需氨基酸。鱼、禽、蛋、瘦肉、牛奶和大豆等食物所含蛋白质的氨基酸种类齐全，模式接近人体蛋白质，更容易被吸收，属于优质蛋白质。而胶原蛋白缺乏色氨酸，不是优质蛋白质，没有人们想象中那么“优秀”。其次，人体对胶原蛋白的利用程度有限。通过饮食摄入的蛋白质，无论其氨基酸组成如何，都需要先被消化成氨基酸，然后被吸收。继而，氨基酸被机体按需利用，组成人体组织器官所需要的各种蛋白质。由此可见，并不是吃了胶原蛋白，就能补充胶原蛋白。

至于木瓜，人们之所以认为其能丰胸，是因为木瓜所含的木瓜蛋白酶可以刺激雌激素分泌。事实上，木瓜蛋白酶的本质是蛋白质，进入胃中就会被胃蛋白酶消化分解，根本起不到所谓的“丰胸”作用。

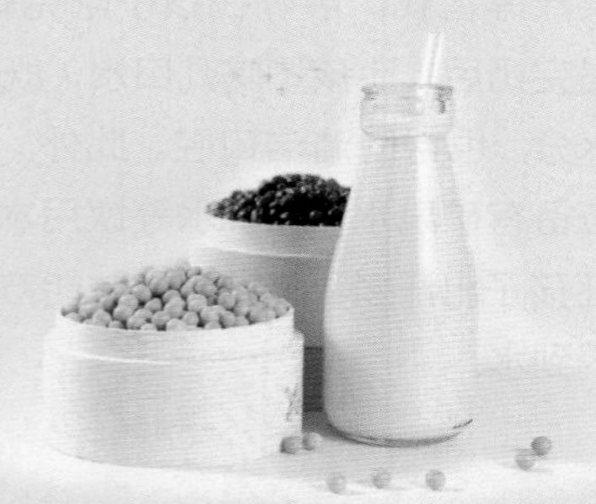

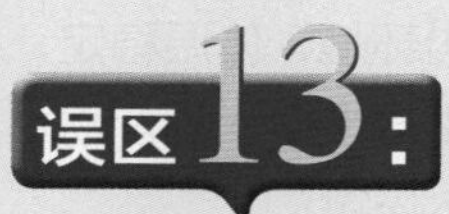

误区13：吃豆制品会导致乳腺癌

北京大学公共卫生学院教授　马冠生

真相：大豆——保护乳腺“双面手”

在我国，食用大豆的历史长达几千年，各色豆制品至今仍颇受喜爱。人们常说的大豆一般包括黄豆、黑豆和青豆。大豆含丰富的优质蛋白质、必需脂肪酸、胡萝卜素、B族维生素、维生素E和膳食纤维等营养素，还含有多种有益于健康的成分，如大豆皂苷、植物固醇、大豆低聚糖等。豆制品通常分为非发酵和发酵两类：非发酵豆制品有豆浆、豆腐、豆腐干、腐竹等，发酵豆制品有豆豉、豆瓣酱、腐乳、臭豆腐、豆汁等。豆制品含有大豆所含

误区12：水果可以代替蔬菜

北京大学公共卫生学院教授　马冠生

真相：每种食物都不可取代

尽管在食物分类中，水果和蔬菜由于在营养成分方面有很多相似之处而被分为一类，但是，水果、蔬菜各有其营养特点，吃法也不同，不能相互替代。

蔬菜和水果的相似之处在于含水量高，能量低，富含膳食纤维、维生素和矿物质。新鲜水果除含水量较高外（占总重量的85%～90%），还是维生素C、β胡萝卜素、B族维生素、钾、镁、钙和膳食纤维的重要来源。新鲜蔬菜的含水量和水果差不多（占总重量的65%～95%），除提供水分外，蔬菜还提供β胡萝卜素、维生素C、叶酸、钙、镁、钾等营养素。

但是，蔬菜品种要比水果多得多，而且蔬菜（特别是深色蔬菜）中维生素、矿物质、膳食纤维和植物化合物含量高于水果，这一点是水果无法比拟的。而水果中碳水化合物、有机酸、芳香物质含量比新鲜蔬菜高，且食用前不需要加热，营养成分不受烹调因素影响，这也是蔬菜所无法替代的营养优势。因此，蔬菜和水果可互为补充，但不能互相替代。

《中国居民膳食指南（2016）》建议成年人每人每日吃蔬菜300～500克（其中深色蔬菜占一半以上）、水果200～400克，但我国居民的蔬菜摄入量还未达标，水果摄入量相差更远。应该做到顿顿有蔬菜，天天有水果，而不是只选其一。

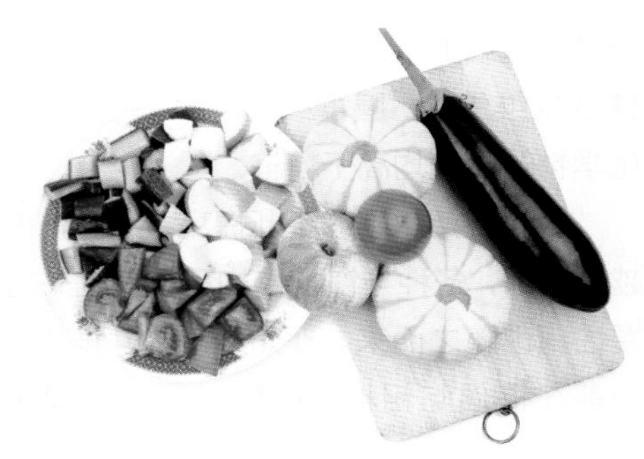

的营养素，发酵豆制品中某些营养素的含量还会有所增加。

大豆及豆制品中所含的大豆异黄酮是令其饱受争议的一种成分。“大豆含雌激素，经常吃豆制品会导致乳腺癌”的说法一直在流传，可谓根深蒂固。该说法认为，过量食用大豆及豆制品，大豆异黄酮等植物雌激素会在人体内积聚，导致雌激素水平增加；而雌激素水平过高，有可能引起乳腺癌、子宫内膜癌、子宫肌瘤等疾病。因此，很多人认为食用大豆及其制品会增加乳腺癌的发生风险。

大豆异黄酮的结构确实和人雌激素相似，可以和雌激素受体结合而发挥类似雌激素的作用。但它活性较低，只能发挥很弱的雌激素样作用。此外，研究发现，大豆异黄酮在女性体内对雌激素水平所起的调节作用是双向的：当体内雌激素不足时，大豆异黄酮可以结合雌激素受体而发挥雌激素作用；当体内雌激素水平过高时，大豆异黄酮和雌激素受体结合，导致雌激素受体无法和雌激素结合，从而阻止雌激素发挥作用，相当于降低了雌激素水平。还有多项研究结果表明，大豆中的大豆异黄酮不但不会增加乳腺癌的发生风险，反而会降低乳腺癌的患病率，预防乳腺癌的饮食方法之一就是适量吃大豆及其制品。

专家简介

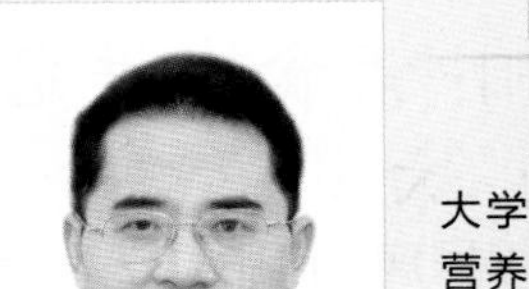

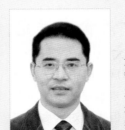

马冠生　北京大学公共卫生学院营养与食品卫生系主任、教授、博士生导师，中国营养学会副理事长，国家食物与营养咨询委员会委员，中国科协首席科学传播专家。

误区14：粗粮多多益善

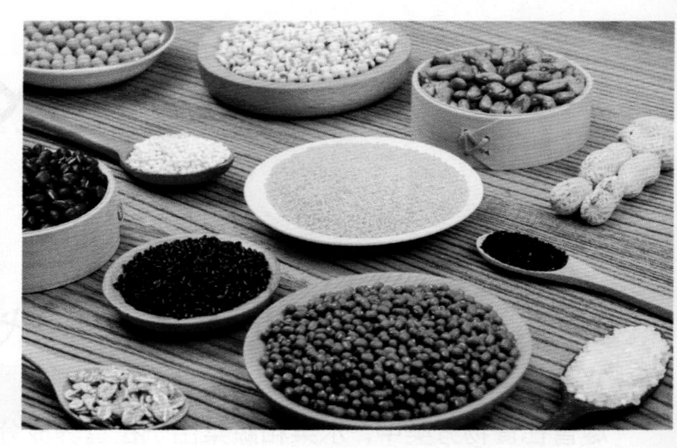

复旦大学附属华东医院临床营养中心主任医师 孙建琴

真相：吃粗粮也要适量

粗粮也叫作“全谷物”，是指未经精细加工，或虽经碾磨（粉碎或压片等）处理，但仍保留完整谷粒结构（胚乳、胚芽、麸皮和糊粉层）的谷物，如燕麦、小米、大麦、黑麦、全麦、糙米、黑米等。粗粮未经过精细加工，更好地保留了营养成分，其B族维生素、膳食纤维、钾、钙、植物化学物的含量均高于精粮。

随着生活水平的不断提高，人们吃得越来越精，各种与饮食结构不合理相关的慢性病也随之而来。现如今，全世界范围内都在提倡吃粗粮，粗粮对我们的健康益处值得肯定。但是，粗粮绝非多多益善！

首先，粗粮富含膳食纤维，吃得太多会加快胃肠排空速度，食物通过胃肠道的速度过快，降低蛋白质的消化吸收率，并影响钙、铁、镁等元素的吸收。特别是消瘦、贫血、缺钙人群更不宜大量食用粗粮。其次，胃肠道功能差、容易消化不良的老年人和孩子，以及胃溃疡、胃食管反流、肠道出血、胃肠道手术后等患者，饮食应细、软，以减少食物对胃肠道的刺激和损伤，不宜轻易食用粗粮。

健康成人食用粗粮的最好做法是粗细搭配。比如：将荞麦、燕麦等和大米（比例约为1：4）一起煮成饭或粥；在白面粉中加入玉米粉、荞麦粉等，制成面条、馒头、饺子皮等。这样做，在改善口感的同时，还能发挥蛋白质的互补作用，提高食物的营养价值。此外，还可以干稀搭配，将粗粮和牛奶、豆浆、稀饭等同吃。

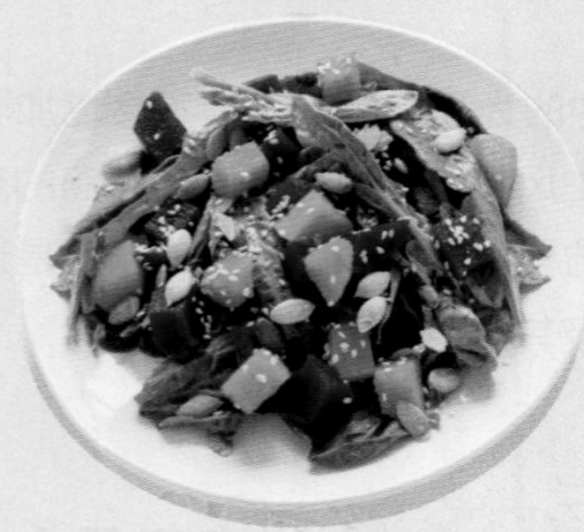

误区16：素食更健康

复旦大学附属华东医院临床营养中心 孙建琴（主任医师） 范青（副主任医师）

真相：素食有讲究，吃对才健康

在肥胖、糖尿病、血脂异常等慢性病高发的今天，素食是很多人追求的健康饮食方式，但人们对素食存在一些认识误区。

首先，健康膳食的基础是食物多样化，这既包括蔬菜、水果、豆制品等“素食”，也包括肉类、水产、奶制品等“荤食”。每种食物都有其营养特点，无法互相取代。要保持身体健康和精力充沛，必须摄入适量的动物蛋白质和脂肪。

其次，长期素食会给身体带来一系列危害。长期素食，摄入食物品种单一，很容易造成某些营养素缺乏或不均衡，从而引发疾病。长期素食还

误区15：千金难买老来瘦

复旦大学附属华东医院临床营养中心主任医师　孙建琴

真相：体重要控制，但肌肉不能少

俗话说，千金难买老来瘦。但是，流传得广不代表道理就硬。老年人保持正常体重对健康确有益处，但若过分消瘦，应警惕肌肉减少症。肌肉减少在老年人中十分常见，但在过去，人们把它当作一种自然生理现象而忽视了它的危害。

人体肌肉有生长和衰老的规律。通常30岁时，肌肉质量达到峰值，此后肌量、肌力逐年减少。据统计，60～70岁老年人肌肉减少症的发病率为5%～13%，80岁以上老年人的发病率则高达11%～50%。肌肉减少症会使老年人变得虚弱，增加跌倒风险，使生活质量下降，甚至导致死亡等不良结局。同时，也为家庭和社会带来经济负担。随着我国老年人口数量的急剧增加，充分认识肌肉减少症的危害并开展积极防治，对改善老年人生活质量、减少并发症和残疾具有重要意义。

延缓和防治肌肉减少症，可从营养和运动两方面入手。老年人的蛋白质适宜摄入量为平均每日1.0～1.5克/千克体重，应常吃富含优质蛋白质的动物性食物。近年来，很多研究还特别强调每餐摄入足量优质蛋白质的重要性，老年人每餐摄入25～30克蛋白质能最大限度地刺激肌肉蛋白质合成，增加并保持肌肉质量。因此，老年人应合理安排三餐饮食。消化吸收功能减退的老年人可逐渐增加食物的品种和数量，少量多餐，使食物得到充分利用。在加强营养的同时，增加抗阻训练是防治老年人肌肉减少症的有效方法，如使用哑铃、杠铃、弹力带等健身器械，或骑自行车、游泳等。但需注意循序渐进、量力而行，并长期坚持。

会引起胃酸及消化酶减少，导致食欲下降。此外，脂肪是构建细胞、组织的必要成分，摄入适量脂肪，能起到抗氧化作用，保持皮肤弹性，因此许多刻意避免摄取脂肪的素食者会显得“苍老”。身体瘦弱、免疫力差的老年人，生长发育期的孩子，备孕期、哺乳期、更年期女性，都不宜素食。

第三，在人们普遍“营养过剩”的今天，适当吃些素食确实有助于减少能量摄入。例如，蔬菜、菌藻类、豆制品等能量低，蛋白质含量却不低，深受减肥人士欢迎。但是，素食吃不对，也会损害健康。以大量主食为主的素食，膳食结构并不合理，大量碳水化合物会在体内转化成脂肪，会合成更多三酰甘油。尤其是机体已出现胰岛素抵抗、脂肪代谢紊乱的患者，素食未必能减肥或改善血脂异常。大部分素食者饮食较为清淡，但也有部分素食者为了饭菜更有滋味而添加大量油、盐、糖等调味品，殊不知，这样吃素，得不偿失。

专家简介

孙建琴　复旦大学附属华东医院营养中心主任、主任医师、教授、博士生导师，中国营养学会常务理事，上海市营养学会副理事长，上海市食疗研究会秘书长，上海市医学会肠外肠内营养学专科分会副主任委员。擅长各种慢性疾病的营养防治，老年人的饮食营养调理，各种人群的营养评价与健康生活方式指导等。

误区17：喝红酒有益心脏健康

上海中医药大学附属龙华医院临床营养科主任医师　蔡　骏

真相：饮酒有风险，喝酒防病“不划算”

喝红酒有益心脏健康这个说法最初源于20世纪八九十年代的一些流行病学研究。这些研究中的法国人尽管有着较高的吸烟率和饱和脂肪酸摄入量，但他们的心脏病病死率却低于欧洲其他地区。研究者将此归因于法国人的红酒消耗量远高于其他欧洲国家。基于这一假设，科学家们做过很多研究。有些研究发现，红酒中的类黄酮化合物、抗氧化剂和白藜芦醇能降低心血管病风险，故而这些研究成了不少爱好红酒者眼中“红酒能够降低心脏病死亡率”的重要“依据”。

但是，红酒中的类黄酮化合物、抗氧化剂和白藜芦醇在红葡萄皮和葡萄汁中也能找到，并非红酒所特有。而且大部分关于上述物质的研究都是针对动物的，在人身上是否有相同作用，还没有定论。大鼠实验表明，白藜芦醇或许可以预防肥胖和糖尿病，这两者恰恰是引起心脏疾病的高危因素。然而，要达到与实验中大鼠相当的白藜芦醇摄入剂量，一个成年人每天至少要喝1000升红酒。显然，这种远远超出常规摄入量的研究是没有实践意义的。况且饮酒还会对健康带来危害。所以，目前包括美国心脏协会在内的多个心脏病权威机构均不建议通过喝葡萄酒或其他任何形式的酒精去获取不确定的“好处”。

误区18：“以形补形”，吃啥能补啥

上海中医药大学附属龙华医院临床营养科主任医师　蔡　骏

真相：简单类比，牵强附会

传统观念认为，吃与人体脏器形状相似的食物，可以补养该器官，即所谓“以形补形，吃啥补啥”，如吃核桃补脑、吃腰子补肾等。这些说法是否靠谱？我们来通过具体案例进行分析。

核桃中的n-3不饱和脂肪酸确实对大脑有益，DHA（二十二碳六烯酸）和卵磷脂能增强大脑活力，消除大脑疲劳，提高学习、工作效率，还能修复受损脑细胞，预防老年痴呆症的发生。不过，n-3不饱和脂肪酸并非核桃的“专利”，很多常见坚果、豆类、深海鱼中都有；除核桃外，DHA还能来自杏仁、花生、芝麻等富含α-亚麻酸的食物，α-亚麻酸可在人体内转化成DHA。最关键的是，核桃补脑，起作用的是其营养成分，与形状没有任何关系。吃腰子补肾则完全不靠谱。动物肾脏中含有大量嘌呤，容易导致血尿酸升高，诱发痛风。且猪、牛、羊等动物的肾脏中均不同程度地含有重金属镉，进入人体后，会对肾脏、肝脏等产生危害。镉对生殖系统的危害更甚，不仅会造成精子数量减少，还可能损伤染色体，造成受精卵不易着床，影响受孕，有违传统“补肾”的初衷。

食物多样化和均衡的饮食结构才是健康生活的基础。食物不能替代药物，不要迷信任何一种食物对于疾病的防治作用。PM

专家简介

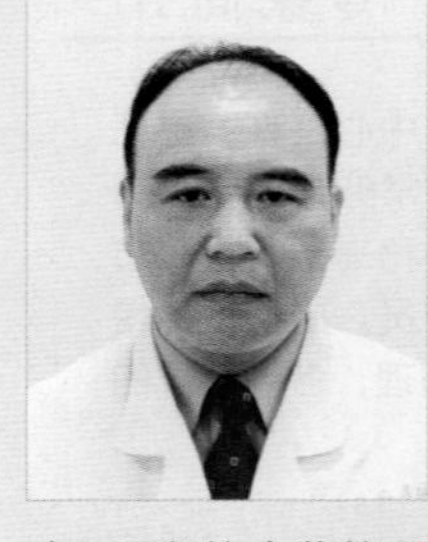

蔡　骏　上海中医药大学附属龙华医院临床营养科主任医师、教授、硕士生导师，上海市医学会肠外肠内营养学专科分会委员，中国医师协会营养医师专业委员会委员，上海市食疗研究会膏方专业委员会副主任委员。

冬春季节，通过打喷嚏、咳嗽、说话喷出的飞沫传播的呼吸道传染病，如流感、流脑、水痘、麻疹及手足口病等，很容易在人群中传播，甚至造成局部暴发。它们有哪些特点，如何预防呢？

冬春季节，

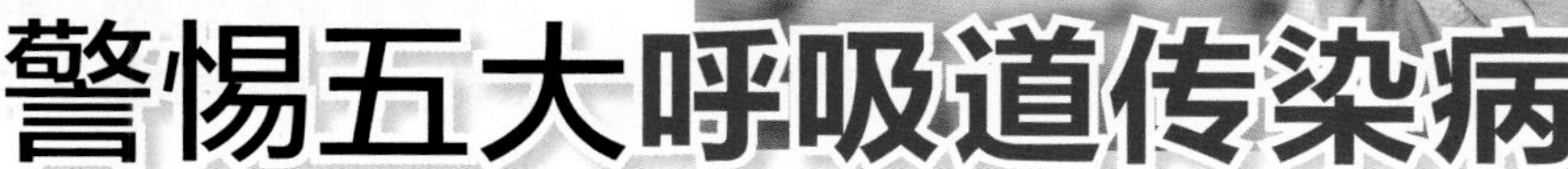

警惕五大呼吸道传染病

复旦大学附属中山医院感染病科　黄英男　潘 珏（主任医师）

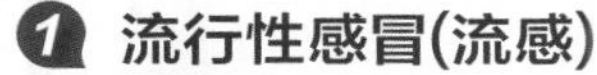

❶ 流行性感冒(流感)

流感是由流感病毒引起的急性呼吸道传染病，潜伏期短，突然起病，发病率高，传播速度快。发生流感后，通常多种症状同时出现，以发热、咳嗽和全身酸痛为主，喷嚏、流涕、鼻塞等呼吸道症状相对较轻，可伴有恶心、呕吐、腹痛、腹泻等胃肠道症状。若患者免疫力差或治疗不及时，尤其是老年人或心脏病、糖尿病等患者，可出现严重并发症，如流感病毒肺炎等，严重的可危及生命。

由于流感病毒易变异，人群对变异后的流感病毒缺乏免疫力，因此流感可引起反复流行或大流行，造成严重后果。1918年西班牙流感暴发流行造成近10亿人感染，数千万人死亡；1957年“亚洲流感”及1968年“香港流感”导致的死亡人数均在百万以上。

❷ 水痘

水痘是由水痘-带状疱疹病毒初次感染引起的急性传染病，主要发生在婴幼儿和学龄前儿童。主要表现为皮肤和黏膜成批出现红色斑丘疹，进而发展为疱疹。皮疹先见于躯干、头部，后延及全身，呈向心性分布，躯干最多，四肢分布较少。皮疹出现前1～2日可有发热、头痛、咽痛等上呼吸道症状。水痘传染性极强，患者自发病前1～2天至皮疹干燥结痂期均有传染性。

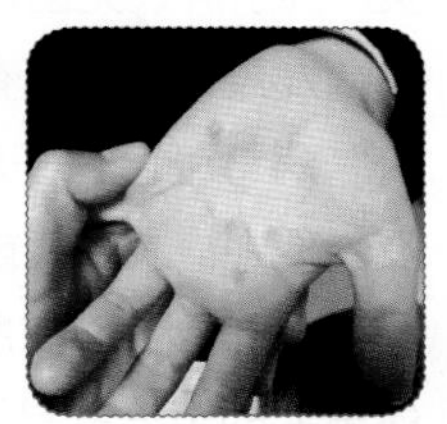

❸ 流行性脑脊髓膜炎（流脑）

流脑是脑膜炎球菌引起的化脓性中枢神经系统感染，任何年龄均可发病。初期症状常不典型，如咽痛、鼻咽黏膜充血及分泌物增多等；之后症状可突然加重，出现高热、头痛、恶心、呕吐、皮肤黏膜瘀点和神志改

专家简介

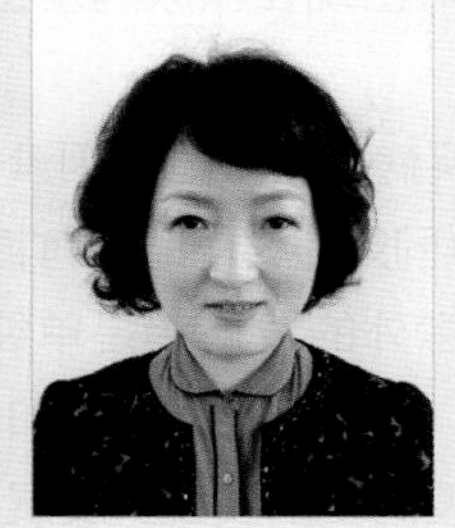

潘 珏 复旦大学附属中山医院感染病科主任医师，中华预防医学会医院感染控制分会委员，中国女医师协会医院感染管理专业委员会委员，上海市医学会感染病专科分会委员，复旦大学健康传播研究所控烟研究中心研究员。擅长感染性疾病的诊治，如肺炎、肺真菌病、发热、败血症、心内膜炎、结核病等。

潘珏医生说“呼吸道传染病”

预防呼吸道传染病的四十字口诀：

双手要勤洗，打嚏掩口鼻，
居室常通风，无事少聚集，
脏手勿触口，吐痰包纸里，
感冒戴口罩，染疫要隔离。

变等，瘀点直径一般为 1～2 毫米，可增大融合。病情严重者可发展为心衰、休克，甚至死亡。部分患者可有后遗症，如关节炎、胸膜炎、血管炎和心包炎；也可出现大脑神经功能障碍，如耳聋、失明、性情改变、精神异常等。

4 手足口病

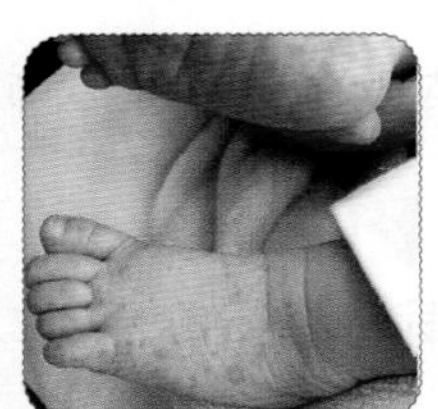

手足口病由肠道病毒（以柯萨奇病毒 A16 型和肠道病毒 71 型最为常见）引起，多发生于 5 岁以下儿童，成人也可患病。

手足口病的主要症状有口痛、厌食、低热，以及口腔、手、足、臀部（有时还包括生殖器）等部位出现小疱疹或小溃疡。通常手足口病会在 2～3 日内自行好转；少数患儿可发生心肌炎、肺水肿、无菌性脑膜脑炎等并发症；个别重症患儿病情发展快，甚至有生命危险。

病毒可存在于患者的鼻黏液、唾液、溃疡中的液体及粪便中，人经口或经呼吸道摄入后可发病。即使症状消退，病毒仍可在患者体内存活数周至数月。预防传播最重要的事情就是勤洗手，并对儿童可能接触的物品消毒，即使在患儿好转后也应如此。

5 麻疹

麻疹是由麻疹病毒引起的一种急性传染病，初期症状类似感冒，如发热、咳嗽、流涕、畏光、结膜充血等；发病 3～4 天后开始出现皮疹，一般按照耳后、颈面部、躯干、四肢、掌心和脚心的顺序出疹；出疹一般持续 3～5 天，期间可有持续发热，偶有呕吐、腹泻等症状；皮疹出齐后，发热及其他症状可逐渐好转。“麻疹黏膜斑”是麻疹所特有的症状：在发病 2～3 天后，患者臼齿旁的颊黏膜上可见针尖大小的灰白色小点，周围有红晕。这也是早期诊断的重要依据。麻疹患者痊愈后可获得持久免疫力。PM

医生手记

刚退休的丁女士今年55岁，脸圆圆的，身材胖胖的，大家都说她“好有福相啊”！其实，她患高血压七八年了，控制得不太好，经常更换各种降压药。最近，她突然觉得自己经常口干，每天都要喝很多水，去医院检查后发现，空腹血糖高达16毫摩/升。除了血压高、血糖高，丁女士还被发现血尿酸增高，并伴有蛋白尿。丁女士很疑惑：“糖尿病跟高血压有没有关系？该怎么治疗呢？”

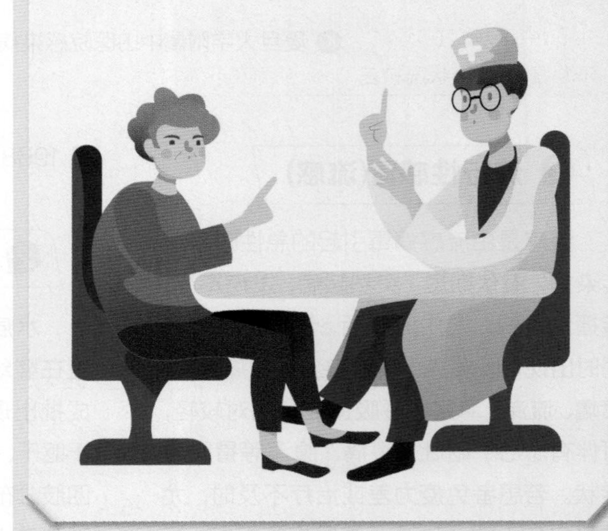

糖尿病、高血压并存，风险激增

糖尿病患者常合并代谢综合征的一个或多个组分，如高血压、血脂异常、肥胖等。高血压是糖尿病的常见并发症或伴发病之一，流行状况与糖尿病类型、年龄、是否肥胖及人种等因素有关，发生率为 30%～80%。我国门诊就诊的 2 型糖尿病患者中，约 30% 伴有高血压。2 型糖尿病患者合并高血压通常是多种心血管代谢危险因素并存的表现，高血压也可出现在糖尿病发生之前。

糖尿病和高血压是心脑血管疾病的重要危险因素，两者并存会产生 1 加 1 大于 2 的协同效应。同时患有糖尿病和高血压的患者，心脑血管意外的发病率是单纯高血压或糖尿病患者的 2～4 倍，死亡风险显著增加。高血压可促进糖尿病肾病和视网膜病变的发生、发展，

当糖尿病遇上高血压

上海交通大学医学院附属第九人民医院内分泌科
郭郁郁（副主任医师） 陆颖理（主任医师）

老年糖尿病患者的血糖、血压控制目标

患者临床特点/健康状况	评估	糖化血红蛋白（%）	空腹或餐前血糖（毫摩/升）	睡前血糖（毫摩/升）	血压（毫米汞柱）
健康	较长的预期寿命	<7.5	5.0~7.2	5.0~8.3	<140/90
复杂/中等程度的健康	中等长度的预期寿命	<8.0	5.0~8.3	5.6~10.0	<140/90
非常复杂/健康状况较差	有限的预期寿命	<8.5	5.6~10.0	6.1~11.1	<150/90

糖尿病肾病的进展也会进一步升高血压，从而形成恶性循环。

严控血压，有助于降低风险

糖尿病合并高血压的患者，严格控制血压能最大限度地减少靶器官损害，降低心血管疾病的死亡风险。我国最新的糖尿病和高血压防治指南均建议，一般糖尿病合并高血压患者的降血压目标应< 130/80 毫米汞柱。

老年或伴严重冠心病的糖尿病患者，可采取相对宽松的降血压目标值，治疗目标是减少急慢性并发症导致的伤残和早亡，改善生存质量，延长预期寿命。

因人而异，合理选择降压药

生活方式干预是控制高血压的重要手段，主要包括健康教育、合理饮食、规律运动、戒烟限盐、控制体重、限制饮酒、心理平衡等。

糖尿病患者的血压水平如果超过 120/80 毫米汞柱，即应开始生活方式干预，以预防高血压的发生。血压≥ 140/90 毫米汞柱的糖尿病患者，宜接受降压药物治疗。血压≥ 160/100 毫米汞柱或高于目标值 20/10 毫米汞柱的糖尿病患者，应立即启动药物治疗。

目前，公认的一线降压药主要包括以下五类：利尿剂、β 受体阻滞剂、钙离子拮抗剂、血管紧张素转化酶抑制剂（ACEI）和血管紧张素 II 受体拮抗剂（ARB）。糖尿病合并高血压的患者选择降压药物时，要因人而异，除考虑降压疗效外，还应该考虑有无心、脑、肾等靶器官保护作用，能否减少心血管疾病的发生风险，以及对糖代谢和尿酸代谢的影响。

五类降压药物均可用于糖尿病患者，其中 ACEI 或 ARB 为首选药物。为达到降压目标，通常需要多种降压药物联合应用，推荐以 ACEI 或 ARB 为基础，联合钙离子拮抗剂、小剂量利尿剂或 β 受体阻滞剂。

因糖尿病患者易存在夜间血压升高，故可在 24 小时动态血压评估的基础上，在医生指导下选用降压药，必要时可考虑睡前服药。宜优选长效制剂，以有效平稳控制 24 小时血压（包括夜间血压与晨峰血压），减少血压昼夜波动，预防心脑血管病事件的发生。PM

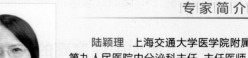

专家简介

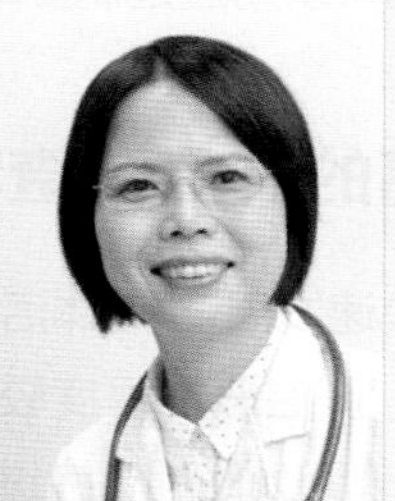

陆颖理 上海交通大学医学院附属第九人民医院内分泌科主任、主任医师、教授、博士生导师，中华医学会内科学分会常委、糖尿病学分会委员，上海市医学会内科学专科分会副主任委员、内分泌专科分会副主任委员。擅长糖尿病、甲状腺疾病、肾上腺疾病、骨质疏松症、风湿性疾病等的诊断和治疗，以及内科疑难和复杂病例的处理。

《原发性肝癌诊疗规范(2019年版)》解读：五大亮点、六大关键词：看懂“肝癌诊疗新规范”

中国科学院院士　樊嘉

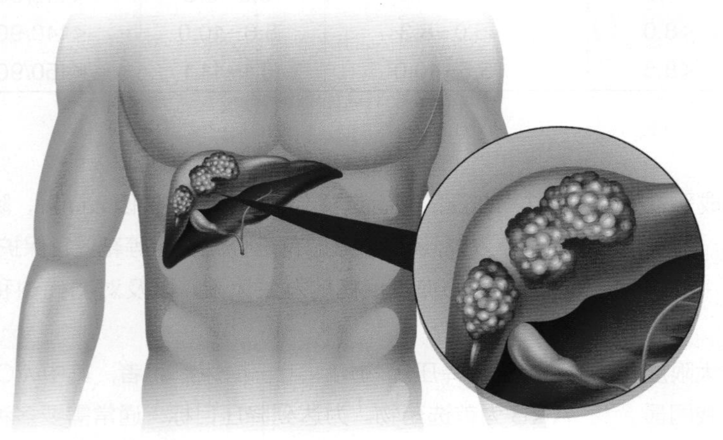

我国是肝癌大国，有近全球一半的肝癌病例。2019年12月7日，在由中国抗癌协会肝癌专业委员会主办、复旦大学（中山医院）肝癌研究所承办的第十七届全国肝癌学术会议上，国家卫生健康委员会（以下简称“卫健委”）正式发布了《原发性肝癌诊疗规范（2019年版）》。

《原发性肝癌诊疗规范》于2011年首次发布，并于2017年进行了第一次更新。近两年，肝癌诊疗技术的发展日新月异，许多创新药物也在我国肿瘤药物的准入和上市审批加快的大环境下进入肝癌治疗领域，非常有必要对《原发性肝癌诊疗规范（2017年版）》进行更新，以便为各级医疗机构提供统一的诊疗规范，更好地为肝癌病人提供优质、规范的诊疗服务。

新修订的《原发性肝癌诊疗规范（2019年版）》有哪些亮点值得关注？对普通读者而言，应当掌握哪些关键知识点？听听专家的分析。

亮点一：诊断标准与国际接轨

《原发性肝癌诊疗规范（2019年版）》全面参照“2019版肝细胞癌WHO分级系统”，与国际标准接轨，以期通过制度革新进一步提升我国肝癌早期诊断率，全面提高肝癌病人的5年生存率。

亮点二：增加关注度高的肝癌筛查和诊断的内容

近两年，肝癌的早期诊断技术快速发展，“液体活检”在肿瘤早期诊断和疗效评价等方面显现重要价值。肝癌恶性程度较高，早诊早治尤其重要。在我国，很多肝癌病人一经发现即为晚期，错过了手术治疗的最佳时机，预后不佳。《原发性肝癌诊疗规范（2019年版）》指出，对血清甲胎蛋白阴性人群，可借助血清甲胎蛋白异质体、异常凝血酶原和血浆游离微小核糖核酸进行早期诊断。目前，基于循环微小核糖核酸（miRNA）模型的肝癌检测试剂盒已获国家药品监督管理局三类医疗器械注册证，并已进入临床应用。

亮点三：外科治疗“升级”

近年来，我国肝癌外科治疗技术也取得明显进步。过去认为，存在门脉高压的肝癌病人不宜进行手术治疗。近两年，多项研究结果提示，经过选择的门脉高压病人仍可接受肝切除手术，其术后长期生存率优于接受其他治疗。《原发性肝癌诊疗规范（2019 年版）》将门脉高压精准评价作为筛选适合手术切除病人的重要标准之一。

亮点四：强调系统治疗

系统治疗部分是《原发性肝癌诊疗规范（2019 年版）》更新的重点。对晚期肝癌病人而言，不仅要重视抗肿瘤治疗，还要重视抗病毒治疗及其他保肝治疗。有效的系统治疗可以改善症状，提高生活质量，延长生存时间。

近年来，靶向治疗和免疫治疗药物的研究取得了很大突破，除老药索拉非尼外，在中国获批的一线治疗药物仑伐替尼、二线药物瑞戈非尼，以及在国外获批的二线药物免疫检查点抑制剂等，均对晚期肝癌病人有一定疗效。

亮点五：挖掘中国传统医学潜力

中医药是中华民族的瑰宝。《原发性肝癌诊疗规范（2017 年版）》已提及肝癌病人可采用中医中药治疗，以改善症状，提高机体抵抗力，减轻不良反应，提高生活质量。《原发性肝癌诊疗规范（2019 年版）》指出，有 1 级证据显示，肝切除术后病人口服槐耳颗粒，可减少复发并延长生存期，这为中医药治疗肝癌提供了强有力的支撑。

关键词一：高危人群筛查

对肝癌高危人群的筛查，有助于肝癌的早期发现、早期诊断、早期治疗，是提高肝癌疗效的关键。乙肝病毒感染、丙肝病毒感染、过度饮酒、非酒精性脂肪性肝炎、长期食用被黄曲霉毒素污染的食物、各种原因引起的肝硬化，以及有肝癌家族史者，是肝癌高危人群。为早期发现肝癌，宜每 6 个月进行一次肝脏超声和血清甲胎蛋白检测。

关键词二：诊断方法

肝癌的诊断方法主要包括影像学检查、血清分子标志物和病理学检查。

超声检查是最常用的肝脏影像学检查方法。常规超声可检出肝内占位性病变，并初步判断其性质；彩色多普勒超声可观察病灶内的血供，还可以明确病灶性质。

经肝脏超声检查和血清甲胎蛋白筛查发现异常者，宜进行动态增强 CT 检查和多模态磁共振检查，以明确诊断。

PET/CT 主要用于肿瘤分期，全面评价有无淋巴结转移及远处转移，也可以进行靶向治疗后的疗效评价。

血清甲胎蛋白（AFP）是目前诊断肝癌和疗效监测常用的指标。血清 AFP ≥ 400 微克 / 升，在排除妊娠、慢性或活动性肝病、生殖系统

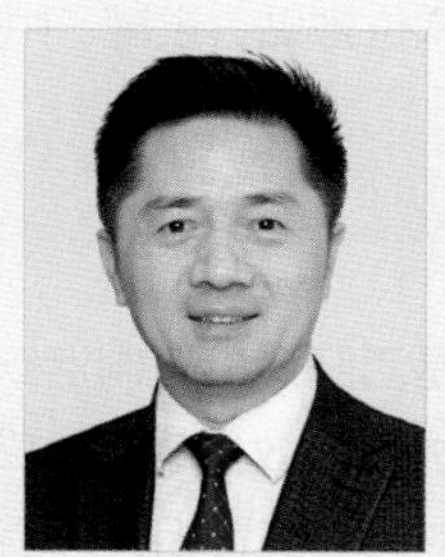

专家简介

樊 嘉 中国科学院院士，复旦大学附属中山医院院长、教授、主任医师，复旦大学肝癌研究所常务副所长、器官移植中心主任，上海市肝肿瘤临床医学中心（重中之重）主任，上海市肝病研究所所长，中国医师协会外科医师分会肝脏外科医师分会主任委员，中国抗癌协会常务理事，中华医学会常务理事。

肿瘤及消化道肿瘤的情况下，高度提示肝癌。仅60%～70%的肝癌病人表现为甲胎蛋白升高，30%～40%的肝癌病人甲胎蛋白始终不升高。血清甲胎蛋白异质体（AFP-L3）、异常凝血酶原和血浆游离微小核糖核酸（microRNA）检测有助于发现甲胎蛋白阴性的肝癌病人。

通常，具有典型肝癌影像学特征、符合肝癌临床诊断标准的病人不需要以诊断为目的进行病灶穿刺活检，以减少肿瘤播散风险。对于缺乏典型肝癌影像学特征的肝脏病灶，往往需要进行穿刺活检，以明确性质。

关键词三：手术治疗

《原发性肝癌诊疗规范（2019年版）》指出，肝癌治疗应重视多学科协作（MDT）模式；特别是疑难、复杂病例的诊治，应避免单科治疗的局限性。

肝切除术是病人获得长期生存的重要手段，其基本原则是：完整切除肿瘤，切缘无残留肿瘤，并保留足够体积且有功能的肝组织，以保证病人术后有较完备的肝功能。肝脏肿瘤巨大、剩余肝脏体积较小的病人，可采用术前经动脉化疗栓塞术使肿瘤缩小，或通过门静脉栓塞等技术使剩余肝脏代偿性增生，以提高切除率。对于不可切除的肝癌，可以采用术前经动脉化疗栓塞术、放疗等措施获得“降期”后再行切除。通常，肝癌病人还应接受适当的术后辅助治疗，以减少复发。

肝移植可以根治肝癌，尤其适用于肝功能失代偿、不适合手术切除及局部消融的早期肝癌病人。关于肝癌肝移植的适应证，《原发性肝癌诊疗规范（2019年版）》推荐采用美国加州大学旧金山分校（UCSF）标准：单个肿瘤直径≤6.5厘米；肿瘤≤3个，其中最大肿瘤的直径≤4.5厘米，且肿瘤直径总和≤8厘米；无大血管侵犯。

关键词四：非手术治疗

由于肝癌病人大多合并肝硬化，或者在确诊时已达中晚期，真正能获得手术切除机会的仅占20%～30%。通过物理或化学方法直接杀灭肿瘤的局部消融治疗，具有对肝功能影响小、创伤小、疗效确切等优点，使部分不适合手术切除的病人获得了根治机会。

经动脉化疗栓塞术也是常用的非手术治疗方法之一，通过经肿瘤供血动脉灌注化疗药或用栓塞剂堵塞肝肿瘤的供血动脉，阻断肿瘤的血供，促使肿瘤坏死。

放疗对部分肝癌病人有一定效果，有助于改善症状，延长生存期。主要包括内放疗和外放疗两种：内放疗是将放射性核素植入肿瘤内进行治疗；外放疗是利用放疗设备产生的射线，从体外对肿瘤进行照射。

对晚期肝癌病人而言，有效的系统治疗有助于减轻肿瘤负荷，提高生活质量，延长生存时间。“一线治疗”包括靶向药物治疗和全身化疗，“二线治疗”包括靶向治疗和免疫治疗。

关键词五：中医中药治疗

《原发性肝癌诊疗规范（2019年版）》将具有中国特色的中医中药治疗作为肝癌系统治疗的措施之一，包括汤药、现代中药制剂等中药治疗，以及针灸、穴位敷贴、拔罐、中药泡洗等中医特色疗法。

关键词六：抗病毒治疗

由于我国肝癌病人大多有乙肝病毒感染史，故《原发性肝癌诊疗规范（2019年版）》建议，合并乙肝病毒感染，特别是乙肝病毒复制活跃的肝癌病人，应在医生指导下进行抗病毒治疗。宜选择强效低耐药的口服核苷（酸）类似物，如恩替卡韦、替诺福韦酯等。对丙肝病毒相关肝癌，如果有肝炎活动，也应接受直接抗病毒药物治疗。

延伸阅读

40位肝癌病人为复旦大学肝癌研究所“庆生”

2019 年 12 月 6 日，在复旦大学（中山医院）肝癌研究所成立 50 周年学术研讨会上，40 位“新生命”超过“20 岁”的肝癌病人唱起《歌声与微笑》，一起为肝研所“庆生”。他们中，生存 40 年以上的有 3 人，时间最长的已生存 48 年。

半个世纪前，权威教科书上写着：“肝癌的病程是 2～5 个月。”当时，一个人患了肝癌，就等于被宣判了死刑。经过几十年的努力，在复旦大学附属中山医院，肝癌术后病人 5 年生存率由 20 世纪 60 年代的 14% 提高到如今的 64%，创造了肝癌治疗的“奇迹”。

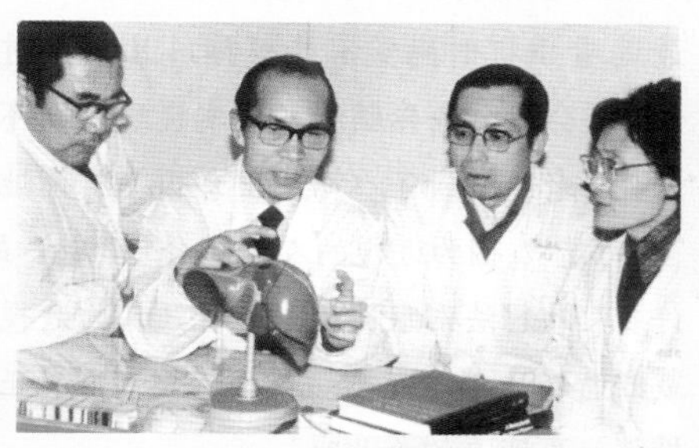

1969 年起步的肝癌研究所前身——中山医院“肝肿瘤小组”

50年：从“小组”到“一流研究所”

1969 年，汤钊猷教授、余业勤教授、杨秉辉教授、周信达教授、林芷英教授等老一辈专家成立中山医院“肝肿瘤小组”。1988 年，经卫生部批准成立上海医科大学肝癌研究所，隶属于上海医科大学，下设肝癌内科、外科及实验室；2000 年，复旦大学与上海医科大学两校合并后，更名为复旦大学肝癌研究所（简称“肝研所”）。在过去的 50 年里，肝癌诊疗领域的无数个“第一”在肝研所诞生。

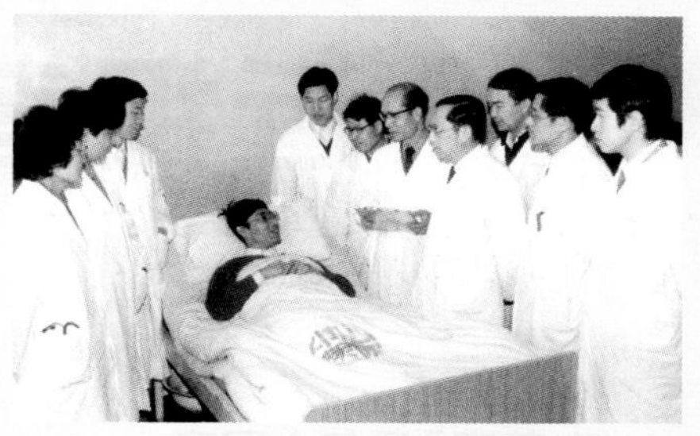

1986 年汤钊猷教授团队查房

汤钊猷院士首次提出“亚临床肝癌”概念，使肝癌从“不可治”变为“部分可治”；在国际上首次建成“高转移人肝癌模型系统”，并提出肝癌转移复发新理论。“小肝癌的诊断和治疗”及“转移性人肝癌模型系统的建立及其在肝癌转移研究中的应用”分别获得 1985 年和 2006 年国家科技进步奖一等奖。

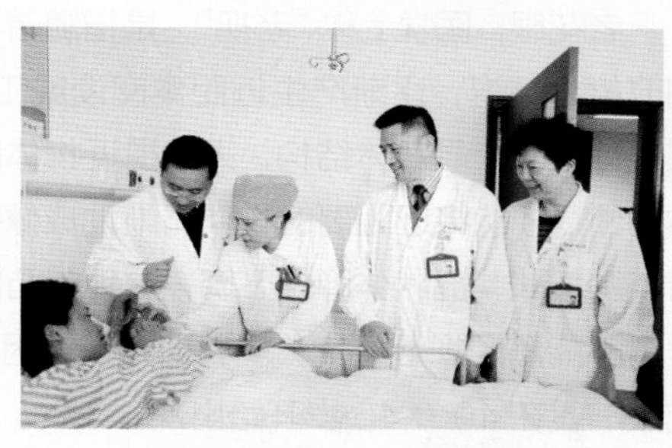

樊嘉教授主刀的上海市首例肝移植长期生存者术后十年喜诞千金

新一代学科带头人、中国科学院院士樊嘉教授对肝癌肝移植、肝癌门静脉癌栓综合治疗等进行系统研究，首次提出适合中国国情的肝癌肝移植适应证——“上海复旦标准”，牵头制定原发性肝癌诊疗规范；成功转化并生产上市的“7 种微小核糖核酸肝癌检测试剂盒”、实现签约转化的“全自动循环肿瘤细胞分选检测系统”两项研发成果，均为拥有完全自主知识产权的全球“首例”。

现任肝外科主任周俭教授带领肝外科团队创新开展 Alpps、废弃肝活体移植等肝移植新技术，着力加强学科建设和人才梯队建设，继续深化肝癌肝移植后复发转移防治等临床研究。

扫描二维码，观看肝研所 50 年发展历程

“50 年前，对于肝癌病人来说就是六个字——‘走进来、抬出去’，短则几日、几周，长则几月，都走了。现在，可以用另外六个字来概括，就是‘走进来、走出去’。”近 90 岁的汤钊猷院士感慨道。

50年：新起点、新征程

樊嘉院士说，全世界一半以上的新发肝癌病人在中国。前辈们经过几十年的努力，为年轻医生进一步深入认识和研究肝癌奠定了非常好的基础，也搭建了良好的平台。但是，由于肝癌的复杂性和高度异质性，目前对肝癌的认识还不是非常全面，尤其是肝癌的早期诊断。未来，肝研所将继续加强“医、研、产”结合，不断提升肝癌治疗效果，为广大病人造福。PM

医生手记

45岁的黄女士平时戴700度近视眼镜，最近看手机时感觉有些模糊，且看得时间久了还会感到头昏脑涨。朋友提醒她是不是开始“老花眼”了，黄女士却振振有词地说“不可能”，因为近视的人是不会“老花”的。许多人的想法都跟黄女士一样，认为近视要戴凹透镜，而老花需要戴凸透镜，正负正好抵消。事实真的如此吗？

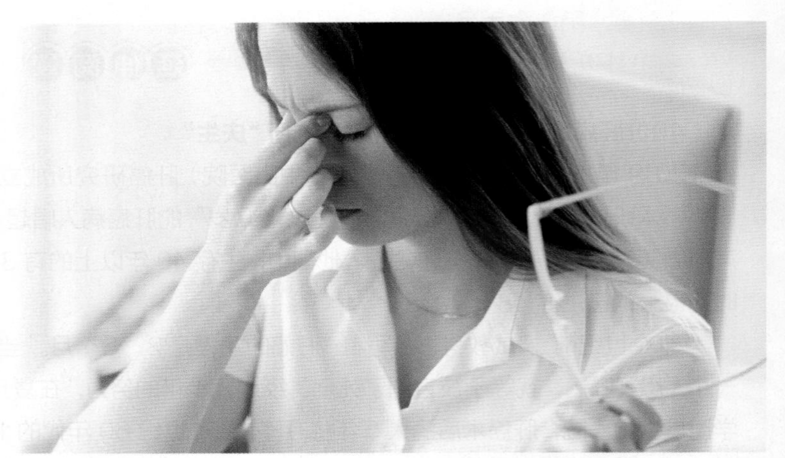

近视者会不会“老花”

复旦大学附属眼耳鼻喉科医院视光学科　陈敏洁　戴锦晖（主任医师）

“老花眼”是怎么回事

老花眼，医学上称“老视”，是指随着年龄增长，眼的调节能力减退，逐渐产生近距离阅读或工作困难的情况。人眼球中有个晶状体结构，人在视近物体时，需要使晶状体前凸，才能将近距离的物体清晰地成像在视网膜上。随着年龄增长，晶状体弹性下降，这种前凸能力减弱，调节程度不能满足视近所需，便表现为视近困难、易疲劳。老花眼一般在40～45岁开始出现。

近视者也会出现老花眼

如果一个中年人有150度的老花眼，又刚好有150度左右的近视，那他视近物时两者相互抵消，不需戴老花眼镜也能看清楚，但视远时仍需要戴150度近视眼镜才能看清。老花眼的度数一般会随年龄增长而增加，到了60岁以后，度数基本就不会变了。如果老花眼度数增加到300度，近视还是150度，视近物时近视抵消了部分老视，就要戴150度的老花镜，而视远时则要戴150度的近视眼镜。

近视合并老花眼：定期验光，规范戴镜

对于近视合并老花眼的患者，交替戴两副眼镜会给生活带来不便，可使用一些特殊设计的老视镜片。渐进多焦点眼镜就是一个不错的选择，可同时满足远、中、近距离视物的需求，且外观和一般眼镜无异。但是此类镜片设计及验配技术要求较高，需要去专业机构进行验配，而且佩戴后常需要一段时间的适应。

总之，近视患者年纪大了也会出现老花眼。由于每个人的眼部屈光状态不同，老视的情况也各不相同，戴度数不合适的老花镜容易导致眼部疲劳、不适，甚至会引起头昏脑涨等症状。因此，不能因图方便而从路边摊头或者网上随意买一副老花镜，应该定期到正规眼镜店或者医院进行验光，并根据自己的需求选择合适的老花镜。PM

专家简介

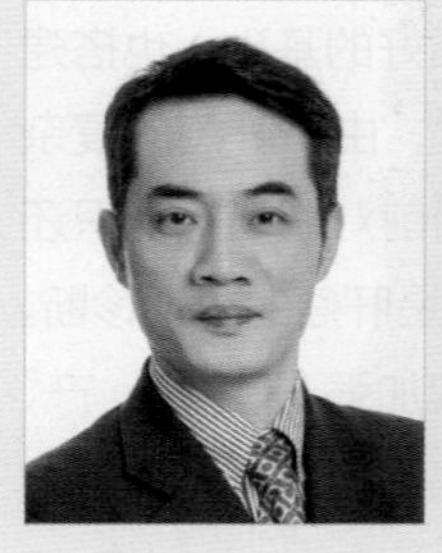

戴锦晖　复旦大学附属眼耳鼻喉科医院视光学科主任医师、博士生导师，上海市医学会视光学专科分会副主任委员，中华医学会眼科学分会视光学组委员。擅长近视、远视、斜视、弱视诊治和各种眼病所致低视力的康复治疗，尤其对近视眼激光手术矫治和复杂性屈光不正治疗有丰富的临床经验。

指（趾）甲作为手足末端一个重要皮肤附属器，在美观与功能上都发挥着非常重要的作用。指（趾）甲虽小，毛病并不少，钳形甲就是其中之一。

钳形甲：不只影响美观

南京医科大学第一附属医院皮肤科　周　园　王大光（主任医师）

钳形甲好发于女性

钳形甲，顾名思义，就是趾甲增厚并横向过度弯曲，像钳子一样不断钳夹趾甲下方的皮肤（甲床）。钳形甲最常见于大脚趾，也可见于其他足趾，发生在手指上的非常少见。患者平均就诊年龄大约在52岁，男女发病率之比为1：2，女性发病率明显高于男性。轻度钳形甲患者可没有自觉症状，只是影响趾甲外观。严重的钳形甲可发生炎症与感染，引起钳形甲型甲沟炎，患者常感疼痛明显，影响正常行走和生活质量。

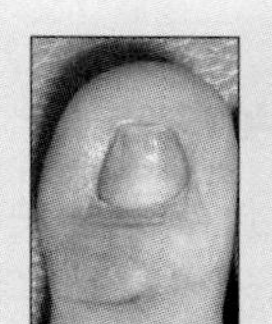
喇叭样钳形甲

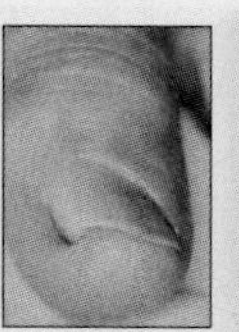
折扇样钳形甲

外观不同的三种钳形甲

根据外观，可将钳形甲分为三种亚型：寻常型钳形甲（喇叭样钳形甲）、折扇样钳形甲和瓦片样钳形甲。

喇叭样钳形甲最常见，因趾甲的卷曲程度沿纵轴由近端向远端逐渐增加、形似喇叭而得名。这是钳形甲最严重的一个亚型，随着趾甲卷曲程度增加，常引起剧烈疼痛，影响患者行走及日常生活。

折扇样钳形甲表现为整个趾甲没有明显的隆起，仅一侧或两侧趾甲边缘垂直向下弯曲压迫甲沟。双侧对称性的折扇样钳形甲主要发生于手指，单侧多发生在足趾。

瓦片样钳形甲表现为趾甲较平坦、横向过度弯曲，但趾甲两个边缘依然保持平行。此型趾甲畸形程度较轻，通常不会引起严重临床症状，多见于身材较高、趾甲过度弯曲的年轻人群。

钳形甲是怎么形成的

钳形甲的病因与发病机制目前尚不明确。远端甲床变窄及下方的趾骨形成骨性增生在钳形甲的发生、发展中可能发挥了一定作用。钳形甲可分为先天性和后天性两种。先天性钳形甲有一定家族聚集性。后天性钳形甲可能与肥胖、穿鞋过紧、走路姿势不正确、真菌感染等因素有关。

钳形甲怎么治

没有疼痛等自觉症状、对美观没有特殊要求的患者，对钳形甲可不予处理与治疗。有症状、希望趾甲美观的患者可至正规医院甲病专科或手足外科进行治疗。通常，医生会根据钳形甲的严重程度及患者的诉求来制定适合的治疗方案。

❶ 保守治疗

真菌感染（甲癣）是钳形甲患者趾甲增厚的重要原因之一，所有钳形甲患者都应该做真菌检查。存在真菌感染者应及时接受抗真菌治疗。伴发其他系统性疾病的患者应针对原发病进行治疗。

钳形甲患者的趾甲通常明显增厚且十分坚硬，可采取磨削术把趾甲磨薄。利用40%浓度的尿素软膏溶解趾甲角质也可使趾甲变薄。将形状记忆合金固定在趾甲表面，通过施以外力缓慢纠正趾甲弯曲度，是目前治疗钳形甲较为有效的无创方法。

保守治疗创伤小，操作相对简单，但是复发率高，通常作为暂时缓解疼痛等症状的临时治疗手段。

❷ 手术治疗

趾甲增厚弯曲严重、继发感染的钳形甲患者可通过手术将弯曲趾甲矫正。手术治疗的方法非常多，包括真皮移植物填充法、Haneke技术、锯齿形甲床皮瓣成形术、相邻真皮皮瓣填充法、弧形夹板固定术等。

将趾甲下的甲床拉伸、变平以后，可以给新长出来的趾甲创造一个良好的附着平台，在一定程度上纠正趾甲的弯曲度。经手术方法矫正以后，趾甲弯曲度可得到一定改善，疼痛也可得到缓解。PM

拇指有2个关节，其他手指有3个关节。手指与手掌连接的关节称为掌指关节；靠近指甲的关节，称为远端指间关节；远端指间关节与掌指关节之间的关节，称为近端指间关节（如图所示）。五指虽小，但导致关节肿、痛的疾病很多，可以根据受累手指关节的部位，结合病变是否两手对称，以及全身症状、体征、实验室检查等，大体判断患了哪类关节病。

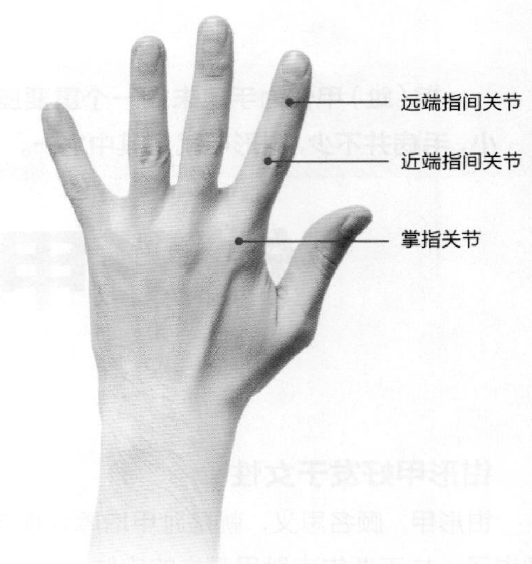

小小“五指山”，名堂可不少

上海中医药大学附属龙华医院风湿科教授　苏 励

骨关节炎

如果两手远端指间关节肿痛，甚至变形，很可能得了骨关节炎。这是一种以关节疼痛为主要症状的关节退行性疾病，简单地说，就是关节“老化”，多发生在活动多的关节及负重关节，如手指关节、膝关节等。手指骨关节炎的表现是两手远端指间关节肿痛，病情严重者可见关节畸形。X 线平片可诊断该病，CT 及磁共振可早期发现。

类风湿关节炎

如果两手近端指间关节肿痛，甚至变形，很可能得了类风湿关节炎。这是一种以多个关节慢性、非化脓性炎症为主要表现的全身性疾病。该病主要症状为近端指间关节肿胀、疼痛，可累及掌指关节、腕关节及足关节等，远端指间关节极少受累。患者类风湿因子（RF）、抗环状瓜氨酸（CCP）抗体等阳性。X 线平片可诊断该病，磁共振对早期发现本病很有帮助。

风湿性关节炎

通常所说的风湿性关节炎是风湿热的主要表现之一，该病患者全身关节，包括手指关节都有可能肿胀疼痛，但是以大关节受累更为常见，如膝、踝、肩关节等。典型的表现为关节对称性、游走性疼痛，并伴有红、肿、热的表现。急性期过后，关节肿痛缓解，关节不会变形，这一点与类风湿关节炎不同。

痛风性关节炎

该病好发于 40 岁以上男性，关节肿痛多见于足大趾关节，也可发生于手指与踝关节。痛风日久，可见痛风石。如果痛风石发生在手上，手指会出现关节肿痛及大小不等的痛风石。患者血尿酸可升高。

银屑病性关节炎

该病是一种与银屑病相关的炎性关节病，有银屑病皮疹并伴有非对称性指（趾）关节肿胀、压痛。部分患者可有骶髂关节炎、脊柱炎，有些患者表现为不对称性远端指（趾）间关节红肿、畸形。

系统性红斑狼疮

该病是一种侵犯全身多脏器的慢性弥漫性结缔组织病，发作时可见指关节红肿、疼痛。如是年轻女性，并伴有面部红斑、蛋白尿、抗核抗体阳性，则系统性红斑狼疮可能性很大。病情缓解后，指关节红肿、疼痛消失，一般不会变形。PM

苏励医生说
“关节炎防治”

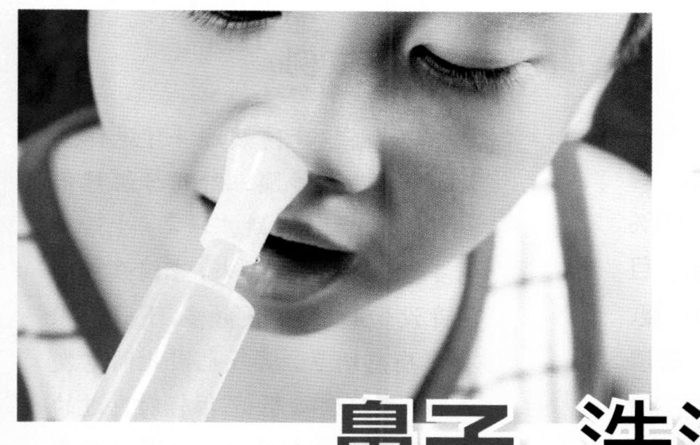

“洗鼻”操作简单，常被用于鼻炎患者的居家护理。随之而来的，人们对鼻腔冲洗的疑问也有很多：鼻腔冲洗有什么好处？鼻子没毛病，有必要“洗鼻”吗？市面上的冲洗器、冲洗液种类繁多，该如何选择？鼻腔冲洗的正确做法是怎样的？

鼻子，洗洗更健康吗

上海中医药大学附属市中医医院耳鼻喉科　郭 裕（主任医师）薄 全

鼻腔冲洗有什么好处

鼻腔冲洗是借助冲洗器将冲洗液送入鼻腔，从而达到清洁鼻腔内鼻涕、鼻痂的一种方法。

❶ 鼻腔冲洗的物理冲刷作用可带走尘螨、花粉之类的过敏原，避免其与鼻腔黏膜过多接触，从而减轻打喷嚏、流涕等症状。

❷ 鼻腔冲洗可以提高鼻黏液纤毛清除系统的清除和防御能力。

❸ 当空气干燥时，鼻腔冲洗可湿润鼻腔，防止因干燥而发生出血等情况。

在耳鼻咽喉科的疾病治疗中，鼻腔冲洗大多用于慢性鼻－鼻窦炎、变应性鼻炎，或作为鼻窦炎术后、鼻咽癌放疗后的辅助治疗。“空鼻症”及经常感到鼻腔干燥的患者也可用鼻腔冲洗来缓解干燥不适感，预防出血。急性上呼吸道感染时，应用鼻腔冲洗可缓解鼻塞、流涕等症状。另外，对于因鼻涕倒流进鼻咽部所引起的喉源性咳嗽，冲洗亦有效。

如今，临床上的鼻腔冲洗治疗往往将常规冲洗液与药物相结合，如加用防风、辛夷、苍耳、白芷、鹅不食草等中药，可起到固表祛风、芳香通窍的作用；加用抗生素，可降低鼻腔局部促炎因子的浓度，减轻炎症反应，缓解黏膜水肿。

鼻子没毛病，有必要“洗鼻”吗

正常情况下，鼻腔内的纤毛会从前往后摆动，把细菌、分泌物等“脏东西”从鼻腔前端送到鼻咽部。在这个过程中，有一种酶将这些“脏东西”分解成痰，下滑到口腔或者通过喷嚏排出。

也就是说，鼻子本身就有自洁功能，故健康的鼻子没必要进行鼻腔冲洗。如果鼻子没毛病却频繁“洗鼻”，可能会影响鼻黏液纤毛的规律摆动，破坏鼻腔自洁功能，反而可能使鼻子“生病”。

鼻腔冲洗适用于所有鼻病患者吗

中耳炎及咽鼓管开放功能障碍的患者，进行鼻腔冲洗很可能会使鼻腔的炎症沿着咽鼓管进入耳腔，诱发或加重耳部症状。存在鼻息肉、鼻腔血管瘤等腔内增生物的患者不可冲洗鼻腔，因为增生物会造成冲洗液残留，为细菌及病毒的繁殖提供有利环境。鼻黏膜糜烂溃疡或既往反复鼻出血者，也不可轻易进行鼻腔冲洗，否则可能会使本就脆弱的鼻黏膜再次出血。

特别提醒

鼻腔冲洗往往只能锦上添花，不可能达到立竿见影的功效。鼻病患者应理性看待。

科学“洗鼻”三要素

❶ 选择适宜的冲洗液

市面上冲洗液的种类可谓琳琅满目，如生理盐水、生理海水、等渗盐水、高渗盐水等。从治疗效果上看，生理海水较佳，其成分是0.9%的氯化钠海水溶液，pH和人体体液相近，清洗时不会有刺激感。且生理海水中的碳酸氢盐可稀释鼻腔黏液，钾、镁离子可促进黏膜修复、抑制炎症，但价格较高。对于鼻病患者的日常鼻腔“养护”而言，等渗盐水是最佳选择。尽管有实验研究提出，在病理状态时，适当的高渗盐水比等渗盐水在稀释鼻黏液、改善纤毛运动等方面的效果更佳，但前者易引起头痛、鼻黏膜烧灼感等不适，还可损害纤毛功能。

有些人会问，除了市面上的冲洗液，可否在家用食用盐自行配置等渗盐水呢？理论上讲是可以的，不过需注意避免使用加碘盐（碘对鼻黏膜可能有刺激）。另外，自行配置洗鼻盐水时，还需要注意以下两点。①应以烧开后凉至温度合适的温水或蒸馏水配置，不可使用自来水。②只有精确计算无碘盐和水的比例，才能配置出最适宜进行鼻腔冲洗的等渗盐水（浓度0.9%），否则将改变冲洗液的渗透压，对鼻腔造成伤害。

❷ 控制温度在舒适范围

冲洗液的温度应控制在37～40℃，以患者感到舒适为宜。若温度过低，会造成鼻黏膜刺痛，长此以往，不仅不会改善鼻塞、流涕、打喷嚏等症状，还可能造成鼻甲肥大。配置冲洗液时不宜过量，应尽量保证冲洗液以恒定的温度进入鼻腔，以免因冲洗时间过长、温度过低而引发不适。另外，每日的冲洗次数以3次左右为宜。鼻塞严重者可选择在临睡及晨起时进行鼻腔冲洗。

❸ 选择适宜的冲洗器

随着科技的进步，电动洗鼻器受到许多年轻人的追捧，其操作简单，但有些电动洗鼻器不能任意调整冲洗液体量。手动鼻腔冲洗不仅灵活，还可以搭配不同喷头，以控制液体量和流速，更适合大众使用。PM

鼻腔冲洗的正确方法

- **冲洗前** 把鼻腔内的鼻涕、鼻痂擤干净。对鼻部深处的干痂，可先轻轻吸入一些冲洗液，待其软化后，再按住另一侧鼻孔，将其擤出。使用冲洗器前应消毒，做到一人一器，切勿交叉使用。
- **冲洗时** 身体前倾45°，旋转头部使一个鼻孔朝下，将洗鼻器的出水口塞入较高的鼻孔中，两侧鼻腔交替进行。洗鼻过程中需张嘴呼吸，避免因鼻呼吸而发生呛水。尽量让腔冲洗液从另一个鼻孔流出，若冲洗液流入口腔，应将其吐出。
- **冲洗后** 轻轻擤鼻，排净鼻腔内冲洗液，避免残留。

生活实例

一年前，李阿姨迎来了退休生活。退休后的她隔三岔五与姐妹们结伴出游、聚餐、跳广场舞，生活丰富多彩。但近两个月来，李阿姨感到浑身没劲，偶尔小便频多、下腹坠胀及疼痛感明显，脾气也因此而愈发暴躁。李阿姨心想：“年轻时患过的盆腔炎也是这般症状，难道盆腔炎复发了？”李阿姨去药店买来抗生素服用多日，症状非但没缓解，反而日益严重，李阿姨赶紧到医院妇科就诊。在进行了详细的检查后，医生称李阿姨患的未必是盆腔炎，建议她去泌尿科明确诊断并治疗。“不是盆腔炎又会是什么病呢？”李阿姨一头雾水。

医生的话

在我们的身边，有不少如李阿姨一般为盆腔疼痛所困扰的人，他们可能正遭受着膀胱疼痛综合征的折磨。

膀胱疼痛综合征的两大典型症状

膀胱疼痛综合征又称间质性膀胱炎，是一种累及膀胱的慢性非细菌性炎症。许多人对这一疾病感到陌生，事实上，其在慢性盆腔疼痛中最为常见，主要有膀胱刺激症状和疼痛两种表现。

❶ 膀胱刺激症状 表现为严重的尿频、尿急、尿痛、夜尿增多，而尿培养却呈无菌。

❷ 疼痛 表现为膀胱及小腹疼痛，疼痛可向尿道、会阴、下腹部、骶部、大腿内侧放射；膀胱充盈时，疼痛更为

盆腔不适，警惕膀胱疼痛综合征

上海交通大学医学院附属仁济医院
泌尿外科主任医师　吕坚伟

剧烈，排尿后症状可缓解。一些症状不典型的患者可表现为下腹部坠胀或压迫感。男性患者可出现睾丸、阴囊及射精痛；女性患者的症状可在月经前或排卵期加重。患者的体格检查通常无异常表现，部分可有耻骨上区压痛，女性患者阴道指诊膀胱有触痛，约 70%的膀胱疼痛综合征患者在体检时可有盆底肌肉紧张。

膀胱疼痛综合征可能与膀胱黏膜屏障破坏、自身免疫失调、盆底功能失调以及病毒或细菌感染导致的炎症反应有关。多见于 30~50 岁人群，男女比例约为 1∶9。在发病早期，患者常被误诊为尿路感染或妇科炎症，服用多种抗生素治疗却不见起色。

治疗常需多学科“联手”

膀胱疼痛综合征发病隐匿、病因复杂、病情反复。除了疾病本身的痛苦外，敏感部位的疼痛通常使患者羞于启齿、不知所措，严重影响他们的生活质量，有些患者甚至出现了焦虑、抑郁情绪，身心饱受折磨。事实上，膀胱疼痛综合征的综合治疗、联合用药对一些重症患者症状改善的有效率高达 70% 。一般而言，膀胱疼痛综合征首选非手术治疗。

● **改变生活方式**　日常进行膀胱训练，包含盆底肌肉收缩练习法、排尿反射训练等，以及定量饮水等行为治疗。

● **注意饮食健康**　避免饮用咖啡、浓茶、苏打水及碳酸饮料；避免食用酸性食物如番茄、柑橘，以及含钾丰富的食物（如香蕉等）。

● **药物治疗**　缓解疼痛是药物治疗的首要目的，包括镇痛、激素类、抗抑郁等药物。此外，膀胱药物灌注也是治疗膀胱疼痛综合征的重要方法之一，具有膀胱内有效药物浓度高和对全身影响小的优点。

● **中医治疗**　中医针灸及经皮穿刺交感神经阻滞法等可通过机械和药物刺激神经，有效阻遏神经兴奋性，从源头上缓解患者症状。

非手术治疗无效的患者可在医生评估下考虑外科手术治疗。

● **膀胱镜下水扩张术**　目前应用最广泛的一线外科治疗方法，能减轻患者疼痛、增加膀胱容量，对膀胱容量减小的患者效果更为理想。但效果维持时间较短，术后还需配合长期膀胱灌药治疗。

● **电刺激神经调节术**　骶神经调节术(SNM) 通过植入神经调控系统（膀胱起搏器），将低频电脉冲连续施加于特定骶神经。该技术是当今最先进的微创治疗方法，效果稳定且维持时间长，但价格较为昂贵。

● **其他手术疗法**　经尿道电切术适合于溃疡型间质性膀胱炎患者，术后近期效果良好，但易复发；膀胱扩大术适用于尿频严重、疼痛较轻的患者；膀胱全切术和尿流改道治疗须切除膀胱，是不可逆的治疗，仅在所有治疗均无效，且膀胱挛缩、尿频及疼痛无法改善时采用。PM

专家简介

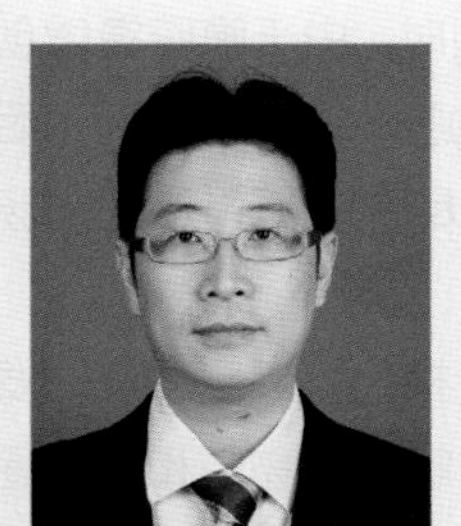

吕坚伟　上海交通大学医学院附属仁济医院泌尿外科主任医师，北美国际尿失禁及盆底手术培训中心主任，中华医学会泌尿分会女性泌尿学组全国委员，中华预防医学会盆底功能障碍防治专业委员会委员。擅长排尿功能障碍、尿失禁、盆腔疼痛、盆底脏器脱垂、尿频尿急以及膀胱阴道瘘的诊治。

吕坚伟医生说“膀胱疼痛综合征”

膀胱疼痛综合征病因复杂，严重影响患者的社会交往和生活质量。事实上，经综合治疗后，大多患者可获得较为满意的预后。

"肠粘连"这个词，对许多经历过腹腔手术术前谈话的患者及家属而言一定不陌生，特别是当"肠粘连"与"术后肠梗阻""二次手术"这些医学术语联系在一起的时候，更易造成患者及家属的焦虑、恐慌情绪。什么是术后肠粘连？肠粘连真的是"洪水猛兽"吗？预防肠粘连，我们可以做些什么？

腹腔术后"常客"——肠粘连

海军军医大学附属长海医院肛肠外科　郑楠薪　张 卫（主任医师）

肠粘连是指各种原因引起的肠管与肠管、腹膜或脏器之间发生的粘连，而腹腔手术是引起肠粘连最常见的原因之一。腹腔手术对腹腔内器官产生扰动，术后积血、积液在腹腔内残留，加之手术创面逐渐愈合等，在这些因素的共同作用下，肠粘连最早可于术后一周左右发生。

腹腔手术后，超六成肠粘连

有研究表明，腹腔手术后肠粘连的发生率为 60% ~ 85%，甚至有研究认为其发生率可能高达 95%。看到这里，不少人一定会有疑问：我身边有许多亲戚、朋友经历过腹腔手术，术后恢复得都挺好的，很少听说有什么不舒服，难道他们肚子里都发生了肠粘连吗？确实如此。对腹腔术后的患者而言，有相当大的概率会发生程度不一、部位各异的肠粘连。不过，大多数肠粘连并不会引起明显不适或严重后果，可与患者"和谐相处"。少数患者会因肠粘连而发生肠梗阻、消化功能不良、慢性疼痛、不孕等并发症，生活质量受到严重影响。腹腔术后，患者若时常感到腹壁尤其是切口周围存在慢性牵扯痛，且在躯体背屈、腹壁活动加大时疼痛感更明显，则可能是由于肠管与网膜、腹壁发生了粘连；若时常出现阵发性腹部绞痛，伴有腹胀、便秘，则可能是肠管与肠管间发生了粘连，继而影响了肠管的运动功能。

少数严重肠粘连须手术

对未发生肠梗阻的肠粘连，可用复方大承气汤、理气宽肠汤等中药治疗，以及针刺足三里等针灸理疗。此外，适度运动亦能起到缓解症状的作用。

若肠粘连严重，使相关肠管发生牵扯、扭曲甚至成角，可能诱发肠梗阻，表现为腹痛、腹胀、停止排便排气等。此时，患者切勿掉以轻心，须尽快到医院就诊。若经保守治疗无效，出现完全性肠梗阻，甚至绞窄性肠梗阻时，须及早通过手术治疗松解粘连，以免肠坏死的发生。此外，手术治疗也适用于术后出现因肠粘连引起的反复发作性肠梗阻或顽固性疼痛患者。

预防肠粘连，并非无计可施

预防术后肠粘连，采用微创技术是最重要的措施之一。经过数十年的发展，腹腔镜微创技术日益完善，可完成大部分腹腔手术。腹腔镜微创手术能缩小手术切口，减少腹腔内干扰，避免手接触腹腔脏器，很少需要止血或缝线。接受腹腔镜微创手术的患者，术后肠粘连的发生率远低于开腹手术后的患者。同时，由于腹腔镜微创手术创伤小，为患者术后早期下地活动提供了便利，而术后早期下地活动能够有效促进肠道蠕动尽快恢复，是预防肠粘连的重要措施。

当然，腹腔镜微创手术并不能完全杜绝术后肠粘连的发生。目前，一些可在腹腔内被吸收、降解的药物膜和粉剂逐渐应用于临床，也有助于预防肠粘连。PM

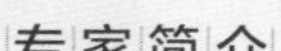

专家简介

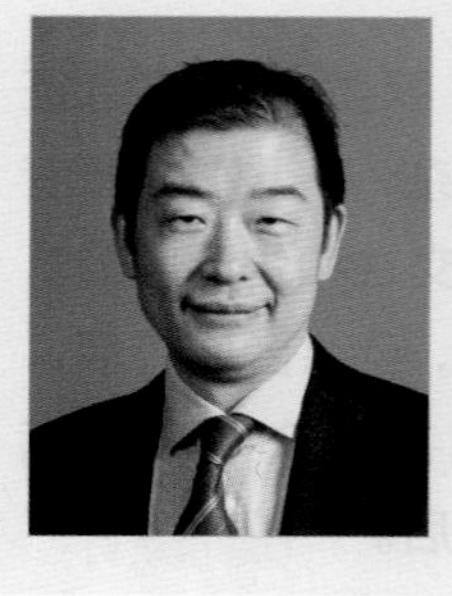

张 卫 海军军医大学附属长海医院肛肠外科主任，中国医师协会肛肠医师分会副会长，中华医学会外科学分会结直肠外科学组委员，中国医师协会结直肠肿瘤专业委员会外科学组副主任委员。擅长结直肠、肛门恶性肿瘤的手术治疗。

不是所有“小眼睛”都能“割双眼皮”

上海交通大学医学院附属第九人民医院
眼科主任医师　傅瑶

生活实例

一日，眼科门诊来了两位姑娘，她们此次前来都想“割双眼皮”。医生仔细评估了她们的眼部情况后，只接受了其中一位姑娘的“割双眼皮”（重睑成形术）请求。另一位姑娘问及原因时，医生耐心地解释道，她的“小眼睛”可能是由轻度的上睑下垂所造成的，而上睑下垂是一类眼睑疾病，需进一步治疗，不能单纯通过“割双眼皮”来改善。

上睑下垂与“小眼睛”有本质区别

上睑下垂是由先天发育异常或后天外伤等原因导致的一类常见眼睑疾病，表现为一侧或双侧上眼睑低垂，明显低于正常位置。正常人双眼平视时，上睑缘一般位于上方角膜缘与瞳孔缘之间（遮盖上方角膜1～2毫米，如图A）。在排除额肌作用下，睁眼平视时，上睑缘遮盖上方角膜>2毫米即可诊断为上睑下垂。上睑下垂的严重程度通常由上睑缘遮盖角膜的程度而定。

❶ 轻度：2毫米≤遮盖角膜≤4毫米，上睑缘位于瞳孔上缘，如图B；
❷ 中度：4毫米<遮盖角膜≤6毫米，上睑缘遮盖部分瞳孔，如图C；
❸ 重度：遮盖角膜>6毫米，上睑遮盖超过瞳孔中央，如图D。

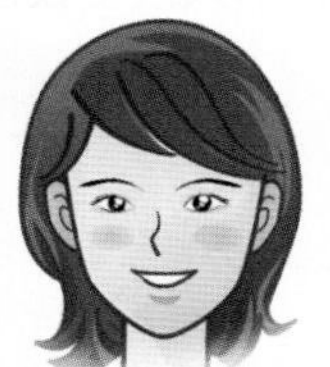
A 正常睑裂高度

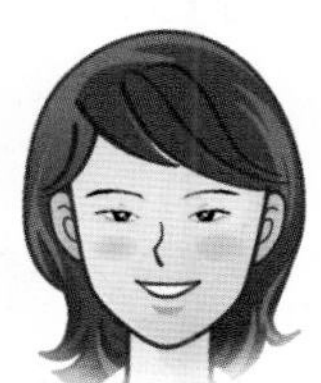
B 轻度上睑下垂

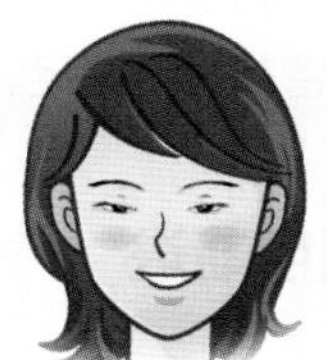
C 中度上睑下垂

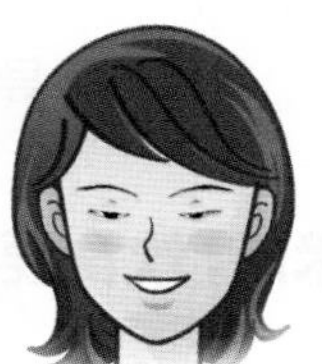
D 重度上睑下垂

与上睑下垂不同，“水泡眼”“单眼皮”等“小眼睛”多由于眼睑松弛、眼睑软组织肥厚等原因引起的睑裂相对变小，而实际上睑裂高度和提上睑肌力量是完全正常的。其中，还有些单眼皮者由于部分皮肤遮盖了睫毛和上睑缘，又称假性上睑下垂。

“割双眼皮”对改善上睑下垂无效

“双眼皮”，也就是重睑的形成系因提上睑肌腱膜纤维穿过眼轮匝肌止于上睑沟皮肤，使该处的皮肤上移形成重睑皱褶。真性上睑下垂的患者提上睑肌肌力差，上眼睑不能正常抬起，单纯进行重睑成形术不易形成正常的重睑皱褶，且不能改变引起“小眼睛”的根本。因此，上睑下垂患者仅通过重睑成形术来获得“双眼皮”的做法是不可行的，首先必须行上睑下垂矫正术，在此基础上，可联合进行双重睑术。

上睑下垂者，应及时手术矫正

上睑下垂一般与发育异常、神经肌肉疾病、创伤、衰老等有关，按发病先后，可以分为先天性和后天性上睑下垂。后天性上睑下垂患者如果发病时视力发育已完善，一般视力不受影响。儿童上睑下垂多为先天性，是由于提上睑肌或米勒肌发育薄弱、残缺，或其支配神经及动眼神经发育异常所致，会影响视觉发育，造成屈光不正，需尽早干预。

目前，手术治疗仍是上睑下垂的首选治疗方法。医生会根据患者提上睑肌肌力和下垂量选择不同的手术方式。经典的手术方式有两种：一种为提上睑肌缩短术，适用于提上睑肌肌力≥4毫米的患者；另一种为额肌瓣悬吊术，适用于提上睑肌肌力<4毫米的患者。此外，还有结膜－米勒肌切除术、睑板－结膜－米勒肌切除术、筋膜悬吊术、联合筋膜鞘悬吊术等，术式的选择应根据上睑下垂的病因、严重程度、提上睑肌肌力、眼球运动和眼表情况等综合评估后决定。中重度上睑下垂术后早期，患者常会有眼睑闭合不全和上睑迟滞等情况发生，需做好术后护理。PM

“护士，我嘴巴干，什么时候能喝水、吃东西啊？”

“医生让我术后吃流质，那我可以喝粥吗？”

“医生，网上说术后患者不能吃海鲜、公鸡等食物，有科学依据吗？”

“手术后能不能喝一点酒？出院回家后，我该吃些什么呢？”

在普外科病房中，几乎所有胃癌术后的患者都会对术后“什么时候吃、能吃什么、怎么吃”这三个问题充满好奇。俗话说，“人是铁，饭是钢”，拥有正确的“饮食观”对促进术后恢复有重要意义。那么，胃癌术后患者的日常饮食应有哪些调整？如何才能同时拥有营养与健康呢？

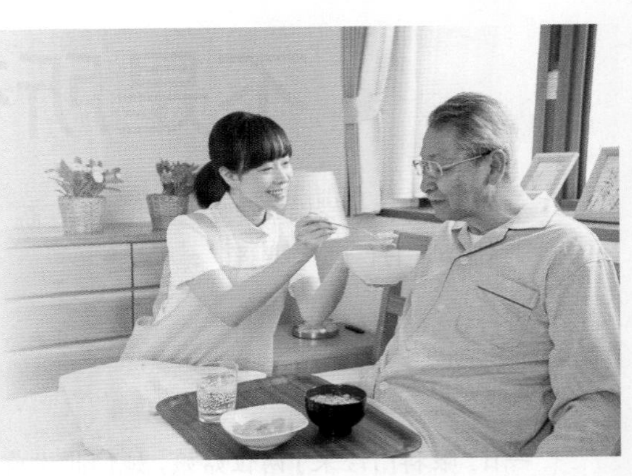

胃癌术后，你的“饮食观”合格吗

复旦大学附属中山医院普外科
金培莉 闫亚敏 虞正红（副主任护师）

超八成胃癌术后患者存在营养不良

所有的肿瘤都会在不同程度上干扰机体营养素的摄入和利用，造成营养不良。其中，胃癌是对营养状态影响最为严重的肿瘤。研究表明，胃癌患者中，营养不良的发病率约为87%，恶液质的发病率高达65%～85%，均占所有肿瘤的第一位；与营养正常的患者相比，营养不良患者的并发症发生率更高，生存时间更短。也就是说，营养不良将不可避免地造成患者组织修复能力减退，致使伤口长得慢、恢复差，甚至影响寿命。导致胃癌患者营养不良的主要原因有以下几方面。

- 疾病所致的梗阻使患者食物摄入减少。
- 在所有胃肠道手术中，胃大部切除术并发症多、对营养与代谢的影响大、持续时间长，可造成铁、钙、维生素A、维生素B_{12}、维生素D吸收障碍。胃液丢失还可引起脂肪、蛋白质及碳水化合物消化吸收障碍。
- 化疗药物毒性引起的吸收与消化障碍，如长期呕吐、胃口差等。
- 胃手术后不遵从科学的饮食指导，陷入饮食误区，导致营养摄入不足。

胃癌术后，饮食要循序渐进

胃癌术后，患者的饮食应循序渐进，少量多次。每次更换饮食种类前后，应注意观察自己是否有腹胀、腹痛、恶心、呕吐等不适症状，若有任何不适，均应及时告知医护人员，以便调整后续饮食安排。

胃癌术后饮食过渡时间安排

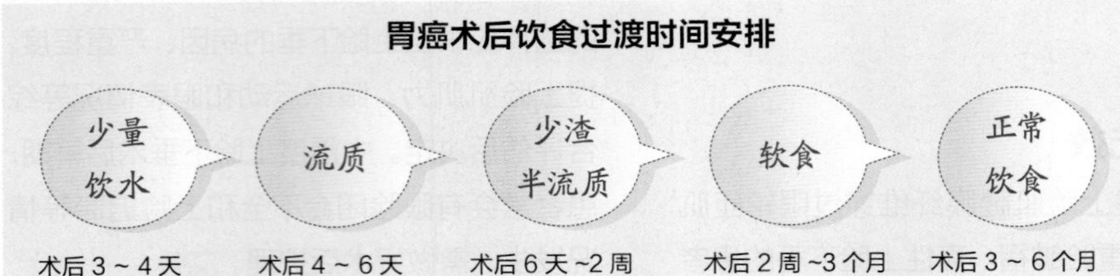

- **术后3～4天** 患者肛门排气后，胃肠功能开始逐渐恢复。此阶段应遵医嘱试饮温水，少量多次饮用，每次1～2口。
- **术后4～6天** 若患者饮水未感不适，则可开始流质饮食。流质饮食指呈液体状态的食物，比半流质饮食更易于吞咽和消化。常见的流质食物有：米汤、菜汤、肉汤、鱼汤（忌油腻）等。开始流质饮食时，可先试饮20毫升左右，如无不适，可逐渐增加至100～150

毫升／次，每日 6 ~ 7 顿，避免进食过快。如有不适，应及时通知医护人员。

● **术后 6 天 ~2 周** 胃肠功能逐渐恢复，此阶段可进食半流质饮食。半流质介于软食与流质之间，比软食更易咀嚼和消化。常见的半流质食物有：粥、烂面条、小馄饨、鸡肉泥、鱼片、虾泥、菜泥等。

半流质饮食仍应遵循少量多餐（每餐小半碗，每日 5 ~ 6 餐）的原则。进食后如无不适，可每餐逐渐加量，餐数逐渐减少。

● **术后 2 周 ~3 个月** 可逐步进食软食。软食比正常饮食更容易消化，特点是质地软，少渣、易咀嚼，是半流质向正常饮食过度的中间膳食。常见的软食有：面条、饺子、馄饨、包子、馒头、猪肉、豆腐、番茄、菜心等。此阶段可逐步减为每日 4 ~ 5 餐，每餐的量逐渐增加 200 ~ 300 克。

● **术后 3 ~ 6 个月** 患者可恢复正常的三餐饮食。一旦出现异常状况，如剧烈呕吐、突发持续腹痛等，应立即禁食，并及时就医。

警惕术后“倾倒综合征”

倾倒综合征是每位胃癌患者均应了解且不可忽视的。胃大部切除术后，原有控制胃排空的幽门窦、幽门括约肌及十二指肠球部解剖结构不复存在，导致胃排空过速而产生的一系列综合征，称倾倒综合征。根据进食后出现症状的时间，可分为早期与晚期两种类型。

● **早期倾倒综合征** 常发生于进食后半小时内，与餐后高渗性食物快速进入肠道引起肠道内分泌细胞大量分泌肠源性血管活性物质有关，患者可有恶心、呕吐、腹部绞痛、腹泻等消化道症状。

● **晚期倾倒综合征** 常发生于进餐后 2 ~ 4 小时，是由于胃排空过快，食物快速进入小肠刺激胰岛素大量分泌而引发的一系列神经循环系统症状，患者可有头晕、脸色苍白、出冷汗、脉搏细弱，甚至晕厥等表现。

倾倒综合征其实是可以预防的。胃手术后，患者应做到减缓进食速度，避免进食过稀、过甜、过咸的食物，减少就餐时饮水及流质食物的摄入量，并在餐后取坐位或卧位休息 10 ~ 20 分钟。大多数患者经过半年到一年的胃肠道适应和饮食调节后，倾倒综合征便可消失。PM

8 个问题，扫除患者饮食纠结

❶ 问：民间所说的“发物”，如鸡肉、鸡蛋、海鲜等，可以吃吗？

答：可以。鸡肉、海鲜等均为高蛋白质食物。术后摄入足够蛋白质，才能促进伤口愈合及机体康复。

❷ 问：术后能吃辛辣食物吗？

答：可以。辛辣食物并非胃癌术后患者的饮食“禁区”，不过仍建议患者在术后一个月内禁食辛辣食物，一个月后可逐渐“量力而食”。

❸ 问：咖啡、茶水能喝吗？

答：可以。但浓茶、浓咖啡对胃肠黏膜有刺激作用，应尽量避免。

❹ 问：听说喝牛奶会造成胃肠胀气，术后能喝牛奶吗？

答：因人而异。因为牛奶中含有乳糖，容易导致乳糖不耐受现象发生（腹胀、腹痛、消化不良等），加重消化不良症状。因此，手术前长期饮用牛奶无不适者，可在术后一个月左右少量尝试，如无腹胀、腹泻，即可正常饮用。

❺ 问：术后能吃豆制品吗？

答：可以。豆制品属产气食物，服用后，易使肠道压力增加。一般来说，患者在术后一个月内应避免食用豆制品，一个月后可少量尝试，如无腹胀、腹泻等不适症状，即可正常进食。

❻ 问：胃癌术后，还能喝酒吗？

答：不可以。胃癌术后初期（3 个月以内）禁止饮酒；3个月后，难以戒酒的患者可少量饮红酒、黄酒等低度酒。

❼ 问：术后能服中药吗？

答：可以。中西医联合治疗是现代医学发展的方向，也确实有许多患者从中获益。想在术后服中药的患者应至正规中医医院或中医科就诊，由专业的中医师在综合评估个体健康状况后，制订中药调理方案。切勿轻信虚假和夸大疗效的广告宣传，以免延误治疗，得不偿失。

❽ 问：术后可以吃保健品吗？

答：可以，但仍应以食补为主。

胃癌和肠癌是我国常见的恶性肿瘤，发病率居恶性肿瘤前五位。最近十余年来，随着人们饮食和生活方式的改变，大肠癌的发病率上升明显，上海地区大肠癌的发病率已经超过胃癌。由于胃肠癌早期无明显不适症状、胃肠镜筛查在我国尚未普及，故我国胃肠癌早期诊断率不高，很多患者在被确诊时已是中晚期，预后不佳。

为找到有效的胃肠癌预防策略和预测方法，上海交通大学医学院附属仁济医院消化内科房静远教授团队进行了数十年潜心研究，取得了一系列原创性成果。由其领衔开展的“胃肠癌预警、预防和发生中的新发现及临床应用”项目荣获2018年度国家科技进步奖二等奖。该项目有哪些值得关注的新发现？听听专家的分析。

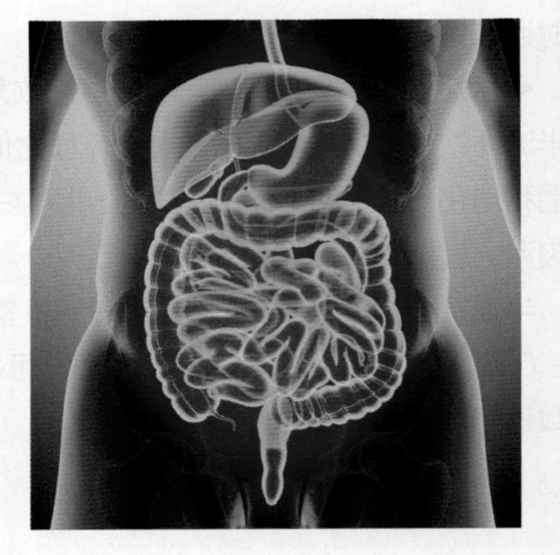

“胃龄”、肠道菌群、低膳食纤维饮食

——胃肠癌预警、防治中的新发现

本刊记者/ 黄 薏

受访专家/ 上海交通大学医学院附属仁济医院消化内科教授　房静远

专家简介

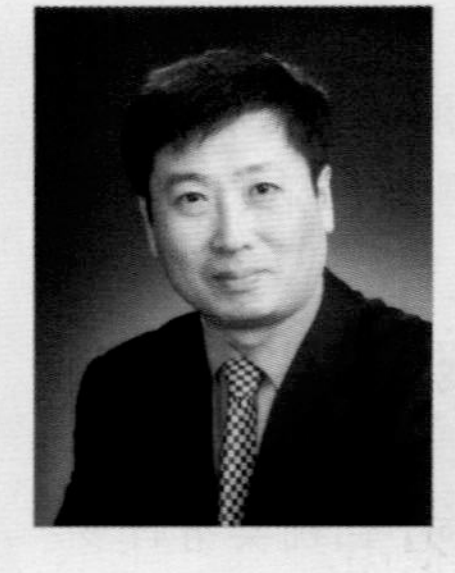

房静远　上海交通大学医学院附属仁济医院副院长、消化内科主任、教授、主任医师、博士生导师，上海市消化疾病研究所所长，上海市消化内科临床医学中心主任，中华医学会消化病学分会副主任委员，中国医师协会消化医师分会副会长，上海市医学会消化病学专科分会前任主任委员。

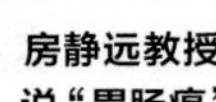

‘胃龄’就是‘胃的年龄’，它可以较真实地反映胃衰老的程度。‘胃龄’与实际年龄的差距越大，说明胃衰老的速度越快。

关注“胃龄”，别让你的胃过早衰老

在“胃肠癌预警、预防和发生中的新发现及临床应用”项目中，房静远教授提出了“胃龄”的概念。所谓“胃龄”，顾名思义，就是“胃的年龄”，它可以较真实地反映胃衰老的程度。为准确判断患者的“胃龄”，房静远教授团队建立了一个简易的“胃龄”评估模型。医生在综合评估患者胃黏膜活检病理检查结果、病史、日常饮食、是否存在幽门螺杆菌感染、生活习惯等情况后，就能“算出”患者的“胃龄”。“胃龄”与实际年龄的差距越大，说明胃衰老的速度越快，患者将来发生胃癌的风险也越高。“胃龄”不仅有助于医生判断慢性萎缩性胃炎患者发生胃癌的风险，确定

上海市科学技术委员会科普项目资助（项目编号 19DZ2332700）

内镜随访间隔时间，减少漏诊，节约医疗费用，对患者也有很好的警示作用。

“随着年龄增长，人体各器官、组织会逐渐老化，胃同样如此。就像人老了会长皱纹、白发一样，老年人出现轻度萎缩性胃炎、肠上皮化生等‘胃衰老’的表现，一般属于正常现象。不过，如果胃提前衰老了，就需要提高警惕。”房静远教授说，“我们在做胃镜时发现，有些人虽然年龄不过三十多岁，但他们的胃却像五六十岁的人，胃黏膜萎缩、肠化十分明显。这些人将来发生胃癌的风险较高，需要加强筛查，以免漏诊。”

为什么“30 岁的人会有 60 岁的胃”？房静远教授告诉记者，“胃龄”老化与不良生活、饮食习惯密切相关。经常吃快餐、油炸食品、腌制食物，经常吸烟、饮酒，蔬菜、水果长期摄入不足等，都会使胃过早衰老。

肠道菌群紊乱“促发”大肠肿瘤

房静远教授团队通过研究发现，肠道菌群紊乱与大肠肿瘤的发生、发展关系密切。进展期大肠腺瘤（大肠癌的癌前疾病）患者粪便中共生梭菌丰度明显高于正常人群。也就是说，检测粪便中共生梭菌的丰度，有助于“预警”大肠腺瘤。

结合上述发现，房静远教授团队研制了共生梭菌诊断试剂盒，并已实现专利转化。相信在不久的将来，联合检测肠道菌群、癌胚抗原和粪隐血试验，将进一步提升大肠肿瘤的早期筛查准确性。

多吃蔬菜、少吃红肉对肠道健康有益的道理很多人都懂，但对具体原因并不了解。房静远教授团队经过研究发现，低膳食纤维饮食导致粪便丁酸盐含量低、进展期大肠腺瘤发生风险高，首次证明低膳食纤维饮食是导致大肠肿瘤的高危因素。

检测“肠菌”，可预测大肠癌化疗效果

对多数中晚期大肠癌患者而言，化疗是必不可少的治疗手段。遗憾的是，大量研究显示，仅 40% 的大肠癌患者可以从化疗中获益。也就是说，化疗对一半以上的大肠癌患者是无效的（耐药）。

如何才能预测化疗对大肠癌患者是否有效呢？房静远教授团队通过三组临床队列研究首次证明：在肠癌手术标本中，具核梭杆菌丰度高的患者对化疗不敏感，易复发，预后差，提示肠道菌群可能存在潜在的治疗靶点。该成果于 2017 年 7 月发表在国际著名学术期刊 *Cell* 上。

既然具核梭杆菌与化疗耐药有关，那么杀菌治疗是否可以逆转化疗耐药，从而改善预后呢？房静远教授告诉记者，这正是他们目前正在深入研究的课题之一。

每天1毫克叶酸，有助预防大肠腺瘤

早在 1992 年，仁济医院消化科即在江绍基、萧树东教授的带领下进行胃癌预防的相关研究，并证实萎缩性胃炎患者服用叶酸有助于预防胃癌。

在 50 岁以上人群中，大肠腺瘤的发生率超过 30%，而 85% ~ 90% 的大肠癌是由大肠腺瘤转变而来的。在“胃肠癌预警、预防和发生中的新发现及临床应用”项目中，房静远教授团队证明，每天服用 1 毫克叶酸可预防大肠腺瘤的初次发生（即一级预防），引起学术界的重视。

“需要提醒大家的是，虽然我们的研究证实叶酸有助预防大肠腺瘤的发生，叶酸片的价格不高，服用也方便，但并非所有人都适合服用叶酸片。”房静远教授提醒道，“只有做过肠镜、确定没有肠道新生物，且其他器官也没有肿瘤存在者方能服用，否则有害无益。”

房静远教授告诉记者，除服用叶酸片外，多吃谷类、海鱼、蔬菜等富含叶酸的食物，也有预防作用。

最新研究：黄连素可预防大肠腺瘤复发

大肠腺瘤切除以后的复发率很高，1 年复发率为 30% ~ 40%，5 年复发率超过 50%。为寻找预防大肠腺瘤复发的有效方法，房静远教授团队联合国内 7 家医院，用 4 年多的时间，对 900 余例大肠腺瘤摘除术后患者进行研究后发现，口服黄连素（小檗碱），每天 2 次、每次 3 粒，可使大肠腺瘤复发风险降低 23%，且副作用轻微。

该研究结果于 2020 年 1 月发表于国际著名医学期刊《柳叶刀 · 胃肠病和肝病学》。PM

在全球，肝细胞癌（简称肝癌）发病率在恶性肿瘤中排第6位；在中国，肝癌发病率和死亡率分别位居恶性肿瘤的第4位和第3位。几十年来，虽然肝癌的诊断和治疗取得了巨大进步，但总体疗效仍然不佳，主要原因在于早期肝癌症状不明显，大部分患者就诊时已属中晚期。

肝癌的生物学特性和肝脏解剖学特点决定了肝癌细胞容易侵犯肝脏内的脉管系统，尤其是门静脉系统，形成门静脉癌栓。中晚期肝癌的一个主要特征是合并门静脉癌栓。据统计，在初次就诊的肝癌患者中，门静脉癌栓的发生率高达44%~62.2%。在中晚期肝癌患者中，这一比例更高，达80%~90%。肝癌患者一旦出现门静脉癌栓，病情会迅速发展，短时间内即可发生肝内外转移、门静脉高压、黄疸、腹水等，平均生存时间仅为2.7~4个月。

门静脉癌栓危害大，是肝癌治疗的瓶颈。多年来，国际上对肝癌合并门静脉癌栓患者的诊治存在争议：西方国家主要以分子靶向药物治疗为主，有效率仅为27.7%~43.6%；东南亚及我国主要以手术、经导管动脉栓塞化疗（TACE）、放疗及综合治疗为主，疗效报道不一，总体生存率偏低。

20多年来，海军军医大学附属东方肝胆外科医院程树群教授聚焦门静脉癌栓研究，其领衔的“肝癌合并门静脉癌栓多学科诊治创新体系的建立和应用”项目取得了一系列成果，荣获2017年度上海市科技进步奖一等奖。

聚焦门静脉癌栓，延长中晚期肝癌患者生命

本刊记者/ 王丽云

受访专家/ 海军军医大学附属东方肝胆外科医院教授　程树群

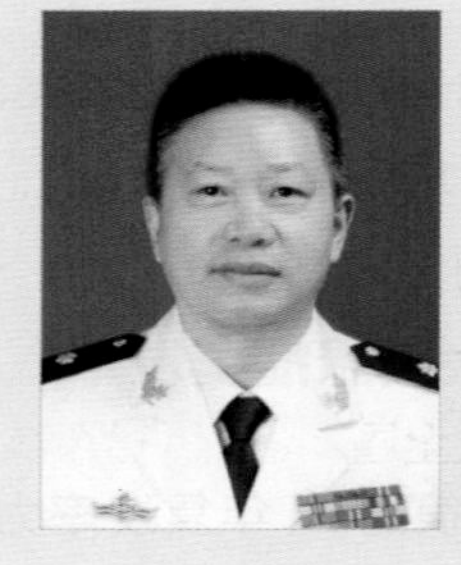

专家简介

程树群　海军军医大学附属东方肝胆外科医院肝外六科主任、主任医师、教授、博士生导师，海军军医大学门静脉癌栓诊治中心主任，教育部“长江学者”特聘教授，中国医师协会肝癌专业委员会副主任委员、门静脉癌栓多学科协作专委会主任委员，中国门静脉癌栓联盟理事长。

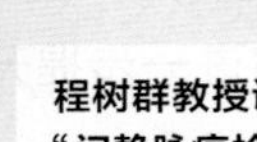

程树群教授说“门静脉癌栓”

肝癌总体疗效不佳，主要原因在于早期肝癌症状不明显，大部分患者就诊时已属中晚期。中晚期肝癌的一个主要特征是合并门静脉癌栓。

中国原创：提出肝癌合并门静脉癌栓分型标准

肝癌合并门静脉癌栓患者的病情复杂，癌栓的部位和范围是指导治疗及评估疗效的关键因素。以往，由于无公认的分型标准，治疗方案笼统、诊治不规范的情况屡见不鲜。针对这一难点，程树群教授于2007年建立了具有中国特色的门静脉癌栓分型标准（又称“程氏分型”）：癌栓侵犯肝叶或肝段门静脉分支，为Ⅰ型；癌栓侵犯至门静脉左支或右支，为Ⅱ型；癌栓侵犯至门静脉主干，为Ⅲ型；癌栓侵犯至肠系膜上静脉，为Ⅳ型；术后病理学诊断出微血管癌栓，为Ⅰ0型。

与国际上主流的肝癌分期或评分系统相比，该分型标

上海市科学技术委员会科普项目资助（项目编号 19DZ2332700）

准更科学、更简单、更实用，更有利于患者的病情评估、治疗选择和预后监测。比如，对比不同治疗方法对不同分型患者的疗效后发现，I 型和 II 型患者适合手术治疗；III 型患者手术治疗意义不大；IV 型患者不能进行手术治疗，可根据具体情况选择放疗、化疗、介入治疗、中医中药治疗等非手术治疗。目前，该分型系统已成为门静脉癌栓的中国分型标准，并逐步在国际上得到认可和应用。

率先发现：

门静脉癌栓对放疗敏感

程树群教授在临床观察中发现，某些肝癌患者的放疗效果很好。后来，其团队通过相关基础研究，在全世界率先发现门静脉癌栓对放疗敏感。

进一步的研究发现，针对短期内将接受手术治疗的患者，先对癌栓和原发灶进行小剂量放疗 1 周，3 周后再手术，术后复发率明显降低，总体生存期明显延长。

他们还发现，先放疗，再进行介入治疗，可明显提高疗效，还可使部分不可切除的病灶变为可切除，延长患者的生存期。

对于这些专业治疗，程树群教授打了几个通俗易懂的比方：所谓“打蛇打七寸”，必须首先控制“癌栓”这个关键点，然后再处理原发灶；如果把癌栓比作树叶，放疗就像“秋风扫落叶”，血管内的癌栓“枯萎”了，血管也被打通了，肝脏能得到良好的血液灌注，肝功能得以改善，可为后续治疗创造条件；如果把病灶比作“马蜂窝”，介入治疗就像是“捅马蜂窝”，放疗相当于“用烟熏”，先把马蜂熏得毫无进攻之力，再一举端掉马蜂窝，就能最大限度地防止马蜂反扑。

技术革新：

针对治疗难点，提高患者生存率

针对 III 型患者手术切除有争议、手术切除率低、术后复发率高等难题，程树群教授团队首创“三维适形调强放射治疗联合病理降期手术切除”，在用影像学技术对门静脉癌栓精确定位后，先进行放疗，待癌栓缩小后再手术。这一方法可使患者的 1 年生存率、2 年生存率分别提升至 69.0% 和 20.4%，远高于对照组。

针对肝癌合并门静脉癌栓范围不清、切缘难以把握、术后残存肝脏体积小等难点，该团队引入三维数字成像技术。与传统的 CT 或磁共振相比，三维数字成像技术能更清楚地显示瘤体和癌栓范围，更有利于精确判断手术范围，指导手术操作。该技术的应用，将这类患者的术后 2 年生存率提升至 40.0%，显著高于对照组的 18.0%。

针对无法手术的门静脉癌栓患者疗效不佳这一难点，该团队发现，使用三维适形调强放射治疗联合经导管动脉栓塞化疗（TACE），可将患者中位生存时间延长至 11 个月，远长于其他治疗方案。

理念创新：

提出诊治路径图，形成专家共识

过去，肝癌合并门静脉癌栓的诊治主要以单学科为主，治疗策略的制订主要取决于初诊医师或初诊科室，治疗方法等选择缺乏指导体系。比如，外科医师首选手术切除，放射科、介入科及内科医师推崇以放疗、介入治疗（TACE 等）、内科保守治疗为主的综合治疗，导致临床诊治无序、疗效参差不齐。

程树群教授坦言，作为外科医生，他的职责是为能够手术的早期患者进行根治性切除，但实际上手术只能解决 10% ~ 20% 肝癌患者的问题，想要帮助更多的患者，必须将多学科联合起来。

因此，他在国内较早提出肝癌合并门静脉癌栓的多学科诊治理念，即根据患者基本情况、癌栓类型、肿瘤是否可切除等情况，经多学科医师讨论后，制订个体化的最佳治疗方案，使患者获益最大化。2012 年，程树群教授团队联合介入科、医学影像科、放射治疗科、肝内科等科室，组建了国内首家门静脉癌栓多学科专病诊治中心——海军军医大学门静脉癌栓诊治中心，以及全国肝癌合并门静脉癌栓研究协作组。

在多学科诊治理念引领下，该团队于 2015 年制定了《肝细胞癌合并门静脉癌栓多学科诊治东方肝胆外科医院专家共识》。其后，又联合全国相关学科 80 多名专家共同起草制定了《肝细胞癌合并门静脉癌栓多学科诊治中国专家共识（2016 版）》，并于 2018 年更新。该共识为国内外肝癌合并门静脉癌栓多学科诊治领域的首部专家共识，首次对肝癌合并门静脉癌栓的诊治提出了路径图，给出了规范性意见。PM

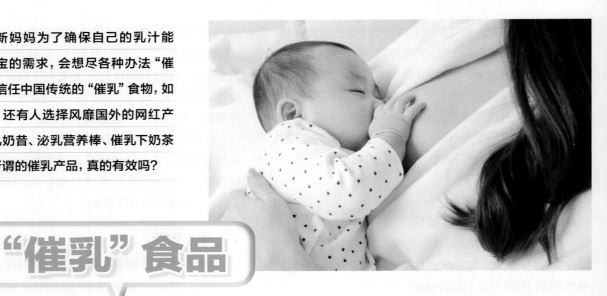

很多新妈妈为了确保自己的乳汁能够满足宝宝的需求，会想尽各种办法“催乳”。有人信任中国传统的“催乳”食物，如各种汤水；还有人选择风靡国外的网红产品，如泌乳奶昔、泌乳营养棒、催乳下奶茶等。这些所谓的催乳产品，真的有效吗？

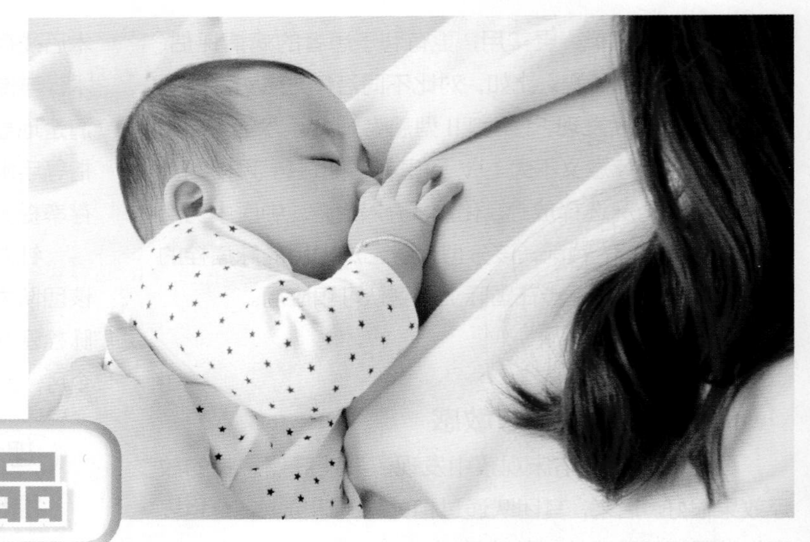

“催乳”食品能否促进乳汁分泌

同济大学附属同济医院营养科 姚 云 吴 萍（副主任医师）

鸡汤、猪蹄汤、米酒等中国传统催乳食品能否催乳

中国传统观念认为，老母鸡汤、猪蹄汤等营养价值高，能增强体质，增进食欲，促进乳汁分泌，是妇女产后必吃的食物。然而，这些所谓的催乳汤中除含有少量可溶性多肽和氨基酸外，更多的是饱和脂肪酸、胆固醇和嘌呤，不仅对产后催乳没有实际作用，吃得太多还可能影响健康，其唯一的“优势”就是美味。过去人们之所以认为老母鸡汤、猪蹄汤能催乳，主要是因为在物资匮乏的时期，产妇大多瘦弱、营养不良，需要额外补充蛋白质、脂肪来加强营养，以制造乳汁。如今，大多数产妇营养过剩，完全没必要大量食用这类“催乳”食物。有人觉得喝了这些汤后泌乳量确实不少，其实是汤中水分的作用。母乳 90% 是水分，也就是说，产后保证必需的营养并补足水分就可以了。

如果想通过喝汤补水，不宜大量喝肉汤，可适量喝些清淡的蔬菜汤。中国营养学会建议，成年女性每天应喝 1500 毫升水，哺乳期妈妈应在此基础上再增加 600 ~ 800 毫升水，相当于每天多喝 1 ~ 2 小碗汤。若天气炎热，出汗较多，可酌情多补充点水分。

民间使用米酒（或其他酒）催乳的方法也不靠谱。无论何种酒，都含酒精。酒精不能催乳，反而会抑制泌乳。不仅如此，酒精还会通过乳汁进入宝宝体内，“酒精奶”对宝宝的身体和智力发育都非常不利。

国外网红催乳产品可否轻信

纯母乳喂养是助力婴儿健康成长的最佳方法，而母乳不足是导致人工喂养的主要原因，各种号称有催乳功能的食品及产品由此催生。其中一些声称有催乳作用的功能性产品，主要是添加了一种促进泌乳的草药——胡卢巴（一种南亚豆科植物，传统上常作为调味品和草药）。这种草药在亚洲许多国家被认为是最有效的催乳活性成分之一。2018 年，国外一项研究结果显示，产妇服用含有胡卢巴、生姜和姜黄的混合草药补充剂后，虽然母乳营养成分没有变化，但是泌乳量有所增加。近期也有几项研究建议母乳供应不足的妇女可补充胡卢巴，在补充胡卢巴后 24 ~ 72 小时内，约 1200 名母乳喂养妇女的母乳供应量增加。然而，目前人们对胡卢巴提高泌乳量的作用机制依然知之甚少，且缺乏推荐剂量的研究。

同样的，在泰国，生姜一直被认为是一种天然催乳剂。有研究者为了证明该理论，开展了一项随机双盲对照试验，将产妇分为“生姜组”和“安慰剂组”,“生姜组”产妇在产后补充500毫克干姜胶囊，“安慰剂组”补充安慰剂，结果发现“生姜组”产妇泌乳量高于“安慰剂组”。不过，该研究也承认其样本量较小（共纳入63例产妇），可能需要更大样本量和更严格的测量方法进行重复试验，而且对生姜增加母乳的具体作用机制也不明确。

因此，对于一些基于某种催乳成分的催乳产品，新妈妈们不该盲目使用。

另外，还有一些泌乳营养棒、奶昔等网红产品备受追捧。然而其公布的成分多为多不饱和脂肪酸、蛋白质及膳食纤维等，这些营养素尚难与催乳功效联系起来。

催乳剂可能影响母婴健康

在母乳喂养期间，产妇如果为了增加母乳量而补充保健品或催乳剂，是否会对产妇或宝宝产生不良影响？在意大利，曾有一项对388名高文化程度哺乳期妇女进行的为期6年的网络调查显示，有204名妇女在母乳喂养期间曾食用补充或替代药物（包括膳食补充剂和草药制剂），其中有14位妇女出现副作用。

另有多项研究建议，应警惕草药（包括胡卢巴）等天然植物对哺乳期女性存在的安全隐患；甚至植物提取物也可能会引起严重的副作用，且许多产品应用酒精或咖啡因作为赋形剂，会对母亲和宝宝产生不利影响。因此，无论产妇选择何种保健品或催乳剂，都应当谨慎。如果产后乳汁分泌不足，应寻求专业医师、营养师的帮助，不要滥用各类补充剂或药物。

促进乳汁分泌，你该这么做

很多新妈妈产后急于补充营养，于是，各种肉汤、鱼汤轮番上阵。但此时乳腺管不一定全部畅通，若进食很多脂肪含量高的浓汤，反而可能堵塞乳腺管，引起乳腺炎。产后前3天，新妈妈的饮食应以清淡的小米粥、蔬菜汤为主，随后慢慢增加汤品。最好把汤上层的油撇去，以防母乳中脂肪含量过高致婴儿消化不良。同时，新妈妈应注重饮食多样化，保证维生素、矿物质和膳食纤维的摄入。不要催乳不成反“催胖”。

充足的水分摄入有利于奶水的合成和分泌。妇女产后基础代谢水平较高，出汗多，更应足量饮水，可以喝牛奶、豆浆、白开水、汤水、粥等。例如，每日可饮奶300～500毫升，如果餐食中脂肪摄入已经超量，不妨喝低脂牛奶。

乳汁中蛋白质含量约为1.3%，在哺乳的前6个月，正常情况下产妇每日泌乳量平均为750毫升，所含蛋白质约为9克。但产妇体内膳食蛋白质转变为乳汁蛋白质的有效率为70%，故每日需要膳食蛋白质13克，相当于多吃2个鸡蛋。可适当多吃鱼、虾、鸡蛋、大豆等富含优质蛋白质的食物。

虽然饮食对新妈妈泌乳有影响，但不是主要因素。宝宝吮吸乳头是催乳的最佳方法，因为吮吸过程能够促进乳母催乳素的分泌，从而促进乳汁的合成和分泌。因此，新妈妈们要坚持早接触、早开奶的原则，逐渐和宝宝建立“供需”平衡关系。此外，充足的睡眠和休息有利于乳汁的合成和分泌，紧张、焦虑情绪会影响乳汁分泌。家人应尽量为新妈妈创造轻松、舒适的生活和喂哺环境。PM

专家提醒

酒精会对母乳分泌量及营养成分带来负面影响，还会给婴儿发育尚不完善的酒精代谢系统带来压力；吸烟的哺乳期女性不仅会把尼古丁等化学物质通过母乳输送给婴儿，还会使婴儿暴露于被动吸烟的环境中；哺乳期妈妈过量饮用咖啡会使婴儿容易紧张和惊醒。因此，哺乳期间不宜饮酒、吸烟，咖啡因摄入量不宜过高。

哺乳期妈妈患感冒，可以继续哺乳；如果患有传染性疾病，在接受治疗并确定已经不再传染的情况下方可哺乳。有些药物会抑制乳汁的分泌或通过母乳影响婴儿，哺乳期妈妈使用需咨询医生。如果该药物对婴儿有不良作用，而哺乳期妈妈必须服用，那么在药物治疗期间应停止哺乳，可使用吸奶器将母乳泵出、丢弃，以维持母乳分泌。

时下，“大长腿”是很多年轻女性梦寐以求的。拥有又细又长的小腿，穿衣服很显身材和气质，有人甚至使用美图软件将自己照片中的小腿修得又细又长。但是，小腿真的越细越好吗？

别让“大长腿”中看不中用

复旦大学附属华东医院营养科　陈 敏（副主任医师） 白慧婧

小腿过细，健康有风险

细长的小腿虽然好看，但从健康的角度，小腿并非越细越好。研究表明，小腿围随着年龄的增长逐渐变小，而骨骼肌肌量、肌力与小腿围成正相关，小腿围越粗，肌肉力量越大，功能越好。肌量和肌力的下降会带来一系列危害，年轻时这种危害可能尚不突显，但进入老年后，小腿肌量和肌力下降可导致跌倒和骨折的发生概率增加、一些日常动作难以完成（如行走、登高、坐立、举物等），严重者甚至发展到难以站立、下床困难、步履蹒跚。

小腿围是肌肉减少症筛查诊断中的重要指标之一，对于老年人而言，诊断肌肉减少症的小腿围切点值为男性34厘米、女性33厘米（若小于该数值，可能存在肌肉减少症）。此外，小腿围对于营养评价也有重要意义，小腿围与个人的营养状况呈正比，一般情况下，小腿越细，营养状况越差。针对老年人的微型营养评价精简法（MNA-SF）中，小腿围的截断值（某项指标正常与否的判断值）是31厘米。反过来，营养不良又会加剧肌肉减少症。虽然目前肌肉减少症的诊断只针对65岁以上的老年人，但并不代表年轻人不存在肌肉减少的问题。事实上，骨骼肌的衰减从30岁就开始了，并以每10年3%～8%的速度持续衰减。因此，千万不可为追求纤细的小腿而盲目节食，小腿天生纤细的女性也应该关注一下自己的小腿围是否处于正常范围。只有从年轻时就开始保持健康的生活方式，才能预防肌肉减少症和营养不良带来的各种危害，到了晚年才能免遭肌肉衰减带来的困扰。

如何测量小腿围

小腿围测量具有操作简单易行、无创、经济等优点：两腿开立同肩宽，将软卷尺放置于小腿最粗壮处，以水平位绕其一周，测量单位为厘米，精确到小数点后一位。

小腿围的正常值可参考《人体医学参数与概念》的推荐值，不同年龄段的参考值不同。一项纳入我国531名健康未婚青年女性的研究表明，小腿围的平均值为34.91±1.82厘米，研究强调，小腿围应与身高、臀围等协调。

会吃多动，塑造健康美腿

想要自己的双腿既好看又健康，需要平衡的营养和适宜的运动两个“推手”。

饮食方面，除了食物多样、营养均衡外，还应保证三餐中蛋白质的摄入量，特别是优质蛋白质。优质蛋白质主要来源于肉、蛋、奶等，可每周吃鱼280～525克，畜禽肉280～525克，蛋类280～350克，平均每天摄入上述食物120～200克。注意优先选择鱼和禽，吃鸡蛋不弃蛋黄。研究表明，将一天摄入的蛋白质平均分入三餐，如早、中、晚餐各摄入30克，可以最大限度地刺激蛋白质的合成。因此，早餐可以选择牛奶、鸡蛋，午餐、晚餐可以选择鱼虾、畜禽肉等。年轻女性还应注意，蛋白质不能取代碳水化合物。碳水化合物是能量供应的物质基础，切不可为了瘦腿而盲目限制碳水化合物的摄入量，导致健康受损。若健康不复存在，美又从何谈起？

运动方面，可以多做一些针对下肢的练习，如深蹲和抗阻运动。宜选择瑜伽（有很多针对下肢骨骼肌的动作）、器械训练等，并配合适当的有氧运动。持续、规律的锻炼，有助于“打造”一双肌肉紧致、线条优美的小腿。PM

睡眠是人体的基本生理需要，人的一生中大约有三分之一的时间是在睡眠中度过的。睡眠不好的原因有很多，约50%的失眠者睡眠质量不佳是由抑郁和焦虑等心理因素所致；而非心理因素相关的失眠中，食物的选择与睡眠质量密切相关。食物与睡眠有什么关系？食物中的哪些营养素与睡眠有关？牛奶、菠菜、小米、坚果、酒、褪黑激素等广为流传的助眠食物及保健品是否确有其效？

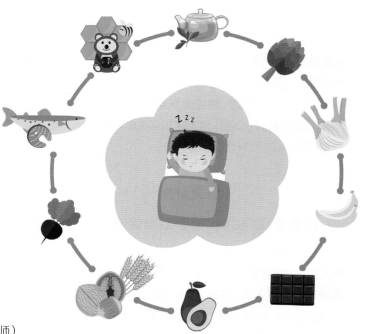

睡不好，吃什么能助眠

东部战区总医院营养科　王宇　郑锦锋（副主任医师）

色氨酸和碳水化合物

代表食物：牛奶、面包

色氨酸是一种必需氨基酸，人体自身不能合成，必须通过食物获取。它是制造烟酸的重要原料，烟酸作为一种B族维生素，对消化系统、皮肤和神经系统很重要。例如，人体产生5-羟色胺，就离不开色氨酸。5-羟色胺是一种神经递质，在情绪控制中发挥很大作用，可以为人“制造”幸福和放松的感觉。当5-羟色胺水平较高时，人通常会有更好的情绪和睡眠。另外，5-羟色胺还能转化为褪黑激素，这也是一种控制睡眠和唤醒周期的激素。因此，摄入色氨酸，有助于人体产生5-羟色胺，对改善睡眠有益。很多天然食物中都含有丰富的色氨酸，例如，牛奶作为流传最广、“呼声”最高的助眠食物，其色氨酸含量较丰富，从某种程度上讲，确有一定的助眠作用。但不只是牛奶，很多食物中都含有丰富的色氨酸，如酸奶、奶酪、禽类、畜肉类、鱼和鸡蛋等。

研究表明，色氨酸联合碳水化合物能更有效地改善情绪和睡眠。在蛋白质的消化吸收过程中，不仅仅是色氨酸，其他氨基酸也会进入血液和大脑，色氨酸必须与所有其他的氨基酸展开“竞争”。而碳水化合物是色氨酸通过血-脑屏障的“门票”，可以辅助提高5-羟色胺的水平。因此，饮食中除摄入富含色氨酸的动物性食物外，再增加点富含碳水化合物的食物，如面包、饼干等，可以使色氨酸更好地发挥作用。

钙和镁

代表食物：牛奶、瓜子、豆制品、菠菜

钙、镁摄入不足可能是导致睡眠不足的原因之一。牛奶中除了含有丰富的色氨酸，其中的钙也能发挥镇静功效。富含镁的食物包括小麦胚芽、南瓜子、葵花子、杏仁等。足量的豆制品也是钙和镁的良好来源。此外，还应保证充足的新鲜蔬菜供应，尤其是绿叶蔬菜，如菠菜等。

需要提醒的是，过量的油脂会降低钙的吸收率，过量的盐和蛋白质则促进尿钙的排出。因此，每日膳食应做到少油少盐、荤菜不过量。

B族维生素

代表食物：小米、四季豆

B族维生素和神经系统功能关系密切，通过食物摄入

B族维生素，有助于维护和改善神经系统功能，从而改善睡眠。全谷物杂粮（如小米、糙米）中的B族维生素含量明显高于精白米面，嫩豆类蔬菜（如四季豆、豌豆）、坚果（如榛子、开心果）也含有较多的B族维生素，可以适量多吃。

褪黑激素

代表食物：樱桃、褪黑激素保健品

褪黑激素是大脑中的松果体分泌的重要激素，可调节人体的睡眠周期。太阳落山后，松果体就开始产生褪黑激素并释放入血；夜晚，褪黑激素水平会持续升高，使人感到困倦，容易入睡。对因内源性褪黑激素分泌不足而失眠的人来说，适量补充褪黑激素能在一定程度上促进睡眠。最新研究发现，坚果（如开心果）和樱桃中的褪黑激素含量较高。因此，自身褪黑激素分泌不足者，可以通过摄入坚果或樱桃等增加外源性褪黑激素的摄入量，继而增加体内褪黑激素水平，有助于睡眠。但是，体内褪黑激素含量正常的失眠者服用褪黑激素保健品，并不能起到改善睡眠的作用。

酒精

代表食物：酒

酒精可使人放松，有利于入睡，但会干扰睡眠结构，降低睡眠质量。酒精利尿，睡前饮酒会增加夜间小便次数，打断睡眠周期。酒精还会阻止浅睡眠，而浅睡眠对恢复清醒状态至关重要，如果睡前摄入过多酒精，次日可能出现注意力下降、嗜睡等现象。不仅如此，酒精还会导致喉部肌肉过度放松，增加呼吸暂停的发生风险。因此，不宜通过饮酒助眠。PM

“看得出来，网上广为流传的各种助眠食物和保健品，有些在一定程度上确实有效，如牛奶、菠菜、核桃、瓜子、小米等；有些作用有限，如褪黑激素；有些则对身体无益，如酒精。”

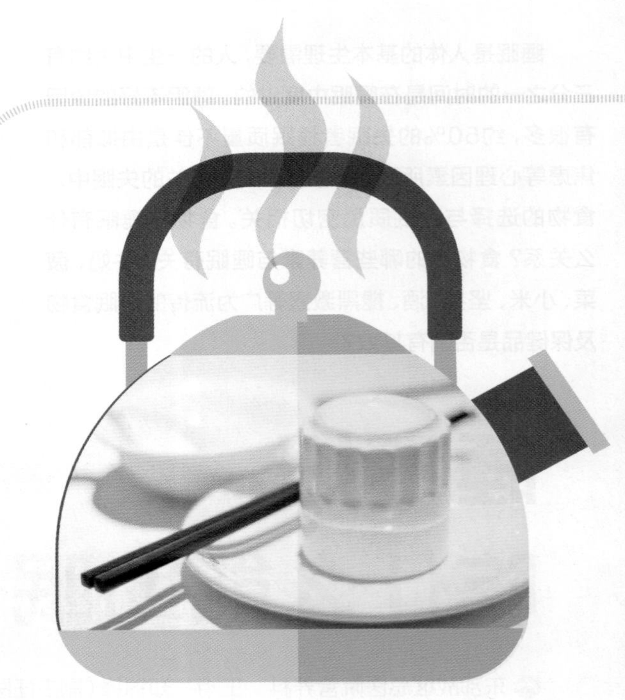

正月里，从初一到十五，家庭大大小小的聚会免不了要去饭店。很多人外出就餐时担心饭店的碗筷洗不干净，习惯在使用前用开水烫一烫，觉得这样可以起到杀菌的作用，以图心安。这样做到底靠谱不靠谱？用开水烫碗筷能消毒吗？

高温消毒，须具备两个要素

高温确实能杀死细菌等微生物，但有效消毒需要的不仅仅是温度，还需要一定的时间。换言之，高温作用只有持续一段时间，才能起到消毒效果。温度越高，达到同样消毒效果的时间会相应地缩短。

餐具中主要存有4类致病微生物。一是细菌，包括金黄色葡萄球菌、沙门菌、志贺菌、大肠埃希菌等；二是真菌，常见的有青霉和黄曲霉；三是芽孢，如肉毒杆菌芽孢、炭疽芽孢、蜡状芽孢等；四是病毒，如甲肝病毒等。

大部分细菌不耐高温，如牛奶中的金黄色葡萄球菌处于71.7℃条件下15秒后，基本上就检测不到了。同样在71.7℃条件下，0.24秒就能将90%的沙门菌活菌杀灭，意味着保持71.7℃ 3秒，就能基本上达到工业杀菌的标准。由此看来，用80～90℃的开水烫

开水烫碗筷，能消灭多少细菌

华东理工大学食品科学与工程系教授 刘少伟

洗餐具可以杀死一部分细菌。

大多数真菌在 70 ~ 80℃条件下就能被杀灭。但是，部分真菌毒素却十分耐热，如黄曲霉毒素的裂解温度为 280℃，因此，若餐具曾经被真菌污染而残留有黄曲霉毒素，用开水烫洗是没有用的。

芽孢是细菌在恶劣环境下形成的休眠体，耐酸、耐热、耐干，较难“消灭”。例如，肉毒杆菌芽孢要在 101℃下持续加热 10 分钟才能被杀灭。因此，仅仅用开水冲烫，对芽孢来说没什么作用。

大部分病毒的热稳定性不高，但也有一些病毒可以耐受较高的温度，如甲肝病毒，通常在 100℃高温下持续 5 分钟以上才能被灭活。

用开水烫洗餐具在理论上可以杀灭一部分致病细菌、真菌，但是对于细菌芽孢、真菌毒素，以及耐高温的病毒等仍不起作用。

开水烫碗筷，消毒作用甚微

有团队做过这样一个实验：实验人员用 100℃的开水对某餐馆的餐具进行淋烫，再用拭子从淋烫后的部位取样，检测结果显示，未烫洗前餐具表面微生物数量为 41 RLU（相对光单位），烫洗后餐具表面微生物数量为 40 RLU。这意味着，餐具烫洗前后，微生物数量仅减少了不到 3%，几乎起不到消毒作用。

究其原因，主要有两个方面。首先，在烫洗餐具的过程中，水温下降很快，水碰到餐具后很快就会变凉，且餐具表面温度分布不均匀，导致温度不够、高温作用面积有限。且大部分餐馆为了避免烫伤顾客，提供的是 50 ~ 60℃的热水，达不到杀菌消毒的温度。其次，要杀灭微生物，除了达到相应的温度，还应保持足够的杀菌时间，短暂烫洗，作用时间远远不够。

怎样才能吃得更“干净”

既然用开水烫碗筷的消毒效果不理想，那么怎样才能吃得干净、卫生？答案是在选择餐厅、餐具上多下“功夫”。

首先，应选择经营状况好、卫生条件好的餐厅。这类餐厅对餐具的清洗要求更为严格，还会配备消毒柜，如能正确使用，可以消灭 90% 以上的致病微生物。

其次，不少餐厅会提供用塑封膜包装的消毒餐具，用餐前应观察餐具塑封膜包装上的相关信息，如生产厂家、联系电话、保质期等。消毒餐具也有保质期，一般为 2 天左右。塑封膜要求干净、透明度好，如果膜上杂质很多，则有可能是用废塑料制成的。

第三，打开塑封后，先闻闻是否有刺鼻气味。如果是用洗衣粉等清洗的，会有较强的气味残留；如果有油污残留，也会产生异味。还可以用手摸一摸餐具表面，如果有滑腻感，则可能是油渍和洗涤剂没有冲洗干净导致的。如果还是不放心碗筷的安全性，可以随身携带酒精消毒棉纸用来擦拭碗筷，以达到比较满意的消毒效果。PM

延伸阅读

除了外出就餐时要注意碗筷的卫生问题，对家中碗筷，也要注意定期消毒。在没有消毒柜的情况下，可以采取煮沸或蒸汽消毒的方式。蒸汽消毒利用的是蒸汽的高温，将需要消毒的碗筷放入蒸锅，水沸腾后继续蒸20~30分钟，随后取出自然冷却即可。煮沸消毒时，可将碗筷置于沸水中煮15分钟左右，水面应没过碗筷，且存放前应将餐具表面水分沥干。

在气候寒冷之时，人们通常比较关注如何暖身驱寒，却往往忽视了此时也是“上火”的“旺季”，其原因大多可归于“燥”。寒冷干燥时，人们为了保暖，经常着装厚重，或长时间在空调房里，加上进补、少动等因素，容易造成体内积热，出现口舌生疮、便干、尿黄、口苦等症状。因此，寒冷季节还应注意防“内火”，饮食是其中重要一环。

温补抗寒，慎防“上火”

上海中医药大学附属岳阳中西医结合医院营养科副主任医师　马莉

膳食平衡，能量适宜

有人认为，动物类食品补益效果好且暖身，天冷时应多吃大鱼大肉。其实，高脂肪、高蛋白质食品摄入过多，总能量摄入过高，不仅会导致营养不均衡，还容易“上火”、生痰。因此，应注意膳食平衡，控制总能量。

根据体质选择食物

不同体质的人在寒冷时的进补应当有所区别。体质偏寒者，宜多选性温的食物，而体质偏热者则宜选择性平或偏凉性的食物，不能因为天气寒冷就盲目吃温热食物来补身。例如：羊肉具有暖中补虚、益气补肾、健脾补血的作用，适合天冷时食用，但感冒、发热、有内热、易“上火”者吃羊肉就相当于“火上浇油”，并不适合。

辛辣食物不宜过量

辣椒、花椒、胡椒、桂皮等辛辣刺激的调料较常用于寒冷季节时的菜肴制作。由于这类调料辛辣温热，燥性较大，易使人“上火”，故不宜食用过多，体质偏热者应避免食用。

祛火食物可帮忙

进补的同时，特别是易上火者，为了祛“内火”，可以食用一些清热去火的食物，如萝卜、冬瓜、甘蔗、梨、荸荠、百合、莲藕、白菜、豆腐等。其中，萝卜具有清热生津、健胃消食、化痰止咳的功效，且生食、熟食皆可，是祛“内火”的“好帮手”。

除此之外，多喝水对祛“内火”也大有好处，可饮用花草茶，如菊花茶、金银花茶等。不过，中药性味不同，每个人体质也有偏差，最好在中医指导下使用。

食谱推荐

皮蛋豆豉粥

原料： 淡豆豉30克，皮蛋1个，粳米100克，橄榄油、盐各少许。

制法： ①皮蛋切成小块，将淡豆豉、粳米洗净备用。②砂锅置于火上，倒入适量清水后放入淡豆豉、粳米，煮至米熟烂。③放入皮蛋、橄榄油和盐，用文火煮5分钟左右盛出。

功效： 皮蛋性寒，味甘、咸，具有清热泻火、润肺通肠的功效。豆豉性平味咸，具有和胃除烦、去寒热的功效。两者合用具有清热降火、生津祛燥、和五脏等功效，天冷时食用可祛除内火，但体寒者不宜多吃。

腐竹炒木耳

原料： 水发腐竹150克，水发木耳50克，植物油15克，鲜汤半碗，姜3片，蒜2瓣，葱花少许，盐2克，酱油2勺。

制法： ①木耳洗净去蒂，腐竹切段。②炒锅置于火上，倒入植物油烧至七成热，放入姜片、蒜片爆香。③将腐竹、木耳、鲜汤、酱油、盐依次加入炒锅中，拌匀。④用武火把汤汁烧沸，用水淀粉勾芡，淋香油，撒葱花即可。

功效： 黑木耳味甘性平，有凉血止血、滋阴润燥、利肠养肺、养胃生津的功效。腐竹味甘性凉，具有清肺祛燥、健脾养胃的功效。两者合用具有清肺降火、滋阴祛燥、润肠通便的功效，天冷时食用可以辅助祛除内火，尤其适合阴虚火旺者食用。PM

前不久，由复旦大学公共卫生学院阚海东教授领衔、24个国家或地区研究者参与的论文《652个城市的大气颗粒物污染与每日死亡率的关系》入选全球医学顶级期刊《新英格兰医学杂志》（NEJM）"2019年度最佳论文"。该研究发现，短期内空气中可吸入颗粒物（PM10）、细颗粒物（PM2.5）浓度的增加，与居民总死亡率、心血管病死亡率和呼吸道疾病死亡率显著相关。

空气中PM2.5浓度过高已成为我国第四大健康危险因素，在"十面霾伏"中生活，该如何守护健康呢？

"十面霾伏"中，别让雾霾"登堂入室"

复旦大学公共卫生学院
张庆丽　阚海东（教授）

在雾霾肆虐的日子，大家时常会被提醒减少外出，但待在室内并不能完全躲过雾霾的侵袭。雾霾的主要成分是PM2.5，其粒径非常小，普通门窗难以阻挡和过滤。即使门窗紧闭，足不出户，其仍可通过门窗缝隙进入室内。

三条建议，阻挡室外雾霾

① 选好时机，开窗通风

在雾霾天，不开窗固然可以减少室外PM2.5的入侵，但长时间不通风，不仅室内产生的空气污染物、通过门窗渗入和外出带回的室外污染物会在室内逐渐积累，污染程度甚至可高于室外，还会导致室内氧气含量不足。

一般在8:00～11:00及13:00～16:00时，大气扩散条件较好，污染物浓度较低，开窗换气效果较好，其中以10:00、15:00左右为最佳。每天宜开窗通风3～4次，每次20～30分钟即可。如果只将窗户开一条缝，通风时间需增至30～60分钟。

此外，应密切关注气象部门的监测数据，选择在污染程度较轻时通风。严重雾霾、交通高峰、大风引起较多扬尘时，尽量不要开窗，以最大限度地减少室外污染物进入。

② 选用厚窗帘，定期清洗

一些厚实、吸尘作用强的窗帘可以在一定程度上对雾霾进行过滤和吸附。但一定要注意定期清洗，否则窗帘上吸附的污染物会造成室内空气的二次污染。

③ 外出回家后，及时清洁

雾霾中的污染物容易吸附、沉积在衣服及裸露皮肤上。雾霾天出门，进入室内后要及时更换衣物，清洗面部和其他裸露部位，还要注意漱口和清理鼻腔。

巧用净化器，清除室内雾霾

如果遇到持续污染天气，不方便开窗通风，可使用空气净化器清除室内积累的污染物。

研究发现，开启净化器几小时后，室内PM2.5浓度可降低50%以上；使用空气净化器可显著降低人体循环炎性因子、凝血因子水平，同时还能降低血压和呼吸系统炎症水平。因此，在雾霾难以被全面控制的情况下，使用空气净化器能降低人的雾霾暴露水平，改善心肺系统健康状况，不失为一种应对雾霾的有效方法。在使用净化器过程中要注意以下几点：

① 净化器的净化效果与房间面积、净化效率有关，在其适用面积范围内使用才能达到预期的净化效果。要根据居住面积和净化效率选择合适数量的净化器。

② 使用空气净化器时，应将其放在房间中央，不宜紧靠墙壁或家具，确保出风口附近没有遮挡物，以达到最佳净化效果。

③ 开启净化器时，应尽量关闭门窗，保持室内空间相对密闭，以免降低净化效果。长时间使用空气净化器时，可根据当天雾霾情况选择适宜时间通风换气。

④ 注意定期更换净化器的过滤材料。否则，不仅会影响净化效果，"超载"的过滤材料吸附的污染物还会造成二次污染。在空气污染较严重时，需要增加更换频率。PM

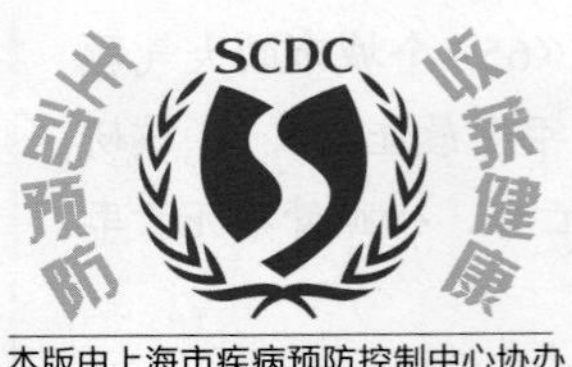

本版由上海市疾病预防控制中心协办

在当今养生保健的热潮下，很多消费者开始选购水处理器，以获得更加优质的饮用水。随着人们科学素养的提升，有些商家也“与时俱进”，将水处理器冠以某些“高科技”的概念，宣称经其处理的饮用水具有诸多神奇的保健功效。

那么，这些形形色色的“高科技”水，究竟功效几何？且听专家分析。

揭开各色水谣言的“高科技”面纱

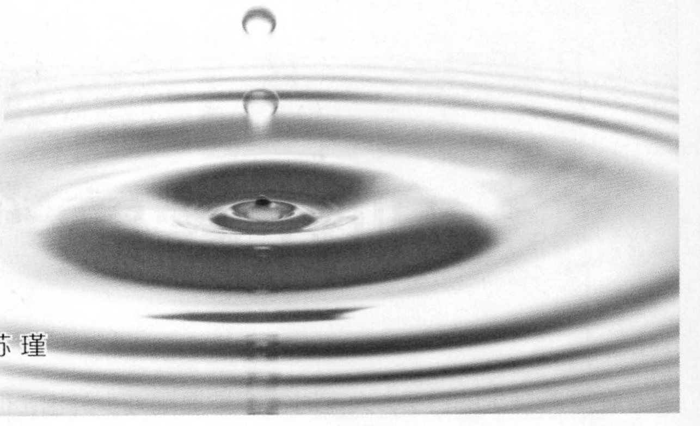

上海市疾病预防控制中心公共服务与健康安全评价所主任医师　苏瑾

1. 低频共振水

“高科技”面纱： 通过低频振动，使饮用水活化，将混乱的水分子结构重新排列，让水增加能量，变成低频共振水，更容易被人体吸收，能抗菌、抗病毒，能达到增加免疫力，改善便秘、肾病、胃肠病、风湿病等医疗保健功效。

真相： “低频振动”是工程中结构动力学的术语，指频率在10赫兹以下的振动，对人的直观感受影响较小。目前尚没有相关研究和证据能证明水分子结构经过低频振动后能被重新排列或所谓的“增加能量”，对人体产生有益影响更是无稽之谈。其本质上仍是普通的饮用水，并没有所谓的特殊保健功能，商家宣称的那些保健功效，只是利用消费者心理的一种营销手段。

2. 离子水

“高科技”面纱： 通过电解技术生成离子水，阴极生成碱性离子水，阳极生成酸性离子水。饮用碱性离子水能调节人体pH，预防和治疗由于酸性体质引发的多种慢性疾病，还具有醒酒、保肝等神奇功效。

真相： 首先，用pH来判断水质的好坏并不科学。根据我国《生活饮用水卫生标准》（GB5749-2006），饮用水的pH可在6.5到8.5之间。在这一范围内，不同pH的饮用水通常对健康并没有直接影响。因为人体会通过多系统的协同运作维持酸碱平衡。一般用血液（主要指血浆）pH作为反映人体酸碱平衡的主要指标，正常人体可通过调节功能使血液pH保持在7.35～7.45这一范围，因此体质并无酸性、碱性一说。2018年11月，曾风靡一时的“酸碱体质理论”创始人美国学者罗伯特·欧阳在诉讼中败诉，承认自己所创的理论是个骗局。通过改变饮用水的pH来调节人体酸碱平衡，甚至发挥诸多保健功效，也是无稽之谈。

3. 磁化水

“高科技”面纱： 磁化水处理器通过一定强度的磁场使饮用水变成磁化水。磁化水可以防斑去斑、抑制黑色素，还有防止癌变、辅助治疗心脑血管疾病等效果。

真相： 磁化通常是指一些常见的金属物质受磁场影

响而带有磁性，水、塑料等抗磁质不会被磁化。因此，真正的“磁化水”是不存在的，其保健功效更是无法验证。

当然，如果水中含有某些磁性矿物质，其在流经高强度的磁场后可能表现出磁性，但这种添加了磁性矿物质的饮用水是否适合饮用、是否对健康有益，均无明确证据，更应谨慎。

4.六化多氧活性健康水

“高科技”面纱：脉冲放电净水机在保留水中有益成分的同时，通过滤化、净化、磁化、矿化、氧化、活化等六化深度处理，去除水中的有害物质，激活水分子的能态与活性。六化多氧活性健康水含氧量高，人饮用后能增加大脑、心脏供氧量，提高免疫力；其溶解力强，有利于体内毒素的排泄。

真相：首先，水中溶解氧的含量是水产养殖业和环境生态学常用的指标，对水中生物如鱼类、微生物等的生存有着至关重要的作用，并能反映水体受污染程度，也是衡量环境水质的综合指标。但对人类而言，饮用水的溶解氧含量并不是越高越好。一般情况下，空气中含有的氧气已能使普通饮用水的溶解氧含量保持在适宜范围。有研究发现，分别饮用普通水和富氧水后进行运动，反映心率和耐力的指标——最大氧摄取量、到达疲劳极限的时间并没有差异。大幅增加饮用水的氧含量，并没有额外的健康效益。

理性看待“高科技”水

《中华人民共和国传染病防治法》规定，用于传染病防治的消毒产品、供水单位供应的饮用水和涉及饮用水卫生安全的产品，应当符合国家卫生标准和卫生规范。

相关规范性文件主要有《涉及饮用水卫生安全产品检验规定》《涉及饮用水卫生安全产品分类目录》等。其中，《涉及饮用水卫生安全产品标签说明书管理规范》明确规定，涉水产品标签和说明书中不得标注下列内容：

1. 明示或暗示具有防治疾病作用；
2. 虚假、夸大、使消费者误解或者欺骗性的文字、图形；
3. “酸性水”“碱性水”“离子水”“活化水”“小分子团水”“功能水”“能量水”“富氧水”等内容。

针对涉水产品大肆宣传具有各种保健功能，有的甚至擅自标识有卫生部门许可批件，欺骗、坑害消费者的情况，卫健委曾发布公告声明，强调对此类产品应予以严肃查处。

为加强生活饮用水相关产品的管理，保障饮用水安全，《生活饮用水卫生监督管理办法》对涉水产品实施了市场准入制度，只有获得卫生许可批件的水处理器才能进入市场销售。

而对于人们经常购买的包装饮用水，根据《食品安全国家标准：包装饮用水》的规定，名称应真实、科学，不得以水以外的一种或若干种成分来命名。因此，标注“低频振动水”等伪科学的包装饮用水也不符合相关规范。

经过多年来许可准入制度的实施和卫生部门的监管，家用水处理器的卫生质量不断提高，但仍有部分商家用一些生僻的物理或化学概念拼凑出一些理论，用高科技光环包装自己的产品，利用人们追求健康的心理夸大宣传，误导消费者，进而谋求利润。消费者要理性对待，不要被披着现代高科技外衣的宣传蒙蔽了双眼，这些看似先进的理论其实并不符合乃至违背科学原理，其防病保健功能根本是无稽之谈，更不能替代药物和治疗。如果需要购买水处理器，一定要选择具有卫生许可批件的正规产品。选购时如遇到困惑，可咨询当地卫生监督部门。

什么样的饮用水才安全、健康

对于一般家庭，自来水是符合国家卫生标准、相对健康、安全的生活饮用水，我国有《生活饮用水卫生标准》（GB 5749-2006）、《生活饮用水标准检验方法》（GB/T 5750-2006）、《饮用净水水质标准》（CJ 94-2005）等一系列标准保障其水质。消费者大可不必纠结，烧开的自来水可以放心饮用。污染较为严重的地区和河流下游地区居民，可以适当使用水处理器提升水质。如使用水处理器，要注意及时清洁和更换净化材料。PM

关注上海市疾病预防控制中心，了解更多疾病防控信息。

40岁的郭女士因长期低头工作患上了颈椎病，医生建议她每天前往医院接受理疗。但她一方面嫌每天去医院太麻烦，另一方面，理疗费用累积起来也不少。于是，她想在网上选购一款理疗仪在家理疗。

那么，颈椎病患者可以实现居家理疗吗？它跟去医院做理疗相比效果如何？

颈椎病居家理疗“说明书”

上海中医药大学附属龙华医院康复医学科副主任医师 唐占英

伏案工作、学习及使用电子产品的时间增加，体力活动的减少，很容易使人颈部肌肉疲劳，久而久之，会导致颈椎病。

根据临床表现，颈椎病可分为以下几种类型。

① **颈型**：病情较轻，主要由颈肩部肌肉长期劳损所致，以颈肩部疼痛、颈椎活动不灵活为主要表现。

② **神经根型**：由颈部神经根受突出的椎间盘或增生的骨刺压迫所致，以颈肩部疼痛伴上肢放射性疼痛为主要表现，疼痛程度通常较重。

③ **脊髓型**：由颈部脊髓受压迫所致，以四肢麻木、步行时脚下有踩棉花感，甚至大小便控制障碍为主要表现。

④ **椎动脉型**：由椎动脉受刺激或压迫所致，症状以发作性眩晕为主，有时伴有恶心、呕吐、耳鸣和猝倒。

⑤ **交感神经型**：由颈部交感神经受激惹所致，症状较为复杂，多表现为头晕、头痛、视物不清、咽部异物感、恶心、心慌、血压异常等。

⑥ **食管压迫型**：由前纵韧带钙化和骨刺形成后刺激或压迫食管所致，多表现为吞咽障碍、吞咽时胸骨后异常等。

部分颈型颈椎病可以居家理疗

颈型颈椎病一般病情较轻，可以进行居家理疗。其余类型的颈椎病症状较为严重，病情较为复杂，不适合进行居家理疗。

当然，并不是所有的颈型颈椎病患者都适合居家理疗。若急性发作，颈部疼痛和活动受限均较为严重，则居家理疗作用有限，患者仍需到医院进行规范治疗，待上述症状明显好转后再进行居家理疗。

颈椎病居家理疗可选择以下方式。

① **磁疗**：磁疗可降低神经末梢敏感性，促进毛细血管扩张，改善颈部血液循环；同时，可促进颈部肌群中缓激肽、酸性代谢产物等致痛物质的扩散或清除，起到止痛作用。

② **热疗**：通过热传导改善颈部血液循环、放松颈部肌肉。可选择的热疗方式较多，包括红外线照射、局部热敷、艾灸等。

③ **电疗**：可通过不同频率的脉冲电刺激神经和肌肉，改善局部营养代谢，放松肌肉，缓解疼痛。适合居家理疗的主要有低频电疗法和中频电疗法。

④ **拔罐疗法**：拔罐所产生的负压效应可形成局部充血或淤血，调节局部微循环，增强新陈代谢，促进机体功能恢复。

居家理疗，安全第一

居家理疗对轻度颈椎病的缓解和康复有一定作用，要在保证安全的前提下合理应用。

① 一定要选择正规厂家生产的理疗仪器，并严格按照说明书操作，以免发生电击伤等意外。

② 电疗时的强度要根据自身所能耐受的程度进行调节。如果强度过大，反而可能引起肌肉痉挛，加重病情。

③ 热疗时要防止烫伤。特别是糖尿病患者，因皮肤感觉功能减退，更容易出现烫伤。

④ 在进行艾灸等采用明火的理疗时，要做好充分防护，防止艾绒脱落灼伤皮肤，甚至引起火灾的发生。

⑤ 拔罐时，最好选用抽气罐，避免使用明火，以免被烫伤。PM

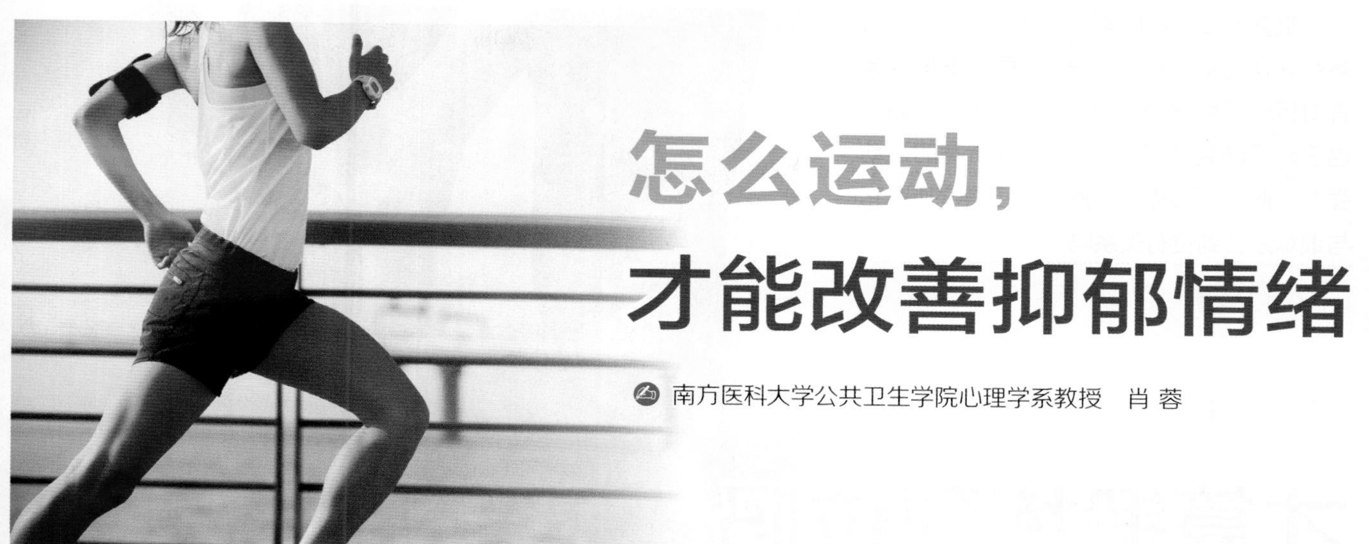

怎么运动，才能改善抑郁情绪

南方医科大学公共卫生学院心理学系教授　肖 蓉

抑郁情绪是一种常见的不良情绪。我们对广东省 11 所院校大学生进行的调查（有效问卷 1080 份）发现，32.6% 的人有过明显的抑郁情绪；在回答问卷前两周内，相当多的大学生曾有过缺乏兴趣、心情低落、睡眠不良、疲倦感、注意专注困难等表现。抑郁情绪会直接影响学习工作的效率和生活，持续时间长时还会影响健康。

运动确有抗抑郁效果

研究发现，体育锻炼有很好的抗抑郁效果，规律的运动能缓解轻中度抑郁患者的症状。运动对多个神经递质都有调节作用，包括 5- 羟色胺、多巴胺、去甲肾上腺素等，从而起到抗抑郁的作用。

抗抑郁，运动要“得当”

我们在研究中发现，运动量太小，抗抑郁效果不明显。例如，很多人（尤其是女性）平时运动量较小、没有稳定的锻炼习惯，则运动的抗抑郁效果往往难以体现；只有运动强度、运动时长、运动频率达到一定水平时，运动锻炼才能具有抗抑郁的作用。

运动强度并非越高越好。有学者认为，运动的情感反应主要受两方面因素的影响：一是认知因素，比如对运动本身的看法和喜好、身体自我效能等；二是运动时来自呼吸或肌肉等的感受性线索。运动强度低时，认知因素占主导；运动强度较高，甚至达到身体极限时，感受性线索变为主导，情绪可由愉快转为不愉快，甚至厌恶。从事中等强度运动时，这两方面的影响达到一种有机的平衡，对改善抑郁等不良情绪的效果最好。

研究发现，运动抗抑郁的效果还与个人对该活动的喜好程度有关。个人越喜欢某项运动，通过这项运动抗抑郁的效果就越好。

运动抗抑郁，需要“个性化”

可根据个人爱好、身体条件、生活习惯等选择最适合自己的运动方式和运动量，以便更好地发挥运动的身心健康效应。PM

专家简介

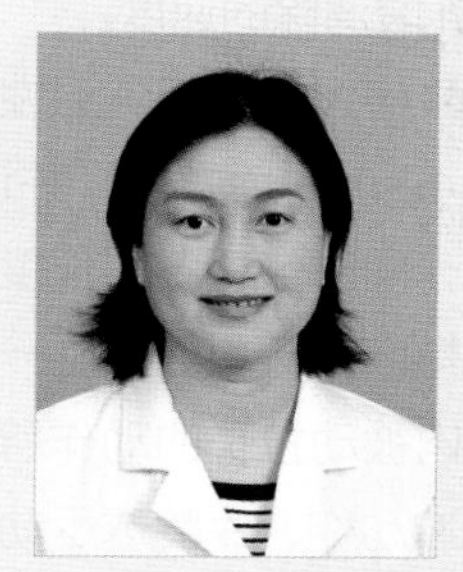

肖蓉　南方医科大学心理学系副主任、教授，广东省心理协会心理测量专业委员会常委。长期从事心理咨询、心理测评、心理健康教育及心理学的教学和科研工作，擅长不同人群的心理健康状况评估、人格与智力评估及职业心理评估。

很多人在运动后都会感到肌肉酸痛。大多数人认为挺一挺就过去了，甚至不少健身者对运动后肌肉酸痛感到很有成就感，因为这表明运动到位了、达到了锻炼所需的运动强度。那么，运动后肌肉酸痛是正常的吗？它与锻炼是否到位有关系吗？

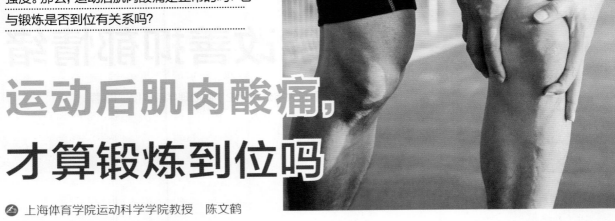

运动后肌肉酸痛，才算锻炼到位吗

上海体育学院运动科学学院教授　陈文鹤

为什么运动后会肌肉酸痛

运动后肌肉酸痛可分为运动后即刻发生的肌肉酸痛和延迟性肌肉酸痛。运动后即刻发生的肌肉酸痛主要源于骨骼肌快速或强烈收缩所致的急性损伤。多发生于进行平时从未实践过、具有一定难度的运动后；也可因运动强度过大，骨骼肌糖酵解无氧供能比例过高、时间过长，肌细胞内乃至骨骼肌组织中乳酸堆积过多所致。这种肌肉酸痛往往在运动结束后立即发生，十分强烈，持续时间长短取决于肌肉损伤的程度、范围，以及乳酸浓度和乳酸清除的速度。

运动后肌肉酸痛大多属于延迟性肌肉酸痛，一般于运动结束 8 ~ 12 小时后发生，并逐渐加重，24 小时酸痛达到峰值，同时伴有不同程度的运动障碍，其后逐渐缓解，可持续数天甚至长达一周。这种肌肉酸痛多因运动中肌肉被动拉长的动作所致，如起跳后落地时两下肢的缓冲动作、保龄球运动时腿的止步缓冲动作、下山时的腿部缓冲动作等。

解释延迟性肌肉酸痛的病理学机制有多种学说。损伤学说认为，延迟性肌肉酸痛与即刻发生的肌肉酸痛一样，其本质都是肌肉损伤。

炎症反应学说认为，在发生损伤的骨骼肌细胞周围间隙中存在大量炎性细胞，分泌大量炎症因子，产生致痛的 P 物质，从而引起肌肉酸痛。

值得一提的是，有些人认为运动导致肌肉酸痛是正常反应，甚至认为肌肉酸痛可使骨骼肌细胞数量增多、体积增大，这是十分错误的。大量研究证实，达到一定强度的运动训练可使机体产生一定的内分泌激素或激素样物质，如胰岛素样生长因子，促使骨骼肌细胞增殖。但在普通人群的一般健身运动强度条件下，骨骼肌受到的刺激强度和刺激量不够，很少发生数量的增多和体积的增大。

运动后肌肉酸痛可能是多种因素互相叠加的结果，其不仅会削弱运动效果，还会让许多初次进行健身运动的人对运动产生恐惧和逃避心理。尽管它经常发生，但并非必然，可以通过合理的措施加以预防。

三项注意，预防运动后肌肉酸痛

① 控制运动强度和持续时间

运动后肌肉酸痛往往发生在初次进行某项运动、增加运动强度，或突然完成高难度动作后。在上述情况下，平时很少动用的肌肉群突然被“募集”，易发生肌肉损伤。运动持续过长容易造成骨骼肌疲劳，是导致肌肉损伤的重要因素。有些一周只进行一次运动又喜欢以比赛形式进行的年轻人，既难以控制运动强度，也不主动控制运动时间，再加上动作不规范，很容易发生运动后肌肉酸痛。

我们不仅要有运动健身的积极性，还应具备科学的健身知识，逐渐掌握科学健身的基本技能，做到想运动、能运动、会运动。与身体素质发展的规律一样，运动技能的培养也是一个逐渐提高、循序渐进的过程，切不可随意模仿和贸然练习高难度动作。

② 运动前做好准备活动

准备活动包括热身运动和拉伸两部分。热身运动的主要目的是提高肌肉温度，进而提高体温。在温度较低的条件下，骨骼肌纤维之间的黏滞性较高，运动时容易造成损伤。而且，随着温度上升，肌细胞内各种代谢酶的活性升高，可以随运动需要及时提供能量。热身运动还可以通过肌肉运动的本体感受性反射提高神经中枢的兴奋性和身体的协调性。热身运动的强度宜从小到大，逐渐提高，最大强度与正式运动时的强度吻合。热身运动的时间取决于环境温度和运动项目，夏季的热身运动可以短些，5～10 分钟即可，而在寒冷的冬季，热身运动必须持续到微微出汗，一般需要 20～30 分钟。热身运动后的拉伸也是准备活动的重要组成部分，应涉及全身所有肌群、增加全身各关节的活动度。

需要提醒的是，中老年人、患有心脑血管疾病等慢性病者，在寒冷的冬天进行户外运动前，应先在温暖的室内做好充分的准备活动。因为在寒冷环境中，人体外周血管会收缩，循环系统的阻力会突然增加，准备活动可以使骨骼肌中的血管逐渐舒张，避免因外周阻力急剧上升而引发心血管意外。

③ 运动后做好整理运动

在运动结束后，首先应进行放松运动，强度应逐渐减小。放松运动的时间与运动强度相匹配，如运动强度大，则放松运动的时间要相应较长。放松运动后应进行全面拉伸，头、颈、躯干、四肢都要涉及，既有利于加快骨骼肌细胞内乳酸的清除，也可以使细胞外营养物质及时转运到细胞内。

四种方法，缓解运动后肌肉酸痛

运动后肌肉酸痛一般情况下并不需要专门去医疗机构处理，经适当休息和简单处理，轻者 3～5 天，重者 5～7 天，即可缓解。

① 充分休息。

避免继续运动和重体力劳动，保证充足、高质量的睡眠。

② 保证营养均衡。

适当补充奶类、蛋类、肉类及豆制品等含丰富必需氨基酸的食物，以及蔬菜和水果。

② 冷热水交替洗澡。

有研究发现，5 分钟凉水、5 分钟热水的交替刺激有利于肌细胞内代谢产物的排出和骨骼肌的修复。不过，体质较虚弱者需谨慎选择此方法。

④ 推拿按摩。

放松性推拿和穴位按摩有助于促进局部血液循环，缓解肌肉酸痛。

需要提醒的是，如果运动后肌肉酸痛非常剧烈、持续时间过长，或者伴有发热、乏力、尿色改变、少尿等症状时，提示可能存在严重肌肉损伤或疾病，应及时就医。PM

人人都想拥有挺拔优美的体态，而少年儿童时期是塑造良好体态、促进骨骼及肌肉良好发育的关键时期。圆肩、驼背、头前倾是当今少年儿童典型的异常姿势，但在日常生活中却往往被忽视。

孩子驼背、头前倾，家长莫轻视

上海市中医药研究院推拿研究所副研究员　孔令军
上海中医药大学附属岳阳中西医结合医院推拿科主任医师　孙武权

背部过度后凸，常伴头向前伸、腹部前挺等，是驼背的典型表现，可分为活动性驼背和固定性驼背。青少年中最常见的是活动性驼背，又称姿势性驼背，多由日常学习生活中长期处于不正确姿势与缺乏运动锻炼导致，特点是相关肌肉的异常，主要为胸部肌肉（胸肌、肋间肌）缩短和紧绷，背部肌肉（中斜方肌、下斜方肌、菱形肌等）拉长和薄弱无力，可通过科学的形体训练进行有效矫正。而固定性驼背常由强直性脊柱炎、佝偻病、黏多糖病等引起，表现为胸椎过度后凸畸形，X线可见胸椎关节异常和骨骼变化等。

常见误区解析

误区1：轻度驼背没什么关系，对生活也没多大影响。

专家分析： 孩子驼背不仅影响体态美观，也不利于骨骼、肌肉的健康发育，可导致颈肩部疼痛，肌肉板滞、僵硬；长期驼背会影响心肺功能的正常发育，导致胸闷、气短、心慌等心肺功能异常；长期体态异常还会使青少年感到担心和忧虑，影响心理健康，甚至逐渐导致缺乏自信、孤僻等心理问题。

误区2：孩子驼背不是病，长大了自然就好了。

专家分析： 青少年常见的姿势性驼背多伴随着背部肌肉被拉长且力量薄弱。松弛的肌肉无法维持脊柱的正常位置，因此，姿势性驼背若不能及时矫正，可逐渐加重，进一步发展为较难治疗的固定性驼背。

家长须注意孩子的驼背“信号”

家长平时要注意孩子体态的变化，及坐、立、行等姿势的异常，做到早发现，早矫正。当孩子出现“探头、弓背、挺肚子”等不良姿势，且颈肩部和背部经常感到疼痛、僵硬时，家长需提高警惕，密切关注，必要时可进行家庭检查：让孩子背部紧贴墙壁站直，如果肩膀两侧后缘与墙壁距离大于2.5厘米，说明孩子可能存在驼背，需要及时就医确诊。

两大“法宝”，预防姿势性驼背

① 保持正确姿势

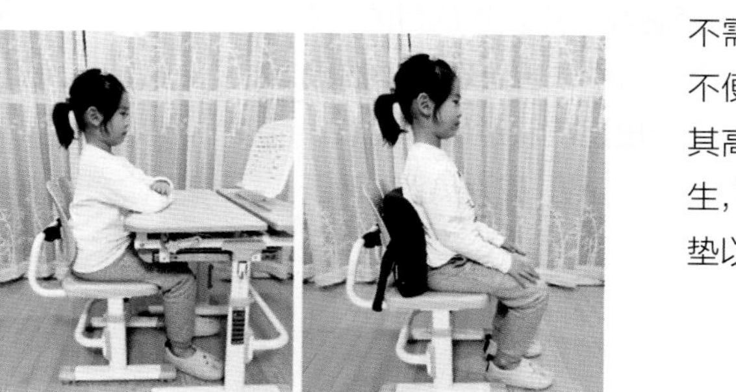

家长和老师平时要注意监督孩子保持正确姿势：

站立和行走时，要抬头挺胸，背部挺直，双肩打开。

坐姿时，应整个臀部坐到椅子上，背部紧靠椅背（椅背应符合人体腰椎生理曲度），上身挺直，双肩放松，下颌微收，双脚平放于地面，大腿和小腿呈垂直状态。

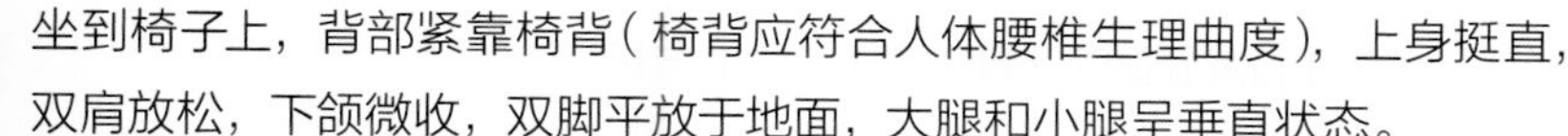

学习时，手臂自然地置于课桌上。理想的桌椅高度应使手臂支撑时既不需要耸肩，也不需要弓背。若桌椅高度不便调节，可通过垫书本或使用坐垫调节其高度。由于学校桌椅不一定适合每个学生，必要时可采用靠垫辅助支撑腰部，靠垫以约10厘米厚的弹性软垫为宜。

② 保持良好生活方式

少年儿童平时应养成良好的生活习惯：保证充足的体育锻炼；避免背太重的书包或单肩包；选用高度适宜的枕头，不用过软的床垫；注意营养均衡，保证足量钙的摄入，适当晒太阳。

两种方法，矫正姿势性驼背

① 运动矫正

● “泰坦尼克”式伸展

①站立于门框正中，面向门外；②双手后伸，握住门框，双臂伸直，身体前倾；③下颌微收，目视前方，至胸部和肩部有舒服的拉伸感；④保持20～30秒后放松，连续练习2～3次。

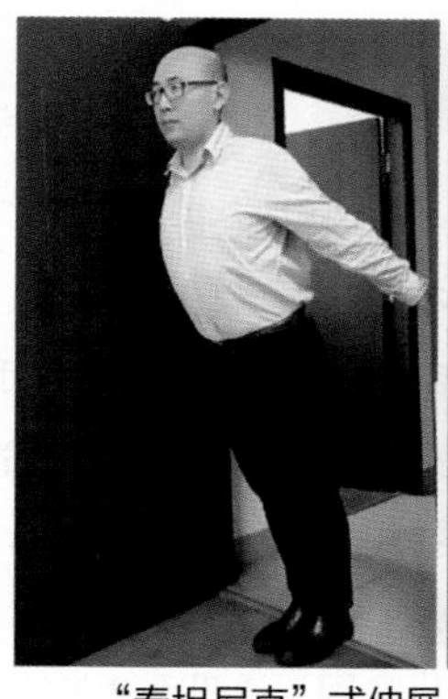

“泰坦尼克”式伸展

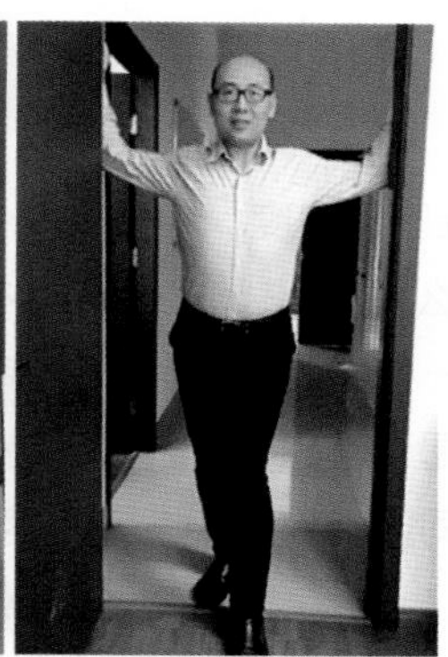

胸部拉伸

● 胸部拉伸

①站立于门框正中，面向门外；②双臂抬起，与肩同高，肘关节屈曲90°，置于门框内侧；③上身前倾，至胸部有拉伸感；④保持20～30秒后放松，连续练习2～3次。

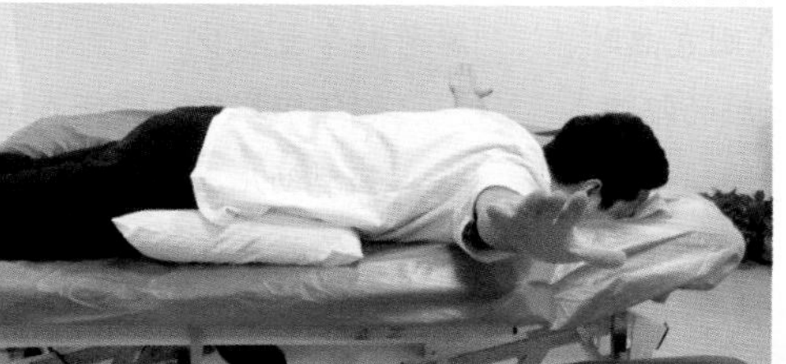

背部肌肉强化1

● 背部肌肉强化

①俯卧位，用靠垫垫于腹部下方，前额贴于床面，双臂向两侧伸直，手掌向下；手臂沿垂直方向上举，使两侧肩胛骨内收；保持20～30秒后放松，连续练习2～3次。②俯卧位，双臂沿身体两侧伸直；双臂沿垂直方向抬起，双腿伸直，双脚绷紧，头部抬起，下巴向胸部方向内收；保持20～30秒后放松，连续练习2～3次。

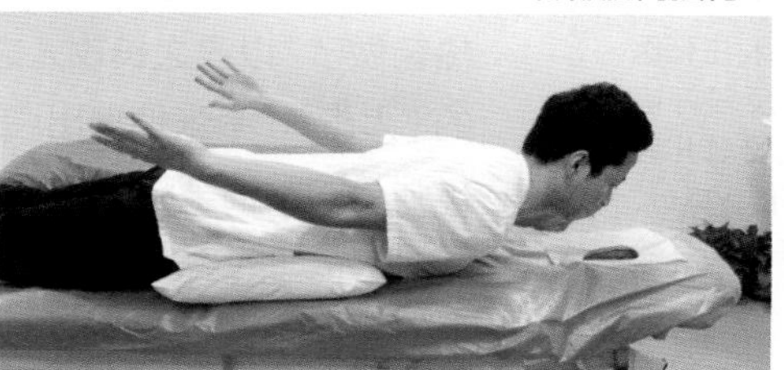

背部肌肉强化2

② 针灸推拿治疗

针灸、推拿等治疗对矫正驼背及颈肩、背部疼痛等并发症具有较好的效果。

此外，家长也可采用简易的居家推拿帮助孩子矫正驼背。

①孩子俯卧，家长用拇指或掌根从上到下按揉其脊柱两侧3～5分钟；②家长用一手掌根按于孩子背部后凸处，另一只手握住孩子一侧肩部向其后方拉伸，以孩子感到胸部被拉伸为宜，保持10～15秒后放松。然后用同样方法拉伸其另一侧肩部。PM

扫码看
驼背居家推拿视频

不知从何时起，“退热贴”似乎已成退热标配，也是中国父母家庭药箱里的必备“武器”。只要孩子发热，无论体温多少、精神状态如何，甚至有些孩子只是出现了轻微的感冒症状，家长就早早地将退热贴贴上了孩子的额头，以期达到预防或治疗发热的目的。然而，前不久有人指出：我国儿童发热诊疗指南中未曾出现过退热贴的“身影”，部分患儿在使用退热贴后，还会出现皮肤过敏等现象。一时间，有关退热贴在治疗儿童发热中的“功与过”成为热议。孩子发热时，正确的家庭护理该怎么做？

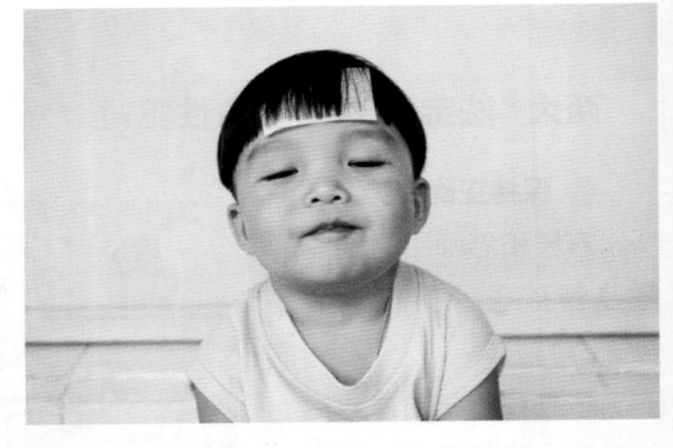

退热贴，能否打好宝宝“退热战”

中日友好医院儿科主任医师　王志新

退热贴不能治愈发热

退热贴不仅在中国广为流传，在日本、韩国、印度、新加坡等国家都有着长久、广泛的使用。为什么很多家长将退热贴视为治疗发热的“神器”呢？通过与一些患儿家长的交流，我发现退热贴的“高超营销策略”是引起家长误解的重要原因之一。因此，我截取了三个不同渠道对退热贴功效的宣传内容进行比较。

- **国内某知名线上销售平台：**

宝宝突然发热怎么办？关键时刻，一片应急！在刚发热时立马贴上退热贴进行物理降温，既可防止高温对大脑的损伤，又可避免药物降温的不良反应。

- **退热贴某主要生产厂商：**

凉爽凝胶片，通过蒸发凝胶中的水分来实现冷却作用，打开后可立即使用。有适用于婴儿、儿童和成人的不同类型。

- **国际某知名销售平台：**

婴儿用：专为婴儿额头尺寸设计，不含香料，不使用人造色素，不易引起皮疹。

儿童用：适用于2岁幼儿至低年级学生使用，面积较小，薄荷醇含量较少。

高年级学生、成年人用：尺寸较大，薄荷醇含量较高。

如婴幼儿、学龄前儿童和低年级学生使用“成人散热贴”，薄荷醇的效果可能会过强。

从上述描述不难发现，产品宣传页上所描述的“治疗功效”较强，并设定了“发热会烧坏脑子”的假设，与退热药做了“以己之长攻人之短”的比较，扛了起物理降温的“大旗”，夸张地提出“首战用我”的建议，等等。在这样强势的营销策略下，字字“击中”了发热患儿家长们急于寻求帮助的焦虑心理，轻易地让人误以为：退热贴优于退热药。而事实上，退热贴不是药物，只能起到局部降温的作用，给发热患者带来舒适感，不能替代药物。

专家简介

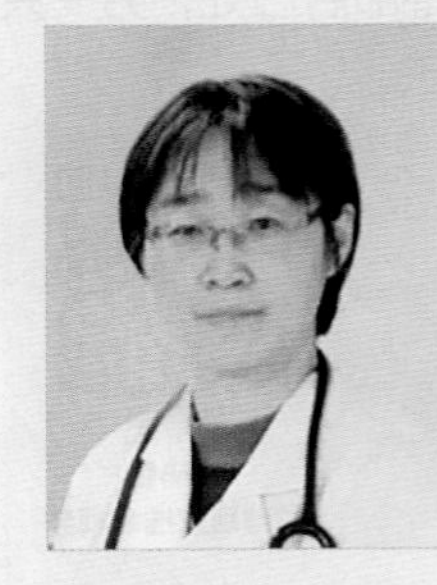

王志新 中日友好医院儿科主任医师，擅长哮喘、慢性咳嗽、反复呼吸道感染、过敏性鼻炎、鼻窦炎等儿童呼吸系统疾病，以及消化不良、呕吐、腹泻、便秘、间歇性腹痛等消化系统疾病的诊治。

发热不会“烧”坏脑子

大量临床研究表明，健康儿童若出现发热，体温不超过40.5℃，并不会给健康带来明显损害。当然，引起发热的疾病本身可以给身体带来伤害，而“单纯发热就会损伤孩子大脑”之说是片面错误的。

此外，在6月龄至5岁儿童中，发热还可能会引起热性惊厥(通常发生在发热的前24小时内)。一般情况下，单纯性的热性惊厥也不会造成身体、脑部、神经系统等的损伤，更不会造成瘫痪、智力障碍或死亡等严重后果。当然，当孩子出现热性惊厥时，家长仍应尽快带孩子就医，排查神经系统感染等疾病，进行规范治疗。

物理降温，不止退热贴一种

孩子发热时，若身体没有明显不适及热性惊厥史，家长可先使用物理降温，包括用温水(29～33℃)洗澡或擦拭额头。洗澡时，房间温度宜保持在23～25℃，用毛巾或海绵向孩子身上、手臂和腿上撩水或进行擦浴。在让患儿获得舒适感的同时，温水可使患儿身体表面的血管扩张，促进血流加速，改善血液循环，且通过传导与蒸发作用使体温降低。一般情况下，经过30～45分钟的温水洗浴后，患儿体温可下降1～2℃。若在洗澡过程中患儿十分抗拒或出现发抖等症状，应暂时停止物理降温。

有些家长为让孩子迅速退热，认为使用冷水或在水中掺入酒精后进行擦浴效果更好，实则不然。由于婴幼儿的皮肤稚嫩，酒精可能会损伤患儿皮肤。此外，冷水除了会增加患儿不适外，还可引起寒战，继而使体温进一步升高。

精神状态，比体温更重要

在处理发热时，家长常常将38.5℃作为是否需药物治疗的分界线。其实，要给孩子服药的主要依据不是体温，而是精神状态。如果孩子只是体温异常升高，无其他不适、慢性疾病及热性惊厥史，可暂用物理降温应对，并采取以下措施。

- 保持房间舒适凉爽，让孩子比平时少穿一件衣服。
- 发热时，患儿体液的消耗量较平时多。因此，家长应鼓励患儿多饮水或其他液体(如母乳、水果、水果茶等)，以补充水分，避免脱水。
- 发热期间，患儿应避免过度劳累。但这并不意味着必须使患儿卧床休息，可让其在房间内适当活动。
- 可给患儿洗温水浴、用温水毛巾擦拭或敷在额头上。当然，退热贴也是物理降温的选择之一。
- 密切观察患儿精神状况，若出现异常，应立即就医。

小贴士

须立即就医的六种情况

1. 3个月以下的婴儿出现发热；
2. 患儿精神状态不佳，表现为极度困倦或烦躁；
3. 患儿伴有呼吸困难，或呼吸比平常更快、更急促；
4. 患儿哭闹不止，或伴有剧烈疼痛、身体某些部位活动困难，如颈部僵直、咽喉痛、耳痛等；
5. 患儿皮肤发花，如皮肤看似有瘀伤、按压不发白等；
6. 患儿伴有其他疾病，或正在服用某些药物。

特别提醒

对乙酰氨基酚和布洛芬是改善发热患儿舒适度及退热的常用药。家长在给孩子喂药前，应认真阅读药品说明书，确保剂量符合孩子年龄或体重，或按照医生的处方剂量执行。其中，布洛芬仅适用于6月龄以上、无持续呕吐及脱水的患儿。若患儿存在呕吐及胃纳差等症状，可采用对乙酰氨基酚栓直肠给药，在治疗发热的同时，还可减轻患儿因发热引起的消化道症状。

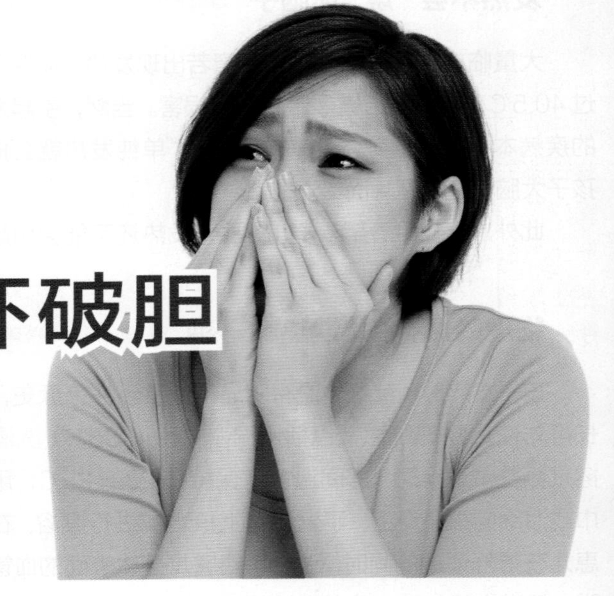

别被“黄体破裂”吓破胆

复旦大学附属妇产科医院　周 方　丁景新（主任医师）

生活实例

“砰砰砰”！一日深夜，急诊大门被叩响，一位年轻女子捂着肚子，在丈夫的搀扶下走进诊室，面色苍白，十分虚弱。医生在简单询问病史后得知，这位女士在当晚性生活后不久突发左侧腹痛，且愈演愈烈，到医院时，已经疼得无法站立。医生立刻对其进行了常规的妇科检查及腹部触诊，发现患者血压偏低，血红蛋白下降，尿HCG（人绒毛膜促性腺激素）阴性（未孕，排除宫外孕），进一步行B超检查及阴道后穹穿刺后，诊断为黄体破裂。眼看患者越来越虚弱，医生当机立断行腹腔镜手术，最终化险为夷。一场惊心动魄后，小夫妻俩感到一头雾水，黄体是什么？什么时候身体里长了黄体呢？黄体会“一破再破”吗？

黄体，与生理周期“如影随形”

每位女性都知道，一个月经周期中包含排卵、经期出血，但少有人关注过黄体，甚至把它当成了异物。事实上，在每个月经周期，黄体一直“默默陪伴”，常在排卵后“现身”。

排卵后，卵泡腔塌陷，卵泡壁的细胞在黄体生成素的作用下发生变化，并被周围的结缔组织外膜包裹，于是，一个外观黄色的新组织——黄体就此形成。黄体细胞会在排卵后分泌大量的孕激素和雌激素（其分泌激素的功能一般维持14天左右），使得子宫内膜持续增厚，厚且柔软的子宫内膜含有丰富营养，十分利于受精卵着床与发育。由此可知，黄体形成最重要的使命之一就是为孕育新的小生命做准备。若精子和卵子的主人未有此意，受精卵未能形成，黄体将在排卵后的9～10天逐渐退化，萎缩变小。黄体衰退后，女性体内激素水平迅速下降，“大姨妈”将如约而至。

性生活后腹痛，当心黄体破裂

黄体生成后会不断增大，到排卵后1周（相当于月经周期第22日）左右，其体积和功能达到高峰，直径一般为1～2厘米，有的甚至可达8～9厘米或更大，即为黄体囊肿，其中布满了毛细血管。若黄体在此时受到的压力过大，内部的小血管就会破裂、出血，甚至黄体本身也会发生破裂。黄体破裂主要有两种情况。

❶ **自行破裂**　一般而言，黄体内部小血管发生破裂时，出血均可自行止住。但若患者凝血功能较差或出血量较多时，血液在黄体腔内积累，压力不断升高，黄体最终将因“不堪重负”而发生破裂。

❷ **在外力作用下发生破裂**　女性腹部压力升高，如腹部受到撞击、剧烈运动、用力咳嗽、因便秘而用力解大便等情况，也可造成黄体破裂。

值得一提的是，性生活是引发黄体破裂最重要的原因之一。这是因为，在性生活时，女性的生殖器官会扩张充血，加之肌肉组织的剧烈收缩，黄体内部张力迅速升高，此时的黄体相对平时更为脆弱，也就更易发生破裂。黄体破裂好发于14～30岁的年轻女性，可能也与性生活活跃程度有关。

破裂黄体大多能“自愈”

读到这里，相信很多姑娘们不由得害怕起来：既然黄体每个月都会形成，岂不是发生破裂的概率很高，会不会很危险？其实，从黄体破裂的原因中我们可以了解到，黄体内部小血管破裂是一件十分正常的事。大部分黄体破裂的破口较小，“默默无闻”的黄体早已习惯了“自行疗伤”，毛细血管常能自行愈合，即使少量出血也可自行吸收。因此，大部分黄体破裂者只是感觉到轻微的腹痛，甚至根本察觉不到，无须害怕。但如果黄体破口较大，或患者存在凝血功能障碍等异常情况，破裂黄体的自行恢复能力则“难以为继”。于是，越来越多的血液流入腹腔，刺激腹膜，患者会感到腹部疼痛越来越严重，血压下降，甚至出现面色苍白、四肢湿冷、神志模糊等失血性休克表现，危及生命，须立刻前往医院进行治疗。这就是为什么有的黄体破裂患者仅仅感到轻微腹痛，而有的患者却没那么幸运，必须被推进手术室。根据患者的不同情况，黄体破裂的治疗有以下两种。

❶ **保守治疗** 这是黄体破裂的首要治疗方法。如果患者生命体征平稳，且没有活动性出血，一般可进行保守治疗，即密切观察，使用药物止血并注意预防感染。

❷ **手术治疗** 若患者出血不止，血压不断下降，甚至出现休克的症状，则需要密切观察生命体征，进行抗休克治疗，并立即手术。首选腹腔镜下腹腔探查术，剥除黄体，并缝合止血。

每位女性都须了解的三种急腹症

严重黄体破裂是妇科常见的急腹症之一，主要表现为剧烈腹痛。其他急腹症，如异位妊娠（宫外孕）、急性阑尾炎等，均以剧烈腹痛为主要症状。每位女性，尤其是月经周期不规律的女性，认识并学会这三种疾病的简单鉴别方法很有必要。

黄体破裂与异位妊娠、急性阑尾炎的主要区别

症状	黄体破裂	异位妊娠（宫外孕）	急性阑尾炎
停经	多无	多有	无
腹痛	下腹一侧突发性疼痛	突然撕裂样腹痛，自下腹一侧开始向全腹扩散	持续性疼痛，自上腹开始经脐周转至下腹
阴道流血	无或如月经量	量少，暗红色	无
休克表现	无或轻度休克症状	出血较少，但休克症状可能较严重	无
体温	正常	正常，有时低热	升高
血常规	血红蛋白下降	血红蛋白下降	正常，白细胞升高
尿HCG	阴性	多为阳性	阴性

偶有宫内早孕并同时出现黄体破裂的患者，但极为少见。这部分患者可能会出现停经、下腹痛、阴道流血等症状，此时需根据患者的情况及保胎意愿进行综合判断。若患者状态较好，且想保住孩子，则可选择保守治疗；若患者病情危重，仍须进行紧急手术。黄体破裂恢复后，对女性的正常备孕、妊娠均无影响。PM

专家提醒

黄体破裂的预防说难也难，往往很难预测（除非在B超检查下观察到较大的黄体或黄体囊肿），但说简单也简单，只需在估算黄体长得最大时稍注意避免剧烈运动，同房时动作稍轻柔，也就没什么可担心的了。若仍不幸发生了严重的黄体破裂，必须及时就医，万万不可抱有侥幸心理。

染色体异常男性，生育成难题

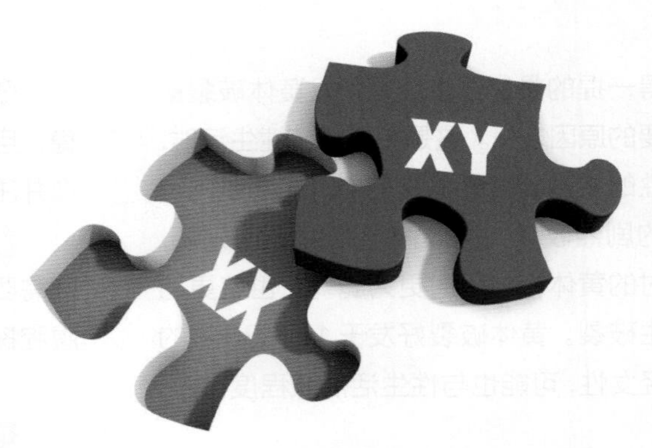

南京医科大学附属妇产医院泌尿男科主任医师　潘连军

医生手记

朱女士因反复流产到医院检查，医生让朱女士丈夫也做一番检查。检查发现，虽然朱女士的丈夫精液检查结果正常，但染色体核型分析显示其存在“染色体易位”。医生说，这可能是导致朱女士反复流产的原因。

董先生被诊断为“少精症”。染色体核型分析显示，其Y染色体C区缺失。

叶先生因不育就诊，经检查确诊为无精子症，“X染色体增多”(核型为47, XXY)。

男性染色体异常可致配偶不良妊娠结局，包括自然流产、胎停、胚胎发育异常、出生缺陷等。

染色体异常分两类

染色体异常大致分两类：数目异常和结构异常。

人类正常的染色体数目为46条，包括44条常染色体和两条性染色体（X、Y染色体）。人类染色体少于或多于46条都属于染色体数目异常。染色体数目异常通常发生在18号、21号和X染色体上。人们熟知的先天愚型就是多了一条21号染色体。

染色体结构异常是指染色体结构出现问题，常见情况包括染色体易位、倒位和Y染色体微缺失。易位是一条染色体的一个片段与另一条染色体的一个片段发生了位置互换；倒位是染色体内部一个片段的位置“掉了个个”；Y染色体微缺失是男性特有的Y染色体缺了很小一部分。

染色体异常，生育受影响

染色体异常属于先天性问题，与生俱来，无法改变，很难通过药物进行有效治疗。确诊为染色体异常者应接受遗传咨询，并在医生指导下结合自己实际情况制订生育策略。

- **染色体易位和倒位**　这类男性患者的精液分析报告往往是正常的，可以让妻子自然受孕，但部分人的妻子在受孕后会出现自然流产或胚胎发育停止。这类夫妻可以尝试通过辅助生殖技术生育后代。

- **Y染色体微缺失**　男性之所以成为男性，是因为有Y染色体，决定精子产生的基因也在Y染色体上。与精子发生的相关基因片段被人为地分为A、B、C三个区域。如果Y染色体上某一部分缺失，就可能影响生育功能，其严重程度与缺失片段大小及部位有关。A、B区域缺失一般表现为无精子。C区缺失表现不一，一般表现为无精子或严重少精子，但也有部分人的精子发生正常；还有部分人年轻时精子正常，随年龄增长精子逐渐减少，直至消失。因此，C区缺失者可尝试寻找精子，并通过辅助生殖技术生育后代。

- **染色体数目异常**　男性性染色体数目异常主要有两种情况：X染色体增多或少一条Y染色体。部分X染色体增多患者可找到精子，可以考虑通过辅助生殖技术生育后代。少一条Y染色体者中，部分人性别上仍为男性，其Y染色体上决定性别的基因易位到了常染色体上，无法产生精子，只能通过供精生育后代。PM

读者咨询

我有早泄的毛病，在门诊，医生问了我一些问题，最后也难以确诊到底是不是早泄。最近我看网上文章的介绍，称目前可以通过客观指标检查来确诊是否有早泄。请问真有这样的诊断方法吗？需要做哪些检查？

诊断早泄，有无客观指标

安徽医科大学第一附属医院泌尿外科主任医师　张贤生

目前，对早泄的定义还有许多争议，一般需要考虑以下三方面因素：阴道内射精潜伏期，控制射精的能力，由射精过早引起的痛苦、悲伤或人际交往困难。

一般地说，可以通过下列方法评估早泄问题：对早泄病人的病史询问，了解其发病原因；评估阴道内射精潜伏期；了解病人自身对于性的看法，以及其配偶对病人性功能的要求；病人目前的生活压力，以往的性经验……这些评估对早泄的诊疗具有指导意义，但是具有较大的主观性和不确定性。那么，早泄是否与其他多数躯体疾病一样，可通过客观的实验室检查、影像学检查等来进行诊断呢？目前，与早泄有关的医学检查主要有以下几种。

① 实验室检查

实验室检查是指血清指标的检测，主要包括5-羟色胺、睾酮等生殖激素。

5-羟色胺是中枢神经系统的重要神经递质，参与射精的调控。血清5-羟色胺浓度可作为诊断早泄及评估预后的重要指标。

睾酮等生殖激素在射精的调节中起着重要作用，各种激素共同影响射精的发生。单一激素测定易受干扰，需要联合促甲状腺激素、黄体生成素和泌乳素等多个激素指标综合判定，以协助早泄的诊断，还有助于发现早泄的病因及预测早泄严重程度。同时，针对早泄患者的不同情况，制定出个性化的治疗方案。

② 影像学检查

影像学检查主要包括脑功能检查和经直肠超声检查等。

脑功能检查是指通过磁共振成像来测定大脑某些区域活动度及脑皮质厚度，可能有助于诊断早泄。此项检查由于费用较高，且目前尚无规范统一的诊断标准，因此应用较少。

研究表明，精囊炎、慢性前列腺炎等可能是导致早泄发生的原因之一，超声检查精囊和前列腺是早泄诊断、严重度及预后评估的一种手段，而不是诊断依据。

③ 其他特殊检查

针对早泄的一些特殊检查包括阴茎振动感觉测定、阴茎背神经躯体感觉诱发电位测定、球海绵体反射潜伏期测定、交感神经皮肤反应实验等。这些检测有一定的局限性。

早泄病因复杂，上述实验室检查、影像学检查等客观指标不能作为诊断依据，仅属于辅助性检查，不作为常规推荐。早泄的诊断仍依赖主观评估。PM

专家简介

张贤生　安徽医科大学第一附属医院泌尿外科副主任、主任医师、教授、博士生导师。中国中西医结合学会男科学分会委员，中国性学会性医学专业委员会委员，安徽省医学会计划生育学分会委员。擅长各种泌尿外科、男科疾病的诊治。

积极改变，走出“爱担忧”怪圈

江西师范大学心理学院　刘明矾（教授）　徐娅婷

生活实例

郑女士今年32岁，是一个8岁孩子的母亲。幼时父母离异，她一直认为是自己“不够懂事”导致的，形成了“喜欢担忧”的性格。刚结婚时，她担心爱人会逐渐对自己丧失新鲜感而移情别恋；怀孕了，她一直害怕流产，抑或宝宝不健康；现在孩子逐渐长大，她又担心孩子在学校受欺负；有时孩子打个喷嚏，她都会怀疑孩子得了什么严重的病，非要拉着孩子去医院检查……

工作上，她也“战战兢兢”。最近，上司给她分配了一个略有难度的任务，结果她一直焦虑得睡不着觉，担心自己做不好被人嘲笑，最后干脆把自己关在屋子里不去上班。后来，郑女士在丈夫带领下去做心理咨询，被发现具有焦虑型人格特质。

焦虑是每个人都有的一种情绪。但是，如果一个人经常感到紧张、自卑、缺乏安全感，需要被人喜欢和接纳，对拒绝和批评过分敏感，担忧一切可能出现的灾难……那么他很可能具有焦虑型人格特质。

遗传因素、社会环境和生活应激事件等都可能是个体形成焦虑型人格特质的原因。多数情况下，焦虑并非由外界的真正危险引起，而是由当事人内部本能需要所致。郑女士幼时父母离异，她的心理平衡感被打破，长期处于应激状态，形成了不成熟、不健康的心理防御机制。幼年的这些经历也使她产生了很多不合理想法，如倾向于将情况想得非常糟糕、以偏概全等。长此以往，就容易形成焦虑型人格特质。如何改善呢？

1.用积极想法代替不合理想法

具有焦虑型人格特质的人经常会体验到更多的消极情绪和更少的积极情绪。消极情绪的增多往往与不合理想法有关。当焦虑情绪出现时，可先问问自己：到底发生了什么事？是什么激发了这种糟糕情绪？我为什么会有这种情绪反应……及时找出焦虑情绪背后的不合理想法（如绝对化要求、以偏概全、将事情想得糟糕至极等），并尝试用积极的想法代替不合理的想法。例如，面对父母离异时，不要认为“父母不要我了，我要完蛋了”，而是要想：“也许父母分开是一种更合理的生活状态，我可以尝试开始一种新的生活……”经常进行这种用积极思维替代不合理想法的认知训练，有助于缓解焦虑情绪。

2.通过肌肉放松缓解焦虑

焦虑型人格特质的人常感到紧张、不安，身体肌肉也经常处于绷紧状态。日常生活中，可对全身肌肉进行暗示性放松，进而缓解焦虑情绪。比如，对自己默念：“我感觉前胸的每一块肌肉都在放松，越来越放松……”以此类推，可用这类语言调节身体每块肌肉。此外，还可尝试通过运动、冥想、听音乐等方式释放和改善情绪。

3.选择适应性的心理防御机制

心理防御机制是指人面对挫折或紧张情境时，为恢复心理平衡、缓解内心不安而采取的一种心理反应倾向。郑女士面对较难的工作任务时深感焦虑，并把自己关在屋里不去上班，她采取了逃避的心理防御机制。心理咨询师建议她采取升华的防御机制，不要认为“我无法完成任务”，要认为“我可以一丝不苟地去完成任务”，从而把焦虑转变为主动的行动。

4.及时寻求专业帮助

有焦虑型人格特质的人长期处于应激状态，一旦在工作或生活中遭遇应激事件，容易产生焦虑障碍，严重时甚至导致惊恐发作。这时，要寻求心理医生或精神科医生的帮助，通过专业心理治疗或药物治疗及时缓解相关症状。PM

合理膳食是健康的基础，与人民生活的关系最密切。近年来，我国居民营养状况明显改善，但仍面临营养不足和过剩并存、营养相关疾病多发等问题。《健康中国行动（2019—2030年）》建议：人均每日食盐摄入量不高于5克、食用油摄入量不高于25～30克、添加糖摄入量不高于25克、蔬菜和水果每日摄入量不低于500克；每日摄入食物种类不少于12种，每周不少于25种；成年人将体重指数（BMI）控制在18.5～24千克/米^2，成年男性腰围小于85厘米，成年女性腰围小于80厘米。要达到以上目标，合理饮食是关键。然而在现实生活中，不时有人提出一些“别致”的观点，混淆合理饮食的概念，造成误导。

合理饮食，消除误解

首都医科大学附属北京朝阳医院急诊科主任医师　何新华　郭树彬

误解一：少吃甚至不吃主食，可以控制体重

《中国居民膳食指南（2016）》推荐，成人每天应吃谷类食物250～400克。谷类食物主要提供碳水化合物、蛋白质、膳食纤维、B族维生素和矿物质，是人体能量的主要来源。

很多人认为，少吃或不吃主食可以减肥。实际上，主食摄入过少，血糖供应不及时，身体会自动开启调节机制，动用身体中储存的脂肪进行供能。脂肪在氧化供能过程中会产生酮体，其进入大脑后，会对神经系统会产生一定影响及危害。

长期不吃主食者，身体能量供应不足，不但会出现精神不振、注意力不集中、思维迟钝、焦虑不安等问题，而且身体为了进行自我保护，不得不降低基础代谢率来维持生命活动，甚至通过消耗肌肉来提供能量。久而久之，身体虚弱、头晕、心悸、乏力、营养不良等问题便会“接踵而至”，女性还会出现月经紊乱，得不偿失。

误解二：“非油炸”食品更“低脂”

“非油炸”食品仅仅是在工艺上避免了“油炸”，其中的油脂含量并不一定低。比如，部分虾条、脆条等膨化食品虽然号称是非油炸食品，但其脂肪含量通常在15%以上，有时甚至高达30%，毫不“逊色”于油炸食品。一些食品虽然标注“非油炸”，但只是不放在油锅里炸，其加工时需要刷油，故油脂含量也不低。因此，不能将“非油炸”与“低脂”画等号。

此外，油炸食品中可能含有的致癌物丙烯酰胺，非油炸食品中也可能有。比如：非油炸的薯片是烘焙出来的，烘焙温度往往在200℃以上，有时甚至比油炸的温度还要高；当烘焙温度超过140℃时，薯片中就有可能产生丙烯酰胺。

误解三：没有咸味的食品不含盐

食盐作为日常调味品之一，是餐桌上的必需品。不过，已有众多研究证实，食盐摄入过量容易诱发高血压。有人认为，少吃盐就是少吃有咸味的食物。盐的成分是氯化钠，但除此之外，钠还有各种化合形式。许多食品吃起来不咸，其实却添加了不少钠或盐，如面包、蛋糕、饼干、果冻等。大家在购买加工食品时，应注意看营养标签，尽量选择钠含量低的。日常烹调食物时，也应尽量减少用盐量。

误解四：饮料可以代替饮用水

水是膳食的重要组成部分，最好的饮料是白开水或淡茶水。很多人认为，口渴时喝饮料可以迅速解渴。实际上，饮料中含有的各种成分在体内代谢时，需要消耗大量水分，会让人“越喝越渴”。经常饮用含糖饮料不仅会增加肾脏代谢负担，还会增加肥胖、糖尿病、龋齿的发生风险。因此，不能用饮料代替白开水。PM

专家简介

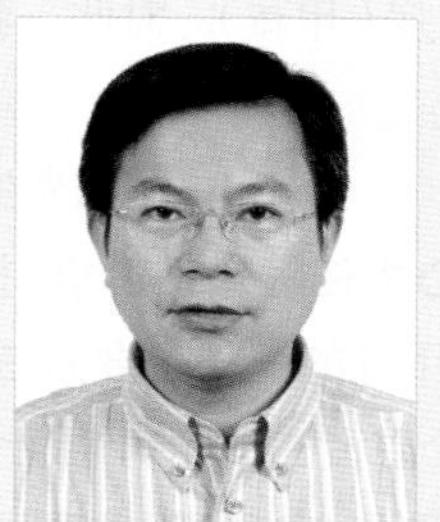

何新华　首都医科大学附属北京朝阳医院急诊科副主任、主任医师，中华急诊医学教育学院副院长兼营养学部部长，中国老年保健协会全科医学与老年保健专业委员会副主任委员，中华医学会急诊医学分会委员，中国医院救援协会灾害救援分会常务理事，中国医疗保健国际交流促进会急诊急救分会委员，北京市医学会急诊医学分会常委。

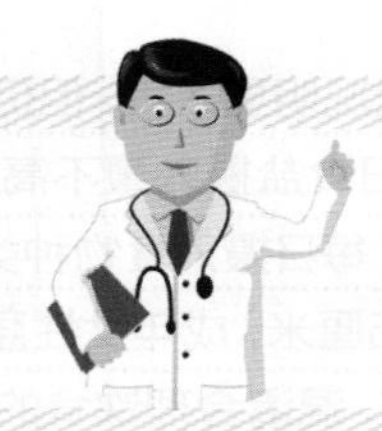

大众导医

网上咨询：popularmedicine@sstp.cn

专家门诊时间以当日挂牌为准

问：哪个季节做“试管婴儿”更合适

我今年35岁，想要个孩子，却一直未能如愿。经综合检查和评估，医生建议我尽早做“试管婴儿”。我听说天气太热或太冷，都可能会影响怀孕成功率。这种说法有道理吗?

浙江 孟女士

同济大学附属第一妇婴保健院辅助生殖医学科主任医师李昆明：经常有患者纠结：现在太热了，我过段时间再来做“试管婴儿”吧。等到天凉了，又开始纠结：现在太冷了，我等暖和一点再考虑吧。结果，往往一年就过去了。对高龄女性或卵巢储备功能低下的患者而言，纠结中溜走的可不只是时间，还有屈指可数的怀孕机会。相关数据分析发现，在辅助生殖治疗中，妊娠率、流产率、活产率等均与季节无关。因此，患者无须纠结做“试管婴儿”的季节。对于胚胎和胎儿来说，无论严寒酷暑，妈妈的子宫始终都是温暖的恒温“空调房”，胚胎质量和子宫内膜环境才是影响胚胎“落户”的最关键因素。

专家门诊：周二下午（西院），周五下午（东院）

特需门诊：周一上午、周三下午、周五上午（东院），周二上午（西院）

问：宝宝要“抱着睡”的毛病怎么改

自从我女儿出生后，我妈妈一有机会就抱着她。结果，女儿养成了要大人“抱着睡”的习惯：她睡着后，只要一把她放下，她就哭。这个毛病怎么改?

上海 张女士

上海交通大学医学院附属新华医院发育行为儿童保健科主任医师盛晓阳：当宝宝三个月大时，家长可以逐渐培养宝宝自己睡觉的习惯。如果宝宝已经养成了“抱着睡”的习惯，家长可从以下几方面加以纠正。首先，家长要坚持不理会宝宝睡前的哭闹，让宝宝自己睡着，这种方法很管用，而且见效快，一般坚持一周就可以看到效果。其次，若宝宝哭闹，家长应延迟抱起宝宝的时间。比如：第一天延迟五分钟抱起宝宝，第二天延迟十分钟，第三天延迟十五分钟……时间延长到一定程度后，宝宝就会自己睡着。再次，宝宝白天醒来后，家长应让宝宝起床，减少其被抱着、似睡非睡的时间，让宝宝知道睡眠与清醒的区别，进而渐渐学会自己入睡。

专家门诊：周二上午

特需门诊：周三、周四上午

问：甲亢为何治成了甲减

我患有甲状腺功能亢进症（甲亢），经过碘-131治疗后，现在变成了甲状腺功能减低症（甲减）。对此，我难以接受。为什么会出现这种情况?

山东 陈先生

山东省济南医院糖尿病诊疗中心主任医师王建华：抗甲状腺药物、碘-131及手术是治疗甲亢的三种主要方法，每种方法都各有利弊，需要根据每个患者的具体病情及个人意愿合理选用。碘-131治疗具有简便、安全、治愈率高、并发症少等优点。但不可否认，接受该治疗的甲亢患者日后发生甲减的可能性较大，而一旦出现甲减，患者往往需要终身服用甲状腺素。既能根治甲亢，又不出现甲减，这种“两全其美”的结果是医患双方共同的心愿，但碘-131治疗很难做到这点，即使给药剂量计算得再精确，也难免会有部分病人出现甲减。因为每个病人对碘-131的敏感性不同，有的病人可能刚好治愈，有的病人则可能“矫枉过正”，出现甲减。换句话说，甲减是碘-131治疗难以完全避免的并发症。久治不愈、停药后易复发、需要长期服药控制的难治性甲亢患者，如果在甲亢与甲减之间进行取舍，宁可选择甲减。这是因为甲减对身体的危害远小于甲亢，且治疗相对简单，每天补充适量甲状腺素即可。

专家门诊：周二、周四全天

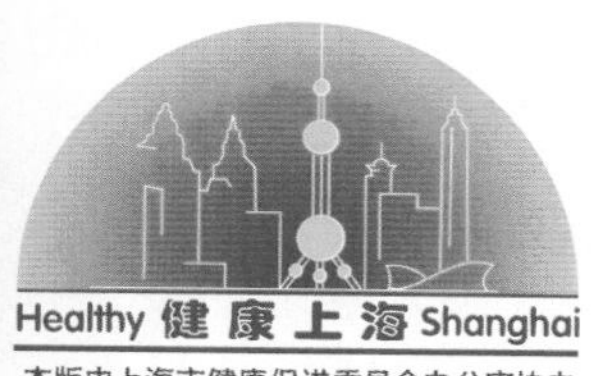
Healthy 健康上海 Shanghai
本版由上海市健康促进委员会办公室协办

上海传承导引医学研究所所长、上海中医药大学兼职教授严蔚冰虽已迈入古稀之年，但鹤发童颜、神采奕奕、筋骨强健。作为国家级非物质文化遗产“中医诊疗法（古本易筋经十二势导引法）”代表性传承人，严蔚冰认为，健康的获得一定要靠自己，基础是坚持健康的生活方式，并没有什么大道理。

大道至简：健康在自己手中

本刊记者/王丽云

先天体弱，后天可补

严蔚冰自幼体弱多病，他记得自己6岁时就经常拿着药单去医院打针。虽然如此，但他生性好动，打拳、游泳、踢球、游戏等样样不落，不知不觉中，身体竟慢慢强壮起来。

严蔚冰回忆道，小时候跟随老师习武练功，拳师们有一句口头禅：“练拳不练功，到老一场空。”意思是说，练拳是“防身”，无论什么形式，核心都是对外的，以制服对手为目的；而练功能“治身”，其核心是对内的，是进行自我调理、自我修复。在生活中他也发现，但凡练拳者，无论年龄大小、身体强弱，都自觉练功；有些体弱多病者只练功不打拳，往往只几个月工夫，气色就和以前判若两人。

功，即导引，是中医六大技术体系中唯一由内而外、自己习练的“内援法”。针、灸、砭（刮痧）、药、推拿五法均为外援法，是由外而内的。千百年来，导引法是中医治未病的主要手段，也多与其他治疗方法相结合，起到里应外合、事半功倍之效。

强身健体，方法因人而异

导引的练习往往从筋骨入手，内经曰：“骨正筋柔，气血以流，腠理以密。如是则骨气以精。谨道如法，长有天命。”50多年从未间断的导引练习，使严蔚冰练就了一身好筋骨。筋骨强健的特点是柔韧性好、协调性强、骨密度高，主要表现为走路轻快、食欲旺盛、精力充沛。

导引的“门槛”看上去不高，人人可以练习，所需场地不大，站着、坐着、躺着都可以，因此也适合一些病人学习。那么，这种方法是否应该大力推广、全民普及呢？对此，严蔚冰有自己的看法。他说，导引是一门中医学的方法体系，和一般的体育运动、武术等有区别。在上海，导引被称为厅堂文化，是一个人在家中或办公室安安静静、自我疏导放松的方法，可以服务于健康、应用于临床。他认为，中国文化的核心是“和而不同”，每个人的文化背景、兴趣爱好等不同，喜欢的运动方法也不一样。健康管理需要心平气和、细水长流，找到喜欢的、适合自己的运动方法，同时与家人共同践行健康的生活方式，并长期坚持下去，这才是最重要的。

严蔚冰提出，老年人要“服老”。他年轻时以练拳为主，中年后练习导引多一些，60岁后则专注于导引，不做“费力”的运动和家务，即使在非常熟悉的路段骑自行车，他也“频繁上下”，拐弯时总是下车推着走。服老，是对自己的保护和对自然规律的敬畏。

守正创新，传承非遗

中国的经典文化需要传承，应该让更多人从中获益。随着年岁的增长，严蔚冰逐步将其作为自己的使命。

数十年来，他坚守在中医导引非遗传承、学科建设和临床实践第一线：成功申报“古本易筋经十二势导引法”为国家非物质文化遗产；主编全国中医药行业高等教育十三五“创新”教材《中医导引学》，在上海中医药大学等多所高校开设该课程；制定《古本易筋经十二势导引法技术规范》；出版一系列科普著作，将古老的中医智慧应用于现代社会，服务于人民健康；陆续开展非遗传习进校园、入社区、到乡村，累计传习受益人数超过80万人。PM

扫码看
严蔚冰练“易筋经”

心肺复苏“补习班”

上海交通大学附属第一人民医院　晋梦迪　洪 江（主任医师）

场景一：

在本市某五星级宾馆内，一位德国客人在跑步机上跑步时突然倒地不醒、神志不清。身旁的工作人员吓坏了，呆立在原地、手足无措，迟迟不敢触碰倒地的客人，另一位服务员则拨打了“120”急救电话。10 分钟后，急救人员赶到现场，立即对该男子进行电除颤和心肺复苏，并送往附近医院。因心脏停搏时间过长，该男子不幸成了植物人。

场景二：

一天晚上，一位老师在马路上行走时，突然倒地不起，过路人赶紧让他平躺在地上，一人进行胸外按压，其他人拨打“120”急救电话。救护人员赶到后，继续对其进行心肺复苏，在电除颤后将其送往附近的医院。经过及时抢救，患者转危为安。

第一时间、规范有效的心肺复苏是挽回猝死患者生命的“金钥匙”。据统计，我国每年心脏猝死的总人数高达 50 余万例，70% 的猝死发生在非医疗场所，急救成功率不到 1%。

心肺复苏“四问”

问题一：什么是心肺复苏

心搏、呼吸骤停是生命所面临的最危急情况。当人体发生呼吸、心搏骤停时，必须在4 ~ 8分钟内建立基础生命支持（即心搏、呼吸循环），以保证重要脏器的血氧供应，直到建立高级生命支持（如心电监护、除颤仪、呼吸机及药物等辅助治疗）或患者呼吸、心搏恢复为止。心肺复苏是用暂时的人工循环（胸外按压）代替心脏自主搏动，用人工呼吸代替自主呼吸，以达到挽救生命的目的。

问题二：心肺复苏怎么做

● 评估

发现晕厥倒地的患者时，应疏散周围人群，确定周围环境安全，用双手轻拍患者双肩，判断其是否发生了呼吸、心搏骤停。若患者无反应，应立即检查患者呼吸：观察患者胸部起伏 5~10 秒；再观察患者是否有颈动脉搏动（用右手的中指和食指，从气管正中环状软骨划向近侧颈动脉搏动处），观察患者有无颈动脉搏动 5~10 秒。若颈动脉无搏动、胸部无起伏，可确认患者发生了心搏、呼吸骤停。

● 施救

施救者应一边请周围群众帮助拨打“120”急救电话，一边立即松解患者的衣领和裤带，将其置于平地上，进行心肺复苏。如条件允许，也可请周围路人去附近借用自动体外除颤器。一般地

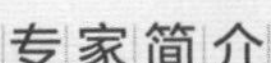

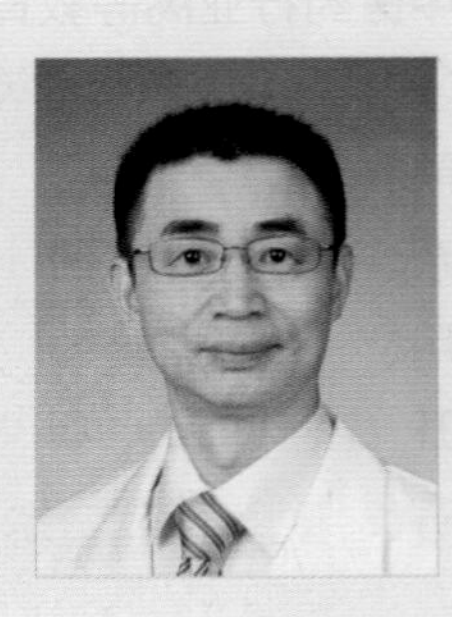

洪 江　上海交通大学附属第一人民医院急诊危重病科主任医师、教授，中国医药生物技术协会心电学技术分会委员。擅长心脏病的急救，内科疑难病症、心血管危重病症的处理，尤其是高血压和心律失常的诊断和处理。

说，心肺复苏有以下 5 个要点：

❶ **胸外按压** 用左手掌跟紧贴患者的胸部两乳头连线中点（胸骨中下1/3 处），两手重叠，左手五指翘起，双臂垂直于胸壁，用上身力量用力按压 30 次（按压频率至少 100 次 / 分，按压深度≥ 5 厘米）。

❷ **开放气道** 仰头抬颌，确认患者口腔内无分泌物，无假牙，无舌根后坠。

❸ **人工呼吸** 捏住患者鼻孔，口对口吹气并观察到胸廓稍起伏。

❹ 以 30 次心脏按压、2 次人工呼吸进行，操作 5 个周期。

❺ 判断复苏是否有效（听是否有呼吸音，同时触摸是否有颈动脉搏动）。

问题三：人工呼吸非做不可吗

心肺复苏包括胸外按压及人工呼吸这两个核心步骤。对大部分成人患者而言，引起心搏骤停的主要原因是心血管问题，所以想要救人，就得想方设法让心脏恢复搏动。胸外按压就是借用外力来帮助心脏搏动，维持重要脏器血流灌注的方法。与人工呼吸相比，胸外按压在心肺复苏中的地位更重要。另外，若单人抢救并进行人工呼吸，势必要中断胸外按压，使血流灌注降到非常低的水平。所以，在心搏骤停的前几分钟内，血液中的氧依然充足，并不是非要做人工呼吸。

问题四：什么时候可以停下来

除以下 4 种情况外，尽量不要随意停止心肺复苏。

❶ 有专业医务人员到达时。

❷ 自动体外除颤器到位时：在配备除颤器的场所，可一边按压一边给患者贴上电极片，当除颤器开始分析心电时，为了减少干扰，可停止按压。

❸ 患者手脚开始活动、意识逐渐恢复。

❹ 专业人员到场评估，且按压半小时后仍无生命体征，可停止操作。

CPR 正确做法

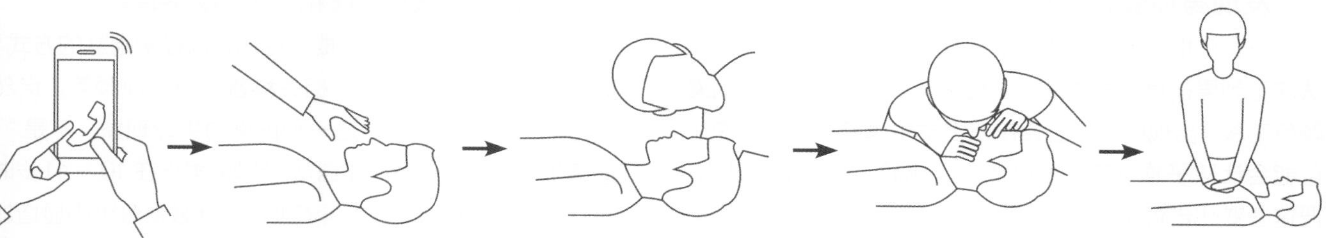
拨打“120”急救电话
评估患者是否发生了呼吸、心搏骤停
进行“人工呼吸”
施行“胸外按压”

心肺复苏“四误区”

误区一：心肺复苏只能由医务人员来做

在医院内发生的心搏骤停，医务人员会做相应的救治。但很多心搏、呼吸骤停发生在医院外，此时，必须立即进行心肺复苏，以免错过抢救的黄金时间。因此，当心搏骤停发生在医院以外的公共场所时，就需要现场的目击者，包括家人、朋友、同事、过路人等，立即实施心肺复苏。

误区二：一看到有人晕倒，不经评估就开始做心肺复苏

有些患者晕倒并非心搏、呼吸骤停，不恰当的心肺复苏可能会导致肋骨骨折等意外损伤。

误区三：胸外按压时，不时停下来观察患者是否恢复了呼吸

一旦确定患者心搏、呼吸骤停，应尽量较少不必要的评估，一切多余的动作都是在浪费抢救的宝贵时间。施救者应该一边按压，一边观察患者的反应，而不是停下胸外按压，凑到患者鼻子上听呼吸音，再搭一搭患者的脉搏。除非准备除颤、患者苏醒或专业医务人员到达，否则应尽量持续进行心肺复苏。

误区四：按压越用力越好

正确的胸外按压强调“用力、快速、不间断”的原则，腕、肘、肩关节垂直，以髋关节为轴，垂直向下用力，借助上半身的体重和肩背部肌肉的力量进行按压，按压后保证胸部充分回弹。按压的力度要适宜，用力过猛容易导致胸骨、肋骨骨折，甚至引发气胸、血胸；按压力度过轻，则不足以推动血液循环。PM

扫码看心肺复苏（中国红十字会）操作视频

"14岁的男孩早上起来，发现床单和内裤上黏糊糊的，又不像尿床，孩子不知道发生了什么，紧张又困惑。父母应该怎么告诉他？"这是青春健康俱乐部"沟通之道"家长培训活动中，家长们讨论最热烈的案例之一。"假装没发现？""应该由爸爸还是妈妈跟孩子讲？""怎样讲，讲什么？"家长们有许多不同的想法和观点。

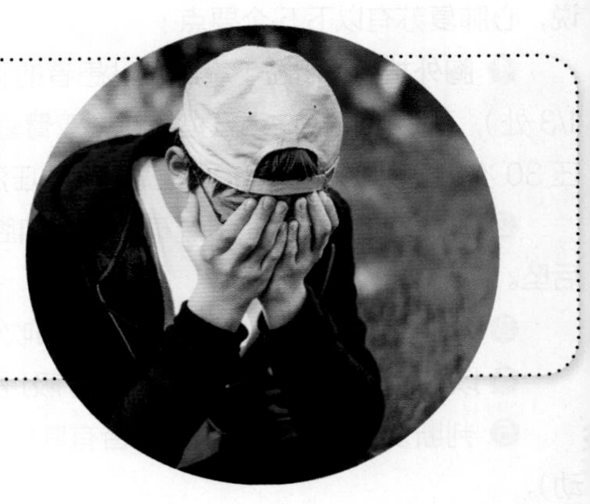

"大男孩"的难言心事

中国计划生育协会"青春健康"项目主持人　李 琳

发现身体变化，孩子可能不愿告诉父母

与女孩相比，大多数男孩发育得比较晚，很多父母无法注意到男孩身上发生的一些变化。如：睾丸长大，阴囊颜色变深，出现阴毛，还会在夜里发生遗精……这些变化可能会让孩子感觉不知所措或无比尴尬。许多孩子认为，把这些变化告诉父母是特别"丢脸"的事，所以选择只字不提。如果孩子从来不告诉父母他的身体发生了变化，不问父母为什么会发生这些变化，怎么办？答案是：父母要主动告诉他们。

鼓励孩子以良好心态迎接青春期

男孩到了青春期，父母要尽可能仔细观察他的变化，有些变化是显而易见的。比如：汗毛越来越明显，脸上可能长出痤疮（青春痘）和稀疏的胡子，喉结发育，声音开始变得低沉，等等。父母要适时给孩子讲解与身体发育有关的知识和青春期卫生保健常识，引导孩子理解青春期所发生的一系列变化都是走向成熟的开始；告诉孩子每个人都会经历这些变化，男生和女生的生理变化有的相同，有的不同，应该坦然面对这些变化，做好充分的心理准备迎接自己的成长。教给孩子适应这些变化的最好方法，是父母"以身作则"，爱护自己的身体：勤洗澡、勤换衣，养成良好的卫生习惯；运动时注意保护生殖器官，以免受到意外伤害。

科学告诉孩子"遗精"是怎么回事

爸爸可以结合自己的成长经历，以轻松幽默的方式与孩子沟通，妈妈可以借助相关科普书籍、视频等，自然、大方地告诉孩子，遗精是一种正常的生理现象，不是"不道德"的坏事，不必恐慌和自责。比如：男孩在10～11岁时，睾丸开始明显增大；进入青春期后，雄激素分泌明显增加，并产生精子；睾丸产生的精子与精囊、前列腺、尿道球腺分泌的液体共同构成精液；睾丸每天都要产生许多精子，精子在体内贮存到一定量后，就会被吸收或在无性交情况下自发射精，称为"遗精"；遗精经常发生在夜间睡梦中，又称"梦遗"；我国男孩大多在14～15岁遗精；并不是每个男孩都有遗精，它的出现与否及出现频率，与身体、精神等综合因素有关；所谓"一滴精等于十滴血"是没有科学依据的；等等。PM

小贴士

"沟通之道"家长培训是由中国计划生育协会倡导开展的以青少年性与生殖健康教育为主线、以参与式为基本方法、旨在提高家长与孩子沟通性与生殖健康问题能力的教育活动。内容包括理解青春期、生殖与性的行为、预防青少年意外怀孕、预防性病与艾滋病、社交安全、亲子互动六个主题活动，以及与孩子有效沟通的技能。

痛经分为原发性和继发性两种，原发性痛经患者有痛经的临床表现而无盆腔的器质性病变；继发性痛经是由子宫内膜异位症、子宫腺肌病、慢性盆腔炎和子宫畸形等盆腔器质性病变导致的经期腹痛，常在初潮数年后发生。

经穴按摩，让痛经不再难“忍”

同济大学附属同济医院中医科副主任医师　沈 群

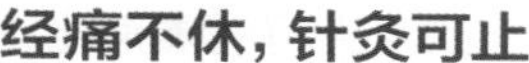

经痛不休，针灸可止

针灸治疗原发性痛经效果明显。中医认为，经期前后气血变化急骤，胞宫气血运行不畅（不通则痛）或失于濡养（不荣则痛），均可导致痛经。痛经的发生与冲任二脉及肝、脾、肾三经失调密切相关。冲脉并无所属腧穴，而肝、脾、肾三经交会于脾经的三阴交穴，所以针灸治疗痛经常选任脉的关元、中极、气海三穴和脾经的三阴交穴。

- **关元**　位于下腹部，前正中线上，脐下3寸处。关元穴能培元固肾，为调补冲任、精血之要穴，亦可通调肝、脾、肾三经。针刺关元穴可温阳止痛，能“治小腹疼，痛不可忍者”。

- **中极**　位于下腹部，前正中线上，脐下4寸。针刺中极穴能调理妇人“下元冷”“虚损”，有活血化瘀、清化湿浊的作用，主要用于治疗寒邪凝滞型痛经。

- **气海**　位于下腹部，前正中线上，脐下1.5寸处。气海穴为任脉之气所发，乃保健要穴，此穴能补能泻，既可益气补虚，又可行气化滞，对气血不足及气滞血瘀型的痛经效果较好。

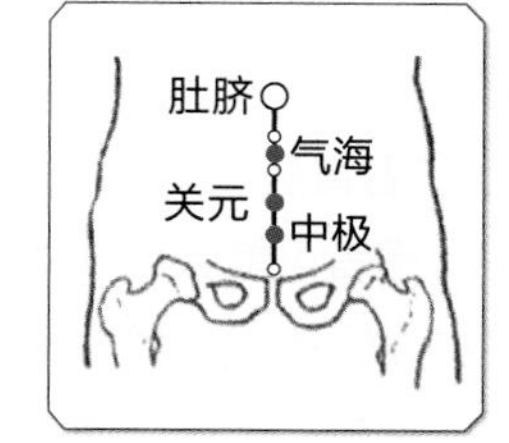

- **三阴交**　位于小腿内侧，足内踝尖上3寸，胫骨内侧缘后方。此穴为肝、脾、肾三经之交会穴，针刺三阴交穴可活血化瘀、通经止痛。

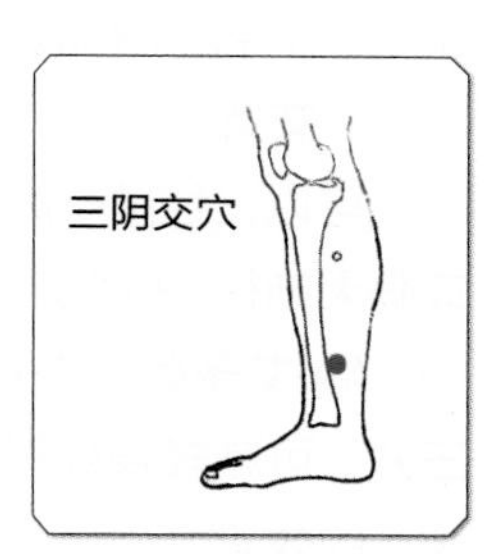

具体治疗时，应在此基础上，再根据病性虚实、辨证分型配穴。比如：气滞血瘀者，配太冲穴；寒邪凝滞者，配命门穴；气血不足者，配脾俞穴、肾俞穴；肝肾亏虚者，配太溪穴，等等。

虚实痛经治法有不同。实证疼痛多发生在经前或经期，以气滞血瘀型和寒邪凝滞型多见，宜在月经来潮前的3～5天用泻法开始隔日针刺，每次30分钟，至月经来潮为止，寒凝者可以加灸法。若经来仍腹痛，可继续针刺1～2次。虚证疼痛多发生在经行以后，以气血不足型和肝肾亏虚型多见，多于月经将净前用补法针刺，也可加用灸法。

穴位调理有妙招

在针刺治疗的基础上，日常生活中，还可以通过按摩和艾灸进行辅助治疗。

- **按摩**

一般自经前一周开始，每晚揉按，至月经来潮即止。

❶ **按摩小腹**　双手重叠，紧压腹部，以10次/分左右的频率慢慢摩动腹部5分钟，直至小腹内有热感为宜。

❷ **斜擦小腹**　双手置于侧腹部，从后向前斜擦，方向

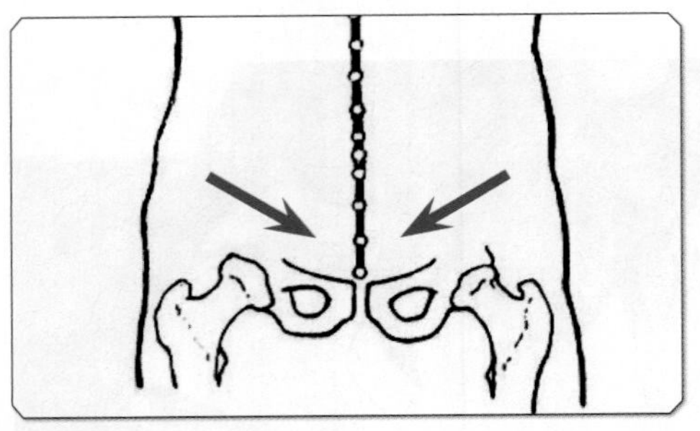

一致，勿往返擦动，按摩5分钟，以腹部有热感为度。

❸ **点揉关元穴** 用拇指指腹稍加压力缓缓点揉关元穴5分钟，以酸胀为度，腹内有热感为最佳。

❹ **揉太冲穴** 太冲穴位于足第一趾与第二趾之间，跖骨结合部前方凹陷中。用拇指指腹揉捻双侧太冲穴3～5分钟，至有酸胀感为宜。

❺ **按揉三阴交穴** 用拇指指腹揉捻3～5分钟，至有酸胀感为宜。

● **艾灸**

可以在经前一周或经期疼痛时，每天或隔天施行，每个穴位灸10分钟左右。

❶ **艾条灸** 灸关元、三阴交、足三里三穴，可减轻痛经程度，单灸关元穴也有相当的效果。

❷ **隔物灸** 隔物灸多使用盐、姜片、附子饼、药饼等物，具有艾灸和药物的双重治疗作用，可选灸气海、关元、中极等穴位。常用药饼配方如：当归、香附、肉桂、红花、吴茱萸各等份研末，并用姜汁调和。PM

专家提醒

痛经与精神心理因素有关，患者生活中应注意适当放松，寻求释放压力的合适渠道，以达到身心平衡。同时，应增强体育锻炼，保证充足的睡眠，保持规律的饮食习惯，少食辛辣、生冷之物。

生活实例

老张患慢性胃炎已有十几年，脸色一直不太好，他多么盼着有一天能听到一句这样的问候：“哟，你今天看起来气色不错啊!”他常常想：为什么“老胃病”脸色都不太好？有什么办法能让脸色亮起来呢？

脾胃功能映于面

看“气色”，要用到中医最常用的一种诊法——望诊。《黄帝内经》中说：“视其外应，以知其内脏，则知所疾矣。”望诊的功底是古代对中医的重要评价指标，所以有“望而知之谓之神”的说法。

望诊里最为直观的就是望面色。因人体十二条经脉及三百六十五条络脉的气血皆上注于面部，故面部气血十分充盛，加之面部皮肤薄嫩，色泽变化容易显现，因此，望面色可以了解脏腑功能状态、气血运行盛衰等。

脾胃被称为“后天之本”，是一身气血生化的源头，承担着消化、吸收、输送营养和水液等重任，人体生长发育所需的能量都由此而来。脾胃功能良好，则水谷精微运化正常，气血生化有源，面色才能“好”。

什么是好面色呢？中国人的正常面色是红黄隐隐、明润含蓄：面部的红润之色隐隐透于微黄的皮肤之内，是脾胃之气充足的表现；皮肤光明润泽，神采内含，是精气充沛、脏腑功能正常的表现。

脾胃之病显于面

在中医五行理论中，脾属土，居中央，而“黄者，土之色也”，有些“老胃病”患者会表现为“面黄肌瘦”，这种由于脾胃运化水谷功能失常、气血生化乏源、面部缺少血液濡养而导致的晦暗黄色，称为“萎黄”。也有一些患者会出现由脾胃运化水液功能失常、水液停聚体内，甚至泛溢于肌肤所致的面黄而浮肿，称为“黄胖”。还有一些患者会出现面目一身俱黄的表现，称为“黄疸”，是由外感或内生的湿邪进一步损伤脾胃而致。多思多虑、抑郁、焦虑的患者，也会出现面色晦暗发黄，这是因为思虑过度会耗伤脾气。

除黄色外，“老胃病”患者还可表现为其他病态面色。比如：受凉导致脘腹剧痛时，患者可能会出现面色淡青或苍白，同时伴有遇寒加重腹痛，或口泛清水等症状；由于情绪不畅导致肝气不舒、脾土受克的患者，可能会出现面色青黄（苍黄），同时伴有胃脘、胁肋部胀痛或窜痛，打嗝、嗳气、反酸，饮食减少，情绪抑郁，喜欢叹气等症状；胃火比较旺盛的患者，可能会出现满面通红，同时伴见脘腹灼痛，吃得多，饿得快，口

让“老胃病”的脸色“亮”起来

江苏省人民医院中医科　魏睦新（主任医师）　徐婷婷

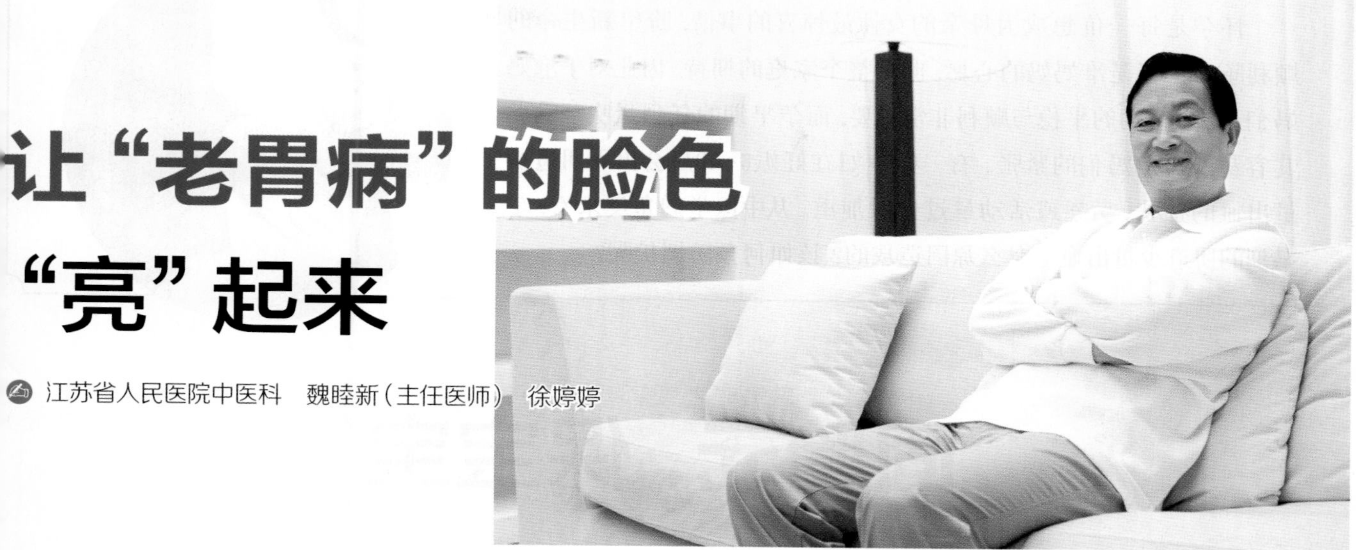

臭口渴，牙龈红肿热痛，喜冷饮，大便干结，小便短少而黄等症状；脾胃阴虚的患者，可能会出现两颧潮红，同时伴见胃脘隐隐灼痛，容易饿但不太想吃或吃得不多，口燥咽干，大便偏干，小便短少等症状；由于脾胃虚弱导致各种出血症状（呕血、便血等）的患者，可能会出现面色淡白，同时伴见食欲不振、神疲乏力、大便不成形等症状。

要注意的是，生理性的肤色偏黑、偏白、偏黄等是正常的。有时，面色还会随气候、饮食、情绪、工作环境等不同而发生变化，要综合判断。

养护脾胃正于面

营养均衡是“老胃病”患者养护脾胃的基础。饮食应多样化，以谷类为主，粗细搭配；适当多吃蔬菜、水果等富含维生素的食物，以保护胃黏膜和提高其防御能力，促进局部病变的修复；适量食用鱼、禽、肉、蛋等动物性食物，以补充人体所需的蛋白质等营养素。

“老胃病”患者往往胃气虚弱，饮食方面还要注意以下问题：吃新鲜卫生的食物；少吃坚硬的食物，进食时多咀嚼，以有利于消化吸收；忌食煎炸、油腻、辛辣、生冷的食物；实行分餐制，以防幽门螺杆菌感染；最好选用蒸、煮、炖等烹调方式；不可长期只吃稀饭，否则胃酸被稀释，反而不利于食物消化；等等。

胃病日久，饮食上要注意“食性”，部分患者有“上火”与“怕冷”共存的“上热下寒”，不可因“上火”而过食寒凉之物（如鸭肉、鳖肉、田螺、牡蛎、螃蟹、黄瓜、苦瓜、冬瓜、甘蔗、西瓜、梨、绿豆等），也不能因“怕冷”而过食温热之物（如洋葱、蒜苗、韭菜、羊肉、黄鳝、龙眼、荔枝等），性质较平和的食物比较适宜，如四季豆、丝瓜、木耳、花菜、土豆、卷心菜、蘑菇、葡萄、桃、苹果、鸡蛋、鸽子蛋、鸭蛋等。

另外，“老胃病”患者还要戒烟限酒、适当运动。抑郁、焦虑、愤怒等情绪会影响肝气的舒畅，继而影响脾胃功能，所以保持心情愉悦也很重要。

均衡的营养，适度的活动，积极的情绪，三者合而为一，共同促进脾胃的正常运转。如此，气血化生有源可寻，红润有光泽的健康面色自然会相伴而生。PM

专家简介

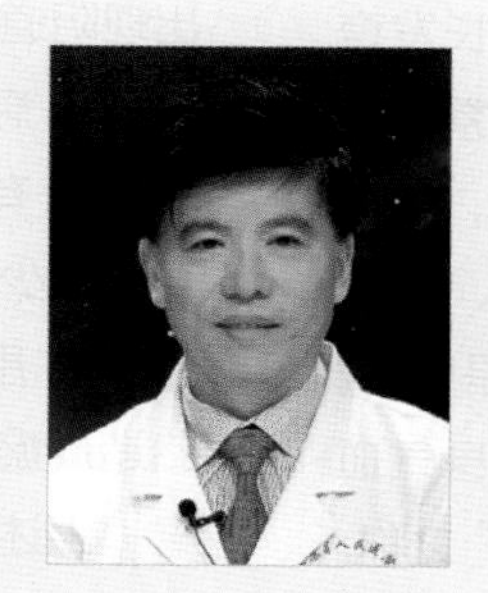

魏睦新　江苏省人民医院中医科主任、主任医师，南京医科大学中西医结合研究所常务副所长、中西医结合学系主任，江苏省中医药领军人才，擅长治疗慢性萎缩性胃炎、肠易激综合征、肠息肉等疾病。

怀孕是每一位想成为母亲的女性最惊喜的事情，盼望新生命的顺利降生不仅是准妈妈的心愿，也是整个家庭的期待。因此对于准妈妈们来说，孕期的平稳与顺利非常重要，而孕早期的任何风吹草动尤其容易引起孕妈们的紧张。有一些孕妇在妊娠6~10周会出现阴道少量出血的症状，劳累或活动量过大时加重。从中医学的角度来看，孕早期的阴道少量出血是什么原因造成的？该如何预防调护呢？

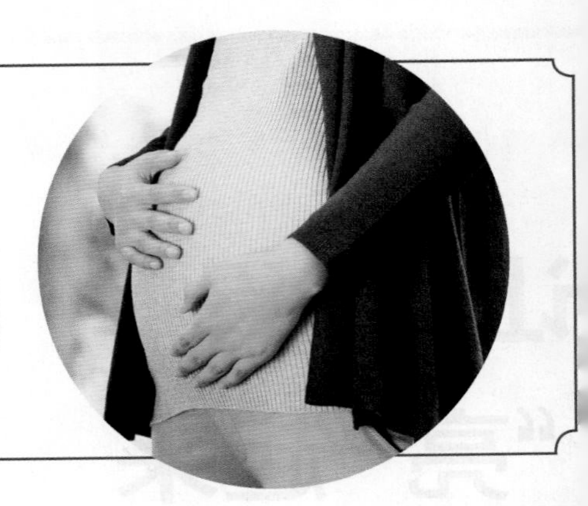

固胎元，保宝宝

上海中医药大学附属龙华医院妇科　徐莲薇（主任医师）　王月娇

专家简介

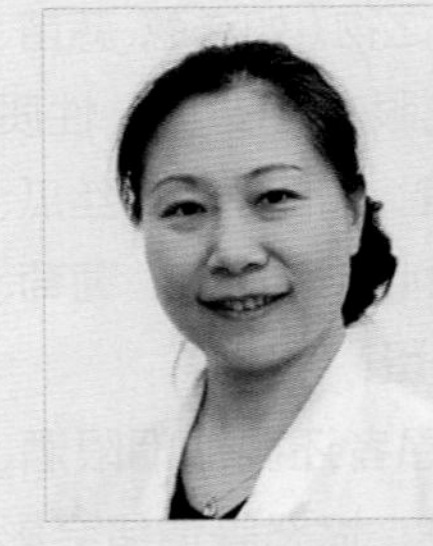

徐莲薇　上海中医药大学附属龙华医院妇科主任，主任医师、教授、博士生导师。龙华医院妇科教研室主任，海派陈氏妇科学术思想研究室主任，全国名中医工作室李祥云工作室负责人。擅长月经不调、不孕症、盆腔炎性疾病、子宫内膜异位症、子宫肌瘤、妇科肿瘤等疾病的诊治。

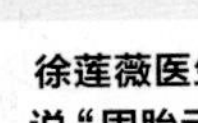

徐莲薇医生说“固胎元”

中药保胎的适应范围很广，特别是有复发性流产病史和多次试管的女性，在孕前就要中药调理，预培其损，以提高疗效。

胎元不固为哪般

妊娠期的阴道少量出血，中医学称为“胎漏”；阴道出血伴有腰酸腹痛等症状，称为“胎动不安”。西医均称之为“先兆流产”。胎漏、胎动不安的主要原因是冲任损伤、胎元不固。

胎元，寓意母体中培育胎儿生长发育的元气。冲任二脉是人体与胞宫联系密切的两条经脉，均“起于胞中”。胞宫，是女性的重要内生殖器官，它行经、蓄经、育胎、分娩，藏泻分明，各依其时，其功能是脏腑、经络、气血作用的结果。冲脉是全身气血运行的要冲，有“十二经之海”“血海”之称；任脉乃“阴脉之海”，为人体妊养之本而主胞胎。冲脉之精血充盛，任脉之气通，才能使胞宫有行经、胎孕等生理功能。

为什么会发生冲任损伤、胎元不固呢？

● **孕妇因素**

❶ 体质偏颇。气虚、阳虚体质的孕妇会出现阴道出血色暗或色淡、容易疲劳、畏寒肢冷、舌淡等气血不足及阳气虚弱的表现；素体阴虚或阳盛的女性因孕期精血聚集在胞宫、冲任营养胎儿，导致自身的阴血相对不足，出现阴道出血色鲜艳、心烦气躁、手足心热、舌红等热象。

❷ 患有甲状腺功能减退等基础性疾病，可致肾阳不足。

❸ 有多次流产或药流、人流病史，导致肝肾不足、冲任损伤，表现为月经量少、腰背酸痛等。

❹ 患有子宫肌瘤、子宫腺肌症、子宫内膜异位症等疾病，或者跌仆伤胎造成瘀血内阻，也会导致阴道出血、色紫暗、腹痛等。

上述原因导致的冲任气血不足或气血阻滞，会让孕妇的固胎能力变差，胎儿的生长发育没有充足的气血营养支持，胎元就不够牢固，容易产生阴道出血等先兆流产的表现。

• 胎儿因素

受精卵、胚胎的质量欠佳，或胚胎有染色体异常等缺陷，也会导致胎元不固、阴道出血，甚至流产。

中医调治来帮忙

妊娠早期胎元不固，不但影响孕妇健康，而且妨碍胎儿发育，甚至导致流产等。必须注意平时的预防和发病后的调治：有复发性流产病史的女性，在孕前就要进行中药调理，预培其损；怀孕后发生阴道出血，安胎固肾是治疗大法，在此基础上，需要辨清寒、热、虚、实，进行相应治疗。

具体而言，胎元不固的证型和治疗方药有以下几种：

证型	症状表现	治法	方药
肾阳虚证	妊娠期间阴道少量出血，颜色黯淡，腰酸小腹坠痛，或者有多次流产史，头晕耳鸣，畏寒怕冷、四肢不温、手脚发凉，小便清长，夜尿多，大便溏薄，舌淡苔白，脉沉弱	补肾温阳，益气安胎	寿胎丸，由菟丝子、桑寄生、续断、阿胶组成；可加用益气温肾的中药如黄芪、杜仲、巴戟天、肉苁蓉等
肾阴虚证	妊娠期间阴道少量出血，颜色偏红、质地稀薄，腰酸小腹空坠隐痛，或者有多次流产史，面部潮红、心烦口渴、手脚心有发热感，睡眠不安，脉沉细	填精滋阴，补肾安胎	寿胎丸加滋阴填精类中药，如黄精、枸杞子、生地黄、桑葚子等
气血虚弱证	妊娠期间阴道少量出血，颜色淡，质地稀薄，腰腹隐隐作痛，神疲乏力，面色苍白，舌淡苔白，脉细弱	补气养血，固肾安胎	胎元饮，由人参、杜仲、白芍、熟地黄、白术、陈皮、炙甘草、当归组成
血热证	妊娠期间阴道少量出血，颜色鲜红，腰腹坠胀疼痛，心烦不安、手足心热，小便黄、大便干，舌红苔黄，脉数	滋阴清热、养血安胎	保阴煎，由生地、熟地、黄芩、黄柏、白芍、山药、续断、甘草组成
血瘀证	孕期有摔倒或撞伤病史；或者本身有瘀血阻滞的疾病，如子宫肌瘤、子宫腺肌症、子宫内膜异位症等，妊娠期间阴道少量出血，颜色黯淡，腰腹刺痛，舌黯紫有瘀斑，脉细涩	化瘀养血，固肾安胎	桂枝茯苓丸合寿胎丸，其中桂枝茯苓丸出自《金匮要略》，由桂枝、茯苓、牡丹皮、赤芍、桃仁组成

以上五种是经典证型，仅供准妈妈们简单评估，以便孕期保健和预防调护。如果要服用中药，应去正规医院诊治，听从中医师的建议。

中药保胎的适应范围很广，适用于有复发性流产史、IVF-ET（体外受精－胚胎移植，又称“试管婴儿”）后孕囊下出血、先兆流产的孕妇。特别是有复发性流产史和多次试管婴儿史的女性，在孕前就要进行中药调理，预培其损，以提高疗效。

饮食、生活有讲究

首先，孕期要均衡饮食。有些孕妇生怕宝宝营养不够，吃很多高能量、高脂肪食物，即中医说的“肥甘厚味”，容易增加消化道负担，滋生内火，扰乱冲任，出现阴道出血。有的孕妇孕吐明显，饮食较少，担心胎儿营养不够，内心非常焦虑，其实在孕早期，胎儿的营养需求并不大，情绪焦虑反而可能造成心肝火旺，导致冲任受损。

这里介绍几个食疗方帮助准妈妈们养胎、固胎。

• 人参鸽子蛋安胎方 这个食疗方出自我们海派陈氏妇科，临床安胎疗效很好，用野山参磨成粉，取 0.5~1 克放在生鸽子蛋内，和糯米一起蒸熟后食用。人参补气，鸽子蛋补肾，糯米补脾，尤其适合气血不足的孕妇，有肾虚表现的也可食用。

• 山药红枣乌鸡汤 鲜山药 200 克、大枣 10 克、乌鸡一只，炖汤后食用。山药补肺脾肾，大枣补血，乌鸡补气阴，适合气血虚弱和肾虚的孕妇。

• 黄芪枸杞子炖辽参 黄芪 15 克、枸杞子 15 克、太子参 20 克，浸泡 30 分钟后，隔水炖 1 小时，取汤食用。黄芪补气，太子参益气养阴，枸杞子补肝肾，尤其适合气血虚弱和肾虚的孕妇。

• 黑米花生大枣粥 黑米 50 克、花生 20 克、大枣 10 克熬粥食用，黑米和花生补肝肾，大枣补血，适合肾气不足兼有气血亏虚的孕妇。

• 百合大枣银耳汤 鲜百合 50 克、大枣 10 克、银耳 15 克，炖汤服用。百合宁心，大枣、银耳补益气血，适合阴血不足、心烦不宁的孕妇。

准妈妈除了注意饮食适当外，还要注意避免剧烈运动和过度房事，保持心情开朗、舒畅。可进行适当运动，如在小区、公园散步等，避免去环境嘈杂、人多拥挤的地方，以免摔倒及撞伤。如果出现先兆流产，应注意多休息并及时就医。PM

冬季，人们隔三岔五吃顿火锅，围炉而坐，其乐融融。火锅是我国独创的美食，从古至今，从宫廷到民间，魅力长盛不衰。合理享用火锅，在“冬补”时节能够为“来年打虎”“添砖加瓦”。

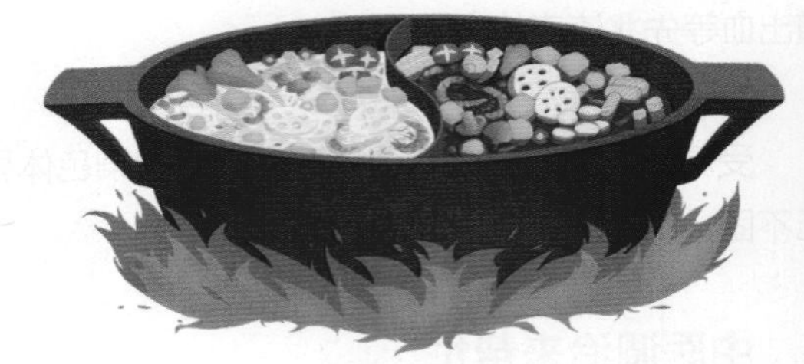

火锅里的“中医乾坤”

南京中医药大学 吴华

荤素搭配，祛寒化湿

冬季吃火锅，食材多以牛羊肉为主。羊肉甘、大热，能健脾温中、补肾壮阳，祛寒能力强。牛肉甘温、补脾胃、益气血、强筋骨。健康人食牛羊肉可御寒，有胃痛绵绵、喜温喜按、疲劳乏力、手足不温、腰膝酸软等表现的脾胃虚寒、肾阳不足患者食之则有一定食疗作用。

火锅中常用到的“辛香料”（如小茴香、砂仁、草豆蔻、肉豆蔻、白芷、丁香、豆豉、荜茇、甘松、草果、桂皮等），既能帮助去除肉类的腥膻味道，更有有化湿、散寒、行气的功效，对于湿重的人群尤为适合。但若口味过重，也有刺激胃肠道之弊。

《黄帝内经·藏气法时论》中写道：“五畜为益，五菜为充”，蔬菜是人体营养成分的重要补充。火锅中除了猪、牛、羊肉等“主角”外，自然少不了蔬菜的“捧场”，它们是维持营养均衡的关键角色。

中医认为，小青菜、菠菜、芹菜、莜麦菜、茼蒿等绿叶菜能清热解毒、开胃消食、利肠通便；笋能清热消痰；藕能健脾润燥；而黄瓜、冬瓜有一定的解渴、利水消肿功效。

中药食材，锦上添花

主要食材都配齐了，还可以搭配一些药食同源的食材“锦上添花”，比如肝肾同补的枸杞、补血行血的当归、润燥宁心的百合、补脾和胃的大枣、益气养阴的山药等。

选择食材和锅底时，掌握好因时、因地、因人制宜的原则更能“锦上添花”，美味与养生兼得。如天热时不宜吃过于温燥的汤底；气候潮湿的地区可以适当多放辛香料调味；干燥的地区适量加上润燥的食材，并少放辣椒，否则易上火；儿童不宜食用过于滋补的汤底；火锅菜品琳琅满目，脾胃虚弱之人尤其不可贪多，否则容易引起伤食、食积等。PM

养生锅底DIY

● 黄精棒骨汤锅

猪棒骨300克，鲜黄精50克，纯净水2000克，加入生姜及葱段，炖煮1小时。可以先喝汤，再涮火锅。

【小贴士】

中医认为，肾主骨生髓，骨髓有一定的补肾益精功效。对肾阴不足、腰膝酸软、盗汗遗精、内热重、舌红少苔的人群尤其合适。

黄精自古为养生保健的圣品。《本草纲目》评价黄精：“得坤土之精”，能养阴生津；在孙思邈《千金翼方》拟出的延年益寿方中，黄精的入选频率极高。这款黄精棒骨汤锅适合阴虚者食用。

● 天麻鱼头汤锅

花鲢鱼头1只，天麻10克，纯净水2000克，生姜10克，葱段10克。

天麻放入第二次淘米水中浸泡4小时，上锅蒸1小时备用。鱼头洗净，略煎至表皮金黄，加入纯净水煮沸。加入生姜及葱段，炖煮1小时后，加入天麻，继续炖煮30分钟。可以先喝汤，再涮火锅。

【小贴士】

祛风通络的天麻搭配鱼头，既鲜美，又养生，适合高血压、偏头痛等气血不畅、肝阳上亢的人群。天麻有小毒，需要经过简单炮制，方能达到食用安全，且口味更佳。

恼人的“梅核气”

上海中医药大学附属曙光医院耳鼻喉科副主任医师　滕磊

梅核气为中医病症名，是一种以咽部异物阻塞感为主要特征的疾病，患者感觉如有梅核梗阻在喉中，不吐不快，但却咯之不出，咽之不下，非常恼人。现代医学称之为“咽异感症”。本病多见于中年女性。当代社会生活节奏快，工作压力大，患“梅核气”的人越来越多。

梅核气主要由情志所伤、肝气郁结，引起咽喉气机阻滞不利而发病；也有因饮食不节、过度疲劳、忧愁思虑，引起脾失健运、聚湿生痰，痰气交阻于咽喉而发病者。

两张“经典方”，一则“代茶饮”

得了梅核气怎么办？梅核气一般可辨证分为肝气郁结和痰气互结两型，各有一张行之有效的经典方。

❶ 肝气郁结型——逍遥散

肝气郁结型患者除了咽部异物感外，还经常感到抑郁、心烦，常常叹气，或自觉胸腹胀满。

逍遥散源自宋代的《太平惠民和剂局方》，由柴胡、白芍、当归、茯苓、白术、炙甘草、生姜、薄荷等组成，具有疏肝理气、散结解郁的功效，服用以后能使人“快乐逍遥”，心情大为舒畅。方中柴胡疏肝解郁；薄荷助柴胡疏肝；当归、白芍养血柔肝，尤其当归芳香可以行气，味甘可以缓急，是肝郁血虚的要药；白术、茯苓健脾祛湿；生姜、甘草益气补中。

临证使用时，还可选加香附、苏梗、绿萼梅，以帮助理气利咽；若患者烦躁易怒、头痛、口干明显，可加丹皮、栀子清热凉血；若患者伴有失眠，可加合欢花、酸枣仁、五味子、夜交藤等，帮助睡眠。此外，逍遥散对于女性的月经不调、乳房胀痛，以及更年期综合征等，都有不错的效果，是临床最常用的疏肝解郁方剂。

❷ 痰气互结型——半夏厚朴汤

痰气郁结型患者表现为自觉喉间多痰，咯吐不爽，伴四肢乏力、胃口不佳、腹胀、嗳气等症状。

半夏厚朴汤见于汉代的《金匮要略》一书，是最早记载的治疗梅核气的方剂，由半夏、厚朴、茯苓、生姜、紫苏叶等组成，具有行气散结、降逆除痰之效。方中半夏、生姜化痰散结、和胃降逆，厚朴降气导滞，茯苓健脾利湿，紫苏叶行气宽中。患者服用后气舒痰去，疾病自然康复。精神症状明显、多疑多虑者，可加炙甘草、大枣、浮小麦（甘麦大枣汤）；胸闷痰多者，可加瓜蒌仁、薤白；胃口不佳、苔白腻者，可加砂仁、陈皮；兼脾虚者，可合四君子汤加减。

另外，再向大家推荐一则小验方：用橘络、绿萼梅、玫瑰花各3克，开水浸泡后代茶饮，具有疏肝解郁、行气化痰的良好疗效。

身心同治促康复

梅核气尽管不影响呼吸、吞咽等生理功能的正常发挥，但咽喉异物感常令患者忧心忡忡，精神负担过重，部分患者甚至有严重的恐癌心理，以致影响正常工作和生活。

其实，梅核气不是一个严重的疾病，经过恰当的治疗完全可以治愈。但本病与情绪密切相关，气顺情达，机体的免疫功能才能充分发挥作用；反之，情感抑郁、怒气横生，则容易食不知味、夜不能眠。因此，培养良好的工作、生活习惯，保持开朗、豁达、乐观的心态，宽厚待人，减少不良情绪和消极心态，均对本病的康复有积极意义。PM

小贴士

梅核气是慢性咽炎吗

很多人把梅核气和慢性咽炎混为一谈。慢性咽炎表现多样，除了咽部异物感外，还可能出现咽干、咽痒、咽痛等其他咽部不适，且有咽部黏膜慢性充血或咽后壁淋巴滤泡增生的表现。梅核气没有咽喉和食管等部位的病变。

有些中药的名字里虽然含“参”，但它们从形态到药用价值都与五加科的人参有着很大差别。除了人们熟知的党参、丹参、太子参、沙参外，还有竹节参、珠子参、玄参、苦参、猫人参、拳参等。让我们走近这些似“参”非“参”的中药，了解它们“参参”不息的前世今生。

盘点不是人参的“参”

上海中医药大学附属龙华医院副主任药师 奚燕

既然不是“参”，这些中药的名字里为什么会有个“参”字？这是因为这些带“参”字的药与人参一样，均为地下根或根茎，且在同类药中功效好，古人可能为了方便人们熟知，所以在名称中加一个参字。中药的命名有多种形式，有以功效、以药用部位、以产地命名的，也有以颜色、形态命名的。比如党参原产于山西长治一带（秦代称上党郡，隋代称潞州，故有上党参、潞党参之称）；玄参取其性状为黑色；苦参由于味道极苦，故名苦参；竹节参形态似竹节……

特别提醒

人参、党参、太子参都为常用的补气类中药，但各有偏重。人参能大补元气，回阳救逆的功效为其他二者所难及。危重病人，或大病初愈、久病体虚而偏于气虚者，应选择人参；人参能促进性早熟，所以儿童和青少年选用太子参为宜；青年及中年正值壮年，选用党参为好。因此，应根据自身体质，辨病辨证，合理选择。

【党参】

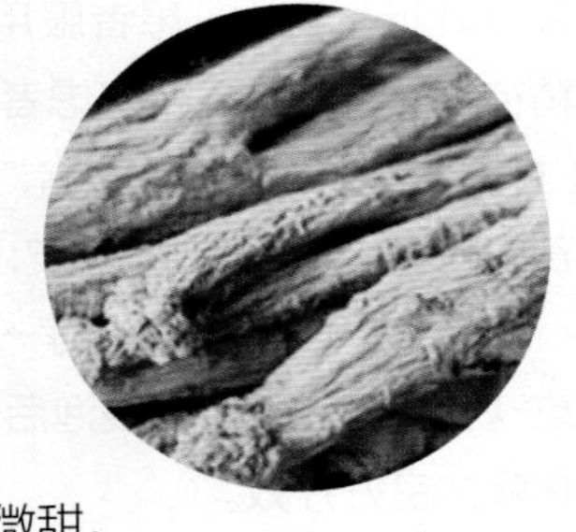

党参是桔梗科植物党参、素花党参或川党参的干燥根。外形多呈长圆锥形，根粗稍细，少有分枝。外表皮是灰黄色、黄棕色到灰棕色，顶生经年退化或蜂窝状的基痕，俗称“狮子盘头”。味微甜。

党参属于补气类中药，有补中益气、健脾益肺的功效。擅长治疗气虚及气血两亏、气津两伤证。

【太子参】

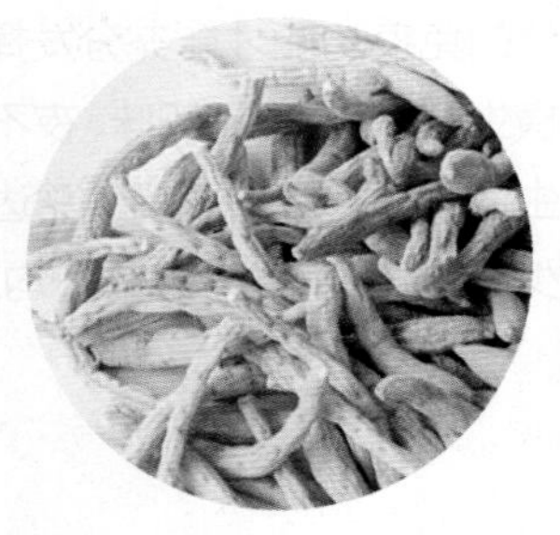

太子参是石竹科植物孩儿参的干燥块根。形状细长纺锤形或条形，表面灰黄色到黄棕色，比较光滑。药材质地硬而脆。味微甜。

太子参属于补气类中药，有益气健脾、生津润肺的功效。用于脾虚体倦，食欲不振，病后虚弱、气阴不足、自汗口渴、肺燥干咳者，补气又不易上火。

【竹节参】

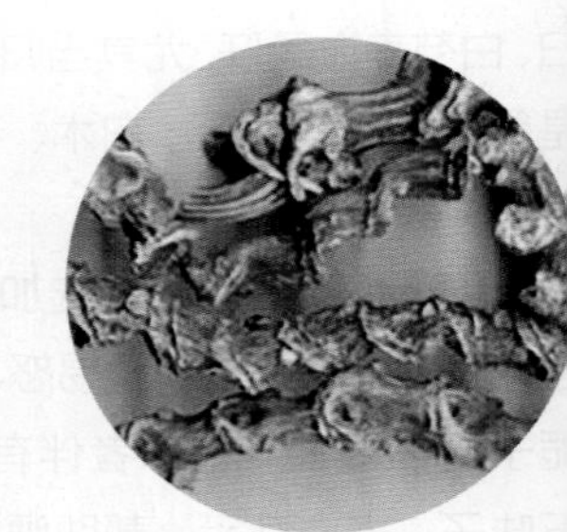

竹节参是五加科植物竹节参的干燥根茎，又名“竹节三七”。外形竹鞭状，扁圆柱形，稍弯曲，节密集，每节上方有一圆形深陷的茎痕。表面灰棕色或黄褐色，粗糙，有致密的纵皱纹和根痕。质硬脆，易折断。

竹节参属于补气类中药，有滋补强壮、散瘀止痛、止血祛痰的功效。用于病后虚弱、肺痨咳血、咳嗽痰多、跌扑损伤。

【珠子参】

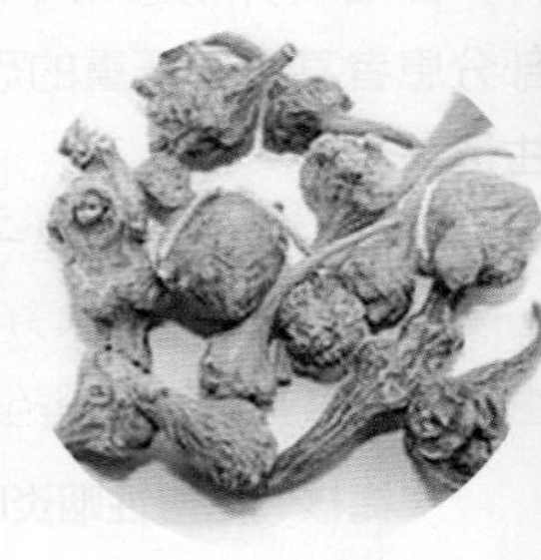

珠子参是五加科植物珠子参或羽叶三七的干燥根茎，别名珠儿参。根茎节膨大部分呈类球形、扁球形或不规则菱角形，有的一侧或两侧残存细的节间。表面黄棕色或棕褐色，粗糙，有明显的纵皱纹，中部有略呈环状的疣状突起及细根痕，有的可见略凹陷的茎痕。质坚硬，不易折断。

珠子参有补肺、养阴、活络、止血的功效。用于治疗气阴两虚证，症见烦热口渴、虚劳咳嗽、跌扑损伤、关节疼痛、咳血、吐血、外伤出血等。

【沙参】

沙参有“南北沙参”之分，是来源不同的两类药物。

南沙参是桔梗科植物轮叶沙参除去须根的新鲜根或刮去粗皮的干燥根；外形略呈圆柱形或圆锥形，略扭曲，偶有分枝，上端较粗，下端渐细，表面黄白色至淡棕黄色，体轻，质松泡，故又称“泡参”。北沙参是伞形科植物珊瑚菜的干燥根；外形细长圆柱形，偶有分枝，不去外皮表面黄棕色，去外皮表面淡黄白色，顶端常有黄棕色根茎残基；质坚脆。

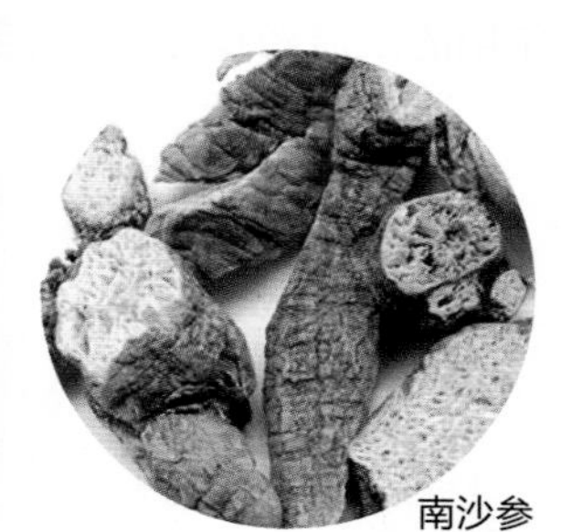
南沙参

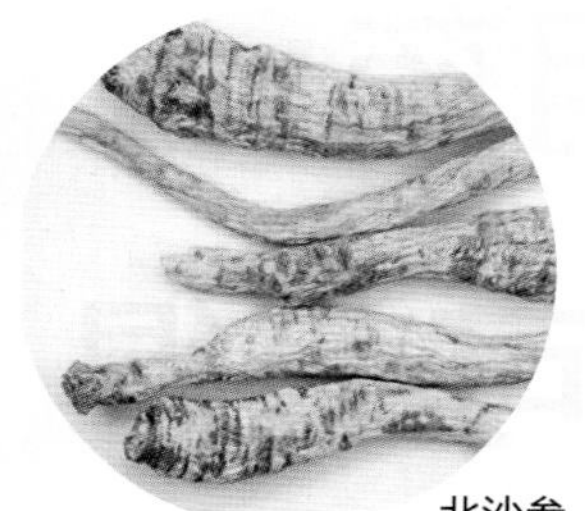
北沙参

南沙参和北沙参均为滋阴类中药，都具有养阴清肺、益胃生津的功效，但各有所长。南沙参专长于入肺，偏于清肺祛痰止咳；北沙参专长于入胃，偏于养胃生津。

【丹参】

丹参是唇形科植物丹参的干燥根及根茎。根茎短粗，顶端有时残留茎基，长圆柱形，略弯曲，外表皮是棕红色或红棕色。所以又称赤参、紫丹参、红根等。

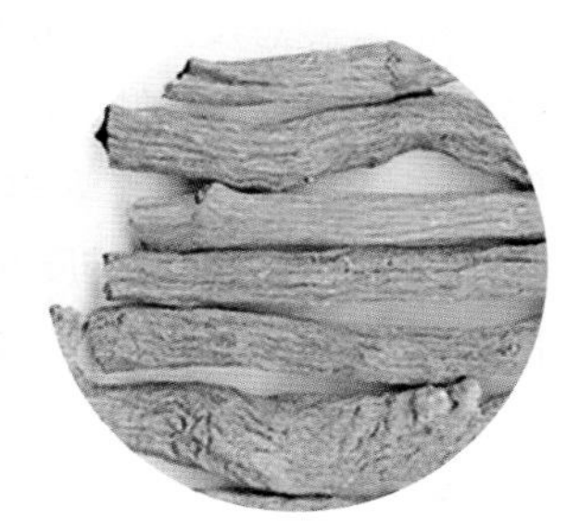

丹参是活血类中药，有祛瘀止痛、活血通经、清心除烦的功效，用于治疗月经不调、经闭痛经、疮疡肿痛等疾病，也是心脑血管病的常用药物。

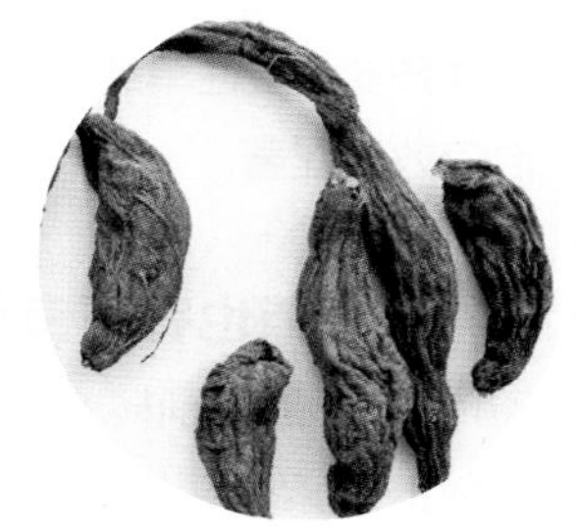

【玄参】

玄参是玄参科植物玄参的干燥根。外形圆柱形，中间略粗或上粗下细，有的微弯曲，外表皮灰黄色至灰褐色，质坚实，不易折断，切面黑色，故又有黑参之称。气味特异，似焦糖。

玄参是清热泻火、清热凉血类中药，具有清热凉血、滋阴降火、解毒散结的功效。

【苦参】

苦参是豆科植物苦参的干燥根。外形圆柱形，上粗下细，有分枝，外表皮棕黄色或褐色，皮薄多破裂。易剥落，质坚硬，不易折断。味极苦。

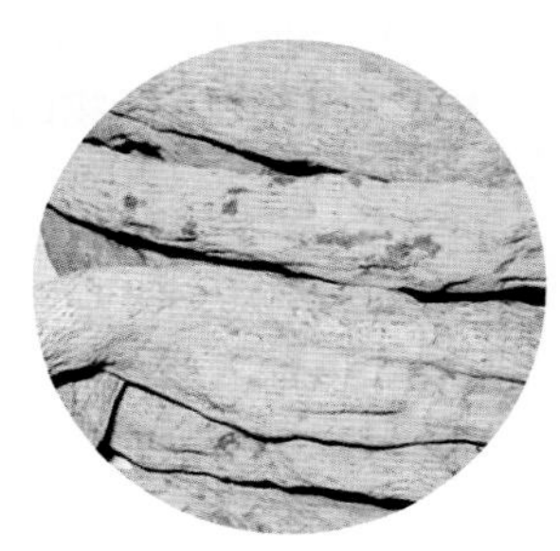

苦参是清热燥湿类中药，为皮肤科、妇科常用药。有清热燥湿、杀虫、利尿的功效。

【猫人参】

猫人参是猕猴桃科植物对萼猕猴桃的干燥根及根茎。外形粗长，有少数分枝。表皮紫褐色，较光滑，最外层易成片状剥落，脱落处显白色粉霜。质地坚硬，皮部味微苦涩，有刺舌感。

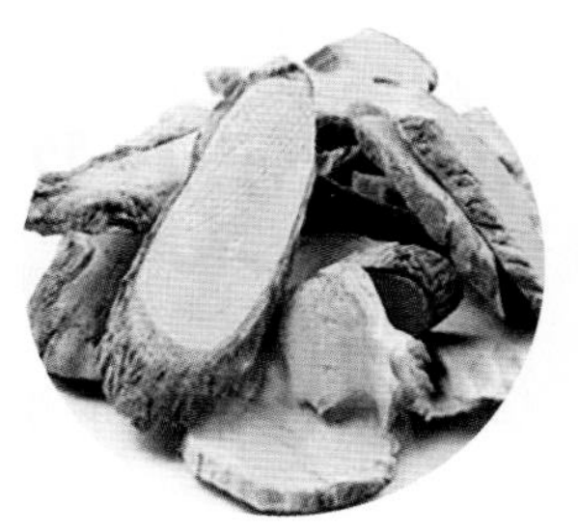

猫人参是清热解毒类中药，有清热解毒、消肿的功效。主要用于防治痈疖疔疮、脓肿、麻风病、女性白带异常等，是外科、妇科的常用药。

【拳参】

拳参是蓼科植物拳参的干燥根茎。其外形肥厚扭曲，外表皮紫褐色或紫黑色，质坚。

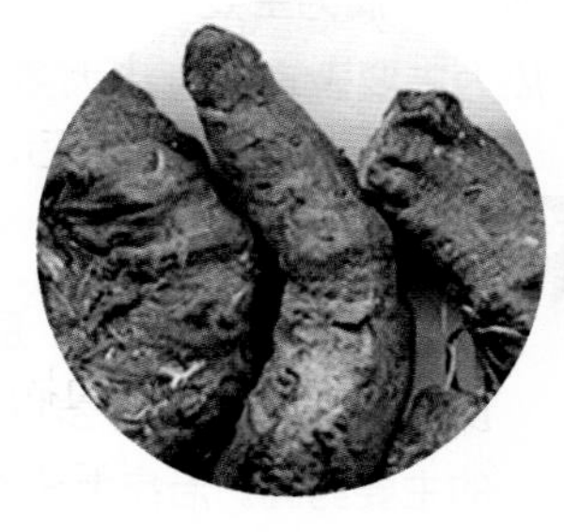

拳参是清热解毒类中药，有清热解毒、消肿、止血的功效。用于肺热咳嗽、痈肿、瘰疬、口舌生疮、各种出血症、热性腹泻、毒蛇咬伤等。治疗痈肿、瘰疬、毒蛇咬伤等可煎汤外洗。

由此可见，中药即使名称相近或相似，功效也可能大相径庭，必须在医生或药师的指导下合理选择。PM

皮肤是人体最表层的组织，使用外用药治皮肤病便捷、药力集中,且不良反应明显少于口服、注射给药。20世纪四五十年代，治疗皮肤病的外用药品种少且落后，如使用煤焦油、糠馏油、鱼石脂、苯酚、氧化氨基汞等外涂，以现代观点来看，其中有不少含有汞、砷等有害物质。因此，当1952年第一个激素软膏用于皮肤病治疗且获得了较为理想的疗效后，糖皮质激素类外用制剂的研制和应用得到了飞速发展。如今，在临床皮肤病治疗的处方、药店陈列的皮肤病外用药中，激素类外用药无疑是最常用的主流药物之一，包含单一激素与加入抗细菌或抗真菌（霉菌）药物的复方制剂。

糖皮质激素类外用药：“有效”与“温柔”可兼得

上海交通大学医学院附属瑞金医院皮肤科教授　卞宗沛

众多皮肤病的一线用药

“炎症”是大多数皮肤病最常见的病理现象。以红、肿、热、痛为主要表现的炎症多与感染有关，以红、肿、痒、热为主要表现的炎症大多源于变态反应（即因过敏而产生的炎症）。变态反应诱发的皮肤病占比很大，且有不断增多趋势，常见的有接触性皮炎、化妆品皮炎、光敏性皮炎、虫咬皮炎、单纯性痒疹、夏季皮炎，以及原因不明的化学、物理、生物性过敏所致的皮肤炎症，偶尔还有因与“人工合成的激素分子”接触后过敏，继而引起的皮炎发生。

激素是一种可靠、有效的非特异性抗炎药，具有抗过敏、免疫抑制、收缩皮肤毛细血管等作用，可起到止痒、抗增生等治疗效果。激素类外用制剂对一些病程长、反复搔抓而形成的增厚皮肤损害（医学上称“苔藓样变”），如神经性皮炎（慢性单纯性苔藓）和银屑病等过敏性皮肤病的治疗效果显著。

专家提醒

“大疱性类疱疮”是一种较为严重的自身免疫性皮肤病，好发于60岁以上的老年人，激素是治疗该病的主要药物。治疗大疱性类疱疮，一般先以注射方式给药，待病情控制后改为口服给药。但原本就多病的老年人长期使用激素，易诱发系统性不良反应。为解决这一问题，近年来，瑞金医院皮肤科对部分患者使用中效激素外擦，取得了较为理想的疗效，且有效避免了系统性不良反应的发生。

外用药也有不良反应

这种无色无味、使用方便、短期应用就可取得较明显疗效的激素软膏广受患者青睐。但与所有药物一样，激素类外用制剂若不按医嘱使用，同样会发生药物不良反应，包括局部皮肤不良反应和药物经皮吸收后发生的系统性不良反应。

● **局部皮肤不良反应**

①皮肤萎缩，尤其易发生于面部、皮肤褶皱及腹股沟等部位；②面部红斑、毛细血管扩张（多在长期用药后发生）；③口周皮炎（多在使用含氟激素制剂后发生）；④多毛；⑤继发感染；⑥皮肤创伤愈合延迟；⑦激素性痤疮；⑧激素依赖性皮炎。

● **系统性不良反应**

系统性不良反应往往因长期、大面积使用强效及超强效的激素软膏后发生。药物经皮吸收，先到达表皮各层，再越过表皮基底层下的“基底膜带”进入真皮层。因表皮层中没有血管，表皮的营养依靠真皮层中的血管供给，一旦激素被吸收进入真皮层的血液中，就有发生系统性不良反应的可能。经观察发现，强效、超强效激素软膏的使用在增强疗效的同时，系统性不良反应的发生风险也随之增加。尤其当HPA轴（下丘脑-垂体-肾上腺轴）被抑制后，可能会影响儿童正常生长发育，甚至发生“库欣综合征”。因此，近年来医学界不再一味追求强效激素制剂，而是寻求一款同时具备高效抗炎活性和低系统性不良反应的高治疗指数激素，也称“软性激素”。

一般来说，外用激素制剂由“主药”和“基质”两部分组成。要提高治疗指数，须从改变主药分子结构着手。基质是融入主药的赋形剂，良好的基质可提高主药稳定性，并延长主药在基质中的释放时间，从而降低药物使用频率，既方便患者，又减少药物用量，对预防激素依赖性皮炎至关重要。

莫“恐惧”不“滥用”，合理选用是关键

规范、合理使用糖皮质激素类制剂，是安全治疗皮肤病的前提。在面对品种众多的激素类外用制剂时，患者应全面了解它们的特性，并在医生指导下使用。

外用激素的强度分级

强度	药品
弱效	醋酸氢化可的松、丁酸氢化可的松、醋酸地塞米松等
中效	糠酸莫米松、曲安奈德等
强效	醋酸氟轻松、戊酸倍他米松等
超强效	丙酸氯倍他索、二丙酸倍他米松、卤米松等

● **可用激素类外用制剂治疗的常见皮肤病：**接触性皮炎、特应性皮炎（包括湿疹）、化妆品皮炎、神经性皮炎（慢性单纯性苔藓）、日光性皮炎、虫咬皮炎、寻常型银屑病、白癜风、单纯性痒疹（丘疹性荨麻疹）、局限性瘙痒症、脂溢性皮炎及皮肤淀粉样变等。

● **禁用、不宜使用激素类外用制剂的皮肤病：**细菌或真菌感染所致的皮肤病、疱疹病毒性皮肤病、荨麻疹、角化性或萎缩性皮肤病、渗出明显的皮肤病、遗传性皮肤病、血管性皮肤病（包括糖尿病足）、痤疮、酒糟鼻、皮肤肿瘤及皮肤破损等。

● **常见皮肤病，怎么选外用激素药**

①接触性皮炎：选用中效（面部）或强效激素制剂。

②特应性皮炎：起始治疗可选用弱效激素制剂；炎症明显者可选用中效激素制剂；苔藓样变的慢性湿疹患者可短期应用超强效激素制剂；伴细菌感染者可选用复方曲安奈德。

③神经性皮炎：可选用强效、超强效激素制剂。

④寻常型银屑病：可选用中效或强效激素制剂，但不宜大面积、长期用药。发病时，可间歇性使用超强效激素制剂，沐浴后使用效果最佳。

⑤溢脂性皮炎：面部皮损处选用弱效或中效激素制剂为宜。

● **年龄**

与成人相比，儿童的皮肤尚处于发育过程中，较为娇嫩（成人皮肤平均厚度约为2毫米，新生儿皮肤厚度约为1毫米），表皮角质层发育不完善，屏障作用弱，外涂药物容易经皮吸收（吸收量约为成人的3倍）。因此，儿童使用激素软膏后易发生各种不良反应，家长应严格掌握适应证；若必须使用，应在医生指导下选用弱效激素类制剂。PM

特别提醒

使用激素乳膏，一般于皮损部位薄涂一层后稍做按摩，保持药物与皮肤充分接触便可。乳膏每次用量根据皮损大小而定，每日 2 次，连续用药时间不宜超过 4 周。慢性皮肤病患者可适当延长用药时间，或停药 7 ~ 10 天后再次用药。

订全年杂志，赢订阅大奖

为回馈广大订阅读者对《大众医学》杂志的支持与厚爱，我们将于2020年7月举办一次年度订阅抽奖活动。每位获奖读者将获得由《大众医学》资深编辑精心挑选的健康图书大礼包一份。

请订阅了全年杂志的读者尽快将订阅单复印件寄到编辑部，或者将订阅单拍照上传至大众医学微信公众平台，一定要附上您的姓名、地址、邮编和联系电话，以便我们尽快将您的信息纳入抽奖系统。通过微信订阅全年杂志的读者将被自动纳入抽奖系统，不必重复发送信息。

去年年底太忙，没来得及订阅杂志怎么办？不要紧，《大众医学》官方微信平台全年提供微信订阅杂志服务！扫描右侧二维码，立即订阅2020年《大众医学》杂志！

扫描二维码
立即订阅

“名医说”音视频：名医与您“面对面”

从2019年第6期起，《大众医学》杂志推出了一个新的融媒体产品——“名医说”音视频。细心的读者一定已经发现，在杂志的部分页面上附有“名医说”二维码，用手机“扫一扫”，就能在手机上听到或看到文章作者的科普讲解。

2019年至今，我们已经邀请了数十位名医为大家“讲科普”，希望能带给大家不一样的阅读体验。2020年，我们对“名医说”音视频进行了升级，邀请的专家都是教授级别以上的名医；讲解的内容都是文章内容的延伸，而不是复述。

亲爱的读者朋友，不知您是否发现，您每月收到的《大众医学》杂志早已不仅仅是一本纸质刊，而是一本可以阅读图文、收听音频、观看视频的融媒体杂志。每个月才10元钱，是不是很超值呢？

如果您喜欢我们、信赖我们，欢迎将《大众医学》介绍给您的亲朋好友，让更多人学习科普知识、收获健康。

怎样收听“名医说”？

1. 翻开杂志，找到版面上的“名医说”专属标志。

2. 用手机微信“扫一扫”功能，扫描图标中的二维码。

3. 等待片刻，点击页面上的播放按钮，即可收听音频或观看视频。

专家简介

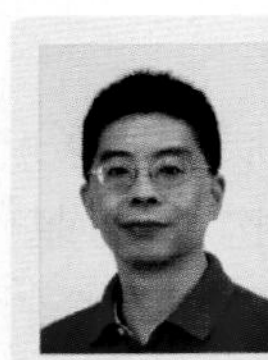

杨震坤 上海交通大学医学院附属瑞金医院心内科主任医师，中华医学会心血管病学分会委员，肺血管病专业学组成员，中国医师协会心血管内科医师分会委员。擅长心血管疾病（冠心病、高血压、肺动脉高压、心力衰竭等）的诊治，及心血管病介入的治疗。

杨震坤医生说
“冠脉介入术”

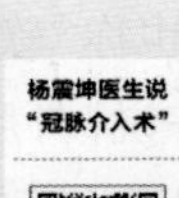

名医说

敬告读者

每一个月，《大众医学》都会带给您权威、实用、最新的保健知识。出版前，每篇文章都经过严格审查和内容核实。我们刊出这些文章，并不是要取代看病就医，而是希望帮助大家开阔眼界，让自己更健康。

由于个体差异，文章所介绍的医疗、保健手段并不能适合每一位读者，尤其是在诊断或治疗疾病时。任何想法和尝试，您都应该和医生讨论，权衡利弊。

您可以通过以下方式，进一步了解有关专家信息：

1. 登陆《大众医学》官方微信公众号，直接留言或点击下拉菜单“专家专栏”，搜索相关学科，向专家咨询。

2. 发电子邮件至popularmedicine@sstp.cn或写信向编辑部咨询。

3. 通过114查询相关医疗机构电话，向医院了解专家近期门诊安排，就近就医。

敬告本刊作者

1. 本刊稿件一律不退，敬请自留底稿。从稿件投到本刊之日起，三个月后未得录用通知，方可另行处理。如需退稿（照片和插图），请注明。

2. 稿件从发表之日起，其专有出版权、汇编权和网络传播权即授予本刊，同时许可本刊转授第三方使用。本刊支付的稿费包含汇编图书稿费和信息网络传播的使用费。

3. 根据需要，本刊刊登的稿件（文、图、照片等）将在本刊或主办本刊的上海科学技术出版社的网页或网站上传播宣传。

4. 本刊作者保证来稿中没有侵犯他人著作权或其他权利的内容，并将对此承担责任。

5. 对于上述合作条件若有异议，请在来稿时声明，否则将视作同意。

与传染病斗争，人类必胜

作者简介

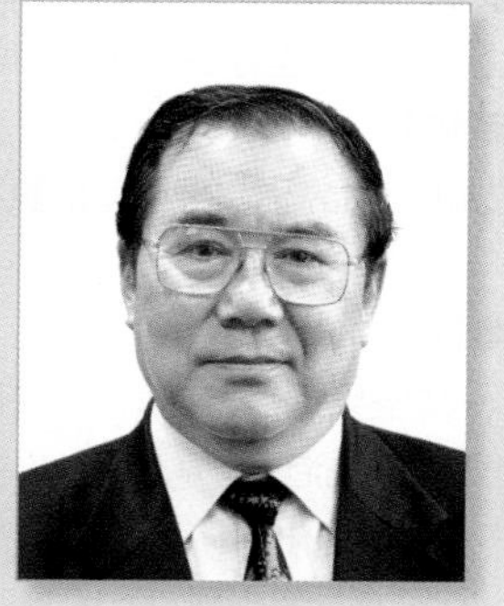

杨秉辉，复旦大学上海医学院内科学教授，中华医学会全科医学分会名誉主任委员，中国科普作家协会名誉理事，曾任复旦大学附属中山医院院长、上海市科学技术协会副主席等职。长期从事和推进全科医学、健康教育等工作。

有人说，人类发展史是一部与传染病斗争的历史。在地球上，人类其实是“后来者”。50万年前生活在北京周口店的“猿人”还不是真正意义上的“人”；而那时，细菌、病毒已经在这个星球上生存很久了。对于狮子、老虎等猛兽，人类会造屋躲藏、取火驱赶，以免受到伤害；而细菌、病毒躲在暗处，以隐蔽的方式侵入人体、致人患病，且还会从一个人传播到另一个人（具有传染性），人们因此更难躲避或“驱赶”它们。

几千年来，传染病从未“消停过”。古埃及木乃伊的面部便有天花瘢痕，我国春秋战国时期已有“四时皆有疠疫”之记载。在科技不发达的时代，人类面对传染病多处于被动状态。流行于中世纪的鼠疫，曾传遍欧亚大陆、非洲北部，我国西部地区亦被波及，持续时间长达300多年，死亡人数众多。天花曾经是世界上最具毁灭性的传染病，18世纪欧洲有1.5亿人死于天花。霍乱也曾严重危害人类健康，自1817年起发生过8次世界性大流行，造成千百万人死亡。

人是智慧的动物，会积累经验，集小胜而成大胜。随着现代医学（尤其是病原微生物学、传染病学和流行病学）的发展，人们采取查明病因、切断传播途径、保护易感人群等措施，使一些烈性传染病逐渐得到有效控制，有的传染病（如天花）甚至已经被消灭。在我国，传染病防控也取得了巨大成绩。以天花为例：1950年，我国卫生部颁布《种痘暂行办法》，规定凡中华人民共和国境内之居民，不分国籍均须种痘。自1961年云南出现最后一例天花病人之后，天花便在中国绝迹，比世界卫生组织宣布全球消灭天花（1980年）早19年。

当然，人类与传染病的斗争是“双向的”。细菌会变得耐药，病毒也会变异；老的传染病消除了，新的传染病又会出现。不过，在现代科技条件下，人类比较容易掌握主动权。比如，SARS流行后不久，其病原体（SARS冠状病毒）即被发现；由于人们掌握了它的传播途径，采取了严格的隔离措施，疫情最终被控制。

同样，在此次新冠肺炎疫情发生之初，我国医务工作者就已查明其病原体和传播途径，全国人民众志成城，积极采取各项防疫措施和治疗措施，赢得了世界卫生组织的高度赞扬。

根据目前诊治的病例情况看，以轻症者居多，即使是重症病例，也是可以治疗的，且大多数病例是可以被治愈的。引起人们不安的是新型冠状病毒的传染性。不过，既然我们已经了解了它的传播途径，只要认真执行预防措施，发病率一定会下降，我们也一定能战胜它！

对一般民众而言，眼下应该做的事是“稍安勿躁”，记住“15字预防措施”：尽量少出门，出门戴口罩，回家即洗手。PM

Contents 目次 2020年3月

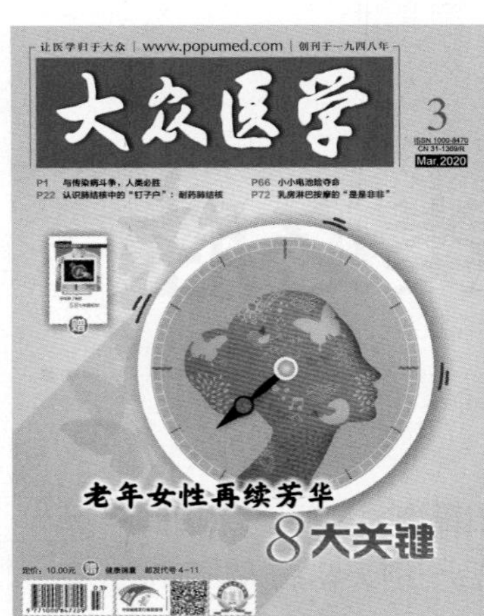

老年女性再续芳华八大关键

随着人均寿命的延长，加之女性平均寿命高于男性，步入老年后，女性的人生路平均还有二三十年。在这人生的后半程中，是健康地享受生活，还是痛苦地与疾病做斗争？决定权往往掌握在自己手中。女性维护身心健康、安享幸福晚年的重点有哪些方面？再续芳华、优雅绽放的关键有哪些？本刊邀请相关领域权威专家为您详细分析。

本期部分图片由图虫创意提供 本期封面图片由图虫创意提供

大众医学
官方微信公众号

大众医学
有声精华版

创刊于1948年　首届国家期刊奖　第三届中国出版政府奖期刊奖提名奖
新中国60年有影响力的期刊　全国优秀科技期刊一等奖　华东地区优秀期刊　中国百强报刊

大众医学®（月刊）
2020年第3期 Dazhong Yixue

主　　管　上海世纪出版（集团）有限公司
主　　办　上海科学技术出版社有限公司

编辑、出版　《大众医学》编辑部
编 辑 部　（021）64845061
传　　真　（021）64845062
网　　址　www.popumed.com
电子信箱　popularmedicine@sstp.cn

邮 购 部　（021）64845191
　　　　　（021）64089888转81826

营销部
总　　监　章志刚
副 总 监　夏叶玲
客户经理　潘　峥　丁　炜　马　骏　杨整毅　张志坚　李海萍
电　　话　（021）64848182（021）64848159
传　　真　（021）64848256（021）64848152
订阅咨询　（021）64848257

广告总代理　上海高精广告有限公司
总　　监　王　萱
电　　话　（021）64848170
传　　真　（021）64848152

编辑部、邮购部、营销部地址
上海市徐汇区钦州南路71号（邮政编码200235）

发行范围　公开发行
国内发行　上海市报刊发行局、陕西省邮政报刊发行局、重庆市报刊发行局、深圳市报刊发行局等
国内邮发代号　4-11
国内统一连续出版物号　CN 31-1369/R
国际标准连续出版物号　ISSN 1000-8470
国内订购　全国各地邮局
国外发行　中国国际图书贸易总公司（北京邮政399信箱）
国外发行代号　M158

印　　刷　杭州日报报业集团盛元印务有限公司
出版日期　3月1日
定　　价　10.00元

80页（附赠32开小册子32页）

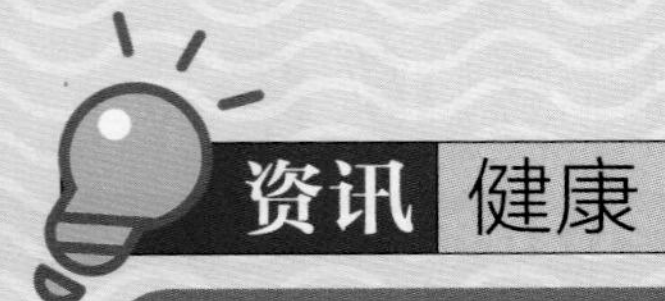
资讯 健康

新型冠状病毒感染的肺炎被纳入法定传染病管理

2020 年 1 月 20 日，中华人民共和国国家卫生健康委员会发布 2020 年第 1 号公告。公告指出：经国务院批准，将新型冠状病毒感染的肺炎纳入《中华人民共和国传染病防治法》规定的乙类传染病，并采取甲类传染病的预防、控制措施；将新型冠状病毒感染的肺炎纳入《中华人民共和国国境卫生检疫法》规定的检疫传染病管理。

将新型冠状病毒感染的肺炎纳入法定传染病管理后，各级人民政府、卫生健康行政部门、其他政府部门、医疗卫生机构可以依法采取病人隔离治疗、密切接触者隔离医学观察等系列防控措施，共同预防控制新型冠状病毒感染的肺炎疫情的传播。

世界卫生组织推荐“新型冠状病毒防护小贴士”

❶ 经常用肥皂和流水洗手，或使用含酒精成分的手消毒剂。不要用脏手触摸眼、鼻、口。

❷ 咳嗽和打喷嚏时，用纸巾或手肘衣服遮盖口鼻。

❸ 与他人保持至少 1 米距离，尤其要与咳嗽、打喷嚏和发热的人保持距离。

❹ 避免食用未煮熟的肉类和蛋类。

❺ 避免在无保护的情况下接触野生动物和家畜、家禽。

❻ 如果出现发热、咳嗽和呼吸困难，请及早就医。

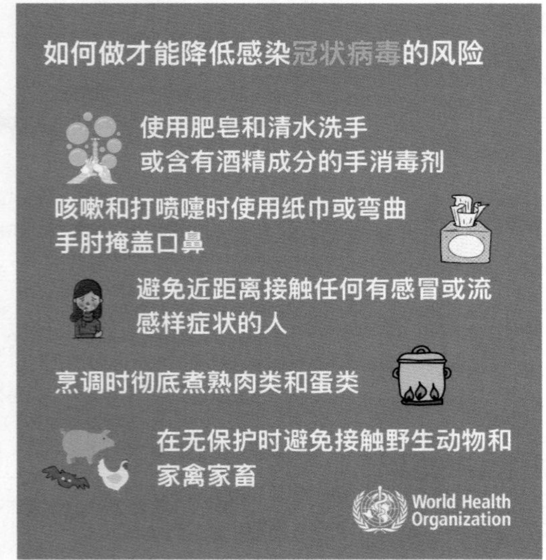
如何做才能降低感染冠状病毒的风险
使用肥皂和清水洗手
或含有酒精成分的手消毒剂
咳嗽和打喷嚏时使用纸巾或弯曲
手肘掩盖口鼻
避免近距离接触任何有感冒或流
感样症状的人
烹调时彻底煮熟肉类和蛋类
在无保护时避免接触野生动物和
家禽家畜
World Health
Organization

世界卫生组织将新型冠状病毒感染的疾病命名为“COVID-19”

2019 年 12 月，中国武汉出现不明原因肺炎疫情。2020 年 1 月 7 日，经全基因组测序，初步判定导致不明原因肺炎的病原体为新型冠状病毒。1 月 12 日，世界卫生组织将其暂时命名为“2019-nCoV”（2019 新型冠状病毒）。2020 年 2 月 11 日世界卫生组织总干事谭德塞宣布，将新型冠状病毒感染的疾病命名为“COVID-19”（Corona Virus Disease 2019）。谭德塞表示，“CO”代表冠状（Cornona），“VI”代表病毒（Virus），“D”代表疾病（Disease），“19”则因为疾病暴发于 2019 年。

与此同时，国际病毒分类委员会发表声明，将新型冠状病毒命名为“SARS-CoV-2”。

发热、咳嗽先别慌，在线咨询来帮忙

新冠肺炎来势汹汹，一旦出现发热、咳嗽等呼吸道症状，很多人都会紧张不已，赶紧往医院跑。为缓解公众的恐慌情绪，减少不必要的医院逗留和交叉感染，全国多家三甲医院开通了互联网在线问诊通道，为发热及部分慢性病患者提供线上问诊服务。以上海市为例，目前已经有华山医院、中山医院、华东医院、儿科医院、瑞金医院、仁济医院、新华医院、第一人民医院、第六人民医院、儿童医院、第十人民医院、东方医院、龙华医院、岳阳中西医结合医院等多家医院开通了在线问诊服务。发热患者若有需要，可以先在网上咨询一下专业医生，再考虑是否需要去医院就诊。

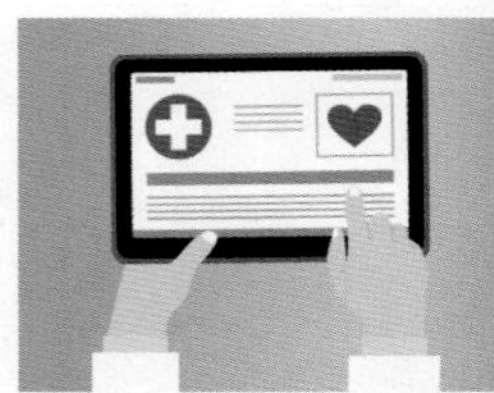

上海：用健康科普助力构筑疫情防控“铜墙铁壁”

2020 年伊始，一场突如其来的疫情牵动着每一个中国人的心。在上海，与医疗救治、疾病预防、道口检测人员等并肩作战的，还有一大批健康科普工作者。他们在传播科学、解疑释惑、安定人心、稳定情绪等方面发挥了重要作用。

在疫情防控过程中，上海的健康科普工作运用“全媒体”，跟踪“全过程”，实现“全覆盖”，通过电视、广播、报刊、微信、微博、短信等渠道广泛宣传科普知识，覆盖全市 16 个区、215 个街镇、6077 个村居。

在重要节点——春节长假前，上海集中提示“假期不外出、做好居家卫生”，并在拥有“上海健康云”APP上推出“新春到、学知识、赢口罩——健康在线竞答”；在重点人群和场所——无论上班族、返程务工人员，还是老人、儿童、孕产妇，无论沿街商铺、农贸市场，还是建筑工地、住宅小区、办公楼宇，个人防护提示与卫生管理措施落实到位，因人、因地制宜。

同时，“重量级专家”也积极参与健康科普工作。1 月 28 日，汤钊猷院士、闻玉梅院士等 12 位院士联名向上海市民发出倡议书，共同向全社会呼吁：科学认知新发传染病，配合排查，及时就医，做好防护。在上海市新冠肺炎疫情防控系列新闻发布会上，86 岁高龄的闻玉梅院士坚定表示，历史上从来没有一种传染病会把某一个国家的人打倒，但它总有一个过程；复旦大学上海医学院副院长吴凡呼吁市民一定做到三个“千万”——千万不能麻痹大意，千万不能心存侥幸，千万不能放松措施。

上海市健康促进委员会副主任、上海市卫生健康委主任邬惊雷表示，跨部门合作、全社会发动，“非常时期”的全民健康科普，正是《健康上海行动》的本色彰显。

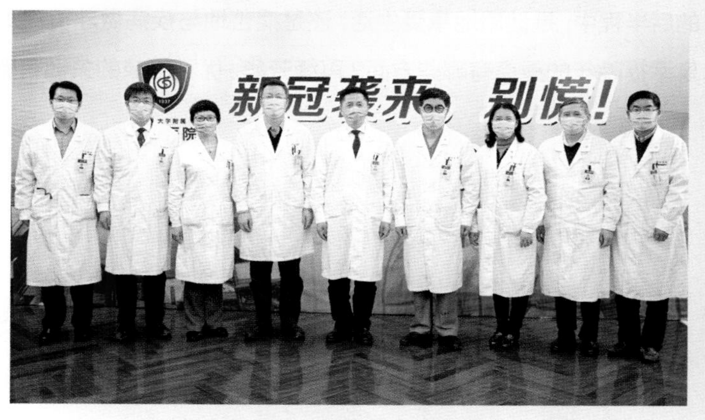

樊嘉院士、葛均波院士领衔，全方位解读“新型冠状病毒”

2 月 18 日，由樊嘉院士、汪昕教授、葛均波院士等 9 位复旦大学附属中山医院专家团队录制的系列科普视频“新冠病毒中山谈”上线。来自中山医院呼吸科、感染科、重症医学科、心内科、神经内科、医学心理科，以及医疗、管理等领域的权威专家，围绕如何正确认识新型冠状病毒、如何科学防控疫情、重症患者如何救治、新型冠状病毒是否会攻击心脏和大脑、如何合理使用口罩、疫情期间如何安全就医、如何做好心理调节等方面，进行全方位的科学解读。PM

扫描二维码，观看“新冠病毒中山谈”

胡必杰教授：
如何科学防控疫情

诸杜明教授：
重症患者如何救治

葛均波院士：新冠
病毒会攻击心脏吗

汪昕教授：新冠
病毒会攻击大脑吗

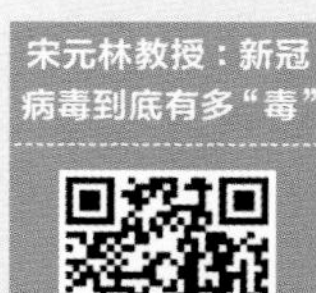
宋元林教授：新冠
病毒到底有多“毒”

顾建英教授：
如何合理使用口罩

钱菊英教授：疫情
期间如何安全就医

季建林教授：
如何做好心理调节

随着人均寿命的延长，加之女性平均寿命高于男性，步入老年后，女性的人生路平均还有二三十年。在这人生的后半程中，是健康地享受生活，还是痛苦地与疾病做斗争？决定权往往掌握在自己手中。女性维护身心健康、安享幸福晚年的重点有哪些方面？再续芳华、优雅绽放的关键有哪些？本刊邀请相关领域权威专家为您详细分析。

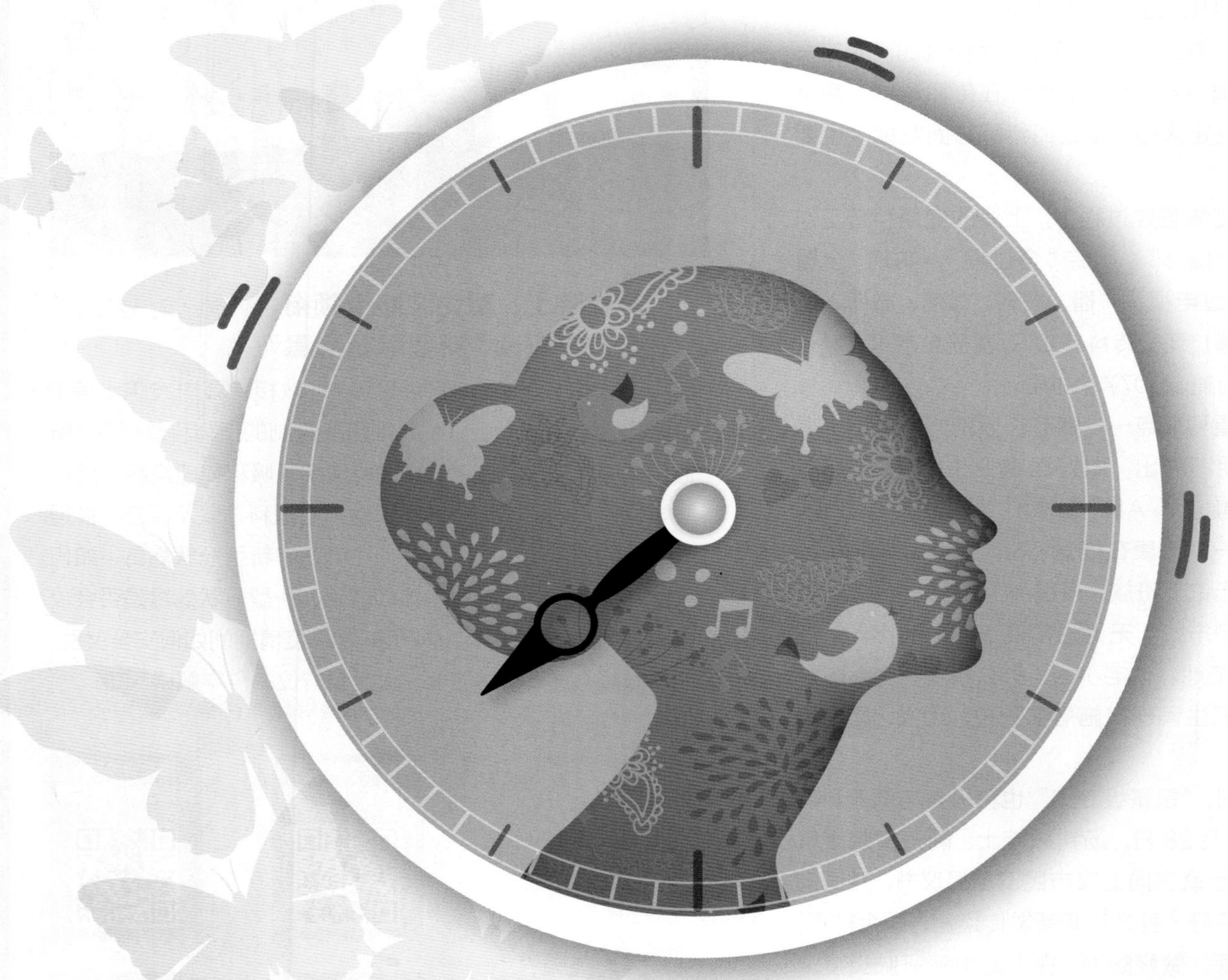

老年女性再续芳华八大关键

策划/ 本刊编辑部
执行/ 王丽云
支持专家/ 王文君　王朝晖　章振林　彭娟娟
周卫强　李 敏　陆大江　肖世富

关键1：重视泌尿生殖健康

复旦大学附属妇产科医院中西医结合妇科　王文君（主任医师）　李　君

61岁的张女士平时身体不错，也很注意卫生，但1年前患上了一种难以启齿的疾病，表现为下身不适，有灼热感，白带变黄、增多，偶尔有外阴或阴道瘙痒、小腹隐痛，有时还有尿频、尿急等症状。张女士觉得去医院就诊有点难为情，便去药店买药自行使用。用药几天后症状基本消失，但停药几天后就复发，反复几次都不见好，严重影响生活和心情。“平常挺注意卫生的，绝经近9年了，因阴道干燥而几乎没有性生活，怎么会生这个毛病？”她很困惑，逐渐出现焦虑、烦躁、失眠、乏力等情况。后来，她在女儿陪同下到医院检查，被诊断为老年性阴道炎。医生给她开了治疗阴道炎症的药物，并在排除禁忌证后开了阴道局部使用的雌激素。张女士一听要用雌激素，连忙摆手拒绝。经抗感染治疗后，效果不错。但过了3个月，因孙子出生，张女士忙前忙后，阴道炎又一次复发，而且出现尿频、尿急、尿痛，不得不再次去医院就诊。这次，她了解雌激素药物的益处及副作用后，使用抗感染药物和阴道局部使用的雌激素药物治疗了一段时间，并调整作息，阴道炎终于得到了控制，小便也正常了，病情未再反复。

女性一般40多岁后逐渐进入围绝经期（更年期），卵巢功能开始减退；到50岁左右，卵巢功能衰竭，月经停止（绝经）。卵巢功能从减退至衰竭，会使机体出现一系列雌激素缺乏的表现，起初主要表现为潮热、出汗、激动、易怒、焦虑、多疑、情绪低落、记忆力减退、失眠或早醒等，绝经几年后逐渐出现泌尿生殖道萎缩性变化、骨质疏松症等退行性变化，严重影响生活质量。

失去雌激素“保护”，泌尿生殖道“很受伤”

为什么绝经后女性会出现生殖道、尿道萎缩，发生老年性阴道炎甚至尿道炎？这是因为，女性的外阴、阴道、尿道、盆底组织均受性激素的调控，“一荣俱荣、一损俱损”。健康的育龄期女性，体内雌激素水平正常，阴道和尿道有一定自净能力，对致病菌有防御作用；而老年女性体内雌激素水平下降，阴道和尿道失去了雌激素的保护和防御作用，黏膜萎缩，抵抗力下降，就容易发生感染。50%以上的绝经后女性有泌尿生殖道萎缩所致的相关症状，如外阴和阴道疼痛、阴道干涩及瘙痒、白带增多、性生活困难、尿频、尿急、夜尿次数增多等。前文提及的张女士出现的这些症状，在抗感染治疗期间可能会缓解，但若不用雌激素治疗，通常会复发。另外，随着年龄增长，特别是盆底支持结构的萎缩，老年女性还容易发生阴道前后壁脱垂、子宫脱垂等盆底功能障碍性疾病。

专家简介

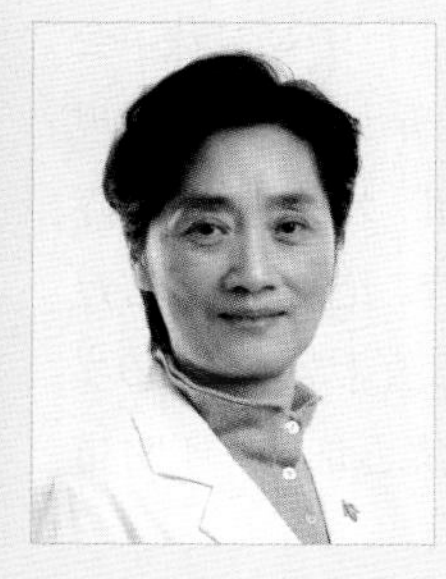

王文君　复旦大学附属妇产科医院主任医师、博士生导师，世界中医药学会联合会生殖医学专业委员会常务理事，上海市中西医结合学会理事、心身医学专业委员会副主任委员。主要从事中西医结合生育调节、绝经综合征、绝经相关疾病的医教研工作。

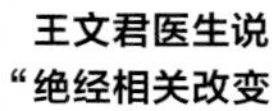

> 对于因缺乏雌激素所致的老年性阴道炎、尿道炎，抗感染只能‘治标’，雌激素治疗才是真正的对因治疗。

抗感染“治标”，雌激素补充“治本”

绝经是女性一生必经的阶段，其所导致的一系列症状是可以管理、控制和改善的。老年女性应学习相关科普知识，重视起来，做到心中有数，防患于未然。如果发生老年性阴道炎等疾病，应积极治疗，保持乐观心态。

老年女性反复发生阴道或尿道感染，应在医生指导下进行抗感染治疗，并酌情应用雌激素。发生阴道前后壁脱垂、子宫脱垂等盆底功能障碍性疾病的患者，可进行盆底锻炼或使用子宫托等保守治疗，必要时也可通过手术治疗改善症状，提高生活质量。

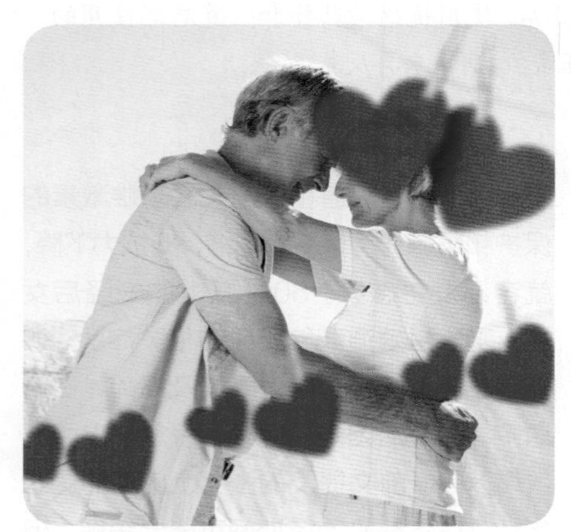

人们普遍对激素治疗有一定的恐惧心理，但实际上，合理的激素应用很有必要。《中国绝经管理与绝经激素治疗指南(2018)》明确指出：卵巢功能衰退后出现三大症状(潮热、盗汗等血管舒缩症状，阴道干燥、性交疼痛等泌尿生殖道萎缩症状，低骨量及骨质疏松)的人群，宜尽早启动激素治疗。绝经激素治疗是目前公认的最有效的治疗绝经相关症状的方法。研究表明，天然雌激素、孕激素的合理应用，不会增加子宫内膜癌、乳腺癌等的发生风险。在没有禁忌证的前提下，医生会综合评估患者病情，制定合适的治疗方案，并定期监测全身情况。一般在开始用药的1个月、3个月、6个月、12个月进行随访，此后每12个月至少随访一次。绝经激素治疗的用药方式有口服、经皮和局部三种，以泌尿生殖道萎缩症状为主的患者，宜选择经阴道给药途径。一般而言，对于因缺乏雌激素所致的老年性阴道炎甚至尿道炎，抗感染只能“治标”，雌激素治疗才是真正的对因治疗，可避免病情反复发作。

适当性生活，有助于生殖健康

女性进入围绝经期或绝经后期，随着雌激素水平的减退或缺失，会出现阴道干涩，导致性交疼痛或性交困难。但实际上，老年人的性需求、性行为是一种心理和生理需要，适当的性生活不仅可以改善阴道血液循环，促进各系统和器官的潜在功能，改善负面情绪，精液中所含的性激素、前列腺素、脂肪酸还有利于保持阴道弹性。

因此，老年女性不要压制自己的性需求，应该对正常的性生活充满信心，尽情享受其中的乐趣。性生活前双方一定要做好外阴清洁，必要时可借助润滑剂，以免外阴、阴道受伤或感染。

误区解析

误区1：一大把年纪还得妇科疾病和泌尿系统疾病，不好意思去医院就诊，还是自己到药店买点药吧。

分析： 阴道炎、尿道炎反复发作，很多老年女性羞于就医，常自行用药，有时可能会起到一定的治疗作用，但容易复发，有时用药不当反而会加重病情。其实，老年性阴道炎、尿道炎的发生与女性的生理特点有关，不必觉得不好意思，发现问题及时就医，才能又快又好地解决问题。

误区2：绝经后的诸多症状是自然现象，熬一熬就过去了，不必人为干预。

分析： 虽然围绝经期和绝经后期是女性必经的生理阶段，但这一过程中出现的诸多症状不利于身心健康，会严重影响生活和工作。有很多措施可以改善这一时期的不适和尴尬，为何要熬呢？女性卵巢功能开始减退并出现相应症状后，若无禁忌证，应及早开始进行绝经激素治疗。个体化的治疗方案可尽量减少副作用，发挥最佳治疗效果。治疗过程中，定期进行获益和风险评估是必要的。如果评估结果为利大于弊，即可继续治疗。绝经激素治疗的启动不能太迟，一般不推荐60岁以上或绝经10年以上者才开始启动激素治疗。从未用过绝经激素治疗的60岁以上或绝经10年以上的老年女性，若出现生殖泌尿道萎缩所致相关问题，在排除绝经激素治疗禁忌证后，可阴道局部使用雌激素治疗。

关键2：保护心血管

华中科技大学同济医学院附属协和医院老年病科　孟一迪　王朝晖（主任医师）

身边故事

去年年底，70岁的刘女士因体检发现心房增大、二尖瓣关闭不全等问题，在儿子陪同下到医院就诊。她患有高血压20多年，一直不愿意服用降压药，期望通过服用保健品降血压。经测量，她的收缩压高达180毫米汞柱，她自己也大吃一惊。面对现实，刘女士终于认识到，保健食品不是药品，不能代替药物治疗疾病。她后悔万分：如果能早点使用降压药，心脏就不会如此“不堪重负”了。

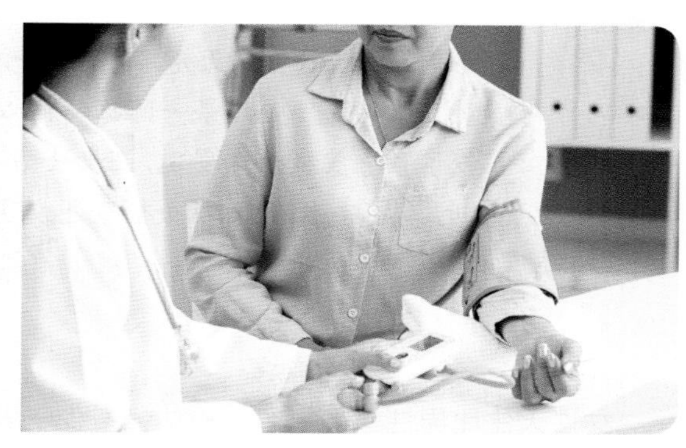

据统计，心血管疾病已成为老年女性的首位死亡原因。了解老年女性心血管疾病的特点，提高保健意识，对改善老年女性的健康状况具有重要意义。

老年女性心血管疾病有特殊性

老年心血管疾病既有老年病的特征，又有性别差异。老年女性心血管疾病的危险因素、临床表现、治疗都有其特殊性。

首先，我国女性的吸烟率(2.4%)虽远低于男性(52.9%)，但在45～65岁女性中，有45.7%的人存在被动吸烟，而被动吸烟同样可导致心血管疾病的发生、发展。

其次，女性有孕产期、更年期等特殊生理过程，这些均会对心血管健康造成影响。研究显示：妊娠期发生先兆子痫的女性，发生心血管疾病的风险增加；更年期伴有抑郁的女性，冠心病病死率增加84%。

第三，一些疾病在女性患者中的表现存在特殊性。例如：女性冠心病患者的心绞痛症状可以不典型，常表现为恶心、呕吐、后背痛、心悸、乏力、呼吸困难等，超过半数患者发生急性心梗前可无胸痛症状，极易被误诊、漏诊；还有部分老年女性因心电图表现为非特异性ST-T改变，被误诊为冠心病，反复到医院就诊，导致过度检查和治疗。

控制主要危险因素，保护心血管

老年女性保护心血管，首先要保持健康的生活方式，如不吸烟、避免吸二手烟、不饮酒、营养均衡、适当运动、控制体重、心理平衡等。在此基础上，应重点改变高血压、血脂异常、高血糖等心血管疾病主要危险因素。

❶ 控制血压

65岁以上老年人，血压的目标值为140/90毫米汞柱以下；80岁以上高龄老人，血压的目标值为150/90毫米汞柱以下，若耐受性良好，可进一步将血压降至140/90毫米汞柱以下。高血压患者应在医生指导下服用降压药物，并学会血压自我监测。

❷ 控制血脂

以低密度脂蛋白胆固醇（LDL-C）升高为特点的血脂异常是动脉粥样硬化性心

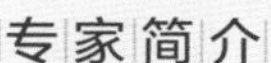

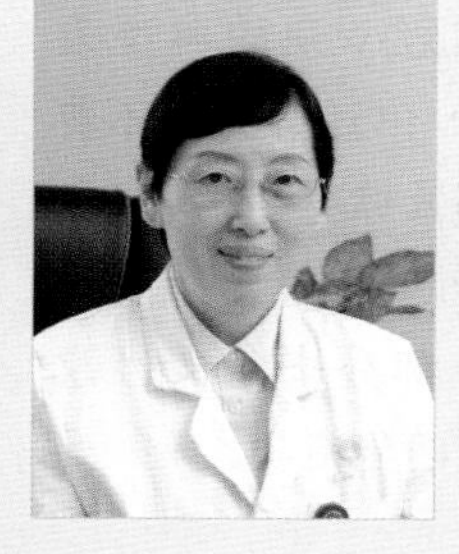

王朝晖　华中科技大学同济医学院附属协和医院老年病科主任、老年医学研究所所长、主任医师、教授、博士生导师，中华医学会老年医学分会委员，中国医师协会老年医学科医师分会常委，湖北省医师协会老年科医师分会主任委员，湖北省医学会老年医学分会副主任委员。擅长心脏急、危、重症的诊治，冠心病再灌注后康复，以及老年心、肺血管血栓性疾病的诊治和研究。

关键3：防治骨质疏松

上海交通大学附属第六人民医院骨质疏松和骨病专科主任医师　章振林

身边故事

68岁的王女士前几天走路时脚下一滑，跌了一跤，她连忙用右手撑地，结果一阵疼痛钻心而来，手腕随之“变了形”。X线检查发现，王女士右手腕部位的桡骨发生了骨折，需要手术治疗。相关检查还发现，她患有严重的骨质疏松症。

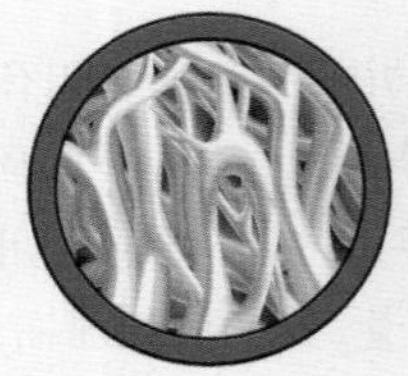
正常骨质

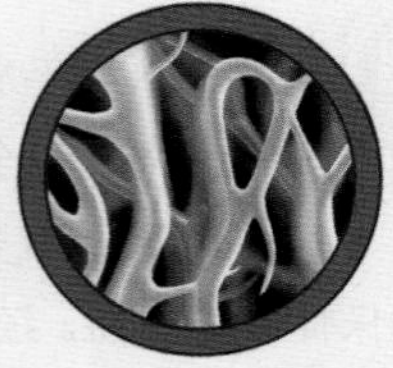
骨质疏松

女性天生比男性“骨头轻”，总体骨量少于男性；且到一定年龄后，骨量丢失的速度快于男性，故骨质疏松症的患病率也高于男性。骨质疏松症患者很容易发生骨折，有时甚至不需要用力撞击，可能“轻轻一碰”就会导致骨折。

专家简介

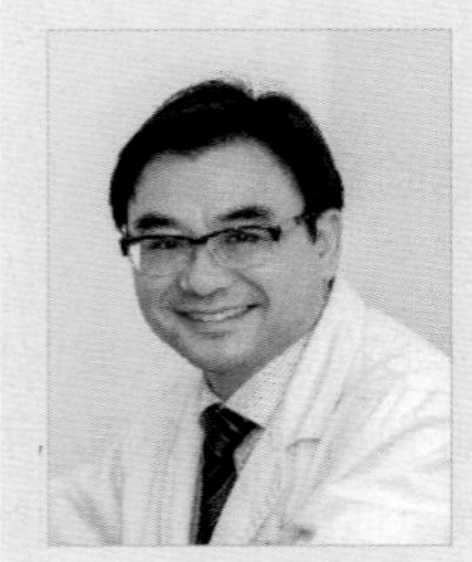

章振林　上海交通大学附属第六人民医院骨质疏松和骨病专科主任、主任医师、教授、博士生导师，中华医学会骨质疏松和骨矿盐疾病分会主任委员，上海市医学会骨质疏松专科分会前任主任委员。擅长骨质疏松症、骨和关节复杂病变等疑难骨病的诊治。

半数老年女性患有骨质疏松症

骨质疏松症的病因中，年龄是主要因素。女性的骨量在35岁前后达到最高峰，随后开始流失，绝经以后流失更加明显。这是因为，绝经的本质是卵巢中的卵泡耗竭、雌激素生成减少，而雌激素对骨质是有保护作用的。这种保护作用一旦减弱甚至消失，骨量减少、骨质疏松就不可避免。此外，长期高盐饮食，过量饮用咖啡、浓茶、可乐等含咖啡因的饮品，缺少运动，日晒不足等，也是骨质疏松症的重要诱因。调查显示，我国65岁以上女性骨质疏松症

血管疾病的重要危险因素，降低LDL-C水平，可显著减少心血管疾病的发生及死亡风险。患有冠心病、缺血性卒中、短暂性脑缺血发作、外周动脉粥样硬化病等疾病的老年女性，应将LDL-C控制在1.8毫摩/升以下或更低。

❸ 控制血糖

糖尿病是心血管疾病的独立危险因素，控制血糖至关重要。健康老年女性的糖化血红蛋白应控制在7.5%以下，空腹血糖应控制在5～7.2毫摩/升，睡前血糖控制在5～8.3毫摩/升。存在多种慢性疾病、日常活动能力受损，或有认知功能障碍的老年女性，上述指标可适当放宽。糖尿病患者应在医生指导下使用降糖药物，要特别注意预防低血糖的发生。

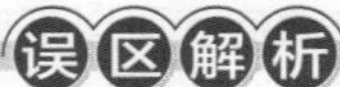

误区：胸口不痛，不可能患有冠心病。

分析：虽然冠心病的典型表现是胸痛、胸闷，但还有其他不典型症状，如咽部紧缩感、肩膀及背部疼痛、牙痛等，也可能是冠心病发作时的症状。部分老年女性患者甚至可以没有明显症状。

患病率为 51.6%，80 岁以上女性骨质疏松症患病率高达 81%。

骨质疏松症被称为“沉默的杀手”。骨量流失是静悄悄的，就算已经达到骨质疏松症的诊断标准，患者往往也没有什么不舒服的感觉。很多老年女性直到出现驼背、身高变矮，甚至发生骨质疏松性骨折，才知道自己患有骨质疏松症。骨质疏松性骨折常常很难愈合，患者往往需要长期卧床，尤其是髋部和股骨颈骨折，不少患者死于长期卧床引发的各种并发症。

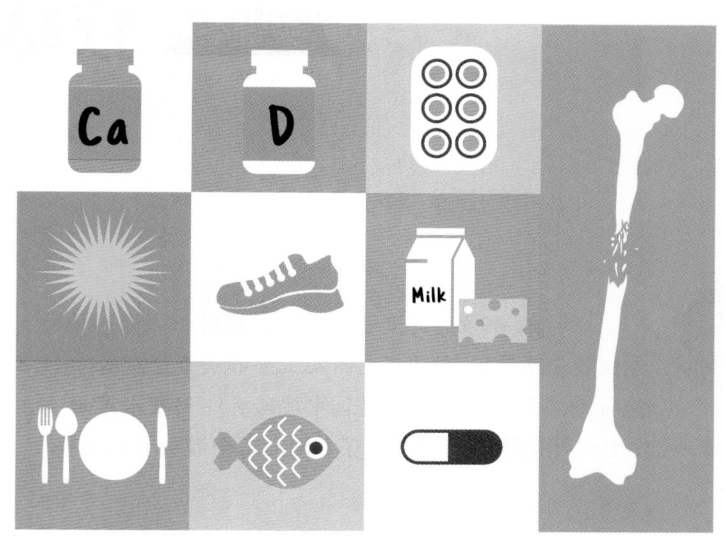

防治骨质疏松症，健康生活方式是基础

老年女性防治骨质疏松症，基础是改变不健康的生活方式，做到营养均衡、饮食清淡、适当运动。日常生活中，应注意多吃含钙量丰富的食品，如奶及奶制品、豆制品、虾皮、芝麻等。长期高盐、高脂饮食会影响骨代谢，而低盐、高膳食纤维、富含 n-3 不饱和脂肪酸的饮食对骨质疏松症患者有帮助。运动有助于减少骨量丢失、增强平衡能力、预防跌倒。应注意适当多晒太阳，以促使机体产生足够的活性维生素 D_3，帮助钙的吸收。

合理用药，“迎战”骨质疏松症

患有骨质疏松症的老年女性应进行相应的药物治疗，包括补充钙和维生素 D、应用抗骨质疏松药物。

骨质疏松症患者每天宜摄入钙 1000 毫克、维生素 D 800 ~ 1000 国际单位。我国居民平均每天从饮食中摄入的钙约为 400 毫克，维生素 D 为 200 ~ 300 国际单位，还需要额外补充 600 毫克左右的钙和大约 500 国际单位的维生素 D。

常用的抗骨质疏松药物有双膦酸盐、活性维生素 D、降钙素、雌激素及选择性雌激素受体调节剂、甲状旁腺激素类似物等，需要医生根据患者的具体情况制定科学合理的治疗方案，才能发挥最大作用。双膦酸盐可有效抑制破骨细胞、增加骨密度；活性维生素 D 既可作为补充维生素 D 的“基础治疗”，也可作为抗骨质疏松的“特异治疗”；降钙素可抑制痛觉中枢，能迅速缓解骨质疏松症引起的骨骼疼痛；雌激素及选择性雌激素受体调节剂对女性绝经后骨质疏松症有明显改善作用。

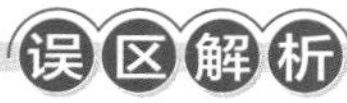

误区：使用抗骨质疏松药物后“没感觉”，说明治疗无效。

分析：骨质疏松症是慢性病，需要长期治疗。由于药物起效较慢，不少患者在治疗一段时间后“没什么感觉”，于是自行停药。但实际上，“没感觉”不代表治疗无效。使用抗骨质疏松药物的主要目的是缓解疼痛，强健骨骼，预防骨折，提高生活质量。一般情况下，抗骨质疏松药物治疗3个月后，骨代谢指标才会有变化；而骨密度的变化，往往需要1年，甚至更长时间。因此，骨质疏松症的治疗是长期过程，至少需要1年，一般疗程为1~3年；曾发生骨折的患者，治疗时间通常需要3~5年。

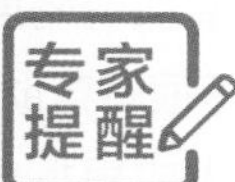

老年女性最好每年做一次骨密度检查，必要时应检测碱性磷酸酶、骨钙素、I 型前胶原氨基端前肽、I 型胶原C端肽等骨代谢指标，以了解骨骼健康状况。

关键4：预防跌倒

上海市疾病预防控制中心伤害预防控制科主任医师　彭娟娟

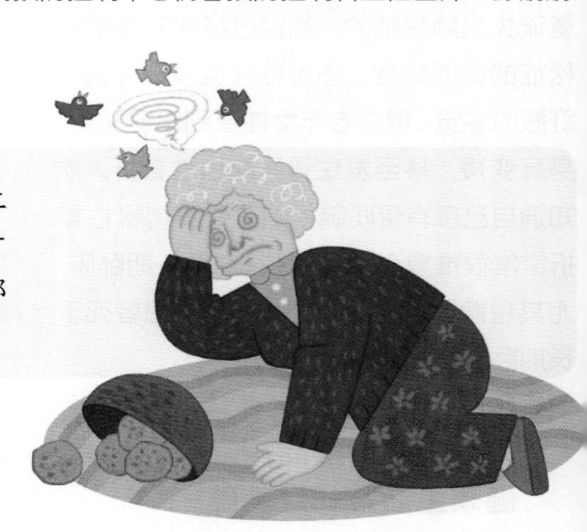

身边故事

1年前，69岁的邱女士被家中门槛绊倒在瓷砖地面上，发生左侧股骨颈骨折，接受了左侧人工全髋关节置换术，术后3个月才能行走。不久，她在小区花园中被砖头绊倒在水泥地上，右髋部着地，发生右股骨颈骨折，又接受了右侧人工全髋关节置换术。

绝大多数人跌倒后不会受伤或仅发生挫伤、擦伤等轻微伤害；少数人跌倒后会发生严重后果，如骨折、残疾，甚至死亡，对自身及家庭造成很大的痛苦和负担。

65岁以上老年女性，近半数曾跌倒

跌倒非常常见，尤其是儿童和老年人。在因受伤到医疗机构就诊的老年人中，一半以上是因为发生了跌倒。《中国伤害预防报告》指出：在我国65岁以上老年人中，21%～23%的男性和43%～44%的女性曾经跌倒。老年女性比男性更容易发生跌倒，主要原因可能有以下两方面：女性衰老速度快，力量锻炼不足，骨骼肌系统功能相对男性较弱；受绝经后雌激素变化的影响，女性更容易发生骨质疏松症，增加了跌倒和骨折的发生风险。

跌倒：老年人创伤性骨折的最主要原因

跌倒是造成老年人创伤性骨折的最主要原因。随着人口老龄化的日益加重，被称为“人生最后一次骨折”的老年髋部骨折发病率逐年上升。据统计，在老年髋部骨折患者中，40%的患者需要家庭护理，50%的患者需使用拐杖或助行器，24%的患者在1年内死亡。

除造成身体损伤外，跌倒还对老年人的心理、独立生活能力、日常行动能力、家庭和社会关系等产生一定程度的影响。比如：老年人对自己的平衡能力失去信心，因受伤后日常活动及独立生活能力受限而与社会隔绝，增加家庭和社会的负担，等等。

跌倒：多因素综合作用的结果

跌倒是多种因素综合作用的结果，既有内在因素，也有外在因素。

内在因素分为生理因素、病理因素、药物因素和心理因素。随着年龄增长，老年人的感觉、神经、运动、平衡等身体功能都会退化，还常伴有一些与跌倒风险有关的疾病。

外在因素可以分为两类。一类是环境因素，如灯光昏暗、路面湿滑或不平坦、通道中有障碍物、家具高度和摆放位置不合适、卫生间没有扶手、鞋不合脚或不防滑、行走辅助工具缺乏或不合适、楼梯或台阶设计不合理、雨雪天气、拥挤环境等。另一类是社会经济因素，如低收入、缺乏教育、医疗服务差、独自居住、无人照顾等。

上述危险因素越多，老年人发生跌倒的风险越大。

五项措施，有助于老年人防跌倒

❶ 适当锻炼

身体活动功能下降是跌倒发生的重要危险因素。老年人进行适当的运动锻炼，对改善平衡能力、控制体重、增加骨密度和肌肉力量、改善身体柔韧性等很有帮助，有助于降低跌倒的风险。老年人应根据自身生理特点和健康状况选择合适的运动项目、运动强度、时间和频率等，太极拳、八段锦、平衡训练等都比较适宜。需要提醒的是，老年人运动时首先要考虑安全性，应循序渐进，量力而行。

❷ 去除环境危险因素

家是老年人跌倒的常见地点。有老年人的家庭，应该对居家环境进行合理的“适老”改造。

提高照明亮度。老年人对照明度的要求比年轻人高 2 ~ 3 倍。有老年人的家庭，一定要保证室内光线充足，尤其是在楼梯、通道等地方，一定要安装足够明亮的灯具。灯的开关应安装在触手可及的地方，可使用声控或感应式开关。老年人一般有夜间如厕的需求，宜在卧室安装一个小夜灯，其光线柔和，可避免夜间突然开“大灯”造成的光线刺眼等不适。

地面应防滑、无障碍物。家中地面应使用防滑材质；若地面较滑，应做防滑处理，如粘贴防滑贴纸等。使用地垫、地毯的家庭，应保持其平整、不卷曲，且能始终固定在地面上。厨房、卫生间是跌倒发生的“重灾区”，若水或油渍溅到地面上，一定要及时擦干。在浴室地面或浴缸里，应铺设防滑垫。不要在楼梯、走廊、过道堆放杂物，房间不要设置门槛。

加装扶手等辅助设施。在卫生间淋浴区和坐便器附近增设扶手；选用安全、稳定的洗澡椅，并采用坐姿沐浴；在鞋柜旁增设高度适合并带有扶手的换鞋凳；在家具的尖锐处加装防撞条、防撞角；等等。

将常用物品放在触手可及处。家中的常用物品应放在伸手就可以拿到的地方。如果常用物品摆放过高，老年人往往要登高取物，容易跌倒；如果常用物品摆放过低，老人需要弯腰或下蹲取物，起身时容易因头晕眼花而跌倒。

❸ 遵医嘱用药

药物是跌倒发生的重要影响因素之一。老年人应了解所用药物的副作用；用药后应注意休息，减少不必要的活动，并留意身体反应。如果老年人经常发生服药后跌倒，或服药后经常感觉嗜睡、眩晕等，应请医生调整用药方案。

❹ 治疗相关疾病

老年人一旦发生跌倒，无论受伤与否，一定要告诉家人或医生，排查跌倒的危险因素，以及是否患有容易引起跌倒的相关疾病，如白内障、骨质疏松症等。

❺ 穿合适的鞋

鞋子对老年人保持身体平衡起着十分重要的作用。买鞋时应先试穿，并注意以下几个要点：大小、软硬合适，保暖性、透气性好；鞋底稳定性高、防滑性好；避免细跟、高跟，鞋跟高度以 1.5 厘米以下为佳；鞋帮高度适中，鞋身材质柔韧、有弹性；鞋头透气，以圆头为好，保证脚趾有足够的空间。此外，穿着鞋走路时，鞋带（或粘贴带）应能稳固地包住脚背；为了穿脱方便，可选择无鞋带的鞋。

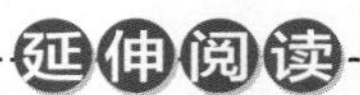

“跌倒恐惧”是老年女性跌倒后最常见的心理问题。曾经因跌倒而受伤的老年人总是担心再次跌倒，因此常常有意识地限制活动，或者在活动时犹豫不决，结果造成运动能力、平衡能力进一步下降，反过来又增加跌倒的发生风险，导致恶性循环。

对此，老年女性首先应建立正确的认知：担心跌倒是正常的心理现象，应认识到跌倒的严重性和可能引起的危害，积极主动地预防跌倒的发生，而不是减少身体活动、外出和社交。其次，应主动学习和实践各种预防跌倒的方法。可通过图书、报纸、网络等各种渠道学习相关知识，并咨询专业人士，了解自己存在的危险因素和预防方法，树立跌倒是可以预防的观念。

此外，老年女性还要积极调整心态，可向专业人员、亲属、朋友说出自己对发生跌倒的担心，寻求相关帮助。

专家简介

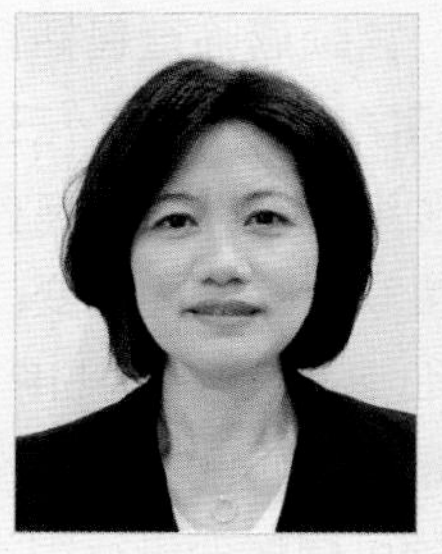

彭娟娟 上海市疾病预防控制中心伤害预防控制科主任、主任医师，中华预防医学会伤害预防与控制分会委员，上海市预防医学会慢性非传染性疾病专委会委员。从事伤害监测与干预工作，组织实施伤害门急诊、住院病例登记和产品伤害监测，开展预防老年人跌倒、小学生跌倒或跌落，以及儿童道路交通安全等干预项目。

关键5：筛查妇科恶性肿瘤

同济大学附属第一妇婴保健院主任医师　周卫强

身边故事

63岁的施女士退而不休，接受原单位聘任，每天忙忙碌碌。1年前，她偶尔出现阴道少量流血，但没放在心上。后来，她听了一场关于宫颈疾病防治的讲座，了解到宫颈癌及宫颈癌前病变的知识，便去医院做了宫颈癌筛查。报告显示，人乳头瘤病毒16型（HPV16）阳性，宫颈细胞学检查结果也有异常。进一步进行阴道镜检查后，施女士被确诊为宫颈原位癌。在医生建议下，她接受了手术治疗。

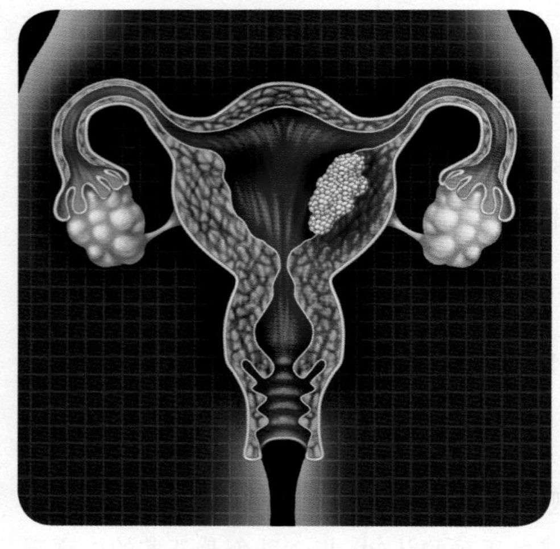

妇科三大恶性肿瘤包括宫颈癌、子宫内膜癌和卵巢癌，大多数老年女性对其缺乏认识，患病后往往不能及早诊治，部分患者预后较差。

老年女性，要警惕两大症状

绝经后阴道流血、腹部包块及腹胀是老年女性妇科恶性肿瘤的两大主要症状。有研究发现，导致绝经后阴道流血的原因中，恶性肿瘤占32.45%。宫颈癌及子宫内膜癌的早期临床症状多为绝经后阴道流血。卵巢癌早期症状不明显，常合并消化道症状，如腹胀、食欲不振，腹痛常不明显；待症状越来越明显时，往往已经到了晚期。

老年女性出现上述症状后，一定要及早就诊，进行相关检查，做到早发现、早治疗。老年女性妇科肿瘤的治疗方式有手术、化疗、放疗等，手术治疗仍是最主要的治疗方式。由于老年患者生理功能下降，且多数合并慢性疾病，对手术的耐受性降低，能否手术需综合考虑。手术方案应结合患者的病情严重程度、症状、全身状况、生存愿望等个体化制定。

宫颈癌新发病例中，老年女性占近1/4

2019 年中国癌症统计数据显示，在 2015 年宫颈癌新发病例中，60 岁及以上患者占 23.76%，60 ~ 74 岁患者占 19.21%，75 岁及以上患者占 4.55%。

宫颈癌最典型的早期症状是接触性阴道流血，中晚期为不规则阴道流血、阴道排液等。宫颈癌是目前唯一病因明确的妇科恶性肿瘤，高危型人乳头瘤病毒（HPV）的持续感染，是引起宫颈癌前病变及宫颈癌的原因。宫颈癌常发生在 HPV 感染后 20 ~ 25 年，老年人口的增加及女性预期寿命的延长，很可能导致老年女性宫颈癌的患病率升高、发病高峰年龄延后。因此，除有早期症状的老年女性应进行宫颈检查外，既往宫颈癌筛查发现异常、有 HPV 感染的老年女性，定期进行宫颈癌筛查是很有必要的，尤其是具有宫颈癌高危因素者，如曾发生宫颈癌前病变、有多个性伴侣、初次性生活低于 16 岁、初产年龄小、多孕多产、吸烟、营养不良、卫生条件差等。

宫颈癌筛查包括宫颈液基细胞学检查、HPV 检测、阴道镜下宫颈组织学活检，俗称“三阶梯筛查法”。宫颈液基细胞学检查结果分为正常范围细胞、炎症细胞（包括微生物感染）、不明意义的不典型鳞状细胞、低度鳞状上皮内瘤变、高度鳞状上皮内瘤变、鳞癌、不明意义的不典型腺细胞、腺癌等。HPV 检测是取宫颈脱落细胞，通过基因检测看细胞内是否有 HPV 感染。以上两种检查有异常者，需进行阴道镜检查，对宫颈可疑病变进行组织活检及病理学检查。“三阶梯筛查法”能发现绝大多数宫颈病变，可早期发现宫颈癌前病变和宫颈癌，使患者得到及时治疗。

老年女性患子宫内膜癌，预后相对较差

肥胖、高血压、糖尿病这三大高危因素，被称为“子宫内膜癌三联征”。近年来，由于生活水平提高、人口老龄化等因素的影响，我国子宫内膜癌发病率呈显著上升趋势。子宫内膜癌高发年龄为 50 ~ 60 岁。绝大部分子宫内膜癌为子宫内膜样腺癌，预后较好；60 岁以上老年女性子宫内膜癌多来源于萎缩的子宫内膜，病理类型多为浆液性腺癌、癌肉瘤及未分化癌等特殊病理类型，预后相对较差。

不规则阴道流血是子宫内膜癌早期的主要症状，晚期患者可有阴道排液。如果癌组织穿透子宫，侵蚀宫旁结缔组织、膀胱、直肠，或压迫其他组织，可引起疼痛，多从腰骶部、下腹向大腿及膝部放射。只要重视不规则阴道流血，大部分子宫内膜癌是可以被早期发现的。

诊断性刮宫是最常用、最有价值的诊断方法，宫腔镜下分段诊刮及子宫内膜活检可以提高诊断的准确性。近年来，子宫内膜吸取活检技术被推广用于筛查，不仅可明显减轻患者痛苦，还具有费用低廉、手术时间短等优点。

卵巢癌患者中，老年女性占一半

在妇科肿瘤中，卵巢癌恶性程度很高，且因起病隐匿，80% 以上的患者发现时已是晚期，故死亡率居首位，患者 5 年生存率不足 30%。目前，在卵巢癌患者中，老年女性约占一半。随着人口老龄化和预期寿命的提高，这一比例在未来会不断升高。

由于卵巢癌难以被早期发现，病因不明，故定期进行妇科体检尤为重要。特别是具有卵巢癌、乳腺癌或其他相关癌症个人史或家族史，符合某些遗传性肿瘤综合征诊断标准（如遗传性乳腺癌卵巢癌综合征、遗传性非息肉病性直结肠癌综合征等），或携带卵巢癌发病相关遗传性肿瘤基因突变的女性。

目前用于筛查卵巢癌的方法主要有两种。一种是经阴道超声，它可以精确地测量卵巢的体积，且没有创伤；但是由于超声本身的局限性，不能分辨病变性质，也不能发现卵巢大小正常情况下的病变，且主观性强、假阳性率高、特异性差。另一种是肿瘤标志物

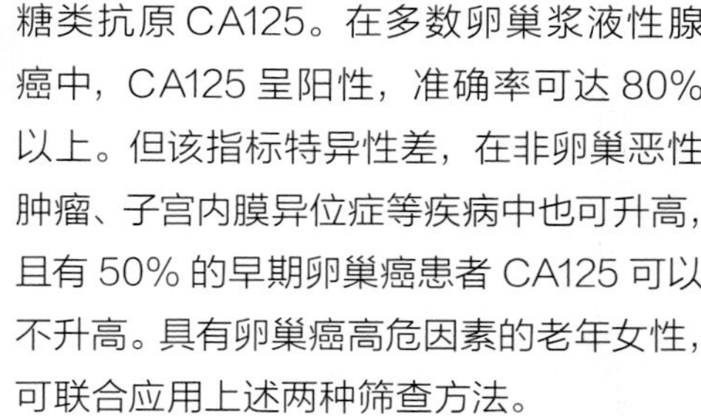

糖类抗原 CA125。在多数卵巢浆液性腺癌中，CA125 呈阳性，准确率可达 80% 以上。但该指标特异性差，在非卵巢恶性肿瘤、子宫内膜异位症等疾病中也可升高，且有 50% 的早期卵巢癌患者 CA125 可以不升高。具有卵巢癌高危因素的老年女性，可联合应用上述两种筛查方法。

延伸阅读

乳腺癌是女性最常见的恶性肿瘤。在欧美发达国家，70%以上的乳腺癌患者是绝经后女性。在中国，乳腺癌有两个发病高峰期，一个是45～55岁，另一个是70～74岁。因此，老年女性应注重乳腺癌筛查，早发现，早治疗。首先，每月进行一次乳房自查，看一看，摸一摸，挤一挤，判断是否发生大小变化、皮肤橘皮样改变，有无肿块、乳头凹陷或乳头溢液。其次，每1～2年进行一次乳腺钼靶X线摄影检查，特别是高危人群，包括初潮年龄小于12岁、绝经年龄大于52岁、高龄（35岁以上）初产、独身未育、有乳腺癌家族史、有一侧乳腺癌史、青少年时期受射线辐射，以及曾患乳腺纤维腺瘤、乳腺炎等乳腺良性疾病的女性。

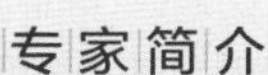

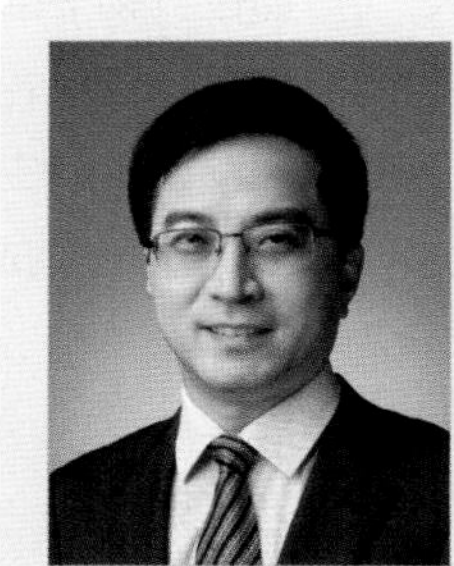

周卫强 同济大学附属第一妇婴保健院宫颈科副主任、主任医师，上海市中西医结合学会妇产科专业委员会常委，上海市医学会妇产科专科分会感染学组秘书、内异症学组委员。擅长妇科常见和疑难疾病的诊治，以及妇科宫腔镜、腹腔镜、盆底修复、宫颈锥切等微创手术。

老年女性应至少每年做一次妇科检查。若出现异常阴道流血及下腹部不适等症状，应及早就诊。如果出现泌尿系统症状，也应引起重视，因为部分卵巢肿瘤的主要症状可表现为尿频、尿潴留等。

关键6：营养均衡

海军军医大学海军医学系营养与食品卫生学教研室教授　李 敏

身边故事

70岁的李女士饮食一直偏素，且比较清淡，年轻时就很苗条，步入老年后身材更瘦削了。前不久，她感觉自己越来越没力气，日常家务劳动逐渐力不从心，还经常有头晕症状。经检查，李女士存在营养不良，患有较为严重的贫血和骨质疏松症。

66岁的徐女士正相反，身高不到160厘米，体重却有近80千克。她一直想减肥，可无肉不欢，总是控制不住饮食，又不喜欢运动。最近一次体检发现，她的血压、血糖已经“悄悄”上升，戴上了高血压、糖尿病的“帽子”。

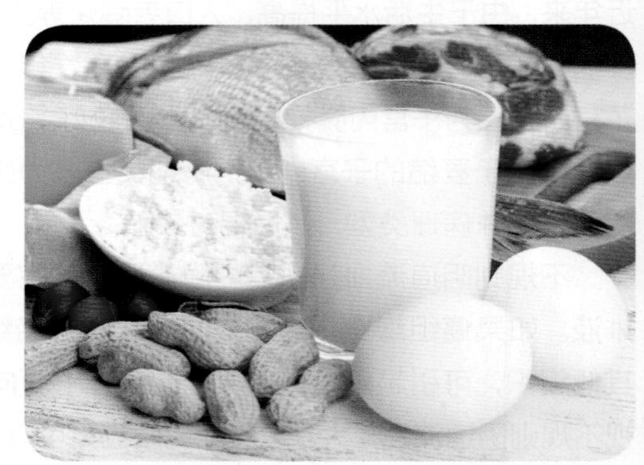

老年人的器官功能出现不同程度衰退，如消化吸收能力下降，心脑功能衰退，视觉、听觉、味觉等感官反应迟钝，肌肉萎缩，瘦体组织量减少等，不仅容易出现营养不良、贫血、骨质疏松、体重异常、肌肉衰减等问题，还会增加慢性疾病的发生风险。因此，老年人在膳食方面更需要特别注意。

两大突出问题：体重过低、超重或肥胖

体重过低、超重或肥胖是体现老年人营养状况的两大突出问题。有调查显示，在60岁以上的老年人中，男性体重过低的发生率为8.5%，女性体重过低的发生率为7.8%；在75岁以上的老年人中，体重过低的情况更为突出，特别是在农村地区。而与体重过低相比，超重、肥胖的发生率更高。此外，贫血、骨质疏松症、肌少症、高血压、糖尿病等疾病的发生也与营养密切相关。

在老年女性中，体重过低者往往存在贫血、骨质疏松症，超重或肥胖者常常合并糖尿病、高血压、血脂异常。

两大营养重点：摄入充足蛋白质，保持适宜体重

对老年女性而言，延缓肌肉衰减对维持活动能力和健康状况极为重要。延缓肌肉衰减的有效方法是“吃动结合”：一方面要摄入足够的优质蛋白质，另一方面要进行有氧运动和适当的抗阻运动。获得足够优质蛋白质的途径有三：第一，吃足量的鱼、虾、禽肉、猪肉、牛肉、羊肉等动物性食物；第二，天天喝奶，最好选择低脂奶及其制品；第三，每天吃大豆及豆制品，其不仅富含优质蛋白质，还含有丰富的不饱和脂肪酸、磷脂、钾、钙和维生素E等，对女性健康非常有益。

对一般成人而言，体质指数低于18.5千克/米^{2}是营养不良的判断标准。研究表明，体质指数过低的老年人，死亡率和发生营养不良的风险会增加，生活质量会下降。因此，老年人的体质指数最好不低于20千克/米^2，但也不宜高于26.9千克/米^2。具体到每个人，还应结合体脂和健康情况综合判断。

此外，有些老年人牙齿缺损、消化吸收功能减退，可造成食物摄入量不足和营养缺乏，更应注意营养均衡，食物制作要注意细、软，并少量多餐。

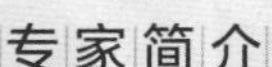

专家简介

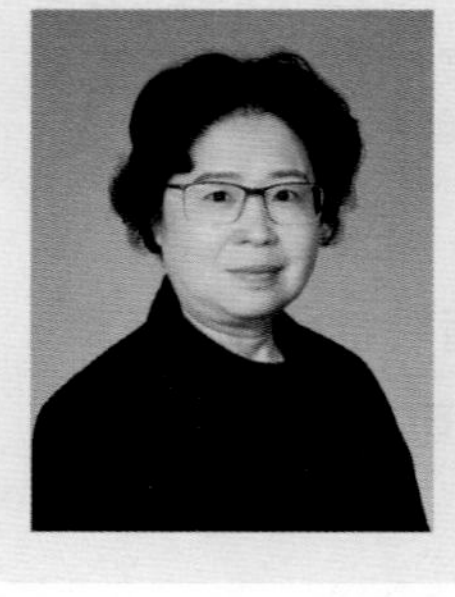

李 敏 海军军医大学海军医学系营养与食品卫生学教研室教授、博士生导师，中国人民解放军卫生学专业委员会副主任委员，中国营养学会第八届理事会理事，上海市营养学会副理事长。主要从事营养学的教学和科研工作。

关键7：科学运动

上海体育学院运动科学学院教授　陆大江

62岁的申女士退休后实现了“时间自由”，每天都会早早吃完午饭，然后与牌友一起打麻将，一坐就是半天。因身体活动量大大减少，她的体重增加了近10千克。

因为比较胖，且伴有脂肪肝、血脂异常，郭女士一直比较注意控制饮食。她也认识到，还要增加运动才能更好地控制体重，促进身体健康。但是，她患有膝骨性关节炎，跳舞、跑步等运动方式不太适合，于是她在一家健身房办了健身卡，坚持每天去游泳。现在，65岁的郭女士早已将体重控制在正常范围，膝骨性关节炎也没有加重。她说，游泳已经融入了自己的日常生活，如果哪天不游泳，就会觉得浑身不舒服。

随着年龄增长，老年女性的肌肉、骨骼和关节等运动系统发生相应变化，运动能力、平衡能力大不如前，科学运动能有效延缓机体功能衰退。

适当运动，好处多多

老年女性坚持进行有规律的有氧运动、抗阻运动、平衡锻炼，不仅能增强心肺功能、延缓骨量流失和肌肉衰减、减轻关节负担，还能提高平衡能力和应急能力，预防跌倒。即使跌倒，也能避免发生严重损伤。

科学运动，总的原则是结合自身情况、兴趣、环境等，选择合适的运动项目（如跳广场舞、健步走、游泳、打拳、做操等），还应做好运动前的热身运动和运动后的整理活动。

跳广场舞，要注意保护下肢关节

广场舞是一种有氧运动，在老年女性中广受欢迎。其简单易学，节奏感强，运动强度相对较小，可以起到活动肢体、增强身体灵活性、改善心肺功能的作用。有研究表明，长期参加广场舞运动的老年女性，安静脉搏、舒张压均低于很少运动的同龄人，而肺活量则高于很少运动的同龄人。

进行广场舞等舞蹈类运动时，应注意以下问题。首先，应选择宽阔、整洁的场地，地面不宜过硬，尽量选择木质地板、塑胶地板、草地等有一定弹性的地面，这样可以为关节提供缓冲，保护髋、膝、踝等下肢关节。其次，运动时间不宜过长，每15～20分钟应适当休息一下。第三，要选一双柔软、透气、缓冲性好的鞋。

健步走，促进心血管健康

健步走是一种简单、安全的运动方式，可增强心肺功能，提高耐力，有助于防治高血压、糖尿病、骨质疏松症，尤其适合老年人。

老年女性可根据自身情况，选择合适的步频。快速健步走的步频为120～150

老年人运动三原则

❶ 安全

老年人运动锻炼，首先要考虑安全性。运动前应听从医生的建议，选择合适的项目，动作应相对简单，幅度别太大，要避免危险动作，运动强度也不能太大。同时，还要注意选择安全的运动环境。

❷ 全面

老年人运动时应尽量使全身各部位都得到锻炼。可选择能活动全身的一两种项目，也可适当选择多种不同的项目，以“取长补短”。

❸ 适度

老年人应根据自身生理特点和健康状况选择合适的运动项目、运动强度、时间、频率等。最好每天坚持运动，每周至少运动3～5次；条件允许时，每天户外活动时间应至少达到30分钟，最好为1小时左右。运动时应量力而行、循序渐进，以微微出汗、自我感觉舒适为宜。

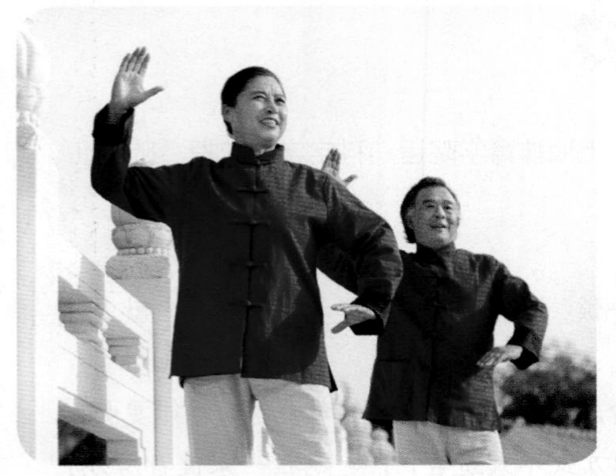

步/分，中速健步走的步频为100～120步/分。一般来说，以120步/分的步频，每天健步走30分钟（可分1～3次完成，每次10分钟以上），每周至少5天，对促进心血管健康非常有帮助。但是，有膝关节疾病的患者不宜长时间健步走。

游泳，有助于保护关节

游泳是一种全身运动，能锻炼心肺功能，有效消耗热量，塑造良好体形。游泳还是一项较少发生运动损伤的健身方式，能最大限度保护关节和肌肉，非常适合老年人。在水中运动时，人体对抗的是水，而非坚硬的地面或运动器械。水的浮力减轻了自身体重给关节带来的负荷，能使人更自如地完成各种关节屈伸动作，避免在陆地上运动时用力过度或动作不标准导致的运动损伤。其实，老年人不一定要学会专业的泳姿，水中带浮漂往返行走、做水中健身操等也是很好的选择。

传统养生操，尤其适合老年人

太极拳是一种蕴含中国传统文化的健身方法，具有调和气血、平衡阴阳、疏通经络、调节脏腑的养生保健作用，已被世界卫生组织推荐为预防老年人跌倒的运动干预方法。很多研究表明，太极拳训练融合了肌力、平衡、控制力和步行能力等练习，对四肢、躯干、关节（膝、踝、髋等）都能起到锻炼作用。

八段锦以形体活动、呼吸吐纳、心理调节相结合为主要运动形式。与太极拳相比，八段锦简单易学，对场地要求低，运动强度适中，主要通过脊柱活动带动四肢协调运动，重心转换动作贯穿始终，可提高身体平衡能力，增强下肢肌肉力量和关节灵活性。

五禽戏依据中医学阴阳、五行、脏象、经络等理论，模仿鸟兽动作创编而成，是世界上第一套医疗保健体操。五禽戏锻炼模仿虎之威猛、鹿之安适、熊之沉稳、猿之灵巧、鸟之轻捷，不仅能锻炼肢体，还注重内气运行、意念导引，以调整身心。

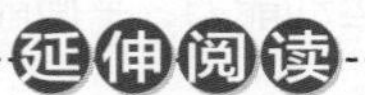

运动可不局限于具体的项目，这些“小动作”，也能帮助老年人提高平衡能力，增强下肢力量。

❶ 单腿站立 双手叉腰，单腿站立，另一条腿屈髋屈膝90°，保持平衡10秒；换另一条腿进行上述练习。重复以上步骤10次。

❷ 站立位重心转移

● 前后转移 双手叉腰，双脚分开与肩同宽。右脚向前迈一大步，双手扶右膝，向前屈膝呈弓步；随后伸直右膝，身体直立，将重心转移到左脚后，把右脚收回。用同样的方法进行对侧练习。重复以上步骤10次。

● 左右转移 双臂侧平举，双脚稍宽于肩部，引导上半身向右倾斜，右腿呈侧弓步下蹲；注意双脚不要离开地面，复位。用同样的方法进行对侧练习。重复以上步骤10次。

❸ 脚跟、脚尖提起运动 站立位，双腿分开与肩同宽，手扶墙面或椅背。先提起脚跟，保持5秒，缓慢放下；再提起脚尖，保持5秒，缓慢放下。重复以上步骤10次。

专家简介

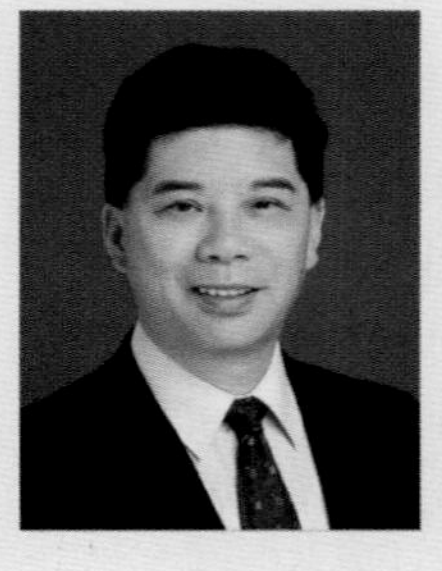

陆大江 上海体育学院运动科学学院教授，上海市健康科技协会体医融合专业委员会主任委员，上海市青少年体育协会幼儿体育分会会长，上海市健身健美协会副会长，上海市木兰拳协会副会长。主要从事体质与健康、运动处方、儿童运动健康促进、慢病管理等的教学和科研工作。

陆大江医生说
“老年人运动”

> 老年女性最好选择在阳光下运动，充分利用社区、公园中的健身场所，避免在公路旁等交通繁忙、污染相对较大的地方运动。

关键8：调整心态，享受生活

上海市精神卫生中心　许 桦（副主任医师）　肖世富（主任医师）

身边故事

许女士原本想在60岁退休后好好享享清福，却没料到退休生活使她的心情一落千丈。她以前是单位的业务骨干，工作能力强，受人尊敬，常常能收获满满的成就感；退休后，一个人待在家里，人际关系、社会地位、经济收入等诸多方面都发生了重大变化，她感到非常失落、孤独，常常以泪洗面，失眠、焦虑等症状也接踵而至。

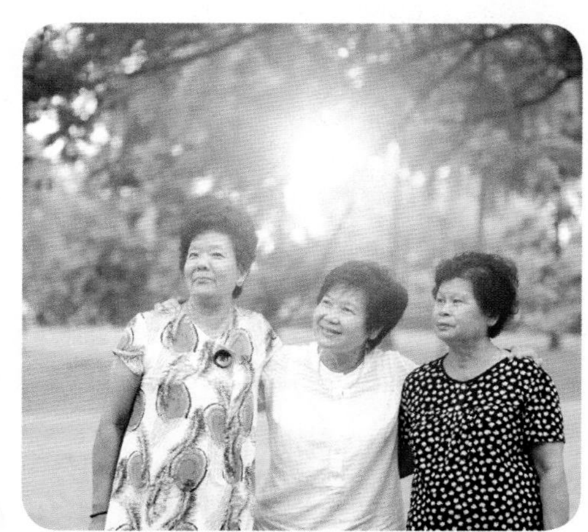

老年人最突出的心理问题和精神症状包括孤独感、焦虑和抑郁、失眠等。由于性别、生理、心理、认知等因素的影响，女性更感性，情绪更容易波动，更容易受精神心理问题的困扰。

老年女性常见三大精神心理问题

● **孤独感** 孤独感是人处于某种陌生、封闭或特殊的情景中感受到的一种不愉快的情感体验。很多老年女性在经历退休、丧偶、朋友相继去世等不良事件后，生活受到很大冲击，处于“空巢”或“独居”状态，孤独感越来越明显。有调查发现，约60%以上的老年女性有孤独感。

● **焦虑、抑郁** 导致老年女性焦虑、抑郁的因素很多，包括高血压、糖尿病、脑卒中等慢性疾病的困扰，神经递质、激素水平发生改变，生活环境变化、丧偶等应激事件，睡眠障碍，以及性格、遗传、教育背景的影响，等等。焦虑和抑郁常常相互影响，无法完全分开。长期焦虑、抑郁严重影响老年女性的社会功能及身心健康，增加许多躯体疾病的死亡率。研究还发现，老年期首发抑郁，与认知功能损害之间有很大联系。

● **失眠** 入睡困难、睡眠浅、早醒等睡眠障碍在老年女性中也很常见。长期失眠可导致免疫力降低，增加心血管疾病、抑郁、焦虑等的发生率。

三个建议，提升老年女性心理健康

● **转变角色** 女性退休后，社会角色发生了变化，这是不可回避的问题。女性朋友应坦然接受现状，主动完成角色转变，建立新的生活模式。比如：根据自己的情况，制定规律、可行的作息时间；养成良好的饮食和卫生习惯，积极参与社会活动；寻找新的生活目标，做自己曾经想做却一直没做的事；培养兴趣爱好；等等。

● **表达情绪** 理性看待自己的情绪问题，不要怕麻烦家人和朋友，可以主动倾诉，合理宣泄，也可以采用转移注意力等方法。家人要鼓励她们表达情绪，给她们足够的时间和空间。如果无法摆脱焦虑、抑郁、失眠等问题，应寻求专业的治疗。

● **积极社交，主动学习** 老年人应积极走出家门，融入社区，主动学习新事物，参加丰富多彩的活动，如下棋、打球、跳舞、结伴旅游等。在集体活动过程中，不仅可以锻炼身体，增强体力，改善睡眠，还能找到归属感，获得情感支持，焕发身心活力。PM

专家简介

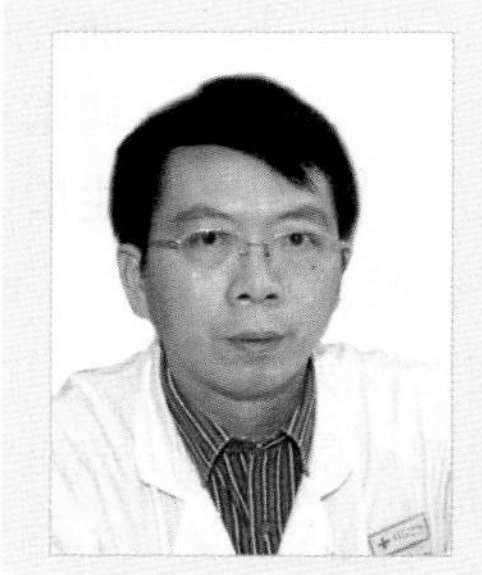

肖世富　上海市精神卫生中心老年精神疾病诊治中心主任、主任医师、教授、博士生导师，上海交通大学阿尔茨海默病诊治中心主任，中国医师协会老年医学科医师分会副会长，中国老年保健协会阿尔茨海默病分会副主任委员，中国心理卫生协会心理评估专委会副主任委员。擅长抑郁、焦虑、失眠、记忆障碍、阿尔茨海默病等老年精神疾病的诊治。

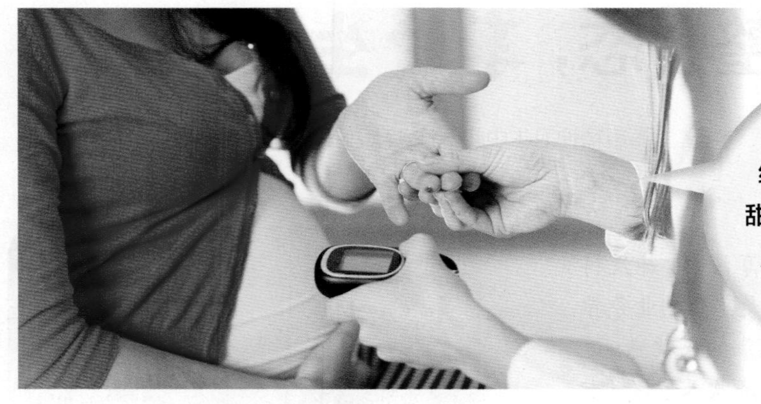

新生命的孕育和诞生是神圣、美好、充满希望的，但准妈妈可能会经历一系列磨难，糖尿病就是这样一种名称虽甜，但会给准妈妈带来诸多痛苦的疾病。而对于从青少年时期就开始经历这种磨难的1型糖尿病患者而言，如何才能顺利度过孕育新生命的艰难历程？

1型“糖友”怎么顺利当妈妈

华中科技大学同济医学院附属协和医院
内分泌科主任医师　曾天舒

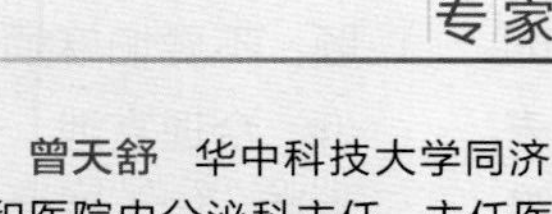

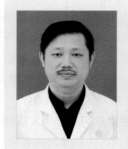

专家简介

曾天舒　华中科技大学同济医学院附属协和医院内分泌科主任、主任医师，中华医学会内分泌学分会委员、基础内分泌学组副组长、肥胖学组委员，湖北省医师协会内分泌代谢医师分会副主任委员。擅长糖尿病、肥胖、代谢综合征、甲状腺疾病、垂体和神经内分泌疾病、性发育异常等的诊治。

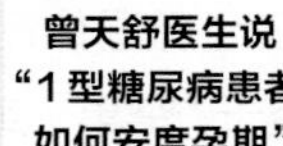

曾天舒医生说
“1型糖尿病患者如何安度孕期”

“计划怀孕和已经怀孕的1型糖尿病患者，就诊时最好找有经验的团队，其中至少包括内分泌科医生、营养师及健康教育护士，以更好地帮助自己顺利度过孕期。”

孕前：评估病情，控制血糖

1型糖尿病患者有怀孕打算后，应该及早做好准备。最重要的事有两件：一是对血糖控制情况和有无并发症进行详细评估，估计怀孕可能带来的风险；二是把血糖控制在正常范围。

❶ 进行相关检查，评估病情和风险

在计划怀孕前三个月，患者需要进行一系列检查和评估。除血糖控制情况外，主要检查是否存在糖尿病并发症或伴发疾病，如大血管和微血管并发症，尤其是糖尿病肾病和糖尿病视网膜病变，以及血脂异常、高血压、非酒精性脂肪性肝病、多囊卵巢综合征、甲状腺功能异常等。此外，还应仔细回顾所用药物。有些患者可能存在血管并发症、高血压、高胆固醇血症等，正在服用降压药、调脂药等，其中有些药物可能会导致胎儿畸形，应在医生指导下调整药物。

❷ 控制血糖，最好达到理想水平

怀孕10周内是胎儿器官形成的关键时期，已经有很多研究证明，这个时期的高血糖与胎儿先天性疾病的发生有关。计划怀孕的糖尿病患者应尽可能将血糖控制到

接近正常水平，最好达到理想水平，即糖化血红蛋白低于 6.5%。这样不仅可以降低宝宝发生多种先天性异常和超重的风险，还能降低母亲发生先兆子痫等妊娠并发症的风险。

孕期：良好控制血糖，监测血糖，监测并发症

1 型糖尿病患者怀孕后，关键问题是保持良好的血糖控制，密切监测血糖和并发症。

❶ 良好控制血糖

孕期血糖控制良好的标准是空腹血糖低于 5.3 毫摩 / 升，餐后 1 小时血糖低于 7.8 毫摩 / 升，或餐后 2 小时血糖低于 6.7 毫摩 / 升。不难看出，这个目标比平时的血糖控制目标更加苛刻。

1 型糖尿病患者主要采用胰岛素治疗，既可以使用“基础”加“餐前”的一日多次注射法，也可以使用胰岛素泵。使用得当的胰岛素泵治疗可能有利于获得更好的血糖控制和更低的低血糖发生风险。低血糖是胰岛素治疗最令人担忧的不良反应。由于多种原因，孕早期患者发生低血糖的风险会增加，孕妇和家人都要充分了解如何识别和处理低血糖，并学会通过严格血糖监测来避免低血糖。

❷ 监测血糖

血糖监测是良好控制血糖的基本保障，常规方法主要是使用血糖仪检测指尖血。1 型糖尿病患者血糖监测频率较高，频繁扎手指痛苦较大。近年来，连续血糖监测逐渐得以普及。有研究显示，在孕期采用连续血糖监测，不仅可以使母亲的血糖控制得更加平稳，减少低血糖反应，还可以减少母亲和胎儿的相关并发症。因此，目前有学术组织推荐妊娠的 1 型糖尿病患者使用连续血糖监测设备。

与平常相比，怀孕后女性的空腹血糖较低。因此，很多 1 型糖尿病患者在孕早期对胰岛素的需求量会减少，如果仍然保持原剂量，低血糖的发生风险会增加。但是到了孕中期，尤其是孕 16 周以后，胰岛素抵抗开始加重，许多患者对胰岛素的需求量会随之增加。此外，由于孕期进食和生活规律与平时有所不同，血糖的变化规律会被打破。因此，患者在整个孕期都必须通过严格的血糖监测来指导胰岛素剂量的调整。

现有研究显示，良好的餐后血糖控制能降低孕妇先兆子痫的发生风险。由于糖化血红蛋白反映的是一段时间内的血糖水平，无法准确反映餐后高血糖，所以只能作为判断孕妇血糖控制情况的一个辅助指标。现有证据表明，在孕早期，糖化血红蛋白低于 6.5% 有助于减少妊娠并发症的发生；有研究认为，在孕中期和孕晚期，糖化血红蛋白须控制在 6% 以内才能更好地减少并发症的发生。但是要注意，良好控制血糖的前提是尽可能避免低血糖，尤其是严重低血糖的产生。此外，在孕期，红细胞寿命相对缩短，糖化血红蛋白的监测频率要相应增加，宜从平时的三个月一次改为每个月一次。

❸ 监测并发症

1 型糖尿病患者在孕期需要特别警惕并发症，如高血压、视网膜病变和肾脏病变等。由于 1 型糖尿病患者怀孕时更容易发生妊娠高血压综合征，故美国糖尿病学会建议患者在孕 16 周以后使用小剂量阿司匹林进行预防。孕期血压应控制在 135/85 毫米汞柱以下，但不要低于 120/80 毫米汞柱，否则也可能会影响胎儿发育。血管紧张素转化酶抑制剂和血管紧张素受体拮抗剂可能导致胎儿肾、肺等器官发育不良或宫内生长迟缓，故孕期禁用。

产后：调整胰岛素，预防低血糖

分娩以后，患者的胰岛素敏感性会有所恢复，应在进行血糖监测的基础上，在医生指导下减少孕后期增加的胰岛素用量。

母乳喂养对母婴双方都非常有利，但对 1 型糖尿病患者而言，哺乳会增加发生低血糖的风险，尤其是夜间低血糖。因此，1 型糖尿病患者在哺乳期要更加谨慎地进行营养治疗及血糖监测，并在医生指导下根据哺乳时间、休息和进餐变化等调整胰岛素用量。PM

认识肺结核中的“钉子户”：耐药肺结核

同济大学附属肺科医院呼吸与危重症医学科副主任医师　程克斌

肺结核又称“肺痨”，过去有着“十痨九死”的说法，不少文学作品也传递着这样的信息，比如鲁迅的小说《药》中的华小栓，即使吃了“人血馒头”这祖传偏方也没能挺过来，最终死去。如今，肺结核依然是全球致死率较高、无法有效预防的传染病。尤其是近年来出现的耐药肺结核，因诊断复杂、治疗困难，令众多患者“深受其害”。为什么有些患者会罹患耐药肺结核？患了耐药肺结核该如何治疗呢？让我们一起来认识肺结核中的“钉子户”——耐药肺结核。

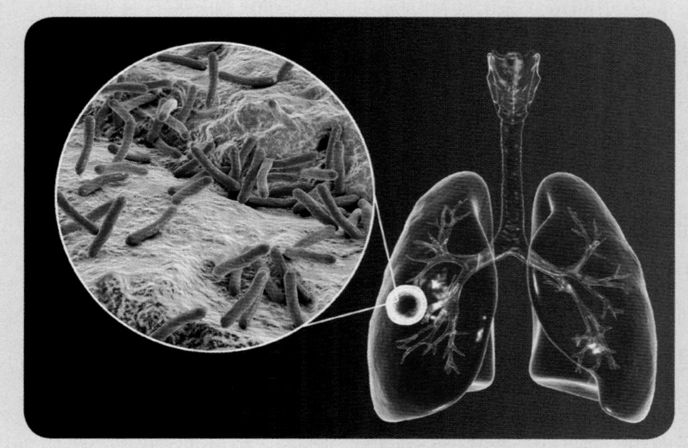

问题1：什么是耐药肺结核

结核病是由结核分枝杆菌（简称结核杆菌）感染引起的慢性传染病，几乎所有人体组织、器官均可发生结核病，但以肺结核最常见。作为呼吸道传染病，肺结核主要通过空气传播。当肺结核患者咳嗽、打喷嚏、大声说话时，结核杆菌从呼吸道排出，悬浮在飞沫中，健康人吸入带有结核杆菌的飞沫后，就有可能感染肺结核。若肺结核患者随地吐痰，痰液中的结核杆菌悬浮在空气中，也可传染他人。通常，抵抗力下降的人易患结核，包括艾滋病、糖尿病、肿瘤患者，长期大量吸烟者，以及长期使用免疫抑制药物（如糖皮质激素、环孢素等）的人，等等。与结核患者密切接触者感染的可能性远远高于其他人。

若患者感染的结核杆菌对一种或一种以上的抗结核药物产生耐药性，即为耐药结核病。我国一般将耐药结核病分为5型，即单耐药肺结核、多耐药肺结核、耐多药肺结核、广泛耐药肺结核和利福平耐药肺结核。单耐药结核病是指结核病患者感染的结核杆菌经体外证实对1种抗结核药耐药；多耐药结核病是指结核病患者感染的结核杆菌经体外证实对1种以上的抗结核药耐药，但不同时包括异烟肼、利福平；耐多药结核病是指结核病患者感染的结核杆菌，经体外证实至少同时对异烟肼、利福平耐药；广泛耐药结核病是指感染的结核杆菌经体外证实在耐多药的基础上，至少同时对1种氟喹诺酮类和1种二线抗结核注射药物（卷曲霉素、卡那霉素和阿米卡星）耐药；利福平耐药结核病是指结核病患者感染的结核杆菌，经体外药敏试验证实对利福平耐药。

据世界卫生组织发布的《2018年全球结核病报告》估算，在2017年，全球有23%的人（约17亿人）潜伏感染结核杆菌，新发结核病患者约1000万人，耐多药和（或）单耐利福平结核病患者56万人，因结核死亡患者约157万人。其中，我国新发结核病患者约90万人，因结核病死亡人数约 3.7 万人，是全球 30 个结核病高负担国家之一。另有研究显示，我国肺结核患者对一线抗结核药的耐药率高达 40.67%，耐多药率为 7.45%，远远高于全球平均水平，耐药肺结核病疫情十分严峻。

问题 2：为什么注射过卡介苗还会得肺结核

卡介苗注入人体后，可使人体产生抵抗力，有效抵御结核杆菌的再次入侵。目前普遍认为，卡介苗尚不足以预防感染，但可显著降低儿童发病率及其严重性，使血行播散型肺结核、结核性脑膜炎等严重结核病减少，并减少此后内源性恶化的可能性。也就是说，打卡介苗的目的是使结核的破坏力限制在局部，避免其对人体产生巨大危害。

问题 3：耐药肺结核有哪些严重危害

与普通肺结核相比，耐药肺结核病程长、迁延不愈、传染性强、传染时间延长，可导致结核病的广泛传播。此外，耐药结核病诊断困难，治疗时间长、费用高，治疗效果也不佳，部分患者可产生较为严重的药物不良反应。

问题 4：为什么有人一患上肺结核就是耐药肺结核

结核杆菌在分裂繁殖过程中可发生极少量基因突变，称为“天然耐药”。因为天然耐药菌株的存在，当单用某种抗结核药治疗时，只能杀灭对该药敏感的菌株，而不能杀灭天然耐药的菌株，使其得以保留，繁殖成为优势菌群，从而演变为耐药结核菌株，这就是患者获得性耐药的产生机制。

另一种耐药称“原发耐药”，指直接感染耐药菌株而导致的耐药。未接受过抗结核药物治疗或治疗不足 1 个月的耐药肺结核患者属于原发耐药。也就是说，少数患者感染耐药菌株可直接发生耐药肺结核。

问题 5：耐药肺结核的传染性更强吗

非耐药肺结核患者一般在治疗后 1 个月左右就不再有传染性。而耐药肺结核由于治疗较困难，故其传染期更长，容易传染更多的健康人。而且，被耐药肺结核患者传染的人一旦发病，就是耐药肺结核患者，其治疗较非耐药肺结核患者困难得多，且治疗周期长。因此，耐药肺结核的传染性要比非耐药肺结核强。

问题 6：如何预防肺结核转变为耐药肺结核

● **提升管控意识** 通过对肺结核患者进行耐药结核病健康宣教，使其了解耐药结核病的危害及难治性，提高预防耐药肺结核的意识。

● **避免与耐药肺结核患者接触** 医生在询问病史时发现，一部分耐药结核病患者有明确的结核病家族史。如家人患过耐药肺结核，患者与之接触后，就有可能被感染上耐药结核菌。

● **坚持规范治疗** 确诊为肺结核的患者应遵医嘱，坚持早期、联合、适量、规律和足疗程用药。

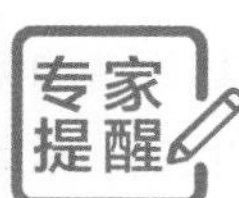

抗结核药物的不断推陈出新，使治愈结核病成为可能。此外，结核免费治疗政策、疫苗接种、整体生活水平提高等又进一步保证了结核病的高治愈率。如今，肺结核已从“十痨九死”走向“十痨九愈”。未来，耐药肺结核的进一步控制有望使结核病被彻底消灭。

生活实例

王先生今年68岁，前几日因突发头痛、呕吐、视物模糊，被送至医院急救。头颅CT检查提示脑出血。王先生的儿女赶到医院后十分震惊，连忙问医生："我爸平日身体硬朗，血压正常，怎么会脑出血呢？"经进一步检查，王先生脑出血的原因被找到：并非由高血压所致，而是"脑淀粉样血管病"在作祟。

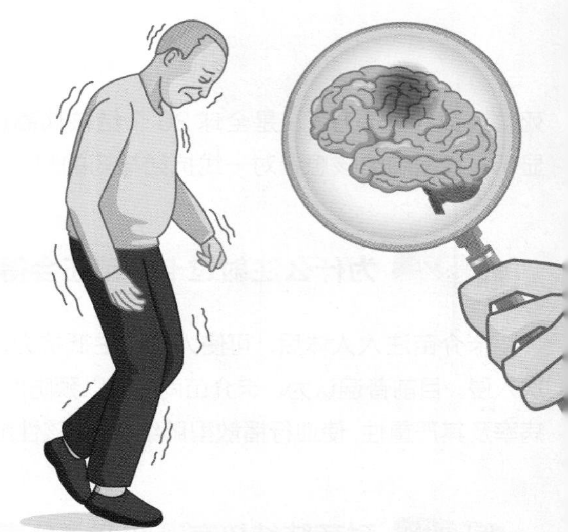

脑淀粉样血管病：脑出血的另一大"元凶"

复旦大学附属中山医院神经内科　吴旭青　范 薇（主任医师）

什么是脑淀粉样血管病

说起脑淀粉样血管病，很多人会感到非常陌生。

其实，脑淀粉样血管病与大家很熟悉的阿尔茨海默病"同病相怜"，近 80% 的阿尔茨海默病患者伴有脑淀粉样血管病。造成脑淀粉样血管病与阿尔茨海默病的共同"敌人"叫作"β 淀粉样蛋白"。这种物质若沉积于神经元周围可造成痴呆；如果沉积于脑皮质和软脑膜血管，可造成脑小血管病变。

尽管脑淀粉样血管病很少有人知道，但并不罕见。有调查数据称，脑淀粉样血管病约占所有类型脑出血的 15%，仅次于高血压，是导致老年人脑出血的第二位原因，且随着患者年龄的增长，发病率快速上升，严重影响老年人的生活质量及寿命。

脑淀粉样血管病危害不小

脑淀粉样血管病有多种临床表现，包括脑出血性改变、脑缺血性改变及认知障碍等，多数患者早期可无明显症状。

问题7：耐药肺结核怎么治

治疗前，所有诊断明确的耐药肺结核患者均应进行药敏试验（包括一线及二线抗结核药物），有条件者应同时采用快速分子药敏检测。医生会根据患者的药敏试验结果、药物可及性及既往用药史等综合评估后，制订个体化的治疗方案。除抗结核药物治疗外，还可采用以下 4 种治疗方法。

- **外科手术**　对于持续性痰菌阳性和不可逆病变的耐药肺结核患者，外科手术治疗可提供最大治愈可能性和最低复发率。外科手术适用于经内科治疗无效且主要病变局限于单肺、单叶或单肺段（包括毁损肺、空洞、干酪样病损、支扩或狭窄、肺不张等），余肺无结核病变或仅有轻微的稳定期病变，且心肺功能可承受手术的患者。
- **免疫治疗**　有研究发现，加用胸腺素等免疫制剂，能有效提高患者的抗结核能力，加快肺部病灶的消退与吸收，促进空洞闭合，从而改善患者肺功能。
- **介入治疗**　包括经支气管镜介入和经皮肺穿刺注药治疗。
- **中医中药治疗**　中医通过辨证论治，可提高耐药肺结核患者的免疫功能，改善其全身状况及临床症状，从而达到辅助治疗的目的。常用中药有益气润肺汤、肺泰胶囊、百合固金片等。PM

❶ **脑出血性改变**

脑淀粉样血管病所致脑出血性改变包括脑叶出血、脑微出血及皮质表面铁沉积。其中以脑叶出血最常见，多发生于脑后部，可单发或多发，主要症状为头痛、恶心和呕吐，可伴有局灶性神经功能缺损、痫性发作等表现。此外，近一半的脑淀粉样血管病患者有脑微出血，可无临床症状，但可能与认知功能降低有潜在关联性。除脑微出血外，约 60% 的脑淀粉样血管病患者有皮质表面铁沉积，可引起具有特征性的临床症状——“淀粉样发作”，表现为发作性、短暂性、刻板的肢体无力或感觉异常，每次发作可持续数秒至数分钟。

❷ **认知功能障碍**

超过 40% 的脑淀粉样血管病相关脑出血患者生前有一定程度的认知功能下降，部分患者的认知功能改变发生在脑出血前。认知功能障碍可累及多个认知域，以执行功能、情景记忆和知觉处理速度受损为主，多以慢性、渐进性方式起病，脑出血可使认知功能障碍急性加重。

❸ **脑缺血性改变**

脑缺血性改变包括脑白质高密度、脑微梗死、血管周围腔扩大等。脑淀粉样血管病所致的血管周围腔扩大主要发生在半卵圆中心。

如何发现脑淀粉样血管病

诊断脑淀粉样血管病主要依靠临床症状与影像学检查。由于部分患者在发生脑出血前无明显症状，只能通过影像学检查来帮助诊断，如头颅 CT 或磁共振（MRI）检查等。若检查发现脑淀粉样血管病的特征性出血性改变（如脑叶出血、脑微出血、皮质表面铁沉积等）及缺血性改变（如脑白质高密度、脑微梗死、半卵圆中心血管周围腔扩大等），可诊断脑淀粉样血管病。必要时，须通过脑活检或血肿清除术取脑组织进行病理学检查确诊。

如何降低脑淀粉样血管病的伤害

脑淀粉样血管病不可逆转，且迄今为止尚无有效治疗手段。但在日常生活中，依然有不少措施可减少脑出血的发生，延缓痴呆进展。

● **警惕异常症状** 老年人若出现反应迟钝、记忆力下降等认知功能障碍相关症状，家属应重视，及时带老人去医院就诊，进行头颅 CT 或磁共振检查，明确是否存在脑淀粉样血管病。

● **积极控制血压** 脑淀粉样血管病有两大危险因素——遗传性危险因素及非遗传性危险因素。高血压虽然不是脑淀粉样血管病的直接原因，但可使脑血管病变加重，进而显著增加脑出血发生的概率。因此，控制血压可有效降低脑淀粉样血管病相关脑出血的发生风险。

● **抗凝治疗须谨慎** 目前多认为，脑淀粉样血管病是口服抗凝药的禁忌证。必须进行抗凝治疗的患者（如房颤患者等）可采用新型口服抗凝药（如利伐沙班或达比加群）替代，也可采用左心耳封堵术或消融治疗。抗血小板治疗可增加脑淀粉样血管病的出血风险，应在医生指导下使用。既往有脑出血史的脑淀粉样血管病患者不宜进行静脉溶栓治疗。脑淀粉样血管病患者是否可以服用他汀类药物尚有争议。近来有研究提示脑出血患者可从他汀类治疗中获益。患者须听从医生指导，严格遵医嘱用药。

● **生活方式调节** 保持良好的社会交往和睡眠质量，健康饮食，适当锻炼（如练瑜伽、步行、打太极拳等），有助于舒缓不良情绪，减轻压力，延缓痴呆发生。PM

延伸阅读

脑淀粉样血管病所致脑出血治疗原则与其他原因所致脑出血的相同。进行性意识水平降低的中等大小血肿患者可行血肿清除术，小血肿及轻微意识水平降低的患者可以药物保守治疗为主。

专家简介

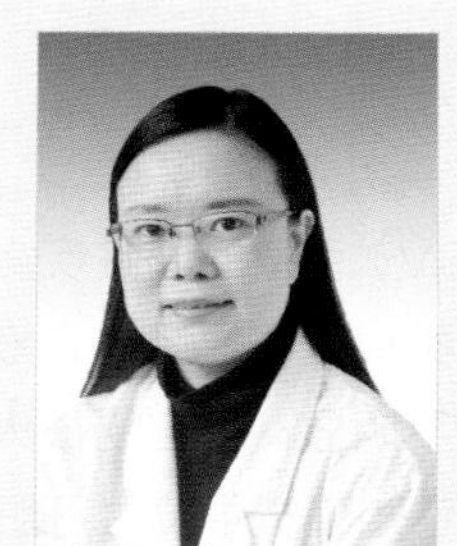

范薇 复旦大学附属中山医院神经内科副主任、主任医师、硕士生导师，中华医学会神经病学分会脑血管病学组委员，上海市医学会神经病学专科分会委员兼秘书。擅长脑血管病、帕金森病、癫痫等疾病的诊治。

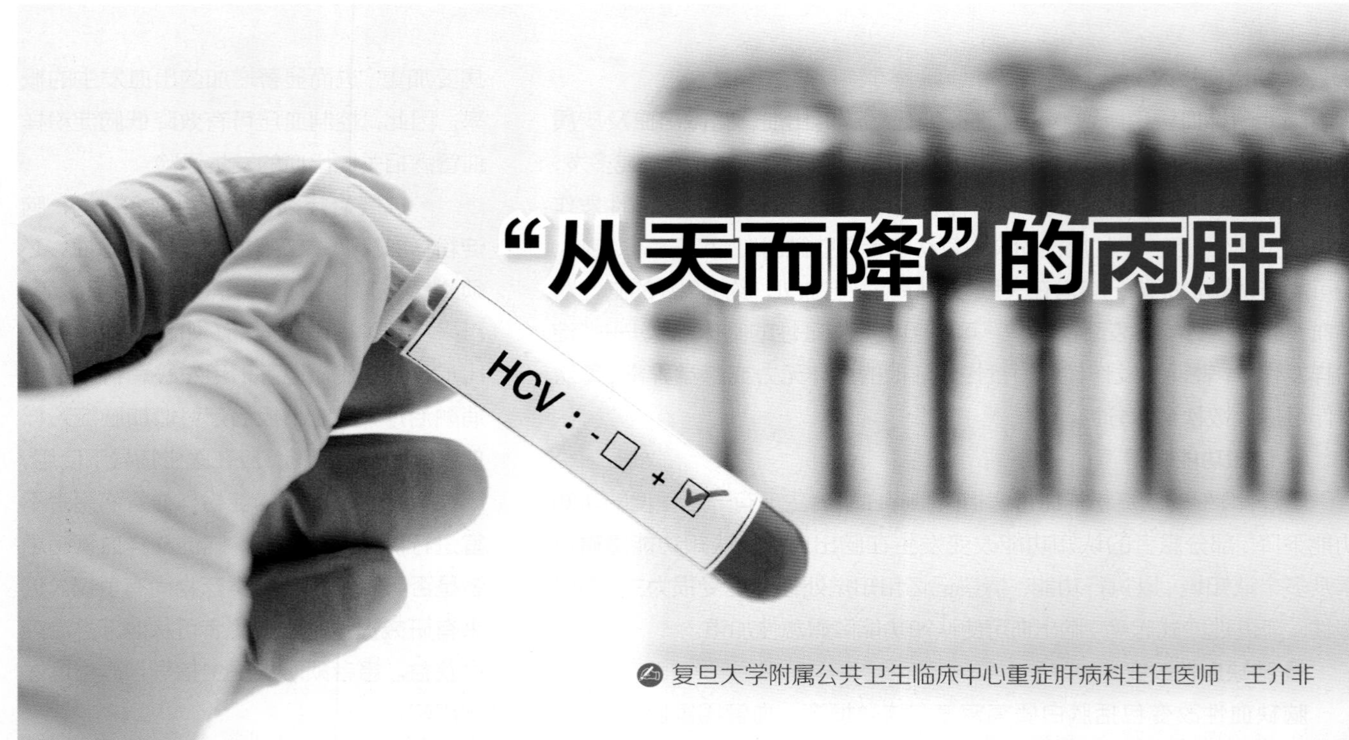

“从天而降”的丙肝

复旦大学附属公共卫生临床中心重症肝病科主任医师　王介非

病例一：

孕前检查，发现丙肝病毒感染

小芹夫妻俩结婚三年了，打算要个宝宝，于是便去医院进行孕前检查。意想不到的是，小芹的体检报告提示她感染了丙肝病毒。她苦思冥想，一直想不出到底何时、何地、何故被感染。“从天而降”的丙肝对小芹来说确实是一个不幸的消息；但从另一个角度来看，小芹又是“幸运”的，因为她的病情还没有进展到十分严重的程度。她经过规范治疗，体内的丙肝病毒被彻底清除了。治愈后，小芹顺利怀孕并生下了可爱的宝宝。

病例二：

献血被拒，罪魁祸首是丙肝病毒

年仅24岁的小强看上去身强力壮，作为新员工，他积极响应单位号召，报名参加志愿献血。经过体检，血液中心谢绝了他的献血请求，原因是存在丙肝病毒感染。听到这个消息，他陷入了深深的疑惑和苦恼中：我平时能参加所有的体育活动，自我感觉体质很好，怎么会感染丙肝病毒呢？丙肝病毒能被清除吗？后来，在医生的劝说和指导下，他面对现实，接受治疗，阻断了“无形杀手”对他的伤害。

病例三：

大量呕血，根源在丙肝

一天晚上，56岁的老赵突然大量呕血，经及时抢救，总算止住了血。检查发现，出血原因是丙肝肝硬化引起的食道静脉破裂。老赵很纳闷：我什么时候感染的丙肝病毒？怎么会悄无声息地发展到肝硬化的地步？

丙型肝炎是感染丙型肝炎病毒（HCV）引发的肝脏疾病。丙型肝炎病毒的传播途径和潜伏特征与乙肝病毒类似，主要经过血液、不洁性行为和母婴三种途径传播。丙肝早期症状不明显，很容易被人们忽视，如果未能及时发现、及时治疗，患者会在不知不觉中发生肝脏损伤，逐渐发展成肝硬化，甚至肝癌，严重威胁生命。

多数丙肝病毒感染者因体检而确诊

丙肝是我国常见的肝脏疾病，与乙肝不同的是，至今尚无疫苗可供预防。目前，中国约有1000万人感染丙肝病毒，是全球感染人数最多的国家之一。

由于多数人感染丙肝病毒后没有症状，故丙肝病毒感染者极易被漏诊，就诊率仅为2%左右。大多数感染者是在术前检查、献血、婚前或孕前体检等过程中被发现的，有的患者直到发展为肝硬化、肝癌，追溯病源时才被发现。

丙肝高危人群有八类

丙肝患者到底是如何被感染的？高危人群包括以下八类，应进行相应检查，并根据情况定期监测。

❶ 有静脉药瘾（吸毒）史者；

❷ 有职业或其他原因（文身、穿孔、针灸等）所致的针刺伤史者；

❸ 有医源性暴露史者，包括手术、透析、不洁口腔诊疗操作、器官或组织移植等；

❹ 有高危性行为史者，如多个性伴、男男同性恋；

❺ 丙肝病毒感染者的性伴、子女及家庭成员；

❻ HIV（人类免疫缺陷病毒）感染者及其性伴；

❼ 破损皮肤或黏膜被丙肝病毒感染者血液污染的人；

❽ 有输血或应用血液制品史者。

另外，准备接受特殊或侵入性医疗操作者，如输血或应用血制品，各种有创介入诊疗，胃镜、肠镜、气管镜、膀胱镜等内镜检查，血液透析等治疗，以及肝脏生化检测发现转氨酶、胆红素升高等不明原因异常者，应特别重视对丙肝病毒的检测。

诊断丙肝的三大方法

❶ 检测丙肝抗体

主要用于筛查是否曾经感染过丙肝病毒。丙肝抗体不是保护性抗体，对丙肝病毒感染没有预防作用，而是丙肝病毒感染的标志。

❷ 定量检测丙肝病毒核酸（HCV RNA）

用于反映患者体内丙肝病毒的活动和复制程度。丙肝抗体阳性代表曾感染过丙肝病毒，在此基础上进一步进行HCV RNA精确定量检测，可区分现症感染和既往感染。如果HCV RNA为阳性，则意味着受检者体内的丙肝病毒复制活跃，需要尽早接受抗病毒治疗；如果HCV RNA为阴性，则意味着受检者感染过丙肝病毒，但病毒已经被身体清除，不需要治疗。

❸ 检测丙肝耐药相关基因和丙肝病毒分型基因

基因检测可为丙肝患者选择治疗药物提供重要依据。在我国，56.8%的丙肝患者所感染的丙肝病毒基因为1b型，其次为2型、3型、6型。

1b型治愈率高，可以选择多种口服抗丙肝病毒药物，疗程一般为8～12周。3型较为难治，通常需要选择泛基因类药物，疗程一般为12～16周。曾经治疗失败或已经发展为肝硬化的患者，疗程需要延长4～12周。

丙肝治愈率近100%

过去，我国丙型肝炎的治疗情况不甚理想，治疗率仅为1.3%，患者常常发展到肝硬化或肝癌后，才被发现罪魁祸首是丙肝病毒。

近年来，随着口服抗病毒药物的上市，丙肝患者通常经过两三个月的治疗即可根治，治愈率几乎可达100%。PM

专家简介

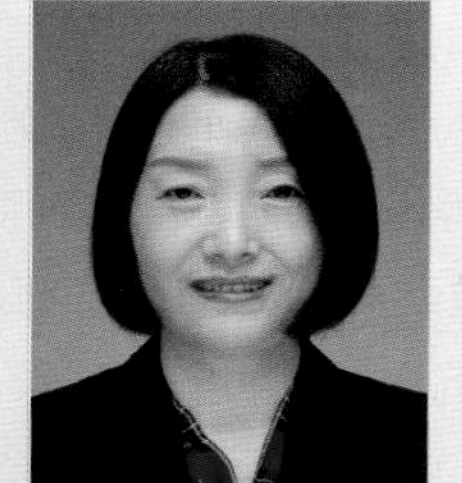

王介非　复旦大学附属公共卫生临床中心重症肝病科主任、主任医师、硕士生导师，中国医院协会精准医疗分会委员，上海市母婴安全专家委员会委员。擅长重症肝炎（肝衰竭）等疑难危重肝病的救治，乙肝、丙肝等病毒性肝炎的治疗和管理，以及孕产妇肝病的诊治。

王介非医生说“丙肝”

“虽然丙肝已经可被治愈，但这并不代表可以忽视丙肝这个‘隐形杀手’，高危人群一定要引起重视，及时检查，及早诊断和治疗。”

玫瑰痤疮：“面色红润”的烦恼

上海交通大学医学院附属瑞金医院皮肤科
陈利红 徐涵 陈小英 郑捷(教授)

“面色红润”也可能是病

玫瑰痤疮也叫玫瑰色斑，病如其名，它让患者“面色红润”，给患者带来各种困扰。其病因尚不明确，主要见于30～50岁女性，是一种主要发生于颜面中部的慢性炎症性皮肤病。玫瑰痤疮可分为红斑毛细血管扩张型、丘疹脓疱型、肥大增生型、眼型和重叠型。“酒渣鼻”就是玫瑰痤疮的一种类型，表现为鼻部肥大增生，属于肥大增生型。

玫瑰痤疮早期往往表现为面部阵发性潮红，伴异物感、皮肤干燥、烧灼感、瘙痒等不适；眼型患者可有畏光、流泪和视力模糊等表现；部分患者可在面部红斑的基础上出现丘疹、脓疱。

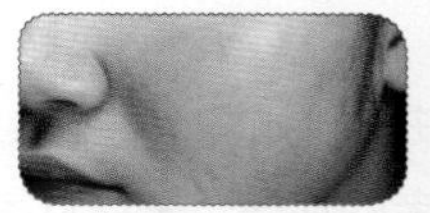
红斑毛细血管扩张型

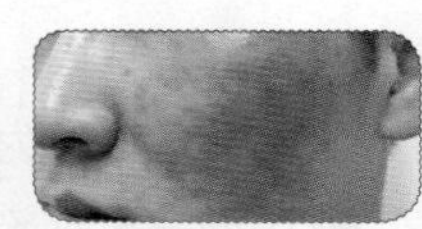
丘疹脓疱型

皮肤敏感，警惕玫瑰痤疮

约57%的玫瑰痤疮患者属于“敏感性皮肤”。敏感性皮肤与玫瑰痤疮（尤其是红斑毛细血管扩张型）症状相似，表现为皮肤刺痛、干痒、毛细血管扩张、红斑等。敏感性皮肤和玫瑰痤疮有共同诱发因素：温度剧烈升高或降低、食用辛辣食物、饮酒、喝热饮、情绪激动、运动、日晒、皮肤屏障破坏或外用刺激性产品等。敏感性皮肤和玫瑰痤疮发病机制也有共同点。因此，皮肤敏感可能是玫瑰痤疮早期症状。

以往认为，玫瑰痤疮是“光敏感性皮肤病”，这是因为很多患者在日晒后病情加重。临床观察发现，玫瑰痤疮是“光加重性皮肤病”，主要致病因素是日晒热量。我科曾对30例玫瑰痤疮患者进行光敏试验，结果发现，患者无论是接受长波紫外线、短波紫外线，还是可见光照射，测得的最小红斑量或最小黑斑量与正常人相比均无差异。可见，玫瑰痤疮并不是光敏感性皮肤病。

很多患者在喝热饮、蒸桑拿、剧烈运动后自觉面部症状加重，进一步证明患者对热敏感。

治疗：重在早期修护

玫瑰痤疮是慢性皮肤病，战胜它需要“长期作战”；针对皮肤红斑、毛细血管扩张、脱屑、干、痒、灼热等早期症状，重在早期修护和预防。应避免各类加重病情的因素，做到不饮酒、少喝热饮、少吃辛辣食物、避免剧烈运动、防晒、避免心理应激等。

皮肤护理措施包括三方面。一要温和清洁。使用温水轻柔地清洁皮肤，避免强力擦洗。传统肥皂是碱性的，可使皮肤pH升高至异常水平，并损害皮肤屏障；使用弱酸性温和洗涤剂可能对皮肤伤害较小。二要加强保湿。每日至少使用2次温和、无刺激的保湿霜。三要避免使用刺激性产品，如爽肤水、收敛剂和化学去角质剂；还应避免使用粗糙海绵等进行“机械”去角质。

治疗玫瑰痤疮外用药包括1%甲硝唑凝胶、1%伊维菌素乳膏、0.03%酒石酸溴莫尼定凝胶及非激素类抗炎药等。口服药主要有四环素类抗生素，如多西环素、美满霉素（米诺环素）等。也可尝试激光、光动力治疗等。PM

听神经瘤是一种常见的颅内良性肿瘤，起病隐匿，进展缓慢，开颅手术与伽马刀治疗是较为常用的方法。然而，不少患者在选择治疗方式时十分犹豫：有人认为开颅手术风险大，不愿为听神经瘤这一良性肿瘤冒险；也有人担心伽马刀不能完全清除肿瘤，日后复发风险高。

治听神经瘤，能否留住听力

复旦大学附属眼耳鼻喉科医院耳鼻喉科主任医师　袁雅生

听神经瘤起源于听神经鞘膜，占成人颅内肿瘤的8%左右。在瘤体增大的过程中，听神经瘤将逐渐压迫周围的重要结构，包括蜗神经、面神经、三叉神经、外展神经、后组脑神经、小脑、脑干等，使患者产生听力下降、耳鸣、眩晕、面神经麻痹、面部疼痛或感觉减退，步态不稳、辨距不良，声音嘶哑、吞咽困难、饮水呛咳等症状。

百年来，听神经瘤的外科治疗经历了由牵拉脑组织来获得显露的大体颅底外科时期、利用颞骨骨质切除获得显露的显微外科时期，到运用联合内镜技术、耳科机器人、导航技术和靶向药物等的精准治疗时代。如今，听神经瘤早已不是危及生命的恶疾，其治疗在面神经、听神经功能保留，提高患者生活质量等方面也取得了卓越进展。目前，听神经瘤的常用治疗方式有随访观察、手术切除和立体定向放射治疗（SRS）。其中，立体定向放射治疗又包含伽马刀、射波刀、改良直线加速器及质子束治疗。

手术切除是治疗听神经瘤最重要的方法。但对于较大的听神经瘤（直径在3厘米以上）来说，听力的保全往往较为困难。不过，在目前面神经和听神经监测手段不断发展的情况下，其功能的保全率正在逐步提高。立体定向放射治疗（如伽马刀）的最大优势是没有手术风险，主要适用于年纪大、全身状况不能耐受手术，以及听力状况较好的小听神经瘤（直径在1厘米以下）患者。但由于肿瘤没有被切除，在一些较为罕见的情况下，肿瘤可能会继续生长。

在选择治疗方法时，医生将以保留听力和面神经功能作为重要前提，充分评估患者的年龄、全身健康状况，肿瘤的分期、部位、生长速度、是否囊性变，患侧或对侧的听力水平等，继而做出综合判断。

● **听力较好的小听神经瘤患者，以随访为主** 对直径在1厘米以下的听神经瘤，可每6个月进行一次磁共振增强扫描检查。如随访过程中出现肿瘤生长，且患者存在有效听力，可考虑采取保留听力的手术治疗；如患者已无有效听力，则首选手术治疗。年龄大于70岁、全身条件差而无法耐受手术者，首选SRS治疗。

● **中等大小的听神经瘤患者，依听力状况而定** 对直径为1~3厘米的听神经瘤，如患者存在有效听力，可考虑采取保留听力的手术入路或SRS治疗；若患者已无有效听力，则首选手术治疗，SRS治疗可作为备选。

● **无实用听力的大听神经瘤患者，首选手术治疗** 对直径在3厘米以上的听神经瘤，首选手术治疗。如患者不能耐受或拒绝手术，可尝试SRS治疗。PM

专家提醒

除了治疗手段外，还有不少患者对到哪个科室就诊或治疗十分纠结。听神经瘤属于耳鼻喉科和神经外科的交叉“地段”，耳鼻咽喉科的耳神经-侧颅底组和神经外科的颅底组医生均可开展听神经瘤手术。

专家简介

袁雅生 复旦大学附属眼耳鼻喉科医院耳鼻喉科主任医师、硕士生导师，中华医学会耳鼻咽喉头颈外科学分会耳科学组委员，中国研究型医院学会听觉医学专业委员会委员。擅长耳聋、耳鸣、眩晕、面瘫、面神经瘤、听神经瘤、腮腺肿瘤、颞骨肿瘤和颈静脉球体瘤等耳神经－侧颅底外科疾病的诊治。

近二三十年来，医疗技术的飞速发展使绝大多数癌症的疗效有了显著提高，大量癌症患者得以长期生存。然而，医学科学进步的曙光却始终没能“普照”胰腺癌。在20世纪七八十年代，胰腺癌患者5年生存率为2%～4%；40多年过去了，胰腺癌的疗效却没有明显提高，胰腺癌患者的预后依然非常差，1年生存率仅为20%，5年生存率仅为5%。同时，随着人们饮食结构的改变及人口老龄化，胰腺癌的发病率在全球范围内均呈持续升高趋势。

为提高胰腺癌患者的长期生存率，上海交通大学医学院附属瑞金医院普外科沈柏用教授团队进行了深入的临床和基础研究，在国内率先提出根据胰腺癌不同病理和生物学行为开展综合治疗的观点，并重点开发了一系列新技术、新方法。在瑞金医院，胰腺癌患者术后1年生存率为78.3%，5年生存率达19.8%，远超平均水平。在2018年上海市科学技术奖榜单上，沈柏用教授领衔的“提高胰腺癌长期生存率的关键技术的建立和临床应用研究”项目荣获科技进步奖一等奖。

胰腺癌的疗效为什么始终不理想？瑞金医院普外科有哪些提升胰腺癌患者长期生存率的“独门绝活”？作为普通大众，如何才能远离胰腺癌这个“癌中之王”？听听专家的分析。

永不言弃，胰腺癌患者长期生存“未来可期”

本刊记者/ 黄 薏

受访专家/ 上海交通大学医学院附属瑞金医院普外科教授　沈柏用

专家简介

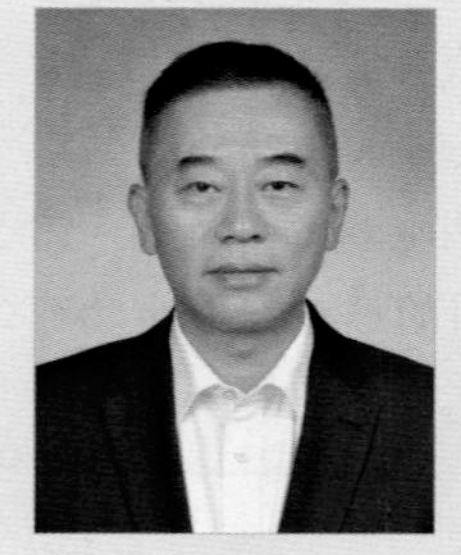

沈柏用　上海交通大学医学院附属瑞金医院副院长、主任医师、博士生导师，上海市消化外科研究所副所长，上海交通大学医学院胰腺疾病研究所所长，中华医学会外科学分会外科手术学组委员，上海市医学会普外科专科分会候任主任委员，上海市医师协会普外科医师分会副会长。

沈柏用教授说“胰腺癌”

“胰腺癌‘跑’得飞快，想要抓住它、制服它，并非易事。对医生而言，将胰腺癌患者的长期生存率提升哪怕一个百分点都是十分艰难的，需要付出大量心血和努力。”

胰腺癌“深藏不露”，“早发现”困难

“发现难”是胰腺癌预后不佳的重要原因。首先，胰腺的位置比较特殊，位于腹腔深部，“隐居”在后腹膜，邻近多个重要脏器。其左边是脾脏，前面是胃，右上方是肝脏，下方是横结肠，周围还有许多重要的血管。胰腺一旦发生病变，临床表现常不典型，很容易被忽视。其次，尽管很多人已经养成了每年进行一次全身体检的习惯，但

上海市科学技术委员会科普项目资助（项目编号 19DZ2332700）

常规体检手段（如腹部超声等）无法发现胰腺癌，而有可能发现胰腺癌“蛛丝马迹”的腹部 CT 检查一般不是常规体检项目，故胰腺癌容易被漏诊。第三，胰腺癌恶性程度高，进展快，很容易发生转移，从发生到患者死亡一般在 1 年左右，留给“诊断和治疗”的时间不多。胰腺癌“跑”得飞快，要抓住它、制服它，并非易事。

正因为胰腺癌有易被忽视（症状不典型）、易漏诊（常规检查发现不了）、“拖不起”（病情进展迅速）这三个特点，80% 的胰腺癌患者在被确诊时已经处于中晚期，有条件进行手术切除的患者比例不超过 20%。而手术是唯一可能使胰腺癌患者获得长期存活机会的治疗方法。

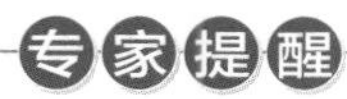

胰腺癌有哪些“蛛丝马迹”

胰腺癌的常见症状包括：腹部疼痛（疼痛可以在中腹部，可以偏左或偏右），黄疸（肿瘤压迫胆总管），不明原因消瘦、乏力，突然出现的血糖升高（胰腺内分泌功能受损），等等。

综合治疗：提升胰腺癌疗效的“制胜法宝”

在“提高胰腺癌长期生存率的关键技术的建立和临床应用研究”项目中，沈柏用教授团队提出按照胰腺癌患者的病理分期、病变部位及生物学特征，为患者制订个体化的综合治疗方案，包括手术治疗、化疗、靶向治疗等。

❶ 创新手术技术，提升手术安全性

手术是最有效的治疗胰腺癌的方法，也是患者可能得以长期生存的唯一机会。胰腺癌手术是普外科领域公认的难度最高的手术，尤其是胰头癌手术，不仅需要进行胰十二指肠切除，还需要完成“胰肠吻合”“胆肠吻合”和“胃肠吻合”，重建消化道。胰瘘是胰腺癌手术常见且十分严重的并发症，会引发感染、腹膜炎，严重时还会危及患者生命。

为提升胰腺癌手术的安全性，沈柏用教授独创“胰肠吻合新技术”（也称“沈氏吻合法”），将“肠道与胰管吻合”改为“肠道与胰腺全层吻合”，使胰腺残面与空肠紧贴，以最大限度地降低胰腺残面损伤和胰瘘的发生率。瑞金医院的随访结果显示，采用“沈氏吻合法”可使胰腺癌术后胰瘘发生率从原来的 16% 降至 2.3%，术后总体并发症发生率由 48% 降至 19.5%。

“通常，在胰腺癌手术后，医生需要在患者腹腔内放一根引流管，以观察手术部位是否有活动性出血、胰瘘等情况。但在瑞金医院普外科，胰腺癌术后患者是可以不放引流管的。”沈柏用教授告诉记者，“这么做不仅是因为我们对手术有绝对的把握，确定不会发生胰瘘、出血等问题，更是出于对患者安全的考虑，因为腹腔引流管放置 5 天以上，很容易发生逆行感染，对患者不利。”

❷ 扩大淋巴结清扫范围，进一步提升长期生存率

在提升手术安全性的同时，沈柏用教授团队对胰腺癌手术的“彻底性”也进行了深入研究。他们在回顾分析了 151 例胰头癌根治术的相关情况后发现，第 8、14 组淋巴结转移率分别为 4% 及 19%，遂提出“扩大淋巴结清扫范围，提升胰腺癌患者长期生存率”的观点，将淋巴结清扫数量从 18.14 枚增加到 27.30 枚。临床实践证实，扩大淋巴结清扫范围可明显提高胰腺癌患者的长期生存率。

❸ 发生肝转移，争取“联合切除”

已经发生肝转移的晚期胰腺癌患者，化疗效果不明显，一般存活时间不超过 6 个月。沈柏用教授团队在临床实践中发现，肝转移病灶在 3 个以下的晚期胰腺癌患者，先进行术前化疗，待肝转移灶缩小后，再进行胰腺和肝脏病灶的联合切除，可以使这些患者的 3 年存活率提高至 8.3%。“在传统观念里，发生肝转移基本等于被判了死刑，但我们的信条是‘永不放弃！’”沈柏用教授告诉记者。

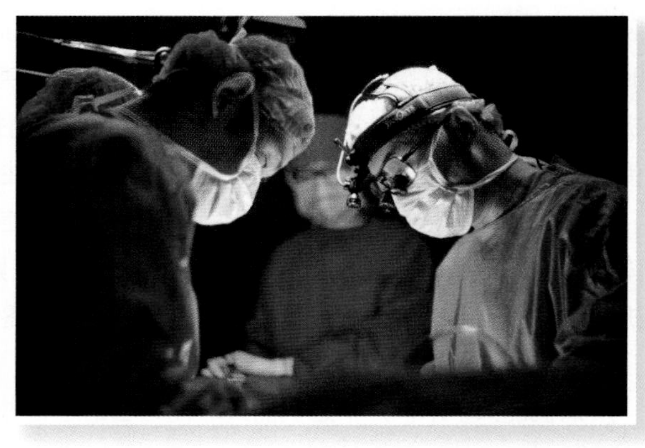

沈柏用教授（右）在手术中

❹ 基因检测，“定制”个体化综合治疗方案

近年来，肿瘤诊疗正朝着“精准、个体化”方向发展。以靶向治疗为例，与传统化疗“不分敌我，狂轰滥炸”（既杀死了肿瘤细胞，也杀伤了正常细胞）相比，靶向治疗就像“定点清除”，针对肿瘤细胞上的“靶点”进行“精确打击”，可以最大限度地保护正常细胞不受损伤。而要找到“靶点”，分子诊断、基因诊断技术的发展“功不可没”。

为提高胰腺癌患者的长期生存率，瑞金医院所有胰腺癌患者都会进行二代基因测序，且所有患者的治疗方案都是综合性的、个体化的。沈柏用教授告诉记者，无论是早期可以手术的胰腺癌患者，还是晚期无法手术的患者，基因检测都有助于为治疗方案的制定提供参考。如果发现患者存在胰腺癌相关基因突变（如 KARS 基因突变、BRAC 基因突变），医生会选用相应的靶向治疗药物，并结合其他治疗方式（包括手术、化疗等），使患者的长期生存率得到进一步提升。

“其实对胰腺癌这种恶性程度高、预后极差的肿瘤而言，将长期生存率提升哪怕一个百分点都是十分艰难的，需要医生和研究人员付出大量心血和努力。”沈柏用教授感叹道。

复杂手术微创化：“机器人手术”安全、有效

近年来，外科手术微创化的趋势十分明显，腹腔镜已广泛应用于临床，机器人手术也逐渐开展。作为外科领域难度最高的手术，微创技术在胰腺癌手术中的应用情况如何呢？

沈柏用教授告诉记者，瑞金医院迄今已完成 2000 余例胰腺癌机器人手术，是国际上开展此类手术最多的医院。同时，他们进行的前瞻性研究也首次在国际上论证了胰腺癌机器人手术的可行性、安全性、有效性及肿瘤根治性：与传统开放手术相比，胰腺癌机器人手术在患者无瘤生存期、总体生存率等肿瘤根治性指标，以及术后并发症发生率和围手术期死亡率等安全性指标方面均无明显差异，而机器人手术的创伤更小，患者术后恢复时间更短、疼痛更轻。

所谓机器人手术，并不是机器人取代医生给患者做手术，机器人只是外科医生的助手。“达·芬奇”手术机器人有 4 条“手臂”：两条“手臂”分别代表主刀医生的双手；

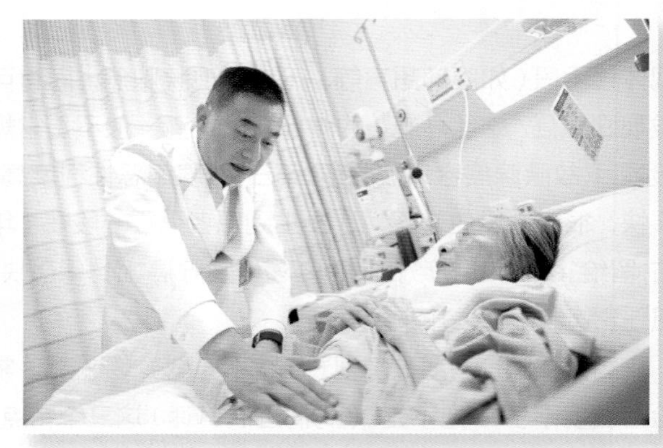

沈柏用教授为术后患者查体

一条“手臂”充当手术助手；还有一条“手臂”自带光源且装有两个摄像头，能将手术视野放大 10 倍，并以三维立体画面呈现。手术时，医生坐在距离患者 2 米远的操作台前，通过操控手术台边的“机器人”进行手术。

需要提醒的是，虽然机器人手术可以使像胰腺癌这样的复杂手术微创化，但机器人手术的“学习曲线”较长，一名医生通常需要完成 100 台以上的机器人手术，方能达到与开腹手术同样的疗效。因此，并非所有医院都能完成高难度的胰腺癌机器人手术，患者就医时一定要选择经验丰富的正规医疗机构。

新进展：发现胰腺癌“新治疗靶点”

为明确胰腺癌发生、发展机制，挖掘胰腺癌治疗的潜在靶点，沈柏用带领团队进行了一系列研究。他们发现了胰腺实性假乳头状瘤蛋白标志物，证实 H2AK119 单泛素化水平及 H3K27 三甲基化水平与胰腺癌转移及患者预后密切相关；首次报道了转录抑制因子 Snail、miR-329、lncRNA NORAD、核磷蛋白 NPM1 等在胰腺癌生长及转移中的作用及机制；首次在胰腺癌中发现了蜂毒素的治疗靶标及疗效。

2019 年 10 月 29 日，《美国科学院院刊》在线发表沈柏用教授团队有关胰腺癌的最新研究成果。该研究首次发现，抑制糖代谢通路关键调控蛋白磷酸甘油酸变位酶 1（PGAM1）能有效杀灭胰腺癌细胞，证实了 PGAM1 新型别构抑制剂（命名为：KH3）对胰腺导管腺癌的抑瘤作用，为胰腺癌的精准治疗提供了“靶向抑制肿瘤代谢通路”的新思路。PM

上海市科学技术委员会科普项目资助（项目编号 19DZ2332700）

1986年，华山医院顾玉东教授在世界上首创将健侧臂丛神经中的颈7神经根与控制“瘫痪手”的神经连接（健侧颈7神经移位术）治疗全臂丛神经损伤患者获得成功。之后，徐文东教授、顾玉东院士率领课题组针对颈7神经移位术后患者在康复过程中出现的动态变化进行了十余年深入研究，发现“大脑功能重塑”参与了这一修复过程，在国际上率先提出“臂丛神经损伤及修复过程中的大脑功能重塑规律”，并根据该理论进行了新技术的研发和应用，使瘫痪手从“能动”变得“灵巧”，荣获2017年上海市科技进步奖一等奖。

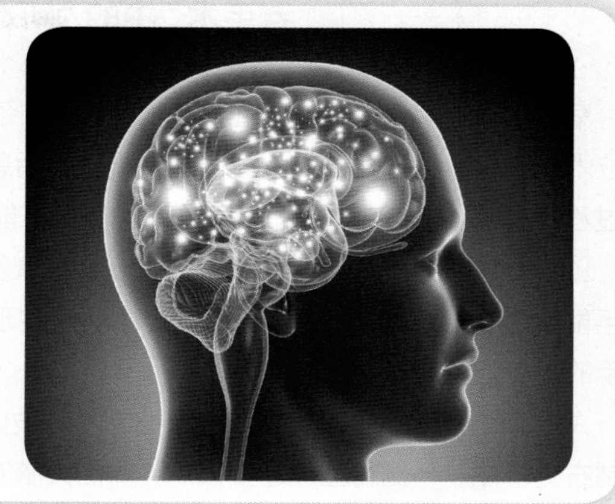

从“能动的手”到“灵巧的手”，从“治伤”到“治病”

——中国原创“颈7神经移位术”开创“上肢瘫”治疗新天地

本刊记者/ 黄 薏　莫丹丹

受访专家/ 复旦大学附属华山医院手外科教授　徐文东

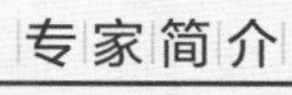

专家简介

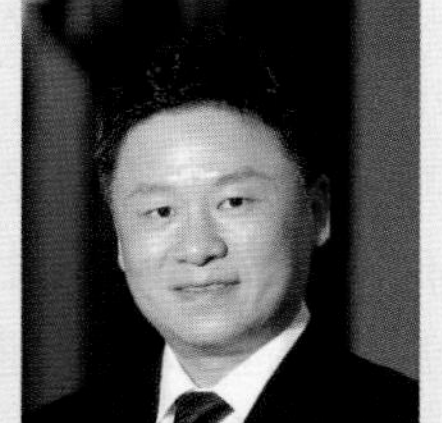

徐文东　复旦大学附属华山医院副院长、静安区中心医院院长、手外科主任医师、教授、博士生导师，中华医学会手外科学分会主任委员、周围神经学组组长，中国医师协会手外科医师分会副会长、总干事长，国际腕关节镜学会、亚太腕关节协会候任主席，中国神经科学学会感觉和运动分会副主任委员。

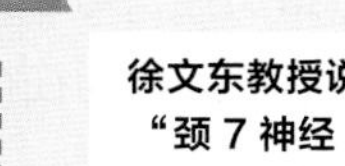

徐文东教授说“颈 7 神经移位术”

如果说，颈7神经移位术是为臂丛神经损伤患者换了神经，那么将该手术用于治疗脑卒中、脑瘫等中枢损伤引起的上肢偏瘫患者，就相当于为患者换了‘大脑’。

臂丛神经损伤常见于工伤、交通事故或产伤，是一种严重的周围神经损伤，严重者会出现患侧上肢完全瘫痪，致残率高。过去，治疗臂丛神经损伤主要专注于“修复神经”，对重建肩、肘部位的功能有一定效果，但对重建手部功能却“束手无策”。也就是说，在过去很长一段时间里，医生只能做到让瘫痪手“能动”，但无法使其“灵巧”地完成精细动作。

“颈 7 神经移位术”是如何让瘫痪手变成“灵巧手”的呢？臂丛神经有五根，为何偏偏选中“颈 7 神经”？“中枢神经支配外周神经”“成年人的大脑基本定型”是医学界普遍公认的事实，臂丛神经损伤后的大脑功能重塑又是怎么回事？且听徐文东教授的分析。

“老手术”中的“新发现”：“神经移位”后，大脑功能会重塑

早在多年前，顾玉东教授团队在应用“健侧颈 7 神经移位术”治疗臂丛神经损伤时就已经发现，术后患者的恢复过程值得深入研究：在术后早期，瘫痪手不能独立活动，必须由健侧上肢带动；但经过 3 ~ 5 年的康复后，瘫痪手能逐渐实现独立活动，这说明大脑已经实现了对瘫痪手的控制。

人的大脑分为左右两半球，右脑控制左侧肢体，左脑控制右侧肢体。一侧臂丛神经受损后，对侧大脑对患肢的“控制通路”就中断了。将健侧的颈 7 神经移位至患侧后，瘫痪手可以逐渐恢复自主运动，那到底是哪个大脑半球在控制它？

徐文东教授团队通过研究发现，在臂丛神经损伤的修复过程中，控制健侧上肢的大脑半球（即瘫痪手同侧的大脑半球）通过跨大脑半球的功能重塑，实现了对双侧上肢的独立控制。

同时，徐文东教授还发现了另一个细节——无论是术后早期，还是术后多年，当触摸患肢时，患者的健侧上肢也有被触摸的感觉。也就是说，瘫痪手与健侧上肢的运动功能可以分开，但感觉功能却无法完全分开。这意味着，感觉中枢的功能重塑方式与运动中枢不同，它不会发生跨半球的功能重塑。

徐文东教授团队通过研究还发现了一个比较“奇特”的现象：当臂丛神经损伤导致上肢瘫痪后，其所对应的脑功能区会出现“沉寂”现象；而当瘫痪上肢逐渐恢复运动功能后，“沉寂”的脑功能区又会“活跃”起来。这是国际上首次发现周围神经损伤可逆行导致大脑高级运动中枢受损。在此基础上，徐文东教授提出了一个全新理论：神经中枢与外周神经是一个整体，外周神经受神经中枢调控，同时也会影响神经中枢的功能；通过加强外周神经与神经中枢的“联系”，可以促进大脑功能的重塑。

从“治伤”到“治病”：首创中枢性偏瘫新疗法

中枢性偏瘫是指因脑卒中、脑外伤、脑瘫等中枢神经损伤造成的肢体偏瘫。与臂丛神经损伤患者群体相比，中枢性偏瘫患者的数量更庞大。他们饱受肢体残疾之苦，生活质量大大下降，也给家庭和社会带来沉重负担，对康复的要求十分迫切。然而，神经中枢受损以后，其功能往往很难恢复，一度使中枢性偏瘫的治疗进入了“死胡同”。

在发现“一侧大脑具有控制双侧上肢的潜能”以后，徐文东教授将目光聚焦于更为庞大的患者群体——中枢性偏瘫患者身上。他带领团队进行了大量研究，提出了治疗中枢神经损伤后上肢瘫痪的新方法（左右颈 7 神经交叉移位术）：通过手术将健侧颈 7 神经移位至瘫痪侧的颈 7 神经，避开损伤的大脑半球，使偏瘫上肢与同侧健康大脑半球连接，通过重塑健侧大脑半球的功能，促使其实现对双侧上肢的控制，进而恢复瘫痪上肢的功能。

2008 年，徐文东教授为一名脑瘫患儿实施了左右颈 7 神经交叉移位术。术后不久，患儿原本痉挛的上肢就松弛了下来。经过一段时间的康复后，患肢的运动功能也慢慢恢复了。

左右颈7神经交叉移位术示意图

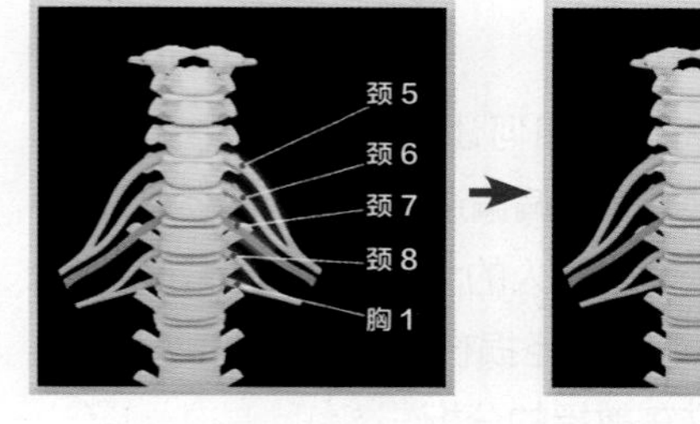

颈部神经示意图

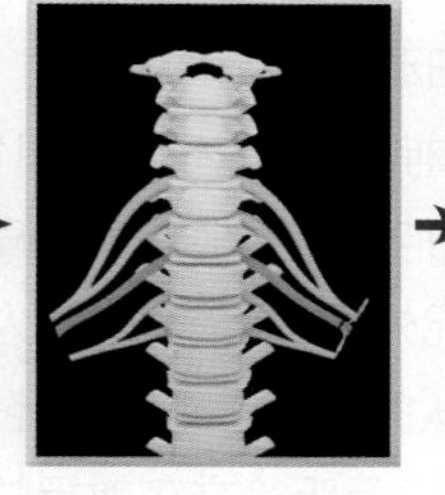
切断健侧颈 7 神经

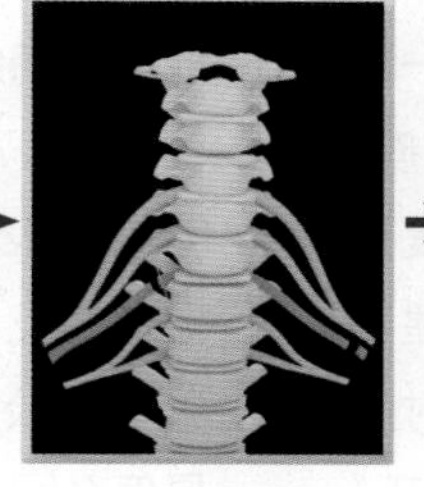
切断患侧颈 7 神经

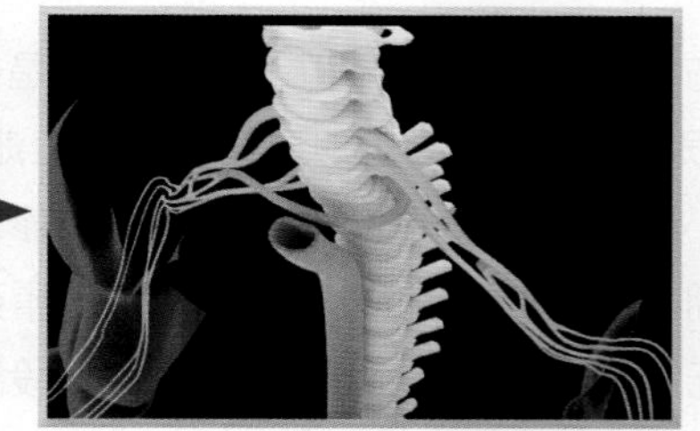
将两侧颈 7 神经缝合

扫描二维码，观看手术演示视频

上海市科学技术委员会科普项目资助（项目编号 19DZ2332700）

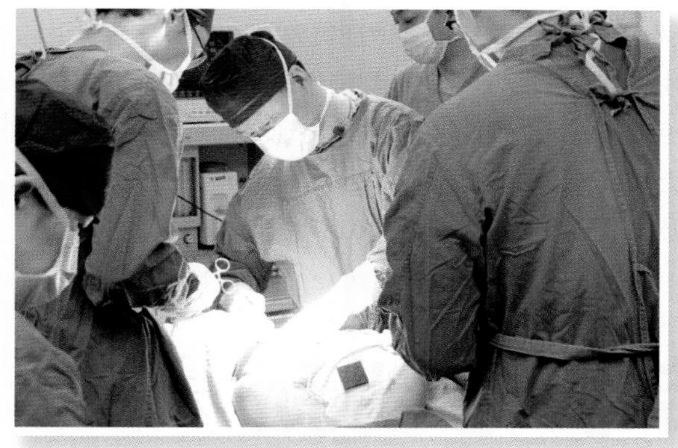

徐文东教授（中）在手术中

十余年来，徐文东教授团队已经为 500 余名脑卒中、脑瘫等中枢性偏瘫患者实施了这一创新性手术，均取得了良好疗效。大多数患者通过康复锻炼后，能够实现生活自理。尤其是脑瘫患儿，康复效果更好。徐文东表示，他们在临床实践中发现，即使是瘫痪了二三十年的患者，接受这一手术依然能获得较好疗效，这其中的缘由，他们正在探索中。

如果说，颈 7 神经移位术是为臂丛神经损伤患者换了“神经”，那么将该手术用于治疗脑卒中、脑瘫等中枢损伤引起的上肢偏瘫患者，就等于是为患者换了“大脑”。

这项原创成果于 2018 年发表在国际权威医学期刊《新英格兰医学杂志》上。该杂志专门配发社论，称该技术“创造性地利用外周神经系统神经移位解决中枢神经系统疾病，代表了一种全新的思路，同时为深入洞悉神经解剖和神经生理提供了机会。”

延伸阅读

臂丛神经有5根，为何选“颈7”

臂丛神经由颈5至颈8，以及胸1神经根前支组成，其分支主要分布于上肢，支配上肢、肩背、胸部的感觉和运动。臂丛神经有5根，为何选择健侧的“颈7神经”来“替换”受损的臂丛神经呢？徐文东教授告诉记者，那是因为他们发现，颈7神经有一个特点——“全而不专”。它既有支配上肢感觉的功能，又有支配上肢运动的功能，但都不“专业”。也就是说，颈7神经虽然“全能”，但“不太重要”，少了它，肢体的运动和感觉功能不会受到太大影响。顾玉东教授正是利用了颈7神经的这个特点，在不影响健侧上肢的情况下，将其切断，并移植到瘫痪手上，使瘫痪手恢复运动和感觉功能。

手术难度虽高，但创伤小

左右颈 7 神经交叉移位术的作用机制已经明确，手术效果也已经被证实。那么，这种手术难度高吗？安全吗？徐文东教授告诉记者，要在颈部极其狭小的空间内，先将健侧颈 7 神经切断，穿到对侧，与患侧的颈 7 神经完成八个点的对位吻合，几乎达到人类显微吻合技术的极限，其技术难度可想而知。不过在华山医院，颈 7 神经移位术已经是一种成熟的微创手术，仅需两个多小时就能完成，出血仅 25 毫升。术后第二天，患者的上肢痉挛就能得到明显缓解，并能下床活动。在医生指导下坚持 1～2 年正规的康复锻炼，大多数患者可以获得满意的康复效果。PM

记者手记

从治疗臂丛神经损伤，到治疗脑瘫、脑卒中等疾病导致的上肢瘫痪，徐文东的探索之路似乎有些“奇思妙想、出人意料”，但细细想来，又是“情理之中、水到渠成”。他敏锐地捕捉到臂丛神经损伤术后患者身上的“蛛丝马迹”，进而发现了大脑功能可以重塑的“秘密”；他又从“大脑功能可以重塑”的理论中，创造性地利用外周神经神经移位，成功“绕开”受伤的一侧大脑，激发健侧大脑的潜能，为以往束手无策的中枢性偏瘫开辟了一条治疗新路。

“一双善于发现问题的眼睛、一种勇于探究真相的精神、一颗治病救人的医者仁心”，这是徐文东教授一路走来的真实写照，也是医学科技创新的“原动力”。

灸法是针灸学的重要组成部分，虽然疗效显著，但长久以来，人们仅“知其效”，未能“证其效”。为深入了解灸法的作用机制，形成规范、易推广的灸法特色技术，由上海中医药大学附属岳阳中西医结合医院吴焕淦教授联合北京中医药大学、安徽中医药大学等单位完成的“灸法作用的免疫机制与临床特色技术应用”项目，创新性地将现代免疫学理论与技术引入灸法作用机制的研究，使古老艾灸焕发科创活力，获评2017年上海市科技进步奖一等奖。

灸法的作用原理是什么？对哪些疾病疗效好？针对灸法免疫机制的研究，有哪些新发现？且听吴焕淦教授的介绍。

古老灸法的传承与创新

本刊记者/ 黄 薏 张 旻

受访专家/ 上海中医药大学附属岳阳中西医结合医院教授 吴焕淦

专家简介

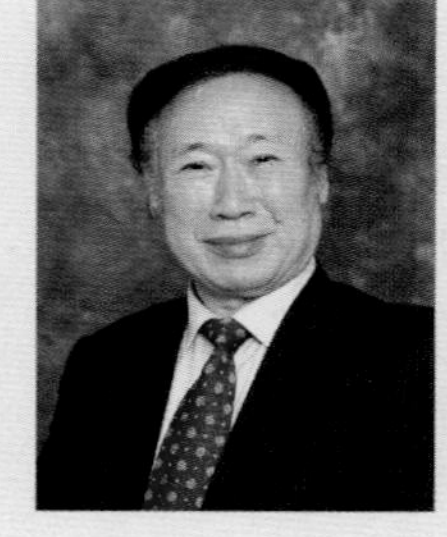

吴焕淦 上海中医药大学首席教授，上海市名中医，上海中医药大学附属岳阳中西医结合医院针灸科教授，上海市针灸经络研究所所长，国家重点（培育）学科针灸推拿学学术带头人，上海市针灸推拿学重点学科带头人，国家中医药领军人才岐黄学者，中国针灸学会副会长、灸疗分会会长，上海市针灸学会会长。

吴焕淦教授说“灸法”

艾灸的温热刺激既可产生温补效应，亦可产生温通效应，从而达到调节免疫功能的作用，其产生的治疗效应是多环节、多靶点的。

温热刺激：灸法起效的重要方式

灸法主要指艾灸，是点燃艾绒后直接或间接熏灼体表穴位的一种治疗方法，有艾条灸、艾炷灸、温针灸和温灸器灸等不同形式。灸法有温经通络、升阳举陷、消肿散结等作用，简便易行，无副作用，不仅适用于治疗风、寒、湿邪为患的疾病，也适用于日常保健。

艾灸是如何起效的？吴焕淦教授带领团队创新性总结出艾灸疗法温通、温补效应规律，指出艾灸的温热刺激既可产生温补效应，亦可产生温通效应，从而达到调节免疫功能的作用，且艾灸温热刺激产生的治疗效应是多环节、多靶点的。同时，他们还通过研究阐明了艾灸疗效的科学基础——穴位对艾灸的温热刺激及其生成物的反应，指出艾灸主要作用于腧穴，刺激信号经外周传入中枢并经过整合后传出，对机体“神经－内分泌－免疫”网络和循环系统等实施调节，从而调整机体内环境的平衡。

免疫机制：灸法“抗炎镇痛”背后的“秘密”

艾灸治疗痛证古已有之，抗炎免疫是现代针灸临床研究的热点。艾灸镇痛及抗炎免疫作用已被中医针灸临床实践所证实，艾灸作用的发挥可能与局部温热效应、红外辐射共振等因素有关。

为探究灸法的免疫机制，吴焕淦教授团队重点针对两种自身免疫性疾病——自身免疫性甲状腺炎（桥本甲状腺炎）和类风湿关节炎开展相关动物实验研究，证明了中医灸法治疗免疫相关疾病的优势所在。

他们通过制备实验性自身免疫性甲状腺炎大鼠模型，证实艾灸能降低大鼠甲状腺自身抗体水平，调节白介素的表达，改善大鼠的甲状腺功能，揭示了艾灸治疗桥本甲状腺炎的免疫学机制。

他们通过动物实验证实，艾灸能够抑制大鼠滑膜组织信号通路的异常激活，降低血清免疫因子的含量，缓

上海市科学技术委员会科普项目资助（项目编号 19DZ2332700）

解滑膜炎症反应，阐释了艾灸“温补脾肾、蠲痹通络、调和阴阳”治疗类风湿关节炎的滑膜免疫机制。

艾灸特色技术：规范、有效、安全

在上海中医药大学附属岳阳中西医结合医院针灸科、上海市针灸经络研究所的不断努力下，吴焕淦带领团队创建了中医艾灸“温补脾肾、扶正通络、调和阴阳”的治疗法则，形成了“艾灸温补脾肾、活血通络治疗膝骨性关节炎特色技术”“艾灸温补脾肾、蠲痹通络、调和阴阳治疗类风湿关节炎特色技术”“隔附子饼灸治疗桥本甲状腺炎特色技术”“针灸结合西药治疗帕金森病特色技术”和“温和灸温补脾肾、调和阴阳延缓衰老技术”这五项中医针灸特色技术。这些特色技术因疗效显著、无明显副作用，深受广大患者欢迎。

吴焕淦教授表示，艾灸“温补脾肾、扶正通络、调和阴阳”是这五项临床特色技术的治疗法则，但具体治法又“同中有异”。艾灸治疗膝骨性关节炎特色技术注重“活血通络与强筋壮骨并举”，可有效缓解疼痛症状，提高膝关节功能；隔附子饼灸治疗桥本甲状腺炎特色技术强调“温阳理气、活血化瘀”，与西药联用可显著改善桥本甲状腺炎患者的临床症状，疗效优于单纯药物治疗；艾灸治疗类风湿关节炎特色技术重在“蠲痹通络、整体和局部共调整”，可有效改善关节肿胀、疼痛、晨僵等症状，提高患者的生活质量；针灸结合药物治疗帕金森病特色技术“以调为主，以和为补”，注重“镇痉熄风、扶正通络”，对改善便秘、失眠等帕金森病非运动症状有一定优势，疗效优于单纯药物治疗；温和灸延缓衰老特色技术则注重“调和阴阳，培补元气”，有助于改善衰老症状。

艾灸与针刺：“针所不为，灸之所宜”

艾灸与针刺，一个用艾条熏，一个用针刺，两者在疾病治疗方面有什么区别呢？吴焕淦教授告诉记者，针刺与艾灸适用于不同的病证，灸法对治疗“虚寒证”更适宜，而针刺对治疗“实热证”更有优势。以肠易激综合征为例，腹泻型用灸法疗效好，便秘型则用针刺更合适。

《灵枢·官能》云：“针所不为，灸之所宜”。为了探究艾灸与针刺两种不同刺激手段对中枢神经作用的差异性，吴焕淦团队在前期证实“艾灸结合针刺特色技术”治疗轻、中度活动期克罗恩病具有良好疗效的基础上，应用静息态功能磁共振技术观察到，艾灸与针刺对缓解期克罗恩病患者脑功能活动的调控既有共性又有“个性”，阐明了针刺与艾灸这两种不同的刺激方式对大脑功能活动具有不同的作用环节，也阐明了“针所不为，灸之所宜”这一经典描述的科学内涵。PM

延伸阅读

❶ 艾灸时产生的艾烟安全吗？

只要能够确保艾灸时室内排气通风良好，艾烟对人体是安全的。患有慢性呼吸系统疾病者、女性、吸烟或二手烟暴露者等敏感人群在接触艾烟后更易产生机体刺激反应，需要特别注重防护，避免长期处于高浓度艾烟环境中。

❷ 家庭艾灸需要注意些什么？

● 合适的体位　可选择坐位或卧位，原则是方便取穴和暴露施灸部位，舒适，可持久。

● 专注守神　施灸过程中应专心致志、精心操作。不要分心看电视、看手机、看报、聊天等。意念集中在灸的部位，不要想工作、学习或其他事情，这就是中医针灸所说的“守神”。能做到守神，就会有更好的疗效。

● 防寒保暖　艾灸时要注意防风保暖，最忌受风寒。艾灸时，皮肤毛孔张开，虚邪贼风很容易“乘虚而入”。

● 防止烫伤　灸感以温热而不灼烫为佳。艾条与皮肤之间的距离不宜过近，以免烫伤皮肤，影响后续治疗。

● 注意施灸顺序　一般先灸背部，后灸腹部；先灸上部，后灸下部；先灸左侧，后灸右侧。

● 充分休息　艾灸结束后，应饮适量温开水。平时应避免熬夜、动怒，尽量多休息，以促进机体自我功能修复和调整。

● 杜绝火灾隐患　未灸完的艾条一定要及时熄灭，防止发生火灾。艾条宜放入密闭的铁盒或玻璃瓶中储存。

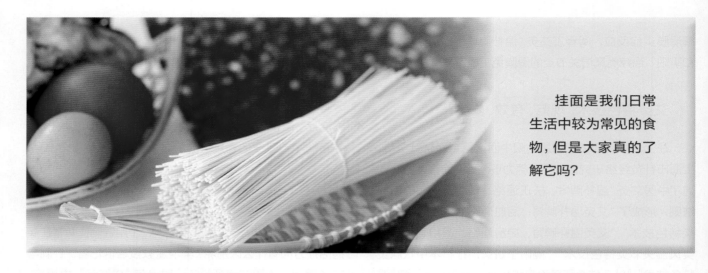

挂面是我们日常生活中较为常见的食物，但是大家真的了解它吗？

隐藏含盐“大户”——挂面

同济大学附属同济医院营养科　姚 云　吴 萍（副主任医师）

挂面含盐量惊人

白挂面虽然吃起来不咸，但含盐量（钠）却不少。某挂面的营养成分表显示其“钠”含量为1200毫克/100克。也就是说，每100克面条中，含有3.05克盐（393毫克钠=1克盐），已占全天推荐用盐量（6克）的一半。

为什么挂面的含盐量这么高呢？因为人们一般不喜欢吃过于软烂的面条，而比较喜欢吃有些“劲道”的面条。商家为了迎合大众的口味，在制作挂面时加入了一定量的氯化钠（即食盐）。食盐在水中溶解时，完全解离为钠离子和氯离子，离子是带电荷的，其周围有水分子与之水合，少量的水合离子分散地嵌在分子之间，可以使面团变得更加劲道，制作出来的面条口感也更好。

需要提醒的是，有些厂家为改善挂面的色泽与口感，可能会添加一些碳酸钠（食用碱）。适量添加食用碱虽然对人体无害，但其会破坏小麦制品中的营养素，使挂面的营养价值降低。

煮面时巧“降盐”

煮挂面时，可以在锅内多放一些水，待水煮沸后下面，顺时针搅动面条。待水再次沸腾时，往锅里加一小碗冷水，使面汤变得清亮，也可以让挂面中的盐多溶解一些在水里。面条煮好后，先将其捞出，用冷水冲一下备用。将锅洗净后，先放入配菜煮熟，再倒入面条同煮。煮面时可以加一小勺醋，以更好地中和面汤的碱性，使面条味道更鲜美。PM

“营养挂面”的营养有多少

★ 鸡蛋挂面≠“鸡蛋+面”

鸡蛋挂面是众多“营养挂面”中销量最高的，但其中并没有鲜鸡蛋，因为用鲜鸡蛋制作挂面容易变质。添加蛋黄粉（鸡全蛋粉）制作鸡蛋挂面成为生产厂家的首选。蛋黄粉是由蛋液加工而成，易保存，但鸡蛋中部分营养成分会损失，且挂面中蛋黄粉的添加量仅为5%~8%，一般不会超过10%。

★ 蔬菜挂面仅保留了蔬菜的味道

食用蔬菜挂面，并不等于摄入了蔬菜。因为无论是菠菜、芹菜，还是番茄，经过打汁、和面、干燥等过程，蔬菜中的水溶性维生素几乎损失殆尽，保留下来的大多仅是蔬菜的味道和极少的、可以忽略不计的营养物质。

"中国美食地图"之河南南阳篇：

羊肉萝卜水饺

郑州市中医院营养科副主任医师　李璞

我出生于"四圣"故里——河南南阳。岁月过往，无论天南地北，还是千山万水，似乎只有家乡的羊肉萝卜饺子才让我惦念。饺子是一种中国传统美食，随处可见。在我的老家，饺子又名"扁食"或"娇耳"。去年冬至前夕，我在社区营养实践课堂中组织大家一起包羊肉萝卜馅的水饺。

典故：治病救人

说到羊肉萝卜水饺，有一则典故。东汉末年，曾任长沙太守的张仲景在任期间，经常访病施药，坐堂行医。为救济更多的百姓，他毅然辞官还乡，为乡邻治病。他返乡时正值冬季，在途中看到白河两岸乡亲面黄肌瘦，饥寒交迫，不少人的耳朵都冻烂了。张仲景遂让弟子在南阳东关搭起医棚，支起大锅，在冬至当天施舍"祛寒娇耳汤"。他把羊肉、辣椒和一些驱寒药材放在锅里熬煮，然后将羊肉、药物捞出切碎，用面包成耳朵样的"娇耳"，煮熟后分给前来求药的人。人们吃了"娇耳"，喝了羊肉汤，浑身暖和，两耳发热。后人按照"娇耳"的样子制作食物，称为"饺子"。在河南南阳，至今还流传着"冬至不端饺子碗，冻掉耳朵没人管"的顺口溜。

自制羊肉萝卜饺子

主料：羊肉，白萝卜，胡萝卜，小麦面粉。

辅料：大葱，生姜，五香粉，食盐，老抽，（南阳）料酒，小磨香油，芫荽，米醋。

制作过程：①温水和面，面团醒发 20 ~ 30 分钟。②羊肉剁碎，加入生姜末、葱花，边搅拌边加入食盐、生抽、料酒、五香粉，拌匀后再加入香油，搅拌均匀。③白萝卜、胡萝卜切片后焯水，沥去多余水分后剁碎，萝卜水留用。④将剁碎的萝卜加入拌好的羊肉馅中，再次拌匀备用。⑤将醒好的面团再次揉匀，均匀分成小面团后擀皮，包饺子。⑥水烧开，煮饺子。

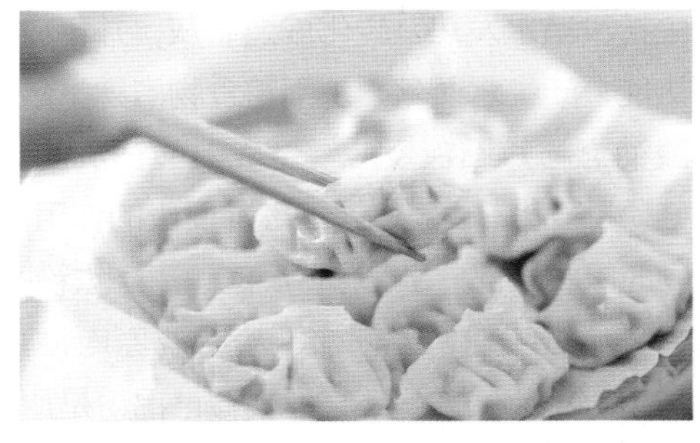

吃饺子时可搭配芫荽和米醋做成的蘸汁，也可以将芫荽和醋直接加入饺子汤中一起食用，又是另一种风味。吃完饺子，再喝一碗饺子汤，美味又消食。

营养价值

羊肉富含优质蛋白质和铁等微量营养素，具有增肌、纠正贫血的功能。中医认为，羊肉性温、味甘，入脾胃、肾经，具有补中益气、温中壮阳、滋补强壮的作用。胡萝卜健脾宽中，养肝明目，化痰止咳，清热解毒。白萝卜可消积导滞，清热化痰补气。因此，羊肉萝卜饺子尤其适用于阳虚怕冷体质者食用。配米醋有较好的消肿散瘀、益血开胃等功用，保健又美味。

从营养角度而言，羊肉萝卜水饺符合食物多样、谷类为主的平衡膳食理念，兼具一定的食疗作用。饺子还属于一款血糖生成指数较低的食物，对需要控制血糖和体重的朋友也是不错的选择。PM

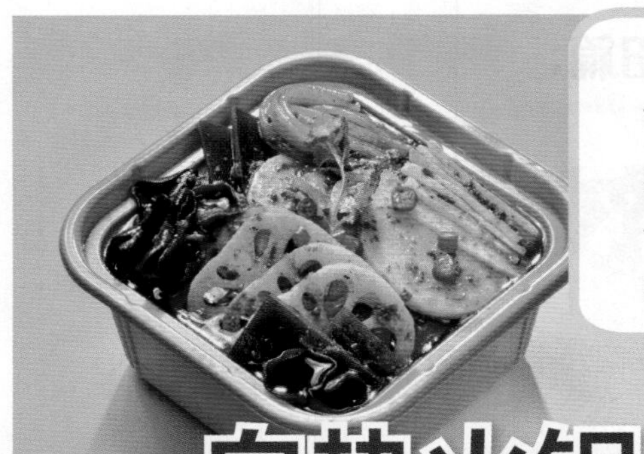

自热火锅也叫懒人火锅，是食品界的新网红。只要一点水配上加热包，就可以享受一顿小火锅。自热火锅采用的是食品自热技术，该技术最早用于抢险救灾、部队保障和野外探险等特殊情况，近些年才逐步走向民用。前不久，重庆一辆满载自热火锅的货车在运输途中突然着火，使自面世以来就备受争议的自热火锅再次刷爆网络，引发大众对其安全问题的思考。

自热火锅走红，安全存在隐患

华东理工大学食品科学与工程系教授　刘少伟

自热火锅如何“自热”

市面上销售的自热火锅通常为夹层结构，上层用于放置火锅食材，下层用于放置自热火锅自带的发热包。发热包遇水后发生化学反应，迅速散热，温度可高达120℃。5～8分钟后，上层的食物即可达到55～70℃。

发热包的反应原理并不复杂。发热包中的主要成分是焙烧硅藻土、铁粉、铝粉、焦炭粉、活性炭、盐、生石灰、碳酸钠等。生石灰遇水发热，转化成熟石灰，并释放热能、产生水蒸气，从而将食物煮熟；碳酸钠再与熟石灰反应，生成碳酸钙沉淀。硅藻土孔隙较大，可起到缓冲反应的作用，同时吸收大部分水，保持反应速率。铁粉、铝粉、焦炭粉、活性炭、盐组成原电池，与“暖宝宝”的发热原理相似：铝粉是原电池的负极，铁粉是原电池的正极，盐是电解液，焦炭粉、活性炭起吸附作用。设置原电池是为了缓和生石灰和水的剧烈反应，与硅藻土一起为发热包的安全性提供保障。

自热火锅易引发烫伤

自热火锅的操作步骤是：先将火锅食材和汤底倒入上层，然后将发热包从密封的塑料袋中取出，放入已倒入适量凉水的包装盒（下层）中，再迅速将上层饭盒放上，并盖上包装盒盖。仅几分钟，上层餐盒内的火锅汤底就开始沸腾。通常，自热火锅的盒盖上都有一个小透气孔，水蒸气会从这个小孔中排出。若操作不当，不小心将预留的透气孔堵塞，水蒸气无法释放，很容易造成包装盒膨胀、爆裂，进而烫伤人。另外，若购买到劣质商品，如加热包破损等，或用湿手接触加热包，也很容易被烫伤。

自热火锅尚存缺陷

除操作不当引发的安全问题外，自热火锅也存在一些食品安全隐患。现有自热火锅多采用上层盛装食材、下层底部盛装加热包的结构，由于上层和下层间无法实现完全密封隔离，若加热包的塑封包装破损，可能会污染烫食区域（上层）。就产品标准而言，我国尚无有关自热火锅的标价标准，产品质量参差不齐。另外，作为一款创新食品，自热火锅入行门槛较低，食材品质较难把控。

至于自热火锅中提供的食材，同其他方便食品没什么区别。例如：真空蔬菜中维生素大量流失，营养价值大打折扣；鱼丸、虾丸等都是加工食品，其中真正的肉类成分并不多，多是用肥肉、淀粉和肉类“边角料”做成的，并不健康。为了保证食材不变质，除了采用真空包装技术外，商家往往会在食品中添加防腐剂；为了使火锅吃起来更美味，还可能添加过量的调味剂（味精、盐、鸡精等）。

避免自热火锅的安全隐患

尽可能购买正规厂家生产的产品。加热前一定要检查盒盖上的透气孔是否通畅，避免水蒸气压力使饭盒膨胀甚至爆开，导致烫伤。如果是在茶几等玻璃桌面上吃自热火锅，最好垫上锅垫。因为自热火锅加热后底部温度可达85℃，玻璃可能会因受热不均匀而发生炸裂。发热包使用完毕后，应待其反应完毕、冷却后再丢弃。PM

最近几年，糖的“名声”一直不太好，甚至还背上了“毁颜”的黑锅。在很多爱美女性的眼中，糖俨然成了“魔鬼”。对于这一点，“抗糖”产品的风靡足以说明。

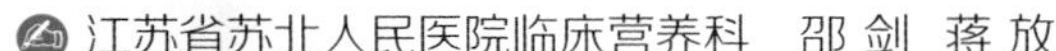

关于“抗糖”产品，你需要了解的真相

江苏省苏北人民医院临床营养科　邵 剑　蒋 放

糖又称碳水化合物，与蛋白质、脂肪合称为三大产能物质，是人体最主要的能量来源。一日三餐中，主食是提供碳水化合物的“主力军”。糖的另一层概念是有甜味的糖，包括白糖、红糖、糖粉、蜂蜜等，其专业术语叫作“游离糖”。国家卫生健康委员会启动的“三减三健”专项行动中，其中“一减”就是减游离糖。不光我国，世界上很多国家都在强调游离糖的控制。

摄食过量的糖，尤其是游离糖，不仅对健康不利，还可能影响“颜值”。商家抓住了人们的这一心理，推出了“抗糖”产品，宣称通过控制糖化反应，可以延缓衰老，改善皮肤状态。各种知名、不知名品牌的抗糖食品及抗糖化妆品层出不穷，颇具“内外兼修”的架势。抗糖产品横空出世，与之相关的“糖化反应”也因此备受关注。到底什么是“抗糖化”？它真有那么神吗?

糖化反应，你了解吗

糖化反应是1912年法国化学家美拉德发现的。日常生活中，糖化反应随处可见。烹饪红烧肉时，将碎冰糖或蔗糖熬成汁，放五花肉入锅煸炒，糖和蛋白质结合，使肉的表面变成棕色，就是典型的糖化反应。

人体内发生的糖化反应，称为“糖基化反应”。它是一种正常的生理现象，每个人的体内都会发生。糖基化反应有其必要的生理意义，如消化道和呼吸道上皮细胞表面的糖蛋白就有保护和润滑作用，但它也在衰老及多种疾病的发生中扮演着重要角色。糖基化反应的原理比较复杂，简单来说就是人体内的还原糖与蛋白质、脂质发生一系列反应，最终生成棕黄色，结构、性质稳定的糖基化终末产物（AGEs）。这些产物在细胞内积累，干扰细胞正常代谢，影响细胞功能，与糖尿病、肾病、阿尔茨海默病等的发生有一定关联。AGEs对衰老的“贡献”同样突出，它能使正常蛋白质转变成老年蛋白质结构。许多研究表明，自然老化会使体内AGEs水平逐步升高，以其为主要成分的脂褐素也会伴随着老年化在人体积累。

人皮肤组织中有大量胶原蛋白与弹性蛋白，可与细胞外液中的葡萄糖发生糖基化反应，伴随AGEs的增加，胶原蛋白形成分子间交联，结缔组织的通透性降低，弹性纤维变性，使皮肤组织弹性下降，产生皱纹。另外，色素的积累还会使皮肤变黄、出现褐斑。

这一切都为“抗糖化”披上了科学的外衣。

糖化反应可以抑制吗

代谢功能旺盛的青年人，无须担心糖基化反应带来的皮肤衰老问题。但随着年龄的增长，细胞活力下降，新陈代谢减慢，皮肤衰老的问题也会随之而来。现已证实，中老年人群皮肤中糖基化蛋白质含量明显高于青年人群。

于是，有人希望通过减少糖的摄入量，甚至完全戒糖，从源头上减少糖基化终末产物的产生；有人则寄希望于商家推出的各种抗糖化产品来抑制自身体内的糖基化反应，使自己“老”得慢一点。产品企业宣传中“逆转糖化能让人年轻10岁”“让皮肤糖分归零”等字眼确实让人动心，当然价格也不菲。

网络上各种宣称可“清除真皮层中的糖化反应产物”“从身体内部延缓糖化进度”“抑制糖化反应”的产品，真的有效吗?

答案可能要让很多寄希望于抗糖产品的爱美人士失望了。首先，关于抑制糖化反应，进而抵抗皮肤衰老的研究还未有所进展。没有任何研究证实皮肤中的糖基化反应可被逆转或抑制，也没有什么有效的方法可以清除皮肤中的AGEs。所以，希望“逆转糖化”“糖分归零”是不现实的。其次，市场上的抗糖产品的主要成分，要么是胶原蛋白，要么是植物精华，没有可信的科学文献证明这些成分具备抗糖化效果，还有一些产品仅含美白、抗氧化成分，与抗“糖化”不沾边。

所以说，抗糖化产品，无论内服还是外涂，都不可能达到真正的“抗糖”效果。

饮食抗糖更“实在”

既然抗糖化产品没什么作用，那么从饮食上戒糖有用吗? 答案是肯定的。AGEs有两个来源：内源和外源。

外源性AGEs来自富含糖基化终末产物的煎炸、烧烤食物。研究发现，外源性AGEs摄入量与人体内AGEs水平有显著相关性。膳食摄入是体内AGEs的重要来源之一。通过控制食品AGEs的产生来预防其带来的损伤，是行之有效的方法。因此，富含糖基化终末产物的煎炸、烧烤食物一定要少吃。

内源性AGEs主要来自人体内的糖基化反应，该作用主要与两大因素有关。第一是蛋白质的性质，蛋白质(如皮肤中的胶原蛋白)的半衰期长，糖化程度高。第二是人体内糖的种类和浓度，细胞内外液、血液中存在高浓度的糖可促进糖基化反应，糖的浓度与反应程度呈正相关;果糖、葡萄糖、半乳糖等发生糖基化反应的速率各不相同。总体而言，限制糖类的摄入，能减少糖基化反应，但效果因人而异。

饮食抗糖并不意味着我们要戒除一切糖类(碳水化合物)。游离糖一定要戒除，做到不喝甜饮料、不吃甜食、做菜不放糖等。但如果不加区分地戒除一切碳水化合物，将无法保证身体的正常“运转”，很容易引发健康问题。《中国居民膳食指南(2016)》推荐每人每天应摄入谷薯类食物250～400克。可以在碳水化合物的种类上进行选择，如选择血糖生成指数较低的碳水化合物(燕麦、藜麦、红豆等)替代部分精制米面，在保证身体健康的前提下“抗糖”。

另外，糖绝非皮肤老化的唯一“祸首”，紫外线照射、不健康的生活方式等，都会影响皮肤状态。皮肤是身体状态最直观的写照，从整体上改善身心状况，皮肤状况也会随之变好。PM

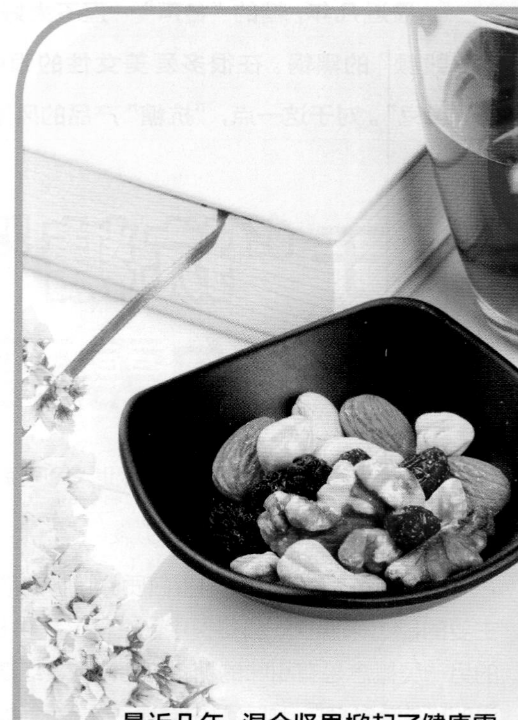

最近几年，混合坚果掀起了健康零食新风尚。每天吃一小包坚果，不管是作为办公室零食，还是外出旅行携带，都非常方便。那么，每天吃一袋坚果，是否合理?

坚果混合吃，营养更全面

坚果包括核桃、杏仁、花生、松子、榛子、腰果、花生、瓜子等，营养丰富，富含蛋白质、脂肪、矿物质、维生素等。大多数坚果中的脂肪含量大于40%，以不饱和脂肪酸为主，适量摄入坚果有益健康。

不同坚果的营养价值各不相同，各有其营养优势。例如，核桃的不饱和脂肪酸含量很高，花生富含钙、铁和锌，葵花子的维生素E含量尤其突出，南瓜子的蛋白质和硒含量在坚果中遥遥领先，而炒榛仁中钙和镁的含量均居各类坚果之首。因此，坚果混合食用可以“优势互补”，使人体获得更全面的营养。

每天吃一袋坚果是否合理

上海中医药大学食品卫生与营养学教研室副教授　孙丽红

坚果虽好吃，摄入应有度

营养学认为，每100克所含能量小于40千卡（1千卡≈4.18千焦）的食品属于低能量食品，40～400千卡的为中等能量食品，大于400千卡的为高能量食品。人们常吃的坚果，如花生、葵花子、南瓜子、山核桃、松子和榛子等，每100克所含能量均超过400千卡，是“名副其实”的高能量食品。吃100克坚果，所摄入的能量相当于同等重量米饭的4倍左右。因此，过量食用坚果会增加能量摄入，增加肥胖的发生风险。

因此，吃坚果应把握好“度”。根据活动量、年龄和性别不同，每人每天从植物油和坚果中所摄取的能量应占总能量的5%～10%。《中国居民膳食指南（2016）》推荐每周吃50～70克坚果，平均每天10克左右，相当于每天吃带壳葵花子20～25克，或花生15～20克，或核桃2～3个。

坚果好吃，有时稍不留神就超过10克了，这是否意味着摄入过量了？其实，《中国居民膳食指南（2016）》建议每天食用坚果10克左右，并不是必须严格执行该“标准”，只要每周的坚果食用量控制在50～70克即可。如果哪天坚果吃得偏多，可以在其他时间减少食用量，只要不是天天“超标”，可根据情况灵活调整。

每天一袋坚果合理吗

目前市场上的混合坚果主要包含腰果、开心果、核桃仁、夏威夷果、花生、蔓越莓干、蓝莓干、葡萄干等，种类较多，口味丰富。比起过去大多数人习惯每次只吃一种坚果，其确实在营养方面更有优势。

但也有部分产品还不尽如人意。例如，不同品牌的混合坚果，能量、蛋白质、脂肪、碳水化合物和钠的含量各不相同。有的产品能量、脂肪和钠的含量均较高，并不适宜每日食用。例如，一袋某品牌混合坚果的净含量为25克，其内的坚果含量为扁桃仁26%、腰果20%、核桃仁18%、榛子仁10%，其余为果干，那么这袋混合坚果中，坚果重量约为18克。如果每天吃一袋，每周坚果的摄入量会超标。部分混合坚果中加入了蟹黄瓜子、怪味花生等油炸坚果，油脂含量较高。有些坚果添加了盐，钠含量较高。另有一些产品中，果干含量较高，容易让人在无意间摄入过多的糖。

因此，在购买混合坚果产品时，应注意查看营养成分表，尽量选择能量低、蛋白质含量高的原味坚果。还应根据实际情况控制食用量，以免摄入过多能量。

混合坚果也能自制

自制混合坚果的选择更多，除了核桃仁、腰果、榛子等，还可以加入花生、南瓜子、松子、杏仁等，果干则可以选择蔓越莓干、葡萄干、蓝莓干等。在选择坚果时，应尽量选择原味产品，避免盐炒、油炸、蜜焗等加工坚果。原味坚果可以减少盐、糖、脂肪的摄入，更健康。可选择5～6种坚果或果干进行混合，每份混合坚果中的坚果量控制在10克左右，并酌情减少果干的量，以免糖分摄入过多。购买散装坚果时，应选择：表面洁净，颗粒饱满、紧实，没有虫蛀、斑点；摸起来不黏、不潮；闻之带有自身香气，没有化学异味。

家庭自制坚果时，每次不宜做太多，能满足一周食用量即可。因为坚果中不饱和脂肪酸含量高，去壳后存放时间过久很容易氧化，出现“哈喇味”。如果想吃果干，在食用前应分开包装。因为果干仍含一定水分，容易使坚果变质。

混合坚果虽然营养丰富，但也非人人适宜。对坚果过敏者，应禁食坚果。坚果富含大量膳食纤维和油脂，若食用后出现腹泻、消化不良，应少食。低龄儿童应慎食原粒坚果，最好先将坚果切碎再食用，以免发生危险。PM

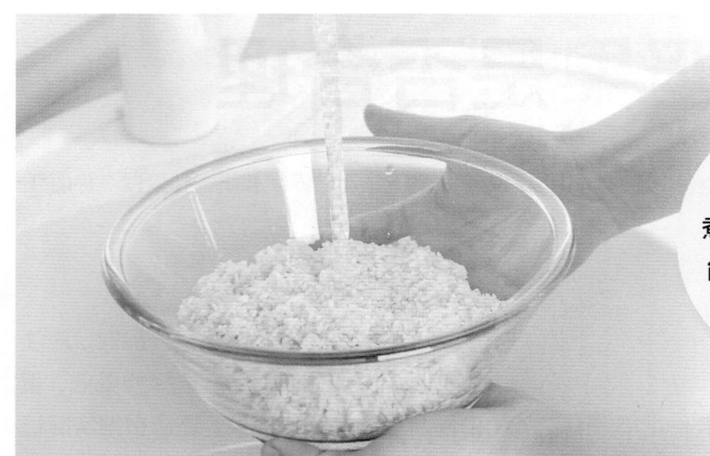

随着生活条件的改善和科学观念的进步，吃了几千年稻米的中国人，开始对“煮饭前要不要泡米”产生了浓厚的兴趣。有人认为，煮饭前浸泡大米会使营养流失；还有人认为，浸泡大米能溶解稻米中的砷，弃去“泡米水”后，大米更安全。煮饭前究竟要不要预先泡米？如何使营养、安全、口感“三全其美”？

煮饭前要不要先泡米

江苏省苏北人民医院临床营养科副主任医师　赵绮华

泡米后，营养略有损失

大米含有丰富的碳水化合物，是人类最经济的能量来源。有研究显示，一般的淘洗会使米中的维生素 B_1 流失 40% ~ 60%，维生素 B_2 和烟酸流失 23% ~ 25%。通常，人们泡米的方法有两种：一种是泡米后直接用泡米水煮饭，另一种是倒掉泡米水重新加水煮饭。前者 B 族维生素的损失量不大，而后者会损失部分 B 族维生素。

不过，大米并不是人体 B 族维生素的主要来源。100 克稻米中，维生素 B_1 的含量为 0.11 毫克，维生素 B_2 的含量为 0.05 毫克。中国成年人对维生素 B_1 和维生素 B_2 的需求量为每天 1.4 毫克和 1.2 毫克。按照每人每天摄入400克大米计算，从中摄取的维生素 B_1 能满足全天约 40% 的需求，维生素 B_2 能满足约 10% 的需求。如果饭量小，从米中摄取的维生素 B_1 和维生素 B_2 占比更低。相比较而言，100 克红皮鸡蛋所能提供的维生素 B_1（0.15 毫克）、维生素 B_2（0.36 毫克）更多。

泡米去砷，意义不大

砷普遍存在于自然界，很多食物（如水产品）中都含砷。大米中无机砷的含量随大米种类及产地变化很大，当河流中砷含量高、农药应用不合理时，水稻可能会富集更多的无机砷，但只要砷含量在标准范围内就不会对人体产生危害。我国《食品安全国家标准 食品中污染物限量》（GB 2762—2012）规定大米中无机砷含量不得超过 0.2 毫克 / 千克。只要是经过检验合格上市的大米，其砷含量都在合格范围内，食用不会有危害。从这个角度而言，希望用泡米去砷，意义不大。

泡米与否，无须“循规蹈矩”

其实，泡米的作用既不是增加营养，也不是保障安全，而是改善口感。煮饭前先泡米，能使煮出来的饭更软、更膨松。米饭的口感因人而异，煮饭前不必“循规蹈矩”地泡米或不泡米。PM

专家提醒　糖尿病患者和糖尿病前期人群应注意，软烂的米饭会使餐后血糖快速上升。对于这类人而言，米饭不过分软烂可能更合适一些。

蔬菜是平衡膳食的重要组成部分，按结构和可食用部位不同，可分为叶菜类、根茎类、瓜茄类、鲜豆类、花芽类和菌藻类。《中国居民膳食指南（2016）》推荐每人每日应保证摄入300～500克蔬菜，其中深色蔬菜应占比1/2以上。蔬菜的营养价值不可忽视，但某些蔬菜中的“抗营养因子”（影响人体对营养素的吸收）及有害物质，若不进行适当处理，会使其营养打折扣，甚至对健康造成威胁。

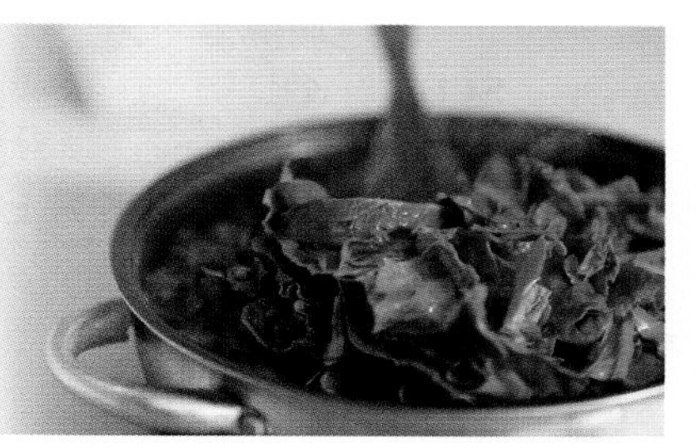

蔬菜：不利成分巧化解

中国人民解放军联勤保障部队第903医院营养科主任护师　尤祥妹

不利成分 1 ：毒蛋白

代表蔬菜：四季豆

较常见的毒蛋白是植物凝集素，主要存在于四季豆等豆类蔬菜中。生四季豆豆荚外皮所含的皂素，以及籽粒所含的植物红细胞凝集素，是造成人类食物中毒的主要毒素。此外，植物凝集素在人体消化道中不能被蛋白酶水解，会影响和抑制肠道的消化吸收，并可干扰多种酶的分泌，导致一些糖类、氨基酸和 B 族维生素的吸收率下降，影响人体对营养物质的利用。

化解方法：一般情况下，未熟透的四季豆有可能造成中毒。只要将其充分炒熟，就可放心食用。炒煮四季豆时，一定要将其煮至原有浅绿色消失、变为暗绿色为止。可用油炒后，加适量水焖煮 10 分钟左右，并常翻动，使其均匀受热。熟透的四季豆，食用时无生味和苦味，表示毒素已被彻底破坏。

不利成分 2 ：秋水仙碱

代表蔬菜：黄花菜

黄花菜又称金针菜，含有秋水仙碱。秋水仙碱本身无毒，但进入人体后会被氧化成毒性较大的二秋水仙碱，使人出现咽干、烧心、口渴、恶心、呕吐、腹痛、腹泻等中毒症状，严重者可出现血便、血尿或无尿等。成年人一次食用鲜黄花菜 50 ~ 100 克即可引起中毒。

化解方法：将鲜黄花菜用沸水焯烫后，浸入清水 2 小时以上，烹制前捞出洗净，且应注意食用量。

不利成分 3 ：草酸

代表蔬菜：菠菜、苋菜

草酸几乎存在于一切植物中，只是有些植物中含量比较高，如菠菜和苋菜。一般情况下，涩味较重的蔬菜草酸含量较高。草酸会影响食物中钙、铁、锌等的吸收，还是草酸钙结石的主要成分。由于人体缺乏降解草酸的酶，摄入的草酸越多，患肾结石的风险也会相应增加。

化解方法：用沸水将蔬菜焯 1 分钟左右，可以去除大部分草酸。

不利成分 4 ：亚硝酸盐

代表蔬菜：香椿

香椿虽然味道鲜美，但亚硝酸盐含量较高。不同生长时期的香椿，亚硝酸盐含量不同。发芽期的香椿亚硝酸盐含量最低，随着时间的推移，亚硝酸盐含量会逐渐增加。

化解方法：吃前焯水是降低香椿中亚硝酸盐含量的方法。香椿焯烫 1 分钟后捞出，用清水漂洗，可除去大部分亚硝酸盐。

不利成分 5 ：硫苷类物质

代表蔬菜：芥蓝、油菜、芥菜、萝卜

芥蓝、油菜、芥菜、萝卜等十字花科蔬菜，以及洋葱、大蒜等，都含有硫苷类物质。硫苷类物质过多时，会妨碍膳食中碘的吸收与利用。

化解方法：烹饪时可适当延长加热时间，使硫苷类物质变性、失活。PM

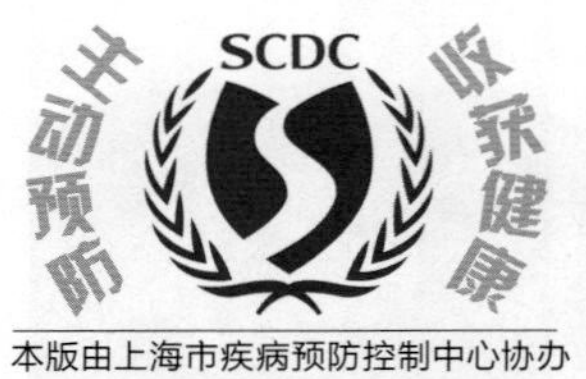

本版由上海市疾病预防控制中心协办

每年的3月21日是"世界睡眠日"。良好的睡眠对健康至关重要。生活中，我们常常听到上了年纪的老年人抱怨睡眠越来越差了，怎么才能让老年人睡得更香甜呢？

六个习惯，帮老年人找回香甜睡眠

上海市疾病预防控制中心慢性非传染病与伤害防治所　孙双圆

老年人"睡不好"很普遍

上海市疾控中心曾对本市不同年龄段的居民进行调查，发现与中青年人群相比，老年人群睡眠时间更短，睡眠问题更普遍。尤其是80岁及以上老年人群中，有近一半存在睡眠问题，如入睡困难、夜里醒来次数增多、早醒、白天经常打盹等。

虽然对于老年人是否应比年轻人睡得更少等问题，目前尚未达成共识，但可以肯定的是，老年人主观感到睡眠不足或睡眠质量不佳会导致情绪异常、记忆力减退、免疫功能和反应性下降等问题，显著降低生活质量，甚至增加发生残疾、失能和死亡的风险。

老年人"睡不好"，原因多样

老年期出现的睡眠障碍与许多因素有关。一方面，随着年龄增长，睡眠节律会发生变化，老年人若不能适应内源性生物钟的变化，就会引发睡眠问题。另一方面，特定的躯体和心理疾病，如睡眠呼吸障碍、不宁腿综合征、甲亢、抑郁、焦虑等，以及老年人常服用一些药物，均会影响睡眠质量。例如：服用某些降压药（如普萘洛尔等）、止痛药、抗组胺药等，可能造成白天嗜睡，夜间失眠；服用甲状腺激素、支气管扩张剂、皮质类固醇等有兴奋作用的药物，容易造成夜间入睡困难。此外，长期服用安眠药的老年人可能会产生依赖，一旦停药，容易出现反跳性失眠。通常，由疾病引起的睡眠问题需要寻求医生的帮助，及时治疗，合理用药。

良好睡眠习惯，守护"被夺走的"睡眠

① 保持规律作息

按时睡觉，按时起床，让身体形成稳定的"生物钟"。作息时间不定，经常晚睡、熬夜等，会扰乱正常的睡眠节律，容易出现睡眠问题。

② 白天打盹，控制在半小时内

老年人一般午睡10分钟到半小时就足够了。白天睡眠时间过长，容易导致睡眠节律紊乱，造成夜间入睡困难。

③ 每天坚持户外活动

有规律的锻炼有助于放松身心，夜间更容易入睡。外出活动还可以沐浴更多阳光，使体内控制睡眠的激素——褪黑素分泌水平保持稳定。需要注意的是，户外活动要避免阳光过于强烈、室外温度过高或过低的时段。

④ 合理服用易影响睡眠的药物

老年人如果在服用某种药物后出现睡眠问题，应及时咨询医师，选择合理的服药时间和剂量。

⑤ 睡前避免摄入咖啡因和酒精

老年人不宜在夜间饮用含有咖啡因或酒精的饮料，如咖啡、浓茶、可乐等，以免使大脑过于兴奋，出现难以入睡、睡不踏实、半夜惊醒等问题。

⑥ 睡前避免饮水

睡前饮水会增加起夜次数，打断睡眠。因此，老年人在睡前1小时内应避免大量饮水。PM

关注上海市疾病预防控制中心，了解更多疾病防控信息。

呼吸吐纳

上海中医药大学附属岳阳中西医结合医院
呼吸内科副主任医师　王振伟

调理慢阻肺“六字诀”

“六字诀”功法是中医肺病康复的手段，能锻炼和加强肺功能，可在一定程度上缓解、控制慢阻肺的发展。此功法简便易行，我们一起来学习一下吧。

不可小觑的慢阻肺

慢阻肺是慢性阻塞性肺疾病（COPD）的简称，是一种常见的、多发的慢性气道疾病，患病率高、死亡率高，严重影响患者的劳动能力和生活质量。

慢阻肺以持续存在的呼吸道症状和气流受限为特征，患者往往病情迁延，容易反复。最早出现的症状是伴有少量黏液性痰的慢性咳嗽，部分患者清晨咯痰较多；合并感染时痰量增加，多伴脓痰；重度患者可见到喘息、胸闷。随着病情发展，还会出现体重下降、食欲减退、外周肌肉萎缩和功能障碍、精神抑郁和（或）焦虑等症状。

六字诀，调呼吸

呼吸锻炼是目前最有效的慢阻肺康复方法。六字诀是一种以呼吸配合发音，并结合形体动作的中国传统功法，最早由南北朝时期陶弘景《养性延命录》提出。通过人在呼气时发出“嘘、呵、呼、呬、吹、嘻”六个字的字音，分别对应人体肝、心、脾、肺、肾、三焦，再配合吸气，达到锻炼脏腑、调节气血、平衡阴阳、养肺气、祛气壅、壮营卫的目的。六字诀可以增强机体的抗病能力，改善咳嗽、咯痰、胸闷、气促等症状，减少急性发病的次数，提高患者的生活质量。PM

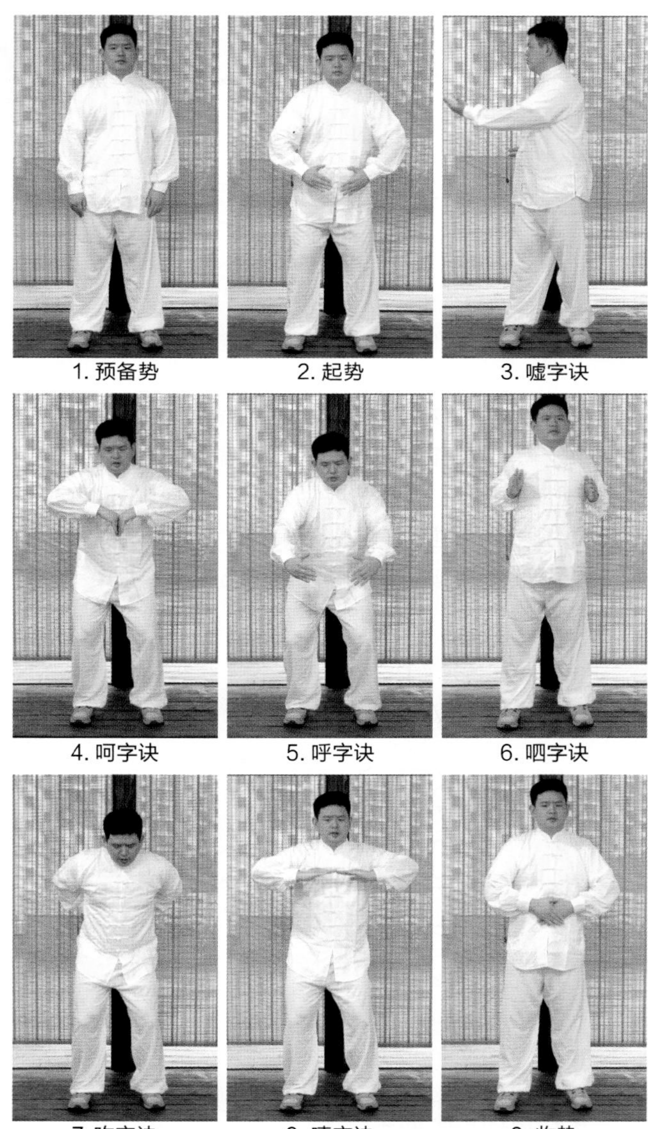
1. 预备势　2. 起势　3. 嘘字诀　4. 呵字诀　5. 呼字诀　6. 呬字诀　7. 吹字诀　8. 嘻字诀　9. 收势

扫描二维码，看“六字诀”功法视频

少年儿童犹如不断生长的树苗，体形、体态可能随着发育不断变化。当孩子出现头歪、高低肩、长短腿、脊柱歪等不对称的情形时，家长切莫掉以轻心。

花季的“不对称之殇”——脊柱侧弯

同济大学附属东方医院脊柱外科 谭军（主任医师） 李永超
上海市中医药研究院推拿研究所副研究员 孔令军
上海中医药大学附属岳阳中西医结合医院推拿科主任医师 孙武权

正常情况下，脊柱位于躯干正中，从背面看呈一条直线。若脊柱的一个或数个节段在冠状面上偏离中线、向侧方弯曲，呈现带有弧度的“S”形或“C”形，称为脊柱侧弯或脊柱侧凸，是一种脊柱的三维畸形。采用Cobb法测量站立正位X线像的脊柱侧方弯曲，若Cobb角大于10°，可诊断为脊柱侧弯。

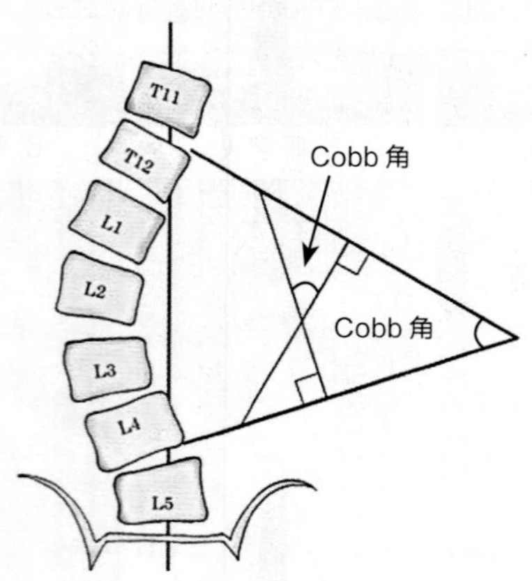

“不对称”是典型表现

脊柱侧弯患者的主要特征是“不对称”，如：①两侧肩膀不一样高；②一侧肩胛骨比另一侧突出；③一侧腰部出现褶皱皮纹；④骨盆倾斜，两侧髋部不一样高，两侧下肢

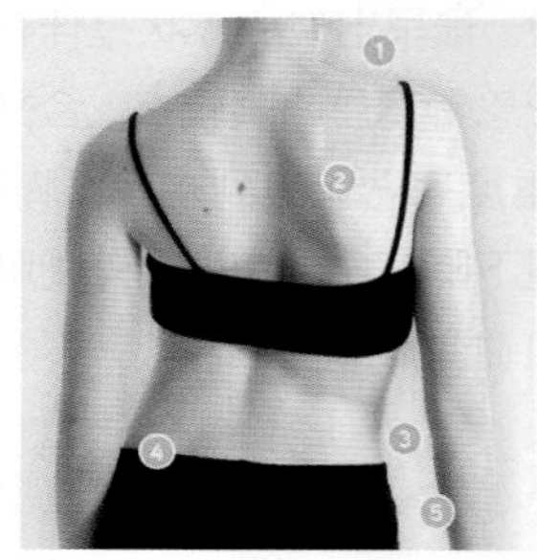

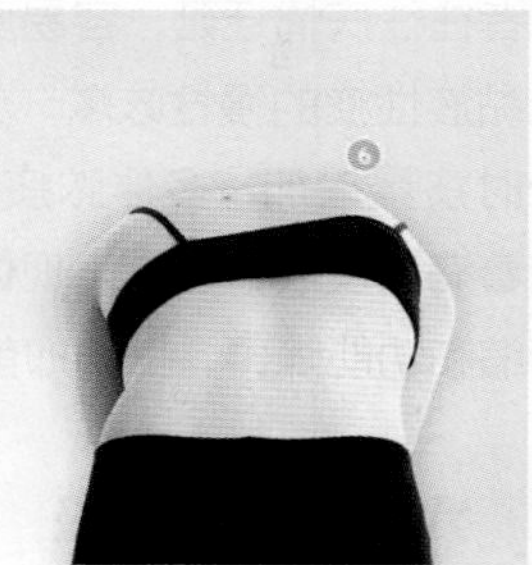

不一样长，导致走路歪歪扭扭，一侧鞋底和裤脚常发生磨损，经常扭伤一侧脚踝，站立时习惯单腿承重，等等；⑤双手自然下垂时，腰部至两手间的距离不一致，即一只手臂远离躯干；⑥弯腰时背部隆起，像剃刀一样，也称为“剃刀背”；⑦女孩可能出现双侧乳房大小不一致。

危害严重，不仅是“不好看”

脊柱侧弯会引起脊柱及其两侧骨骼、肌肉受力不平衡，影响正常生长发育，导致“高低肩、躯干倾斜、驼背、鸡胸、骨盆倾斜”等一系列形体畸形，并常伴肌肉僵硬、疼痛等继发症状。侧弯的脊柱可使胸廓变形，压迫心肺，影响心肺功能；使腹腔容量缩小，影响胃肠道功能；压迫脊髓或神经，可能导致椎管狭窄，甚至截瘫。此外，身体上的缺陷还可导致少年儿童出现孤僻、自卑等心理问题。

病因复杂，或与遗传有关

脊柱侧弯的形成原因很多，可分为先天性、特发性和神经肌肉性。最常见的是特发性脊柱侧弯，约占 80%，常见于 10 ~ 16 岁青少年（青春前期和青春期），病因尚未明确。此外，脊柱侧弯还与骨骼、肌肉、神经异常，以及长期不当的坐、立、卧、行姿势有关。

阶梯式治疗，扶正侧弯的“树苗”

不同类型的脊柱侧弯，治疗原则和方法不尽相同。一般采取阶梯式治疗流程，分步骤、分阶段进行。大部分脊柱侧弯患者通过正规的保守治疗可有效延缓病情进展，避免手术治疗。治疗脊柱侧弯的最佳时机是骨骼发育成熟前，治疗越早，效果越好。

1 观察治疗

适用于脊柱侧弯 10° 以下的患者，每 4 ~ 6 个月去医院进行体格检查，必要时拍摄全脊柱 X 线片。在此期间，患者应注意日常生活、学习时姿势的纠正。研究发现，76.8% 的轻度脊柱侧弯是不进展的。因此，观察治疗也是一种有效的保守治疗方法。

2 形体训练

主要针对脊柱侧弯 10° ~ 20°，以及部分 <10° 但有进展倾向，或不能配合支具及手术治疗的少年儿童。根据脊柱侧弯发生部位，指导患者在简单设备辅助下，通过一系列脊柱周围肌肉训练及不对称呼吸训练，与脊柱侧弯发展相对抗，从而控制脊柱侧弯进展。

3 支具治疗

主要针对脊柱侧弯 20° ~ 40°，且病情有继续发展趋势的少年儿童。每天需要佩戴支具 22 ~ 23 个小时（除洗澡或运动外），3 ~ 6 个月复查一次。值得注意的是，市面销售的“背背佳”不能替代矫形支具。

4 手术治疗

适用于脊柱侧弯 >40°、支具治疗无效、侧弯进展每年 >5°、外观明显畸形的患者。

此外，针灸、推拿等保守治疗对改善颈肩和腰背僵硬、疼痛等症状也有一定疗效，家长可通过居家推拿帮助孩子缓解不适。

延伸阅读

居家推拿方法： 孩子取俯卧位。家长用拇指或掌跟按揉其颈肩部或脊柱两侧 3 ~ 5 分钟，用拇指点按其肩井穴、天宗穴、肾俞穴、腰阳关穴和委中穴。

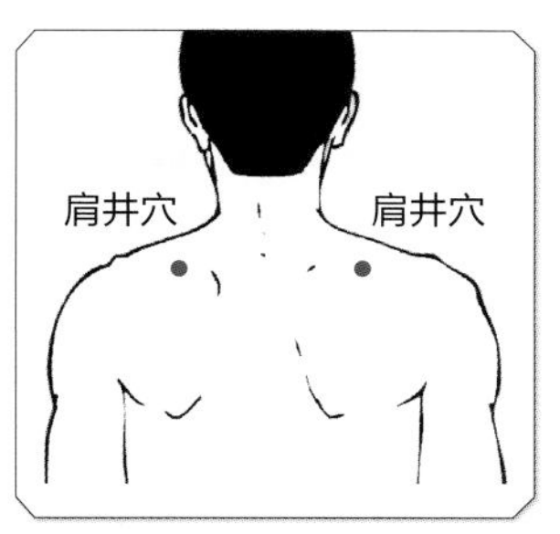

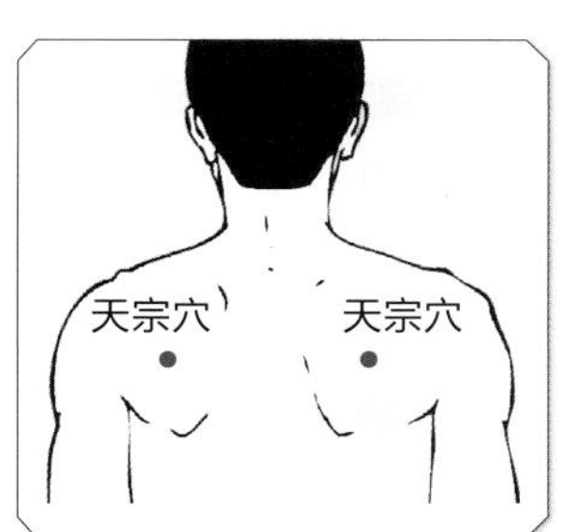

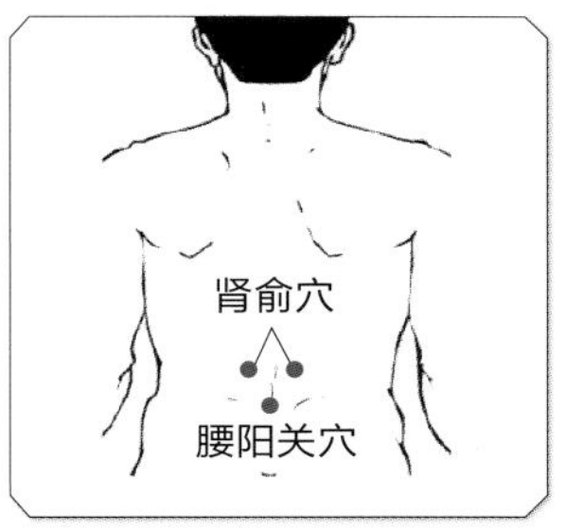

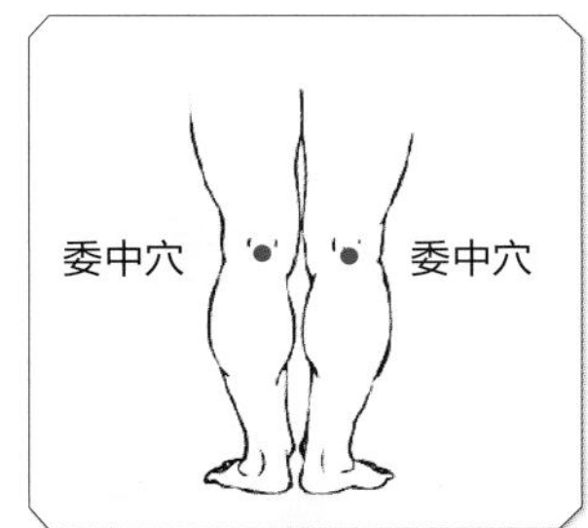

四大措施，呵护成长中的脊柱

1 保持正确姿势

保持正确的坐、卧、立、行姿势有助于促进少年儿童骨骼、肌肉发育，预防相关疾病。正确的站立姿势应该是头颅、躯干和脚的纵轴在一条垂直线上，颈背部挺直、双肩打开、挺胸收腹，两臂自然下垂，避免将重心放在一条腿上。听课时，坐姿应保持挺胸、收腹，下肢摆放端正，不要跷“二郎腿”或歪向一侧。学习时，应根据身高配备高度适宜的桌椅，保持“一尺（33 厘米）”（眼与书本距离保持在一尺左右）、“一拳”（胸口离桌沿一拳）、“一寸（3.3 厘米）”（握笔时，食指离笔尖一寸）。避免久坐，适时离开座位活动一下。

2 保持良好生活习惯

运动可以增强骨骼、肌肉、韧带的力量及身体柔韧性，促进生长发育，故少年儿童平时应保证充足的体育锻炼。避免背太重的书包或单肩背包，以免脊柱受到太大压力或两侧受力不均。保证充足睡眠，并选用高度适宜的枕头，不用过软的床垫。此外，还要注意营养均衡，保证足量钙的摄入，适当晒太阳。

③ 进行拉伸运动

● 颈部拉伸运动

坐在椅子上，挺直胸背，目视前方，下颌微收；右手拉住座椅边缘，左手置于头顶右侧；头向左侧倒，直至右侧肩颈部有明显拉伸感，保持 30 秒后放松。左右各进行 1 次。

● 腰方肌伸展运动

站立位，目视前方，一侧下肢和骨盆紧贴墙壁，上肢上举，身体向对侧弯曲，至腰部有明显牵拉感，保持 30 秒后放松。左右各进行 2 ~ 3 次。

● 腰背部伸展运动

跪坐于垫上，腹部紧贴大腿，手臂尽量向前伸展，肩部下压，使腰背部有轻微牵拉感，保持 30 秒后放松。

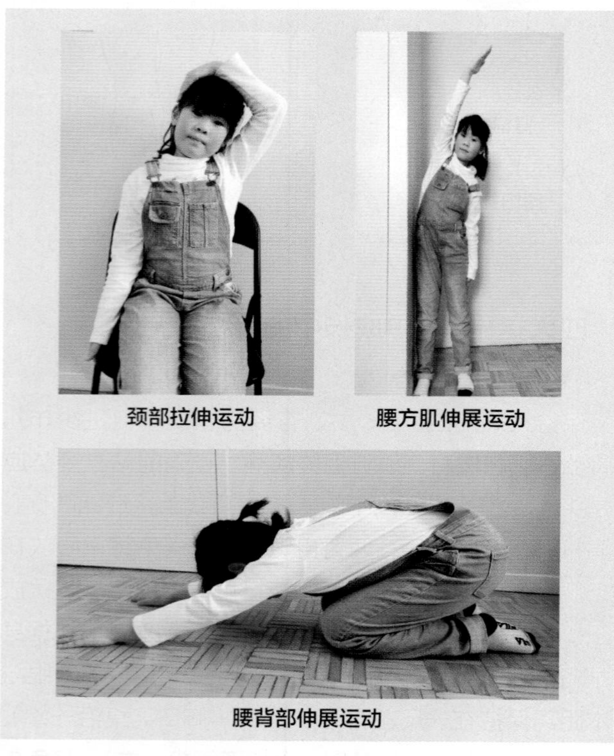

颈部拉伸运动　腰方肌伸展运动

腰背部伸展运动

④ 定期体检，注意观察

脊柱侧弯起病隐匿，早期可无疼痛或明显异常，且很多青春期孩子对自己身体的私密意识较强，不愿让父母看到他们的身体变化，因此常被忽视。父母应密切关注孩子的体形、体态，并重视定期体检，以便及早发现问题，及早干预。当孩子出现不对称体征、抱怨腰背部疼痛时，家长切不可掉以轻心，必要时可带孩子寻求专业医生的帮助。PM

不久前，一家销量可观的知名国际服装公司向国家市场监管总局提交了召回部分进口婴幼儿T恤的计划，主要是因为其胸前印花的邻苯二甲酸酯含量超标，一时引起公众高度关注。

邻苯二甲酸酯是一种塑化剂，多存在于塑料制品中，为何在衣物中也会存在？其他日用品中也有吗？对健康有危害吗？能通过洗涤去除吗？

常规洗涤无法去除邻苯二甲酸酯

邻苯二甲酸酯是一类不易挥发的脂溶性黏稠液体，种类繁多，能够增强塑料等高分子聚合物的柔韧性、耐寒性、拉伸性和光稳定性，是目前世界上应用最广泛的塑化剂。生活中的塑料制品是邻苯二甲酸酯最主要的来源，如食品包装和容器、一次性医用软管和输液袋、儿童玩具和用品、汽车配件配饰等。

此外，邻苯二甲酸酯还普遍存在于家用化学品中，如清洁剂、指甲油、香皂、洗发水、驱虫剂、润滑油等；在一些纺织品的涂层印花、部分树脂和合成橡胶，以及香精香料等食品添加剂中也可能存在。

邻苯二甲酸酯容易从产品中迁移和释放出来。其迁移速度和迁移量不仅取决于其在材料中的含量，还受接触时间、接触面积、温度、油脂含量等因素影响。例如在加工、包装、储存或加热食品的过程中，环境温度越高，邻苯二甲酸酯越容易从塑料包装材料中迁移至食用油、肉类等油脂含量高的食材中。生活中接触塑化剂的方式很多，无论成人还是儿童，食物和饮水都是最主要的暴露途径；吸入含有塑化剂的空气，皮肤接触玩具、化妆品、服装，以及静脉输液等，都可能使邻苯二甲酸酯进入人体。容易将玩具放入口中、用手和身体摩擦衣服印花涂层的儿童，接触邻苯二甲酸酯的机会更多。值得注意的是，由于邻苯二甲酸酯难溶于水，并与聚合物材料相结合，故常规洗涤并不能清除邻苯二甲酸酯，更无法阻止邻苯二甲酸酯的迁移和逸出。

随着人们对塑料制品的生产和使用与日俱增，大量监测数据显示，全球的大气、土壤、水域、动植物等生

婴幼儿衣物为何惊现塑化剂

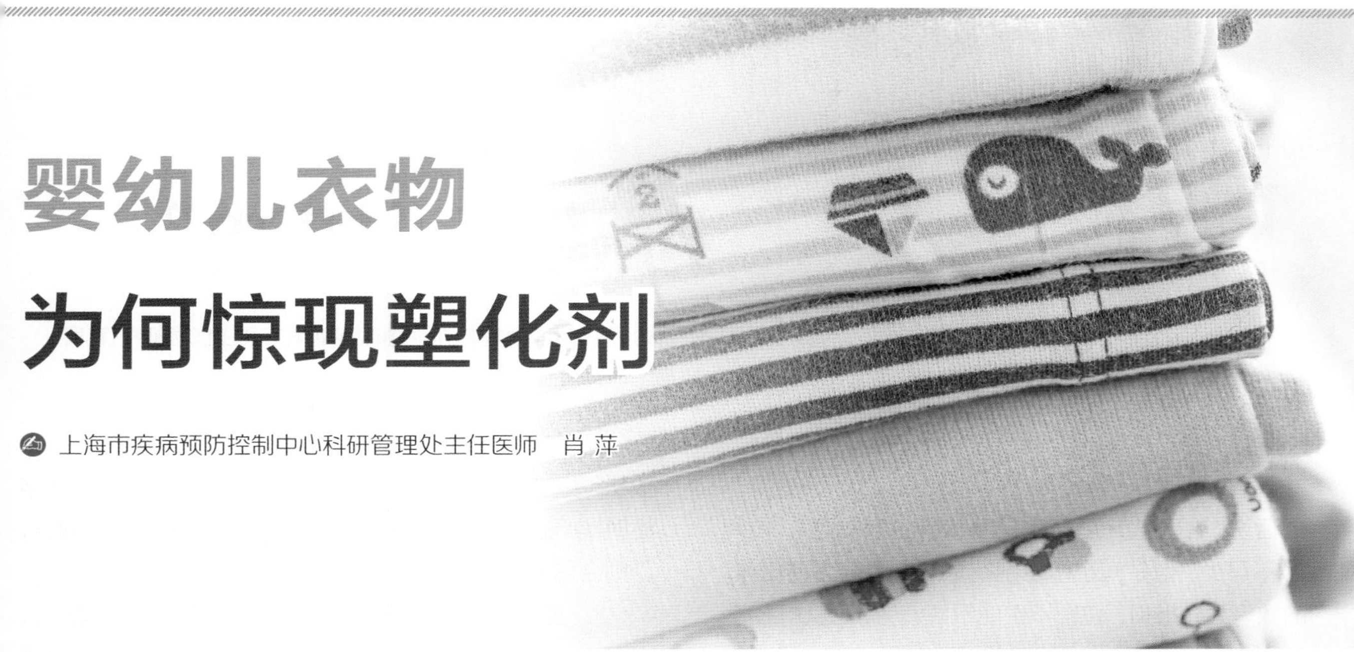

上海市疾病预防控制中心科研管理处主任医师　肖 萍

态环境，以及人体的尿液、血液、乳汁中均可检测到邻苯二甲酸酯及其代谢产物。可以说，邻苯二甲酸酯无处不在。

潜在健康危害不容小觑

邻苯二甲酸酯是一类环境内分泌干扰物，它的分子结构和分子量与人体的激素十分相似，在体内可与激素受体结合，产生类雌激素和抗雄激素样作用，影响体内正常的激素水平及其生理功能，导致内分泌紊乱和生殖系统发育异常，并可通过胎盘或母乳间接影响新生儿的生长发育。

流行病学调查还发现，邻苯二甲酸酯的高暴露水平与肥胖、糖尿病、神经炎、甲状腺疾病、心肺功能减退、儿童哮喘及过敏等疾病的发病率上升有关。在世界卫生组织国际癌症研究机构公布的致癌物清单中，其属于2B类致癌物，即动物实验表明，暴露于一定剂量的邻苯二甲酸酯对动物具有致癌性。

减少使用塑料制品是根本

虽然邻苯二甲酸酯具有一定的危害，但现代工业和日常生活仍离不开它。目前，根据不同行业应用邻苯二甲酸酯的危害程度和潜在风险，各国已制定了相关法律法规，控制邻苯二甲酸酯的使用。我国GB 9685-2016《食品安全标准 食品接触材料及制品用添加剂使用标准》规定了食品接触塑料添加剂品种、范围和特定迁移量或残留量，并禁止在任何食品中人为添加邻苯二甲酸酯。为保护对其健康危害更敏感的婴幼儿，欧盟、美国、日本等均对婴幼儿的玩具、用品、服装中的邻苯二甲酸酯进行了限制。

有婴幼儿的家庭，要避免购买塑料玩具、聚氯乙烯（PVC）奶瓶和奶嘴等生活用品，以及印花涂层过多的衣物，且最好选择婴幼儿专用的清洁产品。

尽量减少使用塑料制品是目前避免接触邻苯二甲酸酯最有效的方法。而要完全杜绝它的危害，需要社会各界共同努力，用更为安全的物质进行替代，逐步减少邻苯二甲酸酯的生产和使用。PM

专家简介

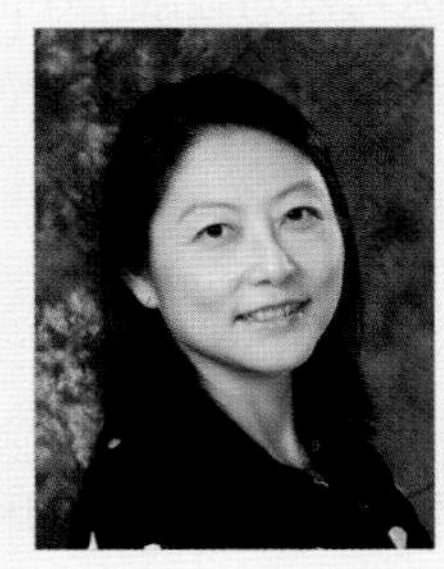

肖 萍　上海市疾病预防控制中心科研管理处处长兼实验室质量管理处处长、主任医师，上海市环境诱变剂学会理事长，上海市预防医学会卫生毒理学专业委员会主任委员，上海市女医师协会医学科普专业委员会委员。

2019年美国心脏病学会年会上公布的一项希腊最新研究显示，午睡1小时，可使收缩压（高压）降低3毫米汞柱。除“降压”外，午睡的益处还有不少。

午间小憩，为健康“加油”

上海中医药大学附属市中医医院中医睡眠疾病研究所主任医师　许良

午睡益处多

俗话说“春困秋乏夏打盹，睡不醒的冬三月”，夜间酣眠必不可少，但午间小憩也别有滋味。困倦会使工作、学习的效率大打折扣，午睡不仅能缓解疲劳和压力，使下午的工作、学习更有效率，还能降低患心血管病的风险，修复大脑、皮肤及免疫功能，滋养眼球、缓解视疲劳，可谓益处多多。

古人养生有睡“子午觉”的说法。午时，阳气最盛，阴气最弱，故此时应休息，通过午睡起到养“阳”的作用，又通过养“阳”来积聚、补充人体的阳气与能量。

午时也是心经运行最旺盛的时刻。手少阴心经主要分布在人体上肢内侧后缘。《黄帝内经》记载，心经异常，人体就会出现心胸烦闷、口渴、眼睛发黄、咽干、胁痛、手心热等症状。中医认为，心为“君主之官”，是主宰人体的“君王”，对身体的整体调节具有重要作用;“心主神”，“神”可简单地理解为“神志、精神”。从中医角度看，睡眠不好就是“心神不守”。因此，在午时适当睡眠，对于守护心神是很有帮助的。

尤其是在当今时代，人们由于工作、学习或娱乐而经常不能在夜间保持充足睡眠，长此以往，人的记忆力、视力、体力和行动力等将受到严重影响。午睡是对前一晚睡眠不足的很好补充，午睡半小时能达到夜间睡眠一小时的作用。

如何科学午睡

① **午睡不必太久**　午睡并不是贪睡，不一定要睡足多长时间或达到多长时间的深度睡眠。其实，午睡只需小憩即可，片刻的深度睡眠就能给人满足感。如果没有时间和条件午睡，闭目养神也是一种休息：闭上双眼，大脑开始放松，兴奋受到抑制，人就会平静下来。休息一刻钟到半小时，就能给人体“加油”“充电”了。午睡时间不宜过长，否则会影响夜间睡眠。

② **姿势有讲究**　由于受工作单位或学校条件所限，很多人习惯趴在桌上午睡。其实，长期趴着的姿势会对身体造成很多伤害：压迫眼睛，使眼压升高；使脊柱弯曲幅度过大，容易造成腰酸背痛；胃、颈椎、心脏得不到放松，会产生“越睡越累”的感觉。所以，有条件的话，最好能购置一张可折叠的躺椅或小沙发以供午休；如果实在没有条件，背靠椅子闭目养神也比趴着睡好。若有需要可使用隔音耳塞、眼罩帮助入睡。

③ **环境也重要**　午休时要注意避免着凉，可用小毯子或外套盖住肚子。切勿一时贪凉，在空调出风口下睡觉，让冷空气有“乘虚而入”的机会。不过，午休时室内温度也不宜过高，以免出汗，耗伤阳气。

④ **饭后别马上睡**　入睡后，全身器官处于休息状态，胃肠道的消化能力会减弱。因此，如果在午餐后马上睡觉，会造成消化不良，长此以往，可能会引发胃肠道疾患，如胃炎、胃食管反流等。PM

专家简介

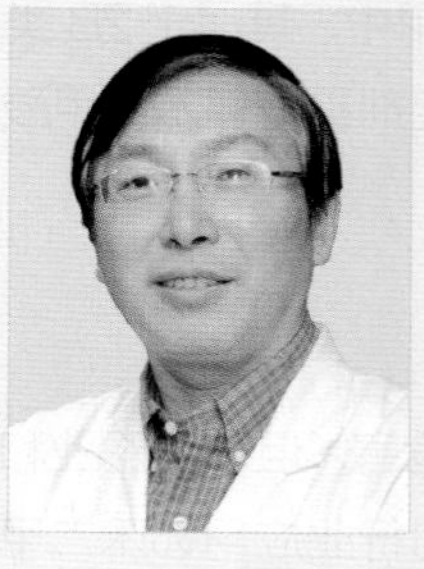

许良　上海中医药大学附属市中医医院中医睡眠疾病研究所主任医师，上海市中医药学会神志病分会副主任委员，中国睡眠研究会中医睡眠医学专业委员会常委，中国医师协会睡眠医学专业委员会中医学组副主任委员。擅长治疗以失眠为主症的相关内科杂病，以及中医康复、养生、调理。

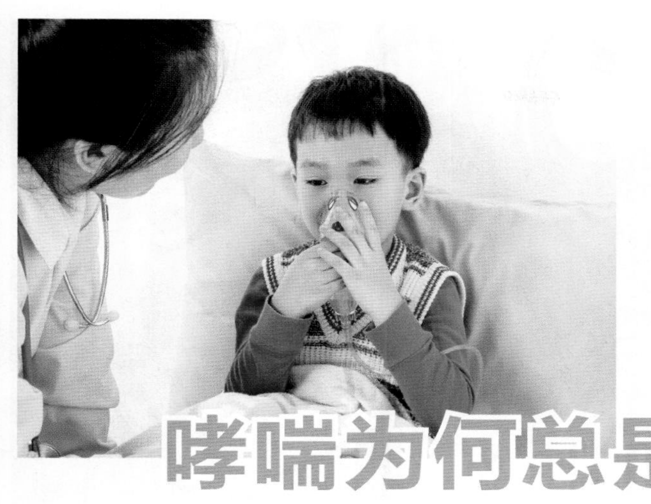

哮喘可引发激烈咳嗽与喘憋。患儿哮喘发作时，家长只能眼看着孩子陷入痛苦，十分焦心却无能为力。据估算，我国约有4570万哮喘患者，但哮喘的控制率仅为28.3%。是什么让哮喘难以控制？预防哮喘又有何对策？

哮喘为何总是频繁“光顾”

复旦大学附属儿科医院呼吸科主任医师　王立波

10岁前，哮喘常难以“断根”

哮喘是由呼吸道过敏引起的慢性呼吸道疾病，有明显的季节性。儿童哮喘常在春、秋两季高发，与室内过敏原的浓度及呼吸道病毒感染有关。

每年7~9月，很多家长因孩子发病次数减少，认为病情有了明显好转，便自行停药或减少药量。而到了哮喘高发季节，若患儿未及时恢复用药或药量，哮喘又会“卷土重来”。家有哮喘儿的家长应认识到，哮喘是种慢性疾病，需要长期治疗。在哮喘自然缓解前（一般10岁及以后），期待哮喘“断根”的想法是不现实的。

在哮喘高发期，部分患儿会出现用以往相同剂量的药物难以控制哮喘发作的情况。此时，家长须及时带患儿就医，在医生指导下增加药量。

预防哮喘反复发作，有3点注意事项

❶ **远离过敏原**　尘螨以人的皮屑为食物，在合适的温度、湿度下就能大量繁殖，其排泄产物或尘螨尸体分解产物以灰尘形式被人吸入鼻腔或气道，易引发过敏性鼻炎和支气管哮喘。家有哮喘患儿的家庭，应做到及时清理床单上的皮屑；每周晒被褥，尽可能在室外拍去灰尘后，再换上新被套；居室勤通风；避免让患儿处于有刺激性气味（如油漆味、香烟味等）的环境中。

对尘螨过敏的哮喘患儿，可由医生评估决定是否需要接受脱敏治疗，以减弱过敏反应的强度。

❷ **药物预防**　吸入性糖皮质激素是治疗哮喘的常用药。很多家长听到“激素”二字时，总能联想到严重的不良反应（如肥胖、骨质疏松等）。事实上，吸入性糖皮质激素的出现是哮喘防治的重要里程碑，使医生拥有了有效、安全控制哮喘急性发作的药物，使患儿可以避免哮喘反复发作，提高生活质量。

吸入性糖皮质激素为局部用药，剂量小（约为口服剂量的1/1000），不良反应小，可长期使用。患儿每日所需用药次数和剂量需由专科医生确定或调整，家长应教会孩子规范使用吸入装置，并观察孩子是否能正确地将药物吸入，否则不能获得理想的治疗效果。家长必须知道，吸入性糖皮质激素是哮喘的预防性用药，在哮喘高发、易复发时期应持续使用，切不可因为病情暂时被控制住而自行停药。

❸ **增强体质**　在药物治疗的基础上，哮喘患儿也应积极参加体育锻炼（如游泳等）。适当运动可增强孩子的心肺功能和冬季御寒能力，减少呼吸道感染的机会，避免哮喘频繁“光顾”。PM

专家提醒

患有哮喘的孩子多伴有过敏性鼻炎、鼻窦炎和腺样体肥大，必要时须至耳鼻喉科诊疗。

糖尿病治疗、管理的基本措施包括健康教育、饮食治疗、运动锻炼、药物治疗和自我监测。运动与饮食控制均属于生活方式干预。运动可以锻炼肌肉，消耗能量，有助于控制血糖，是治疗和管理糖尿病不可或缺的方法。

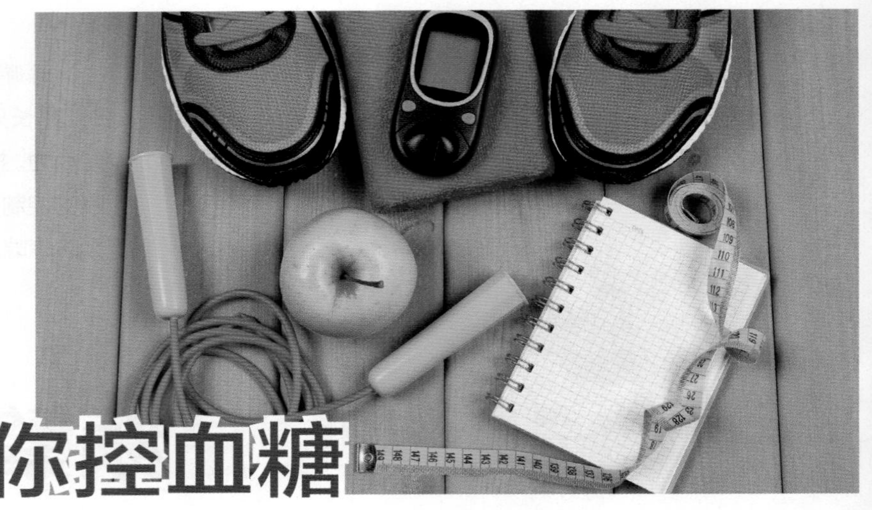

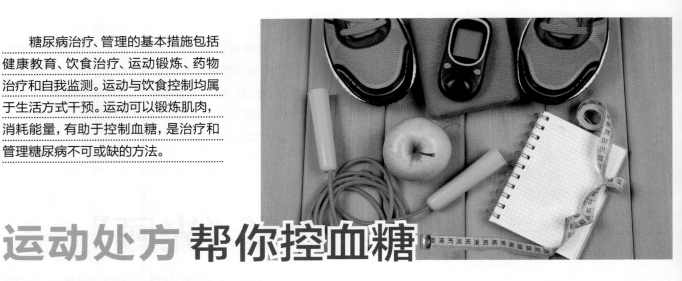

运动处方 帮你控血糖

天津体育学院社会体育与健康科学学院教授 李庆雯

专家简介

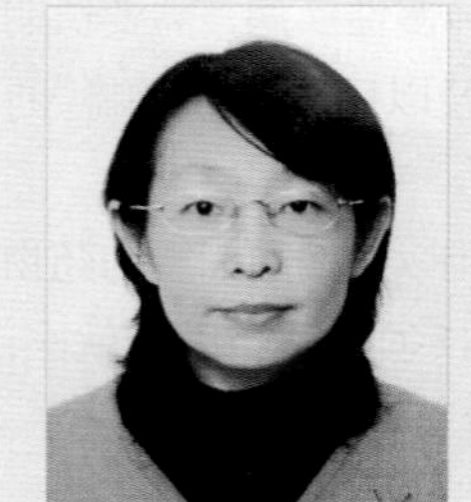

李庆雯 天津体育学院社会体育与健康科学学院运动康复治疗教研室主任、教授、博士生导师，中国康复医学会全国高校物理治疗联盟常委、运动康复学组委员，天津市中医药学会养生康复专业委员会常委。研究方向为慢性病运动康复、中医体育养生康复，在糖尿病运动干预方面积累了丰富经验。

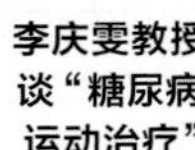

李庆雯教授谈“糖尿病运动治疗”

可充分利用小区健身设施，锻炼全身，控制血糖。每周锻炼3~5天；结合自身情况选择运动项目，以安全为前提，避免发生危险。

糖尿病患者运动益处多

科学的运动能促进血液循环和全身代谢，改善心肺功能；能减轻体重，改善血脂，缓解轻、中度高血压；还能提高胰岛素敏感性，减轻胰岛素抵抗，降低血糖。此外，运动还可以使人心情愉悦、精力充沛，减少紧张和焦虑情绪。

运动降糖的效果非常明显，是预防与治疗糖尿病的良药。研究发现，运动通过增加肌肉细胞对胰岛素的敏感性、抑制肝糖原分解、强壮肌肉、减轻体重来提高血糖控制水平。无论是即刻反应，还是长期效果，运动降糖均得到证实。一项研究发现，进食相同的食物，进行 50 分钟低强度运动对血糖高峰的“削减”非常有帮助；而进行 60 分钟中等强度运动,能大幅“抵消”食物中碳水化合物(主食)带来的血糖“高峰”。

2 型糖尿病患者普遍存在胰岛素抵抗。胰岛素是目前发现的体内唯一能降低血糖的激素，它就像一把钥匙，打开了葡萄糖通往细胞的大门，让葡萄糖进入细胞内参与供能，使血糖下降。胰岛素受体主要存在于肌肉细胞、脂肪细胞中，运动能增加肌细胞膜上胰岛素受体的数量，提高胰岛素与受体的结合能力。运动还可以提高肌细胞内糖原合成酶和氧化代谢酶的活性，使肌糖原的贮存能力和氧化代谢能力增强，有助于控制血糖。

糖尿病患者的运动处方

运动需要科学的指导，不适当的运动会给身体带来伤害。糖尿病患者的运动康复，应在医生指导下按照运动处方来实施。运动处方包含运动目的、运动形式、运动强度、运动时间、运动频率与注意事项等要素。

运动形式

❶ **有氧运动** 有氧运动可以增加葡萄糖利用，动员脂肪，改善心肺功能。其运动强度不大且有节奏，属于全身性运动，如快步走、跳广场舞、慢跑、游泳、打乒乓球等。运动时的适宜心率为170一年龄，每次30～60分钟，每周3～5次。

❷ **抗阻运动** 规律的抗阻运动（力量训练）可增强肌肉力量，增加肌肉体积，提高基础代谢率。糖尿病患者可以借助哑铃、小区健身器械、弹力带等进行练习；日常生活中的力量训练也值得推荐，如俯卧撑、仰卧起坐、刷牙时“金鸡独立”、看电视时站桩、举矿泉水瓶（练习臂力、腹肌、下肢力量等）。通常每个动作以3～10次为一组，每天练习5～10组，每周练习3天。力量训练应与有氧运动相结合，有条件者可在健身机构练习；合并高血压及年龄偏大者，不要屏气用力。

❸ **传统体育运动** 太极拳、八段锦、五禽戏、易筋经等传统体育运动既动形又动神，可配上舒缓的音乐，不需要太大的场地，也不受天气影响。糖尿病患者可以选择其中一种或几种，每天做2～3套，练习至微微出汗。

运动步骤

❶ **准备活动** 做5～10分钟热身运动,包括动态拉伸、活动关节等。

❷ **运动** 以中等强度的有氧运动（如步行、慢跑、游泳、跳绳等）为主，抗阻运动为辅。

❸ **放松运动** 5～10分钟，如慢走、静态拉伸、自我按摩等。

注意事项

❶ 运动治疗要循序渐进，持之以恒。开始锻炼时，可先列出第一周的目标，然后再根据具体情况列出阶段性计划和长期计划。

❷ 运动时，要自备小点心（5～30克），以防发生低血糖。特别是使用胰岛素和磺脲类药物的糖尿病患者。

❸ 血糖控制不稳定者，运动前后应注意监测血糖。

❹ 运动的时间最好选择在饭后1～2小时；如平时血糖不稳定，要在医生指导下选择恰当的时间，以预防低血糖，保证运动的安全性。

❺ 完成锻炼计划后给自己一个小奖励，可以是一张球票、一本书或一件新衣服，但不能是食物。

❻ 即使运动效果不错，血糖控制良好，也要在医生指导下调整药物剂量或种类，不可自己盲目做决定。

❼ 进行运动治疗前，应咨询医生。存在严重糖尿病肾病、糖尿病足、眼底病变等并发症的患者，不适合运动治疗。

❽ 保证营养均衡、睡眠良好，以使运动更加有效和安全。

❾ 与病友或亲朋好友结伴运动，有利于将运动坚持下去。PM

延伸阅读：糖尿病患者常见运动误区

● **误区1：服药治疗糖尿病，就可以不运动。**

运动与药物治疗是平行关系，糖尿病患者在用药的同时，运动依然必不可少。

● **误区2：只要注意运动，就可以不吃降糖药。**

在糖尿病初期，特别是糖尿病前期阶段，部分患者可以通过运动和饮食控制稳定血糖；但如果血糖控制不佳，应遵医嘱用药。

● **误区3：只要注意运动，就可以放松饮食控制。**

对糖尿病患者而言，控制饮食和运动锻炼都不可或缺。

● **误区4：运动多多益善。**

规律、持之以恒、适量的运动，才真正有助于控制血糖。

举例：糖尿病患者如何进行“快步走”运动

目的：增强心肺功能，稳定血糖。

频率：一周3～5天，每天至少30分钟（推荐40分钟）。

强度：中等强度。40岁及以下者心率控制在130次/分，50岁以上者控制在90～110次/分。也可以用走路速度来控制运动强度，每分钟100步左右，属于中等强度运动。有效而适量的标准是运动后身体发热，微微出汗，不感觉过度疲劳，心情愉快，睡眠良好。

说明：运动时应穿宽松衣服、舒适鞋子。快步走时，上臂要有所摆动。

“医生，我的乳房结节怎么切了还长？”眼前的患者一脸愁容。原来，王女士在一次体检中发现右乳有一枚结节，在医生建议下做了手术，术后病理检查提示良性增生结节；术后6个月复查时，又发现乳腺结节，虽然只是较小的良性结节，但她很不放心。自乳腺小结节门诊开设以来，类似的疑问还有不少。

乳腺结节四问

上海中医药大学附属龙华医院中西医结合乳腺科　秦悦农（主任医师）　陈莉颖

1.乳腺结节是什么

医学上所谓的结节一般是指发生在器官上的小病灶，除乳腺结节外，还有肺结节、甲状腺结节等。结节只是一个描述，并不是诊断，不能确定性质，可能是良性的，也可能是恶性的。大多数乳腺结节可以在B超、钼靶、CT或磁共振等影像学检查中被发现，约80%是良性的。

2.如何判断乳腺结节的性质

乳腺结节的性质，可通过影像学检查对结节的分级来判定。最常见的是BI-RADS分级，可通过钼靶和超声等检查初步判断，分0～6级。

0级：指某些改变需要与以往影像学资料比较，或需要结合其他影像学检查进一步评估。有时，两侧乳腺不对称也可描述为0级。

1级：阴性，即未见异常或正常。

2级：良性病变，包括良性肿块、良性钙化等，定期检查即可。

3级：可能是良性，恶性概率一般小于2%，需要短期随访，一般3～6个月一次。

4级：有恶性可能，需要活检明确性质，分为4a、4b、4c（恶性程度逐渐增加），恶性概率为2%～94%。

5级：高度考虑恶性可能，危险程度≥95%。

6级：经活检证实为恶性。

在随访过程中，若结节分级逐步提高，提示疾病正在进展，需要密切随访，必要时须通过活检明确性质。反之，则提示疾病正在好转。

3.为什么乳腺结节切了还会长

首先，影像学检查特别是B超检查，一般记录的是危险性较大的结节，当发现性质类似的良性结节时，往往只记录其中较大者。其次，并不是所有乳腺结节都需要手术，当逐步进展、有恶性倾向，或患者准备生育时，才需要手术。手术并不是切除所有结节，而是切除比较“危险”的结节。再次，乳腺结节确实有复发的可能性，定期随访复查还是很有必要的。

4.吃中药可以消除乳腺结节吗

一般情况下，有恶性倾向或短期内病情快速进展的结节并不适合中医药治疗，应及时活检，明确诊断；结节较大者（直径大于1厘米），中药治疗效果也不好，最好手术切除；直径小于1厘米或有多发倾向的良性乳腺结节，可以通过中药调理控制病情。

中医药治疗乳腺结节常从肝、脾、肾入手，通过温肾助阳、疏肝活血、健脾益气等多环节、多途径调摄冲任，纠正内分泌紊乱，调节体内阴阳平衡，同时结合活血理气、化痰散结等药物，可控制病情发展，使部分结节逐渐软化、缩小，部分增生性结节甚至可以消散。此外，规律生活、调畅情志、注意休息，也有助于治疗。PM

“自精保存”，给男性生育力上“保险”

山东大学附属生殖医院人类精子库
副主任医师 王 丽

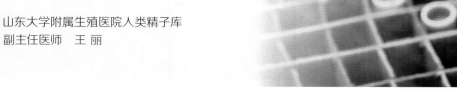

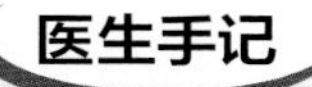

近日，30岁的张先生来到山东省人类精子库，希望用自己之前冷冻保存的精子做辅助生殖治疗。6年前，张先生查出睾丸癌，手术摘除了一侧睾丸，后期还接受了化疗。为保险起见，他在医生的建议下于化疗前进行了精子冷冻保存。

经过治疗，张先生的病情得到了有效控制。但是，当他准备生育时，却被诊断为无精症。幸运的是，6年前的“生殖保险”，给他带来了希望。

什么是“自精保存”

“自精保存”，也称生殖保险或生育力保存，是指为预防男性生育能力下降或受到损害，用超低温度冷冻的方式，预先将精子保存在—196 ℃的液氮中；当需要使用时，再进行人工复苏，用辅助生殖技术来生育自己的后代。简单地说，就是在精子库保存精子，为自己将来生育后代上一份“保险”。

五类男性需要保存精子

1 **肿瘤或血液病患者** 随着医疗水平的提高，肿瘤患者的生存率得到了显著提升，如睾丸肿瘤患者的五年生存率已达95%。但是，肿瘤及其治疗（特别是放化疗）会对男性生殖系统造成很大损伤。有未来生育愿望的男性肿瘤患者，应提前保存精子。

2 **长期从事可能影响生殖能力工作的人** 常接触放射线、有毒化学品等的人，为防备将来发生严重少、弱精或无精子症，可以预先储存精子，以便将来通过辅助生殖技术生育后代。

3 **少精症、弱精症、精子质量不稳定的患者** 这些患者若近期没有生育要求，可提前调整好身体状态，多次储存精子，防患于未然。

4 **取精困难者** 在辅助生殖治疗过程中，如担心在妻子取卵当天发生取精障碍，丈夫可提前保存精子备用。

5 **有远期生育打算、担心生育力下降者** 年龄越大，生育风险越大。有远期生育愿望，担心精子质量随年龄增长而降低者，也可考虑“自精保存”。

“自精保存”是否复杂

想保存精子的男性可以携身份证到精子库申请。取精前，要先进行传染病等医学指标的检查。查体符合条件后，便进入取精环节。精液顺利取出后，要接受检测、分装等一系列处理，还要“经历”一次冷冻复苏试验，以便医务人员观察精子复苏效果。其后，精液会被分批保存，以备将来使用。

在计划冻存精子前，应禁欲3～7天，并避免劳累、熬夜、酗酒、吸烟、接触农药等，不要洗桑拿浴，不穿紧身内裤和牛仔裤等，还要注意饮食平衡，将身体调整到最佳状态。PM

时下，“正念”这个词汇很流行，它到底是怎么回事？

正念：专注当下，远离情绪困扰

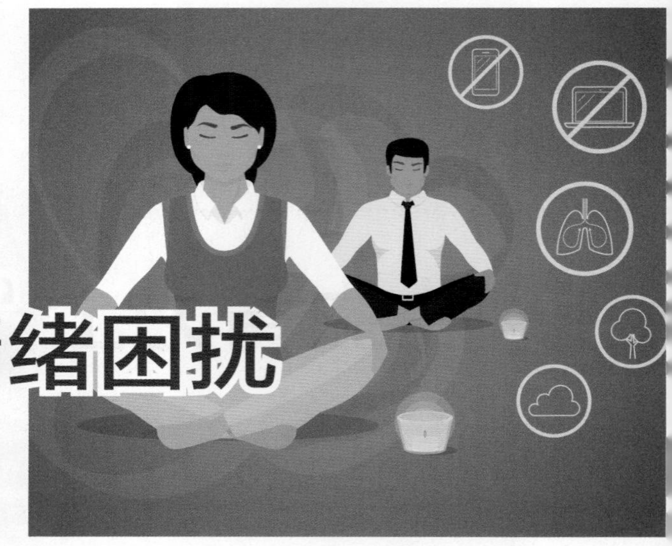

北京大学心理与认知科学学院 招颖诗 刘兴华（研究员）

正念是自我察觉、专注于当下

在心理学上，正念是指对自己目前的想法、感受、感觉，以及所处环境等的察觉状态。与正念相对的是“自动化过程”，即没有对所发生的事和自己的感受等有所察觉。

在生活中，我们可能都曾有过这样的经历：开车时，行驶了好几千米却没有真正觉察到自己在做什么；面对美食，不知不觉就吃得“很撑”了；工作压力大时，不知不觉抽了很多支烟……这些行为都是“下意识中”进行的，即所谓“自动化过程”。在这个过程中，我们不知不觉遵循着自己固有的思维习惯，并没有意识、觉察到自己在做什么。

正念恰好相反，它是我们对想法、感受和躯体感觉的察觉：察觉到自己正在开车，注意到自己正在一口口地吃饭，察觉到自己在吸烟……

正念源于佛教的冥想，是一种修炼心性的方法。专注于当下，感知自己身处哪里、在做什么，真切意识、感知此时此刻所发生的事（包括所想到的、感受到的），但对此不做解释和评价，也不做出过度的反应。

正念让人专注于当下，不再浑浑噩噩地做出“自动化反应”，让人能更深地体会到目前的状态，也是对当下发生的事的一种完全接纳，它能让人感觉平静、心态平和。

正念有助于减压、消除情绪困扰

现代社会，压力成为生活和工作中的“常客”。花很多时间和精力去计划打算、解决问题，甚至做白日梦，或者总是从负面的角度思考问题，甚至只是随机产生的想法，都可以让人感觉“累”。这也是压力、焦虑等不良情绪的来源。如果能高度专注于当下（正念），就可远离这些想法，为自己减压。

正念练习有哪些方法

❶ 简易练习方法

● **学会用心体会** 要有意识地“停下脚步”，每天花点时间去用心感受、感觉周围的事物，充分运用我们的触觉、听觉、视觉、味觉和嗅觉慢慢体会、检验。比如，在吃喜欢的东西时，可以用心去体会食物的美味。

● **活在当下** 学会活在当下，有意识地让自己保持开放的心态，接纳所发生的事和自己所采取的行动，学会在平凡、简单的日常事务和活动中找到乐趣。

● **悦纳自己** 要学会包容和接纳自己，像对待一位好朋友那样对待和礼遇自己。

● **观察呼吸一分钟** 出现负面想法时，不妨坐下来，深吸一口气，闭上眼睛，注意自己的气息从体内一进一出。

❷ 专业的正念训练

专业的正念训练应在心理专业工作者指导下进行。训练方法有很多，包括身体扫描、正念伸展、静坐、正念步行等。

进行正念的专项练习（如身体扫描训练）时，应该找一个相对安静的空间，在没人打扰的时段练习。

正念对心理健康有积极的意义。倘若能持续地进行练习，身心将得到持续的滋养。PM

“过分仔细”是一种“心病”

上海市精神卫生中心副主任医师　乔 颖

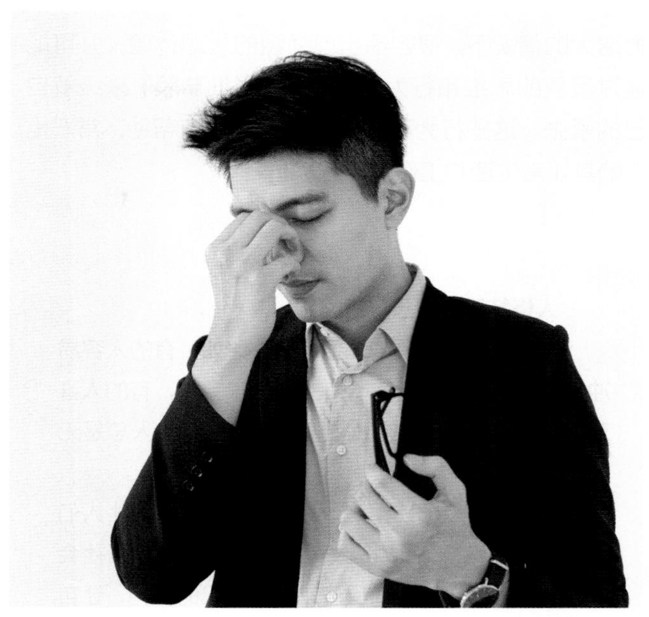

心理咨询师手记

付先生36岁，是某企业的部门主管。来做心理咨询时，他给我的感觉是“一丝不苟”：西装笔挺，衬衫洁白，头发梳理得整整齐齐，指甲修剪得长短适宜……他居然大哭起来，告诉我他生活非常艰难：每天他都会花大量的时间收拾打扮自己，家里收拾得一尘不染；近乎玩命地工作，甚至不惜每天只睡4小时；在单位看到工作环境凌乱时，他会变得暴躁、焦虑，甚至会指责同事；他很喜欢跟人争论，对各方面的要求都很高；他极度渴望被别人接纳，时常没有安全感……

付先生称，大家都说他太注重细节。他有时也感觉懊恼，觉得因为一些“细枝末节”与他人和自己较劲似乎没有必要；他也想调整，但又无法控制自己的行为。近几年，他的工作效率越来越低，人际关系也非常紧张，为此非常苦恼。

根据付先生的情况，我诊断他患有强迫性人格障碍。

过分追求细节是何故

强迫性人格障碍是人格障碍的一种类型，以过分追求秩序、严格和完美，缺少灵活性、开放性和效率为特征。来访者往往在早年（儿童甚至幼儿期）就表现出过度追求完美和计划性、过度注意整洁、过分注意细节、行为刻板、观念固执、怕犯错误等性格特点。

强迫性人格障碍者在日常生活中按部就班、墨守成规，不允许有变更，生怕遗漏某一要点，因此常过度注意细节，追求完美，以高标准要求自己，对别人也同样苛求，以致沉浸于琐碎事务无法脱身。其常见的心理和行为表现如下：①因个人内心深处的不安全感而导致过分疑虑及谨慎，常有不安全感，往往穷思竭虑，对实施的计划反复检查、核对，唯恐有疏忽或差错；②对细节、规则、条目、秩序、组织过分关注，常拘泥细节，犹豫不决，往往避免做出决定，或者需要很早以前就开始谋划，否则感到焦虑不安；③完美主义，对任何事物都要求过高，以致影响了工作和学习任务的完成；④道德感过强，谨小慎微，过分看重工作成效而不顾工作乐趣和人际关系；⑤过分迂腐，拘泥于社会习俗，缺乏创新和冒险精神；⑥刻板和固执，不合情理地坚持要求他人严格按自己的方式行事，对别人做事很不放心，或即使允许他人行事也极不情愿，往往事必躬亲，事无巨细。

强迫性人格障碍者由于感到个人不安全和心存疑虑，导致过分认真、固执、谨小慎微和僵化，也由于经常要求精确和完美主义，结果需要反复核对细节。其心理行为特征有时对工作或生活有一定正面帮助。但是，这类人在压力增大的情况下，很容易出现强烈的焦虑体验，并可能通过反复的思维和行为（如反复核对细节等）来缓解自己的紧张。这些行为和思维对患者并没有帮助，常严重影响其正常生活和工作。

特别提醒

人格特质不等于人格障碍

每个人都具有某些人格特质。比如：有的人容易冲动，有的人谨小慎微，有的人追求完美，有的人喜欢夸大、自恋，有的人过度依赖他人，有的人总是无法信任别人……

这些人格特质是每个人身上的"标签"，让人们具有"个性"。在绝大多数情况下，人们会根据社会环境、自身需求、他人反应来调整自己的行为，让自己的特质、行为与环境相匹配和适应。如果"特质"过分"鲜明"，使自己与他人格格不入，或者与社会大众行径相背离，就会影响"社会人"的角色和功能，形成"人格障碍"。

具有某些人格特质并不是"人格障碍"，只有当这些特质影响了社会功能时，才称为"障碍"。

"强迫人格"怎么改善

治疗强迫性人格障碍并不容易，比较推荐的方法是心理治疗。治疗师往往会根据来访者的具体情况采用适当的治疗方法，引导来访者识别自身的思维障碍模式特征，建立合理的应对机制，中断恶性循环链，使心身减压而逐步自愈。同时辅以认知合理化治疗，假以时日，使障碍模式逐步弱化。来访者要充分接纳自我，化"障碍"为友，顺应自然。这是消除精神拮抗、得以康复的关键因素，也是自我领悟的核心基础。

强迫性人格障碍患者还可以通过自我调整改善自己的行为。比如：多尝试新鲜事物，学会"断舍离"；处理好日常琐事，建立一个互助的朋友圈子；培养自己的兴趣爱好；定期进行情感的倾诉和宣泄；练习深呼吸放松；与大自然进行亲密接触；等等。

如果症状加重，甚至达到强迫症的程度时，患者要及时到精神疾病专科医院就诊，医生会根据情况采用个体化的综合治疗手段。PM

身边故事

张女士学历高，结婚时年龄较大，婚后却一直不愿意要孩子，丈夫、公婆和父母的劝说都不能让她改变主意。细心的婆婆多次和她沟通，她才说出真相。原来，张女士上小学时看过一则记录分娩过程的纪录片，场面比较"血腥"，从那以后，她就认为生育是件可怕的事，产生了恐惧和逃避心理。这甚至影响到了她"找对象"；现在结婚了，她仍然不想生育。后来，在家人的劝说之下，张女士决定向心理咨询师求助。

生育恐惧指未孕女性在尚未体验到为人母的感觉、对未来的身份和责任尚未明确时，面临生育问题所产生的焦虑、恐惧及逃避的情绪体验。

国外一项对未怀孕女性的调查显示，有13%的人对生育感到恐惧和焦虑，而这种情绪强烈到让她们推迟生育甚至绝育。国内对女大学生的调查数据显示，生育恐惧更多体现在对疼痛、外形改变、安全的恐惧，而对角色转换、抚养问题等的恐惧并不严重。

生育恐惧的四大根源

1 个人见闻、经历

身边人经常抱怨生孩子的痛苦，可能会让未育女性"耳濡目染"，对生育产生抵触心理；"产房内传出撕心裂肺的尖叫声""孕妇狰狞的忍痛表情"之类的文字描述，会让尚未生育的女性心生恐惧；看过较为血腥的分娩过程纪录片或孕妇分娩直播等，可为生育恐惧埋下伏笔；童年遭受过性侵等创伤性经历，也可导致生育恐惧。

2 对生育疼痛、外形改变、母婴安全的担心

一些女性担心生育所带来的巨大身体疼痛，有心理阴影；很多女性害怕生育之后皮肤变差或身材变形、走样；孕妇死亡或新生儿出生缺陷事件时见报道，加剧了一些女性对生育的恐惧。

3 害怕失去自我

一位英国作家将怀孕生子描述为"一个陷阱"，若在无意中踏入，就无法逃脱。在其看来，女性成为母亲，便意味

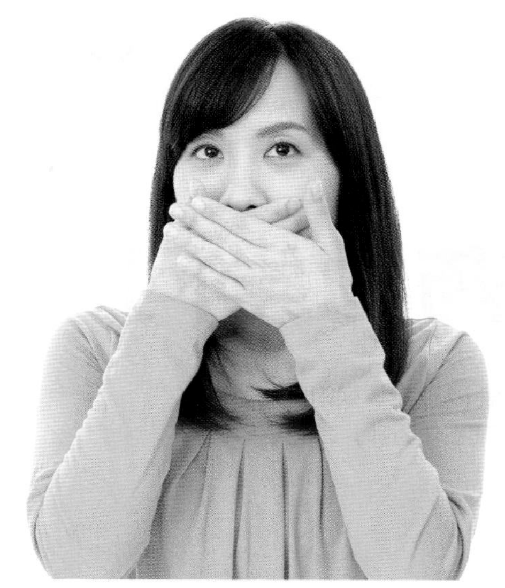

生育恐惧从何而来

苏州大学应用心理学系　王炫懿　刘电芝（教授）

着放弃了自我。受这种思想的影响，一些女性对生育也有逃避心理。

④ 经济方面的压力

因房价、消费高，不少年轻人被迫当上房奴、车奴、卡奴，加上养育孩子的成本高，很多人因生存压力过大而对生育产生恐惧心理。

如何应对生育恐惧

目前，推迟或不生孩子的情况逐渐增多。生育恐惧不仅会影响女性身心健康，还会间接导致离婚率上升、人口负增长及人口老龄化等社会问题，再长远一点，还会带来养老等问题。应该如何应对生育恐惧呢？

① 改变负面认知

对生育的恐惧情绪往往来自负面认知，改变负面认知可缓解甚至消除生育恐惧情绪。面对恐惧，不妨问问自己：恐惧的来源有科学根据吗？生育后可能带来哪些益处？不生育会导致哪些问题？随着医学的进步，孕产妇死亡率、婴儿死亡率已大幅下降。只要注意定期检查，安全怀孕和分娩已很容易做到。同样，怀孕之后的身材改变只是一时的，孕期与产后进行合理的饮食和运动锻炼完全可以帮助女性将身材恢复如初。适当憧憬添加孩子给家庭带来的快乐、与孩子嬉戏时其乐融融的情景，亦可增添对生育的向往，消除生育恐惧。试想：不生育，年轻时虽然很自由、无羁绊，但缺少了当母亲的快乐，且年老时会更孤独。

② 寻求亲朋支持

社会支持系统是指个人在自己的社会关系网络中所能获得的、来自他人的物质和精神上的帮助和支援。良好的个人社会支持系统能够帮助个体更好地应对各种来自环境的挑战，更快地帮助个体摆脱痛苦、困境。当女性对生育感到焦虑、恐惧时，要善于寻找社会支持系统中的“支持源”，包括配偶、亲人、朋友等。比如：与丈夫沟通，制订育儿计划；与已育的亲密朋友交谈，了解生育的过程及她们是如何克服生育恐惧的；等等。

③ 寻求专业支持

当女性自己无法应对生育恐惧以致影响正常生活时，应寻求专业人士的帮助，心理咨询师往往能够提供有效帮助。他们通过与来访者建立良好的信任关系，营造气氛，使来访者放心地表达自己的恐惧与真实想法，从而帮助其纠正不合理的认知模式，重建认知体系，消除生育恐惧。此外，妇产科医生、助产师和卫生专业人员也可提供专业咨询，了解分娩过程有助于消除女性先入为主的错误观念，缓解或消除恐惧。PM

专家简介

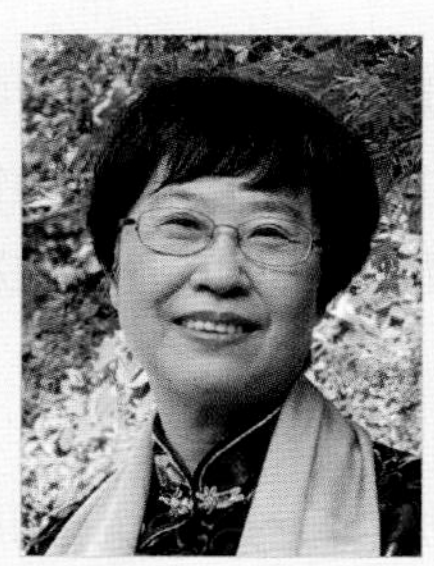

刘电芝　苏州大学应用心理学研究所所长、教育学院应用心理学教授、博士生导师，中国心理学会理事，中国教育心理学专业委员会前副会长，中国人格心理学专业委员会理事。长期从事心理学的教学和研究工作，尤其擅长学习心理学的研究。

服药的学问

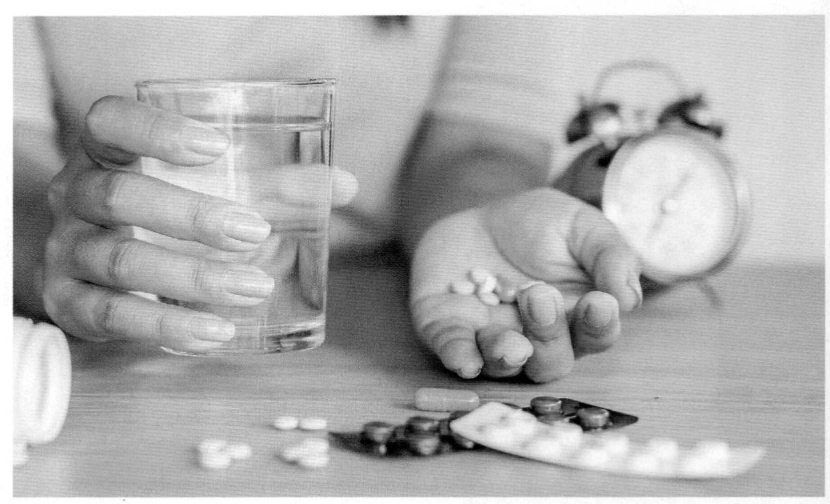

首都医科大学附属朝阳医院药剂科
刘丽宏（主任药师） 王子惠

学问一：服药前，先喝口水

服药时，很多人习惯“先吞药，再喝水”。殊不知，这么做并不科学，吞下的药片容易黏附在咽喉和食管壁上。正确的做法是：服药前先喝一小口水，润一润咽喉和食管，再用水送服药片，使其更快进入胃内，避免刺激咽喉和食管。

学问二：饮水量因“药”而异

❶ 大量饮水

服用对食管黏膜刺激性较大的药物，如阿仑膦酸钠、氨茶碱、泼尼松等，应饮水 200 毫升以上。喹诺酮类（如左氧氟沙星等）、磺胺类抗菌药，抗病毒药（如阿昔洛韦等）的代谢产物易在尿中析出结晶，有引发尿路结石的风险，故服用上述药物期间，也应大量饮水。服用退热药（如含有对乙酰氨基酚的感冒药）或盐类泻下药（如硫酸镁等）后，人体会因大量出汗或腹泻而导致水分丢失，需要适当多补充水分。此外，服用可能产生口干的药品，如阿托品、山莨菪碱等，也应多喝水。

❷ 少量饮水

服用保护胃黏膜的药物（如铝碳酸镁片等）时，只需用少量水送服即可，且服药后半小时内不宜饮水。因为饮水过多会稀释药物，使覆盖在受损胃黏膜上的药物颗粒减少，保护膜变薄，降低疗效。

❸ 不宜饮水

止咳类药物，如止咳糖浆、复方甘草合剂等，服用后药物黏附在咽部，直接作用于患处，可起到消炎、止咳作用。如果喝过多水，会使局部药物浓度降低，影响疗效。一般地说，服用止咳糖浆后 10 分钟内不要喝水。

学问三：有些药怕“热水”

服用含活性菌类药物（如双歧三联活菌等）、维生素类药物（如维生素 C 片）和蛋白质类药物（如胰酶肠溶胶囊等），必须用温水送服，不能喝热水，以免导致药物失效。

学问四：胶囊药别“剥开吃”

胶囊内的药物，一般是对胃肠道有刺激、口感不好、易挥发，在口腔中易被酶分解，或其粉末、颗粒易被气管吸入。将这些药装入胶囊，既能保护药物不被破坏，也保护了人的消化道和呼吸道。因此，不要将胶囊“剥开吃”。

服用胶囊药，宜用温开水，吃药前、中、后“三大口水”不能少。最好站立或坐着服药，这样更利于吞咽，使胶囊快速通过食管进入胃部。

学问五：这些“饮品”不能与药物同服

❶ 酒

头孢菌素、甲硝唑、呋喃唑酮等抗生素，格列本脲、格列齐特、格列吡嗪等降糖药，以及华法林等抗凝药，与酒精同服，都有可能发生“双硫仑样反应”。患者主要表现为面部潮红、眼结膜充血、视物模糊、搏动性头痛、头晕、恶心、呕吐、出汗、口干、胸痛等症状，严重时会出现神志不清、心动过速、急性心衰、低血压、呼吸困难、急性肝损伤，甚至发生心肌梗死。

❷ 浓茶

茶叶中含有鞣酸、咖啡因、儿茶酚、茶碱等成分。服用消化酶类药物（如胰酶肠溶胶囊、乳酶生片）、含金属离子的药物（如钙剂、铁剂、铋剂、铝剂等）、大环内酯类抗菌药（如阿奇霉素、罗红霉素等）、含生物碱的药物（如麻黄素、阿托品、可待因等），以及洋地黄类药物（如地高辛等）时，不宜用茶水送服，因为茶叶中的鞣酸可能与之结合产生沉淀，降低药效。

由于咖啡因和茶碱有兴奋作用，故服用镇静安眠药（如苯巴比妥、佐匹克隆、地西泮等）、抗心律失常药（如维拉帕米等），以及安神补脑液、稳心颗粒等时，不能喝茶。

❸ 果汁

西柚中的“呋喃香豆素”会与人体内一种叫作CYP3A4的代谢酶结合，影响这种酶的活性。很多药物在人体内需要经过CYP3A4酶的代谢。如果这些药物的代谢受到影响，药物在血液中的浓度会迅速升高，在某些情况下是非常危险的。比如：若在服用硝苯地平、非洛地平等降压药时饮用西柚汁，会导致血药浓度升高，降压作用增强，容易发生低血压；免疫抑制剂他克莫司、环孢素也容易受西柚汁影响，若血药浓度过高，会增加药物毒性反应。

此外，果汁饮料中多含有维生素C，容易导致药物提前崩解，不利于药物吸收，会影响药效。

❹ 碳酸饮料

可乐、雪碧等碳酸饮料含有的二氧化碳溶于水后，会形成碳酸氢盐，可中和部分胃酸，增加弱碱性药物的吸收率，间接导致其血药浓度升高，容易出现药物不良反应。

❺ 牛奶

牛奶等含乳饮料含有丰富的蛋白质，能明显影响人体对药物的吸收速度，降低药效。含乳饮料还含有丰富的钙离子，可与四环素类药物、喹诺酮类药物、异烟肼等生成络合物或螯合物，使其不易被胃肠道吸收，降低药效。

当然，有些药品是可以与牛奶同服的，如儿童服用的某些微生物制剂、干混悬剂等，可拌入温牛奶中一同服用。一般药品说明书中会注明。

❻ 绿豆汤

绿豆性寒，夏天饮用绿豆汤可以起到清暑、利尿、止渴的作用。不过，绿豆汤不宜与一些温补的中药（如人参、黄芪等）合用，以免降低药效。此外，绿豆汤的成分比较复杂，其中含有鞣酸、生物碱等，与浓茶类似，鞣酸会与药物中的一些金属离子（如钙剂、铁剂）螯合，产生沉淀，影响药物的吸收。

学问六：服药时间别搞错

如果服药时间不正确，药物与饮食的搭配不合理，不仅不利于药效的正常发挥，还会使药物的疗效降低，甚至增加药物的副作用。

❶ 宜清晨服用的药物

糖皮质激素（如泼尼松、泼尼松龙、地塞米松等）宜在清晨服用，以减轻其对下丘脑-垂体-肾上腺皮质轴的抑制，防止发生肾上腺皮质功能减退。部分降压药（如氨氯地平、硝苯地平、氯沙坦、缬沙坦、依那普利、贝那普利等）也适宜在清晨服用，以有效控制清晨血压。抑郁症患者的症状为晨重暮轻，故早上服用抗抑郁药（如氟西汀、帕罗西汀、瑞波西汀、氟伏沙明等）效果更好。为避免夜间排尿次数过多，利尿药（如呋塞米、氢氯噻嗪、螺内酯等）也最好在早上服用。

❷ 宜空腹服用的药物

肠溶剂型药物宜空腹服用，可避免其提前在胃中释放，减少对胃黏膜的损伤。空腹服用胃黏膜保护药（如硫糖铝、复方三硅酸镁、复方铝酸铋等），可使其充分附着于胃壁，形成保护屏障。部分降糖药（如二甲双胍肠溶片、格列本脲、格列齐特、格列吡嗪、格列喹酮、罗格列酮等）在餐前服用，降糖效果更好。

❸ 宜餐中服用的药物

部分降糖药（如二甲双胍普通剂型、阿卡波糖、伏格列波糖等）宜在餐中服用，以发挥更好的降糖效果，并减少对胃肠道的刺激及不良反应。

❹ 宜餐后服用的药物

大多数药物适合餐后服用。尤其是非甾体抗炎药（如对乙酰氨基酚、吲哚美辛、尼美舒利、布洛芬、双氯芬酸等），餐后服用可减少对胃肠道的刺激。

❺ 宜睡前服用的药物

抗过敏药（如苯海拉明、氯苯那敏、特非那定、赛庚啶、酮替芬等），服用后易出现嗜睡、困乏等症状，睡前服用更安全，还有助于入眠。缓泻药（如比沙可啶、液体石蜡等）也适合睡前服用，晨起时正好可排便。PM

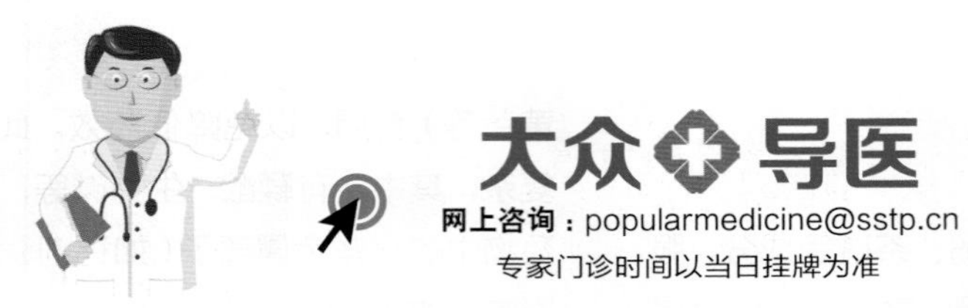
大众导医
网上咨询：popularmedicine@sstp.cn
专家门诊时间以当日挂牌为准

问：胃间质瘤能治好吗

我因胃不舒服做了胃镜、磁共振等检查，结果发现患有胃间质瘤。从未听说过这种病，它是恶性肿瘤吗？治疗效果如何？

上海 林先生

复旦大学附属肿瘤医院胃外科副主任医师周烨：胃肠间质瘤起源于间叶组织，占全部胃肠道肿瘤的 1% ~ 3%。其比较特殊，不能简单地归为良性或恶性，需要综合判断。根治性手术是治疗原发性胃肠间质瘤最有效的方法，能否实行根治性手术，是影响患者预后最重要的因素之一。据统计，70% ~ 90% 的原发性、无转移的胃肠间质瘤能实行根治性手术。根据肿瘤大小、原发部位、肿瘤是否破裂等，胃肠间质瘤患者术后的复发风险可分为极低危、低危、中危和高危。中、高危患者术后容易发生复发和转移，宜进行靶向药物治疗。有些患者由于发现得较晚，手术相当困难，可在术前进行靶向治疗，待肿块缩小后再手术，以降低手术风险、提高疗效。

专家门诊：周二上午（浦东院区）
周三全天（徐汇院区）

问：如何早期发现慢性肾病

前不久，我的一个老朋友被诊断为慢性肾病，病情已进展至中晚期。慢性肾病能否早期发现？

浙江 李女士

上海交通大学医学院附属瑞金医院肾脏科副主任医师钱莹：肾脏在人体中发挥着极其重要的作用，包括排泄、调节水和电解质平衡、内分泌等。每个肾脏由 100 多万个肾单位组成，代偿能力很强，即使功能损失 50% 以上，患者仍可没有任何症状或症状不明显，以至于大多数肾病患者就诊时已非早期。在慢性肾病早期，患者常有水肿（眼睑、颜面、下肢，尤其是踝关节）、泡沫尿、排尿疼痛或困难、尿量及尿色改变等症状；病情发展至肾功能不全时，有疲倦乏力、食欲减退、恶心呕吐、夜尿增多、全身水肿、血压升高等症状；至尿毒症期，上述症状加重，并可出现心、脑、肺、肝等多器官功能不全。高血压、糖尿病、高尿酸血症、肥胖、血脂异常、贫血患者，以及老年人、孕妇、有肾病家族史者等慢性肾病高危人群，每年进行尿常规和肾功能检查，有助于及早发现肾病。

专家门诊：周一全天

问：尿常规正常，为何还有尿道刺激症状

我患 2 型糖尿病 10 余年，绝经 2 年多。近 1 年来，我反复发生尿路感染，苦不堪言。一般使用消炎药几天后，尿常规就会恢复正常，但尿频、尿急、尿痛等尿道刺激症状只会减轻，不能完全消失。这是怎么回事？

山东 张女士

山东省济南医院糖尿病诊疗中心主任医师王建华：许多绝经后妇女反复出现尿路感染，经治疗后尿常规恢复正常，但症状改善效果不佳，很可能是合并了“萎缩性尿道炎”。女性尿道短而宽，很容易发生感染，如果患有糖尿病，则尿路感染的患病率更高。但是，尿道刺激症状并非全因尿路感染所致，还有一些其他原因，如萎缩性尿道炎等。萎缩性尿道炎是由于绝经后内分泌失调（主要是雌激素缺乏）引起尿道远端萎缩所致，多见于绝经后女性。患者可表现为反复发作的尿频、尿急、尿痛、排尿困难等症状，常被误诊为尿路感染，但尿常规正常，抗生素治疗效果欠佳。绝经后女性雌激素水平下降，膀胱及尿道黏膜萎缩、变薄，黏膜的屏障作用削弱，比绝经前更容易发生尿路感染，且常与萎缩性尿道炎并存。糖尿病患者发生尿路感染和萎缩性尿道炎，治疗上应三者兼顾，除积极控制血糖、多饮水、勤排尿、注意局部卫生、选择敏感的抗生素外，可酌情局部应用雌激素软膏。

专家门诊：周二、周四全天

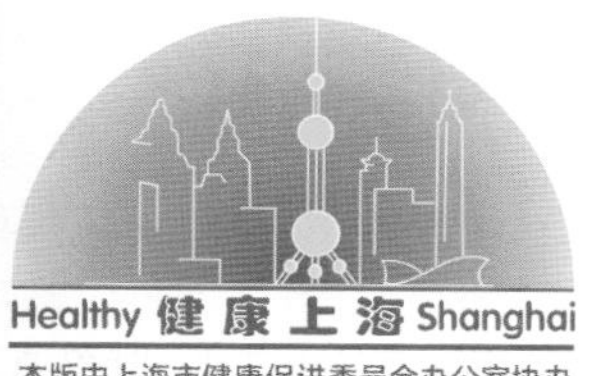

本版由上海市健康促进委员会办公室协办

李冰给人的印象是身材娇小、走路很快、思维敏捷、精力充沛、干练果断，看上去只有40多岁。当得知她的真实年龄为63岁时，记者惊讶不已。

李冰的健康哲学：从痛苦到享受

本刊记者/王丽云

健康在很大程度上掌握在每个人自己手中。在很多人看来，管住嘴、迈开腿等改变生活方式过程中的各种“自律”行为是痛苦的；而在李冰心中，虽然追求健康的前期是痛苦的，但中期是幸福的（收到成效），后期是享受的（长久健康）。

管住嘴，“三拒绝、两多、两少”

如今体重才 50 千克出头的李冰，20 年前的体重超过 70 千克。那时，她因工作压力大、应酬多而忽略了自己的健康，经常熬夜工作、吃夜宵，结果血脂异常、脂肪肝等“不请自来”，外形更是一落千丈。直到有一天，一位老客户调侃地对她说：“你的形象怎么越来越好了？”她因此受到莫大打击，开始下决心减肥，逐渐养成了健康的饮食习惯，并一路坚持到今天。

她说，她的饮食原则是“三拒绝、两多、两少”：拒绝饮料、烧烤食品、油炸食品，多吃五谷杂粮、新鲜蔬菜和水果，少吃甜食、腌制食品。

多年来，李冰的饮食基本上是这样安排的：早上吃一个白煮蛋，一碗包含芝麻、核桃粉、黑枸杞等食材的麦片粥，有时加一杯豆浆；上午吃一个新鲜水果，如橙子、猕猴桃等；中午注重摄入青菜、大白菜、菠菜、西兰花、萝卜、菌菇等新鲜蔬菜，以及牛肉、鱼、虾、鸡、鸭等优质蛋白质食物，烹调方法以蒸、煮、拌居多；下午吃一个苹果或其他水果；傍晚喝一杯牛奶或酸奶；晚餐以汤羹、小米粥为主，晚上 7 点钟以后一般不再进食。另外，李冰会每周选一天进食全素饮食；周末闲暇时间较多，她会多花些时间给自己和家人做五谷杂粮粥；她还注意常吃木耳、银耳、山楂、红枣、坚果等食物，并根据季节、身体状况等喝不同的茶。

迈开腿，零碎时间用起来

因工作一直比较忙，故李冰只好利用零碎时间来运动。比如：早晨醒来后，在床上做腿部运动；乘坐公共交通工具，多步行；在工作间隙，用脖子“写米字”，活动腕关节、踝关节；饭后踮脚；边走路边做手指操；等公交车或地铁时，双手握成空拳捶腰背部；看电视时，站着进行腰腹锻炼；等等。她说，别看这些“小动作”都很简单，只要长期坚持下去，就会有意想不到的收获！现在虽已年过花甲，但她走起路来步子大、速度快，丝毫不输年轻人。

心态好，胜过万千补药

李冰生性要强、毅力非凡，经历过“上山下乡”、中年再就业等磨难，练就了一副好心态。她常说：办法总比困难多；即使天塌下来，也要当被子盖；万箭穿心，习惯就好；靠天靠地，不如靠自己……生活中，她不断学习新知识、接受新事物，乐观坚强，心态年轻，既富有事业心，又注重自身和家庭成员的健康，因此才能在追求健康的路上不断坚持，进而熬过“自律”初期的痛苦，体会其后的幸福和享受。她期待着，继续享受健康，享受自己的精彩人生。PM

小小电池险夺命

复旦大学附属儿科医院消化科　黄 瑛（主任医生）　叶孜清

医生手记

高妈妈的宝宝今年1岁半，平时一直由奶奶帮忙照看。一天，奶奶外出买菜，高妈妈忙于家务，将宝宝一人留在了客厅。几分钟后，高妈妈听到客厅里传来宝宝的啼哭声，过了几分钟，宝宝竟开始呕吐。高妈妈突然发现，电动玩具车遥控器的电池盖板不知什么时候被打开了，里面的纽扣电池不翼而飞。正当高妈妈犹豫是否要带宝宝去医院做个详细检查时，奶奶正巧买菜归来，问了原因后说道："电池没有棱角应该不会有什么危险，说不定过不了多久，电池就会随着宝宝的便便一起拉出来，应该不碍事。"听完奶奶的话，高妈妈宽心了不少。

然而数小时后，宝宝拒食、呕吐等症状愈演愈烈，高妈妈再也坐不住了，赶忙带着宝宝到附近医院就诊。胸部X线显示，宝宝食管上段有一枚异物，可能是纽扣电池（见图1）。在医生的建议下，高妈妈立即带宝宝来到复旦大学附属儿科医院。此时，距宝宝误吞纽扣电池已将近10个小时了。在消化科医护人员的共同努力与急救下，卡在宝宝食管入口的纽扣电池终于顺利取出。5天后，高妈妈带宝宝再次来到儿科医院复查，胃镜显示食管入口处黏膜糜烂、溃疡形成。为了帮助受损食管黏膜尽快愈合，医生为宝宝放置了鼻胃管，嘱咐高妈妈短期内避免经口喂养，使受腐蚀的食管得到充分休息，尽快修复。

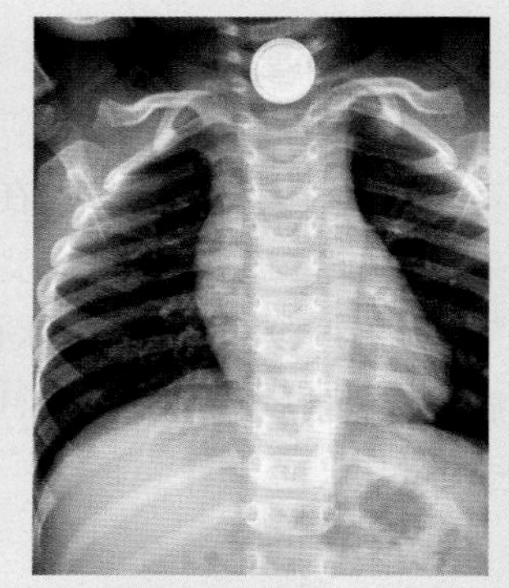

图1 卡在食管上段的纽扣电池

误吞电池有生命之危

小小的纽扣电池，看似平淡无奇，实则有着"夺命杀手"之称。这是因为电池的腐蚀性极强，短时间内即可造成黏膜损伤，甚至导致坏死、穿孔（见图2），后期还可能出现食管狭窄，造成患儿进食困难。动物实验显示，纽扣电池在15分钟内即可导致食管固有层坏死；30分钟后，损伤可累及食管全层。

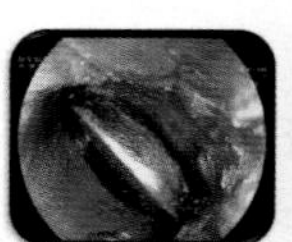
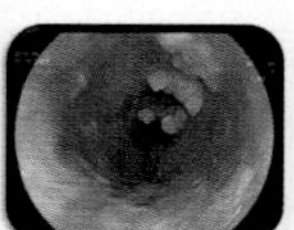
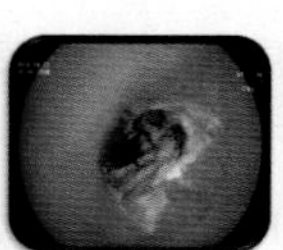

图2 被纽扣电池腐蚀，食管黏膜糜烂、溃疡

误吞纽扣电池的孩子应立即就医，由经验丰富的儿童消化专科医生或儿童普外科医生根据纽扣电池嵌顿部位及实际症状等及时干预。在误吞纽扣电池的病例中，大部分纽扣电池可经胃镜取出，但某些已经出现并发症的孩子，则需要外科医生做进一步处理。值得注意的是，即使纽扣电池被成功取出，其对消化道黏膜的损伤可能持续数日，甚至数周，后期可能导致气管食管瘘、食管穿孔、食管狭窄、纵隔炎等严重后果。因此，嵌顿在食管的纽扣电池被取出后，家长还需要遵医嘱，带孩子进行内镜随访。

专家简介

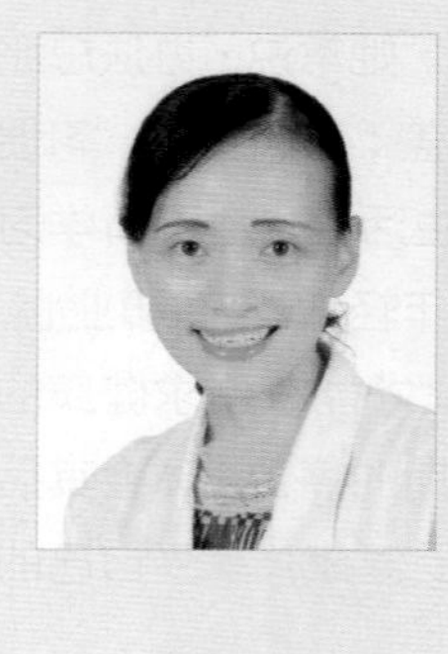

黄 瑛 复旦大学附属儿科医院消化科主任、内镜室主任、主任医师、教授、博士生导师，国家儿童医学中心消化专科联盟主任委员，中国医师协会儿科医师分会儿童消化内镜学组组长、胃肠营养专业委员会副主任委员。擅长儿童消化系统疾病诊治、营养支持等工作。

异物"五花八门"，家长监护须到位

复旦大学附属儿科医院从1998年就开始采用胃镜取异

抢救触电者，牢记五原则

首都医科大学附属朝阳医院急诊科副主任医师　郭 强

电击伤是指人体与电源直接接触后，电流进入人体造成的组织损伤和功能障碍，分为局部症状和全身症状两大类。

局部症状主要包括触电部位水肿、皮肤坏死，肌肉、骨骼和血管损伤；全身症状主要包括心血管和中枢神经系统的损伤。触电可能引起心搏、呼吸骤停，尤其是低压电，因为它的电流频率与人体心搏的频率接近，可能引起心肌收缩频率的改变，导致心搏骤停或心室颤动，危及生命。当发现有人触电时，施救者应在确保自己不触电的情况下，立即对触电者实施急救。

❶ 切断电源

当发现有人触电后，施救者应立即切断电源，并用绝缘物品（如干燥的竹竿、木棍、塑料棒、橡胶棒等）使患者与电源断开。

❷ 评估伤情

立即将触电者转移至安全处平卧，迅速判断其意识状态、呼吸、心搏、外伤等情况，并请周围人立即拨打急救电话。

❸ 心肺复苏

如果患者生命体征稳定，只是局部的电烧伤，应尽快转送至就近医院，接受局部伤口处置，同时由医生进行循环系统、凝血系统、消化系统等多脏器损伤的评估。通常，大多数轻症患者经过积极救治，预后较好。

若患者出现心搏、呼吸停止，施救者应立即行心肺复苏术，包括除颤治疗，直至救护人员到来。心肺复苏成功后，应尽快建立静脉通道，减少因呼吸、血液循环停止引发的并发症和后遗症。

❹ 处理外伤

电流经过的身体部位常出现“夹花状”的肌肉坏死，骨周围软组织坏死比较常见，骨关节可因损伤而外露，严重的损伤可形成洞穿性缺损。对于存在组织烧伤、出血、骨折的患者，应进行简单包扎止血和固定。

❺ 防治疼痛

电击伤患者往往会有严重的疼痛和烦躁不安，若有条件，应立即使用强力镇痛药。伴有脑外伤和呼吸道烧伤者，应保证气道通畅，禁用吗啡、杜冷丁（哌替啶）等麻醉性止痛药，以免导致呼吸抑制。

经上述处理抢救成功后，患者应立即被转送到医疗机构，接受进一步监护和治疗。PM

物，已经陆续取出1200多件食管或胃内异物。患儿年龄最小的仅5个月，年龄最大的13岁。异物中最多的是5角或一元硬币，占80%；其次是纽扣电池；还有金耳环、金戒指、棋子、玻璃球、玩具零件、发夹、钥匙、钉子、大头针等，可谓五花八门。

导致孩子误吞异物的原因很多。大部分是孩子在玩耍中出现意外，特别是低龄幼儿对各种事物都充满好奇，家长照看不周或稍有疏忽就可能发生意外。如今，很多家庭有了“二宝”，当“大宝”与“二宝”一起玩耍时，家长尤其要注意安全问题。

通常，误吞较小、无毒、圆钝的异物，如果确定已经进入十二指肠，不一定必须立即取出，可待其自然排出体外。钉子、发夹、大头针，以及光滑的玻璃球等异物，在胃镜下钳取较为困难，可能需要由普外科医生协助救治。PM

专家提醒

有时候，孩子明明吞入了异物，但家长不知道，从而导致了延误诊治。故家长须注意，若孩子出现拒食、流涎、易激惹等反常举动，应警惕消化道异物可能，及时带孩子就医。此外，异物的吞入可能造成食管周围软组织肿胀，进而压迫气管，孩子也可能出现咳嗽、气促等症状，家长同样不可掉以轻心。

女孩进入青春期，一般最先发育的是乳房。当女孩发现自己的胸部逐渐有了变化，往往会产生一些困惑：我的胸部发生了什么变化？为什么会有这样的变化？为什么我比别人发育得早（晚），胸部比别人大（小）……在青春健康“成长之道”和“沟通之道”的培训活动中，这些是青春期女孩普遍存在的问题，也是许多家长不知道该如何回答的问题。

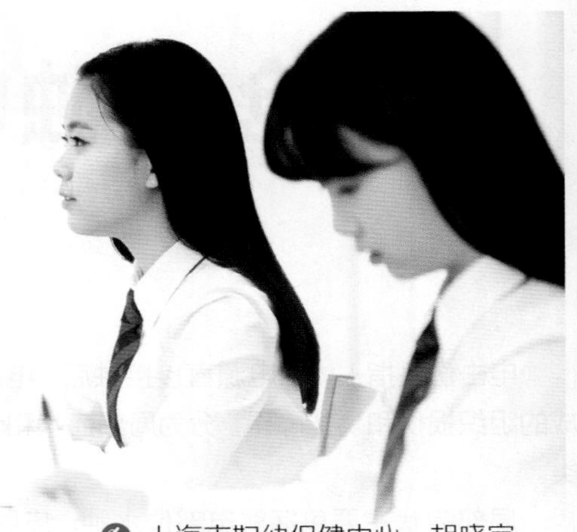

认识悄悄变化的自己，了解渐渐隆起的胸部

上海市妇幼保健中心　胡晓宇
上海市计划生育协会　李 琳

乳房发育有哪些规律

女孩的乳房发育平均始于11岁。国际上通行的Tanner标准将乳房发育分成5期。第1期：一般在5～8岁，仅乳头稍凸起。第2期：一般在8～10岁，乳房隆起呈小丘形，乳头凸起，乳晕直径扩大。第3期：一般在10～13岁，乳房及乳晕继续增大，两者无界限。第4期：一般在13～15岁，乳晕和乳头进一步凸起，乳房轮廓呈圆丘形。第5期：一般在15岁以上，乳房发育基本成熟，达到成人大小，乳晕回降，乳头中心突出，外观丰满圆润。需要说明的是，不同孩子青春期发育的启动时间和速度差异很大，以上5期只是乳房的大致发育规律，可以参考。在发育过程中，大多数女孩的乳房较敏感，会有轻微的紧绷感和胀痛感，不必担心，这是正常的生理现象。

影响乳房发育的因素包括体内激素水平、遗传、营养、运动、体型、环境等。必须强调的是，乳房不是“以大为美”。

青春期乳房保健四项注意

- **一是保持清洁。**乳晕周围有许多腺体，会分泌油脂样物质，保持乳房的清洁卫生很重要。
- **二是适当运动。**经常进行胸部肌肉锻炼，有助于促进乳房发育。在体力劳动或体育运动时，要注意保护乳房，避免被撞击或挤压。
- **三是端正姿势。**有些女孩在发育期会感到自卑、羞愧，走路时常含胸、弯腰，结果影响骨骼发育和体形健美。青春期女孩走路时要注意保持背部挺直；坐位时应挺胸抬头；睡觉时宜侧卧或仰卧，不要俯卧，以免挤压乳房。
- **四是正确使用文胸。**青春期女孩应选择适合自己的文胸，不宜过紧或过松；材质要柔软、透气、有弹性，以起到较好的承托作用，并有利于汗液及时排出；肩带不能太细太窄，以免损伤皮肤，压迫肩颈部。夜间睡觉时，应将文胸取下，使乳房和胸、背部肌肉放松，促进血液循环。PM

小贴士

《成长之道》是中国计划生育协会专门为中国青少年设计编著的人生技能培训指南，希望通过“迎接青春期”“社会性别”“人际交往”“性行为与决定”“预防意外怀孕”“预防性传播疾病”“预防艾滋病病毒感染”“远离毒品”“计划未来”等系列主题活动，帮助青少年坦然面对成长过程中的各种挑战，在性与生殖健康方面秉承尊重、平等的理念，做出健康、安全、负责任的决定，为今后的生活做好充分准备。

丁老伯是一位养生爱好者，平时热爱穴位保健，没事儿就在家揉揉按按，但他时常感到费解：为什么有的穴位一按就有很明显的酸麻感，有的穴位按着却没什么感觉呢？取穴位经常用到3寸的概念，3寸到底是多长呢？一开始按着疼痛感明显的穴位，天天揉、天天按，时间久了，慢慢就“没感觉”了，是不是“失效”了呢？

居家穴位保健 三提醒

南京中医药大学国际教育学院教授　王启才

按揉穴位是一种简单、方便、安全、有效的养生保健方法，非常适合居家操作。穴位按揉应该每天坚持，每次 0.5 ~ 1 小时。按揉力度大小因人而异，不能一概而论。

居家穴位保健要注意以下三点，方能起到较好的防病保健效果。

1 精准取穴很重要

针灸定位取穴包括体表标志取穴、简易取穴、手指同身寸取穴和骨度分寸取穴四种方法。对居家保健而言，首选体表标志取穴法。有的穴位可有多种取穴方法，应结合具体情况进行选择。

❶ 体表标志取穴法

体表标志取穴法又称解剖标志取穴法，以肚脐、眉心、脊椎、脚踝等解剖标志为依据，是首选的取穴方法。如肚脐中央为神阙穴，两眉头中间为印堂穴，鼻尖处为素髎穴，等等。

❷ 简易取穴法

手背第 1、2 掌骨之间，略靠近第 2 掌骨中点处是合谷穴。它还有两种简易取穴法：一是握拳，第 1、2 掌骨并拢，肌肉隆起最高点即是；二是一手拇指、食指分开，另一手大拇指横纹对齐张开手指的指蹼，压向第 2 掌骨中点，指端点到处就是合谷穴。

❸ 同身寸取穴法

同身寸以手指的长短、宽窄为依据定穴，由身体比例来决定，只限于自身使用，不能用自己的同身寸给他人取穴。

“拇指同身寸”是以大拇指指节的宽度为 1 寸；“中指同身寸”是以中指第一、二指节横纹桡侧端间距为一寸；“横指同身寸”也叫“一夫法”，将食指、中指、环指和小指者四指并拢，以中指中节横纹处为准，四指横量作为 3 寸，食指与中指并拢为 1.5 寸。

需要注意的是，手指同身寸法一般只适用于四肢，不适合躯干部。

❹ 骨度分寸取穴法

骨度分寸法是以骨节作为主要标志测量周身各部的大小、长短的取穴方法，如头部前发际至后发际是 12 寸，胸腹部两乳头之间是 8 寸，外膝眼至外踝之间相距 16 寸，腕横纹至肘横纹定为 12 寸，等等。骨度分寸由身体比例决定，无论高矮胖瘦均可适用，准确且能用于他人的取穴。

比如，中脘穴位于前正中线上，脐上 4 寸。胸骨下端与肚脐之间为 8 寸，取其中点，即为中脘穴，比从肚脐上测量 4 寸的取穴方法更方便。

2 按揉手法要准确

一般情况下，只要穴位取准、按揉手法正确、按揉到位，应该有酸、麻、胀、重，甚至“走动”（经气行走）的感觉。这在针灸推拿学中被称为“得气”。当然，由于个体差异或者气候的影响，部分人的“得气”反应不明显，但只要取穴精准，按揉也有作用，不会“白费劲”。

3 并非按得越痛越好

按揉时局部有疼痛感，有时候穴位处还会有皮下硬结、皮色发红充血或暗黑的情况，说明局部经络有瘀阻，气血不够通畅。经过一段时间的按揉后，经络通了，气血畅了，原来的皮下结节也会由大变小，直至消失，这是病证好转的表现。此外，人对按揉手法会慢慢适应，再按就不会那么痛了，并非效果越来越差了。PM

“青春痘”令很多少男少女烦恼。2009年我攻读博士时，每个周末去一家社区医院坐诊，而我主攻的疾病不是肝病，而是“青春痘”。在翻阅了很多中医古书和教材后，我发现了很多中医师治不好青春痘的原因。书本上说“肺主皮毛”，青春痘是长在皮毛上的，如从“肺风肺热”进行治疗，则效果不佳。经苦思冥想数日，结合周仲瑛教授创立的“瘀热论”学说，我终于“顿悟”。

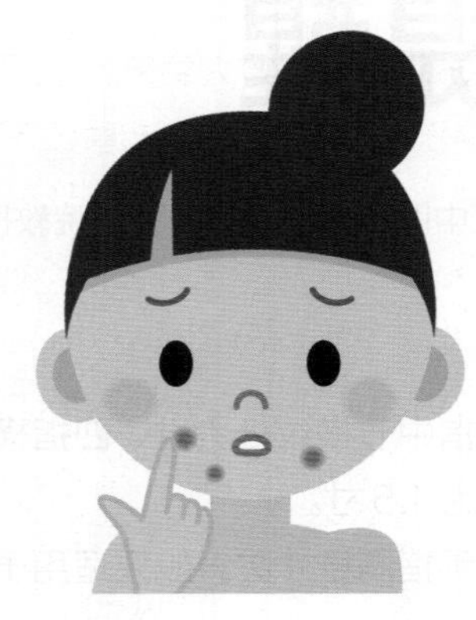

被肝病科医生治好的青春痘

江苏省中医院感染科主任医师　陈四清

从“肝”治疗青春痘

● **龙胆泻肝汤**　中医一直强调肝肾同源，女子以肝为先天，中医治疗女性“经、带、胎、产”四大类疾病，几乎都是从肝肾入手。于是，我改变思路，改从“肝火上炎”治疗青春痘，选取一则能够大泻肝火的“龙胆泻肝汤”为主方。结果，效果出乎意料，很多长期被青春痘困扰的年轻患者在服药一两周后就收到了明显效果。

● **生石膏**　除了用龙胆泻肝汤外，我治疗青春痘常用大剂量生石膏，起始量每天70克。只要患者胃好，能够耐受石膏的寒凉，效果“立竿见影”。对于肠胃不好的患者，我只能采取小剂量试用的方法，并在中药里加入半夏、陈皮、浙贝母、乌贼骨等制酸护膜和胃的药，以防石膏苦寒伤胃之弊。由于当年治疗的疗效卓著，今天我在感染科看慢性肝胆消化病时，仍有不少患者来找我看“青春痘”，都是当年在社区找我看病的老患者推荐而来。

● **莪术“散火”**　后来，我发现重用石膏不够，治疗青春痘需重用莪术“散火”。虽然莪术是破血药，应慎用，但我发现用大剂量莪术（40克/日）后，很多像蚕豆、花生米大小的囊肿型痤疮可能很快就会消散，而年轻女性患者服用后也没有“破血”，月经量并没有明显增多。原来，中医治火与治热的方法不同，治火与治热都需要清热解毒，但火是聚集的，而热是弥散的，故治火需配合使用“散火”药。重用莪术这味破血、活血药，就是“散火”的有效方法之一。

肝病与青春痘可“异病同治”“多病同治”

博士毕业后，我进入江苏省中医院感染科工作，面对大量慢性肝病患者，我按照周仲瑛教授传授的“清热利湿解毒和凉血化瘀法”辨治慢性肝病，发现这确实是中医的一个优势。不少患者单纯用中药也能达到完美的治疗效果，避免了抗病毒药物之须长期服用、耐药等弊病。尤其是长满青春痘的年轻患者，采用这一方法不仅可以治好肝病，也将困扰他们的青春痘一并治好了。一副中药方可以同时治两种病，甚至多种病，如便秘、皮肤瘙痒等，因其病理一样，故治疗只需用一种方法。这就是中医所讲的辨证论治、整体诊治的优势。PM

专家简介

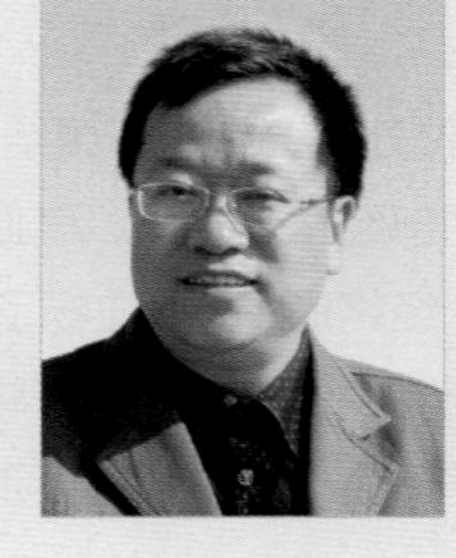

陈四清　江苏省中医院感染科主任中医师，南京中医药大学中医病案学教研室副主任、副教授、硕士生导师，孟河医派（马家）第五代传人，国家中医药管理局中医药文化科普巡讲专家，全国首批百名中医药科普专家。

中医治“鼾”有良方

上海中医药大学附属岳阳中西医结合医院呼吸内科副主任医师 张谊

随着健康知识的普及，人们逐渐意识到打鼾不等于“睡得香”，尤其是伴有呼吸暂停的“如雷鼾声”，危害很大。

睡眠呼吸暂停综合征是一种睡眠时发生呼吸暂停的睡眠障碍，诊断标准是：夜间7小时睡眠中发生30次以上超过10秒的呼吸暂停，或呼吸紊乱指数（平均每小时呼吸暂停及低通气次数）≥5次。

患者夜间反复发生呼吸暂停，会使睡眠连续性中断，觉醒次数增多，睡眠质量下降。白天嗜睡为最常见症状，轻者表现为工作或学习时困倦、嗜睡，严重者甚至在吃饭、与人谈话时也会入睡。

另外，患者还常出现不同程度的头晕、疲乏、注意力不集中、精细操作能力下降、记忆力和判断力下降等表现。更严重的是，睡眠呼吸暂停综合征还可能诱发或加重心脑血管疾病、呼吸系统疾病等。

治“鼾”须辨证

中医将睡眠呼吸暂停综合征纳入“鼾证”范畴，其定义为：由于气道阻塞、气息出入受阻而出现睡眠鼾声、气息滞涩不利，甚或呼吸时有停止的一种疾病。

中医将“鼾证”分为六个证型，分别对应不同的治法：

❶ **痰湿内阻证** 鼾声沉闷，白日昏沉，睡意较重，不分日夜，睡后困意难消，形体肥胖，身体沉重，口干但不想喝水。舌色淡红，舌体胖大、有齿痕，舌苔白厚腻，脉多濡滑。治以燥湿化痰，益气健脾。常用方为二陈汤加四君子汤。

❷ **痰瘀互结证** 夜寐不宁，胸闷不适，鼾声响亮，时时鼾醒，寐时张口呼吸，形体肥胖，头重身困，咽中堵塞感，面色晦暗，口唇青紫。舌淡胖、有齿痕，或舌色紫黯、舌有瘀点，脉弦滑或涩。治以化痰顺气，祛瘀开窍。常用方为涤痰汤加血府逐瘀汤。

❸ **痰热内蕴证** 鼾声响亮，呼吸急促，鼻息灼热，喉间气粗痰鸣，咯黄黏痰，面红，白天口干喜饮，身热烦躁，口臭，多汗，小便短赤，大便干结。舌红，苔黄腻，脉滑数。治以清热化痰，醒脑开窍。常用方为黄连温胆汤。

❹ **气虚痰瘀证** 鼾声时有暂停，晨起昏沉嗜睡；平日精神不振，健忘，有口干、口苦。舌体胖大，舌质黯，苔白厚腻，脉沉涩或弦滑。治以健脾燥湿，化痰祛瘀。常用方为半夏白术天麻汤加血府逐瘀汤。

❺ **肺脾气虚证** 鼾声低弱，胸闷气短，注意力不集中，疲劳，乏力，嗜睡，头晕健忘，形体虚胖，食少便溏，记忆力衰退，小儿可见发育不良。舌淡，苔白，脉细弱。治以补脾益肺，益气升清。常用方为补中益气汤。

❻ **脾肾两虚证** 鼾声轻微，呼吸浅促，白天昏昏欲睡，呼之能醒，很快又入睡，神情淡漠，憔悴，头晕健忘，喘息气促，腰膝酸软。阳虚较重患者怕冷，小便清长，夜尿频繁或遗尿，肢体浮肿。舌淡苔白，脉沉无力。治以益气健脾，固肾培元。常用方为四君子汤加金匮肾气丸。

除药物治疗外，还可以采用毫针针刺或电针治疗，选取安眠、四神聪、廉泉、旁廉泉、神门、膻中、丰隆、血海、三阴交、照海等穴位；或耳针治疗，选取神门、交感、皮质下、心、肺、脾、肾、垂前、咽喉等穴位，用王不留行籽贴压，每日按压3～5次，可起到良好的辅助治疗效果。

自我调护也重要

均衡、合理的饮食及良好的生活习惯对改善鼾证也有重要作用。中医认为，肥甘厚味易生痰湿，患者应避免吃甜食、油炸食品、零食等，宜多食用富含纤维素和维生素的新鲜蔬菜，富含蛋白质的鱼类、豆类、牛奶、瘦肉等。

患者还应适度运动，以控制体重，改善心肺功能。由于吸烟可使呼吸道黏膜抵抗力下降，酒精可影响上呼吸道扩张肌功能，加重上气道阻塞，故患者应戒除吸烟、饮酒等不良嗜好。

由于仰卧位睡眠时，舌体会后坠，软腭张力相对较低，会加重气道狭窄，故患者宜采取侧卧位。此外还应注意“顺应天时”，规律作息，避免熬夜。PM

近年来，"淋巴按摩""疏通排毒"等养生保健方法风靡。在门诊，时常有人来问："乳房按摩保健可行吗？"

乳房淋巴按摩的"是是非非"

上海中医药大学附属岳阳中西医结合医院乳腺病科　薛晓红（主任医师）　季亚婕

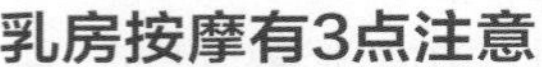

乳房按摩有3点注意

根据中医理论，按摩可促进气血运行、调整脏腑功能、增强人体抗病能力。乳房周围有不少穴位对乳腺健康有益，正确、适度的按摩有舒经活络、活血宽胸的作用。例如，按摩乳根、天溪、屋翳、膻中、风池、天宗、肝俞、肾俞，提拿肩井等穴位，均有助于改善乳房胀痛。乳房按摩虽有一定益处，但以下3点须注意。

❶ 按摩是逐步、缓慢、持久的过程，非一朝一夕可见效，切勿操之过急；

❷ 按摩时应使用无添加剂的润滑油；

❸ 若乳房感到不适或有其他异常表现，如乳房可触及肿块、乳头溢液，须尽早到正规医院诊治，切勿在诊断不明的情况下盲目进行按摩治疗，以免延误病情。

淋巴按摩不能胡来

一些美容院、养生馆等宣称按摩可"疏通淋巴""推散乳腺结节"，这是否可信呢？要回答这个问题，首先要知道什么是"淋巴"。

淋巴系统是人体的"健康卫士"，网状分布于全身，由淋巴管和淋巴结组成。淋巴管相交的地方会形成淋巴结，体表可见的淋巴结主要分布于颈部、腋窝、腹股沟、盆腔等处。当身体某一部分有细菌或者病毒侵入时，附近淋巴结里的淋巴细胞，便会"行动起来"，对抗外来病菌，保护身体。此时，淋巴结会出现肿大、疼痛等症状。当病菌被清理干净，炎症消失后，淋巴结便恢复如初了。

关于乳房淋巴按摩，医学界对其"功与过"一直争论不休。作为乳腺病科的医生，我们认为，所谓按摩可以将"小叶增生"和乳腺结节"推散"的说法不可靠。首先，这些机构喜欢用一些听起来似乎有道理的"中医理论"来诱导爱美女性消费，但这些机构并非医疗机构，其中的工作人员不可能掌握完备的中医知识，也不可能准确掌握经络循行及正确的按摩手法；其次，部分机构所用的按摩精油成分不明，对乳腺是否有刺激不得而知。最关键的是，乳腺结节是无法通过手法按摩变小或消失的。相反，不恰当的手法按摩还可能促进恶性肿瘤局部浸润及扩散。因此，发现乳房肿块后，患者最该去的地方是医院，而非美容院、养生馆。PM

专家寄语

正如《黄帝内经》所言："法于阴阳，和于术数，食饮有节，起居有常，不妄劳作，故能形与神俱，度百岁乃去。"中医的养生观告诉我们，健康的生活习惯，乐观的态度情绪，充足的睡眠和合理饮食，顺应自然规律，才是保持健康身体、预防疾病最正确的做法。

“花类中药”通常以完整的花、花序或花的某一部分作为药用。花类中药品种繁多，有活血化瘀的红花，清热解毒的金银花，润肺化痰的款冬花，平肝清热的菊花，等等。许多常用的花类中药还有疏肝解郁的功效，比如：绿萼梅、玫瑰花、旋复花以理气疏肝为主，月季花、凌霄花以活血疏肝为先，合欢花有安神解郁的功效。

细数疏肝“中药花”

上海中医药大学附属市中医医院治未病科主任医师　陈 平

疏肝“中药花”，侧重各不同

● **绿萼梅**　味酸、涩，性平，归肝、肺、胃经，有平肝和胃、调畅气机、和中化痰的功效。常用于治疗胸胁胀痛、胃痛、消化不良。《本草纲目拾遗》曰：“开胃散郁，煮粥食，助清阳之气上升，蒸露点茶，生津止渴，解暑涤烦。”在心情烦郁且食欲不佳、胃部胀满不适时，取绿萼梅点茶、煮粥，不仅可以缓解胃部不适、增进食欲，还能疏解情绪、条达肝气。其性质平和，不苦寒，也不温燥，无论体质寒热皆可使用。

● **玫瑰花**　味甘、微苦，性温，归肝、脾经，有行气解郁、和血、止痛的功效。常用于治疗肝胃气痛、食少呕恶、月经不调、跌扑伤痛等。玫瑰花芳香甘美，食之不仅可以治疗肝郁气滞引起的胃痛，还可调理气血不畅所致的痛经。此外，玫瑰花亦具有助消化的功效。玫瑰花性偏温，阴虚体质不宜使用，肝郁有热者可与栀子花一同使用。

● **月季花**　味甘，性温，归肝经，具有疏肝活血调经、消肿解毒的功效。主治月经不调、经来腹痛、跌打损伤、血瘀肿痛、痈疽肿毒等。

● **凌霄花**　味甘、酸，性寒，归肝、心包经，具有疏肝凉血、化瘀祛风的功效。可用于治疗月经不调、闭经、产后乳肿、风疹发红、皮肤瘙痒、痤疮等。

● **合欢花**　味甘，性平，归心、肝经，具有解郁安神的功效。可用于治疗心神不安、忧郁失眠等。

● **旋复花**　味咸，性温，归肺、肝、胃经，具有舒肝通络、降气祛痰、止呕、软坚、行水的功效。主治咳喘、痰多、水肿、呕吐等。

“中药花”如何服

由于花类药物多含有芳香挥发类物质，不宜久煮，故以沸水泡服为宜。相对于其他中药而言，花类中药药性及作用较为平缓，没有明显副作用，可以用作日常代茶饮，适合较长时间服用。有些花表面有细小绒毛，泡茶时需要将其装入茶袋中，以免刺激咽喉引起咳嗽。

花类中药代茶饮可以单味，也可复方使用，复方往往是取二味以上的药物合用以增强疗效。如：月季花可以配合欢花、佛手花，以增强疏肝作用；若要改善口感可以加大枣、冰糖等。

花类药物气味芬芳、善行走窜，擅于疏理气机、调达气血，尤其适合女性使用。月季花、凌霄花等具有活血化瘀功效的花类中药，女性在经期应该慎服。PM

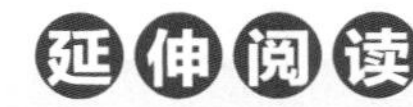

除上述花类中药外，还有许多“中药花”也颇受青睐。

● **茉莉花**　味辛、甘，性温。具有平肝解郁、理气止痛的功效，是不少人日常饮用的花茶，有助于治疗肝胃不和引起的腹痛、腹泻。

● **西红花**　味甘性平，归心、肝经。具有活血祛瘀、散郁开结、凉血解毒的功效，还能辅助降压调脂、改善机体微循环。

● **百合花**　味甘、微苦，性微寒，归心、肺经。具有养阴润肺、清心安神的功效，可用于治疗阴虚久咳、痰中带血、心慌失眠、多梦、精神恍惚等症。

● **牡丹花**　味苦、淡，性平。能调经活血，可用于治疗行经腹痛。

● **杭白菊**　味辛、甘、苦，性微寒，归肺、肝经。具有疏散风热、平肝明目、生津解渴、清热解毒的功效，可治痈肿恶疮。

● **佛手花**　味微苦，性微温，归肝、胃经。具有疏肝理气的功效，主治肝胃气痛、食欲不振。

痛风古称“历节”“白虎历节风”“热痹”等。中医对痛风的认识最早见于《黄帝内经》：“风、寒、湿三气杂至，合而为痹。”

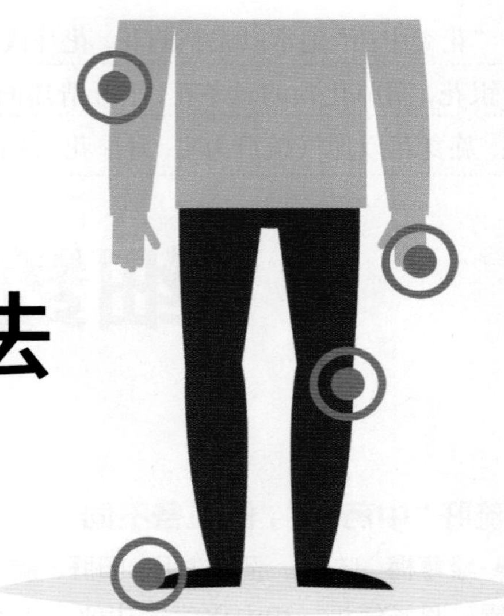

防治痛风的内服外治法

天津中医药大学第一附属医院　王耀光（教授）　杨思齐

痛风急性发作的典型表现为关节红、肿、热、痛，疼痛剧烈，足太阴脾经循行之处第一跖趾关节多发，足背、足跟、踝、膝等关节也常受累。反复发作者，关节附近可见结节，甚至有白色粉末脱落。中医认为，其主要病机为湿热痹阻经络气血，与脾、胃、肝、肾密切相关，先天禀赋不足、年老体虚、饮食不节、嗜食肥甘厚味醇酒、过劳、紧张或感受风寒湿热等，可致气血凝滞、痰瘀痹阻、骨节经气不通，进而发病。

内服茯苓水，利湿去热

痛风患者应多饮水，每日尿量应保持在2000～2500毫升，以促进尿酸排泄。此外，还可取茵陈15克、土茯苓30克、车前子15克，煎水饮。土茯苓味甘、淡，性平，归肝、胃经。《本草正义》云：“土茯苓，利湿去热，能入络，搜剔湿热之蕴毒。”茵陈、车前子亦有清热利湿解毒的功效。现代药理学研究表明，土茯苓有抗炎、调节免疫的功效，能降低血尿酸水平。如果没有相关禁忌证，痛风和高尿酸血症患者服用茯苓水有助于改善病情，但其只是一种辅助治疗方法，无法取代药物治疗。

外治验方，消肿止痛

痛风急性发作时，关节疼痛剧烈，患者往往难以忍受。中药外治法可以直接作用于患处，起效迅速、副作用小，患者较易接受。

- **金黄散**

【组成】姜黄、大黄、黄柏各80克，苍术、厚朴、陈皮、甘草、生天南星、白芷各32克，天花粉160克。

【用法】外敷面积大于肿胀范围，厚度约3毫米，每日一次。

【功效】清热解毒，消肿止痛。

- **中药洗剂**

【组成】艾叶30克，桂枝30克，当归20克，红花10克，丹参10克，伸筋草10克。

【用法】上述中药打成粉末，用茶包分装成10包，制成泡脚药袋。每晚睡前泡一袋，患处关节应完全浸泡在药液中。

【功效】活血化瘀，舒筋活络。

- **止痛热敷法**

【组成】海风藤30克，海桐皮30克，忍冬藤20克，桂枝10克，红花10克，当归20克。

【用法】水煎去药渣，用毛巾热敷患处30分钟，十天为一疗程。

【功效】清热利湿解毒，凉血通络。PM

小贴士

痛风患者应“管住嘴”

饮食治疗是痛风非药物疗法中最重要、最有效的一环。患者应遵循低盐、低脂、低嘌呤、低热量的饮食原则，控制蛋白质的摄入，多饮水，禁食海鲜、动物内脏、豆制品，避免饮酒或含酒精饮料。

女性妊娠初期容易出现恶心、呕吐等症状。轻微的孕吐属于正常现象，但如果发展为严重的恶心呕吐、头晕厌食甚则食入即吐，导致摄入不足、代谢障碍及电解质失衡，甚至威胁患者生命，就需要及时治疗了。

孕吐磨人，止吐有方

上海中医药大学附属岳阳中西医结合医院妇科主任医师　董莉

妊娠剧吐在现代医学中的病因至今不明，目前的研究认为可能与中枢神经系统、激素、胎盘、免疫、胃肠道及心理因素等相关，治疗多针对体液丢失、营养缺乏进行相应补充，在呕吐剧烈时适当应用止吐药物并配合心理治疗。

中医将妊娠剧吐称为“妊娠恶阻”，主要由冲脉之气上逆、胃失和降引起。冲脉起于胞宫（包括解剖学上的子宫、卵巢等），是全身气血运行的要冲，与胞宫行经、胎孕等生理功能密切相关；又与足阳明胃经相通，有“冲脉隶于阳明”之说。

准妈妈们素体脾胃虚弱，受孕后血聚胞宫以养胎，冲脉之气盛，循经上逆犯胃，胃失和降而发为恶阻；抑或素性抑郁、焦虑，肝气郁结，郁而化火，孕后血聚养胎，肝血益虚，肝火愈旺，上逆犯胃，胃失和降而致恶阻。

中医对于妊娠恶阻的治疗以调气和中、降逆止呕为基本原则，根据体质的不同，兼以温中、清肝、化痰等。除了常见的汤药口服外，还有中药熏洗、穴位敷贴、穴位注射、针灸、火罐等多种治疗方式，疗效确切。

中医止吐小妙方

❶ 蒸汽外治法

取鲜芫荽（俗名香菜）1把，加苏叶3克、藿香3克、陈皮6克、砂仁6克，煮沸后倾入大壶内，再倒入少许生姜汁。随后，孕妇用鼻孔对着大壶吸气。吸入此芳香之气能宽胸定逆、悦脾醒胃，使人顿觉舒畅。其后即可试服少许食物，常能受纳而不再呕吐。

❷ 止吐脐贴

用人参5克、半夏5克、竹茹5克、麦冬5克、陈皮5克、桔梗5克、菟丝子5克，磨粉后加入姜汁自制药贴，贴于神阙穴（肚脐）。使用此脐贴既可使药物渗透皮肤，发挥止吐作用，又可通过刺激神阙穴来调和气机。

❸ 止吐穴位敷贴

用竹茹3克、半夏3克磨粉后，加入姜汁，制成穴位敷贴，贴于内关穴。通过穴位刺激，可起到平冲降逆止呕的功效。

❹ 生姜半夏人参汤

有关妊娠恶阻的记载，最早见于汉代《金匮要略》，书中提出用干姜人参半夏丸治疗“妊娠呕吐不止”。为方便使用，可改为半夏、生姜、人参、竹茹、麦冬、陈皮煎汤代水饮。方中半夏降逆止呕，生姜温中散寒止呕，人参补中益气、健脾生津，竹茹除烦止呕，麦冬养阴生津，陈皮理气化痰调和气机。该方最好在医生指导下服用。

日常调摄防剧吐

妊娠剧吐往往由恶心、呕吐发展而来，对轻或中度恶心、呕吐的控制是防止其进一步发展的关键。因此，准妈妈们可从以下几个方面早加调摄。

❶ 饮食有讲究，生活要规律

- 从备孕起，就应注意营养平衡，尤应注意摄入足量蔬果。
- 妊娠早期应尽量避免服用铁剂，以免诱发恶心、呕吐；妊娠期服用生姜类制剂（姜茶、姜糖等），有助于缓解恶心、呕吐症状。
- 按时吃早餐，少食多餐，细嚼慢咽，避免过饱；以清淡、高蛋白质饮食为主，避免辛辣刺激和油腻食物。
- 养成良好而规律的生活习惯，注意休息。
- 避免能引发或加重孕吐的气味等刺激。

❷ 心理调摄

紧张、焦虑等不良情绪可引起或加重妊娠呕吐，因此，从心理环节进行干预也很有必要，如寻求心理医生的帮助、与身边的准妈妈多交流、了解相应的科学知识等。也可尝试改善环境，以及音乐疗法、松弛疗法等。PM

近年来，人们对骨性关节炎的关注度日益提升。已经患病的老年人关心如何治疗，无症状的中青年关心如何预防，“软骨素”“氨基葡萄糖”等药物或含有此类成分的保健品十分流行，甚至被称为保持骨骼健康的“神器”。不少人希望借此类“软骨保护剂”来保护关节、预防骨性关节炎，也有一些人对此将信将疑。那么，“软骨素”“氨基葡萄糖”究竟是什么？它们是药品还是保健品？果真能有效防治骨性关节炎吗？

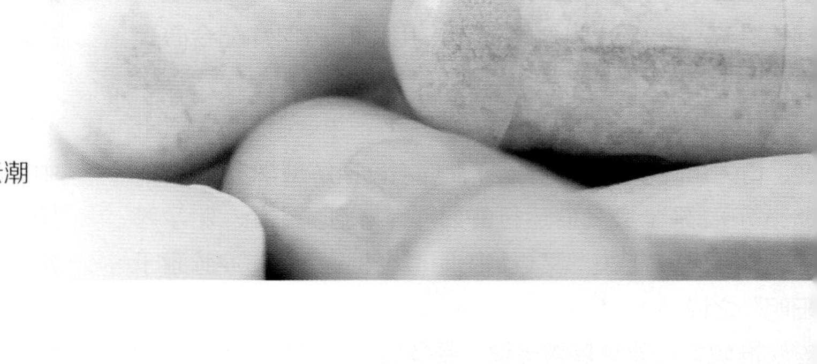

防治骨性关节炎“神器”，值得拥有吗

复旦大学附属中山医院骨关节外科副主任医师　邵云潮

骨性关节炎：难以避免且不可逆

人类的骨骼、关节系统在20岁时达到最佳状态，30岁后开始衰退。在40～60岁期间，部分人会出现关节肿痛等不适。随年龄增长，症状可逐渐加重。骨性关节炎是一种发生在关节局部的增龄退变性疾病，涉及组成关节的所有部分，包括关节软骨、软骨下骨、半月板、滑膜、韧带、关节囊、周围肌肉与肌腱、神经等，发病过程漫长且不可逆转。即使是没有任何症状的老年人，其关节、关节内组织也不可避免地发生了衰退。骨性关节炎主要表现为轻重不等的疼痛、肿胀、僵硬、畸形及功能障碍，有些患者可表现为突然发作的严重疼痛，最终导致关节功能日益下降，直至毁损。中晚期髋、膝骨关节炎患者常伴有明显的畸形、关节僵硬、卡顿感、活动受限、坐起疼痛、平地跛行、难以行走、夜间疼痛，甚至夜不能寐等现象，严重影响患者的自理能力与生活质量。

药物以对症治疗为主

骨性关节炎一旦发生就无法逆转，药物无法治愈骨性关节炎，但可帮助患者缓解疼痛、改善症状、延缓疾病进展。治疗骨性关节炎的常用药物有消炎镇痛药、止痛药和透明质酸钠。

● 消炎镇痛药和止痛药：临床一线治疗药物

消炎镇痛药，如塞来昔布、依托考昔、艾瑞昔布、美洛昔康、双氯芬酸、布洛芬等，通过抑制骨性关节炎的炎症反应来控制疼痛与延缓病情。由于炎症发作有一定的持续性，因此用消炎镇痛药也应有持续性，间断用药对症状控制、减少发作与延缓病情进展均不利。在骨性关节炎急性发作期，可用稍高剂量药物，持续2～4周。待症状明显缓解后，再以最低剂量持续用药2～4周。当然，不同的患者情况千差万别，应以医生处方剂量为准。

止痛药是直接作用于神经系统的药物，主要用于消炎镇痛药难以控制的强烈疼痛与难治性疼痛。当患者有强烈疼痛症状与镇痛需求时，可使用止痛药。常用于骨性关节炎镇痛的止痛药有曲马朵、氨酚羟考酮、丁丙诺啡透皮贴剂等。

● 透明质酸钠：效果好且维持时间长

透明质酸钠是一种大分子量的糖胺聚糖，存在于关节液中。用透明质酸钠治疗骨性关节炎，需要将其注入关节腔内，俗称“加油”。高品质的透明质酸疗效佳，疗效持续时间长。透明质酸钠膝关节内注射治疗一般每周1次，5次为1个疗程。必要时，每年可重复2个疗程，一般不超过3个疗程。

特别提醒

药物治疗与非药物治疗相结合是骨性关节炎保守治疗最重要的原则。当保守治疗失效时，应考虑手术治疗。根据不同情况，膝关节骨性关节炎患者可行截骨术、单髁置换术或全膝置换术，髋关节骨性关节炎患者可行全髋置换术。

理性看待“软骨保护剂”

在了解了治疗骨性关节炎的主要药物后，再来看看市面上众多宣称能促进骨骼健康的软骨保护“神器”，它们是否真的有效呢?

● 硫酸软骨素：无治疗作用

硫酸软骨素是一种广泛存在于人和动物软骨、气管、皮肤、角膜等组织中的酸性黏多糖，其成分与结构千变万化，难以提纯，在人体内发挥的作用亦很难被研究与评价。目前在售的硫酸软骨素大多是动物骨骼的提炼混合物，从未有足够临床证据证明其在骨性关节炎治疗中的有效性。相反，在近十多年来的国际指南中都明确指出其对骨性关节炎并无治疗作用。但“软骨素”三个字容易让人产生“错觉”，众多保健品厂家也都以此为招牌大肆“吸粉”，收取“智商税”。

● 盐酸氨基葡萄糖：疗效无从知晓

氨基葡萄糖有硫酸基与盐酸基两类，结构的不同造成其分子量、稳定性、生物利用度、血药浓度、代谢、药理等均不尽相同，不同厂商的不同生产工艺亦使最终产品各有差别。

盐酸氨基葡萄糖相对分子量小，结构不稳定，生物利用度虽高，但其有效血药浓度只有硫酸氨基葡萄糖的1/3左右，且大多数临床研究都采用硫酸氨基葡萄糖。因此，关于盐酸氨基葡萄糖治疗骨性关节炎的循证医学研究较少，是否能有效治疗骨性关节炎尚存争议。

● 硫酸氨基葡萄糖：长期服用高纯度的结晶型硫酸氨基葡萄糖类药物才有疗效

目前，唯一经循证医学证据明确证实，能有效治疗膝关节骨性关节炎的产品只有结晶型硫酸氨基葡萄糖，但其对髋关节等其他关节的有效性仍有争议。产品纯度未达到结晶型硫酸氨基葡萄糖的产品，则尚无充分证据表明其药效与结晶型硫酸氨基葡萄糖一致。值得注意的是，硫酸氨基葡萄糖类药物常与消炎镇痛药联用，从而达到延缓疾病进展、提高生活质量的目的。其见效慢，患者需遵医嘱坚持长期服用。对于正常人而言，想要通过额外摄入硫酸氨基葡萄糖来预防骨性关节炎，并无必要。PM

特别提醒

保健品与药品有本质区别

药品的上市需经过极其严苛的研究和申报审批流程。从实验室、临床前期、临床验证研究、生产工艺及上市后的每一个环节，药品监管部门都要进行严密的监控、监督与审查，以确保药品的安全和有效性。药品的产品批准号以“国药准”字开头。保健品则不然，其生产标准比药品松懈得多，一般是从食品安全角度进行监管，其产品批准号以“国食健”字样开头。

2017年后，我国规定所有保健品说明书上都必须标明“本品不能替代药品”字样。海外保健品管理办法基本与我国相似，所有从海外超市购回的“软骨素”“氨糖”几乎都是保健品，对骨性关节炎的防治功效尚不明确。

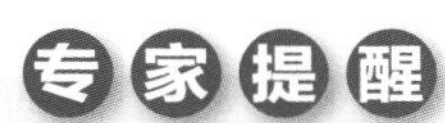

预防应从减少危险因素入手

骨性关节炎的危险因素可以从患者个体水平与关节水平这两个层面来划分。个体水平危险因素包括年龄增大、女性50岁后、有遗传倾向、肥胖、维生素D缺乏等；关节水平危险因素是指单个关节罹患骨性关节炎的危险因素，如形态异常、肌肉力量弱、力线异常、特定职业、外伤等。

在这些危险因素中，一部分是无法自我控制的，也有一部分是可以进行合理调整的。想要预防或推迟骨性关节炎的发生，应从可调节因素入手，如适当保暖、合理运动、增强肌力、控制体重、避免高负荷劳作等。

高血压患者往往需要长期服用降压药，大多数患者需联合使用两种或两种以上降压药。联合用药并非随意将两种降压药一起服用，因为不少降压药存在配伍禁忌。联合应用降压药时，一定要在医生指导下进行。

降压药联用三禁忌

复旦大学附属中山医院老年病科副主任医师　马 慧

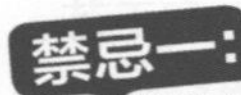

禁忌一：联用同类或作用机制相同的药物

病例： 李阿姨患高血压多年，肾功能也不太好。她原本每天服用厄贝沙坦1片，血压控制得不错。前段时间，她的血压有所升高，约为170/90毫米汞柱。一同晨练的王老伯推荐她加用贝那普利，每天1片。服药半个月后，李阿姨的血压降下来了，但总觉得心慌。去医院检查后发现，李阿姨存在心脏早搏，验血后提示血钾增高。原来，李阿姨除患有高血压外，还患有慢性肾功能不全。

分析： 血管紧张素转化酶抑制剂（普利类）和血管紧张素Ⅱ受体拮抗剂（沙坦类）作用机制相似，副作用也相似，都有引起高钾血症的风险。尤其是肾功能不全的患者，联合使用上述两类药物，会大大增加高钾血症的发生率。如果不及时处理，会导致比较严重的后果。

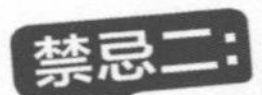

禁忌二：联用非二氢吡啶类钙离子拮抗剂与β受体阻滞剂

病例： 冯老伯68岁，患高血压10多年，每天服用氯沙坦和维拉帕米缓释剂（非二氢吡啶类钙离子拮抗剂）。他平时经常看医学科普节目，知道美托洛尔（β受体阻滞剂）是非常好的降压药，还有保护心脏的作用。正好老伴正在服用美托洛尔缓释剂，自己血压又有点偏高，于是冯老伯自行加用了美托洛尔。服用一段时间后，他觉得浑身乏力，走路稍快就会有眼前发黑的症状，连忙去医院就诊。心电图检查提示心率慢，每分钟只有48次。在排除其他情况后，医生考虑冯老伯的不适是由于心率太慢所致。

分析： 降压药物维拉帕米和美托洛尔都会减慢心率，不能联用。

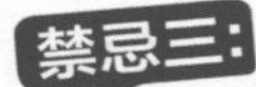

禁忌三：联用有相同不良反应的药物

病例： 常老伯长期服用氯沙坦钾和氢氯噻嗪复方制剂。前不久，他因血压控制欠佳，听隔壁张阿姨说吲达帕胺降压效果好，便每日加服1片吲达帕胺。几天后，他的血压是降下来了，但觉得浑身没力气，以前每天都去公园锻炼，现在吃不消了。常老伯怀疑是药物副作用，遂去医院就诊。

分析： 氢氯噻嗪是一种排钾利尿剂，吲达帕胺也有排钾利尿作用，将两者合用，容易导致低血钾。血液学检查亦证实了医生的判断，常老伯的不适确因血钾降低所致。PM

儿童止咳中成药，使用有讲究

孩子咳嗽，经常让家长操碎心。面对众多止咳中成药，家长应如何正确选择呢？

上海中医药大学附属曙光医院儿科　赵　鋆（主任医师）　姚　婷

外感风邪、内有痰热的咳嗽

临床表现：身热不解，咳逆气急，鼻煽，口渴，有汗或无汗，舌苔薄白或黄，脉滑而数者。

代表药物

● **清宣止咳颗粒**　由桑叶、薄荷、苦杏仁、桔梗、紫菀、枳壳、陈皮等药物组成。具有疏风清热、宣肺止咳、清宣肺气的作用，适用于以轻度发热、咳嗽、鼻塞、流涕等为主要症状的患儿。

● **小儿豉翘清热颗粒**　由连翘、淡豆豉、薄荷、荆芥、炒栀子、大黄、青蒿、赤芍、厚朴、黄芩、半夏、柴胡、甘草等组成。具有疏风解表、清热导滞、解表退热、消食积的作用，适用于发热、咽痛，伴有厌食、呕吐、腹胀症状的患儿。

● **宣肺合剂**　由经方“麻杏石甘汤”和清热化痰药化裁而成，含麻黄、杏仁、石膏、甘草等中药，为徐氏儿科运用“宣清法”治疗小儿肺系疾病的代表方剂，主治上呼吸道感染、急性支气管炎、肺炎、支气管哮喘等热邪壅肺之咳嗽者。禁用于寒性咳嗽。

外感风寒、内停痰饮的咳喘

临床表现：咳嗽，喉中痰声辘辘，甚则喘息，稀白痰，伴恶寒怕冷、发热轻或不发热、头痛、鼻塞、流清水鼻涕等症状。

代表药物

● **通宣理肺丸**　由紫苏叶、前胡、桔梗、苦杏仁、麻黄、甘草、陈皮、制半夏、茯苓、枳壳、黄芩组成。具有解表散寒、宣肺止嗽的功效，适用于风寒束表、肺气不宣所致的以发热、恶寒、咳嗽、鼻塞、流涕、头痛、肢体酸痛为主要症状的患儿。

● **小青龙合剂**　由麻黄、桂枝、白芍、干姜、细辛、炙甘草、法半夏、五味子组成。具有解表化饮、止咳平喘的功效，适用于风寒水饮引起的恶寒发热、无汗、喘咳痰稀的患儿。

● **寒咳合剂**　由经方“小青龙汤”化裁而成，方中含麻黄、桂枝、干姜、细辛、半夏、南五味子、甘草等中药，为徐氏儿科运用“温阳法”治疗小儿咳喘的经典方剂。在解表散寒的同时温肺化饮，达到“温散结合，表里同治”的效果。支气管哮喘、慢性支气管炎、肺炎等患儿可用之。禁用于热性咳嗽。

喉中有痰的咳嗽

临床表现：喉中有痰，黏腻难咯，常常卡在喉咙里，发出“呼噜呼噜”的声音。

代表药物

● **金振口服液**　由羚羊角、平贝母、大黄、黄芩、牛黄、青礞石、生石膏、甘草组成。具有清热解毒、祛痰止咳的功效，适用于发热、咳嗽、有黄痰、咳吐不爽、舌红、苔黄腻的患儿。

● **小儿消积止咳口服液**　由炒山楂、槟榔、枳实、枇杷叶、瓜蒌、莱菔子、葶苈子、桔梗、连翘、蝉蜕组成。功效以清热肃肺、消积止咳为主。适用于痰热蕴肺、夜间加重、喉间痰鸣，伴腹胀、口臭等症状的患儿。

● **竹桔化痰口服液**　含鲜竹沥、桔梗等中药，可清热化痰、理气宽胸，既排痰，又止咳。大便稀薄者慎用。

慢性咽炎所致干咳

临床表现：咽干、干咳、少痰、舌红、苔少津。

代表药物

● **养阴清肺颗粒（或口服液）**　由地黄、麦冬、玄参、川贝母等组成。具有养阴润肺、清热利咽的功效，适用于咽干、干咳、少痰等有肺阴虚表现的患儿。

● **秋梨润肺膏**　由梨、百合、麦冬、川贝母、款冬花等组成。具有润肺止咳、生津利咽的功效，适用于久咳、痰少质黏、口燥咽干的患儿。PM

关注新冠肺炎，健康锦囊扩容

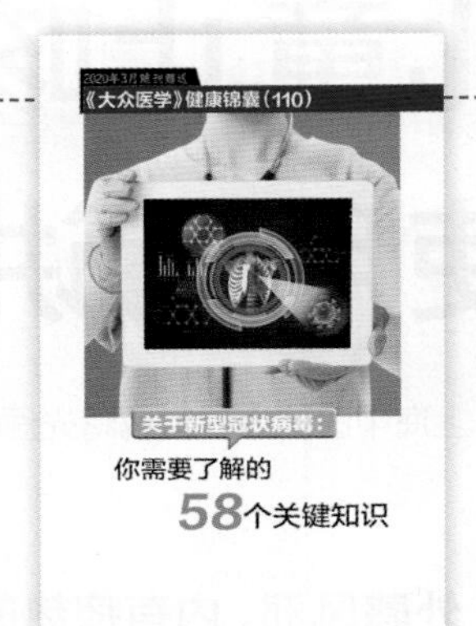

因受到新型冠状病毒感染的肺炎疫情影响，原定于 2020 年 2 月 5 日上市的《大众医学》2020 年第 2 期因物流受阻无法按时上市，《大众医学》编辑部向广大读者致歉！衷心感谢读者们对我们的理解与支持！

为帮助广大读者全面了解新型冠状病毒防控知识，远离谣言与不必要的恐慌，我们决定将 2020 第 3 期随刊赠送的健康锦囊主题调整为《关于新型冠状病毒，你需要了解的 58 个关键知识点》，并扩容至 32 页（原为 16 页）。

《大众医学》编辑部

科技成果科普化，为健康助力

在很多人的印象中，科技创新成果太过前沿和高深，普通老百姓很难理解。自 2020 年第 1 期起，《大众医学》杂志开设“科技进步与人民健康”专栏，将生物和医药技术领域的科技创新成果科普化，让大众了解科技创新，让科技创新成果造福大众。

在这个专栏里，您不仅能读到通俗易懂的科普文章，还能看到或听到项目负责人对科技创新成果的详细讲解。您会发现，原来医学领域很多创新成果都是基于临床、为患者服务的，其最终目标是为了认识疾病、攻克疾病，让人类变得更健康。

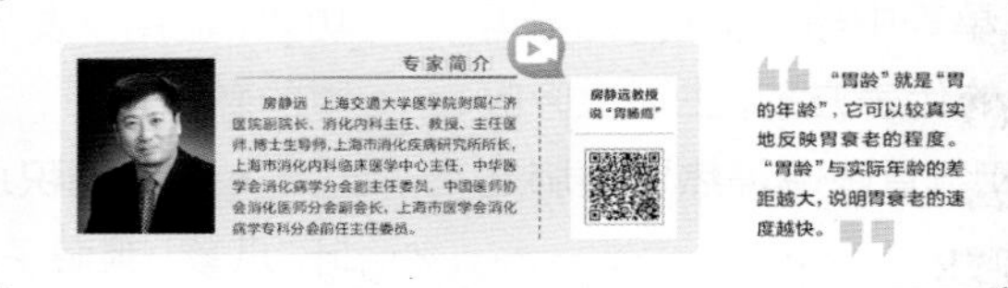
专家简介
房静远　上海交通大学医学院附属仁济医院副院长、消化内科主任、教授、主任医师，博士生导师，上海市消化疾病研究所所长，上海市消化内科临床医学中心主任，中华医学会消化病学分会副主任委员，中国医师协会消化医师分会副会长，上海市医学会消化病学专科分会前任主任委员。
房静远教授说“胃肠癌”
“胃龄”就是“胃的年龄”，它可以较真实地反映胃衰老的程度。“胃龄”与实际年龄的差距越大，说明胃衰老的速度越快。

扫描页面中二维码，即可收听专家讲解音频或观看视频

敬告读者

每一个月，《大众医学》都会带给您权威、实用、最新的保健知识。出版前，每篇文章都经过严格审查和内容核实。我们刊出这些文章，并不是要取代看病就医，而是希望帮助大家开阔眼界，让自己更健康。

由于个体差异，文章所介绍的医疗、保健手段并不能适合每一位读者，尤其是在诊断或治疗疾病时。任何想法和尝试，您都应该和医生讨论，权衡利弊。

您可以通过以下方式，进一步了解有关专家信息：

1. 登陆《大众医学》官方微信公众号，直接留言或点击下拉菜单“专家专栏”，搜索相关学科，向专家咨询。

2. 发电子邮件至 popularmedicine@sstp.cn 或写信向编辑部咨询。

3. 通过 114 查询相关医疗机构电话，向医院了解专家近期门诊安排，就近就医。

敬告本刊作者

1. 本刊稿件一律不退，敬请自留底稿。从稿件投到本刊之日起，三个月后未得录用通知，方可另行处理。如需退稿（照片和插图），请注明。

2. 稿件从发表之日起，其专有出版权、汇编权和网络传播权即授予本刊，同时许可本刊转授第三方使用。本刊支付的稿费包含汇编图书稿费和信息网络传播的使用费。

3. 根据需要，本刊刊登的稿件（文、图、照片等）将在本刊或主办本刊的上海科学技术出版社的网页或网站上传播宣传。

4. 本刊作者保证来稿中没有侵犯他人著作权或其他权利的内容，并将对此承担责任。

5. 对于上述合作条件若有异议，请在来稿时声明，否则将视作同意。

面对危机，心理干预不可或缺

作者简介

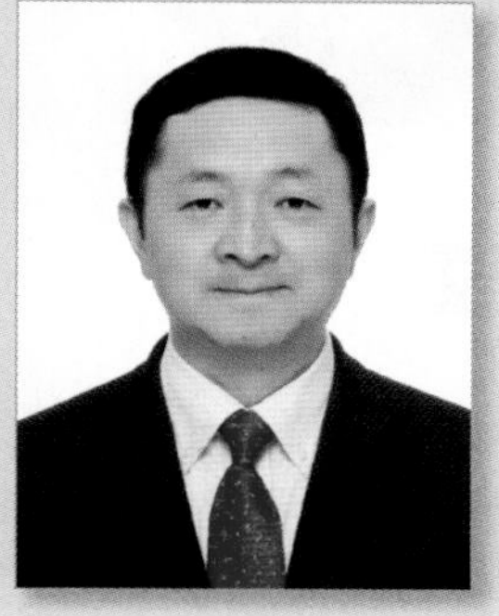

赵旭东，同济大学附属东方医院心身医学科主任医师、教授、博士生导师，同济大学附属精神卫生中心（筹）院长，中国心理卫生协会副理事长，中国医师协会心身医学专业委员会副主任委员，中华医学会心身医学分会副主任委员。

公共卫生事件、自然灾害等都会给人们的身心健康造成影响，有时心理影响更严重。面对危机时进行心理干预，可以起到调节情绪、缓解痛苦、鼓舞士气、塑造社会认知、调整社会关系、矫正社会行为等作用，既有助于人们恢复心理平衡与动力，又能让人们学到应对危机的策略与手段。

新冠肺炎（COVID-19）疫情暴发后，我国通过严格的防控手段遏制疫情传播，同时也做了大量的心理干预、援助工作。精神医学专家和心理学专家不仅通过电视台、广播电台和网络平台向大众进行心理防疫公益讲座，还迅速编写出版多本针对不同人群的心理防护自助手册，帮助大众进行心理调适。比如，由我们编写的《抗疫·安心——大疫心理自助救援全民读本》一书，2月初由上海科学技术出版社出版，以电子书和纸质书的形式发到读者手中，收到了良好的反响。

疫情期间，公众最常出现的心理问题是焦虑。很多人会因为这样那样的担心而焦虑，甚至发生失眠。这类焦虑，多数不是“病”，只是一种症状；伴发的失眠也不是“失眠症”，多数属于睡眠紊乱。这类问题通过适当调整，大多可以得到缓解。其实，适度的焦虑反而是有好处的：有利于保持适度警惕性，避免马虎大意。

传染病疫情中发生的情绪问题，如担心、焦虑、恐惧等，多数与人们对疾病的认识有关。要想在面对疫情时达到“安心”，最有效的是多学习权威专家提出的科学知识和理念。例如，多听听感染科、呼吸科权威专家讲的关于新冠肺炎的科学知识、防控措施等，知道在哪些情况下可以不戴口罩，在哪些情况下必须提高警惕等，采取科学、适度的行为。这样，就可避免不必要的紧张、焦虑。

相比之下，疫情中的感染者，自然灾害中的受灾群众，以及在一线实施救助的医护人员等，心理方面会面临更大的挑战。他们不但可能产生普通的心理问题，而且还可因目睹灾难、死亡等场景而产生心里阴影，发生创伤后应激障碍等较为严重的心理障碍。这些人群的心理问题，需要得到更及时、专业的心理援助。在这方面，我国已取得了长足进步。例如，在汶川地震、玉树地震等灾难发生后，成立专门的心理危机干预团队，提供紧急事件应激晤谈、心理健康宣教、心理求助热线等援助，均取得了良好成效。新冠肺炎疫情发生后，专业的心理救援队伍也在第一时间赶赴武汉，为感染者、一线医护人员等提供专业的心理服务，切实保护大家的心理健康。PM

Contents 目次 2020 年 4 月

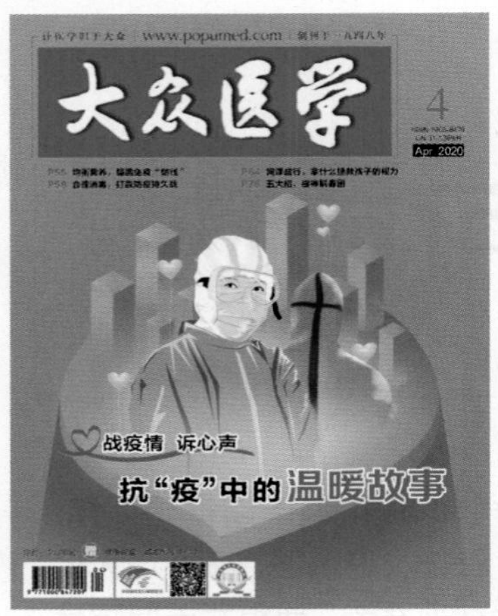

战疫情 诉心声 抗“疫”中的温暖故事

2020年伊始，一场突如其来的新冠肺炎疫情牵动着14亿中国人的心。为打赢这场抗击疫情的人民战争，“全民宅家、少外出、不聚会”成了大多数人为抗“疫”做贡献的自觉行动。还有一些人，则毅然选择了“逆行”，用他们的甘于奉献和责任担当，换来了如今的“初战告捷”。

本期特别策划，我们用“驰援、坚守、幕后、关爱、温馨、希望、泪目、‘绘’聚、创新”九大关键词，从多个维度呈现这场没有硝烟的战争中的温暖瞬间。

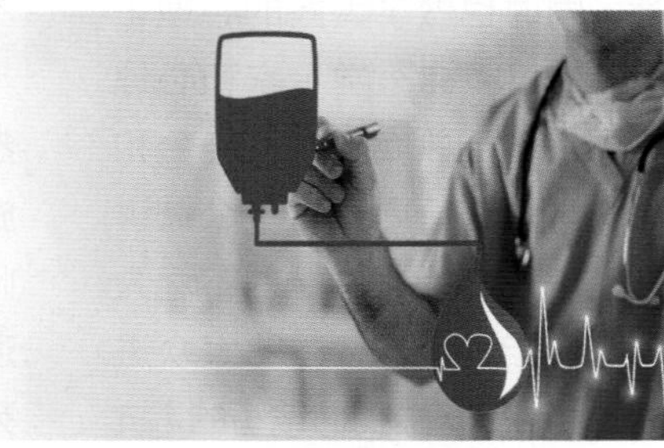

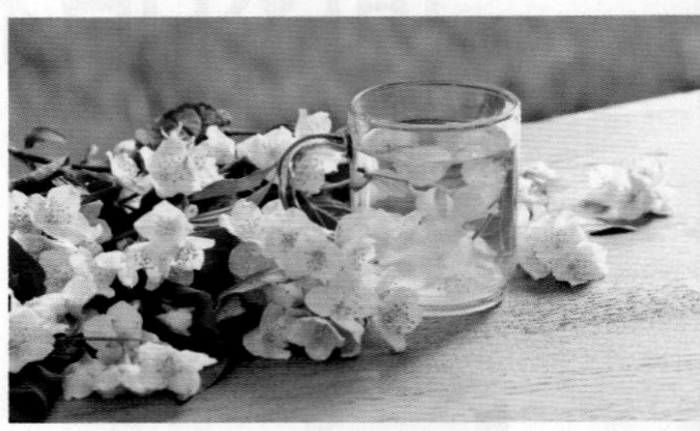

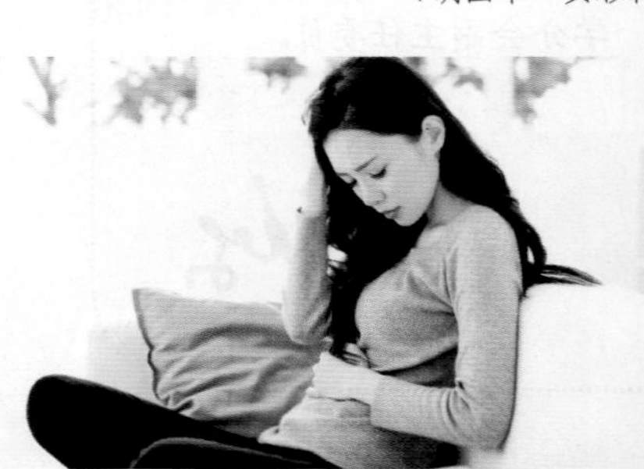

本期部分图片由图虫创意提供 本期封面图片由图虫创意提供

扫描二维码 关注大众医学

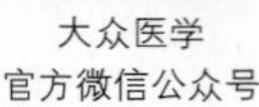
大众医学 官方微信公众号

大众医学 有声精华版

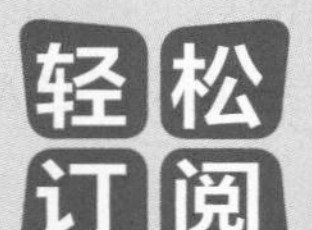

创刊于1948年　首届国家期刊奖　第三届中国出版政府奖期刊奖提名奖
新中国60年有影响力的期刊　全国优秀科技期刊一等奖　华东地区优秀期刊　中国百强报刊

大众医学®（月刊）

2020年第4期 Dazhong Yixue

健康中国行动讲坛

★中华医学会科学普及分会、中国医师协会科学普及分会合作专栏

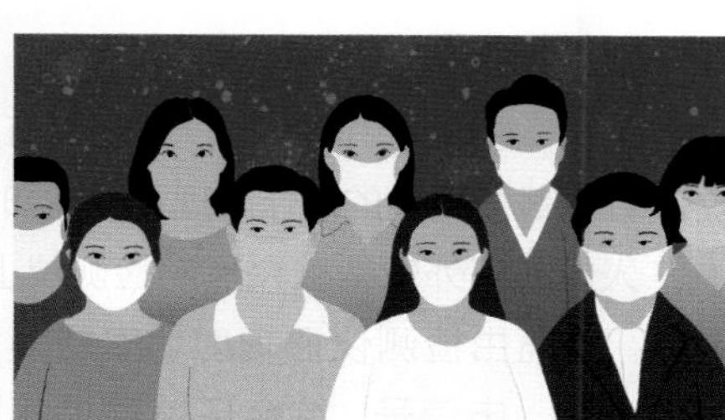

健康卫士

传统养生

健康锦囊

《大众医学》健康锦囊（111）

健康减肥，与“吃”相关的30个小知识

主　　管　上海世纪出版（集团）有限公司
主　　办　上海科学技术出版社有限公司

编辑、出版　《大众医学》编辑部
编 辑 部　（021）64845061
传　　真　（021）64845062
网　　址　www.popumed.com
电子信箱　popularmedicine@sstp.cn

邮 购 部　（021）64845191
　　　　　（021）64089888转81826

营销部
总　　监　章志刚
副 总 监　夏叶玲
客户经理　潘　峥　丁　炜　马　骏　杨整毅
　　　　　张志坚　李海萍
电　　话　（021）64848182（021）64848159
传　　真　（021）64848256（021）64848152
订阅咨询　（021）64848257

广告总代理　上海高精广告有限公司
总　　监　王　萱
电　　话　（021）64848170
传　　真　（021）64848152

编辑部、邮购部、营销部地址
上海市徐汇区钦州南路71号（邮政编码200235）

发行范围　公开发行
国内发行　上海市报刊发行局、陕西省邮政报刊发行局、重庆市报刊发行局、深圳市报刊发行局等
国内邮发代号　4-11
国内统一连续出版物号　CN 31-1369/R
国际标准连续出版物号　ISSN 1000-8470
国内订购　全国各地邮局
国外发行　中国国际图书贸易总公司
　　　　　（北京邮政399信箱）
国外发行代号　M158

印　　刷　杭州日报报业集团盛元印务有限公司
出版日期　4月1日
定　　价　10.00元

80页（附赠32开小册子16页）

杂志如有印订质量问题，请寄给编辑部调换

病理解剖提示：新冠病毒除致肺部病变外，还可累及多个器官

国家卫生健康委员会于3月3日发布的《新型冠状病毒肺炎诊疗方案（试行第七版）》中，增加了对已完成的新冠肺炎患者遗体解剖和穿刺的病理分析结果。除肺脏病变外，患者的其他器官和组织也发生了一些变化，比如：脾脏明显缩小，淋巴细胞数量明显减少；心肌细胞变性、坏死，部分血管内皮脱落、内膜炎症及血栓形成；肝脏体积增大，肝细胞变性、坏死，微血栓形成；胆囊高度充盈；肾脏损伤，可见微血栓和纤维化；等等。北京大学第一医院感染疾病科主任王贵强教授指出，病理解剖对认识新冠病毒感染的发病机制、病理特点、组织学损伤等至关重要，对临床治疗有一定指导意义。

消毒：要科学，别过度

2月29日，国家卫生健康委员会疾病预防控制局发布《关于进一步规范和加强新冠肺炎流行期间消毒工作的通知》，倡导采取科学消毒措施，防止过度消毒。无明确传染源时，应做好预防性消毒，增加医院、机场、车站等人员密集场所的物体表面消毒频次，加强高频接触的门把手、电梯按钮等清洁消毒，做好垃圾、粪便和污水的收集和无害化处理，做好个人手卫生。有明确传染源时，应加强隔离病区、病人居住过的场所和转运车辆等的随时消毒和终末消毒。要防止过度消毒，不对室外环境开展大规模的消毒，雨雪天气时不开展外环境消毒；不对外环境进行空气消毒；不直接使用消毒剂（粉）对人员全身进行喷洒消毒；不对水塘、水库、人工湖等环境中投加消毒剂（粉）；不在有人情况下对室内空气使用化学消毒剂消毒。

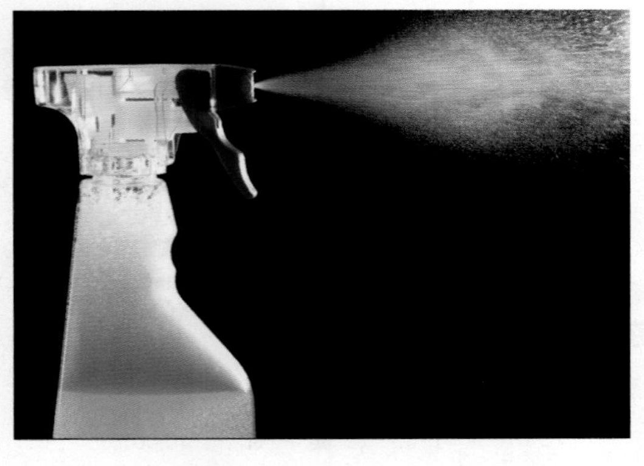

红外线测温仪不会“伤人”

新冠肺炎疫情期间，红外线测温仪使用比较广泛，有人担心它对人体有害。其实，红外线测温仪的工作原理是：测温时，人体的红外辐射被聚焦到检测仪上，再由检测仪把辐射功率转换为电信号，综合环境温度等因素后，最终转换为测量结果（体温）。因此，红外线测温仪并未对人体发射红外线，而是接收人体发出的红外辐射，因此对身体（包括眼睛）没有伤害。

新冠肺炎患者出院后，康复运动不可少

康复医学专家建议，新冠肺炎患者治愈出院后，应在继续做好安全防护和遵守两周医学观察的前提下，根据个人心肺功能、心理状态、体能等，进行适当的康复运动。轻症患者出院后，康复运动的目的主要以恢复体适能和心理调整为主，可以根据个人的运动习惯和爱好，进行循序渐进的有氧训练，逐步恢复到发病前的活动能力。重症患者出院之后，在一段时间内可能还会存在全身虚弱、气短、呼吸肌无力、肌肉萎缩及一些心理问题，应该接受心肺功能及全身功能评估，在医生指导下制定个性化的康复方案和运动处方，进行呼吸功能训练和体能训练。康复运动过程中，应逐步增强运动强度，延长运动时间，以运动后没有明显疲劳感（尤其是第二天）为宜。

长期暴露于高浓度 PM2.5，可增加心血管病的发生风险

大气细颗粒物（PM2.5）污染导致的健康危害广受关注。日前，中国医学科学院阜外医院博士后梁凤超、副研究员刘芳并列为第一作者，发表的一项最新研究成果揭示，大气 PM2.5 年平均暴露浓度每增加 10 微克 / 米 ^{3}，心血管疾病发病和死亡风险分别增加 25% 和 16%；大气 PM2.5 长期暴露对急性冠脉综合征发病、急性心肌梗死死亡影响最大，风险分别增加 38% 和 52%。此外，老年人、农村居民心血管健康状况受大气污染的影响较大。这一研究为全球范围内大气 PM2.5 污染相关心血管疾病负担的估算，以及相关环境和健康政策的制定提供了重要依据。

人工智能，提高卵巢癌无创诊断准确率

卵巢癌早期不会引起疼痛或其他不适，患者被确诊时往往已是晚期。近日，中国科学院苏州生物医学工程技术研究所科研团队与复旦大学附属金山医院科研团队合作，联合我国华东、华南、华北等地区的 8 家三甲医院，研发出一种新的卵巢癌无创诊断方法，让医疗人员仅通过患者的磁共振图像就可对卵巢癌分类进行精准判断。研究共选取了 501 名患者，通过机器学习方法筛选特征、构建模型，最终形成一套智能卵巢癌无创诊断的新方法。将新方法得出的机器诊断结论与 6 名从业 2 ~ 13 年影像科医生的诊断比对，结果显示，医生诊断准确率平均为 79.5%，机器诊断准确率平均达到 91.7%，新方法诊断精度已明显高于人工。

睡太少，儿童认知功能与心理健康很“受伤”

睡眠是人类的基本需求，对于大脑正在快速发育的儿童来说，睡眠更是至关重要。近日，复旦大学类脑智能科学与技术研究院院长冯建峰教授带领一支国际合作团队，对近 11 000 名儿童的睡眠时长进行了分析。结果发现，睡眠时长与儿童认知功能及心理健康（如抑郁、焦虑）评分等显著相关：睡眠时长较长的儿童，认知能力与心理健康方面的总体状况好于睡眠时长较短的儿童。不仅如此，睡眠时长与眶额叶皮质、前额叶、颞叶、楔叶及缘上回等脑区的皮质面积也呈正相关。伴随电子产品的普及，睡眠不足与睡眠障碍问题在世界各地儿童和青少年中愈发普遍。“与睡眠时长 9 ~ 11 小时的儿童相比，睡眠时长少于 7 小时儿童的行为问题总分平均高出 53%，而认知功能总分平均低 7.8%，这凸显了充足睡眠对儿童认知和心理健康的重要性。”冯建峰表示，充足睡眠也在儿童脑发育过程中发挥重要作用。这一研究有望为合理安排儿童睡眠时间、促进儿童健康生活方式提供科学指导。

首例国产机器人辅助下全髋关节置换成功

据报道，北京积水潭医院成功完成了首例国产机器人辅助下的全髋关节置换术。该机器人由北京积水潭医院矫形骨科主任周一新教授团队研发，适用于所有髋关节置换手术。据介绍，接受此手术的首例患者因大骨节病导致髋关节严重磨损和内陷畸形，已 10 余年不能正常行走，髋关节活动严重受限。受限于髋关节中心定位困难、不易恢复正常的关节解剖和生物力学环境等因素，常规关节置换手术面临极大挑战。周一新教授团队通过机器人辅助实施全髋关节置换术，成功为患者解除了病痛，还在人工关节安置方面实现了两项技术突破：一是根据患者腰椎 - 骨盆 - 下肢的联合运动规律，为患者选取了最合适的个体化假体位置；二是使人工关节安装的角度偏差小于 1 度。其中，个体化假体位置选取技术是全球首创。PM

2020年伊始，一场突如其来的新冠肺炎疫情牵动着14亿中国人的心。为打赢这场抗击疫情的人民战争，“全民宅家、少外出、不聚会”成了大多数中国人为抗“疫”做贡献的自觉行动。还有一些人，则毅然选择了“逆行”，用他们的甘于奉献和责任担当，换来了如今的“初战告捷”。

在这些“逆行者”中，有不畏艰险、不问归期、从死神手里“抢人”的白衣战士，有默默坚守、为疫情防控筑起一道道坚固防线的各级防疫人员、人民警察、社区工作者，还有无数以自己的方式为抗“疫”加油、助力的爱心人士和志愿者们……

本期特别策划，我们用“驰援、坚守、幕后、关爱、温馨、希望、泪目、‘绘’聚、创新”九大关键词，从多个维度呈现这场没有硝烟的战争中的温暖瞬间，让我们铭记那些为了大多数人的“岁月静好”而“负重前行”的“逆行者”们，也希望这些温暖和美好能够永远留存在你我的心中！

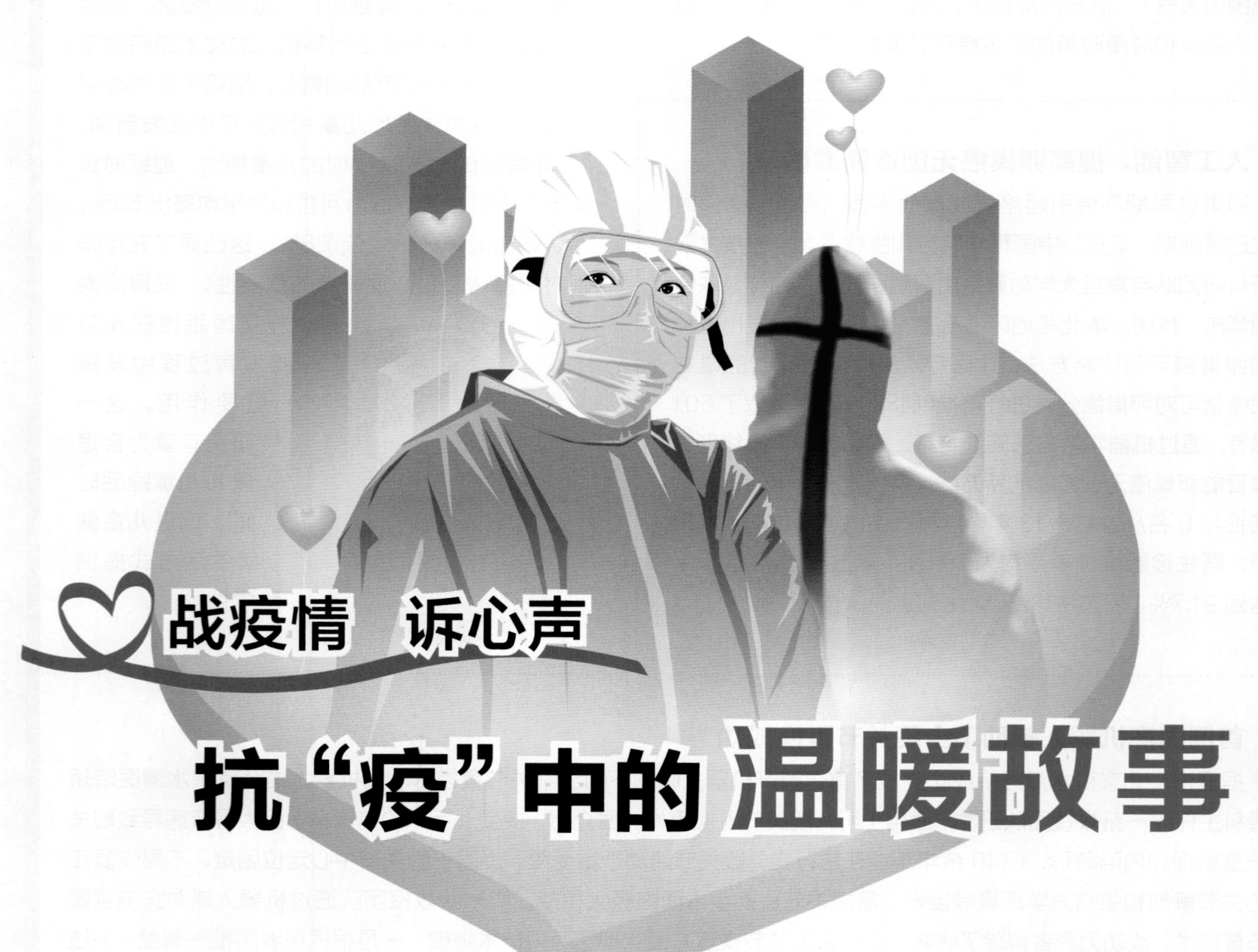

战疫情　诉心声

抗“疫”中的温暖故事

策划/执行　本刊编辑部
统筹　本刊记者 黄 薏

2020 年 1 月，湖北省武汉市及周边地区发生新冠肺炎疫情。为有效控制疫情、救治患者，全国各地数万名医务人员陆续驰援湖北。截至 2 月 29 日，已有 330 多支医疗队、4.2 万名医务人员奋战在湖北抗“疫”一线，与时间赛跑，与病魔较量。

在这场前所未有的战役中，复旦大学附属中山医院重症医学科副主任钟鸣教授是必须被铭记的一位医者。在接到国家卫生健康委指令后，他立即取消了赴澳大利亚的家庭之旅，于 1 月 23 日（小年夜）坐高铁前往武汉。他步履匆匆、踏上火车的那一刻，被摄影师用镜头记录了下来，堪称经典，让人泪目。之后，他一直奋战在武汉抗“疫”一线，参与新冠肺炎危重症患者的救治工作，用自己的专业精神体现着医者的担当。然而，当媒体记者想要采访他的时候，他却说：“我其实很普通，我的同事们也很辛苦，都很优秀！”

近来，本刊记者陆续采访了多名援鄂医疗队队员，听他们讲述自己的所见所闻、所思所想。他们中，有年过六旬、全国知名的呼吸与重症医学专家，有祖籍湖北、“不胜不归”的“岐黄学者”，有可爱的“90 后”“美小护”，也有工作起来沉着冷静、平时爱“追星”的男护士……他们的故事各不相同，但目标都那么一致——希望患者们尽快康复，期待武汉的春天早点到来！

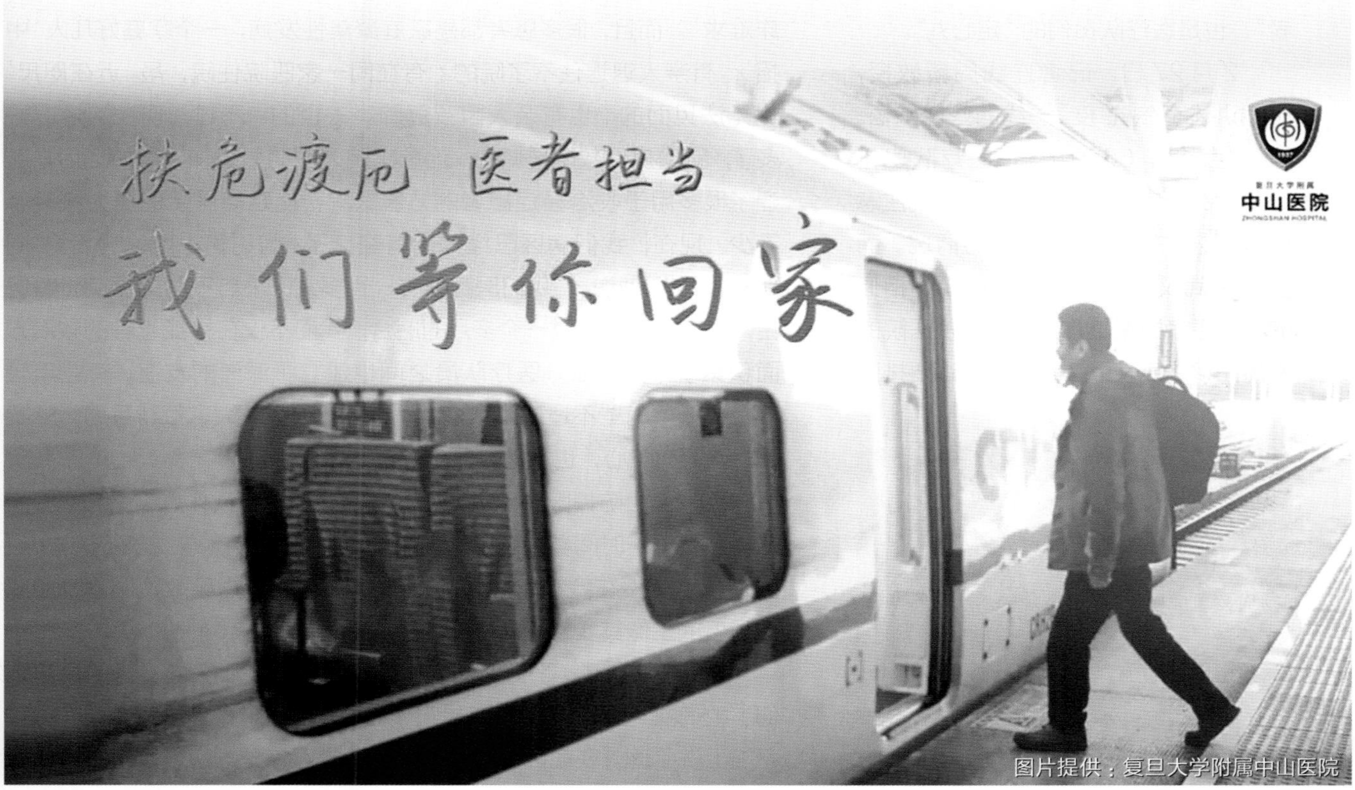

扶危渡厄　医者担当

我们等你回家

复旦大学附属
中山医院
ZHONGSHAN HOSPITAL

图片提供：复旦大学附属中山医院

从“一床难求”到“空床等人”，一切正在慢慢好起来

本刊记者　黄 薏
受访者　上海第一批援鄂医疗队医疗组组长　周 新

2020 年 1 月 24 日，在万家团圆的除夕之夜，受国家卫健委指派，上海、四川、广东等地的多支医疗队紧急集结，从四面八方驰援武汉。1 月 25 日凌晨，上海首批援鄂医疗队 136 人抵达武汉，正式接管武汉金银潭医院北二层和北三层 2 个重症监护病区。上海交通大学附属第一人民医院呼吸与重症医学科学科带头人、66 岁的周新教授是医疗队里年龄最长的。担任医疗组组长的他，不仅是救治方案的“决策者”，也是医疗队员们的“定心丸”。

2 月 27 日，记者连线周新教授，听他讲述了在抗“疫”一线的些许感悟。

“我今年 66 岁了，是医疗队里年纪最大的。其实早在 1 月初，我就注意到武汉发生不明原因肺炎的情况。而当我从武汉的同道那里得知症状相似的肺炎患者数量增加，当地很多医院的发热门诊爆满，患者看一次门诊要排队 5 ~ 6 个小时的时候，我就判断这肯定是一种呼吸道传染病，而且传染性强，情况不容乐观。1月23日下午，当医院发出支援武汉的通知时，我想都没想，第一时间就报了名。我的专业是呼吸与危重症学，我还参加过抗击 SARS、禽流感的工作，对呼吸道传染病的救治有一定经验。所以，我来了！”电话那头，周新教授坚定地说。

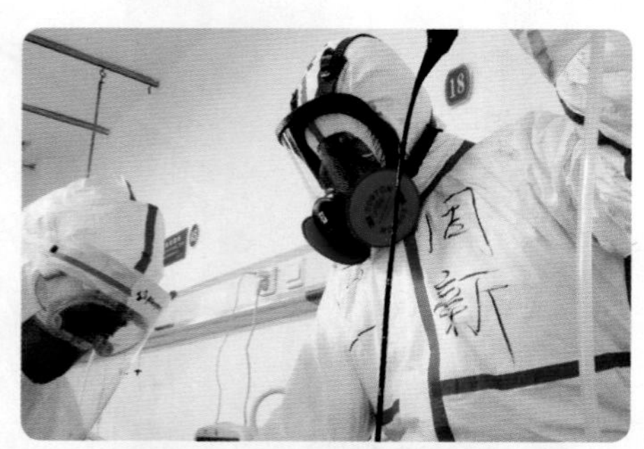

周新教授（右）在隔离病房救治患者

“武汉市金银潭医院是收治新冠肺炎危重症患者的定点医院，在武汉的这些日子，您最深切的感受是什么？”记者问。

“我们医疗队抵达武汉的时候是大年初一凌晨。当时，武汉下着小雨，整个城市给我们的感觉，就是一座空城。而当我们接管了金银潭医院的两个病区以后，我们发现，情况比想象中更严重、更让人揪心。患者数量实在太多，远远超出医院的收治能力，当时可谓‘一床难求’。而且，很多患者都是家庭聚集性发病，一个家庭好几人‘中招’。有亲人迟迟住不了院的；有在同一家医院住院，虽‘近在咫尺’但无法见面的；也有亲人因新冠肺炎去世的。不过，现在的情况好多了，新增病例数明显减少，治愈出院人数明显增加，再加上后来新建了很多用于收治轻症患者的方舱医院，使定点医院的压力减轻了不少。现在，我们病区已经开始有空床了，随时可以收治患者。”周新教授欣慰地说，“我们医疗队有一百多人，来自不同的医院，有医生，也有护士。经过一个多月的磨合，我们不仅在重症患者的救治方面积累了不少经验，医疗队员之间也建立了深厚的友谊。有些年轻护士一开始有些不适应，慢慢就适应了。现在，大家互帮互助、默契配合，很有信心，也很有干劲。”

每天穿上防护服进入隔离病房查房，没有一天休息；遇到患者病情恶化，第一时间参与抢救，气管插管等高风险操作“抢着干”……这是周新教授在金银潭医院的“日常”。然而在周新教授眼里，如此高强度的工作其实“还好”，他更“心疼”的是护士们。

“我们医生其实还好，查完房就能脱下防护服。最辛苦的是护士们。她们实行 4 ~ 6 个小时轮班制，穿着厚重的防护服，不能喝水、不能上洗手间。在病区，她们不仅要做好医疗护理工作，还要做生活

护理和心理护理工作。我们鼓励重症患者多吃东西，补充营养和体力。但有些患者缺氧比较严重，几乎离不开无创呼吸机。吃饭时，只能快速摘下面罩，吃一小口，然后马上戴上。前不久，我们一名年轻护士喂患者吃早餐，一小碗粥和一个包子，喂了整整一个半小时，人都累瘫了，但她一点怨言都没有。刚来武汉的时候，天很冷，病房里不仅不能开空调，还需要开窗通风，值夜班的护士们被冻得手都僵了、肿了。这两天，武汉又热了，护士们脱下隔离服后，浑身上下都湿透了，脚上穿的雨靴都可以倒出水来……”说到这里，周新教授哽咽了。

周新教授告诉记者，新冠肺炎患者中90%是轻症，治疗起来比较容易；10%是重症和危重症，病情变化很快，救治难度较大，死亡率也较高，但他们的目标是：尽一切力量救治每一位患者。

“这次的新冠肺炎疫情是新中国成立以来规模最大的，但全国对湖北的医疗援助也是前所未有的。现在，武汉的情况正在慢慢好起来，‘存量’已逐渐被消化，只要‘增量’越来越少，疫情就能被有效控制。希望武汉这座城市能够慢慢恢复正常秩序，武汉人民能够恢复正常生活。我相信，这一天已经不远了。”周新说。

国家有难，我责无旁贷

本刊记者　张磊

受访者　国家卫健委新冠肺炎诊治专家组成员　童朝晖

2020年1月18日，受国家卫健委指派，首都医科大学附属朝阳医院副院长、呼吸危重症专家童朝晖教授出发前往湖北武汉，作为国家卫健委专家组成员，指导武汉新冠肺炎患者的救治工作。

开始时，作为专家组成员的童朝晖教授每天巡视武汉市三家收治新冠肺炎危重症患者的定点医院——金银潭医院、武汉市肺科医院、武汉大学中南医院，穿隔离衣进病房，了解患者的病情变化，调整呼吸机参数，组织病例讨论，调整治疗方案……他提出“治疗关口前移，轻症、重症两手抓”的理念，并将自己总结的治疗经验分享给其他医院。后来，收治危重症患者的定点医院越来越多，童朝晖教授的“战线”逐渐拉长，工作越来越忙，压力也越来越大。

从2月1日起，童朝晖教授每2～3天就会在微信朋友圈里分享自己治疗新冠肺炎重症患者的经验与体会。他认为，新冠肺炎“轻症”虽多，但重的很“重”；现在还没有治疗新冠肺炎的特效药，最重要的工作是有效控制传染源，积极救治患者。

后来，全国各地数百支医疗队陆续驰援武汉，令童朝晖教授既高兴又担忧：“这些医务人员都很年轻，这次‘战役’对他们而言，是陌生且危险的。尽管如此，他们依然奋不顾身地来了，非常了不起！”

“鲁迅先生说：‘我们自古以来，就有埋头苦干的人，有拼命硬干的人，有为民请命的人，有舍身求法的人……这就是中国的脊梁。’”童朝晖说，“我想对所有战斗在一线的医务人员说，你们在家人和全社会的眼中就是这样的英雄！一定要注意防护，多加小心！”

从1月18日到武汉至今，童朝晖教授在武汉度过了春节、元宵节，是驰援武汉时间最长的专家之一。2月20日，远在国外的女儿童瑶给父亲写了一封“家书”，述说了自己的思念之情。童院长告诉记者，他夫人也从事医学相关工作，对他的工作很支持。为了不打扰他工作，家人从来不主动联系他。为了让家人放心，他每天晚上会在家庭微信群里报个平安。

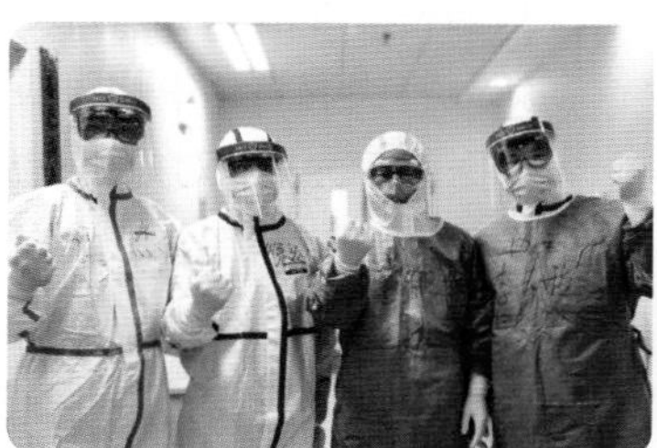
童朝晖教授（右二）与专家组成员

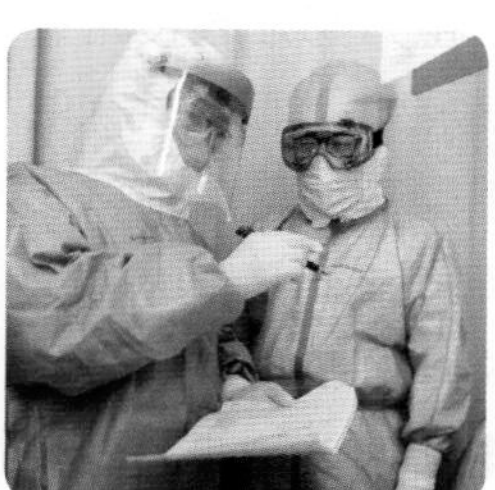
童朝晖教授指导救治工作

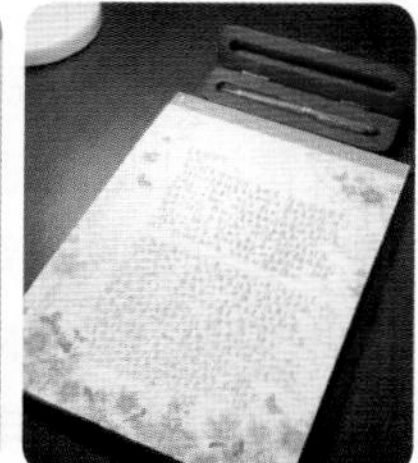
女儿写给父亲的家书

“有备而来”，不胜不归！

本刊记者　黄 薏
受访者　第四批国家中医医疗队队员　方邦江

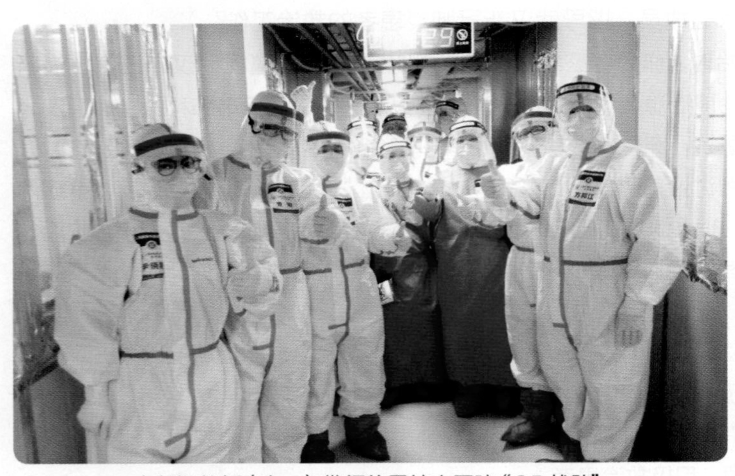

方邦江教授（右一）带领的雷神山医院“C5 战队”

2 月 15 日，由来自上海、吉林、广东的 243 名医护人员组成的第四批国家中医医疗队抵达武汉，在雷神山医院开展医疗救治工作。上海中医药大学附属龙华医院援鄂医疗队队长、急诊科主任方邦江教授就是其中之一。

据了解，祖籍湖北武汉的方邦江主任早在疫情开始时就主动向医院提出了援鄂申请，但未被批准。此次作为龙华医院援鄂医疗队队长出征，他是抱着“战‘疫’不胜，绝不收兵”的信念去的。2 月 18 日，由方邦江教授带领的龙华-中医医院联合医疗队正式入驻武汉雷神山医院感染三科五病区（C5 病区），开始收治新冠肺炎患者。

3 月 3 日，本刊记者拨通了方邦江主任的电话。电话那头传来方主任沙哑的声音：“抱歉啊，这些天话说得有点多了，嗓子有点哑。雷神山医院是新建的，一开始病房都是空的，我们来这里的前三天一直在做收治患者前的准备工作，包括医疗物资整理、病区布置等，每天回到驻地宾馆都是次日凌晨一两点。”

方邦江主任告诉记者，他今年 56 岁了，身体不是太好，患有高血压、腰椎间盘突出症等慢性病，最近肩周炎也犯了，现在穿防护服、戴口罩都需要别人帮忙，但这次援鄂，他是铁了心一定要来！

“我是湖北人，在武汉念书多年，一直到博士毕业。武汉有我的亲人、朋友、同学、同道，他们遇到困难了，我必须回来。其实，从 1 月初到现在，我一直通过网络、电话等与武汉的同道们保持着联系，交流、指导救治工作。”方邦江说，“我申请到武汉来支援，还有一个更重要的原因，因为我的专业是重症和急救，多年来一直从事中西医结合感染性疾病（尤其是急危重症）的临床和科研工作，参加过 SARS、禽流感等疫情的防控工作。春节期间，我主编了《新型冠状病毒感染的肺炎中西医结合防控手册》，现在已经正式出版。目前，针对新冠肺炎还没有特效药，以对症治疗为主。中医药在感染性疾病的治疗方面，有着西医不可替代的优势。所以这次，我是做好了准备、带着任务来的。”

方邦江主任告诉记者，这次出征，他把龙华医院急诊科的“精兵强将”都带来了，团队中还有一名西医重症医学专业的博士。救治新冠肺炎患者，中西医应“联合作战、取长补短”：对轻症患者，以中医治疗为主；对危重症患者，机械通气、血液净化，甚至“人工肺”等西医治疗手段，该用的时候必须用，同时辅以中医治疗，延缓病情进展，降低死亡率。

“很多人认为，中医在治疗轻症患者方面比较有效。其实，中医也能够治疗急危重症。一周前，一名 62 岁的新冠肺炎患者情况不好，血氧饱和度降到了60%，已经达到气管插管的标准。我给他开了中药服用，并为他实施了电针治疗。次日查房时，这名患者的血氧饱和度已经达到90%，避免了气管插管，充分说明了中医治疗的效果。”方邦江介绍。

方邦江告诉记者，在雷神山C5病区，中医治疗已经全面铺开，包括汤药、针灸、艾灸、功法等。这次，他带了3个中药“方子”，在此基础上结合患者的年龄、具体病情等进行调整，做到“一人一方”。同时，他们还制定了序贯式的康复方案，患者们只要用手机扫一扫贴在墙上的“二维码”，就能跟着视频进行康复锻炼。方邦江希望，通过这次临床实践，能够探索出一条中西医结合治疗重症新冠肺炎的新路。

“昨天，我们病区已经有5名患者出院了。明天还有4名患者出院，其中有一对母子，他们都接受了中医治疗，效果非常好。”方邦江兴奋地说。

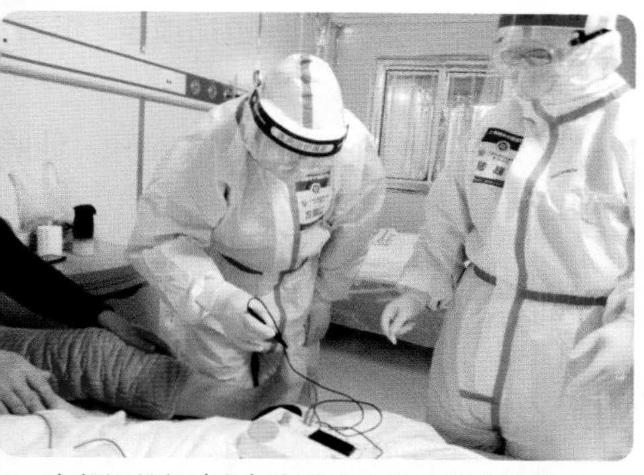

方邦江教授（左）为患者实施中医电针治疗

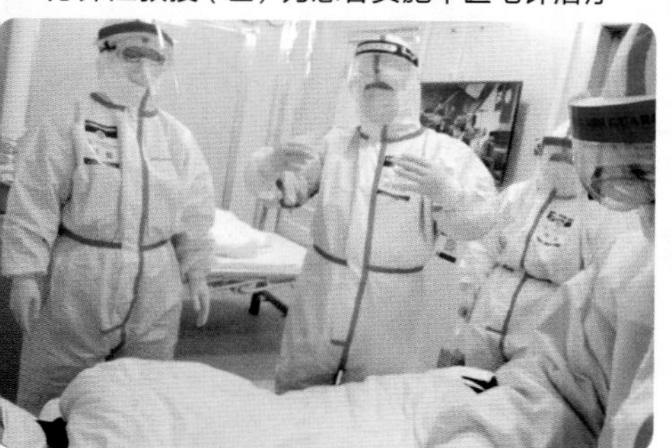

方邦江教授（中）在查房

在绝望中创造希望

本刊记者　王丽云

受访者　上海第一批援鄂医疗队队员　程克斌

在武汉金银潭医院，北三层病区收治的都是新冠肺炎危重症患者。他们大多存在呼吸衰竭，或合并休克、其他器官功能衰竭等情况，需要机械通气（使用呼吸机）等治疗。在这里，医护人员每天都在和死神赛跑，在绝望中为患者创造希望。上海第一批援鄂医疗队队员、同济大学附属肺科医院呼吸科副主任医师程克斌就是其中之一。

程克斌告诉记者，随着诊疗方案的规范化，现在已有越来越多的患者病情好转，甚至康复出院。他们病区有一名60多岁的女性患者，入院时病情很重，高热，典型的“大白肺”，血氧饱和度很低，经高流量吸氧后，血氧饱和度也只有50%～60%。由于她不愿意进行气管插管，故他们只能退而求其次，给她用上了无创呼吸机。在医护人员的悉心治疗下，张女士终于度过危险期，慢慢好转了。血氧饱和度一天天回升，不到十天就撤掉了无创呼吸机，转到收治病情相对较轻患者的北二层病区去了。

“在转出病区之前，患者激动地握着我的手与我合影，说要永远记住帮自己重获新生的医生、护士的样子。”程克斌说，“其实，这些康复患者也激励着我和同事们，我们一定竭尽全力为患者赢得生的希望！”

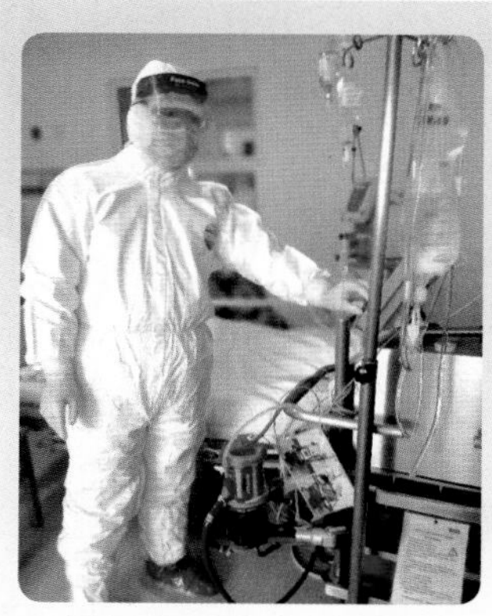

程克斌正在为危重症患者实施治疗

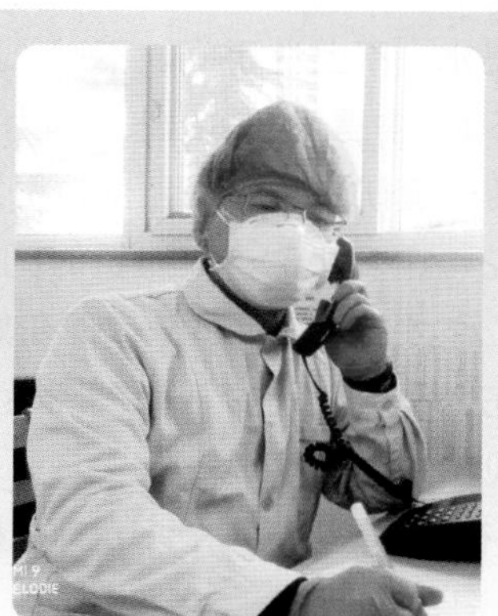

打电话与患者家属沟通病情也是日常工作之一

我在金银潭医院，希望患者们都能尽快好起来

本刊记者　黄　薏
受访者　上海第一批援鄂医疗队队员　张俊杰

张俊杰是上海交通大学附属胸科医院的一名“90后”男护士。1月24日晚，作为上海首批援鄂医疗队队员的他，与135名队员一起，踏上了驰援湖北的征程。前不久，本刊记者连线张俊杰，听这个“大男孩”讲述了他在武汉金银潭医院北三层病区工作一个多月来的感受。

张俊杰告诉记者，刚开始时，他确实感觉有点“难”。因为那里收治的都是危重症患者，他们对患者的情况还不太了解，护理流程也需要慢慢熟悉，工作时间长，压力也大。不过，他很快就适应了工作节奏，也在工作中体会到了“男护士”的优势。

“第一次穿好防护装备以后，我的第一感觉就是缺氧，没过多久就感觉头昏脑涨。大概是我们男护士‘人高马大’，比女护士更容易缺氧吧！不过后来就慢慢适应了。”张俊杰笑着说，“刚来时防护物资比较紧缺，为了节省防护服，我们要在隔离病房内连续工作8小时，其间不喝水、不上洗手间。不过，其实我们也不太‘舍得’中途出来，因为这不仅要浪费一套防护服，而且穿脱一次防护服要花一个多小时，太浪费时间，病房里的工作太多，忙不过来。现在好些了，物资充足了，人手也不那么紧张了，所以我们现在4小时轮班一次。”

“在武汉工作一个多月了，感觉如何？”记者问。

张俊杰想了想，说：“其实，感触挺多的。在我照顾的患者中，病情都比较危重，有些患者还做了气管切开，不能说话。每当我走到他们身边时，他们都会以自己的方式，比如眼神、点头、手势等，对我们表示感谢。元宵节那天，病房里的几名患者联名在一张A4纸上写上‘元宵节快乐！’送给我们。让我印象比较深刻的，还有一名32岁的女患者，开始时，她的情况比较严重，一刻都离不开无创呼吸机，一脱下面罩就喘不上气。她的情绪也比较低落，与家人视频连线时，总是说很消极的话，像在留‘遗言’。留意到她的异样后，我在工作之余尽可能抽时间跟她打打招呼、说说话。起初，她对我爱理不理的。但渐渐地，她对我信任了，就开始主动找我聊天，情绪也慢慢稳定了。后来，她的情况一天天好转，心态也好起来。现在，她已经康复出院了。前几天，她还把她和儿子的合影发给我看。说实话，看到她现在这么好，我还是很高兴、很欣慰的……”

电话那头，张俊杰滔滔不绝地说着。电话这头，记者不用看他的照片，就能想象他是个阳光大男孩。当记者问，与女护士相比，男护士有什么优势时，张俊杰说，在重症监护病房，男护士的优势还是比较明显的。一是体力上的优势，给重症患者翻身、扶患者下床等，男护士基本都能一个人独立完成；二是心理素质比较稳定，抢救患者时更加镇定、沉着，能更好地与医生配合，快、稳、准地执行抢救医嘱。

谈到对未来的期望，张俊杰说，他希望这场疫情能尽快结束，他照顾的患者都能尽快康复，回归正常生活！

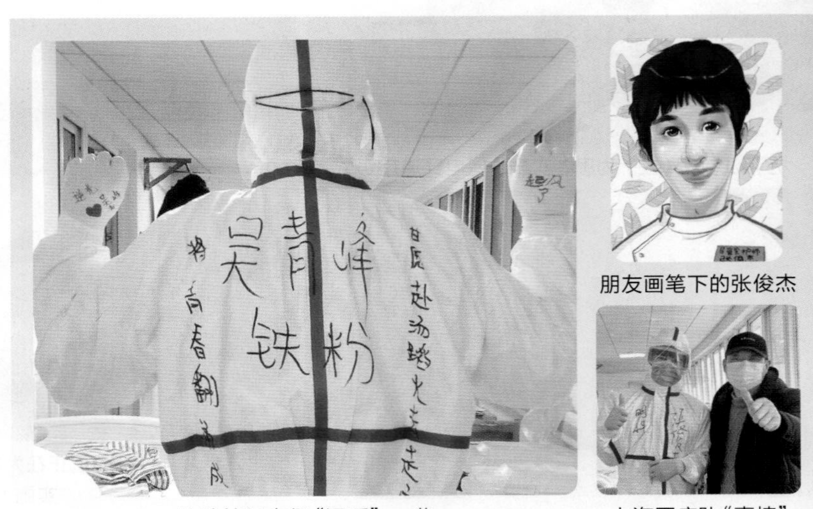

让防护服变得“温暖”一些

朋友画笔下的张俊杰

上海医疗队“真棒”

春暖花开，我定归来

本刊记者　黄 薏
受访者　上海第三批援鄂医疗队队员　李盼盼

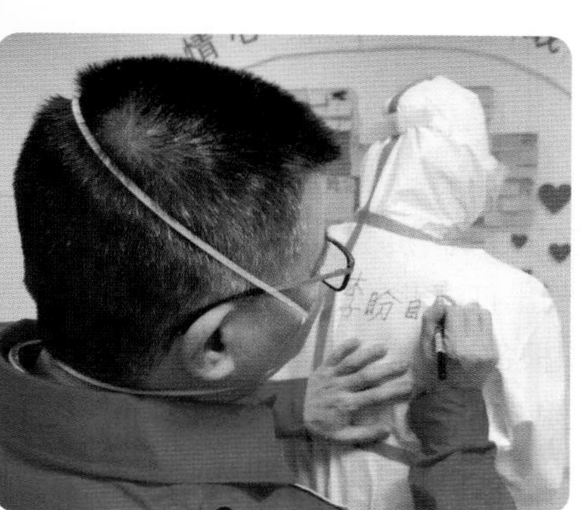
陈尔真教授为队员写名字

2020 年 1 月 28 日，上海交通大学医学院附属仁济医院南院重症医学科的“90 后”护士李盼盼跟随上海第三批援鄂医疗队出征武汉，进驻武汉市第三人民医院。

2 月 6 日，《大众医学》微信公众号发布了李盼盼的一篇日记，令无数人动容。她在日记中写道：

我想，如果不是这场突如其来的疫情，现在应该是武汉这座城市最热闹的时候，家家户户早上起来吃着热干面，和久未见面、赶回来过年的亲人们聊着……

我所在的武汉市第三医院离黄鹤楼不远。夜晚的黄鹤楼真的很美，每次上夜班前，我都喜欢眺望远方的黄鹤楼，心里想着它是不是也在适应着从热闹变得安静的城市，是不是也在看着空无一人的街道和偶尔匆匆走过、戴着口罩、只露出双眼的行人。

进入病区前，我们的领队、瑞金医院重症医学科的陈尔真教授在我们每个人背上写下我们的医院和名字，为我们鼓劲、加油。我知道，在身经百战的陈教授面前，我们都还是一群乳臭未干的孩子。我能感到他的手透过厚厚的衣服传递给我的温暖。进病区之前，我和同伴摆了一个“V”字的手势，互相鼓励。

必胜！这是我们的信念！也是我们的勇气……

2 月 18 日，本刊记者与这位已经在武汉工作了半个多月的“90 后美小护”取得了联系。李盼盼告诉记者，她在重症监护病房工作，患者们的病情都很危重，变化也非常快，随时需要实施抢救，因此无论医生还是护士，大家在当班时都是“一级戒备”，她的“最高纪录”是 4 个小时抢救了 3 名患者。而且，由于大多数重症患者生活不能自理，重症监护病房的护士们除了要完成输液、生命体征监测、吸痰、翻身等医疗护理外，还要完成喂饭、清理大小便等生活护理。如此高强度、高压力的工作，对护士们的体力和心理无疑都是巨大考验。

“穿上防护服、戴上口罩后，感觉很憋闷，脸、脖子等处常常被压得很痛；时间长了，护目镜会起雾，走路时要特别小心，进行护理操作也不那么顺手；几乎每次当班都要拼尽全力。不过，每当看到不能开口说话的重症患者对我们竖起大拇指，医疗组内的武汉医生说‘你们上海的医护真给力’的时候，一切的付出、一切的辛苦，都是值得的！”李盼盼说。

每个女孩都是爱美的，1993 年出生的李盼盼自然也一样。“脱下防护服以后，感觉怎么样？”记者问。

“第一次脱下口罩的时候，感觉自己特别丑。”电话那头，盼盼笑着说道。

丑吗？当然不！这是 2020 年最美的“妆容”啊！

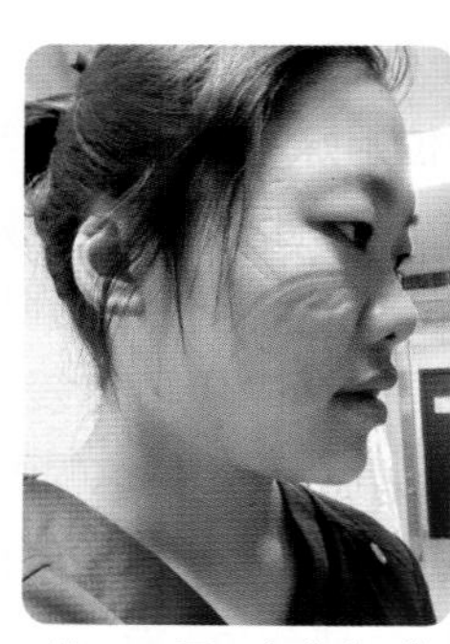
摘下口罩，有点“丑”

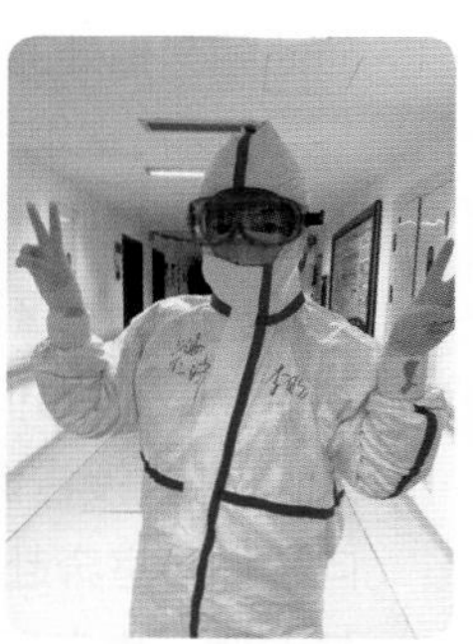
开始工作了，加油！

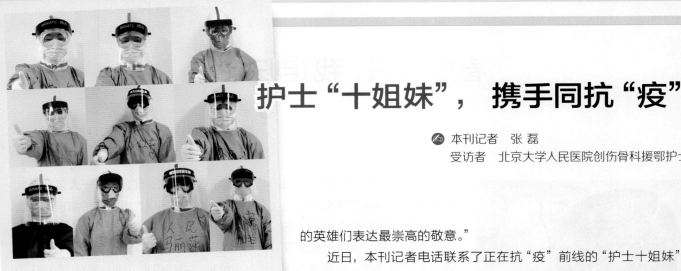

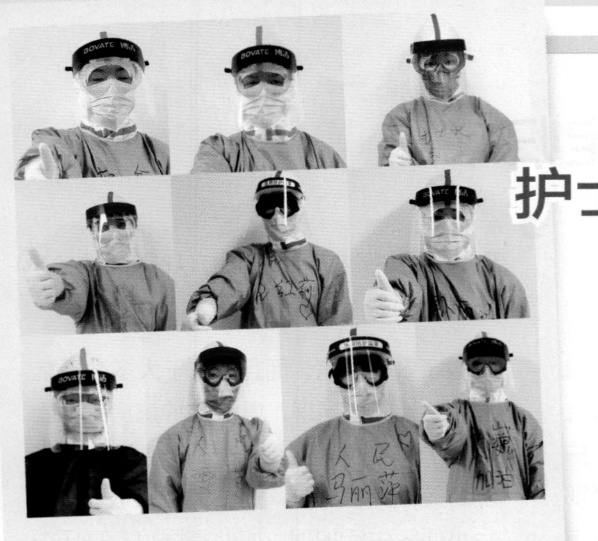

护士“十姐妹”，携手同抗“疫”

本刊记者　张磊
受访者　北京大学人民医院创伤骨科援鄂护士

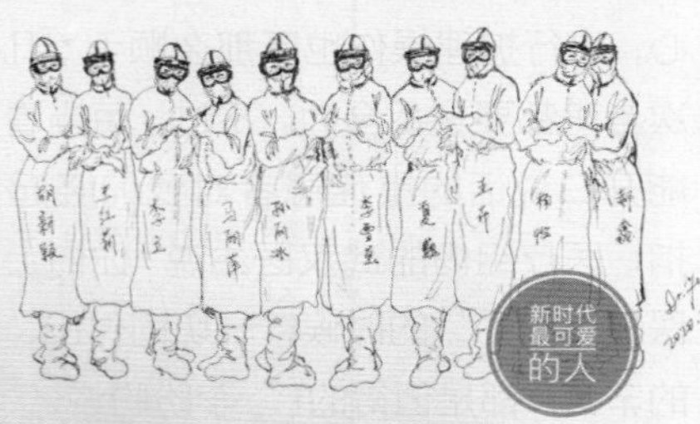
北京大学人民医院“抗疫”在武汉前线英雄十姐妹
新时代
最可爱
的人

抗“疫”十姐妹
创作：北京大学人民医院创伤骨科副主任 付中国

一支笔、一张画、一个科室、十个人……当知道科室里的十位护士要驰援武汉时，北京大学人民医院创伤骨科副主任付中国教授拿起画笔，画下了平日与他朝夕相处的十张天使脸庞。

“送科室里十位姐妹‘出征’时，我仅见到了其中几位，在朋友圈中看到她们的‘出征’誓言与照片后，我感到特别亲切——她们是这个时代最可爱的人。”付教授告诉记者，“我想用这幅画，向我们科室奔赴武汉的护士们传递关怀与温暖，也向所有奋战在抗‘疫’一线的英雄们表达最崇高的敬意。”

近日，本刊记者电话联系了正在抗“疫”前线的“护士十姐妹”。副护士长孙丽冰告诉记者，接到出征湖北的通知时，她没有丝毫意外。因为早在第一批医疗队组织报名时，她便向上级表明了自己的决心:“如果第一批没有我，那就把我安排在第二批、第三批……”终于，她的愿望实现了。作为护士长，她要带领一组护士进入隔离病房，并完成一系列护理工作。开始时，尽管做了充分的心理准备，但她仍有点紧张。渐渐地，她进入了状态。孙丽冰说，患者们的一声“谢谢！”，一句句“给你们添麻烦了！”“小心些，别被我们传染了。”“你们也一定要注意身体！”的话语，令她们感动，也让她们坚信，一切的付出都是值得的。

护士夏巍说，她昨天与父母视频，妈妈的眼眶红红的，却还装作没事似的冲她笑，那真是她见过“最丑”，也是最美的微笑。上学时，和所有家长一样，妈妈似乎更爱“别人家的孩子”，但这段日子以来，她的妈妈总是不停地说：“闺女，你是最棒的！”

胡新颖告诉记者，在整理“出征”行李时，5岁的大儿子问她要去哪里玩；她说，妈妈不是去玩，而是去“打病毒”，等妈妈打败了病毒，宝宝就可以上幼儿园啦！2岁的小儿子则不断地将自己爱吃的零食放进行李箱，边放边说“妈妈吃”，那一刻，她心里酸酸的。前些天与家人视频通话时，大儿子拿着一个积木拼成的机器人对她说：“妈妈，这是我送您的‘英雄机器人’，它可以把病毒搅碎，打败了病毒，你就能回家了。”听完这话，她的泪水在眼眶里打转。她相信，战胜病毒的日子不远了，回家的日子也不远了。

护士郝鑫结婚刚一年多，由于工作的原因，她和丈夫总是聚少离多，蜜月旅行的计划也是一推再推。本打算今年1月初与丈夫出国度蜜月，没想到新冠肺炎疫情发生了。“科里同事们都争先恐后地报名支援湖北，经过慎重考虑，我也报了名。”郝鑫说，“虽然蜜月旅行被推迟了，丈夫也很担心我，但他还是支持我的决定，嘱咐我一定要平安回去。”

杨怡是一个“95后”女孩，原本计划在今年情人节与男朋友订婚。她说，未婚夫知道她毅然报名援鄂后，非但没有怪她“先斩后奏”，还安慰她说，“订婚可以等，疫情不等人。你放心去，我会时常回家看望咱爸妈的，我等你。”

来到武汉的第13天，王卉接到了妈妈打来的电话。妈妈告诉她，爸爸突然站不起来了。她心如刀绞，心中充满了愧疚。去年5月，父亲被确诊患有胶质母细胞瘤，术后病情一直不稳定。母亲在得知她要去武汉支援时，并没有怪她，只是反复叮嘱她：“一定做好防护，我们等着你回家。”

副护士长李立说，坐在飞往武汉的航班上，她思绪万千，思来想去，只想对一起出征的姐妹们说声“谢谢”。那时候，她就暗暗立誓，等疫情结束，一定要带着妹妹们毫发无伤地回北京！

李雪莹是四川人。她说：“2008年四川地震时，全国人民纷纷向我们伸出了援手，给了我们活下去的希望与勇气。如今，我回报祖国的时刻到了！”

到武汉已经半个月了，马丽萍的父母依然认为她还在北京正常工作。“比起告诉他们实情，或许隐瞒更能让我安心一些。唯一的苦恼是，要将原先每天一次的视频通话改为语音通话，还要费心‘编造’每日遇到的人和事，还要时不时讨论最新的疫情动态，并与父母一起感叹抗‘疫’一线‘战士们’真不容易。虽然有点‘好笑’，但幸好，我的‘良苦用心’没有白费，半个月来，爸妈没有发现异样。”

武汉，我回来了！

本刊记者　张 磊

受访者　重庆医科大学附属第一医院内分泌科护士　刘 梦

“武汉，是生我养我的地方。我大学毕业去了重庆工作，没想到再回到武汉，是以这样的方式。”电话里，刘梦对记者说。

刘梦是重庆医科大学附属第一医院内分泌科的一名护士，毕业于武汉科技大学中南分校护理系。毕业后，她和父母一起去了重庆。

自从新冠肺炎疫情发生以来，刘梦时刻关注着武汉的疫情，也关注着同学们的微信朋友圈。当发现自己有两位大学同学也被感染了，刘梦再也坐不住了。大年初一，她主动给护士长发了“请战书”。“原以为报了名后，马上就能出发，没想到前三批援鄂名单里都没有我。我的心里很不是滋味。”刘梦说。

2月12号晚23时47分，刘梦接到护士长的电话，通知她次日启程去武汉。挂了电话，刘梦激动得几乎一夜未睡。第二天，在与父母、男友道别后，她早早地来到医院。为了到武汉后便于工作，刘梦和其他女孩子一样，在出发前剪短了头发。“听着剃刀在耳边发出的嗡嗡声，看着越来越多的头发从肩上滑落，我还是不争气地掉下了眼泪。这是我为婚礼留的长发……”

到了武汉以后，原本熟悉的护理工作在防护服的“禁锢”下变得异常艰难。因此，刘梦每天打起十二分的精神工作，从医疗到生活护理，她都尽心尽力。

刘梦告诉记者，这里的患者们都很通情达理。比如：做治疗时，一位老奶奶总是微笑着对她点头，拱手表示感谢；测体温时，一位病情较轻的老伯伯总把她“拒之门外”，命令她别进病房，他会自己量好体温把结果告诉她。刘梦知道，老伯伯这么做，是怕把病毒传染给她。她发现，除了打针、吃药，这里的老爷爷、老奶奶更需要倾听与安慰；比起‘感天动地’的故事，这里更常见的是温暖的点点滴滴。由于她是武汉人，会说武汉话，所以只要一有空，她就用武汉话与患者们聊天，舒缓大家紧张的情绪。

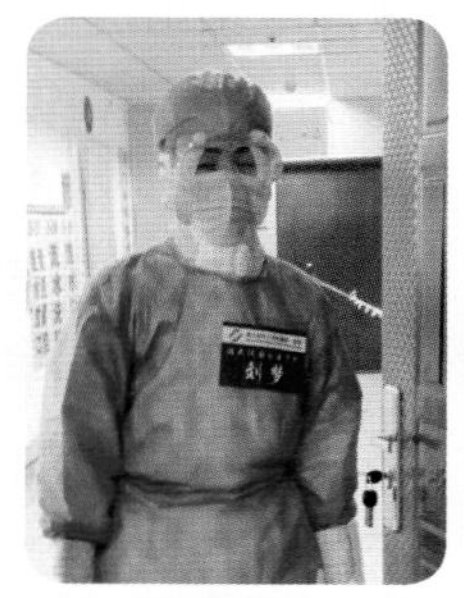

刘梦在病房工作

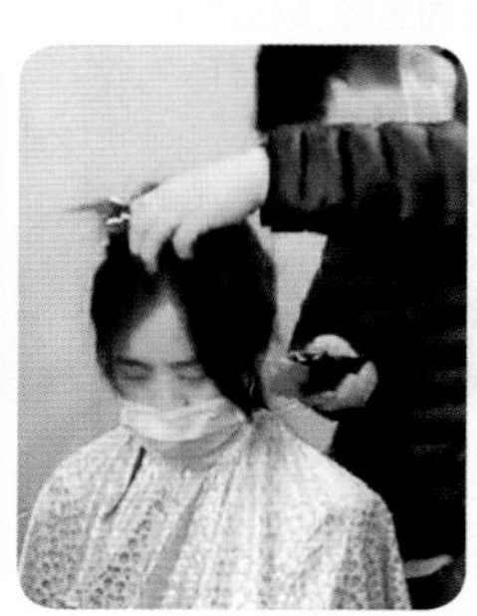
为战“疫”而剪发

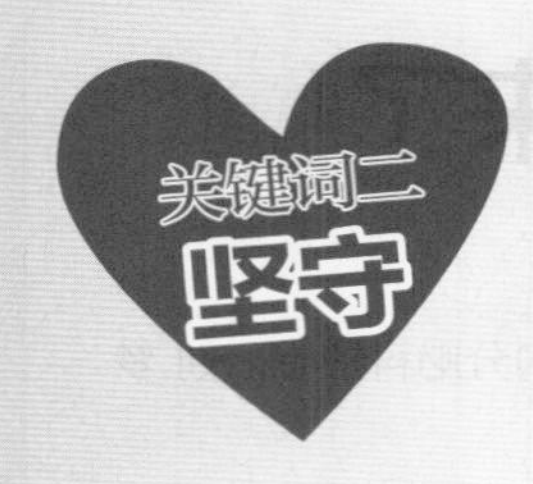

在新冠肺炎疫情的防控工作中，作为一座超大型城市，上海的表现堪称优秀。截至2020年3月12日，上海累计发现新冠肺炎确诊病例344例，治愈出院320例。

近日，本刊记者分别采访了在上海抗"疫"一线持续奋战的新冠肺炎医疗救治专家组成员、参与新冠肺炎患者一线救治工作的医务人员。从他们的讲述中，我们体会到了上海医务工作者们的求真务实和责任担当，也明白了这份优秀"成绩单"的来之不易。

守护上海，是我们的责任

本刊记者　黄 薏
受访者　上海市公共卫生临床中心主任　朱同玉
上海市新冠肺炎医疗救治专家组成员、上海市公共卫生临床中心党委书记　卢洪洲

作为上海收治成人新型冠状病毒感染确诊患者的定点医院，上海市公共卫生临床中心（以下简称"公卫中心"）是上海抗击新冠肺炎的"主阵地"，被人们形象地称为"上海小汤山"。

朱同玉教授是上海市公共卫生临床中心主任。早在1月初，武汉新冠肺炎疫情尚未全面暴发时，他就要求全体"公卫人"提高警惕，进入"战备状态"，并着手开展医护人员培训、负压病房准备等工作。朱同玉教授告诉记者，针对此次新冠肺炎疫情，公卫中心腾出A区4栋楼负压病房的300多张床位，专门用于收治确诊患者。这些负压病房不仅能确保患者得到及时救治，也能杜绝病毒的播散。

1月20日，上海市出现第一例新冠肺炎确诊病例。朱同玉教授号召全体员工取消春节休假，第一时间按照上海市委、市政府和市卫生健康委的部署，协调人力、物力，迅速做好疫情防控和新冠肺炎患者救治等各项准备工作。

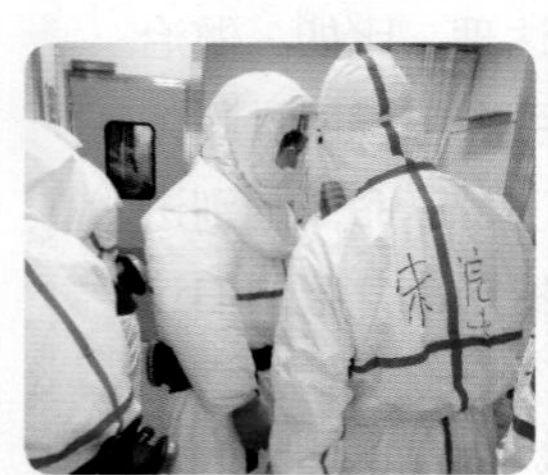
朱同玉教授在隔离病房协调工作

从那时起，以朱同玉教授为首的公卫中心全体领导班子，以及上海市新冠肺炎医疗救治专家组成员们，就开启了吃住在医院、不分昼夜"连轴转"、与新冠疫情持续奋战的日子。

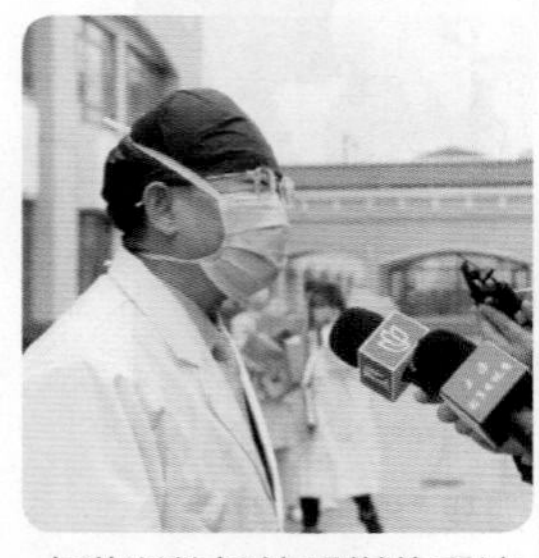
卢洪洲教授接受媒体采访

卢洪洲教授是上海市公共卫生临床中心党委书记，也是全国和上海市新冠肺炎医疗救治专家组成员。日前，本刊记者拨通了卢洪洲教授的电话。电话那头的卢洪洲快人快语："感染病学是我的专业，我们公卫中心的责任就是保障全体上海市民的安全。"

卢洪洲告诉记者，在这次的疫情防控工作中，上海市相关领导高度重视，组织了强大的多学科专家团队，每天都会对危重症病例进行讨论，实施"一人一策"，确保每一位患者能够得到最有效、最科学的救治。而最令他感动的，是公卫中心领导班子和全体职工在疫情面前表现出来的毫不畏惧、奋勇向前、无私奉献的精神。

"医护人员纷纷主动请缨到一线工作，没有丝毫畏惧。虽然大家都知道，只要进了隔离病房，十多天里，吃、住、工作都在病区，不仅工作强度大，暴露风险也高。还有不少医护人员，一轮值班下来，自我隔离几天后，就重新上岗了！我们一些'85后''90后'的年轻护士，也一样冲锋在前！"卢洪洲说。

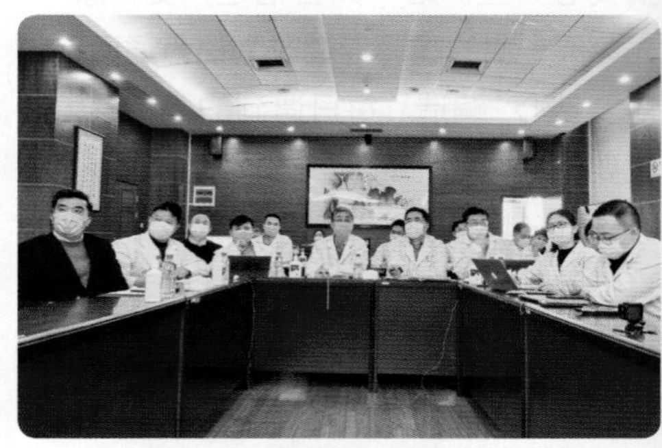
多学科专家进行病例讨论

多学科协作，尽最大努力治病救人

本刊记者　王丽云
受访者　上海市新冠肺炎医疗救治专家组组长　张文宏
上海市新冠肺炎医疗救治专家组成员　胡必杰

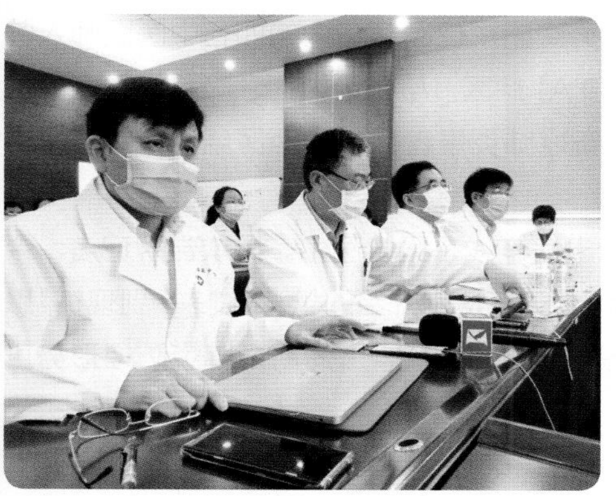
张文宏教授（左一）、胡必杰教授（左四）等专家在进行病例讨论

作为上海市新冠肺炎医疗救治专家组组长，复旦大学附属华山医院感染科主任张文宏教授自新冠肺炎疫情发生以来，一直奋战在患者救治一线。他与专家组成员每天进行视频查房，研究、分析患者病情，力争使每位患者获得最有效的治疗。

在救治新冠肺炎患者的工作中，专家组在临床实践的基础上，形成了卓有成效的“上海方案”。多学科协作、尽最大努力治病救人是“上海方案”的核心内容。

张文宏教授告诉记者，为了实施更有针对性的管理和更精准的治疗，“上海方案”为不同类型的患者配备了最优化的治疗团队组合，轻症患者的治疗团队以感染科医生为主，普通型患者的治疗团队以呼吸科、感染科医生为主，重型、危重型患者病情复杂、变化快，治疗团队以重症医学科医生为主。由于上海收治的新冠肺炎患者中，年龄大的比较多，病情变化快，容易进展为重型、危重型，专家组为此花费了大量精力，实施“一人一策、严密监控”。

上海市新冠肺炎医疗救治专家组成员、复旦大学附属中山医院感染病科主任胡必杰教授坚守抗感染岗位 30 余年，曾参加过 2003 年非典、2008 年汶川地震的重大救援行动，自 1 月 27 日被派驻上海市公共卫生临床中心后，就坚守“前线”，夜以继日地关注患者的病情变化，及时调整救治方案。一天深夜，记者拨通了刚开完会的胡必杰教授的电话，那头传来的声音温和而坚定：“这里的战斗惊心动魄。虽然上海的患者以轻型、普通型为主，但部分患者的病情变化比较快，我们必须密切关注每一位患者的病情发展趋势，及早发现向重型发展的苗头，及时采取措施。对重型、危重型患者的救治，更是一刻也不能松懈。”

值得一提的是，在抗“疫”一线，屡上“战场”的胡必杰教授迎来了加入中国共产党的神圣一刻。他表示，身边很多党员对自己的高标准、严要求常常感染着他，也激励着他树立更高的目标，继续勇往直前。

除救治患者外，专家组还担负着更多的使命。比如：对上海市二、三级医院的发热门诊、急诊、CT 室等院内感染风险较大的场所进行督导和人员培训，筑牢“院感防线”，帮助医务人员在安全的环境下救治患者；在国家卫健委发布的各版次《新型冠状病毒肺炎诊疗方案》的基础上，结合上海 300 多例患者的诊治经验，以及国内外同行的最新认识，不断优化和细化救治方案，形成了《上海市 2019 冠状病毒病综合救治专家共识》；带领团队持续向大众普及科学的防控知识；等等。

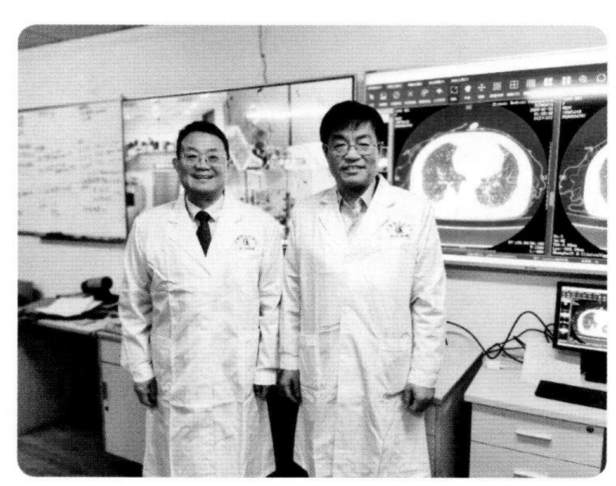
胡必杰教授（右）与卢洪洲教授（左）会诊病例“间隙”

张文宏教授认为："我们要多想一点，再多想一点，我们要跑在病毒的前头！"当世界卫生组织发布新冠病毒感染临床处置指南后，华山医院感染科微信公众号"华山感染"迅速跟进，于1月17日凌晨发布了中文首译版。其后，张文宏教授及其团队每天发表新冠肺炎相关文章，追踪疫情变化趋势，进行战略研究和战术分析，就热点问题进行科普解读。

此外，张文宏教授主编的科普图书《张文宏教授支招防控新型冠状病毒》、胡必杰教授等主编的图书《新型冠状病毒肺炎预防与控制100问》，均在很短的时间内由上海科学技术出版社编辑出版。

"全面动员，科学应对，联防联控，我们一定能够赢得这场战役的胜利。"张文宏教授说，"未来，人类可能还会遇到新的挑战，在战胜此次疫情之后，我们需要总结经验教训，为人类社会更美好的未来做更多长远的考虑。"

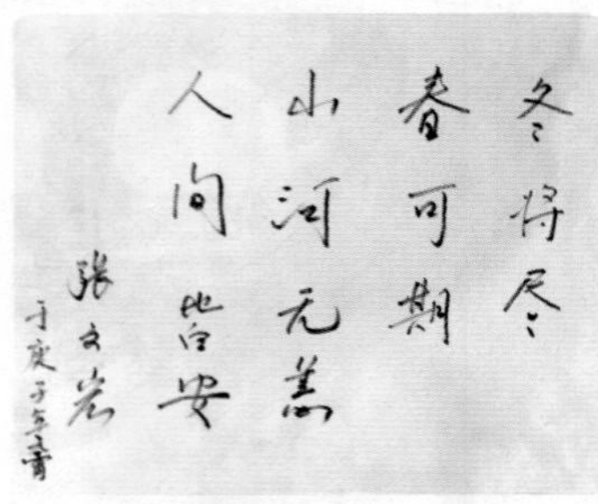

张文宏（书）

从"被忽视"到"受欢迎"，中医药抗"疫"显优势

本刊记者　黄 薏
受访者　上海中医药大学附属曙光医院传统中医科　吴 欢

2020年2月9日，受上海市中医药管理局指派，包括上海中医药大学附属曙光医院传统中医科吴欢副主任医师在内的四名中医医师入驻上海市公共卫生临床中心A4和A1病区，与病区内的呼吸科、重症医学科等专业的医生密切协作，为新冠肺炎患者提供中西医结合治疗，促进患者康复。

2月28日下午，本刊记者电话连线了吴欢医生。吴欢告诉记者，今天是他在公卫中心抗"疫"的第20天。从刚开始的"忙不过来"到现在"患者陆续出院、两个病区已经合并为一个病区"，上海新冠肺炎防控形势正在逐渐向好。

吴欢说，中医防治疫病有着完善的理论与方法体系。到这里来之前，

呼吸与危重症是我的专业，我义不容辞

本刊记者　黄 薏
受访者　上海市公共卫生临床中心呼吸与危重症医学科护士长　吴元浩

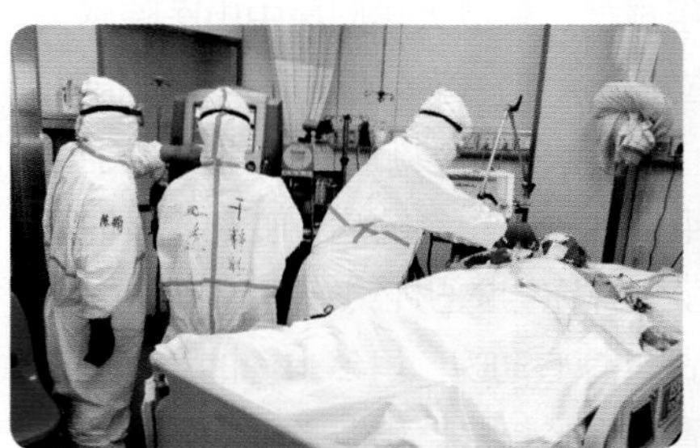

吴元浩（左三）和同事们在隔离病房救治患者

吴元浩是上海市公共卫生临床中心呼吸与危重症医学科护士长，也是护士群体里比较少见的男士。此次疫情发生以来，他一直忙碌在新冠肺炎重症患者的医疗护理工作中。

他是做了很多“功课”的，也带了一些“方法”。到公卫中心以后，他们花了三天时间，为病区的患者们搭脉、看舌苔、开药方，让所有患者都吃上了中药。

“患者对中药接受度如何？”记者问。

“刚开始，有些患者认为吃中药没必要。但慢慢地，大家对中医治疗的接受度越来越高了，主要还是看到了中药的疗效。”吴欢介绍，“目前针对新冠病毒，西医没有特效药，以对症治疗为主。中医将新冠肺炎归为‘温病’，是‘外邪入侵’所致。中医药对抗‘外邪’，并不像西医那样区分病毒或细菌感染，而是通过清热解毒、化痰、活血化瘀、‘下法’排毒等策略，抑制炎症反应，促进炎症吸收和病毒排出，改变患者内环境，增强患者免疫力，同时对患者的睡眠、食欲，以及咳嗽、咯痰等症状进行整体调理，促进患者的康复。”

吴欢告诉记者，10 天前，病区一位七十多岁的女性患者情况不好，反复高热、血氧饱和度下降，有向危重症转变的趋势。专家组认为，若该患者情况在一两天内没有好转，就要准备进行气管切开，使用呼吸机。然而，中医药的介入让形势有了转机。在用上了具有“发汗、清热解毒、活血化瘀”作用的中药后，患者的体温逐渐恢复正常，C 反应蛋白、淋巴细胞、白介素等炎性指标明显好转，血氧饱和度也上升了。“现在，老太太已经恢复得很好了，在不吸氧的状态下，血氧饱和度依然可以达到 95% 以上，还能在病房里打打拳、做做操。估计过两天，她就能出院了！”吴欢欣慰地说。

“其实，我前两天就可以回去了，我们 14 天轮岗一次。考虑到还有一些患者没达到出院标准（主要是粪便核酸检测阳性），为了保持治疗的延续性，我申请延长 5 天。针对这些患者，我们主要通过‘下法’（促进排泄），用导泻中药使患者保持每天 2 ~ 3 次大便，促进肠道内病毒的排泄。很快，他们就能康复了！”吴欢满怀信心地说。

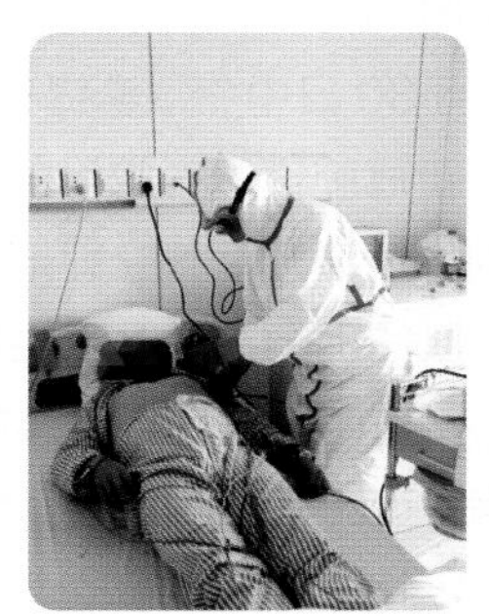
吴欢医生在病房诊治患者

自 1 月 31 日“上岗”至今，别人一般都执行 14 天轮岗制度，而他在上完 15 天班后，仅仅休整了几天，又“冲”上去了。

吴元浩告诉记者，今年三十多岁的他已是一名护理战线上的“老兵”，尤其是在急性传染病危重症患者的救治和护理方面，他参与过数次“战役”，有一定经验。2013 年，上海公卫中心负责 H7N9 高致病性禽流感患者的救治工作，他是第一个进隔离病房的护士。“当时，患者的病情和情绪不稳定，我就穿戴上最高等级的防护设备，在病房里一直陪着她，做护理和安抚工作。作为一名重症医学专业的男护士、护士长，这是我义不容辞的责任。”电话那头，吴元浩坚定地说。

“或许是身为‘公卫人’特殊的职业敏感性吧，其实早在 1 月初，我们医院就已经准备起来了。所以，参与这次新冠肺炎患者的救治工作，我早有准备。”吴元浩说。

由于病房里收治的都是新冠肺炎危重症患者，吴元浩在上岗第一天就参与了一名年轻患者的抢救工作。“患者很年轻，但肺部的病变实在太严重了，典型的‘大白肺’。专家组决定立即上‘ECMO’（体外膜肺氧合，俗称‘人工肺’）。我们与医生密切配合，从下午 2 点一直忙到晚上 12 点，小伙子终于转危为安。”吴元浩回忆道，“目前，这名患者的生命体征比较稳定，但由于肺部损伤比较严重，还需要时间恢复。”

重症和危重症患者的“吃喝拉撒”都需要由护士来照顾。吴元浩说，给患者喂饭、协助如厕，给重症患者定期灌肠等工作在他看来很平常，只要患者需要，他和同事们都会尽心尽力去做。只要能看到患者一天天好起来，他们就算再辛苦，也是值得的。

我在“一线”战疫情

本刊记者　黄 薏
受访者　上海交通大学附属胸科医院呼吸科副主任医师　李 锋

在上海抗击新冠肺炎疫情的“主战场”——上海市公共卫生临床中心，参与新冠肺炎救治工作的，除了本院医护人员、上海新冠肺炎医疗救治专家组成员，还有来自上海各大医院的“外援”专家团队，上海交通大学附属胸科医院呼吸科副主任李锋就是其中之一。

1月30日中午，李锋在医院微信群里看到支援上海市公共卫生临床中心新冠肺炎患者救治的通知，立即报了名。1月31日晚上10时许，他接到出发通知后，立即拖着行李箱赶到医院，于次日凌晨时分到达位于金山区的上海市公共卫生临床中心。到达医院后，他径直前往医疗指挥中心，与中山医院感染科胡必杰教授、肺科医院赵兰教授一起进行视频查房，查阅了几名危重症患者的医嘱和治疗措施。

“2月1日上午参加公卫中心的院感培训，下午进行咽拭子筛查，晚上10时许，在获悉病毒核酸检测结果为阴性后，我立即进入了A1病区，开始了为期14天的医疗支援工作。”李锋告诉记者，“当时，整个A1病区有120名患者，已经满员。2月2日晚，公卫中心决定新开A4病区，以便接受从其他医院转来的新冠肺炎确诊患者。于是，我从A1病区转到了A4病区。在接下来的几天里，我们每天都要新收10多名患者，最高峰的一天收了20名患者。没过几天，可以容纳100名患者的A4病区就满员了。”

作为进入隔离病区的“外援”，李锋在里面一待就是整整14天。每天上午、晚间，他都要穿好全套防护装备进入病房查房，询问患者的症状变化，给新入院的患者做心电图等检查。因患者比较多，故每次查房都需要花3～4个小时。“穿防护服时间长了，感觉有点闷，护目镜常常起雾，比较影响视线，所以我们走路一般都比较小心。”李锋说。

作为医疗组长，李锋除了要完成常规医疗工作外，还要参与上海市新冠肺炎医疗救治专家组的远程查房，把病情变化较快、病情较重的患者提交专家组一起讨论。李锋发现，新冠肺炎的发病特点是起病后1～2周，部分患者的肺部病灶会加重，这个时候非常关键，若能及早干预，就能最大限度地避免患者转为重症或危重症。在实践中，李锋摸索出了一些经验：通过密切观察病情，及时识别出这些有病情加重“苗头”的患者，及时采取措施（如小剂量激素、丙种球蛋白、免疫调节剂、适当的抗生素等），就有可能控制住病情的进展。

“在我管理的患者中，就有三四名中老年患者，入院时情况尚稳定，但在入院后1周内症状加重，出现高热、腹泻、恶心、呕吐、胸闷、气急等症状。我们发现后立即进行了干预，最终使他们转危为安。”李锋告诉记者。

由于身处感染病区，医生、护士都不能外出，吃、住都在病区里，一日三餐由食堂工作人员送到病区。“我们的日常状态，除了吃饭、睡觉，就是工作。初期人手有点紧张，后来全市各家医院增派了不少医护人员过来，人员配备足够。公卫中心病区的院感防控措施到位，食堂伙食很好，还有水果、零食供应，使我们工作安心、生活舒心。胸科医院的领导也非常关心我，两次上门慰问，让我们全家深受感动。”李锋笑着说。

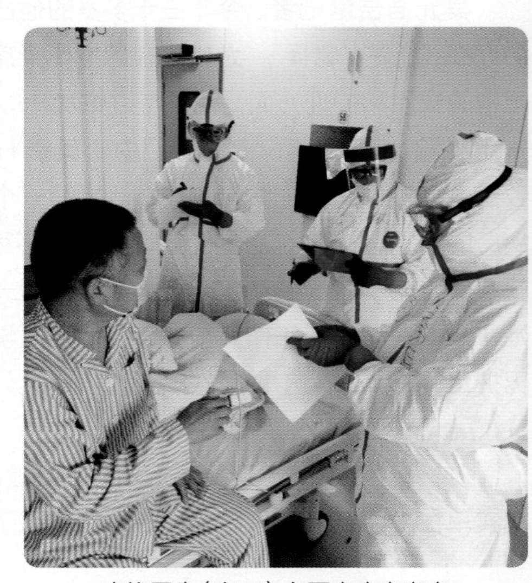

李锋医生（左二）在隔离病房查房

湖北省武汉市是这次新冠肺炎疫情的“重灾区”。从2020年1月起，坚守在武汉的广大医务人员一直奋战抗“疫”一线。他们中，有“二次”赴前线的“80后”医生；有坚守在抗“疫”一线，迎接新生命到来的妇产科医生；有不幸被感染、治愈后重返一线的医生和护士；有被“征用”为“内科医生”的血管外科医生……他们说，武汉最黑暗的时刻已经过去，曙光在前方！

奋战在抗“疫”前线的外科医生

本刊记者 黄 薏
受访者 华中科技大学同济医学院附属协和医院血管外科医生 王维慈

1月24日，华中科技大学同济医学院附属协和医院（以下简称“武汉协和医院）西院被征用为诊治新冠肺炎危重症患者的定点医院。从那一天起，正在该院轮转的武汉协和医院血管外科王维慈医生就加入了抗“疫”队伍。

“自从武汉协和医院西院被指定为收治新冠肺炎患者的定点医院以后，医院变成了一个大的ICU。我们医疗组里全是外科医生，‘被迫’当起了呼吸内科和重症医学科医生。本来以为自己只会‘开刀’，可能干不好内科医生的活儿，没想到锻炼了一段时间以后，我们不仅学会了用呼吸机、做血气分析，抢救患者更果敢、更利落，成了半个ICU医生。”电话那头，已经在“前线”奋战了一个多月的王维慈医生，依然保持着外科医生特有的爽朗和乐观。

王维慈告诉记者，从1月24日医院吹响集结号以后，全体医务人员迅速行动，仅用不到一周的时间就完成了病房改造，2月1日开始收治患者。第一周，他们的心情是沉重的，因为患者的病情实在太危重了，死亡率很高。到了第二周，高流量给氧装置、无创呼吸机、有创呼吸机等医疗设备陆续配齐，患者的抢救成功率提高了，形势渐渐有了转机。第三周以后，患者基本得到了有效治疗，他们开始有时间更细致地观察患者的病情变化，制定个体化的干预方案；除了针对新冠肺炎的治疗外，他们也开始有点余力治疗新冠肺炎患者合并的其他疾病了。

“我们发现，在新冠肺炎患者中，合并基础疾病的情况很多。我们病房的患者，就有合并血液病、尿毒症、骨折等病，这些疾病也需要得到及时治疗。”王维慈说，“前几天，一名需要进行急诊骨科截肢手术的患者，在术前检查中发现存在下肢深静脉血栓，且血栓不稳定。此时若做手术，很容易因血栓脱落而发生肺栓塞，危及生命。考虑到他是新冠肺炎患者，不适合像普通患者那样转运到超声科去做手术。于是，我们穿着防护服，在病房内为患者实施了超声引导下下腔静脉滤器置入术。”

从除夕开始，王维慈已经一个多月没有回过家了。作为三个孩子的妈妈，说不担心家里、不挂念孩子，是假的。王维慈说：“在疫情面前，担当女儿、妻子、母亲、白衣战士这四个身份，对我来说太不容易，但也没想象中那么难。面对疫情，我也有担心、害怕，但看到患者来了，所有担忧、焦虑，全都抛到九霄云外了。等到疫情结束的那一天，我还是希望退到幕后，做一个普普通通的医生……”

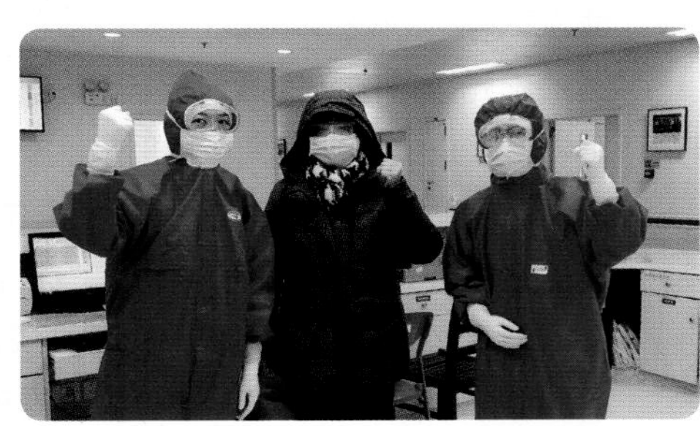

王维慈医生（左）与出院患者合影

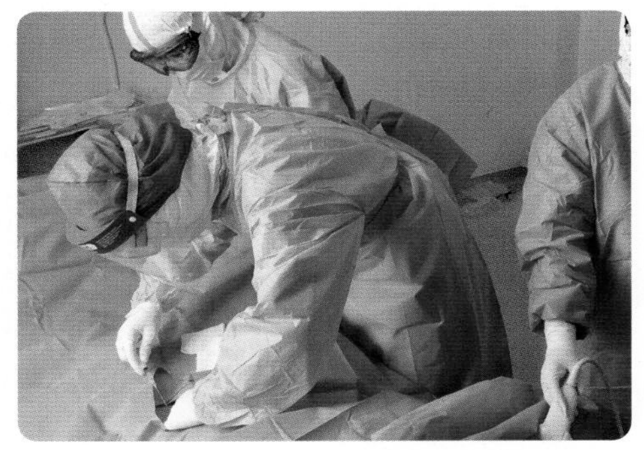

王维慈医生正在进行下腔静脉滤器植入术

再上“前线”，不辱使命

本刊记者 黄 薏
受访者 武汉大学人民医院重症医学科副主任医师 李 光

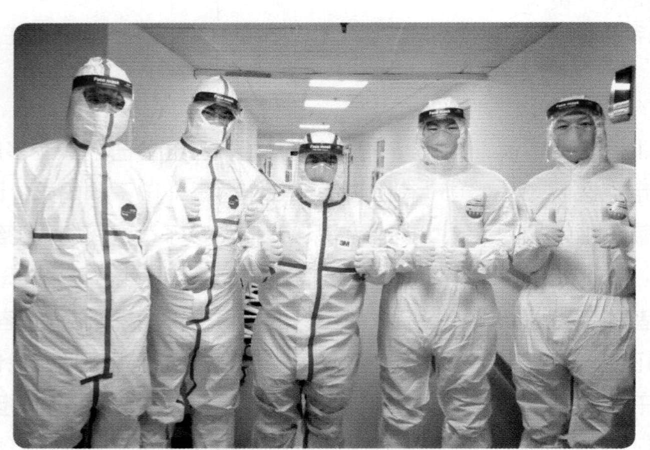

李光医生（左一）和他的战友们

1月17日晚，正在医院值夜班的武汉大学人民医院重症医学科副主任医师李光接到医院的紧急召集令：2小时内，入驻金银潭医院。几乎来不及做任何准备，包括李光在内的4名医生、3名护士连夜赶到金银潭医院，着手接管该院南楼6层重症监护病区。此后，李光开始了他在金银潭医院24个昼夜的奋战。2月10日，从“前线”撤下，隔离、调整了两周以后，李光选择再次“逆向而行”，回到金银潭医院南楼6层重症监护病房，开始了又一轮的奋战。

2月26日上午，本刊记者拨通了李光的电话，听他讲述了自己的故事。

李光告诉记者，刚到金银潭医院时，由于人手严重不足，他们病区实行的是“3天一个24小时”的轮班制度。但实际上，每72小时的工作时间超过50个小时。在医疗物资紧张的那几天，大家都尽可能延长进入隔离病区的时间、减少进出隔离区的次数，其间坚持不吃饭、不喝水。由于病区收治的都是危重症患者，病情复杂，生命体征不稳定，随时需要实施抢救，还要进行气管插管、深静脉置管、ECMO（人工膜肺氧合）等操作，所以大家在值班时，一刻都不敢松懈。

“如此高强度的工作，无论对体力还是心理，都是巨大挑战。您在金银潭医院奋战了24个昼夜，已经非常不容易，为什么会选择再上‘前线’？”记者问。

“说实话，回来了，我心里反而踏实了。如果不来，我内心肯定无法平静，也无法好好休息，会一直担心前方的‘战况’，也会挂念我的‘兄弟姐妹’们……”李光说，“这或许就是一个‘战士’的心理吧。”

李光告诉记者，这段时间让他感动的瞬间很多，主要来自三个方面。

一是来自社会的感动。疫情期间，李光和他的同事们感受到了来自社会上众多爱心人士、企业、志愿者给予的无微不至的关怀。“志愿者们尽可能为我们提供充足的物资供应和最好的服务，保证我们的营养和休息，还为我们送来保暖内衣、羽绒服等生活用品，我们可以说是‘衣食无忧’。如果家里有困难，他们也会想办法解决，让我们完全没有后顾之忧，全心全意地救治患者。”李光说。

二是来自同行的感动。李光说，当高强度的工作成为常态，被感染的风险犹存，说内心没有一点担心、害怕是假的，但当患者需要时，所有医护人员都是奋不顾身、勇往直前的，没有一个逃避、退缩。尤其是护士们，她们需要穿着隔离服在病区持续工作4～6个小时，往往一个班下来，浑身上下都是湿透的，不少护士的脸上、脖子上的皮肤都被防护服和口罩磨破了，但没有一个人说苦。

三是来自患者的感动。“虽然很多危重症患者无法开口说话，甚至不知道我们是谁（穿着防护服，大家都一样）。不过，我们对他们每一个人都非常了解，常常通过眼神、手势与他们交流。我们能感受到患者对我们的信任与感激。同时，我们也为他们中的很多人能顺利转出重症监护病房而感到欣慰。”

李光说，调整两周后再次返回金银潭医院工作，他感觉自己“满血复活”了，充满了干劲。上班第一天，他们团队就开展了一例ECMO（“人工肺”）治疗，把患者从死亡线上拉了回来。从隔离病房出来，大家浑身上下都湿透了，但内心还是很有成就感的。

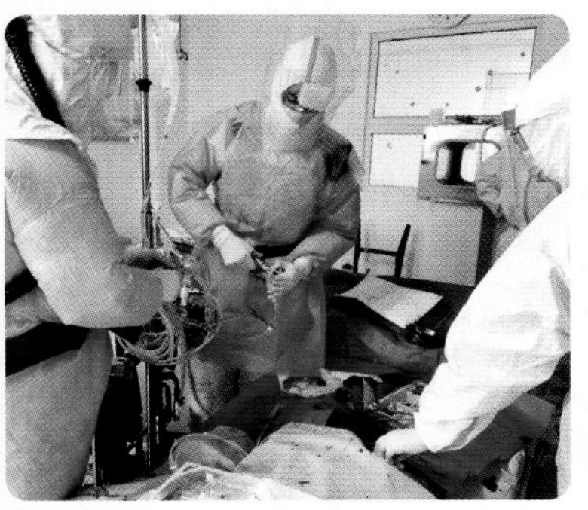
李光医生（中）为患者实施ECMO治疗

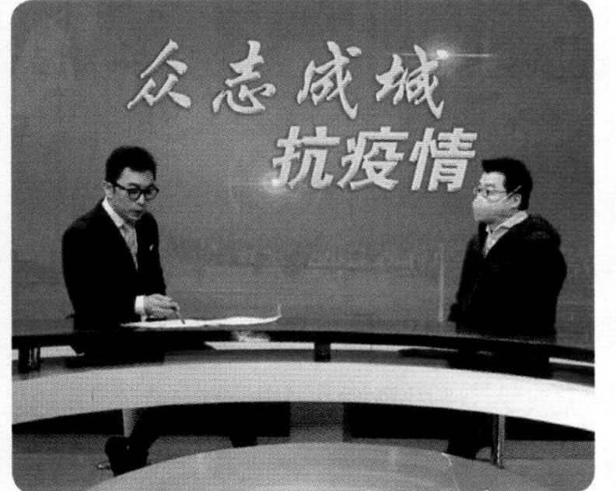

李光医生（右）受邀参加抗击疫情电视访谈

渡过难关，重返一线

本刊记者　王丽云
受访者　江汉大学附属医院呼吸科主任医师　李承红

自2019年12月25日开始，离华南海鲜批发市场不远的江汉大学附属医院有几名肺炎患者病情进展很快，两三天内即出现“白肺”，引起了呼吸科主任李承红的疑惑和警惕。医院领导对这一情况高度重视，要求对患者进行隔离治疗。但是，当时大家对这一疾病认识不足，医护人员的防护不太严格，每天都会与患者“亲密接触”。而实际上，在不知不觉中，未知病毒已经向医护人员伸出了魔爪。

据李承红主任回忆，1月10日晚，呼吸科副主任因发热进行胸部CT检查，结果发现肺部存在与这些肺炎患者类似的病灶。这一消息顿时像乌云一样迅速笼罩在呼吸科每一位医护人员的心头。联想到自己近日有下肢酸胀症状，李承红主任也暗暗担心。她告诉记者，第二天上午查房结束后，她就建议科里所有的同事都去做检查。结果，包括她在内，有12人发现类似病变。其他科室也有同事“中招”。

之后，李承红主任住进了医院的隔离病房。虽然成了患者，但她和她的同事们依然不断讨论、总结新冠肺炎的特点和诊疗方案。为了减轻医院和同事们的压力，当病情稍微稳定后，她还参与“病友”们的治疗，同时也为兄弟科室提供指导和帮助。在住院治疗21天后，李承红康复出院，随后居家隔离14天。

“终于渡过难关，重返一线！”2020年2月17日，李承红在朋友圈发布了一组照片，得到了朋友们的大量点赞和评论，令她备受感动，激励着她继续以饱满的热情投入临床一线工作。

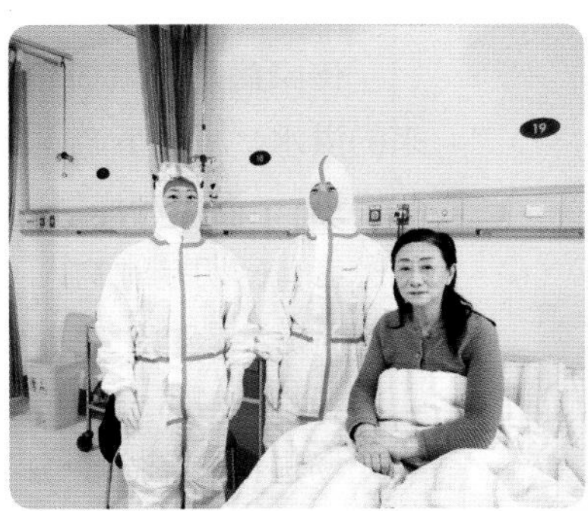
李承红主任（右）住院治疗

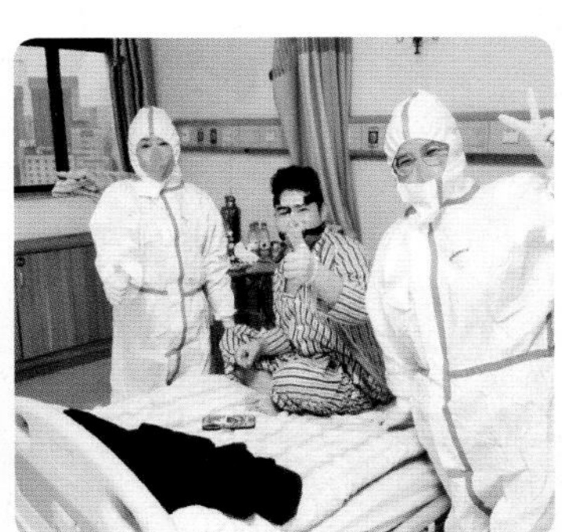
李承红主任（左）病情好转后，即参与治疗工作

医护人员在抗“疫”一线与病毒“短兵相接”，为救治患者殚精竭虑。同时，还有很多人在“幕后”默默耕耘，为防控疫情筑起一道“铜墙铁壁”。

“疾控卫士”：织就疫情防控“隐形网”

本刊记者　王丽云　莫丹丹

在新冠肺炎疫情的防控工作中，“疾控”系统的医务工作者们与病毒赛跑，用“精确诊断、围追堵截”，织就了一张隐形的天罗地网。近日，本刊记者采访了上海市和浦东新区疾病预防控制中心的相关专家，了解了这些“幕后英雄”们的抗“疫”经历。

2019 年 12 月 31 日，上海市疾病预防控制中心（简称“上海疾控”）在了解不明原因肺炎情况后，立即由传染病防控专家和卫生应急专家形成专报，上报市卫健委，拉开了疫情防控的序幕。

在密切关注武汉不明原因肺炎情况的同时，上海疾控着手盘点应急物资、组织人员梯队、进行风险评估、密切关注医院发热门诊情况。早在上海市确诊第一例新冠肺炎患者前，他们已排查多起疑似病例。

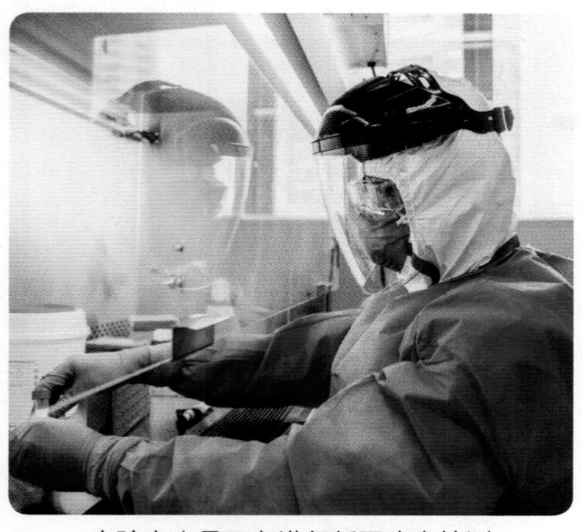

实验室人员正在进行新冠病毒检测

“抓”病毒：实验室快速准确“出结果”

上海疾控病原生物检定所病毒检测实验室主任滕峥介绍，在稳定、可靠的核酸检测方法公布前，需要对样本进行全基因测序，通过序列比对，确认与新型冠状病毒“高度同源”后，才能作为疑似病例上报。得益于“上海市公共卫生三年行动计划重点学科建设”项目推进中所建立的二代测序平台，以及平时积累的检测应对能力，实验室团队边做边摸索，反复确认检测方案，细致分析实验数据，谨慎研判实验结果，连续奋战两个日夜，成功完成上海市首例患者的实验室鉴定，并上报中国疾控中心进行复核，得到确认。随着检测需求的快速增加，市、区两级疾控网络的实验室分工合作，确保快速、准确“出结果”。除病毒检测外，拿到“活”病毒毒株，研究其特征，研制疫苗，研发快速检测试剂，筛选抗病毒药物，评估消毒效果等，也是他们的工作，且意义更为重大。

此外，生物安全管理也是重中之重。实验室质量管理处处长肖萍告诉记者：样本的运输、保存、检测，实验室的消毒、个人防护、废弃物处置等工作，都有严格要求。她们同样在与病毒赛跑，紧急制定相关工作指南，对相关人员进行培训和技术指导，为这场没有硝烟的战役“保驾护航”。

查“密接”：“顺藤摸瓜”，切断传播链

传染病防控就像在上游筑坝，坝筑得及时、坚固，才能阻挡汹涌而来的洪水，减轻下游医疗救治的压力。医疗是“处理存量”，疾控是“控制增量”，而控制增量的第一步是控制传染源，也就是控制与确诊或疑似患者有密切接触的人。如何在纷繁复杂的信息中“顺藤摸瓜”，切断疾病传播链，是对疾控人员流行病学调查（简称“流调”）能力的一种考验。

最初，对每一例疑似患者，上海疾控传染病防治所的专业人员都要到现场进行“流调”，并在短时间内形成调查报告，尽快上报市卫健委。随着疑似病例的增加，该中心紧急组建了一支 700 多人的“流调”队伍。健康危害因素监控所的李传奇就是一名“增援兵”，与区疾控的同仁一起开展“流调”工作。他说，他们要像侦探一样，搞清楚病毒传播的来龙去脉，

调查每一例疑似患者的完整活动轨迹，即发病前 14 天到现在的这段时间内，去过哪里、吃过什么、干过什么、见过谁、乘坐过什么交通工具等等，做到“全覆盖、无死角、不遗漏”。这些听上去简单，实际调查却面临各种各样的困难。比如：有些患者因时间间隔太久记不清楚；有些患者因涉及隐私而故意隐瞒，甚至拒绝回答；有些重症患者无法对话；等等。李传奇说，面对这些困难，既要有专业思路和经验，又要具备沟通能力和技巧。

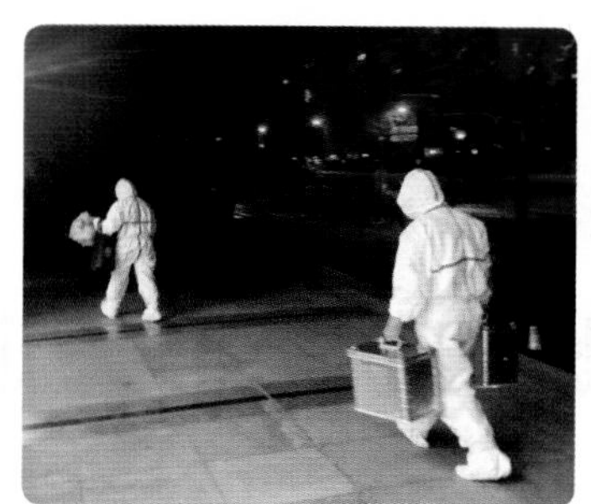

上海市浦东新区疾控中心的“流调”队员深夜出发

李传奇说，1 月下旬的一名确诊病例让他至今印象深刻:“流调”显示，这位患者的生活轨迹比较简单，没有与可疑人员接触史，只在四五天前在某公共事务中心办理过业务，历时 3 小时左右；随后，市区两级的“流调”人员在全市所有确诊病例信息中进行排摸，发现居住在另一个区的一名确诊病例，这两个素不相识的患者曾经在公共事务中心相遇，并共同办理业务。

如果密切接触者不能被及时发现和管理，就会成为新的传染源，一传十、十传百……因此，在确定疑似或确诊患者的所有密切接触者之后，工作人员需要马上协调公安部门，联系相关密切接触者，指导隔离观察、检测等。值得一提的是，在上海市的确诊病例中，有超过 1/3 的人是由已知的密切接触者确诊的，这充分说明了“流调”工作的成效。

“判”数据：为防控策略的制定和调整提供依据

启动重大突发公共卫生事件一级响应机制、避免聚餐、延迟上班、加强入沪通道监测、乘坐公共交通工具一定要戴口罩等一系列防控策略的制定，离不开对疫情数据的监测、审核、研判。上海疾控传染病防治所疫情科主任陶芳芳告诉记者，他们通过实时监测病例报告，定时收集病例发病、就诊、报告、流行病调查、密接留观、医疗机构发热门诊信息等数据，进行筛选和统计分析，出具综合分析报告，为疫情研判和防控策略调整提供了科学依据。

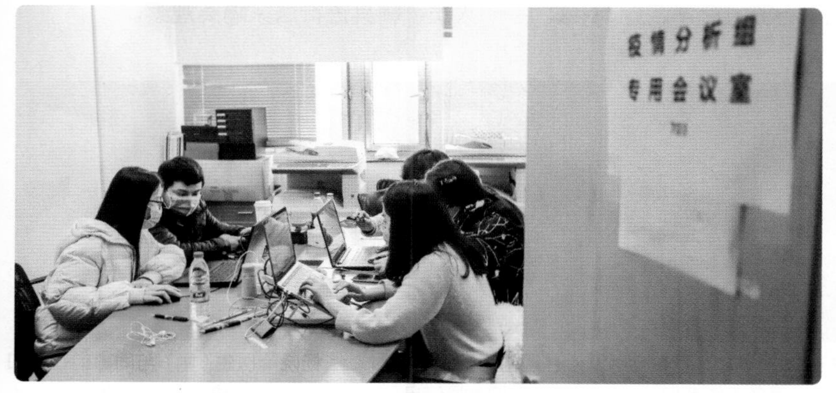

疫情数据分析组正在进行数据审核、分析

上海市疾病预防控制中心副主任孙晓冬说，人们对公共卫生的获得感恰恰应该源自“没有感觉”。将防控关口前移，与各部门共同筑就联防联控、群防群控的“铜墙铁壁”，让疫情不发生、少发生、稳控制、快结束，是疾控“隐形卫士”的职责所在。

驰援湖北：“疾控人”在行动

在做好当地疫情防控的同时，各地“疾控”纷纷驰援湖北，包括中国疾控中心，以及江苏省、上海市、四川省等地的疾控中心派出的数十位“疾控人”。在湖北，他们的工作主要集中在三个方面。一是流行病学调查，通过细致、周密的调查找到传染源，将看似毫不相关的生活片段串成一条条紧密相连的传染链条，进而阻断病毒的进一步传播。二是实验室检测，协助和培训当地医务人员进行核酸检测，帮助确诊；对环境样本进行病毒检测，判断其分布情况。三是指导社区排查、消毒等工作，为当地提供技术指导。

正在武汉进行流行病学调查工作的上海市疾控中心副主任医师任宏告诉记者，他们驰援武汉的主要任务，是协助当地疫情防控应急政策的制定。“在武汉，我们每天工作 14 小时左右，常常需要应急加班。为了验证某些观点，往往需要通宵达旦地分析、验证、讨论，我们希望能尽快提出有效的防控策略，这样就能挽救更多的生命。”任宏说。

基层防疫工作者，默默铸就“第一道防线”

本刊记者 戴 薇

随访健康状况，对重点人群、疑似病例进行“流调”和转运，社区医生在居民区中来回奔波；一袋蔬菜、一盒鸡蛋……居委会工作人员、志愿者每天为居家隔离的居民送去生活必需品；摸排人员往来情况，追踪、督促来自疫情重点地区人员进行登记、隔离，社区民警成了与社区医生并肩作战的“好搭档”；为了杜绝输入性病例，道口值守人员严格把关，为城市的安全铸就了一扇坚如磐石的大门。这些默默奋战在基层一线的人们，用他们的无私奉献不断筑牢疫情防控的“第一道防线”。

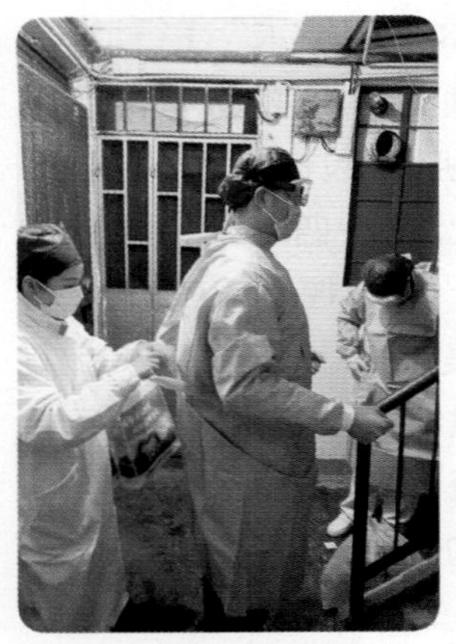

徐卫刚医生前往居民家中进行“流调”

社区医生：扑灭疫情的“小火苗”

在新冠肺炎疫情防控工作中，社区医生在及时发现“隐藏”在辖区内的患者、切断传播途径等方面发挥着重要作用。徐卫刚是上海市静安区彭浦新村街道社区卫生服务中心的一名医生，从1月23日开始，他就踏上了“抗疫”征程：对辖区内新冠肺炎密切接触者和重点人群进行流行病学调查，对居家隔离人员实施体温监测，同时还要兼顾日常工作，24 小时处于待命状态。

有一次，徐卫刚获悉辖区内有一对老夫妻的儿子从武汉回到上海后出现发热症状，被送往定点医院隔离治疗，便上门进行流行病学调查。采集好相关数据后，徐卫刚嘱咐他们每日监测体温，有任何不适及时联络。第二天下午 2 时许，老妈妈出现了高热症状。徐卫刚立即穿好隔离衣，把老人送去医院就诊。老人很害怕，担心自己再也回不来了。徐卫刚安慰她说：“发热不一定就是感染了新冠病毒，我们送您去医院，比您自己就诊更安全。”经过一番开导，老人的情绪慢慢平复了下来。

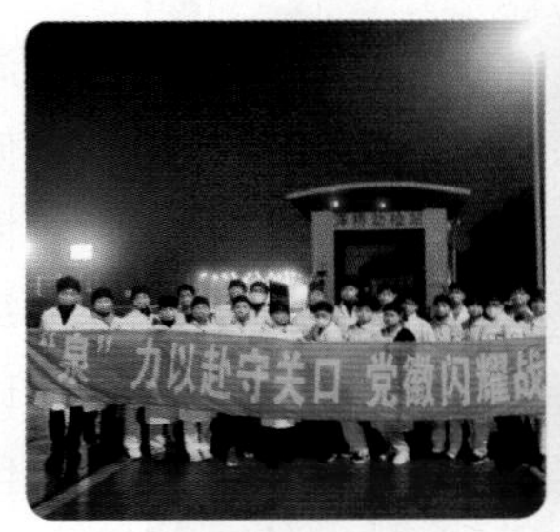

守卫上海“北大门”的基层医务工作者们

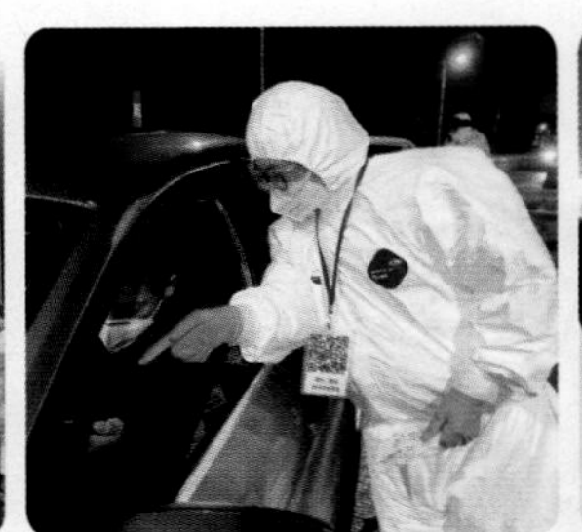

基层医务工作者核对入沪人员信息

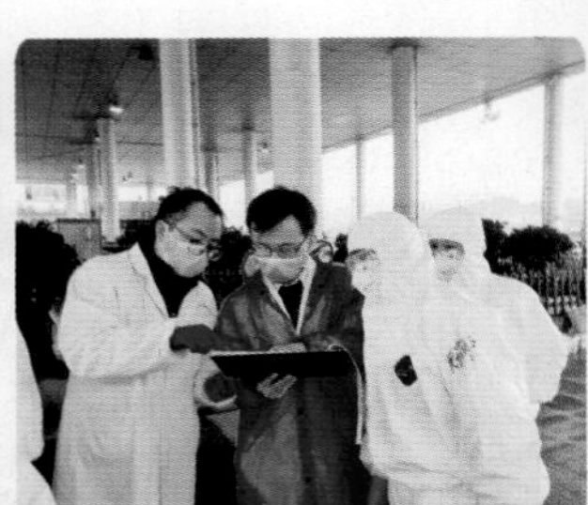

杨晓峰医生（中）与同事们在道口进行例行检查

道口值守者：健康城市的“守门人”

控制疫情的关键之一是限制病毒携带者的流动。上海作为国际化大都市，高速公路及国道网络四通八达。随着返沪人员逐渐增多，道口值守工作的重要性也愈发凸显。

杨晓峰是上海市宝山区顾村镇菊泉新城社区卫生服务中心副主任。1月24日，上海市启动严重突发公共卫生事件一级响应，各入沪道口的排查级别升级，杨晓峰和同事被抽调到上海的“北大门”——洋桥检查站值守。在那里，杨晓峰等医务工作者 24 小时轮班，严阵以待。对每一辆入沪车辆上的所有人员，他们都要检测体温，登记、核对信息；发现有发热、干咳等疑似症状者，立即联系救护车将其转送到指定医疗机构，并对其密切接触者实行集中隔离观察；对无发热的重点地区来沪人员，嘱其进行居家隔离观察。

放射技师：默默无闻，同心抗“疫”

本刊记者　黄 薏

新冠肺炎疫情来势汹汹。作为筛查新冠肺炎的重要科室之一的放射科，尤其是CT室，成了工作量最大、病毒感染风险最高的重点区域。由于患者在进行X线胸片和CT检查时，放射技师需要与患者近距离接触，精准摆位、投照、扫描，遇到年老体弱、行动不便的患者，放射技师还需要帮忙搀扶。因此，放射技师可以说是放射科里“最高危”的一群人。面对危险，他们没有回避，勇敢面对，相互支持，用默默坚守为抗“疫”贡献力量。

近日，本刊记者联系了正在上海抗“疫”一线留守、心系武汉同行的上海交通大学医学院附属第九人民医院放射科主管技师孙琦，听她讲述了这群鲜见有人关注的“幕后英雄”。

孙琦说，疫情期间，她和同事们一直坚守在临床一线。不过，比起在武汉战斗的同仁，她们的付出和遇到的困难，实在算不了什么。

孙琦告诉记者，中华医学会影像技术分会一直在关注抗“疫”一线的放射技师团队。自疫情暴发以来，华中科技大学同济医学院附属协和医院放射科技师长雷子乔一直坚守在一线。他把自己安排在发热门诊CT室和急诊CT室这两个感染风险最高的地方，还带领团队仅用三天就完成了方舱医院移动CT的安装工作，几乎是夜以继日拼命干。在全国驰援湖北的放射技师中，有坐了21个小时火车从老家赶回医院待命，还没来得及和返沪的妻子相聚，便接到出征命令毅然踏上征程的；有2003年在北京小汤山抗击SARS，而今再次挺身而出赶赴前线的。

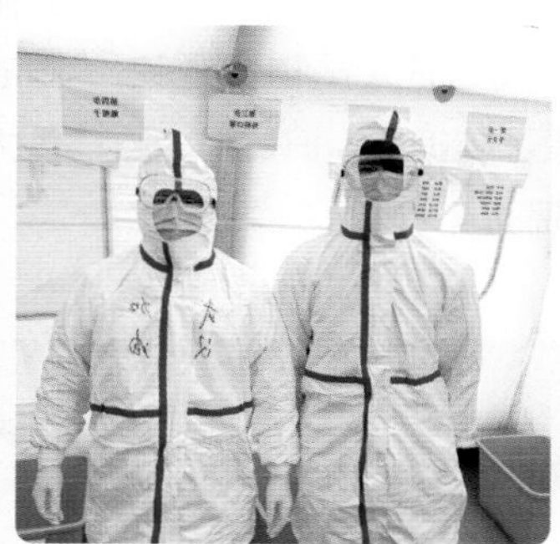

同济大学附属东方医院
放射科技师戴炎杉、张明鸣

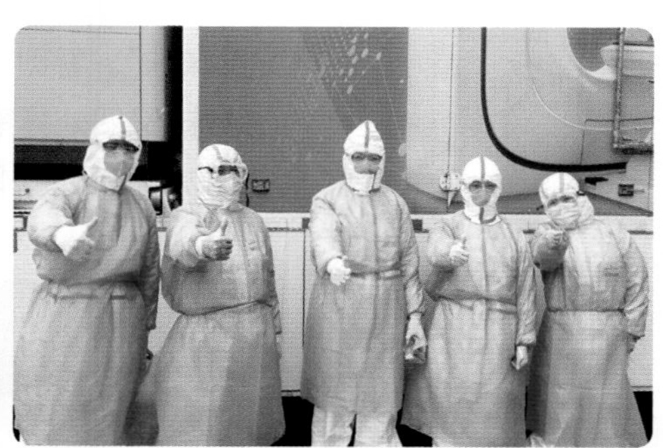

雷子乔和他的放射技师团队

在孙琦主管技师的推荐下，本刊记者联系了正在武汉洪山体育馆方舱医院参与医疗工作的复旦大学附属华山医院放射科高鹏技师。高鹏告诉记者，他是2月4日跟随华山医院国家紧急医学救援队驰援武汉的。在方舱医院，他的任务是为患者进行入舱前的预检和出舱前的复查工作，还要与临床医生合作，一起出具影像学检查报告。

“刚开始时，由于患者人数比较多，而这家方舱医院负责影像学检查的只有我一人，所以每天的工作时间比较长，最长的一次，我连续工作了十几个小时。”高鹏说，“现在患者少多了，操作也熟练了，一般每天工作需要四五个小时。”

由于放射技师需要与患者直接接触，所以他们在工作时必须全程穿着防护服。高鹏告诉记者，防护服不透气、憋闷都算不了什么，最让他烦恼的是护目镜容易起雾，妨碍操作和看“片子”。“护目镜一起雾，我就只能用眼睛的余光看，或者等雾气凝结成水滴。”高鹏笑着说。

在繁忙的工作之余，高鹏和他的同伴们也关注着患者们的心理变化。“有一次，一名女患者在做检查时突然哭了起来。原来，这名患者10岁的女儿也被感染了，正在武汉大学中南医院接受治疗。她责怪自己把病毒传给女儿，更担心女儿一个人会害怕。我们见状，连忙上前安慰，告诉她孩子一定会没事，医生一定会照顾好孩子的。让我们感到高兴的是，等待检查的患者们也纷纷围过来安慰她，没有一个人因为我们停下了检查而有意见。在方舱医院，像这样的温馨场面很多……”高鹏说。

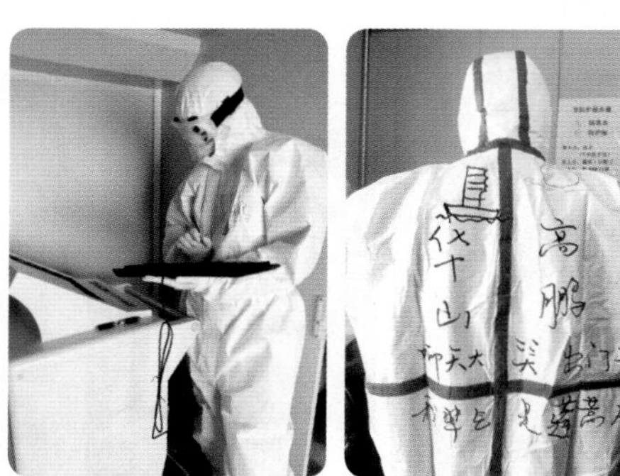

复旦大学附属华山医院放射科高鹏技师

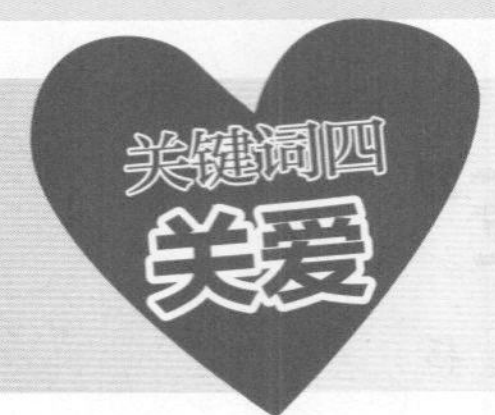

自从新冠肺炎疫情暴发以来，无数医务工作者奋战在抗击疫情的第一线，与时间赛跑，与病魔斗争，令无数人动容。爱心企业、志愿者、普通大众，甚至中小学生，纷纷用自己的方式为医护人员献上爱心。他们的善举，让这个被疫情笼罩的冬天变得温暖起来。

本刊记者　戴薇　黄薏

待春暖花开，我来接大家回家！

“各位医务人员，大家好！我是本次航班的机长，欢迎您乘坐东方航空专机，由上海前往武汉。你们是和平时代的英雄，祝福最美医务工作者旗开得胜，平安归来！加油中国，加油武汉！”这是2月7日，MU200次航班机长的一段广播。17时44分，这架载运着复旦大学附属中山医院136名医疗队员和9吨防疫物资的航班从上海虹桥机场起飞，一个多小时后安全抵达武汉天河机场。这是一次特殊的飞行，也是一次暖心的护送。考虑到本次飞行并未与武汉籍旅客有近距离接触，机组成员们将自己的防护服捐赠给了即将战斗在一线的医护人员。

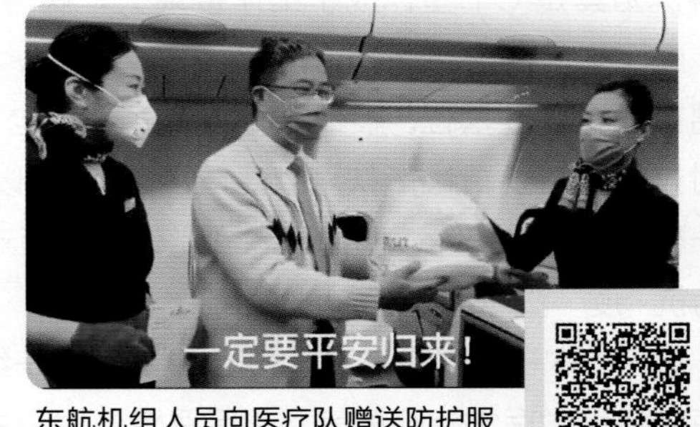

东航机组人员向医疗队赠送防护服

扫描二维码，立即收看视频

疫情不退，我们不退！

“我是土生土长的武汉人，我和老公经营着一家餐馆，年前准备了很多货，准备着过年营业。武汉‘封城’后，我们每天都睡不着，看到医院缺这缺那，我们想帮忙……只要医务人员需要吃饭，无论什么时间，提前半小时打我电话！”武汉盘龙城“捌号仓库”餐厅的老板娘说。

据了解，从最初的5个人，到父母、兄妹“齐上阵”，他们每天只睡4小时，做800～1000份盒饭送往武汉市金银潭医院等收治新冠肺炎患者的定点医院，红烧牛腩、鸡脆骨、腊猪脸、土鸡汤等，几乎没有重样。老板娘说：“奋战在一线的医生、护士们只有吃得好，才能抵抗疾病、救治患者。虽然能力有限，但‘疫情不退，我们不退’。”

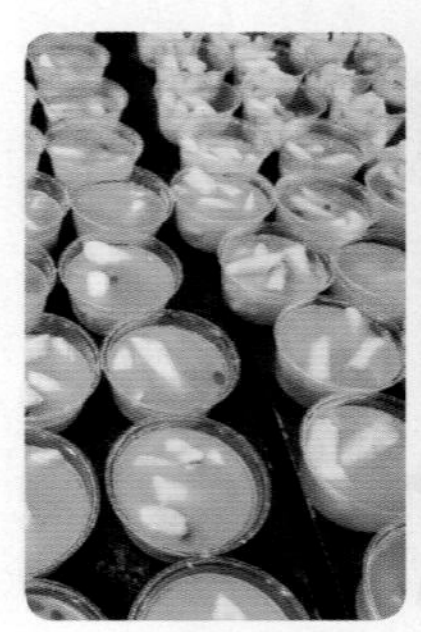
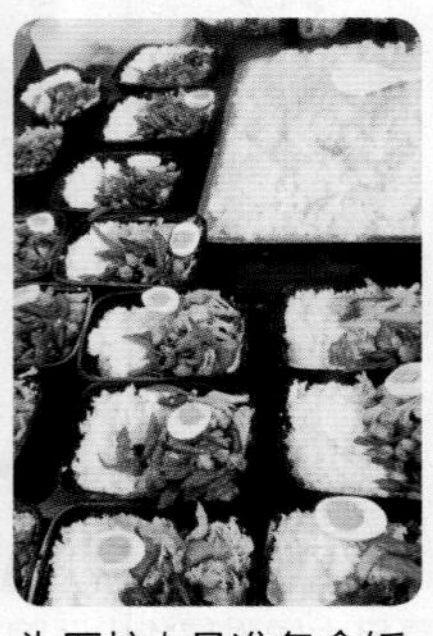
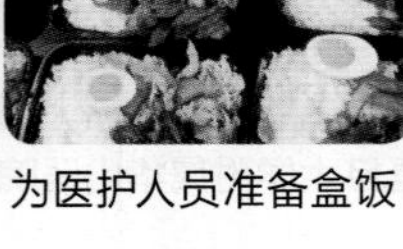

为医护人员准备盒饭

跋山涉水，义无反顾！

跋山涉水、筋疲力尽，却义无反顾。用这句话描述“雨衣妹妹”再合适不过。疫情暴发后，她带着自己的餐饮团队从四川“逆行”来到武汉，为医护人员免费提供盒饭。因为没有防护服，她时常穿着一件雨衣，所以被大家称为“雨衣妹妹”。看到一线医护人员物资紧缺，“雨衣妹妹”又四处募集了防护服、护目镜、酒精等大量物资，送到医院。

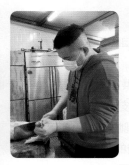

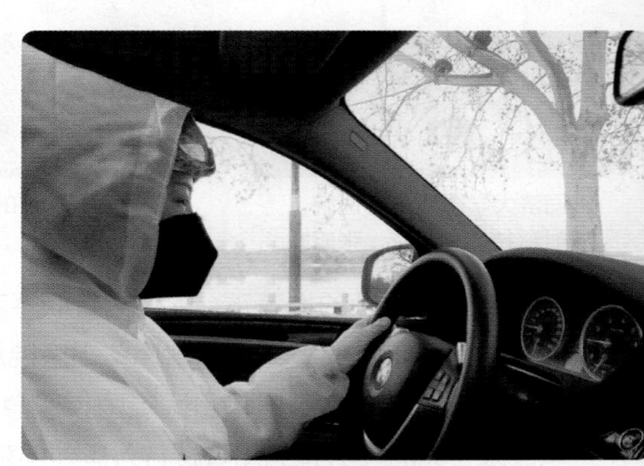
“雨衣妹妹”为医护人员送餐

你们来援助武汉，我们来帮助你们！

2020 年 1 月 23 日上午 10 时，武汉正式“封城”，全市公共交通暂时停运。在武汉，有这样一群年轻人，他们组成了接送医护人员上下班的志愿者团队，每天驾车免费接送医护人员，运送医疗物资，成了“空城”为数不多的穿梭者。

有些志愿者不愿让家人担心，是瞒着家人出来的；有些志愿者为了避免给家人带来感染风险，干脆搬离家中，随时待命。志愿者们组建了微信群，成立车队，穿上防护服，开始了接送医护人员的“征程”。

为了避免交叉感染，志愿者们做足了防护措施：出车时必须穿上防护衣、戴上口罩；每一位乘客下车后，都要喷洒消毒液，开窗通风 10 分钟……他们说，他们所做的一切，都是在“保护自己的家乡”。

一天，志愿者郭恒在奔波了十几个小时后，发了一条微博：“晚上完成最后一件工作——把一大箱捐赠的口罩送到医院后，想逛逛我最爱的武汉。虽然原本热闹喧嚣的地方，现在空旷无人，但很多人还在坚守岗位，保卫这座城市。所以，我们肯定会越来越好的！”

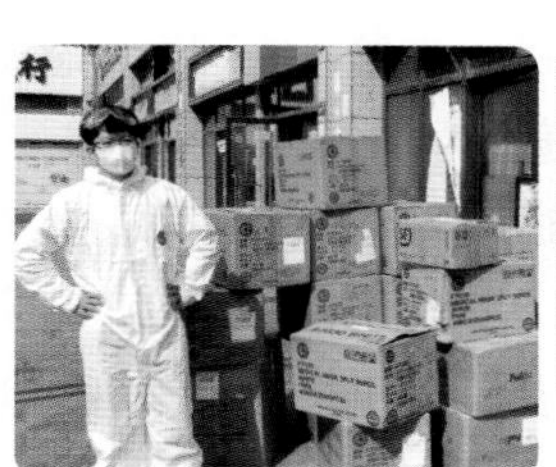
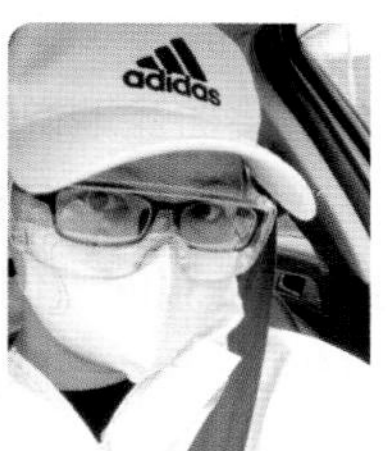

志愿者郭恒在运送物资途中

请收下普通市民的一点心意！

除夕夜，上海交通大学医学院附属瑞金医院急诊科收到了一份特殊的外卖。这份外卖没有留下电话和姓名，只在订单上留言：“请给护士小姐姐，她们真的辛苦了，除夕快乐！”

大年初一晚上 9 时许，又有整整三大包外卖被送到了瑞金医院呼吸科病房，送餐单上同样没有留下电话和姓名，留言栏写着：“瑞金医院老师们辛苦了！新年快乐！请收下普通市民的一点心意！”

收到外卖的医护人员纷纷表示：“这是感动，也是激励，这些默默的关注和爱护会让我们更加义无反顾！”

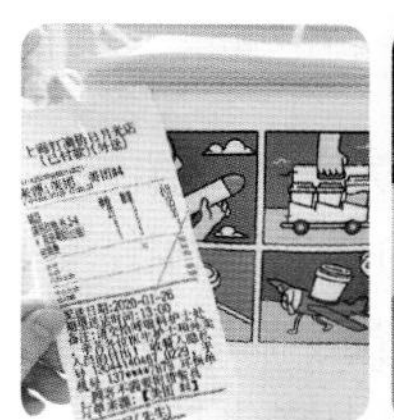
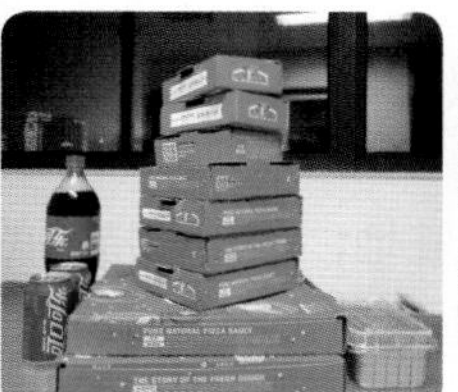
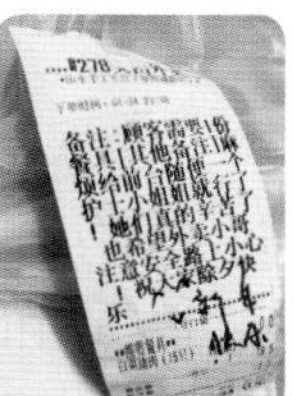
瑞金医院医护人员收到爱心市民们“投喂”的食物

叔叔阿姨们加油！奔赴一线的你们是最耀眼的曙光！

2 月 20 日，复旦大学附属中山医院收到了两批捐赠的 N95 口罩，一批 50 个、一批 70 个，虽然数量不多，但是院办副主任谢晓凤说：“这是我们收到的最暖心捐赠之一了。”

这批口罩来自上海外国语大学尚阳外国语学校五年级 1 班和 2 班的 14 名小朋友，是孩子们从国外一家家药店购买后带回国的。

援鄂日记医疗队队员们收到口罩后发现，每个口罩都被细致地包装好，还附上了一张张小纸条：“感谢你们在抗击疫情的一线保护我们，也请你们保护好自己！敬礼！”“黑夜过后，总有阳光，而奔向第一线的你们就是最美丽的天使、最耀眼的曙光！加油！”“敬爱的叔叔阿姨们，请务必保重身体！”

奋战在武汉抗“疫”前线的队员们非常感动：“在这场战斗中，我们并不孤单，全社会在共同抗疫。孩子们的礼物又给我们注入了战斗的力量！我们必将凯旋！”

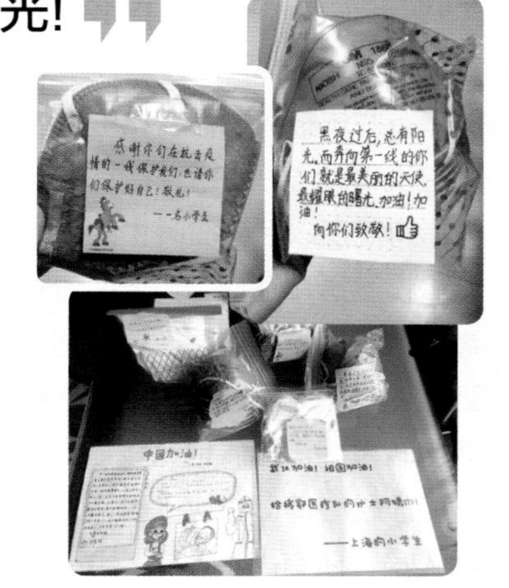
中山医院援鄂医疗队收到了小学生们捐赠的口罩

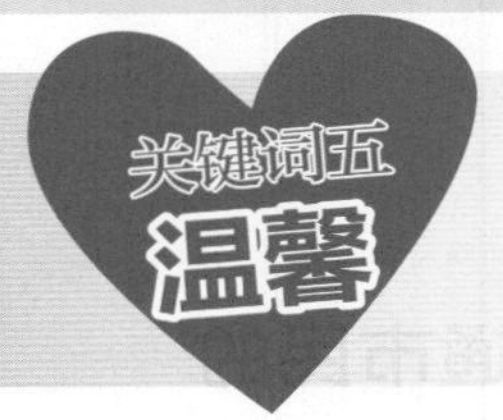

从1月下旬起，因湖北新冠肺炎疫情告急，一批批医疗队奔赴湖北驰援。医疗队员们的生活谁来保障？身心健康谁来呵护？幸运的是，在这些“战士”身后，有一个强大的“后援团”，有一个充满温暖的“大后方”，在支持着他们。

本刊记者　黄 薏

最用心的爱，给最可爱的你们！

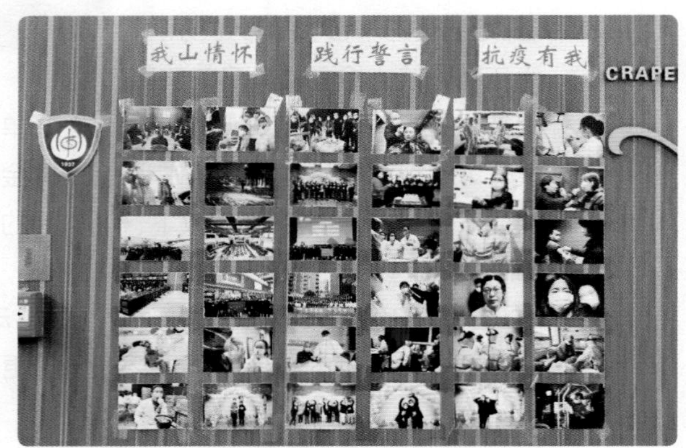

中山文化墙（第一期）

在复旦大学附属中山医院第四批援鄂医疗队驻地，有一面特殊的“中山文化墙”。中山医院援鄂医疗队队员、临时党支部书记余情告诉记者，“中山文化墙”是中山医院为关心医疗队队员的生活和身心健康而特别设立的，第一期的主题是“欢乐瞬间”。

“我们医疗队一共有136人，其中一半以上是‘90后’，甚至‘95后’的年轻人。有些年轻人在报名和出征的时候凭着一腔豪情壮志，心理准备其实还不是很充分。到武汉以后，在陌生的医院工作，需要慢慢熟悉和适应，更要面对看不见的病毒，恐惧和担心总是有一点的；再加上回到驻地后，既不能外出，又不能串门，生活比较单调，心情也比较压抑。为了让队员们放松心情、愉快工作，医疗队里的管理人员，还有‘大后方’中山医院，为队员们提供了充足的物资保障，遇到队员生日、节日，都会组织一些活动，让他们感受到医院对他们的关注和疼爱。”余情说。

细看“文化墙”，记者发现了不少亮点：“嘿！医疗队有个‘Tony老师’！”“穿着防护服还那么会‘摆pose’，一定是三个超可爱的美小护！”“大家一起过生日，好开心！”

“照片中的‘剃头匠’是我们麻醉科的葛教授，他的‘葛氏理发店’开张后生意不错，不过这家店只剪一种发型——‘板寸头’。大家都说，葛教授用这双做气管插管、穿刺的手来给大家理发，感觉好高级。”电话那头，余情笑盈盈地说道。

“穿着全套防护装备进隔离病房，是不是感觉很有压力？不过你看，穿着防护服的她们，也是可以很欢乐的！”余情继续介绍，“这个小小的生日会，是队员们在过集体生日，每个‘寿星’都收到了生日礼物，中山医院还为他们精心准备了生日贺卡。武汉目前物资比较匮乏，要买到生日蛋糕和巧克力并不容易，所幸武汉的志愿者们非常热心，帮我们找到了。特别要提一下的是，这些生日贺卡是我们中山医院人事科的同事精心挑选的，每一张上都写着不同的祝福语，跟随医疗物资一起从上海运过来。我们所有人都希望，这些体现满满诚意的举动能让队员们感受到中山的温度，心情愉快，顺利凯旋。”

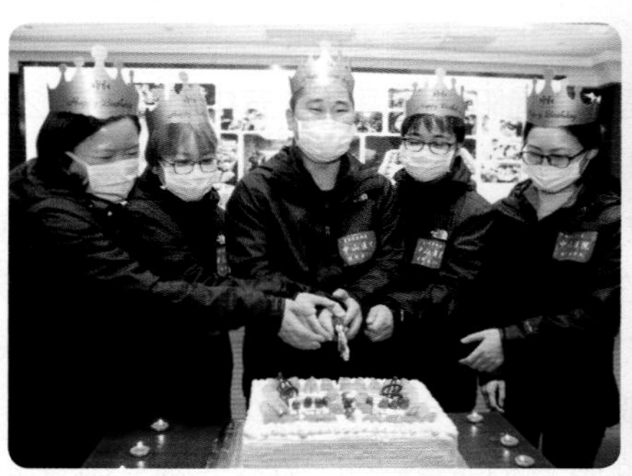
队员集体过生日

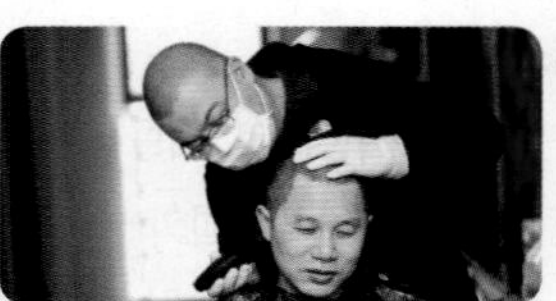
“葛氏”理发店开张

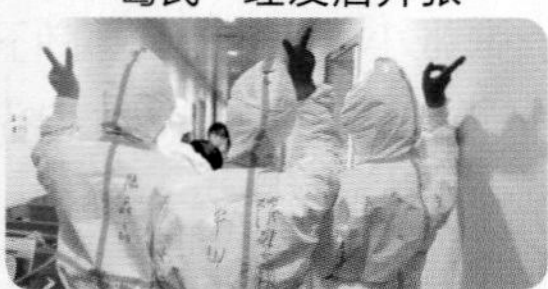
穿着防护服也很欢乐

雷神山医院的别样婚礼

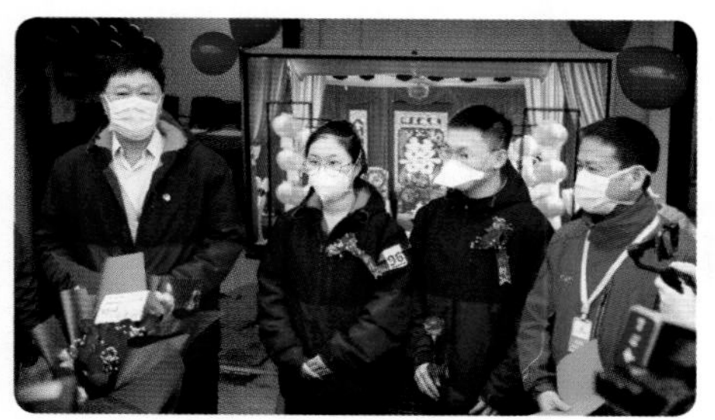
温情雷神山，别样的婚礼

2月28日晚，武汉雷神山医院，上海交通大学医学院附属仁济医院肝移植监护室于景海护士和消化科周玲亿护士在战友们的祝福和见证下举行了一场特殊的婚礼。雷神山医院党委书记、院长王行环，上海第八批援鄂医疗队总领队、仁济医院副院长张继东为他们证婚，全国12支医疗队代表作为亲友团参与。

没有哪个女生不幻想自己穿着圣洁的婚纱，与心爱的人走上红毯，接受亲朋好友祝福的场景。而这对新人，全程戴着口罩，没有婚纱和礼服，也没有婚宴，仅用一束鲜花就完成了婚礼仪式，但新娘却说，这特别有纪念意义。

这对"95后"年轻人原定于2月14日情人节领证，2月28日举办婚礼。一场突如其来的新冠肺炎疫情彻底打乱了他们的计划，"领证"和婚礼因疫情而被迫"叫停"。2月19日，两人作为批援鄂医疗队队员一同奔赴武汉，在武汉雷神山医院并肩战斗。院方得知他俩的故事后，临时决定为他们举行一场"战地婚礼"。

十几分钟的仪式结束后，这对新人又投入各自的工作中。"能够在武汉抗'疫'一线并肩作战，远比一场婚礼、一次蜜月更值得铭记一生。"新娘周玲亿说。

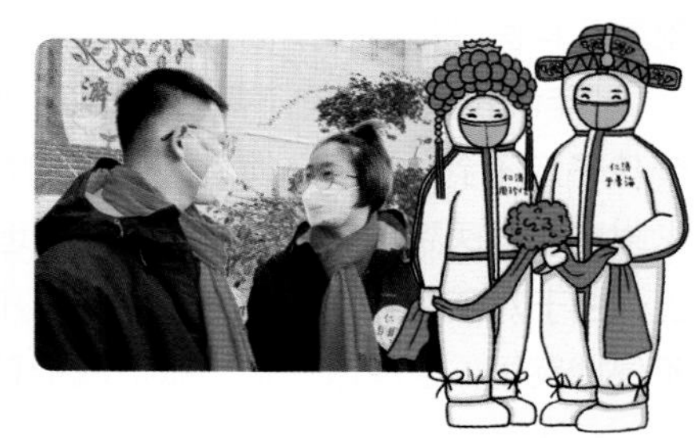
漫画创作：韩 晶

战"疫"之歌

2月23日，周杰伦谱曲、方文山填词、张学友演唱的抗疫歌曲《等风雨经过》首发，为抗"疫"一线的医护人员送上最真挚的祝福，瞬间引爆网络，成为热度最高的抗"疫"歌曲。

实际上，除专业歌手外，不少医务人员也创作了温暖、励志的抗"疫"歌曲，为"逆行"的同行、战友们加油！

2月19日，上海第八批援鄂医疗队队员、上海交通大学医学院附属仁济医院风湿科主治医师李佳踏上了奔赴武汉抗疫前线的征途。此前，她受全国医务人员抗"疫"事迹鼓舞，创作了一首抗"疫"歌曲《勇气》。李佳说："每一个时代，总有一种活法让人振奋。茫茫尘世，每个小小的你和我都微不足道，但又不可或缺，因此，我们才勇敢。"出征那天，当她和同事们在机场唱起这首歌时，很多人都热泪盈眶。

扫描二维码，立即收听《勇气》

此外，华中科技大学同济医学院附属协和医院医务人员创作的歌曲《大爱为医》、复旦大学附属中山医院创作的歌曲《我们等你回家》、复旦大学附属华山医院感染科改编的歌曲《唯一的可能》、华中科技大学同济医学院附属同济医院创作的歌曲《英雄的武汉城 英雄的同济人》等，也都用真挚的情感、优美的歌声，诠释了白衣战士们不惧风险、主动请战、直面病魔的勇气与担当。

扫描二维码，收看《大爱为医》

为遏制新冠肺炎疫情蔓延，无数人不分昼夜地忙碌在抗“疫”一线。所幸，我们看到了疫情被慢慢控制的趋势，大量患者被治愈的消息也激励着我们。而这一切，是无数医务工作者们用他们的默默付出换来的。

7月龄患儿“收获”30多个“临时妈妈”

本刊记者 张磊

2月20日，上海年龄最小、仅7个月大的新冠肺炎患儿康复出院。17天前，该患儿被送入复旦大学附属儿科医院传染科隔离病房接受治疗。

“年龄较大孩子的不需要护士24小时陪护，但这个孩子还不到1岁，必须有人24小时守着。”复旦大学附属儿科医院传染科护士长夏爱梅坦言，“第一天晚上，由于对陌生环境不熟悉，家人又不在身边，孩子不停地哭闹，当晚值班护士张洁就把孩子抱在怀里安抚，一抱就是整整一晚上。”

传染科副主任医师葛艳玲每次查房时都喜欢抱抱这个孩子。她说，患儿可能是把穿着防护服的人都当作自己的妈妈了。除了治疗，医护人员还要给患儿冲奶粉、换尿布、哄他睡觉、陪他玩……在医院的17天里，患儿有了30多个穿着防护服的“临时妈妈”。“护士妈妈”们最辛苦，每4小时换班一次，每天有6个“护士妈妈”轮流照看孩子。好几位“90后”护士虽然自己还没孩子，但照顾起宝宝来，却不输任何人。“护士妈妈”们列了一个“任务清单”，几点喝奶、几点吃米糊、几点睡觉、需要注意什么，细致入微，令患儿家人特别感动。

除夕夜，新冠肺炎患者生下健康宝宝

本刊记者 王丽云

受访者 华中科技大学同济医学院附属协和医院妇产科教授 赵茵

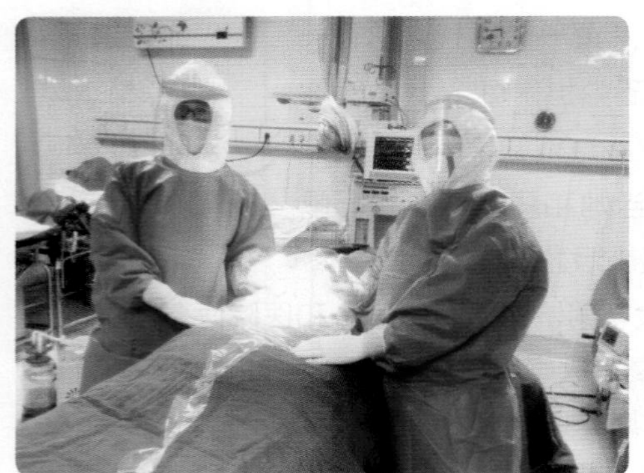

赵茵教授（左）正准备为患者施行剖宫产手术

2020年1月24日，除夕夜，新冠肺炎患者高女士在华中科技大学同济医学院附属协和医院（以下简称“武汉协和医院”）和武汉市红十字会医院专家团队的保驾护航下，经剖宫产顺利生下一名健康宝宝。

因发热、胸闷、咳嗽长达10天，怀孕近37周的高女士去武汉协和医院就诊，经胸部CT检查提示，高度疑似新冠肺炎，被转入该院托管的武汉市红十字会医院隔离病房治疗。1月24日，高女士出现血氧饱和度偏低，

17天夜以继日，换来患儿康复

本刊记者 张 磊

受访者 武汉市儿童医院重症医学科主任医师 张芙蓉

2月13日，国内首例危重型新冠肺炎患儿出院。17天前，患儿因高热、精神萎靡、少尿、呼吸急促，被紧急收入武汉市儿童医院重症医学科隔离病房。

“这是全国首例危重型新冠肺炎患儿。入院时，患儿的血氧饱和度只有80%，我们第一时间给患儿做了气管插管，用呼吸机辅助通气，同时进行抗休克等治疗。后来，患儿出现肾功能衰竭，我们又立即进行了血液净化治疗。经过十几天的持续抢救，终于把患儿从死亡线上拉了回来。”武汉市儿童医院重症医学科张芙蓉主任医师告诉记者。

在医护人员的精心治疗下，患儿的状况慢慢好转。2月5日，患儿成功脱离呼吸机，生命体征逐渐稳定。后经两次核酸检测为阴性，复查胸部CT显示肺部炎症已基本吸收后，患儿顺利出院。

此外，张芙蓉主任告诉记者，一切有创操作，如吸痰时因患者呛咳产生的大量飞沫和气溶胶，气管插管时患者喷射出的痰液，以及中心静脉置管、置血透管等各种操作，均可能造成新冠病毒的传播，导致医务人员被感染。为避免因接触患儿发生新冠病毒感染，我们严格要求所有接触的医务人员必须做好自身防范。也正是得益于正确的预判和防护，密切接触患儿的医护人员无一感染，十分难得。

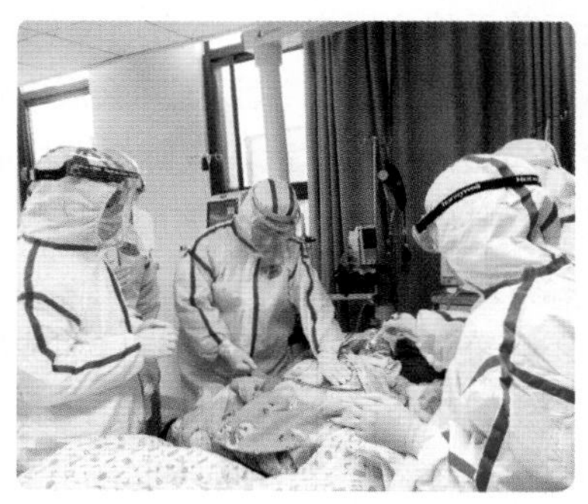

武汉市儿童医院重症医学科团队救治新冠肺炎患儿

腹中宝宝出现胎动异常，超声检查发现羊水过少。多学科专家会诊后，建议终止妊娠。由于患者短期内自然分娩的可能性不大，故需要尽快进行剖宫产手术。

高女士的主刀医生——武汉协和医院妇产科赵茵教授告诉记者，由于条件有限，面对一位这样特殊的患者，为保证无菌环境，手术室不能开窗户和空调，医护人员需要穿两层手术衣、两层隔离服，戴口罩、护目镜、防护面屏和四层手套，给手术带来了很大难度。

“术中，患者不停地咳嗽，导致手术床不停抖动，我们不断安慰她，‘快了，快了！我们一起加油，马上就可以见到小宝贝了！’”赵茵教授回忆道，“手术持续了近一小时，眼镜、护目镜、防护面屏上的雾气，不时模糊着我的视线，我只好间断屏住呼吸，希望雾气尽快散去……最终，在大家的通力合作下，伴随着‘哇’的一声强有力的婴儿啼哭，手术成功！”

记者了解到，高女士的宝宝非常健康，第一时间被家人抱回家照顾，而高女士则转入隔离病房继续接受治疗。其后，高女士被确诊为新冠肺炎，经积极治疗后，已于2月8日（元宵节）康复出院。她说，虽然还要继续隔离观察两周才能和孩子相见，但她是在幸福中等待着！

手术结束以后，赵茵教授开始思考：孕产妇是新型冠状病毒的易感人群，感染病毒后病情进展快，尤其是孕中期和孕晚期女性，容易演变为重症，她们如何才能得到科学治疗和处理呢？于是，她马不停蹄地与妇产科、新生儿科、感染科、呼吸科等相关专业的专家一起讨论，编写了《妊娠合并新型冠状病毒感染管理策略建议》并推广到全国，为有需要的医生提供帮助。

方舱医院：生命方舟，孕育希望

本刊记者 黄 薏 张 旻

在抗击新冠肺炎疫情的过程中，一种全新的医疗模式——“方舱医院”进入了人们的视野。为尽快减少新发病例的产生，自2020年2月4日起，湖北省武汉市全面着手将会展中心、体育场馆（如洪山体育馆、武汉客厅、武汉国际会展中心、光谷科技会展中心、武汉国际博览中心、武汉体育中心等）改造为“方舱医院”，集中收治新冠肺炎轻症患者。

2月28日，中央赴湖北指导组成员、国家卫生健康委员会主任马晓伟在国务院新闻办公室举行的新冠肺炎联防联控新闻发布会上表示，武汉市已经建成16家方舱医院，实际开放床位13 000多张，累计收治患者12 000多人。在武汉的新冠肺炎患者中，每4人就有1人是在方舱医院治疗的。

方舱医院原本是一种以医疗方舱为载体的成套野外移动医疗平台，具有紧急救治、外科处置、临床检验等多种功能。像武汉这种由大型体育馆、展览中心“临时改造”而成的方舱医院，是对方舱医院的一种创造性应用，也是一种全新的医疗模式。

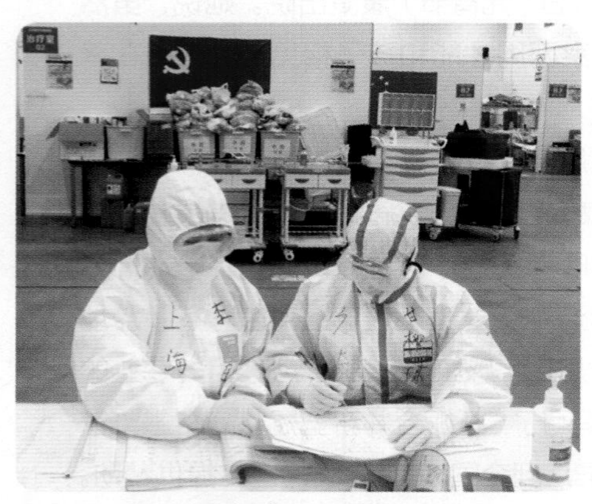

李昕医生（左）在方舱医院工作

随着方舱医院的陆续启用，新冠肺炎轻症患者被“集中收治”、妥善治疗，有效避免了疫情的进一步扩散。与此同时，全国各地的医务人员也纷纷驰援武汉，在方舱医院开展医疗救治工作。

2月4日，受国家卫健委派遣，同济大学附属东方医院国家紧急医学救援队暨中国国际应急医疗队（上海）55名队员，10辆专业车装载着药品、耗材、帐篷医院等共计30吨物资，驰援武汉。抵达武汉后，救援队在位于武汉市东西湖区的“武汉客厅”前广场搭起包含25顶帐篷的现代化帐篷移动医院，并接通远程会诊中心。2月7日晚，“武汉客厅”方舱医院正式收治第一批新冠肺炎轻症患者。东方医院国家紧急医学救援队23名医护人员入驻方舱医院，与来自宁夏、山东、北京等地的医护人员共同承担新冠肺炎患者的诊疗任务。

2月19日，本刊记者连线正在武汉客厅方舱医院工作的东方医院心内科医生李昕、东方医院南院重症医学科护士长高彩萍，听她们讲述了在方舱医院的工作经历。

李昕告诉记者，武汉客厅方舱医院是2月7日晚“开舱”的，那天晚上她正好上夜班。“说实话，以前从来没有见过方舱医院，第一次穿上全套防护装备进舱，内心还是有一点小紧张的。但入舱以后，马上投入‘战斗’，所有顾虑都抛到脑后了，只想着尽快把患者收进来。”李昕说，“一个夜班下来，我们收了300名患者。下班的时候，大家累得连说话的力气都没有了。”

虽说方舱医院收治的都是新冠肺炎轻症患者，但“突发事件”仍时有发生。李昕告诉记者，一天夜里，一位老大爷的病情突然加重，呼吸急促，血氧饱和度只有89%左右。见状，她赶紧跑到抢救室借来氧气瓶，给患者吸上了氧气，让他感觉舒服些。待患者稍稍稳定些，她又跑去联系转院事宜。由于跑得太急，她都没发现自己的一只鞋套掉了。“后来，还是其他医院的一名护士看见了，用垃圾袋帮我把脚套上了。”电话那头，李昕说道，“鞋套掉了，等于暴露在病毒环境里了，但当时，根本顾不了那么多。幸好，患者后来稳定了，第二天就转到定点医院治疗了……”

高彩萍护士长是2月9日入舱的，她带领着15人的护理团队。“方舱医院内的患者病情都比较轻，治疗也比较简单，以口服药为主。除了治疗以外，我们护士也比较关注患者的情绪变化。因为我们发现，不良情绪会‘传染’。”高彩萍说。

为了让患者保持好心情，也为了“督促”他们不要一直躺在床上，高彩萍和她的姐妹们在日常工作之余，还花心思组织了不少“活动”。

“为了让患者多运动，我们会在每天上午和下午，带领大家做呼吸操。开始有十几个人来练习，现在越来越多了。”高彩萍说，“对于带领患者进行什么样的运动，我们是研究过的。后来，我们决定教大家做呼吸操。因为做呼吸操有助于患者呼吸功能的康复，动作也比较舒缓。”

除了带领大家做运动外，高彩萍和她的姐妹们还会定期组织“读书会”，给病友们提供沟通、交流的机会。为了帮助有困难的患者，她们建了4个100人的微信群，组织了一批患者“志愿者”，还成立了患者临时党支部，希望所有患者都能感受到方舱医院的温度。

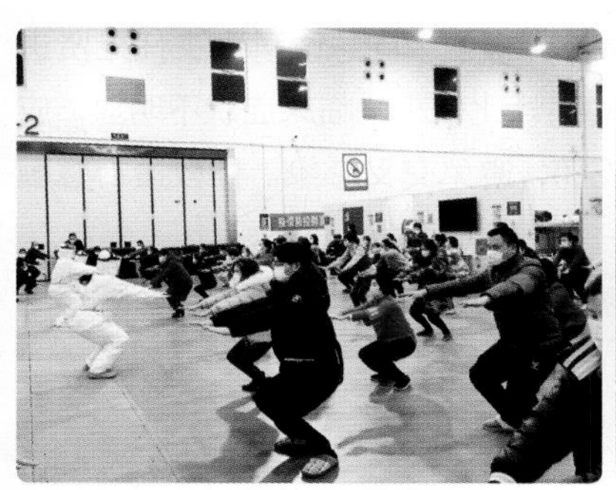

高彩萍与护士们带领患者做呼吸操

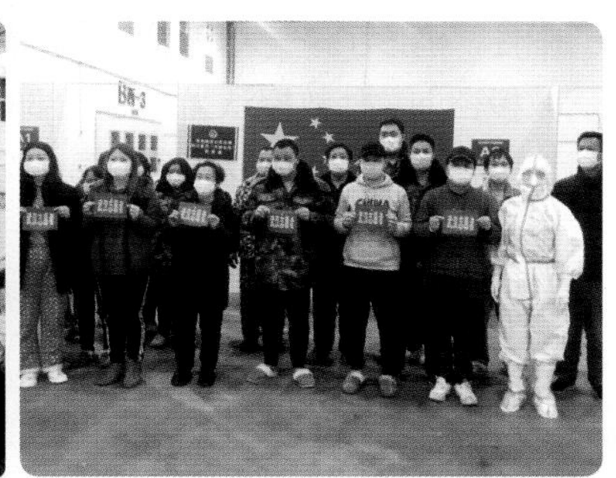

高彩萍和“患者志愿者”们在一起

2月14日上午，位于武汉市江夏大花山户外运动中心的江夏方舱医院开舱，由来自天津、河南、陕西、湖南、江苏五省的中医医疗队共同管理。

国家中医医疗队（江苏）队长、江夏方舱医院副院长、江苏省中医院呼吸科史锁芳主任医师告诉记者，江夏方舱医院是首家以中医治疗为主的方舱医院，汤药、敷贴、功法、穴位拍打等中医疗法在这里均已应用，深受患者欢迎。

“目前，我们的患者都吃上了中药。同时，我们还针对发热、咳嗽、脾胃不适、焦虑、失眠等症状，拟定了一些协定方。前些日子，一名68岁的女性患者因每晚剧烈咳嗽、入睡困难找到我。经查舌、诊脉，我给她开了清化湿浊、肃肺止咳、通降阳明的方子，并给她做了头颅穴位按压。第二天，她在微信群里告诉我，吃了中药以后，咳嗽已经好多了。”史主任说。

据史主任介绍，在江苏省中医院所在的“苏六病区”，医护人员每天早晚还会教患者练习中医功法。早上花6分钟练习“太极六气”功法，睡前用15分钟练习“呼吸吐纳”功法。

“医护人员们在舱内必须穿着全套防护装备，一套功法做下来，个个都汗流浃背。但听到许多患者反映练习了中医功法以后，精力改善了，睡眠好多了，心情也放松多了，大家都感到很欣慰。”史锁芳主任笑着说道。

在方舱医院，和谐的医患关系也让医护人员备感温暖。由于需要照顾的患者比较多，医护人员都非常忙，发饭、发药、监测生命体征、查房、开医嘱、写病程记录……几乎一刻不停。医护人员的辛苦，患者看在了眼里。为此，他们自发组织了一支志愿者队伍，协助医护人员进行病区清洁、消毒、生活垃圾处理、发药、发饭等工作，大大减轻了医护人员的压力。

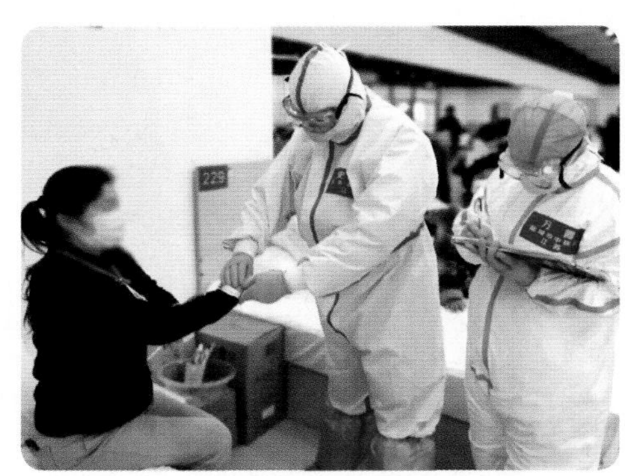

史锁芳主任为患者把脉

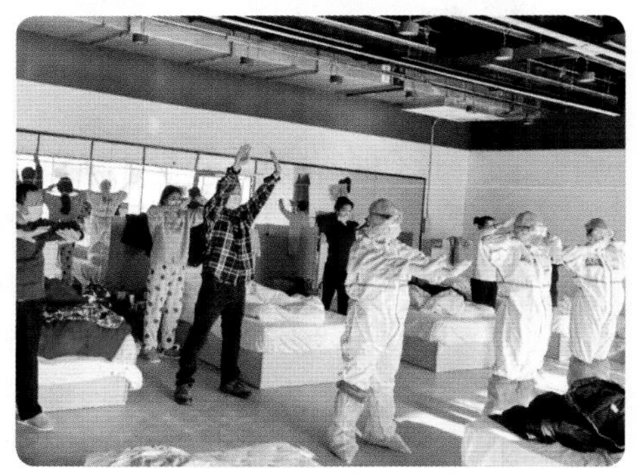

医护人员带领患者练习中医功法

希望我的血浆能帮助更多患者

本刊记者 黄 薏
受访者 武汉大学人民医院急诊科护士 贾 娜

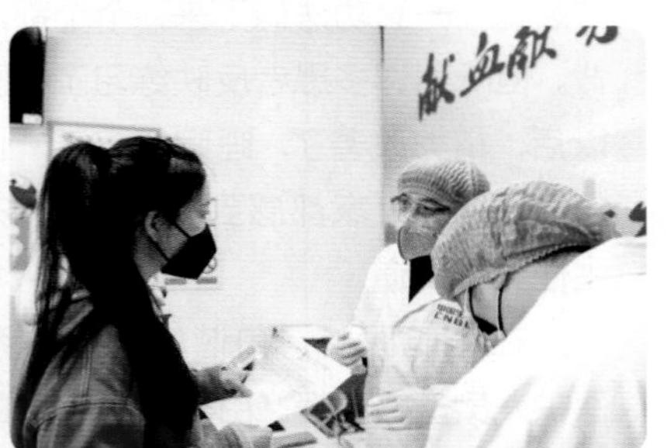

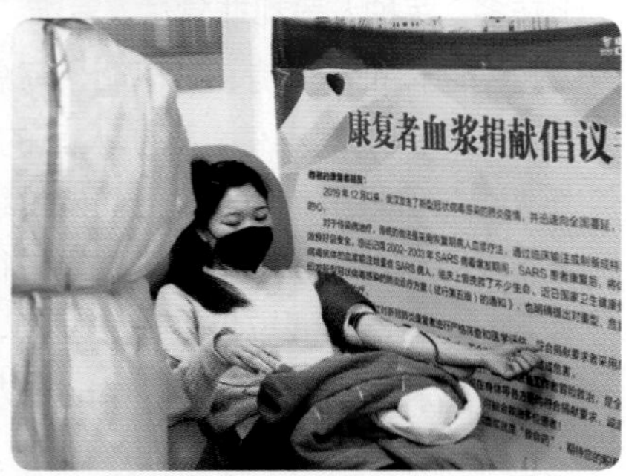

贾娜正在捐献血浆

贾娜是武汉大学人民医院急诊科的一名年轻护士。1月24日，她被确诊感染了新型冠状病毒。之后的18天里，她独自在家隔离治疗，并成功自愈。2月11日，在离开岗位18天后，她如愿重返一线，与同事们并肩作战。

2月19日上午，在痊愈14天后，贾娜走进武汉大学人民医院爱心献血屋，捐献了300毫升血浆。她说：“希望我的血浆能够拯救更多患者的生命，这点付出不算什么。何况，我本身就是一名护士。”

1月23日，贾娜突然感到四肢乏力、咽痛，在同事的提醒下，做了CT检查和病毒核酸检测。CT检查报告提示病毒性肺炎可能。次日凌晨，她收到了同事发来的核酸检测结果——新冠病毒核酸检测阳性，确诊了。一大早，贾娜拿着检查报告单向急诊科副主任杜贤进教授咨询。杜教授认为，她肺部的病灶比较小，临床症状不明显，应该是轻症患者，可以在家隔离、吃药，避免交叉感染。杜教授特意嘱咐贾娜，回家要做“三好学生”——吃好、睡好、心态好。

今年是贾娜入职后的第一个春节，她选择不回老家，在医院坚守

我的“武汉家人”出院了

本刊记者 张 磊
受访者 中南大学湘雅医院肝胆胰外科护士 周 蓝

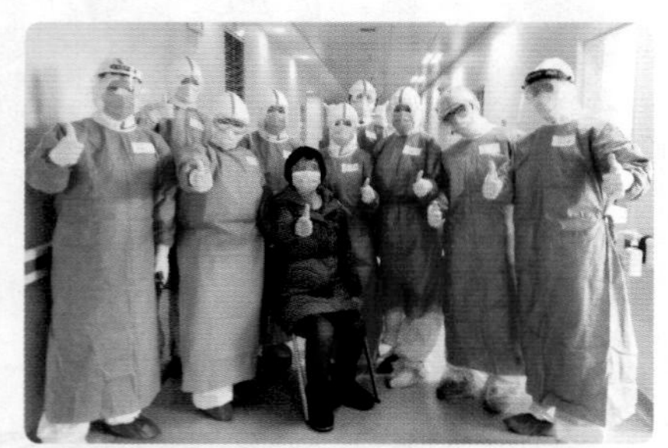

“武汉家人”薛阿姨与医护人员合影

住在收治新冠肺炎患者的隔离病房，不能被探视和陪护，本就因患病而焦虑的患者往往会感到更加无助。尽管多数患者能通过手机与家人联系，但还有少数患者，由于家人均处于隔离或住院状态，当出现生活物资短缺等情况时，无法得到及时解决。为了帮助这些患者，湘雅医院援鄂医疗队在工作群里发起了“临时家属招募通知”，由病房护士作为“临时家属”，与患者“结对”，为他们解答疾病治疗上的疑惑，及时向医生转达他们的诉求，为他们提供生活上的帮助，经常去问候他们，让他们感受到“遇到困难有人帮”的温暖。

“2月20日，来武汉的第13天，是值得我记住的开心日子。我的‘武汉家人’薛阿姨出院了！”中南大学湘雅医院肝胆胰外科护士周蓝在朋友圈里晒出了她和她的“武汉家人”薛阿姨的合影。

周蓝告诉记者，与她结对的“武汉家人”薛阿姨症状相对较轻，

岗位，没想到被确诊为新冠肺炎。独自隔离治疗期间，她不时在微博上发布自己的状况，得到了众多热心网友的支持和鼓励。

2 月 4 日，当拿到两次核酸检测阴性的结果后，她发布了一条长微博总结经验，鼓励网友不要害怕。没想到这条微博火了，共获得近 1 亿的阅读量，点赞量超过 30 万。

7 天后，贾娜回到了工作岗位，在急诊抢救室与同事们一起奋战。疫情还在继续，她不是不怕，但她说："击败了病毒，就仿佛获得了新生，特别期盼能够早日重回一线！我很渺小，但护士服是我的战袍！"

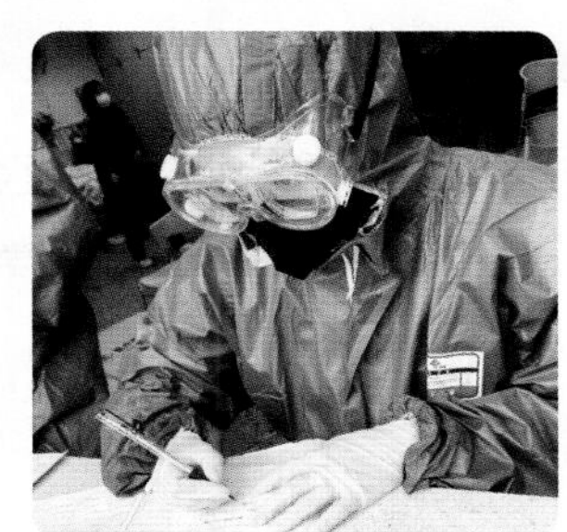

贾娜痊愈后重返抗"疫"一线

也非常配合治疗。每当看到薛阿姨在小本子上详细记录自己每天的身体状况，经常下床活动，有时还在病房里做做操时，她都会给薛阿姨"点赞"。薛阿姨告诉周蓝，她的儿子不在武汉，现在她住进了医院，丈夫作为密切接触者被隔离了，家里只留下老母亲，不知道她一个人能不能照顾自己……说到这里，薛阿姨的眼眶红了。

"我想，在与家人分离的这些日子，她肯定早就期盼着能有个人和她聊聊天吧。所以，只要有空，我就会去她床边看看她，陪她说说话。在口罩、护目镜的层层防护下，她看不到我的长相，却牢牢记住了防护服上的名字，我能感到她对我的信任。在这里，我和我的姐妹们有很多像薛阿姨一样的'家人'，他们让我们时刻感受到'赠人玫瑰，手留余香'的幸福感。"周蓝说。

特殊的毕业证书

本刊记者 黄 薏

2 月 9 日下午，由 136 人组成的瑞金医院第四批援鄂医疗队出征武汉，接管武汉同济医院光谷院区的两个病区。到达武汉后，瑞金医院援鄂医疗队结合国家、当地和自身经验制定了诊断和治疗流程，对病房运作的整体流程做了科学的梳理，迅速、有效地开展医疗工作，不到 24 小时就开始收治新冠肺炎重症及危重症患者。

由于病区收治的新冠肺炎患者病情危重，60 岁以上老年患者占大多数，一半以上患者合并其他慢性病，故医疗队充分发挥自身"组团式"的优势，组织多学科专家对每一例患者进行讨论，并制定了个体化的治疗方案。

2 月 19 日，瑞金医院援鄂医疗队所在的武汉同济医院光谷院区迎来了首位出院患者。出院时，患者从上海援鄂医疗队队员手中接过了一张特殊的毕业证书——"抗疫大学"毕业证书。

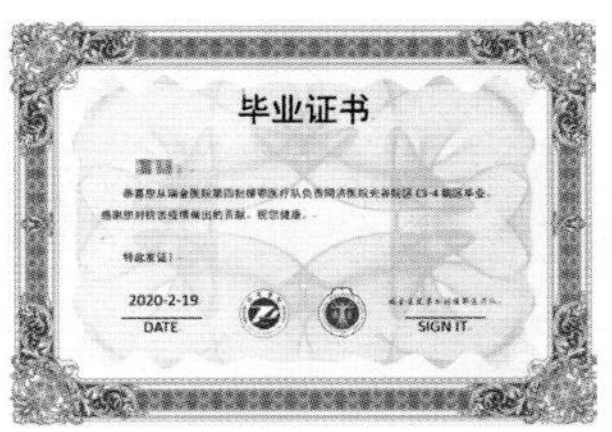

毕业证书

2020-2-19

DATE

SIGN IT

"抗疫大学"毕业证书

目前，已经有数十位康复患者领到了这张特殊的毕业证书。毕业证书的设计者、瑞金医院第四批援鄂医疗队领队、瑞金医院副院长胡伟国说："我们给出院患者颁发毕业证书，是一种纪念，更是出于人文关怀的一种鼓舞。我们衷心祝贺他们在由瑞金医院主办的'抗疫大学'顺利毕业；希望他们在'毕业'之后，能继续为抗击疫情做贡献。同时，我们也是为了激励更多患者有共同战胜疫情的勇气，祝愿他们早日康复！"

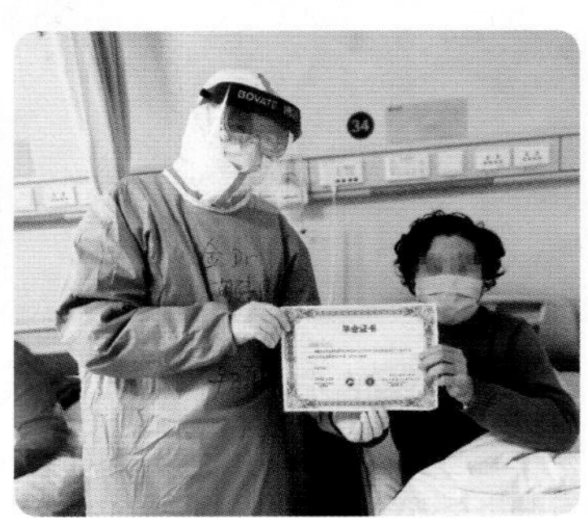

胡伟国教授为康复患者颁证

在抗“疫”一线，医护人员是勇者，是战士；脱下战袍，他们也是普通人，是父母，是子女，是家人的依靠，也是家人的牵挂。在这场前所未有的战役中，他们付出得太多了，让我们铭记他们！感谢他们！

本刊记者　张磊　黄薏

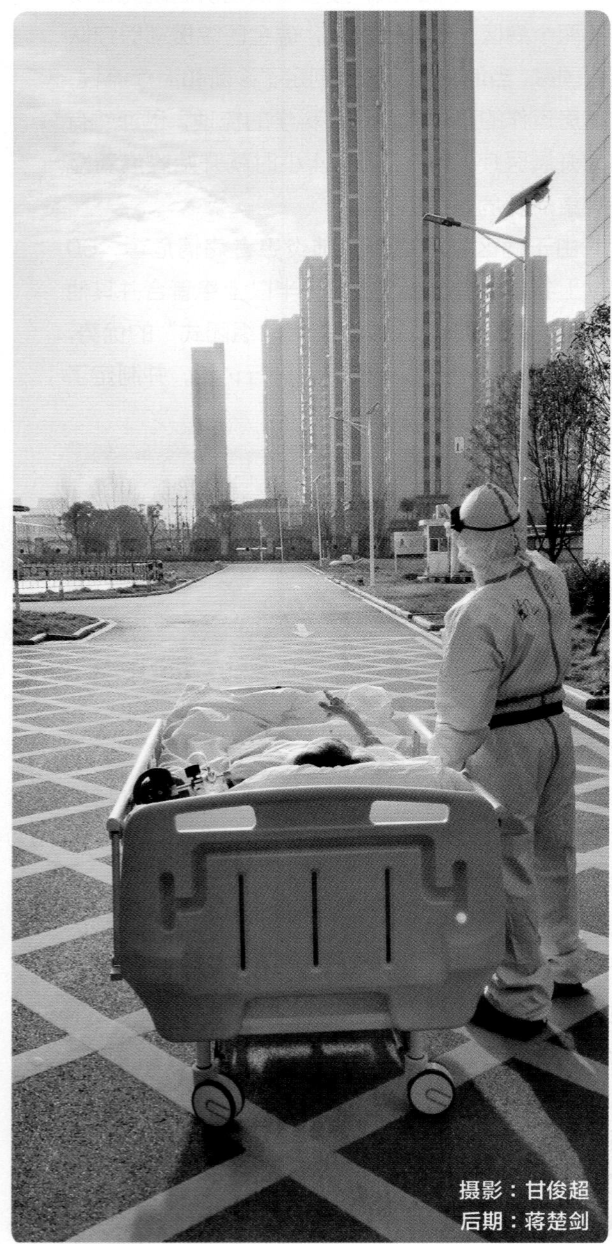
摄影：甘俊超
后期：蒋楚剑

"你看，那落日真美！"

——复旦大学附属中山医院援鄂医疗队队员刘凯在护送一名新冠肺炎重症患者做CT检查途中，停下来陪他欣赏了一次久违的落日。

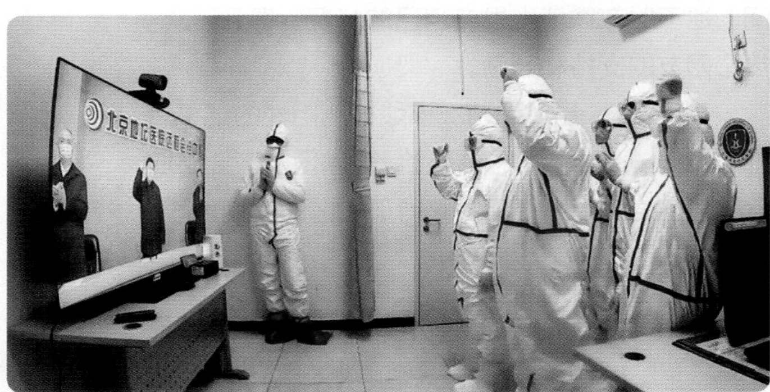

“习主席放心！我们一定不负重托，不辱使命！”

——华中科技大学同济医学院附属协和医院医务工作者

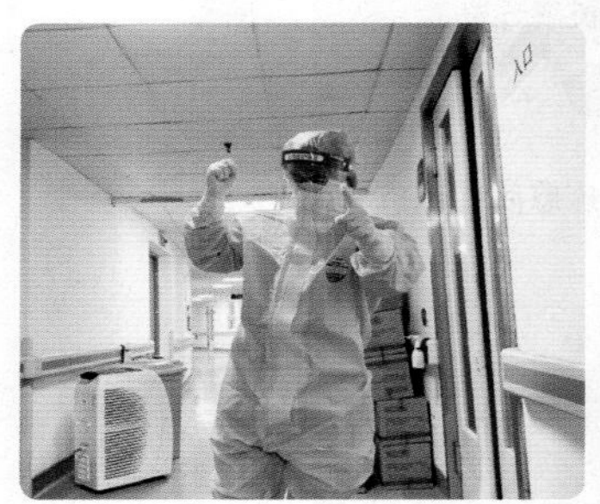

“洗了个‘汗水澡’”

——武汉大学人民医院重症医学科副主任医师余追

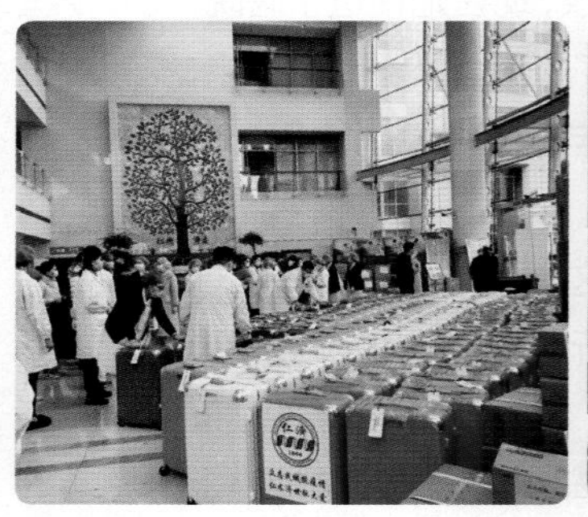
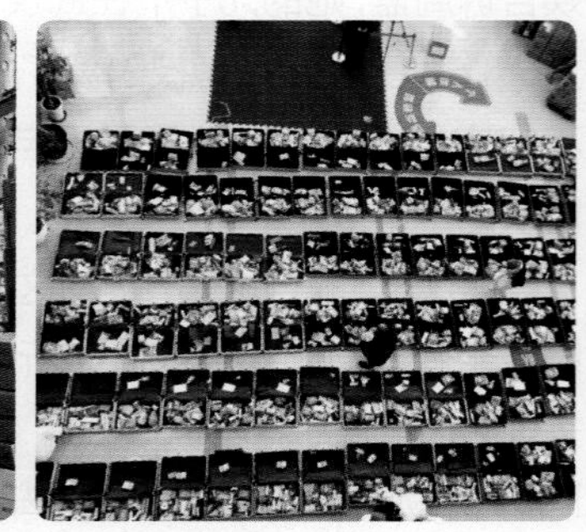

“物资带够了吗？再检查一遍。愿‘仁’至‘疫’尽，‘济’往‘凯’来！”

——上海交通大学医学院附属仁济医院医疗队出征前

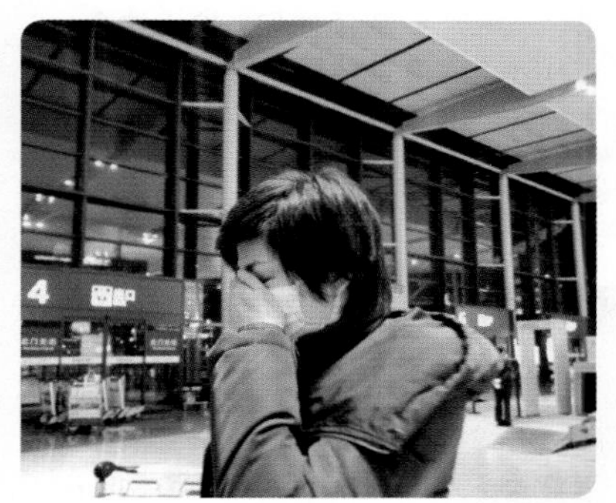

"告别 80 多岁的父母，不是害怕，而是不舍……"

——上海中医药大学附属岳阳中西医结合医院心内科重症监护室护士长潘慧琳

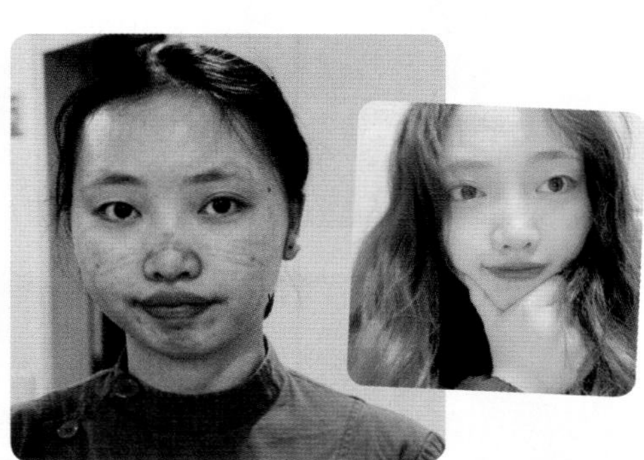

"大家都说，这是'最美勋章'，虽然有点疼。"

——湖南省人民医院急诊一科护士宋舒宁

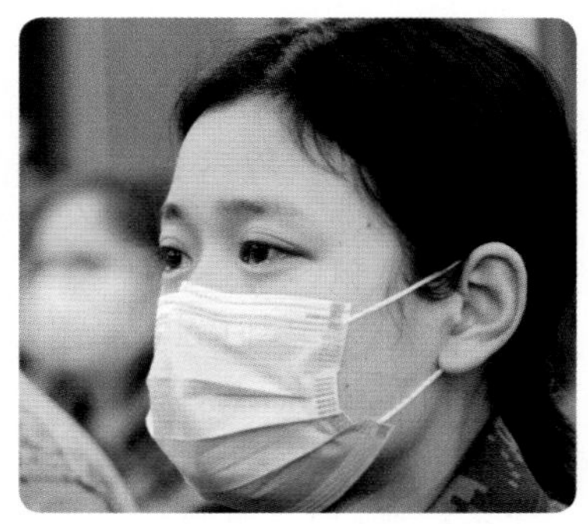

"生日当天出征，我一定不辱使命！"

——上海交通大学附属第一人民医院护士张芳

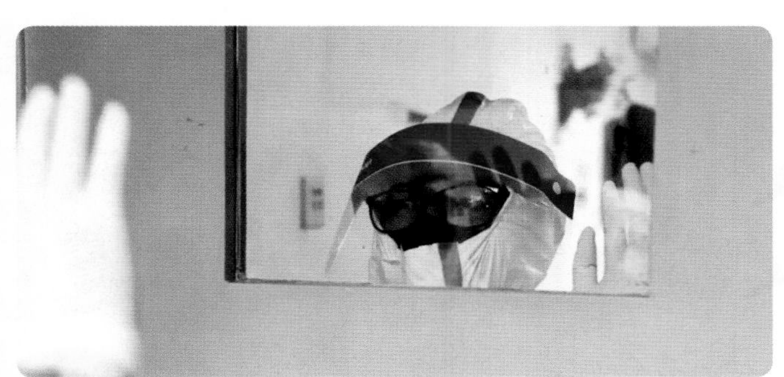

"加油！""放心！"

——华中科技大学同济医学院附属协和医院隔离病房"无声的鼓励"

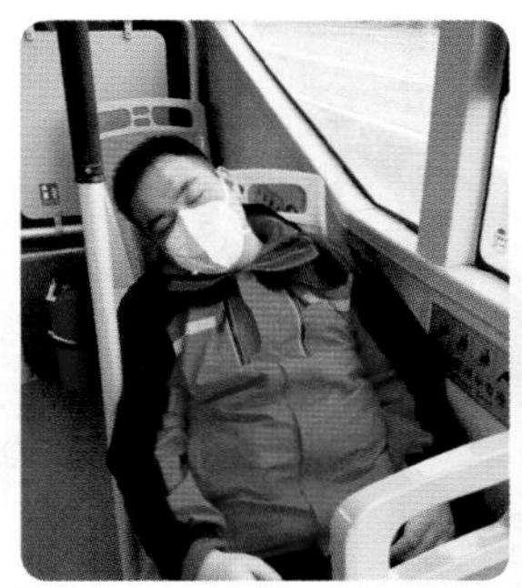

"终于下班了，在车上歇会儿……"

——上海市第七人民医院援鄂医疗队队员在回驻地的车上

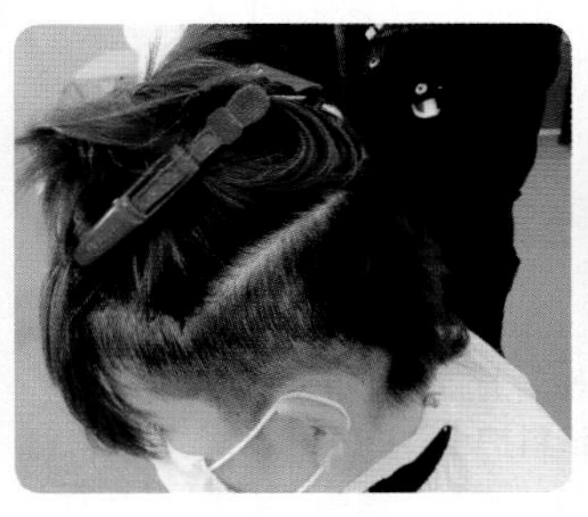

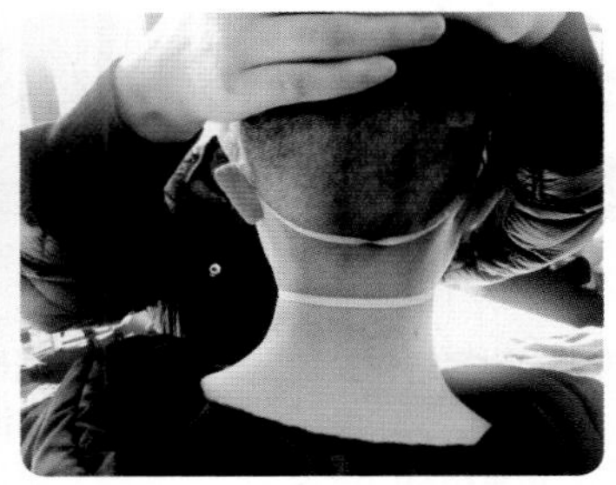

"没关系，头发剪了还会长出来！"

——上海市第七人民医院援鄂医疗队队员出征前

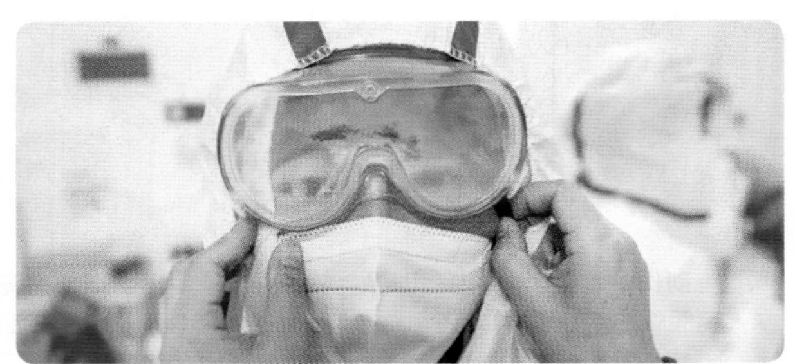

"'雾里看花'，藏不住的是你那坚定的眼神！"

——中南大学湘雅医院感染病科护士长袁素娥

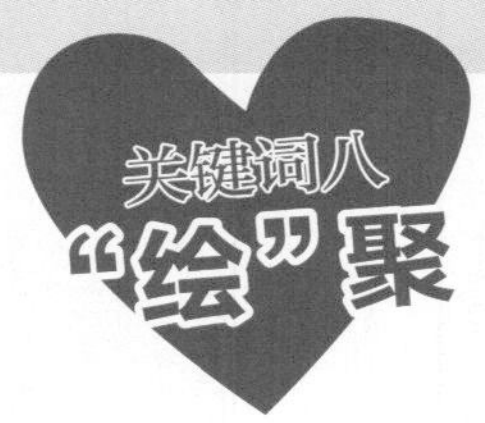

本刊记者 张磊 黄薏

在抗击新冠肺炎疫情的战役中，无数白衣战士逆向而行，舍小家、为大家，他们的壮举赢得了千百万中国人的尊敬和钦佩。

白衣战士们在抗"疫"前线的身影和点点滴滴，被一些有"爱"的人用画笔记录了下来。他们中，有画家、有医生、有护士，也有孩子……

请大家跟随我们，一起看看这些充满温情和勇气，汇聚着爱与力量的作品吧！

战"疫"天使

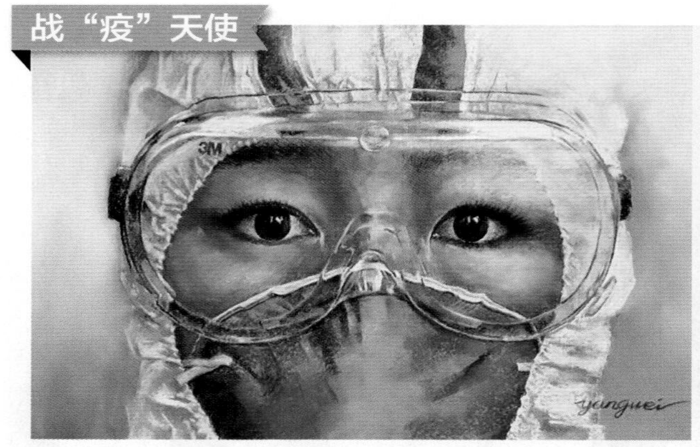

创作：杨巍

感言：医务人员不怕牺牲，积极投身抗"疫"斗争，令人十分感动。艺术家应该歌颂他们。护士这个群体最年轻、最辛苦，我们更要赞美她们！

信念

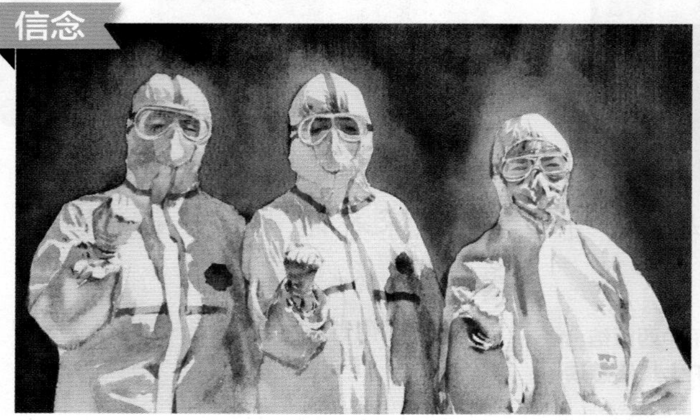

创作：四川省成都市七中育才学校教师王重旺

感言：塞涅卡说："真正的伟大在于以脆弱的凡人之躯体而具有神性的不可战胜的力量。"我怀着对医护人员的崇敬之情，画下了他们坚毅的神态。

最美逆行

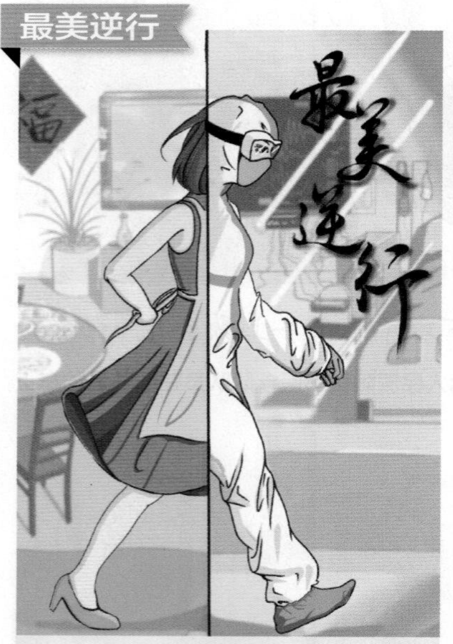

创作：董思乔 彭琼（北京大学人民医院"医二代"）

感言：身后，是飘香的饭菜，是温馨的家；前方，是防疫一线，是需要救治的患者。逆行者们，愿你们平安归来。

出征

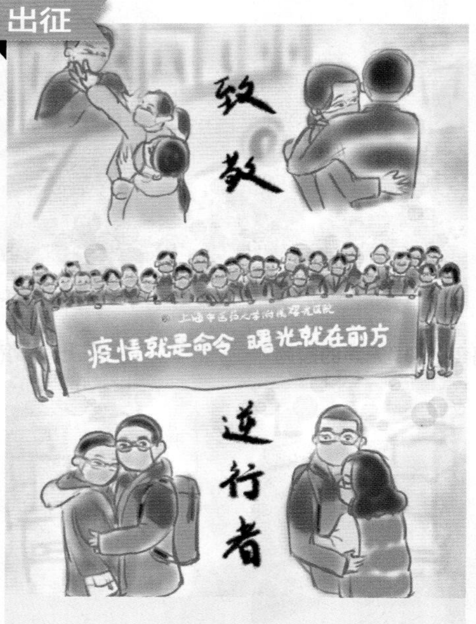

创作：上海中医药大学附属曙光医院中医内科副主任医师 朱蕾蕾

感言：在后方的我，希望用自己擅长的方式为正在"前线"的同事们加油、鼓劲，向他们致敬！

加油武汉！加油中国！

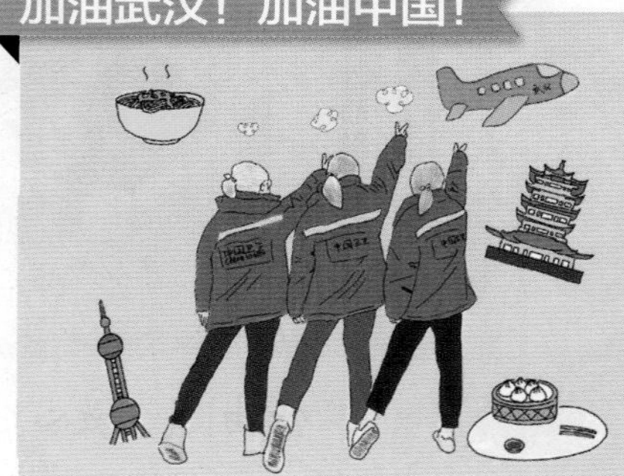

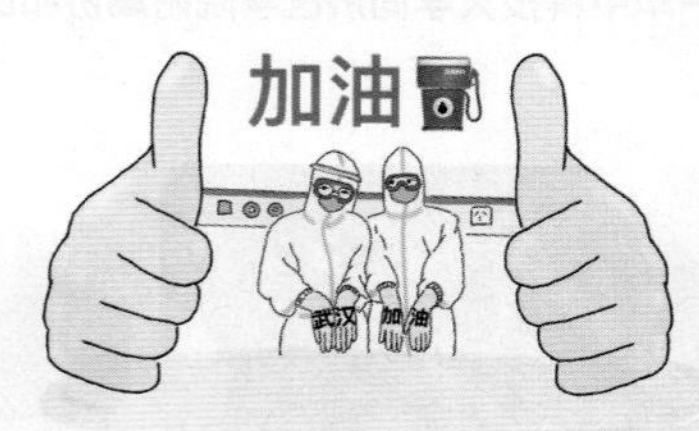

创作：上海中医药大学附属市中医医院急诊科护士 祁丽雯

感言：我拿起画笔，记录下"逆行者"们的点点滴滴，等待他们凯旋！

漫画版“雷神山日记”

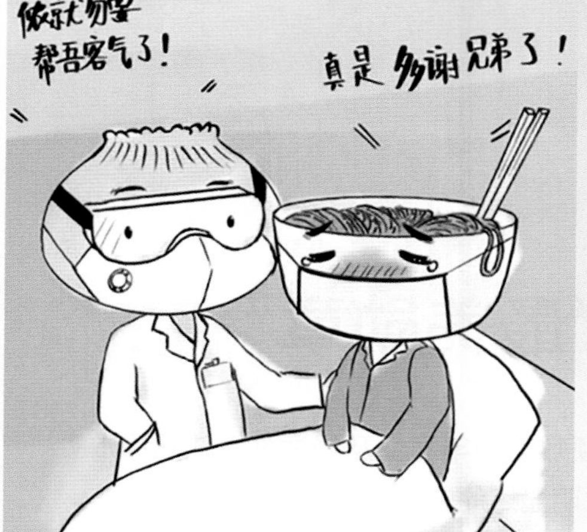

小笼包遇上热干面
一条江系上两座城
侬就勿要
帮吾客气了！
真是多谢兄弟了！

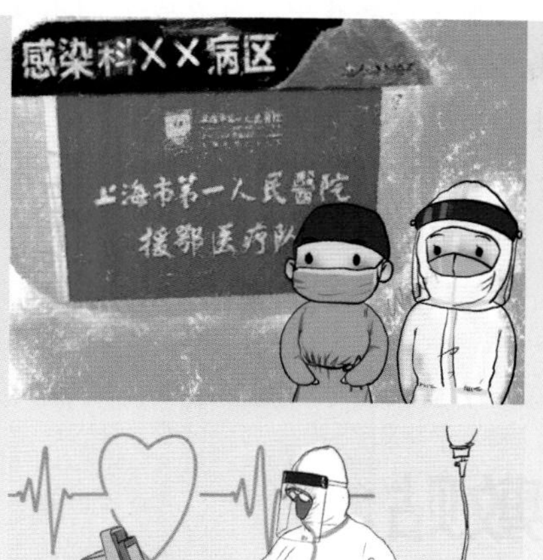

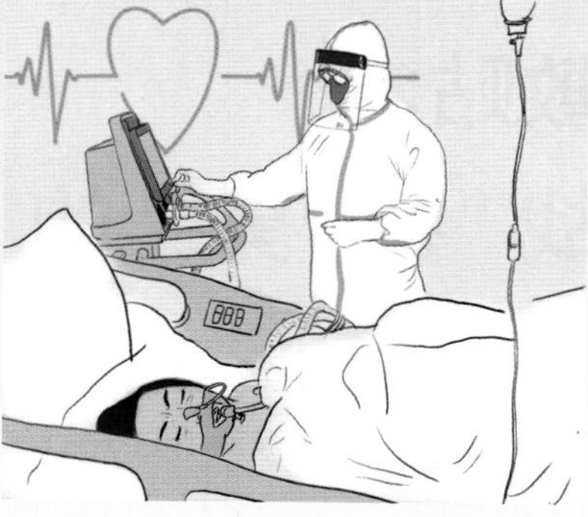

创作：援鄂医疗队队员、上海交通大学附属第一人民医院护士　邹芳草

感言：我希望通过线条的勾勒、色彩的变化，记录下雷神山病房里生动的每一幕，也给我的“战友们”换一种心情，舒缓一下情绪……

你是最美的

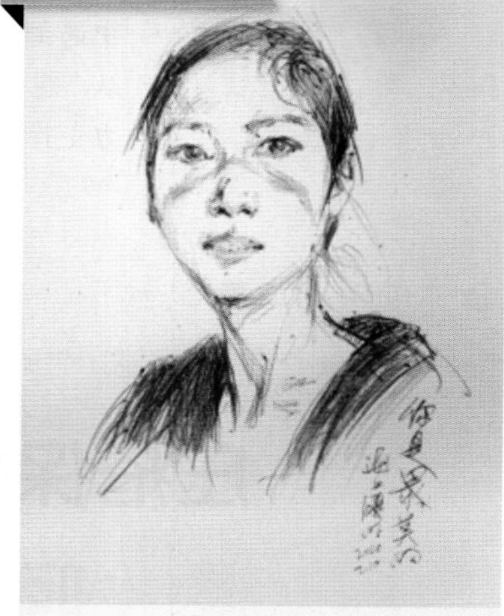

创作：罗履明（《大众医学》杂志退休美术编辑）

感言：由于长时间穿着厚重的防护服、戴着口罩，护士们的脸上被勒出了深深的印痕，让人心疼。我想说：“此刻的你们，是最美的。”

送别

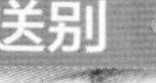

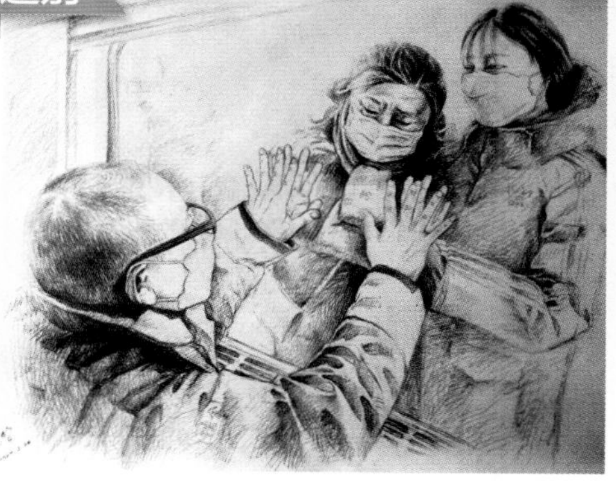

创作：无锡市华庄中学艺术组教师　王华

感言：看到瑞金医院王朝夫主任出征时与家人道别的画面，作为医务人员家属的我感同身受，怀着无比激动的心情拿起了画笔。

你们是新时代的英雄

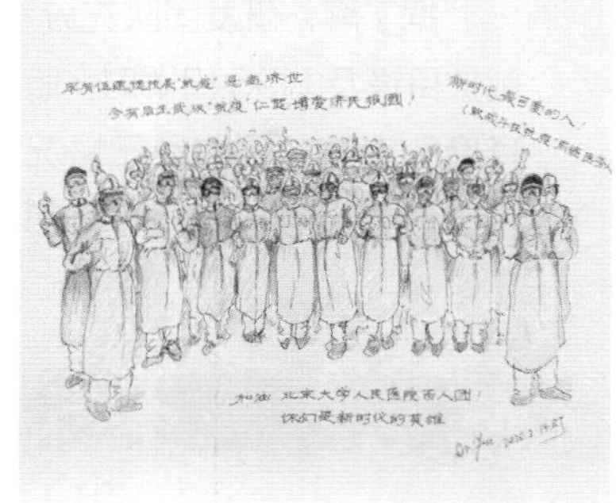

创作：北京大学人民医院创伤骨科教授　付中国

感言：昔有伍连德院长“抗疫”悬壶济世，今有后生武汉“抗疫”济民报国！加油，北京大学人民医院百人团；加油，战斗在抗“疫”前线的所有医务人员。你们是新时代的英雄！

雷神山ICU里的“黑板报”

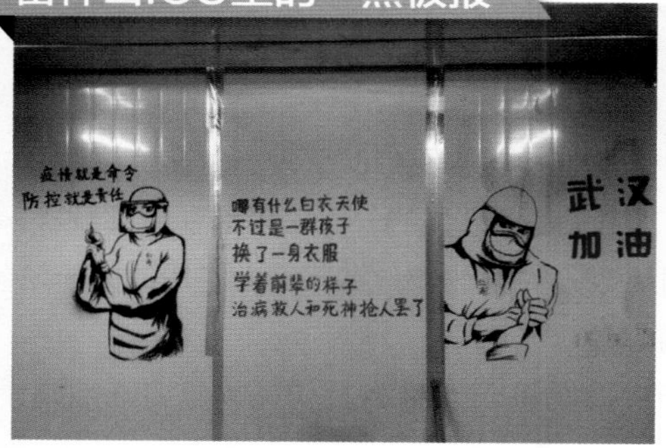

疫情就是命令
防控就是责任
哪有什么白衣天使
不过是一群孩子
换了一身衣服
学着前辈的样子
治病救人和死神抢人罢了
武汉
加油

创作：援鄂医疗队队员、上海交通大学医学院附属仁济医院　庄佳影（图）　程 菲（文）

创作感言：我们想让简单的墙板富有情感。我们来了，便把这里当成了“家”，在这里勇敢面对病毒，也必将战胜病毒。

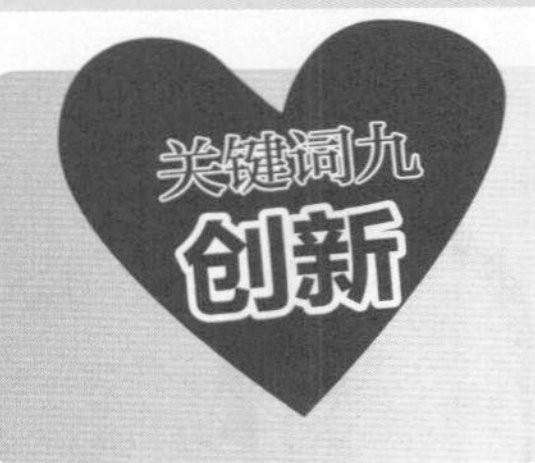

在抗击新冠肺炎的战役中，白衣战士们不仅冲锋在前，还善于总结经验、发现工作中遇到的一些问题，并想方设法加以解决。以下三个诞生于抗“疫”一线的“暖心发明”，从“想法”到“产品”，几乎都不超过10天。这其中，凝聚着设计者的心血、医院的鼎力支持，以及众多企业的积极响应，体现着中国速度和中国温度。

本刊记者　黄 薏

压疮保护敷贴：呵护战“疫”勇士的“最美勋章”

自新冠肺炎阻击战打响以来，一张张医务人员面部的特写照片感动着我们。由于长时间佩戴口罩、护目镜而压勒在脸上的一道道压痕、红肿甚至破溃，被誉为“最美的勋章”，却让人看在眼里，疼在心里。

日前，同济大学附属第十人民医院的一项发明——头面部防口罩压疮保护敷贴，不由让人心头一暖。

据了解，研发团队充分考虑了医护人员佩戴护目镜及N95口罩时，脸颊、鼻梁、额头、耳后乳突等部位的受压情况，设计了蝶翼形、月牙形等造型的敷贴，既可充分保护这些部位免受压迫，又兼顾敷贴的牢固性及舒适性，并确保敷贴被撕下时不会产生明显疼痛感。

2月24日，同济大学附属第十人民医院发热留观病房的严喆护士长和高美丽护士成为第一批试用者。在研发人员的帮助下，她们贴上了鼻贴、额贴和耳贴，然后再套上口罩和护目镜，一下子感觉舒服了很多。据悉，这项发明已迅速完成了专利申报和转让，以最快的速度投入量产。3月5日，首批产品已送至武汉，支援抗“疫”一线。

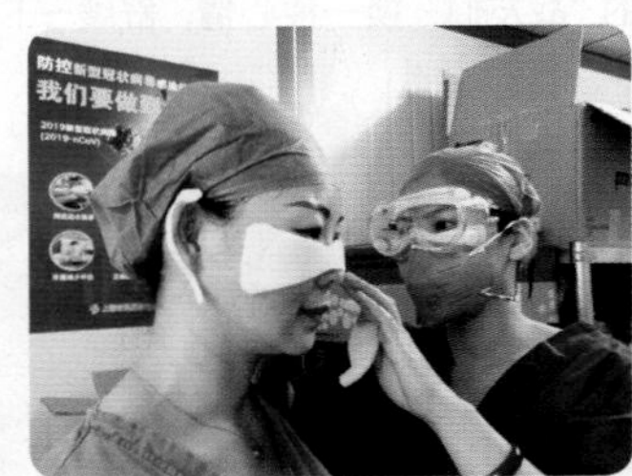
医护人员试用压疮保护敷贴

一次性医用防护鼻罩：不让病毒有“可乘之机”

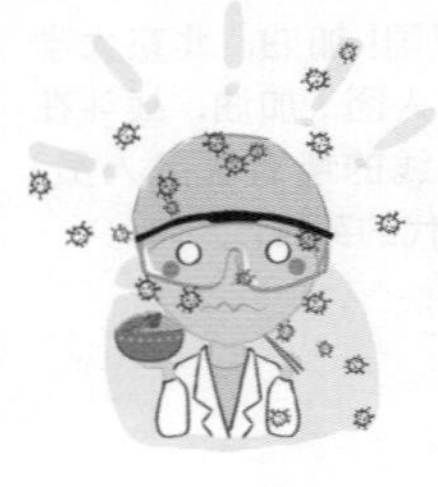

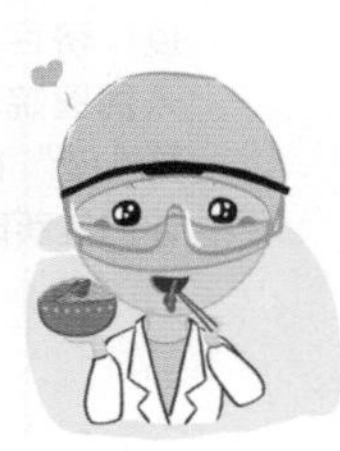

在抗击新冠肺炎疫情的前线，上海首批援鄂医疗队队员、复旦大学附属中山医院呼吸科副主任蒋进军发现，由于医务人员的一日三餐都在医院解决，在进餐和饮水时会脱下口罩，时间从数分钟到数十分钟不等。这段时间无法佩戴防护品或口罩，存在很大的暴露风险。

为了解决这个问题，蒋进军与中山医院宋元林教授协商，邀请陈淑靖、

一次性防飞溅隔离巾：医护人员的“防护盾牌”

2月中旬，在上海公共卫生临床中心参与新冠肺炎患者救治工作的上海交通大学医学院附属第九人民医院急诊科吴嘉骏医生发现，医护人员为患者进行气管插管、吸痰、更换呼吸机接头及呼吸回路等操作时，含有病毒的痰液容易喷溅出来，增加医护人员被感染的风险，非常需要一种“防喷溅装置”加以保护。

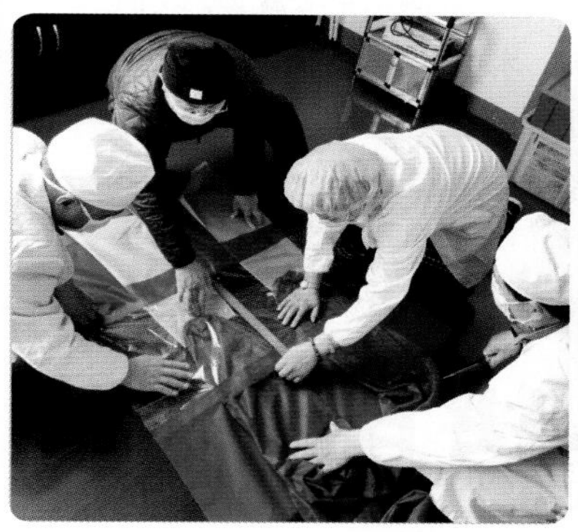
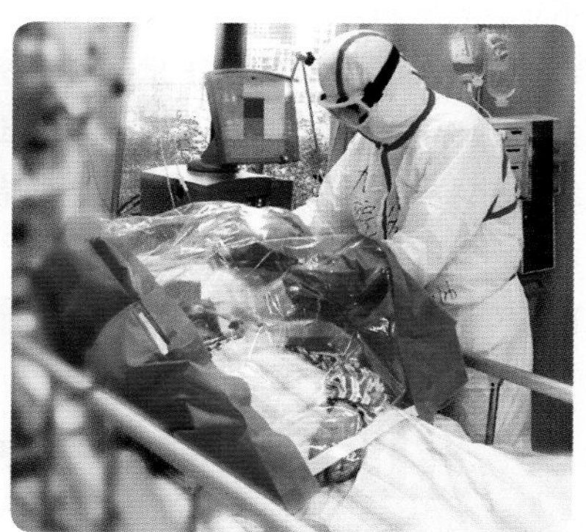

防飞溅隔离巾已在隔离病房使用

于是，他马上与在上海交通大学生物医学工程学院、上海清华国际创新中心工作的同学夏伟梁教授和何锦涛博士组成了联合设计团队，于2月18日完成了设计草图。

在上海交通大学医学院附属第九人民医院的全力支持下，“一次性防飞溅隔离巾”项目于2月21日获国家知识产权实用新型专利申请批号，并于次日完成了样品试制。2月23日晚，100件“一次性防飞溅隔离巾”制作完成，被分别送往华中科技大学同济医学院附属同济医院光谷院区、武汉市金银潭医院和上海市公共卫生临床中心。该隔离巾由防护材料和透明材料等组合而成，预设两对袖套式操作口，既能保证良好的视野，又提供了一定的操作自由度，既不影响医护人员实施临床治疗，又可显著降低手术和操作过程中的暴露风险。

毕晶医生组建了研发团队，不断完善思路和设计，最终研发了一种结构简单、成本低廉、使用方便、用后即抛的一次性医用防护鼻罩。医护人员可以在就餐、饮水时佩戴它，为呼吸道提供防护。2020年2月12日，复旦大学附属中山医院向全国招募企业进行转化投产。在上海罗莱家用纺织品有限公司和上海宏隆医疗用品有限公司的支持下，仅仅三天时间，诞生于武汉金银潭医院的“上海发明”，就从图纸变成了戴在医护人员脸上的防护用品。PM

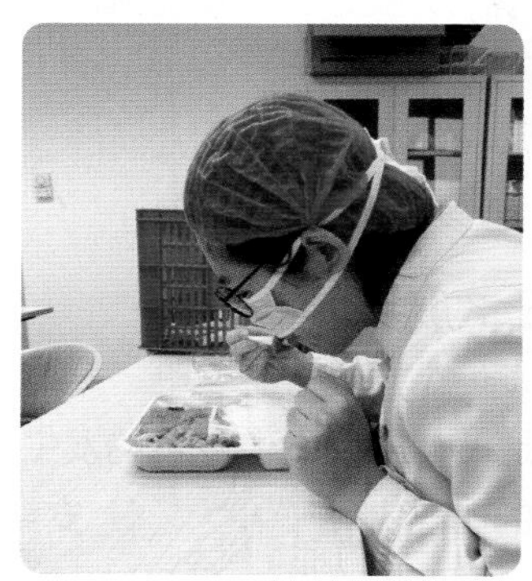
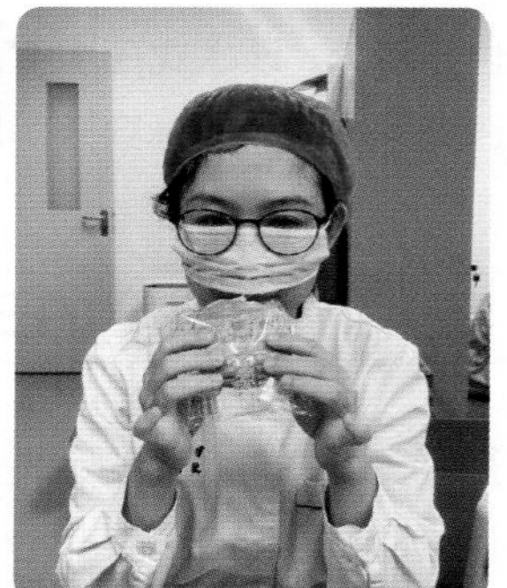

武汉金银潭医院的医护人员已用上“防护鼻罩”

医生手记

2020年1月，一位长年吸烟的40岁男性来到上海中医药大学附属第七人民医院胸痛中心就诊。我们追问病史发现，患者曾于2017年11月在外院因“急性心肌梗死”行右冠状动脉血运重建术，植入药物洗脱支架1枚。术后，患者遵医嘱服药，但未戒烟。一年半后，在与朋友聊天时，患者被告知所服药物有较大的副作用，如服用阿司匹林可有明显胃肠道反应、服用他汀类药物有肝肾功能损伤等。经朋友的“好心提醒”，患者于2019年6起自行停服所有药物。

今年1月初，在一次体力活动后，患者再次出现胸痛、胸闷、心前区不适，他感到可能又发生了心肌梗死，遂急至胸痛中心就诊。我们接诊后很快确诊其发生了下壁心肌梗死，术中发现右冠状动脉中植入支架的部位再次闭塞，立即予以疏通，吸出大量红色血栓，术后继续强化抗栓、稳定斑块等治疗。患者十分不解，已经疏通的血管怎么会“一堵再堵”呢?

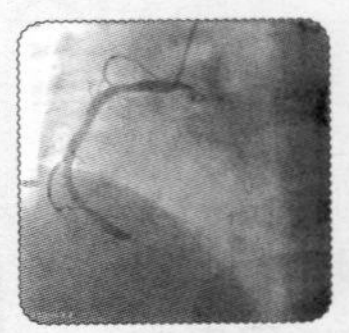
术前：右冠状动脉支架内完全闭塞

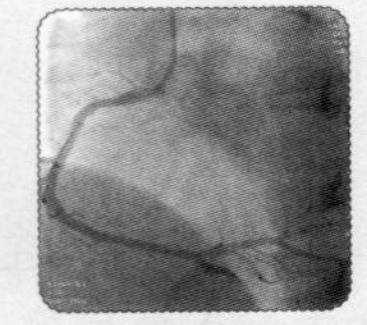
术后：疏通闭塞的血管，血流恢复正常

血管“一堵再堵”，治疗何去何从

上海中医药大学附属第七人民医院心内科
姜升阳 庄少伟（主任医师）

植入支架并非一劳永逸

当冠状动脉管腔发生重度狭窄后，以目前的医疗技术水平，心内科医生并不能取出引起血管堵塞的粥样斑块，仅能按参考血管尺寸选择合适的球囊，扩张病变血管，随后在病变处植入支架，以防止扩张后的血管塌陷，从而保持足够的心肌血供。

任何一种手术方式都有利弊，冠脉支架术也不例外。该术式在术中有发生冠脉撕裂、支架脱载、冠脉穿孔等风险，术后有发生出血、支架内血栓、支架内再狭窄等多种可能。其中，又以冠脉支架内再狭窄发生率最高。为了预防这些术中、术后并发症，目前冠脉介入治疗方法已更新数代，从最初的金属裸支架、生物涂层支架，发展到现在的药物涂层支架、完全可降解支架、药物涂层球囊。如今，“介入无植入”已成为心内科医生对冠心病治疗方法的一致追求。

值得注意的是，任何手术方法都有一定的风险。在冠脉内植入支架，仅能解决支架植入处血管通畅性问题，植入支架处的血管与正常血管在解剖结构上是不一样的，患者心功能的恢复仍需要依赖长期药物及康复治疗。

支架内再狭窄的三大原因

冠脉支架内再狭窄的定义是指在冠状动脉造影时发现所植入支架处的血管狭窄超过50%，在支架边缘外5毫米之内的新发增生性病变也与支架相关。支架内再狭窄的发生与众多因素有关，包括支架因素、手术方法和患者因素等。

❶ **支架因素** 药物涂层支架表面黏附的药物能显著抑制内皮细胞的过度增生，其再狭窄的发生率显著低于金属裸支架。现阶段临床使用的药物洗脱支架得益于紫杉醇、西罗莫司等抗内皮细胞增殖药物的使用，

已将支架因素的影响降至较低水平（8%～10%）。

❷ **手术方法** 理想的支架植入应完全覆盖病变血管，支架两端存在于正常血管腔中，即达到“正常血管－狭窄血管－正常血管”的效果。但在临床实际工作中，部分患者存在全程病变，仅可进行姑息治疗，即支架仅覆盖病变最严重的血管段。与理想治疗术式相比，“姑息治疗”术后发生支架内再狭窄的概率显著升高。

❸ **患者因素** 这是支架内再狭窄影响因素中最可控，但也最容易忽视的因素。冠心病患者在术后须长期服药，戒烟，控制高血糖、高血压、血脂异常等各种心血管危险因素，适时进行康复治疗。但对患者而言，要做到“管住嘴、迈开腿”，短期尚可，长期坚持困难很大。本文开头提到的这位患者，若在第一次术后戒烟、长期服药并加强心脏康复训练，本可以避免此次意外的发生。

专家提醒

为及时发现支架内再狭窄，医生常要求患者在术后9～12个月进行冠脉造影检查，观察所植入支架状况。植入支架多年的患者，如再次出现心绞痛类似症状，亦应进行相关检查。

药物涂层球囊：可实现“介入无植入”

目前，医学界对冠脉支架内再狭窄已有较为成熟的处理方法，可根据患者的血管病变情况，选择药物保守治疗、单纯球囊扩张血管成形术、切割球囊扩张血管成形术、支架内再次植入支架、血管近距离放射治疗、斑块消融治疗或冠状动脉旁路移植术等。最新研究证实，使用药物涂层球囊治疗支架内再狭窄，可实现“介入无植入”的治疗目标。

药物涂层球囊治疗是将抗细胞增殖的药物（紫杉醇或西罗莫司）均匀地涂在球囊表面，再通过导管将其输送到病变位置，扩张球囊，短时间内将药物释放到病变血管壁，被组织吸收，从而达到治疗支架内再狭窄的目的。这种治疗方法的优点在于，可均匀地将抗细胞增殖药物覆盖于血管壁，同时在体内不植入任何器械，避免局部血管内皮的炎症反应，降低支架内血栓及内皮细胞过度增生而引起支架内再狭窄的发生风险。同时，无植入的治疗方法可减少对冠状动脉血管壁解剖结构的再次影响，为患者保留后期治疗的机会。

但药物涂层球囊治疗方法也有一定的局限性。例如：由于涂层药物的影响，球囊硬度高，不适用于迂曲病变；由于血管扩张后的急性管腔回缩问题，部分患者仍需植入支架进行补救治疗。因此，虽然药物涂层球囊的问世在一定程度上引起学术界的震动，但在载体选择、药物涂层工艺、适应证等方面仍有待改进。

多支冠脉病变：支架植入有“优先级”

除了支架内再狭窄，还有一种情况下，患者须二次或多次行支架植入术，那就是多支冠脉病变。在临床实际工作中，发生单支冠状动脉病变的患者相对较少，大多数患者，尤其是合并糖尿病者常并发两支、三支冠脉病变，部分可合并左主干病变。

治疗多支冠脉病变，传统的血运重建策略包括冠脉旁路移植术和冠脉介入治疗术。冠脉旁路移植术因手术创伤大，并发症多，以及存在手术禁忌证等原因，并不能为大多数患者所接受，故冠脉介入治疗术常为多支冠脉病变患者的首选。但心内科介入医生仍会根据患者病情给出不同的治疗建议。如果血管狭窄部位非常多，需放6个以上甚至10余个支架，患者宜至心外科行冠脉旁路移植术。

相对数量较少的多支冠脉病变患者，在介入治疗过程中，如何让患者平安返回病房是介入医生最优先考虑的问题。例如：对三支冠脉病变均很严重的患者，医生通常先处理其中最危及生命的血管，待病情平稳后，再择期处理其他病变；对合并多支血管重度病变的急性心肌梗死患者，同样优先处理最危急的病变，经药物抗凝、抗血小板、稳定斑块治疗后，再择期处理其余病变血管。PM

呼吸运动是呼吸肌收缩与舒张引起的胸廓节律性扩张与缩小的过程，也是肺与外界进行气体交换的必要环节。正常成年人每分钟平均呼吸12~18次，每次吸入或呼出的气体量约500毫升，一天呼吸约2万次，至少与外界环境交换气体1万升。通过肺的呼吸功能，人体不断地吸入空气中的氧气，排出体内代谢产生的二氧化碳，“吐故纳新”，实现机体和外界环境间的气体交换，维持人体生命活动。要了解肺功能状况，肺功能检查必不可少。

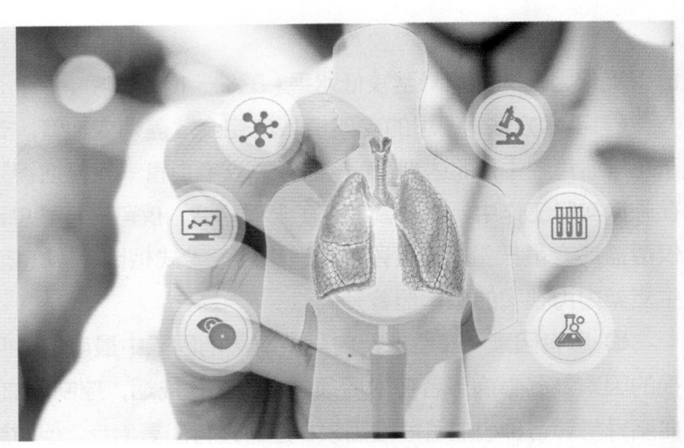

肺功能检查，不得不知晓的六个问题

华中科技大学同济医学院附属协和医院
呼吸与危重症医学科　马万里（主任医师）王 祯

问题1：什么是肺功能检查

肺功能检查是一门医学计量测量技术，运用呼吸生理知识和现代检查技术来判断呼吸系统器官、组织的功能状态，对及时有效发现胸肺疾病意义重大。肺功能检查涉及大量指标，所代表的临床意义各不相同。肺功能损害程度与疾病严重程度有明确相关性，通过对肺容量、呼气流速、压力等的测定和呼吸气体成分的分析，可判断肺通气、换气功能；通过对肺功能的持续追踪，还可判断疾病的严重程度，评估疗效及预后。

问题2：没有不适，医生为什么要我做肺功能检查

首先，人的呼吸系统有巨大的代偿能力，在疾病早期，患者可因机体代偿作用而无明显不适。其次，大多数呼吸系统疾病进展缓慢，即使出现症状，患者也常掉以轻心，使疾病难以得到及时诊治。但随着病情发展，肺功能损害程度日益加重，当超过一定的阈值或机体无法代偿后，患者逐渐感到呼吸困难，而此时的肺功能损害已持续多时，大部分患者可损失30%～50%的肺功能，甚至更多。第三，患者出现呼吸困难等症状后，如果肺功能再有轻微幅度的下降，呼吸困难加剧就会更显著。因此，在疾病早期（也就是肺功能受损早期），出现呼吸困难等症状前，患者就应通过肺功能检查等手段及时发现病情，及早干预，延缓肺功能下降速度与疾病进展。

特别提醒

日常生活中，如何判断自己的肺功能是否下降

正常情况下，一个肺功能正常的成人可以较为平缓地爬5层楼，如果爬到第3层楼时就感到明显喘息，且需要休息，这就说明肺功能可能已有所下降；在普通爬坡时，若出现严重气喘，甚至走路都比正常同龄人慢，这就说明肺功能已有明显下降；在平地行走时，若步行100米就必须停下来休息，则说明肺功能已严重受损。当然，以上简易的自评测试仅为患者的主观感受，肺功能状况正常与否，仍应以肺功能检查结果为准。

问题3: 肺功能检查适用于哪些情况

● 慢性阻塞性肺疾病

肺功能检查能直接、客观地测定气流阻塞的严重程度，是慢性阻塞性肺疾病 (COPD) 诊断的金标准。目前，我国慢性阻塞性肺疾病的诊断率远低于患病率，治疗率远低于诊断率，其主要原因在于人们对于肺功能检查的不了解和不重视，无法让慢性阻塞性肺疾病得到早期诊断及有效控制。因此，要改善我国慢性阻塞性肺疾病的现状，普及肺功能检查是重要而关键一步。肺功能检查中的若干个特异性指标，如用力肺活量（FVC）、第一秒用力呼气容积（FEV1）、一秒率（FEV1/FVC）、呼气峰流量（PEF）等，可判断肺功能受损的部位、性质及严重程度，并为评估治疗应答、未来风险、疾病进展提供可靠依据。

● 支气管哮喘

无论儿童还是成人，当患者具有典型的喘息、气急、胸闷、咳嗽等症状，尤其是夜间及晨起时症状更严重、由过敏原或特殊气味可诱发症状，或者在病毒感染后症状加重，可通过支气管激发试验诱发气道平滑肌收缩，并借助肺功能检查中各项指标的改变，来判断支气管是否缩窄及缩窄程度，从而明确诊断，判断是否存在不典型支气管哮喘或咳嗽变异性哮喘。

● 胸、腹部手术的术前评估

患者在接受胸、腹部手术前进行肺功能检查，对术前评估、制定手术和麻醉方案、减少并发症、提高术后生活质量等方面，均有着不可替代的重要作用。

问题4: 哪些人应定期进行肺功能检查

为了对自己的肺功能状况做到心中有数，以下几类人群宜定期进行肺功能检查：

① 40 岁以上、长期吸烟或长期接触有毒有害气体者；②有慢性呼吸道症状或反复呼吸道感染者；③长期有不明原因呼吸困难或异常呼吸状态者；④慢性肺病治疗过程中，须判断疗效者；⑤外科胸腹部手术前，须进行风险评估者；⑥需要进行职业病伤残等级评估及劳动能力鉴定者。

问题5: 胸片、胸部CT检查可替代肺功能检查吗

答案是否定的。胸片和胸部 CT 检查常用来检查胸腔、胸廓（胸椎、肋骨、软组织等）、肺组织、心肺血管、心脏等有无异常，属影像学检查。而肺功能检查则侧重于呼吸系统的通气和换气功能，属功能性检查。例如，哮喘患者的胸部 CT 和胸片检查可以是正常的，但哮喘的最终诊断和严重程度的判定均需通过肺功能检查来实现；同样，肺癌患者的肺功能检查可以是正常的，但胸片和胸部 CT 检查却能及时“捕捉”到病变。因此，胸部影像学检查与功能性检查不能互相代替，但却相辅相成，只有两者相结合，才能更好地发现和评估呼吸系统疾病的病情。

问题6: 肺功能检查异常该怎么办

肺功能差往往是由疾病导致的，患者首先应该根据实际情况采用合适的方法积极治疗，去除病因、对症下药，才能让肺功能逐渐恢复正常。比如，因肺炎而导致肺功能变差的患者应在医生指导下服用抗菌消炎药物治疗，因肺部肿瘤而导致肺功能变差的患者多须进行手术治疗。

其次，肺功能欠佳者在日常生活中还需做好各项保健措施，增强抵抗力。比如：合理饮食，营养均衡，不吃辛辣、油腻、生冷食物，戒烟限酒，适当运动，等等。必要时，可在中医师指导下服用食疗药膳。

如果肺功能受损严重，且经药物治疗后仍有呼吸困难、运动耐力减低、日常活动受限等呼吸残障表现，患者应进行肺康复训练。肺康复训练适用于慢性阻塞性肺疾病、其他慢性肺疾病，以及外科手术等术前准备或术后康复。肺康复训练因人而异，可通过促进呼吸道分泌物引流、改善呼吸模式、增加呼吸肌肌力与耐力等，尽可能改善患者的呼吸功能，达到提高生活质量的目的。PM

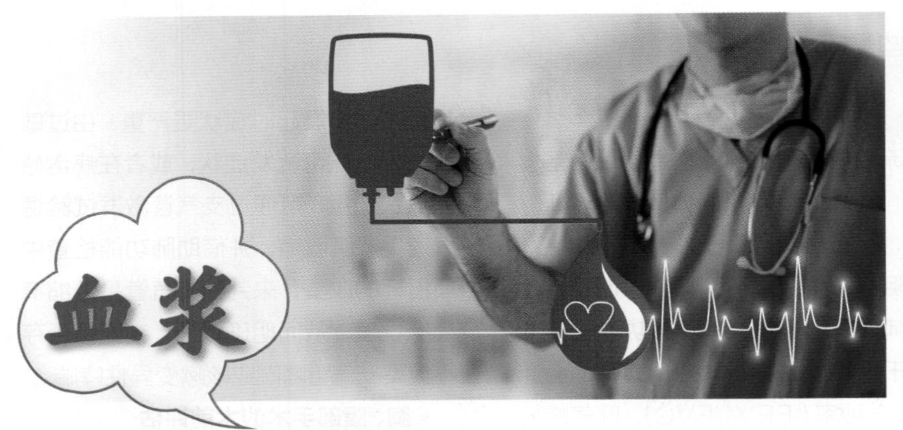

为使新冠肺炎重症患者获得更好的治疗效果，武汉金银潭医院院长张定宇2月13日呼吁康复患者捐献血浆，利用血浆中的抗体治疗重症患者。几天后，经治疗的新冠肺炎重症患者临床症状明显改善，随后又陆续传来接受血浆治疗患者康复出院的好消息。本刊特邀上海市公共卫生临床中心卢洪洲教授团队回答有关血浆治疗的7个热点问题。

血浆是治疗新冠肺炎的“特效药”吗

上海市公共卫生临床中心　卢洪洲（主任医师）孙美艳

问题1　献血与献血浆有什么区别

人体血液由血浆和血细胞组成。其中，血浆占55%左右，主要作用有运载血细胞、维持并运输人体活动所需要的物质和体内产生的废物等。

献血，献的是全血，内含血浆及各种血细胞；是通过献血针做静脉穿刺，把献血者的全血经过静脉收集到献血袋中，然后供给临床应用。献血浆则复杂得多，需要使用专用血浆分离机，分离出血液中的血浆，再将血液中的血细胞回输给献血者。简而言之，献血浆需要经过“采血－分浆－回输”环节。

另外，有不少捐献血浆者担心“血细胞回输”是否会增加感染的风险。其实，这种担心大可不必。单采血浆采用全自动单采血浆机，严禁手工采集。在这一过程中，采浆机使用一次性耗材，严禁共用、混用、回收重复使用，安全可靠，不会出现二次感染等问题。自1998年我国卫生部实施单采血浆机进行血浆收集后，我国还没有因献血浆而感染疾病的报道。

问题2　新冠肺炎康复者的血浆为何有治疗作用

一方面，当病毒进入人体后，免疫系统会产生对抗病毒的保护性抗体。新冠肺炎恢复期患者的血浆中含有大量抗体，可阻止病毒吸附细胞，对病毒起到对抗作用。

另一方面，有些患者在感染疾病后，病毒激活了机体的免疫细胞，如果免疫系统被过度激活，将会失去控制，这就是所谓的“细胞因子风暴”。而恢复期患者的血浆中含有针对病毒的特异性抗体，可发挥免疫调节作用，在不引发“细胞因子风暴”的基础上直接起到控制病毒的作用。另外，血浆中含有丰富的白蛋白和免疫球蛋白，可为重症患者提供一定的支持治疗。

问题3　血浆能否成为治疗新冠肺炎的“特效药”

现在说康复期患者的血浆是治疗新冠肺炎的“特效药”还为时过早。血浆治疗的有效性虽然在SARS和埃博拉患者身上得到了初步验证，在此次新冠肺炎临床救治中也显示了一定的疗效，但康复期患者血浆的获得并非易事，其疗效还需要进一步验证，故目前仅适用于危重症患者。

问题 4 捐献血浆对新冠肺炎康复者身体有害吗

单次捐献血浆，一般采集量为 400 毫升，内含 90% 以上的水分及少量蛋白质。因此，献血浆后适量补充水分，血容量很快就可恢复；因献血浆而丢失的抗体、补体等蛋白成分，在保证营养均衡的饮食后，一般 2 ~ 3 天也可恢复如初。在捐献血浆前，新冠肺炎康复者会接受全面身体检查和评估，只有身体状况良好者才可捐献血浆。因此，即使是新冠肺炎康复者，捐献血浆对身体也不会有明显影响，不影响康复。

问题 5 新冠肺炎康复者的血液安全吗

捐献血浆的人都是已经痊愈的康复者，新冠病毒核酸检测已经转阴，捐献血浆前后，还会接受一系列的健康状况检查与评估。这一系列措施均可保证受浆者的安全。此外，为确保新冠肺炎康复者血浆在治疗过程中的安全性，我们特制定了以下 5 项措施：

第一，遵循国家献血法有关规定。

第二，按照相关标准对血浆进行处理。

第三，康复者须符合新冠肺炎诊疗方案中康复出院的标准。

第四，对血浆的检测，增加了 22 种呼吸系统病原体、5 种消化系统病原体指标。

第五，对血浆进行病毒灭活处理，保证用血安全。

问题 6 输注血浆，要做“交叉配血试验”吗

交叉配血试验包括直接配合和间接配合试验，又称主试验和副试验。直接配合试验是将受血者的血清与供血者的红细胞悬液混合，观察有无凝集反应（检测受血者血清中是否含有与供血者红细胞反应的抗体）；间接配合试验是将受血者的红细胞悬液与供血者的血清混合，观察有无凝集反应（检测供血者血清中是否含有与受血者红细胞结合的抗体）。简而言之，交叉配血试验主要是检测供血者或受血者红细胞上是否有 ABO 抗体或 Rh 抗体，以防出现严重溶血反应。血浆制品中没有红细胞，溶血反应也就无从谈起，故输血浆前无须进行交叉配血试验。

问题 7 既然不会发生溶血，捐浆者与受浆者的血型可以不一致吗

由于红细胞表面存在抗原，血浆中存在抗体，故而不同血型者不可相互输血浆。在临床治疗中只有一种情况例外，那就是在特殊情况下可以把 AB 型血献血者的血浆输注给非 AB 型血的患者。这是因为，AB 型血献血者的血浆中，既没有抗 A 抗体，也没有抗 B 抗体，不会使受血者发生溶血反应。此外，即使不是输全血，也须保证血型相同或相容，否则会对受血者造成一定的伤害。PM

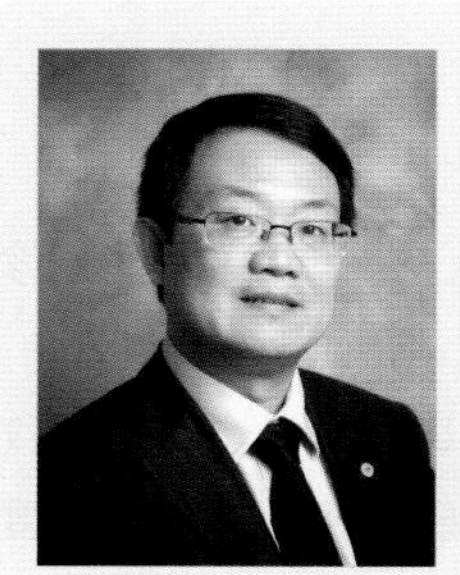

专家简介

卢洪洲 上海市公共卫生临床中心党委书记、主任医师、教授、博士生导师，世界卫生组织临床专家组专家，国家卫生计生委疾病预防控制专家委员会委员。擅长发热待查、抗菌药物合理应用，以及中枢神经系统感染、结核、肝炎、艾滋病、寄生虫等感染性疾病的诊治。

一般而言，两次献血的时间间隔应在半年以上，两次献血浆的时间间隔应在2周以上。目前，捐献血浆的年龄要求与无偿献血一致，为18~55岁；如果捐献者身体条件许可，也可放宽到60岁。

生活实例

老李平时说话嗓门大，爱抽烟、喝酒。退休后，他几乎每天都在棋牌室打发时间。近来，他感觉自己咽喉有些不适，声音也不如原来洪亮，变得有些嘶哑。起初，老李并不在意，认为只是咽喉炎所致，过段时间便会恢复如初。可两个月后，他的症状不但没有改善，反而愈发明显，不少牌友笑称老李的“招牌大嗓门”彻底“歇菜”了。老李越想越担心，连忙去医院就诊。医生让他做了一次电子喉镜检查，结果发现他的双侧声带前中段有白色斑片状改变。看着报告，老李心里七上八下：“听说牌友老王前年被诊断为喉癌，也是因为检查发现了声带白斑，难不成我也患了喉癌吗？”

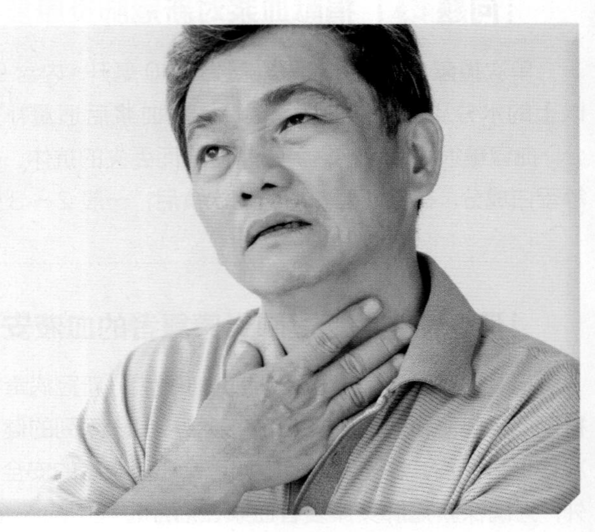

声带白斑，距喉癌“有多远”

复旦大学附属眼耳鼻喉科医院耳鼻喉科主任医师　陶 磊　林瀚青

专家简介

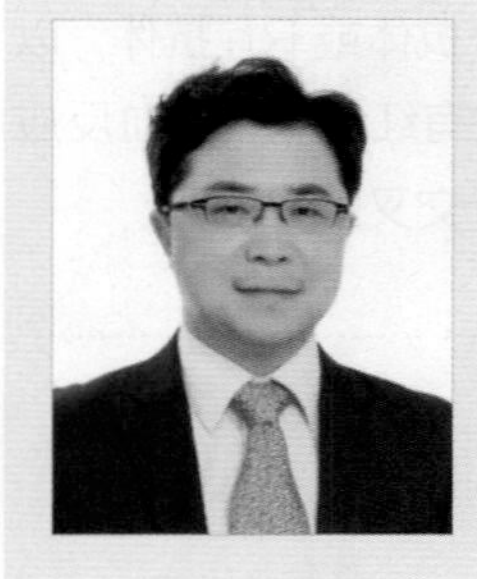

陶　磊　复旦大学附属眼耳鼻喉科医院耳鼻喉科研究院副院长、头颈外科副主任、主任医师，中国临床肿瘤学会（CSCO）头颈肿瘤专委会常委，中国医师协会肿瘤医师分会头颈肿瘤专委会委员。擅长咽部、喉部、鼻腔、甲状腺等头颈部良恶性肿瘤的诊断和手术治疗。

陶磊医生说“声带白斑”

声带白斑虽然是癌前病变，但并不是非常可怕的疾病。只要积极治疗、密切随访、平时生活中注意保护嗓子，大可不必过度紧张。

嗓音作为语言的载体，在人与人的交往中尤为重要。嗓音疾病种类多样，常见的有急慢性喉炎、声带小结、声带白斑等。许多人一旦经喉镜检查发现了声带白斑，便认为是喉癌的癌前病变，惶惶不可终日。其实，这完全没必要。

什么是声带白斑

声带白斑是附着于声带上、不易去除的白色斑块或斑片状病变，纤维电子喉镜是诊断声带白斑的常用检查方法。在成年人中，声带白斑的发病率为1%～6%。声带白斑的形成与咽喉黏膜受到长期慢性刺激有关，已经明确的致病因素包括吸烟、酗酒、胃食管反流、病毒感染等，环境污染、用嗓过度等也与声带白斑的发生有关。声带白斑患者常以声音嘶哑为主要症状，此外还可有咽异物感、慢性咳嗽等症状。

声带白斑≠喉癌

尽管声带白斑确实与喉癌有一定的相关性，但并不代表所有声带白斑都会发生恶变。有研究表明，声带白斑的恶变率为8%～30%，多在初次诊断后的1～5.4年发生，年龄及烟酒史是声带白斑恶变的高危因素。

不同病理类型声带白斑的恶变率有较大差异：单纯增生的声带白斑恶变率在 5% 以下；轻、中度不典型增生的声带白斑恶变率约为 10%；重度不典型增生的声带白斑恶变率较高，为 18% ~ 40%。因此，进行病理活检不仅能明确声带病变的性质，为制订治疗策略提供重要依据，还有助于准确评估患者声带白斑的恶变风险。

近年来出现的频闪喉镜、窄带成像（NBI）等技术对声带白斑性质的鉴别有一定价值。窄带成像可观测到患者黏膜下血管形态学的改变，能更精准地鉴别声带病变的性质。

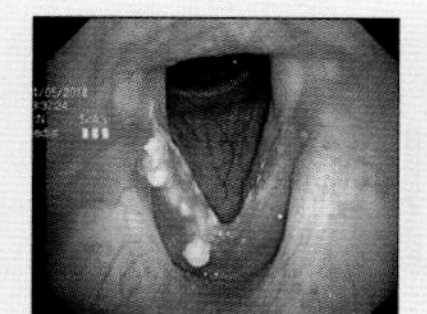

声带白斑已癌变

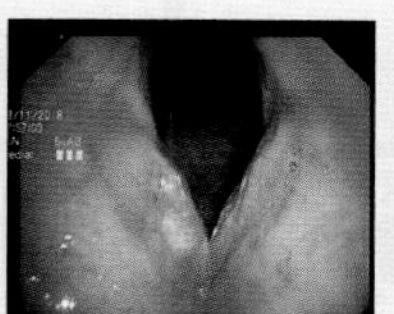

声带白斑不典型增生（纤维喉镜下）

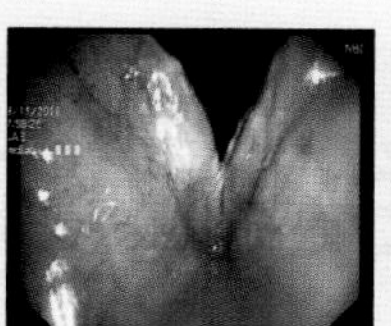

声带白斑不典型增生（NBI 喉镜下）

声带白斑怎么治

声带白斑的治疗方法主要包括随访观察和手术治疗。无论采取何种治疗，都应积极控制吸烟、饮酒等危险因素，预防复发与癌变。

年龄较轻、病程较短、病理类型为单纯增生或轻度不典型增生的患者，可采取保守治疗，包括生活习惯的调整，如戒烟、戒酒、健康饮食等。在此基础上，伴有胃食管反流的患者需要接受抑酸治疗，发声方法有问题者需进行嗓音训练。

中老年男性、病程较长、长期吸烟饮酒、持续性声嘶、保守治疗无效、怀疑或经病理学检查确诊为重度不典型增生者，须尽早进行手术治疗。手术多使用支撑喉镜，采用二氧化碳激光辅助的喉显微外科技术。二氧化碳激光具有微创、精准、良好功能保全等优点，喉显微外科技术能在尽可能彻底切除病变组织的同时，减少手术对声带正常结构的影响，最大限度保留发声功能。

术后易复发，随访不能忘

手术治疗声带白斑并非一劳永逸，易复发是声带白斑的另一重要特性。9.5% ~ 19% 的患者在术后可出现复发，平均复发时间为术后 16.2 ~ 24.5 个月。

导致声带白斑复发的影响因素较多，如手术方式、病灶未彻底切除、术后相关风险因素未得到有效控制等。对声带白斑患者而言，术后仍须密切随访动态监测白斑的变化。目前，随访策略是根据不同危险因素将患者划分为高危人群和低危人群分别制订随访方案。

● **高危人群** 重度异型增生，或轻度、中度异型增生伴以下一项或多项者：①吸烟；②持续声嘶；③内镜下病变明显。

随访策略：第 1 年，1 个月 1 次；第 2 年，每 2 个月 1 次；第 3 年，3 个月 1 次；第 4 ~ 5 年，每 6 个月 1 次。

● **低危人群** 轻度或中度异型增生，且内镜下病变不明显、声嘶不明显或不吸烟者。

随访策略：至少连续随访 6 个月，每月 1 次；之后可在嗓音出现变化或有其他可疑症状时及时就诊。PM

特别提醒

保护嗓音健康，预防声带白斑发生或复发，可从以下几点入手：

❶ 烟酒刺激对咽喉的伤害是毋庸置疑的，戒除烟酒是预防声带白斑的重中之重。

❷ 生活中要做到劳逸结合，避免熬夜及过度劳累，适当锻炼身体，增强体质，预防呼吸道感染。

❸ 教师、歌唱家等需要经常用嗓的人应学会正确的发声方式。平日应多吃水果、蔬菜，多饮水，避免刺激性饮食，有益于润喉、清嗓。

❹ 胃食管反流病患者，控制反流对保护咽喉健康非常重要。平日应减少辛辣、油腻或酸性食物摄入，限饮浓茶、咖啡等，尽量避免睡前2～3小时内进食。若反流症状明显，饮食控制无效者，可在消化科医生指导下使用制酸药。

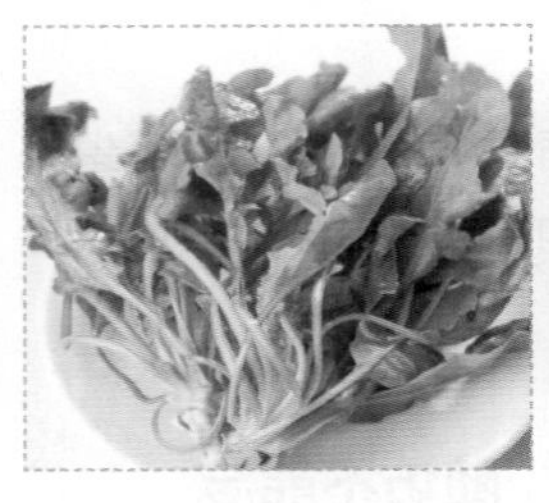
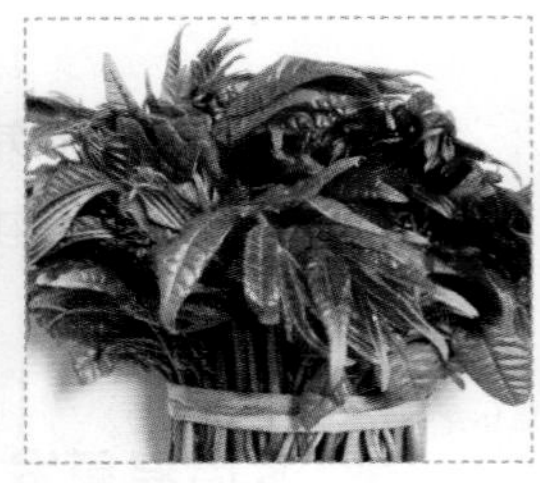
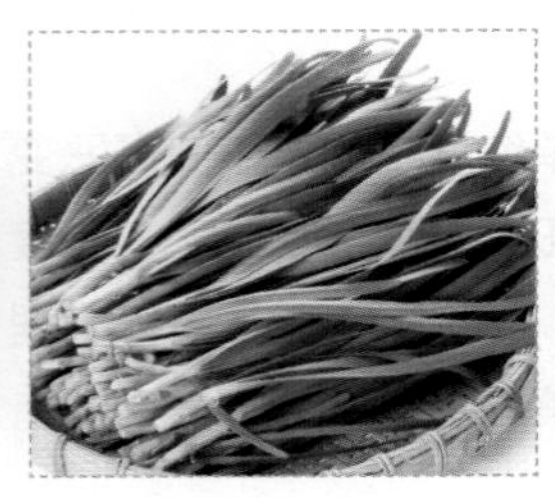
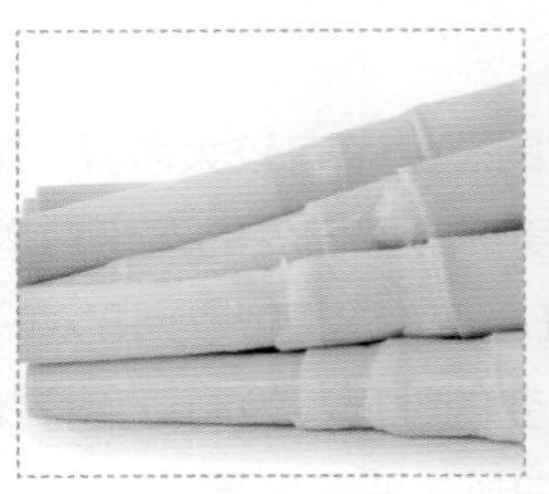
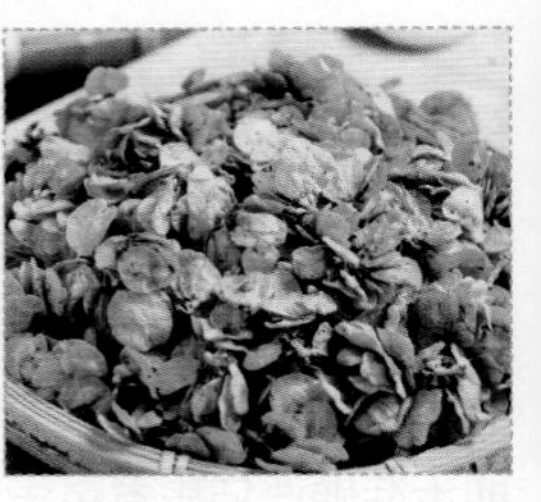

水雾氤氲里，渐渐丰富的色彩唤醒着春天，“憋屈”了一个冬季的味蕾开始四处探寻春天里天然、新鲜的味道。我们常说“春华秋实”，从春暖花开时起，大自然就无私地给我们提供各种天然的美味，地里的荠菜、韭菜、春笋，树上的香椿、榆钱……都是大自然的馈赠。下面我们就来评一评，到底谁才具有最鲜最香的春天味道吧。

春季 最鲜最香菜大评比

北京大学公共卫生学院营养与食品卫生学系　张　曼　马冠生（教授）

荠菜

营养评分：★★★★★

荠菜含有丰富的维生素、矿物质、膳食纤维，还含有植物化学物等营养素。

● **胡萝卜素含量高**　每100克荠菜中含2590微克胡萝卜素。胡萝卜素在体内可以转化为维生素A，有利于保护皮肤、视力，提高机体免疫力。

● **维生素C含量高**　每100克荠菜中含有维生素C43毫克，超过柑橘类平均含量28毫克的水平。维生素C具有抗氧化、预防牙龈出血和坏血病（维生素C缺乏病）、促进铁和叶酸吸收利用等作用。

● **维生素B_2含量高**　荠菜维生素B_2的含量高于一般蔬菜。维生素B_2对预防口角炎、舌炎、阴囊炎、皮炎等有帮助。

● **含有多种矿物质**　包括钙、钾、磷、镁、钠、铁、锌、硒、铜等。其中，荠菜的钙含量非常高，但其钙的生物利用率不如奶制品高。

● **高钾低钠**　经常食用荠菜，有助于调控血压。

荠菜含有丰富的膳食纤维，可以促进肠道蠕动，预防便秘，调节肠道菌群；它还含有黄酮等植物化学物，能够抗氧化、抗肿瘤、抗微生物、保护心血管、增强免疫功能。

口味评分：★★★★★

初春的荠菜味道鲜美、口感好，但时令性很强。荠菜的食用方法多，可炒、煮、炖、做馅，做成荠菜炒鸡蛋、荠菜豆腐汤、荠菜猪肉馅饺子、荠菜三鲜馅馄饨等菜肴或主食。

香椿

营养评分：★★★★★

● **维生素C含量高**　100克香椿中维生素C含量为40毫克，超过柑橘类28毫克的平均水平。

● **胡萝卜素含量较高**　每100克香椿的胡萝卜素含量为700微克，还含有B族维生素和少量维生素E。

● **钙、磷含量高**　但其钙的生物利用率低。

● **高钾低钠**　适合高血压患者食用。

● **含多种矿物质**　包括镁、铁、锌、硒、铜等。

● **膳食纤维含量高**　每100克香椿中膳食纤维含量达1.8克，高于芹菜茎中的膳食纤维含量1.2克。

香椿具有浓郁的香气，这种香气物质主要是萜类、倍半萜类和倍半萜醇类物质，有一定的抗癌、抗菌、抗炎、抗氧化、镇痛作用，有助于避免神经损伤。香椿中还含有多酚类化合物，多酚类能抗氧化、延缓衰老、抗肿瘤、抗微生物、抗辐射、保护心血管，减少冠心病和动脉粥样硬化的发生，抑制炎症反应，增强人体免疫力。

口味评分：★★★★★

香椿具有浓郁的香气，古诗称其“嚼之竟日香齿牙”。

香椿的吃法有多种，可以焯、炒、凉拌等。焯水后控干水，撒点盐直接吃，吃的是香椿的原汁原味、鲜嫩可口；凉拌，如香椿拌豆腐；可炒可炸，如香椿炒鸡蛋、香椿芽炒鸡丝、炸香椿鱼等。将洗净的香椿和蒜瓣一起捣成泥状，加盐、香油、酱油、味精，制成香椿蒜汁，用来拌面条或当调料，也别具一番风味。

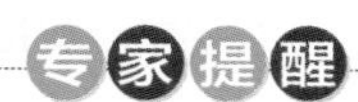

香椿中含有的亚硝酸盐高于一般绿叶蔬菜，随着放置时间延长，其含量会随之增加，所以香椿最好现摘现吃、现买现吃。

网络上流传生吃香椿容易摄入过量亚硝酸盐的说法。实际上，只要不是天天吃、顿顿吃，就不用担心摄入过多亚硝酸盐。如果实在担心，可以将新鲜的香椿在开水中焯30秒，这样亚硝酸盐含量就会下降86%。

很多人会将香椿腌制储存。香椿腌制后的亚硝酸盐含量在0~5天内升高，5~15天后逐渐下降，20天后可降至最低。因此，如果吃腌制香椿，最好20天后再食用。

韭菜

营养评分：★★★★★

韭菜作为绿色蔬菜的一员，具备了绿叶蔬菜所具有的特性：高水分、低能量、高膳食纤维、高胡萝卜素、高叶酸，并含其他微量营养素。

- **膳食纤维含量丰富** 韭菜中所含的维生素、矿物质与其他常见菜相比，并没有特别之处，但其膳食纤维含量特别丰富，每100克韭菜中总膳食纤维含量为3.3克。膳食纤维能促进胃肠蠕动，吸附体内有毒有害物质并通过粪便排出体外，不仅可以预防便秘、降低血糖、调节胆固醇，还能保护肠道。
- **含有植物化学物** 包括含硫化合物及挥发性的精油，因此韭菜有独特的韭香气味。有机硫化物能够抗微生物、抗氧化、调节脂质代谢、抗血栓、降血糖、降血压、调节免疫功能、抗癌。韭菜还含有皂苷、黄酮类等物质，它们除具有一定的杀菌消炎、提高免疫力作用外，还可以调节血脂。

口味评分：★★★★★

韭菜的吃法有多种，可以炒、拌、做配料、做馅等。韭菜是做馅的主角，如韭菜肉馅、三鲜馅、韭菜鸡蛋馅等，用于包饺子、包子、馅饼、锅贴、菜盒子等多种主食。韭菜也可以炒着吃，如韭菜炒鸡蛋、韭菜炒香干、韭菜炒鱿鱼、韭菜炒猪血等。此外，韭菜还可以做汤、生吃、腌制后吃、烤着吃等，都别有一番风味。

春笋

营养评分：★★★★★

春笋中含有蛋白质，以及丰富的钙、磷、铁等矿物质，膳食纤维含量高。常食春笋对防治血脂异常、高血压、冠心病、肥胖、糖尿病、肠癌、痔疮等有辅助作用。有人形象地称，“吃一餐笋要刮三天油”。

口味评分：★★★★★

春笋的种类多，做法也多，可荤可素，炒、炖、煮、焖、煨等皆成佳肴。春笋可以单独吃，做成油焖春笋；可以和肉类一起做，如春笋炒肉、春笋白拌鸡；可以和海鲜搭配在一起，如春笋烧鲥鱼、春笋烧海参；还可以作为烧卖、面、汤等的材料。

榆钱

营养评分：★★★★

榆钱属于树上的蔬菜。

从榆钱的营养成分来看，和一般的蔬菜差不多。每100克榆钱含水分85.2克，能量187千焦，蛋白质4.8克，脂肪0.4克，碳水化合物7.6克，维生素A 122微克视黄醇当量，维生素B_1 0.04毫克，维生素B_2 0.12毫克，维生素C 11毫克，钙62毫克，钾134毫克，钠0.7毫克，镁47毫克，铁7.9毫克。

口味评分：★★★★

榆钱最经典的做法是蒸着吃：将榆钱洗净沥水后，撒上少许干面粉拌匀，放入蒸笼上蒸，开锅后再蒸8～10分钟。蒸好的榆钱放凉之后，可以根据自己的喜好或口味，浇上蒜泥或其他蘸料吃。

除了蒸，榆钱还有多种吃法：可以捋一小把直接生吃；可以加入白糖、番茄丁、黄瓜丁拌着吃，如果喜欢吃咸味的，可以放点盐、酱油、香醋、辣椒油、葱花、芫荽等；可以煮粥吃，做法同一般的蔬菜粥，吃起来滑润喷香；也可以做成馅，包水饺、蒸包子、卷煎饼，清鲜顺口。PM

孩子健康成长是每个家庭的希望，家长们对孩子的饮食安全格外关注。对于无法母乳喂养的新生宝宝，奶粉成了他们唯一的口粮。很多家庭将过去国产奶粉的食品安全事件作为前车之鉴，特意选择国外品牌。然而，就在不久之前，一家德国公益组织发布了一份检测报告，声称来自德国、荷兰、法国的16种婴幼儿奶粉中，有8种奶粉被检测出芳香烃矿物油，含量为0.5~3毫克/千克不等。这让很多家长本已"放下"的心再次悬了起来。

事实上，食品矿物油事件并非第一次发生。几年前，就有数款巧克力、辣椒酱产品相继被曝光矿物油含量偏高，其中不乏知名品牌。

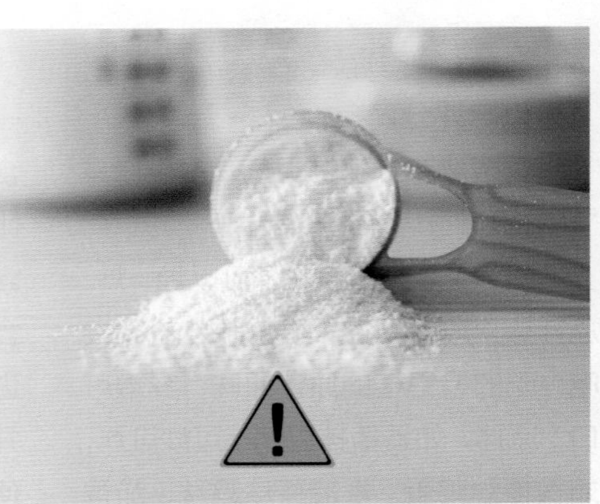

食品中的矿物油来自何方

华南农业大学食品学院教授　赵力超

矿物油是何方"妖怪"

矿物油是以原油、煤等为原料，经加工提炼获得的烃类混合物，根据其化学结构，可分为饱和烷烃矿物油和芳香烃矿物油。根据用途，矿物油可分为工业级矿物油、化妆品级矿物油、食品级矿物油等，在机械和电气等工业、化妆品生产、生物医药、食品生产等领域被广泛应用，如汽油、柴油、石蜡、卸妆油、护肤品等。

食品中为何会有矿物油

事实上，在食品工业中，矿物油是允许被使用的，一方面作为食品加工助剂，一方面在包装材料中广泛应用。因此，矿物油不是直接加入食品中的成分，而是从食品包装或生产过程中带到食品中的。

在中国，《食品安全国家标准 食品添加剂使用标准》（GB 2760—2014）规定矿物油可作为加工助剂使用，如作为润滑剂、消泡剂、脱模剂等用于糖果、薯片和豆制品等的生产和加工过程中。欧盟的许多国家和地区允许食品级白油（C15 ~ C50 矿物油）使用于可可、巧克力制品及其他糖果制品，包括口香糖的胶姆糖基础剂、水果和蔬菜的表面处理剂。美国允许矿物油在糖果、焙烤食品、大米等食品中使用。另外，食品包装材料中的印刷油墨、润滑剂等，也是食品中迁入矿物油的主要来源。

食品中的矿物油毒性有多大

未经精炼的矿物油含有类似多环芳烃的致癌杂质，因此有国际癌症研究机构将其列为致癌物。但食品级矿物油经过精炼，已尽可能去除了有害物质，并不会致癌。另外，食品中矿物油的毒理学特性与其化学结构中碳链的长短有密切关系：碳原子数小于 10 的矿物油在室温下容易挥发，不易在食品中残留而引起污染；碳原子数大于 50 的矿物油不易被人体消化吸收，即使不小心误食，也能直接通过胃肠道排出体外，所以基本不会对人体健康造成影响；碳原子数为 10 ~ 50 的矿物油虽有一定毒性，但毒性也非常低。

截至目前，联合国食品添加剂联合专家委员会提出，高黏度矿物油的每人每天安全摄入量为小于 20 毫克 / 千克体重；欧盟食品安全局则认为，矿物油的安全摄入量为小于 12 毫克 / 千克体重。尽管国内外尚未对食品或食品接触材料中矿物油含量限值或迁移限量达成共识，但迁移至食品中的矿物油的量通常低于上述标准。因此，食品中矿物油的毒性非常低，含量也非常低，在正常饮食摄入的情况下是安全的。

当然，矿物油毕竟是非食品成分，食品领域的专家、学者也在致力于食品加工生产中的工艺优化，减少或不使用矿物油，以及减少其迁入。PM

新型冠状病毒肆虐，对抗病毒侵扰，机体自身免疫功能起到重要作用。强大的免疫系统可以“围歼”入侵体内的病毒，使身体保持良好的健康状态。免疫功能与心理、神经、营养、环境、内分泌等因素密切相关，均衡摄入足够的营养素是维持机体健康的物质基础，也是发挥免疫系统功能的基本要件。而营养不良则是免疫受到抑制的最常见原因。

研究表明，很多人体必需营养素与免疫密切相关。人体的健康成分由六大类、四十多种营养素构成，需要充足均衡地从食物中摄取。摄入充足的优质蛋白质、不饱和脂肪酸、维生素、矿物质和植物化学物质，对提升免疫力具有重要意义。反之，营养素摄入不足或摄入过剩都可能影响机体的免疫功能。

均衡营养，稳固免疫“防线”

解放军东部战区总医院营养科副主任医师　郑锦锋

1 摄入富含蛋白质的食物

蛋白质是构成人体细胞的基本元素，同样也是构成白细胞和抗体等免疫物质的主要成分。身体如果严重缺乏蛋白质，会使淋巴细胞的数量减少，造成免疫功能严重下降。因此，补充高质量的蛋白质对维持良好的免疫功能非常重要。富含优质蛋白质的食物包括蛋类、奶类、畜禽肉类、鱼虾类、豆类等。

2 补充富含维生素的食物

- **维生素 A**　具有抗氧化作用，与细胞的完整性有关，能增强免疫细胞活力。富含维生素 A 的食物包括：动物肝脏、蛋类、乳类等动物性食物；深色蔬菜水果，如西兰花、胡萝卜、菠菜、苋菜、芒果、橘子、枇杷等富含胡萝卜素的食物，胡萝卜素在体内可以转化为维生素 A。
- **维生素 C**　具有促进免疫功能的作用，可以增强白细胞吞噬细菌的能力。维生素 C 主要来自新鲜的蔬菜、水果，如猕猴桃、草莓、柑橘、鲜枣、苹果、柠檬、柳橙、青椒等。
- **维生素 E**　具有抗氧化作用，可清除自由基，也可促进抗体产生。豆类、小麦胚芽、蔬果、植物油、核果类含有较多的维生素 E。
- **B 族维生素**　包括维生素 B_1、B_2、B_6、B_{12} 等，与抗体、白细胞和补体的产生有关。B 族维生素主要存在于牛奶、新鲜肉类、全谷类、动物肝脏等食物中。

3 摄入富含微量元素的食物

矿物质也是影响人体免疫力的重要角色之一。铁缺乏会降低吞噬细胞的功能及活性，增加慢性感染的风险，含铁丰富的食物包括动物肝脏、血制品、瘦肉（红肉）和绿叶蔬菜等。锌缺乏会造成胸腺萎缩、免疫功能降低，富含锌的食物有牡蛎、海产品、牛肉等。硒可以提高人体抗体和补体的应答功能，主要食物来源为动物内脏、海产品、瘦肉等。

4 适量摄入含多不饱和脂肪酸的食物

多不饱和脂肪酸是构成细胞膜的重要物质，其中，n-3 多不饱和脂肪酸可以抑制炎性反应。富含多不饱和脂肪酸的食物有坚果、植物油，富含 n-3 多不饱和脂肪酸的食物主要是海鱼，如沙丁鱼、三文鱼、鳕鱼、黄花鱼等。

5 适量摄入富含植物化学物的食物

植物化学物在体内具有抗氧化、清除自由基、调节免疫、抗感染的作用，主要存在于一些蔬菜水果中，如番茄中的番茄红素，葱、蒜中的含硫化合物，葡萄中的花青素，大豆中的异黄酮，香菇中的香菇多糖，等等。PM

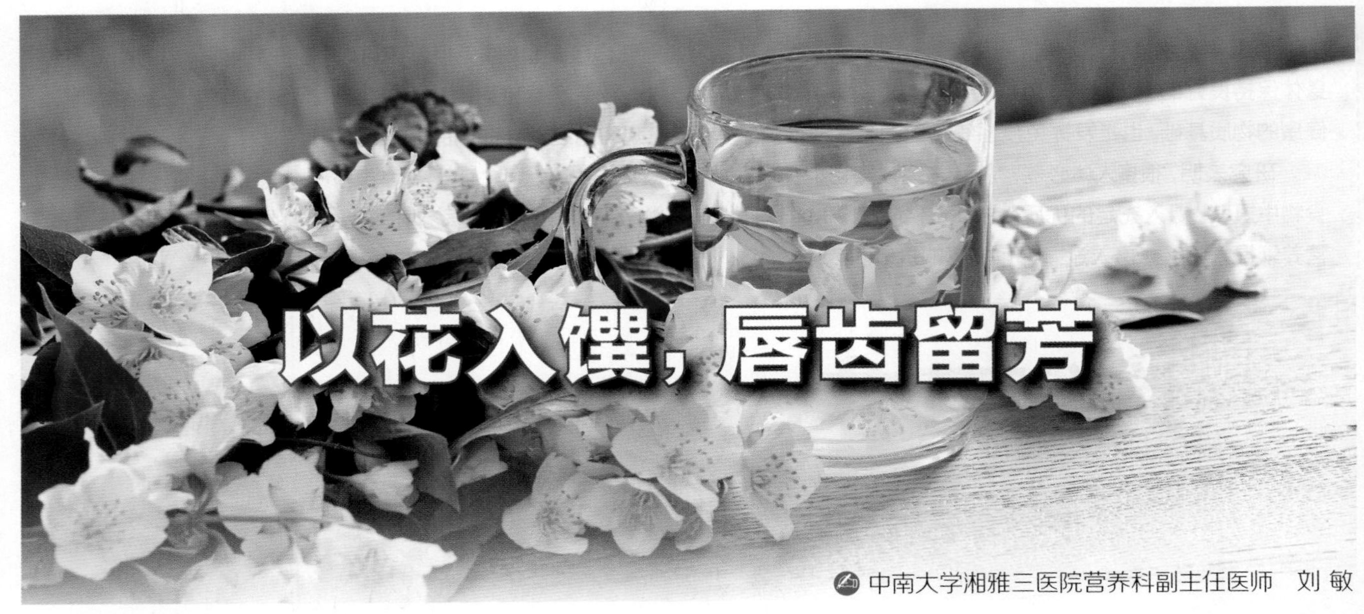

以花入馔，唇齿留芳

中南大学湘雅三医院营养科副主任医师　刘 敏

春暖花开的季节,空气中花朵的丝丝香甜沁人心脾，甚至令人食欲大开。古人所云“秀色可餐”大概就包括那些可以食用的花卉。花是美丽的象征，常常被视作大自然的精华，无论色彩绚丽、香味浓郁，还是风姿绰约、清新雅致，淡妆浓抹之间总让人心旷神怡，精神愉悦。古往今来，吃花一直被文人雅士视作风雅有趣之事，花就这样成了“颜值”最高的食物，登上了人们的餐桌。以花为主要食材的菜式很多，近些年云南流行的鲜花宴，在满足人们口腹之欲的同时，还带来了视觉享受。在这“花花时节”，寻常百姓家该如何享用自然界的美丽赐予?

花可以吃，但不能乱吃

祖国传统医学里，许多花卉都具备药用价值。例如：我国现存的最早药学专著《神农本草经》中便有“菊花轻身耐老”“桃花悦泽人面”的记载；《本草正义》则认为，“玫瑰花香气最浓，清而不浊，和而不猛，柔肝醒胃，流气活血”；等等。

现代科学研究也发现，花中含有很多植物化学物质（植物生长过程中产生的对人体健康作用特殊的有机化学物质）。菊花是我国现有记载中最早被食用的花卉之一，《诗经》中的“采蘩”，采的就是白色的小野菊。菊花中含有大量芳香物质（如菊油环酮、菊醇、龙脑等）、黄酮类化合物（如芹菜素、金合欢素等），多种氨基酸、微量元素，以及鞣花酸、腺嘌呤、维生素 E 等，这些植物化学物质有一定的抗炎、抗菌、抗病毒、镇静及抗肿瘤作用。杜鹃花中含有黄酮类、二萜类、三萜类、酚类、鞣质、挥发油、香豆素类和木脂素类等，蜡梅中含有萜稀类、醇类、酯类、酮类、缩醛类等，这些植物化学物质分别在祛痰、止咳平喘、抗炎镇痛、缓解胸闷、止咳等方面具有一定的药理活性。可以说，适当吃花，能摄取一些对人体有益的营养物质，有助于养生。

但是，花也不能乱吃。传统的食用花卉可以吃，国家药食同源目录列举的既是食品又是药品的花卉可以吃，没有列入的千万不要随意吃。有些花还有毒，如夹竹桃、曼陀罗、乌头、钩吻、一品红、水仙、罂粟、马缨丹、马蹄莲等。即使是可以食用的花，中医也讲究辨证选用，选什么花、用多少量，都要根据每个人体质的虚实寒热而定，不可盲目、大量食用。还有很多以花卉为食材的菜品或甜点，其制作过程中常加入白砂糖、红糖、蜂蜜等调味，糖尿病患者要注意。

另外，与蔬菜或水果都是以食用为目的、由人工种植而来的不同，大部分花卉生长在城市绿地、公园、郊外等，其生长环境是否安全、有无污染，人们往往不得而知。故而采食花卉时，首先应确保其生长环境无污染。

以花为食，从春吃到夏

春季万物复苏，百花齐放，可食用的花卉很多，如白玉兰、玫瑰、月季、石斛花、梨花、金银花、槐花等。夏日能食用的花卉也是品种繁多，包括百合、薄荷花、白莲、茉莉、晚香玉、黄花等。朵朵鲜花娇艳欲滴、香气四溢，以花入馔，腹中风雅，唇齿留芳。下面就介绍几道以花为食材的美味菜品。

以花为食材的美味菜品

★ 桃花粥 ★

阳春三月桃花盛开，可采摘桃花制作桃花粥，也可将花瓣洗净，阴干备用，熬粥时取少量桃花瓣浸泡后与米同煮。

具体方法：

1. 采摘新鲜桃花，洗净后，置于砂锅之中，用水浸泡30分钟左右。
2. 加入洗净的大米100克，文火煨粥，粥成时加入适量红糖，拌匀。

★ 木槿花肉丸汤 ★

木槿是韩国和马来西亚的国花，我们在庭院、道路两旁或公园里常常能看到粉红色、粉紫色的木槿花。利用木槿花能做各种各样的美食，如木槿花汤、清炒木槿花、木槿花炒蛋、木槿花酥、木槿花藕粉等。这里介绍木槿花肉丸汤。

具体方法：

1. 将采摘（最好在早晨采摘新鲜的木槿花）的木槿花洗净，用水浸泡。
2. 将木槿花捞出，加少许淀粉（不放水）搅匀。
3. 剁好的肉末加生抽、蚝油、糖、盐、香油、葱花调味，加入蛋清搅拌上劲，做成手工肉丸。
4. 锅内放水烧开，将肉丸放入水中。
5. 随后加入木槿花，出锅前加胡椒、盐等调味，撒上葱花。

★ 槐花饼 ★

槐花味道清甜，既可做槐花麦饭等面点，又可炒食、凉拌，制作汤粥及茶饮等。槐花含有丰富的蛋白质、多种维生素和矿物质，还含有黄酮类物质、槐花多糖、叶黄素等，有抗氧化、抗炎、降血压、调节免疫等功效。但槐花不易消化，不可多吃。

具体方法：

1. 将采摘的槐花洗净，用开水烫几秒后捞出，控干水分。
2. 将鸡蛋打入碗中，加入适量面粉（也可以不放）搅匀，然后将控干的槐花放入，搅匀。
3. 平底锅放油加热，倒入搅匀的槐花鸡蛋液，摊平，待槐花饼变成金黄色后出锅。

★ 茉莉柠檬茶 ★

茉莉花开的时节，空气都是香香甜甜的，采几朵自己养的茉莉花晒干，和绿茶一起冲泡，再加入一两片柠檬，一同饮用可以解渴、去油腻。

具体方法：

1. 将采摘的茉莉花晒干。
2. 将柠檬洗净，切片，去籽。
3. 将绿茶和茉莉花放入茶壶，用适量开水冲泡片刻后，倒出茶水（洗茶）。
4. 再次倒入开水，加入柠檬片，泡好即饮。

★ 酿南瓜花 ★

夏天，人们常常采摘没有授粉的南瓜花食用。可以去除花蕊清洗干净，裹上面糊油炸，或漂洗切碎后，拌在面粉之中煎成饼，也可以清炒、凉拌、煮汤或熬粥。这里介绍酿南瓜花的做法。

具体方法：

1. 清晨摘取南瓜花，去掉花蕊和花萼，扯去花柄，清洗干净。
2. 剁好的肉末加生抽、蚝油或糖、盐、香油、葱花调味，加入蛋清搅拌上劲。
3. 将适量肉馅塞入花内，轻捏收口。
4. 烧一锅水，放入酿好的南瓜花，煮至肉熟浮起后，捞出即可食用。PM

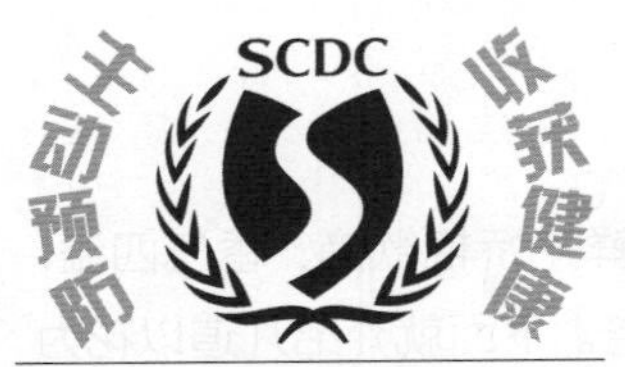

本版由上海市疾病预防控制中心协办

合理消毒，打赢防疫持久战

上海市疾病预防控制中心传染病防治所消毒与感染控制科主任医师 朱仁义

消毒作为切断传播途径的重要手段，对预防和控制多种传染病具有不可替代的作用，科学、有效的日常消毒在任何时候都是必要的。

合理选择消毒“武器”

1 醇类消毒剂

用于消毒的乙醇（酒精）浓度为70%～80%（体积比），含醇的手部消毒剂浓度大于60%，如自行配置可依据产品说明书。主要用于手、皮肤及较小物体表面，消毒速度快，但易燃，不可喷洒用于空气消毒，对酒精过敏者应慎用。

手消毒：均匀喷于手部或涂擦手部1～2遍，作用1分钟。

皮肤及较小物体表面消毒：涂擦表面2遍，作用3分钟。

2 含碘消毒剂

碘酊适用于皮肤消毒，不适用于黏膜和敏感部位；碘伏适用于皮肤或黏膜。对碘过敏者应慎用。

皮肤消毒：用无菌棉签或无菌纱布蘸取碘酊或碘伏，在消毒部位擦拭2遍以上，作用1～3分钟。

黏膜消毒：用碘伏稀释液直接对消毒部位冲洗。

3 含氯消毒剂

如漂白粉、84消毒液等，一般需稀释后使用，适用于物体表面、织物、水、果蔬等。含氯消毒剂对金属有腐蚀作用，对织物有漂白、褪色作用，应慎用，且不能与酸性清洁剂同用。配制和使用时，应戴口罩和手套，避免接触皮肤。如不慎入眼，应立即用水冲洗，严重时需就医。

物体表面消毒：擦拭或喷洒至表面湿润，保持30分钟后用清水擦拭干净。

织物、果蔬等消毒：浸泡30分钟后用清水洗净。

4 过氧化物类消毒剂

过氧化氢、过氧乙酸等过氧化物类消毒剂适用于物体表面、室内空气、皮肤伤口等的消毒。但其有腐蚀性，对眼睛、黏膜和皮肤有刺激性，遇明火、高热、金属粉末等容易发生燃烧和爆炸，使用时应佩戴防护用具。

物体表面消毒：喷洒或浸泡消毒30分钟后用清水擦拭或洗净。

室内空气消毒：喷雾作用60分钟后，通风换气。

皮肤及伤口消毒：冲洗皮肤表面，作用3～5分钟。

全面布局消毒“战线”

1 空气

居室经常开窗通风即可。一般情况下，每天应至少通风2次，每次至少30分钟。如果因空气污染等原因而不宜开窗通风，也可使用新风机或循环风空气消毒机。

2 公共场所

对公共场所的卫生间、门把手、电梯按钮、门禁按钮、楼梯扶手、水龙头等物体表面，应加强清洁消毒，可使用含氯（溴）、过氧化物或二氧化氯消毒液擦拭消毒。根据人员接触情况，每天应至少消毒2～3次。

3 衣物、被褥等织物

日常穿着的衣物、使用的被褥等，不需要进行特殊的消毒，勤换洗、晾晒即可。需要消毒时可煮沸15分钟，或使用含氯（溴）、二氧化氯、酚类的消毒液浸泡消毒。

4 餐饮具

在清洁的基础上可煮沸10～15分钟，或使用消毒柜，也可使用含氯（溴）、二氧化氯的消毒液浸泡消毒。

5 家具和家用物品

日常做好清洁工作即可。受到污染时，在清洁的基础上，使用含氯（溴）、过氧化物或二氧化氯的消毒液擦拭消毒，保持足够时间后再用清水擦拭干净。

6 手机、键盘等小件电子产品

做好日常清洁即可。怀疑受到污染时，可使用酒精棉球、棉片等擦拭消毒。PM

关注上海市疾病预防控制中心，了解更多疾病防控信息。

过敏人的烦恼（一）

一声喷嚏引发的“疑似”风波

肖特明

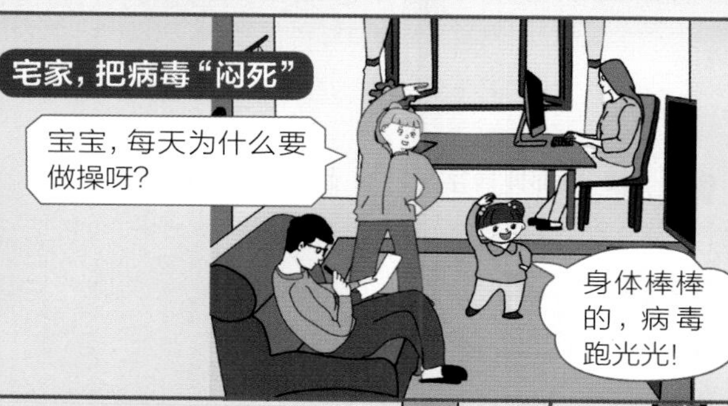
宅家，把病毒“闷死”
宝宝，每天为什么要做操呀？
身体棒棒的，病毒跑光光！

小仙说：在全民抵抗新型冠状病毒的特殊时期，不聚集，少出门，宅家就是一种有效的防护措施。

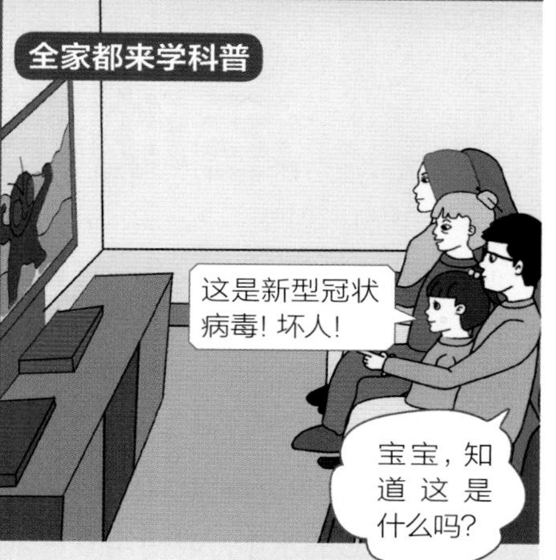
全家都来学科普
这是新型冠状病毒！坏人！
宝宝，知道这是什么吗？

小仙说：这个时期，最担心的莫过于生病就医。出现健康问题，需要第一时间做好自我管理，平时积累一些医学科普知识，就不会人云亦云、乱了方寸，可以通过正规渠道找到最便捷的解决方案。

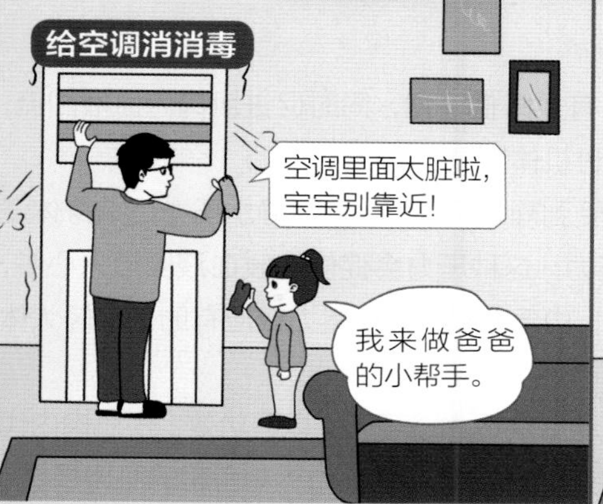
给空调消消毒
空调里面太脏啦，宝宝别靠近！
我来做爸爸的小帮手。

小仙说：居家应定期消毒空调，因为空调使用一段时间后，过滤网、蒸发器和送风系统都会积聚很多灰尘、污垢，其中滋生的大量细菌和病毒随空气在室内循环，会引发各种疾病。

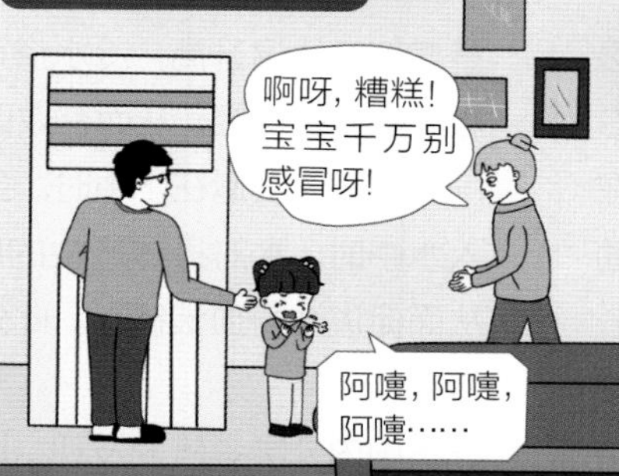
不好，宝宝打喷嚏了
啊呀，糟糕！宝宝千万别感冒呀！
阿嚏，阿嚏，阿嚏……

小仙说：打喷嚏并不一定是感冒，如果喷嚏属于阵发性，一次十几甚至几十下，伴鼻痒，没有咽喉疼痛症状，大多为过敏所致。如果喷嚏呈持续性，每次数下，伴明显鼻塞、咽喉疼痛及发热等症状，大多为感冒所致。

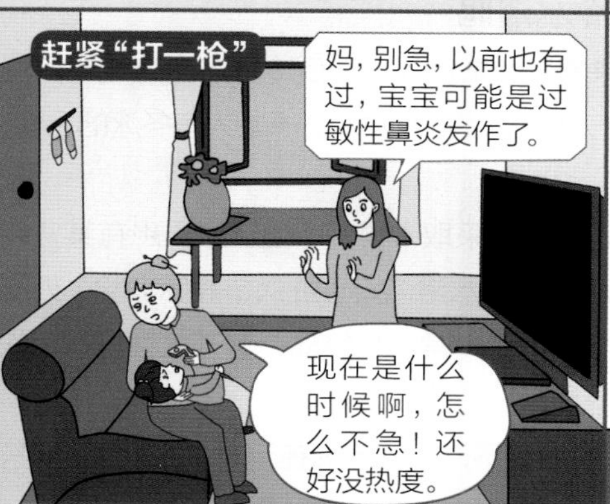
赶紧“打一枪”
妈，别急，以前也有过，宝宝可能是过敏性鼻炎发作了。
现在是什么时候啊，怎么不急！还好没热度。

小仙说：在这个特殊时期，谨慎一点非常重要，量体温是简单易行的筛查方法，再排除咳嗽等症状，没有外界接触，就可以安心了。

请教小仙医生

小仙医生，我女儿好像过敏性鼻炎发作了，怎么办？

孩子过敏可能是空调里的灰尘所致，可以服用小儿盐酸西替利嗪滴剂。

小仙说：特殊时期，通过网络购物，可以送药到家，还可咨询在线医生。这款小儿滴剂服用方便，起效迅速，安全性高，有过敏儿童的家庭平时可以自备。

小仙医生语录：

初春季节，气候多变，加之长时间“宅家”工作和生活，难免会带来一些健康问题，我们既不能掉以轻心，也不必一打喷嚏就恐惧。在严格做好个人防护、排除发热的情况下，应该先从常见病入手。就像本例的过敏，有些症状跟感冒相似又相异，可以在线咨询医生后选择合适的药物治疗。盐酸西替利嗪是有30多年历史的欧洲老品牌，有两种剂型可供选择，安全有效，有过敏史的家庭可以将其作为常备药。

小仙医生
生于：1983　星座：摩羯
身份：来自欧洲的健康医生
家族：世代在欧洲研发和生产原研药
学历：瑞士苏黎世大学医学院博士
专长：对过敏性疾病有丰富的诊疗经验

读者咨询

我是一名运动爱好者，最近看到朋友圈有人说：运动后洗冷水浴，不仅能消除疲劳，还能提升健身效果；专业运动员都通过运动后洗冷水浴来提高训练水平，普通人也可以这么做。真的是这样吗？洗冷水浴有哪些讲究？

运动后冷水浴，是否适合普通人

首都体育学院 殷越 吴昊（教授）

冷水浴是指将全身或身体某一部位浸泡在0～20℃的水中，或使用0～20℃的冷水淋浴。大量证据表明，冷水浴或在冷水中游泳可作为改善健康的手段，有助于运动后恢复，还可以增强免疫系统功能，甚至在一定程度上有抗抑郁、帮助类风湿关节炎患者康复和延缓衰老的作用。近些年，冷水浴已被广泛应用于高水平运动队伍中。

冷水浴可促进运动后恢复

通常认为，冷水浴对身体产生影响的因素有肌肉温度降低、静水压力增加、全身血管收缩、核心温度下降。

人体在刚受到冷刺激时，会产生应激反应；但随后，人体不断受到冷刺激，核心温度下降，可激活副交感神经，使机体进入恢复状态。尤其在运动后，肌肉血流量增加，体温升高，冷水浴可有效降低体温，同时促进肌肉内血液回流，激活副交感神经，从而有效促进机体恢复。

当人体浸泡在水中时，会受到静水压力的影响。静水压力是指身体浸入水中时，水对身体产生的压力，这种压力会促使四肢血液回流入心脏，从而促进全身血液循环。此外，由浮力引起的反重力效应有助于减轻人体疲劳感。

国内外学者研究发现，运动后洗冷水浴可产生以下功效：使肌肉内代谢物加速排出，促进恢复；减少延迟性肌肉酸痛和运动引起的肌肉损伤；改善新陈代谢，提高副交感神经活性，减少心血管系统压力；减轻中枢神经系统疲劳，促进“心理恢复”；等等。

由于冷水浴便于操作、成本低，且对场地设施条件等要求较低，所以近年来在专业运动队中颇受欢迎。

专家简介

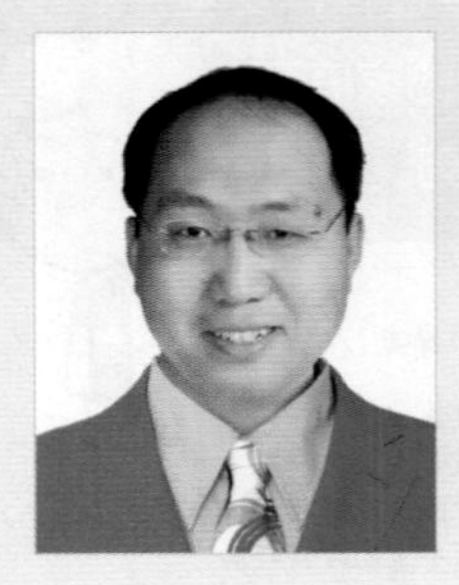

吴昊 首都体育学院教授、博士生导师，国家体育总局重点实验室主任，中国体育科学学会运动生理生化分会常委。

普通人运动后适合洗冷水浴吗

从近20年国内外的研究来看，尚未发现运动后冷水浴会造成不良反应，当然前提是这些人都是健康人群。从世界范围看，一些人有冬泳的习惯，并且从中受益良多。

但是，对于冷水浴，普通人还是要采取审慎的态度。如果患有某些疾病或有某些症状时，应该尽量避免洗冷水浴，如心脏病、静脉血栓、外周血管疾病、高血压、糖尿病、血红蛋白异常、心绞痛、有开放性伤口、饮酒或服药后、对寒冷耐受不良等。

只有在身体健康状态良好的前提下，才可考虑在运动后进行冷水浴，但仍要注意一些具体细节：初始水温不宜过低，应以自身能够承受为宜；可逐渐降低水温，使人体逐渐适应；时间不宜过长，以10～15分钟为宜。现有研究成果普遍认为，水温在10～15℃之间效果较好，且不会对身体造成过于强烈的刺激。切记，在冷水浴过程中，身体一旦出现不适症状，应马上终止。PM

宝宝蹒跚学步时，常常会出现“内八字”或“外八字”步态。很多家长认为，这种特殊步态看起来十分可爱，长大了会恢复正常，无须干预；也有家长担心，孩子长大以后会发展成X形腿或O形腿，影响形象、体态和运动能力。

幼儿时期的步态异常会影响正常发育吗？需要治疗吗？

宝宝走路“内、外八字”，顺其自然还是及早干预

上海中医药大学附属岳阳中西医结合医院步态与运动分析中心主任医师　姜淑云

专家简介

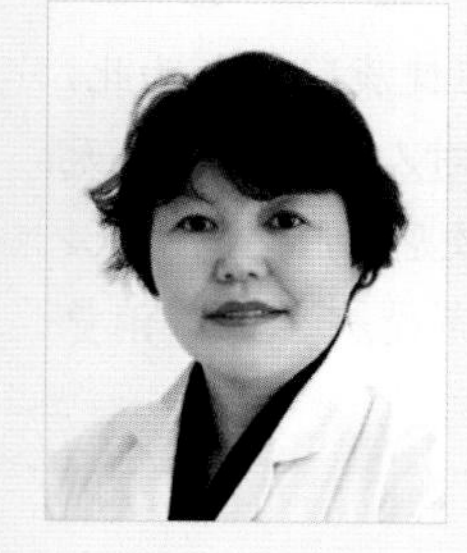

姜淑云　上海中医药大学附属岳阳中西医结合医院步态与运动分析中心主任、主任医师、教授、硕士生导师，中国残疾人康复协会肢体残疾康复专业委员会儿童青少年学组委员，中国康复医学会康复评定专业委员会委员。擅长儿童青少年步态与发育异常的治疗。

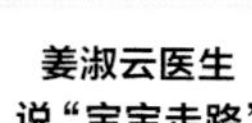

姜淑云医生说“宝宝走路”

“有些家长可能会用一些‘偏方’，比如‘反穿鞋’来矫正‘内八字’，但它其实只对某些情形的'内八字'有一定效果。”

“内、外八字”步态在医学上被称为足偏角异常，即足内、外偏步态。足偏角是指走路时足跟到第二足趾的连线与身体正前方的夹角，正常范围是外偏5°~7°。“内八字”的足偏角一般小于0°，“外八字”的足偏角一般大于10°。

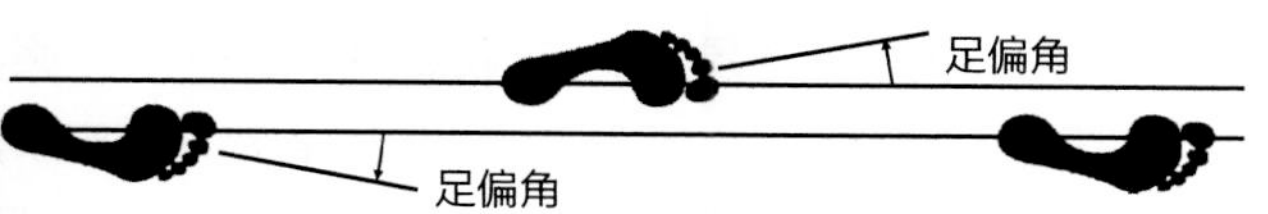

原因复杂，养育方式需注意

幼儿时期出现足偏角异常的原因比较复杂。部分宝宝在出生时可有一定程度的足内偏，但一般在中度以下，且出生半年后会逐渐恢复正常。

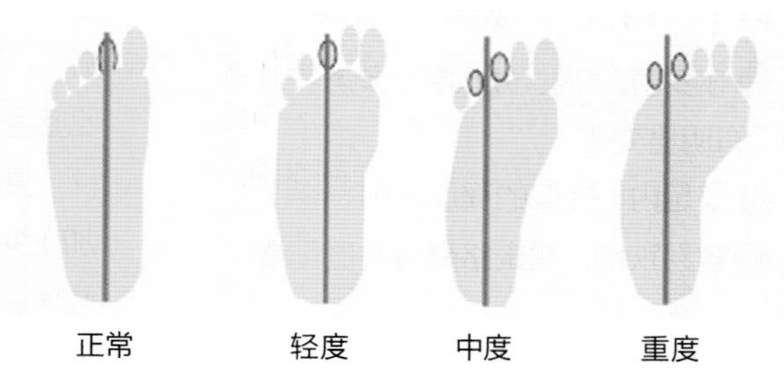

不当的养育方式和运动习惯可能导致足内、外偏。比如：24小时穿着厚厚的袜子、可以爬行后仍长时间被家长抱在怀里等，均会影响宝宝肌肉、骨骼的正常发育；过早站立及行走，会使宝宝的下肢在肌肉及韧带发育程度不足的情况下长期处于负重状态，为了维持骨骼及关节的稳定性，下肢会发生代偿性改变。此外，坐姿或睡姿异常也会为足内、

外偏埋下隐患，长时间处于“W”坐姿、跪姿，以及俯卧位睡姿，都不利于宝宝的步态发育。

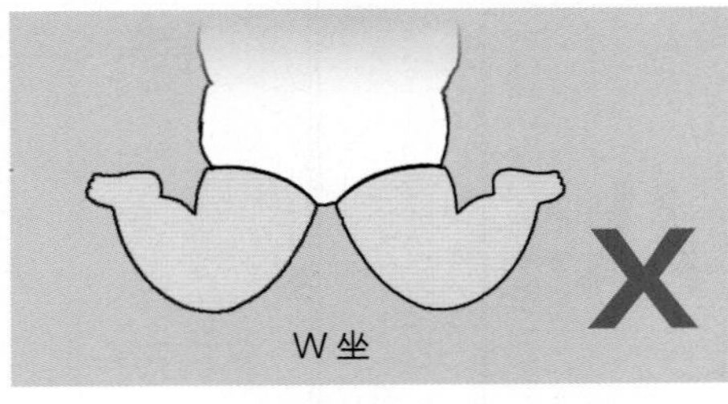

W 坐

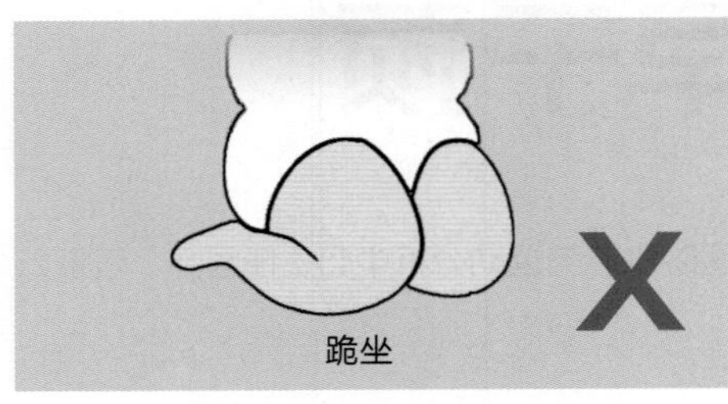

跪坐

长期持续，后患无穷

内、外八字步态长期持续，不仅会影响体态和美观，还会导致下肢、躯干和骨盆等出现代偿性结构异常（也称力线异常），影响孩子步态和运动功能的正常发育。反过来，身体结构和运动功能异常产生的异常应力，也会增加相关部位和组织（如关节软骨等）的磨损，容易发生扭伤，甚至导致关节炎早发。

以下“苗头”，家长别忽视

1. 3 岁前，“内、外八字”步态在 6 个月内没有明显变化。
2. 双足内、外偏的程度不同。
3. 容易跌倒，或走路姿势明显异常。

及时干预，宜早不宜迟

家长若发现宝宝存在步态异常，应及时寻求医生的帮助。目前对幼儿“内、外八字”步态多采用保守治疗进行矫正，如应用三维技术进行步态分析、个性化定制有足弓支撑作用的矫形鞋（垫），以及在专业指导下进行运动锻炼，等等。PM

月经来潮期间，子宫内膜脱落、排出，形成经血。此时，经血是细菌、真菌繁殖的“培养基”，如不及时更换卫生巾、保持外阴干燥，极易引发阴道炎症，甚至可导致整个生殖系统感染。面对市面上的各种“姨妈巾”，女性朋友们该如何选择呢？

什么是“三好”卫生巾

随着科技的发展，卫生巾也在不断“更新换代”：从卫生纸加卫生带的模式，到携带方便且不易侧漏的卫生巾，再到内置式卫生棉条、液体卫生巾。总体而言，一款好的卫生巾必须具备以下三方面的特性。

1. **吸水性佳，避免侧漏** 无论在何种体位下，好的卫生巾都能及时吸收经血，当经血量较多时，能通过导流层均匀吸收，不会溢出。

2. **渗入量大、回渗量少** 优质卫生巾能轻松应对月经量多的挑战，渗入量大，同时回渗量少，保持干爽，使人体感舒适。

3. **固定牢固，易于更换，无毒无害，不引发过敏** 为了使卫生巾固定在内裤上，需要使用黏胶；为了增加卫生巾的吸水性，需要使用高分子材料。这些材料须确保无毒无害，以免引发皮肤过敏、妇科疾病等问题。

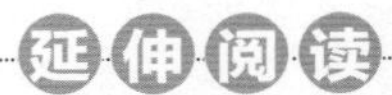

有报道称，不少卫生巾中含有荧光剂，存在健康隐患。为此，笔者特地翻看了相关研究报道发现，荧光物质对人体的毒性尚无定论，但荧光增白剂在紫外线的作用下，可增强致癌物肿瘤的形成。但一般而言，在国家标准允许范围内使用荧光剂是安全的，消费者无须过于担忧。

经济型：网面或棉质卫生巾

在所有卫生巾类型中，网面与棉质卫生巾可谓“基础款”，最常见，最普通，最经济，相信它们也是大多数女性月经初潮来临时的“启蒙老师”。不少女性在选择时略有几分纠结：网面卫生巾与棉质卫生巾有什么区别呢？

事实上，网面卫生巾的表面材覆盖 PE（聚乙烯）打孔膜，由 PE 膜加上特殊的微孔构成。卫生巾的干爽性与打孔膜的开孔率有关，开孔率越大，能让经血快速渗入卫生巾，且不易回渗，这就是网面卫生巾“干爽、透气”的主要原因。然而，网面卫生巾的肌肤触感偏硬，容易摩擦皮肤，皮肤易过敏者不宜使用。相比之下，棉质卫生巾的表面材料较为柔软，吸水性比网面卫生巾略差，但体感较为舒适。

便捷型：护垫

护垫与普通卫生巾“长”得非常相似，但比卫生巾薄得多。使用时只需撕掉反面的胶贴膜，粘在内裤上即可，非常方便。经期前后月经量较少，

经期，教你挑选合适的“姨妈巾”

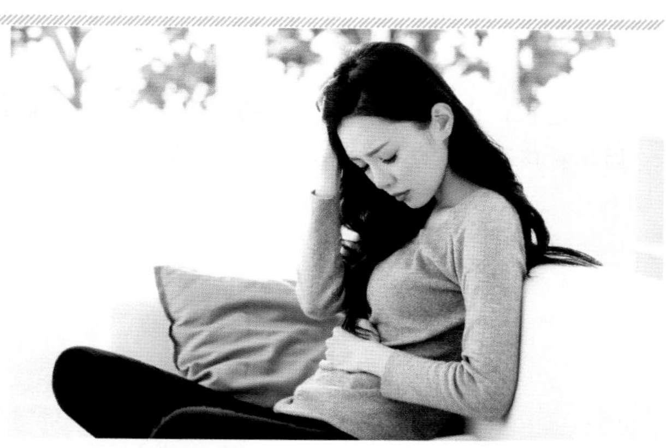

上海中医药大学附属市中医医院妇科主任医师　胡国华
上海市长宁区妇幼保健院中医科　黄彩梅

用护垫可很好地避免经血“不定时光顾”的尴尬。

然而，有些女性为时刻保持内裤清洁，经常甚至每天使用卫生护垫，这种做法非常不可取。虽然护垫的宣传中常自称透气性好，但终究比不上棉质短裤。在临床工作中，我们经常遇到一些患者，甚至是没有性生活的女孩，反复发生真菌性阴道炎，久治不愈。详细询问病史后才知道，原来她们长期使用护垫，导致外阴不透气，为真菌生长提供了良好的环境。因此，女性朋友们应勤换内裤，不宜经常使用护垫。

轻奢型：液体卫生巾

月经量中等或偏少的女性可以选择经济实惠的普通卫生巾，月经量偏多、有侧漏危险，或追求经期轻薄体验感的女性，可选择新型卫生巾——液体卫生巾。

事实上，液体卫生巾并不是液态的，它的外观和普通卫生巾大致相同，只是组成卫生巾吸水层的材质比较特殊，是一种新型“液体”材料，由纯净水与纳米分子级聚合物通过乳化技术液化而成，类似于记忆棉的多孔形态。与普通卫生巾相比，液体卫生巾更轻薄，折叠不易变形，能较好地维持原有形状，且具有超强的吸水性，回渗少，不容易发生侧漏，体感干爽。

运动型：内置式卫生棉条

与普通形态的卫生巾相比，内置式卫生棉条的形状和使用方法较为特殊。其为圆柱体形态，主要是由棉、人造纤维或这两种材质混合而成，尾部附有棉线。女性月经来潮时，可将其置入阴道中，吸收经血。卫生棉条包装上所标示的“水滴图形”代表吸水量，不同水滴数的卫生棉条吸水量不同，购买和使用时需仔细确认。

卫生棉条体积小、吸水性强且为内置式，无侧漏风险，适合经期须运动的女性，如运动员、舞蹈演员等。但卫生棉条不可在阴道内放置时间过长，否则更易引起妇科炎症。曾有患者因同房后阴道出血淋漓不尽持续 2 周前来就诊，妇科检查发现，该患者阴道内竟留有卫生棉条，棉条尾丝早已不见踪影。此时，患者才恍然大悟，想起了被自己遗忘在体内的卫生棉条。因此，使用卫生棉条的女性一定要记得及时取出，以免造成不必要的伤害。

另外，无性生活史的女性不宜使用内置式卫生棉条。即使有研究称放置卫生棉条不会破坏处女膜，但若卫生棉条尾线脱落，就可能发生须借助器械取出的情况，而这一过程势必会对处女膜造成一定程度的破坏。

功能型：没有科学依据

如今，市场上越来越多卫生巾的包装上写着“含负离子，远离妇科疾病”“远红外，促进血液循环”“含杀菌纳米银，保护子宫、缓解痛经”等宣传语。这些说法有夸大功效的嫌疑。至今为止，尚无研究表明负离子、远红外线、纳米银可以预防或治疗妇科疾病。消费者在选择卫生巾时应理性，与其寄希望于“功能型卫生巾”，不如重视经期的卫生保健，这样才能真正远离妇科炎症的困扰。PM

专家提醒

无论哪种卫生巾，即使吸收性再强，也总有饱和的时候。一般来说，卫生巾应每 2 ~ 4 小时更换一次；若经血突然涌出较多，应及时更换。

近来，由于新冠肺炎疫情的影响和信息技术的巨大进步，网络学习在学生的日常学习中占有很大比重。很多家长因此对孩子的视力非常担心。

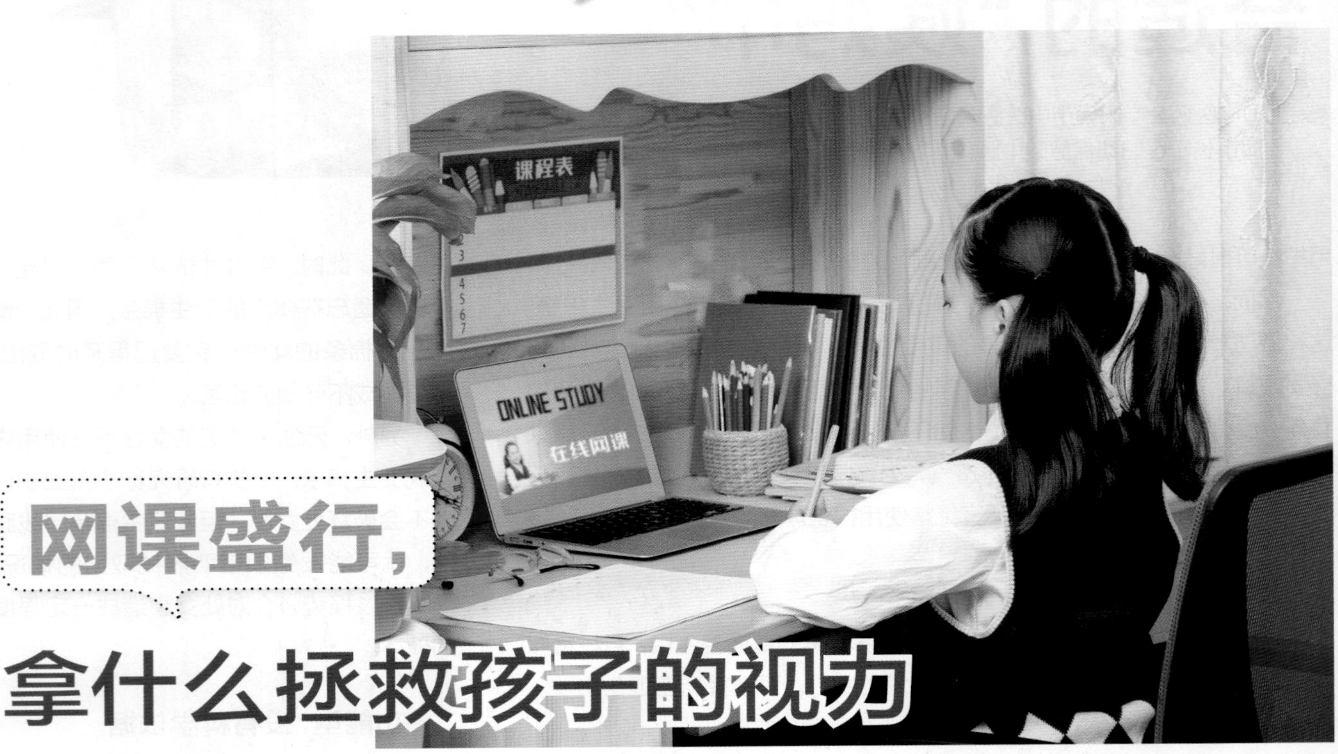

网课盛行，拿什么拯救孩子的视力

上海市疾病预防控制中心儿童青少年健康所副主任医师　周月芳

网络学习，要有“正确姿势”

长时间注视平板电脑、手机等电子产品的屏幕，不仅会使眨眼次数减少，眼球缺乏滋润，容易导致干眼症，还会使眼睛一直处于紧张状态，容易引起或加重近视。而且，电子屏幕会发出仅次于紫外线的高能量短波蓝光，它能穿透角膜、晶状体，直达眼底视网膜，长时间接触可能导致眼底黄斑病变等。电子屏幕还存在肉眼不易察觉的频闪，长期注视后往往会出现一系列眼部不适，如视疲劳、流泪、眼干涩、眼部刺激感、眼部充血、视物模糊、复视等。

因此，应教育孩子使用电子产品学习时注意以下问题，家长也要加强监管。

首先，选择较大的屏幕和字体，并使用护眼模式，根据环境光线调整适宜的屏幕亮度，避免处于强烈阳光下或昏暗环境中。

其次，合理安排学习任务，尽量减少使用时间。每次连续使用最好不超过半小时，并有意识地增加眨眼次数。可设置电子产品的休眠时间或闹钟，定时“中场休息”，或闭目养神，或眺望远方，或做眼保健操。

再次，采取正确姿势，屏幕应与双眼保持在同一高度，或略低于双眼高度，并保持足够距离。

最后，值得注意的是，电子屏幕发出的蓝光会影响促进睡眠的激素——褪黑激素的分泌，引起生物节律紊乱。为避免影响孩子的睡眠和生长发育，睡前最好不要使用电子产品学习。

良好光照，为视力“保驾护航”

除科学使用电子产品外，良好适宜的光环境也是保护视力、预防近视的重要因素。

❶ 亮度舒适、均匀

长期处于昏暗光线中，会增加眼睛的负担，引起视疲劳，但亮度也并非越高越好。读写时，环境亮度一般以眼睛能看清、感到舒适、不觉刺眼为宜。光线分布越均匀，视觉感受越舒适。为了使桌面照度分布均匀，孩子学习时应采用背景照明（照亮整个房间的照明）与局部照明（照亮读写桌面的照明）相结合的光照方式。

❷ 避免眩光

眩光会影响视觉舒适度，降低视物清晰度，甚至使视力受损。视野内亮度过高或对比强烈会导致眩光，应注意避免。

❸ 少频闪

照明灯具光源在交流电的驱动下会产生频闪，明显的频闪容易造成视疲劳。一般情况下，当光源频率达到 50 赫兹以上时，频闪就不易被肉眼察觉。

国家标准《读写作业台灯性能要求》明确规定，灯具发出的光不应有令人不舒适的频闪。

❹ 显色性好

灯具的显色性是指在光的照射下显现物体真实颜色的程度，通常用显色指数（Ra）表示，显色指数越高，颜色越真实。显色性低的光源会使颜色失真，导致眼睛辨识、辨色困难，容易造成视疲劳。

❺ 色温适宜

色温可理解为光线的冷暖感。低色温光，即通常所说的“暖光”（如火柴光），容易让人感觉舒适、安逸，更适合卧室。而高色温光，即通常所说的“冷光”（如日光灯的白色光），虽然会让人思维清晰，工作更有效率，但更容易加重视疲劳和脑疲劳。相较于前两者，中色温光（如台灯的淡黄色灯光）既不容易导致视疲劳，又可使大脑保持适度的兴奋性，有助于提高效率，更适合长时间读写。

七条建议，配备“护眼之光”

❶ 白天，应避免在直射阳光下读写。

❷ 夜晚，除背景照明外，还应使用阅读台灯。不要为了省电，只开桌面台灯而不开房间灯，书桌的照度应稍高于周围环境照度。

❸ 为避免眩光，房间的背景照明不宜用裸灯或磨砂灯泡，宜选择带灯罩的灯具，但要避免金属灯罩。直接照明型灯具的遮光角（也称保护角）宜在 30 度左右，灯具外罩表面的亮度不宜过高。同时，应适当提高灯的悬挂高度，灯与桌面的距离最好不少于 1.7 米。

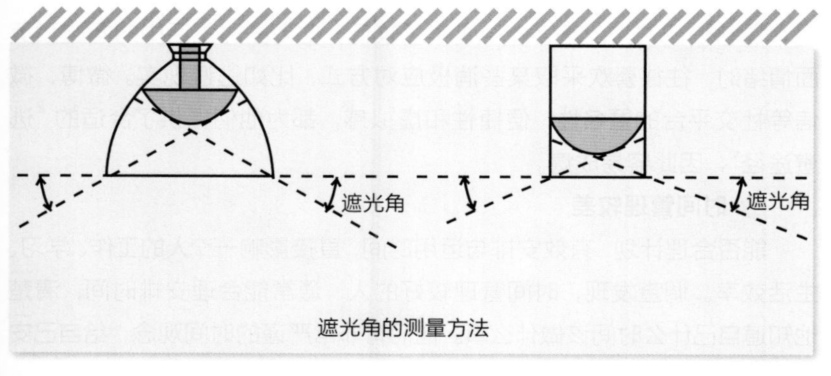

遮光角的测量方法

❹ 阅读台灯，应选择无明显频闪、有遮光性、正规厂家生产的、通过国家强制性产品认证的合格灯具。要注意查看灯具标签或说明书上的产品信息，光源的显色指数（Ra）不宜低于 80，照度等级应为 A 级或 AA 级。

❺ 如选择 LED 光源，要注意光源色温不高于 4000 开尔文，特殊显色指数（R9）应大于 0。最好选择可调节亮度及色温的读写台灯，蓝光危害类别最好为 RG0（即无危险，在极限条件下也不造成任何光生物危害）。

❻ 通常台灯宜摆放在视线左前方，以免在读写区域形成阴影。如果孩子习惯用左手写字，则应将台灯放在视线右前方。

❼ 为避免影响照明效果，灯具应定期清洁，每年至少 1 ~ 2 次。PM

现在是网络社交流行的时代，很多人微博、微信、抖音刷不停，尤其是年轻人，容易成瘾。社交网络成瘾到底有哪些原因？如何克服？

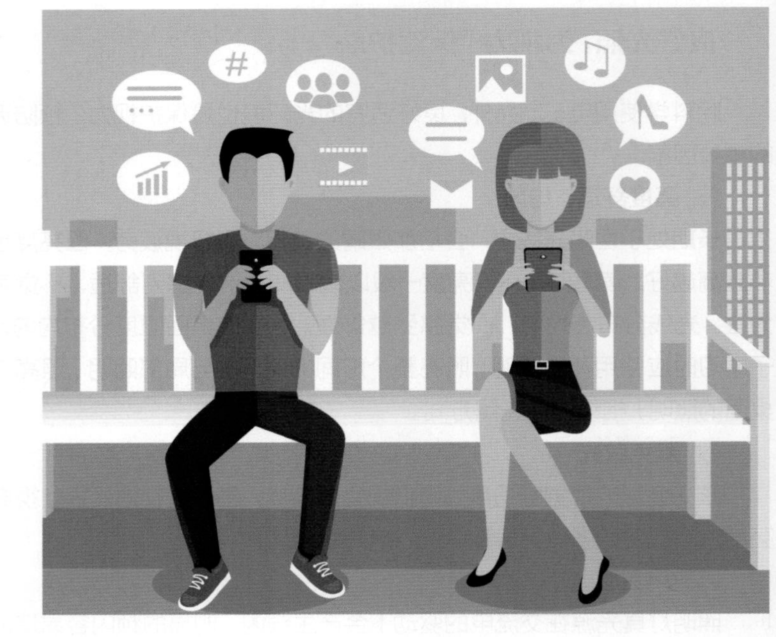

社交网络成瘾，原因在“网外”

湖南师范大学心理学系教授　史滋福

身边故事

小燕是一个名副其实的“微博控”。她每天从早晨起床那一刻起就陆陆续续发布微博，不管是在乘电梯、吃饭、上厕所时，还是在上下班途中。有一次，她因病住进了医院，还一边打着点滴，一边坚持用手机拍照片，及时更新微博。每天晚上，即便已经上床准备睡觉，她还是会掏出手机反复刷新，经常到凌晨两三点才入睡。由于睡眠不足，白天注意力不集中、无精打采成了家常便饭。

分析点评

在互联网普及和碎片化信息越来越流行的今天，越来越多的人热衷于在社交媒体上花费大量时间，导致成瘾现象出现。根据《网络成瘾临床诊断标准》，每天使用社交网络的时间超过6小时，累计时长超过3个月，则为“社交网络成瘾”。

心理学家发现，社交网络成瘾的表现主要有以下三点：①手机不离身。从早晨起床开始，便随时随地查看微博、微信、抖音等。②回复强迫症。这类“微博控”“微信控”大多以自己发出的微博、微信得到响应、回复为乐事，而且非常愿意以最快速度回应他人。③请假“刷手机”。比如，有一些大学生不参加户外活动，经常以各种理由请假，在宿舍里“刷手机”，以享受虚拟空间带来的满足感。

社交网络成瘾的三大原因

有研究表明，社交网络成瘾可能与个体的主观幸福感、时间管理倾向和成就动机有关。

① 主观幸福感较低

主观幸福感主要指人们对生活质量所做的情感性和认知性的整体评价，代表人们长期的情感反应和生活满意度。主观幸福感较低的人，自信心和成就感较低，他们面对生活中的问题和负面情绪时，往往喜欢采取某些消极应对方式，比如逃避现实。微博、微信等社交平台的匿名性、便捷性和虚拟感，都为他们提供了合适的“逃避途径”，因此容易成瘾。

② 时间管理较差

能否合理计划、有效安排与运用时间，直接影响一个人的工作、学习、生活效率。调查发现，时间管理较好的人，通常能合理安排时间，清楚地知道自己什么时间该做什么事。他们有非常严谨的时间观念，给自己安排的任务比较合理；一旦任务能顺利完成，他们所获得的满足感和幸福感就会提高。时间管理较差的人，生活不够自律，作息不规律，常常不能完成任务；这些挫折会导致消极情绪，转而成为其沉迷社交网络的“借口”。

3 成就动机水平低

具有高成就动机水平的人，能够刻苦努力，战胜种种困难和障碍，取得优良成绩。人在竞争时会产生两种心理倾向：追求成就的动机和逃避失败的动机。成就动机水平低的人具有易敏感、易焦虑、自控力差、存在严重自我不和谐等心理特征，上网是为了排遣孤独与寂寞，释放生活压力，逃避生活中的困难。在微博等社交网络的世界里，他们不再担心他人的负面评价，内心恐惧也会减少。

时间管理倾向与成就动机也是有联系的。渴望成功的人对时间有清楚的认识，善于管理和运用时间以求创造更多成果。相反，逃避失败的人存在混乱的时间管理思维，缺乏计划性和执行力，经常性的失败体验使他们丧失对时间的把控。他们在社会中无法实现自我价值时，就会转而沉浸于网络世界中“塑造新的人生”。

四条建议，克服社交网络成瘾

应该如何克服社交网络成瘾呢？可根据成瘾原因，有针对性地采取以下几方面的措施。

1 从日常小事做起

要学会从日常生活的小事中提升主观幸福感，特别是要尽最大努力学习、工作，通过所取得的成绩来增强自信心，提升成就感。另外，不要沉迷于目前的固有生活模式，要尝试建立其他获取信息和自我满足的方式，如多阅读，多与朋友面对面交谈，积极参加集体活动，等等。

2 合理控制情绪

了解自己的情绪变化，合理控制。在学习或工作压力大的时候，人们很容易产生焦虑和抑郁情绪，在这种情况下，特别需要关注自己的情绪变化，合理控制情绪，不要一味投入虚拟世界，最好让自己更多地接触外部世界。比如：可以去旅游，接触大自然，开阔自己的视野；可以去运动，放松自己的身体和心灵；还可去呐喊，把压力和焦虑都喊出来。

3 学会管理时间

尝试在平时的生活、工作、学习中保持良好的时间观念，调整作息时间表，让自己从一个生活不规律、懒散的人慢慢变成一个自律的人。部分年轻人管理时间的能力比较欠缺，可以尝试采用“番茄时间管理法”，即在25分钟的“番茄钟”周期内，全身心投入到手头的工作中，直到闹钟响起时停止工作。“番茄时间管理法”强调以短时间工作为目标，有利于增加完成工作的满足感。不善于管理时间的人，还可以利用“四象限原则”，区分任务是否紧急、重要，以此对任务进行归类；同时，合理利用碎片时间，杜绝浪费，以达到有效管理时间的目的。

4 体验成功的快乐

提升成就动机有助于增强战胜困难和克服障碍的能力。比如：可以给自己设定一个“跳一跳”能够得着的目标，在体验成功快乐的同时，提升成就动机；还可以尝试找出自己所热爱、比较擅长的方面，多给自己一些“我能行”的心理暗示。

对于成就动机水平较低的儿童、青少年，家庭和学校应该多采取鼓励和奖励的教育方式，父母应该言传身教，在工作之余多陪伴孩子，多参加亲子活动，给孩子树立积极、正面的榜样。PM

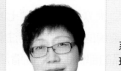

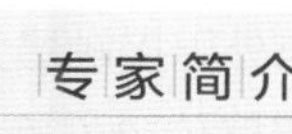

史滋福 湖南师范大学心理系教授、博士生导师，湖南省心理学会理事。长期从事心理学的教学和研究工作，尤其擅长思维心理学、数学心理学和心理统计学等。

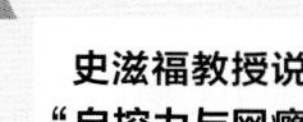

> 要了解自己情绪变化的规律，学会合理控制。学习或工作压力大时，人容易产生焦虑和抑郁情绪，此时要控制自己，不要一味投入虚拟世界寻求安慰，而应多接触外部的现实世界。

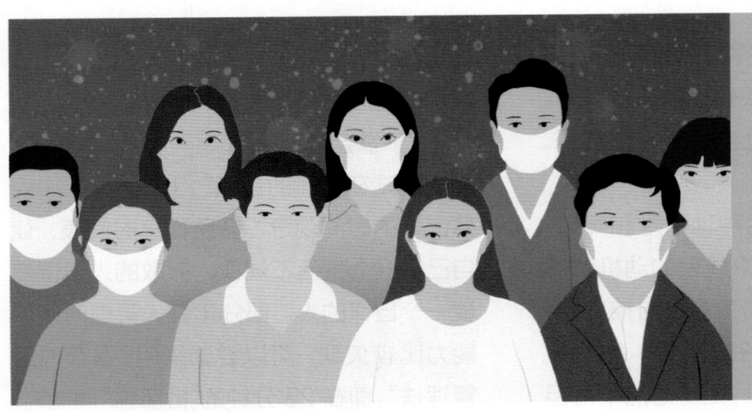

经过数月的艰苦努力，自2020年初暴发的新冠肺炎疫情已逐渐被控制。反思此次疫情，笔者认为，对于防控“人传人”的新型冠状病毒疫情，重构礼仪健康文化，推行“新礼”，十分必要。

九大新“礼”，防控新型冠状病毒感染

解放军总医院第三医学中心急诊科教授　王立祥

一、拱手复“礼”

社交礼仪是随着人类社会活动应运而生的。握手这一社交礼仪最早源于西方，现已逐渐成为被世界各国人民普遍采用的见面礼仪。然而，手部（尤其是手掌）汗腺发达，一双未清洗的手上有80万个病菌，一克指甲垢里隐藏着38亿个病菌，平均每只手上携带150种病菌，是传播疾病的主要媒介。埃博拉病毒已被证实广泛存在于包括汗液等在内的患者体液中，极易通过握手而传播。在我国古代，人们相见时双手拱于胸前，不仅体现了我国古时的文明礼仪，也构成了一道无形的屏障。正如林语堂先生所说，中国人传统的见面礼仪比西洋人的卫生，因为中国人是“握”自己的手（拱手），不必去握别人的手。施拱手礼，保护自己，健康他人。

二、口鼻戴“礼”

口鼻是微尘、病菌进入体内的主要关口。新型冠状病毒是通过呼吸道传染的病毒，主要经飞沫传播，戴口罩被认为是主要的预防措施之一。在疫情期间，选择合适的口罩进行防护很有必要。目前，市场上的口罩种类繁多、质量参差不齐、样式各种各样，大家在选择口罩时，一定要将维护自身健康放在第一位，避免华而不实（虽美观，但未起到防护作用）。

三、手护洗“礼”

手与外界接触最为广泛，最容易“藏污纳垢”，从而成为传播传染性疾病的媒介。大众应学会用“七步洗手法”清洁双手，以减少传染病的传播。需要注意的是，戴戒指、手表和其他装饰品的部位也应彻底清洁，避免其成为病菌藏匿的“特区”。

四、清嗓有“礼”

无论是流感病毒，还是新型冠状病毒，都是对人

专家简介

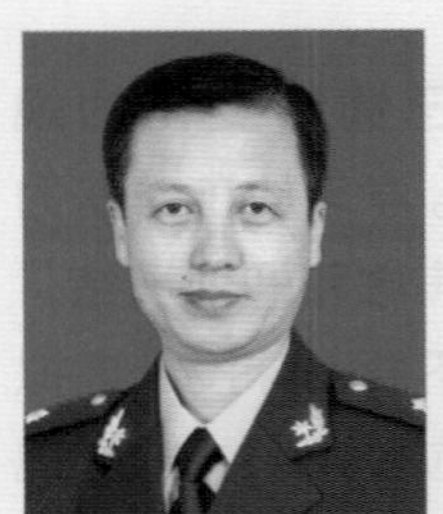

王立祥　解放军总医院第三医学中心原急诊科主任、主任医师、教授、博士生导师，南京医科大学心肺复苏研究院院长，中国研究型医院学会心肺复苏学专业委员会、中国健康管理协会健康文化委员会主任委员，中华医学会科学普及分会前任主任委员，中华医学会灾难医学分会副主任委员。

类危害较大的呼吸道传染病的病原体。咳嗽具有清除呼吸道异物和分泌物的保护性作用，充分调动人体自身的呼吸道防御功能，适时、主动地咳嗽，可以达到促使黏液流动、排出病毒的目的。充足的水分摄入、合适的室内湿度（50% 左右）可以使呼吸道黏膜保持湿润，促使呼吸道分泌稀薄黏液，有利于黏膜表面纤毛的摆动，促使黏液和病毒排出，保持气道清洁，维护机体健康。值得注意的是，黏蛋白主要存在于气管、支气管的黏液中，吸烟会刺激气道，增加黏蛋白的黏性，致使气道黏液难以排出。

五、肘臂习“礼”

打喷嚏时用手直接遮掩口鼻，沾满飞沫的双手往往会成为病菌迅速传染的“温床”。如果打喷嚏时改用手肘弯曲部位遮掩口鼻，那么大部分飞沫就留在自己的袖子或手臂上。相较之下，手肘与他人密切接触的概率比双手低很多，是“保护自己，也保护他人”的“应急方法”。由于这个提起手肘遮住脸部下方的动作，与恐怖片中吸血鬼“德古拉”的“招牌动作”类似，所以得名“德古拉喷嚏法”。这个名称看似颇为有趣，实则能够为防控新型冠状病毒传播构筑一个坚实壁垒。

六、鞋底洁“礼”

有人曾做过调查，一个容纳 3000 人的会场，在开完 2 小时的会后，地面留下的痰迹多达 800 多处；在抽取的 91 份痰液中，4 份被检出结核杆菌。笔者也曾做过实地调查，在不足 2 千米的街区人行道上，乱泼污水的情况就有 40 多处。鞋底每天与地面接触，同时又经常跟随人们“走家串户”，如果不注意其卫生，势必会成为一种可怕的“隐形”污染源，充当传播疾病的重要媒介。假设吐痰者是新冠肺炎患者，他的一口痰里会含有大量病毒。如果行人踩到，鞋底将成为病毒的“庇护所”和“播散器”，不仅会污染地面，还会污染空气，更会将绝大部分病毒带到家中的地板上。这些病毒万一被人吸入，就有可能导致感染。因此，讲究鞋底卫生、减少鞋底污染很有必要。进家门前，一定先换鞋。适时清洗鞋底，清洗时最好戴上手套，并使用消毒液；刷过鞋底的刷子，不要再刷鞋面或内里。有条件的家庭可购置一台鞋底清洁机，清洁起来会更方便一些。此外，还应定期清洁鞋柜或鞋架。

七、一米见“礼”

在呼吸道传染病流行期间，避免感染的最好办法之一，就是与患者保持一米以上的距离，这也是杜绝飞沫传播的“安全距离”。

飞沫传播是传染病经空气传播的一种方式。病原体由传染源通过咳嗽、打喷嚏、说话等排出的分泌物和飞沫播散，易感者吸入后，容易被感染。一般地说，在含有大量病原体的飞沫排入环境的过程中，大的飞沫会迅速降落到地面，小的飞沫则会在空气中短暂停留。与传染源近距离接触，便为“飞沫传播”创造了机会，而距离传染源一米以外，则是相对安全的。对环境抵抗力较弱的流感病毒、脑膜炎双球菌、百日咳杆菌等常通过此方式传播。

因此，在公共场所，应与他人保持一米以上的距离。“一米的距离”在生活中随处可见：在银行排队办业务，要保持一米安全距离；人与人之间的交谈，一米是最佳距离；火车、地铁站台的安全线，与站台边缘的距离也是一米……为了保证安全，生活中还真少不了这样的一米距离。

八、降尘净“礼”

目前，我国大部分城镇街区仍是靠环卫工人采用扫帚清扫地面。这种清扫方式往往带来尘土飞扬，无疑会加重传染性疾病的扩散。这种“尘土大搬家”式的清扫方法不利于传染病的预防，应引起环境卫生管理者的高度警觉。为严防病菌扩散，切断疾病传播途径，改进环卫清扫方法势在必行。比如：可以将“有尘”清扫变为“无尘”清扫，淋湿地面后再清扫，避免扬尘污染；避开上下班高峰期清扫，最大限度地避开易感人群；配备大功率吸尘装置，采用喷淋加吸附的清扫方法；等等。

九、遗像别“礼”

人体死亡以后，新陈代谢停止，各种微生物迅猛增殖。研究显示，人死亡 24 ~ 30 小时内，每克遗体组织及每毫升组织液含有的细菌总数高达 300 万 ~ 350 万个。如此大量的微生物在遗体中滋生、繁殖，很难避免其在遗体告别仪式中蔓延。因此，变革不科学、不卫生的丧葬礼仪应成为人们的必然选择。遗体告别宜改为遗像告别，用新的丧礼仪式，树立现代丧葬礼仪之风。PM

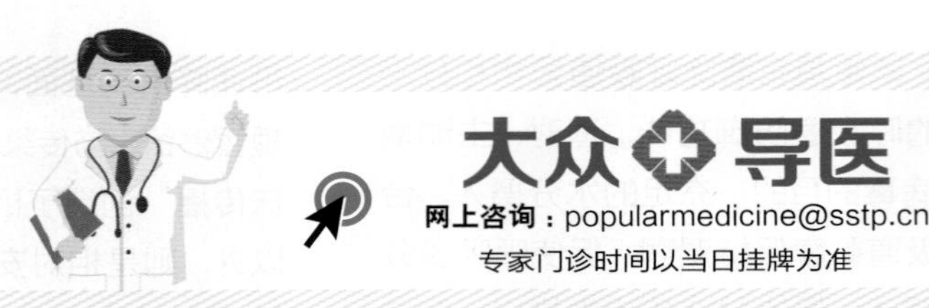
大众导医
网上咨询：popularmedicine@sstp.cn
专家门诊时间以当日挂牌为准

问：上夜班会增加癌症发生风险吗

听说上夜班也是一种致癌因素，它与哪些肿瘤的发生有关？必须上夜班的人，怎么做才能降低其致癌风险呢？

上海 陈先生

复旦大学附属肿瘤医院肿瘤预防部主任医师郑莹：上夜班包括在夜间工作、经常倒班或经常跨越时区工作。早在 2007 年，国际癌症研究机构（IARC）就已经将“上夜班”定为“2A 类”致癌因素，即很有可能对人致癌的因素。肿瘤的发生是多种因素共同作用的结果，慢性炎症和免疫力低下往往是癌症发生前的常见危险因素。研究发现，无论是人还是动物，昼夜节律的改变都会使血清褪黑激素水平和生理节律的基因表达发生改变。目前的流行病学证据显示，上夜班与乳腺癌、前列腺癌和结直肠癌的发生有一定关联。比如，著名的美国护士健康研究 II 期（NHS-II）显示，长期从事夜班工作（20 年及以上）的护士患乳腺癌的风险增加 40% 以上。为了减少上夜班的健康危害和致癌风险，需要上夜班的人在日常生活中应做到睡眠充足、适量运动、平衡膳食、避免烟酒、心理健康，并定期进行癌症筛查。

问：“优生五项”报告怎么看

我正在备孕中，最近去医院做了“优生五项”检查，报告上有些指标是阳性，是不是代表感染了某些病毒，需要治疗后再怀孕？

江苏 张女士

复旦大学附属妇产科医院主任医师王凌：“优生五项”，即“TORCH”，是指数种导致孕妇患病并能引起胎儿感染，甚至造成新生儿出生缺陷的病原微生物。其中，“T”代表弓形虫，“O”代表其他病原微生物，“R”代表风疹病毒，“C”代表巨细胞病毒，“H”代表单纯疱疹病毒。弓形虫、风疹病毒、巨细胞病毒、单纯疱疹病毒的检测指标分别包括 IgM 和 IgG 这两种抗体，检查结果会出现不同的组合，代表的意义也不同：IgM 为阴性、IgG 为阳性，表明既往感染后产生了保护性的抗体，可以放心怀孕；IgM、IgG 均为阳性，表明可能是急性感染，也可能是既往感染，需要通过随访、复查来确诊；IgM 为阳性、IgG 为阴性，表明可能是急性感染，需要密切随访；IgM、IgG 均为阴性，表明未发生感染，但因为没有保护性抗体，所以在孕前孕后都要注意预防和定期筛查。

专家门诊：周二全天，周五下午

问：“异常勃起”是何因

最近，一个难言之隐困扰着我：有时阴茎勃起后持续时间长达四五个小时，严重影响日常生活。这是怎么回事，该怎么办？

北京 许先生

北京协和医院男科主任医师李宏军：这种情况称为阴茎异常勃起，是指勃起后不疲软（无论是否射精）且持续时间超过 4 小时，与性欲和性刺激无关，包括缺血型和非缺血型。缺血型较为多见，特点是阴茎海绵体缺氧和酸中毒，表现为持续坚硬勃起和疼痛，需要紧急处理，预后较差；非缺血型一般不出现组织缺氧或酸中毒，呈持续性部分勃起状态，通常无疼痛或疼痛轻微，首选局部冰敷、加压包扎等保守治疗，保守治疗无效的需要手术治疗，预后相对较好。这种疾病的原因较为复杂，包括局部炎症和损伤、肿瘤、白血病、镰状细胞贫血、使用某些药物等，但多数患者并不能找出明确诱因。需要特别提醒的是，如果发生缺血型阴茎异常勃起，千万不要“怕丢面子”，应立即去医院就诊，越早治疗，效果越好。

特需门诊：周五上午

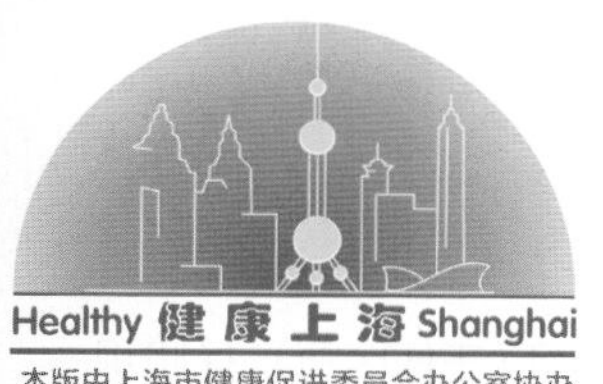

本版由上海市健康促进委员会办公室协办

2018年，为了让更多人健康地老去，一群“不甘寂寞”的预防医学医师组建了一家公益机构——上海践行健康促进社，致力于研究健康、践行健康、传播健康的事业。理事长付泽建博士曾就职于上海市虹口区疾病预防控制中心，非常热爱社区健康教育和慢病管理工作。他坦言，自己是一个理想主义者，特别想做点“实实在在”的健康促进工作，让更多人受益。

我的使命：把健康带给更多人

本刊记者　王丽云

将健康融入生活，现在身材好于二十岁

要指导别人进行健康管理，首先得把自己的健康管理好，这样才有说服力。付泽建告诉记者：“我所学的专业包括预防医学、营养学、健康管理学，加上我又爱好运动，所以近二十年来，我已经把知识化作行动，融入了日常生活中。我现在快四十岁了，身材比二十岁时还好。”

在饮食营养方面，付泽建有几个原则：很少吃肉，重视从豆类及其制品中摄入优质蛋白质，多吃富含膳食纤维的食物和蔬果，能生吃的蔬菜尽可能生吃，吃天然食物，几乎不买包装食品。至于运动，他从中学起就喜欢踢球，直到现在还保持着每周两次的频率；硕士毕业后又爱上了跑步，两天不跑就觉得有“负罪感”。为了更好地指导别人，他还深入研究各种有氧运动和抗阻运动项目，将自己打造成了“穿衣显瘦、脱衣有‘肉’”的“健美先生”。

除了管好自己，他还将一家老小的健康“打理”得妥妥当当。他自豪地说：“我儿子现在六岁，身体很好，运动能力很强，平板支撑几分钟、跑步十几公里都不在话下，很少因病去医院就诊。”

深入社区，把健康带给更多人

“我很喜欢讲课，老百姓也比较能接受。”付泽建说，“2019 年，我们与相关机构合作，深入社区、楼宇、企事业单位、中小学校，通过讲座、游戏、讨论等丰富多彩的形式，开展慢病管理、健康生活方式指导、健康自我管理技能传授、养生保健误区分析等主题活动 139 场次，直接受益人数超过 6000 人。”

在付泽建的服务对象中，老年人占大多数，付泽建及其团队专门设计了一系列生动有趣的课程和互动游戏，帮助老年人更好地理解。他介绍道：“比如，在关于合理膳食的课程中，我们会用到一些食物模型和一套牌，每张牌的正面是食物图片，背面是对应的食物所含的能量。讲解完相关知识后，我们会通过大量互动帮助老年人掌握具体技能，请大家‘出牌’，按牌面食物所含能量排序。如果出错牌，我们还会有‘惩罚’——请他读一段《上海市民膳食营养知识读本》的内容，或者做一段八段锦。”

除了开展面对面的线下活动外，付泽建还不失时机地尝试通过网络开展健康促进工作。今年新冠肺炎疫情暴发后，他和同事承担起浦东新区健康自我管理小组的志愿服务工作，每天在微信公众号发布防疫知识，开发了一系列适合中老年人的居家锻炼方法和视频微课，并提出“疫情终将过去，健康管理没有终点”的理念，鼓励广大组员开展居家健康管理，得到了广泛认可。PM

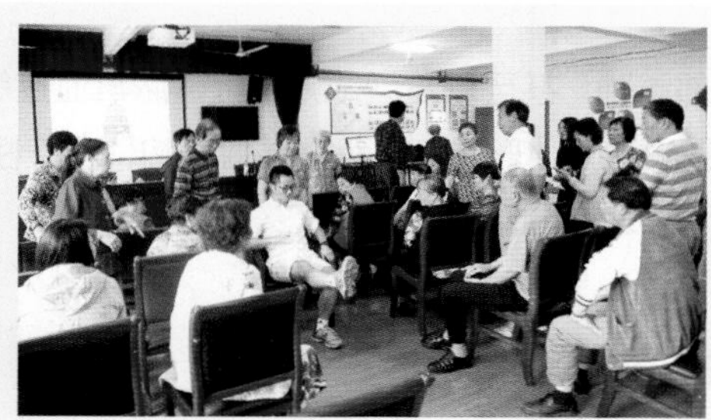

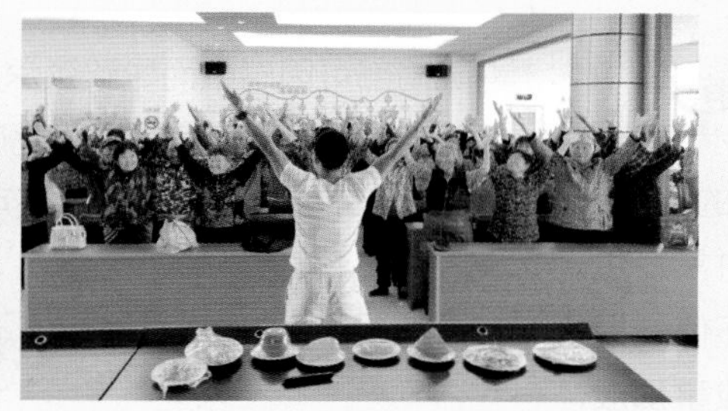

付泽建的健康讲堂

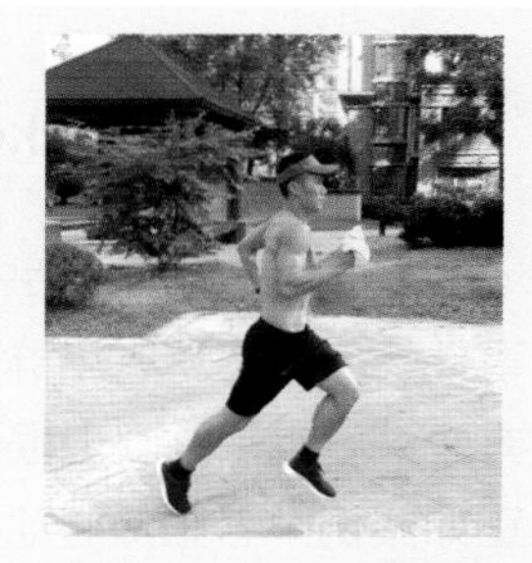

跑步是他生活中的“必需品”

鱼刺卡喉，宜“取”不宜“留”

复旦大学附属中山医院内镜中心　周平红（主任医师）徐晓玥

生活实例

一天，老张吃饭时不慎吞下了一根鱼刺，喉咙里异物感明显，十分难受。他立即来到附近医院的急诊科，在医生的安排下接受了胃镜检查，却不见鱼刺踪影。

3天后，鱼刺卡喉的疼痛感早已退去，但谨慎的老张思来想去还是来到复旦大学附属中山医院，想请医生再系统地检查一遍。医生为老张安排了胸部CT检查，结果万万没想到，鱼刺不仅“现出原形”，还“摇身一变”，成了一枚重磅“炸弹”——从食管破壁而出，扎入位于前方包裹心脏和大血管的纵隔之中，一旦发生感染，将危及生命。

遗憾的是，此时“炸弹”已穿出食管，从食管黏膜侧观察，其破口已完全愈合，甚至在切开食管黏膜层后，也找不到鱼刺的踪影。治疗陷入了困境：难道为了一根小小的鱼刺，竟要走到“开胸”的地步吗？老张已71岁，确诊冠心病10年，且反复发生胸闷，这样的身体状况允许“开胸”治疗吗？中山医院内镜中心及胸外科的专家经过几番讨论，一致认为开胸手术风险太大。面对患者无助的眼神，以及随时可能爆炸的“炸弹”，内镜中心周平红主任果断决定亲自主刀，再次尝试在内镜下“拆弹”。

周平红主任反复比对了患者的CT片，定位鱼刺可能穿出食管的位置，小心切开食管壁、黏膜、黏膜下层、肌层……虽说确定了大致位置，但经食管“开窗”进入纵隔找一根鱼刺，无异于大海捞针。幸运的是，就在一刀切入食管肌层时，脓液忽然流出，这意味着鱼刺就在附近的脓腔里。周平红主任乘胜追击，扩大切口，吸尽脓液，仔细探查纵隔，鱼刺总算被找到并取出。经放置食管可回收支架、禁食、抗感染治疗一周后，患者顺利康复出院。

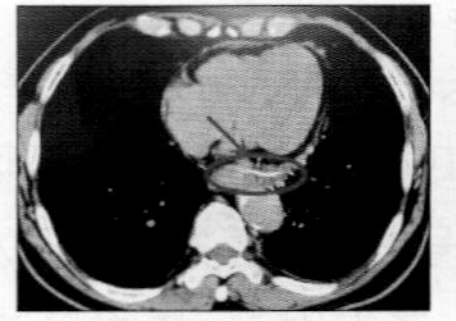

胸部 CT 检查发现鱼刺

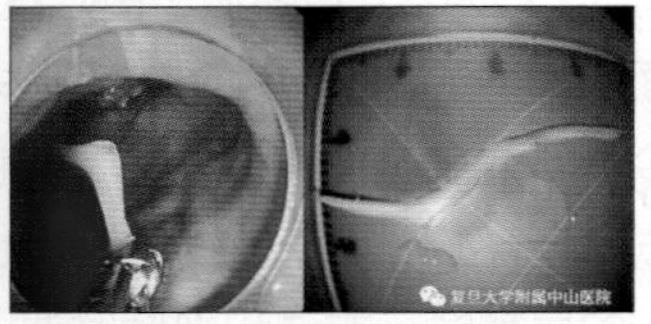

内镜下，成功取出鱼刺

老张是不幸的，谁都不会料到一根4厘米长的鱼刺竟会深藏纵隔，成了可怕的“定时炸弹”。然而，老张又是幸运的，他相信医生，坚持就医，及时阻止了“炸弹”被引爆的危险，最终成功“拆弹”。

鱼刺卡喉：隐患比伤害更大

鱼刺卡喉是日常生活中常见的意外伤害事件，在儿童及老年群体中时常发生。在有些人看来，鱼刺卡喉根本不值一提。但正如案例中老张惊心动魄的故事那般，鱼刺虽小，隐患却大：若不及时取出，喉咙局部可因感染而导致颈深部脓肿，甚至可发展成败血症、脓毒血症等；若穿透食管壁，可导致纵隔感染、脓肿形成，继而发展为脓胸、感染性休克；若不幸刺穿大动脉，还可造成大出血，危及生命。

迷恋“土办法”，或将付出巨大代价

至今，依然有不少人惯用口口相传的“土办法”来化解鱼刺卡喉的危机。在他们眼里，“土办法”不仅成功避免了外出就医的麻烦，还省去了“不必要”的医药费。但“土办法”真的有效可行吗？答案必然是否定的。

● 喝醋：无效

在所有流传已久的“土办法”中，“喝醋软化鱼刺”居于首位。确实，鱼刺等骨头的主要成分是碳酸钙，醋所含的醋酸能与碳酸钙发生化学反应，使鱼刺变软。但要达到这一目的，须将鱼刺完全浸没在醋里，使鱼刺与醋充分接触，而喝醋这样“一过性”的操作不仅无效，还可能对胃黏膜造成损伤。

● 吞饭团：危险

相信大多数人在鱼刺卡喉后都吞过饭团。有时，这种粗暴的做法确实能将鱼刺带走，“流”入胃内，避免了一系列继发危险。但更多时候，吞饭团不仅不能解决问题，反而使鱼刺越陷越深、越扎越牢，为医生取出鱼刺及后续治疗造成更大困难。

此外，人体的食管有三个生理性狭窄：第一个狭窄位于食管的入口处，即咽与食管的交界处；第二个狭窄在食管入口以下7厘米处，位于左主支气管跨越食管的部位，该部位是食道内异物最容易留存的地方；第三个狭窄是食管通过膈肌的裂孔处。其中，鱼刺最容易卡在食管入口处，若此时处理不当，强行吞咽，鱼刺可能会落入食管第二狭窄处，而此处与主动脉弓呈水平位，鱼刺若刺穿主动脉，出血将如“大坝决堤”，可使患者命悬一线，抢救成功的希望很渺茫。

● 催吐：既无效又危险

既然不能喝、不能吞，那催吐行不行呢？依然不行。催吐不仅无效，还有较大的食管损伤、贲门撕裂的风险，得不偿失。

就医与否，视情况而定

遇到鱼刺卡喉的情况，正确的做法是什么呢？这就要看鱼刺的大小及卡喉的位置了。

● 口咽部：可自助拔除

日常生活中，鱼刺卡喉最常见的部位是在口咽部。这个位置浅显可见，如果鱼刺卡在此处且比较小，患者可先试着用力咳嗽，细小的鱼刺大多会随着有力的气流被咳出。如果此举失败，也可对着镜子或请亲友帮忙寻找鱼刺并拔除。

● 喉咽或食管内：应尽早就医

如果鱼刺的位置位于喉咽，甚至食管内，患者应及时去医院就诊。耳鼻喉科或消化内科医生会根据检查情况选择合适的治疗手段。

另外，还有些人在吃鱼后，感到喉咙里有异物感。发生这种情况未必是鱼刺卡喉，可能只是鱼刺划伤了黏膜，造成“鱼刺卡喉”的假象。若只有异物感而没有明显刺痛，且不影响吞咽，一般说明鱼刺比较小或已脱落，可先在家自行观察。若疼痛感或异物感久久不能消退，甚至有明显加重趋势，应及时就医。PM

专家简介

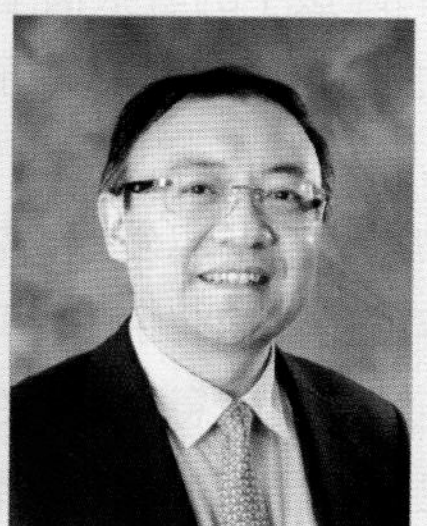

周平红 复旦大学附属中山医院内镜中心主任、主任医师、教授、博士生导师，中华医学会消化内镜分会常委、外科学组组长，上海市医学会消化内镜专科分会副主任委员，美国消化内镜学会国际委员会委员，欧洲、日本消化内镜学会国际委员会委员。擅长胃肠道、胆胰系统疾病的内镜微创和外科手术治疗。

专家提醒

鱼刺卡喉听着似乎不是大事，但可怕的是，小小鱼刺不知会带来哪些未知的隐患。就如前文中老张的亲身经历那样，小小鱼刺也能变身为“炸弹”，甚至危及生命安全。因此，在进食时应避免狼吞虎咽，杜绝意外发生。发生了鱼刺卡喉也不要轻易尝试网络上或民间口口相传的“土方法”，这些错误的方法非但不解决问题，还会对人体造成二次伤害，延误诊治，正确的做法应为及时去医院寻求帮助。最后，希望大家谨记：生活无小事，珍爱生命，请细嚼慢咽。

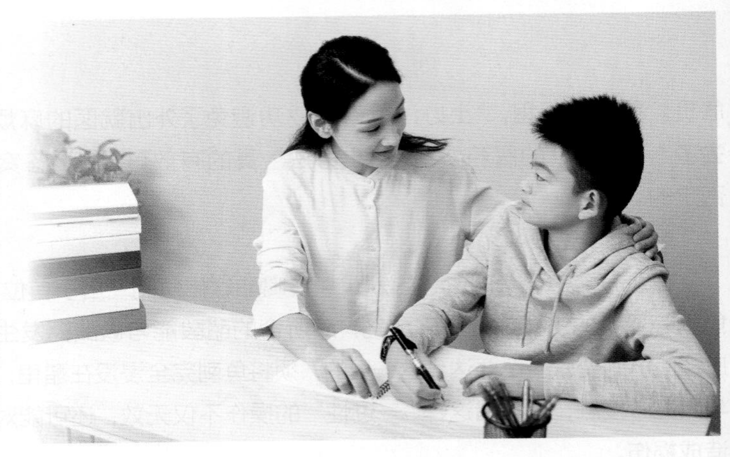

"我下班回家发现，扫地机器人没有归位，被卡在了我15岁儿子的床底下，被一堆用过的纸巾包围了。之后几天晚上，我悄悄留意儿子的动静，发现他在自慰……我特别担心他因此影响学习和健康，应该怎么与他沟通这个问题？"在青春健康"沟通之道"家长培训中，一位妈妈焦急地向主持人提问。

科学看待自慰，坦然面对冲动

中国计划生育协会"青春健康"项目主持人 郭芸綮

青春期自慰很正常

"自慰"，俗称手淫，是指用手或借助其他物体刺激自己的生殖器官，从而获得性快感的一种行为。人类的自慰现象广泛存在，各个年龄段的男女都可以有自慰行为，婴幼儿、儿童时期出现的自慰行为，大多起源于无意识地偶尔玩弄生殖器，或者穿紧身裤、进行骑跨活动时生殖器受到摩擦刺激引起的快感，一般并没有性高潮。到了青春期后，生理变化及其引起的性冲动和性欲，使青少年对性满怀憧憬、好奇和幻想。自慰是性能量释放的正常形式，是一种正常的生理现象，这种行为在男孩中更普遍。无论男生还是女生，无论有没有自慰行为，都是正常的。

关于自慰，需要澄清3个误解

误解1：自慰是可耻行为。

自慰绝对不是一种可耻的行为。对于青少年来说，适度使用自慰的方式来调节性欲，降低性紧张度，是一种正常、合理、安全的性行为方式。它不会使人情绪波动，不会使人怀孕或染上性病，更不会导致性攻击甚至性犯罪的发生，在一定意义上还避免了因性问题引起的道德和社会问题，可促进性秩序稳定及社会安定。

误解2：自慰有害健康。

适度自慰对身体无害，它是一种了解自己身体的方式。关于自慰有害的种种说法，如自慰伤身耗神、儿童青少年自慰会导致今后不孕不育、自慰会使人对异性失去兴趣等，都是缺乏科学依据的。"性行为是不好的、违背道德的、羞耻的"等错误性观念，会导致孩子成年后有心理阴影，对性产生错误认识。

误解3：自慰是绝对安全的。

自慰无害，并不意味着可以无节制，甚至成瘾。自慰时要注意三个问题：个人卫生、隐私及安全、适度。关于自慰，著名医学家吴阶平的观点是：不以好奇去开始，不以发生而懊恼，已成为习惯要有克服的决心，克服之后就不再担心，这样便不会有任何不良后果。

父母应坦然与孩子聊"自慰"

性与生殖健康是生命教育中不可缺失的内容。父母是孩子性教育的第一任老师，应选择恰当的时机和私密的空间，坦然地与孩子聊关于自慰的话题，消除孩子的紧张情绪，将知识教育与责任教育相结合，传递"性是自然、健康、美好、负责任的"这一观念。

此外，父母要注重引导孩子培养广泛的兴趣爱好，如绘画、演奏乐器、体育锻炼等，通过丰富多彩的业余生活巧妙地转移孩子的注意力，避免孩子接触不良信息。日常生活中，父母还要督促孩子养成良好的卫生习惯，勤换洗内裤，勤洗澡，尽量不穿过于紧身的衣裤。PM

经穴按摩、指压、艾灸、敷贴等可有效防治感冒、慢性支气管炎、咽喉炎等引起的咳嗽，本文介绍几种常用的经穴按摩方法。

选对穴位，防治咳嗽

上海市针灸经络研究所副主任医师　秦秀娣

按压

【取穴】丰隆，合谷，足三里，大椎，尺泽，列缺。

● **丰隆**　犊鼻（髌韧带外侧凹陷）下8寸，胫骨前缘外侧二横指。此穴具有健脾化痰、舒经活络的作用。

● **合谷**　食指、拇指并拢，虎口处出现隆起肌肉，约平第二掌骨中点处即为合谷穴。

● **足三里**　在小腿外侧，犊鼻（髌韧带外侧凹陷）下3寸，胫骨前缘外侧一横指。此穴具有健脾和胃、强壮保健的作用。

● **大椎**　位于第7颈椎棘突下凹陷中，按摩此穴可治疗感冒咳嗽、头痛、颈项酸痛。

● **尺泽**　在肘横纹上、肱二头肌腱桡侧凹陷中。此穴有滋阴润肺、宽胸理气的功效。

● **列缺**　两手虎口自然平直交叉，一手食指按压在另一手桡骨茎突上，指尖下凹陷中是穴。此穴有理气、祛风散寒的作用。

【操作】将手指、掌或肘尖安放于穴位上，逐渐用力加压。一般每穴按摩1～2分钟。应垂直按压，由轻到重，用力勿猛，以自我感觉酸胀而没有痛感为宜。

按揉

【取穴】列缺，合谷，大椎，丰隆。

【操作】分别按揉两侧列缺穴、合谷穴1分钟，按揉大椎穴、丰隆穴1～2分钟。按揉时，前臂带动指掌做环旋摆动，用力宜轻柔和缓。

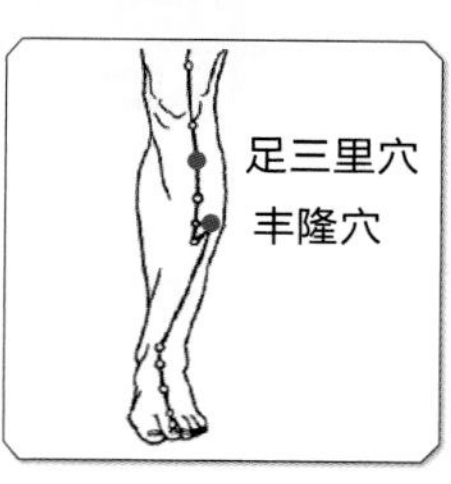

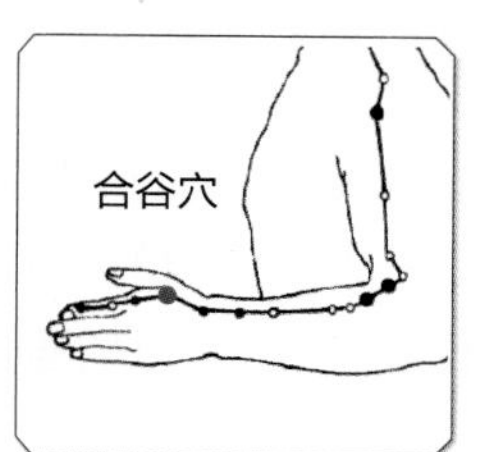

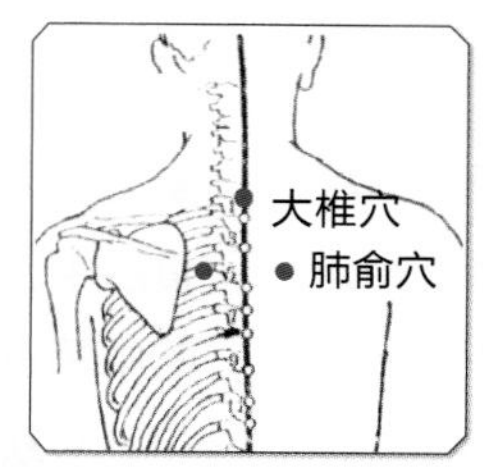

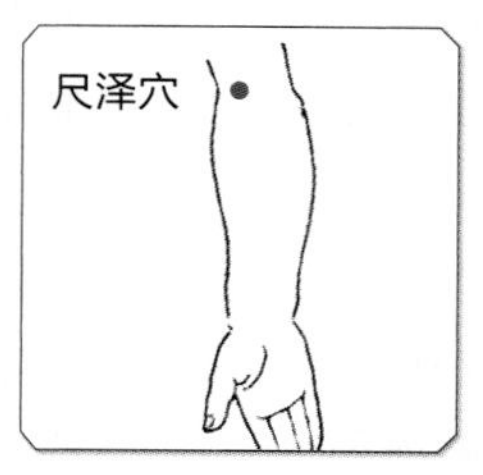

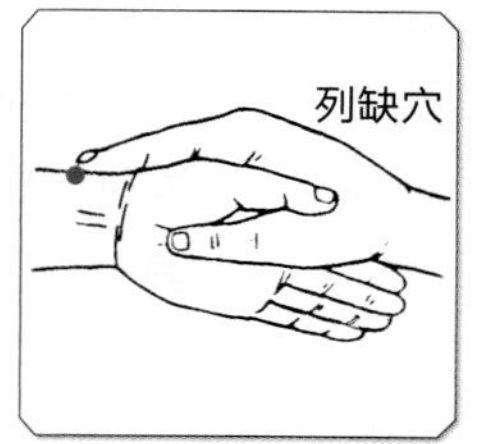

艾灸

【取穴】足三里，大椎，肺俞。

● **肺俞**　在脊柱区，第三胸椎棘突下，后正中线旁开1.5寸。此穴具有宣肺理气、疏通经络的作用。

【操作】取清艾条，将一端点燃，悬于足三里，距离穴位2～3厘米，每侧温和灸10～15分钟，隔日一次。以局部有温热感而无灼痛为宜，皮肤微微红晕为度。通过温热的穴位刺激，可以达到温经散寒、通经活络、升阳固脱、泻热拔毒等作用。居家也可用艾灸盒，灸大椎、肺俞（需要他人帮忙），一般灸10～15分钟。如果实施艾灸的条件受限，可在以上穴位处，选用暖宝宝、热盐包、中药敷贴膏等贴敷。PM

专家提醒

● 引起咳嗽的原因较为复杂，按摩推拿虽对缓解咳嗽症状有一定疗效，但要先排除肺结核、肺癌等器质性病变。

● 手法轻柔，由轻到重，由浅入深，循序渐进，以舒适为度。体质较弱者，刺激不宜过强。

● 艾灸时，房间温度应适宜，采取舒适体位，充分暴露施灸部位，保持火力均匀，注意避免烫伤。

● 妊娠期女性，以及有外伤、瘢痕或肿瘤的部位，不宜按摩、艾灸。

"春困秋乏夏打盹"，进入春天，很多人会感到困倦、疲乏、昏昏欲睡，人们称之为"春困"。春困不是病，而是一种正常的季节变化时期出现的生理现象。这是因为，从冬季进入春季，天气变暖，人体的血管和毛孔扩张，供应皮肤的血液相对稳定地增加，供应脑的血液相对减少，从而出现困倦、疲乏、嗜睡的现象。这是自然气候因素作用于人体的结果，是不可避免的，但会影响学习、工作，所以还需设法调节。提神解春困的方法很多，不外乎科学规律的生活起居、运动和饮食。此外，采用茶饮、按摩、精油等方法也可解春困。

五大招，提神解春困

上海中医药大学附属龙华医院中医预防保健科主任医师　方泓

1. 规律生活，适当运动

春天应早睡早起，保证睡眠。睡眠时间不宜过长，成年人一般每天 8 小时，中学生 8 ~ 9 小时，小学生 9 ~ 10 小时。午睡一般以 15 ~ 30 分钟为宜。同时，要进行适当的户外运动，散步、做操、打太极拳等舒缓型运动对振奋精神有益。学习、工作之余，还应保持适当的体力劳动，以增强心肺功能。此外，应注意室内通风，保持空气流通。

2. 饮食解困，药食同源

春季，尤其是早春时节天气寒冷，人体为了御寒，需要消耗一定的能量来维持基础体温，饮食可以选用谷类、黄豆、芝麻、花生、核桃等高能量食物。从"春夏养阳"的角度出发，应少吃黄瓜、绿豆芽等寒性食品，适当多吃葱、姜、蒜、韭菜等辛温食物，以祛湿、避秽，促进血液循环，兴奋大脑。蛋白质中的酪氨酸是脑内产生警觉的主要化学成分，可适当多吃鸡肉、动物肝脏、鱼类、瘦肉、蛋黄、牛奶、豆浆等高蛋白质食物。

很多药食同源的中药具有提神、抗疲劳作用，如补益药中的甘草、玉竹、阿胶、龙眼、百合、黄精等，清热药中的枳椇子、罗汉果、马齿苋等，化痰止咳平喘药中的桔梗、昆布，泻下药中的火麻仁，收涩药中的芡实，等等。其中，人参、枸杞子、山药、茯苓、蜂蜜、枣、黄精、肉桂、当归、龙眼肉等较常用于食疗。此外，中药紫苏富含 α-亚麻酸，有健脑益智的功效，可以用紫苏叶为原料制作成饮料、叶粉、果脯蜜饯等；也可以用紫苏籽为原料，炒制、去皮、磨碎成紫苏仁粉，或制成带皮的备料，用于预拌粉、糕点食品中。大家可以结合自身体质，合理选择上述药食同源的中药进行食疗，从而提神解困。以下推荐两款食疗方。

● 苁蓉韭菜粥

原料：粳米 100 克，苁蓉 10 ~ 15 克，鲜韭菜 50 克。

制法：韭菜洗净、切段，与粳米、苁蓉共煮成稀粥，调盐温服。

功效：补肾助阳，健脾养胃。

● 竹笋肉丝汤

原料：竹笋 250 克，枸杞子 30 克，猪瘦肉 250 克，食盐 4 克，葱、姜各 10 克，白糖 6 克，素油 50 克。

制法：将瘦猪肉洗净，去筋膜，切成肉丝，竹笋切成同样长的丝。枸杞子洗净，待用。炒锅加素油烧热，肉丝、笋丝同时下锅，烹入料酒，倒入清水，投入枸杞子，至水开后加入白糖、食盐调味即可食用。

功效：滋养脏腑，滋润皮肤，补中益气。

3. 春宜饮花，提神解郁

中医有“春宜饮花”之说，花茶甘凉而兼芳香辛散之气，有利于散发积聚在人体内的冬季寒邪，促进体内阳气升发，令人神清气爽，可使春困消散。

茉莉花茶是春季饮茶之首选，其香气清婉，馥郁宜人，不仅可以提神解郁、消除春困，而且还有调节肠胃、美容养颜的作用。将5克茉莉花放入杯中，用90℃左右开水冲泡，随即加盖，以防香气散失，10分钟后饮用。茉莉花茶含多酚类物质，有一定的收敛作用，故便秘者不宜饮。

玫瑰花茶有活血调经、疏肝理气等功效，可帮助消化，减脂瘦身，美容养颜。玫瑰花的花香，对消除疲劳、醒脑提神有很好的作用。将6颗玫瑰花放入杯中，冲入温开水，约10分钟后即可饮用。

4. 按摩提神

- **揉太阳穴** 以顺时针旋转太阳穴（位于耳郭前，前额两侧，外眼角延长线的上方），揉一周为1拍，约做32拍，可疏风解表、清脑明目、止头痛。

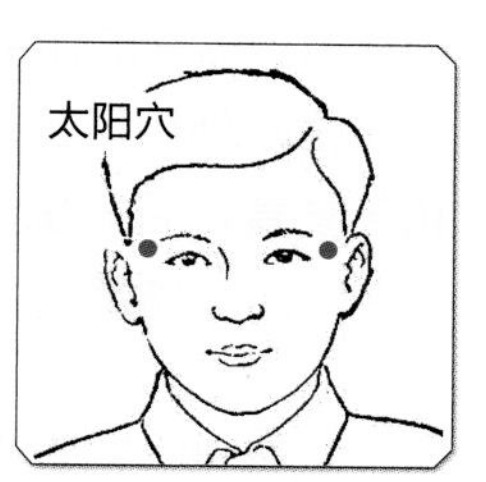

- **按百会穴** 用手掌紧贴百会穴（位于后发际正中上7寸，当两耳尖直上，头顶正中处）旋转，旋转一周为1拍，共做32拍，可降血压、宁神清脑。

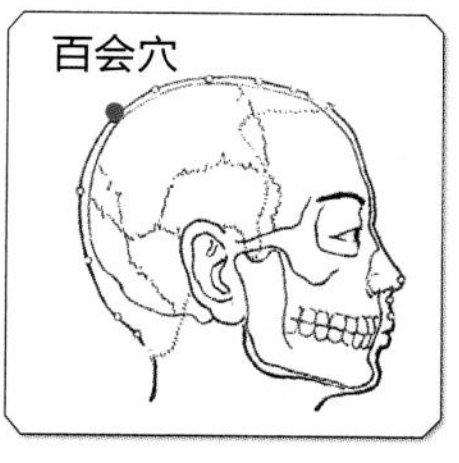

- **揉风池穴** 用双手拇指按揉双侧风池穴（位于斜方肌上部外缘与胸锁乳突肌上端后缘之间凹陷处），顺时针旋转，旋转一周为1拍，共做32拍，可行气活血，醒脑开窍。

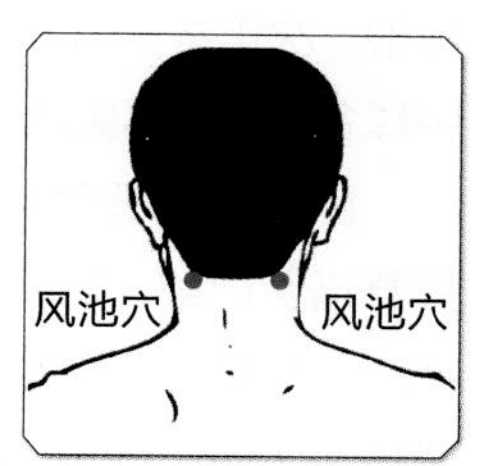

- **按合谷穴和劳宫穴** 按虎口部位的合谷穴、手掌心的劳宫穴一两分钟，出现酸麻感即可，有醒神开窍的作用。

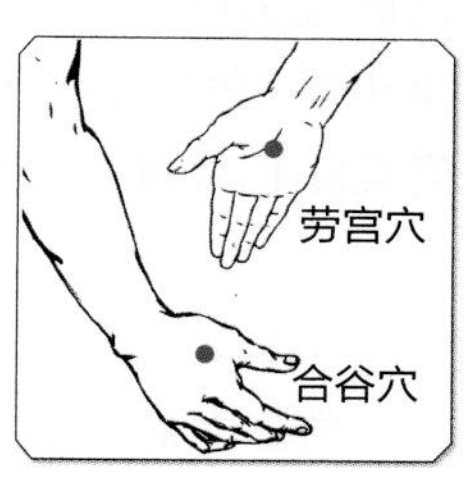

按摩完毕后，应感到舒适、放松才为有效。按摩穴位的过程中，如出现头痛、头胀、心慌、胸闷等症状，应暂停或减少按摩次数。

5. 善用芳香药挥发油

芳香药中大多以辛味药居多，其辛能散、能行，具有升浮作用。辛入肺，肺开窍于鼻，说明辛味药可作用于鼻，通过鼻嗅，直达头部。芳香类药物中的挥发油类成分具有兴奋效应，能提高人体的警觉性，提升情绪，改善或消除精神疲劳状态。丁香、厚朴、苍术3种中药的挥发油具有显著抗疲劳作用，还可减少血液中的尿素氮，增加肝糖原的储备。具有提神醒脑作用的中药挥发油还包括薄荷油、迷迭香挥发油、柠檬挥发油、薰衣草挥发油、石菖蒲挥发油等。例如，可用薄荷精油按摩头皮：将1～2滴精油滴入手心，双手揉搓后置于鼻前深呼吸，其后用指腹和掌根轻轻按揉头皮。还可以将15滴精油、1勺酒精与50毫升水混合，在需要时喷一下，也可提神。PM

特别提醒

需警惕各种疾病诱发类似春困的症状。中老年人，特别是慢性呼吸系统疾病、心脑血管疾病患者，如出现这些症状，需及时就诊，以免贻误病情。

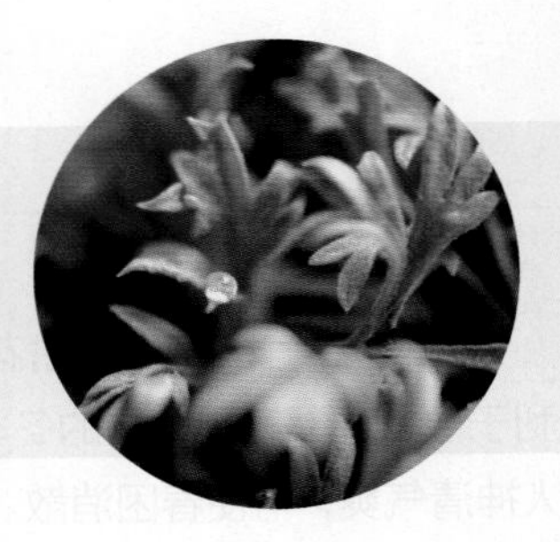

浙浙沥沥的春雨之后，在苏醒的大地上，春寒料峭，万物枯黄，还远未到植物萌芽之时，一簇簇毛茸茸的嫩苗已蜷曲抱团，绽放着新绿，绵软如绒，有股浓郁的清香味，释放着春的气息。这味与春天的升发之机颇为契合的春草就是茵陈。

“清苦”春草 话茵陈

上海中医药大学教授　陈德兴

茵陈是一种多年生菊科植物，耐寒能力极强，只要有陈根，次年春天就会萌生新芽。正如陈藏器在《本草拾遗》中释名:“此虽蒿类,经冬不死,更因旧苗而生”,故名“茵陈”。

民间过去把茵陈作为救荒菜、救急菜食用。明代《救荒野谱》记载，“二月二日春犹冷，家家竞作茵陈饼，茵陈疗病还疗饥”。现在人们配上各种辅料，加之风格各异的烹调技艺，使茵陈成为养生保健、防治疾病的绿色佳肴。它的食用方法颇多，如凉拌茵陈、清蒸茵陈、茵陈糕团、茵陈窝头等。茵陈在初春应时而生，此时的茵陈嫩苗最宜当作野菜食用,故有“三月茵陈四月蒿,五月六月当柴烧”的说法。

主要功效：治疗黄疸

茵陈为菊科植物滨蒿或茵陈蒿的干燥地上部分。春季采收的去根幼苗称“绵茵陈”，秋季采收的地上部分称“茵陈蒿”，二者可同等入药。茵陈味苦、辛，性微寒，有清热利湿、利胆退黄的功效，是中医治疗黄疸的要药。经典方茵陈蒿汤、茵陈五苓散、茵陈四逆汤的“主角”均为茵陈，常用于黄疸型肝炎的治疗。

药理研究证明，茵陈有利胆作用，可用于治疗胆囊炎和胆结石。此外，茵陈还有调节血脂、降血压、抗动脉粥样硬化、抗肿瘤、抑制金黄色葡萄球菌和结核杆菌等病原微生物的作用。

茵陈外用可止痒，如《圣惠方》中记载，用茵陈蒿和苦参煮水后擦拭，可治疗“风瘙瘾疹，偏身皆痒”。现代多采用煎汤熏洗法。

常用食疗保健方

● 茵陈茶

【组成】鲜茵陈 30 ~ 60 克（无鲜品可用绵茵陈 10 克代替）。

【用法】洗净后放入茶杯中，冲入沸水，加盖闷泡 10 分钟即可饮用，放凉后可以加蜂蜜调味。

【功效】茵陈泡茶较为简单，有清湿热、退黄疸的功效，也可用于湿热火毒导致的口腔黏膜溃疡。

本方加荷叶、绿茶即茵陈荷叶茶，能清利湿热，治疗风瘙瘾疹、皮肤肿痒；加玉米须、蒲公英，即茵陈玉米须茶，能加强利水湿、清热毒的作用；取汁熬粥服用，即茵陈粥，有健脾和胃、利胆退黄的功效，对慢性肝炎恢复期的患者尤为适宜。

● 茵陈红枣汤

【组成】鲜茵陈60 ~ 90克或绵茵陈10克，红枣3 ~ 5枚。

【用法】将上述药材洗净后放入煎药锅内，加水，武火煮开，文火煮 15 分钟，捡出茵陈即可，可直接饮用或煮鸡蛋同食。

【功效】茵陈擅清肝胆湿热，红枣益气补血、健脾和胃。茵陈红枣汤健脾胃、清湿热，可用于湿热型急性黄疸型肝炎患者的食疗。湿重、小便不利者，宜加薏苡仁、茯苓、玉米须等。PM

专家简介

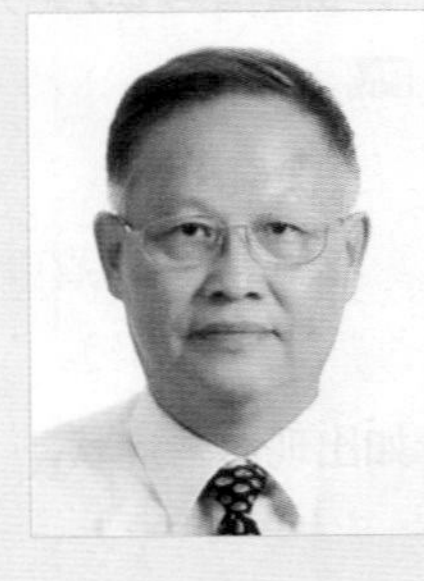

陈德兴　上海中医药大学教授、博士生导师，中华中医药学会方剂学分会、药膳分会顾问，世界中医药学会联合会药膳食疗研究专业委员会副主任委员，上海市药膳协会副会长。长期从事临床中药学、中医方剂学、中成药学及食疗药膳、养生保健等的教学、临床、科研工作。

痔疮是肛门部位的常见疾病，通常表现为便血、块物脱出或肛缘块物增生不适。中药治疗可以起到改善症状的作用，适用于症状较轻、病程较短的患者。

中药疗“痔”有方

上海中医药大学附属龙华医院肛肠科主任医师　王琛

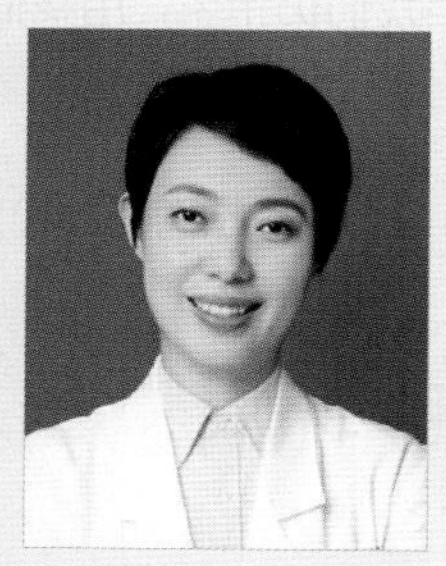

专家简介

王琛　上海中医药大学附属龙华医院肛肠科主任医师，世界中医药学会联合会肛肠专业委员会常委。擅长高位马蹄形肛周脓肿、复杂性肛瘘、重度混合痔、肛裂、肛乳头肥大等肛肠良性疾病的治疗。

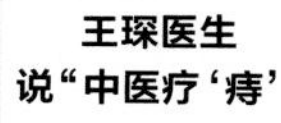

建议大家排便的时间要控制好，通常不宜超过五分钟。很多人喜欢拿着手机和书去上厕所，这种不良习惯一定要避免。

内服外用，优势各不同

中药治疗痔疮主要有内服和外用两种形式。

内服汤药可通过调节机体阴阳平衡达到缓解症状的目的。中医认为，痔多因湿热风燥火邪伤脉动血、下注肛周，导致气血郁滞、结而成块，病久则中气亏虚、脾虚气陷。因此，早期治疗以清热利湿、疏风止血、滋阴润燥为主，后期以益气健脾、升提固脱为主。

外用药包括洗剂、栓剂、药膏等。使用洗剂坐浴熏洗，能使药力和热力共同作用于肛周组织，有利于局部腠理疏通、气血流畅，达到活血、消肿、止痛的效果。栓剂通过直肠给药，可直接作用于内痔部位，更快、更有效地发挥作用。药膏可直接贴敷于外痔部位，通过药物局部渗透，起到消肿止痛、止血生肌、抗感染的作用。

痔痛难忍，“内”“外”各有招

内痔脱出嵌顿和外痔感染这两种情况都会出现水肿、血栓形成，进而引起剧烈的疼痛。前者必须由专科医生进行诊治，若脱出时间较短可以手法回纳，但若发病时间较长、局部糜烂坏死，则需要手术治疗；后者可以采用中药保守治疗来改善症状。

内服药以清热凉血、止痛、通便为主，由生地黄、当归尾、槐角、地榆、黄芩、黄连、升麻、荆芥、赤芍、枳壳等组成，剂量及药物加减视病情而定。为便于患者使用，现已有复黄片、化痔丸等中成药可供选择。

外用药以消肿收敛、止痛为主，除选择药膏、洗剂成药外，也可自制洗剂。下面推荐两则适合居家熏洗坐浴的小验方。

● 消肿止痛熏洗方

适用于痔疮发炎、肿痛明显者。

【组成】苦参20克，五倍子20克，蛇床子20克，地肤子20克，黄檗20克。

【用法】加水1000毫升，烧开后冷却至45～50℃，先局部熏蒸5分钟，再坐浴10分钟。

● 除湿止痒熏洗方

适用于痔疮脱出、瘙痒、肿痛者。

【组成】黄檗20克，连翘20克，蒲公英20克，野菊花20克，苍术20克，苦参20克。

【用法】加水1000毫升，烧开后冷却至45～50℃，先局部熏蒸5分钟，再坐浴10分钟。PM

特别提醒

1. 痔疮患者不要过食辛辣刺激的食物，应注意多休息，调整排便习惯。若伴有内痔脱出，可配合提肛锻炼。

2. 儿童、孕妇、哺乳期妇女，以及青光眼、肿瘤术后放化疗、血液病患者等，应在中医师指导下用药。

3. 若用药后无明显好转，甚至加重，出现发热、出血、流脓等情况，应及时就诊，积极治疗。

病毒无情 人间有爱

亲爱的读者朋友们，翻开本期杂志，您一定发现了她的“与众不同”。自2020年1月新冠肺炎疫情暴发以来，无数医务工作者选择“逆行”，持续奋战在抗击疫情的最前线。如今，疫情快速增长的势头已经得到遏制，这是全体中国人共同努力的结果，也是无数白衣战士用辛苦和汗水换来的。

这场疫情，让我们看到了病毒的无情，也感受到许多温暖、希望和爱。于是，我们用文字记录下这场疫情中的一些温暖瞬间。虽然由于篇幅有限，还有太多的暖心故事无法被一一呈现，但我们仍希望，用我们的绵薄之力，为这些战“疫”中的英雄们、爱心人士们呐喊助威。

如何获得《关于新型冠状病毒，你需要了解的58个关键知识点》电子版

2020第3期《大众医学》杂志随刊赠送了健康锦囊《关于新型冠状病毒，你需要了解的58个关键知识点》，用图文并茂的形式介绍了新型冠状病毒相关防控知识。为便于大家阅读、收藏和分享，我们也提供该健康锦囊的电子版，供大家免费阅读和下载。

大家可以扫描以下二维码，登录《大众医学》微信公众号，点开“新冠科普”下拉菜单，再点击其中的子菜单“健康锦囊免费阅读”，即可在手机上阅读。大家还可以将该健康锦囊分享给亲朋好友。

大众医学微信公众号

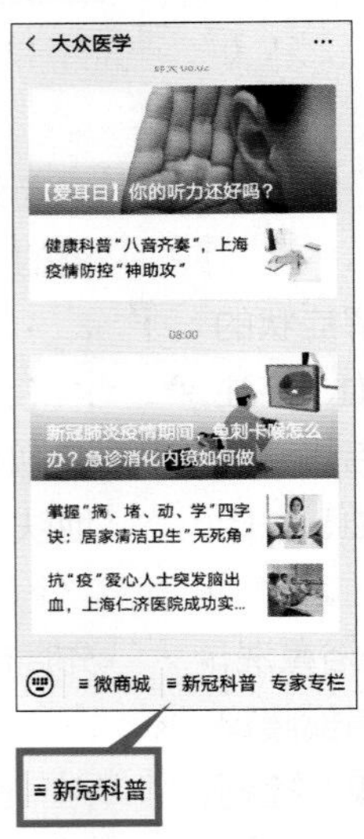

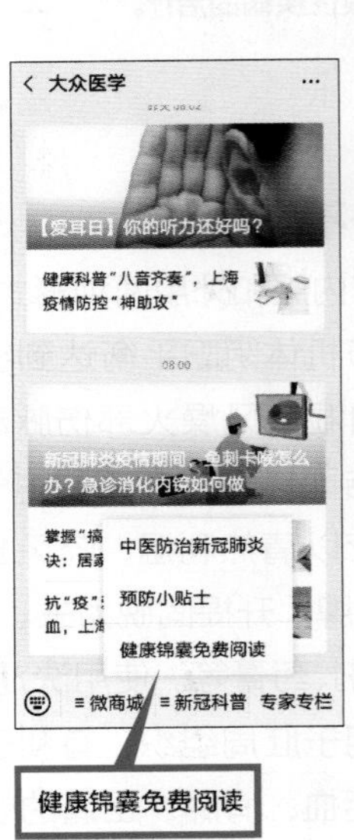

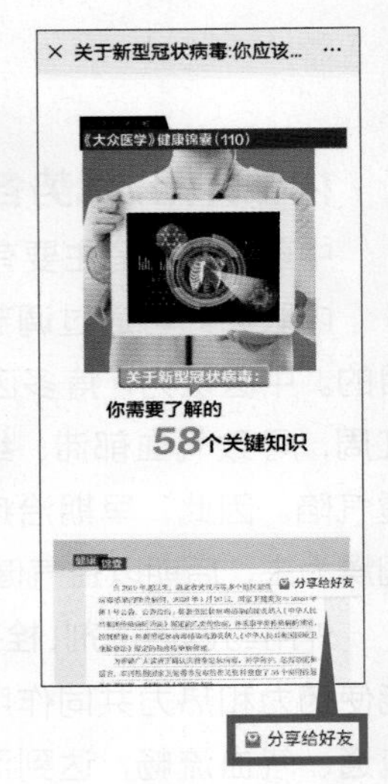

敬告读者

每一个月，《大众医学》都会带给您权威、实用、最新的保健知识。出版前，每篇文章都经过严格审查和内容核实。我们刊出这些文章，并不是要取代看病就医，而是希望帮助大家开阔眼界，让自己更健康。

由于个体差异，文章所介绍的医疗、保健手段并不能适合每一位读者，尤其是在诊断或治疗疾病时。任何想法和尝试，您都应该和医生讨论，权衡利弊。

您可以通过以下方式，进一步了解有关专家信息：

1. 登陆《大众医学》官方微信公众号，直接留言或点击下拉菜单“专家专栏”，搜索相关学科，向专家咨询。

2. 发电子邮件至popularmedicine@sstp.cn或写信向编辑部咨询。

3. 通过114查询相关医疗机构电话，向医院了解专家近期门诊安排，就近就医。

敬告本刊作者

1. 本刊稿件一律不退，敬请自留底稿。从稿件投到本刊之日起，三个月后未得录用通知，方可另行处理。如需退稿（照片和插图），请注明。

2. 稿件从发表之日起，其专有出版权、汇编权和网络传播权即授予本刊，同时许可本刊转授第三方使用。本刊支付的稿费包含汇编图书稿费和信息网络传播的使用费。

3. 根据需要，本刊刊登的稿件（文、图、照片等）将在本刊或主办本刊的上海科学技术出版社的网页或网站上传播宣传。

4. 本刊作者保证来稿中没有侵犯他人著作权或其他权利的内容，并将对此承担责任。

5. 对于上述合作条件若有异议，请在来稿时声明，否则将视作同意。

应对传染病，健康科普很关键

作者简介

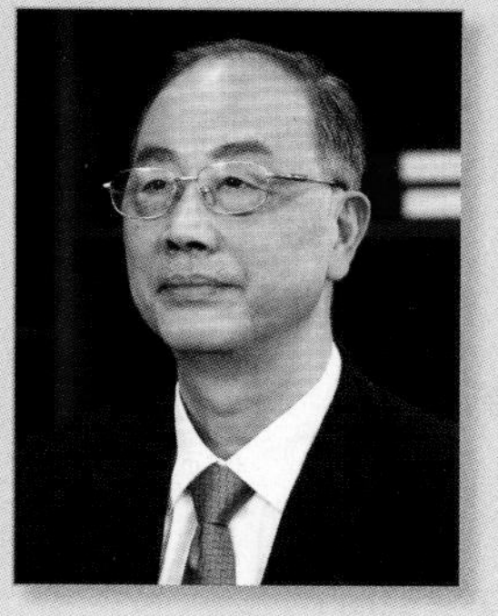

傅华，复旦大学健康传播研究所所长，复旦大学公共卫生学院教授，中华预防医学会健康教育专业委员会副主任委员、慢性病专业委员会副主任委员、劳动卫生与职业病专业委员会副主任委员，上海市健康促进协会副会长。

在对抗新冠肺炎的“战疫”中，医务工作者义无反顾冲锋在前，基层群防群控构筑严密防线，防控物资相关生产企业全力保供，科研人员争分夺秒、强化攻关……疫情袭来，不仅考验国家的应急救助能力和医疗水平是否过硬，还考验着国民的卫生习惯与生活方式是否“过关”。

在政府主导全社会联防联控的背景下，民众参与、筑牢疫情社区防控网是重中之重，而科学地传播健康知识、提高民众健康素养是做到这一点的关键。

面对新冠肺炎疫情，有些人反应过度，有些人“麻木不仁”、不以为然。民众所要知道的，不仅是要勤洗手和戴口罩，还应包括病毒是如何传播的，以及勤洗手和戴口罩为何能起保护作用。这样，民众就可以根据自身的实际情况，知道什么情况下应该洗手，什么情况下应该戴口罩，等等。一个人如果明白了做什么是对健康有益的，做什么是对健康不利的，当他面临某种选择时，就能应用所掌握的科学健康知识做出合理选择，其行为的天平就会倾向于健康这一侧。

更为重要的是，民众有了科学的健康知识，就能有效地调节好心理状态，克服不良的恐慌心态，而且能够主动地教育、带动周围的人，形成遵循健康生活方式的氛围。

现代人的健康素养需要进一步提高，要动员全社会参与到保护和促进人群健康的运动中来，帮助人们增强对自身健康的掌控权，每个人都要为自己的健康负责，“我的健康我做主”。要做到这些，根本要素是提高自身的健康素养。

生活水平提高后，很多人一味追求美食欲、舒适度和愉悦感，不愿接受健康生活方式，认为其是“苦行僧”式的生活。有些人盲目追求“补”，其中一个最大的误区是认为野生动物最“补”、味道最鲜；一些年轻人嘴上说着养生，身体却在“轻生”……

提高健康素养，除了要在大众中宣传、普及健康知识外，从长远来看，重要的是“从娃娃抓起”，即在中小学设立健康教育课程，让孩子们慢慢地夯实健康素养这个人生最重要的“基础工程”。PM

> 一个人如果明白了做什么是对健康有益的，做什么是对健康不利的，当他面临某种选择时，其行为的天平就会倾向于健康这一侧。

Contents 目次 2020年5月

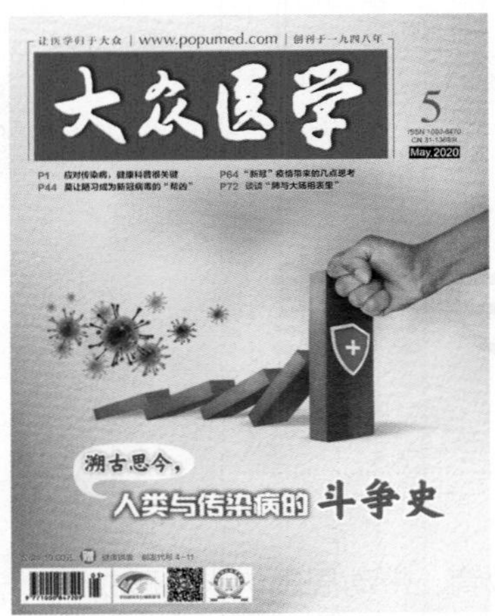

溯古思今，人类与传染病的斗争史

与传染病的斗争植根于人类的发展历程中，绵延数千年从未停止。从曾经肆虐全球的天花、鼠疫、霍乱，到近四十年才"榜上有名"的艾滋病、埃博拉病毒病，再到2019冠状病毒病……这些流行范围广、传播速度快的传染病给全世界人民带来了深重灾难，同时也催生了医疗技术、公共卫生体系，以及人类健康意识的重要变革。

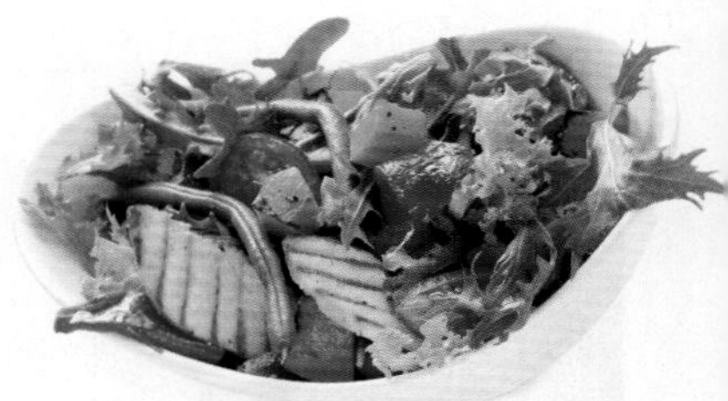

本期部分图片由图虫创意提供 本期封面图片由图虫创意提供

大众医学 官方微信公众号

大众医学 有声精华版

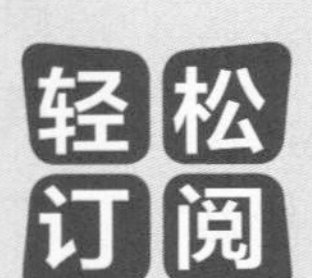

★ 邮局订阅：邮发代号 4-11
★ 网上订阅：www.popumed.com（《大众医学》网站）
http://item.zazhipu.com/2000399.html（杂志铺网站）
★ 上门收订：11185（中国邮政集团全国统一客户服务）
★ 本社邮购：021-64845191 / 021-64089888-81826
★ 网上零售：shkxjscbs.tmall.com（上海科学技术出版社天猫旗舰店）

创刊于1948年　首届国家期刊奖　第三届中国出版政府奖期刊奖提名奖
新中国60年有影响力的期刊　全国优秀科技期刊一等奖　华东地区优秀期刊　中国百强报刊

大众医学®（月刊）

2020年第5期 Dazhong Yixue

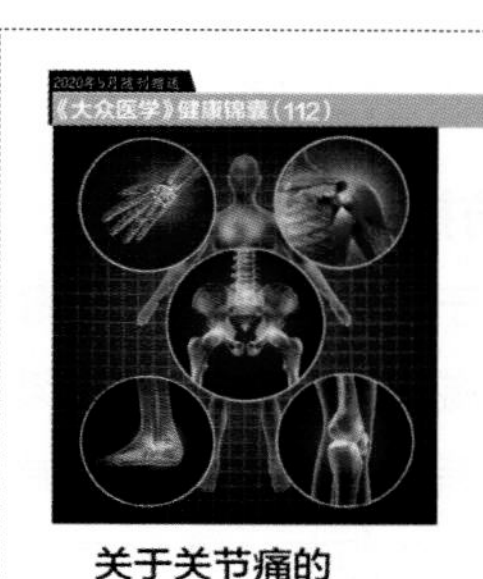

主　　管　上海世纪出版（集团）有限公司
主　　办　上海科学技术出版社有限公司

编辑、出版　《大众医学》编辑部
编 辑 部　（021）64845061
传　　真　（021）64845062
网　　址　www.popumed.com
电子信箱　popularmedicine@sstp.cn

邮 购 部　（021）64845191
（021）64089888转81826

营销部
总　　监　章志刚
副 总 监　夏叶玲
客户经理　潘　峥　丁　炜　马　骏　杨整毅　张志坚　李海萍
电　　话　（021）64848182（021）64848159
传　　真　（021）64848256（021）64848152
订阅咨询　（021）64848257

广告总代理　上海高精广告有限公司
总　　监　王　萱
电　　话　（021）64848170
传　　真　（021）64848152

编辑部、邮购部、营销部地址
上海市徐汇区钦州南路71号（邮政编码200235）

发行范围　公开发行
国内发行　上海市报刊发行局、陕西省邮政报刊发行局、重庆市报刊发行局、深圳市报刊发行局等
国内邮发代号　4-11
国内统一连续出版物号　CN 31-1369/R
国际标准连续出版物号　ISSN 1000-8470
国内订购　全国各地邮局
国外发行　中国国际图书贸易总公司（北京邮政399信箱）
国外发行代号　M158

印　　刷　杭州日报报业集团盛元印务有限公司
出版日期　5月1日
定　　价　10.00元

80页（附赠32开小册子16页）

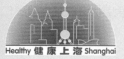

国家卫健委发布《公众科学戴口罩指引》

新冠肺炎疫情发生以来，口罩在疫情防控中起着重要作用。3月17日，国家卫健委印发《公众科学戴口罩指引》（以下简称《指引》）。《指引》对普通公众、特定场所人员、重点人员、职业暴露人员进行分类，并对不同场景下戴口罩提出科学建议。

《指引》提示，普通公众在居家、户外，无人员聚集、通风良好时，可以不戴口罩；当处于人员密集场所时，在中、低风险地区应随身备用口罩，与其他人近距离（小于1米）接触时应戴口罩；处于人员密集的医院、汽车站、火车站、地铁站、机场、超市、餐馆、公共交通工具，以及社区与单位进出口等场所的工作人员，在中、低风险地区戴一次性使用医用口罩或医用外科口罩，在高风险地区戴医用外科口罩或符合KN95/N95及以上级别的防护口罩。

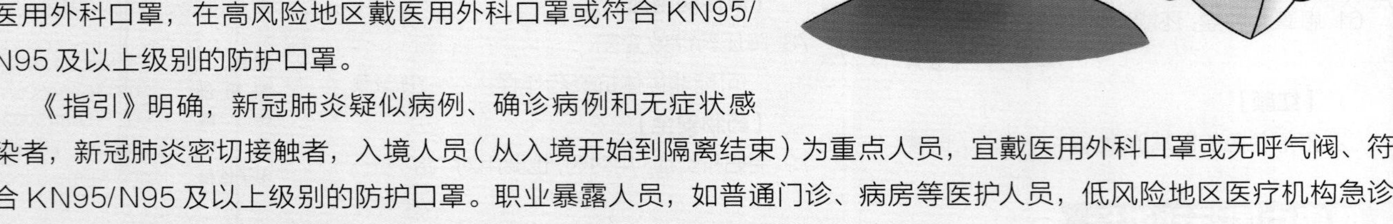

《指引》明确，新冠肺炎疑似病例、确诊病例和无症状感染者，新冠肺炎密切接触者，入境人员（从入境开始到隔离结束）为重点人员，宜戴医用外科口罩或无呼气阀、符合KN95/N95及以上级别的防护口罩。职业暴露人员，如普通门诊、病房等医护人员，低风险地区医疗机构急诊医护人员，从事疫情防控相关的警察、保安、保洁等，可戴医用外科口罩。

《指引》强调，佩戴多个口罩不能有效增加防护效果，反而增加呼吸阻力，并可能破坏密合性。一次性使用医用口罩和医用外科口罩均为限次使用，累计使用时间不超过8小时；职业暴露人员每4小时应更换一次口罩。

在外就餐，6个提醒做好个人防护

3月28日，国家卫生健康委发布关于“在餐饮机构用餐过程中如何做好个人防护”的提示，旨在减少新冠肺炎等传染性疾病传播的机会。具体包括：①排队过程中要佩戴口罩，减少与人交流，与相邻的顾客保持一定的安全距离；②避免用手直接接触碰被频繁接触的物体表面，付款时尽量选择非直接接触的付款方式，减少使用现金结算；③选择表面清洁的桌椅、靠近门窗等通风较好的位置，用洗手液在流水状态下洗手或使用手消毒液揉搓双手；④摘下口罩时，注意保持口罩内侧清洁，避免面对面就座，可选择同向而坐，且相隔1米以上；⑤尽量缩短就餐时间，就餐时减少同行人员之间的交流，如餐厅就餐人员较多，应选择打包带走的方式；⑥就餐结束后，立刻离开餐厅，减少在餐厅逗留的时间。

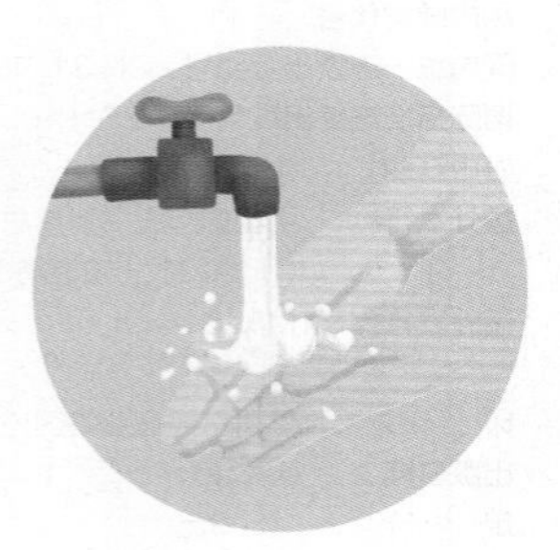

新冠肺炎患者：膳食调理促康复

根据国家中医药管理局发布的《新型冠状病毒肺炎恢复期中医康复指导建议（试行）》，新冠肺炎患者治愈出院后，应通过合理饮食、心理调节、适量运动等方式促进身体的康复。其中，膳食方面的总体建议为：膳食平衡、食物多样、注重饮水、通利二便，尤其要注重开胃、利肺、安神、通便。有怕冷、胃凉等症状者，可适当多吃生姜、葱、芥菜、芫荽等；有咽干、口干、心烦等症状者，宜食绿茶、豆豉、杨桃等；有咳嗽、咯痰等症状者，宜食梨、百合、杏仁、白果、乌梅、小白菜、橘皮、紫苏等；有食欲不振、腹胀等症状者，宜食山楂、山药、白扁豆、茯苓、葛根、莱菔子、砂仁等；有便秘等症状者，宜食蜂蜜、香蕉、火麻仁等；有失眠等症状者，宜食酸枣仁、柏子仁等。

风寒感冒，禁服“双黄连”

2020年3月25日，国家药品监督管理局网站发布公告，决定对双黄连颗粒等口服制剂（包括颗粒剂、糖浆剂、片剂、泡腾片、分散片、咀嚼片、含片、合剂、滴丸、硬胶囊、软胶囊、滴剂等）说明书中的“不良反应”“禁忌”和“注意事项”进行统一修订。监测数据显示，服用双黄连口服制剂后主要有皮疹、瘙痒、恶心、呕吐、腹痛、腹泻、胸闷、潮红、过敏或过敏样反应、头晕、呼吸困难、心悸等不良反应；风寒感冒者、对其所含成分过敏者禁用双黄连颗粒等口服制剂；过敏体质者应慎用。

肺移植或可为新冠肺炎危重症患者带来“曙光”

对于部分新冠肺炎危重症患者而言，肺移植或是挽救生命的希望。

2月29日，无锡市人民医院陈静瑜教授团队成功实施了全球首例新冠肺炎病例双肺移植手术。陈静瑜教授介绍，新冠肺炎病例接受肺移植手术有三个医学前提条件：一是病人经呼吸机+ECMO维持，呼吸衰竭不可逆；二是该药物治疗后，核酸检测连续多次呈阴性；三是其他脏器功能基本正常，全身状况能够承受肺移植手术。3月2日，浙江大学医学院附属第一医院肺移植科主任韩威力教授也完成了一例新冠肺炎重症患者肺移植手术。

“中国经验”揭示新冠肺炎患者病情加重的危险因素

2020年3月13日，复旦大学附属中山医院呼吸科主任宋元林教授团队与上海市第一批援鄂医疗队及武汉市金银潭医院合作，于国际著名医学期刊*JAMA*子刊*JAMA Internal Medicine*在线发布了一项针对新冠肺炎（COVID-19）的研究成果。此项研究首次揭示COVID-19患者发生急性呼吸窘迫综合征（ARDS），以及从ARDS进展至死亡的危险因素，发现高龄、中性粒细胞增多、器官和凝血功能障碍是导致患者发生ARDS并进展至死亡的关键危险因素。同时，该研究首次提出已发生ARDS的COVID-19患者使用甲泼尼龙可能获益的观点。

非洲猪瘟疫苗研发成功

3月1日，《中国科学：生命科学》英文版在线发表中国农业科学院哈尔滨兽医研究所国家非洲猪瘟专业实验室最新研究成果。该实验室创制了一种非洲猪瘟弱毒活疫苗。研究人员以我国第一株非洲猪瘟病毒分离株PigHLJ2018为骨架，利用同源重组技术构建了一系列具有不同基因缺失的重组病毒。通过在猪体内进行系统的致病力、免疫原性和免疫保护性试验，遴选出一株具有7个基因缺失的病毒，符合弱毒活疫苗安全性标准，可对非洲猪瘟的致死性攻击提供有效保护。经系统评价，该弱毒活疫苗对家猪具有良好的安全性和有效性，具备实现产业化应用前景。

“七分饱”或可“抗衰老”

近日，中国科学院动物研究所刘光慧研究组、曲静研究组，中国科学院基因组研究所张维绮研究组，美国索尔克生物学研究所等研究团队用大鼠做实验，将一批实验大鼠分为3组：年轻任意进食组、年老任意进食组、年老节食组，并对“年老节食组”大鼠以“七分饱”（任意进食量的70%）干预9个月，这相当于人类从中年开始节食，一直持续到70岁。结果发现：超过1/2的衰老细胞和1/4衰老基因可被“七分饱”逆转，“七分饱”状态还可抑制大鼠内的炎症反应。PM

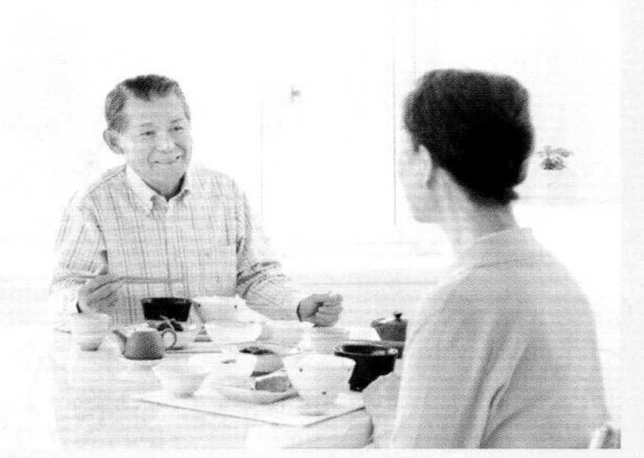

2019冠状病毒病(COVID-19)疫情的暴发引发人们对传染病话题的高度关注。

与传染病的斗争植根于人类的发展历程中，绵延数千年从未停止。从曾经肆虐全球的天花、鼠疫、霍乱，到近四十年才“榜上有名”的艾滋病、埃博拉病毒病，再到2019冠状病毒病……这些流行范围广、传播速度快的传染病给全世界人民带来了深重灾难，同时也催生了医疗技术、公共卫生体系，以及人类健康意识的重要变革。

如今，传染病防控“战绩斐然”，人类手握有力武器，已不再任其“宰割”。有些传染病已“销声匿迹”；有些传染病只是暂时“蛰伏”，仍可能“卷土重来”；有些传染病只是“困于一隅”，随时可能“猛虎出闸”；更有新发传染病不断出现……但要彻底战胜传染病，人类仍然任重而道远。

本刊特邀传染病相关领域专家回顾重大传染病防控历史，总结战“疫”经验，探讨未来发展趋势。希望广大读者能从中获得启发，时刻警惕，防患于未然。

溯古思今，人类与传染病的斗争史

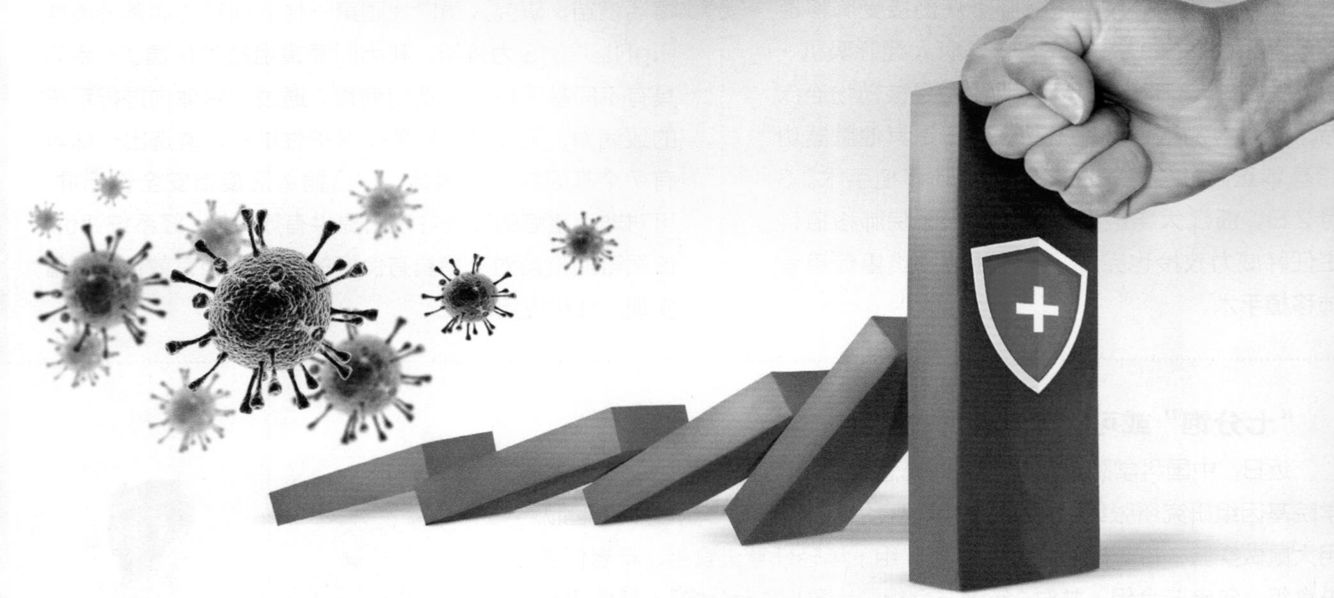

策划 本刊编辑部
执行 莫丹丹
支持专家 庄辉 魏承毓 刘起勇 胡家瑜 翁心华 陈家旭 李艳 卢洪洲 缪晓辉

霍乱：从“世界大流行”到“基本控制”

中国工程院院士 庄辉
北京大学医学部公共卫生学院教授 魏承毓

霍乱是由霍乱弧菌引起的急性传染病，起病急，传播快，病死率高，波及面广，持续时间长，常引起暴发或流行，甚至发生世界性大流行。因此，《国际卫生条例》和《中华人民共和国国际卫生检疫法》均将其列为三种必须实施卫生检疫的传染病之一。《中华人民共和国传染病防治法》规定，霍乱是必须实施“强制管理”的两种“甲类传染病”之一。

典型表现：剧烈腹泻和呕吐

霍乱弧菌为革兰阴性弧菌，菌体短小，呈弧形，其一端有一根鞭毛。取患者粪便或其培养物在显微镜下观察，可发现细菌呈穿梭样或流星样运动。该菌有多种血清群，其中 O1 群和 O139 群可引起人类霍乱流行。O1 群又可分为古典生物型（简称古典型）和埃尔托生物型（简称埃尔托型）。霍乱的主要临床表现是剧烈的腹泻和呕吐，如不及时治疗，可出现脱水、电解质紊乱和代谢性酸中毒，严重者可因循环衰竭而死亡。

霍乱曾发生七次世界性大流行

霍乱最早起源于印度，1817 年后蔓延至其他国家，形成第一次世界性大流行。1817—1923 年的 100 余年间，共发生过 6 次霍乱世界性大流行，均为古典型霍乱。1923—1961 年，霍乱主要发生在亚洲和非洲一些国家。1961 年 5 月，印度尼西亚发生埃尔托型霍乱，后蔓延至其他国家，形成第七次世界性大流行。1992 年，印度和孟加拉国发生 O139 群霍乱流行，后传至泰国、中国和巴基斯坦等国，但未形成世界性大流行。

我国霍乱流行情况分7阶段

在我国，霍乱属于输入性传染病，自第一次霍乱世界性大流行至 1948 年，我国先后发生霍乱大、小流行几百余次，给我国人民带来深重的灾难。1960 年，古典型霍乱在我国绝迹。自 1961 年至今，我国霍乱流行情况大致可分为 7 个阶段。

1961 年 6 月，广东省阳江县发生埃尔托型霍乱流行，后蔓延至我国沿海 10 个省市自治区。经大力防治，疫情于 1965 年得到全面控制。1966—1976 年，由于缺少数据，难以真实了解当时我国霍乱的流行情况。

1977—1986 年为我国霍乱流行最严重的阶段，流行地区和发病规模也较前明显扩大，尤其是 1979—1981 年，疫情尤为严重。其中，1980 年发病数高达 40 611 例，为历年之最。1987—1992 年，疫情缓解，发病数逐年下降，发病地区也逐年减少。

1993—2001 年，我国霍乱疫情出现反弹，1993 年的发病数猛增至 11 918 例，在新疆等地的局部地区还首次出现了 O139 新型霍乱暴发流行或散发病例。1994 年疫情更趋严重，共报告霍乱患者 35 009 例，流行地区由 12 个省（市、自治区）扩大至 24 个。

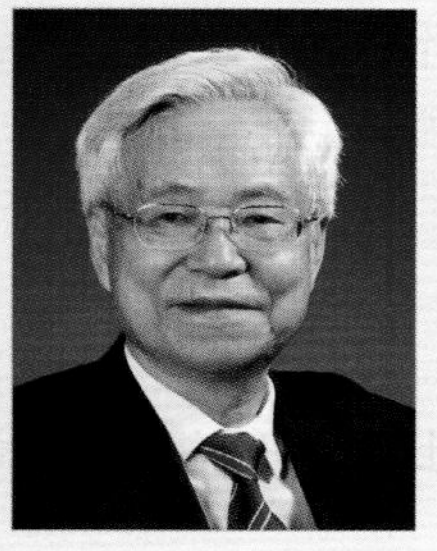

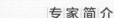

专家简介

庄辉 北京大学医学部基础医学院病原生物学系和感染病中心教授、博士生导师，中国工程院院士，中华医学会肝病学分会名誉主任委员，《中国病毒病杂志》主编，《中国预防医学杂志》总编，《中国病原生物学杂志》主编。

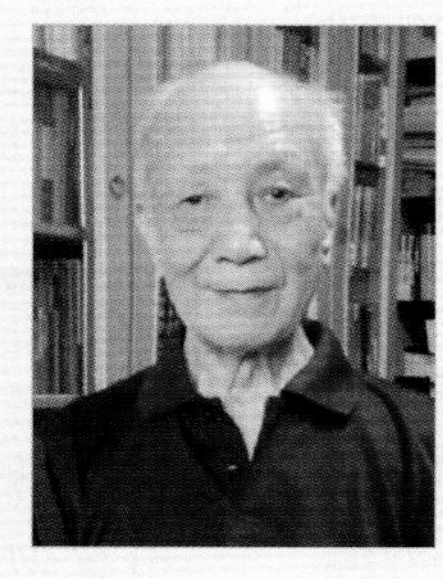

专家简介

魏承毓 北京大学医学部公共卫生学院教授，曾任中华医学会流行病学会主任委员、《中华流行病学杂志》总编辑、原卫生部霍乱专题委员会副主任委员，主编《霍乱防治手册》《实用流行病学》《副霍乱概述》等。

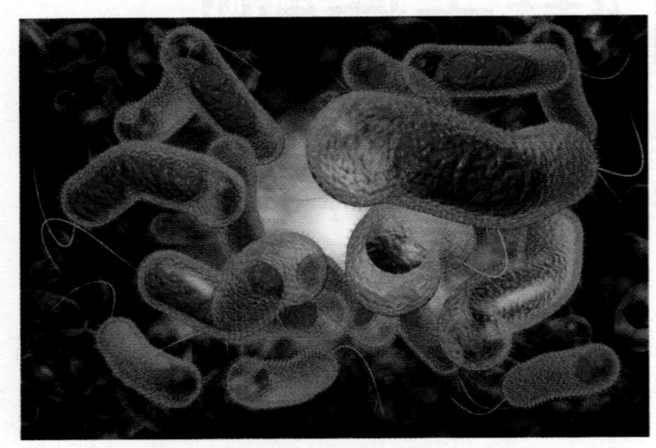

电子显微镜下的霍乱弧菌

2002—2011 年为相对稳定的低水平流行阶段。除 2002 年和 2005 年外，其余年份报告病例均在 200 例以下。

2012—2019 年为疫情控制阶段，2014 年后每年病例数均在 30 例以下，无死亡病例。

五大防控措施，遏制霍乱流行

经过数十年的积极防控，霍乱在我国已被有效控制。总体而言，我国霍乱防控有五大经验值得借鉴。

首先，坚持“防治并重，以防为主；标本兼治，治本为主，综合治理，不可偏废；政府主导，部门协作，群众参与，依法实施；依法进行必要的行政干预”等防控策略。

其次，公开、透明、及时地向公众发布真实疫情，引起政府有关部门和广大公众的警觉，及早采取相应的防控措施。比如：1961 年，广东省阳江县腹泻患者猛增，症状几乎相同，按处理急性胃肠炎或细菌性痢疾的方法治疗收效甚微，病死率高。于是，阳江县防疫站立即将疫情上报至广东省卫生厅。卫生厅随即迅速派专家组到现场开展防控工作。专家组到达疫区后，逐户排查、隔离和治疗患者，对密切接触者进行医学观察。在发现该病主要经污染的水和密切接触传播后，加强了对粪便和水源的管理，呼吁公众喝开水，切断传播途径；宣传用流动的水和肥皂勤洗手等措施，保护易感人群。同时进行病原学检查，检出霍乱弧菌。广东省卫生厅立即将此情况如实上报卫生部。卫生部接到报告后立即派专家组赴广州处理，经实验室检查证实此次疫情为埃尔托型霍乱，是一种在我国从未流行过的新型霍乱。

第三，采取“以切断传播途径为主导”的综合性防治措施，特别是加强对水源、粪便、食品，以及传染源（患者和带菌者）的管理。具体包括：健全各级防控领导机构和疫情报告网，做到早发现、早诊断、早治疗、早隔离、早报告和就地隔离；制订诊断原则和确诊及疑似病例标准，以及患者的科学管理流程；建立和健全各级医院的肠道门诊，及时发现和隔离霍乱患者，防止交叉感染；坚持对密切接触者的登记和医学观察；等等。

第四，实事求是，科学防控。过去，曾有部分地区出现了一些不科学的防控措施。比如：部分地区对易感人群进行“全面投药预防”，此举不但达不到控制疫情的效果，还会导致耐药菌株出现；“大面积消毒”不仅起不到预防效果，造成严重浪费，还污染环境。专家组否定了这些措施，在疫点和疫区的界定及处理上，坚持从实际出发，以有实效为前提。疫点处理的基本原则是“早、小、严、实”，即时间要早、范围要小、措施要严、落到实处。

第五，有目的和有计划地开展定时、定点的环境疫源监测，及时掌握疫情动向。

霍乱仍是全球性公共卫生问题

虽然霍乱在我国已得到控制，但迄今为止，霍乱仍在全球不少国家和地区流行，尤其是非洲、南亚及拉丁美洲某些国家。而且，霍乱弧菌的生物型和血清型不断变化，有可能再次导致暴发或流行。因此，霍乱已不是某一个国家或地区的内部问题，而是一个全球性的公共卫生问题。

为防止霍乱由国外输入，我国加强了国境卫生检验检疫，对机场、港口、车站等进行严密的卫生监督，一旦发现霍乱患者或疑似患者，立即进行隔离治疗，并对交通工具进行彻底消毒。同时，通过对各类水域和医院肠道门诊患者进行检验和监测，了解霍乱弧菌生物型和血清型的动态变化，以便及时采取措施，预防疫情发生和蔓延。

对大众而言，提高防护意识、改善个人卫生习惯也很重要。公众应注意不喝生水，不吃生冷、不洁的食物；坚持饭前、便后洗手；炊具生熟分开；不随地大小便，不乱倒污物、垃圾；保持环境卫生；开展“三管一灭”，即管理水源、管理粪便、管理饮食和消灭苍蝇。

专家感言：

只要坚持以切断传播途径为主导的综合性预防措施，人们就有望彻底控制，甚至最终消灭霍乱。

鼠疫：从“席卷全球”到“困于一隅”

中国疾病预防控制中心传染病预防控制所
媒介生物控制室主任　刘起勇

鼠疫是由鼠疫杆菌引起的自然疫源性烈性传染病，起病急、病程短、传染性强、病死率高，在我国《传染病防治法》中位列甲类传染病之首。

典型表现：急起高热，进展迅猛

鼠疫可分为腺型、败血型、肺型、眼型、肠型、皮肤型、脑膜炎型等，以腺型鼠疫、肺型鼠疫最为常见。人感染鼠疫后，潜伏期较短，一般为1～6天，多为2～3天。典型表现是起病急，体温突然升高达39～41℃，头痛剧烈，可伴呕吐、头晕、呼吸急促、心动过速、血压下降。重症患者表现为意识模糊、昏睡、狂躁不安、颜面潮红或苍白，睑结膜充血。鼠疫患者若未得到及时治疗，死亡率高。经治疗痊愈后的患者可获得终身免疫。败血症型鼠疫病情进展异常迅猛，患者常于1～3天内死亡。因患者皮肤广泛出血、瘀斑、坏死，尸体呈紫黑色，该病又俗称“黑死病”。

鼠疫在鼠类、旱獭（俗称“土拨鼠”）等啮齿动物中最为常见，很多野生动物和家畜都可能感染鼠疫，并通过跳蚤叮咬、接触和飞沫传播传染人类。人类对鼠疫普遍易感，并存在“人传人”现象。肺型鼠疫经飞沫传播，易造成大流行。

三次世界性大流行，夺走数亿生命

鼠疫在人类历史上曾造成三次世界性大流行，数亿人因此丧生。

第一次鼠疫大流行发生在公元6世纪。当时被称为“热病”的鼠疫始于中东、地中海附近地区，后遍及欧洲及非洲北部等地，共造成约1亿人死亡。东罗马帝国鼠疫流行最为严重，使其人口减少一半。由于此次流行始于汝斯丁王朝时期，故被后世称为“汝斯丁瘟疫”。

第二次鼠疫大流行始于公元14世纪，席卷欧洲、中东、北非等地，绵延数百年，造成约7500万人死亡，欧洲死亡人数约为2500万，相当于当时欧洲总人口的1/3。

第三次鼠疫大流行始于19世纪末，据史料记载，其在我国云南边境一带最先出现，后传至广州、香港等地。清朝诗人师道南所著的《死鼠行》描述了当时鼠疫肆虐的惨状：“东死鼠，西死鼠，人见死鼠如见虎。鼠死不几日，人死如圻堵。”1894年，香港鼠疫暴发，因香港海上贸易发达，又随远洋货轮传播到世界各地。据不完全统计，此次鼠疫流行共席卷32个国家，造成约1500万人死亡，直到1945年后才逐渐平息。

从“听天由命”到“可防可治”

当时，人们对这一“死神”知之甚少，既缺乏有效的治疗药物，又缺少科学的防疫手段，几乎毫无招架之力。但是，在鼠疫的阴影笼罩之下，人们不懈探索防治传染病的措施，促使各国公共卫生理念和策略发生巨大变革。

14世纪，“横行无阻”的鼠疫促使欧洲各国开展合作，采取设立海港边防检疫站、隔离患者、清理城市垃圾、遗体火葬等一系列措施，遏制了鼠疫的蔓延，并将其写进卫生法令法规。为了探究鼠疫的病因，一位名叫希利亚克的医生在当局支持下开始进行尸体解剖，而在此之前，这种行为被视为大逆不道。

公元16世纪，在当时人们有限的认知里，鼠疫是通过有毒的“瘟气”传播的。

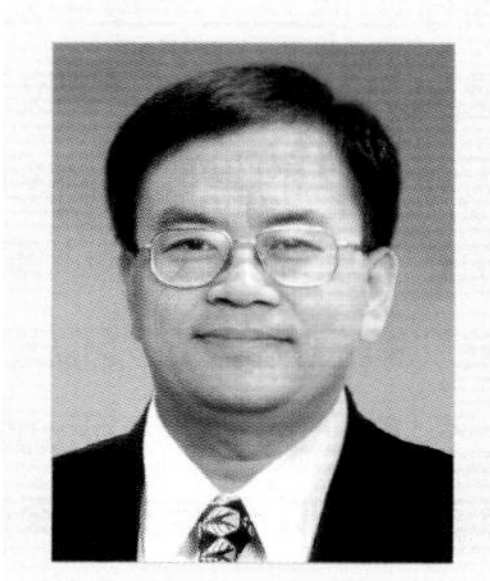

专家简介

刘起勇　中国疾病预防控制中心传染病预防控制所媒介生物控制室主任、所长助理、研究员、博士生导师，世界卫生组织媒介生物监测与管理合作中心主任，世界卫生组织全球媒介生物控制策略常务理事，亚洲新发传染病研究伙伴组织常务理事，亚洲媒介生态学及蚊虫控制学会主席。

因此，法国医生查尔斯·德洛姆发明了一种形似鸟嘴、覆盖全脸的面具，以及配套的连体“防护服”，为防护用具的发展奠定了基础。同时，欧洲各国积极加强基础卫生设施建设，改善下水排污系统，并重视对垃圾的处理，对公共场所进行通风和消毒。

1911 年初，我国东北暴发鼠疫疫情。时任天津陆军军医学堂副监督的伍连德赴东北后，建议采取隔离患者、遗体火葬、呼吁佩戴口罩、隔离交通等一系列措施控制疫情。不到 4 个月，这场造成约 6 万人死亡的重大疫情被平息。

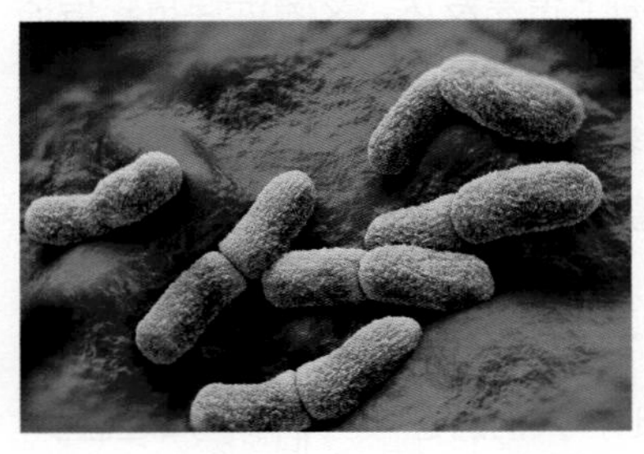

鼠疫的病原体——耶尔森杆菌

1894 年，日本学者北里柴三郎和法国学者耶尔森确定了鼠疫的病原体——耶尔森杆菌，为鼠疫的治疗提供了重要方向。20 世纪 40 年代末，链霉素用于治疗鼠疫后，使其病死率从50%～90%降至5%以下。20 世纪 90 年代后，几种鼠疫疫苗陆续出现，但免疫效果和安全性尚不理想。

20 世纪 50 年代起，第三次鼠疫大流行平息后，全球鼠疫病例数维持在较低水平。20 世纪 90 年代以来，鼠疫病例数有所回升，世界卫生组织将其列为近 20 年来重新流行的急性传染病之一。目前，鼠疫在全球的流行进入新的活跃期，每年报告 2000 余例鼠疫病例，主要分布在非洲、亚洲和南美洲，疫情最严重的国家是马达加斯加、刚果和秘鲁。

中华人民共和国成立后，我国实施以预防为主、因地制宜的综合防控措施，包括疫情监测、宣传教育、灭鼠灭蚤、疫区环境处理等，使鼠疫病例数维持在较低水平。1990—2002 年，我国共发现鼠疫病例 785 例，主要来自云南、广西、贵州。进入 21 世纪后，我国鼠疫病例数逐年下降。2011 年起，我国鼠疫年发病例数均在3人以下。

鼠疫“蛰伏”疫源地，仍需严密防控

随着诊疗技术与卫生防疫体系的进步，曾经猖獗的鼠疫如今“蛰伏”在刚果、马达加斯加、秘鲁，以及我国云南、内蒙古等地区的自然疫源地。虽然病例数稀少，但仍不能放松警惕。我国在边境卫生检疫中对来自疫源地的船只、车辆、飞机等实行严格排查，及时进行患者隔离、收治，以及疫情报告。传染病防控部门也会在灭鼠、灭蚤工作的基础上进行严密的疫情监测。对于公众而言，若处于鼠疫疫源地及其附近地区，需注意“三要”和“三不”：发现病死动物要报告，发现鼠疫患者或疑似患者要报告，发现原因不明的突然病死病例要报告；不接触、煮食病死动物，不在旱獭洞周围休息以防跳蚤叮咬，不到鼠疫患者或疑似患者家中探视、护理或吊丧。

天花是由天花病毒感染所致的烈性传染病，早在 3000 多年前就已出现，是有记载的最古老的传染病，曾先后夺去全世界 5 亿人的生命。过去，人们对传染性强、死亡率高的天花束手无策，史学家曾称之为“人类史上最大的种族屠杀”。

典型特征：人类独有，全身出疹，愈后留疤

天花病毒是一种痘病毒，外观呈砖形，抵抗力较强，能对抗干燥和低温，在痂皮、尘土和织物上可存活数月至一年半。天花病毒在自然条件下只感染人类，无环境和动物宿主，故天花是人类独有的疾病。

天花发病初期主要表现为突起寒战、高热、乏力、头痛、四肢及腰背部酸痛等症状。皮疹通常在发热后 2～4 天出现，首先出现在舌和口腔黏膜，而后出现在面部和手臂，然后迅速扩散到躯干、腿部及肢体末端，包括手掌和足底；一般 24 小时内即布满全身，依次出现斑疹、丘疹、疱疹、脓疱。

天花患者从感染病毒到结痂期均具有传染性，出疹期间传染性最强。天花病毒主要经呼吸道（飞沫传播）和接触传播，未患过天花或未接种过天花疫苗的人均可能被感染，冬春季节发病率最高。人感染天花病毒后，无特效治疗药物，重型病死率达 20%～50%，甚至更高。患者痊愈后可获得终身免疫，但会遗留皮肤瘢痕，俗称“麻子”，“天花”由此得名。

牛痘疫苗：传染病预防的“里程碑”

人们在长期观察中发现：凡是患过天花又痊愈的人，终生不会再患天花。虽然不清楚其中的免疫学原理，但人们开始设想，让病情较轻的天花患者去感染正常人，使后者获得免疫力。公元 9 世纪，中国和

天花：人类历史上唯一被消灭的传染病

上海市疾病预防控制中心免疫规划所主任医师　胡家瑜

印度最早出现了预防天花的措施——人痘接种法，包括将天花痂粉末吹入鼻内和将天花患者皮损中的物质注入皮内等。若接种成功，可使未患过天花的人对其产生永久免疫。人痘接种法后来传到了欧洲和美洲，开创了预防接种的先河，在人类与天花的抗争中做出了不可磨灭的贡献。但接种人痘十分危险，因为人对天花病毒普遍易感，接种后可能引起感染和疫情扩散。

1796 年，天花的预防接种迎来了重大转机。英国乡村医生爱德华·琴纳发现，挤牛奶的少女因为感染了牛痘而获得了对天花的免疫力。于是，他从一名挤奶女工身上提取了牛痘疱疹液，为一名 8 岁男孩进行接种。6 周后，再为男孩注射天花病毒。幸运的是，这名男孩没有患天花，说明其通过接种牛痘获得了对天花的免疫力。从此，人类历史上第一支疫苗诞生了。

由于接种牛痘比接种人痘安全，不存在传播天花的风险，故得以迅速在全世界推广。之后，牛痘疫苗不断改进，免疫效果和安全性不断提高。

全球协作，消灭天花

在 20 世纪上半叶，欧洲、北美的一些国家通过广泛接种牛痘疫苗和采取其他防疫措施遏制了天花的流行。中华人民共和国成立后，我国也大力开展了天花的防控工作。1950 年 10 月 7 日，相关部门发出《关于发动秋季种痘运动指示》，要求全国实施免费种痘，预防天花。同年 10 月 12 日，卫生部发布《暂行种痘办法》，规定婴儿出生后 6 个月内种痘，6、12、18 岁各复种 1 次。截至 1954 年，我国累计接种牛痘 5.6 亿人次，天花的发病率从 1950 年的 12.16/10 万下降至 1960 年的 0.01/10 万，1961 年后再无天花新发病例报告。我国通过大力推行预防接种，先于全球其他地区实现了消灭天花的目标。

1958 年，世界卫生组织建议发起全球范围内的消灭天花运动。1966 年，第 19 届世界卫生大会决定开展全球性大规模消灭天花运动。消灭天花的策略包括免疫、监测和暴发控制，即开展大规模的预防接种活动，确保接种率达到 80% 以上；加强天花流行情况的监测，包括病例识别与隔离、接触者的免疫、日常监测与隔离等。

1976 年，报告天花病例的国家仅有 2 个，病例数 954 例。1977 年 10 月，索马里报告最后 1 例自然天花病例。1978 年，英国实验室感染的天花病例是全球最后 1 例，此后未再发现天花病例。1980 年，世界卫生组织正式宣布消灭天花，并于 1981 年正式停止牛痘疫苗的接种。

专家感言：

天花是人类历史上第一个通过以预防接种为主的综合措施消灭的传染病。能够消灭天花，首先得益于疫苗的发明，且天花病毒不会变异，不会使已有的疫苗丧失预防效果。其次，政府倡导、全球各国齐心协力，实施大规模预防接种和监测是消灭天花的有力保证。这些经验对人类战胜其他传染病也具有宝贵的借鉴意义。

专家简介

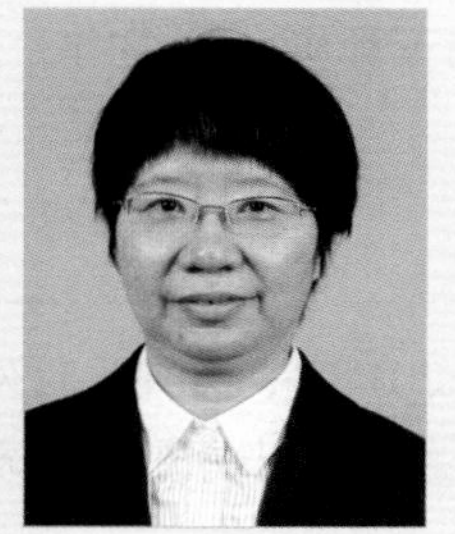

胡家瑜　上海市疾病预防控制中心免疫规划所疫苗可预防疾病监测与评价科主任、主任医师，上海市预防医学会流行病学分会、免疫规划分会委员，上海市疾病预防控制标准化技术委员会委员，上海市感染性疾病科临床质量控制中心专家委员会委员。长期从事预防接种、传染病预防工作。

胡家瑜医生说“疫苗与传染病防控”

疫苗在人类与疾病的斗争中发挥了非常重大的作用。即使有些疾病已经比较少见，大家也不能掉以轻心，仍要规范接种疫苗。

脊髓灰质炎：从“无儿童可幸免”到“销声匿迹”

上海市疾病预防控制中心免疫规划所主任医师　胡家瑜

脊髓灰质炎（简称“脊灰”）是由脊灰病毒引起的急性传染病。在疫苗尚未出现的时代，几乎所有儿童均会感染脊灰病毒，平均约每 200 名脊灰病毒感染者中会出现 1 例“麻痹型脊灰”，可导致儿童终身残疾，俗称“小儿麻痹症”。

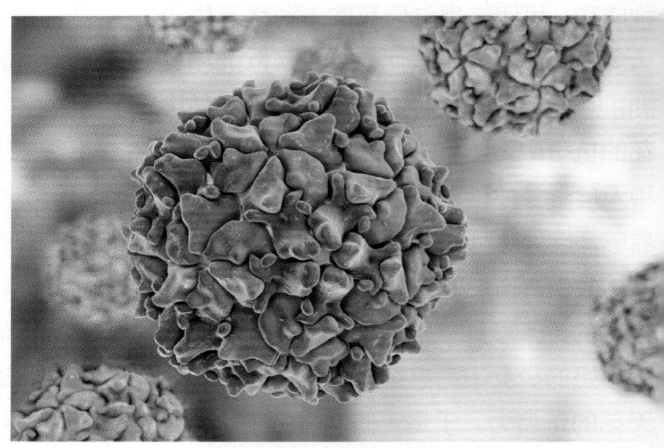

脊髓灰质炎病毒

脊灰病毒：人类高度易感，可致终身残疾

脊灰病毒为直径 27 ~ 30 纳米的 RNA（核糖核酸）病毒，分为Ⅰ型、Ⅱ型和Ⅲ型 3 个血清型。血清型之间缺少交叉保护作用，即接种一种血清型疫苗产生的免疫力对其他血清型的病毒没有预防效果。

人是脊灰病毒的唯一宿主，患者和病毒携带者是传染源，主要通过粪 - 口途径传播，具有高度传染性，儿童和成人接触后感染的阳性率分别高达 100% 和 90%。感染脊灰病毒后，潜伏期为 3 ~ 35 天，一般为 7 ~ 14 天。在发病早期，咽部排出的病毒可经飞沫传播。发病后 7 ~ 10 天传染性强，感染者可持续 3 ~ 6 周通过粪便排出病毒，并通过污染食物、用具、玩具、手而导致病毒传播。人感染后病情轻重不一，无症状的隐性感染约占 72%，轻型脊灰约占 24%，无麻痹型脊灰无菌性脑膜炎约占 4%，麻痹型脊灰一般小于 1%。麻痹型脊灰可引起肌肉麻痹，导致患儿终身残疾，甚至死亡。

全球协力，有望消灭脊灰

消灭传染病应具备三个条件：人是病原体的唯一宿主，有疫苗可以有效预防，病原体不会发生较大变异。由于脊灰具备这三个条件，故世界卫生大会于 1988 年 5 月提出“全球 2000 年消灭脊灰”的目标。2008 年，世界卫生组织（WHO）在“2009—2013 年全球消灭脊灰战略计划”中提出，除彻底阻断其传播外，还要杜绝疫苗衍生病毒病例和口服减毒活疫苗引起的病例。

目前，全球消灭脊灰工作取得显著进展，发病数减少了 99% 以上，存在脊灰流行的国家从 125 个减少为 2 个；全球每年新增脊灰病例数由 1988 年的 35 万例减少到 20 世纪末的每年 1000 多例；Ⅱ型、Ⅲ型脊灰病毒分别于 1999 年、2013 年被消灭，目前全球报告的病例均由Ⅰ型脊灰病毒引起；美洲区、西太区、欧洲区、东南亚区分别于 1994 年、2000 年、2002 年、2014 年宣布消灭脊灰；2018 年，全

专家感言：

由于脊灰目前仍在少数国家流行，故预防输入传播，构建敏感的监测系统是重点工作。2011年，我国及时处理了由巴基斯坦输入的脊灰病例引起的疫情，阻断其进一步传播，我国重回“无脊灰”状态。但公众仍需对脊灰保持警惕，儿童须按照免疫程序规范接种疫苗。

球仅巴基斯坦和阿富汗存在脊灰病例。

我国：强化免疫，实现“无脊灰”目标

脊灰曾在我国广泛流行。1953年，我国将脊灰纳入传染病报告。20世纪60年代初，我国每年报告脊灰病例20 000～43 000例。1965年，全国开始推广接种脊灰减毒活疫苗，使脊灰的发病数和死亡率明显下降。1978年实施扩大免疫后，我国脊灰病例数下降了70%，1988年脊灰病例报告数下降至667例。

1991年，我国就实现“消灭脊灰”的目标做出承诺。相继于1988年、1990年、1995年，分别使以省、县、乡为单位的儿童脊灰疫苗免疫接种率达到85%；1993—2000年，我国对4岁以下儿童开展了14轮脊灰疫苗强化免疫日活动，广泛开展社会宣传动员，累计接种8亿人次，在易感人群中建立了有效的免疫屏障。同时，我国还建立了敏感的脊灰病毒实验室。1994年，我国报告最后1例本土脊灰病例。1995年和1996年，我国在云南省发现4例由缅甸输入的脊灰病例。1999年，青海省发现1例由印度输入的病例。2000年，我国实现了“无脊灰”目标。

目前国际上使用的脊灰疫苗主要有两种：口服脊灰减毒活疫苗（OPV）和注射脊灰病毒灭活疫苗（IPV）。OPV使用的是具有生物活性的脊灰病毒的减毒株，能有效阻断脊灰病毒在人群中的传播，是实现消灭脊灰的重要手段。IPV能降低产生疫苗衍生病毒病例和口服减毒活疫苗引起病例的风险，而OPV能提供更强的肠道保护力。因此，联合使用IPV和OPV的免疫程序对儿童具有更好的安全性。目前我国脊灰疫苗的免疫程序为2剂次IPV+2剂次OPV。

流感：从“肆虐”到“散发”

复旦大学附属华山医院感染科终身教授　翁心华

流行性感冒，简称“流感”，是一种由流感病毒引起的呼吸系统疾病。患者可出现咳嗽、咽痛等呼吸道症状，同时伴有头痛、发热、寒战、肌痛等全身症状。轻者类似普通感冒，重者可出现严重的全身症状和并发症，甚至死亡。

流感病毒分三型

流感病毒属正黏病毒科，是一种RNA病毒，直径80～120纳米，主要通过呼吸道飞沫、密切接触等方式传播。根据抗原结构不同，流感病毒可分为甲、乙、丙三型，与人类关系最密切的是甲型流感病毒。它是目前季节性流感常见的病原体，擅长变异，曾引起流感大流行。根据其表面H蛋白（血凝素）和N蛋白（神经氨酸酶）这两个抗原标志物的不同，甲型流感病毒可分为多种亚型，如H1N1、H7N9等。

人们比较熟悉的禽流感，是一种起初只在禽类中传播的甲型流感，后来病毒经变异后传染给人。所幸，目前没有证据提示禽流感能“人传人”，一般认为其只由禽类直接传染给人类。

乙型流感病毒也是引起季节性流感的常见病毒，由于其变异不如甲型流感病毒快，通常引起较小范围感染，患者病情也较轻。丙型流感病毒引起的感染非常少，且患者病情较轻，对公共卫生影响很小。

流感曾发生数次大流行

人类历史上曾有过数次流感大流行。其中，疫情最严重、影响最大的是1918年的“西班牙流感”。因西班牙皇室感染、国家防控力度最

专家简介

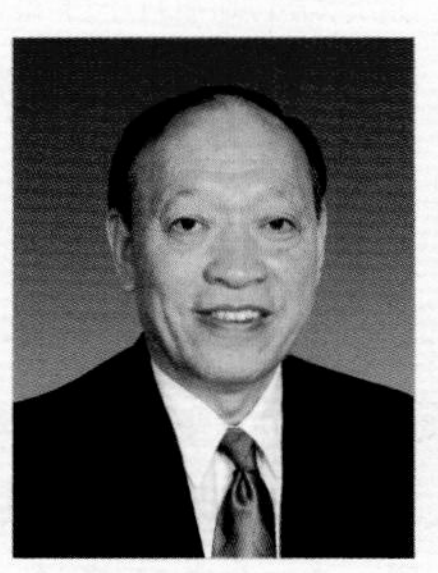

翁心华 复旦大学附属华山医院终身教授、传染科教授、博士生导师，中华医学会感染病学分会名誉主任委员，中华医学会内科学分会顾问，上海市医学会理事、传染病专科分会名誉主任委员，《中华传染病杂志》顾问，《中华内科杂志》顾问。

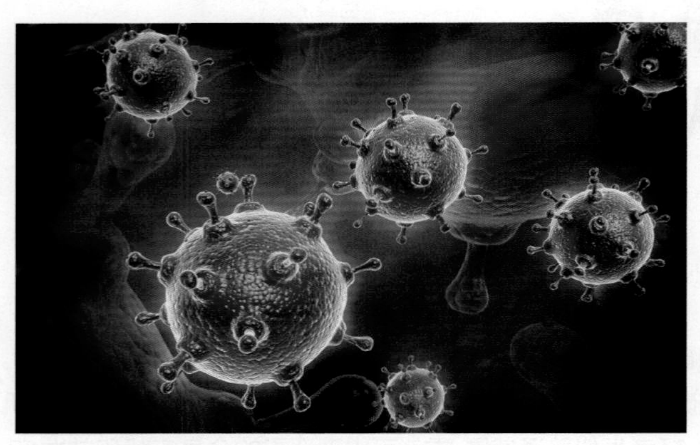
流感病毒

大而被命名为“西班牙流感”，其发源地目前并没有一致结论。这场流感大流行始于1918年春天，在短短两年内掀起了三次感染和死亡的高潮，席卷全球各大洲。据估计，当时被感染的人数高达5亿人，约占全球总人口的1/3，至少5000万人死于此次流感。1997年，科学家将引发西班牙流感的病毒鉴定为甲型流感病毒H1N1。

西班牙流感之后，人类又遭受了数次流感侵袭。1957年，甲型流感H2N2在新加坡和中国香港出现，随后在全球流行，最终造成全球约110万人死亡。1968年，甲型流感H3N2在美国出现，最终造成全球100万人死亡。2009年，变异后的甲型流感H1N1“卷土重来”，到2010年世界卫生组织宣布疫情结束，约造成全球6000万人感染、数十万人死亡。

多措并举，使流感“偃旗息鼓”

在与流感的漫长斗争中，人类的医疗水平不断提高，公共卫生意识也有了长足的进步。1918年流感大流行促进了公共卫生体系的变革，人们开始认识到，在新型传染病面前，没有一个个体是可以幸免的，抗击疫情需要全民动员。此后，不少国家成立或重组卫生行政部门，建立了更先进的疾病监控系统。在诊断方面，从昂贵、烦琐的病毒分离培养到如今广泛使用的抗原快速检测和病毒核酸检测，人类识别流感病毒的能力大大增强。在治疗方面，随着抗生素和抗病毒药物陆续问世，流感的病死率大大降低。

防控流感最有效的方法是接种疫苗。安全有效的流感疫苗已使用了60多年，生产技术十分成熟。由于流感病毒不断变化，WHO每年都会根据监测结果，为各国推荐适合作为疫苗的流感病毒株，一般为三价或四价疫苗。2019年我国规定的流感疫苗组分包括2个甲型流感病毒毒株和1个乙型流感病毒毒株。WHO建议以下人群每年接种流感疫苗：孕妇、6个月至5岁的儿童、65岁以上的老年人、慢性病患者、卫生工作者。

在我国，流感呈全年散发，冬春季为高发季节，死亡率控制在较低水平。甲型流感病毒H3N2、H1N1等曾“肆虐一时”的流感病毒，如今已成为季节性流感的常见病原体。

“善变”的流感病毒，仍需警惕

大多数时候，流感表现为季节性流行，每年冬春季“造访”，感染范围有限，与其他重大传染病相比，似乎没有那么大的“威慑力”。不过，一旦出现令人类“措手不及”的新型流感病毒，其传播范围将扩大，甚至造成大流行。

尽管人类在对抗流感的战役中取得了诸多进步，但挑战仍然存在：禽流感或其他人畜共患型流感病毒若出现可持续的人际传播力，而人类对该种流感病毒缺乏免疫力，就可能再次出现大规模流行；全球贸易和旅行将促进病毒的播散，对世界经济造成极大影响。

因此，世界各国对流感采取了严密的监控措施。WHO建立了全球的流感监测和协作组织，及时为各地区提供流感防控的信息与建议。在我国，流感被列为丙类传染病，纳入《中华人民共和国传染病防治法》管理。

专家感言：

良好的个人防护和卫生习惯是预防流感的另一项重要措施。平时注意勤洗手，咳嗽或打喷嚏时用纸巾遮住口鼻，并正确处理使用后的纸巾。在出现呼吸道不适、发热和其他流感症状时，尽早进行自我隔离。在流感流行季节，避免触摸眼、鼻、口，必要时出门佩戴口罩。同时应注意合理作息、均衡营养、适度锻炼，增强机体免疫力。

疟疾：防控成绩显著，趋于消除

中国疾病预防控制中心寄生虫病预防控制所
健康教育咨询检测中心主任　陈家旭

疟疾是一种由疟原虫引起的虫媒传染病。早在 3000 多年前的殷商时代，我国就有疟疾流行的记载。

典型表现：周期性“忽冷忽热”

寄生于人体的疟原虫有间日疟原虫、恶性疟原虫、卵形疟原虫、三日疟原虫和诺氏疟原虫 5 种。其通过蚊虫叮咬或输入感染者的血液进入人体，在肝脏内发育，再侵入和破坏红细胞，引起一系列症状，潜伏期为 1 ~ 4 周。人群普遍易感，尤其是儿童、孕妇等免疫力低下者。

疟疾主要表现为规律性的寒战、发热、出汗退热等，如钟摆一样有规律地冷、热交替出现，故该病又被称为“打摆子”。发作周期依病原类型而异，有的每日发作，如恶性疟；有的隔日一次，如间日疟、卵形疟或恶性疟；有的则隔两天发作一次，如三日疟。数次发作后，患者可出现贫血、肝脾肿大，有的患者可发展为脑型疟疾，出现头痛、昏迷、惊厥等中枢神经系统症状，危及生命。

流行现状：全球病例仍超2亿，非洲儿童深受其害

疟疾是一种古老的传染病，主要流行于热带、亚热带地区的非洲、亚洲东部、大洋洲及亚马孙河流域的 100 多个国家和地区，全球 33 亿人受其威胁。世界卫生组织（WHO）发布的《2019 世界疟疾报告》显示，全球仍有约 2.28 亿疟疾病例，每年造成 40 余万人死亡，其中大部分（80%）为 5 岁以下的非洲儿童。疟疾高发的国家包括非洲的尼日利亚、刚果、莫桑比克等 10 个国家，以及亚洲的印度（又称“10+1”），发病数占全球总发病数的近 70%。

消除疟疾：曙光初现

中华人民共和国成立前，我国疟疾年发病人数约为 3000 万，病死率为 1%。据不完全统计，1954 年我国疟疾年发病率为 1.23%，每年有 697 万患者，位居各种传染病之首，全国 80% 的县（1829 个）存在疟疾流行。

经过数十年的不懈努力，我国疟疾防控工作取得了举世瞩目的成就。1967 年，我国开展抗疟药研究，开发出青蒿素等多种抗疟药。特别是青蒿素类抗疟药，作为恶性疟的一线治疗药物，挽救了全球千万人的生命。我国科学家屠呦呦因研制青蒿素所做的贡献获得了 2015 年诺贝尔生理学或医学奖。

2010 年 5 月，我国颁布《中国消除疟疾行动计划（2010—2020 年）》，提出“坚持因地制宜、分类指导、突出重点”的原则，遵循“1-3-7 消除疟疾”规范，实施“线索追踪、清点拔源”的疟疾防控策略。“1-3-7”模式，即发现疟疾病例后 1 天内网络直报，3 天内完成病例复核与流行病学调查，7 天内完成疫点调查与处置。“1-3-7”模式得到世界卫生组织的肯定，并被作为规范写入全球疟疾防控监测技术指南。2017 年，全国已无本地感染病例。2018 年，全国累计报告疟疾病例 2678 例，均为输入性病例，主要分布于广西、江苏、山东、四川、云南等省。

目前，全世界已有美国、加拿大、澳大利亚、日本等 40 多个国家和地区实现了疟疾消除目标。2016 年，世界卫生组织将亚洲的中国、马来西亚和韩国，非洲的阿尔及利亚、博茨瓦纳等 21 个国家列入最有可能在 2020 年达到疟疾消除的国家。

未来：加强输入性病例管控是重点

虽然疟疾在我国趋于消除，但输入性疟疾疫情仍处于较高水平，且病例分散，管理难度较大，继发感染与本地化风险较大。在全球消灭疟疾之前，仍应加强输入性疟疾的发现、诊治和管控能力，加强对出国人员进行疟疾防治相关知识的教育。作为普通大众，日常生活中需加强疟疾防护意识，避免蚊虫叮咬；若在被蚊虫叮咬后出现不适，应及时就医。

血吸虫病：防控卓有成效，但仍存挑战

中国疾病预防控制中心寄生虫病预防控制所
健康教育咨询检测中心主任　陈家旭

血吸虫病是血吸虫寄生于人体内导致的一种人兽共患传染病，流行范围很广，是世界上对人类危害最严重的寄生虫病之一，也是世界卫生组织和联合国开发计划署联合提出的7种重点防治热带病之一。

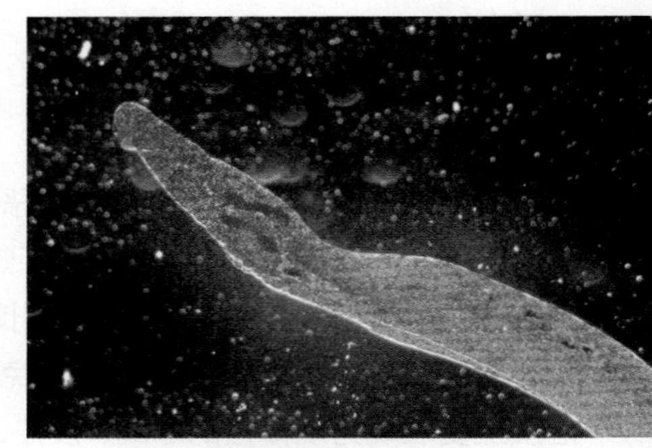
显微镜下的血吸虫

血吸虫：来自水体的“不速之客”

可寄生于人体的血吸虫有6种：日本血吸虫、曼氏血吸虫、埃及血吸虫、间插血吸虫、湄公血吸虫和马来血吸虫。当人们在进行水上作业或游泳、嬉水等活动时，接触了含有血吸虫尾蚴的水体（“疫水”），就容易感染血吸虫病。血吸虫尾蚴侵入皮肤后，可引起皮肤炎症，成虫可寄生于人体肝脏门静脉系统，虫卵则沉积于肝脏、肠壁等部位，可造成虫卵肉芽肿病变。血吸虫病患者可出现发热、腹痛、腹泻、肝脾肿大等症状，晚期可发生肝硬化，出现腹水、腹壁静脉曲张、食管胃底静脉曲张等门脉高压征象。患者腹部膨隆，肚大如桶，骨瘦如柴，故该病又被称为“大肚子病”。此外，血吸虫病还可影响患儿生长发育，导致侏儒症。

我国血吸虫病防控：60余年坚持不懈，成绩斐然

血吸虫病主要流行于亚洲、非洲和拉丁美洲，波及76个国家和地区，全球约7亿人受其威胁，2亿人被感染，每年约造成2万人死亡。我国仅存在日本血吸虫病，已有2100多年的历史。钉螺是日本血吸虫唯一的中间宿主和传播媒介。我国血吸虫病与钉螺的地理分布一致，主要流行于长江流域及其以南的上海、江苏、浙江、安徽、江西、湖北、湖南、四川、云南、福建、广东、广西12个省市自治区。

经过60多年的不懈努力，我国已逐渐控制了血吸虫病。防控过程可分为三个阶段。

20世纪50—80年代，全国实施以“消灭钉螺”为主的防控策略，将血吸虫感染人数从中华人民共和国成立初期的1200多万降至100万以下。毛泽东主席曾为首个消除血吸虫病的流行县——江西余江县作诗《七律二首·送瘟神》。

20世纪80年代至21世纪初，我国引进了高效、低毒的血吸虫病治疗药吡喹酮，实施以“大规模化疗”为主，辅

专家简介

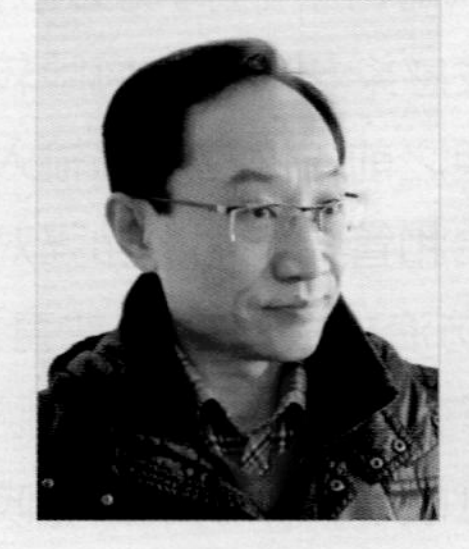

陈家旭　中国疾病预防控制中心寄生虫病预防控制所健康教育咨询检测中心主任、研究员、博士生导师，国家卫健委卫生标准委员会寄生虫病专业标准委员会副主任委员，中国地方病协会热带病专业委员会委员，中华医学会微生物学与免疫学分会临床微生物学组委员，上海市寄生虫学会理事。

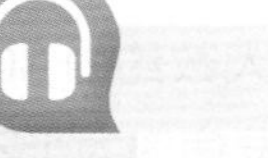

陈家旭研究员说“血吸虫病”

尽管目前血吸虫病在我国已得到有效控制，但每年仍有数万人感染，防控还面临着很多挑战。大众要提高防护意识。

以“健康教育、易感地带灭螺”的控制策略，将全国血吸虫感染人数降至80余万。

21世纪初期至2015年，我国血吸虫病感染人数回升，血吸虫病再次成为我国公共卫生关注的重点。自2004年起，全国实施以“传染源控制”为主的综合防治策略，于2015年实现了“传播控制”目标，感染人数从2004年的84.25万降至2015年的7.72万。截至2018年底，我国血吸虫病感染人数降至2.9万；在全国450个流行县（市区）中，已有263个达到血吸虫病消除标准，124个达到传播阻断标准，63个处于传播控制阶段。

血吸虫病防控的显著成效，有赖于医学领域的多方进步。比如：在诊断检测方面，不断创新的免疫学检测技术使血吸虫检测更敏感、特异、快速、简便；在治疗方面，吡喹酮的应用使血吸虫病治疗的有效性和安全性大大提升；之后，预防性药物蒿甲醚、青蒿琥酯的出现也在一定程度上降低了血吸虫病的发病率。

未来：防控仍存挑战

尽管目前我国血吸虫病疫情处于历史最低水平，但仍存在诸多挑战。首先，血吸虫有众多动物宿主，如牛、羊、猪、狗、兔、鼠等40余种家养与野生动物，动物传染源难以消除。其次，中间宿主钉螺难以根除。第三，人畜接触疫水的机会无法完全避免。第四，“输入性”风险增加，近年来我国已陆续出现输入性曼氏血吸虫病和埃及血吸虫病病例。

普通大众要提高血吸虫病的防护意识。首先，在血吸虫病流行地区要尽量避免下水作业及游泳、嬉水等活动。若因工作需要，必须接触疫水，要穿戴防护用具。其次，平时要注意饮水卫生，如喝烧开的水，不直接饮用河水、溪水和泉水，等等。

艾滋病：从“世纪绝症”到“可控慢病”

广东省疾病预防控制中心艾滋病预防控制所主任医师　李艳

艾滋病（获得性免疫缺陷综合征，即AIDS）是由人类免疫缺陷病毒（HIV）引起的一种传染病。虽然艾滋病出现至今还不到40年，但其传播迅速，危害严重，曾一度引起人们的恐慌。

典型表现：潜伏期长，破坏免疫功能

HIV属逆转录病毒，大致呈球形，直径约120纳米，不耐高温，对消毒剂敏感，在体外生存能力极低。HIV可分为HIV-1、HIV-2两型，我国以HIV-1为主要流行株。其感染人体后，侵袭$CD4^{+}T$淋巴细胞，破坏人体的免疫功能，感染者最终因并发感染或恶性肿瘤而死亡。艾滋病的潜伏期长短与感染病毒的数量和类型、机体免疫状况及生活方式等有关，可短至数月或长达数十年，平均为6～8年，其间可无特异性症状。

HIV存在于感染者的血液，以及精液、阴道分泌物、羊水、乳汁等体液中。因此，其传播途径包括性传播、血液传播和母婴传播。握手、拥抱、共用餐具或泳池、咳嗽或打喷嚏等日常接触不会传播HIV。

流行态势基本遏制，目前仍“盘踞”非洲

1981年，美国通报全球首个艾滋病病例。同年9月24日，在病因未明的情况下，美国疾病预防控制中心首次使用“获得性免疫缺陷综合征（AIDS）”称呼该疾病。其后几年，艾滋病迅速蔓延至包括亚洲在内的40多个国家。据估计，截至2018年，全球累计HIV感染者约有7800万，造成约3500万人死亡。

1985年，北京协和医院报告我国首例艾滋病患者，系1名美国籍游客。此后35年，我国艾滋病流行情况经历了三个阶段。

1985—1988年为输入散发期，全国仅报道19例HIV感染者，多为散发，分布于沿海各大城市，多为外籍游客或海外华人。

1989—1994年为局部流行期，艾滋病主要通过血液及血制品传播，共用针具的静脉注射毒品者是主要易感人群。性工作者、归国人员中HIV感染者有所增加。

1995年起，我国HIV感染者迅速增加。至2019年10月底，全国报告存活HIV感染者95.8万人，四川、云南、广西、广东及河南报告例数较多。

2011年，各国政府签署了《关于艾滋病病毒/艾滋病问题的承诺宣言》，并提出"零艾滋"目标。为避免艾滋病疫情出现反弹，联合国艾滋病规划署于2014年提出，将实现3个"90%"作为全球控制艾滋病的目标，即到2020年，90%的病毒感染者获悉自身的艾滋病感染状况，90%获悉自身感染状况的感染者获得高效抗病毒治疗，90%获得抗病毒治疗的感染者病毒被完全抑制。据联合国艾滋病规划署估计，截至2018年年底，全球存活的HIV感染者人数约为3790万，主要集中在非洲撒哈拉沙漠以南地区（约占61%），其次是亚太地区（约590万）、东欧及中亚地区（约170万）；全球因艾滋病死亡人数从2004年的170万下降至2018年的77万；新发感染人数呈缓慢下降趋势。目前，虽然我国HIV感染人数逐年增加，但总体维持在低流行水平，死亡率显著降低。

从"不可治"到"长期生存"

过去，由于缺乏有效的治疗药物，艾滋病曾被称为"世界瘟疫"。为提高人们对艾滋病的认识，消除恐慌，世界卫生组织于1988年将每年的12月1日定为"世界艾滋病日"。1987年，全球首个抗艾滋病药物问世，但很快出现耐药。1996年，高效抗反转录病毒疗法（HAART，又称"鸡尾酒疗法"）出现，其能显著延长感染者的生命，改善其生活质量，使艾滋病迎来"可治"时代，具有"里程碑"式的意义。随着医学的进步，艾滋病趋向于一种"慢病"。

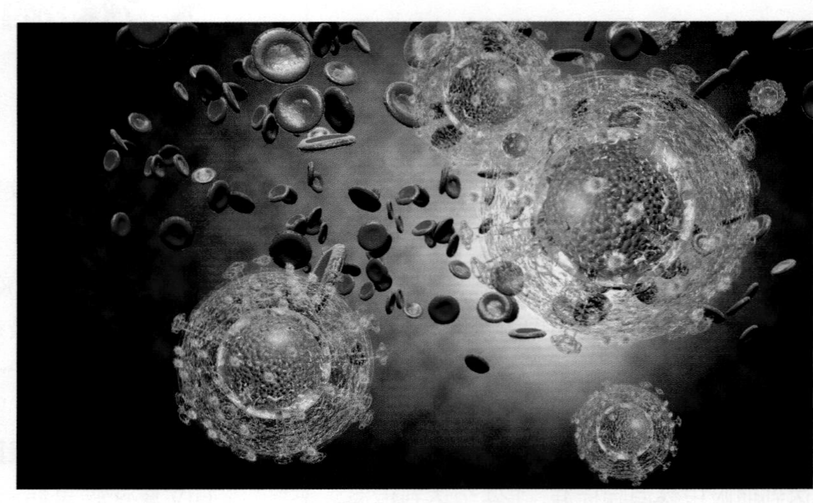

人类免疫缺陷病毒（HIV）

1999年底，我国开始采用高效抗反转录病毒疗法治疗艾滋病。2003年，我国对HIV感染者实行免费抗病毒治疗，推行"四免一关怀"政策，艾滋病患者的死亡率明显下降。2004年，防治艾滋病工作委员会成立，艾滋病防治上升为国家战略。

由于HIV传播的"复杂化"，艾滋病的防控策略也从侧重于切断传播途径发展为动员全社会的"联合预防"，包括加强健康教育（性教育）、心理社会支持、生殖保健服务、暴露前预防（高危人群事先服药预防感染）、暴露后预防（高风险行为后服药预防感染）、HIV检测和咨询，以及保障特殊人群的HIV相关服务，等等。

挑战仍存，大众观念需更新

目前，艾滋病仍然是全球公共卫生面临的最大挑战之一，我国艾滋病流行形势依然严峻。作为普通大众，需要更新两个观念。一是要摒弃"只有高危人群才会感染HIV"的观念。如今，每个人都有可能遭遇HIV的威胁，人人都要加强防范意识，远离毒品，不共用针具、牙刷、剃须刀，洁身自好，进行安全的性行为，正确使用安全套，等等。二是要消除对HIV感染者的歧视和偏见。由于社会大众的排斥，很多HIV感染者会隐瞒病情和高危行为史，不积极接受治疗，进而加剧艾滋病的扩散。一些感染者甚至产生扭曲心理，出现报复他人和社会的行为。因此，人们应对其多一些宽容和关爱。

专家简介

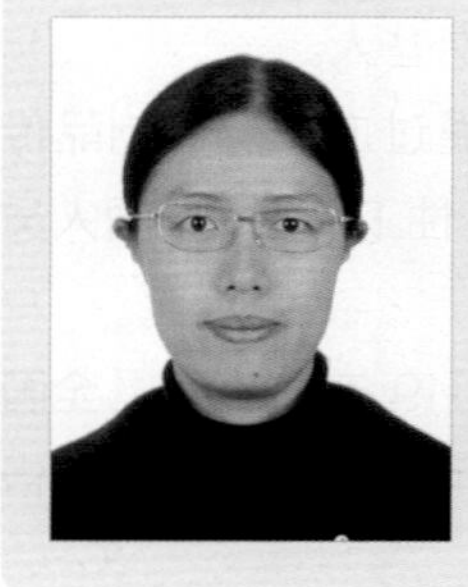

李艳　广东省疾病预防控制中心艾滋病预防控制所所长、主任医师，美国加州大学洛杉矶分校流行病学博士，广东省性病艾滋病防治协会常务理事。从事艾滋病预防控制工作20余年，重点涉及艾滋病监测、艾滋病行为干预等领域。

新发传染病：消除恐慌，理性应对

上海市公共卫生临床中心　孙涛　卢洪洲（教授）
海军军医大学附属长征医院感染科主任医师　缪晓辉

新发传染病（EID）是指近年来新认识的或新发现的、能造成地域性或国际公共卫生问题的传染病。EID主要包括两类疾病：其一为新发现的传染病，是指由新种、新型病原微生物或重组、耐药病原微生物引发的传染病；其二为重新出现的传染病，指原已得到基本控制、不构成公共卫生威胁，但近年来因某些原因又重新流行的传染病，或某一区域输入以往未曾出现的传染病。

自20世纪70年代以来，在全球范围内已发现的新发传染病多达40余种，如埃博拉病毒病、艾滋病、严重急性呼吸综合征（SARS）、禽流感等。这些传染病传播范围广、传播速度快、社会影响大，对人类健康造成严重威胁，也给防控工作带来严峻考验。

埃博拉病毒病：被称为“血疫”的“死神”

埃博拉病毒病（EVD），以往称埃博拉出血热（EHF），是由埃博拉病毒引起的一种严重的急性出血性传染病。患者可出现高热、头痛、关节痛等全身中毒症状，继而出现严重呕吐、腹泻，并在24～48小时内发生凝血功能障碍，后因多器官功能衰竭而死亡。该病始发于刚果（旧称扎伊尔）北部的埃博拉河地区，并在该区域流行，由此得名。埃博拉病毒通过野生动物感染人类，并通过接触患者的唾液、汗液、泪液、血液、排泄物等在人群中蔓延。在以往的疫情中，其平均病死率约为50%。

1976年，中非的苏丹和刚果首次暴发埃博拉病毒病疫情，病死率高达55%～88%。2014—2016年，西非再次出现埃博拉病毒病疫情，总病例数约29 000例，死亡11 000例。2014年8月8日，世界卫生组织宣布此次疫情为国际关注的突发公共卫生事件。2017—2018年，埃博拉病毒病在刚果发生3次流行。其中，始于2018年8月1日的疫情是世界第二大埃博拉病毒病疫情。2015年，一种预防埃博拉病毒病的实验性疫苗被证实对人体具有高度保护作用，并被应用于2018—2019年在刚果发生的埃博拉病毒病疫情。

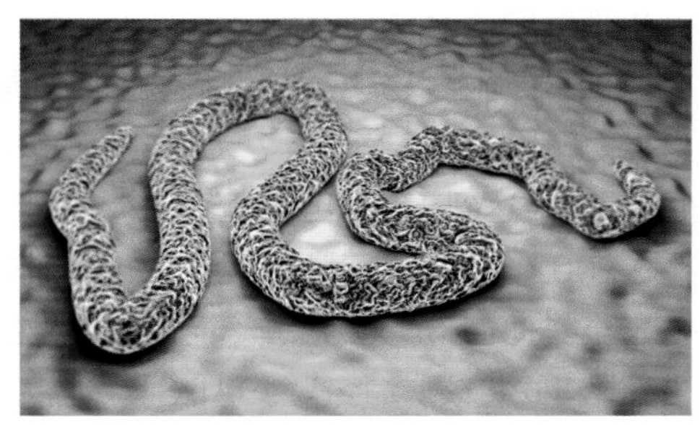

埃博拉病毒

寨卡病毒病：新生儿小头畸形的“罪魁祸首”

寨卡病毒是一种蚊媒黄病毒，主要通过伊蚊传播。1947年首次在乌干达的猴子中被发现。1952年，在人类中得到确认。

截至2019年7月，全球共有87个国家和地区报告经由蚊虫传播的寨卡病毒病疫情，主要发生在非洲、美洲、东南亚和西太平洋的热带及亚热带地区。寨卡病毒病的潜伏期为3～14天。多数人感染后无明显症状，或仅有发热、皮疹、结膜炎、肌肉和关节疼痛、头痛等症状，通常持续2～7天。孕妇感染寨卡病毒后，易导致胎儿和新生儿小头畸形，并可导致流产、死产和早产等妊娠并发症。

目前尚没有针对寨卡病毒的特异性治疗方法或疫苗，最佳预防方式是采取保护措施，避免蚊虫叮咬。

专家简介

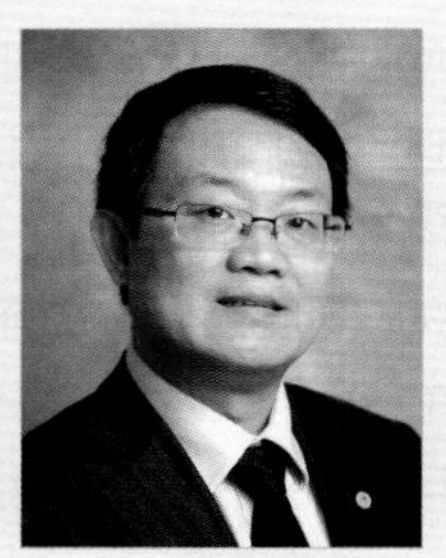

卢洪洲　上海市公共卫生临床中心党委书记、主任医师、教授、博士生导师，世界卫生组织临床专家组专家，国家卫生计生委疾病预防控制专家委员会委员。擅长发热待查、抗菌药物合理应用，以及诊治中枢神经系统感染、结核、肝炎、艾滋病、寄生虫等感染性疾病。

SARS：推动我国传染病防控体系建设

SARS是一种由SARS冠状病毒（SARS-CoV）引起的急性呼吸道传染病，在我国被列为乙类法定传染病，并按甲类传染病进行管理。

SARS 病毒是冠状病毒的一个变种，呈球形，直径约 100 纳米，是目前已知最大的 RNA 病毒之一。主要通过飞沫和接触患者呼吸道分泌物传播。感染后的潜伏期为 1 ~ 16 天，常见为 3 ~ 5 天。SARS 起病急，传染性强，以发热为首发症状，可有畏寒，伴有头痛、肌肉酸痛、全身乏力和腹泻；起病 3 ~ 7 天后出现干咳、少痰，偶有血丝痰；病情于 10 ~ 14 天达到高峰，出现频繁咳嗽、气促和呼吸困难。

2002 年 12 月，我国广东首次出现非典型肺炎（“非典”）病例，后蔓延至其他省市。2003 年 3 月，世界卫生组织针对该疫情发出全球警告，并正式将该病命名为“SARS”。之后，SARS 陆续波及全球 32 个国家和地区。在疫情最严重的时候，我国建立了北京小汤山 SARS 定点医院，收治了全国 1/7 的 SARS 患者。截至 2003 年 8 月，我国内地累计报告 SARS 病例 5000 余例，死亡 300 余例。SARS 疫情对推动我国加强和完善传染病防控体系具有重要作用。当时所建立的疫情信息管理和公开制度、医务人员培训及防护体系，以及严防院内感染、军事化管理等措施，对我国处置突发公共卫生事件具有重要的借鉴意义。虽然目前 SARS 在我国已基本绝迹，但由于尚无特异性抗病毒药物及疫苗，隔离治疗与严密监控仍是防控的重点。

中东呼吸综合征（MERS）：SARS的“孪生兄弟”

中东呼吸综合征（MERS）是一种由中东呼吸综合征冠状病毒（MERS-CoV）引起的呼吸道传染病。该病毒于 2012 年首次在沙特阿拉伯得到确认，2013 年春天在沙特阿拉伯、阿拉伯联合酋长国和韩国引起大规模疫情。由于所有患者均集中在阿拉伯半岛或发病前曾去过阿拉伯半岛，故世界卫生组织将该病命名为中东呼吸综合征。

MERS 的出现让人不禁联想到 2002 年首先出现在我国而后蔓延至东南亚乃至全世界的 SARS。MERS 的病原体与 SARS 类似，同为冠状病毒属，以侵犯呼吸道为主，典型症状包括发热、咳嗽、气急，肺炎常见，部分患者可迅速发展为呼吸衰竭和多器官功能不全，具有相当高的病死率。目前尚没有疫苗可以预防 MERS。

2019冠状病毒病：引发全球大流行

2019 冠状病毒病（新冠肺炎）是一种由新型冠状病毒引起的急性呼吸道传染病，世界卫生组织将其命名为“COVID-19”。

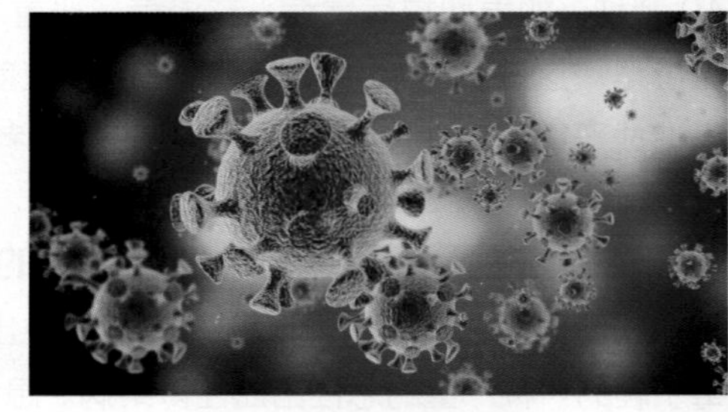

新型冠状病毒

COVID-19 感染者在潜伏期即具有传染性，主要经呼吸道飞沫和密切接触传播，传播力强，人群普遍易感。感染后的潜伏期为 1 ~ 14 天，多为 3 ~ 7 天。初始症状多为发热、乏力、干咳，可逐渐出现呼吸困难等症状，严重者可出现急性呼吸窘迫综合征或脓毒血症。由于缺乏特异性抗病毒药物，目前多采用对症支持治疗。2020 年 3 月 11 日，世界卫生组织正式宣布本次 COVID-19 疫情构成全球大流行，美国、意大利、西班牙、德国疫情较为严重。

虽然目前 COVID-19 疫情在我国已得到基本控制，但还远未到可以放松警惕的时候。由于疫情仍在很多国家传播，故我国对境外输入病例应高度警惕。目前，抗病毒药物与疫苗尚在紧急研发过程中，大众仍需坚持勤洗手、避免聚集等防护措施，不可掉以轻心。PM

专家简介

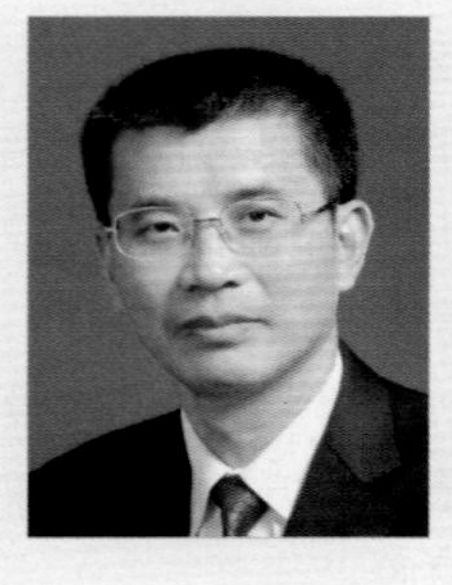

缪晓辉 海军军医大学附属长征医院感染科主任医师、教授、博士生导师，上海市医学会内科学专科分会副主任委员，《中华传染病杂志》名誉总编，曾任中华医学会感染病学分会副主任委员、上海市医学会常委、上海市医学会感染病学专科分会主任委员。

血糖是不断变化的，胰岛素的用量也并非一成不变，使用胰岛素的糖尿病患者需要在医生指导下根据血糖情况及时调整。在就医不便的情况下，患者自行“微调”胰岛素也并非绝对不可行，前提是要具备以下基本技能。

调整胰岛素必备技能

山东省济南医院糖尿病诊疗中心主任医师　王建华

必备技能1:

定期进行自我血糖监测

调整胰岛素剂量的根据是血糖变化，而不是症状。为了解全天的血糖变化情况，患者应监测包括三餐前、三餐后2小时、睡前、凌晨3时的血糖，以及随机血糖。不同时间点的血糖值代表不同的意义，都是调整胰岛素剂量的重要参考依据。在调药阶段，患者应每3～5天测一次多点血糖。待血糖控制达标后，可改为每1～2周测一次。

必备技能2:

合理确定血糖控制目标

血糖控制目标因人而异，患者应了解自己的血糖控制目标，并在此基础上调整胰岛素用量。大部分糖尿病患者的血糖控制目标为:空腹血糖4.4～7.0毫摩/升，餐后血糖<10.0毫摩/升。年轻患者的血糖控制目标应更加严格:空腹血糖4.4～6.0毫摩/升,餐后血糖<7.8毫摩/升。老年患者，尤其是病程较长、有心血管并发症的患者，血糖控制目标应适当放宽：空腹血糖≤8.0毫摩/升、餐后2小时血糖≤12.0毫摩/升。一般情况下，当空腹血糖高于目标值时，每增高1.4毫摩/升，增加1单位胰岛素，反之亦然；当餐后血糖高于目标值时，每增高2.0毫摩/升，增加1单位胰岛素，反之亦然。应注意，调整幅度不宜太大，调整频率不宜太勤，同时一定要注意与饮食及运动保持相对平衡。

必备技能3:

熟知各种胰岛素的特点

短效胰岛素及其类似物的特点是起效快、作用维持时间短，主要提供餐时胰岛素，用于降低餐后血糖。中、长效胰岛素起效慢、作用维持时间长，主要提供基础胰岛素，用于降低餐前基础血糖(包括空腹血糖)。预混胰岛素及其类似物属于双相胰岛素，兼具速效和中长效的特点，可同时满足机体对基础和餐时胰岛素的需求。常用胰岛素制剂的作用特点和注射时间如下。

胰岛素制剂	起效时间	峰值时间	作用持续时间	注射时间
速效胰岛素类似物	10~20分钟	1~3小时	3~5小时	餐前即刻
短效胰岛素(RI)	0.5~1小时	2~4小时	6~8小时	餐前0.5小时
中效胰岛素(NPH)	2~4小时	4~10小时	10~16小时	睡前
长效胰岛素类似物	4~6小时	无	24小时以上	睡前
预混胰岛素(30R或50R)	0.5小时	2~8小时	10~16小时	餐前0.5小时
预混胰岛素类似物	10~20分钟	1~4小时	24小时	餐前即刻

必备技能4:

了解不同治疗方案的调整“核心”

采用不同胰岛素治疗方案的糖尿病患者，应根据不同时间点的血糖调整胰岛素剂量。每晚睡前注射一次中、长效胰岛素，或每天晚餐前注射一次预混胰岛素及其类似物的患者，应根据早餐前血糖调整。每天注射两次(早、晚餐前)预混胰岛素及其类似物的患者，应根据早餐前及晚上睡前血糖调整晚餐前胰岛素剂量，根据早餐后及晚餐前血糖，调整早餐前胰岛素剂量。每天注射三次(早、中、晚三餐前)预混胰岛素类似物的患者，应根据三餐后的血糖调整三餐前的胰岛素剂量。采用“三短一长”胰岛素治疗方案(三餐前注射短效胰岛素及其类似物，睡前注射中、长效胰岛素)的患者，应分别根据三餐后血糖调整相应的餐前胰岛素剂量，根据早餐前血糖调整睡前胰岛素剂量。PM

随着颈动脉超声检查的普及，被查出颈动脉斑块的人越来越多。据统计，我国中老年人颈动脉斑块的检出率可达50%以上，颈动脉斑块发生率随年龄增长而升高，就好比老旧的自来水管会沉积水垢一样。不过，斑块的问题比水垢要复杂得多，如果颈动脉发现了斑块，身体其他部位的血管（如冠状动脉、脑动脉等）也有可能存在斑块。斑块可能长期“沉默”，也可能突然发生破裂、脱落等情况，引发心肌梗死、脑梗死等严重后果。“斑块”是什么？有“斑块”怎么办？且听专家分析。

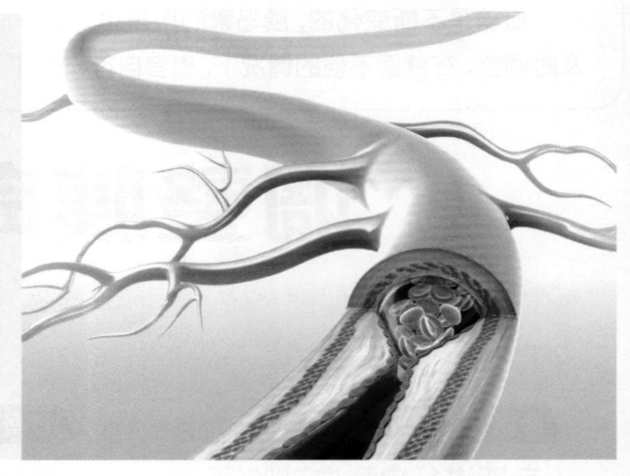

关于“斑块”，你需要知道的6件事

上海交通大学附属第六人民医院特需医疗科
主任医师　黄高忠

1问 什么是“斑块”

正常情况下，人体的动脉血管壁分为内膜、中膜、外膜三层，内膜的表面被一层内皮细胞覆盖。当某些理化因素导致动脉内皮细胞损伤时，血液中的脂质（主要是低密度脂蛋白胆固醇，简称 LDL-C）会进入动脉壁，并在内膜与中膜之间沉积下来。通常所说的“斑块”就是指的这种动脉管壁上的粥样硬化性病变，其发生和发展是一个漫长的过程，一般分为四个阶段：脂质条纹期、纤维斑块期、粥样斑块期、复合病变期。

2问 “斑块”有何危害

动脉粥样硬化斑块可发生于全身动脉系统中，最重要的部位是冠状动脉、脑动脉、腹部动脉和周围动脉（主要包括颈动脉和下肢动脉）。“斑块”对人体的危害与大小、形态、性质、发展速度、阻塞部位和程度等多种因素有关。

小的稳定性“斑块”不阻塞血管，可以没有症状，这在老年人，甚至中青年人中并不少见。若“斑块”没有得到及时、有效干预，可逐渐增大，导致管腔狭窄，直至完全闭塞。若“斑块”不稳定（破裂、出血等），诱发急性血栓形成，可在短时间内造成血管闭塞。这种情况若发生在心脏的冠状动脉，就会造成急性心肌梗死；发生在脑动脉，则会导致脑卒中。

3问 胆固醇是“斑块”的罪魁祸首吗

导致动脉粥样硬化的主要危险因素包括：年龄增长、高胆固醇血症、吸烟、糖尿病、高血压、腹型肥胖、缺乏运动、饮食不合理、精神紧张、家族遗传因素等。

胆固醇是人体不可缺少的物质，主要作用是构成细胞膜和合成激素等。与动脉粥样硬化关系较大的是低密度脂蛋白胆固醇(LDL-C)。大量研究表明:血液中LDL-C水平升高会促使脂质沉积于血管壁,加速动脉硬化的发生和发展。

4问 如何“捕捉”“斑块”

检测“斑块”最常用的方法是彩超、CT血管成像(CTA)及磁共振血管成像(MRA)。颈动脉和下肢动脉解剖位置比较表浅,用彩超就可以观察其病变情况。要观察冠状动脉和脑动脉,则需要做CTA或MRA。其中,颈动脉是最常检查的部位,可在一定程度上提示全身中等动脉的病变情况。颈动脉内膜中层厚度(简称IMT)≥1.0毫米,提示颈动脉内膜中层增厚;若IMT≥1.3毫米,则提示颈动脉斑块形成。

5问 “软斑”与“硬斑”哪种更危险

动脉粥样硬化斑块由脂质核心、外围的纤维帽和表面内皮组成,分为不稳定斑块与稳定斑块两类。当“斑块”的主要成分为脂类时,称为“软斑”;如果“斑块”发生明显钙化,就形成了“硬斑”。与“硬斑”相比较,通常“软斑”的纤维帽较薄,其覆盖在“斑块”表面,就像是包了个“皮薄馅多”的“饺子”一样,容易破裂,属于不稳定斑块(也称易损斑块)。相反,纤维帽较厚而脂质较少的斑块通常是稳定斑块。

一般情况下,斑块本身不会脱落堵塞血管,因为动脉斑块不是黏附在血管壁上的团块,而是已成了动脉结构的一部分。高血糖、高血压、高尿酸、饮食过咸、缺乏运动、长期熬夜、吸烟、酗酒等会损害血管内皮,为脂质的沉积创造条件,并可能诱发斑块破裂,使其中的脂质成分暴露在血液中,诱发血小板聚集和血栓形成,导致血管闭塞。

6问 哪些“斑块”需要治疗

并不是所有“斑块”都需要药物治疗。不吸烟、无高血压、高胆固醇和糖尿病等危险因素的中老年人,若经专科医生评估认为发生心血管疾病的风险不高,就没有必要服药,但要保持健康的生活方式。可适当多吃新鲜蔬菜、水果和豆制品,减少高脂食品(如蛋黄、肥肉、动物内脏等)的摄入,饮食清淡、戒烟限酒,每周至少进行150分钟中等强度或75分钟高强度的有氧运动,避免久坐,并定期随访。

已有心脑血管疾病、颈动脉中度以上狭窄、低密度脂蛋白胆固醇在3.4毫摩/升以上者,应服用他汀类药物,同时控制高血压、糖尿病等其他危险因素,防止“斑块”进一步增大或破裂。颈动脉狭窄>50%且伴有脑供血不足症状,或者颈动脉狭窄>75%者,需由专科医生评估,必要时实施手术治疗。

一项包含26个大规模临床试验(17万例患者)的荟萃分析显示,应用他汀治疗5年,LDL-C每降低1毫摩/升,可使不良心血管事件发生率降低22%。他汀类药物既能降胆固醇,又具有抗炎、稳定粥样硬化斑块、改善血管内皮功能及抑制血管平滑肌细胞增殖等作用,是治疗斑块的主要药物。他汀类药物的主要作用是降低LDL-C。目前认为,将LDL-C降至1.4~1.8毫摩/升是目标值。

阿司匹林虽然不能控制斑块进展,但它可在不稳定斑块破裂的瞬间发挥抗血小板的作用,防止血栓形成,显著降低急性心肌梗死、脑梗死的发生风险。目前认为,颈动脉狭窄超过70%,或颈动脉狭窄在50%~70%且有脑缺血症状者,宜长期口服阿司匹林。颈动脉狭窄<50%者,需要先评估心血管疾病的危险因素(男性>50岁、绝经后女性、高血压、糖尿病、高胆固醇血症、肥胖、吸烟、早发心血管病家族史等),若危险因素≥3种,则应长期服用阿司匹林。PM

随着新冠肺炎疫情在全球范围的快速蔓延，人们感受到了这种病毒超强的传染力，也认识到了肺炎有时是会“夺命”的。事实上，导致肺炎的致病菌不止病毒一种。那么，肺炎究竟有几副“面孔”呢？让我们来揭开它的神秘面纱。

肺炎究竟有几副“面孔”

同济大学附属肺科医院呼吸与危重症医学科　江 平（副主任医师） 宋新苗

肺炎是指终末气道、肺泡和肺间质的炎症，可由病原微生物、理化因素、免疫损伤、过敏及药物等导致。其中，病原微生物主要包括细菌、病毒、真菌、支原体和衣原体等。

最常见：细菌性肺炎

● 多为肺炎链球菌所致

细菌性肺炎是最常见的肺炎，也是最常见的感染性疾病之一，冬季与初春多见，常合并呼吸道病毒感染。最常见的致病菌是肺炎链球菌。肺炎链球菌是寄居在人体口腔及鼻咽部的一种正常菌群，当机体免疫功能受损时，有毒力的肺炎链球菌可入侵人体而致病。

抗生素出现前，细菌性肺炎对人类的健康威胁极大，抗生素的出现及应用曾一度使细菌性肺炎的病死率明显下降。但近年来，细菌性肺炎的病死率并没有降低，甚至有所上升，可能与人口老龄化、患者伴有基础疾病和免疫功能低下有关，也与病原体变异、新病原体出现、不合理使用抗生素导致细菌耐药性增加等原因有关。

● 体温高、病程长

细菌性肺炎患者发病前，常有受凉、疲劳、感冒等病史。主要症状有高热、寒战、咳嗽、咯痰、全身肌肉酸痛等，体温可达 39 ~ 40℃，自然病程为 1 ~ 2 周。实验室检查患者血白细胞升高，中性粒细胞多在 80% 以上，年老体弱、酗酒、免疫功能低下者的白细胞计数可不增高，但中性粒细胞比例仍增高。痰涂片及痰培养可有革兰阳性球菌或阴性杆菌。X 线或胸部 CT 等影像学检查提示，病变早期仅见肺纹理增粗，或受累的肺段、肺叶稍模糊，随着病情进展，表现为大片炎症浸润或实变影。

延伸阅读

从痰液颜色慧眼识“菌”

痰液的颜色往往可提示感染的细菌。比如：铁锈色痰多为肺炎链球菌感染，砖红色胶冻状痰多为肺炎克雷白杆菌感染，蓝绿色痰多为铜绿假单胞菌感染，脓臭痰可能合并厌氧菌感染，等等。

● 应尽早使用抗感染药

一旦确诊为细菌性肺炎，抗感染药物应尽早使用。轻症患者可口服抗菌药治疗。病情较重的患者须根据痰液细菌培养及药敏结果、有无并发症等情况，合理选择药物种类、剂量及给药途径。

发展快：病毒性肺炎

● 在公共卫生事件中频频“现身”

病毒性肺炎是由病毒感染所致，多发生于冬春季节，可暴发或散发流行。一般而言，病毒侵袭人体后，患者多以急性上呼吸道感染为主，流行性感冒病毒较常见，还有副流感病毒、巨细胞病毒、腺病毒、鼻病毒、冠状病毒等。近年来，如 SARS 冠状病毒、HIN1 和 H7N9 甲型流感病毒、中东呼吸综合征冠状病毒，以及导致此次新冠肺炎疫情的新型冠状病毒等，给世界各国的卫生防疫系统带来严峻挑战。

免疫功能较弱者易罹患病毒性肺炎，婴幼儿、老人、妊娠妇女或原有慢性心肺疾病者患病后，病情较重。

• 起病急、全身症状明显

病毒性肺炎一般起病较急，有发热、头痛、全身肌肉酸痛、倦怠等全身症状，也会出现咳嗽、咯少量白色黏痰、咽痛等症状，重症患者可表现为呼吸困难、发绀、嗜睡、精神萎靡，甚至休克。

病毒性肺炎患者的白细胞计数一般为正常（可稍高或偏低）；呼吸道标本可用于检测病毒类型。病毒性肺炎通常可见磨玻璃阴影，小片状浸润或广泛浸润、实变，病情严重者双肺可见弥漫性结节性浸润影，甚至"白肺"样改变。

• 对症治疗为主

病毒性肺炎大多传染性较强，需对疑似病例和确诊病例进行隔离治疗。轻症者宜休息，多饮水，补充足量的维生素和蛋白质，以对症治疗为主，必要时使用抗病毒药。重症患者可能出现低氧血症、呼吸衰竭等，需进行呼吸机辅助通气、营养支持、免疫调节、防治多器官功能衰竭等综合治疗。值得注意的是，不少人认为病毒感染无"特效药"，从而对病毒性肺炎听之任之。这种做法不可取。大多病毒性肺炎患者病情进展快，较易发展成重症肺炎，甚至死亡，因此患者应在疾病初期积极治疗，以免酿成大错。

儿童居多：支原体肺炎

• 潜伏期长，可小范围"流行"

支原体肺炎是由肺炎支原体引起的呼吸道和肺部的急性炎症改变，潜伏期为2～3周，以儿童及青年人居多。主要通过呼吸道传播，可引起散发呼吸道感染或小范围"流行"。

• 血清支原体抗体常呈阳性

支原体肺炎起病缓慢，患者可有咽痛、头痛、咳嗽、发热、食欲不振、腹泻、肌痛等症状，咳嗽多为刺激性呛咳，咯少量黏痰，发热可持续2～3周，体温恢复正常后可能仍有咳嗽等症状。

患者白细胞总数正常或略增高，以中性粒细胞升高为主。起病2周后，约2/3患者的血清支原体抗体呈阳性。影像学检查显示肺部多种形态的浸润影，呈节段性分布，以肺下野为多见。

• 治疗首选大环内酯类抗生素

早期使用适当抗生素可减轻症状、缩短病程。大环内酯类抗生素为首选，对大环内酯类抗生素不敏感者可选用喹诺酮类。

最"狡猾"：肺真菌病

• 近年有增多趋势

真菌多在土壤中生长，孢子飞扬于空气中，被易感人群吸入肺部后，可引起肺真菌病。有些真菌为寄生菌，当机体免疫力下降时可引起感染。体内其他部位的真菌也可经淋巴或血液到肺部，导致继发性肺真菌病。近年来，由于广谱抗生素、糖皮质激素、细胞毒药物及免疫抑制剂的广泛使用，肺真菌病有增多的趋势。

• 无特异性表现，需综合诊断

肺真菌病患者的病理改变有过敏、化脓性炎症或形成慢性肉芽肿。由于肺真菌病的临床表现无特异性，诊断时需综合多种检查结果，其中，病理学诊断是诊断肺真菌病的"金标准"。

• 治疗药物少、恢复周期长

治疗肺真菌病，须选择敏感的抗真菌药物。相较于细菌或病毒性肺炎，可供选择的抗真菌药物种类较少，治疗周期长，疗效也有较大差异。PM

当然，肺炎的"面孔"远不止这几副，还有放射性肺炎、肺吸虫病等。肺炎的不同"面孔"会造成不同后果，需要引起重视。大家应树立科学防治肺炎的观念，不可盲目乐观，也不必过分恐惧，应积极寻求专业医生的帮助。

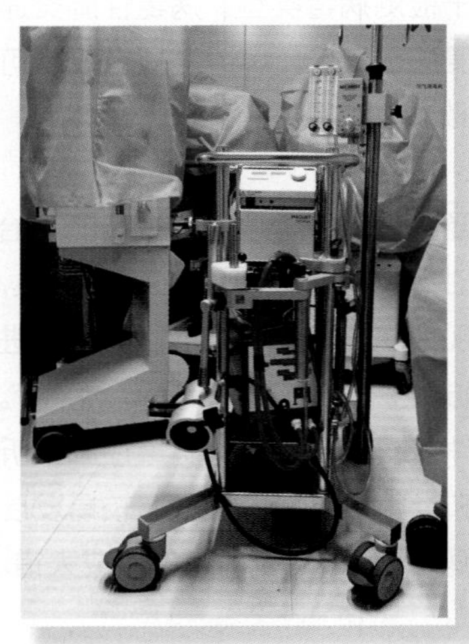

近来，在新冠肺炎救治的相关新闻中，“ECMO”这个词被频频提及。它被称为危重症患者的最后一根“救命稻草”，是所有治疗手段中，用来“兜底”的“秘密武器”。那么，ECMO到底是何方神圣呢？它是救命的“万能机器”吗？

ECMO：“魔肺”有何魔力

复旦大学附属中山医院重症医学科
唐颖嘉　诸杜明（主任医师）

问题 1 什么是ECMO

ECMO是体外膜肺氧合（extracorporeal membrane oxygenation）技术的缩写，俗称“叶克膜”“人工肺”，也被许多医务人员称为“魔肺”，是一种医疗急救设备。

想要更好地理解ECMO的工作原理，就要先来认识下“体外循环机”。当医生在实施心内直视手术时，需要让患者的心脏暂时停止跳动。在患者心跳停止期间，为了保证大脑和其他器官的血供，需要使用机器来维持血液在体内的流动，这个机器被称为体外循环机。体外循环机可以绕过心脏和肺，使血液在这台机器中进行氧合，变成富含氧气的动脉血后，再回输到患者的大动脉中。这样一来，既能让患者的生命体征不受影响，也能让心脏和肺暂时“休息”，这就是ECMO的雏形。

问题 2 ECMO是如何“工作”的

ECMO的核心由持续工作的动力泵（人工心）和氧合器（人工肺）组成，前者负责驱动血液在管路中流动，后者负责排出二氧化碳和使血液得到氧合。

使用ECMO时，需要进行血管内插管，将血液引出或回输入患者体内，由管路将机器和患者连接起来。ECMO分为VV（静脉-静脉）和VA（静脉-动脉）两种模式：前者将患者的静脉血液引出体外，经氧合后再回输入患者静脉，回流入心脏并由心脏搏出，用于改善全身氧供状况，主要支持患者的呼吸系统；后者将血液在体外氧合后，回输入患者的动脉，使被绕过的心脏和肺得以“休息”，对患者的循环及呼吸系统均有支持作用。因此，ECMO也被称为生命支持技术。

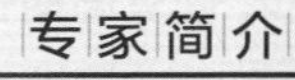

专家简介

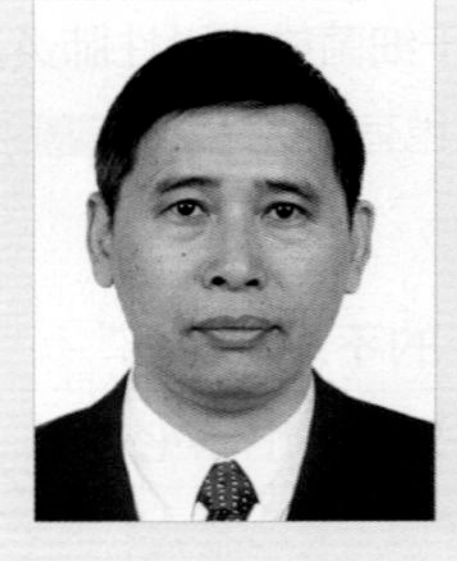

诸杜明　复旦大学附属中山医院重症医学科主任、主任医师，中国医师协会重症医学医师分会常委，上海市医师协会重症医学医师分会会长。擅长各种外科危重病症的抢救，对包括危重患者的营养治疗，在各种外科患者术后呼吸衰竭、脓毒血症及多器官功能不全的救治方面有一定研究。

诸杜明医生说“ECMO”

ECMO——呼吸循环功能支持的‘终极武器’，为治疗争取宝贵时间，为患者重塑生的希望。

问题3 ECMO在我国应用情况如何

我国重症医学起步相对较晚，20 世纪末才出现成建制的重症医学科，2005 年中华医学会成立重症医学分会，此后重症医学得到快速发展。与此同时，ECMO 技术等也被引入中国大陆，并在少数医院开始应用于危重患者救治。该技术在国内较大规模应用于临床是最近十年的事情，特别是 2013 年，高致病性禽流感在国内肆虐，浙江、上海等地大规模采用 ECMO 技术对重症肺炎患者进行支持，为疾病恢复争取了时间。

据体外生命支持组织（ELSO）统计，2015 年全世界共有近 3000 人使用 ECMO 为治疗措施之一，我国使用 ECMO 救治的患者也逐年增多，近年更是增加，2018 年已近 4000 人。近几年来，随着 ECMO 技术不断发展，其适应证也在不断拓展。ECMO 装置的小型化使得该设备可以安装于各种救护运输设备中，如直升机、大型救护车中，患者可以通过这些运输设备，被转运到有条件的医疗中心，得到有效救治。

问题4 ECMO治疗有何难点

体外循环机常用于手术患者，使用时间不长，只需满足一次心内直视手术操作便可。与体外循环机不同，ECMO 技术用于危重患者救治，往往需要连续使用数天，因此需要更多地考虑体外循环对红细胞、血小板等血液成分的破坏，以及是否会产生管道或氧合器凝血等问题。如今，随着氧合器材质的改进，抗凝药物使用和检测能力的提高，使 ECMO 较长时间用于救治危重患者成为可能。在设备运转期间，患者需要使用肝素进行抗凝治疗，并由专人严密监测患者的凝血功能，并根据检测结果调整肝素用量，使管路和氧合器在使用期间不发生凝血。

此外，ECMO 使用时间越长，出现并发症的概率就越高，包括颅内出血、溶血、下肢缺血坏死等，预防及处理这些并发症至关重要。

问题5 ECMO为何仅在大型医院开展

一名患者的成功救治，固然离不开各种设备和药物的应用，但更离不开掌握了这些急救监护设备、药物的使用，对疾病病理和临床表现了如指掌的医护人员。ECMO 团队均须由临床重症医学科医护人员组成，这一硬性条件使 ECMO 的开展受到了一定限制。因此，目前 ECMO 技术的使用并不普及，多集中在大型医院。

问题6 ECMO是“万能”的吗

ECMO 技术多为急危重症患者，如急性心源性休克、呼吸衰竭、急性肺栓塞、心搏骤停等。与 ECMO 有关的诸多报道总是振奋人心，报道的标题与内容中常伴随着“起死回生”的字眼，真是如此吗?

事实上，ECMO 既不能帮助外科医生清除病灶，也没有杀灭细菌、病毒的作用，它只是一种医疗急救设备，在疾病的某个阶段通过部分代替心脏或肺的功能，为疾病的救治提供时间和机会。

就拿这次疫情来说，新冠病毒肺炎患者肺部大量渗出，肺间质纤维化严重，肺的气体交换功能丧失，患者发生呼吸衰竭。ECMO 可代替部分肺功能，为机体恢复赢得时间。PM

ECMO通过对患者的心脏和肺进行支持，减轻心脏和肺的负担，为治疗争取时间，为心肺功能的恢复提供机会，而并非直接针对心肺疾病进行治疗。

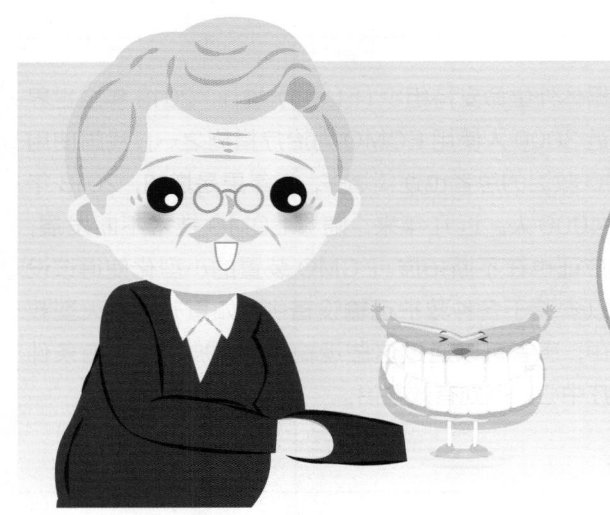

每到饭点，老王就心烦。眼看着以前“吃嘛嘛香”的牙齿一颗颗脱落，只剩下上颌“摇摇欲坠”的三颗牙，吃东西不仅不“给力”，还总是被“硌”得生疼。因为怕麻烦，老王懒得去医院，一日三餐对付着吃。由于长时间饮食不正常，老王近来消瘦了不少，胃也经常不适。终于，老王决定去医院装一副假牙。

老王装牙记

上海交通大学医学院附属第九人民医院口腔修复科副主任医师　程蕙娟

有些牙齿不必强留

见了医生，老王心里有些没底：不知道医生会怎么处理仅剩的三颗牙？在仔细检查了老王的口腔状况及身体情况后，医生建议他把剩下的三颗牙拔了，装全口假牙。老王听后大惊，不禁问道：“我是来装假牙的，不是来拔牙的。我这牙好好的，为什么要拔呢？”

听了老王的问话，医生解释道：“老先生，您这三颗牙都有些松动，最关键的是，您下颌已经没有牙齿了。如果三颗牙留着不拔，假牙就必须‘挂靠’在这几颗松动的牙齿上，使它们很快会因为负担过重而松动得更厉害，甚至脱落。这样一来，刚装好的假牙就不能再继续使用了，您还得来医院重新配。”

听说假牙用不了多久就可能“报废”，老王犹豫了。他想了想又问道：“要不我再等等，等这三颗牙掉了再来装假牙，可以吗？”

听了老王的话，医生有些无奈地摇了摇头：“老先生，这是您的牙片，您的牙槽骨是不是又细又矮？用这样的牙槽骨支撑假牙，就好比在悬崖边‘建房子’，房子能安稳牢靠吗？牙槽骨就好像树根周围的土壤，若水土流失严重，树根逐渐暴露，树就倒了。牙齿之所以会脱落，其实就是牙槽骨被吸收了。您要是早点来，就能多保留一部分牙槽骨，在此基础上装的假牙能拥有更多支撑。如果您现在还打算听之任之，将来装假牙的条件必然更差，即使装好了，也难以适应。”

拔牙前，须综合评估身体状况

听了医生的解释，老王这才意识到自己一直以来的“怕麻烦”实在不应该。可对拔牙的恐惧还是让老王犹豫不决，他把自己的担心告诉医生：“我年纪那么大了，又有高血压和糖尿病，还能拔牙吗？”

医生安慰老王道：“我正是考虑到您的年龄和身体情况才建议您拔牙的，因为拔牙的风险会随着年龄增长而增加。根据之前的检查报告来看，您的高血压和糖尿病都控制得很好。不放心的话，您可以在拔牙前请内科医生进行详细的身体状况评估。”终于，老王决定遵医嘱，拔除了仅剩的三颗牙。

选择适合自己的假牙

拔牙三个月后，老王再次来到医院，准备装假牙。老王向医生打听哪些材质的假牙适合自己。医生耐心地介绍道：“‘全口假牙’的材质有树脂基托与金属基托之分，金属基托的又分为钴铬合金与纯钛。还有一种吸附性（BPS）义齿可选。”老王一听，完全没了方向，继续请医生详细解释这些材料的差别。

医生告诉老王，普通的树脂基托全口假牙价格便宜，方便修改、加衬，如果今后牙槽骨变化较大，加个衬托还能继续使用;但这种材料较厚，异物感强，导热慢，吃热食要格外小心，以免烫喉。金属基托较薄，异物感不强，导热快，但不方便修改、加衬，牙槽骨变化较大者须重新制作。BPS 全口假牙的优点是吸附力较强,但价格昂贵,且同样是树脂类型基托,材料较厚，有异物感，导热性能也不如金属的。

配假牙，4个步骤不能少

听完医生的介绍，老王决定配一副纯钛基托材质的全口假牙。拿定主意后，老王问医生什么时候能拿到假牙。医生笑了笑，说道：“配假牙可不是配眼镜。装全口假牙须来医院多次，要经历取模、测禾、试牙、初戴这 4 个步骤。”

取模，俗称“打样子”，是把口内的情况翻制成石膏模型的过程。随后,模型会被送到“义齿加工所”做出暂基托和禾堤。患者第二次就诊时,医生会测量患者的咬合关系，找到最合适的排牙位置。随后，技师根据咬合关系记录，完成排牙。患者第三次来医院时，可试戴排好的假牙。如果患者对外观不满意、医生发现咬合有问题，或者患者戴上假牙后，发音、面型有问题等，都可以进行调整。必要时，可增加就诊次数，以便多次试牙。当所有问题都解决后，患者就可以将全口假牙戴上使用了。

耐心练习莫心急

老王按部就班地完成了“装牙”全过程，终于拿到了自己的假牙，十分高兴。他告诉医生打算在家里张罗一顿“满汉全席”，好好犒劳自己。

医生听罢摇了摇头说：“先别心急，戴假牙一周内，可能会出现口水增多、恶心等不适,发音也会不清楚。但这些都是暂时的,今后会逐渐消失。至于吃东西，也得以小口、软食开始，尽量用两边的后牙同时咀嚼。一般而言，熟练掌握假牙的使用方法平均需要三个月，得有耐心。”

初戴假牙，还需微调

医生嘱咐老王一周后去医院复诊，他很不解，嘀咕道：“假牙都拿到手了，怎么还要来医院呢？”

医生随即解释道：“刚用假牙时，往往需要‘磨合’。若因假牙磕碰而感到疼痛，您可以暂时不戴假牙，但在预约就诊的前一天，须坚持佩戴一整天。这样，在就医时，医生就能发现口腔内哪里有破溃，并对假牙进行磨改。”

悉心保养，决定假牙的“寿命”

老王继续问医生：“假牙怎么保养？晚上要拿下来吗？”

“晚上睡觉时，不需要戴着假牙。可用软布和流水清洗假牙后，泡在清洁的冷水中。注意，不宜用牙刷刷假牙，以免造成磨损。假牙贴着口腔黏膜那一面，经常刷还会降低吸附力。此外，也不宜用酒精、漂白剂等浸泡假牙，以免损害假牙材质。”

听了医生的话，老王对假牙有了全面的了解，并按医生要求按时去医院修改了两次。老王使用假牙越来越习惯，能吃的美食也越来越多，大家都夸老王气色也好了很多。最后一次就诊时，老王对医生说；“真是太谢谢您了，下半辈子我可就全靠这副牙了！”不料医生却笑着说：“那可不行，一副假牙可用不了那么久。您还需每年来复查一次。要是牙床变化不大，稍微修改一下便可；要是牙床变化较大，就得重新配假牙。一般而言，每五年左右就得换副新的假牙。”老王听完点了点头，心想：“小小一副假牙，可真是不简单！”PM

面瘫，竟是“耳带状疱疹”之过

上海交通大学附属第六人民医院耳鼻咽喉头颈外科副主任医师　吴红敏

生活实例

一日，刘小姐突感右耳不适，伴有明显头痛。她觉得可能是因为最近工作压力太大所致，休息几天后症状便能缓解。可两天后，刘小姐的不适感非但没有缓解，反而加重，耳郭又红又肿，右半脸感觉麻木僵硬；更不可思议的是，在刷牙时嘴巴漏水。她照了照镜子，这才惊觉自己的嘴角不知从何时起出现了明显下垂，右眼皮沉重、难以闭合。刘小姐吓得赶紧去医院。医生检查后告诉她，造成面瘫及一切不适的罪魁祸首是“耳带状疱疹”，须立即治疗。

水痘－带状疱疹病毒在自然界普遍存在，具有嗜神经特性。人感染水痘－带状疱疹病毒后，它便在神经中“潜伏”下来。大多数情况下，病毒携带者没有临床症状，一旦经历手术，患上感冒、肿瘤，或有过度疲劳、精神压力过大等情况时，机体抵抗力下降，“潜伏已久”的水痘－带状疱疹病毒就会“伺机而动”。耳带状疱疹综合征就是由“潜伏”在面神经的水痘－带状疱疹病毒引起的，以侵犯面神经为主，又名亨特综合征。由于耳郭及外耳道有面神经的分支，所以发病时可见耳郭、外耳道疱疹。

捕捉耳带状疱疹综合征的“蛛丝马迹”

耳带状疱疹综合征一般单侧发病，典型的临床表现有剧烈耳部疼痛、疱疹及同侧周围性面瘫，起病初期可有全身不适、低热、头痛和食欲不振等前驱症状。

• **耳痛**　常在前驱症状后出现耳内和（或）耳周剧烈疼痛，为刀割样、烧灼样或电击样。耳痛的出现可先于疱疹 48～72 小时，持续时间为 7～10 天，免疫功能低下者及老年人，持续时间可能更长，症状可能更严重。值得注意的是，耳痛的程度与疱疹严重程度无关。一般来说，老年患者的疼痛多剧烈，甚至难以忍受，30%～50%的中老年患者于疱疹消退后，可遗留顽固性神经痛，持续数月或更久，严重影响生活质量。

• **疱疹**　于耳甲腔和（或）外耳道、鼓膜常见，口腔颊黏膜、舌前 2/3、软腭、扁桃体等部位较少见。疱疹出现前，皮肤局部可有淡红色丘疹，之后逐渐变成小疱，可有数个至数十个，如针尖至火柴头大小，常聚集成簇，其后互相融合。初期，水疱内为透明的浆液，之后可变为稀薄的脓液。数日后疱疹破裂、结成干痂，1～2 周脱痂后愈合。

• **面瘫**　开始时多为不完全性（不影响眼裂以上部位），不少患者于清晨梳洗时发现面部僵硬、口角歪斜、不能闭眼、鼻唇沟变浅，不能鼓腮吹气。数日或 2～3 周内，可迅速发展为完全性面瘫（病变同侧面部表情肌完全瘫痪），一般 10～14 天为高峰期。

• **其他神经症状**　除最常见的面神经受侵犯外，水痘－带状疱疹病毒还会侵犯其他脑神经。虽然这种情况不常见，但多根脑神经受侵犯导致的不典型症状会影响早期诊断与治疗。比如：侵犯听神经时，患者会出现恶心、呕吐、眩晕、耳鸣、重听等症状；侵犯其他脑神经时，可有咽痛、饮水呛咳、构音不清、声音嘶哑、吞咽困难、剧烈头痛、意识障碍、共济失调、血压升高、心动过缓、心房颤动等。

同为“带状疱疹”，治疗有何异同

无论耳带状疱疹还是寻常带状疱疹，都是由水痘－带状疱疹病毒致病，所以治疗存在共性，均以药物治疗为主，包括抗病毒、营养神经、止痛治疗等。

耳带状疱疹与寻常带状疱疹治疗的不同之处在于，病毒引起的面神经炎易导致面神经水肿，而面神经大部分行走于骨管内，治疗相对困难。药物治疗无明显效果、神经损害达 90%以上且在面瘫发生 3 周内的患者，应及时进行面神经减压手术，以获得最佳效果。PM

生活实例

何先生因大笑不止引发一阵剧烈咳嗽，随即感觉胸口发闷，右侧胸部有针刺感，伴有干咳。他以为只是呛到，并未在意。一天后，何先生感觉胸闷、胸痛加重，咳嗽也越来越频繁，便去医院就诊。经检查，何先生被确诊为“右侧自发性气胸，右侧肺压缩>95%”。若再晚一些处理，很可能会危及生命。

何先生很纳闷：只是大笑一阵，怎么会引发这么严重的后果呢？

自发性气胸

乐极生悲——大笑引发的气胸

同济大学附属肺科医院副主任医师　范 江（胸外科） 孙 辉（肺内科）

自发性气胸是怎么回事

吸气时，肺随胸廓的扩张膨胀，空气进入肺内；呼气时，肺随胸廓的弹性回缩而收缩，排出二氧化碳。自发性气胸是某处肺组织发生自行破裂，其中的气体进入胸腔，填充了胸腔内本应是肺的部分，导致肺被压缩。

气胸患者由于呼吸功能受到影响，会明显感到胸闷、憋气。自发性气胸通常发生于单侧，由于压缩的肺组织牵拉胸膜神经，可表现为胸部突然出现的尖锐性刺痛或刀割样疼痛，甚至伴有肩背部“窜”痛和咳嗽。

自发性气胸凶险程度如何

大部分自发性气胸通常发生在单侧，另一侧肺组织可以正常呼吸，但有时也会出现非常危险的情况。

如果肺组织的破裂口呈“单向活瓣”，类似“单向开关”，吸气时“单向开关”开放，气体从肺组织进入胸膜腔；呼气时“单向开关”关闭，气体不能从胸膜腔排出。随着呼吸次数增多，伤侧胸腔内气体不断增多，压力不断升高，形成张力性气胸，又称压力性气胸或活瓣性气胸。伤侧肺组织被高度压缩，并将纵隔推向健侧，使健侧肺也受到挤压，从而引起非常严重的呼吸困难和低氧血症，面部和颈部也可能出现严重的皮下气肿，甚至引发严重的循环功能障碍，危及生命。

瘦高男性、肺大疱者需警惕

自发性气胸多发于年轻人，尤其是身材瘦高的男性，通常发生在原有肺部疾病的基础上，比如肺大疱。瘦高的男性更容易由于先天性弹力纤维发育不良而导致肺泡壁弹性减退，扩张后容易形成肺大疱，再遇大笑等诱因，就可能发生气胸。

大部分自发性气胸患者在发病前都曾有提重物、屏气、剧烈运动等情况，这些诱因会导致肺泡内压过高而发生破裂。因此，瘦高体型的人如果在剧烈咳嗽或用力过猛后出现胸痛和呼吸困难，要警惕自发性气胸可能，及时去医院就诊。

早发现、早处理“定时炸弹”，避开“导火索”

胸部X线检查较难发现隐蔽的肺大疱，所以很多人并不知道体内有这个“定时炸弹”。

及时发现并处理肺大疱有助于预防自发性气胸。存在肺大疱的患者应咨询专科医生以确定是否需要手术切除肺大疱。

另外，发生过自发性气胸的患者容易复发，在生活中更应注意预防：积极防治呼吸道感染，同时避免提重物、屏气，以及高声说话、唱歌等增加肺内压的活动；降低游泳、潜水等需要较强肺活量运动的强度；防治便秘，避免用力排便。PM

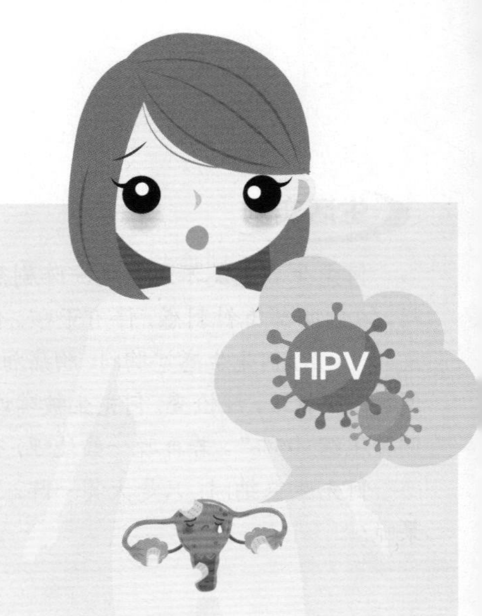

宫颈癌是女性生殖道常见的恶性肿瘤之一，居全球女性恶性肿瘤发病率第二位，仅次于乳腺癌。幸运的是，宫颈癌病因较为明确，可以进行有效的预防。

细说HPV与宫颈癌

复旦大学附属妇产科医院妇科副主任医师　顾　彧

宫颈癌与高危型HPV持续感染高度相关

HPV（人乳头瘤病毒）是一种主要通过性传播的病原体，该病毒“家族”非常庞大，有200多种分型。其中大部分为低危型，有二三十种型别可引起生殖器疣等疾病，95%的宫颈癌与高危型HPV感染有关。

那么，是否感染了高危型HPV就难逃宫颈癌的“魔爪”呢？事实并非如此，高危型HPV持续性感染才是导致病变的最危险因素。这里所说的“持续感染”，指的是相同类型的HPV持续感染。例如，若患者在2年前查出HPV16型感染，而如今检测到的却是HPV其他型，这表示该患者出现了一次新的感染，不属于“高危型HPV持续感染”。

超八成女性曾感染HPV

HPV感染具有自限性，大多数可被自身免疫系统清除。事实上，八成以上的成年女性曾感染过HPV。其中，约50%的人可能在感染后半年内清除病毒，20%～30%的人可能在感染后1年内清除病毒，而剩下的持续感染人群中，又有80%的人可能需要2～3年才能清除病毒。因此，即使感染了HPV也不必过于紧张，且HPV不会在短期内消失，感染者无须在短时间内反复进行HPV检测。

HPV疫苗：可预防部分型别感染

宫颈癌的初级预防措施应始于对9～13岁少女（在其进入性活跃期前）接种HPV疫苗。目前，我国已有三种HPV疫苗上市，女性朋友可去定点医院、社区卫生服务中心预约接种。

- **二价疫苗**　针对HPV16和HPV18，可预防70%的宫颈癌，适用于9～25岁女性。二价疫苗接种计划为0、1、6个月，9～14岁接种2剂，15岁以上接种3剂。
- **四价疫苗**　针对HPV16、HPV18、HPV6和HPV11，除预防宫颈癌，还可预防部分尖锐湿疣和外阴癌，适用于20～45岁女性。四价疫苗接种计划为0、2、6个月，共接种3剂。
- **九价疫苗**　除针对上述4种型别外，还覆盖了另外5种高危型HPV，能预防90%的宫颈癌，以及部分尖锐湿疣和外阴癌。适用于16～26岁女性。九价疫苗接种计划为0、2、6个月，共接种3剂。

已接种了二价、四价疫苗，又想获得更全面保护的女性朋友，可再接种九价疫苗。但在接种前，须完成二价或四价疫苗接种，且时间间隔应在1年以上。

此外，临床上还有不少患者有疑问：HPV阳性，还有接种疫苗的必要吗？答案是肯定的。除了已感染的HPV型别，接种疫苗对其他型别的感染同样有预防意义。

预防宫颈癌，筛查不可或缺

由上述HPV疫苗的功效来看，它只能预防部分HPV型别，不能对宫颈癌的全面预防“打包票”。想要有效预防并及时发现宫颈癌，仍须重视常规筛查。目前，宫颈癌筛查的手段有HPV检查、宫颈细胞学检查及阴道镜检查。

❶ 高危型人乳头瘤病毒（HPV）检查

目前市场上不同试剂盒所检测的HPV型别不尽相同，具有临床意义的主要有14种高危型HPV（16、18、31、33、35、39、45、51、52、56、58、59、66、68）和7种低危型HPV（6、11、42、43、44、53、54）。2种或2种以上 HPV 阳性者为 HPV 多重感染。

❷ 宫颈细胞学检查

宫颈细胞学检查包括巴氏涂片和液基薄层细胞学检查（TCT）两种方式。其中，TCT 是目前临床上最常用的细胞学检查手段，准确性较高，有助于发现宫颈病变。

● 若检查结果包含“NILM（未见上皮内病变或恶性细胞）”“良性反应性改变”“真菌感染、滴虫感染、放线菌感染”“宫颈轻度、中度或重度炎症”等，均表示暂未发现“癌”或“癌前病变”，建议进行相应治疗后复查。

● 若结果显示 ASC-US（不能明确意义的非典型鳞状上皮细胞），需结合高危型 HPV 检查结果共同判断。

● 若结果显示“AGC（不典型腺细胞）”，患者应行宫颈管搔刮术进一步检查。

● 含有“ASC-H（无法排除高度病变的非典型鳞状上皮细胞）”“LISL（低度鳞状上皮内病变）”“HISL（高度鳞状上皮内病变）”“鳞状细胞癌”等字眼的检查报告，均提示患者具有宫颈癌患病风险，或已经患有宫颈癌。

当有宫颈细胞学异常、HPV 持续感染超过 1 年，或临床高度怀疑宫颈癌等情况，均须进一步行阴道镜检查，同时进行宫颈活检或宫颈管搔刮术。此外，高危患者应遵医嘱定期随访，以及时发现病变。随访计划的制定可参考下图，具体应以医嘱为准。

宫颈癌高危患者的随访计划

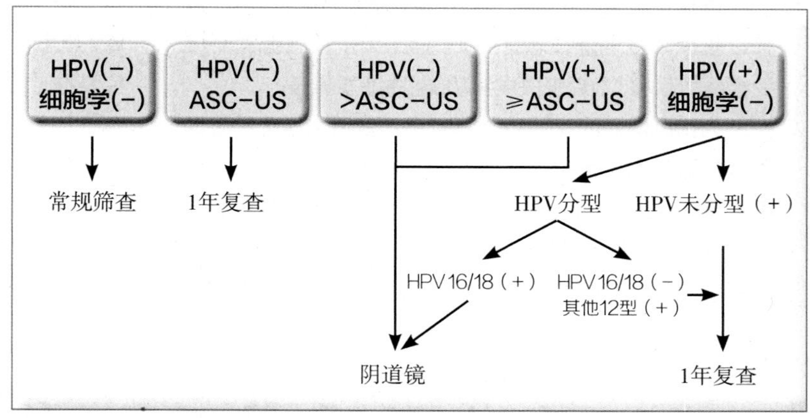

需要明确的是，HPV 疫苗没有治疗宫颈癌的作用。无论是否接种过 HPV 疫苗，均应定期进行宫颈癌筛查。21 ~ 29 岁的女性应每 3 年进行一次 TCT 检查；30 ~ 65 岁的女性每 3 年进行一次 TCT 检查，或每 5 年进行一次 TCT 联合 HPV 检查。定期检查结果正常的 65 岁以上女性，可停止宫颈癌筛查。PM

不同年龄女性的宫颈癌筛查计划

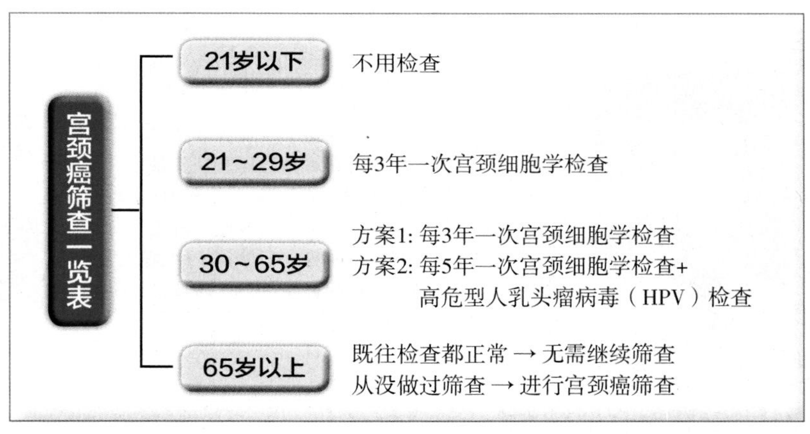

宫颈癌筛查一览表
21岁以下
不用检查
21~29岁
每3年一次宫颈细胞学检查
30~65岁
方案1: 每3年一次宫颈细胞学检查
方案2: 每5年一次宫颈细胞学检查+
高危型人乳头瘤病毒（HPV）检查
65岁以上
既往检查都正常 → 无需继续筛查
从没做过筛查 → 进行宫颈癌筛查

延伸阅读

如何降低宫颈癌的发生风险

● **注意性卫生和经期卫生** 日常生活中，应选择透气、宽松的纯棉内裤，并注意外阴及内裤的清洁。性生活前，双方都应做好清洁工作。此外，应注意经期卫生，在月经期和产褥期禁止性生活。

● **积极治疗子宫颈慢性炎症** 提高自我防范意识，及时发现、彻底治疗子宫颈慢性炎症，对预防宫颈癌的发生、发展至关重要。

● **戒烟** 吸烟是宫颈癌和其他恶性肿瘤的重要危险因素，戒烟可降低宫颈癌的发生风险。

● **践行健康的生活方式** 早睡早起、均衡饮食、少熬夜、经常锻炼。

喉癌是常见的头颈部恶性肿瘤。过去，喉癌的治疗目标以最大限度地延长患者生命为主，大多数患者需要接受全喉切除术，术后丧失发音功能，生活质量差。

为提高喉癌的疗效和“保喉”率，复旦大学附属眼耳鼻喉科医院周梁教授团队对2010—2015年在该院接受手术治疗的约2000例喉癌患者、500例下咽癌患者的治疗及随访记录进行了回顾性研究，在综合评估疗效、生存率、术后生活质量满意度等指标的基础上，总结了一套具有中国特色、以“保功能”为目标的喉癌规范化治疗策略，并凭借“功能保全性喉癌规范化治疗的基础与临床研究及推广应用”项目获评2018年上海市科技进步奖三等奖。

那么，什么是喉癌？喉癌的主要治疗方法是什么？哪些患者可以“保喉”，哪些不能？“保喉”会影响喉癌患者的长期生存率吗？喉癌治疗的“中国特色”主要体现在哪些方面？且听专家分析。

从“保命”到 “保功能”

——“功能保全性治疗”为喉癌患者带来“声”的希望

本刊记者　黄 薏　张磊

受访专家　复旦大学附属眼耳鼻喉科医院耳鼻喉科教授　周 梁

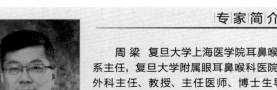

专家简介

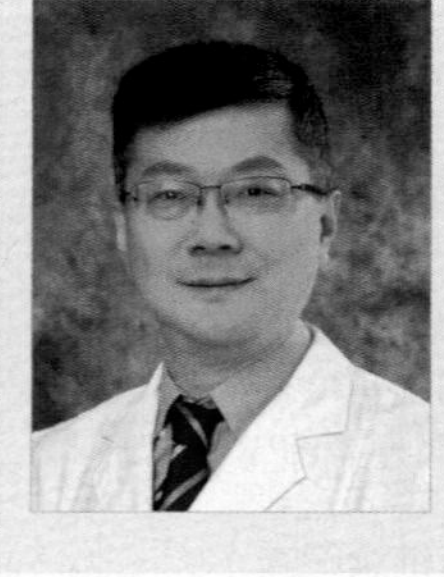

周 梁　复旦大学上海医学院耳鼻喉科学系主任，复旦大学附属眼耳鼻喉科医院头颈外科主任、教授、主任医师、博士生导师，中国抗癌协会头颈肿瘤外科专业委员会副主任委员。擅长喉癌、下咽癌、口咽癌、甲状腺肿瘤、腮腺肿瘤、鼻腔鼻窦肿瘤，以及颈部各种良恶性肿瘤的诊断与治疗。

周梁教授说“喉癌”

> 过去，喉癌的治疗理念以‘保命’为主，力争把肿瘤切得干净、彻底。近年来，喉癌的治疗理念逐渐由‘保命’转变为‘保功能’。

喉癌是发生于喉部的肿瘤，根据肿瘤生长的部位，可以分为声门型、声门上型和声门下型三种。喉癌的发病率约为2/10万，北方地区的发病率高于南方地区，90%以上的患者是男性。喉癌的高发年龄段是50～70岁，近年来有年轻化的趋势。吸烟和饮酒是喉癌最明确的危险因素，大多数喉癌患者有长期吸烟史，长期饮烈性酒者患喉癌的风险也会大大增加。

数十年来，随着医疗技术的不断提高、治疗药物的不断推陈出新，喉癌的疗效不断提升，早期喉癌患者的五年生存率已达90%左右，即便是中晚期喉癌患者，通过个体化综合治疗，其五年生存率也可达60%～70%。与此同时，喉癌的治疗理念也发生了巨大变化。

从“保命”到“保功能”：“失声”不再是喉癌患者的噩梦

“过去，喉癌的治疗理念以‘保命’为主，力争把肿瘤切得干净、彻底，对患者术后生活质量的关注度不高。近年来，随着医疗水平的不断提高，以及患者保喉意愿的不断增强，喉癌的治疗理念逐渐由‘保命’转变为‘保功能’。”周梁教授介绍说，“2000年，复旦大学附属眼耳鼻喉科医院喉癌患者全喉切除的比例为80%左右；但到了2019年，喉癌患者的保喉率已达到70%。”

相隔不到20年，喉癌患者的保喉率从20%跃升为70%，这一巨大变化背后的原因是什么？周梁教授告诉记者，喉癌早诊、早治率的提高，治疗理念的更新，以及功能保全性喉癌规范化治疗的普及，是近年来喉癌患者“保喉”率得以大幅提升的主要原因。

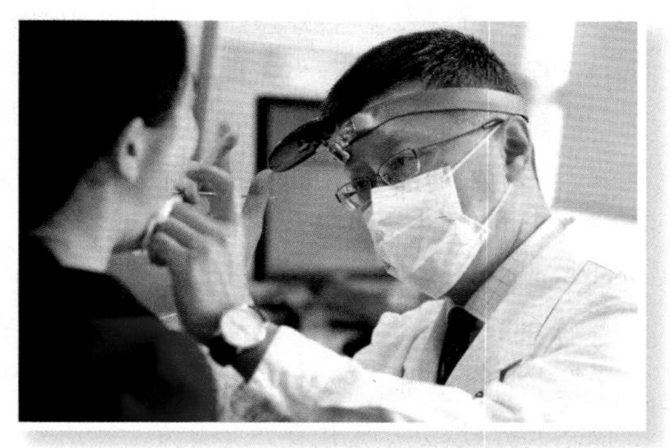

周梁教授为患者做检查

早诊、早治：为“保喉”奠定基础

对恶性肿瘤患者而言，早诊、早治是改善预后的最有效方法，喉癌同样如此。周梁教授表示，在该院就诊的喉癌患者中，早期喉癌的比例越来越高。过去，不少喉癌患者往往在出现了呼吸困难、吞咽困难、颈部肿块等明显症状时才去医院就诊，确诊时病情已处于中晚期，不仅治疗难度大增、保喉可能性降低，疗效也不尽如人意。近年来，随着人们自我保健意识的增强、科普宣传的不断深入，不少患者在出现声音嘶哑、咽部不适等早期症状时，就会主动去医院就诊。实际上，诊断喉癌并不困难，医生通过喉镜即可初步判断。

规范化综合治疗：为“保喉”创造条件

对大多数喉癌患者而言，手术治疗依然是有望根治疾病的主要手段。喉癌的外科治疗已有一百多年的历史，手术方式包括喉部分切除术和全喉切除术。

近年来，随着头颈外科技术的发展，在确保根治肿瘤的基础上，最大限度保留喉的正常发音和吞咽功能的“功能保全性喉癌手术”逐渐在临床普及，使许多经过选择的患者获得了满意疗效。对于部分局部晚期喉癌和下咽癌患者而言，通过有效的个体化综合治疗手段，如放疗、化疗、新辅助化疗等，也有望保留喉功能。周梁教授团队正是该领域的先行者和引领者。

❶ 创新手术方式，变“不能”为“可能”

以声门型喉癌为例，对于累及双侧声带的患者而言，“保留喉功能”曾经一度是“不可能完成的任务”。1990年，从法国学成回国的周梁教授在国内率先成功完成“环状软骨上喉部分切除术”，并大胆对经典术式进行了改良。经过数十年的临床应用，该术式已经使大量累及双侧声带的喉癌患者得以保喉。

“环状软骨上喉部分切除术需要完整切除甲状软骨、两侧声带、室带，保留环状软骨和杓状软骨，其优势在于既能完整切除肿瘤，又可保留喉的发声、呼吸、吞咽三大功能，且不需要永久性气管造瘘，能最大限度地改善患者术后的生活质量。”周梁教授告诉记者，“近年来，环状软骨上喉部分喉切除术在国内被逐渐推广和应用，使部分过去无法‘保喉’的声门癌和双侧声带癌患者得以在肿瘤被完整切除的基础上‘保喉’。”

❷ 综合治疗：变“全切”为“部分切”

对中晚期喉癌患者而言，传统的手术方式为全喉切除术。随着医学界对喉癌局部扩展规律的进一步了解，以及喉外科手术技术的进步，部分原本需要做全喉切除术的中晚期喉癌患者可以通过放疗联合化疗的方法保留喉功能，或者通过诱导化疗（术前化疗），使原本无法切除的病灶变为“可切除”，使原本无法“保喉”的病灶变为可“保喉”。“当然，对于病变广泛或者治疗前已经有喉功能严重受损的患者来说，全喉切除术依然是提高生存率的较好选择。”周梁教授提醒道。

❸ MDT为患者制定最优治疗方案

近年来，多学科团队（MDT）模式已成为公认的肿瘤诊疗的最佳选择。周梁教授表示，复旦大学附属眼耳鼻喉科医院早在2005年即构建了由耳鼻喉科、放疗科、肿瘤团队、放射科、病理科等多学科专家组成的喉癌MDT诊疗模式，开设MDT联合门诊，多学科专家共同讨论、各抒己见，为中晚期喉癌患者制定最合适的个体化综合治疗方案，避免了单一学科治疗的局限性，使疗效得到进一步提升。

延伸阅读

保喉与否，病情“说了算”

部分喉癌患者担心，“保喉”手术没有全喉切除术保险，万一“切不干净”，肿瘤容易复发、转移，得不偿失。对此，周梁教授解释道：“大量临床研究证实，只要合理掌握手术适应证，喉部分切除术与全喉切除术的疗效相当，无论是术后复发、转移率，还是长期生存率，均没有显著差异。当然，确保疗效的重要前提是，严格把握手术适应证，‘能保则保，不能保也别强求’。对喉癌患者而言，‘保喉’与否、治疗方案怎么定，均应听取专业医生的意见。”

编制“中国特色”诊疗指南

周梁教授告诉记者，在许多欧美国家，喉癌的治疗模式已经从过去的以手术为主，转变为现在的以放化疗为主，外科手术只在对上述治疗不敏感、治疗后残留或复发的患者中进行挽救性治疗。不过值得注意的是，美国有研究曾比较了1983—1985年和1992—1999年24种恶性肿瘤的5年生存率，发现其中23种恶性肿瘤的5年生存率均有所提高，唯独喉癌的5年生存率从68.1%降至64.7%，认为这可能与接受放化疗的患者选择不合适和发生复发后未能采取合适的挽救性治疗有关。

作为《中国临床肿瘤学会(CSCO)头颈部肿瘤诊疗指南》的执笔者，周梁教授表示，当前我国喉癌的治疗模式仍是以手术为主的综合治疗模式，这是基于中国国情确定的。根治肿瘤和提高生存率是当前必须优先考虑的问题，而在保证生存率的前提下保留喉功能，更符合中国患者的需求和预期。PM

认知功能障碍，俗称“痴呆”。随着年龄增长，认知功能障碍的发病率迅速上升。据统计，我国现有痴呆患者超过1000万人，且以每年30万人的速度增长。认知功能障碍不仅严重影响患者的生活质量，也给社会和家庭带来沉重负担。

轻度认知功能障碍是介于正常老化与痴呆之间的一个过渡阶段。其特点是：与年龄、受教育程度相当的正常老年人相比，患者有较明显的记忆功能减退或其他认知功能障碍，但尚未达到痴呆的诊断标准，患者的日常生活能力基本不受影响。研究显示，在轻度认知功能障碍患者中，每年有12%~14%的人会进展为痴呆。而在正常老年人中，这一比例仅为1%~2%。因此，轻度认知障碍被认为是痴呆的“前奏”，具有进展为痴呆的高风险。

到目前为止，痴呆的治疗仍是世界难题，没有特效治疗药物。为延缓轻度认知功能障碍向痴呆转化，寻找有效的干预方法，同济大学附属第十人民医院神经内科刘学源教授团队进行了深入研究，并凭借“早期认知功能障碍的发病机制与临床干预研究”项目获评2017年上海市科技进步奖三等奖。

轻度认知功能障碍：痴呆的“前奏”

很多人都有这样的感觉，随着年龄增长，越来越容易“忘事”，记忆力和学习能力均大不如前。记忆功能减退是大多数轻度认知功能障碍患者的主要表现，同时也是众多中老年人的“困扰”，如何区分正常健忘与轻度认知功能障碍呢？刘学源教授表示，正常健忘主要表现为比较容易“忘事”，但经人提醒可以回忆，日常生活能力完全不受影响；轻度认知功能障碍主要表现为近期记忆明显减退，丢三落四、前讲后忘，且经人提醒不能完全回忆，但日常生活能力不受影响；痴呆则表现为严重的记忆力和执行力下降，严重影响日常生活能力，外出会迷路，甚至一些简单的家务都不能完成。

需要提醒的是，由于轻度认知功能障碍起病较隐蔽，容易被误认为是衰老的表现，从而耽误最佳干预时机。因此，老年人若出现记忆力减退，不可麻痹大意，也不能草率地认为自己只是“老糊涂”了，而应及时去医院就诊，接受进一步检查和专业评估，以判断是否存在轻度认知功能障碍。

“黄金干预期”，别错过

轻度认知功能障碍是一种可逆的“中间状态”：若能及时发现、尽早干预，患者的认知功能可以在较长时间内保持稳定，甚至有所好转；但若任由其发展，则会有很大概率进展为痴呆。

刘学源教授告诉记者，轻度认知功能障碍阶段是进行干预、延

上海市科学技术委员会科普项目资助（项目编号 19DZ2332700）

远离痴呆：把握“黄金干预期”

本刊记者 黄薏 刘利

受访专家 同济大学附属第十人民医院神经内科主任 刘学源

缓痴呆发生和发展的“黄金期”。首先，相对于普通老年人，轻度认知障碍患者能够发现并重视自己存在的认知功能减退问题，能意识到自己离痴呆已经不远了，因此更愿意配合治疗，依从性更好；其次，大量研究已经证实，在轻度认知障碍阶段进行有效干预，可以延缓病情进展。如此一来，医方“有办法”，患方“肯配合”，双方“劲往一处使”，往往能“事半功倍”。

“更隐蔽”的三种危险因素，别忽视

与认知功能障碍有关的危险因素很多，主要分为“可控”和“不可控”两种。遗传、年龄、性别等缺乏有效的干预手段，属于“不可控危险因素”；高血压、血脂异常、吸烟、肥胖、不良生活方式等危险因素，可以通过医疗和生活调节等手段加以控制，属于“可控危险因素”。

刘学源教授团队在临床实践中发现，高血糖、高同型半胱氨酸血症、反复低氧血症可诱发脑部小血管病变，造成脑白质变性和微出血，进而诱发和加重认知功能障碍。相对于高血压、血脂异常、吸烟等常见危险因素，人们对这三种危险因素的认识不足，关注度不高，干预措施也没有跟上。为证明这三种危险因素与认知功能障碍的相关性，刘学源教授团队对 1200 余名轻度认知功能障碍患者进行了为期 3～6 年的干预。结果发现，接受干预的患者每年发展为痴呆的比例为 8%，低于其自然转化率（12%～14%）。

❶ 高同型半胱氨酸血症 同型半胱氨酸是氨基酸代谢的中间产物。空腹血清同型半胱氨酸≥ 15 微摩 / 升，称为“高同型半胱氨酸血症”。刘学源教授团队通过研究发现，血清同型半胱氨酸水平升高不仅会损伤神经细胞，损害认知功能，还可损伤血管内皮细胞，加重小血管病变，导致脑白质变性和颅内微出血等。为此，刘学源教授提出，轻度认知功能障碍患者应常规检测血清同型半胱氨酸水平。高同型半胱氨酸血症患者可以通过口服叶酸和维生素 B_{12} 进行治疗。当血清同型半胱氨酸降至正常水平后，可停止服药。平时多吃蔬菜和水果（尤其是苹果），也有助于降低血清同型半胱氨酸水平。

❷ 低氧血症 刘学源教授团队研究发现，反复缺氧可导致大脑神经元损伤，与认知功能障碍的发生和加重有关。睡眠时鼾声如雷、时断时续，自觉憋气，常被憋醒的患者往往存在睡眠呼吸暂停综合征，容易因反复缺氧而诱发认知功能障碍，需要积极干预。治疗措施包括减肥，戒除烟酒，以及在医生指导下使用无创呼吸机、口腔矫治器等，必要时可进行手术治疗。

❸ 高血糖 刘学源教授团队通过研究发现，高血糖可导致神经元过度自噬，诱发神经元损伤。若合并低氧血症，可进一步增加认知功能障碍的发生风险。因此，轻度认知功能障碍患者应常规检测血糖。血糖高于正常者，应在医生指导下接受正规治疗。合并睡眠呼吸暂停综合征者，也应进行治疗。PM

专家简介

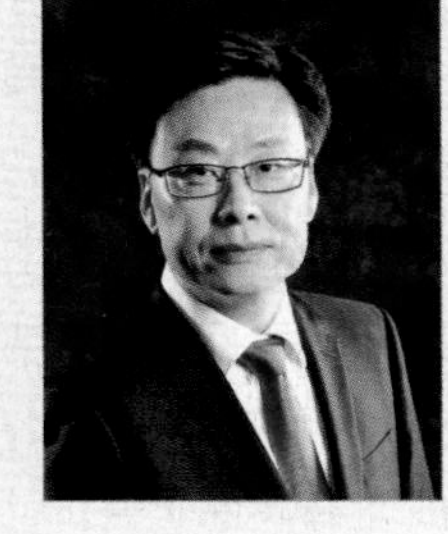

刘学源 同济大学附属第十人民医院神经内科主任、卒中中心主任、主任医师、教授、博士生导师，中华医学会神经病学分会委员，上海市医学会神经内科专科分会第八届委员会副主任委员，上海市中西医结合学会神经科专业委员会主任委员，上海市医师协会神经内科医师分会副会长。

刘学源教授说“认知功能障碍”

轻度认知障碍被认为是痴呆的‘前奏’，具有进展为痴呆的高风险。轻度认知功能障碍阶段是进行干预、延缓痴呆发生和发展的‘黄金期’。

"糖妈"如何应对"甜蜜"的负担

南京市妇幼保健院营养科主任医师　戴永梅

近年来，随着生活水平的不断提高和生活方式的变化，很多人的饮食变得过于精细化,日常活动量逐渐减少。加之"二孩"政策实施后，高龄孕妇逐渐增多，妊娠期糖尿病已成为孕期常见病及多发病。一项包括全国13家医院、17 186例样本的调查显示，我国妊娠期糖尿病的发病率高达17.5%，有些城市甚至超过20%。

妊娠期糖尿病是指孕妇在妊娠期间发生的糖耐量异常，这种"甜蜜"的疾病对孕妇及胎儿均可造成不同程度的近期、远期影响：使孕妇发生羊水过多、感染、妊娠期高血压、胎膜早破及早产等情况；造成胎儿宫内过度生长（成为巨大儿，出生体重大于4000克）、宫内窘迫，甚至胎死宫内；若胎儿过大，孕妇分娩时还容易出现难产，进而导致新生儿锁骨骨折和臂丛神经损伤等。一部分"糖妈"在产后5~15年会发展为真正的2型糖尿病患者，而"糖宝"在青少年时期发生肥胖、糖耐量异常的概率也明显增加。

对于妊娠期糖尿病患者而言，饮食治疗尤为重要。科学合理的营养可以帮助"糖妈"稳定控制血糖，大大减少各种并发症的发生风险，保障母婴健康。"糖妈"饮食要达到两个目的：一是供给胎儿充足的营养，保证胎儿健康成长；二是控制血糖，使之达到或接近正常水平，避免出现高血糖、低血糖或酮症酸中毒。但是，被确诊为妊娠期糖尿病，有些孕妈妈会表现得特别紧张，对自己的饮食小心翼翼、无所适从，甚至走入误区。

误区一：少吃或不吃主食

有很多孕妈妈，一旦被确诊为妊娠期糖尿病，就什么都不敢吃了，生怕吃得不对引发血糖上升，伤害腹中的宝宝。特别是米饭、面条等主食相对其他食物更容易使血糖上升，部分孕妈妈为了血糖达标，每餐只吃小半碗主食，或者干脆不吃主食，只吃些蔬菜和肉类。这么做，血糖虽然"达标"了，但隐藏着很大风险。

胎儿的发育需要糖分。主食富含碳水化合物，经肠道消化后，以葡萄糖的形式被机体吸收，再经血液循环，通过胎盘、脐带被胎儿利用。当孕妈妈主食摄入不足时，就会"动员"体内脂肪分解供能，同时产生酮体。若酮体水平过高，可通过胎盘进入胎儿体内，损伤胎儿的神经系统。

纠正：主食不可少，应以"粗"代"精"

为保证胎儿的正常发育，"糖妈"孕期必须保证碳水化合物的摄入。孕早期，每天必须摄取至少130克碳水化合物（相当于150克米饭或面食，或550克薯类、鲜玉米等）；孕中、晚期，应当保证每天摄入200～250克主食。鉴于"糖妈"情况特殊，可以选择一些富含膳食纤维、血糖生成指数相对较低的谷豆类食物（如玉米、荞麦、燕麦、小米、红豆等）替代部分精白米面，而不是一味地减少主食。此外，尽量不要食用熬煮时间过长或加工过细的淀粉类食物，如大米粥、糯米粥、土豆泥、烤山芋等。因为熬煮时间越长，淀粉糊化转变为糊精的程度越大，血糖生成指数越高，食用后越容易造成血糖快速上升。

误区二：打了胰岛素，就可以“敞开吃”

有些“糖妈”认为，只要注射了胰岛素，就可以“高枕无忧”，像原来一样“敞开吃”。结果出现“打了胰岛素血糖照样高”的现象。

胰岛素治疗的目的是平稳控制血糖，但前提是保持相对“固定”的饮食，使血糖保持相对平稳。如果对饮食不加控制，血糖会更不稳定。另外，过度饮食会造成孕妈妈体重快速上升，体内脂肪过度堆积，胰岛素抵抗增强，使得胰岛素的敏感性下降，只能使用更大剂量的胰岛素；胰岛素又会促进孕妈妈体内蛋白质及脂肪的合成，造成体重进一步上升，形成恶性循环。

纠正：接受专业指导，“固定”饮食

“糖妈”即使是使用了胰岛素，也应该去营养门诊咨询，在营养医师指导下制定合理的饮食方案，以最小剂量的胰岛素达到最佳的血糖控制效果。

误区三：正餐严格控制，加餐“放松警惕”

众所周知，合理控制总能量是糖尿病患者饮食的首要原则。为了保持血糖平稳，有些“糖妈”严格控制正餐，不敢多吃一口饭，但总觉得肚子饿，一会儿吃点饼干，一会儿吃点坚果。她们总觉得吃少量零食对血糖不会产生很大影响，实际上却在不知不觉中吃了不少零食，结果不仅体重容易超标，血糖自然也控制得不够理想，可谓“捡了芝麻，丢了西瓜”。

纠正：大三餐加小三餐，合理分配每餐能量

“糖妈”一日饮食可遵循“三大餐、三小餐”原则：早餐占总能量的10%～15%，午餐占30%，晚餐占30%；9～10点、15～16点及临睡前各一次占总能量5%～10%的加餐。如某“糖妈”每天应摄入能量1800千卡（1千卡≈4.18千焦），那么每顿加餐只需摄入能量90～180千卡，相当于一个中等大小的苹果（90千卡）或4～5块苏打饼干（90千卡）。

误区四：水果含糖量高，不敢吃水果

有些“糖妈”不敢吃水果，天天啃黄瓜、西红柿。

纠正：遵从四条件，“勇敢”吃水果

“糖妈”大可不必对水果敬而远之。新鲜水果富含对人体有益的维生素、矿物质和膳食纤维等，且气味芳香，有助于消化，只要符合下面四个条件，“糖妈”完全可以吃水果：一是血糖控制得平稳；二是选择血糖生成指数低的水果，如柚子、脆桃、草莓、青苹果、猕猴桃等，而甘蔗、哈密瓜等高糖水果应少吃；三是水果一般应作为上午或下午的加餐食用，不要在饭后立即吃，以免加剧血糖波动；四是一天只吃一份水果，如200克苹果或柚子等。

通过对以上饮食误区的解读与纠正，“糖妈”们是不是感到豁然开朗，可以信心满满地调理自己的饮食了？PM

专家简介

戴永梅　南京市妇幼保健院营养科主任、主任医师，江苏省营养学会妇幼分会副主任委员，南京市医学会临床与膳食营养分会副主任委员兼秘书长。擅长女性因营养失调引起代谢性疾病的饮食防治，在预防巨大儿、低体重儿方面经验丰富。

戴永梅医生说“妊娠期糖尿病”

科学合理的营养可以帮助‘糖妈’稳定控制血糖，减少各种并发症的发生风险，保障母婴健康。

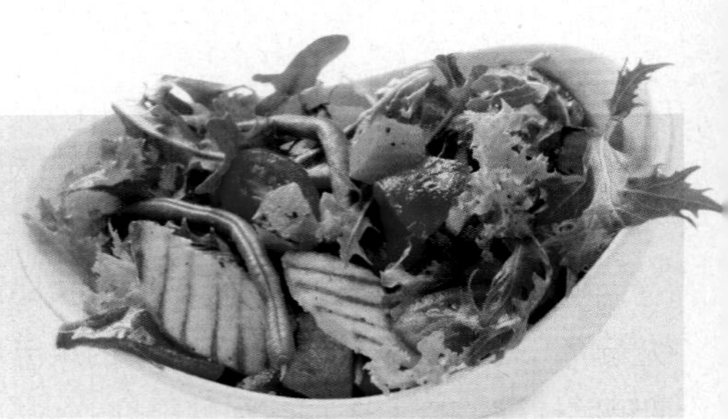

“轻食”是一个与传统“正餐”相对的概念。一般来说，“轻食”的分量、能量都达不到一顿正餐的量，通常是非正餐时间吃的餐食，进食过程也比较简单。“轻”还有“少盐、少油”的含义。然而，目前市场上不少打着“轻食”招牌的食物存在很多健康陷阱，以致“过轻”或“不轻”，消费者要多加小心。

警惕：“轻食”未必真的“轻”

中国农业大学食品学院　王淑颖　范志红（副教授）

警惕“轻食”的健康“陷阱”

健康陷阱一 能量低，但营养不合理

部分“轻食”中蔬菜占据的比例很大，肉类的总量却非常少，且为了突出“轻食”的“轻”，提供的主食量也很少。健康成年人偶尔用“轻食”替代正餐，可以达到减少能量摄入的目的，但经常吃蛋白质、碳水化合物含量不足的“轻食”，容易造成营养摄入不足。另外，“轻食”的能量低于正常的一餐，有些人并不适合用“轻食”替代正餐，如正在长身体的青少年，以及妊娠期、哺乳期的女性，等等。

健康陷阱二 能量不低，蔬菜量不够

有些商家将“轻食”做成了蔬菜沙拉，配备了沙拉酱等酱汁，能量非常高。还有些商家提供的“轻食”套餐中搭配了含糖饮品，能量也不低。

一些“轻食”中提供的蔬菜总量不足。做过饭的人都有经验，将一大把蔬菜炒熟，体积就会缩小到原来的几分之一。“轻食”中很多生食蔬菜，如生菜、黄瓜、番茄等，有时一份“轻食”中的蔬菜看似很多，但如果以为吃下这些菜就能满足每天的蔬菜摄入量，那就“大错特错”了。

健康陷阱三 存在食品安全隐患

“轻食”通常不需要加热，冷食的蔬菜、肉类等，若消毒不严格或保存不当，细菌等微生物容易滋生和繁殖，有引发食源性疾病的风险，存在致病菌增殖的隐患。

科学享用“轻食”三建议

建议一 一日能量，综合考虑

合理安排“轻食”和正餐，控制总能量，做到营养均衡。例如：如果早餐很丰盛，晚上还要吃一顿“大餐”，那么午餐吃一顿健康的“轻食”，可以减少总能量的摄入，还能让肠胃“休息”一下；若早饭吃得匆忙，晚饭又吃得简单，午饭用“轻食”代餐就不太合适。

建议二 自制轻食，“轻”且营养

自制西式“轻食”不难，把杂粮饭煮好，混合各种蔬菜（生食或煮熟），再加些熟瘦肉、熟豆腐丁、煮蛋碎、坚果碎等，根据自身口味，用少量生抽、香醋、蒜泥等调味品提味即可。中式餐食也可以“轻”而营养，中式烹饪方法还能有效避免微生物污染。例如，一小碗用全谷物和杂豆煮成的八宝粥，撒上一把烤香的坚果碎，一小碗虾仁拌菠菜，再加一个煮鸡蛋，就是营养价值相当高的中式“轻食”了。

建议三 选购“轻食”，应“擦亮双眼”

眼下，无论是餐饮门店，还是线上外卖，“轻食”在大众餐饮消费中热度不减。外出吃“轻食”，应选择“靠谱”的餐厅。选购“轻食”外卖时，要把握简单、适量、健康和均衡的原则：一份健康的“轻食”应该有种类丰富的食材，如蔬菜、水果、全谷物、水产品、蛋类等，且比例适宜；再搭配健康的烹饪方式，没有红烧肉那么腻，没有炸大虾那么酥，也没有糖醋小排那么甜。此外，还应“擦亮双眼”，尽量选择有实体店的商家。PM

人们常说的“三高”，指的是高血压、高血糖和高血脂（血脂异常）。近些年，素食主义渐渐兴起，有美国学者指出，素食能逆转糖尿病、高血压等慢性疾病。但也有人认为，长期素食会造成体内蛋白质、铁、锌等营养素缺乏，从而导致营养不良等问题。那么，素食到底能否降“三高”？

素食降“三高”：还要多一点思考

陕西中医药大学公共卫生学院副教授 辛 宝

什么是素食

在中国的饮食文化中，吃素指不吃鱼、肉等“荤腥”。而近年来兴起的素食，并非“不吃肉”这么简单。素食分为很多种：纯素食者不食用所有来自动物的食品，除肉类外，还包括蛋、奶、蜂蜜等；奶蛋素食者虽不食肉，但会食用部分来自动物的食品（如蛋、奶）；蛋素食者不吃肉类、奶及奶制品，可食用蛋类和其相关制品；奶素食者不吃肉类、蛋类，但会食用奶类和奶制品。如今，素食的概念更加宽泛，更加关注膳食的结构和搭配，较“吃素”更为合理和平衡。

营养学认为，没有不好的食物，只有不好的搭配。任何食物都有其营养价值，对人的健康有不同的贡献。因此，在食物选择过程中，简单地以“优”“劣”作为取舍标准是不科学的。

素食能否降“三高”

研究证明，相比其他饮食模式的人群而言，素食者患高血压、糖尿病、血脂异常的风险较低。然而，有些人尽管长期不吃肉，仍降不了“三高”，还出现了能量过剩或营养不良等问题，这主要是源自认识上的偏差。例如：有人认为，素食等同于“不吃肉”，主食、坚果、甜食等可以随意吃；还有人对主要食材的选择较为合理，但烹饪时加入了大量的油、盐、糖等。这些做法都违背了膳食平衡的原则，用这样“素”来防治“三高”，不仅无法取得预期的效果，还会适得其反。另有一部分“三高”患者，过分控制饮食，不仅不碰荤腥，连鸡蛋、牛奶也不敢多吃，导致体内蛋白质、铁、锌等营养素缺乏。

实际上，除饮食外，生活方式干预对慢性病的防治也有积极意义。如血脂异常除了与饮食相关，也与不良生活方式（久坐、吸烟、饮酒、熬夜、作息不规律、情绪不稳定等）有关，如果只把防治的重心放在饮食上，而忽略了生活方式的管理，也无法达到理想的目标。

合理的素食有助于降“三高”，但应“面面俱到”，合理搭配、科学烹饪、健康生活方式缺一不可。同时，也不能过分追求“降”，过分苛刻地控制饮食，以免过犹不及。

降“三高”，可以这么做

首先，“三高”人群不必对肉“敬而远之”。鱼、虾等水产品脂肪含量相对较低，且不饱和脂肪酸含量较高，对健康有一定益处，可适量食用。鸡、鸭等“白肉”可去皮食用。“红肉”脂肪含量相对较高，但含有丰富的血红素铁，对预防缺铁性贫血很有帮助，“三高”患者可少量食用。

其次，“三高”人群若想吃素，应紧扣“多样、平衡、适度”三个原则。“多样”是指食物种类要丰富，即使不吃肉类，也要通过其他食物补充身体必需的营养素，保证摄入足够的蛋白质，每天吃新鲜蔬菜、水果，坚持少用油、盐、糖。“平衡”是要保证膳食的选择与自身营养需求达到平衡，如果自身条件不适宜素食，就不要尝试。“适度”指合理把握进食的量和时间规律，不能认为素食能量低，可以无节制地吃。

素食比普通膳食更难管理和坚持，也不一定就是低成本、高回报的降“三高”的膳食模式，对于“三高”人群而言，最好根据专业指导，“只选对的，莫选贵的”。PM

近几年，在短视频平台上火爆起来的蜂窝煤蛋糕、液氮冰淇淋，将“分子料理”这个概念带给了大众。分子料理这种听起来“高大上”的食物究竟是什么呢？其实，你可能早就吃过。

新奇的“分子料理”，你可能早就吃过

华东理工大学生物工程学院食品科学与工程系教授　刘少伟

分子料理，带来反差式体验

分子料理是近些年在国内外被炒得非常火热的高端厨艺概念。它对传统菜肴色、香、味俱全的评判标准既有传承，又有发展，力求从视觉、嗅觉、触觉上“多维度”地增强食客的感官刺激。简单来说，分子料理就是从分子的层面，将科学领域中物质分解、重组的理论运用于烹煮食物的过程中，把食物的分子结构拆解后进行重组，从而将食物做得更创新、更美味。运用这种烹饪方式，可以让马铃薯以泡沫的状态呈现给食客，也可以让吹弹可破的“鱼子酱”在舌尖爆裂而散发出荔枝的芳香。种种反差式体验，让饮食有了更多乐趣。

在实验室里烹饪菜肴

如果去参观制作分子料理的厨房，你会发现它会颠覆你对厨房的认识。取代锅碗瓢盆的是各种仪器，甚至还有水浴锅、烧杯、酒精灯等实验设备、器材。那是因为分子料理的制作方式与日常煎、炒、烹、炸大相径庭。分子料理的加工方法主要包括低温慢煮、液氮烹饪、球化技术等，还有凝固技术、泡沫技术，更有人将磁共振等技术运用其中。制作分子料理，仿佛在进行一场实验。

低温慢煮与高温烹饪相比，能避免水分散失而变“老”，还能最大限度地保留食物的鲜味，最适合制作肉类。它通过科学研究，找出加热食材最适宜的温度范围，并计算出将食物加热至最佳口感的时间。具体做法是将食物放入真空袋内密封，再以45～80℃的温度水浴，将食物“泡熟”。

液氮制冷速度快，对食材细胞结构的破坏程度小，因而常用于加工不适宜高温烹饪的食材。例如：液氮处理能使奶油、冰淇淋的口感更加细腻、柔滑；液氮还可用于低温煎炸，煎炸食物前将食材表面薄层置于液氮中冻结，然后油炸，会使食物外焦里嫩；将果蔬等食材放入液氮中速冻几秒，食用前解冻，口感会更加生脆。

球化技术也是分子料理最常见、最著名的技法之一，能把液体变成球状。分子料理中最常见的水果“鱼子酱”，就是把加入果汁的卵磷脂滴入钙盐溶液里，经化学反应形成外层薄膜，将果汁包被在圆球中，实际上和鱼子酱没什么关系，只是口感和外形类似。

棉花糖，分子料理经典

在日本颇受欢迎的分子料理代表是一道甜品——“龙吟草莓”，它是以草莓为原料，经人工“再创作”出来的“人工草莓”。制作这道甜品时：第一步，先取下草莓蒂，将其洗净后焯水、捞出，撒上糖霜，风干备用；再将草莓果肉切碎，熬制成草莓果酱，加入牛奶进行搅拌。第二步，将加入牛奶并搅匀的草莓果酱放入液氮中急速冷却，然后研磨成粉末状，将其加入配料中熬制成半凝固状态的糖浆。第三步，取适量糖浆，像吹糖稀一样吹成草莓的形状，灌入冰激凌，装好草莓蒂，龙吟草莓就制作完成了。

如果说吃过龙吟草莓的人不多，有一道分子料理，半数以上中国人都吃过，且历史悠久，那就是棉花糖。棉花糖改变了砂糖原本的晶体结构，经高温融化的糖浆从高速旋转的机器里甩出极细的糖丝，遇冷后凝结成棉絮状，算得上是“改变食材分子结构再重新组合”的经典。PM

"中国美食地图"之广东广州篇：

盆菜

广东省人民医院营养科
马文君（主任医师） 张燕军

说起广州，大家对它的印象一定离不开美食。"食在广州"，名副其实，从早茶到夜宵，从繁华大街到市井小巷，几乎随时都能找到吃的地方，广州的大小餐厅也从不缺食客。正因如此，每逢节假日，餐厅门口排队等位成为一道特别的风景。近年来，传统菜式半成品的推出，使不少人省去了排队等位的麻烦，其中一道很受欢迎的就是"盆菜"。

记得我第一次吃盆菜时，是在朋友乔迁之喜的宴席上。也许是职业的原因，这道内有乾坤的菜一上桌，我就觉得它很符合营养学的"食物多样化"，对它顿生好感。从此，盆菜就成为我家饭桌的常客。

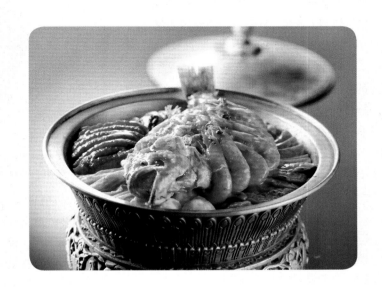

食材丰富，营养全面

盆菜是广东的传统杂烩菜式，逢年过节必不可少，相传源于宋朝。

盆菜中的食材丰富，丰俭由人。传统制作盆菜的材料最少有八样，取"发"意，主要包括鸡肉、鱼丸、猪肉、冬菇、萝卜、枝竹、虾、鱿鱼等。近代制作盆菜，用料更多，可包含鲍、参、肚、翅、干贝、蚝干等"豪华"原料，也可由鱼、鸭、鹅、鸽、猪手、凤爪、鸭掌、蟹柳、龙虾丸、莲子、芋头、杏鲍菇、粉葛、莲藕、红腰豆等组成。

盆菜的制作相当讲究，要经过煎、炸、烧、煮、焖、卤，精心调味烹制后，再层层叠进大盆，寓意"发财大盘菜""盆满钵满"。有些食材需要提前泡发及焖煮，往往需要几天的预备时间。最易吸收汤汁的食材通常放在下面，一层一层吃下去，"渐入佳境"，令人回味无穷。

因盆菜食材多样，故各种营养素较为齐全，尤其富含优质蛋白质。

健康食用注意事项

盆菜的食材较多，且在熬制过程中添加了不少调味料，故食用时应注意控制总量，尤其是要控制煎炸食材的摄入量。食用时，宜搭配全谷物主食，如红米大米饭或红米燕麦饭。老人和小孩可以挑盆菜上层食材食用，因调味较清淡的食材一般在上层。如果自制盆菜，可适当多放蔬菜，底层食材可以用娃娃菜，上层食材可用西兰花或上海青。

各大酒家及超市出售的加热后即可食用的盆菜半成品，为了便于存放，基本不含蔬菜，食用时可以搭配各式蔬菜；加热前，将其表面凝固的油脂用小勺刮去，可以适当减少油脂的摄入。

自制盆菜

原料：

鸡半只，鱼丸 8 个（可事先自制），猪手 1 个，白萝卜 1 个，娃娃菜 1 棵，冬菇 8 朵，枝竹 8 小段（拇指长），基围虾 8 只，鱿鱼 1 条，鲜鲍鱼 8 只，干贝 8 个，凤爪 8 只，西兰花 1 棵，生抽、蚝油、姜、葱、花生油、盐、料酒、八角、桂皮、花椒等各适量。

改良制作方法：

1. 所有食材洗净，备用。部分食材提前泡发，如枝竹、冬菇、干贝等。鱿鱼、鲜鲍鱼洗净，切成井字花纹。白萝卜去皮、洗净、切片。西兰花切小朵。

2. 鸡滚水汆烫，放入大锅中煮开，改小火熬 2 ~ 3 小时。盛出部分汤备用，留下一碗汤底，加入鲜鲍鱼、干贝，熬成半碗汤。

3. 将鱼丸、萝卜、冬菇、枝竹、鲜鱿鱼、西兰花、娃娃菜飞水。将鱼丸、萝卜、冬菇、枝竹、鱿鱼用少许花生油、生抽、耗油、葱、姜、少许鸡汤烧煮至汤收干。

4. 清炒西兰花，焖熟基围虾。

5. 猪手切块、飞水，锅中放油、糖，慢火熬好后，放入猪手快炒上色。清水中加姜、八角、桂皮、花椒、料酒、生抽，煮开后放入猪手再煮 30 分钟（该步骤也可提前一天制作）。

6. 凤爪飞水后捞出，用冷水冲洗 2 遍，沥干。锅中放入少许花生油、葱、姜轻炒，加入上述红烧猪手卤汁，卤熟，注意控制火候，不让凤爪脱皮。

7. 准备一个砂锅，在锅底放娃娃菜、白萝卜块。接着，将枝竹和煮汤的鸡肉切小块，放在白萝卜块上面，围着砂锅摆放整齐，再依次摆上虾、冬菇、鱼丸、鱿鱼、鲜鲍鱼、干贝、猪手、凤爪。然后，淋入适量鸡汤，盖上盖子，大火煮开后转小火煮 10 ~ 15 分钟。最后，放上炒好的西兰花，将砂锅端上餐桌，即可享用。PM

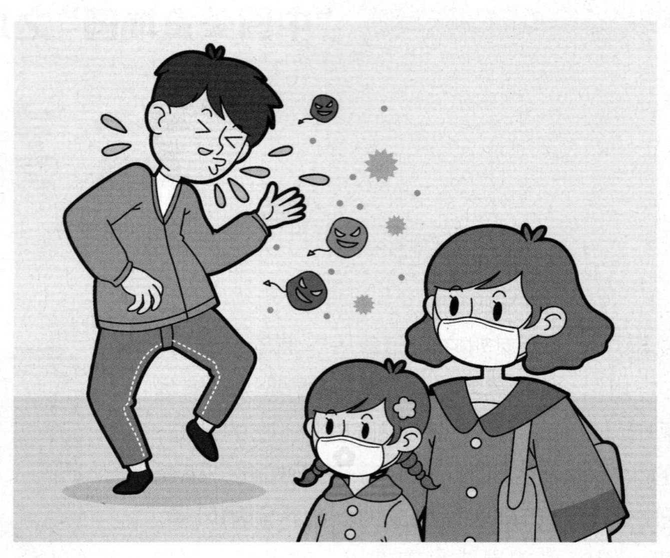

新冠病毒传播途径的疑惑

在抗击新冠肺炎的“战役”中，科学且全面的防控措施具有非常重要的意义。众所周知，防控传染病有三大要素：控制传染源，切断传播途径，保护易感人群。但此次疫情中，新型冠状病毒的传播途径始终存在诸多令人不解之处。以武汉华南海鲜市场为例，在已确认的第一批患者中，有不少人既没有去过该市场，也没有与野生动物接触的经历，更没有与患者的接触史，那么，新型冠状病毒是通过何种途径传染给他们的呢？

传播途径是指病原体从传染源排出后及侵入新的易感宿主前，在外界环境中所经历的全部过程。目前，已知的新型冠状病毒的人传人途径有三种：直接传播、接触传播和可能的气溶胶传播。直接传播指患者或病毒携带者打喷嚏、咳嗽、说话时产生的飞沫，以及呼出的气体等，通过近距离接触被他人直接吸入而导致感染，易发生在室内人员聚集的情况下。接触传播指传染期患者或病毒携带者的飞沫沉积在周围物体表面（如门把手、扶梯传送带），他人的手接触被污染

专家简介

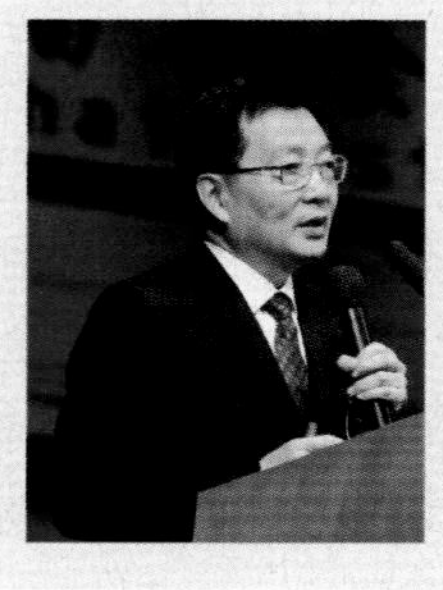

厉曙光 复旦大学公共卫生学院营养与食品卫生教研室教授、博士生导师，中国食品科技学会理事，上海食品学会理事，上海市营养学会理事，上海市食疗学会理事。1994 年起享受国务院政府特殊津贴，主要从事食品安全和营养健康等科研和教学工作。

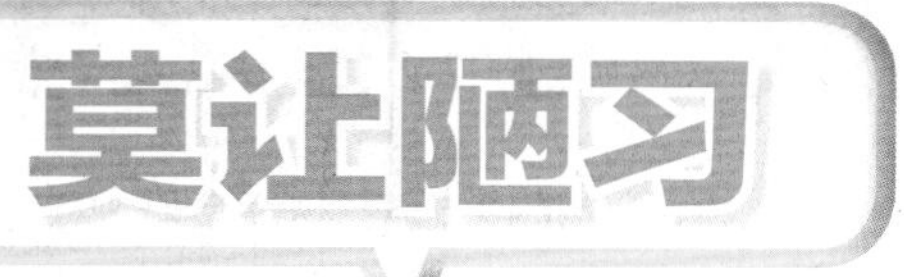

莫让陋习成为新冠病毒的“帮凶”

复旦大学公共卫生学院教授 厉曙光

的物体后，触摸口、鼻、眼睛等黏膜处，进而引起感染；病毒也可以通过握手、拥抱、亲吻等行为传播。气溶胶传播指含有病毒的飞沫混合在空气中，形成气溶胶，被人吸入后导致感染。虽然气溶胶吸附病毒的可能性和病毒数量远小于飞沫，但其传播距离和范围明显扩大，既可以发生在室内场所，也可能发生在室外空间。

痰液，病毒滋生的温床

气溶胶指悬浮在气体介质中的固态或液态颗粒所组成的气态分散系统，这个系统中的各种颗粒大小相差悬殊，但是普通气溶胶的直径约为女性头发的十分之一。它看不见，摸不到，抓不住，却可以在空气中四处飘荡，令人细思极恐。那么，气溶胶中的病毒（或其他病原体）除了来自感染者的飞沫，还可能来自何方？答案是痰液。

痰液是气管和支气管黏膜的腺细胞分泌出来的黏性液体，可以湿润气管。当有外来异物且黏液分泌过多时，气管、支气管黏膜上的纤毛会向咽喉部摆动，将外来的尘粒、细菌和病毒等通过咳嗽排出体外，这时就形成痰液。健康人一般不产生痰液，但呼吸道感染者的小小一口痰，可能会携带数以万计的细菌、病毒、真菌、支原体等微生物，是名副其实的“病菌培养基”“健康刽子手”。2003年的“非典”病毒和当下的新冠病毒均可由痰液传播。

有研究发现，1毫升唾液中所含病毒数量高达1亿个，如果患者或隐性感染者将痰液随意吐在地上，经太阳照射、路人踩踏、轮胎碾压，痰液渐渐干燥，病原微生物便可随尘土飞扬到空气中，健康人一旦吸入这样的尘埃，就可能感染疾病。

改变陋习，谨防“漏网之鱼”

随地吐痰是一种卫生陋习，是一种缺乏公德的“损人害己”行为，为传染病的传播“助纣为虐”。早在2003年，上海市政府为防治“非典”，就在《上海市市容环境卫生管理条例》中加大了对随地吐痰者的惩罚力度，罚款的最高额度从之前的50元增加到200元；香港特别行政区政府对随地吐痰者的最高罚款可达1万港元。新加坡《环境公共健康法案》规定，在公共场所吐口水或吐痰的人，首次处以最高1000元新币（相当于人民币5000元）的罚款，第二次2000元新币，以后再犯就要罚5000元新币，甚至承担刑事责任。这些强有力的环境监管措施不仅约束了人们的不文明行为，提高了社会文明意识，更是对环境生态和人群健康的保护。

因此，我们在采取勤洗手、戴口罩、多通风、不聚会等疫情防控措施的同时，切勿忘记养成不随地吐痰的良好习惯。无论依靠政府还是依靠个人，无论通过立规执法还是通过文明自觉，多维度的防控意识和行为都是必要的。具体到个人，每个人都应该做到不随地吐痰，如有口鼻分泌物应用纸巾包好，弃置于有盖的垃圾箱内。PM

战胜疫情，无论是过去、现在或将来，最重要、最根本、最有效、最经济的防控措施就是彻底切断病毒的传播途径，不让随地吐痰这一丑陋行为成为防疫防控环节的“漏网之鱼”。只有这样，才能有效保护自己、家人及他人的健康。

“械”字号与“妆”字号之争

上海市皮肤病医院皮肤内科主任医师　史玉玲

生活实例

小丽是公司出了名的护肤达人。一日，同事小美网购了一些护肤品，正巧被小丽撞见。小丽拿起护肤品包装端详半天，对小美说：“你的护肤品不如我的好。我都买械’字号护肤品，而你买的都是‘妆’字号”。小美听后十分不悦，难道护肤品还有这讲究？

随着“美丽经济”的不断发展，化妆品成了女性日常生活中的必需品。细心的消费者常会在化妆品的包装盒上看到各种“字号”，最多的莫过于“妆”字号。近年来，一些面膜等产品包装上新增了“械”字号，“械”字号与“妆”字号有优劣之分吗？

我国不存在“械”字号化妆品

产品的“字号”可以理解为国家根据厂家提供的产品信息，对产品进行的分类。在我国，化妆品分为特殊用途化妆品和非特殊用途化妆品两大类。其中，育发、染发、烫发、脱毛、美乳、健美、除臭、祛斑美白、防晒这9类产品属于特殊用途化妆品，实行注册制管理，经国家审批后可上市，产品标注“特”字批号。其他化妆品均为非特殊用途化妆品，实行备案制管理，经药品监管部门备案后获得“妆”字批号。日常护肤使用的非美白祛斑、防晒的清洁产品、爽肤水、精华液、保湿霜、乳液、保湿面膜等，或者粉底、口红、眼影等彩妆产品，都属于“妆”字号。

事实上，我国化妆品只有“妆”字号和“特”字号之分。那么，所谓的“械”字号护肤品又是怎么回事呢？

“械”字号产品多为医用敷料

“械”字号指的是医疗器械。在国家食品药品监督管理总局规定的医疗器械分类中，应用于皮肤的医疗器械，主要是医用敷料类。

“械”字号产品须严格按照医疗器械注册管理办法执行，由国家食品药品监督管理总局批准认证，遵循《医疗器械生产质量管理规定》。目前市场上所能接触到用于皮肤护理的医用敷料，多应用于光电美容术后，以及屏障受损皮肤、敏感性皮肤及炎症性皮肤的修复，“医用面膜”“术后修复凝胶”等多属于此类。值得一提的是，根据相关规定，医用敷料类不得冠以“面膜”“乳液”等名称。因此，所谓“械字号护肤品”“械字号药妆”等的说法其实并不准确。

“械”字号产品与“妆”字号产品无好坏之分

“械”字号产品与“妆”字号产品除了批文不同之外，在加工流程、质量认证、获取渠道等方面也有所不同。“妆”字号产品可在允许范围内添加相对更多的活性成分，生产与送检相对宽松，在美容院、超市、商场、电商等处均可购买。“械”字号产品不允许添加容易引起皮肤过敏反应的成分，对生产洁净度的要求更严格，须通过医疗器械专用体系认证，通常获取渠道仅有药房、医院等场所。

虽然“械”字号比“妆”字号的生产条件更高，监管更为严格，但两者并无所谓的好坏之分。由于“械”字号产品可添加的成分局限，功效也相对单一，主要针对激素依赖性皮炎、过敏性皮炎等屏障功能受损皮肤，以及玫瑰痤疮、光电美容术后等炎症性皮肤，以修复皮肤屏障、缓解皮肤炎症反应的辅助治疗等为主。而“妆”字号产品则是面向健康皮肤人群的日常皮肤保养、美容及修饰。

总之，“妆”字号产品适合日常使用，而“械”字号产品是医用敷料，用于某些问题皮肤的辅助治疗。PM

专家简介

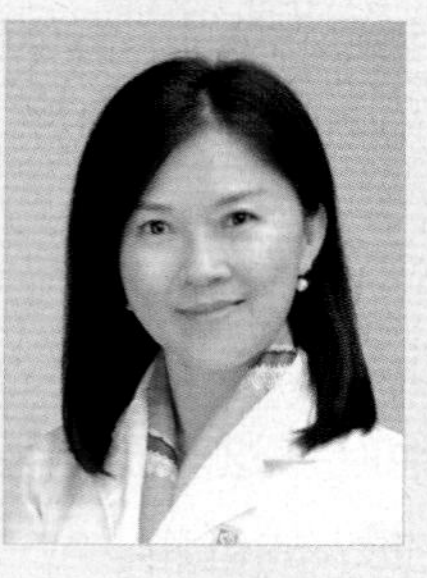

史玉玲　上海市皮肤病医院皮肤内科主任医师，同济大学医学院银屑病研究所所长、皮肤性病学教研室主任、教授，中华医学会皮肤性病学分会银屑病学组副组长，中国中西医结合学会皮肤性病学专业委员会银屑病学组副组长，上海市医学会皮肤性病专科分会委员。擅长银屑病、白癜风、痤疮等皮肤病的诊治。

过敏人的烦恼（二）

戴着口罩去踏青

肖特明

一、听说这里的樱花开了

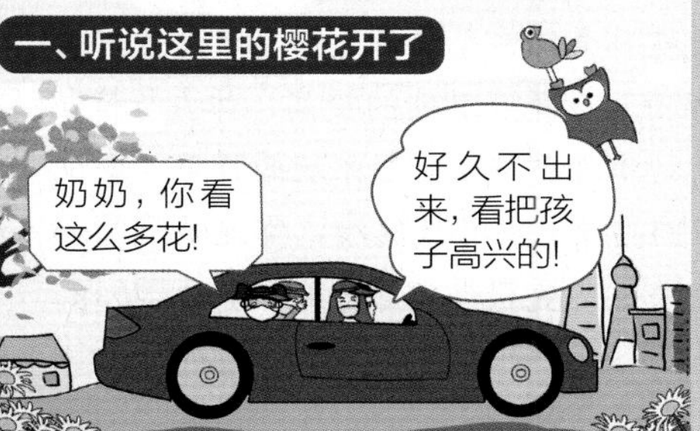
奶奶，你看这么多花!
好久不出来，看把孩子高兴的!

小仙说：目前，国内新冠肺炎疫情基本得到控制，大家只要采取相应的防护措施，还是可以去春游赏景的。出门应戴好口罩，不去密闭的环境，尽量保持人与人之间的距离，并注意勤洗手。

二、宝宝戴上了护目镜

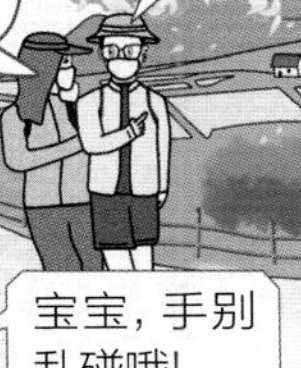
小仙医生真牛，让过敏宝宝戴上口罩和护目镜。
既防病毒，又防过敏，可以放心让她玩了。
宝宝，手别乱碰哦!

小仙说：春暖花开季节，我们不仅要继续严防新冠肺炎疫情，还要注意预防过敏。花粉过敏者不仅要戴好口罩，最好还要戴上护目镜，并注意不触碰花草。

三、小心翼翼的草地野餐

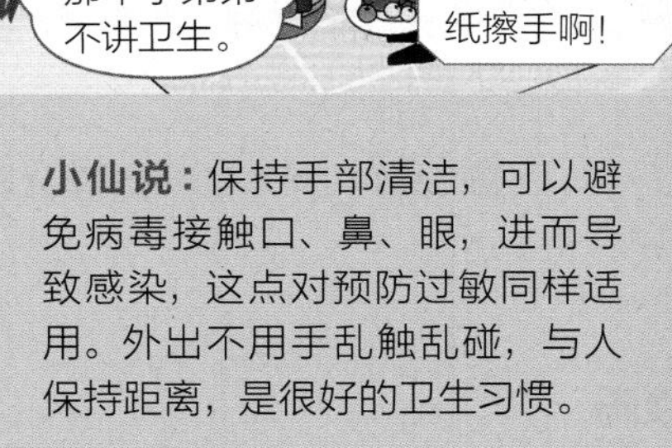

再用酒精片擦一擦，保险点好。
妈妈，你看那个小弟弟不讲卫生。
宝宝，用湿巾纸擦手啊!

小仙说：保持手部清洁，可以避免病毒接触口、鼻、眼，进而导致感染，这点对预防过敏同样适用。外出不用手乱触乱碰，与人保持距离，是很好的卫生习惯。

四、不能用手揉眼睛

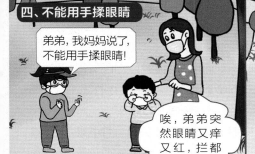

弟弟，我妈妈说了，不能用手揉眼睛!

唉，弟弟突然眼睛又痒又红，拦都拦不住。

小仙说：眼睛痒，千万不能揉，否则不仅会导致感染，还会加重不适。当发生眼痒时，首先要排除是否为异物入眼；如果在花草附近突然出现眼睛发痒、红肿，流眼泪，要考虑过敏性眼结膜可能。

五、随身带着“新式武器”

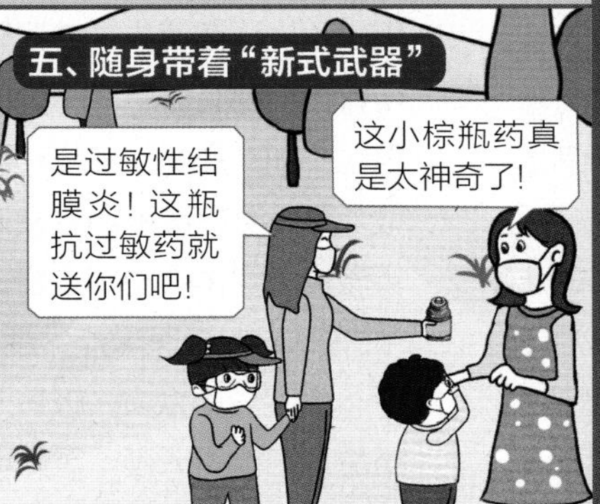
是过敏性结膜炎！这瓶抗过敏药就送你们吧!
这小棕瓶药真是太神奇了!

小仙说：不及时治疗过敏性结膜炎会导致角膜受累，视力受损。可以到药店购买第二代抗过敏药盐酸西替利嗪，它有针对孩子设计的小棕瓶，一甩一滴，无需度量，起效快。

六、美好的生活仍在继续

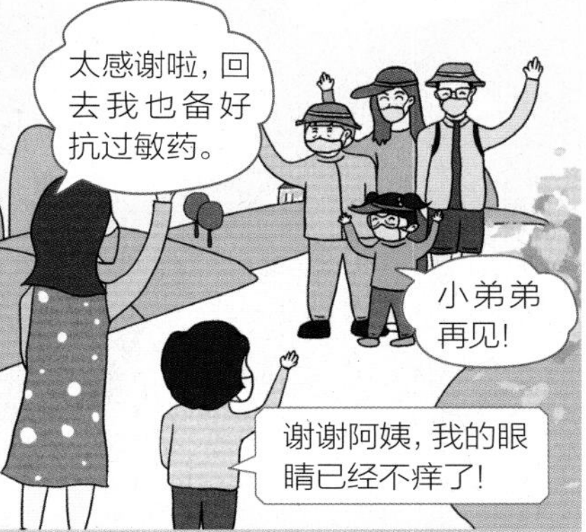
太感谢啦，回去我也备好抗过敏药。
小弟弟再见!
谢谢阿姨，我的眼睛已经不痒了!

小仙说：家有“过敏人”，应备好抗过敏药。第二代抗组胺药是治疗过敏性结膜炎等过敏性疾病的一线用药，起效迅速，但必须在医生指导下用足疗程，这样才有效果。

小仙医生语录：

对过敏者而言，在过敏季节外出，除了口罩、护目镜等外用防护品外，最好随身带好抗过敏药。一旦出现过敏症状，应及时用药。第二代抗抗过敏药盐酸西替利嗪，有成人和儿童两种剂型，起效快，作用时间长，中枢神经系统抑制作用小，而且不通过肝脏代谢，安全性高，可作为治疗过敏性结膜炎等过敏性疾病的一线治疗药物。

小仙医生

生于：1983　星座：摩羯

身份：来自欧洲的健康医生
家族：世代在欧洲研发和生产原研药
学历：瑞士苏黎世大学医学院博士
专长：对过敏性疾病有丰富的诊疗经验

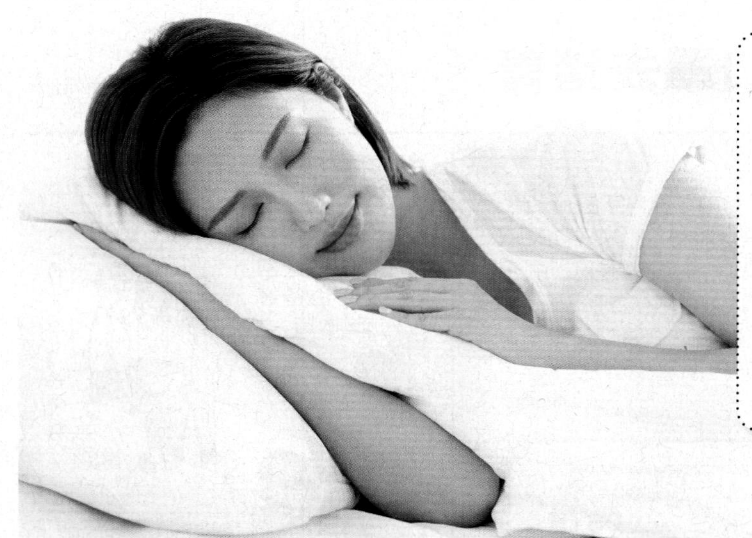

人的一生，约1/3的时间在睡眠中度过。作为生命不可或缺的过程，睡眠不仅是生理需要，更是机体复原、整合的重要环节。良好的睡眠不仅有利于免疫功能的提高、体力与精力的恢复，还有保护中枢神经系统的作用。缺少睡眠与日间思睡，均有损健康。都说睡眠是一生的“功课”，想要获得健康睡眠，你的“功课”做足了吗?

走出“困”境，你需要知道的3个问题

上海中医药大学附属曙光医院治未病中心　张晓天（主任医师）　唐嘉仪

疑问1　褪黑激素，值得信赖吗

褪黑激素是大脑松果体分泌的激素，一般于21时分泌，凌晨2～4时达高峰，早上10时左右停止分泌。褪黑激素对光敏感，一旦遇光就会减少分泌，可以说是名副其实的“见光死”。随着年龄增长，松果体功能逐渐退化，褪黑激素的分泌量逐渐减少，这也是目前大多数老年人遭遇睡眠问题的原因之一。不少失眠患者因此认为额外补充“褪黑激素”等保健药物可以帮助入睡。事实真是如此吗?

据不少失眠患者称，服用褪黑激素的头几天确实能让睡眠状况稍有改善，但白天依然昏昏沉沉。且服药一段时间后，“安眠效果”逐渐消失，失眠又“卷土重来”。事实上，褪黑激素并非对所有失眠都有作用，仅对褪黑素敏感型的睡眠障碍有一定辅助作用，但也不可“贪多”。对普通失眠人群而言，长期服用褪黑激素不可取。且不说超量服用褪黑激素会加重肝肾负担，长期服用外源性褪黑激素还可能会造成自身分泌减少，打乱正常的生物节律。

对策：中医治疗失眠，讲究“三分调，七分养”

失眠分类众多，轻者入睡困难，或寐而易醒，或时寐时醒，甚至醒后不能再入睡；重则彻夜难眠。失眠症既可单独出现，也可与头痛、眩晕、心悸、健忘等同时出现，须注意调养。一些常用的中草药（如龙骨、珍珠、酸枣仁、远志等）、中成药（如百乐眠胶囊、乌灵胶囊等）、食疗方（如莲子、百合、酸枣仁粥，柏子仁煮粥等）、中医适宜技术（如助眠药枕、耳穴贴压、功法导引、中药敷贴及中药足浴等），均有助眠功效。

疑问2 有“起床气”，就是睡眠不佳吗

有一句话是这么说的：“每天早上叫醒你的不是闹钟，而是梦想！”如果真是被梦想叫醒，那应该是精神百倍的。但人们往往是在“非常规”、极不情愿状态下醒来，并伴随情绪低落、胸闷气躁，甚至情不自禁地发脾气，这就是常说的“起床气”——一种睡醒后的负性情绪，更多地发生在突然被吵醒者身上。

人的睡眠分为快速动眼期（REM阶段）与非快速动眼期。快速动眼期处于睡眠的后半段，约占总睡眠时长的1/4。在快速动眼期，人的眼球会不停地左右摆动，并出现梦境。若在此阶段被吵醒，大脑情绪中枢的调控能力相对较弱，易出现情绪失控。从中医角度看，“喜伤心、怒伤肝、思伤脾、悲伤肺、恐伤肾”，心理的不愉快往往反映了身体的不健康，而“怒”是一种强烈的不快或敌视情绪，是人对某种需求或者欲望没有得到满足的反应。人之所以会有“起床气”，是睡眠状态不佳和不恰当的叫醒方式综合作用的结果。

对策：正确叫醒方式，轻松化解“起床气”

事实上，“起床气”是可以避免的。想要摆脱“起床气”，应尽量在23时前入睡，入睡前保持平稳的心理状态（不可太兴奋或忧虑），保证夜间有足够时间的优质睡眠。早晨醒来后可稍微“眯一会”，听点轻快的音乐，整理自己的情绪。

想要避免被叫醒者发生“起床气”，应注意叫醒方式。比如，家长在叫醒孩子起床时，可先打开灯或拉开窗帘，使孩子自然苏醒；若孩子睡得较深，可采用轻声唤醒或轻抚等方式叫醒孩子，减少醒后负性情绪的发生。

疑问3 好的睡眠，睡姿有讲究吗

睡觉姿势正确与否，不仅关系到睡眠的质量，还与全身健康息息相关。

大多数人在睡觉时喜欢仰卧，睡姿犹如“大”字形，这种姿势有利于血液循环，且在睡觉时颈部也处于自然位置，可使脊柱放松。仰卧可放松全身肌肉，降低腰椎间盘的压力，降低髂腰部肌肉及坐骨神经张力，对腰椎间盘突出症患者最适宜。

易打鼾、颈肩不适者更适合侧卧位；冠心病患者应采取右侧卧位，以减轻心脏负担；胃病（如胃溃疡、胃炎、消化不良等）患者也应采取右侧卧位，以减轻对胃内脏器的压迫，利于食物由上到下的顺畅运行及消化；胃食管反流病患者尽量以左侧卧位为宜，以避免反流加重，引起胸骨后灼痛；孕中晚期女性也应采取左侧卧位，以避免子宫压迫腹部下腔静脉，影响血液循环。侧卧位时，应将双髋、双膝关节屈曲起来，古人所说的“卧如弓”就是这种睡姿，它可以消除腰部的后伸，减少、减轻腰痛发生。

喜欢俯卧睡的人较少，这一睡姿也不提倡。俯卧可压迫胸部，影响正常呼吸，不利于健康。俯卧时，脊柱被迫过伸，易引起不适。实际上，人们在整夜睡眠过程中，不可能自始至终保持一个姿势，总体而言，侧卧、仰卧均可，尤以右侧卧位最佳。

对策：打盹尤应避免两种睡姿

不少上班族与老年人常利用碎片时间“打个盹”。确实，打盹有助于消除疲劳、振奋精神，但也应注意方式。

① **伏案而卧** 伏案睡时，头枕在手臂上会导致手臂血液循环受阻，出现手臂麻木、酸痛等症状；若眼部受压时间过长，醒后会出现暂时性的视力模糊。

② **坐着打盹** 睡眠时，血液循环速度减慢，若坐着打盹，大脑血流将变得更少，不仅不能消除疲劳，而且可能使人在醒后出现头晕、腿软等不适，对中老年人尤其不利。PM

专家提醒

“蒙头大睡”不可取

为了获得更安静、更温暖的睡眠环境，不少人睡觉时有用被子蒙头的习惯。然而，被窝里的空气潮湿而污浊，供氧不足，人醒来后，大脑还处于半睡眠状态，常会感到头脑昏沉、浑身乏力、精神萎靡，不利于健康。

随着生活水平不断提高，越来越多的人加入了运动健身者的行列，大部分人会选购一双或多双运动鞋。运动鞋选购的学问很多，如果选择了不适合自己的运动鞋，不仅穿起来不舒服，运动起来“不合脚”，还可能导致运动损伤，如足部疼痛、背痛、跟腱炎等。那么如何选择一双适合自己的运动鞋呢？

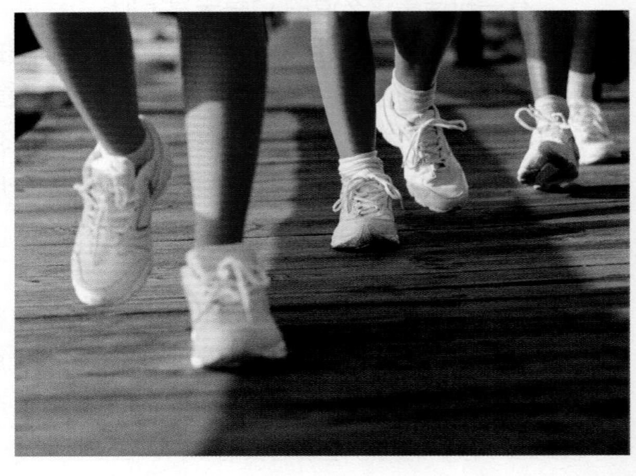

看脚型选运动鞋

上海体育学院运动科学学院　王 琳　胡潇月

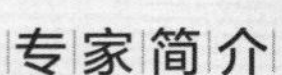

专家简介

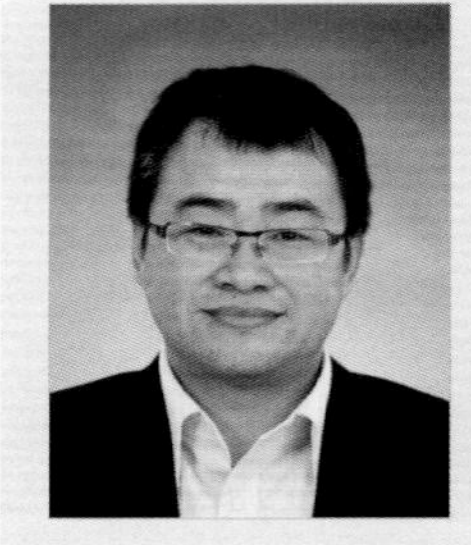

王 琳　上海体育学院运动科学学院运动康复学系主任、教授、博士生导师，中华医学会运动医学分会医务监督学组委员，中国康复医学会康复医学教育专业委员会委员。从事运动康复的研究和教学工作，主要研究方向包括体适能与健康促进、运动的神经肌肉控制等。

王琳教授
说“选鞋与穿鞋”

选择一双合脚的鞋，不仅能让走路更舒适，还有利于预防各类足病的发生。

选择运动鞋，首先要考虑鞋的功能性和舒适性。如果想获得穿着运动鞋的良好舒适度，鞋“合脚”非常重要。众多鞋类公司在制造运动鞋时会进行功能和生物力学测试，包括减震性、缓冲性、柔韧性、扭转性、摩擦性、排汗性、隔热性、整体舒适性等，以便为运动者提供合适的运动鞋。

选鞋：必须掌握的三个常识

● 根据脚长和脚宽选鞋不全面

人们在选择运动鞋时，一般以脚长和脚宽来判断运动鞋是否符合自己的脚型。研究表明，二维脚型测量及以此为基础制造的鞋楦，仅关注脚长和脚宽的变化，局限性明显。事实上，人的脚型呈多变的三维立体形状，除脚长、脚宽外，脚跖围、内侧足背长、后跟宽度等数据也很关键。

● 欧美鞋不一定适合中国人

人的脚型存在种族差异，在相同足弓条件下，日本人的脚长短于印度尼西亚人，德国儿童的足弓比南非儿童高。因此，“欧美版”的鞋未必适合中国人。

● 不能忽视脚型的性别、年龄差异

在同等脚长情况下，男性的脚更宽，脚趾围和跗背围更大，足弓更高。因此，不能简单地认为，在同样脚长下，男性和女性可以穿一样的运动鞋。

随着生长发育，人的脚型会发生变化。婴儿的足平坦、宽厚且柔软；儿童青少年时期，足长、足宽、足弓高度逐渐增加；与中年人相比，老年人的足更长、更宽，足弓趋于扁平。所以，不能认为儿童运动鞋是成人运动鞋的“缩小版”。

四个提示：选适合自己的运动鞋

● 借助三维脚型扫描技术“定制”运动鞋

如果想达到最大的舒适性，比较可靠、科学的办法是：按照自己的脚型，通过三维脚型扫描技术“定制”符合自己脚型的运动鞋。但是，这种方法需要花费大量时间，经济成本很高，一般只适合专业运动员，并不适合大多数人。

● **根据足长、足宽和足弓类型选鞋**

在足长和足宽的基础上，针对足部重点结构的特点选择适合自己的运动鞋。在运动中，足弓的拱形结构有助于足部“抓住”地面，有利于保持双脚在落地时的稳定性，且具有避震作用。

足弓大致可以分为正常足弓、高足弓、低足弓（或扁平足）三种类型。大家可通过旧鞋的磨损情况来判断自己属于哪种足弓类型：内侧磨损一般是扁平足或低足弓；正常磨损一般是正常足弓；外侧磨损一般是高足弓。

以跑步鞋为例，正常足弓者可以选择稳定型跑步鞋，高足弓者可以选择避震型跑步鞋，低足弓或扁平足者可以选择运动控制型跑步鞋。

减震型跑步鞋有较柔软的夹层鞋底或者辅助结构，如气囊、减震胶等，具有减震作用，但稳定性相对较差。

稳定型跑步鞋的鞋底受力均匀或在内侧有较硬的夹层结构，可为足内侧提供良好的支撑。

控制型跑步鞋的鞋底比较坚硬，可防止足部过度内翻。

一般地说，跑步鞋会对应地标注“稳定”“支撑”“控制”等字样（对应的英文标志为Stability、Support 、Control）。大家在购买前可咨询销售人员，或者查询其官网上的介绍。

● **留意鞋底和鞋帮**

选择运动鞋时，应对鞋底以及鞋帮进行按压，不易变形、硬度与刚度合适的鞋子，能在运动中为足部提供足够的保护。若鞋底太硬，长期穿着会引起足底酸胀、疼痛。年轻人如果长期穿鞋底太软的鞋，易导致足跟的脂肪垫萎缩，引起足跟痛。鞋帮后跟部分一般比较硬，可用指腹进行挤压，看看支撑力如何，再穿上鞋子，看看舒适度如何。

● **鞋内空间要合适**

运动鞋一定要试穿，尺码要合适，应保证脚趾可以在鞋内活动自如；最长脚趾到鞋头的距离，成人应预留 5 ~ 8 毫米，处于生长发育期的儿童应预留 10 毫米。PM

妈妈必备技能：养育心理灵活性

吴 婷

一位心理咨询师的养育日记

孩子4岁左右的时候，特别不爱刷牙。刚开始时，几乎每次刷牙都是不愉快的经历。为此，每次孩子还没开始刷牙，我就开始有些“头疼”了。作为心理咨询师的我，虽然也为此有些“情绪”，有时甚至想发火，但还是知道应该运用心理科学知识，理性地采取应对措施。

我客观地分析现状：刷牙大多安排在孩子临睡前、比较困的时候；在帮他刷的时候，因为无法直接知道他的感受，可能会不小心刷到牙龈，会让他感觉比较疼；孩子还意识不到刷牙的重要性；小孩子一旦不配合，就会磨蹭很久，事实上他也坐不住，一看到周围新奇的东西就走神……

我又分析自己的情况：对这件事，我有时会烦躁、生气；想到要给孩子刷牙会发怵，甚至有逃避行为；后来变得越来越着急，见孩子不配合刷牙时，甚至急得想打他一顿……

觉察到这些情况后，我提醒自己：目前的情况就是如此，这些只是我的看法、想法和情绪，我需要与它们保持距离，不跟这些情绪纠缠，让它们自由地来来去去。我现在需要的是接纳：既要接纳自己的想法和情绪，也要接纳目前孩子的这种状态。

我进一步问自己：养育孩子的“初心”是什么？

答案是：我想做一个温和、宽容、机智的妈妈。

就此我开始思考：怎么做才能成为我心目中的好妈

妈呢？当然，我肯定不能为这件事呵斥孩子，得想些应对措施。

于是，我想了一个办法，用玩游戏的方式来教孩子刷牙。我对孩子说："咱们来玩个游戏好不好？你喜欢托马斯小火车吧。牙刷就是火车，而牙齿就是轨道，你当'胖总管'，现在就开车好不好？"孩子觉得很有趣，想看看小火车怎么在轨道上开，就比较配合了。我就尽可能用最快的时间帮他把牙刷完。

养育心理灵活性高，孩子心理更健康

帮孩子刷牙，只不过是养育孩子过程中的一件事，但却包含了很多养育的方法和技巧。在这一则养育日记里，心理咨询师使用了"养育心理灵活性"的原理。

养育心理灵活性是指父母在养育儿童过程中，接纳自己对儿童的负性想法、情绪以及冲动，仍然保持有效的养育行为的能力。主要包括以下三个方面：①在养育儿童的过程中，父母能有意识地将自身的情绪和想法与养育行为分开，使养育行为和决定不受自身情绪的控制；②父母能够在育儿过程中接纳自己负面的情绪和想法，不试图改变和回避它们；③即使面对各种阻力，也能坚持采用有效的养育行为，管理好自身的行为，维持良好的亲子关系。

父母的养育心理灵活性与儿童的心理健康有密切关系。研究发现，养育心理灵活性高的母亲，更容易保持有效的养育行为，更有利于孩子的健康成长。

五个建议：提升养育心理灵活性

养育心理灵活性是可以后天培养的，可以从以下几个方面入手，提高个人的情绪控制能力，保持养育行为的一贯性。

- **聚焦当下**

在养育中遇到困扰时，不妨聚焦于当下。专注于此时此地，而不是迷失或纠缠于各种想法之中。要充分把握此时此刻，收集各种你认为对养育重要的信息，以帮助自己做出养育方面的决策。聚焦当下能帮助我们充分投入到正在做的事中，提升个人的效能感和满足感，有利于做出更好的养育决定。

- **保持距离**

在养育孩子的过程中，要学会与头脑里出现的各种念头、想法保持距离。尤其是遇到养育"难题"时（比如孩子不听话、自己出现了发火的念头等），不妨暂时"退一步"，客观审视一下出现在头脑里的各种念头。比如，要灵活地分清哪些是主观想法，哪些是客观现实。不妨问问自己：头脑中的想法是不是符合真实的育儿情况？有没有夸大和失真？

- **学会接纳**

在养育孩子的过程中，挫折难免，出现不满情绪、生气，甚至产生教训孩子的想法，都是正常的。不要努力去改变它，而是要学会接纳这些情绪和想法，顺其自然。同时，也要学会包容和接纳孩子的行为问题和消极情绪。只有这样，家长才能在养育中保持良好的心态。

- **澄清价值**

价值给我们指明了生活的方向，指引我们不断前行。在养育过程中，澄清自己的价值取向也很重要，要不时提醒自己：到底自己想成为什么样的父母？自己希望教给孩子哪些东西？自己应该采取哪些合理的养育行为？

- **"为所当为"**

在价值的引导下，采取有效的养育行动。一方面，要不失灵活性，根据育儿价值观及时调整育儿行为；另一方面，要一以贯之，如果养育方式是科学、合理的，就应长期坚持，并在养育中持续贯彻。PM

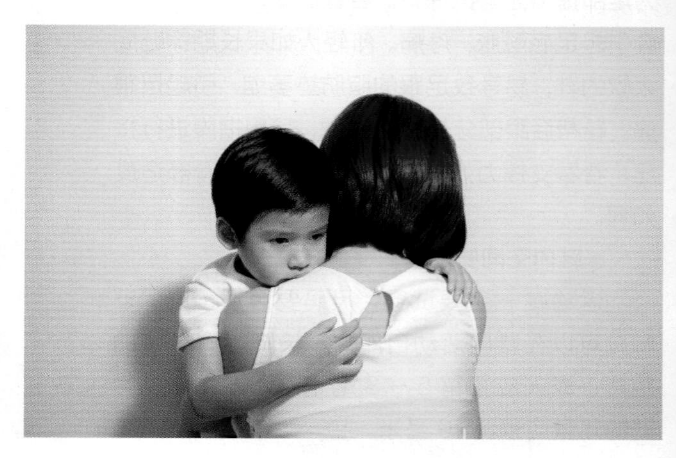

很多家长的陪读“画风”是这样的——一边玩手机或看电视，一边嘴里不停地唠叨：“单词都抄写完了，那就再多做几道数学题。”“课文怎么还没读熟？”“看看你的这个同学，人家的作业做得又快又好！你也不学着点？”孩子被催急了，往往会顶嘴，而家长的怒火常常“一点就着”：“让你好好学习是为你好！”

而这样的陪读“画风”，也许效果会更好：家长在一旁看书、忙工作或做家务，保持安静，当孩子有需要时给予解答。这么做，才能给孩子提供一个浓郁的学习氛围。平时，家长也要以身作则，多读书、多学习，让孩子感受到家庭的书香气息，养成爱看书、爱思考和爱学习的习惯。

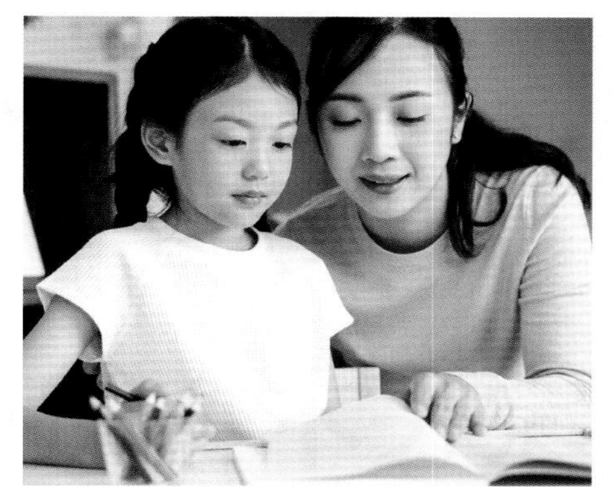

家长陪读，不要当“监工”

湖南第一师范学院心理系教授　黄任之
中南大学湘雅二医院精神卫生研究所副主任医师　李则宣

孩子做作业磨蹭，家长不能过于急躁

当孩子做作业磨蹭、不认真，甚至到深夜还无法完成功课时，很多家长会比较着急。一方面，家长会担心孩子“智商不如别人”；另一方面，又怕孩子做作业太晚，导致第二天上学迟到，甚至影响自己的上班时间。这种情况下，一些家长会急不可待地干预孩子的学习：“到底哪道题不会啊？我给你看看！”如果孩子不能快速反应，家长的语气就会变得很严厉。孩子感受到家长的“杀气”，往往会因为紧张而出错更多。这样一来，家长就更加烦躁，甚至会变得很不理智。

这种情况下，换一种方式效果更好。家长可平静地对孩子说：“已经很晚了，你该去洗漱休息了。做不完功课，你最好明天自己给老师说明一下理由。”家长不要替孩子担忧完不成作业的后果，必须让孩子有机会体验懒惰行为带来的影响。有过这样的经历，孩子就会知道：学习方面，必须对自己负责！需要说明的是，有少数孩子多次完不成作业，干脆找理由不去上学。对此，家长不要揭穿他们，而是应该温和而坚定地送他们去学校。

孩子贪玩，家长要给出“心理缓冲时间”

有些孩子惰性大，长时间玩手机或看电视，把家长的话当耳旁风。家长反复催促时，孩子嘴上说着“马上马上”，身子却根本“不挪窝”。这种场景会让许多家长大为光火，冲上去抢夺手机或关掉电视机。孩子也会喊叫，表示抗议，最后带着一腔怒火回到书桌前，根本没心思学习。

面对上述情况，家长可温和地对孩子说：“我知道你很喜欢看这个、玩这个，但你也需要做作业。要不这样，你再玩 5 分钟就去学习，好吗？”当孩子口头说“好”的时候，家长要不失时机地回应：“你已经答应就玩 5 分钟，我来帮你计时！”这样做可以给孩子一个心理缓冲，满足孩子“继续玩一会儿”的愿望，同时也能给孩子预设一个停止玩耍的心理界限。协商的方式让孩子有选择的自由，而不是被动服从父母的命令。

孩子做功课潦草，家长应多表扬孩子的进步

有些孩子为了快速做完功课，常常草草了事。家长如果让他重写，他嘟嘟囔囔不肯照办，气得家长“干瞪眼”，甚至动手撕掉作业本。结果，孩子更加生气，好不容易写完的作业，又要返工，他们会觉得非常委屈，认为家长没事找事，存心跟自己过不去。

在这种情况下，家长可边翻看作业本，边认真地对孩子说：“看得出你的答案都对，但如果字迹过于潦草，让人看不清楚，老师就没办法批改，得分就会受到影响。要注意一下书写，你告诉我，怎么才能做到整洁美观呢？”当孩子想出“方案”且有所进步时，家长要及时表扬和鼓励，增强孩子的自信心，提高孩子的兴趣。PM

孩子只和同性玩，家长不必烦恼

国家二级心理咨询师　陈 露

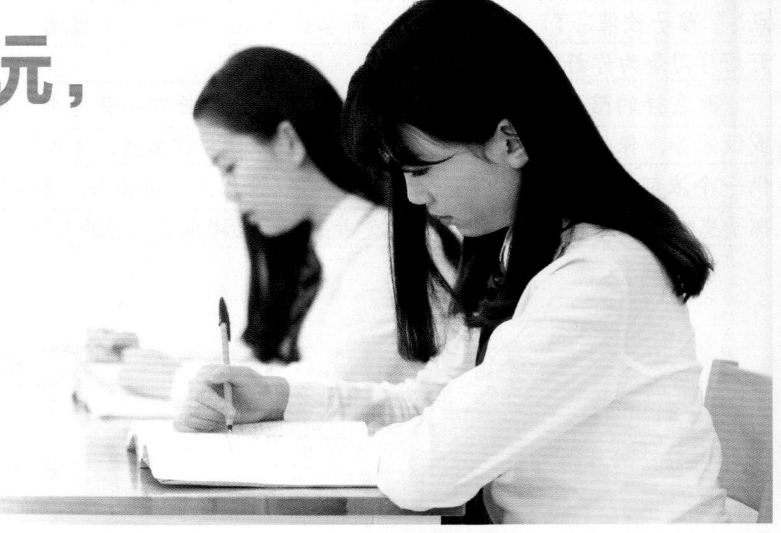

生活实例

高中女生小英一直只和女生玩，不是因为她内向、腼腆，不好意思接触男生，而是因为她觉得跟女生在一起更开心，跟男生没有什么话好说。同龄的女孩大都暗暗关注优秀的异性，而小英不仅毫无“春心萌动”的迹象，还整天和另一名女生形影不离……小英的妈妈非常担心她以后会发展成同性恋。

那么，青春期的孩子只喜欢和同性玩，究竟会不会发展成同性恋呢？

青春期更爱与同性交往，是出于心理需要

青春期的孩子需要友谊。他们认为，友谊意味着互相之间深度的自我表露和情感支持。这种亲密友谊有三大益处：首先，同性朋友间开放坦诚的交流为探索自我和了解他人提供机会，使他们对自己和朋友的优点、需要和期望更加敏感，促进自我认同，增强自尊；其次，青春期激素的变化增强了孩子对性的兴趣，但异性朋友之间亲密感的形成比同性朋友要晚一些，青少年会把从友谊中获得的经验应用到恋爱中，为将来建立亲密关系打下基础；第三，学校里的朋友可以帮助彼此应对压力，使青少年更积极地看待学校和学习。

发展心理学将一个人从儿童期到青年期的性心理发育过程分为4个阶段：两小无猜期、两性疏远期、两性爱慕期和正式婚恋期。在14～18岁期间，有些人可能会产生同性间的爱慕型情感，可以认为是性心理发育过程中过渡阶段的表现，属于正常的心理体验。随着正常的社会交往和心理发展，他们仍会发展为异性恋。

所以，青春期的孩子更爱与同性交往是正常的，家长不必过度担忧。

两大策略，应对孩子“同性恋”困扰

首先，青春期孩子的家长要掌握好“度”，既要细心了解孩子的所思所想，又要给其一定的空间，不必过分担忧，不用在细节上过度关注孩子，也不宜贸然干涉孩子的人际交往，以免引起孩子的抵触。同时，鼓励孩子积极表达自己的思想、情感和愿望，父母在与子女意见不同时，可以和孩子一起商量，在令人愉悦的氛围中加以引导。有研究表明，对父母的信任、依赖程度及支持性互动可影响孩子友谊的模式，而对友谊的看法会影响将来的恋爱关系。而且，良好的亲子关系可使青少年更为乐观、自控、自尊，更能良好应对成长中的问题。

其次，如果家长发现孩子的确有同性恋倾向，可以做一些心理干预。心理干预的效果取决于其治疗意愿是否强烈，是否为自己的性心理偏离大众而感到不安和痛苦，但总体而言，改变性取向较为困难，心理干预效果有限。PM

根据病情的发展，脑梗死可分四期：急性期（发病后2周内）、亚急性期（发病后3～4周）、恢复期（发病后1～6个月）及后遗症期（发病后6个月以上）。为了最大限度地恢复运动能力，患者不仅要接受常规治疗，还要进行必要的运动锻炼。

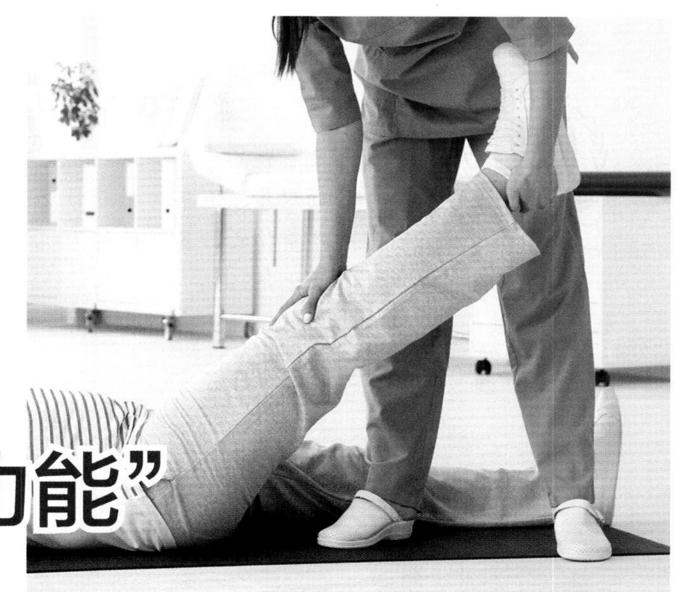

脑梗死患者，合理锻炼“保功能”

吉林大学第一医院康复科　谢建航　段好阳　李贞兰

发病后2周内：床上适度活动

急性期患者在病情稳定48小时后，可开始进行床上运动锻炼。

常用的简易锻炼方式是双手叉握上举运动：躺在床上，将患手拇指置于健手拇指上，双手十指交叉，在健手的帮助下，使双上肢伸直向上举。桥式运动也是适合脑梗死患者的康复锻炼方式：患者取仰卧位，双膝关节屈曲，双脚平放于床面，上抬腰臀部，维持该姿势5～10秒。此外，患者还可在家属帮助下进行手、肘、腕、髋、膝、踝等关节的屈伸活动。患者应每两小时翻身一次，以预防压疮。

发病后3～4周：增加患侧肢体活动

此时，患肢的肌张力开始增高，运动康复以控制肌张力、提高患侧肢体活动能力为主要目标。运动方式要从“躺着”逐步向“坐起”和“站立”过渡。

“双手叉握上举运动”和“桥式运动”仍要继续坚持做，并可适当延长锻炼时间。

同时，患者可在家属帮助下，借助健侧肢体的力量，练习从侧卧位坐起。家属可帮助患者进行双下肢各关节屈伸活动，防止跟腱挛缩。患者掌握坐起动作后，可进行坐位平衡训练，即身体向前后左右移动；开始时，家属可给予帮助和指导，随后逐步过渡到独立完成训练。

接下来，患者可在家属帮助下，借助健侧肢体力量站起来。在掌握这一运动能力后，可进行站立平衡训练，通过重心转移练习站立位下肢和躯干运动控制能力（双下肢应同时负重）。

随着下肢运动能力的增强，患者可在家属帮助下，进行适度的室内行走练习。在体力和患腿运动控制能力恢复较好的情况下，患者还可在家属陪同下进行户外运动。

发病后1～6个月：提高自理能力

此期训练重点是改善运动能力，学习日常活动技能，提高生活质量。

患者可根据自身情况，练习自己系鞋带、穿脱衣裤和鞋袜等。如果恢复情况良好，可在家属陪同下进行适当的户外活动。

发病后6个月以上：维持运动能力，防止并发症

此期患者的运动功能在一段时间内不会明显改善，锻炼的主要目的是维持和加强现有的运动功能，防止失用综合征、废用综合征、骨质疏松和其他并发症的发生。

患者应将运动融入日常生活中，每天在家属陪同下进行20～40分钟的运动，如散步、打太极拳、做家务等，以不感到疲劳为宜。另外，患者要多与人交流沟通，维护心理健康；主动参与社会活动，保持心理健康。PM

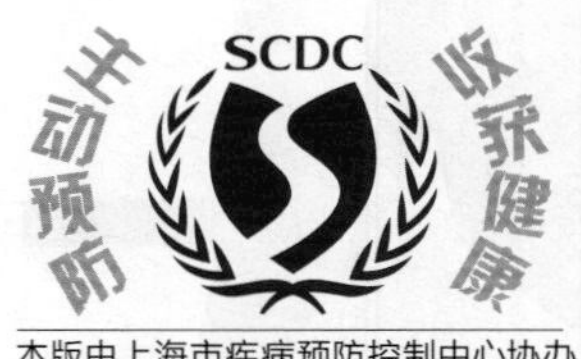

本版由上海市疾病预防控制中心协办

除超速这一广为人知的交通安全"杀手"外，驾驶盲区是另一个容易被人忽视的重要"安全隐患"，在车辆发动起步、倒车等低速情况下仍能导致严重伤亡，甚至被称为机动车的"死亡之角"。

无论是驾驶员还是车外的行人、非机动车驾驶者，都应了解驾驶盲区，增强安全意识，提前远离风险。

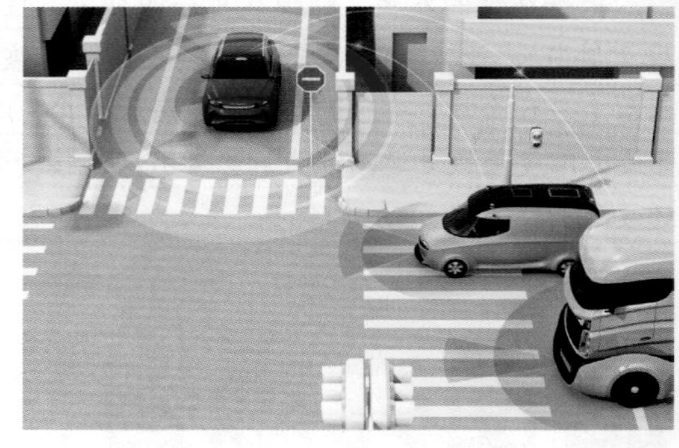

警惕机动车的"死亡之角"——驾驶盲区

上海市疾病预防控制中心慢性非传染性疾病与伤害防治所 彭娟娟（主任医师） 徐乃婷

"死亡之角"在哪里

根据产生的原因，汽车驾驶盲区可分为车外驾驶盲区和车内驾驶盲区。车外驾驶盲区是指车辆在行驶时，由于公路线形、障碍物、其他车辆等使驾驶员视线受到遮挡形成的盲区。车内驾驶盲区主要与车辆结构有关，但也有因人为张贴、放置、悬挂物体而遮挡驾驶员视线所致。

车内驾驶盲区往往比车外驾驶盲区更容易被忽视。如果车外人员身处车内驾驶盲区而不自知，以为驾驶员能看到自己并主动避让，就可能发生严重事故。车内驾驶盲区主要有前盲区、后盲区、后视镜盲区、A柱盲区、B柱盲区、车底盲区等，不同车型的盲区大小不同，公交车、货车等大型机动车的盲区范围更大。

关注上海市疾病预防控制中心，了解更多疾病防控信息。

- **前盲区**：驾驶员因车头阻挡而看不到的车辆前方区域，也称车头盲区。其大小与车身高度、座椅高度、车头长度和驾驶员身材等有关。小轿车前盲区约为车前1米范围。前盲区容易导致追尾事故。
- **后盲区**：驾驶员从车内后视镜向后观察车辆尾部情况时，处于视野以外的区域，也称车尾盲区。后盲区容易导致剐蹭或倒车事故，危险性较前盲区更大。
- **后视镜盲区**：左、右后视镜并不能完全收集到车身周围的全部信息，如探视后视镜时发现车后的汽车忽然消失，

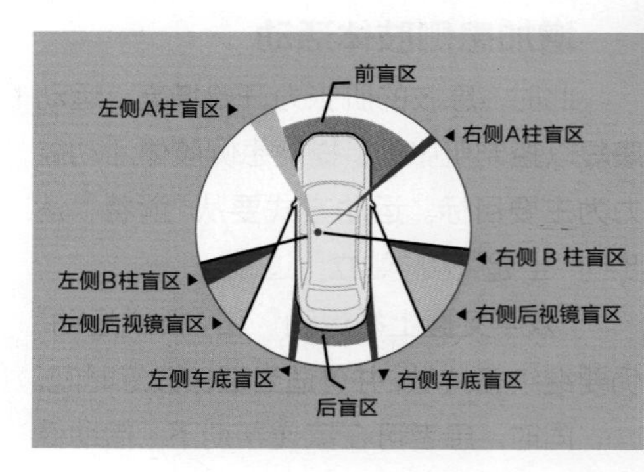

就很可能是因其进入了后视镜盲区，尤其在变更车道时要注意。

● **A 柱盲区：** A 柱是前挡风玻璃和前车门之间的支柱，其遮挡视线也会形成盲区，其宽度决定了盲区的宽度。在转弯或前方有路口时，驾驶员应提前降低车速至安全可控范围。

● **B 柱盲区：** B 柱是前车门和后车门之间的支柱，当车辆需要大角度拐到道路外侧时，B 柱会遮挡视线，导致可能与右侧正常行驶的车辆发生碰撞。

● **车底盲区：** 即一般从后视镜所能观察到视野范围的下方盲区，在两侧的侧裙和后轮附近。

大型车辆右侧盲区最危险

对上海市重型货车与交通弱势群体（如行人、两轮机动车等）碰撞事故的研究发现，有 40% 的事故发生碾压，而右转时重型货车视野盲区及内轮差是这类事故发生的主要原因之一。

车辆在转弯时，前、后轮轨迹不完全重合，内前轮转弯半径与内后轮转弯半径之差，即为内轮差。与小轿车相比，公交车、货车等大型车辆右侧严重事故更为高发。原因有三：一是其车体较高，在靠近车体的下方存在更多盲区；二是其车身较长，右转时形成较大的内轮差，扩大了视野盲区，使驾驶员在车头已转而车身未转时视野进一步受限，无法观察车辆侧方情况；三是车外人员可能对其行驶轨迹预判错误，未保持足够距离。

“儿童盲区”更大

与成人相比，儿童身形矮小，更难被驾驶员发现，因而机动车附近“儿童盲区”的范围更大。例如，一个 7 岁儿童的身高约为 1.2 米，蹲下时约为 0.68 米，类似交通锥的高度，对小轿车驾驶员而言，“儿童盲区”面积加起来可达到车身占地面积的 2 倍，其中事故发生率最高的盲区主要为车头正前方、车前侧靠近大灯处，以及车后方。

为避免因盲区造成意外伤害，行人和驾驶员都要严格遵守交通规则，提高对盲区的警惕性和安全意识。

行人：注意避让，远离盲区

① 不在机动车道上停留，“一停二看三通过”。

② 与车辆保持足够距离（包括停着的车辆）。对大型车辆，建议保持 2 米以上距离。

③ 在路口处应注意转弯车辆，不与之争抢通行。

④ 日常生活中，家长要对儿童加强道路交通安全的教育和监管，使之远离机动车盲区，不在路口附近、停车场等处嬉戏玩耍，尤其不可钻入停靠车辆底部。

驾驶员：加强观察，留意盲区

① 上车前绕车一圈观察周围情况，启动车辆前，头应探出窗外，观察车身周围。在小区等行人密集区域，更应加强观察。

② 驾驶时合理分配注意力，留意盲区附近情况，尤其是大型车辆驾驶员。

③ 加装路况观察辅助设备，如倒车雷达、广角后视镜等。

④ 与大型车辆保持 2 米以上距离，不与之争抢通行。

⑤ 与其他车辆或障碍物保持足够的安全距离。

⑥ 转弯时开转向灯，低速慢行，尽量转大弯，与人行道保持一定距离。

⑦ 行驶时保持安全车速。

⑧ 行驶时车内音响音量不要过大，以保证能随时察觉车外异常情况。

⑨ 行车内尽量避免悬挂、张贴或放置遮挡驾驶员视线的物品。PM

小儿“疝气”，治疗因“疝”而异

深圳市儿童医院普外科主任医师　毛建雄

生活实例

经历了艰辛的十月怀胎后，小美生下了个可爱的宝宝。小生命的诞生令小两口兴奋不已，尤其对宝宝出生后的第一个“伤口”——脐带，更是精心呵护。直到脐带脱落、肚脐愈合，两口子才总算松了口气。可到宝宝满月时，夫妻俩突然发现宝宝的肚脐变大了，哭闹时还会“鼓包”。惊恐的小两口立即带宝宝去医院就诊。医生检查后告诉小美，这是脐疝，不用过于担心，小儿脐疝绝大多数都能自愈，只有极少数需要手术。听了医生的话，小美放心了不少。果不其然，半岁后，宝宝的脐疝越来越小，一岁不到就痊愈了。

脐疝：大多可自愈

● 小儿脐疝很常见

胎儿脐部是脐带血管及脐尿管通过的部位。脐位于腹壁中线，只有皮肤及筋膜覆盖，婴儿的腹直肌及前后鞘在脐部尚未融合，故脐部较为薄弱。当宝宝出现哭闹、咳嗽、腹胀、腹泻等情况时，腹腔内压力急剧增加，腹腔肠管对脐部造成冲击，筋膜被牵拉后会逐渐形成一个缺口，这个缺口就是脐环。脐环形成后，当宝宝腹内压持续增高时，肠管就会进入脐环到达皮下，引起“鼓包”；而当宝宝安静时，肠管能自行回缩至腹腔，脐部“鼓包”便会缩小或消失。

脐疝是小儿常见的腹壁发育缺陷，在早产儿中更常见。一般而言，小儿脐疝肠管脱出时大多较松弛，家长用一个手指就可将其回纳入腹腔，用指尖压向脐孔也能摸到脐环边缘及大小。多数情况下，脐环直径为 1 ~ 2 厘米。

● 对待脐疝，家长可泰然处之

随着宝宝生长发育，腹直肌及前后鞘会向脐疝方向靠拢，脐疝可逐渐缩小，直至愈合。脐疝一般不会引起疼痛，不影响生长发育，无需特殊处理，家长也不必刻意限制宝宝的活动。

另外，由于脐疝处皮肤被“撑薄”，不少“新手”家长往往不敢触碰。其实，虽然脐疝表面的皮肤变薄，但足以保护宝宝的肠管，家长不必刻意回避，正常对待便可。

● 不能自愈者须手术治疗

脐疝自愈概率很高，但也有少部分患儿不能自愈，必须通过外科手术进行修补。一般来说，宝宝年龄超过两岁，脐环直径在 2 厘米以上者自愈概率较小。

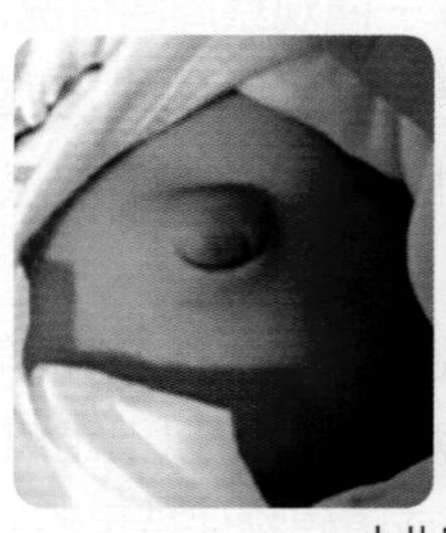
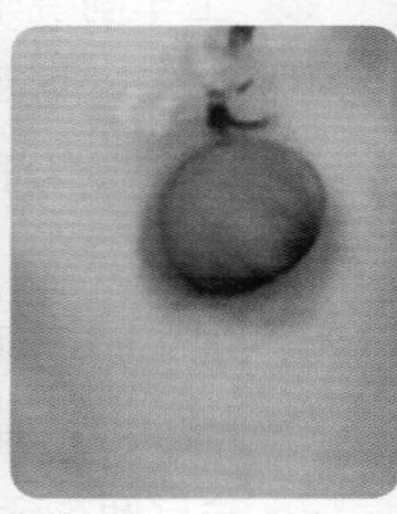

小儿脐疝

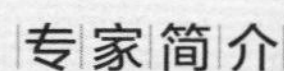

专家简介

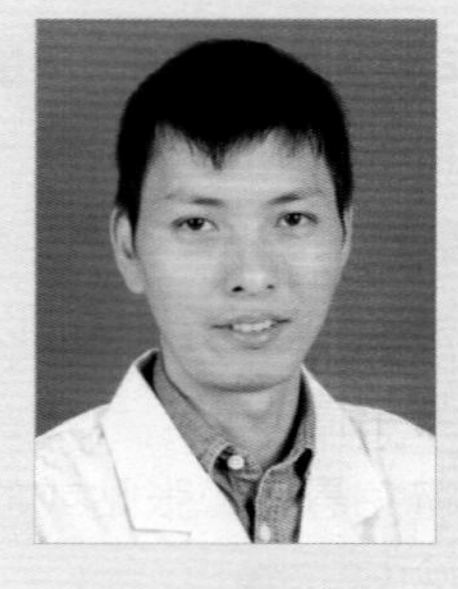

毛建雄　深圳市儿童医院普外科主任医师，广东省医学会小儿外科学分会新生儿学组、微创外科分会委员，深圳市医师协会疝与腹壁外科分会理事。擅长腹股沟斜疝、鞘膜积液、阑尾炎、肠梗阻、新生儿腹部先天畸形、巨结肠、肛门闭锁等疾病的诊治。

生活实例

小明已有两个月大，平时乖巧可爱，近日突然出现易哭闹、烦躁、吐奶等异常表现。一日，小明妈妈为他换尿布时发现他腹股沟处出现了不明原因的“鼓包”。触摸后，小明啼哭不已，小明妈妈立即带他来到医院就诊。一番检查后，医生诊断小明患了腹股沟斜疝，且有肠管嵌顿，由于嵌顿时间过长，已不能复位，须立即急诊手术。术中，医生发现小明的睾丸与肠管受嵌顿疝影响，已不幸发黑、坏死，只能将其切除。术后，小明恢复了往日的活泼，遗憾的是，他永远失去了一侧睾丸。

腹股沟疝：难自愈，宜早治

● 腹股沟斜疝常“重男轻女”

小儿腹股沟斜疝多见于男孩，男女患病比约为 4：1。

对男孩而言，胎儿早期，睾丸位于肾脏下方。随着生长发育，睾丸逐渐下移至阴囊。在此过程中，由腹膜形成的鞘状突也随睾丸下降至阴囊。正常情况下，睾丸下降完成后，鞘状突应逐渐闭合，将腹腔与腹股沟分隔开来。如果在胎内由于一些原因使鞘状突闭合受阻，导致鞘状突未闭，即会在腹股沟遗留一个与腹股沟或阴囊相通的缺口。当孩子哭闹或用力时，缺口逐渐增大，达到一定程度后，腹腔脏器（如肠管、大网膜）便可从腹腔进入腹股沟，从而形成腹股沟斜疝。

对女孩而言，下腹壁固定子宫的子宫圆韧带须从腹膜穿出，到达腹股沟。子宫圆韧带通过的部位相对薄弱，若这个部位出现缺口，则易发展为腹股沟斜疝。女孩的腹股沟斜疝中可能有肠管、大网膜或卵巢。

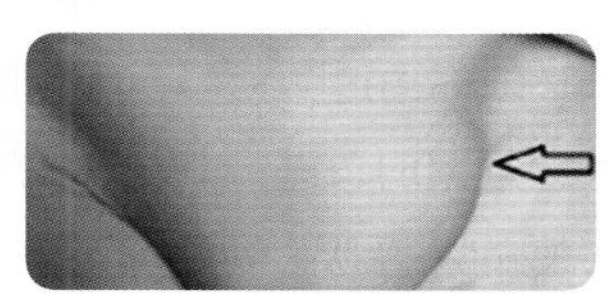

腹股沟斜疝的“鼓包”

● 腹股沟斜疝通常不能自愈

腹股沟斜疝的典型表现为：孩子在用力或哭闹时，腹股沟出现“鼓包”；当孩子安静或平躺时，“鼓包”多能自行消失。

与脐疝不同，腹股沟斜疝通常无法自愈。小儿腹股沟管短而直，腹内压力直指皮下，且随着孩子年龄增长、运动量增加，腹腔内压力不断冲击缺口（鞘状突），使其难以闭合，甚至越来越大。

● 嵌顿危害大

对腹股沟斜疝患儿来说，最可怕的是发生“嵌顿”。所谓“嵌顿”是指肠管、睾丸或卵巢被卡在疝囊中，不能回纳入腹腔。被卡住的器官或组织可因受压而发生缺血，甚至坏死。一旦发生嵌顿，家长应立即带孩子就医。医生会根据患儿病情施行手法复位，若不能复位，则应尽早进行手术治疗。

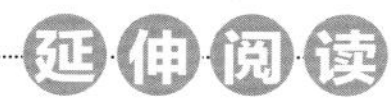

延伸阅读

腹股沟斜疝嵌顿有何表现

发生腹股沟斜疝嵌顿时，患儿腹股沟的“鼓包”可增大，触之偏硬，按压有疼痛，可引起孩子剧烈哭闹。家长可让孩子平躺在床上，用手轻轻往腹腔方向推动腹股沟外的包块，若包块较固定，不能缩小，很可能发生了嵌顿；若包块触感柔软，挤压后可明显缩小，则没有发生嵌顿。

● 尽早治疗，杜绝后患

由于腹股沟斜疝难以自愈，且存在嵌顿风险，故一旦确诊，应尽早进行手术治疗。

手术方式有两种：传统开放手术与腹腔镜微创手术。

传统开放手术将腹股沟切开后，找到疝囊缺口，进行修补。由于传统手术并发症相对较多，手术瘢痕明显，复发率较微创手术高，如今开展得越来越少。

腹腔镜微创手术只需在脐旁切个“小口子”，在腹腔镜下修补疝囊缺口，手术视野更清晰，修补更精准，瘢痕小，患儿也恢复快。此外，腹腔镜还可同时检查另一侧腹股沟情况，若发现问题，可同时解决。PM

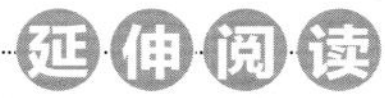

延伸阅读

疝气带在小儿疝治疗中的作用大吗

疝气带的原理是用外力压住疝囊，防止疝脱出，但这一做法较为理想化，实际上很难达到满意效果。

首先，非专业人士很难找到疝环的准确位置。其次，孩子好动，即使找准了位置，也很难固定且保证不移位。此外，疝气带覆盖面积大，不利于父母观察，易耽误腹股沟斜疝嵌顿的救治时机。

一些孩子有一遇到考试就想上厕所的困扰，有时甚至相当频繁，不仅耽误考试的宝贵时间，还影响答题的效果。由此，家长十分担忧：孩子是不是生了什么病？怎么解决这一问题？且听专家分析。

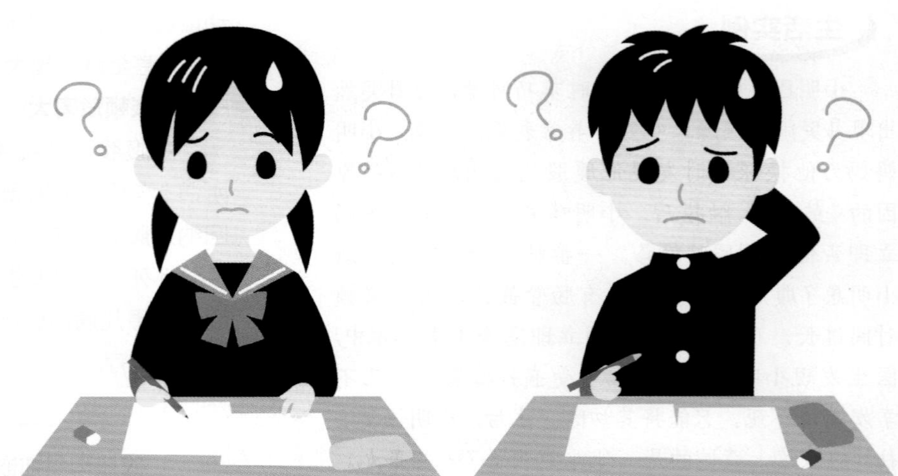

孩子为啥一到考试就想上厕所

上海交通大学医学院附属儿童医学中心发育行为儿科主任医师　马骏

人体存在复杂的排便调控机制

低等动物在膀胱或肠腔充盈时产生简单的脊髓反射，即刻将大小便排出体外。而人类具备高度进化的大脑，当膀胱或结肠充盈时，牵张感受器将信号经脊髓、中脑传入岛叶，形成尿意或便意，再通过以大脑前额叶为主导的一系列神经网络运作，综合判断身处的环境，选择合适的时间、地点，启动脑桥排便中枢，排出大小便。

一紧张就想如厕，多为"功能紊乱"

一到考试就想如厕，绝大多数（90%以上）是在机体处于紧张状态时，膀胱或胃肠道功能发生紊乱所致。

调控排便的神经网络还受情绪反应，以及生活中建立的各种条件反射影响，这就是有些人一受惊吓会发生尿失禁，或一听到流水声就想小便的原因。

考试往往给学生带来较大的压力，情绪紧张易导致人脑控制排便的神经网络运行失调，导致膀胱过度活动或"肠激惹"（即胃肠道蠕动加快），频繁出现尿意和便意。久而久之，还会形成不良的条件反射，一遇到考试等紧张状态就想上厕所。

摆脱"厕所困扰"，需学生、家长齐努力

对于考生来说，在排除器质性疾病的情况下，可采取以下措施，缓解这一困扰。

首先，应放松心态，舒缓压力，以平常心看待考试。对于家长来说，首先自己不要过分紧张，既要给孩子足够的信心，又要理性看待孩子的成绩。当孩子对考试不再过分紧张，问题自然迎刃而解。

其次，当尿意频繁时，进行"尿意－放松"锻炼。有尿意时，不要马上如厕，进行缓慢的深呼吸（做5分钟左右）。这一训练方法可帮助孩子形成自然的"尿意－放松"条件反射，有效缓解情绪紧张导致的膀胱过度活动现象。

孩子平时应多吃蔬菜、水果等富含膳食纤维的食物，有助于促进肠道蠕动，养成每日排便的习惯。当情绪紧张时，若肠腔没有残留大便的刺激，就不容易产生便意。

第三，考试前要避免饮水过多。浓茶、咖啡中的咖啡因具有利尿作用，考试前最好避免饮用。同时，考试当天应避免摄入冷饮、辣椒等易刺激肠胃的食物。PM

睾丸对维持男性性功能和生育功能具有重要作用。很多睾丸肿瘤患者既对病情感到担忧，又不好意思说出口。事实上，睾丸肿瘤并不罕见，经治疗后患者生存率较高。由于绝大部分患者为年轻人，正处于生育年龄，所以对性功能和生殖健康要求较高。那么，患了睾丸肿瘤，还能“爱”吗？还能生育子女吗？

患睾丸肿瘤，还能“爱”、能“生”吗

复旦大学附属肿瘤医院泌尿外科　徐佩行　沈益君

睾丸肿瘤有多种病理类型，治疗方式也有多种，包括手术、放化疗等。少数患者因肿瘤导致性功能障碍和不育，多数患者的性功能、生殖功能损伤与肿瘤治疗的副作用有关。所以，要“因人而异”制定合适的治疗方案，并采取必要的预防性措施，以保护性功能和生育功能。患者在治疗前，应与医生就此进行详细沟通。

单纯睾丸切除术：保留性功能和生育力的机会大

睾丸先天具有“双保险”，仅1%的睾丸癌为双侧发病。

单侧睾丸肿瘤切除术后，如果另一侧睾丸健康，短期内并不会影响睾酮水平，也不会对性功能造成影响；如果另一侧睾丸存在隐睾或其他疾病，则出现性功能问题的可能性会增加。双侧睾丸切除患者，由于睾酮水平明显下降，性功能会受到较大影响，术后可通过补充雄激素获得一定的性功能。

单侧睾丸切除并不会导致生殖功能丧失，患者可以正常生育；如果另一侧睾丸存在隐睾或其他疾病，患者应在术前寻求专业机构的帮助，进行精子冷冻保存。双侧睾丸肿瘤患者手术后会丧失生育能力，术前可考虑进行睾丸组织或精子的冷冻保存。

睾丸切除＋腹膜后淋巴结清扫术：术前冷冻精子

部分患者在睾丸切除术后需要进行腹膜后淋巴结清扫。该手术创伤较大，术后逆行射精、勃起功能障碍、不育的发生率较高。保留神经的腹膜后淋巴结清扫术可降低此类问题的发生率。对生育功能有要求的患者，可选择经验丰富的肿瘤中心进行治疗，并在腹膜后淋巴结清扫术前冷冻保存精子。

手术＋放疗或化疗：优化方案减少损伤

复发、转移风险较高或者已经有转移的患者，术后往往需要进行放疗或化疗。

放化疗对男性的性功能可造成不同程度的损伤。骨盆区域的放疗有潜在的神经、血管损伤风险，可能导致勃起疲软或勃起功能障碍。优化术后化疗方案和精准放疗可减少对性功能的损害。

一般地说，常规剂量的化疗与放射野远离骨盆的放疗，导致永久性不育的概率不高，在治疗结束后1~2年内，大多数患者精子数量可恢复正常。不过，与单纯手术相比，术后接受放化疗的患者精液质量下降明显。因此，有生育要求的患者应在治疗前预防性冷冻精子，以防万一。PM

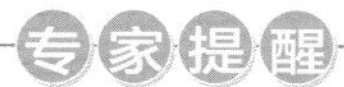

放下心理包袱，有助性功能恢复

睾丸肿瘤手术后局部外观改变、疾病本身、社会舆论等导致的心理压力，也可造成勃起功能障碍。患者要放下心理负担，坦然面对疾病，必要时可寻求专业心理医生的帮助。

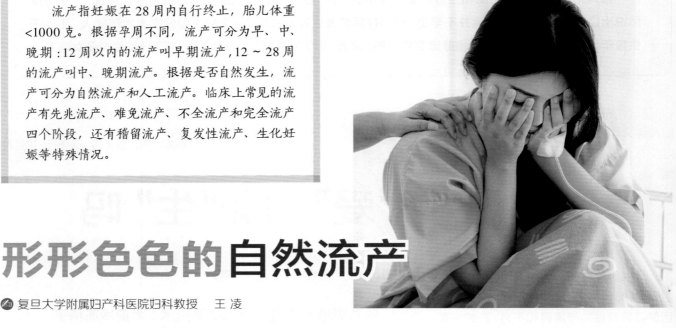

流产指妊娠在28周内自行终止，胎儿体重<1000克。根据孕周不同，流产可分为早、中、晚期：12周以内的流产叫早期流产，12～28周的流产叫中、晚期流产。根据是否自然发生，流产可分为自然流产和人工流产。临床上常见的流产有先兆流产、难免流产、不全流产和完全流产四个阶段，还有稽留流产、复发性流产、生化妊娠等特殊情况。

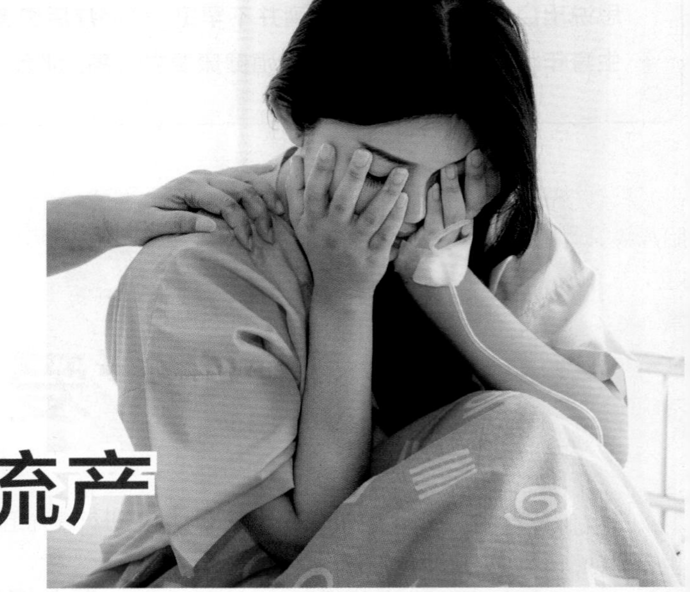

形形色色的自然流产

复旦大学附属妇产科医院妇科教授　王 凌

专家简介

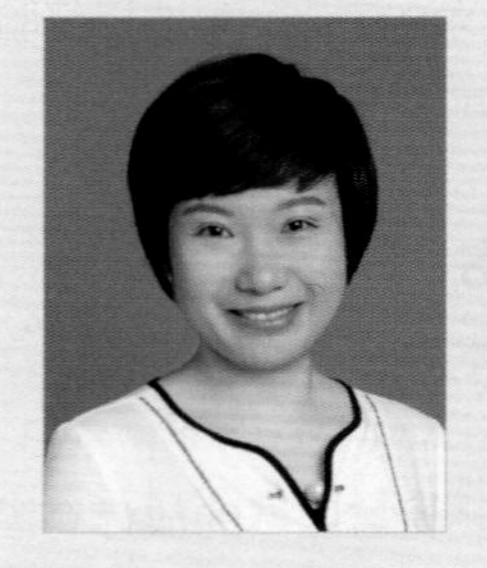

王 凌　复旦大学附属妇产科医院妇科主任医师、教授、博士生导师，复旦大学中西医结合研究院中西医结合妇产科研究所副所长，中国中西医结合学会基层工作委员会副主任委员、妇产科专业委员会常委。擅长不孕症、反复自然流产、多囊卵巢综合征等的中西医结合治疗。

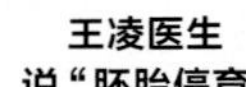
王凌医生说“胚胎停育”

> 发生复发性流产的妇女在下次备孕前，应去正规医院的生殖中心进行病因筛查和对症治疗。

自然流产，通俗一点讲，是想要这个孩子，但没办法维持正常妊娠，想保住，却保不住。自然流产的发生率约为15%，常见原因包括遗传因素（如染色体异常）、感染因素（如弓形虫、风疹病毒、疱疹病毒感染）、内分泌因素（如卵泡刺激素、黄体生成素、雌激素、黄体酮、雄激素、泌乳素、甲状腺激素异常）、解剖因素（如子宫畸形、子宫内膜息肉、子宫肌瘤）、免疫因素（如透明带抗体阳性、磷脂抗体阳性、封闭抗体低下）等。

先兆流产

先兆流产指妊娠28周内先出现少量阴道流血，继而出现阵发性下腹痛或腰痛；检查发现宫口未开，胎膜完整，无妊娠物排出，子宫大小与孕周相符。发生先兆流产后，孕妇应及时就医，进行血液、B超等相关检查，适当卧床休息，禁止性生活，避免精神紧张，遵医嘱治疗。如果治疗后症状好转，复查血HCG（人绒毛膜促性腺激素）升高，彩超提示胚胎发育良好，可以继续妊娠；如果症状加重，HCG升高不佳或下降，彩超提示胚胎发育不良，可能进展为难免流产、完全流产或不全流产，应考虑终止妊娠。

稽留流产

稽留流产指胚胎或胎儿已停止发育，滞留在宫腔，未能及时排出的现象。发生稽留流产后，若妊娠组织在宫腔内长时间滞留，将导致凝血功能异常、宫腔粘连、弥散性血管内凝血等严重并发症，甚至危及母体生命安全。因此，对稽留流产，须进行药物治疗及清宫手术。

复发性流产

复发性流产是指 3 次或 3 次以上在妊娠 28 周之内的胎儿丢失，发生率为 1% ~ 5%，原因主要包括胚胎异常（如胚胎结构异常、染色体异常）、母体环境异常（如子宫异常、感染、内分泌异常、患全身性疾病）、免疫因素等。约 50% 的患者即使经过全面筛查，发病原因仍不明确，称不明原因复发性流产。

复发性流产患者应去正规医院的计划生育科就诊，听从医生的建议，谨慎选择终止妊娠的方式，尽量对胚胎进行染色体核型检测，尽可能避免流产后宫腔粘连等并发症，以免导致不孕和再次流产。

下次备孕前，患者应去正规医院的生殖中心进行病因筛查及对症治疗。

- **完善相关检查**

包括男方精液检查、女方排卵监测、双方染色体检查等。同时，还应检查子宫及内膜、性激素水平，以确定是否存在子宫及内分泌异常；检查 TORCH（优生五项）、支原体、衣原体、淋球菌、白带常规等，以确定是否存在感染因素；检查免疫抗体、封闭抗体等，以确定是否存在免疫方面的问题。

- **付出耐心和时间**

复发性流产的原因很复杂，检查项目多，有些项目需要在特定的生理时期检查，有些项目需要预约，待所有检查都做完，常常需要几个月。

- **积极治疗**

病因明确且可以治疗的患者，应积极对症治疗，再次妊娠时需严密监测及对症治疗。病因明确但在目前的医疗水平下还无法治疗的，如一些染色体疾病，患者宜避孕，或在法律允许的前提下通过供卵或供精来达成生育愿望。对不明原因的复发性流产，目前尚无确切疗法，但在专科医生指导下备孕及严密监测下保胎，患者成功获得宝宝的概率仍可能高达 50% ~ 70%。

- **健康生活方式是基础**

备孕期间，夫妻双方都要纠正不良生活习惯，加强体育锻炼，戒除烟酒，避免长期暴露于空气污染、高热、有毒物或放射线的工作环境。

生化妊娠

生化妊娠又称不明部位妊娠、隐匿性流产，是指精子与卵子已经结合，形成了受精卵，胚胎分泌的 HCG 进入母体血液并达到可检测水平，但由于某种原因，妊娠没有继续，血或尿中的 HCG 只是一过性升高。之所以叫生化妊娠，是指妊娠仅进行至用生物化学方法可以检测到的阶段，没有发展至能用超声检查发现孕囊的阶段。

生化妊娠的病因尚不清楚，可能与子宫内膜厚度及容受性、卵子质量、胚胎质量、母体激素水平、免疫因素、染色体异常等有关，发生率高达 50% ~ 60%。

偶然发生一次生化妊娠，不用特殊处理。如果连续发生生化妊娠，患者应及时就诊，进行相关检查。可以治疗的异常患者，应治疗后再备孕。PM

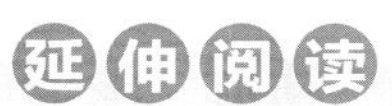

❶ 胚胎停育

胚胎停育是指胚胎发育到某一个阶段停止发育或死亡的现象，通常伴有 HCG 倍增异常，以及超声提示胚胎发育异常。

胚胎停育可以出现在胚胎发育的任何阶段。如果怀疑胚胎停育，可观察 1 ~ 2 周，观察期间可进行保胎治疗。如果确诊胚胎停育，应及时终止妊娠。应选择去正规医院计划生育科就诊，完善相关检查后，谨慎选择流产方式。下次备孕前，患者应去正规医院的生殖中心进行病因筛查及对症治疗。

❷ 空孕囊

空孕囊是指只有孕囊，没有卵黄囊和胚芽。分为两种情况：第一，只有孕囊长大，始终未出现卵黄囊及胚芽。第二，在孕早期的某个阶段，B 超检查提示只有孕囊，没有胎芽；根据孕周、孕囊大小等情况综合分析后，继续观察 7 ~ 10 天后复查 B 超，卵黄囊、胚芽、原始心管搏动都出现了。第一种情况的空孕囊属于胚胎停育的一种。

自2019年12月以来，新冠肺炎疫情席卷了世界多个国家。经过数月的努力，我国的疫情已得到有效控制，“外防输入”成为目前的重点工作。对我国而言，虽然疫情已经得到控制，但它不应该就这样成为我们生活中的“匆匆过客”，以鲜血和生命为代价赢得的胜利应该让我们铭记与深思，检讨今后生活中应该注意些什么，才能避免悲剧再次发生。

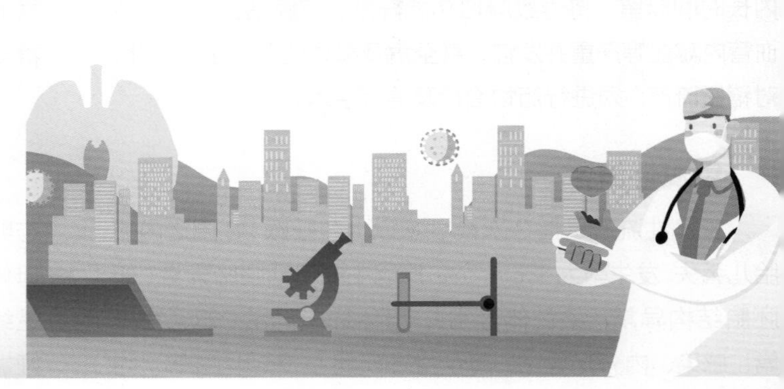

“新冠”疫情带来的几点思考

首都医科大学附属北京朝阳医院急诊科　董红锰　梅　雪　郭树彬（教授）

“新冠”疫情带给我们的三点启示

❶ 珍惜生命，远离野味

野生动物是自然生态的重要组成部分，捕杀野生动物会破坏生态环境，也可能触犯法律，更重要的是野生物在被捕捉、饲养、宰杀的过程中可能会导致病毒、细菌等病原体的滋生和传播，甚至让人类付出生命的代价。哈佛大学的学者指出，我们寄居在病毒星球，而野生动物是这些病毒的“蓄水池”。比如：蝙蝠可能携带SARS冠状病毒、埃博拉病毒、狂犬病病毒等，而蝙蝠也可能是引发本次疫情的新型冠状病毒的宿主；曾经导致中世纪欧洲尸横遍野、近1/3人口死亡的黑死病（鼠疫）就是老鼠、旱獭等野生啮齿类动物将鼠疫杆菌经跳蚤传染给了人类。因此，拒绝野味，是为了保护野生动物，也是为了人类的健康。

❷ 正确防护，切断传播

新冠肺炎疫情让我们知道了戴口罩的重要性，但大家必须知道，正确的防护并不一定是戴口罩，也并不仅仅是戴口罩。正确的防护措施取决于传染病的传播方式。对类似严重急性呼吸综合征（SARS）、新冠肺炎等经呼吸道和密切接触方式传播的传染病，我们应该勤洗手、戴口罩、少聚集；对于可能通过昆虫（如蚊子）传播的传染病，如乙型脑炎、疟疾等，提前接种疫苗、口服药物、使用纱窗和蚊帐等避免蚊虫叮咬、避免去流行地区旅行，才是有效的防护措施；而对霍乱、伤寒、甲肝等传染病，摄入清洁的水和食物、勤洗手是最重要的防护措施，戴口罩并没有帮助。

❸ 早发现、早诊断、早治疗

在疾病早期开始治疗能有效降低治疗难度，提高治愈率，降低医疗费用，这是毋庸置疑的。然而，如何做到“早发现”，对大众而言还是具有挑战性的。不过，大家不用过分担心，通过一定的学习还是可以做到的。大众应该掌握基本的传染病防治常识，如流感、乙肝、艾滋病、狂犬病、肺结核等常见传染病的早期症状是什么，注意事项有哪些，等等。

举个例子，在寒冷的冬季，如果你身边的朋友出现了发热、咳嗽、咽痛、乏力、全身酸痛等症状，而你与他接触后，也出现了类似症状，那么你就应该意识到，自己可能已经被传染了流感病毒，应及时去医院接受检查及治疗。一般地说，在流感早期（48小时内）使用抗病毒药效果比较理想，若超过48小时，效果会打折扣。就诊时，除了叙述自己的症状外，最好同时详细告知医生，自己接触的其他人有无类似症状或者自己是否刚从传染病流行地区返回等。再比如，被没有接种疫苗的狗、猫咬伤或抓伤后，应该第一时间去医院处理伤口，并接种狂犬病疫苗或输注免疫球蛋白，因为一旦确诊为狂犬病，死亡率将是100%。

远离恐慌，科学应对传染病

如今，国内的新冠肺炎疫情已经得到了良好控制。不过，在抗击疫情的过程中，我们也存在一些不足之处。对大众而言，了解更多的传染病知识，科学看待、防治传染病，避免恐慌，十分重要。

❶ 重视传染源，切断传播途径

传染病最大的危害是具有传染性，任其传播可能会引起世界范围的大流行，数千万、数亿人感染，甚至死亡，都是有可能的。歼灭传染病最简单的方法是找到传染源，切断传播途径，将传染病扼杀在萌芽状态。

在新冠肺炎疫情早期，由于缺乏对新冠病毒的研究和认识，防控措施不到位，确诊患者收治困难，疫情迅速蔓延。之后，随着所有感染者陆续被集中隔离治疗，切断了病毒向健康人传染的传播链，使疫情迅速得到控制。“伤寒玛丽”的故事大家可能都知道，玛丽是伤寒的无症状感染者，作为一名厨师，她一生传染了52人，导致其中7人死亡，最终医生不得不将她隔离在传染病病房中20余年。

❷ 保护易感人群，传染病并不可怕

某些人群可能对特定的传染病缺乏免疫力。在特定传染病流行期间，这些人应当被重点保护。如果不是易感人群，则不必恐慌。比如：儿童是手足口病的易感人群，成年人较少见，在手足口病流行期间，应特别重视保护儿童。

新冠病毒是以前从未发现过的病毒，所有人对其均没有免疫力， 均为易感人群。相对而言，老人，儿童，孕妇，有糖尿病、心脑血管疾病等基础疾病者，以及免疫力低下的人群，更容易感染和发展为重症。因此，可以将这些人群作为重点对象进行保护。

❸ 养成良好生活习惯，减少疾病传播机会

新冠病毒的传播途径主要是呼吸道飞沫传播和密切接触传播，而这两种传播途径都可以通过良好的生活习惯加以阻断。例如：注意咳嗽礼仪，咳嗽时捂住口鼻，可以减少飞沫的产生及播散；在人多拥挤的公共场所佩戴口罩，普通外科口罩即可过滤绝大部分的病毒；勤洗手可以清除不小心沾染的病毒，减少其通过口、鼻、眼等器官进入人体的机会。

“病从口入”的道理大家都知道，因此，饮食方面也应当注意。近年来，生食海鲜及肉制品受到追捧，但笔者认为，这其中隐藏着很大的危险。生食的海鲜及肉制品必须保证安全。1988年上海甲型肝炎流行造成29万人感染，其“元凶”就是上海人喜爱吃的毛蚶。当时，人们为了追求毛蚶的鲜美，仅将毛蚶在开水中烫一下，蘸上调料即食用。殊不知，毛蚶已被甲肝病毒污染，简单“烫”一下无法杀灭甲肝病毒，最终引起甲肝疫情暴发。

❹ 配合筛查，避免恐慌

恐慌远比瘟疫本身可怕。在本次新冠肺炎疫情中，各地出现了很多抢购口罩、消毒液等防疫物资，哄抢生活用品的情况。事实上，即使武汉市在封城后，物资运输也依然井然有序，居民的基本生活物资也得到了保障。

实际上，目前多数传染病都已经可防可治，只要早发现、早治疗，多数患者预后良好。我们应该相信科学，相信医生，消除对疾病的恐慌。同时，应当积极配合相关部门进行传染病筛查及流行病学调查，这是每个公民的义务，隐瞒病情和病史、不配合传染病筛查和管理，都是违法行为。在此次疫情中，确实出现了一些隐瞒发热症状或重点地区旅行史，最终造成多人被传染或隔离的案例，他们的行为不仅害了别人，也耽误了自己的治疗。

在经历了此次新冠肺炎疫情的考验之后，相信很多人都知道，用科学的手段进行防控和治疗，传染病并不可怕。在以后的生活中，乃至在以后可能出现的新的疫情中，我们应当做好以下几点，保护自己，保护家人：第一，注意个人卫生及饮食习惯，勤洗手，注意咳嗽礼仪，不食用野生动物；第二，发生疫情后，不要恐慌，不要哄抢物资，相信国家能够保障我们的基本生活；第三，遵守法律法规，配合防疫部门的防控及隔离措施，配合医务工作者的筛查及治疗，争取早诊断、早治疗、早康复，避免传染给他人。PM

新冠肺炎疫情是一次磨难，但留给我们的教训和思考是一笔财富。只要我们相信科学、互帮互助，就算遇到再大的坎，我们也能越过。

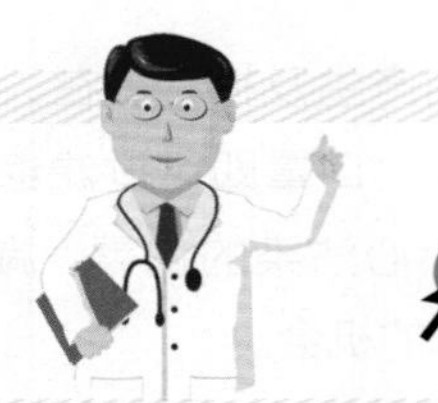

大众导医

网上咨询：popularmedicine@sstp.cn

专家门诊时间以当日挂牌为准

问：孕期哮喘发作怎么办

我现在怀孕5个月，最近哮喘急性发作，我很纠结要不要用药。治疗哮喘的药物对胎儿有影响吗？

上海 刘女士

上海交通大学医学院附属瑞金医院呼吸与危重症医学科主任医师时国朝：孕期哮喘急性发作，若不能良好控制，不仅损害孕妇健康，也会对胎儿造成严重影响。妊娠期哮喘的治疗原则与典型哮喘相同，但基于妊娠安全性考虑，药物选择应更慎重。研究证实，目前常用的吸入性糖皮质激素（如布地奈德、氟替卡松、倍氯米松）、β_2受体激动剂（如沙丁胺醇、特布他林、沙美特罗）、白三烯受体拮抗剂（如孟鲁司特），以及茶碱，都不会显著增加胎儿异常的发生率。孕期哮喘急性发作时，应吸入短效支气管扩张剂（如沙丁胺醇、特布他林）迅速缓解症状；若症状无缓解，要尽早使用激素治疗。

专家门诊：周一上午，周四下午

问：促排卵会不会导致卵巢早衰

我患有不孕症，医生建议我做试管婴儿。听说做试管婴儿需要"促排卵"，会使卵子提前被消耗，导致卵巢早衰。是这样吗？

江苏 潘女士

复旦大学附属妇产科医院集爱遗传与不育诊疗中心主任医师李路：健康女性一生中能够发育成熟并排卵的卵子有400~500个。在女性每个月经周期的开始阶段，会有多个卵泡同时发育。其中，有1个卵泡会长大，发展为优势卵泡；其余卵泡会萎缩、衰退，叫闭锁卵泡。"促排卵"只是通过药物将那些本应进入闭锁期的卵泡"拉回"生长队列中，并不会影响卵巢中的卵子储备，也不会将原本要在以后排出的卵泡提前排出。因此，"促排卵"并不影响卵子"库存"，不会导致卵巢早衰。

专家门诊：周一至周六全天

问：孩子长得慢是"晚长"吗

我女儿今年10岁，身高一直比同龄人矮。我妈妈说，我小时候也这样，属于"晚长"，让我再"等等看"，不要担心。有"晚长"这种说法吗？

浙江 张女士

复旦大学附属儿科医院中医科主任医师时毓民：孩子在每个年龄段的生长速率是有一定标准的，除少数体质性青春期发育延迟（"晚长"）外，大部分生长发育迟缓都会影响孩子成年后的最终身高。生长迟缓发生得越早，落后得越多，对最终身高的影响越严重。一般情况下，孩子身高在出生后的第一年会增长25厘米左右，第二年会增长10厘米左右，3岁至青春期前每年增长5～7厘米，青春期每年增长7～10厘米，高速增长期仅1～2年，其后身高增长明显减慢。2～12岁儿童身高的估算公式为：年龄×7＋70（厘米）。若3岁以前每年长高小于7厘米，3岁到青春期前每年长高小于5厘米，青春期每年长高小于6厘米，则为生长速度减慢，家长应及时带孩子前往正规医院就诊，排查是否存在影响生长发育的疾病。少数孩子迟迟不长个子，晚几年突然加速生长，虽比同龄人长得晚，但还是会长高，这种情况叫"晚长"。"晚长"的孩子通常有家族史，其骨龄与身高相符，且生长激素水平正常，常伴有青春期延迟。但实际上，"晚长"的比例非常低，万一你的孩子不是"晚长"，却没有在最好的时期接受及时治疗，可能会丧失长高的机会。

特需门诊：周三、周四、周五上午

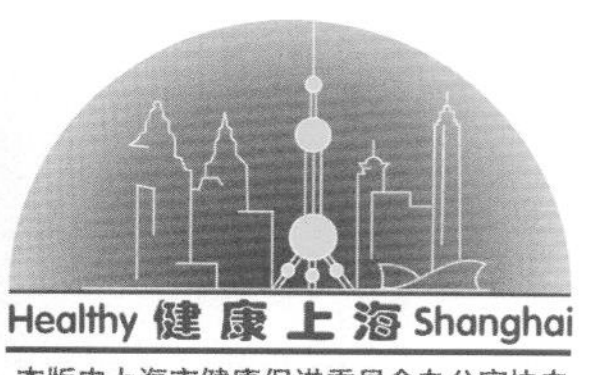

本版由上海市健康促进委员会办公室协办

二十余年来，上海市中西医结合医院副院长、盛氏六脉诊疗代表性传承人胡智海主任医师专注于针灸治疗，擅长针药结合治疗虚劳（亚健康）、抑郁、焦虑、失眠、桥本甲状腺炎、月经失调、多囊卵巢综合征等。近几年，他还积极开展中医养生科普教育，希望使更多人从中获益。他认为：看病，要先看人；治病，应先治心；养生，也须先养心。

我的养生观：养生先养心

本刊记者　王丽云

调整心态和情志，养生的重中之重

“在罹患躯体疾病的患者中，70% ~ 80% 伴有心理改变。如何用正确的心态对待躯体疾病，是所有人都应该关注的问题。”胡智海说，“在我的门诊，有很多患者自诉这里不舒服，那里不舒服，往往有 5 ~ 10 种症状，相关检查没发现什么大问题，但患者坚定地认为自己身体不行了，久而久之，就会产生焦虑、抑郁等问题。”面对这些患者，胡智海会先与他们“谈心”，帮助他们调整心态、调理情志（喜、怒、忧、思、悲、恐、惊），然后再调理脏腑和气血。

中医学认为：“善养生者养心，不善养生者养形；善养生者养内，不善养生者养外。”胡智海介绍，所谓“心”，不是指心脏，而是思想、意念、心理、情感的总称，内也是指“心”；养心，就是调整好思想、意念、情感、心理；人的形与神，是互相依存、互相影响、密不可分、协调统一的整体，人们在日常养生保健中须做到既注重养形，亦强调养神，且养神须先于养形，即所谓“养生先养心”。中医学素有“得神者昌，失神者亡”之说，强调神的健旺饱满是身体健康的必要保证，神的活动失调是疾病发生的内在原因。

失眠调治是胡智海擅长的领域之一，失眠患者的症结不仅仅在于睡眠，更在于心理。人都是要睡觉的，当一个人生出“今晚能不能睡着”这样的想法时，那一定是有问题了。从中医学角度看，睡不着是因为阳气不足、心神受损。大多数人在发生失眠之前，几乎都经历过心理挫折，如受到惊吓、忧思过度、家庭状态发生变化、工作压力过大等。如果失眠持续一个月以上，常常会导致精神疾病。在睡眠和精神疾病发生早期，患者一定要重视。此时，通过针刺、艾灸、中药等治疗，病情大多能逆转。

除了养心，人们还应注重天人相应，顺应自然规律进行养生调摄，也就是要采取健康的生活方式。胡智海认为，很多现代人健康状况不理想的主要原因在于“逆天而行”，比如：该睡觉时不睡觉，该起床时不起床，饮食不节制，喜食生冷，过度依赖空调，等等。

养生保健，别陷入误区

说到养生误区，胡智海着重指出了两方面：一是盲目进补，二是运动不当。

中医的“补”，是通过中药或食物来调整人体的功能状态，无论补气、补血、补阴、补阳，不仅要根据人体功能状态的寒、热、虚、实，还要看当地气候和环境的寒、热、湿、燥等。现在有很多人盲目进食人参、鹿茸、阿胶、三七等所谓的补品，结果反而补出毛病。近年来，冬令膏方进补也有滥用之势。对此，胡智海说：“很多人不需要或不适合吃膏方，如果有十个人找我开膏方，可能我只会给其中的两三个人开。”

中医讲究动静相宜，在合适的时间进行合适的运动。最好在有太阳的时候运动，一般上午或傍晚是比较合适的时间。很多人喜欢晚上健身，这是不适宜的，因为运动会使人兴奋，会影响睡眠，特别是剧烈运动。不过，晚餐后适当散步是可以的。另外，在运动项目的选择上，应有所取舍，中老年人最好避免剧烈运动，宜选择太极拳、八段锦、五禽戏、练功十八法等以调气为主的静功。PM

探秘急救“百宝箱”

上海市医疗急救中心 陆 峰（主任医师） 吴德根（副主任医师）

“解剖”医院里神秘的救命药械

到过病房或急诊室的人不难发现，一个多层、带有滑轮的柜子时刻“坚守”在最显眼的位置，这就是“抢救车”。抢救车也可以说是急救的“百宝箱”，在患者生命攸关时刻，抢救车里的药品和器械是医生手中的“利器”。

目前，我国尚未发布有关抢救车内必备药品指南，大部分医院是根据医生的用药习惯，挑选常用的抢救药物放入其中。一般而言，抢救车的第一层为药品，第二、三层为抢救器械。

抢救药品有盐酸肾上腺素、去甲肾上腺素、盐酸多巴胺、去乙酰毛花苷、盐酸利多卡因、盐酸异丙肾上腺素、胺碘酮、呋塞米、盐酸诺贝林、地塞米松、10% 葡萄糖酸钙、硫酸阿托品等。

抢救器械有注射材料（输液器、注射器、头皮针、胶布、砂轮、止血带、安尔碘 、留置针、棉签），吸氧装置（一次性吸氧管、吸氧面罩、玻璃接头），吸痰装置（一次性吸痰管、吸痰连接管），插管设备（开口器、气管插管、喉镜），以及压舌板、手电筒、呼吸囊、接线板、剪刀等物品。

家庭急救“百宝箱”解燃眉之急

居家过日子，难免会出现头痛、发热等小毛病或跌打损伤等小意外，如果家里常备个小药箱，在赴医院就诊之前先用药或处理，关键时刻能解燃眉之急。

❶ 跌打损伤

- **清洁**：酒精、碘附、棉签等。
- **包扎**：创可贴、无菌纱布、绷带等。
- **外用药**：云南白药气雾剂、伤湿止痛膏、红花油、扶他林等。

❷ 解热镇痛

- **发热**：体温计；冰袋，常用于体温低于 38.5℃者；对乙酰氨基酚、布洛芬等口服药，常用于体温超过 38.5℃者。
- **感冒药**：板蓝根颗粒、双黄连口服液、泰诺等。
- **止咳药**：右美沙芬等。

❸ 胃肠不适

- **止泻药**：蒙脱石散（常用于成人及儿童急、慢性腹泻）、黄连素（小檗碱）片（具有清热解毒、抗菌消炎等作用）等；若腹泻次数多，且伴有发热、脓血便等病情加重等症状，须立刻就医。
- **助消化药**：多酶片（常用于消化不良、胃功能减退及饮食过饱等）、多潘立酮（常用于用餐后消化不良）、铝碳酸镁片（常用于胃烧心、泛酸等）。

❹ 其他急救药品

- 冠心病患者应备硝酸甘油，以便心绞痛发作时服用。
- 易发生过敏性鼻炎、荨麻疹者，宜常备开瑞坦等抗过敏药物。
- 哮喘患者应备长效和短效支气管舒张剂，以便哮喘急性发作时使用。
- 夏天，家中可常备人丹、藿香正气水等解暑药。PM

专家提醒

家中备药须知

❶ 遵医嘱或根据药品说明书服药，不可随意增减药物用量。

❷ 若服药后不见效或病情反而加重，以及出现皮疹、瘙痒等过敏症状，应立即停药，去医院就诊。

❸ 病因不明、病情不清者，不可自行服药。

❹ 患有多种慢性疾病者，应在医生的指导下备用相关药品。

❺ 可用可不用的药物不用，单一用药能解决病症，则绝不多药联用。

❻ 注意药品保质期，宜备 3～5 日的药量为宜。过期药品应作为有害垃圾处理。

“最近常有男生和女儿聊天，我担心她‘早恋’，于是趁她去洗手间时偷看她的微信聊天记录，结果被她撞见了。女儿和我大吵一架，已经一周没跟我说话了……”一位初中二年级女生的妈妈着急地来青春健康俱乐部咨询。

许多家长发现青春期孩子与异性交往后，往往精神紧张，如临大敌，存在诸多担心：青少年与异性交往是“早恋”，会影响学业，他们还可能会“偷尝禁果”。

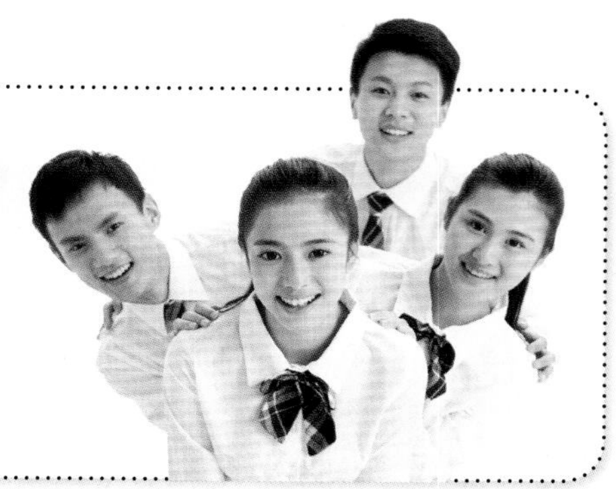

别让青春期异性交往“秒杀”亲子关系

中国计划生育协会“青春健康”项目主持人　郭芸綮

青春期异性交往的三个真相

❶ **青春期异性交往是很自然的事。** 进入青春期，青少年不但身高、体重、外形等发生急剧变化，身体内部也发生一系列“质变”，男生出现遗精，女生迎来月经。这一切变化，使青少年对自己的身体和异性产生浓厚兴趣，对两性关系产生朦胧意识，萌生与异性交往的强烈欲望，这是伴随着生长发育而自然产生的正常心理和情感变化。

❷ **异性交往有利于青少年身心健康。** 异性交往对青少年身心的健康发展具有独特作用和价值。在与异性交往的过程中，青少年可以增加对异性的了解，形成个性方面的互补，获得安全感和稳定感，学会与异性相互尊重、平等相处，增强与异性相处的自信、自尊感，为将来与终身伴侣和谐相处做准备。

❸ **自然、适度的异性交往不会影响学习。** 只要父母正确看待，不大惊小怪，青春期男孩和女孩的友情并不都会影响学习。相反，它可以变成学习的动力。男孩和女孩在一起学习，不但能更好地激发他们内在的积极性和创造力，而且有助于他们取长补短，互相帮助和促进，进而提高学习效率。

父母与青春期孩子沟通的四个要点

❶ **加强知识教育。** 父母应通过各种形式对孩子进行青春期相关知识的传授，帮助孩子消除对性的神秘感，以正确的态度面对青春期，科学地认识自身的生理和心理变化，处理好友谊、异性交往等方面的问题。

❷ **明确异性交往准则。** 简而言之，青春期异性交往的准则是自然、适度。家长要引导孩子以正确的态度与异性相处，比如：尊重是前提，过分冷漠或过度亲昵都是不可取的；交往的范围应广泛；交往的场合应公开；交往的态度应真诚、信任；交往的方式应自然、大方。

❸ **厘清友情与爱情。** 家长应帮助孩子区别友情与爱情：爱情建立在异性间友谊的基础上，但异性间的友谊并不一定会发展到爱情；友情不涉及性需求，而爱情常伴有对性的需求；等等。在掌握必要的知识和技能的基础上，青春期孩子应该学会做出健康、安全、负责任的决定。在此过程中，家长要引导孩子在学习和思考中慢慢成长。

❹ **积极倾听，真诚沟通。** 家长应该转变对青春期异性交往的错误观念，平等、真诚地对待孩子：积极倾听，了解孩子内心的真实想法；坦诚地把自己的想法和态度告诉孩子；让孩子懂得“学习知识、健康成长”是青春的主旋律。家长还应该让孩子知道：当发现自己对异性有不同寻常的情感时，如何向家长、老师、同伴等寻求帮助；当异性向自己示爱时，如何坚定而礼貌地拒绝。PM

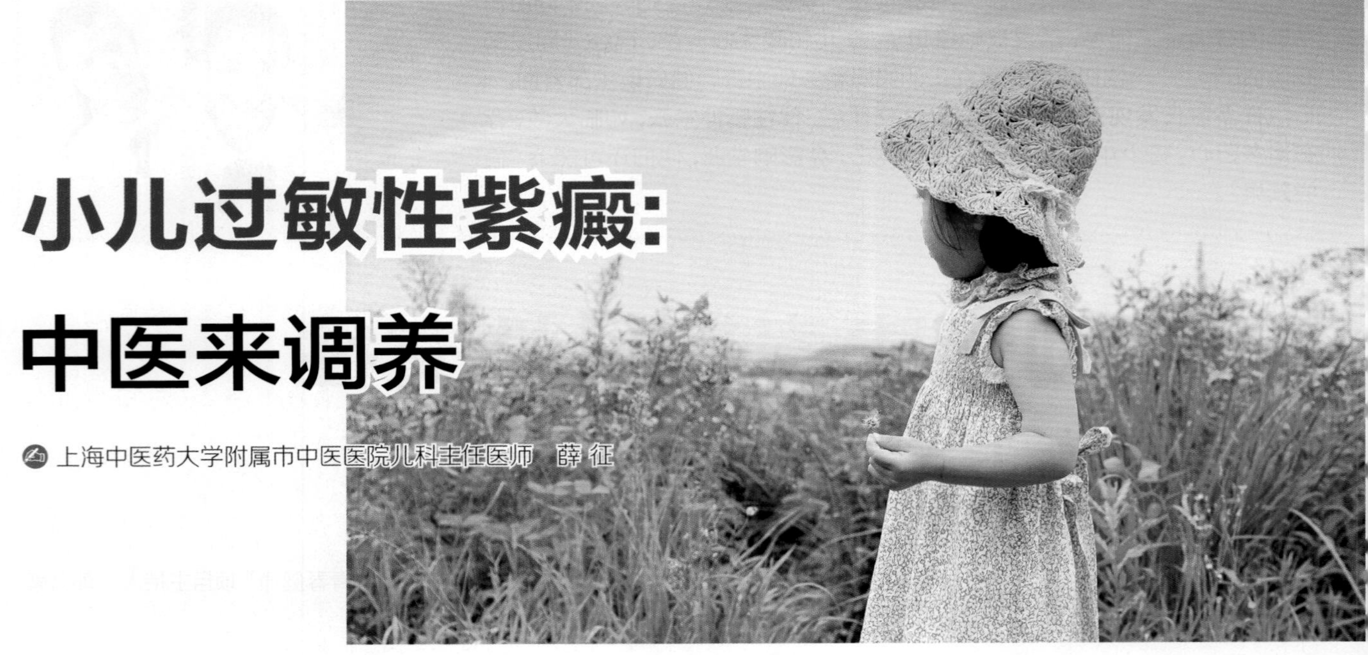

小儿过敏性紫癜：中医来调养

上海中医药大学附属市中医医院儿科主任医师　薛 征

生活实例

一天，何女士发现五岁女儿的腿上发出好多红点，以为是虫咬的，并未在意。谁知第二天，孩子腿上的红点更多了，她急忙带孩子去医院检查。医生说，孩子患了“过敏性紫癜”……

刘先生发现儿子洋洋的双腿上有一块块的紫斑，开始以为是与同学打闹磕碰的，没太在意。后来，洋洋不时说肚子痛，腿上的紫斑不仅没有消失，反而更严重了。去医院就诊后，也被诊断为“过敏性紫癜”……

医生的话

过敏性紫癜是一种小血管炎症，好发于 2 ~ 8 岁儿童，男孩多于女孩；一年四季均可发病，以春秋季居多；常以皮肤红点或紫斑为首发症状，多分布于臀部以下双下肢伸侧，对称分布，高出皮肤表面，用手按压不褪色。除皮疹外，部分患儿可出现腹痛、膝踝关节肿痛等症状，部分患儿还会出现血尿、水肿、血压增高等肾脏受损的表现。

绝大多数患儿病程较短，经过积极治疗和得当的养护，短则 1 ~ 2 周，长则 1 ~ 2 月，即可痊愈。有肾脏损害的患儿病程较长，可持续 1~ 2 年或更长时间，且易复发。

中医治疗需分型

中医学称本病为“紫癜”，属于“血证”范畴，是小儿常见的出血性疾病之一。发病的内因是小儿正气素亏，外因是感受外来邪气。出血量少者为轻症，出血严重伴大量便血、血尿、明显蛋白尿者为重症。通常，轻症以中医治疗为主，重症采用中西医结合治疗。

中医将本病主要分为风热伤络证、血热妄行证、脾不统血证、阴虚火旺证四种证型。前两型起病急、病程短，紫癜颜色较鲜艳，属实证；后两型起病缓、病情反复、病程较长，紫癜颜色较淡，属虚证。

风热伤络证以全身紫癜散发伴痒感等为特征，患者舌质红、苔薄黄、脉浮数；血热妄行证以心烦、口渴、便秘等热象明显为特征，患者舌质红绛、脉数有力；脾不统血证以面色萎黄、疲劳乏力、食欲不佳、头晕心慌等脾虚之象为特征，患者舌淡苔薄、脉细无力；阴虚火旺证以手脚心热、低热盗汗、心烦少寐、大便干燥、小便黄赤等阴虚火旺、阴津亏耗之象为特征，患者舌光红、舌苔少、脉细数。四种证型可分别采用方剂银翘散、犀角地黄汤、归脾汤、大补阴丸加减进行治疗。

美味药膳助调养

❶ 绿豆薏苡仁粥

【原料】绿豆 30 ~ 50 克，薏苡仁 15 ~ 30 克。

【制法】将绿豆及薏苡仁淘洗后放入砂锅内，加适量清水，武火煮沸后改文火熬，待其烂熟成粥即可。

【用法】每天两次，连服数日。

【适用】清热解毒，凉血止血，适用于风热伤络证或血热妄行证。

❷ 马兰鸭蛋汤

【原料】马兰头全草 60 克，青壳鸭蛋 2 个。

【制法】上二味同煮，鸭蛋煮熟后去壳，再煮至蛋呈黑色即可。

【用法】吃蛋喝汤，每天早、晚各一次，空腹食用。

【适用】清热凉血，适用于血热妄行证。

❸ 花生衣红枣汤

【原料】大枣 15 ~ 30 只，花生衣 5 ~ 10 克。

【制法】将大枣、花生衣同放入锅中，加水约 500 毫升，用文火煎至 100 毫升，捞出花生衣。

【用法】饮汤，也可食枣，每天一剂，分早晚两次服用，连服 1 ~ 2 个月。

【适用】补血生血，适用于脾不统血证。

❹ 党参龙眼黄鳝汤

【原料】黄鳝 1 ~ 2 条（50 ~ 90 克），龙眼肉 15 ~ 30 克，党参、黄芪各 10 ~ 15 克，白术 3 ~ 6 克，当归 3 ~ 6 克。

【制法】黄鳝去鳃及肠杂后洗净，与洗净的党参、龙眼肉、黄芪、白术、当归同放入锅内，加清水适量，文火熬煮一小时，稍加调味即可。

【用法】随量食用。

【适用】补脾益气，引血归经，适用于脾不统血证。

❺ 骨髓红枣糯米粥

【原料】猪（或牛、羊）大骨 250 ~ 500 克，大枣 30 ~ 50 克，糯米 50 ~ 100 克。

【制法】将猪（或牛、羊）大骨洗净，煮 2 小时。去骨留汁，加入大枣、糯米，煮成粥即可。

【用法】每天早、晚各服一次，连服一个月。

【适用】补血生髓，适用于脾不统血证或阴虚火旺证。

❻ 桂圆鹌鹑蛋汤

【原料】鹌鹑蛋 2 ~ 4 枚，龙眼（桂圆）肉 10 ~ 15 克，红糖 5 ~ 10 克，鸡汤或鸭汤适量。

【制法】将鹌鹑蛋去壳，与龙眼肉、红糖一同放于碗中，加适量鸡汤蒸熟即可。

【用法】每天早餐一次，经常食用。

【适用】补气生血，适用于脾不统血证。

❼ 藕梨荸荠汁

【原料】鲜藕 1000 克，生荸荠、甘蔗、梨各 500 克，鲜生地黄 120 克。

【制法】将荸荠洗净泥沙，去皮、切碎；鲜藕洗净，切为碎丁；甘蔗去节，切碎；梨削去外皮、去核。上述五味榨汁。

【用法】每天 2 ~ 3 次，每次 10 ~ 20 毫升，连服数日。

【适用】滋阴生津，凉血止血，适用于阴虚旺火、热象明显者。PM

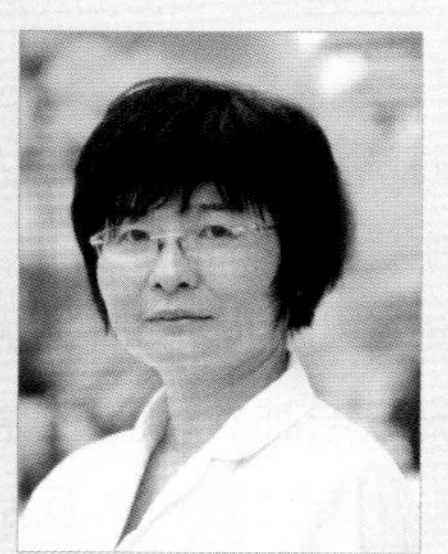

专家简介

薛 征 上海中医药大学附属市中医医院儿科主任医师、教授、博士生导师，全国第三批名老中医药专家学术继承人，上海市首届中医药领军人才，中华中医药学会儿科分会副主任委员，中国民族医药学会儿科分会副会长，中国中医药研究促进会综合儿科分会副会长。

薛征医生谈“紫癜”

有的患儿因病情反复发作，会引发焦虑情绪，家长要密切注意孩子心理的变化，进行安慰和疏导，身心并治，促进患儿早日康复。

“肺与大肠相表里”是中医学传统理论，首见于《黄帝内经》。中医学认为，肺与大肠通过手太阴肺经和手阳明大肠经的相互络属构成表里关系，在生理上相互依存，病理上相互影响。比如，临床多见严重持久的便秘引起胸闷、气喘等呼吸异常，而肺部病变也可引起腹胀和排便异常。

谈谈“肺与大肠相表里”

上海中医药大学附属龙华医院预防保健科主任医师　方泓

清肺热、泻肠腑：中医“抗疫”有良效

在抗击新冠肺炎疫情中，这一经典理论发挥了重要作用。部分新冠肺炎重症患者前期症状不明显，但进展迅速，出现发热、咳嗽、喘憋、气促、恶心、大便不畅等“肺肠同病”的表现，治疗时遵循“肺与大肠相表里”，既清泄肺热，又通泻肠腑，有助于改善患者的临床症状，缩短病程。

新冠肺炎相关中医诊疗方案运用“肺与大肠相表里”理论治疗疫毒闭肺重证时，以通腑泻热的承气汤类方（包括大承气汤、小承气汤、调胃承气汤、宣白承气汤等）、凉膈散、升降散等为代表方。

大、小承气汤及调胃承气汤出自汉代张仲景所著《伤寒论》，是“下”（通下、泻下之义）法的代表方剂。宣白承气汤出自清代温病学经典著作《温病条辨》，有宣肺通腑、理气攻浊的功效。

“肺与大肠相表里”不局限于“肺炎”

其实，“肺与大肠相表里”的理论并不局限于肺炎的治疗。临床上有“肺病治肠”“肠病治肺”“肺肠并治”的方法，若使用得当，能取得良好疗效。

❶ 肺病治肠

泻下通便法可泻肺热、逐痰饮、降气止咳平喘，常用于治疗肺炎、支气管哮喘、慢阻肺、肺脓肿、肺心病、肺性脑病、急性呼吸窘迫综合征等病辨证属于肺脏实热证者，可引热下行，中医称之为“釜底抽薪”。

例如，肠道管理是治疗急性呼吸窘迫综合征的有效方法，运用通腑泻肺中药可降低患者体内炎症反应水平，改善肺通气功能及肠道屏障功能。

❷ 肠病治肺

肺热壅盛、肺气虚弱、肺阴不足、肺失宣肃等肺脏病变会引起大肠传导功能紊乱，故针对便秘、泄泻、肠炎、肛肠病等肠系疾病，根据病情辨证加入补肺、肃肺、宣肺的药物进行治疗，可以改善症状。

例如，大肠气机不利会导致习惯性便秘，在处方中加入桔梗、杏仁等入肺经的中药调理肺的宣发肃降，可以达到改善大肠排浊功能的目的。中医称之为“下病上治”或“提壶揭盖”。

❸ 肺肠并治

对肺与大肠的病变不能孤立看待，应看作一个整体。高热兼有便秘的肺炎患者，痰热壅阻在肺，肺气不降，影响了大肠的传导功能，宜采用“宣上通下”的方法进行治疗，在清肺定喘的同时泻热通便。

哮喘发作期患者出现腹泻和便秘的大便异常症状时，也不能单纯治肺，而应“肺肠并治”。

部分胸外科手术后患者出现胸闷、发热、腹胀、大便干结等症状，除清热解毒、活血化瘀以治肺外，还应“通里攻下”，使肺部实热从大便而下，改善大肠功能及肺部气血瘀滞，有利于肺部感染的控制和损伤的修复。PM

带状疱疹，俗称“缠腰龙”，又称缠腰火丹、蛇串疮、蛇丹、蜘蛛疮等，由水痘-带状疱疹病毒感染引起。患者一般先出现神经疼痛，过一段时间，皮肤可出现条带状的疱疹。疱疹出现的时间因人而异：部分患者一两天就可出现水疱，有些老年人甚至出现大疱、血疱；有些患者三五天或一周才出现疱疹；也有一些患者只有神经痛，而无疱疹。其实，“缠腰龙”不止“缠腰”，头面部也是带状疱疹的好发部位。

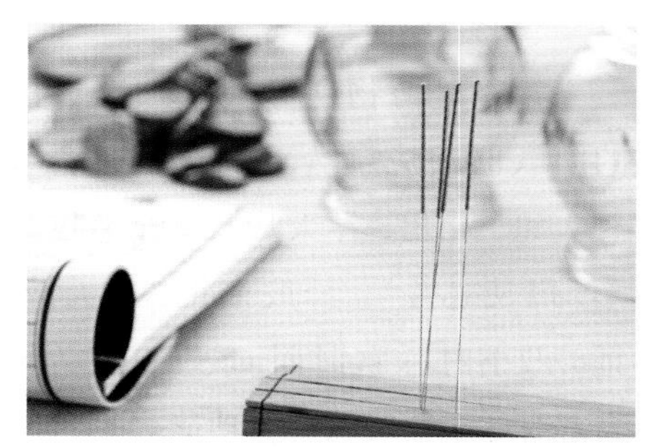

针灸“利器”快斩“缠腰龙”

上海中医药大学附属岳阳中西医结合医院针灸科主任医师　丁邦友

带状疱疹一年四季均可发，但在季节变换时，如冬春、夏秋之交，人体免疫力易下降，发病率会上升。

治疗应趁早

带状疱疹患者在出疹前会出现皮肤感觉异常或不同程度的疼痛，可伴有头痛、畏光、发热等表现。因此，即使没有疱疹，当出现不明原因的皮肤烧灼感、针扎感，碰触或搔抓后疼痛明显时，患者应及时就诊。

带状疱疹若治疗不及时，容易留下后遗神经痛，持续的疼痛会严重影响患者的生活质量，常引起情感、睡眠障碍。临床观察发现，患者年龄越大，留下后遗症的概率越高。

针灸可止痛，须防后遗神经痛

明代《外科心法》论述带状疱疹：“此证俗名蛇串疮，有干湿不同，红黄之异，皆如累累珠形。”其主要证型有肝心二经风火证、脾肺二经湿热证及肝火妄动证，治以泻热清肝、健脾除湿、疏肝理气。针灸治疗带状疱疹具有一定优势，可减轻疼痛程度、缩短病程，并预防后遗神经痛。

针灸治疗采取毫针围刺、皮肤针叩刺、穴位埋针、耳针、电针、艾灸等手段，根据患者病情需要，还可配合拔罐、电磁波照射和中药治疗。

病情初起时，以清热利湿或泻火解毒为主，结合活血通络止痛。常用穴位包括阴陵泉、血海、三阴交、行间、期门、章门、侠溪、曲池、支沟、华佗夹脊穴及皮损局部穴位。部分患者的带状疱疹发于眼周，则另选阳白、鱼腰、丝竹空、太阳、颧髎、四白等眼周局部穴位。

早期围刺皮损局部穴位及进行刺络拔罐对于减轻疼痛和预防后遗神经痛尤为重要，具有活血通络、祛瘀泻毒的功效。宜每日一次，每次留针20分钟，待水疱干涸后，改为一周3次，2周为一疗程，直至疹退痛消。由于部分患者的神经痛会“卷土重来”，故即使疼痛缓解，也仍不能“掉以轻心”，可继续维持每周2次的针灸治疗1～2个疗程。

若患者初诊时已存在带状疱疹后遗神经痛，常加用足三里、悬钟、太溪、脾俞、肝俞等具有补益功效的穴位，或在上述穴位加用灸法，以扶正祛邪。围刺治疗时可加用连续波电针，以获得更好的止痛、镇静效果。每周治疗2～5次。一般治疗1周后，患者的疼痛可逐步减轻，2周后针刺镇痛明显起效。在皮损局部及疼痛处穴位埋针，可持续激发穴位活性，控制疼痛程度。PM

专家简介

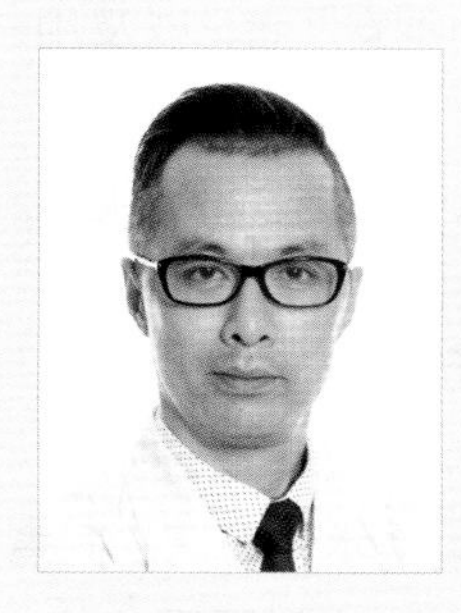

丁邦友　上海中医药大学附属岳阳中西医结合医院针灸科主任医师，上海针灸学会脑病分会常委，中国针灸新九针专业委员会委员，上海市中西医结合学会重症医学专业委员会委员，陆瘦燕传统针灸流派传承人。擅长针灸治疗偏头痛、颈椎病、腰膝疼痛等。

春季是万物复苏、天地之气开始萌发之季，人体的阳气也顺应自然，向上、向外舒发。《素问·四气调神大论》指出，春天应“夜卧早起，广步于庭，被毛缓形，以使志生”。一般来说，春天应早睡早起，每晚保证6～7小时睡眠时间，晚上10时左右入睡，早晨6点左右起床。部分人因脾胃功能失调、肝火旺盛等原因，在春季容易出现一些睡眠问题。

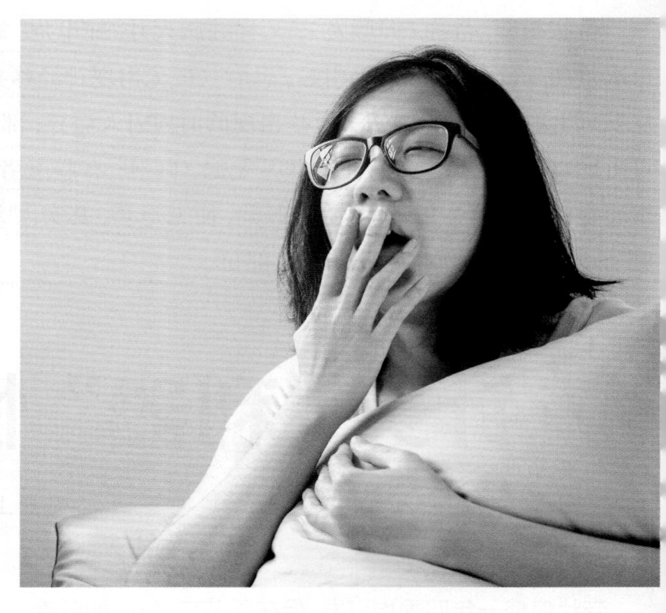

中医助眠小验方

上海中医药大学副教授　孙丽红

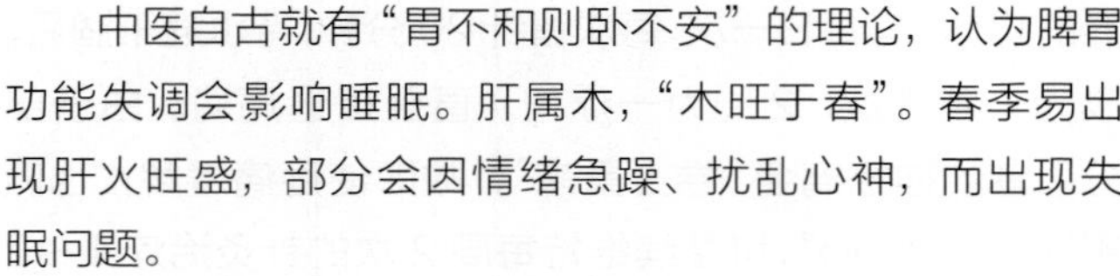

中医自古就有“胃不和则卧不安”的理论，认为脾胃功能失调会影响睡眠。肝属木，“木旺于春”。春季易出现肝火旺盛，部分会因情绪急躁、扰乱心神，而出现失眠问题。

助眠验方一：半夏秫米汤

【组成】制半夏10克，秫米15克。

【用法】将制半夏和秫米放入锅中，加清水500毫升同煮，取汁200毫升，睡前服用。

【点评】本方出自《黄帝内经·灵枢》，用于治疗邪之所客导致阴阳不交而引起的失眠。现代多应用于痰饮内阻、脾胃不和、消化不良所致的失眠，被称为“失眠第一方”。半夏具有燥湿化痰、降逆止呕、消痞散结之功效，能通阳、降逆而通泄卫气。秫米可祛风除湿、和胃安神。适用于脾胃不和、消化不良，即“胃不和则卧不安”者，以及用一般安神法效果不显著者。

【注意事项】口干、口气臭秽、大便干结者不宜服用。

助眠验方二：百合鸡子黄汤

【组成】百合50克，鸡蛋黄1个，冰糖适量。

【用法】百合浸冷水中，出白沫，去水，与清水同煮，加蛋黄搅匀再煮，加冰糖调味。睡前半小时服用。

【点评】本方出自《金匮要略》。中医认为，百合味甘性微寒，具有养心安神、润肺止咳的功效，可治疗心肺两虚、失眠多梦、神情恍惚、心情抑郁等症，有一定的宁心、安神、助眠作用。鸡蛋黄具有除烦安神、滋阴健脾作用。适用于病后体弱者、老年人，以及神经衰弱、抑郁、脾气急躁等症者。

【注意事项】百合偏凉性，故风寒咳嗽、脾胃虚寒者慎食。

助眠验方三：菊花夏枯草煲猪肉

【组成】夏枯草10克，菊花15克，陈皮10克，瘦猪肉50克，食盐和味精各适量。

【用法】将猪肉切薄片，夏枯草、菊花和陈皮装入纱布袋中，放入砂锅内，加适量水，文火炖至肉酥烂，弃药袋，加食盐、味精调味，食肉饮汤。

【点评】本方在《食物疗法》基础上改良而成，有平肝清热、疏肝解郁安神效果，适用于春季肝火偏旺，证见头痛、眩晕、烦躁、失眠者。夏枯草专清肝火，主治肝火上炎之头晕、睡眠欠安者；菊花能清肝火、熄内风；陈皮疏理肝气、调理脾胃；猪肉补肾养血、滋阴润燥，合而用之，可调肝、清肝、助眠。

【注意事项】脾胃虚寒，大便溏薄者慎用。PM

春暖花开，本是踏青的好时节，但过敏性鼻炎的患者们却非常苦恼：过敏来袭，鼻痒欲揉、喷嚏频频，猝不及防的“一把鼻涕一把泪”，十分煞风景，令人全无赏花观景好兴致。

按穴巧解“频嚏”苦

上海市针灸经络研究所副主任医师　秦秀娣

过敏性鼻炎属于中医学“鼻鼽”的范畴，由肺、脾、肾三脏气虚加之外邪侵犯鼻窍，肺失宣肃所致。肺主皮毛，肺气虚则体表不固，易受花粉等外邪异气侵袭；脾气虚则清阳不升，故鼻塞不利，加之脾运化水液的功能失常，故鼻黏膜苍白、水肿而流清涕；肾气化功能失调，纳气不足，故喷嚏连连。

《黄帝内经》指出：“邪之所凑，其气必虚”。意思是：外邪之所以侵犯人体，是因为人抵抗邪气的能力下降了。

针灸可以协调脏腑功能，平衡阴阳，改善局部血液循环，从而减轻鼻黏膜炎症。针灸治疗过敏性鼻炎，通常以迎香穴为主穴，配合鼻通、风池、合谷、足三里、印堂等穴，随证加减。患者也可在家进行经穴保健，短期能缓解症状，持之以恒则疗效更明显。

• 风池穴

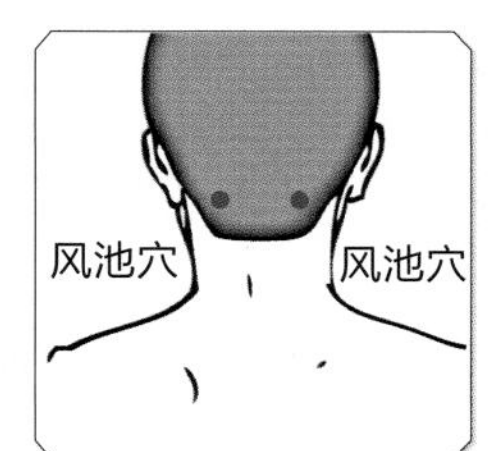

【取穴】颈部枕骨下方，胸锁乳突肌与斜方肌上端之间的凹陷处。

【方法】向深处用力按揉，或者采用对捏两侧穴位的方法，每次1～2分钟。

• 合谷穴

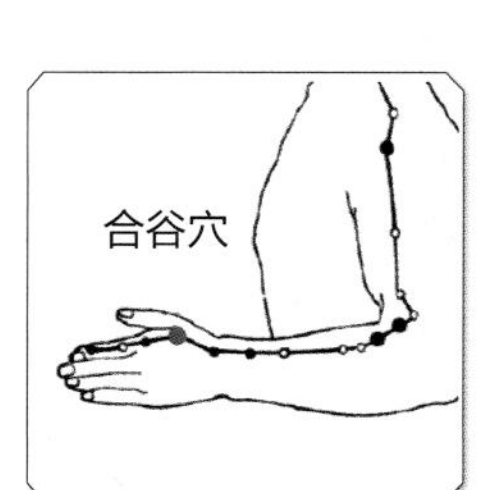

【取穴】食指、拇指并拢，虎口处隆起肌肉的约平第二掌骨中点处。

【方法】一手拇指指尖置于另一手的合谷穴，用力按揉1～2

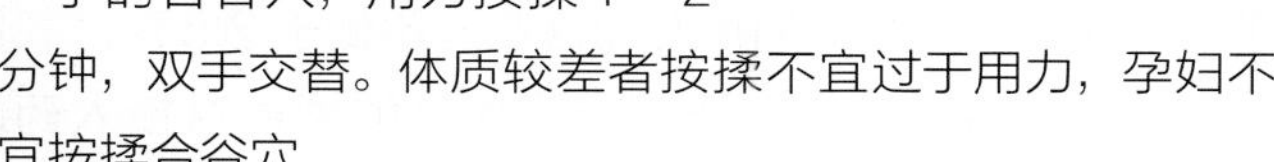

分钟，双手交替。体质较差者按揉不宜过于用力，孕妇不宜按揉合谷穴。

• 印堂穴

【取穴】眉头连线的中点。

【方法】按揉1～2分钟。

• 迎香穴

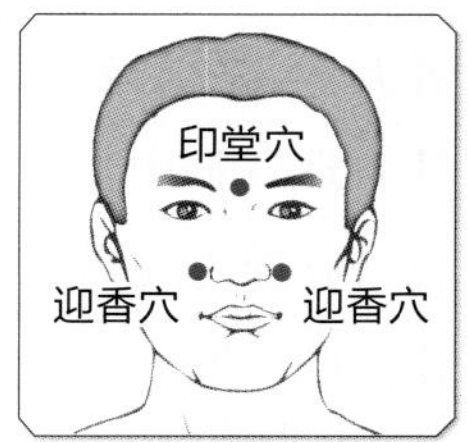

【取穴】鼻翼外缘中点旁，鼻唇沟中。该穴是治疗鼻塞要穴。

【方法】按揉两侧迎香穴1～5分钟。

• 鼻通穴

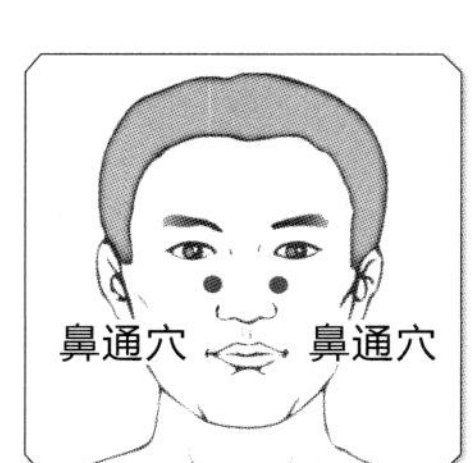

【取穴】又名上迎香，在鼻孔两侧，靠近鼻唇沟上端处。

【方法】双手大鱼际沿鼻通穴两侧，上下往返用力摩擦，上至鼻根，下至迎香穴，重复20～30次。

• 上星穴

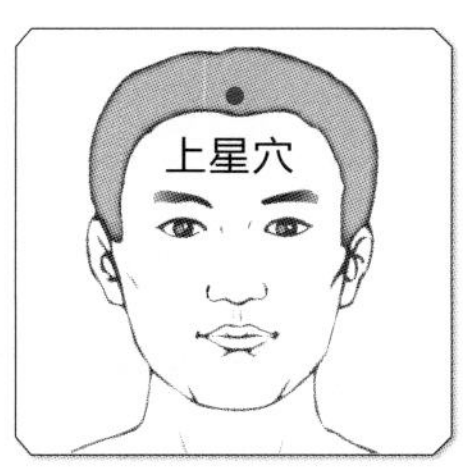

【取穴】头部前发际正中直上1寸。

【方法】按压1～2分钟。

• 足三里穴

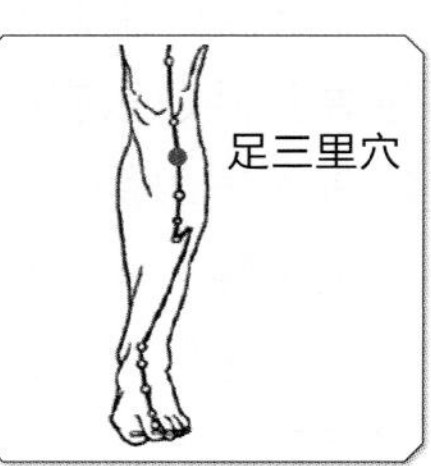

【取穴】小腿外侧，犊鼻（外膝眼）下3寸，胫骨前缘外侧1横指。

【方法】按揉3～5分钟；或用艾条悬灸，每次10～20分钟。PM

注意事项

鼻部按摩以舒适为度，遵循“由轻到重，由浅入深，循序渐进”的原则。擦动时手法宜轻柔；按揉时手法可加重。此外，捏鼻、擦鼻翼也可通利鼻窍，改善局部血液循环，缓解喷嚏、鼻塞等症状。

陈皮是芸香科植物橘及其栽培变种的成熟果皮经晒干或低温干燥制成，分为陈皮和广陈皮。其中，陈皮为橘、福橘、朱橘、柑的果皮，产于四川、浙江、江西、湖南、福建等地；广陈皮为茶枝柑、四会柑的果皮，主产于广东新会、四会等地，品质佳，是传统的道地药材。橘皮入药以陈年者为佳，故名陈皮。陈皮味辛、苦，性温，具有理气调中健胃、燥湿化痰的功效，适合治疗脾胃气滞湿阻、胸膈满闷、脘腹胀痛、不思饮食、咳嗽痰多等症。

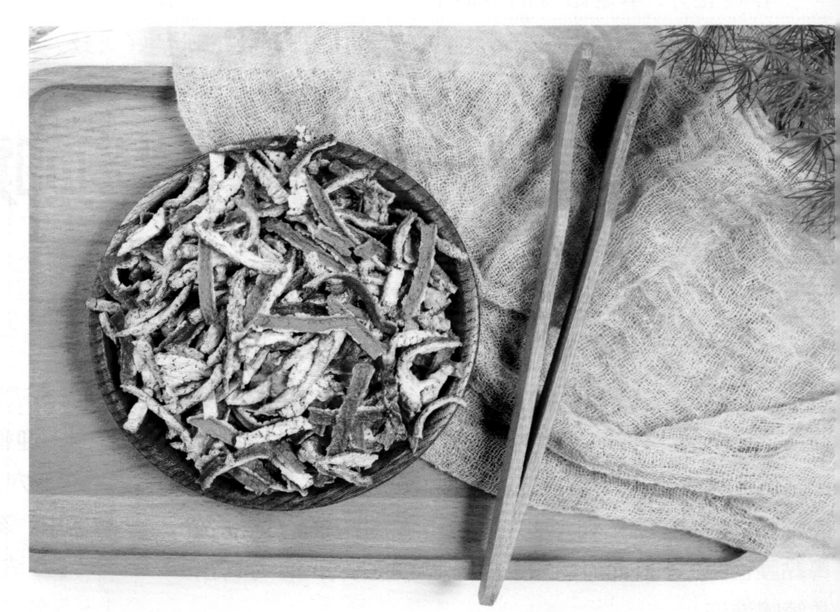

存放陈皮，越久越好吗

上海中医药大学教授 王海颖

陈皮存放多久，药用价值佳

李中梓在《雷公炮制药性解》中提到陈皮："收藏又复陈久，则多历梅夏而烈气全消，温中而无燥热之患，行气而无峻削之虞。"就是说，经过时间陈化后，橘皮烈气消除，药性更加温和。关于陈皮，一直有"百年陈皮胜黄金"之说。那么，陈皮是不是放置越久，功效越好呢？

陈皮的药用成分主要为挥发油、橙皮苷等。橙皮苷是一种黄酮类苷，由芸香糖基与橙皮苷元组成，存放时间越长，陈皮内所含的芸香糖与橙皮苷元结合形成的橙皮苷含量越高，阻碍橙皮苷从陈皮中分离出来的挥发性油类物质越少，橙皮苷可以被更充分地分离出来。有研究表明，存放18个月的陈皮，祛痰作用和水煎剂缓解十二指肠痉挛的作用较佳。

明代杜文燮编著《药鉴》中有谓"陈皮须用隔年陈"。陶弘景在《神农本草经集注》中提到"凡狼毒、枳实、橘皮、半夏、麻黄、吴茱萸，皆欲得陈久者良，其余须精新也"，由此而来中药"六陈"之说。《药性赋新编》对"六陈"有谓："均系辛烈之品，恰当地存放一定时间后，其辛烈之性有减，则药性较纯和而效尤佳。"

无论陈皮的品种、产地，还是炮制方法，均有严格规范，必须符合相关标准。2015版《中华人民共和国药典》规定，陈皮饮片的挥发油含量应不低于2.5%。

陈皮应存放有度，既不能将新鲜的橘皮直接入药，也不应将陈皮无限期地"收藏"。目前一般以存放2～3年为宜。许豫和在《怡堂散记》中也提道："陈皮须备广产，二三年者为上，新者气烈。"

四款自制陈皮

❶ 蜜制陈皮

取干净橘子皮100克，剪成小方块或切丝，将蜂蜜以文火炼成黄色（每100克干橘皮用蜂蜜约20克），加适量开水稀释，将橘皮倒入，拌匀至蜂蜜吸尽，再置热锅内，文火炒至黄色不粘手。出锅晾凉，即可得到蜜制陈皮。

每日取5～6克，即食或泡水均可，具有消食解腻、健脾化痰润肺之功。

❷ 陈皮蜜酱

橘子皮5张，槐花蜜2汤匙，白糖1汤匙。将橘子皮洗净，不去橘络，用开水焯后沥干水分。将橘子皮切成碎末后放入锅中，加适量开水和白糖，小火熬煮10分钟。加入蜂蜜，继续小火慢熬5分钟，冷却后即可食用。

陈皮蜜酱具有镇咳、健胃的功效，既能冲水代茶饮，又能代替果酱佐餐。

❸ 酒制陈皮

每100克干橘子皮加食醋3克，黄酒、食盐各5克，拌匀，闷12小时。待其将液体吸干后，以大火蒸透，晒干后即得酒制陈皮。

酒制陈皮不含糖分，具有行气健脾、止呕开胃、活血行气的功效，较适合糖尿病、肥胖、血脂异常人群食用，每天2～3次，每次9克左右。

❹ 陈皮蜜饯

取干陈皮500克，用清水洗净。将陈皮切成大小相同的细长条，放入锅中，加水煮10分钟至稍软（不要煮烂）后捞出。将500克白糖放入锅中，加适量清水，大火煮沸后转小火，熬煮至白糖溶化。将陈皮倒入锅中，与糖浆混合，慢慢熬至水干后捞出，放到阳光下或干燥、通风处晾晒约1周，待其自然风干。最后，在风干的陈皮上撒上绵白糖即可。

陈皮蜜饯可以作为茶余饭后的零食，既能解油腻，又能消脂理气，味道也很不错。不过，应注意控制食用量，切不可贪嘴。

六则陈皮验方

陈皮有理气、健胃、燥湿、祛痰的功效，常用于治疗消化不良。广东人常将其用于菜肴、汤羹、炖品、粥品之中，用以去腥提鲜。广东新会的道地药材陈皮，素有“千年人参，百年陈皮”的美誉，是“广东三宝”之一。

❶ 二陈汤

陈皮、半夏、茯苓各9克，甘草3克，水煎服。本方为化痰和胃的常用方，用于治疗湿痰咳嗽，症见痰多色白、胸膈胀满、恶心呕吐、不思饮食、头晕心悸、舌苔白润、脉滑等。

❷ 陈皮粥

陈皮10克（研末），糯米50克。先煮糯米，在米半熟时，放入陈皮末，同煮至熟，晨起早餐时食用。

此粥健脾理气，适用于脾失健运引起的食后腹胀、嗳气不舒等症。

❸ 陈皮薄荷汤

陈皮、薄荷叶各60克，煎汤去渣后，用毛巾浸汤热敷。可治疗急性乳腺炎。

❹ 陈皮山楂酒

陈皮50克，山楂果酒1000毫升，白酒500毫升。将陈皮撕碎，浸入白酒中，7天后去药渣，与山楂酒混合即成。此酒有行气健脾、燥湿降逆、止呕开胃的功效，用于消化不良、食少胃满、脘腹胀痛等症。每日3次，每次10～15毫升。

❺ 陈皮牛肉

陈皮50克，牛肉250克，莲藕500克，红豆250克，粗盐少许。将莲藕去皮、切块，用刀背拍松。瓦煲内放入适量清水，用武火煮沸后，放入莲藕、红豆、陈皮和牛肉，用中火继续煲3小时左右，加入粗盐调味。陈皮牛肉具有补血养颜、健脾和胃的功效，对痰湿积滞、脾胃虚寒等症有一定缓解作用。

❻ 山楂陈皮茶

将陈皮、山楂各6克与大麦茶一起冲服。山楂能消食解油腻，陈皮可理气，二者共用，有帮助消化的作用。PM

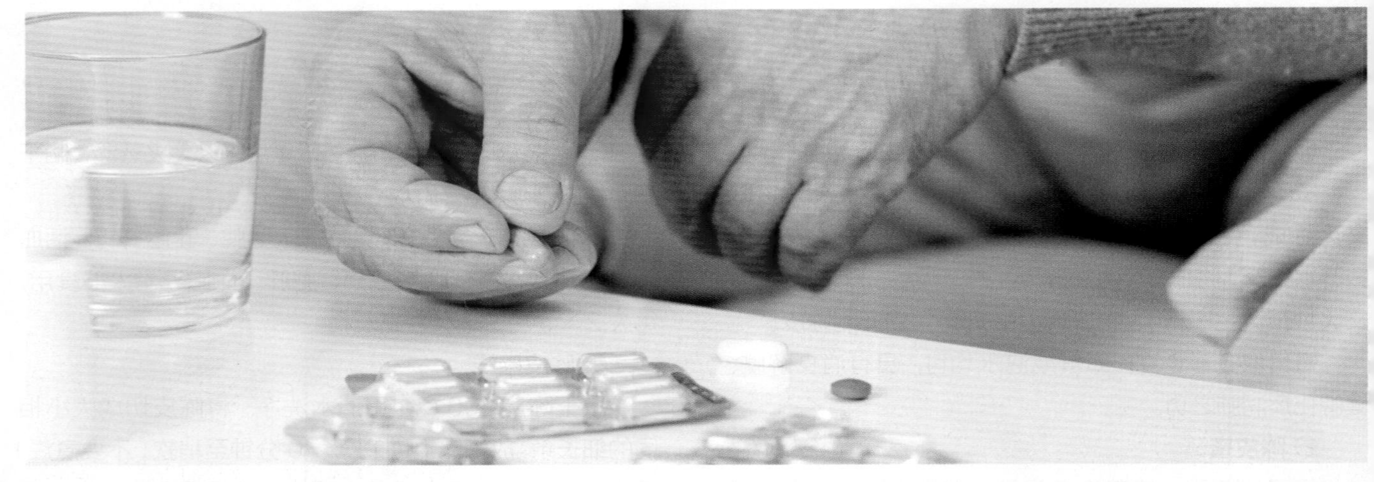

降压药疗效变差，可能非甾体抗炎药作怪

上海交通大学医学院附属第九人民医院
心血管内科教授　陈启稚

生活实例

63岁的刘女士是一名高血压患者，长期服用“普利类”降压药（血管紧张素转化酶抑制剂），血压控制良好。最近，刘女士发现自己血压升高了，便去医院就诊。医生仔细询问病史后发现，除高血压外，刘女士还患有类风湿关节炎。最近，因旧疾发作，她服用了非甾体抗炎药吲哚美辛。在排除情绪焦虑、失眠等可能导致血压变化的诱因后，医生告诉她，引起血压升高的原因可能是服了吲哚美辛。

降压药与非甾体抗炎药均为常用药，部分患者存在联合用药的情况。研究证实，非甾体抗炎药可拮抗β受体阻滞剂、利尿剂、血管紧张素转化酶抑制剂、血管紧张素Ⅱ受体拮抗剂的降压作用，导致降压疗效变差，高血压患者须提高警惕。

非甾体抗炎药包括阿司匹林、对乙酰氨基酚、吲哚美辛、双氯芬酸、布洛芬、罗非昔布、塞来昔布等。这类药物有抗炎、止痛、退热等作用。一些感冒药、止痛药，如泰诺、散利痛、芬必得、扶他林等，都含有非甾体抗炎药。

一般地说，血压正常的人服用非甾体抗炎药对血压影响较小。高血压患者，尤其是老年患者、合并糖尿病及肾功能不全的患者，服用非甾体抗炎药期间较易出现血压升高。

非甾体抗炎药可抑制环氧化酶的合成，使具有扩血管作用的前列腺素合成和释放减少、肾血管收缩，引起水钠潴留，降低β受体阻滞剂、利尿剂、血管紧张素转化酶抑制剂等降压药的作用。

需要注意的是，不同的非甾体抗炎药对血压的影响有一定差异：阿司匹林、布洛芬对血压影响较小，吲哚美辛、萘普生、罗非昔布对血压影响较大。高血压患者在联合使用这两类药物时，应在医生指导下酌情选用。PM

专家提醒

除非甾体抗炎药外，糖皮质激素、口服避孕药、红细胞生成素、拟交感神经类药物及部分中药也有升高血压的作用。

治妇科炎症：用对药，也要用对“路”

上海中医药大学附属岳阳中西医结合医院
妇科主任医师　张婷婷

生活实例

王女士结婚三年，宝宝一岁多。自从宝宝降生以来，王女士常有轻微下腹部坠胀、疼痛等不适。前不久，她出现阴道分泌物增多、外阴瘙痒难忍的症状，经诊断，王女士患有慢性盆腔炎，医生嘱其外用消炎栓。然而用药若干天后，王女士的病情不但没有好转，下腹部坠胀感还越发强烈。再次就诊时，医生详细询问了她的具体用药情况。原来，粗心的王女士未仔细查看药物说明书，竟将“直肠给药”误用为“阴道给药”，难怪不见效。

生殖系统炎症是妇科最常见的疾病之一，包括子宫内膜炎、盆腔炎、阴道炎、宫颈炎等。引起炎症的病原体众多，常见的有细菌、病毒、真菌、支原体、衣原体等。在妇科炎症的治疗中，许多患者不了解不同给药途径间的区别，想当然地将“阴道给药”默认为唯一途径，延误了病情。

局部治疗：占妇科炎症治疗的“半壁江山”

与全身性治疗相比，局部给药可避免药物对胃黏膜的刺激，最大限度减少药物不良反应。在妇科炎症的局部治疗中，尤以栓剂表现突出。

栓剂是用药物与适宜基质共同制成的固体制剂，形状如“子弹头”，可在人体正常体温下软化、溶解于腔道内，增加局部药物浓度与停留时间，产生局部治疗作用。按照给药途径不同，分为直肠用、阴道用、尿道用栓剂等。

局部给药，需注意“各行其道”

由于直肠紧邻盆腔，部分药物经直肠黏膜吸收后可在局部快速弥散，对盆腔炎等妇科疾病具有良好的局部治疗作用。部分直肠栓剂还有解热镇痛之效，可缓解盆腔炎所引起的腹痛等症状。

阴道给药主要用于阴道炎、宫颈炎等下生殖道炎症的治疗。值得注意的是，阴道用药应注意使用对象及使用时间的特殊性，包含“是否有性生活史”“是否怀孕”“是否处于经期”等，应在医生指导下使用。

给药方式混淆，有什么后果

一般而言，将通过直肠使用的药物误作阴道给药，不仅会影响治疗效果，还可能打破阴道内环境平衡，或造成阴道黏膜损伤。尤其对妊娠期女性而言，外用药物使用不当还可引起宫内感染，严重者甚至可发生流产、早产等不良后果。而若将阴道给药误作直肠给药，可致急性炎症得不到及时治疗，迁延不愈。PM

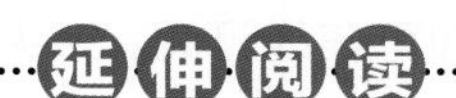

治疗妇科炎症的常用药物

❶ 西药

● **内服：**甲硝唑、替硝唑、氟康唑、阿奇霉素、多西环素、头孢菌素、左氧氟沙星等。

● **外用：**甲硝唑泡腾片、克霉唑栓剂、达克宁栓、咪康唑栓剂、制霉菌素栓剂、克林霉素软膏等。

❷ 中成药

● **内服：**妇科千金片、花红片等。

● **外用：**保妇康栓（阴道用药）、康妇消炎栓（直肠给药）等。

❸ 汤药

● **内服：**多以清热解毒、利湿止痒为主。常用方有五味消毒饮、止带方、萆薢渗湿汤等。

● **外用：**中药煎汤外用灌肠。药方常包含清热解毒药（白花蛇舌草、蒲公英、紫花地丁、虎杖、连翘）、利湿杀虫药（苦参、白鲜皮、蛇床子、百部）、祛风止痒药（荆芥、薄荷、防风、白芷）等。

年度订阅奖获奖名单下月公布

为回馈广大订阅读者对《大众医学》杂志的支持与厚爱，我们将于2020年7月举办一次年度订阅抽奖活动。每位获奖读者将获得由《大众医学》资深编辑精心挑选的健康图书大礼包一份，同时附赠《大众医学》创刊70周年纪念笔记本一本。

希望参与本次抽奖活动的订阅读者，请尽快将全年订阅单复印件寄到编辑部，或者将全年订阅单拍照上传至《大众医学》微信公众平台，并附上您的姓名、地址、邮编和联系电话。活动截止日期为6月5日。通过微信订阅全年杂志读者的信息将被自动纳入抽奖系统，不必重复发送。

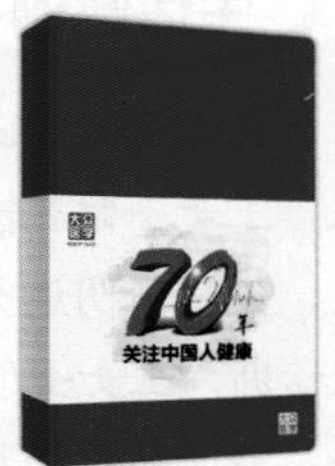

哪里可以购买杂志

《大众医学》官方微信平台全年提供微信订阅、购买杂志服务。如果您希望订阅全年杂志，用手机扫描“杂志订阅”二维码，进入《大众医学》微商城，即可在线订阅。如果您希望补齐今年的杂志，可以选择订阅2020年全年杂志；您也可以选择破季订阅，只需注明订阅杂志的月份即可（如2020年6月刊~2021年5月刊）。为避免杂志遗失，我们统一采用挂号的形式邮寄（挂号费为每月3元）。如果您想购买某一期杂志，可以扫描“杂志购买”二维码，注明需要购买的杂志刊期即可。

扫描二维码
订阅杂志

扫描二维码
购买杂志

敬告读者

每一个月，《大众医学》都会带给您权威、实用、最新的保健知识。出版前，每篇文章都经过严格审查和内容核实。我们刊出这些文章，并不是要取代看病就医，而是希望帮助大家开阔眼界，让自己更健康。

由于个体差异，文章所介绍的医疗、保健手段并不能适合每一位读者，尤其是在诊断或治疗疾病时。任何想法和尝试，您都应该和医生讨论，权衡利弊。

您可以通过以下方式，进一步了解有关专家信息：

1. 登陆《大众医学》官方微信公众号，直接留言或点击下拉菜单“专家专栏”，搜索相关学科，向专家咨询。

2. 发电子邮件至popularmedicine@sstp.cn或写信向编辑部咨询。

3. 通过114查询相关医疗机构电话，向医院了解专家近期门诊安排，就近就医。

敬告本刊作者

1. 本刊稿件一律不退，敬请自留底稿。从稿件投到本刊之日起，三个月后未得录用通知，方可另行处理。如需退稿（照片和插图），请注明。

2. 稿件从发表之日起，其专有出版权、汇编权和网络传播权即授予本刊，同时许可本刊转授第三方使用。本刊支付的稿费包含汇编图书稿费和信息网络传播的使用费。

3. 根据需要，本刊刊登的稿件（文、图、照片等）将在本刊或主办本刊的上海科学技术出版社的网页或网站上传播宣传。

4. 本刊作者保证来稿中没有侵犯他人著作权或其他权利的内容，并将对此承担责任。

5. 对于上述合作条件若有异议，请在来稿时声明，否则将视作同意。

医患关系要“顺时而变”

作者简介

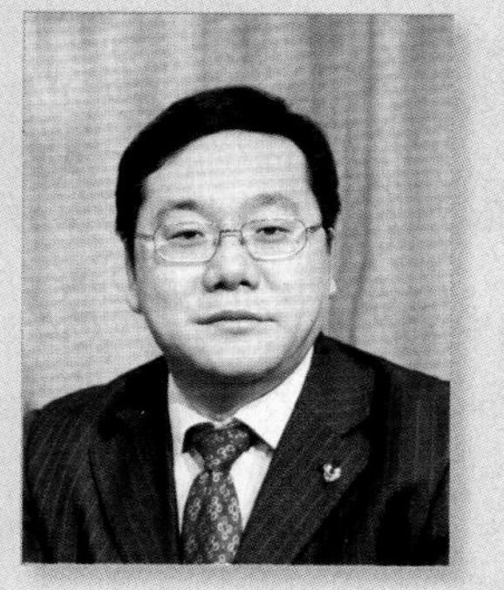

于广军，上海交通大学附属儿童医院院长、研究员、博士生导师，上海交通大学中国医院发展研究院医疗信息研究所所长，上海市预防医学会副会长，上海市医学会互联网医疗专业委员会主任委员。

于广军

长期以来，医患关系一直是医生和患者共同关注的一个焦点话题。

随着社会的进步，医患关系也需要发生转变。医生需要适应患者的变化。传统的医患关系是医生主动、患者被动，医生是医疗活动的主导者。但时代在进步，患者的知识层次提高了，有了更多参与医疗活动的意愿。尤其是互联网出现以后，患者获取信息更加方便，这也促使他们更多地参与医疗活动（在国外被称为“患者参与式医疗”）。面对这种情况，医生要顺势而为，从“医生为主导”模式向“医患共同决策”模式转变，让患者积极参与到医疗决策中。

当然，在医院门诊量很大、患者人数很多的情况下，实现这一模式面临挑战。医生往往没有足够时间倾听患者的诉说，没时间与患者进行详细讨论。虽然目前实现这一模式面临重重障碍，但医患共同决策的医疗模式仍是医患关系的大趋势。

从患者角度讲，医学界一直强调患者教育，即引导患者拥有正确的就医观念。“正确就医”包括的内容很广泛。比如，不要看什么病都往三甲医院跑，一些简单的小毛小病，完全可以就近在社区医院诊疗。患者还要有正确的生命观，不能认为什么病都能治疗好；事实上，并不是每种病都能治好，医疗具有很大的不确定性，这一点患者要清楚地认识到。

医患矛盾，很多时候是由于预期和实际情况不一致导致的。比如，一些患者会质疑：我的病为什么治了那么久还没有治好？实际上，很多慢性病是很难被治愈的，医疗的作用只是延缓病情进展，预防并发症。如果患者拿治愈的期望标准来衡量疗效，自然不会很满意。

患者应当明白，医疗消费是一种特殊消费，与购买普通商品不同，不能认为花了钱就一定能治好病。对医疗的不确定性，患者要做到心中有数，否则就可能导致心理不平衡。

医疗的复杂性、治疗结果的不确定性和信息的不对称是造成医患矛盾的主要因素。医生过于专业的解释，患者及家属听不懂；患者对医生不够理解和信任……这些都可能成为引发医患纠纷的导火索。因此，患者与医生之间务必多一分理解、信任与配合。

时代在进步，很多有利条件可以被利用起来，以改善医患关系。比如：医院利用网站、电话、微信、自助服务机提供预约挂号服务；医院尝试一站式静脉输液，患者付费后就可以直接到输液的地方等待；做诊前化验、提高预检水平，减少患者排队次数；利用手机应用为患者提供导医（包括医院导航）服务、用药安全提醒；等等。

总之，医患关系应“顺时而变”。医生要给患者提供更多的“参与机会”；患者也要理解医学的复杂性，保持合理预期，理解和信任医生。PM

Contents 目次 2020年6月

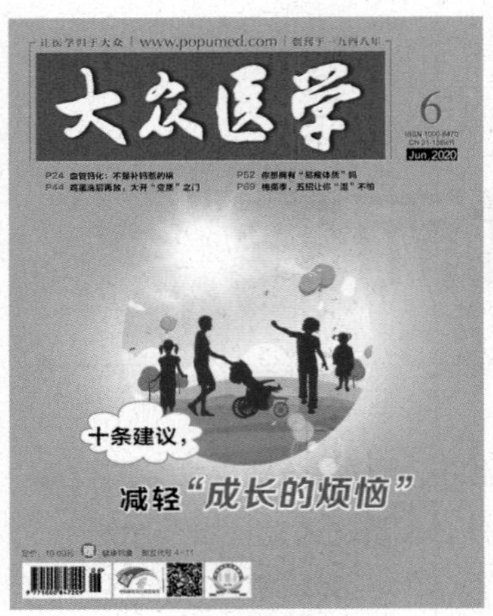

十条建议，减轻“成长的烦恼”

“健康无小事”，对孩子而言，尤其如此。孩子是家庭和国家的未来，家长对孩子身心健康的关注远胜于自己。无论是接种疫苗不当、男孩“私密事”之惑，还是过敏、长不高、牙病、叛逆之“困”；无论是与生活方式有关的肥胖、性早熟，还是数字时代下多发的眼病、游戏瘾……这些都可能影响孩子的一生，成为“童年不能承受之重”。针对孩子最常见、家长最关心的十大“成长烦恼”，本刊特邀儿科学和心理学领域的权威专家一一剖析，给出相关指导和建议，希望可以帮您减轻烦恼。

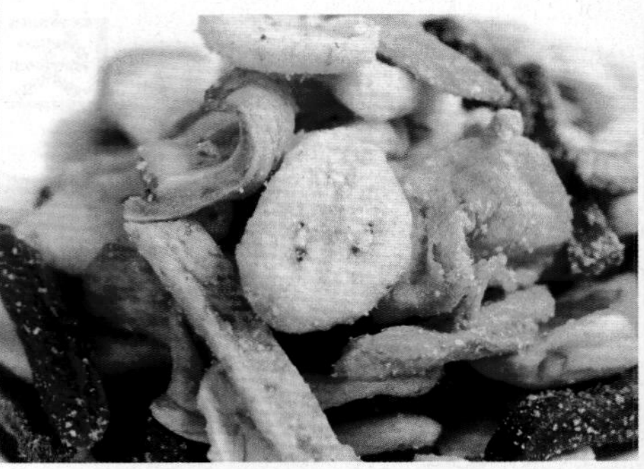

本期部分图片由图虫创意提供 本期封面图片由图虫创意提供

扫描二维码 关注大众医学

大众医学 官方微信公众号

大众医学 有声精华版

创刊于1948年　首届国家期刊奖　第三届中国出版政府奖期刊奖提名奖
新中国60年有影响力的期刊　全国优秀科技期刊一等奖　华东地区优秀期刊　中国百强报刊

大众医学®（月刊）

2020年第6期 Dazhong Yixue

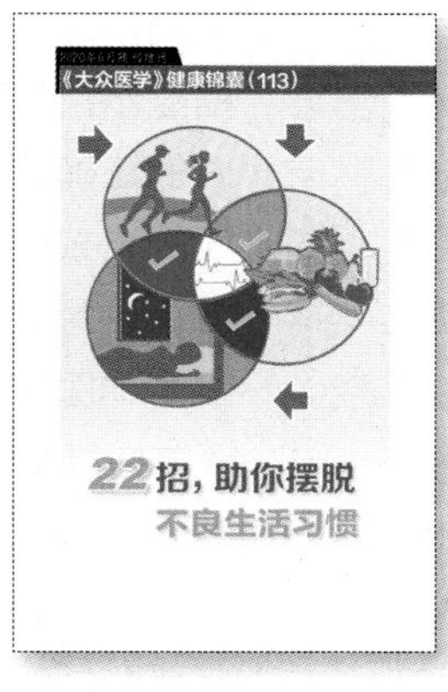

主　管　上海世纪出版（集团）有限公司
主　办　上海科学技术出版社有限公司

编辑、出版　《大众医学》编辑部
编辑部　(021) 64845061
传　真　(021) 64845062
网　址　www.popumed.com
电子信箱　popularmedicine@sstp.cn

邮购部　(021) 64845191
(021) 64089888转81826

营销部
总　监　章志刚
副总监　夏叶玲
客户经理　潘峥　丁炜　马骏　杨整毅　张志坚　李海萍
电　话　(021) 64848182　(021) 64848159
传　真　(021) 64848256　(021) 64848152
订阅咨询　(021) 64848257

广告总代理　上海高精广告有限公司
总　监　王萱
电　话　(021) 64848170
传　真　(021) 64848152

编辑部、邮购部、营销部地址
上海市徐汇区钦州南路71号（邮政编码200235）

发行范围　公开发行
国内发行　上海市报刊发行局、陕西省邮政报刊发行局、重庆市报刊发行局、深圳市报刊发行局等
国内邮发代号　4-11
国内统一连续出版物号　CN 31-1369/R
国际标准连续出版物号　ISSN 1000-8470
国内订购　全国各地邮局
国外发行　中国国际图书贸易总公司（北京邮政399信箱）
国外发行代号　M158

印　刷　杭州日报报业集团盛元印务有限公司
出版日期　6月1日
定　价　10.00元

80页（附赠32开小册子16页）

杂志如有印订质量问题，请寄给编辑部调换

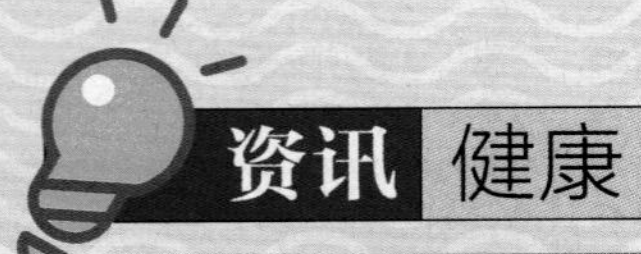

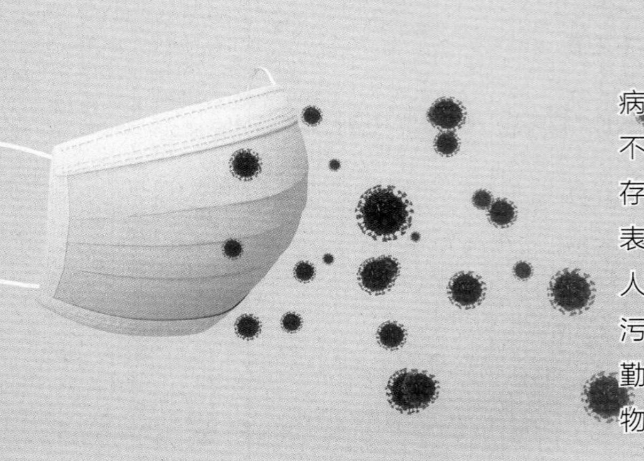

新冠病毒可在口罩表面存活 7 天

近期一篇发表在医学期刊《柳叶刀》上的研究提示，新冠病毒能在口罩表面存活 7 天。研究者测定了新冠病毒在室温下不同材料表面的存活时间，结果发现：新冠病毒在口罩表面可存活 7 天，在木材和普通衣物表面可存活 1 天，在玻璃和纸币表面可存活 3 天，在塑料和不锈钢表面可存活 4 ~ 7 天。研究人员指出，戴口罩时一定不能用手接触口罩外表面，以免手被污染。为了预防新冠病毒感染，要注意保持良好的卫生习惯，勤洗手，洗手前不要用手触摸面部。另外，对于可能被污染的物体表面，可以通过常用消毒方法进行消毒。

避免儿童误服药品或“非食品”

最近，国家卫生健康委发布的《如何防范儿童青少年意外伤害》中指出，误服是儿童伤害的常见情形之一，约 85% 的儿童误服和中毒发生在家中，受害者以 1 ~ 4 岁儿童最多见。为避免儿童“误服危害”，应注意以下几点：①慢性病患者服药后，应将药品及时收纳，并放置到儿童拿不到的地方，不要图省心而随便放置。②不要用饮料瓶盛放消毒剂，也不要将消毒剂放在儿童能拿到的地方。③若孩子生病，家长一定要遵医嘱给孩子用药，并在用药前认真阅读药品说明书。④不要自行给孩子服用成人的药物，即使减量使用也不合适；儿童和成人的药品要分开存放。⑤大人不要在低龄孩子面前服药，以免孩子模仿。⑥不可将药品称为“糖”，以免孩子被误导。

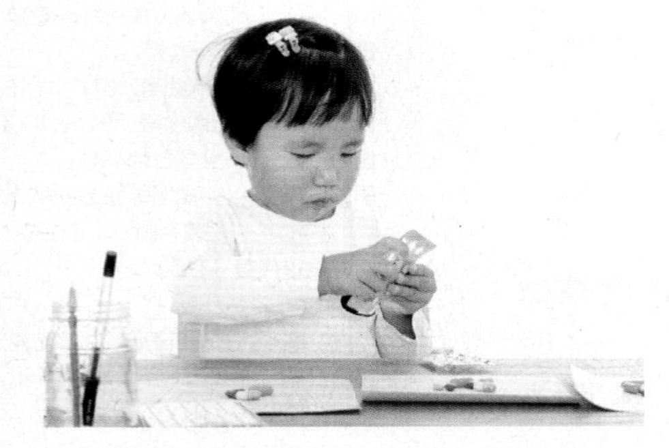

上海市民总体健康素养水平达 32%

近日，上海市健康促进中心发布最新数据：2019 年上海市民总体健康素养水平达 32.31%，继续保持全国领先水平，提前实现《健康上海行动》中 2022 年的目标。不过，上海市民在传染病预防、基本医疗和慢病管理等方面的知识仍有欠缺。监测数据显示，在预防传染病方面，只有 36% 的人掌握咳嗽、打喷嚏时的正确遮掩方法，有 55% 的人选择用手直接捂住口鼻这种错误的方式；26% 的人错误地认为，冬天为避免感冒，要少开窗或不开窗；20% 的人误以为预防流感最好的办法是服用抗生素。在基本医疗和慢病管理方面，当出现发热症状时，仍有 23% 的人不知道应及时就诊；33% 的人没有掌握玻璃体温计的正确读数方法；21% 的人觉得为了让医生重视，可以把病情说得严重些；17% 的人误认为生病后要首先选择输液；41% 的人误认为高血压患者自测血压稳定就不用定期到门诊进行随访治疗。

世界卫生组织：缺铁应受重视

世界卫生组织最近发布指南，倡议通过检测血清铁蛋白浓度来评估体内铁水平，以早期发现铁缺乏等问题。及时发现孕期妇女和低龄儿童的铁缺乏非常重要：孕妇孕晚期铁缺乏，会影响胎儿的认知功能发育；2 岁以下儿童铁缺乏，将严重影响大脑发育，导致日后学习困难。另外，在一般成年人中，铁缺乏可导致易疲劳、工作效率下降等问题。发现铁缺乏的孕妇和儿童要及时接受治疗，通过饮食调整、口服补铁等方法加以改善。

中国 2.1 亿人次“吃货地图”分析：油炸、烧烤及甜食对健康不利

近期，上海交通大学医学院附属瑞金医院宁光院士团队在《糖尿病杂志》上刊发了一项研究。研究团队根据在线搜索及购物软件中的互联网数据，创建了 2.1 亿余人次的饮食偏好标签，从 2010 年中国非传染性疾病监测中获取代谢数据，对我国人群的饮食偏好与糖尿病风险间的关系进行了探讨。

数据分析显示，中国人的饮食偏好具有不同的地域分布，与当地的气候和消费水平有关：生活在高纬度地区的居民更喜欢油炸食品；高海拔地区的居民更爱吃辛辣、麻辣食物，不喜欢烧烤食品和甜食。居住在冬季寒冷地区的居民更爱吃油炸食品；居住在夏季炎热地区的居民不喜欢辛辣食品，更偏爱甜食；在消费水平较高的地区，烧烤食品和甜食更受欢迎。

总体来说，不同年龄的人有着不同的饮食偏好：年轻人“更爱吃”，随着年龄的增长，食物的吸引力逐渐减弱；相较于其他食物，老年人对速食和烧烤食品偏好降低幅度最大。不同性别的人，食物偏好也不相同：女性更爱油炸食品和甜食，对辛辣食物的偏好度更高；对其他类型食品的偏好，男性和女性间没有显著差异。

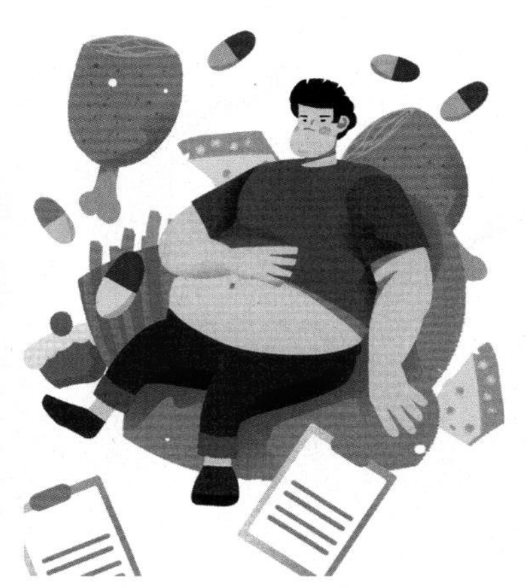

最重要的是，研究发现口味偏好与人群代谢水平“挂钩”：爱吃油炸食品者的糖尿病、高血压患病风险更高；烧烤食物吃得多，也会增加高血压、高血糖及肥胖的发生风险；甜食可增加糖尿病患病风险。

多动症与睡眠障碍的共病机制被发现

多动症是学龄儿童常见的一种心理障碍性疾病，严重影响孩子的智力发育和行为。多动症儿童往往还会出现睡眠障碍，在睡眠过程中也会伴有多动症的表现。近期，复旦大学领衔国际研究团队在多动症与睡眠障碍共病机制的研究中取得重要进展。

为找出多动症与睡眠问题之间的因果关系，该项研究通过因果推断统计模型发现，多动症患儿早期症状越严重，后期睡眠问题越多。在此基础上，研究团队开展了脑结构影像学研究，发现了与多动症症状和睡眠问题共同相关的若干关键脑区，主要集中在注意力网络和觉醒系统。基因与转录组学分析发现，一些主要参与昼夜节律调控和神经信号传导等分子生物学过程的特殊基因，在上述脑区中表达较多。在这些脑区中，若脑灰质较少，则患儿症状更严重，后期睡眠问题更多。

复旦大学类脑智能科学与技术研究院院长冯建峰表示，多动症与睡眠障碍共病机制的发现，或有助于研发设计新的早期多动症治疗方案，以减轻患儿的多动症症状和睡眠问题。

三阴性乳腺癌治疗“中国方案”全球首发

如今，乳腺癌已逐渐成为可防可治的“慢性病”，但三阴性乳腺癌（雌激素受体、孕激素受体和人表皮生长因子受体均为阴性）5 年内的复发、转移风险依旧居高不下，是最难治的乳腺癌。

近日，由复旦大学附属肿瘤医院乳腺外科主任邵志敏教授领衔、一项历经 8 年的相关临床试验研究最新成果表明，在传统化疗基础上联合卡培他滨的辅助化疗方案，可使三阴性乳腺癌患者 5 年生存率提高至 86.3%，总生存率提高了 2.6%，预后极大改善。这一治疗方法被誉为三阴性乳腺癌治疗的“中国方案”。据悉，该方案未来有望写入相关指南，成为全球三阴性乳腺癌治疗的标准方案。PM

“健康无小事”，对孩子而言，尤其如此。孩子是家庭和国家的未来，家长对孩子身心健康的关注远胜于自己。无论是接种疫苗不当、男孩“私密事”之惑，还是过敏、长不高、牙病、叛逆之“困”，无论是与生活方式有关的肥胖、性早熟，还是数字时代下多发的眼病、游戏瘾……这些都可能影响孩子的一生，成为“童年不能承受之重”。针对孩子最常见、家长最关心的十大“成长烦恼”，本刊特邀儿科学和心理学领域的权威专家一一剖析，给出相关指导和建议，希望可以帮您减轻烦恼。

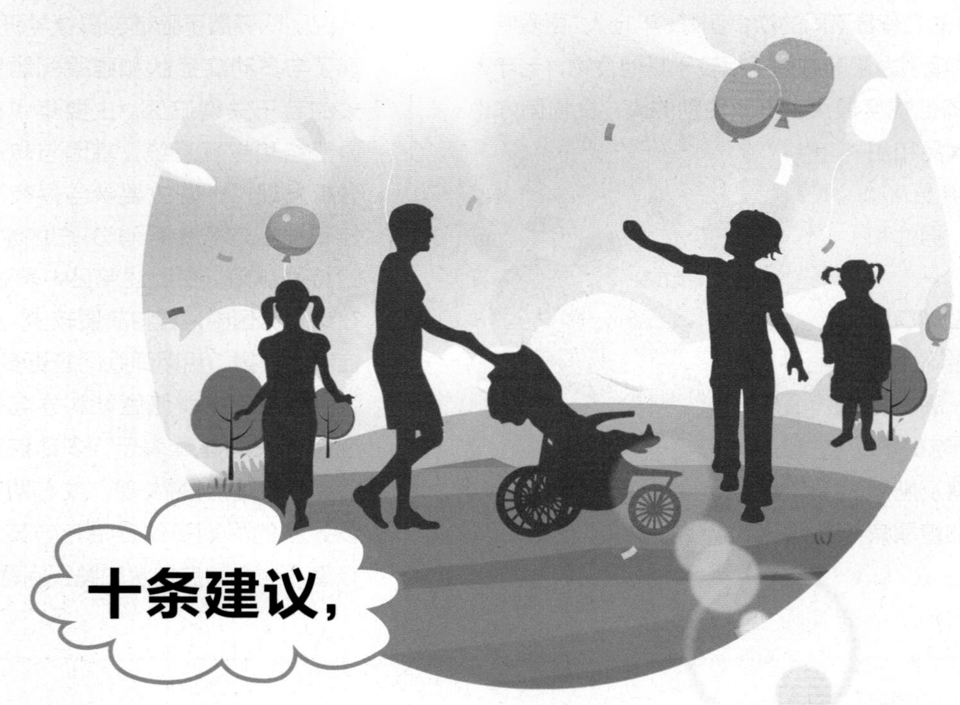

十条建议，减轻“成长的烦恼”

策划/ 本刊编辑部
执行/ 张 磊
支持专家/ 宋红梅　王月丹　姚 辉　潘 慧　李 嫔　郝 瑞　张 伟　蒋备战　孙 杰　席居哲　邵 嵘　刘俊升

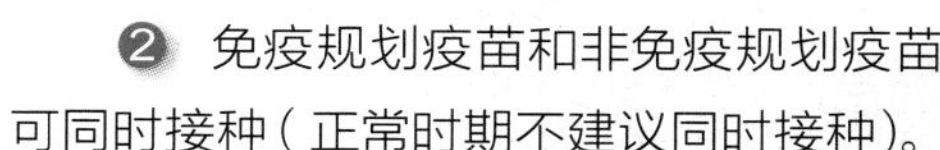

建议一 被新冠打乱的疫苗接种及时“补”

中国医学科学院北京协和医院儿科主任医师　宋红梅

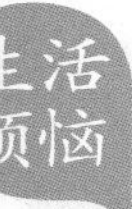

小新出生后，每次疫苗接种都按时完成。近几个月，受新冠肺炎疫情影响，有几针错过了。小新妈妈因此有些不知所措：错过的疫苗还打不打？可不可以晚打？不打会怎样？

让疫苗堵上孩子的“免疫缺口”

1982 年，我国颁布了《全国计划免疫工作条例》，其后又对儿童基础免疫程序进行了规定。2004 年修订的《传染病防治法》规定，孩子入托、入学时需检查预防接种证。2019 年 12 月 1 日，《中华人民共和国疫苗管理法》开始实施。在我国，疫苗分为免疫规划疫苗与非免疫规划疫苗。

免疫规划疫苗为应按照政府规定接种的疫苗，此类疫苗的接种费用由国家支付，并强制性要求全部儿童注射。目前，免疫规划疫苗有 11 类，包括卡介苗、乙型肝炎疫苗、脊髓灰质炎疫苗、麻疹 / 麻腮风疫苗、百白破 / 白破疫苗、流行性乙型脑炎疫苗、流行性脑脊髓膜炎疫苗、甲型肝炎疫苗、流行性出血热疫苗、炭疽疫苗、钩端螺旋体疫苗，用于预防结核病、乙型肝炎、脊髓灰质炎、麻疹、腮腺炎、风疹、百日咳、白喉、破伤风、乙脑、流脑、甲型肝炎、流行性出血热、炭疽和钩端螺旋体病等 15 种疾病。所有儿童均应按照国家或当地疾病预防控制中心公布的计划免疫接种程序接种疫苗。

非免疫规划疫苗为自愿自费接种的其他疫苗，包括 B 型流感嗜血杆菌、水痘、肺炎链球菌、流行性感冒、轮状病毒（EV71）疫苗，以及一些特殊情况下应用的疫苗（如狂犬病疫苗）等 10 余种。作为免疫规划疫苗的补充，非免疫规划疫苗可给儿童提供更多保护。

有的放矢，该“种”还得“种”

新冠肺炎疫情发生后，我国部分地区由于疫情防控的需要，暂停或调整了预防接种工作。2020 年 3 月 17 日，国家卫建委下发了《关于统筹做好肺炎疫情防控，全面有序开展预防接种工作的通知》，要求湖北省以外地区全面有序地恢复正常预防接种秩序，并提出了补种计划：

❶ 免疫规划疫苗须优先补种，推迟接种的非免疫规划疫苗也应及时补种。

❷ 免疫规划疫苗和非免疫规划疫苗可同时接种（正常时期不建议同时接种）。

❸ 未完成免疫规划规定剂次者，只需补种未完成的剂次，无须重新全程接种。

❹ 当遇到无法使用同一厂家疫苗完成全程接种时，可使用不同厂家疫苗完成后续接种。

❺ 因疫情导致接种推迟，如受种者接种年龄已超出疫苗使用说明书中的年龄，除口服轮状病毒疫苗外，其他疫苗可在受种者或其监护人知情同意后，继续完成剩余剂次接种；如受种者或其监护人不同意，则取消后续接种。

由于疾病因素而导致疫苗漏打的儿童，只需按照规定的免疫程序，补种未完成的剂次即可，无须重新开始接种或增加接种剂次。一般而言，推迟接种或补种不会影响疫苗的效果，家长不必过分担心。

专家提醒

国产疫苗和进口疫苗在质量上没有本质差别，但在生产工艺、抗原成分、抗原含量、适应证和禁忌证等方面略有不同，家长可在接种前询问医生后再做决定。

专家简介

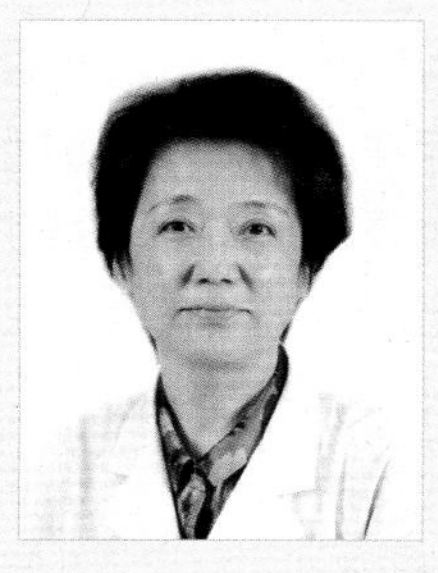

宋红梅　中国医学科学院北京协和医院儿科主任、主任医师、教授、博士生导师，中华医学会儿科学分会青年委员会委员，中华医学会儿科学分会免疫学组委员，擅长小儿风湿免疫病、肾脏病、感染性疾病及部分遗传性疾病的诊疗。

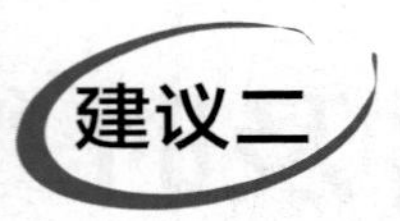

严防善治，过敏不愁

北京大学基础医学院免疫学系教授 王月丹

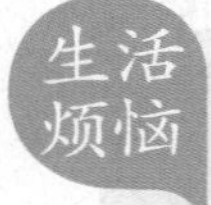

“我家宝宝一喝牛奶就咳嗽、起疹子，看着真令人心疼！”“新家装修完已有半年多，宝宝一进去就流泪、发荨麻疹，这可如何是好？”“孩子的哮喘总是反反复复，大考临近，真怕哮喘又‘搞突袭’，过敏怎么就那么难根治呢？”……

过敏原“入侵”，“免疫战争”一触即发

过敏，在免疫学上被称为超敏反应，是指机体接触过敏原后产生的一种以组织细胞损伤和（或）细胞功能紊乱为主的免疫病理过程。根据发生机制不同，超敏反应可分为速发型（Ⅰ型）、细胞毒型（Ⅱ型）、免疫复合物型（Ⅲ型）和迟发型（Ⅳ型）。

过敏是人们日常生活中最常见的免疫学现象之一。例如，当孩子被蚊虫叮咬后，被叮咬处皮肤可有红、肿、痒等不适，多在短期（数小时至数天）内消失，不会留下瘢痕等后遗症，这就是典型的速发型超敏反应。由于其发生快、消退快，令人印象深刻，所以人们常说的过敏往往都是指速发型超敏反应。

当机体遇到过敏原后，免疫系统会产生一种特殊类型的抗体——IgE（免疫球蛋白E），其具有很高的亲细胞性，可快速与血液中的嗜碱性粒细胞或组织中的肥大细胞表面的IgE受体结合。可别小看这些嗜碱性粒细胞和肥大细胞，它们就像炸弹，其中有大量富含组胺等生物活性介质的颗粒，如同炸药。当相同的过敏原再次进入人体时，就会与细胞表面的IgE结合，通过IgE受体的桥联作用，引爆“炸弹”，释放生物活性介质，在局部或全身引起剧烈的生物学效应（血管扩张、通透性增加，神经末梢感觉异常，支气管平滑肌收缩，腺体分泌增加，等等），引发过敏性鼻炎、哮喘、荨麻疹、过敏性胃肠炎及过敏性休克等疾病，严重的可威胁生命。

儿童过敏性疾病越来越多

儿童过敏性疾病主要包括呼吸道过敏性疾病、食物过敏性疾病等，与遗传和环境因素密切相关。

呼吸道过敏性疾病是儿童最常见的过敏性疾病，主要包括过敏性鼻炎和哮喘等。过敏性鼻炎往往是哮喘的早期阶段，需要家长特别关注。据统计，2010—2012年，我国主要城市的学龄前儿童哮喘发病率由2000—2010年的1.5%增加至6.8%；而2015—2017年，我国儿童过敏性鼻炎的发病率接近15%。目前这两个数字仍在迅速上升。室内外环境中的污染物（真菌、尘螨、甲醛、油烟、二手烟、苯和氮氧化物等）增加，儿童免疫系统功能发育不成熟，易发生呼吸道感染等，均为儿童呼吸道过敏性疾病发病率居高不下的原因。

食物过敏可表现为腹痛、腹泻等胃肠道症状，也可表现为皮肤湿疹、特应性皮炎等胃肠道外的过敏症状。在我国，儿童食物过敏的发病率已从1999年的3.5%增至2009年的7.7%，接近发达国家儿童食物过敏的发病率。食物中的鱼虾、牛奶、鸡蛋、花生和谷物等，均可引起食物过敏。过去，我国对儿童过敏性疾病的认识及重视程度不高，近年来，随着家长对儿童健康关注度的升高，食物过敏性疾病的发现率和诊断率大幅提升，这也是儿童过敏性疾病发病率升高的重要原因。

其他儿童过敏性疾病主要包括化学物质等接触性过敏，以及蜜蜂等有毒昆虫和其他有害生物蜇伤等所致过敏，较为罕见。

不同症状，治疗“药”点不同

儿童过敏性疾病的治疗主要包括药物治疗及脱敏治疗。目前，常用

治疗药物有以下几类：

❶ **糖皮质激素** 严重过敏者，如表现为严重喘息发作、喉头水肿、血管性水肿及全身过敏反应，可短期全身使用糖皮质激素。使用方法包括口服、鼻用及外用。其中，鼻用糖皮质激素可明显改善患儿的鼻部过敏症状，吸入糖皮质激素常为哮喘长期控制治疗的优选药物，外用糖皮质激素是特应性皮炎治疗的一线用药。

❷ **抗组胺药** 口服抗组胺药可有效控制特应性皮炎的瘙痒症状，明显缓解过敏性鼻炎所致的鼻痒、流涕、打喷嚏等症状，对过敏性结膜炎所致眼部症状也有一定缓解作用。

❸ **白三烯受体拮抗剂** 这是治疗儿童哮喘和过敏性鼻炎的一线用药。

❹ **抗 IgE 抗体** 常用于控制不佳的中、重度过敏性哮喘。

❺ **其他** 如肾上腺素（用于严重过敏反应的治疗与急救）、肥大细胞膜稳定剂（可缓解打喷嚏、鼻痒、流涕等过敏症状）、抗胆碱药、中药等。

在治疗慢性、顽固性或病情较重的过敏性疾病时，不少患儿须联合使用两种或两种以上药物，家长应遵从医嘱，合理用药。

脱敏治疗是一种特异性免疫疗法，方法是给患者反复皮下注射过敏原，一般从小剂量开始，逐渐增大剂量，并维持较长时间，以使患者再次接触该过敏原时，不再发病或发病时症状较轻。此疗法适用于部分过敏原已确定的过敏性鼻炎、哮喘患儿。

延伸阅读

家长若怀疑孩子有过敏性疾病，须带孩子至医院进行相关检查，如皮肤试验（包括点刺试验、皮内试验等）、血清特异性 IgE 检测、激发试验（包括结膜激发试验、鼻腔激发试验、支气管激发试验、食物激发试验等）、嗜碱性粒细胞活化试验等。

不同年龄，预防重点不同

对付过敏性疾病，预防至关重要。

在婴幼儿期，孩子主要处于室内环境中，机体耗氧量较少，免疫系统发育未完全成熟，少有明显的呼吸道过敏性疾病表现，过敏性鼻炎和哮喘的发病率较低。但当孩子出现上呼吸道感染时，家长应注意观察，避免诱发哮喘等过敏性疾病。由于婴幼儿胃肠道发育不完善，胃肠道的黏膜屏障功能较差，食物中的过敏原常通过消化道入侵，导致食物过敏，引起腹泻、皮肤湿疹等症状。此时，家长应尽可能排查孩子对哪些食物过敏，避免其再次食用。

在少年儿童期时期，孩子的活动范围扩大，易接触花粉、空气中的有害物质等外界过敏原；同时，随着生长发育，孩子基础代谢较年幼时旺盛，需氧量明显增加，对呼吸道不适症状的感知性也随之增强；加之免疫系统快速发育，器官和细胞对生物活性物质的反应能力增强，但灭活能力尚处较低水平，免疫系统不稳定。因此，年龄较大的儿童更易发生过敏性鼻炎和哮喘等呼吸道过敏性疾病，以及特应性皮炎。此时，家长应注意避免让孩子接触花粉等过敏原，同时注意保暖，避免感冒。已有哮喘的孩子，则更应当心，减少疾病发作。

值得注意的是，过敏性疾病具有很大的个体差异性，不同患儿的病因和症状严重程度各不相同，家长不可盲目套用其他孩子的治疗经验。有些过敏性疾病发生突然、进展迅速，若不及时处理，孩子甚至可能因此丧命。因此，“过敏儿”家长应正确面对疾病，积极了解相关疾病的理论知识、防治原则与措施，与医生沟通，根据孩子的过敏原因，共同制定科学防治方案。

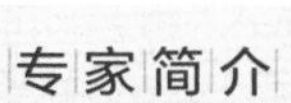

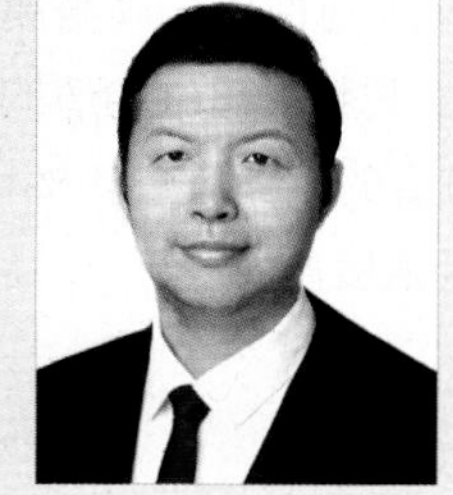

王月丹 北京大学医学部免疫学系副主任、生物医学实验教学中心副主任、病原与免疫学综合实验室主任、教授、博士生导师，中国优生科学协会妇儿免疫学分会副主任委员兼秘书长。主要从事感染与免疫功能调节的研究。

王月丹医生说“过敏”

面对孩子过敏，家长不必恐慌，应建立正确的过敏防治观，根据孩子的不同过敏原因，给予不同应对措施，还孩子一个健康的童年。

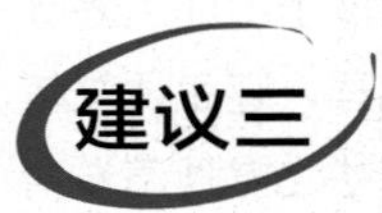

吃动平衡，肥胖“勿扰”

武汉市儿童医院内分泌科主任医师　姚 辉

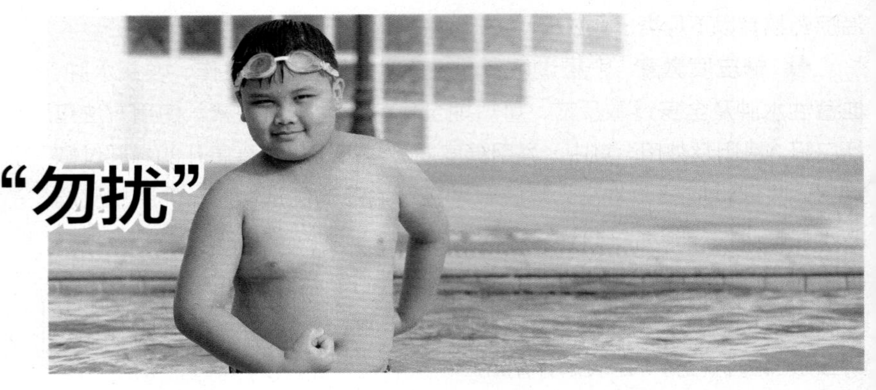

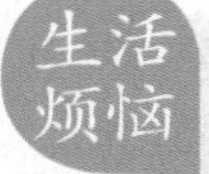

10岁的小文身高140厘米，体重70千克，是邻里口中的“福娃”。从出生起，小文的胃口就特别好，父母从未担心他会食欲不佳。近日，小文因身体不适到医院就诊，医生发现他走路喘气，脖子后皮肤粗糙、发黑。一番检查后，医生发现小文已有胰岛素升高、血脂异常，若任其发展，可能会患上2型糖尿病，小文的父母这才着急起来。

儿童肥胖是与生活方式密切相关的慢性病。随着社会经济的迅速发展，人们的饮食结构发生了巨大变化，加上部分家长认为“孩子越胖，喂养越得法”“胖比瘦好，是健康和家庭富裕的象征”，给孩子过度喂养、过多保护，造成小儿肥胖的发病率在全球范围内呈明显上升趋势。我国小儿肥胖以每年约9.1%的速度增长（男童为10.0%、女童为8.7%），其中以青少年阶段的肥胖发生率最高（约为13%），严重威胁儿童健康。

肥胖，影响孩子一生

肥胖对孩子的影响不仅在于外观，更表现在以下诸多方面：身体笨重、行动迟缓，易发生意外；体内脂肪过多，使耗氧量增加，常致无精打采、昏昏欲睡，影响学习；脂肪堆积可压迫呼吸道，导致睡眠时打鼾，甚至发生阻塞性睡眠呼吸暂停；腹腔内脂肪过多，使膈肌抬高，妨碍呼吸和血液循环，活动时易出现心慌、气短；易诱发性早熟或发育迟缓；易并发血脂异常、高血压、高胰岛素血症、脂肪肝、肝功能异常等，部分患儿甚至可进展为2型糖尿病，而在过去，这些疾病都是成年人的“专利”。

我科对一组9～12岁肥胖儿童的统计显示：2型糖尿病占3.8%，糖耐量异常（糖尿病前期状态）占5.7%，血脂异常占13.2%，高胰岛素血症占69.2%，肝功能异常占9.4%。由此可见，2/3的肥胖儿童均有高胰岛素血症，而高胰岛素血症及糖耐量异常极易造成2型糖尿病的发生。一些肥胖儿童虽然暂时没有病理改变，但成年后患糖尿病、高血压、冠心病、睡眠呼吸暂停综合征、胆石症、脂肪肝、痛风、乳腺癌、胰腺癌、子宫内膜癌等疾病的危险性均极大增加，不仅影响一生健康，还会给家庭和社会带来多种负担。

成人常用体质指数（BMI）来判断肥胖程度，但不同年龄段儿童所对应的正常BMI范围不同，故这一方法不适用于儿童。“身高标准体重法”（以身高为基准，采用同一身高人群的第80百分位数作为该身高人群的标准体重）是评价青春期前儿童肥胖的最好指标。简单地说，孩子体重若超过同性别、同身高正常儿童均值的20%～29%，为轻度肥胖；超过均值的30%～39%，为中度肥胖；超过均值的40%～49%，为重度肥胖；超过均值的50%，为极重度肥胖。

专家简介

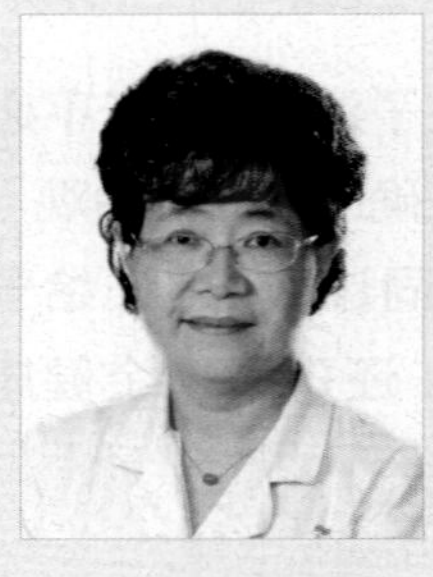

姚 辉　武汉市儿童医院内分泌科主任、主任医师、硕士生导师，中华医学会儿科学分会内分泌遗传代谢学组委员，中国医师协会儿童健康专业委员会青春期医学学组委员，湖北省医学会儿科学分会委员。擅长矮小、性早熟、肥胖、2型糖尿病等儿童内分泌疾病的诊治。

防治肥胖，家长责任重大

儿童肥胖的治疗主要在于生活方式调整，如控制饮食和加强运动等，必要时可使用药物治疗，少数极重度肥胖患儿可进行外科手术治疗。

防治肥胖不是孩子一个人的事，需要全家参与。首先，家长要克服自身不良嗜好，改变不良生活习惯，营造科学饮食、规律锻炼的良好家庭氛围。其次，家长应做好以下“功课”：定期为孩子测量身高和体重，督促孩子维持标准体重；尽可能与孩子共同进餐，了解孩子的饮食和生活习惯，关注血压、血糖、血脂等指标的变化；引导孩子少喝、不喝含糖饮料；鼓励孩子多活动、多走路，做到“能站就不坐、能坐就不躺”；多陪伴孩子进行体育锻炼，帮孩子养成良好的运动习惯。

超重、肥胖的孩子最好每天运动，每周至少5天。每天运动40分钟至1小时，可分2次进行，累计时间足够即可。运动强度应为中等及以上，可选择快步走、游泳、慢跑、滑冰、骑自行车、跳健身舞、做韵律操、打球等项目。

减重，不可过于心急

值得注意的是，肥胖治疗的最初目标是在6个月内减少现有体重的10%，而非将体重降至正常范围。减重10%就能大大降低患儿发生各种代谢紊乱的风险，明显改善血压、血糖和血脂。把体重降至正常范围，不仅难以做到，且弊大于利，甚至可能会引起新的代谢紊乱。因此，在减重阶段，家长及患儿切莫心急，应在达成最初目标并成功保持后，再制定新一轮的减重计划。

此外，儿童正值生长发育关键期，不宜单纯追求减轻体重。根据一般规律，儿童身高每增长1厘米，体重约增加1千克。因此，儿童减肥时，不要仅盯着体重，更应注意身高增长与体重增加之间的关系。

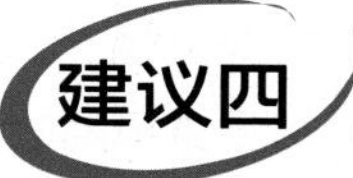

别错过两大生长高峰期

中国医学科学院北京协和医院内分泌科主任医师 潘慧

生活烦恼

慧慧的父母身高平平，为了让女儿长高，从慧慧8岁起就每日给她口服“增高药”。刚开始，慧慧“长势喜人”，后来却没了“动静”。来到医院时，11岁的慧慧身高只有1.37米，骨龄却达到了15岁，骨骺已闭合，长高空间十分有限。

生长发育期，身高与生长速度都要“达标”

生长和发育是孩子不同于成年人的重要特点，矮小症是常见的生长发育疾病。流行病学资料显示，我国儿童矮小症的发病率约为3%。矮小症的定义为：身高比同种族、同地区、同性别、同年龄正常儿童身高的平均值低2个标准差。不少被怀疑患有“矮小症”而前来就诊的孩子，经专科医生评估后发现，其身高并不算矮，只是家长过度焦虑罢了。

除身高外，家长还应关注孩子的生长速度。正常情况下，3岁至青春期前，儿童的生长速度应在5厘米/年以上；到了青春期，孩子的生长速度应在6厘米/年以上。原来身高正常的儿童若突然出现生长停滞，即使其身高可能尚未降至同性别、同年龄正常儿童身高均值的2个标准差以下，家长也应提高警惕，尽早带孩子去医院就诊，由医生进行专业评估。

专家简介

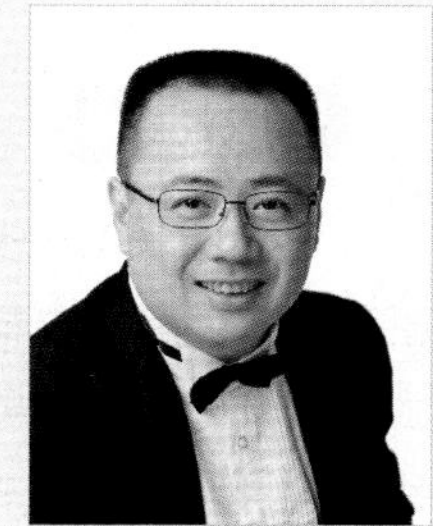

潘慧 中国医学科学院北京协和医院内分泌科主任医师、教授、博士生导师，中国医师协会青春期医学专业委员会常委，中华医学会内分泌学分会垂体学组委员、全科医学分会委员。擅长矮小症、垂体下丘脑疾病、特纳综合征、肥胖症、代谢综合征、性早熟和甲状腺疾病的诊疗。

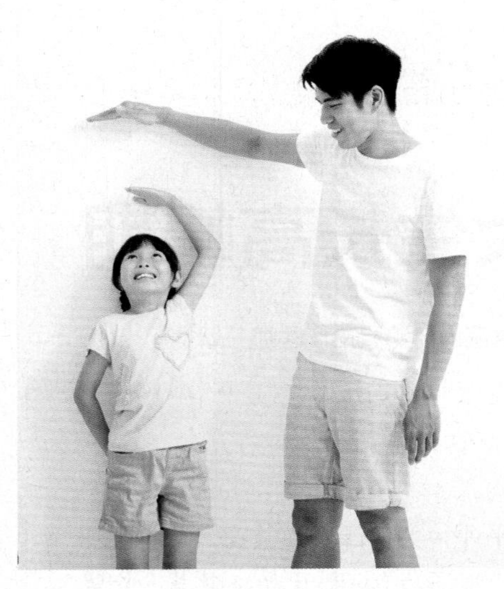

一生中有两个生长高峰期

正常人的生长过程会出现两个身高快速增长的阶段，即生长高峰期——婴儿期（1岁以内）和青春期。

一般而言，孩子出生后的第1年，身高可增加约25厘米；第2年可增加约12厘米；在青春期，孩子平均每年可长高7～10厘米，该时期约持续3年，总身高可增加25~28厘米，是决定成年后身高的关键时期。与婴儿期相比，青春期的生长发育情况更为重要。这是因为，当婴儿期身高增长受到影响时，只要及时纠正各种影响身高增长的因素，孩子仍有充足的时间“反超”。而在青春期过后，孩子骨骺逐渐闭合，生长能力受限，一旦错过，悔之晚矣。

科学助力长高，挖掘生长潜力

虽然大多数儿童的生长发育过程都是正常的，不需要特殊的医学干预，但这并不意味着家长可以放任不管。科学、规范的行为干预，可以最大限度地帮助孩子发挥生长潜力。家长需了解儿童青少年的生长规律，结合自家孩子特点，及时发现其生长发育过程中的问题，有针对性地加以解决，从而使孩子顺利达到理想的成年最终身高。

❶ **定期监测生长速度** 身高测量是做好生长速度监测的重中之重。规律记录身高情况，家长可及时发现孩子生长停滞、生长速度过慢等常见问题。测量身高的时间间隔不宜过长也不宜过短，以3个月测量1次较为合适。孩子量身高时的姿势也十分重要：脱鞋，后脑勺、背部、臀部、小腿、脚跟紧贴墙壁，两脚脚跟并拢，双手放在身体两侧，目光平视前方。家长可站在一旁，用书本等接触孩子头顶做标记，测量高度的读数应精确到0.1厘米。由于重力的影响，孩子早上可能比下午高1～2厘米，这一现象是正常的。因此，给孩子测量身高时，还应尽量在同一时间段进行，从而减少误差。

❷ **帮助孩子养成良好的生活习惯** 良好的生活习惯不仅是助力长高的“法宝”，更是一生的财富，体现在饮食、运动、睡眠等方面。

● **均衡饮食** 一些常见的不良饮食习惯，如挑食、偏食、暴饮暴食、三餐不规律、不吃早餐、爱吃零食等，均不利于孩子健康成长。家长应鼓励孩子做到均衡饮食，少吃油炸食品及零食，减少甜食及含糖饮料的摄入。

值得注意的是，为帮助孩子长高，有些家长给孩子“硬塞”各种保健品或补品，反而“帮倒忙”。保健品或补品中可能含有促进发育的成分，让孩子在短期内看起来“长得飞快”，却使骨骺提前闭合，影响成年最终身高。此外，还有些家长认为，只要给孩子多补钙就能长高。缺钙的确会影响孩子长个子，但并不意味着单纯靠补钙就能轻松长高，过量的钙摄入可能会增加代谢负担，并影响食欲。因此，在保证孩子钙摄入充足的情况下，家长也应注意孩子其他营养素的摄入，避免营养“偏科”。

● **合理运动** 世界卫生组织认为，5～17岁儿童青少年的每周中、高强度运动不应低于3次，每次锻炼至少需累计达到1小时，如快走、慢跑、跳绳、游泳等。这些运动可长时间、不间断、有节奏地刺激骨骼，帮助孩子长高，对生长至关重要。

● **充足睡眠** 体内生长激素的分泌是影响孩子长高的主要因素，而一天中生长激素分泌的高峰在入睡后1～2小时内出现，因此，睡眠时间过少或睡眠质量不佳均会影响生长激素分泌。一般来说，新生儿每天应保证14～20小时的睡眠，1～3岁幼儿应保证12～14小时的睡眠，4～6岁儿童应保证11～12小时的睡眠。我国教育部印发的文件中明确规定，小学生需保证每天睡眠10小时，初中生9小时，高中生8小时。

专家提醒

不少家长“恐矮”，对孩子的身高极度焦虑，每天给孩子测量两次身高，甚至更多。其实这样的行为就是在向孩子无声地传达着这样一个声音：“你太矮了！”在这样紧张的家庭气氛中，孩子的生长发育与身心健康均会受到极大影响。

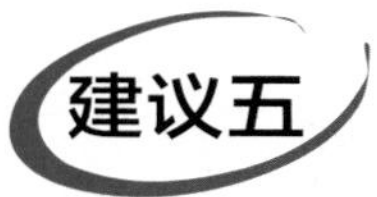

认识青春期，警惕性早熟

上海交通大学附属儿童医院内分泌科主任医师　李 嫔

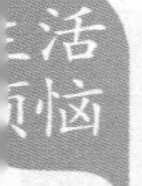

一日，倩倩妈妈焦急地带着孩子来到内分泌门诊，说倩倩下身出血、肚子疼痛，好似月经初潮。可倩倩才9岁3个月，倩倩妈妈难以接受这个事实，想从医生口中得到确切答案。一系列检查发现，倩倩身高142厘米，体重38千克，子宫、卵巢明显增大，血液性激素水平增高，最终诊断为“特发性中枢性性早熟”。遗憾的是，倩倩的骨龄已有13.5岁，预测成年后身高可能不足150厘米。

性早熟是一种生长发育异常，表现为青春期特征提早出现。我国对性早熟的定义为：女孩在8周岁以前、男孩在9周岁以前出现第二性征，或女孩在10周岁前出现月经初潮。性早熟意味着孩子在心智未成熟时，性器官却已经发育完善，由此带来的心理困扰和冲动很容易引起儿童行为异常。此外，性早熟造成骨骼过早发育，很容易造成成年后最终身高低于同龄人。

“真”“假”性早熟病因复杂

性早熟的病因包括遗传、环境因素、肿瘤、炎症、外伤、药物和基因突变等，可分为中枢性性早熟（真性性早熟）与外周性性早熟（假性性早熟）。

中枢性性早熟因下丘脑－垂体－性腺轴过早激活所致。患儿性腺发育并分泌性激素，使内、外生殖器发育，第二性征呈现，女童明显多于男童。大部分患儿由下丘脑的神经内分泌功能失调所致；小部分患儿因中枢神经系统器质性病变，如颅内肿瘤、炎症等所致。在男童的中枢性性早熟病因中，颅内潜在性疾病（如颅内肿瘤等）发生率较高，应引起格外关注。

外周性性早熟是因人体外周血中性激素水平明显升高所致，病因包括卵巢囊肿、卵巢肿瘤或睾丸肿瘤等，尤其是误服含有性激素的药物、食品和营养品（如牛初乳、蚕蛹、蜂王浆等），使用含有性激素的化妆品，母亲孕期或哺乳期服用含有性腺激素的药物，等等。

了解性发育特征，及早发现异常

我国女孩一般在10～11周岁进入青春期，性发育的特征首先表现为乳房发育，如乳房增大，出现结节或疼痛，乳头、乳晕变大及着色。随后，外生殖器开始发育，表现为大阴唇丰满、隆起，小阴唇渐渐变厚，阴道出现分泌物，阴毛、腋毛出现，直至月经来潮。女孩的性发育过程可持续2～3年。

我国男孩一般在11～12周岁进入青春期，性发育的特征表现为睾丸容积增大，继而阴茎增长、增粗，阴毛、腋毛生长，声音低沉，最后出现遗精。男孩性发育的速度存在明显个体差异，性发育过程可持续3～4年。

在了解正常发育规律基础上，许多家长因为自己个子高而对孩子的身高十分放心，但性早熟会使孩子的骨骺提前闭合，缩短长高的时间，使其成年期身材矮小。因此，家长若发现女孩出现乳房发育，男孩突然身高猛增，应认识到孩子开始性发育了，要多加观察，如发现异常，应及时带孩子至儿童内分泌专科就诊，监测骨龄及性发育程度，若发现异常，及早干预。

专家简介

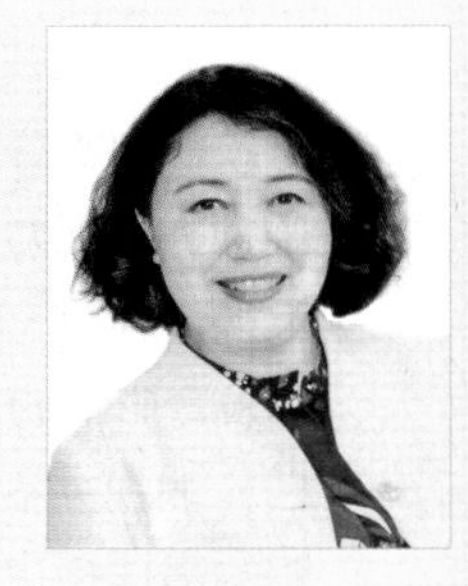

李 嫔 上海交通大学附属儿童医院内分泌科主任、主任医师、教授、博士生导师，中华医学会儿科学分会内分泌遗传代谢学组顾问，中国医师协会青春期健康与医学专业委员会委员，上海市医学会儿科专科分会委员。擅长儿童性早熟、性发育异常、糖尿病、矮小、肥胖等疾病的诊断与治疗。

诊断性早熟，4项检查不可少

❶ 体格检查

根据乳房、外阴、外生殖器大小及形态等，判断发育分期，评估性发育程度。

❷ 激素检查

性腺激素释放激素水平是区分中枢性性早熟（真性性早熟）和外周性性早熟（假性性早熟）的重要指标。因人体的激素水平常呈波动状态，故随机检查只能了解大致病情，必要时可进一步行血液性激素激发试验，明确性早熟类型。

❸ B超检查

乳房B超检查可了解孩子是否存在乳腺发育；子宫、卵巢、肾上腺B超检查可测定子宫、卵巢的容积及子宫内膜厚度，从而了解性发育程度，同时排除肿瘤。必要时，部分患儿需每2～3个月复查一次B超，以了解性腺变化情况。

❹ 骨龄检查

骨龄有助于判断孩子生长空间。性激素水平升高在一定程度上会引起骨龄提前增长，性早熟患儿需每3～6月复查骨龄进展情况。

治疗性早熟，"拯救"最终身高

治疗性早熟，首先应寻找病因，针对病因进行治疗。治疗目的为抑制或延缓患儿性发育，使骨骼成熟的"脚步"放慢，改善成年最终身高，恢复与其年龄相匹配的心理和行为。

治疗特发性中枢性性早熟的首选药物是促性腺激素释放激素类似物（GnRHa），可延缓患儿性发育和骨龄成熟。部分外周性性早熟患儿可使用滋阴中成药来延缓性腺发育速度。

生活烦恼

一年前，学校组织了一次视力筛查，小美有75度近视。小美的父母不以为然，认为只要注意用眼便可恢复。最近，学校又组织了一次视力筛查，小美的视力较去年明显下降。经反复询问，小美承认上课看不清黑板的情况已有一段时间了，父母这才意识到问题的严重性。到医院进行详细检查及散瞳验光后发现，小美的近视度数已有225度。

近视：可防可控，却不可治

近视并不是现代病，据说著名的"诗翁"白居易之所以会有"夜昏乍似灯将灭，朝暗长疑镜未磨""大窠罗崎看才辨，小字文书见便愁"的苦楚，就是因为经年读书，导致视力不断下降，从而发出"眼损不知都自取，病成方悟欲如何"的感慨，可见近视由来已久。

近视的形成与多种因素有关，包括遗传因素、环境因素、用眼习惯不良等。近年来，近视的发病率逐年升高。许多人认为这是由于孩子使用电子产品的时间过长，以及多媒体教学、网络课程的出现而造成的。但研究显示，户外活动时间减少才是近视发生的最主要原因，增加户外活动时间是预防近视最有效的手段之一。

就目前的医疗水平而言，近视仍是"顽疾"，可控可防，却难以根治。无论是戴合适度数的眼镜，还是在医生指导下合理使用低浓度阿托品眼药水等，都是为了控制近视度数的增长，并不能逆转、治愈近视。市场上的各种眼部按摩、理疗仪对近视的治疗作用微乎其微，家长不可轻信广告，以免延误孩子的最佳诊疗时机。

一些家长常错误地认为散瞳会伤害眼睛，抵触甚至拒绝散瞳验光等检查。通俗地讲，儿童眼睛的调节能力非常强，在未完全散瞳的情况下验光，儿童所表现出来的屈光状态并非真实情况。散瞳验光的结果更可靠、真实。虽然散瞳会导致短时间内有视近处模糊、畏光等不适，但在药物代谢后会自行缓解。

弱视：发病较早，发现须跟上

孩子的视力在出生后不断发育、提高，一些影响视力发育的因素可导致视力发育迟缓，甚至停滞，若错过视力发育的"黄金期"，再想通过干预提高视力，难度就会增大很多。影响孩子视力发育的疾病包括高度近视、远视、散光、斜视、上睑下垂、先天性白内障等，这些疾病对视力发育影响的直接后果往往是弱视。

弱视并不等同于人们通常所说的"视力不好"，而是指孩子单眼或双眼的最佳矫正视力低于相应年龄的正常视力。诊断孩子是否为弱视，需

建议六

主动“出击”，打好视力“保卫战”

天津市眼科医院斜视与小儿眼科　郝 瑞（副主任医师）　张 伟（主任医师）

要参考不同年龄儿童的正常视力下限：3 岁为 0.5，4 ~ 5 岁为 0.6，6 ~ 7 岁为 0.7，7 岁以上为 0.8。如果孩子的视力达不到上述水平，就应该考虑可能存在弱视了。弱视的发病通常较早，但发现时的年龄因人而异，很大程度上取决于家长对孩子视力发育情况的日常观察及筛查意识。

尽早治疗对弱视患儿十分关键。精确配镜和对单眼弱视患儿的“健眼”进行遮盖，是治疗弱视最基本、最重要的手段。可以说，家长和孩子对治疗的依从性，直接决定了弱视的预后。

斜视：不仅影响美观

经常有家长带孩子来就诊时诉说孩子可能患上了斜视。仔细询问后，发现家长实际上想表达的意思是：孩子看电视或看远处时，喜欢歪头侧目。斜视确实可引起歪头侧目，但歪头侧目却未必意味着发生了斜视。家长若发现孩子注视某个物体时两只眼睛的注视点不一致，应警惕斜视，尽早带孩子就医，让其进行系统的眼部检查，排除患屈光不正（近视、远视、散光）及其他器质性疾病的可能，同时检查眼球运动情况，明确是否合并斜视。

双眼视觉是人类进化过程中形成的复杂、精细、完善的视觉功能，由此，人类得以准确地判断物体的位置、方向、距离、大小等，在此基础上，产生了立体视觉。而斜视的存在除影响外观外，更重要的是影响孩子视功能的发育，甚至破坏视功能。与视力发育类似，早期视功能被破坏且未得到及时干预，可能会造成永久性的功能缺陷，使立体视觉下降，甚至缺失。

斜视的治疗，可根据内斜视和外斜视的不同情况进行区分。对外斜视患儿而言，眼位偏斜过于频繁或角度过大时，可考虑手术矫正。患儿若被确诊为内斜视，需以“阿托品”眼用凝胶进行散瞳验光，检查是否伴有远视和弱视。若患儿伴有远视，可先戴远视眼镜治疗，2 个月后，观察内斜视是否有好转迹象，如果斜视度数仍较大，宜尽早手术治疗。若患儿无远视，或远视度数很低，戴眼镜后内斜视几乎无好转，越早治疗（一般建议 2 周岁以内手术），对恢复双眼视功能的帮助越大。若患儿伴有弱视，须先治疗弱视，等双眼视力接近后，再择期手术治疗。

防治眼病，定期检查勿大意

目前，我国建立了完善的儿童眼病的防治体系。从早产儿视网膜病变检查，到先天性白内障筛查，都体现了儿童眼病防治“越早越好”的理念。一些儿童眼病，等不起也不能等，过于大意、不当回事，可能会错过孩子视力发育的关键期，导致视力发育不良，甚至双眼视功能破坏。若延误最佳治疗时机，有些功能可能再也无法逆转。因此，无论孩子是否存在视力不良的信号，均应每 6 个月左右进行一次完整的视力和眼部检查。在日常生活中，家长应时刻关注孩子的用眼习惯，提醒孩子勿过近距离、过长时间用眼，尽可能增加户外活动时间，“从今惜取观书眼，长看天西万叠青”。

专家简介

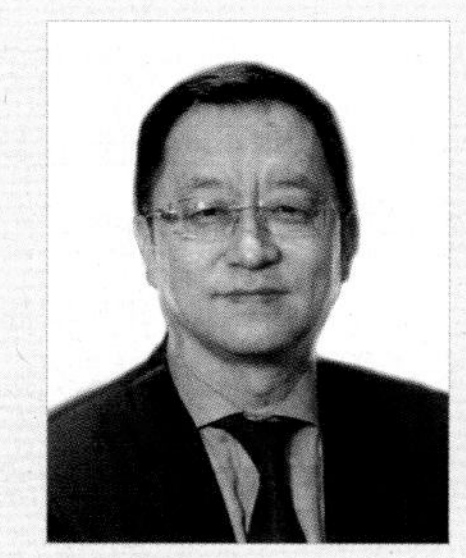

张 伟　天津市眼科医院斜视与小儿眼科主任、主任医师、教授、博士生导师，中华医学会眼科学分会斜视与小儿眼科学组组长，中国医师协会眼科医师分会斜视与小儿眼病专业委员会主任委员。擅长各种复杂疑难斜视、弱视的诊断与治疗。

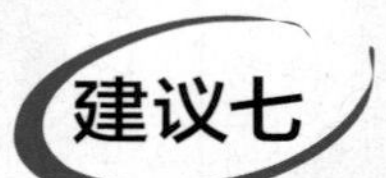

牙病防治，宜早不宜迟

同济大学附属口腔医院儿童口腔科主任医师　蒋备战

生活烦恼

一天，涂涂父母带着涂涂焦急地来到口腔科，涂涂上唇异常红肿，伴有疼痛与发热。涂涂妈妈说："我们平时工作忙，就把孩子放在老家，由爷爷奶奶照顾。上个周末，我发现孩子的上牙变黑了，吃饭总喊痛，爷爷奶奶认为孩子的乳牙迟早要换，没必要看医生。但这两天，孩子的上唇肿痛愈演愈烈。"经过全面检查，涂涂被确诊为低龄儿童龋病中最严重的一类——猖獗性龋。该病可在短时间内造成多个牙齿严重龋坏，有些甚至只剩牙根。涂涂的上唇肿痛，是因为乳牙龋坏至牙髓，引起了牙根发炎。

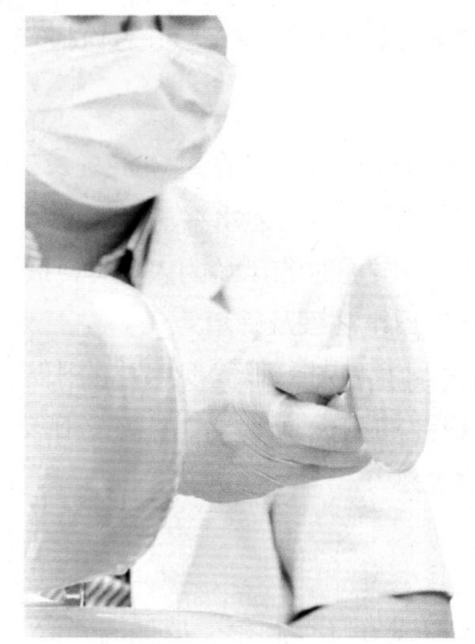

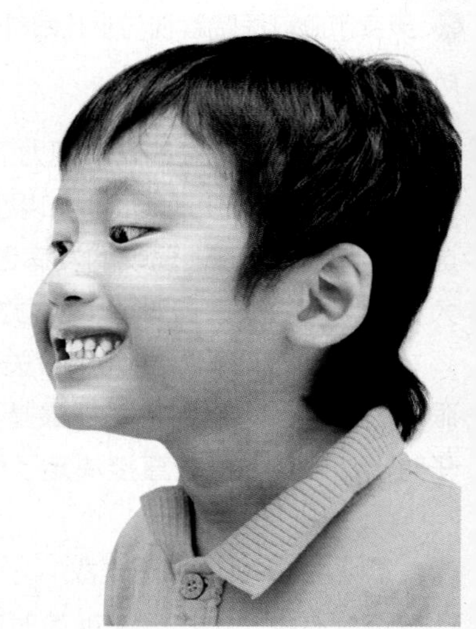

2018 年发布的第四次全国口腔健康流行病学调查显示，龋病是危害我国儿童口腔健康的第一大疾病，3 岁儿童半数以上患有龋病，5 岁儿童患龋病比例更是高达七成，更令人吃惊的是，儿童龋病的治疗率仅为 1.5%，着实令人担忧。儿童时期是生长和发育的最关键时期，口腔健康不仅关系到儿童颜面部的生长发育，甚至关系到全身健康。除龋病外，牙列不齐、牙齿外伤等都是儿童时期常见的口腔疾病，应引起家长的足够重视。

龋病防治：从乳牙开始

婴幼儿是人生的起始阶段，此时口腔最大的变化是牙齿从无到有。龋齿俗称蛀牙，主要表现为牙齿的颜色、形态、质地改变，其中，牙齿颜色改变是龋病发生的最早表现。临床诊疗过程中，经常有家长问："宝宝牙齿刚长出不久就有些发黄，甚至脱落，是不是缺钙造成的？"其实这是龋病。家长若发现孩子的牙齿颜色发黄，甚至发黑，应尽早带其到儿童口腔专科进行详细检查。即使牙齿没有明显龋坏，家长也应在孩子第一颗牙齿萌出后 6 个月（一般为出生后 12 个月内）到医院进行口腔健康评估，判断孩子牙齿萌出情况及患龋病风险。口腔健康评估的主要内容包括喂养习惯、口腔卫生习惯、生长发育情况（特别是牙齿发育）等，由医生提供有针对性的口腔卫生指导，一旦发现龋病等口腔健康问题，须及早诊治。

很多家长认为，乳牙迟早要换，即使龋坏也无伤大雅，只要好好保护恒牙便可。其实不然。若乳牙发生龋坏，孩子在进食时，可因龋坏一侧疼痛而养成单侧咀嚼的习惯；龋坏侧的颌骨因得不到咀嚼刺激，易出现生长迟缓；健康侧的颌骨由于长期使用，可能出现颌骨过度发育，从而造成儿童颜面部发育不对称。如果孩子两侧牙齿均发生了龋坏，其咀嚼功能会明显下降，不仅影响消化功能，还可能成为某些全身疾病的危险因素。若龋齿得不到及时治疗，不仅会使孩子遭受不必要的痛苦，还可能造成乳牙提前脱落，相邻牙齿发生移位，影响继承恒牙的萌出，引发错殆畸形等其他口腔健康问题。

专家提醒

对于婴幼儿龋病的预防，家长的参与至关重要。首先应坚持正确的喂养方式，母乳喂养可降低乳牙患龋病的风险。其次，糖是导致婴幼儿龋病的主要因素，家长应减少孩子的糖摄入量。最后，家长须协助孩子做好口腔保健工作，培养其养成良好的口腔卫生习惯。乳牙一旦萌出，就必须刷牙。家长可用纱布、指套或儿童牙刷，配合“米粒”大小的儿童含氟牙膏，每日为孩子刷牙 2 次，以有效预防龋病的发生。学龄前期（3 ~ 6 岁）的孩子宜每 3 个月进行一次口腔检查。患龋病风险较高的孩子，应考虑局部涂氟治疗。氟化物在预防龋病方面有重要作用，可以加强牙齿抗酸能力，促进脱矿部分的再矿化。局部涂氟的步骤很简单，只需要医生在孩子牙齿上涂上氟涂料。6 岁以下儿童每年使用专业含氟涂料 2 ~ 4 次，可有效预防龋病。

除乳牙外，恒牙在口腔中“服役”数十年， 须尽力保护。临床研究发现，在所有牙齿中，“六龄牙”（孩子在 6 周岁左右长出的第一颗恒磨牙）的龋坏概率最高。六龄牙的咬合面具有清晰的窝沟，食物残渣易积聚于此，若孩子不能有效刷牙，久而久之，六龄牙容易发生龋坏。加上不少家长误以为六龄牙是乳牙，常错过最佳治疗时机。有没有办法防患于未然呢？答案是肯定的。根据儿童口腔健康状况、口腔卫生习惯及饮食习惯，可在医院由专业人员对儿童牙齿进行窝沟封闭，为六龄牙及其他磨牙表面涂上一层“保护膜”，填平这些窝沟，防止食物残渣停留在牙齿表面，从而达到预防龋病发生的目的。

错骀畸形：不同年龄，干预重点不同

除龋病外，儿童常见的口腔疾病还有错骀畸形。这类疾病虽然不会给孩子带来疼痛，但会引起口腔疾病（龋病、牙龈炎、牙周炎等），影响口腔功能（语音、吞咽、咀嚼等）和美观。

错骀畸形表现为牙齿排列不齐、上下牙弓牙合关系异常、面部畸形等，病因十分复杂，包括遗传因素和后天环境因素。后天因素所致的错骀畸形，有吮指习惯引起的上前牙前突（俗称“暴牙”），替牙期发生的牙列拥挤，咬上唇习惯造成的前牙反骀（俗称“地包天”），等等。若尽早去除病因，可预防错骀畸形或减轻该病症状。

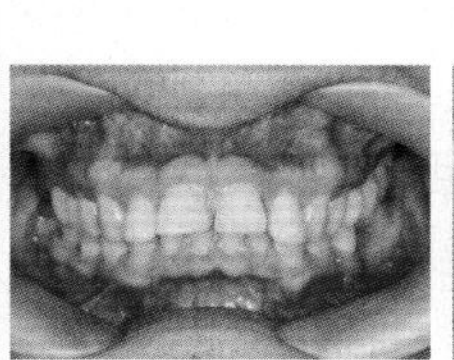

“暴牙”

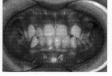

“地包天”

牙列拥挤

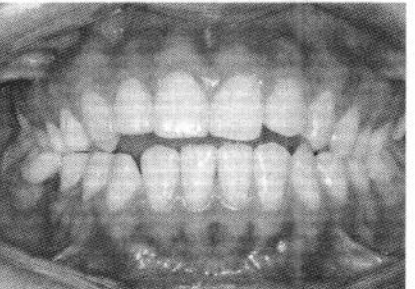

开骀

早期干预能有效降低错骀畸形的严重程度，减轻后期错骀畸形矫治的难度和经济负担；同时也能减轻患儿因错骀畸形造成的心理障碍，有利于儿童健康人格的形成。因此，家长在发现异常后，应第一时间带孩子就医，由医生综合评估错骀畸形的类型、严重程度，并制定个性化治疗方案。不同时期的矫治重点略有不同。

● **乳牙期** 矫治年龄为 3 ~ 6 岁。主要针对口腔不良习惯进行纠正，对明显影响上颌骨发育、造成颜面偏斜等异常症状进行积极治疗。此阶段一般不宜使用固定矫治器。

● **替牙期** 矫治年龄为 7 ~ 12 岁。这一时期是乳、恒牙替换期，牙列咬合不稳定，变化较快，应鉴别暂时性错骀，不能盲目进行矫治。轻度错骀、对功能发育影响不大者，可暂不治疗，持续观察；对影响牙齿正常建骀的错骀，应积极治疗。替牙期正值颌骨、牙弓快速发育阶段，矫治器设计应以不妨碍牙骀生长发育为原则，戴矫治器时间不应过长，矫治力应较轻微。

● **恒牙期** 矫治年龄在 12 ~ 18 岁。这一时期的错骀畸形通常必须进行正畸治疗。

专家简介

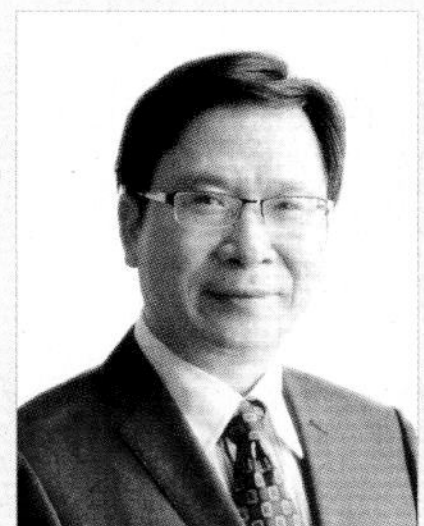

蒋备战 同济大学附属口腔医院儿童口腔科主任、口腔预防科主任、儿童口腔医学教研室与口腔预防医学教研室主任、主任医师、博士生导师，国际牙医师学院院士，中华口腔医学会口腔预防医学专业委员会常委、牙体牙髓病学专业委员会委员，中华预防医学会口腔卫生保健专业委员会常委。擅长儿童青少年龋病、牙髓病、牙外伤等的综合治疗。

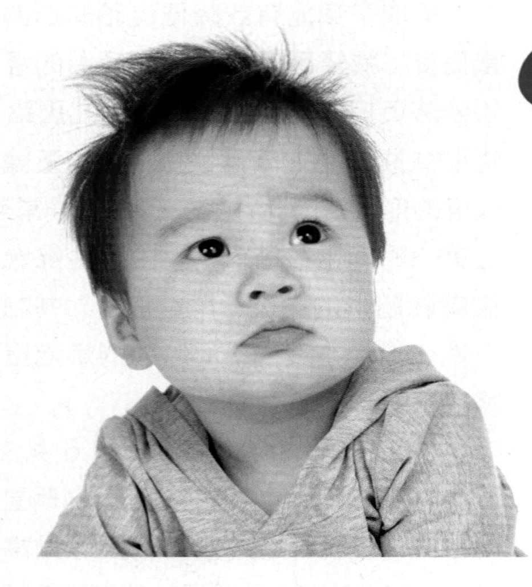

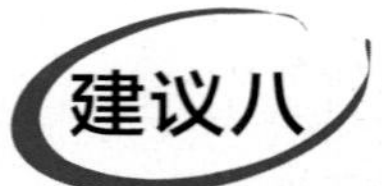

男孩私处问题：该治的治，该等的等

上海交通大学医学院附属上海儿童医学中心泌尿外科主任医师　孙 杰

生活烦恼

小王夫妇初为人父人母，儿子还不到1岁。一日给宝宝洗澡时，小王突然发现儿子的阴囊不对称，一边似乎是空的。翌日，夫妻二人赶忙带孩子去医院就诊。经检查，宝宝一侧睾丸确实未降至阴囊，被诊断为“睾丸下降不全”，也就是“隐睾”。

同一天，小亮妈妈急匆匆地赶到医院，哭着说孩子的阴茎上长了一个白色包块，像“肿瘤”。一番检查后，医生告诉小亮妈妈，小亮阴茎上的“肿瘤”其实是包皮里的垃圾，也叫“包皮垢”，对健康没有影响。但小亮存在“包茎”，家长应注意孩子的私处卫生，必要时可手术治疗。

“蛋蛋迷路了”

隐睾较为常见，1岁男孩体检时被发现隐睾的概率约为1%。隐睾的发病时间可追溯到胎儿期。在胚胎发育过程中，男孩的睾丸最早出现在肾脏下，在10周左右准备“启程”，慢慢向阴囊“迁移”，途中经过腹膜后间隙和腹股沟。在迁移途中，任何影响或阻止睾丸下降的因素（激素、解剖异常），均可造成隐睾。

一般情况下，有经验的专科医生通过手法触诊基本能明确睾丸位置，并预判手术成功的可能性。少数患儿可有“假性隐睾”，通常表现为阴囊内睾丸时有时无。这是因为，睾丸在寒冷或受到某些刺激的情况下，可能会被肌肉牵拉向上，造成阴囊空虚的假象。

手术，带“迷路蛋蛋回家”

隐睾的主要危害在于影响睾丸生长，妨碍孩子的发育与生育。6月龄以下的患儿，睾丸有自行下降的机会，一般不急于干预。超过6月龄的患儿，睾丸几乎没有自行下降的可能，须手术治疗。

腹股沟是睾丸下降的“必经之路”，也是大多数隐睾患儿的睾丸“栖身地”。过去，我国曾使用药物保守治疗（注射人绒毛膜促性腺激素）隐睾，但随着经验的积累，大样本数据统计显示该方法基本无效。目前，手术是治疗隐睾的最佳方式。经典的手术方法是通过腹股沟做一个小切口，松解阻碍睾丸下降的纤维索带或先天瘢痕，将睾丸放回阴囊。约有20%的隐睾患儿睾丸位置较高，位于腹腔，宜采用腹腔镜手术。

许多家长认为，手术做完就万事大吉了。事实并非如此，术后还应定期随访，因为隐睾患儿的睾丸或营养睾丸的血供存在先天缺陷，部分患儿在术后可能会出现睾丸萎缩。这并不是由手术造成的，而是睾丸自身缺陷所致，家长需在术后密切观察，以便及时发现并带其就诊。此外，有的患儿在生长发育过程中，甚至成年后，曾“迷路”的睾丸会出现异常增生，大小明显超过正常，这往往是恶变的“信号”，须提高警惕。有研究表明，隐睾患儿将来发生睾丸癌的概率是一般人的几十倍。

专家提醒

"微创"是一个整体的概念，包括手术适应证、手术者的操作熟练度、手术时长、麻醉配合等，而腹腔镜手术并不完全等同于微创。通俗地说，对隐睾发生于腹股沟处的患儿而言，传统手术方式即为"微创"。因此，对隐睾手术方式的选择，家长应听取医生建议，综合判断。否则，不仅可能增加花费，还可能使孩子更遭罪。

包茎患儿大多有包皮垢

包皮是生长在男性阴茎表面的一层皮肤。同其他皮肤一样，它是一道天然屏障，身负保护龟头和尿道开口、分泌各种免疫球蛋白、避免细菌与病毒轻易侵入尿道及膀胱的重要职责。

随着孩子年龄的增长，包皮分泌的免疫球蛋白逐渐增加。免疫球蛋白与脱落的上皮细胞、尿液混合，形成"包皮垢"积聚在腔隙内，若不能得到及时清理，久而久之，包皮垢可能会形成肉眼可见的白色"包块"。只有当龟头充分暴露的情况下，包皮垢才能得到有效清理。一般而言，包茎的孩子几乎百分百地存在包皮垢。即使发现孩子有包皮垢，家长也不必紧张，大多数情况下，包皮垢不会影响孩子私处的健康。但若细菌偶然进入包皮腔，包皮垢就可成为细菌的培养基，引起包皮龟头炎，甚至尿道膀胱炎，此时须及时进行治疗。

若无不适，多可选择等待

当包皮包绕超过阴茎头部，难以在外力作用下后翻以显露阴茎头时，称为"包茎"。若包皮虽覆盖尿道口，但能被轻松上翻并显露阴茎头，则为"包皮过长"。

如果没有不适症状，绝大多数幼童的包茎并不需要手术治疗，只需在日常洗澡时，适当将包皮往上推，让包皮口循序渐进地松弛、扩大即可。3岁以前，孩子的包茎是生理性的；随着年龄的增长，一般3～5岁时，包皮与龟头的粘连逐渐松解，包皮开口扩大，可退缩到冠状沟处。到了5岁后，若孩子的包皮口依然很紧，则应根据具体情况决定是否进行包皮环切手术。有的孩子虽然包皮较长，但能轻易上翻，则不一定要手术治疗，但应养成良好的卫生习惯，避免藏污纳垢。

另外，有的孩子存在包茎的同时，还有阴茎短小的问题。一般而言，如果只是外观上的不足，不会影响阴茎未来的生长发育，家长不必过度焦虑担心。是否需要进一步接受阴茎整形手术，应与医生共同讨论后决定。

专家提醒

从医学角度来说，包皮环切术一年四季皆适宜。但夏季炎热，易引发感染；冬季寒冷，衣着厚重，易触痛伤口。因此，手术首选气候宜人的春秋两季。

术后三天内，如果伤口有少许渗血，家长可观察半小时左右，只要出血能自行凝结，就无须紧张。若伤口持续有新鲜血液渗出，应立即就医。术后，孩子可正常淋浴。淋浴并不会增加感染风险，反而可以冲走尿道口的分泌物与血痂，使排尿更顺畅，有利于减轻患儿术后的不适。

伤口完全愈合约需2周，其间，患儿不必忌口，应注意休息，避免剧烈运动、憋尿或不良刺激，否则易引发阴茎勃起，导致伤口开裂、出血。

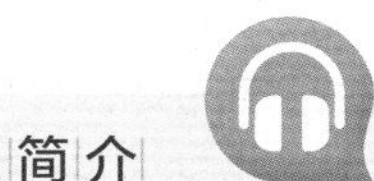
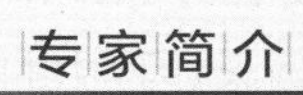

专家简介

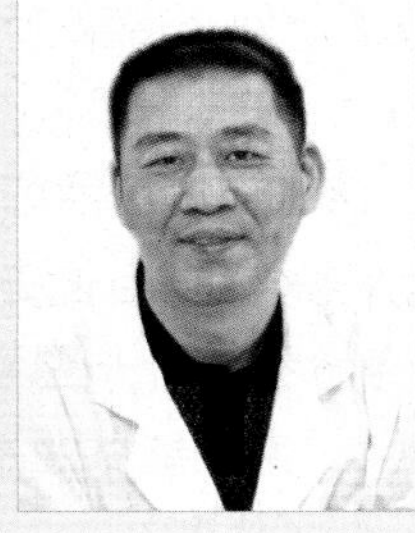

孙 杰 上海交通大学医学院附属上海儿童医学中心泌尿外科主任、主任医师、教授、博士生导师，中华医学会小儿外科学分会泌尿外科学组委员，中国医师协会男科医师分会男性外生殖器整形与康复专业委员会委员。擅长小儿泌尿系统结石、良恶性肿瘤及隐睾等疾病的诊治。

孙杰医生说"儿童泌尿系统疾病"

> 隐睾与包茎不是大毛病，但涉及男孩泌尿生殖系统健康，须引起家长的特别关注。若发现异常情况，家长应及早带孩子就诊，听取医生的建议，决定是否治疗、何时治疗。

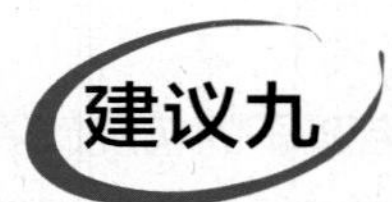

良性沟通，与叛逆期孩子和解

华东师范大学心理与认知科学学院教授 席居哲

生活烦恼

一日，张先生着急地联系到了心理学专家。一通电话下来，他细数了儿子是如何不听话、叛逆得令人发疯的。他说孩子长大了，过去常用的“棍棒教育法”已不再管用，亲子关系降至“冰点”，不知该如何是好……

同一天，王女士也来到心理学专家面前。她说，自己在公司位高权重、顺风顺水，似乎没有解决不了的困难，却唯独在女儿面前束手无策，像个彻头彻尾的失败者。如今，二人沟通出了问题，母女关系越来越紧张。她每次谆谆教导时，女儿总是捂着耳朵疯狂地摇头，嘴里反复念叨着“不听不听”……

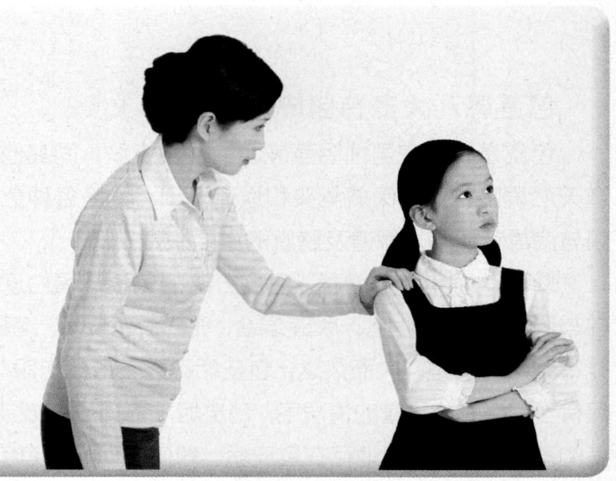

面对孩子叛逆，家长最常见的困惑是：孩子回到家常闷声不响，与家长对话惜字如金，为何自己身上掉下来的“肉”，养着养着竟成了陌生人？有些孩子与父母的关系连陌生人都不如，演变成了低头不见抬头见的“仇人”，只要父母一开口，孩子就“跳脚”。叛逆是必须要经历的“成长阵痛”（痛的不只是父母，还有孩子）吗？父母该如何面对孩子的叛逆行为？叛逆能否避免？

叛逆：“破茧成蝶”的必经之痛

叛逆是指反叛的思想与行为，常表现为忤逆不敬，不合且妄言。“叛逆”一词多少与离经叛道、出格过分等意思有关，特别是在集体主义文化中，叛逆者常被视作大逆不道的人。心理学中，“叛逆期”常被当作青少年时期的代名词，具体表现为孩子的自我意识日益增强，希望摆脱成人（特别是父母）控制等。因此，实质上，家长在说孩子叛逆时，真正说的是：孩子的行为违背了文化期待，在父母所预设的道路上脱轨，如孩子顶嘴、私自做一些重大决定（报考专业、交友、婚姻决策等）、与父母对着干，甚至为了争个高下而罔顾自己的发展和幸福等。从这个意义上来看，叛逆者是要付出代价的，成人对孩子的多种期待中，也多少包含了不让或少让孩子“走弯路”的意味。那么，我们所要探讨的真正问题便成了：叛逆可以避免吗？与文化期待不合的叛逆行为，必定会使孩子饱受痛苦、伤痕累累吗？

要回答上述问题，不妨从心理学视角做进一步剖析。就如“一个人想要站立，就必须脱离支撑物”一样，叛逆是人在谋求独立自主过程中，表现出的尝试性脱离行为，其主要功能在于：通过表现得与以往不同，获得长大的感觉；通过让父母焦心、发愁，体味到某种掌控感；通过宣示独立和自主，在心理上塑造同一性，即自居作用（涉及我是谁、我怎么样、我会成为什么样的人等一系列与“自我”相关的内容）。在此意义上，叛逆是孩子成长过程中的必然阶段，只是有些孩子处理得较“艺术化”罢了。

事实上，在成长、逐渐离开父母怀抱的过程中，孩子充满了困惑、焦虑、抑郁等情绪。此时，家长应给予其更多的理解与支持、倾听与关注，而非语言上的“你来我往”。家长也应明白，以“过来人”身份看来的一些“弯路”可能是孩子必须亲自“走一遭”的，不应过分干涉，家长能做的是勿让孩子错上加错。

专家提醒

许多家长认为，现在的孩子比过去的孩子更叛逆。其实，这一认识是错误的。在过去，孩子的叛逆行为同样非常普遍，只是未被冠以“叛逆”之名。如今，叛逆“登”上了学界研究的“大舞台”，被打上了“聚光灯”，越来越为大众所熟知。当然，媒体的过度宣传确实可以在更大程度上激活孩子的叛逆行为。

正面应对，激发“熊孩子”的“正能量”

亲子沟通经常“擦枪走火”的原因主要有二：第一，家长未能坚持贯彻与孩子沟通的基本原则；第二，家长未能以发展的眼光，预设自己与孩子的沟通方式。事实上，只要家长多花些心思，与叛逆期孩子和谐共处并非难事。

❶ 打好亲子沟通基础

孩子成长过程中，都须经历三个“心理转折期”，每个心理转折期均以叛逆为核心特征。

第一个心理转折期在3岁左右，此时的孩子特别喜欢说“不”。例如，父亲开车，当导航指示“请调头”时，父亲说“不调”，结果引得孩子一路开怀大笑。父亲的这种表达方式与孩子心中的某种情绪引起了共鸣，于是，孩子便会对类似的回应表现出钟情与偏爱，甚至经常将它“挂在嘴边”。

第二个心理转折期在7～9岁，此时的孩子正在经历入学适应阶段。大多数家长在孩子入学后，心照不宣地感到孩子似乎一夜之间长大了，从原来的吵吵闹闹变得“稳重”了不少。而就在家长为此感到欣慰时，却疏忽了孩子正在经历人生中的另一个重要心理转折期。若此时亲子沟通不畅，可能会为今后二者相处埋下不良的“种子”。

第三个心理转折期为青春期，典型的表现是情绪激荡、挑战权威和冒险行为。随着孩子生长、长高，隐忍多时的亲子冲突可能在这一时期剑拔弩张、一触即发，导致严重家庭事故者也不在少数。

家长应了解上述三个重要心理发展转折期，通过与孩子进行积极而具有建设性的互动，夯实亲子良好沟通的基础。

❷ 保持“平常心”

在孩子试图脱离父母怀抱而独立的过程中，他们会时刻“为自己加油”，与父母进行观点上的对抗。也可以说，这其实是一场孩子谋求独立的“社会实验”。孩子明白，若通过与陌生人对抗来完成这场前所未有的“社会实验”，可能会为自己带来麻烦，选择自己最熟悉的亲人为“社会实验”对象就显得稳妥多了。因此，当知道了孩子出现叛逆行为是正常的心理发展过程后，家长应摆正心态，从更高的位置来审视亲子关系，思考自己应该以怎样的角色来配合孩子的“社会实验”。看到这里，想必家长们也就能更容易理解林语堂先生曾陈述的一个现象，大意是：那些年轻时难养、时常把父母气得“七窍生烟”的孩子，长大成人后却更孝敬父母。冰心曾说：“淘气的男孩是好的，淘气女孩是巧的。”说的就是叛逆。

❸ 时刻尊重孩子

人人都知道“尊重”二字，也知道应将孩子当作一个独立个体看待，而非自己的附属物，但很少有人能真正做到、做好。尊重孩子应体现在以下几个方面：尊重孩子的心情，勿时刻将“你要好好学习”挂在嘴边；尊重孩子的行为，勿不加分别地斥责“你懂什么”“让你不听我的，吃亏了吧”；尊重孩子的人格，勿经常将他（她）与别人家的孩子比较，否则会让孩子时常产生挫败感；尊重孩子的人生价值，不能为了防止出错，而给予孩子过分的庇护。

最后，尊重孩子还体现在陪伴、共同活动、游玩等方面。游玩是孩子在课业学习之外的另一种重要的学习形式，而除电子游戏外，如何游玩才能让自己与孩子不感到乏味，这或许是家长最应该思考的生活命题。

专家简介

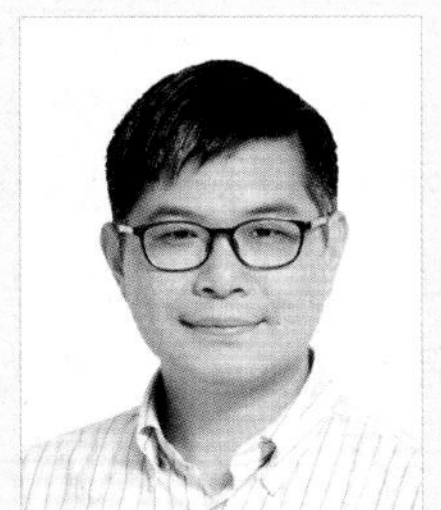

席居哲 华东师范大学心理与认知科学学院应用心理学系、华东师范大学附属精神卫生中心教授，博士生导师，华东师范大学涵静书院积极教育（中国）中心（PECA）主席，上海市心理学会常务理事，上海市心理学会积极心理学专委会主任委员、医学心理学专委会副主任委员、临床心理与心理咨询督导专委会专家组成员。研究主要聚焦于人的积极发展及其促进，重点关注心理弹性、积极应对、幸福感提升，以及发展转折期心理行为问题的干预与治疗。

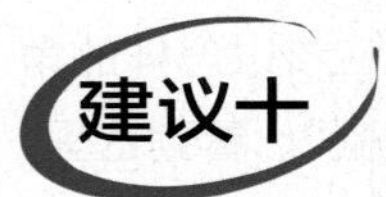

电子游戏瘾：宜“疏”不宜“堵”

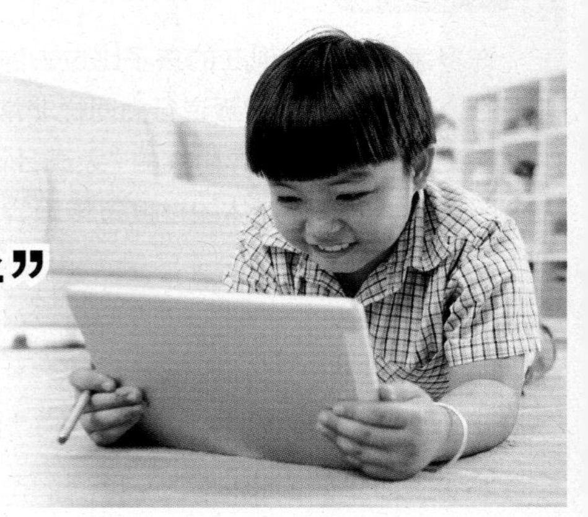

华东师范大学心理与认知科学学院　邵嵘　刘俊升（教授）

生活烦恼

电子游戏是小明的最爱，只要说起游戏，他就眉飞色舞、两眼放光。每天放学回家，小明就迫不及待地与同学联机玩游戏。小明父母对玩游戏的态度可谓深恶痛绝，他们认为玩电子游戏是造成小明成绩下滑的“罪魁祸首”。他们也曾严加管教，可效果不佳，甚至适得其反。“如今网课盛行，小明借学习之名沉迷于手机游戏，给管教增添了不少难度。我该拿什么拯救孩子的‘游戏瘾’？”小明妈妈无奈地问道。

近年来，电子游戏产业飞速发展，儿童青少年是主要受众。中国互联网信息中心的最新统计数据显示，中国儿童青少年网络游戏用户规模已超2亿人，占儿童青少年网民的66.5%。从某种意义上来说，玩电子游戏已成为儿童青少年日常生活的重要组成部分，必然会对其成长和发展产生影响。

玩电子游戏未必都有害

一提到电子游戏，大部分人想到的是其对孩子的负面影响，很多社会负面事件甚至青少年犯罪案件都与过度接触电子游戏联系密切。正因如此，很多家长“谈网络色变”，认为玩电子游戏对孩子有百害无一利，是腐蚀儿童青少年的“精神鸦片”。事实果真如此吗？

首先，可以确定的是，电子游戏中的暴力、血腥、杀戮等情境与画面对儿童青少年有消极影响。人类对暴力内容的原始反应是害怕与焦虑，当暴力刺激在积极情绪反应下重复呈现时，这种原始的焦虑反应会渐渐减弱。在这种情况下，真实的暴力就不再能引发原始的恐惧和焦虑，可造成玩家的攻击性与敌意水平增高。此外，个体在认知上也会发生相应改变，如对暴力的知觉和关注降低，对暴力受害者的共情能力降低，等等。频繁地接触暴力游戏，甚至会造成暴力脱敏及道德感丧失。一项国外研究发现，大量接触含暴力成分的电子游戏可能会带来暴力犯罪等严重社会问题，很多校园枪击案的凶手都有沉溺于暴力视频、游戏的经历。

然而，电子游戏经多年发展，已从简单的“单机游戏”演变成画面、内容与操作方式更加复杂的“大型游戏”，仅根据游戏内容是否含有暴力、血腥的元素，而将其简单地划分为暴力电子游戏与非暴力电子游戏，并不符合实际情况。事实上，许多游戏既包含了暴力、射杀、血腥内容，又包含了团战、合作等亲社会元素。电子游戏的类型也越来越丰富，可更细致地分为策略游戏、模拟经营游戏、角色扮演游戏、即时战略游戏、第一人称视角射击游戏、第三人称视角射击游戏等。很显然，并非所有的游戏都是高强度、高暴力的。

其次，随着人们对电子游戏关注度的飞速提升，开发者越来越重视并积极探索如何将电子游戏与“寓教于乐”的教育需求结合起来，让孩子们能在感到快乐的同时获取相关知识。基于此，很多教育性质的电子游戏日益涌现。现有研究发现，交互式、教育性的电子游戏对儿童大脑发育有一定积极作用，能在一定程度上提升儿童的解决问题能力和创造力等。

此外，玩电子游戏作为儿童青少年日常生活的一部分，在其与同伴交往中扮演着重要角色。一方面，关于游戏的分享是儿童青少年同伴交流的重要内容，在某种程度上，已成为儿童青少年融入群体的重要方式。另一方面，电子游戏也成为儿童青少年搭建社交渠道的重要媒介。电子游戏的互动性把儿童青少年的社会化情境从真实生活中扩展至虚拟情境当中，使他们可以更主动地获取多种社会信息。

因此，玩电子游戏对孩子的影响是一把“双刃剑”。将其视作“洪水猛兽”，一味地“围追堵截”，既不明智，也没有必要。如何发挥电子游戏的优势，规避可能的风险，是家长应思考的关键问题。

爱玩游戏不等于游戏成瘾

2018 年 6 月，世界卫生组织发布了最新版的《国际疾病分类》(ICD-11)，其中最受关注的是将“游戏成瘾”(也称“游戏障碍”)正式列入精神疾病，纳入医疗体系。游戏成瘾的典型特征包括：

❶ 无法控制地打电子游戏；

❷ 越来越经常地将打游戏置于其他兴趣之前；

❸ 即使知道有负面后果，也持续打游戏或增加打游戏的时间。

从临床诊断角度来看，游戏成瘾被定义为“一种无法控制的、过度的，以及带有强迫性并会导致社会或情绪功能受损的游戏行为”。游戏成瘾者花在电子游戏活动上的时间较普通人明显更长，他们持续地渴望玩电子游戏，无法抑制这种冲动。有时，他们也想限制自己的游戏行为，但多数情况下不成功。他们甚至会主动放弃重要的社会角色及其他有意义的社会互动，从而导致社会功能受损。

从上述界定来看，“爱玩游戏”显然不等于“游戏成瘾”。判断游戏成瘾最重要的依据为：玩电子游戏是否对社会功能造成较了大的影响。游戏成瘾者由于失去对游戏的自控力，持续或反复地进行游戏活动，不再关注其他的情绪和活动，比如，孩子不能正常学习，无法进行正常的家庭、同伴互动，取而代之的是整天沉溺于游戏中。这时，家长应警惕孩子是否已沉迷游戏，无法自拔。

家长是防游戏成瘾的“第一责任人”

当代的儿童青少年被称为网络的“原住民”，自他们出生以来，网络和电子游戏就是其生活的一部分。完全隔绝网络、电子游戏，既做不到，也完全没有必要。家长应考虑的是如何规避电子游戏可能带来的风险，帮助孩子更好地在网络时代成长和发展。对此，建议如下：

❶ **做好孩子的榜样** 孩子的行为在很大程度上受父母影响，游戏行为同样如此。整天捧着手机或坐在电脑前玩游戏的父母，很难培养出高度自律的孩子。因此，父母应控制好自己的游戏行为，包括游戏内容、游戏时长、言语行为。

❷ **关注孩子的游戏行为** 作为家长，应清楚自己的孩子在玩什么游戏、什么时间开始玩的、玩了多长时间等，时刻注意电子游戏内容可能带来的潜在风险，尤其要规避在线游戏中可能存在的不良信息。有些家长常与孩子一起玩游戏，这并非坏事。家长在此过程中和孩子分享经验，讨论游戏内容，在一定程度上能起到很好的引导作用，帮助孩子建立良好的游戏习惯。

❸ **建立明确的规则和边界** 家长需引导和规范孩子的游戏行为，规定好总的“屏幕时间”，告诉孩子必须在完成家庭作业和家务之后才能玩游戏等。应说明设定规则的原因，争取孩子的认可，形成共同的行为契约。契约中需包含明确的奖惩规则，在孩子未能遵守契约或超过限制时，家长应理智地执行规则。

❹ **丰富孩子的线下生活** 家长应组织、开展多种形式的休闲活动，转移孩子对电子游戏的注意力，如陪孩子一起进行体育锻炼，节假日带孩子出游、逛博物馆，邀请同学或朋友做客，等等。这些安排既能开拓孩子的视野，又能对亲子关系的良性互动产生积极作用，帮助孩子更好地平衡线上与线下生活。

最后，如果家长发现孩子有游戏成瘾的潜在风险，须向专业人员咨询求助。及早识别、科学干预，是帮助孩子摆脱游戏成瘾的最有效方法。PM

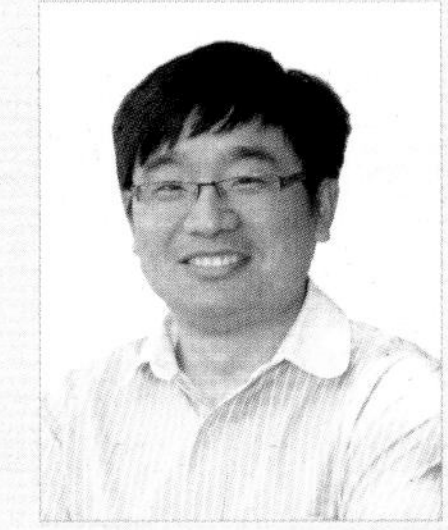

专家简介

刘俊升 华东师范大学心理与认知科学学院教授、发展与教育心理学研究所所长、博士生导师，中国心理学会发展心理专业委员会委员，中国教育学会学校教育心理学分会理事，上海市心理卫生学会理事、德育心理学专业委员会副主任委员。对儿童青少年社会性发展有深入研究。

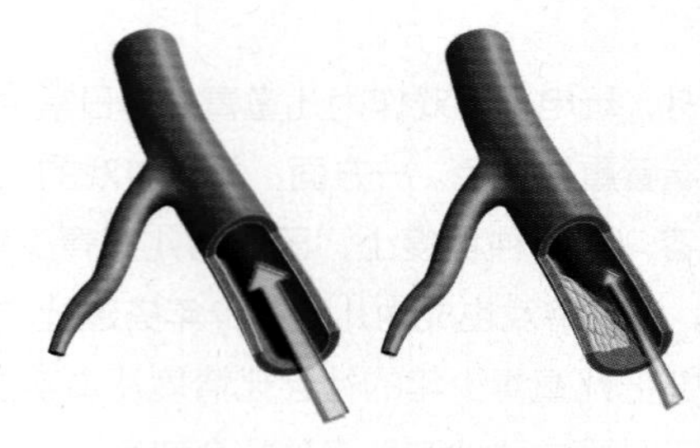

随着CT的普及，大家经常能在CT检查报告单上看到“血管钙化”的描述。什么是血管钙化？它是怎么发生的？对人体有何危害？

血管钙化：不是补钙惹的祸

华中科技大学同济医学院附属同济医院老年病科
黄 葵 张存泰（主任医师）

什么是血管钙化

血管钙化是指钙盐沉积于血管壁的病理现象。

一般而言，钙盐应该沉着于骨骼或牙齿。不过，在病理因素的作用下，特别是在衰老的基础上，钙盐会沉积于血管壁，即发生所谓的血管钙化。事实上，血管钙化也可以说是血管老化的一种表现。

血管钙化是怎么发生的

血管在机体免疫系统中发挥着重要作用，如血管内皮细胞具有免疫监视和免疫调节功能，血管平滑肌细胞可分泌具有免疫活性的细胞因子。

血流中的有害物质或血流本身冲击血管，血管壁受到损伤并进行修复的过程，即为炎症反应（注意，这里诱发炎症反应的有害物质不仅有细菌、病毒等微生物，更多的是其他因素，如血脂异常、吸烟等）。

可以这样认为，人自出生起，炎症反应即如影随形，而血管壁的各种细胞及基质成分在炎症反应中悄然发生着改变。比如，血管平滑肌细胞和血管壁的间质会在这些刺激中分泌各种蛋白（如基质 Gla 蛋白、骨形成蛋白 -2、骨形成蛋白 -4、骨桥蛋白等），这种改变类似于骨形成的过程，只不过由于其发生在血管，便造成了血管钙化。因此，血管钙化实际上是损伤愈合的表现。

此外，随着年龄的不断增长，机体维持自我稳态的能力逐渐下降，炎症反应日益明显，最终导致血管钙化。

延伸阅读

在研究中，不难发现这样一个有趣的现象：血管钙化和骨骼脱钙（形成骨质疏松症）经常同时发生。这是因为血管钙化与骨质疏松症存在着类似的发病机制，所以血管钙化也通常提示着骨质疏松症的发生。

内膜钙化与中膜钙化有何不同

人体的血管包括动脉、静脉与毛细血管，与健康关系最密切的血管钙化发生于动脉系统，更准确地说，常发生于大动脉与中动脉。动脉壁分为内膜、中膜、外膜，血管钙化主要发生于内膜和中膜。

- **血管内膜钙化：与炎症反应关系密切**

发生于内膜的钙化更多地与炎症反应相关，高危因素包括高血压、血脂异常、吸烟等。

关于内膜钙化，有的研究认为，它的存在与心血管事件（如急性心肌梗死）密切相关；而有的研究则认为，它可能增加动脉粥样硬化斑块的稳定性，不会增加心血管事件的发生。要想更全面、客观地看待这两种观点，就需要理解血管内膜钙化现象背后所包含的“对立意义”：一方面，血管内膜钙化反映了粥样斑块的发生和发展情况，对应着的是心血管事件的发生风险；另一方面，钙化程度可与粥样斑块的稳定性有关。血管内膜钙化对健康影响的“终极评价”由上述两个“对立”因素综合而定：在钙化程度较低的情况下，内膜钙化更多地反映了粥样斑块增生的状况；在钙化程度较高的情况下，钙化对粥样斑块稳定性的保护作用开始显现。

● 血管中膜钙化：与衰老高度相关

发生于中膜的钙化更多地与衰老造成的机体修复能力下降相关，此时人体难以再维持自我稳态，易出现钙磷代谢紊乱。

事实上，血管中膜钙化是最先被研究者注意到的病理现象。不过，当初发现它时，我国尚未步入老龄化社会，相较于另外两种导致动脉硬化的病理改变——动脉粥样硬化及细小动脉玻璃样变而言，中膜钙化并无重大危害，常被当作良性病变。但如今我国步入老龄化社会，其不良影响逐渐显露。中膜钙化，以及血管壁弹性蛋白、胶原蛋白比例下降，可明显增加血管硬度，加大脉压（收缩压与舒张压的差）。其后果是：一方面增加心脏收缩泵血的负荷；另一方面显著降低内脏的血液灌注，特别是心脏和脑等不能耐受缺血的重要脏器。因此，血管中膜钙化是高龄老人发生心脑血管疾病，乃至死亡的“幕后黑手”。

如何知道自己的血管钙化情况

CT 检查是评判血管钙化较好且较简单的方法之一。临床上常用 Agatston 积分进行量化评估，其包含钙化密度与钙化面积两个指标，据此估评钙化负荷情况。

血管内超声（IVUS）与光学相干断层成像（OCT）比 CT 检查提供的诊断信息更精确，可以准确判断钙化位置。

此外，血管钙化反映了血管老化程度，一些非放射学检查虽不能获得血管钙化的直接证据，却可间接地了解血管硬化情况，如脉搏波传导速度（PWV）、踝肱指数（ABI）测量，以及血管内皮功能监测，等等。

血管能“逆生长”吗

不少患者询问是否存在让血管钙化逆转的药物，很遗憾，答案是否定的。不过，对大家所熟知的心血管事件危险因素（如高血压、血脂异常、糖尿病等）进行适当干预，可减少动脉粥样硬化的发生，某种程度上也可延缓血管内膜钙化的形成。此外，良好的生活方式可延缓衰老，有助于防治血管钙化。

血管钙化患者能补钙吗

为了防治骨质疏松，老年朋友们常服用钙剂，却又害怕补钙会加快血管钙化。且有研究显示，骨质疏松症患者常伴有血管钙化。这不禁让人产生联想，在“补”与“不补”间左右为难。

其实，补钙与血管钙化间并无因果关系。骨质疏松症和血管钙化虽有不少类似的发病机制，但这些发病机制绝大多数与饮食中钙的摄入无关。基于此，科学家正尝试使用治疗骨质疏松症的药物，以期达到抑制血管钙化的目的。PM

不可小觑的“特发性肺纤维化”

上海交通大学附属胸科医院呼吸内科
李 锋(副主任医师) 王晓辉

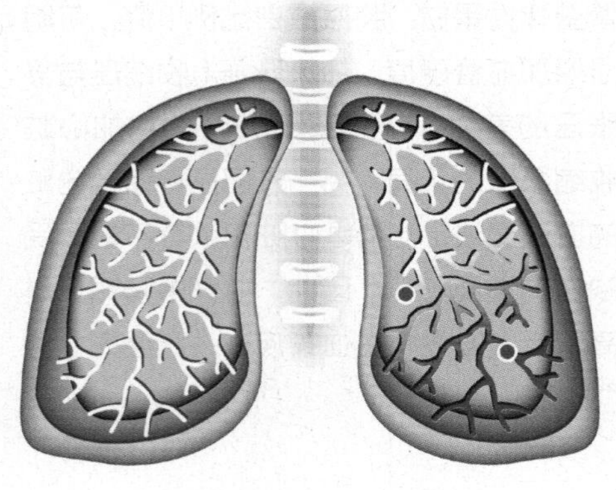

生活实例

王先生今年62岁，经营家具加工厂已有30年。1年前，他莫名地出现咳嗽，爬楼梯后明显胸闷、气急，休息后可缓解。为此，王先生多次去社区医院就诊治疗，但疗效不明显。前不久，他的老伴出现了咳嗽、鼻塞、流涕等不适，随后，他也出现了咳嗽加重、气喘难以缓解等症状。几天后，老伴的感冒逐渐好转，而王先生的咳嗽、呼吸困难等症状却越来越严重。见状，家人将他送至专科医院就诊。医生听诊并详细询问了病史，为其安排了胸部CT和肺功能等检查，最终，王先生被诊断为“特发性肺纤维化”，这是一种间质性肺病。

什么是特发性肺纤维化

在回答这个问题之前，首先须知道以下几个概念：“间质性肺病”是一类主要累及肺间质和肺泡腔，导致肺泡－毛细血管功能损伤甚至丧失的弥漫性肺疾病的总称；“特发性间质性肺炎”泛指病因不明的间质性肺炎，在间质性肺病的范畴内；“特发性肺纤维化”是指原因不明、局限于肺部的慢性、进展性、纤维化的间质性肺炎，是特发性间质性肺炎中最常见的一类疾病。

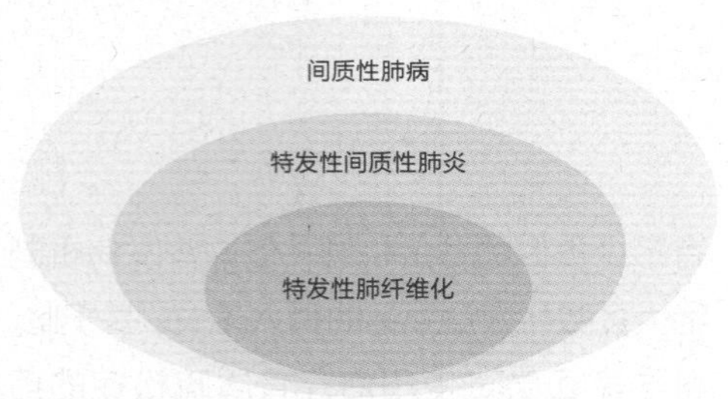

间质性肺病、特发性间质性肺炎、特发性肺纤维化的关系

特发性肺纤维化患者的发病年龄多在40～70岁，约2/3的患者发病时大于60岁，男性占多数。其起病缓慢，不易察觉，主要症状包括长期干咳、进行性呼吸困难、活动后呼吸困难等，患者有时可出现体重下降、疲劳、全身不适和肌肉关节疼痛。医生检查可见杵状指(趾)，肺部听诊可闻及吸气时有细湿啰音，以肺底最明显。

诊断复杂，需仔细甄别

以前，诊断特发性肺纤维化主要依靠胸腔镜手术获取肺组织，进行病理检查。其创伤较大，患者接受程度低，目前已被经支气管冷冻肺活检等微创方法取代。

与其他疾病相比，特发性肺纤维化的诊断十分复杂，精确诊断有赖于医生丰富的临床经验。近年来，国内外专家推荐通过典型的胸部CT表现(①病变主要位于胸膜下和肺基底部；②异常的网格状阴影；③蜂窝样改变，伴或不伴牵张性支气管扩张；④无其他异常影像表现，如广泛磨玻璃影、大量微小结节、多发囊状变)，同时加上多学科会诊，排除容易混淆的其他疾病，如职业因素(如煤尘、石棉、金属)相关的间质性肺病、风湿免疫病(如类风湿关节炎、干燥综合征)引起的间质性肺病、其他特发性间质性肺炎(如机化性肺炎、急性间质性肺炎、慢性过敏性肺泡炎)，最终才能诊断为特发性肺纤维化。

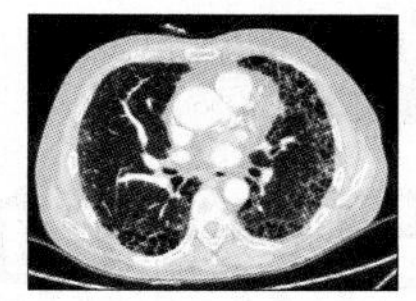
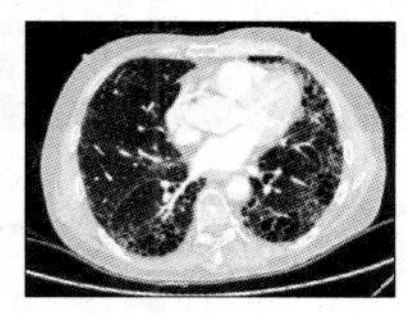
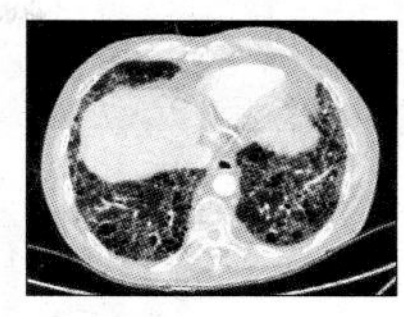

特发性肺纤维化的胸部 CT 表现：网格影、蜂窝肺

患者生存状况差，生存期普遍较短

特发性肺纤维化患者的肺间质出现了纤维化（硬化），使肺的弹性（扩张度）下降，导致吸入肺的气体减少，即通气功能障碍。同时，还可造成气体在肺泡和毛细血管间的交换发生障碍，氧气不能由肺泡顺利扩散进入毛细血管，即弥散功能障碍。肺的限制性通气功能与弥散功能障碍将导致患者出现低氧血症（缺氧）。随着肺纤维化的进行性加重，缺氧愈演愈烈，易导致患者全身血管收缩、脏器功能衰竭（尤其是心、肺功能衰竭）。因此，特发性肺纤维化患者的生存期大多较短，多数患者在确诊后的 2～5 年内死亡，五年存活率仅有 30% 左右，甚至低于很多恶性肿瘤（如结肠癌、膀胱癌、乳腺癌等）。

延伸阅读

特发性肺纤维化的发生与以下危险因素有关。

● **遗传因素** 特发性肺纤维化不是遗传病，但是小部分患者的发病原因可能与遗传有关。且有家族史者的患病率可高于无家族史者。

● **年龄因素** 特发性肺纤维化的发病率和死亡率都随着年龄的增长而增加。

● **吸烟** 目前有较多研究表明，吸烟可增加特发性肺纤维化的患病风险。

● **环境因素** 空气污染或暴露于某些金属粉尘（黄铜、铅及钢铁）和木灰环境中，可显著增高特发性肺纤维化的患病风险。从事理发、养鸟、石材切割和抛光等工作，也可能与肺纤维化的发生有关。

● **病毒感染** 许多特发性肺纤维化患者在病变初期有病毒感染史，如疱疹病毒等。

● **胃食管反流病** 胃食管反流病是由于某种原因引起的胃内容物反流进入食管，该病会引发或加剧特发性肺纤维化的发生。

早诊早治，不容忽视

我国部分地区空气污染较为严重，老年人、吸烟者众多，劳动保护意识不强，使特发性肺纤维化患病率较高，加上其后果严重，本病的诊治工作应高度重视，如同防治肺癌那样，争取做到早发现、早诊断、早治疗。

为做到早发现，在进行胸部体检时，应尽量采用高分辨率的薄层 CT 检查。一旦报告提示存在特发性肺纤维化的 CT 表现，患者应进一步到三级医院呼吸科就诊，避免漏诊、误诊等情况发生。

全程、规范管理是“正道”

既往认为特发性肺纤维化是无药可治的，唯一可用的治疗药物是激素，现在这一观点早已过时。临床实践显示，很多特发性肺纤维化患者在接受有效的抗纤维化治疗（即长期用药、足量用药，现有的抗纤维化药物有吡非尼酮、尼达尼布等）后，咳嗽、呼吸困难等症状可有明显改善，且肺功能减退的趋势可得到延缓。

需要指出的是，一部分特发性肺纤维化患者认为自己的症状较轻、病情稳定、肺功能较好，不愿意进行抗纤维化治疗，这是错误的。轻症患者可因不易觉察的慢性低氧而发生肺动脉高压和右心衰竭，也会因上呼吸道感染而出现急性加重，甚至死亡。研究表明，特发性肺纤维化患者若能在早期进行有效的抗纤维化治疗，可延缓疾病进展，保持肺功能稳定，有利于延长生存时间。

中、晚期特发性肺纤维化的常规治疗措施包括避开危险因素、家庭氧疗、抗纤维化治疗、坚持身体锻炼（肺康复）、接种流感或肺炎疫苗、注意保暖、避免感冒等。对于晚期特发性肺纤维化患者而言，肺移植是目前唯一有效的治疗方式。随着医疗技术水平的提高，肺移植的中位生存时间一般是 5～7 年。上海交通大学附属胸科医院于 20 世纪 90 年代成立了肺移植团队，2002 年进行了第 1 例肺移植手术，至今已开展了近 80 例肺移植，患者术后最长存活时间达 10 年。遗憾的是，很多患者只有在生命垂危之际才愿意进行肺移植，为时已晚，治疗效果差强人意。PM

糖尿病性胃轻瘫：微创手术可治愈

复旦大学附属中山医院内镜中心
阿依木克地斯·亚力孔　贺东黎　钟芸诗（教授）

生活实例

40岁的张先生确诊糖尿病3年余，平时忙于工作，血糖控制不佳，间断使用胰岛素治疗。4个月前，张先生出现不明原因的反复恶心、呕吐等症状，多于进食后出现，晚餐后明显。他在当地医院行胃镜等检查，均未见异常。由于频繁呕吐导致营养摄入不足，张先生的体重明显下降，短短几个月就瘦了近10千克。

饱受病痛折磨的张先生经多方打听后得知，上海中山医院开展的一项微创手术或许可以治疗他的病。于是，他立刻赶到中山医院内镜中心就诊。医生在仔细询问病史以后，安排张先生进行胃镜、碘水造影、CT等检查，发现其胃扩张明显，幽门口痉挛，胃排空明显延迟，但未见明显器质性病变。考虑到张先生有糖尿病史，医生诊断其患有“糖尿病性胃轻瘫”，决定用“G-POEM手术”（一种内镜治疗糖尿病性胃轻瘫的新方法）为其进行治疗。

手术仅用半小时即完成，术中无明显出血。术后次日，张先生即可进食流质饮食，未呕吐。出院后，他逐步过渡至半流质饮食，也未见呕吐。术后1个月，当他再次来到中山医院复诊时，体重增加了4千克，精神也比术前好多了。

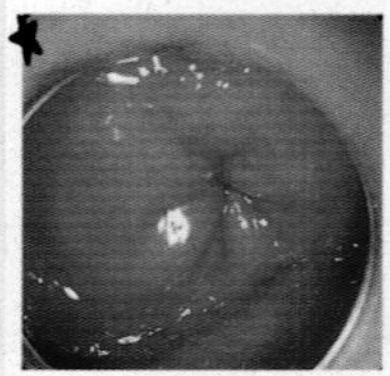
术前内镜检查：幽门口痉挛、紧闭

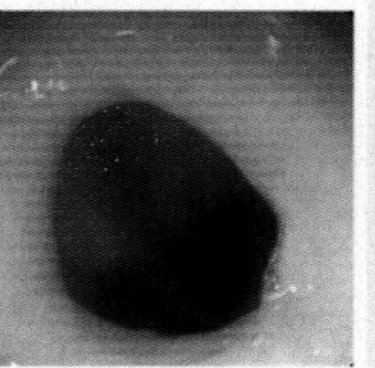
术后内镜检查：幽门口增大

糖尿病患者为什么会发生胃轻瘫

胃除了具有分泌消化液的功能外，还具有蠕动、研磨、排空等运动功能。当某些原因导致胃“偷懒”，不想运动或者运动功能低下时，便会引发一系列不适症状，如餐后饱胀、恶心、呕吐等。

糖尿病患者，尤其是血糖控制不好的患者，往往会伴随不同程度的消化系统症状，如早饱、餐后饱胀、厌食、恶心、呕吐等。这些症状主要是由于长期高血糖导致控制胃肠运动的自主神经功能紊乱，使胃运动能力下降或幽门痉挛导致胃窦动力不足，胃排空延迟，医学上称之为“糖尿病性胃轻瘫”。胃轻瘫不仅影响糖尿病患者的生活质量，还会直接影响降糖药的吸收，导致血糖控制不佳。

目前尚无糖尿病性胃轻瘫的统一诊断标准。糖尿病患者若出现餐后饱胀、恶心、呕吐、上腹疼痛、体重减轻等胃轻瘫症状时，需要先进行胃镜检查，排除机械性梗阻。有条件者，可以做核素胃排空试验、胃肠测压，以及胃电图等检查，进一步明确诊断。

严重糖尿病性胃轻瘫，微创手术可治愈

糖尿病性胃轻瘫的主要治疗方法包括饮食治疗、药物治疗和手术治疗。由于血糖控制不佳是导致糖尿病性胃轻瘫的“罪魁祸首”，故最重要的治疗方法还是严格控制血糖，平时应少食多餐，以低脂、低膳食纤维饮食为主。药物治疗有助于促进胃排空，改善症状。病情较轻的患者，靠饮食治疗和药物治疗便能解决问题。症状严重，饮食和药物治疗效果不佳者，一般采用幽门成形术和胃空肠吻合术来治疗，但由于手术风险较高，术后并发症较多，目前并未普及。

近年来，通过自然腔道的内镜POEM术（经口内镜下肌切开术）越来越多地被用于治疗贲门失弛缓症患者，疗效肯定。在POEM术的基础上，国外专家提出了G-POEM术（经口内镜下幽门肌切开术）的概念。2013年，G-POEM术被首次用于治疗糖尿病性胃轻瘫患者。随后，多篇文献报道表明G-POEM术安全、有效，可有效缓解难治性胃轻瘫患者的症状，促进胃排空，使原本需要开腹才能完成的治疗转变成微创的内镜手术。同时，G-POEM术也被用于治疗其他原因导致的胃轻瘫，如胃部分切除术后胃轻瘫、严重感染胃轻瘫、特发性胃轻瘫等。PM

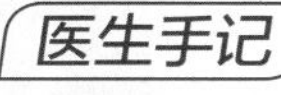

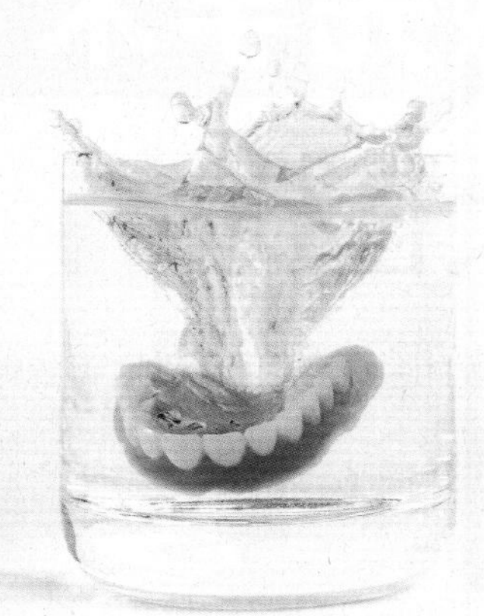

张大爷刚装了一副活动假牙。医生告诉他，每天晚上需要把活动假牙拿出来清洗干净，然后浸泡在凉水里过夜，第二天早上再戴。张大爷遵医嘱一丝不苟地爱护着这副活动假牙，他找了个专用容器盛放，并想当然地用洗瓜果的清洁剂加水浸泡，觉得这样能避免假牙“被污染”。张大爷意外地发现，经过一夜浸泡后，容器中常有蓝色物质析出，有时还附着在容器内壁上。他很奇怪：这是怎么回事？难道假牙质量有问题？

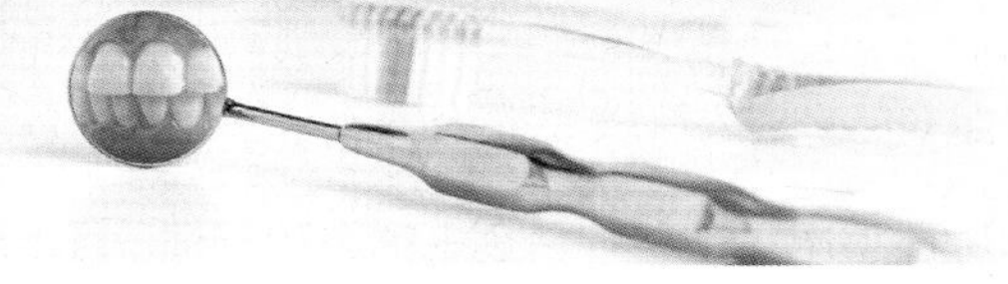

活动假牙护理有学问

复旦大学附属中山医院口腔科副主任医师　王 庆

活动假牙夜间应该浸泡在凉水里，可以使用专用的假牙清洁剂（片），但不能用其他消毒类液体浸泡。有些老年人想当然或图方便，用瓜果清洁剂泡假牙。这种做法很不妥，因为活动假牙中含聚甲基丙烯酸甲酯（PMMA）和金属材料，使用化学用品浸泡很容易导致材料溶解、金属析出等。

在活动假牙使用过程中，除了不能用瓜果清洁剂浸泡，还有其他一些注意事项。

假牙经不起“开水烫洗”

有些爱干净的老年人特别喜欢用开水烫洗生活用品，包括活动假牙。他们认为这样做能避免细菌滋生，使假牙更干净。而实际上，活动假牙不能用开水烫，因为其中的聚甲基丙烯酸甲酯是一种高分子材料，热变形温度为70～80℃，经开水烫过后会变形。

假牙随意放“寿命短”

有些人过于爱护假牙，有些人则过于随意。部分男性嫌每天晚上清洗假牙、用凉水浸泡的程序麻烦，常常像放眼镜那样，睡前把假牙取出放在床头柜上。如此一来，活动假牙长时间暴露在空气中，会因为表面过度干燥而老化，使用寿命缩短。

假牙“上夜班”易“罢工”

有些人觉得取出假牙后嘴巴“瘪掉”影响美观，即使睡觉时也戴着假牙。长时间佩戴活动假牙容易使牙床受到过度压迫，萎缩加快，活动假牙和牙床之间的缝隙会变大。久而久之，活动假牙就会产生“不服贴”、易翘动等问题。

此外，睡觉时佩戴活动假牙有误吞假牙的风险。如果假牙的金属挂钩刺破消化道，还会有生命危险。PM

专家提醒

正确护理，定期更换

使用活动假牙时，每次吃完东西后应及时取出假牙，并用清水冲洗干净后再戴入，以免影响口腔卫生。晚上睡觉前应将活动假牙用软毛牙刷轻轻刷洗干净，浸泡于冷水中，也可定期使用专用清洁片清洁、浸泡。一般活动假牙的使用寿命为3～5年。戴活动假牙后，应每年到医院复查，如果发现异常，需及时调整或更换。

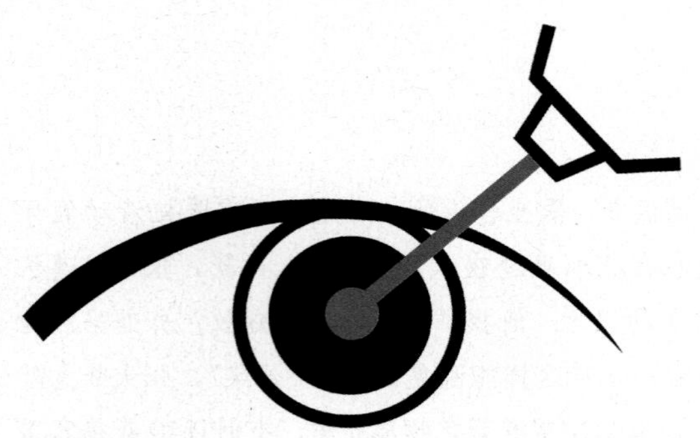

近视激光手术八大困惑

复旦大学附属眼耳鼻喉科医院眼科主任医师　戴锦晖

困惑1　近视激光手术安全吗

我国自 1993 年开始开展近视激光矫正手术，至今已经有 27 年，手术安全性和有效性均已得到广泛认可。随着技术的不断进步，如今的近视激光手术较之前更微创、精准和舒适，且术后恢复快，手术风险小。只要在手术前检查完善，排除不适合手术的特殊情况，手术是非常安全的。

困惑2　术前需做哪些检查

对任何手术而言，术前全面、细致的检查都非常重要，眼科手术尤其如此。术前眼部检查是确保手术安全、有效开展的重要保障，可明确患者是否适合手术并预测手术效果。

术前检查项目主要包括视力、眼压、眼前节、眼底、角膜地形图、角膜厚度、泪液功能、瞳孔大小、像差、对比敏感度等。由于戴隐形眼镜会影响角膜形态，患者检查前须停戴一段时间：戴软性隐形眼镜的，一般停戴 1 周以上；戴硬性隐形眼镜（RGP）的，应停戴 3 周以上；戴角膜塑形镜（OK 镜）的，应停戴 3 个月以上。

困惑3　哪些人不宜手术

接受手术患者的年龄一般应在 18 周岁以上、55 周岁以下。某些特殊情况下，如高度屈光参差等，经评估若无手术禁忌，年龄要求可适当放宽。

有活动性炎症、圆锥角膜、白内障、青光眼等眼病，或未控制的全身系统性疾病、自身免疫性疾病者，不可进行近视激光矫正手术。术前有严重干眼症、近视度数每年加深超过 50 度者不宜手术。此外，对手术预期效果期望过高者也不适合手术。

困惑4　术后能马上恢复最佳视力吗

术后视力恢复快慢与手术方式有关。目前，近视激光矫正手术主要有全飞秒激光手术（SMILE）、飞秒 -LASIK 手术（又叫半飞秒激光手术）和表层角膜切削手术（包括 LASEK、Tran-PRK、epi-LASIK 等）三类。其中，表层角膜切削手术会损伤角膜上皮，患者术后一周内需要戴软性隐形眼镜来促进角膜上皮修复和减轻疼痛等不适症状，视力恢复较慢，一般手术 1 周后才能达到较为满意的状态。

全飞秒激光手术和飞秒 -LASIK 术后，患者视力恢复快，多数人术后第 2 天视力就可以达到 0.8 以上。但术后早期看东西时眼前会有“薄雾感”，视力可有波动，且看近处较累，晚上看远处灯光有发散感。两者相比，全飞秒激光手术后不适症状更明显。术前近视度数深、年龄偏大者术后恢复偏慢。一般而言，术后 1 个月左右，大多数人眼前的“薄雾感”会逐渐消失，看近处的舒适感可明显提升。

困惑❺ 术后视力能达到多少

近视激光矫正手术效果因人而异，患者术后能达到的裸眼视力取决于术前验光的矫正视力及近视度数：如果术前矫正视力能达到 1.0，术后最佳视力就有可能达到 1.0；如果术前矫正视力能达到 1.5，则术后裸眼视力就有可能达到 1.5。高度近视者，术后可能留有低度近视，即裸眼视力达不到术前矫正视力水平。

困惑❻ 术后会再发生近视吗

大多数人在术后视力比较稳定。高度近视者术后可能会再次出现近视。如果术后不注意用眼卫生，尤其是年纪较轻者，也有可能再次出现近视。

术后再次出现的近视，度数一般不超过 200 度。但需要注意的是，近视度数一旦超过 100 度后，视力会明显下降，影响看远处物体的清晰度，开车时须戴眼镜。

专家提醒：术后注意事项

为保持良好的手术效果，避免再次出现近视，近视激光矫正术后应注意以下四点：

❶ 按医嘱使用眼药水，以达到预防感染及促进恢复的目的。术后常用的眼药水有抗生素、激素和人工泪液三种。有些人对激素类眼药水较敏感，使用后，可使眼压升高，须定期复查，监测眼压。人工泪液可减轻术后干眼等不适症状，需持续使用 3 ~ 6 个月。

❷ 术后 1 个月内不可游泳、蒸桑拿，不宜化眼妆；术后 2 周内洗澡、洗头、洗脸时，应尽可能避免水溅入眼睛。有灰尘入眼，可先用眼药水冲洗，如果不适症状持续存在，则须立即就医。

❸ 不同手术的角膜伤口愈合情况有所不同。半飞秒激光术后存在角膜瓣，患者不宜揉擦眼睛，以免造成角膜瓣移位。全飞秒激光手术和表层角膜切削术均不存在角膜瓣，不会发生角膜瓣异常并发症。由于近视激光手术只是去除了近视度数，并没有改变近视眼球的眼内结构，故患者术后仍应避免剧烈活动和容易伤及眼睛的运动（如跳水、拳击、蹦极等），以免导致视网膜脱离。

❹ 术后早期，患者看近处容易眼疲劳，近距离用眼时间不宜过长。为避免再次出现近视，术后应尽量少使用电子产品。

困惑❼ 手术后又出现近视，还有手术机会吗

毫无疑问，答案是肯定的。

若术后再次出现近视，只要眼睛是健康的，且角膜厚度足够，还可再次接受近视激光手术，手术效果也是较为理想的。

困惑❽ 近视激光手术易造成干眼症吗

干眼症是近视激光手术后较为常见的症状之一，一般会随着术后伤口的愈合而逐渐减轻。

全飞秒激光手术切口小（角膜手术切口只有 2 毫米），对角膜表面感觉神经的损伤较轻，对泪膜稳定性影响小，患者术后干眼症状大多比较轻，3 个月左右基本可以恢复到术前状态。半飞秒和表层角膜切削手术切口较全飞秒激光手术切口大（切口约 20 毫米），对角膜表层神经丛的破坏较多，患者术后 1 ~ 3 个月内可有干眼症状，术后半年左右可恢复至术前状态。

近年来，由于长时间使用手机、电脑等电子产品而导致的干眼症患病率越来越高，近视激光手术后的干眼症也与过度使用电子产品密切相关。因此，患者术后应避免长时间使用电子产品，同时遵医嘱使用人工泪液，以促进伤口修复，减轻干眼症状。PM

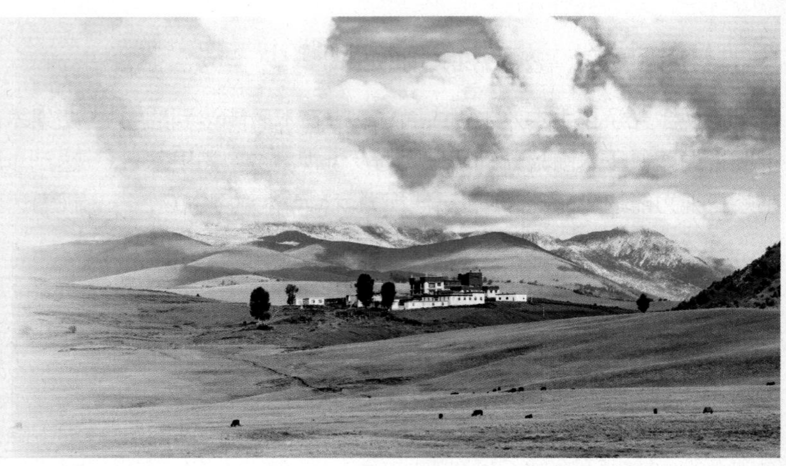

许多人对青藏高原心生向往，但一提到高原反应，常有两种极端：或望而生畏、敬而远之，或无知无畏、满不在乎。近两年，援藏医生、律师等出师未捷身先死的消息频传，令人扼腕叹息的同时，也让人们逐渐认识到，高原反应有时候是致命的。

入藏须知：高原反应那些事

首都医科大学附属北京朝阳医院高压氧科副主任医师　张　奕

什么是高原反应

高原反应（也叫高山反应）是人体在短时间内进入高原，暴露于低压、低氧环境后产生的各种病理性反应，是高原地区独有的常见病。一般而言，快速进入海拔 3000 米以上的高原时，50% ~ 75% 常年居住于平原地区的人可出现高原反应，部分人在到达海拔 2000 多米时也可发生。大气压力随着海拔增高而下降，虽然高原空气中的氧浓度仍然是 21% 左右，但氧分压却随之降低。比如：在海拔 3000 米的地区，氧分压为 110 毫米汞柱，比平原地区的 159 毫米汞柱有明显下降；我国拉萨海拔约为 3650 米，氧分压较平原地区降低约 35%，相当于每人每天少吸了 5 千克空气，缺失了 1/3 的氧气。

专家释疑

坐火车入藏能避免高原反应的发生吗

不少人有疑问，既然高原反应是在短时间内进入高原所致，那么比起乘飞机，是不是坐火车入藏，让自己逐渐进入高原就能更容易适应高原环境，从而避免各种不适发生呢？事实并非如此。仔细查看入藏铁路的线路不难发现，沿途最高处海拔可以超过5000米，远高于造成高原反应的平均海拔。其实，为了防止乘客发生高原反应，列车自离开格尔木开始，便逐渐往车厢内补充氧气，从而降低车厢内乘客的生理海拔高度。因此，避免高原反应的发生与坐火车还是乘飞机入藏并无密切联系。

高原反应有哪些表现

急性高原反应的常见表现有头痛、失眠、食欲减退、呕吐、疲倦、呼吸困难、口唇发绀、肌肉酸痛、全身乏力等。其中，头痛是最常见的症状，常在夜间或晨起时加重。一般于进入高原后 6 ~ 12 小时内出现，第 3 天开始逐渐消失，也有些人可持续 2 周。

此外，急性高原病还有两种严重、危及生命的情况，即高原脑水肿与高原肺水肿。发生高原脑水肿的患者可出现剧烈头痛、精神异常、神志恍惚、顽固恶心、呕吐，重者昏迷、死亡。发生高原肺水肿者可出现不断加重的干咳、头痛、呼吸困难或发绀，少数暴发型患者表现为极度呼吸困难、烦躁不安或神志恍惚，咯大量粉红色泡沫样痰。电影《攀登者》女主人公徐缨就是在出现了高原肺水肿后，不但没有采取急救措施，反而强行进入海拔更高的地方，才将生命永远定格在了高原，令人惋惜。

除急性高原反应外，还有慢性高原反应，也称高原衰退症，是由长期缺氧导致机体器官功能逐渐减退所致，包括脑力衰退和体力衰退，表现为头痛、头晕、失眠、记忆力减退、注意力不集中、思维判断能力降低、情绪不稳定、神情淡漠、疲倦乏力等。

不过，无论急性还是慢性高原反应，均属于功能性病变，一般不影响工作和生活，也不会留下后遗症。

哪些人易发生高原反应

大部分人都会发生高原反应，程度因人而异。总的来说，瘦的人好过胖的人，女性好于男性，儿童、老人、活动剧烈的人更容易发生高原反应。有句顺口溜："欺胖不欺瘦，欺高不欺低，欺男不欺女，欺动不欺静"，说的就是高原反应。

青藏铁路公司发布的《高原旅行提示》明确列出了以下6类人群不适合前往海拔3000米以上的地方旅行：

❶ 器质性心脏病、高血压Ⅱ期（收缩压160～179毫米汞柱和/或舒张压100～109毫米汞柱）以上、血液病、脑血管疾病患者。

❷ 慢性呼吸系统疾病患者。

❸ 糖尿病未获控制者；癔症、癫痫、精神分裂症患者。

❹ 正患重症感冒、上呼吸道感染者。

❺ 曾患有高原肺水肿、高原脑水肿、血压增高明显的高原高血压症、高原心脏病及高原红细胞增多症者。

❻ 高危孕妇。

在进入西藏前，人们应正确认识高原反应的症状及危害。有条件者，可自备便携式血氧饱和度监测仪，日常监测自己的血氧状况。必要时，合理使用氧疗。

预防高原反应，要做哪些"功课"

• 注意休息

去西藏自由行的游客须注意合理安排线路。第一、二天必须充分休息，不可一到高原就剧烈活动。路线安排应循序渐进，以先近后远、海拔先低后高为原则，即在低海拔适应一段时间后，再前往更高海拔处，海拔提升不可过快。对于需要在高原长时间工作的人来说，初到高原后，应合理安排工作计划，循序渐进，避免过度疲劳。

• 避免感冒

感冒会增加高原肺水肿、脑水肿的发生率。入藏后，应注意保暖，避免感冒，可自备感冒药。

• 适当吸氧

吸氧可缓解高原反应者的缺氧症状，吸氧时间取决于高原反应的严重程度。吸氧设备包含制氧机、氧气瓶、家用软体氧舱（微压氧舱）等，可在午休和夜间睡眠时使用。旅客们应尽量选择供氧酒店。夜间吸氧不仅有助于减轻高原反应症状，还能获得良好的休息，保持体力，便于白天继续旅游。自驾游者在租车时，可租一台车载制氧机，方便边开车边吸氧，以备不时之需。

有援藏干部的多年实践证实，腹式呼吸与吸氧相结合是应对高原反应的有效方法。腹式呼吸的基本要领为：用鼻吸气，使腹部鼓起，吸满气稍做停顿后再经口缓缓呼气，至腹壁下陷。腹式呼吸能使胸廓得到最大限度的扩张，使肺下部的肺泡得以伸缩，让更多的氧气进入肺部，减轻缺氧症状。

实践发现，进入高原地区前进行高压氧治疗可有效预防或减轻高原反应，这一做法被称为"高压氧预处理"。此外，为预防或缓解高原反应，入藏前两周可在医生指导下服用红景天。另有研究认为，心可舒片、复方丹参滴丸等对缓解高原反应有一定作用。

出现高原反应，怎么办

发生轻微的高原反应后，应调整心情、及时休息，采用腹式呼吸法，增加肺通气量。条件允许的情况下，可在白天间断吸氧，夜间睡眠时持续吸氧。若症状明显，或血氧饱和度下降（持续低于90%），应尽快吸氧，切不可逞强前往更高海拔地区。若高原反应持续加重，出现严重胸闷、呼吸困难、剧烈咳嗽、咯粉红色泡沫痰，或神志淡漠、反应迟钝甚至昏迷，除及时吸氧外，还应尽快前往附近医院或海拔较低的地区接受抢救。我的一位同事曾在海拔5000米处出现高原肺水肿，他边吸氧边立即撤至拉萨的医院治疗，最终成功获治。PM

当提起医院的内分泌科，相信很多人的第一反应是：这是专门诊治糖尿病、甲状腺疾病的科室。实际上，除了诊治这两种常见病，内分泌科医生还负责“抓捕”一系列“深藏不露”、十分“狡猾”的内分泌肿瘤。

所谓内分泌肿瘤，简单地说，就是发生于内分泌系统的肿瘤。由于人体的内分泌细胞遍布全身，故内分泌肿瘤可以发生于许多器官和组织，病种繁多，临床表现各异，诊治困难，误诊、漏诊率高。

瑞金医院内分泌科自20世纪50年代初即率先在国内开展内分泌肿瘤相关研究，曾成功诊治国内第一例原发性醛固酮增多症。为攻克内分泌肿瘤这一临床难题，该科创建了国内首家获得CAP认证的内分泌临床实验室，系统建立了34项诊断新技术，发现了9种致病新基因与分子标记物，实现了内分泌肿瘤的分子分型。在2017年国家科技进步奖榜单上，由瑞金医院内分泌科王卫庆教授领衔的“内分泌肿瘤发病机制新发现与临床诊治技术的建立和应用”项目荣获二等奖。

揭开内分泌肿瘤的神秘面纱

本刊记者　黄 薏

受访专家　上海交通大学医学院附属瑞金医院内分泌科教授　王卫庆

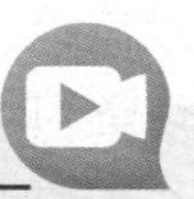

专家简介

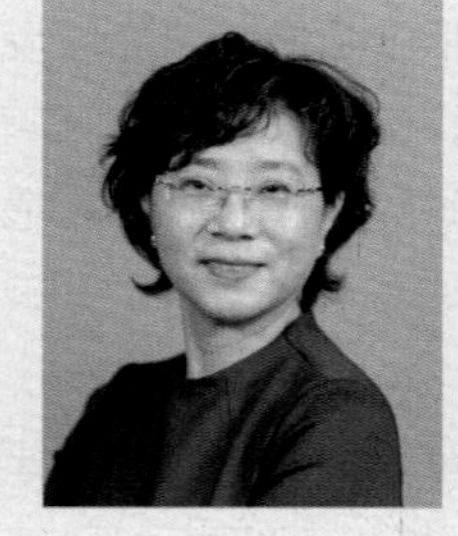

王卫庆　上海交通大学医学院附属瑞金医院内分泌科主任、教授、主任医师、博士生导师，中华医学会内分泌学分会候任主任委员，中国医师协会内分泌代谢科医师分会副会长、垂体学组组长，上海市医学会内分泌学专科分会前任主任委员，上海市科技精英，上海市领军人才，上海市优秀学科带头人。

王卫庆教授说“内分泌肿瘤”

“很多内分泌肿瘤都会导致血压升高。如果能发现并消灭隐藏在高血压背后的‘真凶’，这些高血压患者是可以被治愈的。”

“精密、自动化调控”的内分泌系统

内分泌系统是由内分泌腺和分布于某些组织、器官中的内分泌细胞组成的信息传递系统。与外分泌腺的分泌物经导管被输送到作用部位不同，内分泌腺所生成的激素直接进入血液或淋巴液，随后作用于全身。

人体有三条重要的内分泌轴，分别是：下丘脑－垂体－甲状腺轴（调控甲状腺激素的分泌）、下丘脑－垂体－肾上腺轴（调控肾上腺激素的分泌）和下丘脑－垂体－性腺轴（调控性腺激素的分泌）。

下丘脑是人体激素分泌的“司令部”，受控于大脑皮质，主要分泌各种“促激素释放激素”，如促肾上腺皮质激素释放激素（CRH）、促甲状腺激素释放激素（TRH）、促性腺激素释放激素（GnRH）、促生长激素释放激素（GHRH）等。

垂体主要承担“承上启下”的作用，接受下丘脑的“指令”（“承上”）后分泌“促激素”（“启下”），调控甲状腺、肾上腺、性腺等内分泌腺分泌。相应的激素入血，作用于相应的器官或组织。正常情况下，人体激素的分泌受“负反馈”机制的调控。当某种激素分泌增多时，“负反馈”机制启动，通过内分泌轴反馈至下丘脑，最终抑制该激素的分泌。

上海市科学技术委员会科普项目资助（项目编号 19DZ2332700）

“扑朔迷离”的内分泌肿瘤

与其他肿瘤不同，内分泌肿瘤既有肿瘤学特点，又有“内分泌”特性。根据其肿瘤学特点，内分泌肿瘤可分为良性和恶性两种，以良性居多；根据其有无内分泌功能，可分为功能性和无功能性两种。功能性内分泌肿瘤是指肿瘤具有分泌激素的功能，患者可有激素分泌过多、功能亢进的相应表现；非功能性内分泌肿瘤是指肿瘤不具有分泌激素的功能，患者没有激素分泌过多的表现，甚至可因肿瘤压迫、损伤周围正常细胞而出现激素分泌减少、功能减退的表现。

内分泌肿瘤的来源十分广泛，不仅可发生于常见的内分泌腺（如垂体、甲状腺和肾上腺等）、某些腺体的内分泌小岛（如胰腺的胰岛），也可发生于外分泌腺的内分泌细胞（如胃肠道黏膜的内分泌细胞等），还有较为少见的异位内分泌肿瘤。同时，由于部分内分泌肿瘤具有分泌激素的功能，有的内分泌肿瘤甚至可以分泌多种激素，从而导致患者的症状“千变万化”，极具“迷惑性”，医生往往需要具有超强的“侦查”能力，方能“拨开迷雾”，揪出“真凶”。

技术创新，精准“抓捕”内分泌肿瘤

正常情况下，人体激素的分泌在内分泌系统的“精密调控”下“按需供给”。若内分泌系统出了问题，比如发生了肿瘤等，激素释放的量和节律就会发生变化。

“过去，由于传统激素检测方法、影像学定位与病理形态学分析价值有限，故内分泌肿瘤的早期诊断十分困难，很多患者因为得不到及时诊治而致残，甚至致死。为了找到精准评估激素分泌功能的方法，我们进行了 12 年的潜心研究，最终建立了 22 项激素动态测定技术和 3 项分段采血激素测定技术，实现了对激素分泌功能的精准评估和内分泌肿瘤的精确定位。”王卫庆教授介绍。

❶ “搜寻”原醛症病因

原发性醛固酮增多症（简称“原醛症”）是一种因肾上腺皮质分泌过量醛固酮导致的疾病，以高血压伴低血钾为主要表现。在原醛症患者中，60%～70%为双侧肾上腺皮质增生，30%为肾上腺腺瘤（醛固酮瘤）。前者以药物治疗为主，后者首选手术治疗。然而，要明确区分原醛症到底是“增生”还是“腺瘤”并不容易，影像学检查和传统激素激发试验的诊断准确率仅为 70% 左右。瑞金医院内分泌科自 20 世纪 90 年代起开展双侧肾上腺静脉插管采血（AVS）测定醛固酮含量，并与血醛固酮含量做对比。如果单侧肾上腺静脉醛固酮水平明显升高，则为“腺瘤”；如果双侧肾上腺静脉醛固酮水平均明显升高，则为“增生”。经多年临床验证，该检测方法的灵敏度和特异性均很高，可以有效区分原醛症的类型，使部分原醛症患者免于不必要的手术治疗。

❷ “抓捕”嗜铬细胞瘤

嗜铬细胞瘤是另一种以高血压为主要症状的内分泌肿瘤。与原醛症导致的血压“温和升高”不同，嗜铬细胞瘤患者主要表现为血压急剧升高，可达 200～300/130～180 毫米汞柱，严重者可发生急性左心衰、脑血管意外，甚至死亡。为提高嗜铬细胞瘤的诊断准确率，瑞金医院内分泌科率先建立了血尿间羟肾上腺素检测方法，使嗜铬细胞瘤的诊断准确率从 48%提高至 92%。

❸ 寻找库欣综合征“元凶”

库欣综合征（又称皮质醇增多症）是一种促肾上腺皮质激素（ACTH）分泌过多导致的疾病，典型表现为向心性肥胖、高血压、糖代谢异常、低钾血症和骨质疏松等。为准确判断库欣综合征到底是由“垂体”病变导致，还是由垂体以外的隐匿性肿瘤引起，王卫庆教授团队首创“泌乳素校正改良双侧岩下窦静脉采血”，使库欣综合征病因诊断准确率提高至 96.8%。

内分泌肿瘤非“罕见病”，高血压背后可能藏“真凶”

在很多人的印象中，内分泌肿瘤是一种比较罕见的疾病。然而，瑞金医院的研究发现，在中国难治性高血压患者中，原醛症的患病率为 7.1%。以我国现有高血压患者约 3 亿人估算，原醛症患者数量以百万计，并非人们印象中的“少见病”，而是常见病。

“高血压分为原发性和继发性两类。前者约占 90%，原因不明，无法治愈，患者需要终身服用降压药；后者约占 10%，有明确病因，当病因被有效控制或去除后，作为继发症状的高血压可被治愈或明显缓解。”王卫庆教授介绍，“很多内分泌肿瘤（如原醛症、嗜铬细胞瘤等）都会导致血压升高，且这些患者的高血压往往比较顽固，常规降压治疗效果不佳。不过，如果能发现并消灭隐藏在高血压背后的‘真凶’，这些患者的高血压又是可以被治愈的，不需要终身服药。”

王卫庆教授提醒：

高血压患者，尤其是年轻人，当初次发现血压升高后，应及时去医院就诊，必要时进行相应检查，尤其要排除继发性高血压可能，以免延误治疗。

发现新致病基因和分子标志物，将内分泌肿瘤防治关口前移

在恶性内分泌肿瘤患者中，不乏“基因突变”者。为使这部分患者的治疗更加有的放矢，同时将此类患者的防治关口前移，王卫庆教授团队通过建立内分泌肿瘤致病基因检测平台，发现了9种与内分泌肿瘤相关的新致病基因与分子标志物。

多发性内分泌腺瘤病是一种因基因突变导致的遗传性疾病，患者往往存在2个或2个以上的内分泌腺体病变。王卫庆教授团队通过开展多发性内分泌腺瘤病致病基因检测，使该病的误诊率、死亡率与复发率下降约50%，肿瘤预测率达75.8%。

由于许多内分泌肿瘤单从组织形态上看无法区分良恶性，故长期以来，诊断恶性内分泌肿瘤的“金标准”是有转移或广泛浸润周围器官组织。王卫庆教授团队通过研究发现，ERBB2（酪氨酸激酶受体2）在恶性内分泌肿瘤组织中的表达明显高于良性肿瘤，通过对病理组织进行免疫组化检测，有助于判断内分泌肿瘤的性质。

尤其值得一提的是，王卫庆教授团队经过三年多的研究发现，高达24.3%的甲状腺良性结节具有*ZNF148*、*SPOP*和*EZH2*等基因突变，而甲状腺癌却完全没有这样的突变；相反，80%的甲状腺癌存在*BRAF*基因突变，而良性结节没有*BRAF*突变。也就是说，良性甲状腺结节和甲状腺癌在遗传进化过程中是完全不同的。甲状腺癌更倾向于从正常甲状腺直接发展而来，而不是人们通常所认为的，先变成良性结节，再进一步演变成甲状腺癌。

王卫庆教授提醒：

随着健康体检的普及，被查出甲状腺结节的患者越来越多。很多人担心甲状腺结节会恶变，干脆选择“一切了之”。殊不知，甲状腺虽然“个头小”，但作用却很大，堪称人体的“发动机”，在维持人体代谢平衡方面发挥着极其重要的作用。实际上，甲状腺癌“天生就是癌”，并不是由良性结节转变而来的。如果确定甲状腺结节是良性的，就不用担心其会恶变，只要适度随访观察即可，不必急于做手术。

科研成果转化，为患者造福

在进行内分泌肿瘤相关基础研究的同时，王卫庆教授团队也关注科研成果的临床转化，不断创建新疗法，为患者造福。

特发性低促性腺激素性腺功能减退是一种因下丘脑促性腺激素释放激素（GnRH）缺乏引起性腺发育不全的疾病，患者常表现为性功能障碍和不孕不育。由于人体激素的分泌是有节律的，单纯补充GnRH虽然对改善患者的性功能有一定作用，但对提高患者的生育率却几乎没有帮助。为此，王卫庆教授团队发明了便携式GnRH脉冲泵，模拟正常激素的分泌节律，使男性患者的生育率提高至81.8%，女性患者的受孕率从30%提高至66.7%。

甲状腺相关性眼病是一种自身免疫性疾病，主要表现为眼睑挛缩、眼球突出、球结膜水肿、眼球活动障碍，严重者可出现角膜暴露、复视等症状。王卫庆教授团队创建的“甲状腺相关眼病糖皮质激素周治疗方案”（静脉滴注甲泼尼龙500毫克，每周一次，持续6周；然后降至250毫克，每周一次，持续6周），经证实可有效改善眼胀、眼痛、球结膜水肿等眼病症状，且效果稳定。

警惕：糖代谢异常增加肿瘤发生风险

2017年3月，瑞金医院内分泌科发布了由宁光教授牵头开展的一项涉及25万余人的多中心、前瞻性观察研究——中国2型糖尿病患者肿瘤发生风险的流行病学注册研究（REACTION）结果。该研究发现，糖代谢异常与部分恶性肿瘤发病风险增加显著相关，糖尿病病程、胰岛素抵抗也与部分恶性肿瘤患病风险增加相关。

“我们的研究证实了糖尿病患者患恶性肿瘤的风险显著高于糖尿病前期和糖耐量正常人群，但到底是什么原因导致糖尿病患者肿瘤发生风险增加，我们正在进行相关研究。”王卫庆教授说。PM

上海市科学技术委员会科普项目资助（项目编号 19DZ2332700）

对终末期肝病患者而言，肝移植是唯一可能挽救生命的治疗手段。而在需要进行肝移植的患者中，有一类特殊人群尤其值得关注，那就是儿童患者。我国大陆地区儿童肝移植工作起步较晚，自1996年实施首例儿童肝移植以后的十余年里，累计只开展了几百例儿童肝移植，患儿术后5年生存率很低。2011年以后，我国儿童肝移植进入快速发展期，由夏强教授领导的上海交通大学医学院附属仁济医院肝脏外科就是该领域的引领者和杰出代表。

经过十多年的发展，仁济医院肝脏外科已完成儿童肝移植手术2000余例，每年实施的儿童肝移植例数连续七年居世界首位，肝移植患儿1年和5年生存率分别为91%和89.3%，居世界领先水平。由夏强教授领衔完成的“儿童肝移植关键技术的建立及其临床推广应用”荣获2018年度国家科技进步奖二等奖。

哪些孩子需要肝移植？与成人肝移植相比，儿童肝移植存在哪些难点？儿童肝移植例数连续九年居世界首位，肝移植患儿5年生存率接近90%，仁济医院肝脏外科用16年交出了一份优秀的“成绩单”，他们是怎么做到的？且听专家分析。

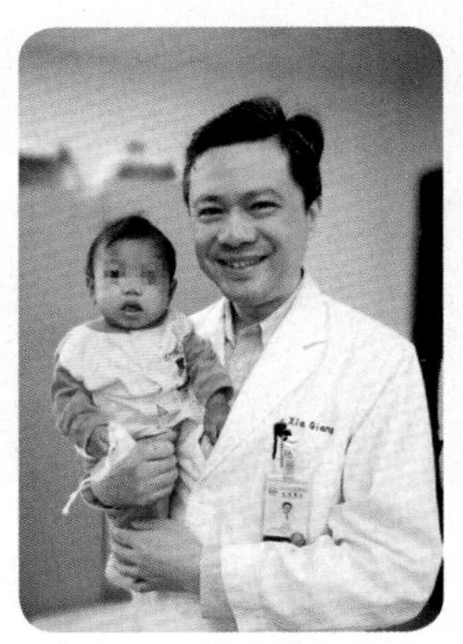

▲ 夏强教授和他的“新肝宝贝”

儿童肝移植：为肝衰竭患儿“移植”希望

本刊记者 黄 薏

受访专家 上海交通大学医学院附属仁济医院肝脏外科教授 夏 强

专家简介

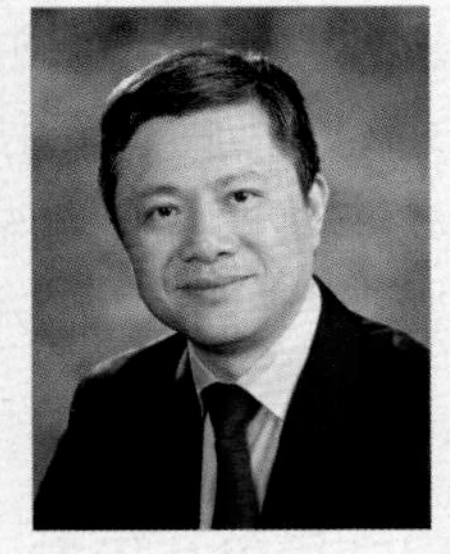

夏 强 上海交通大学医学院附属仁济医院党委书记、肝脏外科主任、教授、主任医师、博士生导师，上海市领军人才和优秀学科带头人，中华医学会器官移植学分会副秘书长，中国医师协会器官移植医师分会常委、儿童器官移植专业委员会主任委员，上海市医学会外科学专科分会常委、器官移植分会候任主任委员。

夏强教授说“儿童肝移植”

对于需要进行肝移植的患儿而言，只要在合适的时间进行肝移植手术，疗效是非常理想的，有些患儿甚至是可以被治愈的。

“从无到有、从有到强”，世界最大儿童肝移植中心诞生

2004 年，在仁济医院肝脏外科成立之初，夏强教授和他的团队主要开展的是成人肝移植。与其他移植中心一样，移植器官短缺、“无肝脏可换”的问题也时时困扰着夏强教授团队。为缓解移植器官“供需失衡”的问题，使部分亟须肝移植的患者不再因等不到“肝源”而抱憾离世，夏强教授团队决定涉足亲属活体肝移植领域。

“与传统肝移植相比，活体肝移植的难度更大，风险更高。医生不仅要确保‘取肝’手术万无一失、捐肝者术后能顺利康复、切取的肝脏大小合适（既不影响供者健康，又要确保受者‘够用’），还要将肝脏移植到患者体内并使之发挥作用。这对肝移植团队的临床经验、手术技巧、团队配合等，都提出了更高的要求。为尽快掌握活体肝移植技术，从 2005 年起，我们主动去世界多地学习、进修，同时反复训练手术技术，为日后开展活体肝移植做好技术

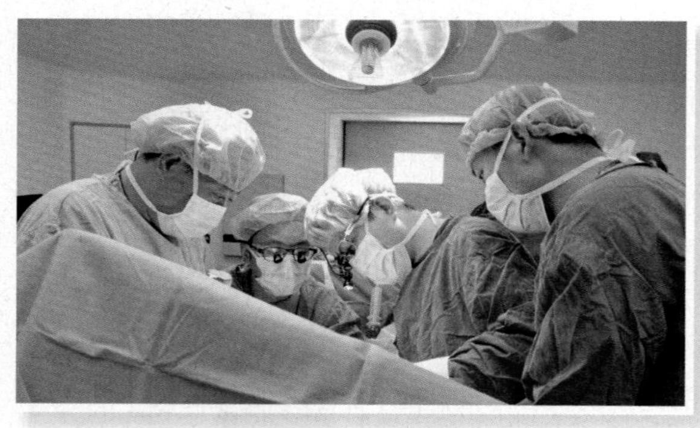

▲ 夏强教授正在进行儿童肝移植手术

储备。”夏强教授介绍。

2006 年，仁济医院肝脏外科成功完成了第一例活体肝移植手术。回忆起当时的情景，夏强教授依然记忆犹新。

“我们开展的第一例活体肝移植，受者是一名胆道闭锁患儿，才 9 个月大，供者是孩子的母亲。”夏强教授回忆道，“手术是在台湾高雄长庚纪念医院陈肇隆院士团队的帮助和指导下完成的，用了整整 13 个小时。由于患儿还不到 1 岁，器官特别娇嫩，血管、胆管都特别纤细，所以每一步操作、每一次缝合都必须加倍细致和小心。那台手术虽然很艰苦，但很成功，为我们增添了不少信心，也让我们团队顺利迈出了开展活体肝移植的第一步。”

在之后的几年里，夏强教授团队既做成人活体肝移植，也做儿童活体肝移植，不断在实践中探索和积累经验。渐渐地，夏强教授发现，与成人相比，儿童患者更适合做活体肝移植。因为与成人相比，儿童的年龄跨度大（下至 0 岁，上至 18 岁），要找到恰好与患儿身高、体重匹配的肝源，几乎是“不可能完成的任务”。而活体肝移植能绕过这个“坎”。

同时，夏强教授还发现，过去人们普遍认为需要做肝移植的患儿很少，其实是一种假象。大家之所以这么认为，并不是因为患儿少，而是因为当时国内大多数移植中心只做成人肝移植，不做儿童肝移植，肝衰竭患儿一般在儿科就诊，如果治不好，就直接放弃了，根本没有机会做肝移植。

“据统计，我国每年需要进行肝移植的终末期肝衰竭患儿至少有数千例，甚至接近一万例。由此可见，儿童肝移植的需求量也很大。所以，从 2011 年起，我们决定将工作重心转移到儿童肝移植领域。”夏强教授说道。

近十年来，在夏强教授的带领下，仁济医院肝移植团队在儿童肝移植领域实现了跨越式发展：儿童肝移植例数逐年攀升，从开始的每年几例、十几例，到后来的每年几十例、上百例，再到目前的每年 400 多例（相当于每天做 1 ~ 2 台儿童肝移植手术），年手术量连续九年位列全球第一；累计完成儿童肝移植手术 2000 余例，年龄最小的肝移植患儿仅出生 80 天；手术时间从最初的 13 小时，缩短到如今的 5 ~ 6 小时；手术成功率和患儿术后长期生存率均处于国际领先水平。

填补空白，
建立适合中国儿童的肝移植技术体系

与成人肝移植相比，儿童肝移植难度更高，需要关注的细节也更多。首先，大多数儿童肝移植为活体肝移植，需要切取成人的部分肝脏进行移植，供肝过大或过小，均会导致严重并发症，甚至导致患儿死亡；其次，儿童，特别是婴幼儿的血管、胆管很细，与来源于成人的部分肝脏进行吻合时，需要在手术显微镜下进行，难度大，血管并发症的发生率也高，除非医生有丰富的临床经验和熟练的手术技巧，否则手术极易失败。

为规范儿童肝移植技术，提升我国儿童肝移植的总体水平，夏强教授团队提出并建立了适合中国国情的儿童肝移植技术体系，包括在国际上首次提出儿童活体肝移植供肝大小匹配安全标准；突破动静脉血管重建的技术瓶颈，首创自体门静脉补片、多模式肝动脉显微吻合与个体化流出道整形重建等新技术，使儿童肝移植血管并发症的发生率降至 5% 以下；等等。

重手术，更重术后管理，全程守护患儿平安

对肝移植患儿而言，成功的手术只是第一步，术后不仅需要长期应用免疫抑制药物，还需要长达数十年的管理和监测，方能获得更好的长期生存率。

儿童的免疫系统尚不健全，相比成年人，儿童肝移植术后更容易发生感染和排异，必须更严密地监测免疫状态、更精确地用药。然而，儿童肝移植术后免疫抑制剂的用法、用量，以及药效监测，均缺乏相应的方案与标准。

“儿童肝移植是一个庞大的系统工程，绝不仅仅是做个手术那么简单。我们在临床实践中发现，不能简单地将成人的免疫抑制剂用量‘按比例缩减’后应用于儿童，因

为儿童不是成人的'缩小版'，其代谢与成人完全不同；同时，中国儿童与国外儿童的情况也不一样，照搬国外的指南也行不通。”

为解决这些问题，夏强教授团队进行了多年的潜心研究，建立了一套适合中国儿童的肝移植术后管理方案：他们在国际上率先提出中国儿童肝移植术后免疫抑制剂（他克莫司和环孢素）的初始剂量；提出基于 *CYP3A5* 基因分型的免疫抑制剂个体化用药指导；创新地以外周血 $CD4^+T$ 细胞 ATP 浓度作为新的免疫监控参数，建立了一套适合我国儿童的术后免疫监控标准和决策方案，为免疫抑制剂的精准使用，减少术后感染与排异提供更有力的保障。

制定指南，让儿童肝移植“有章可循”

2015 年，夏强教授当选为中国医师协会器官移植医师分会儿童器官移植专业委员会主任委员。为推广儿童肝移植技术，规范我国儿童肝移植的诊疗行为，也希望为正在或即将开展儿童肝移植的医疗单位提供借鉴和参考，夏强教授牵头制定了我国第一部儿童肝移植标准操作规范——《儿童肝移植临床诊疗指南（2015 版）》，详细介绍了开展儿童肝移植需要注意的方方面面的问题。比如：如何精确估计供肝大小；儿童肝移植的适应证和禁忌证有哪些；手术时机怎么选；术前评估的要点有哪些；手术时需要注意些什么；术后常见的并发症有哪些，如何处理；免疫抑制剂怎么选，如何用；免疫状态怎么监控；长期随访需要注意些什么；等等。而在此之前，我国儿童肝移植是没有章程可循的，很多诊疗行为可能都是经验性的。

“最近，我们正在讨论制定新版《中国儿童肝移植临床诊疗指南》，因为近五年来，无论是诊断方法、手术技术、监测手段，还是治疗药物，都有了不少变化，需要对指南进行更新。”夏强教授介绍。

“授人以渔”，为挽救更多患儿生命

为提高我国儿童肝移植的总体水平，让更多患儿得到及时救治，夏强教授团队积极“授人以渔”，通过召开学术会议、举办培训班等，将儿童肝移植技术在全国 19 省市的 42 家三甲医院进行推广和应用，还帮助不少医院开展了其第一例儿童肝移植手术。经过数年的努力，中国每年开展的儿童肝移植数量从 2011 年的 75 例增加至 2017 年的 722 例，患儿术后 5 年生存率从 2011 年的 59.3% 提高至 2017 年的 78.8%。2017 年，我国首次超越美国，成为全球开展儿童肝移植数量最多的国家。

近几年，夏强教授团队还走出国门，积极向国际同道推广儿童肝移植技术；英国、日本、马来西亚、菲律宾等国家也纷纷派医生到仁济医院肝脏外科进修，学习儿童肝移植技术。

从“白手起家”到“世界知名”，从最初的“到国外学”到如今的“国外医生纷纷来学习”，仁济医院肝移植团队用 16 年完成了“华丽转身”。而这些成绩的取得，是他们用不分昼夜地勤学苦练、努力拼搏、潜心研究和大胆创新换来的。

未来：重点做好两件事

提到对未来的打算，夏强教授表示，将重点做好两件事：第一件事，是继续向全国，乃至全世界推广儿童肝移植技术，让更多医生掌握这项技术，为更多患儿造福；第二件事，是继续紧锣密鼓地进行科研攻关，因为在儿童肝移植领域还有不少难题有待解决。

“临床观察发现，约 1/3 的患儿在术后 3 ~ 5 年会产生免疫耐受，可以逐步减少，甚至停用免疫抑制剂。然而，由于缺乏客观指标，我们并不知道哪些患儿、在什么时候可以逐渐少用，甚至停用免疫抑制剂。这就需要我们积极开展科学研究，希望能找到一种可以提示‘已经出现免疫耐受’的标志物，这样就能在确保不发生排异的情况下，让患儿逐步停用免疫抑制剂，最大限度地避免因长期服用免疫抑制剂而导致的一些副作用。”夏强教授说。PM

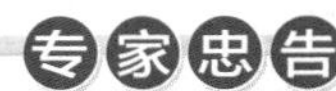

别错过最佳治疗时机

在中国，儿童肝移植已经是一项成熟的技术，手术成功率和术后长期生存已经处于国际领先水平。对于患有胆道闭锁、遗传代谢性疾病、急性肝衰竭等需要进行肝移植的孩子而言，只要积极配合医生，在合适的时间进行肝移植手术，疗效是非常理想的，有些患儿甚至是可以被治愈的。患儿家长应打消顾虑，尽早将孩子送到有经验的医院，请有经验的医生进行诊治，切莫错过最佳治疗时机。

人体最重要的感觉器官——眼睛，是人们获取信息的主要窗口，也是容貌美丑的重点，“像爱护生命一样爱护眼睛”的说法一点儿都不为过。可是，你知道吗？眼睛也会长“癌”，而且并不罕见。眼肿瘤不仅可致盲、致残，还是唯一可致死的眼科疾病，严重影响患者的生活质量，危及患者的生命安全。近几十年来，受环境变化、人口老龄化等因素影响，我国眼肿瘤的发病率呈上升趋势，但眼肿瘤患者的早期诊断率低，病情重，眼球摘除率和死亡率居高不下。提高眼肿瘤患者的生存率、保眼率和复明率，一直是医学界的难题。上海交通大学医学院附属第九人民医院眼科范先群教授带领团队历时20年完成“眼睑和眼眶恶性肿瘤关键诊疗技术体系的建立和应用”项目，提高了眼恶性肿瘤的整体诊疗水平，荣获2018年度国家科学技术进步奖二等奖。常见的眼肿瘤有哪些？该项目有哪些新发现？创建了哪些诊疗新技术？且听专家分析。

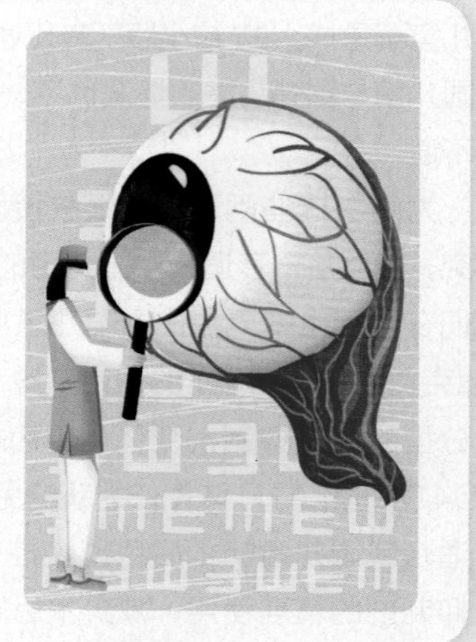

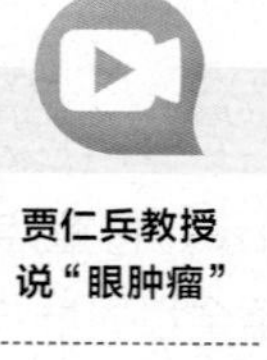

贾仁兵教授
说“眼肿瘤”

创新技术，为眼肿瘤患者保生命、保眼球、保视力

本刊记者　王丽云
受访专家　上海交通大学医学院附属第九人民医院眼科教授　范先群　贾仁兵

眼肿瘤主要包括眼内、眼睑和眼眶肿瘤，有良、恶性之分。眼内恶性肿瘤主要有视网膜母细胞瘤、葡萄膜黑色素瘤等，眼睑恶性肿瘤主要有睑板腺癌、黑色素瘤等，眼眶恶性肿瘤主要有淋巴瘤、泪腺腺样囊性癌等。范先群教授领衔的团队建立了国际上最大的眼肿瘤样本库和患者队列数据库，开展了多中心研究，建立了诸多新技术、手术治疗新模式、综合序列治疗新方案，并推广到26个省131家单位，显著提高了眼恶性肿瘤患者的生存率、保眼率和复明率。

视网膜母细胞瘤：“介入化疗”新技术让更多患儿保住眼睛

在3岁以下婴幼儿的恶性肿瘤中，视网膜母细胞瘤的发病率仅次于白血病，其典型症状为瞳孔发白、发黄，被称为“猫眼样”肿瘤。这是一种起源于胚胎视网膜光感受器前体细胞的恶性肿瘤，95%以上发生于3岁以下婴幼儿。其中，遗传型病例约占1/3，大多为双眼病变；非遗传型散发病例约占2/3，为单眼病变。视网膜母细胞瘤是婴幼儿眼病中性质最严重、危害最大的一种恶性肿瘤，严重威胁患儿的视力和生命，占儿童致盲原因的5%。然而，如果未经治疗，患儿死亡率几乎为100%；如果早期进行系统治疗，患儿生存率可达95%。为了解我国视网膜母细胞瘤患者现状，范先群教授团队开展了大型回顾性队列研究，在全国38家单位调查了近5000名视网膜母细胞瘤患儿，发现我国患儿总体就诊较晚、病情较重，眼球摘除率和死亡率较高，即使能保住眼球，也有部分患儿存在视觉损害。

治疗视网膜母细胞瘤的常用方法包括化疗、局部治疗（如激光治疗、冷冻治疗等）、放疗及手术治疗（如眼球摘除和眼座植入术、眶内容摘除术、玻璃体切割术等）。临床上一般根据患儿病情，单独或联合使用以上方法进行治疗。根据病情发展阶段，视网膜母细胞瘤可分为眼内期

（肿瘤局限在眼内，又分为 A、B、C、D、E 期）和眼外期（肿瘤已扩散或转移到眼外），我国 70% 以上的患儿就诊时已发展至 D、E 期。对 A、B 期（早期）患儿，多采用激光、冷冻等局部治疗，可以根治。对 C、D、E 期（眼内中晚期）患儿，则需要采用化疗联合局部治疗，甚至手术治疗。其中，化疗是基础治疗手段，主要目的是使肿瘤缩小，为局部治疗创造条件。

但是，传统的静脉化疗副作用大，患儿复发率高，保眼率低，且有诱发其他肿瘤的风险。为避免上述缺点，动脉化疗逐渐成为主要化疗方式。在此基础上，范先群教授团队通过多中心随机对照研究，建立了经眼动脉超选择介入化疗新技术，首创颈内动脉球囊扩张术和颈外动脉旁路插管术两项新技术，将化疗药物直接注射到直径只有 1 毫米左右的眼动脉末端，使药物集中在眼肿瘤部位。如此一来，不但患儿身体其他部位不受药物影响，副作用小，而且局部药物浓度较高，治疗效果更好。临床观察证实，该方法可将 D 期患儿的保眼率从 47% 提高到 80% 以上，将 E 期患儿的保眼率从 25% 提高到近 50%。综合上述成果，范先群教授牵头制定了《中国单侧眼内期视网膜母细胞瘤诊疗专家共识》。

针对眼外期患儿，范先群教授团队建立了以手术、化疗、放疗和局部治疗等相结合的综合序列治疗方案，显著提高了患儿的生存率。

此外，该团队还阐明了染色体构象在视网膜母细胞瘤发生中的重要调控作用，发现并命名新的致病非编码 RNA *GAU1*，率先开展高危人群筛查和基因诊断，推动早诊早治，实现了早期患者保生命、保眼球和保视力的“三保”目标。2017 年 6 月，该团队成立了国内首个“视网膜母细胞瘤患儿关爱基金”，为众多家庭贫困的患儿提供了及时帮助。

睑板腺癌：手术治疗新模式让患者生活更有质量

睑板腺癌是眼睑特有的恶性肿瘤，占我国眼睑恶性肿瘤的 30% 左右，远高于欧美国家，多见于中老年女性，好发于上睑。其早期表现与睑板腺囊肿（霰粒肿）相似，生长缓慢，质地硬，无疼痛；随着病变进展，溃疡形成，破溃时有黄白色豆腐渣样物质，触之易出血。

睑板腺癌恶性程度高，容易复发和转移，手术切除是最有效的治疗手段。范先群教授团队完成了国际最大规模的睑板腺癌多中心回顾性队列研究和前瞻性随机对照研究，建立了显微控制切除和即期修复手术新模式，并牵头制定了《我国睑板腺癌临床诊疗专家共识（2017 年）》。该手术模式不仅可使患者术后复发率大幅降低，生存率显著提高，还最大限度地保留了正常眼睑组织，患者术后并发症少，生活质量较好。

睑板腺癌临床表现和危险因素多样，如何评估患者的危险等级是临床决策的关键因素。范先群教授团队研究发现，眼眶浸润、肿瘤底部最大直径、派杰样浸润和初诊淋巴结转移是影响睑板腺癌患者生存的危险因素。该团队利用这 4 个危险因素，首次建立了睑板腺癌个体化生存预测路线图模型，可为患者提供精确的风险评估和预后指导。

葡萄膜黑色素瘤：多靶点治疗提高疗效

葡萄膜黑色素瘤是成人最常见的眼内恶性肿瘤，恶性程度高，致死率和致盲率高。约 50% 的患者最终会发生转移，肝脏是最常见的转移部位，转移后平均生存时间仅为 6 个月。范先群教授团队在国际上率先发现了该病发生的“陷阱修饰”和“RNA 级联反应”等新机制，创建了多靶点治疗新方法，提高了肿瘤杀伤效果。PM

专家简介

范先群　上海交通大学党委副书记、医学院党委书记，上海交通大学医学院附属第九人民医院眼科学科带头人、主任医师、博士生导师，教育部长江学者特聘教授，亚太眼肿瘤眼病理学会主席，中国医师协会眼科医师分会副会长，中国抗癌协会眼肿瘤专业委员会主任委员，中华医学会眼科学分会眼整形眼眶病学组组长。

专家简介

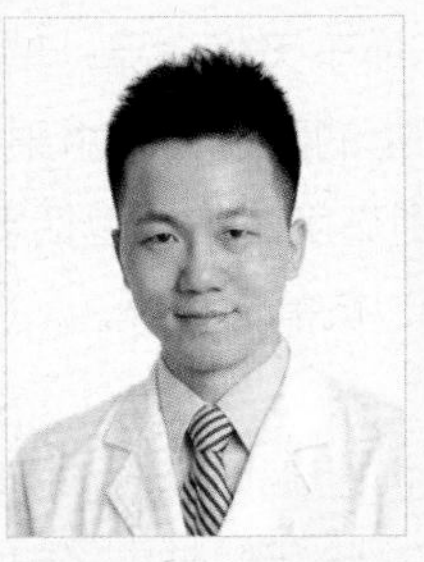

贾仁兵　上海交通大学医学院附属第九人民医院眼科主任医师、研究员、博士生导师，亚太眼肿瘤眼病理学会委员，中国抗癌协会眼肿瘤专业委员会常委，中华医学会眼科学分会青年委员会委员，中国医师协会眼科医师分会青年委员会委员、眼肿瘤专业委员会副主任委员，上海市医学会眼科专科分会眼整形眼眶病学组组长。

早在2000多年前，我国第一部内科学经典《黄帝内经》就提出“五谷为养、五果为助、五菜为充、五畜为益”的健康饮食理念，把水果作为日常饮食不可或缺的一部分。《中国居民膳食指南（2016）》也提出，作为平衡膳食的重要组成，每人每天应保证摄入200~350克水果。不过，快节奏的生活、旅途的不便、储藏条件的限制等，往往让我们不能安心地洗切、享用新鲜水果。于是，风干果干、膨化果干等产品层出不穷。那么，用风干果干或膨化果干替代新鲜水果，是不是就可以既健康又方便？

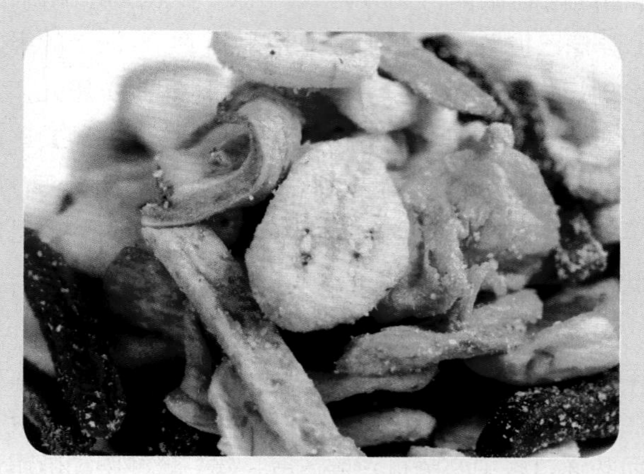

膨化果干：新鲜水果的“配角”

海军军医大学附属长海医院临床营养科
赵燕云　郑 璇（副主任医师）

水果五颜六色、营养丰富，是健康饮食的颜值和实力“担当”。未经加工的新鲜水果，营养主要取决于其富含的维生素、植物化学物和膳食纤维。这三类物质在水果中发挥着主要的健康效应：水果中有机酸（果酸、枸橼酸、酒石酸等）含量丰富，能增进食欲、帮助消化，有助于维持维生素C的稳定性；水果富含的黄酮、多酚类芳香物质等植物化学物可以提高机体抗氧化水平，延缓衰老进程；水果中的可溶性膳食纤维可以提供丰富的天然益生元，调节肠道菌群，改善机体炎症反应，降低肿瘤和心脑血管意外的发生风险。虽好处多多，但有时携带、食用新鲜水果不太方便。为了方便携带和食用，各式各样的水果干应运而生，如早些年备受消费者欢迎的风干果干，以及如今色泽诱人、口感酥脆的零食“网红”——膨化果干，等等。

不同生产工艺下的水果干

• 风干果干

通过传统风干工艺生产的水果干属于天然食品，其水分含量通常为15%~32%。水分含量的降低，使水果干中很多热稳定性较好的营养物质得到高度浓缩，包括糖、膳食纤维、蛋白质、钾、部分维生素、抗氧化物质。

• 膨化果干

随着技术的发展，水果经过膨化加工后，其含水量更低、口感酥脆，不同于传统风干果干，给我们带来了新的感官享受。那么，膨化果干的营养价值会发生哪些变化？这首先要从膨化果干的加工工艺——真空低温油炸脱水技术和真空低温冻干技术说起。

我们常见的香脆枣、香蕉片、综合果蔬干都是通过真空低温油炸脱水技术生产的。其基本加工原理是在真空负压条件下，降低油、水的汽化温度，再利用油脂作为介质，将果蔬中的水分迅速脱除，实现在低温条件下降低水分、改进风味、改善质地等作用。真空油炸的温度比常压油炸低，可以有效避免诸如食物褐变、油脂过度氧化、致癌物产生等一系列问题。与高温油炸相比，真空低温油炸还能相对减少营养成分（如B族维生素、维生素C、花青素等）损失。但是，经过低温油炸的膨化果蔬脆片脂肪含量较高。真空低温冻干技术则广泛应用于龙眼、香蕉、草莓、苹果、樱桃等水果的加工生产过程中。由于真空冻干技术的加工过程是在—40℃左右的低温下快速完成的，避免了高温造成的营养损失，非常适用于热敏性营养成分含量高的水果，不仅可以保存蛋白质、糖类、维生素等营养成分和易挥发成分，还能维持产品较好的性状，不易发生皱缩，可以长期保存。此外，该技术可以较好地保留水果原来的味道，除了对一些口感较酸的水果添加糖外，不需要添加调味剂；若防潮措施采取得当，也不用额外添加防腐剂，基本可以做到“无添加”。

究竟谁是健康“主角”

• 优势比拼

风干果干的营养优势无须多说，它几近天然，浓缩了大部分营养。

膨化果干也具有一定优势，如冻干果干中维生素和植物化学物的保存率比风干果干更高，维生素C的保存率在80%以上。另有数据显示，真空低温油炸果干维生素C保存率约为36%，相比几乎不含维生素C的风干果干更多地保留了水果中的维生素。另外，由于膨化工艺下生产的果干含水量更低，便于存放，基本无额外添加精制糖和食品添加剂，相对更安全；且加工温度较低、加工速度快，能有效避免食物褐变，较好地保留了水果的形状，创造了新的口感，人们的食用感官更佳。

• 劣势分析

风干果干有其难以“绕开”的营养缺陷：水果经风干后，其所含能量会大幅上升，维生素C、维生素B_1等比较“娇气”的热敏感维生素也会在烘烤过程中大量损失。

经过真空低温油炸的膨化果干的劣势则是脂肪含量高（10%～20%），是普通水果干的20多倍。它只是相对于高温油炸食品而言的健康食品，对于超重、肥胖、“三高”人群而言，不是好的选择。

冻干果干虽没有油脂含量高的问题，但由于失去了80%～90%的水分，其体积浓缩成新鲜水果的1/10，其所含能量也同样浓缩了。吃几块小小的苹果冻干，很可能同时摄入了相当于一两个苹果的糖分和能量，却又无法达到吃新鲜苹果带来的饱腹感。当然，这也是风干果干存在的问题。

各种工艺生产的水果干各有特点，无法笼统地说孰优孰劣，但请别忘记新鲜水果，它才是营养健康的“主角”。以下表格可以直观、清晰地展示新鲜水果和加工果干的营养差异。例如，100克膨化菠萝干的能量是同等重量新鲜菠萝的10倍，但蛋白质、膳食纤维等营养素的含量却远未达10倍，而油脂的含量却是14倍，这意味着在摄入相同能量的情况下，吃膨化果干摄入的营养素却少了。

新鲜菠萝和两种菠萝果干的营养差异

营养成分	冻干菠萝（100克）	膨化菠萝干（100克）	新鲜菠萝（100克）
能量（千焦）	1464	1855	184
蛋白质（克）	0	1.6	0.5
脂肪（克）	0	14.5	0.1
碳水化合物（克）	80	74.8	10.8
膳食纤维（克）	20	8.1	1.3
钠（毫克）	0	0	0.8
维生素C（毫克）	330.0	/	18.0

相较于各类果干，新鲜水果的维生素C不会受到任何加工损失，同时其所富含的膳食纤维和水分增加了饱腹感，不会导致能量摄入过量。因此，所有的果干在新鲜水果面前只能是“配角”。作为新鲜水果的补充，各种果干丰富了我们的口感，方便了食用和储存，偶尔食用未尝不可，但每次食量尽量不要超过30克。PM

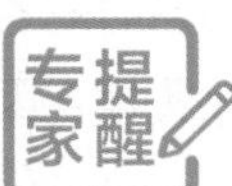

各种工艺生产的水果干各有特点，无法笼统地说孰优孰劣。但在新鲜水果面前，它们只能是“配角”，新鲜水果才是营养健康的“主角”。

从市场买回来的鸡蛋表面常常带有灰尘、鸡粪、羽毛等污物。很多人认为这些污物中可能含有沙门菌，担心它们使鸡蛋变质，且为了避免污染冰箱，往往将暂时不食用的鸡蛋清洗后再存放。这么做是否正确呢？

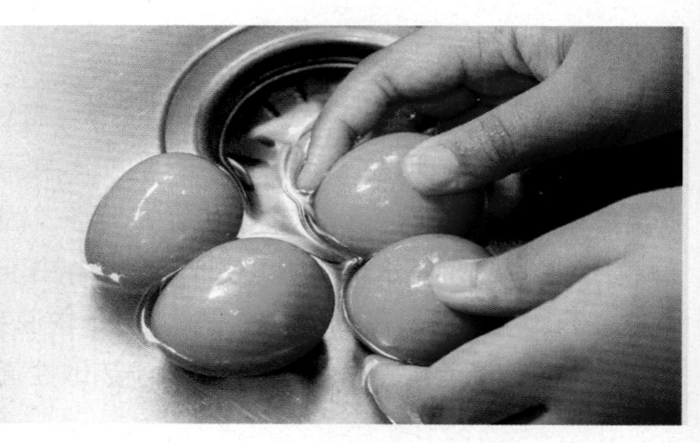

鸡蛋洗后再放，大开"变质"之门

上海市疾病预防控制中心
食品卫生与食源性疾病防治科副主任医师 宓铭

清洗生鸡蛋，保护膜受损

市场上供应的鸡蛋可分为散装鸡蛋和包装鸡蛋。包装鸡蛋通常经过清洁、杀菌、涂膜、包装等处理，既减少了沙门菌污染的可能性，又大大增强了鸡蛋抵御细菌的能力。而散装鸡蛋虽然没有经过清洁和涂膜处理，但其表面覆盖着一层无色、透明的天然膜，被称为"壳外膜"，由一种胶质性的可溶性蛋白组成，厚度仅为 0.005 ~ 0.01 毫米。壳外膜具有封闭蛋壳上气孔的作用，既能防止鸡蛋因空气、细菌进入而变质，又能防止蛋内水分蒸发。

无论是人工涂覆的保护膜还是天然的壳外膜，在鸡蛋被水冲洗后均会被破坏，反而易使鸡蛋品质降低。

因此，需要储存的鸡蛋不必冲洗，仅在准备烹调时将其清洗干净即可。

小贴士： 清洗表面有污物的鸡蛋时，水流不宜过大，以免溅起的水花污染附近的食品和餐具等，造成交叉污染。

四条建议，让鸡蛋保鲜

首先，鸡蛋变质的时间与存放时的温度、湿度密切相关。实验表明，鸡蛋的保质期在 4 ~ 7℃时约为 40 天，在冬季室温下约为 15 天，在夏季室温下约为 10 天。因此，鸡蛋最好在冰箱中储存。存放散装生鸡蛋时，可将其装入干燥、洁净的食品袋或盒子中，然后再放入冰箱，以免交叉污染。

其次，存放鸡蛋时，最好将其大头朝上、小头朝下放置在蛋架上，不宜横放。这是因为，新鲜鸡蛋里的蛋白能有效固定蛋黄的位置，但随着储存时间的延长，蛋白会在蛋白酶的作用下逐渐变稀，密度较小的蛋黄便会上浮。如果横放鸡蛋，此时蛋黄会贴在蛋壳上，形成"靠黄蛋"或"贴壳蛋"，鸡蛋容易变质。而鸡蛋的大头有一个气室，大头朝上放置时，即使蛋白变稀，蛋黄上浮，也不会使蛋黄贴在蛋壳上。

第三，存放于冰箱中的鸡蛋应在食用前才取出，不要在取出后又放回冰箱。因为从冰箱中拿出的鸡蛋，表面会附着空气中水蒸气凝成的小水滴，杂菌也会因此附着。此时，蛋壳表面水溶性保护膜的完整性已被破坏，如果再继续储存，细菌易侵入鸡蛋中，使其变质。

最后，即使保存得当，鸡蛋的新鲜度也会随着时间的推移逐渐降低，其风味和营养成分都会受到一定影响。因此，应适量购买，并在短期内食用。PM

夏季来临，烈日炎炎。在热浪扑袭之际喝一杯冷饮，能令人消暑解渴、神清气爽。因此，丰富多样的街头自制冷饮也随着夏季的到来而进入销售旺季。如果你观察过街头冷饮的制作过程，就会发现做法非常简单：将鲜果或水果罐头放入杯中，加入水和冰块，就制成了五彩缤纷的“鲜果杯”；将几种水果加水后混合榨汁，营养健康的鲜榨果汁就做好了。还有些冷饮的做法更为简单：将浓缩果粉、甜味素、香精、色素兑水搅拌后，放入冰箱冷藏即成。街头冷饮热销，其存在的食品安全问题常被忽略。购买街头冷饮时，首先应当“冷静”头脑，让食品安全给自己“降降温”。微生物污染是街头冷饮最主要的食品安全问题。冰镇冷饮本就对肠胃有一定的刺激性，再加上微生物“入侵”，很容易引发胃肠炎。

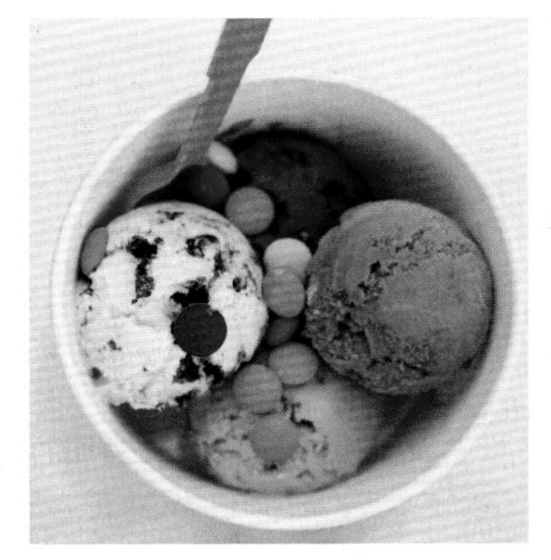

让“安全”为街头冷饮“降温”

华南农业大学食品学院　赵力超（教授）沈唯嘉

制作原料“不合格”

街头冷饮的污染环节非常多，先说说原料问题。一些商家制作冷饮使用的水微生物含量超标，达不到饮用水标准，还有个别摊主直接将自来水作为制作用水。除了水，自制冷饮中的水果原料也可能存在安全隐患。曾有新闻报道，一些商家用于制作冷饮的水果已经霉变、长斑，依然被制成了鲜榨果汁。殊不知，霉变、腐烂的水果中已滋生微生物，产生了大量有毒的代谢物质，比较典型的例子是甘蔗：甘蔗心变红后会产生毒素，但制成甘蔗汁后，消费者往往无法辨别。所以，水果一旦发生霉变、腐烂，仅把“坏”的部分切掉是于事无补的，最好整个丢弃，因为微生物产生的有毒代谢产物会扩散至其他部位。但一些冷饮摊贩往往只是象征性地切掉霉变、腐烂的部分，将其他部分“鱼目混珠”地“做”进了饮料。

另外，一些摊贩为了降低成本，根本不用水果榨汁，而用浓缩果粉、甜味素、香精、色素等勾兑成冷饮。若滥用这些原料，也会产生健康危害。

制作环节“不达标”

在冷饮制作过程中，制作人接触原料时的健康状况是否良好，制作工具、制作环境是否清洁卫生等，也决定了冷饮成品是否安全。部分街头冷饮摊贩卫生意识薄弱，或对员工培训不到位，在制作冷饮的过程中存在徒手抓取水果、冰块等行为。一手刚找完钱，一手又开始制作下一杯冷饮，病原微生物在不经意间从钱币转移到冷饮中也就不足为奇。除此之外，刀具和榨汁机如不勤加清洗，也会使微生物聚集、繁殖，尤其是榨汁机内部残留的果渣，很快就会变质，在榨汁机内“安家”的微生物就会污染一杯又一杯冷饮。

再来说说盛放冷饮的器具。储存冷饮的容器应当干净、密封保存，配备的塑料杯盖、吸管、小勺等也应妥善保管，尽量不直接暴露在空气中。因为街头商铺通常处于人流量大、车来车往的路边，汽车经过时扬起阵阵灰尘，空气中沉降的污染物、微生物等也会造成污染，可能引发食品安全问题。PM

专家提醒

总而言之，对街头冷饮，我们在满足口腹之欲前，还是应该先“冷静”一下头脑，远离无相关资质的街头冷饮摊。购买冷饮时，可以选择有资质且卫生条件好、员工培训到位的店铺。另外，为了健康，最好还是少喝冷饮。

四招，增加菜肴的色泽之美

扬州大学旅游烹饪学院教授　彭景

无论是烹饪专家还是普通消费者，都喜欢用“色、香、味、形俱佳”来形容美味的食物。在这样的美食评价标准中，食物的颜色被放在了首位，这是为什么？

虽然对美食的评价是一个复杂的过程，受许多因素影响，但心理学家的研究观察表明，当人们面对各种美食时，做出的选择，往往首先取决于能否引起食欲，而颜色就是最先影响食欲的因素。红色、橙色的食物是最吸引人的，其次是黄色、青绿色、紫色，最差的是黄绿色。换言之，暖色能刺激人的食欲，冷色的作用相反。因此，厨师们对食物色泽的要求很高，不仅如此，连饭店招牌、菜肴图片、食物广告等，都常用红、橙或暖色调，以吸引消费者。此外，食物在腐败变质的过程中，往往会伴随着呈色物质结构的改变，最终表现为食物色泽的异常。因此，食物的色泽还是鉴别食物是否安全、质量是优是劣的一项重要指标。

既然食物的颜色如此重要，那么如何让食物秀色可餐呢？其实，调色手段很多。食物的颜色既来自食物的天然色泽（如动物的肌肉呈红色，鸡蛋的蛋黄呈黄色，蔬菜、水果的颜色五彩缤纷），也可以来自人工添加的各种呈色物质，还可以是加工过程中呈色物质发生化学反应产生的新色泽。一个好的厨师，除了会巧用食物色泽，还会用科学方法控制食物颜色变化，通过保色、配色、护色、增色、润色等措施，使食物集美食、安全、营养于一身。

1 保色——利用自然色泽

植物性食物的色泽最为丰富，这些色素还是对人体健康有益的植物化学物：红色的番茄、西瓜、红心柚、番石榴中含有丰富的番茄红素；胡萝卜、芒果、哈密瓜、红薯、木瓜、杏等含有丰富的β胡萝卜素；叶绿素和叶黄素存在于猕猴桃、鳄梨、菠菜和其他绿叶蔬菜中；浅色的蔬菜，如菜花、葱、蒜、丝瓜、苦瓜、冬瓜、芦笋、黄瓜、茭白、竹笋中含有硫菌素；蓝莓、树莓、桑葚、樱桃、杨梅、黑莓、李子、石榴、茄子中花青素的含量很高。直接利用食物本来的色泽制作菜肴，既天然，又简单。

2 配色——巧妙搭配颜色

蔬菜和水果的颜色并不都是能增加食欲的暖色调，经过长期“磨合”，人们渐渐习惯并接受了冷色调食物。但有些食物的颜色确实不那么令人喜欢，此时，就需要花些心思，利用这些天然的色泽巧妙搭配，从而做出令人赏心悦目的菜肴。

例如：“龙井虾仁”是江浙一带美食家们喜爱的春季应时美味，绿色和白色虽都不是能增加人们食欲的颜色，但虾仁白嫩、茶叶翠绿，搭配在一起色泽淡雅、美味清口，春天的气息也仿佛被一同端上了桌；江南特色菜肴腌笃鲜由新鲜的春笋与咸肉小火慢炖而成，汤色洁白，此时在浓汤里加几颗鲜艳的红枸杞“点睛”，更能体现中国美食特色。

3 护色——留住食物"本色"

天然的色泽是大自然赋予食物的最好礼物，但多数呈色物质的结构并不稳定，在贮存、烹饪过程中会有所改变。了解色素性质、颜色变化规律和"护色"方法，更有利于我们烹饪出色、香、味俱佳的食物。

● 热水漂烫

叶绿素呈绿色，是蔬菜最常见的色素，也是极不稳定的色素。在活的植物细胞中，叶绿素与蛋白质结合，相对稳定。一旦细胞死亡、破裂，叶绿素就会游离出来，在酸性条件下，叶绿素分子中的镁被氢取代，生成暗绿色的脱镁叶绿素，加热、氧化会加速反应。因此，蔬菜烹饪的时间过长，或凉拌蔬菜时加醋，漂亮的绿色就会变成不讨喜的黄绿色。过去，很多厨师喜欢在将蔬菜焯水时加碱，以此保持蔬菜的绿色。但碱性环境中，维生素 C 会被破坏，因此蔬菜焯水时不宜加碱，只要将漂烫的温度调整至 60~75℃即可达到同样效果。因为该温度足以使水解叶绿素和分解维生素 C 的酶失去活性，还可排除蔬菜中的氧，减少叶绿素和维生素 C 的氧化，既保持了蔬菜鲜艳的绿色，也留住了维生素 C，两全其美。

● 避氧保存

很多水果、蔬菜等新鲜植物性食物在加工过程中会发生酶促褐变反应。最常见的是苹果、土豆、莲藕等，将其切片后，表面会生成褐色色素，这是酚酶催化酚类物质形成醌及其聚合物的结果。植物组织中含有酚类物质，在完整的细胞中，氧化 - 还原反应使酚与醌的互变保持着动态平衡。当组织破坏后，与氧的接触面积增加，打破了氧化 - 还原反应的平衡，氧化产物醌就会积累和进一步聚合、氧化，致使黑褐色物质形成。对于这个问题的处理方法简单而有效：将切片、切丝的土豆、莲藕等放入水中，隔氧静置；烹调时，加些许白醋（酸性条件会减缓褐变反应的发生），即可使食物保持原有的色泽。

● 使用护色剂

血红素是动物血液和肌肉中的色素，在活体组织中，血红素与氧结合，呈鲜红色。但加热后，形成血红素的蛋白质发生变性，血红素中的铁被氧化，呈现黄褐色。因此，在肉制品加工过程中，适量添加硝酸盐、维生素 C 等护色剂，在保持肌肉新鲜红色的同时，还具有改善肉制品风味和抑菌等作用。

4 增色、润色——为菜肴增"光"添"彩"

大多数动物性食物经过烹饪后的色泽并不令人喜爱，肉类在加热后会由红变灰白，甚至褐色。巧用增色方法，可以使食物色泽令人愉悦。

利用美拉德反应，可以使肉类菜肴色泽红亮，呈现出诱人的暖色调。如在烤制北京烤鸭的过程中，需要不断地在鸭子身体表面涂刷麦芽糖浆。麦芽糖对热不稳定，加热至 90 ~ 100℃时，即与鸭皮表面含氨基的物质发生美拉德反应（又称焦糖化反应），进而使其呈现出浅黄一红黄一酱红色不等的色泽。酱油等调味品的颜色、烤面包的金黄色外皮、红烧肉的诱人色泽、甜品的焦糖色都离不开美拉德反应。

为食物增色也可以采用天然色素。花青素是一类广泛存在于植物根、茎、叶、花和果实中的色素，因结构差异而呈蓝色或紫色，在酸性环境下还可呈红色。烹饪时，可将富含花青素的食物榨汁，取其鲜艳的汁液，为其他食物增色，如彩色面条、水饺、糕点等。红曲色素是由红曲霉生成的天然色素，低浓度时呈现鲜红色，浓度增高后颜色加深。红曲色素与蛋白质有极好的亲和性，一旦着色，水洗也不会褪色，叉烧肉的红色就来自红曲色素。姜黄色素是从中药姜黄根茎中提取的一种酚性色素。姜黄色素对光、热稳定性差，但着色性好，特别是对蛋白质的着色能力强，是全球范围内使用量最大的天然色素，咖喱粉中就含有此色素。

此外，很多厨师还喜欢用"淋油润色"的方法给菜肴穿上一件闪亮的外衣，夺人眼球。淋油润色有防止食物中水分蒸发、隔离氧气，保持食物色泽稳定的作用，但为了健康，淋油要注意适量。PM

不少上班族因平日工作繁忙，常在周末采购供一周食用的蔬菜和水果，将冰箱塞得满满当当。殊不知，买回家中的蔬果若储存不当，浪费巨大。

新鲜果蔬的储存之道

江苏省农业科学院农产品质量安全与营养研究所副研究员　白红武

蔬菜、水果等园艺作物被采摘后，生命活动并不会就此停止。离开了“母体”的果蔬，水分、矿物质、有机物全部“断供”，为了维持生命活动，需要消耗自身储备来进行呼吸作用。若呼吸作用过强，果蔬所储存的有机物被大量消耗，会加速果蔬衰老，使其品质下降。因此，控制采后果蔬的呼吸作用，已成为果蔬贮藏技术的核心问题。

另外，由于采摘后的果蔬存在一定的蒸腾作用，内部的水分会以气体状态散失到大气中。尤其是含水量较高的果品和蔬菜，因蒸腾作用造成的失重和失鲜现象更为明显，储藏寿命严重受影响。

果蔬保鲜的专业做法

果蔬保鲜的专业做法通常包括预冷、包装、贮藏几大环节。

研究证实，预冷对保持采后绿叶菜的品质效果明显。当环境温度高于15℃时，应在采收后尽快对绿叶菜进行预冷，预冷温度为0～5℃。蔬菜包装有很多讲究：为防止失水和污染，须采用保鲜袋、保鲜膜包装；经过分级后的蔬菜，还会按照不同等级分别码放在塑料周转箱或纸箱内，注明产品名称、等级、规格、产地、包装日期和贮存要求，水果亦然。采后不能及时销售的果蔬可在包装后置于冷库中，冷藏贮藏的温度以0～5℃为宜，为防止水分蒸腾，贮藏库内的相对湿度须保持在90%～98%。

家庭保鲜这么做

家庭日常果蔬保鲜、贮藏，其实与专业做法的基本原理是一样的，即减轻呼吸、减少蒸腾。在此基础上，根据不同果蔬的个性进行相应的处理和存放，就能最大限度地为果蔬保鲜。

● **分类**　在购买果蔬时，应根据不同果蔬的保鲜期和家庭成员数量分类采购。我们常见的蔬菜中，根茎类蔬菜比较“耐放”，可适量多买一些，而叶菜类蔬菜相对不耐储存，可以相对少采购一些。水果亦然，如橙子、柠檬等水果比较耐储存，葡萄、香蕉等水果则不宜久存。

● **处理**　买回家中的蔬菜，应先摘掉腐败的叶子，检查是否有水分残留（特别是绿叶菜）。如果有，应摊开蔬菜，晾干表面水分，再用保鲜膜或保鲜袋封口包装，放入冰箱冷藏室。现在有些冰箱带有保鲜功能，将新鲜果蔬放入保鲜格中，能快速为果蔬降温，更好地防止水分散失，可将易腐蔬菜的保鲜期延长2～3天。

部分果蔬的保鲜期和储存温度

果蔬	储存温度（℃）	保鲜时长（天）
生菜	0～5	2～5
青菜	0～5	2～5
娃娃菜	0～5	10～20
芹菜	0～5	10～20
甘蓝	0～5	＞30
火龙果	0～2	7
蓝莓	1～3	14
橙	0～1	50～70
芒果	11～18	3
苹果	常温	7
西瓜	13	14～21
香蕉	11～18	3
凤梨	4～12	14～20
木瓜	11～18	3
水蜜桃	常温	3
梨	常温	5
葡萄	0～5	1.5
提子	0～5	7

● **存放**　存放过程中，易受冻伤的绿叶菜不要贴近冰箱内壁，还要避免被压，否则易造成机械损伤，加速衰败进程。在冰箱内放置蔬菜时，应适当留出空隙，以利于冷气循环。此外，每种果蔬对温度、湿度要求不同，如黄瓜、苦瓜、豇豆、南瓜等喜温蔬菜适宜存放在10℃左右的环境中（不能低于8℃），可常温短时间储存；绝大部分叶菜喜凉，适宜存放在0～5℃环境中（不能低于0℃）。因此，不能笼统地一“塞”了事。同理，一些很快就会吃的水果常温保存即可，如凤梨、青枣、苹果、西瓜、橘子、椰子、葡萄柚等，无须占用冰箱空间。PM

去除残留农药，哪种洗菜方法强

扬州大学旅游烹饪学院副教授　章海风

有关去除蔬菜残留农药的洗菜说法很多，孰对孰错？

说法①

“洗刷刷”，用刷子洗菜可刷去农药。

解析：有实验发现，对于表面凹凸不平的蔬菜，如黄瓜、苦瓜、佛手瓜等，如果用柔软的毛刷刷洗，其表面农药残留更少；而对于叶茎类蔬菜和蜡质较多的蔬菜，则不需要用刷子刷洗。

说法②

只用流水冲菜，不浸泡也可去除残留农药。

解析：纯粹用清水简单冲洗而不浸泡，不能完全去除蔬菜中的农药残留。清洗普通叶菜类蔬菜，可先将蔬菜的根部切除，放在水中抖动清洗，用手适当揉洗，然后将其根部向上放在水龙头下冲洗，通过水流的冲刷，去掉残留农药。清洗卷心菜、紫甘蓝等结球叶菜类，可先将包裹在外围的叶片去掉，内部菜叶用温水泡一下，再逐片用流水冲洗。当然，最好的清洗方法是先将包叶一层层剥下来，放入清水中浸泡15分钟左右，再用清水冲洗，以最大限度地去除农药残留。

说法③

使用淘米水、盐水、果蔬清洁剂，洗得更干净。

解析：淘米水中含有较多大米表皮的洗出物，可对蔬菜中的部分残留农药起到一定分解作用。在淘米水中浸泡10分钟左右，再用清水冲洗，能使蔬菜中残留的农药成分减少。

淡盐水具有一定的杀菌作用，且甲醛在其中的溶解度高于清水。可以将蔬菜在淡盐水中浸泡3～5分钟，然后再用清水漂洗。

有实验将番茄、辣椒、黄瓜、茄子和西葫芦5种不同的瓜茄类蔬菜，用不同方式进行清洗。结果证实：去除敌敌畏、马拉硫磷、乙酰甲胺磷、氧乐果，最好的清洗方式是用蔬果洗涤剂清洗，平均去除率分别为48.0%、87.3%、53.7%和51.8%；其次是用温水浸泡。去除辛硫磷，最好的清洗方式是用温水浸泡，平均去除率达71.1%；其次是用蔬果清洗剂清洗。有效去除瓜茄类蔬菜中有机磷农药残留的清洗方式依次为：用蔬果洗涤剂清洗>用温水浸泡>用淘米水浸泡>用洗洁精清洗>用自来水清洗。

此外，有研究发现，浸泡蔬菜是可取的，但时间不可过长（不宜超过15分钟），尤其不能将未经冲洗的蔬菜长时间浸泡，因为很多农药会在浸泡过程中扩散，进入蔬菜内，反而难以清洗。

说法④

用食用碱清洗，去除农药更彻底。

解析：有机磷农药等在碱性条件下可被分解。先在水中放一小撮碱粉搅匀，将蔬菜放入浸泡5～6分钟后，再用清水漂洗干净，可去除部分残留农药。也可用小苏打代替，但要适当延长浸泡时间至15分钟左右。

说法⑤

生菜、油麦菜、黄瓜、番茄等可以生食的蔬菜，简单冲洗就能吃。

解析：很多蔬菜可能有农药残留，尤其是表面有一层蜡质的黄瓜等蔬菜。蜡质易吸收和残留农药，简单的冲洗无法有效去除。吃这些蔬菜前，如果可以削皮，最好去皮后再食用；如果无法削皮，还是应按照上述方法仔细清洗并擦干或沥干水分后再食用。PM

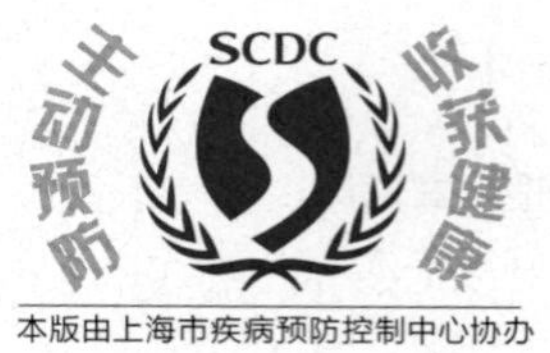

本版由上海市疾病预防控制中心协办

目前，食源性寄生虫病仍是影响我国食品安全和威胁人民健康的重要因素之一。导致这些疾病的寄生虫有哪些？它们分别藏身于哪些食物中呢？

警惕隐藏在食物中的寄生虫

上海市疾病预防控制中心传染病防治所　张耀光

肺吸虫：寄生于醉蟹、溪蟹、蝲蛄

人感染肺吸虫囊蚴（感染期幼虫）主要通过两种方式：一是生食溪边活蟹、蝲蛄（俗称“大头虾”），这是肺吸虫病流行地区患者的主要感染方式；二是生食用米酒或盐腌后制成的“醉蟹”。

人感染肺吸虫后，急性期可持续1～3个月，临床表现轻重不一，轻者表现为食欲减退、乏力、腹痛、腹泻、发热等，重者可出现胸痛、咳嗽、气促、肝大及荨麻疹。慢性期临床表现复杂，以胸肺型最常见，主要症状为咳嗽、胸痛、咳果酱样或铁锈色血痰。

肝吸虫：寄生于淡水鱼、淡水虾

人生食或半生食含有肝吸虫囊蚴的淡水鱼、虾，易发生肝吸虫病。比如：食用“鱼生”“鱼生粥”或“烫鱼片”；食用未熟透的烧烤鱼、虾；触摸生鱼、虾后不洗手，又用手拿食物吃；餐具未生熟分开；等等。

肝吸虫病的并发症较多，包括胆囊炎、胆管炎、胆结石、胆道梗阻和胆管肝炎等，重者可发生肝硬化、腹水，甚至死亡。儿童青少年感染肝吸虫后，病情往往较重，病死率高。

广州管圆线虫：寄生于福寿螺

人类感染广州管圆线虫的方式包括：生食或半生食含有其第3期幼虫的淡水螺类，如福寿螺、褐云玛瑙螺、蛞蝓等；生食被感染的蟾蜍和蛙；生食被感染期幼虫污染的蔬菜；饮用被感染期幼虫污染的生水。

广州管圆线虫病表现为急性脑膜炎、脊髓炎或神经根炎等，最明显的症状为急性剧烈头痛、颈项强直等脑膜炎表现，可伴有颈部活动疼痛、恶心、呕吐、发热。头痛一般为胀裂性，难以忍受，起初为间歇性，以后发作渐频或时间延长，呈持续性。绝大多数患者预后良好，但极个别感染严重者可留有后遗症，甚至死亡。

猪带绦虫：寄生于猪

寄生有猪带绦虫幼虫——猪囊尾蚴的猪肉被俗称为“米猪肉”。人生食或食用未煮熟的米猪肉，易发生猪带绦虫病。

猪带绦虫病的病情一般较轻，少数患者有腹部隐痛、消化不良、腹泻、体重减轻等症状。粪便中发现白色片状物（绦虫脱落的节片）是最常见的就医原因。猪带绦虫的卵在人体内可发育为囊尾蚴，导致猪囊尾蚴病。若囊尾蚴寄生在人体重要器官，如脑、眼等处，可造成严重损害，甚至危及生命。

布氏姜片吸虫：寄生于菱角、茭白、荸荠

布氏姜片吸虫的囊蚴吸附在菱角、茭白、荸荠等水生植物表面，人生食这些水生植物或喝生水易受到感染。

感染布氏姜片吸虫后，轻者可无明显症状，重者常出现腹痛、腹泻及消化不良，或腹泻与便秘交替出现，甚至发生肠梗阻。儿童重度感染可出现低热、贫血、消瘦、水肿、腹水、智力减退和发育障碍等。PM

特别提醒

预防食源性寄生虫病的关键措施，是将食物完全烹熟后再食用，不喝生水，生、熟分开，饭前、便后洗手。

关注上海市疾病预防控制中心，了解更多疾病防控信息。

复课那些事

肖特明

一、好久不见

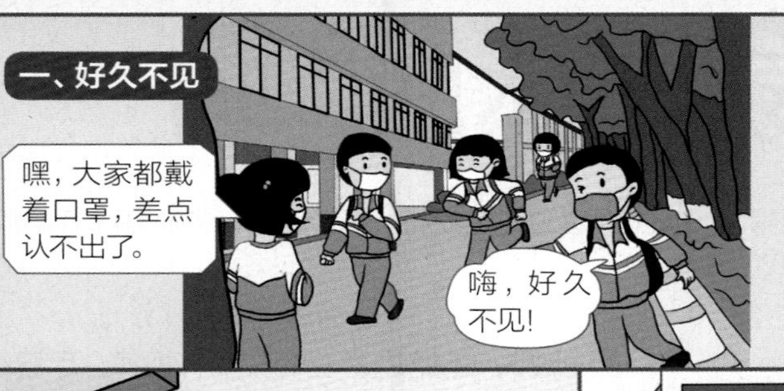
嘿，大家都戴
着口罩，差点
认不出了。
嗨，好久
不见!

小仙说：开学后，同学们依然要做好防护措施，出门要佩戴口罩，宜步行、骑车或乘私家车上下学。

二、洗手是个技术活

听说现在都是一人一桌。
我妈这下可
以放心了!
75%
酒精

小仙说：注意手部卫生，人和人保持一定的距离，是防止接触传播的重要措施。上学途中可戴手套，到校后立即洗手。可用含酒精的手部消毒剂，更推荐用流动水和洗手液洗手。洗手时特别要注意指缝、甲缝和手腕等容易被忽略部位的清洗。

三、谁在打喷嚏？

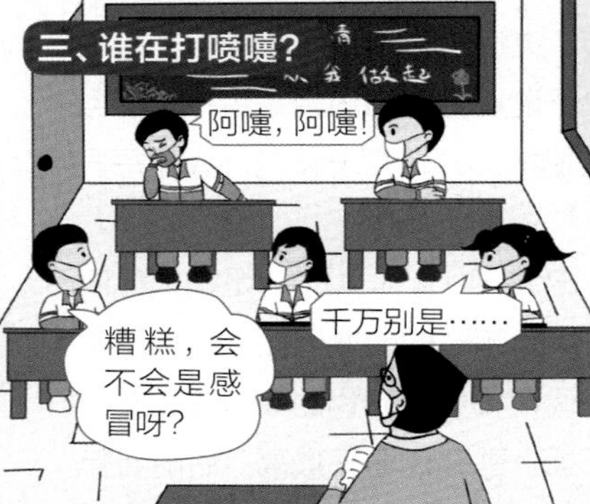
阿嚏，阿嚏!
糟糕，会
不会是感
冒呀?
千万别是……

小仙说：在这个特殊时期，打喷嚏确实会引起人们的紧张情绪。其实，除感冒外，最多的原因是过敏性鼻炎，特别是有过敏史者更容易发生。如果没有发热、咽痛，仅有阵发性喷嚏、流涕，大多是过敏性鼻炎。

四、千万不要抠鼻子

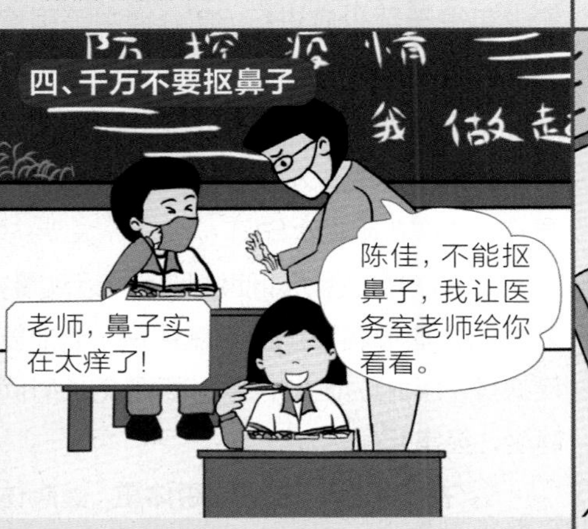
防 控 疫 情
我 做 起
陈佳，不能抠
鼻子，我让医
务室老师给你
看看。
老师，鼻子实
在太痒了!

小仙说：鼻子是重要的健康门户。抠鼻子会把细菌、病毒带入鼻腔，还会损伤鼻黏膜，增加感染的风险。不仅在疫情期间不能抠鼻子，平时也要改掉这个坏习惯。

五、原来是口罩惹的祸

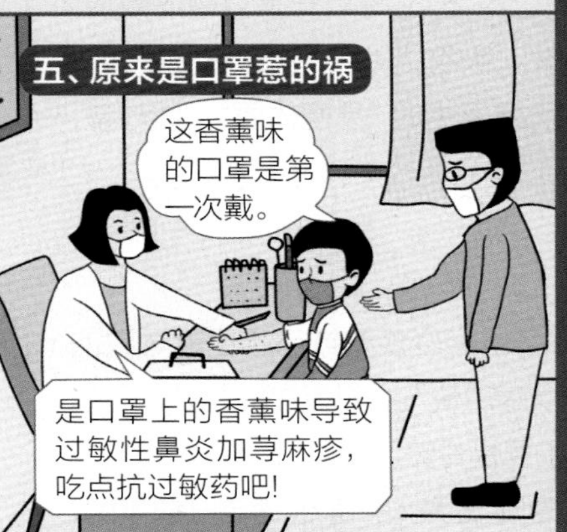
这香薰味
的口罩是第
一次戴。
是口罩上的香薰味导致
过敏性鼻炎加荨麻疹，
吃点抗过敏药吧!

小仙说：口罩要经正规渠道购买。治疗过敏性鼻炎等过敏性疾病，可选用第二代抗过敏药，它对中枢神经系统抑制作用小，不会导致嗜睡等副作用，且起效快，不影响学习。

六、虚惊一场

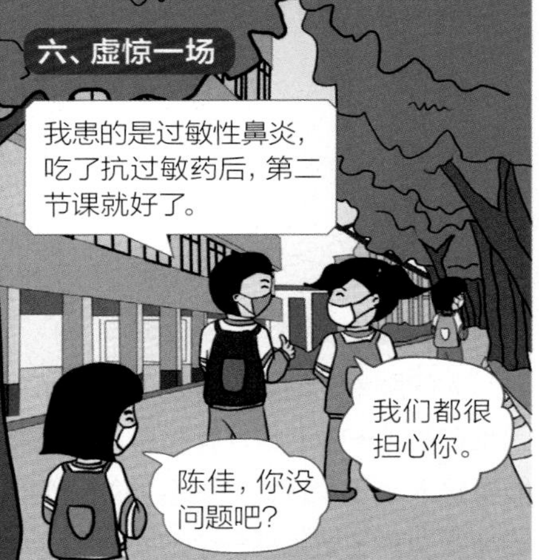
我患的是过敏性鼻炎，
吃了抗过敏药后，第二
节课就好了。
我们都很
担心你。
陈佳，你没
问题吧?

小仙说：第二代抗过敏药是治疗过敏性鼻炎等过敏性疾病的一线用药，要在医生或药师的指导下用药，且必须用足疗程才有效，不能吃一次药，见症状好转就停药。

小仙医生语录：

感冒和过敏性鼻炎都会出现打喷嚏症状，如果是突发性剧烈喷嚏，没有咽痛、发热、头痛等症状，应该是过敏性鼻炎。出现过敏，要及时在医生和药师指导下服用抗过敏药。相比之下，第二代抗过敏药（如盐酸西替利嗪）起效更快，作用时间长，对中枢神经系统抑制作用小，而且不通过肝脏代谢，可以作为治疗过敏性鼻炎等过敏性疾病的一线药物。但需要严格按照医生和药师规定的疗程治疗，才能获得应有的疗效。

小仙医生

生于：1983　星座：摩羯

身份：来自欧洲的健康医生

家族：世代在欧洲研发和生产原研药

学历：瑞士苏黎世大学医学院博士

专长：对过敏性疾病有丰富的诊疗经验

网络上流传着一种令人羡慕的体质——“易瘦体质”，拥有这种体质的人即使每天吃得很多、运动很少，也不容易长胖。很多以“瘦”为美的人都想拥有“易瘦体质”，轻松拥有苗条身材。那么，所谓的“易瘦体质”真的存在吗？是天生的吗？可以后天“练成”吗？

你想拥有“易瘦体质”吗

上海交通大学医学院附属瑞金医院临床营养科　杨诗晗　施咏梅（副主任医师）

“易瘦”是天生的吗

人的胖瘦与遗传、环境、内分泌调节、炎症反应、肠道菌群等多方面因素有关。一般而言，脂肪是否囤积取决于能量摄入与消耗是否平衡。当能量摄入大于消耗时，剩余的能量便以脂肪的形式储存于体内。人体每日的能量消耗主要包括三个方面。

一是基础能量消耗，占机体总能量消耗的60%～70%，是指人体清晨清醒时静卧，不受进食、肌肉活动和情绪影响时的能量消耗，即维持生命所消耗的基础能量。单位时间内的基础代谢称为基础代谢率，其高低与以下因素有关。①年龄：婴儿时期生长旺盛，基础代谢率最高，后随着年龄的增长而逐渐降低。②性别：男性的基础代谢率一般高于女性。③温度：人体在舒适环境（20～25℃）中，基础代谢率最低；在低温和高温环境中，基础代谢率都会升高。④激素水平：比如甲状腺素、肾上腺素水平升高，可增加基础代谢率。⑤体表面积：基础代谢率与体表面积呈正相关，同等体重的瘦高者基础代谢率高于矮胖者。⑥瘦体重（人体除去脂肪以外的骨骼、肌肉等的重量）：瘦体重越大，基础代谢率越高。二是日常身体活动消耗的能量，占机体总能量消耗的15%～30%。三是食物热效应，占机体总能量消耗的5%～10%，指消化、吸收、利用、代谢食物中的营养素所产生的能量消耗。可见，并没有所谓天生的“易瘦体质”，胖与瘦，都是很多因素综合作用的结果。

轻松享“瘦”可以“练成”吗

虽然没有天生的“易瘦体质”，但除了由某些疾病或遗传因素导致的脂肪蓄积外，大多数人可以通过后天努力享“瘦”。这里说的“瘦”，不是指消瘦，而是保持一定量的瘦体组织（主要是骨骼肌）。

1 合理膳食，量出为入 饮食要做到量出为入，即根据自己的年龄、体力活动等因素，确定合适的食物摄入量，达到“吃动平衡”。未成年人需要充足的营养用于生长发育，不宜盲目追求低能量饮食。而40岁以后，基础代谢率显著下降，应适当减少进食量、放慢进食速度。

同时，应注意食物多样化，可以参照《中国居民膳食指南(2016)》调整自己的膳食结构，平均每天摄入食物12种以上，每周达到25种以上。此外，还要注意三餐按时、规律，尽量少吃夜宵和零食。

2 规律运动，避免久坐 基础代谢和身体活动是人体消耗能量的主要方式。为了防止能量过剩，要坚持有规律的体力活动，包括体育锻炼及日常生活中的家务、出行等。

要减少脂肪囤积，提倡进行有氧运动和抗阻力运动。有氧运动，也称耐力运动，如快走、慢跑、游泳、骑自行车等，能增强人体心肺功能，是减少机体脂肪囤积的重要手段。抗阻力运动，属力量型运动，利用哑铃、弹力带等健身器械进行，能增强肌肉力量和质量，增加瘦体重，在一定程度上可增加基础代谢率。5～17岁儿童青少年每天至少应进行60分钟中等强度到较大强度的体力活动，成人每周至少应进行150分钟的中等强度有氧运动，或每周至少75分钟较大强度的运动，结合每周2～3次抗阻力运动。

值得注意的是，即使达到上述运动量，久坐也会增加发生肥胖、糖尿病、心血管疾病等的风险。因此，平时要避免长时间静坐，经常起身活动一下。

3 持之以恒，维持健康体重 健康体重的维持，需要长期坚持健康生活方式。此外，要正确看待胖瘦与健康，不要盲目追求低体重。“疾风骤雨”般的节食减重，不仅容易使体重反弹，还可能会造成营养不良、代谢紊乱、器官功能受损。PM

前列腺增生，别让膀胱“遭殃”

北京大学第三医院泌尿外科　夏海缀　卢 剑（教授）

生活实例

赵先生患有前列腺增生多年，他觉得这是“老年病”，没有特别重视，并未接受治疗。最近，他感觉排尿问题变严重了，遂去医院就诊。结果，检查报告显示：膀胱逼尿肌无力、功能减弱。赵先生不禁疑惑：我患前列腺增生，膀胱怎么会出问题呢？

膀胱逼尿肌无力：长期“过劳”后的“罢工”

前列腺增生是老年男性的常见疾病，发病率随年龄增长而增加。60岁以上男性中，超过50%的人患前列腺增生；到80岁时，这一比例高达83%。排尿症状是前列腺增生的常见表现，包括尿频、尿急、尿不尽等。

简单地讲，排尿过程主要包括两个环节：一是尿道括约肌开放，二是膀胱逼尿肌（膀胱壁由三层组织构成，中间层为肌层，由平滑肌纤维构成，即逼尿肌）收缩。可形象地将膀胱比作储尿的皮球，膀胱逼尿肌就相当于弹性良好的球囊，而尿道括约肌相当于皮球的阀门；当皮球里的尿液储满或自主排尿时，阀门打开，球囊收缩，膀胱压力大于尿道阻力，就可将尿液顺利排出。

前列腺与尿道括约肌相邻，前列腺增生发生过程中，体积慢慢增大，逐渐压迫尿道，导致尿道括约肌开放时的尿道压力仍然很大。此时，膀胱逼尿肌为了克服阻力，会慢慢“自我锻炼”，变得肥厚，在腹压的协助下，仍可较顺利地完成排尿动作。但是，如果膀胱逼尿肌长期处于紧张、高压状态，其中的感受器就会慢慢变得“迟钝”，甚至发生功能紊乱，导致神经中枢不能调控，患者会出现尿频、尿急、排尿困难等症状。

如果前列腺增生引起的下尿路梗阻持续得不到解除，膀胱逼尿肌就会逐渐出现憩室或进一步被撑大。长此以往，肥厚、扩大的逼尿肌会逐渐失去代偿能力，最终“瘫痪”“罢工”，导致排尿费力、尿线细而无力、排尿时间延长等。

膀胱超声检查残余尿量是诊断逼尿肌功能减弱的方法。所谓残余尿，就是患者自以为排尿干净了，其实膀胱里仍存在未排空的尿液。残余尿的出现常提示膀胱逼尿肌功能开始减弱；随着病情加重，有的患者可出现几百毫升残余尿；更严重者，膀胱逼尿肌功能完全丧失，此时膀胱仅仅相当于一个“储尿囊袋”，当尿液储满后会自主溢出，出现尿失禁，即“充盈性尿失禁”。

及时治疗前列腺增生，保护膀胱逼尿肌

要预防膀胱逼尿肌功能减弱，应在出现前列腺增生症状后及时治疗。

前列腺增生早期进行药物治疗，能有效降低尿道阻力，使膀胱括约肌得到休息。常用药物有5α-还原酶抑制剂、α受体阻滞剂等，可单独用药，也可联合用药。5α-还原酶抑制剂可抑制前列腺增生，服药3～6个月后起效；α受体阻滞剂起效快，可快速缓解膀胱出口梗阻。药物治疗无效时，若患者身体条件允许，应考虑手术治疗。经尿道前列腺电切或经尿道前列腺激光切除（剜除）等手术均能有效缓解下尿路梗阻症状，安全性也较高。

不过，即使接受了药物、手术等治疗，仍有10%～20%的前列腺增生患者由于各种原因，会发生膀胱逼尿肌功能减弱。对其中部分患者而言，在经尿道前列腺电切手术后辅助进行排尿功能锻炼，并结合药物治疗，排尿功能可得到一定改善；而膀胱逼尿肌功能完全丧失的患者，可能会面临长期留置导尿管或膀胱造瘘的局面。PM

平足与拇趾外翻，俗称“大脚板”与“大脚骨”，是儿童青少年中常见的足部问题。由于其危害在短期内并不明显，常常被很多家长和孩子忽视。

被忽视的“大脚板”与“大脚骨”

上海中医药大学附属岳阳中西医结合医院
步态与运动分析中心　俞艳　姜淑云（主任医师）

平足：足底维持稳定的“拱桥”塌陷

足的跗骨、跖骨借韧带及肌腱在足底部共同组成的凸向上方的弓形结构称“足弓”。足弓低平或消失称“平足”，又称“扁平足”，俗称“大脚板”，临床上分为柔韧性平足和僵硬性平足。柔韧性平足是指足弓在站立状态下高度减小或消失，而在踮脚状态或非负重状态下仍可出现的情况。柔韧性平足在婴幼儿早期属于正常的生理状态，随着生长发育，足弓一般会在2岁左右形成。如果2岁后孩子的足弓还未出现，家长应加以重视，关注孩子的足部发育。若6岁后足弓仍未发育形成，则被视为病理状态。僵硬性平足是指在任何状态下足弓均消失的状况，多因骨骼结构异常所致，须及早进行干预。

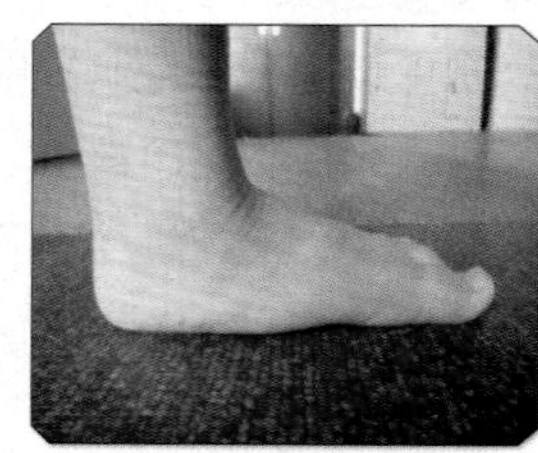
平足

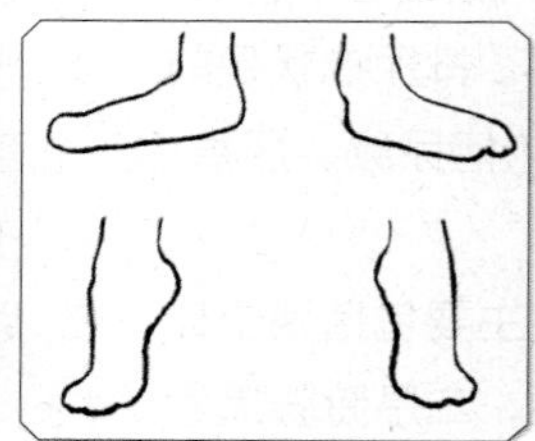
柔韧性平足

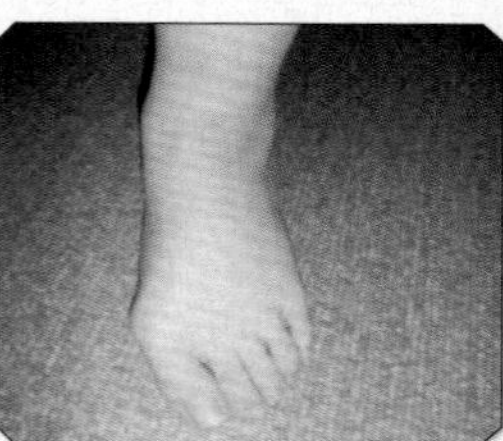
拇趾外翻

拇趾外翻：拇趾过度“亲近”第二足趾

拇趾外翻是指拇趾向足的外侧（其余四指方向）过度倾斜至超过正常生理角度，第一跖骨向内收的一种足部畸形，俗称“大脚骨”，是足部最常见的骨骼异常之一。

临床上，拇趾外翻一般在中老年中较为常见，但实际上，约半数中老年患者在少年儿童时期就已出现拇趾外翻。拇趾外翻出现后，若没有得到干预，一般不可逆。儿童时期（尤其在10岁以内）的拇趾外翻进展速度较快。

人体“地基”塌陷，危害不容小觑

平足和拇趾外翻的原因多样。首先是遗传因素，先天骨骼结构异常是造成平足和拇趾外翻的重要因素。如果家长患有平足和拇趾外翻，孩子患平足和拇趾外翻的概率会明显增加。其次，运动时间较少，踝关节及足部肌肉、韧带等组织缺少锻炼，功能下降，易导致平足和拇趾外翻。第三，婴幼儿时期24小时穿袜，可以爬行后仍长时间被抱在怀里，以及儿童青少年时期穿着不合适的鞋，均会影响足部肌肉、骨骼及感觉系统的发育，为足部异常埋下隐患。此外，类风湿关节炎、痛风、神经肌肉性病变等也可能导致平足和拇趾外翻。

足弓相当于人体的“避震”系统和维持稳定的“地基”，在行走、跑步及跳跃时可缓冲地面对人体的反作用力，减少对下肢关节的冲击；同时，足弓架起的空间可保护足底的血管和神经等免受直接压迫。因此，足弓塌陷将加速下肢各个关节的磨损。平足初期可无明显不适，短期内对运动功能也没有很大影响，或仅表现为足部易疲劳、易跌倒、难以单脚踮脚站立等，容易被很多家长和孩子忽视，但其对少年儿童的下肢发育而言是一个重大隐患。平足若长期持续，易引发下肢力线异常，出现足外翻、拇趾外翻、膝外翻等，使足、踝、膝、髋关节在运动过程中持续受到异常压力，导致关节疼痛及炎症。平足最易引发的炎症为足底筋膜炎及跟腱炎等。

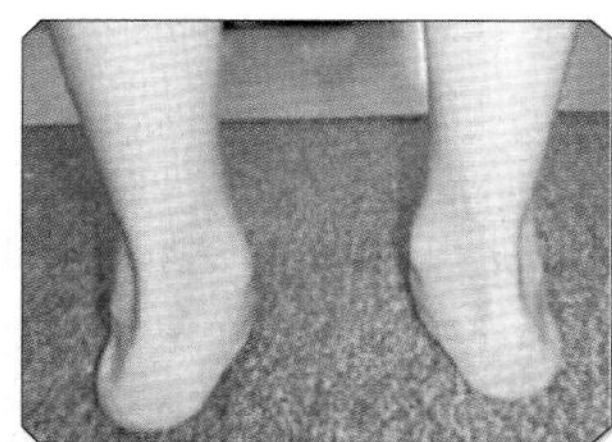
足外翻

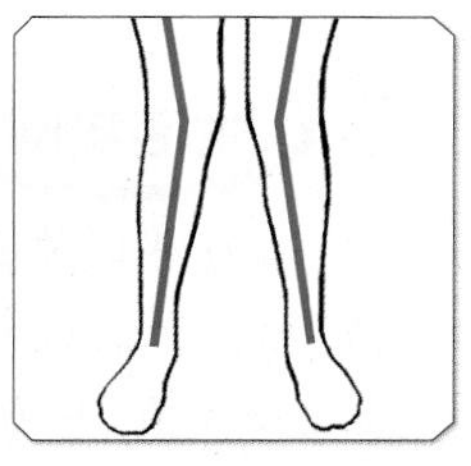
膝外翻

以下就医“信号”，家长莫忽视

家长要留心观察孩子的足部发育情况，如出现以下情况，应及时寻求医生的帮助，做到早发现、早干预，避免平足、拇趾外翻进一步影响孩子的下肢发育。

❶ 2岁后出现僵硬性平足，即在踮脚或非负重状态下仍无法看见足弓。

❷ 2岁后，在非负重状态下可见足弓，但在站立状态下采用足印法测量的平足等级在Ⅱ度（中度）及以上，且6个月内无明显变化。

❸ 柔韧性平足持续至6岁后，在站立状态下仍无法看见足弓。

❹ 拇趾倾斜角度大于15°。

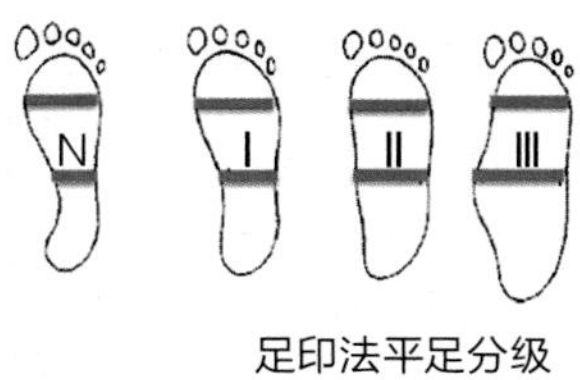

足印法平足分级

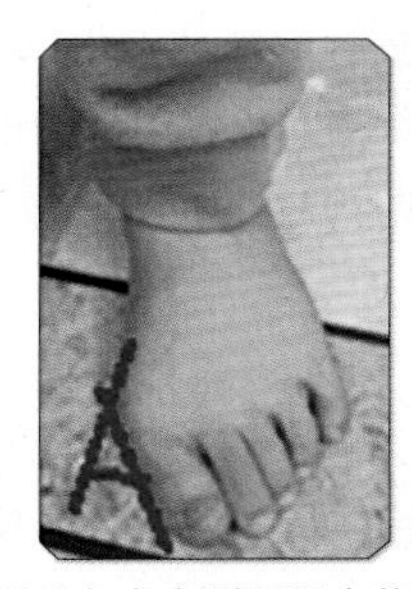
家长可在家中测量图中蓝线所示角度（拇趾倾斜角度），初步评估孩子的拇趾外翻程度

矫正：功能锻炼+矫形器具

对于少年儿童时期出现的平足和拇趾外翻，以保守治疗为主。若能及早发现，进行肌肉功能锻炼和使用矫形器具就能达到改善效果。目前，三维步态分析和足底压力设备可进行全面的步态功能评估，有助于医生为患儿制定个性化的矫正方案。矫正平足常用的功能锻炼包括足跟、足趾交替步行等，矫正拇趾外翻常用的功能锻炼包括足趾抓毛巾等。矫形器具包括足弓垫、分趾器、拇趾外翻护垫、夜间使用的外展支具等。

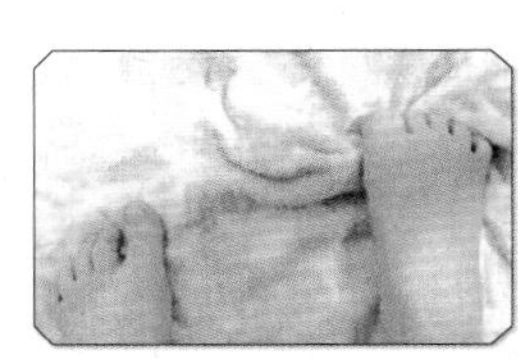
足趾抓毛巾

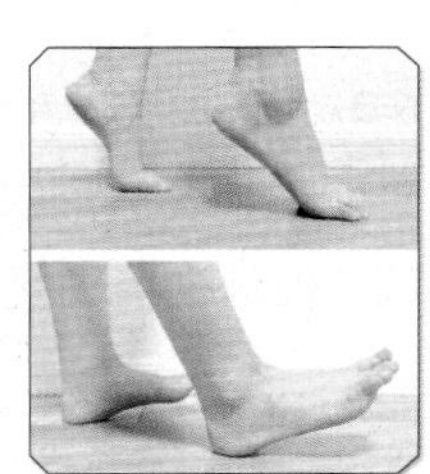
足趾、足跟交替步行

预防：适量运动+正确穿鞋

预防平足，首先要从婴幼儿时期开始，家长要注意养育方式，避免让孩子夜间穿袜睡觉，以确保其足部肌肉、骨骼及感觉系统的正常发育。其次，儿童青少年要保证适量的体育锻炼。运动要注意循序渐进，不宜进行大量负重运动。在跑步和跳跃时，尽量用弹性较大的前脚掌落地，以免对足底产生较大冲击力。此外，运动时最好穿着运动鞋，因其鞋底内侧有较硬的夹层结构，或气囊、减震胶等辅助结构，可为足弓提供良好的支撑。预防拇趾外翻，平时要穿着大小适宜、透气舒适的鞋，如布鞋、休闲鞋等，尽量避免尖头鞋、高跟鞋。PM

并不轻的膝关节“轻伤”

复旦大学附属华山医院运动医学科 万 方 陈世益（教授）

生活实例

小张平时热爱踢球。几个月前，他在踢球时扭伤了膝关节，出现疼痛和轻度肿胀。在球友的敦促下，他去医院拍了片子，没有发现骨折；休息静养了几周，症状缓解，可以正常走路。对于这次膝关节“轻伤”，小张并未当回事，又重返球场。结果，他每次踢球时膝关节总会有不适或不灵活的感觉，有时伴疼痛；虽然休息后会好转，但跑动、传球、射门的能力大打折扣。这让小张很郁闷，赶紧挤出时间就诊。经过仔细查体，我们认为小张可能有半月板损伤及软骨损伤。随后的磁共振检查证实了这一诊断。

膝关节半月板损伤、软骨损伤有时看似比较“轻”，但若不及时治疗，损伤会逐渐加重；有时软骨碎片可形成游离体在关节内“乱跑”，最终导致关节卡顿或交锁，必须限期进行关节镜微创手术取出游离体，修复损伤的软骨和半月板。根据小张的病情，他需要接受关节镜微创手术治疗。经过成功的手术和术后早期运动康复，小张术后2周即可开始跑步锻炼了，3个月后有望重返球场。

笔者门诊时，经常遇到类似小张这样受膝关节伤病困扰，以及发生过撞击伤、旋转伤、跪地伤的患者。患者初期膝关节疼痛不适，经休息后症状改善，能正常走路，但运动能力受到影响。经过进一步诊治后发现，其中一部分患者病情确实较轻，稍加注意即可，并不需要进一步治疗；但还有些患者伤病并不“轻”，存在交叉韧带、半月板或软骨损伤，需要及时干预、治疗，不然会影响运动能力、生活质量，甚至膝关节“寿命”。

一般地说，如果患者有明确的膝关节外伤史或反复扭伤史，有下列膝关节运动损伤七种常见症状中的任意一种，无法恢复正常运动水平，则应尽早寻求专业运动医学科医师的帮助。

1 **疼痛（包括酸胀感）** 几乎所有膝关节损伤（软骨损伤、半月板损伤、韧带损伤等）都会引起疼痛，疼痛特点为不动不痛，动了才痛。疼痛除受伤情严重程度影响外，还可“因人而异”，因为有些人很能忍痛，有些人则非常怕痛。总之，要重视疼痛，但也不能把疼痛作为判断病情的唯一标准。

2 **不稳** 表现为打软腿，使不上劲，或膝关节有反复扭伤史。如果无法进行急加（减）速跑、急转弯、急停等动作，则要怀疑前交叉韧带损伤。

3 **肿胀** 和健侧相比，伤侧膝关节“鼓起来”“大一圈”。当关节内有大量积液时，会出现胀痛。

4 **屈伸困难** 和健侧对比，伤侧膝关节无法完全伸直和弯曲到底，通常与肿胀一起出现；如果单独出现，则需考虑膝关节僵硬。

5 **痛性弹响** 膝关节屈伸时出现的响声为膝关节弹响，通常为“啪嗒”声。如果膝关节弹响伴有疼痛，多有病变存在，需要进一步检查。有人将膝关节响声分十多种，有经验的医生可以根据响声做出诊断。大多数弹响为生理性的无痛弹响，不需要特别处理。

6 **交锁** 关节屈伸到一定角度突然出现“锁住”、无法屈伸的现象称为关节交锁。膝关节交锁一般伴有疼痛，过一段时间后可自行“解锁”，多存在半月板损伤或软骨碎片。

7 **肌肉萎缩** 膝关节损伤会引起大腿股四头肌（大腿前面的肌肉）等萎缩。如果一侧肌肉萎缩明显，一般反映该侧膝关节有损伤或疼痛。PM

专家简介

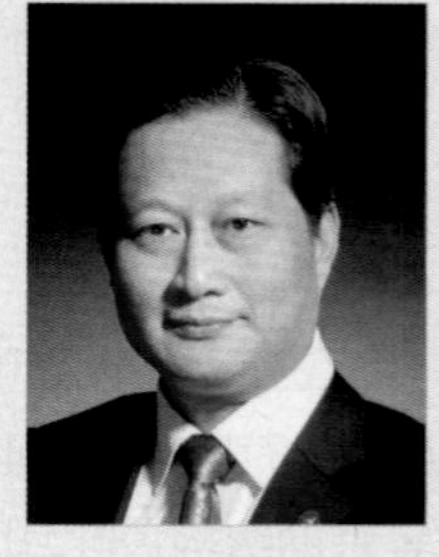

陈世益 复旦大学附属华山医院运动医学科主任、教授、博士生导师，复旦大学运动医学研究所所长，中华医学会运动医疗分会主任委员，亚太膝关节－关节镜－骨科运动医学学会主席，中国医师协会骨科医师分会运动医学专业委员会主任委员，上海市医学会运动医学专科分会名誉主任委员，上海市体育科学学会常务理事。擅长膝、肩、踝、跟腱、髌股关节等损伤与疼痛的诊治。

随着人们生活水平的提高和健康意识的增强，运动健身已成为一种潮流，大众健身的目的也更加多元化。很多人不仅希望通过健身改善健康状况，也期望能达到塑造良好体形、体态和气质的目的。但如果缺乏科学的健身方法，轻则难以达到满意的锻炼效果，重则与健身的初衷背道而驰。

比如，很多人期盼拥有纤长、优美的“天鹅颈”，经过力量训练后，却发现脖颈变粗变短、下巴变方、下颌线消失、斜方肌发达，练出了“河马颈”，堪称“南辕北辙”。

科学健身，塑造优美“天鹅颈”

苏州大学体育学院运动人体科学系教授 张秋霞

合理的颈部线条，因人而异

肩颈肌肉线条是否合理是衡量身材是否匀称的重要指标，合理的颈部围度应视个人体型而定，并非越细越好，而是与整体相协调为佳。力量训练（抗阻力训练）是增强身体素质的基础，不仅有益于增肌减脂、塑造体形，还能增加骨密度，降低发生骨质疏松、骨关节炎及多种慢性疾病的风险。很多健美运动员拥有健硕的体型，他们会通过单一性、重复性、针对性的力量训练着重强化肩颈部肌群，使颈部显得粗壮，与健壮的体型相协调。对于普通大众而言，适当的颈部肌肉锻炼也是必需的。但对很多想要拥有纤长、优美颈部的人而言，不适当的力量训练和不正确的训练动作往往使得颈部肌肉在锻炼其他肌群时代偿性发力，最终导致粗短的颈部与纤瘦的身体不成比例，影响美观，就得不偿失了。

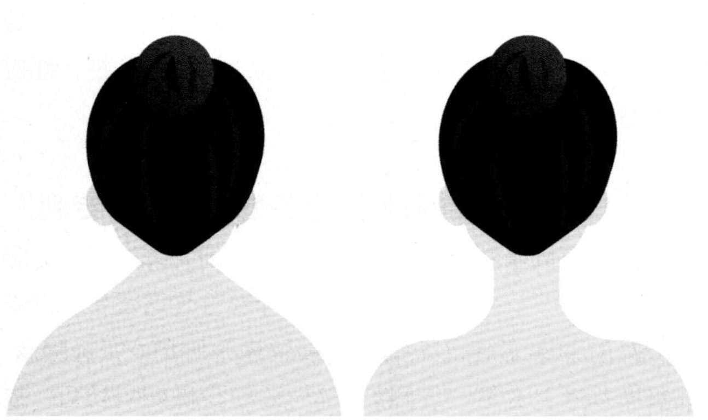

“河马颈” “天鹅颈”

三大因素，导致“不期而至”的颈部粗短

在并非刻意使颈部增粗的情况下，这种“意料之外”的变化主要由三种原因导致。

首先，在改善颈部肌肉线条的力量训练中，如果训练动作的发力方式不正确，会导致颈部肌肉受到的刺激不到位，难以达到理想的塑形目的。此外，在并非针对颈部肌肉的力量训练中，颈部也常起到平衡身体、保证其他动作质量的作用。在进行相关部位力量训练时，若局部肌肉力量不足，往往需要颈部肌肉代偿发力。这种情况多见于固定器械力量训练和自由重量力量训练（借助杠铃、哑铃等可自由移动的健身器械进行的力量训练），尤其在健身初期和肌肉力量相对较小的女性健身者中较为常见。比如，在锻炼手臂肌肉的双臂侧平举动作中，当器械重量过大或筋疲力尽时，很多人会通过耸肩借用颈部胸锁乳突肌和斜方肌的力量来完成动作。这种颈部肌肉的代偿发力，不仅会导致目标肌群训练效果不佳，还会使肩颈部肌群不断受到强化，导致颈部粗壮。颈部肌肉过度发力还可能导致其僵硬、疼痛，甚至发生运动损伤。

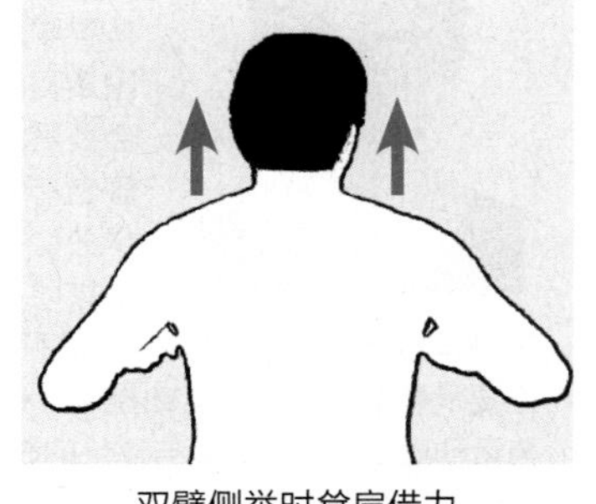

双臂侧举时耸肩借力

其次，力量的增长是一个循序渐进的过程，在力量训练中急于求成，强度超过自身的能力范围，会导致颈部肌肉代偿发力。在身体

状态不佳的状态下进行力量训练，训练效果也会大打折扣。

第三，一些存在不良体态的人进行抗阻力运动时的发力习惯可能造成相关肌肉产生更多代偿，不仅使颈部增粗，还会加重体态问题。比如：脖颈前伸者在托举哑铃、杠铃等器械时习惯通过脖颈借力，导致颈椎受压增加，颈部肌肉紧张，久而久之便会使脖颈增粗；圆肩驼背者在力量训练时往往双肩向前垮塌、无力，使位于颈部和两侧肩背的斜方肌经常处于紧绷状态，亦可导致颈部粗短、肩膀肥厚。

四条建议，练出纤长“天鹅颈”

首先，应树立整体健身观。人是一个有机整体，在制定力量训练计划时要考虑全身的协调发展，重视身体局部与整体的联合训练，避免出现过度锻炼颈部肌肉的训练动作，以免局部肌肉因受到过度刺激而僵硬、疲劳，影响整体的锻炼效果。

其次，在力量训练过程中，要掌握正确的发力方式，尤其要提醒自己避免通过耸肩、头颈前伸来借力完成动作。在动作正确的基础上循序渐进，先从低强度、低力量、低难度的动作开始，适应后再逐步进行提高练习。不要盲目追求大重量、高强度、高难度的力量训练，适合自己的才是有效、安全的。

第三，在力量训练前后，不要忽视针对颈部的热身和放松、拉伸。热身练习是避免训练过程中肌肉僵硬的有效手段。力量训练后的放松和拉伸不仅能缓解肌肉紧张，促进局部血液循环，还能让肌肉紧致、线条流畅，有助于保持身体柔韧性。

第四，要避免在身体状态不佳时进行力量训练。若存在明显的头颈前倾、斜颈、圆肩驼背、高低肩等体态问题，应注意矫正。PM

专家简介

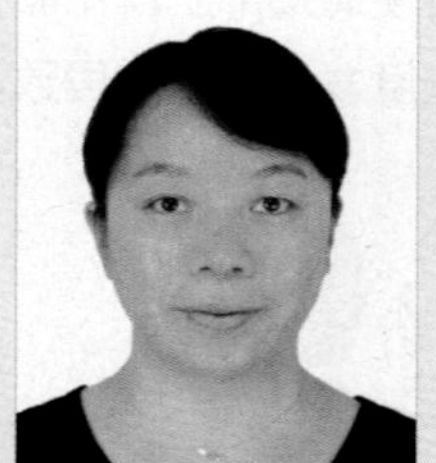

张秋霞 苏州大学体育学院运动人体科学系主任、教授、博士生导师，中国康复医学会体育保健康复专业委员会委员、儿童康复专业委员会委员，中国老年学和老年医学学会运动健康科学分会委员，中国残疾人康复协会康复技术专业委员会委员，江苏省体育科学学会运动生物力学分会秘书长、运动医学与康复委员会常委。主要从事生物力学与运动控制、身体姿势与人体健康、康复评定与运动康复、体育测量与评价的教学及科研工作。

生活实例

王女士今年29岁，有一个2岁多的宝宝。去年体检时，医生发现王女士左侧卵巢有一个直径2.5厘米的囊肿，叮嘱她3个月后去复查。当时王女士没有当回事，直到1年后再次体检，才发现卵巢囊肿已长到了直径5厘米。医生建议王女士择期进行手术切除，她非常犹豫：卵巢囊肿不痛不痒，为此挨一刀值得吗？

卵巢是女性独有的性腺，是一对扁椭圆形的实质性器官，位于盆腔内，在子宫的两侧，左右各一。在生育期，卵巢负责产生卵子并排卵，具有重要的生育功能。此外，卵巢还兼具生产雌激素、孕激素、雄激素和其他激素的职责。正常育龄期女性的卵巢大小约4厘米×3厘米×1厘米。在一些异常情况下，卵巢可发生囊性变化，并随着时间推移而逐渐长大，即卵巢囊肿。卵巢囊肿较为常见，女性朋友们对它的态度千差万别：有些人听说是“囊肿”而非“肿瘤”，便不以为然；有些人害怕其癌变，终日惶惶不安；还有些人惧怕手术，担心会影响生育及内分泌功能。

误区一：囊肿=良性肿瘤

卵巢囊肿包含很多类型：有些囊肿与女性的生理周期相关（如滤泡囊肿、黄体囊肿），一般体积较小，大多直径在5厘米以下，数月内可自行消失，临床上称其为生理性囊肿；有些囊肿为卵巢良性肿瘤，如浆液性囊腺瘤、黏液性囊腺瘤、畸胎瘤等；有的则为交界性肿瘤，甚至是恶性肿瘤。

医生会根据患者的病史、体征及辅助检查结果，如超声、磁共振、CT、PET-CT等影像学检查，血清CA125、CA199、AFP、CEA、HE4等肿瘤标志物检查，进行综合分析。一旦确诊为卵巢肿瘤，无论大小及良恶性，都应手术治疗。

误区二：卵巢囊肿是育龄期女性的“专利”

卵巢囊肿虽然多见于育龄期女性，但并非这个年龄段女性的“专利”，青春期少女、中老年女性均可发生。青春期少女的卵巢囊肿以卵巢生殖细胞来源肿瘤（如畸胎瘤、卵黄囊瘤等）居多，由于该群体一般较少做妇科检查，故常在囊肿长得较大，或出现腹痛、腹胀等症状时才被发现。

患卵巢囊肿，莫入五误区

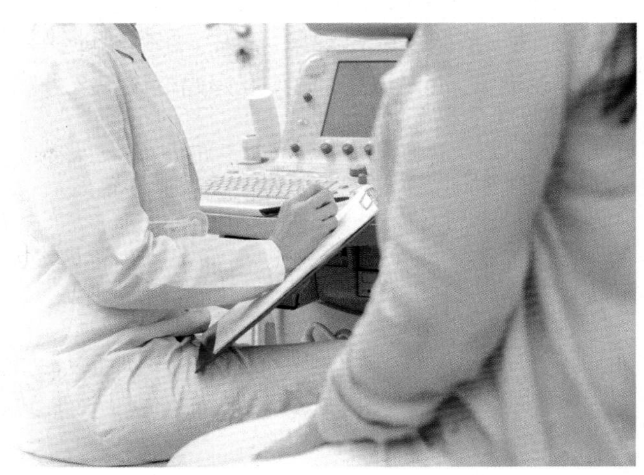

同济大学附属第一妇婴保健院妇科主任医师　庄桂霞

绝经后妇女卵巢功能已衰退，一般不会发生生理性囊肿，因此，绝经前无囊肿，绝经若干年后发现卵巢囊肿者尤应引起重视。

特别提醒

由于有些卵巢囊肿可能是生理性的，故育龄期女性若体检时发现一侧卵巢有直径5厘米以下的囊肿，不用立刻治疗，可先观察3～6个月。一般而言，在每次月经第5～7天，生理性囊肿会自行消失，宜在这段时间复查。若持续观察3～6个月，甚至1年后，卵巢囊肿始终存在，可排除生理性囊肿。

误区三：小囊肿不痛不痒，不必放在心上

一些卵巢囊肿很小，直径只有1～2厘米，患者多无症状，常在B超检查时被发现；也有少数卵巢囊肿很大，直径可达10～20厘米，甚至更大，使腹部隆起似足月妊娠的形态，患者可感到腹胀或摸到腹部肿块，有时还会伴有腹水。

当囊肿没有影响正常生活时，许多患者认为囊肿是小事，不把医生嘱咐的“定期复查”放在心上。实际上，虽然患者也许感受不到不适，但卵巢囊肿在体内可随着时间流逝而逐渐长大，或发生一些并发症（如囊肿破裂、合并感染等）。个别囊肿虽然较小，却可能是交界性肿瘤或恶性卵巢肿瘤，患者切不可掉以轻心。

误区四：只有大囊肿才需要做手术

除“体型”大小外，增长速度较快、绝经后出现的囊肿也应密切监测。此外，由子宫内膜异位症引起的卵巢内膜样囊肿较特殊。每一次月经来潮时，囊壁上含有的内膜组织脱落、出血，陈旧的血液逐渐聚集在囊内形成咖啡色黏稠液体，似巧克力样，因此也被称作“巧克力囊肿”。巧克力囊肿患者常有明显痛经，这种囊肿不会自行消失，反而会渐渐变大，破坏卵巢功能，多数须手术治疗。

另外，若卵巢囊肿出现并发症，例如，卵巢囊肿蒂扭转可使血流受阻，长时间后易导致卵巢坏死；卵巢囊肿发生自发性破裂，或因腹部受重击、分娩、性交、盆腔检查和穿刺等引起外伤性破裂，可能发生腹腔内出血、腹膜炎，甚至休克，也应立即手术。

误区五：做手术都要切除卵巢

卵巢囊肿的手术方式要根据囊肿类型、患者年龄、对生育的要求等因素综合考虑决定。

一般而言，对卵巢良性肿瘤，可行卵巢囊肿剥除术，尽可能多地保留正常卵巢组织，尽量减少对卵巢功能的损伤，手术一般不会影响女性的月经与生育。部分卵巢囊肿（如巧克力囊肿）在术后会复发，手术并不代表着“一劳永逸”，患者在术后仍应坚持随访。年龄较大、接近绝经或已绝经的患者可进行患侧卵巢切除术。卵巢交界性肿瘤或恶性肿瘤患者，则须接受更大范围的手术。PM

怀孕后，身体会发生一些变化，如恶心、呕吐、尿频、便秘等，多数是正常现象。其中，尿频和便秘往往令人难以启齿，面对这些尴尬，准妈妈们该怎么办呢？

孕期尴尬事——尿频和便秘

同济大学附属第一妇婴保健院产科主任医师　花晓琳

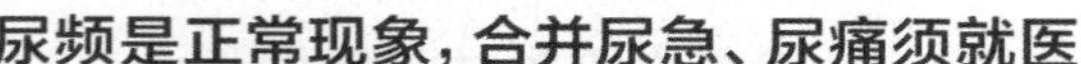

尿频是正常现象，合并尿急、尿痛须就医

孕期尿频很常见，大部分孕妇都会碰到，一般出现在孕早期和孕末期。膀胱是一个薄壁的贮尿和排尿器官，通常贮尿 400 毫升时有尿意，约 4 小时排尿 1 次。在孕早期，增大的子宫会将膀胱向上推移，刺激膀胱，引起尿频。在孕末期，即预产期前 2 ~ 3 周，胎头下降，会进一步压迫膀胱，使膀胱容积缩小，导致尿频现象加重，特别是初产妇。

孕期尿频是正常现象，不必顾虑。但是，妊娠会引起输尿管扩张、膀胱内尿液潴留，孕妇容易发生泌尿道上行性感染，出现尿频、尿急和尿痛等症状。如果孕妇在出现尿频的同时，还有尿急、尿痛症状，要引起重视，及时就诊。

要减轻孕期尿频症状，应注意清淡饮食，适当控制盐的摄入，还要注意少吃西瓜、冬瓜等有利尿作用的食物。此外，孕妇不要憋尿，以免诱发泌尿道感染。

改善便秘，重点注意饮食、运动和排便习惯

自从怀孕后，排便就成了很多孕妇难以言说的“忧伤”。便秘通常表现为排便量减少、排便困难、腹胀、腹痛，有些孕妇会因此变得烦躁、焦虑不安。孕期便秘的原因有很多。在孕早期，便秘往往与体内激素水平改变有关；在孕中、晚期，增大的子宫压迫直肠，会加重便秘。此外，蔬菜摄入较少、活动减少，以及服用钙剂、铁剂等，也会引起或加重便秘。防治孕期便秘，可从以下几方面着手：

第一，多吃富含纤维素和维生素的食物，如萝卜、芹菜等蔬菜，苹果、香蕉、梨等水果，以及蜂蜜、豆类等。这些食物有利于促进肠道蠕动，有润肠通便的作用。同时，应少吃、不吃辛辣食物。

第二，养成良好的排便习惯。每天定时排便，不管有没有便意，都可以在每天早上、每次进餐后或睡觉前试着排便。晨起后，可先空腹饮一杯温开水或蜂蜜水，再吃早餐，有助于促进胃肠蠕动，产生便意；长期坚持下去，就会形成早晨排便的好习惯。需要注意的是，排便时不要看手机、报刊等，以免分散注意力，干扰排便。

第三，适当运动，尤其不要“卧床保胎”。长时间卧床不仅容易引起便秘，还会增加下肢深静脉血栓的发生风险。

第四，药物治疗。乳果糖作用相对比较温和，副作用小，不引起血糖波动，是最常用于孕妇的通便药。开塞露也能帮助通便，可解“燃眉之急”，但剂量过大可能诱发宫缩，引起早产。PM

专家提醒

孕期尿频、便秘虽是小问题，但常常带来大麻烦，甚至造成巨大的心理压力。不过，只要注意控制饮食，适当运动，调整心态，这些问题就会迎刃而解。

癌症是“一只老虎”……

北京大学肿瘤医院康复科　何双智　唐丽丽（主任医师）

设想一下：当我们坐在一个房间里时，突然有一只老虎窜出来，并且虎视眈眈地向我们走来……在这一紧张的时刻，我们不确定接下来会发生什么，会感到恐慌、紧张、害怕、担心……还会伴随心率加快、出汗等生理表现。这种感觉就是常说的“焦虑”；而对所有癌症患者来说，癌症就是一只正朝他们走来的“老虎”。

当确诊癌症时，患者要面临一系列事件：手术、放化疗可能带来的外表改变和身体不适；治疗带来的经济负担；事业会因患病和治疗受到影响；家庭的未来变得不确定；对肿瘤复发、死亡的恐惧……正因为如此，焦虑在癌症患者中很常见。另外，癌症患者“想活下去”“不想生病”的欲望，也会让他们不能很好地与疾病“相处”：不能生活在当下，过度沉陷于与疾病的抗争中，一旦病情稍有变化，就会带来极大的打击……这也是癌症患者产生焦虑的重要原因。

癌症患者的焦虑，表现有独特之处

比如，我们在与乳腺癌患者的交谈过程中发现：有的患者说自己“特别心烦”，家人说话，甚至水龙头的声音都会让她感到烦躁、坐立不安；有的患者每天晚上上床睡觉时，脑子里会像过电影一样，不受控制地想到所有不好的事，以致久久不能入睡；有的患者每当想到孩子或提到关于孩子的事就泪流不止，为孩子的未来担心；还有些患者，只要感到有点头晕、背痛，便怀疑疾病复发、转移，频繁去医院检查，结果却未发现任何问题……上述这些表现，都有可能预示着焦虑的存在。

焦虑的表现多种多样。如何判断自己是否处于焦虑状态呢？如果在过去六个月大部分时间里，伴随以下症状中的三个或以上，则可明确诊断：①感觉不安、紧张或处于“边缘状态”；②容易疲劳；③难以集中注意力；④肌肉紧张；⑤过去两周有睡眠中断。

焦虑，可影响癌症的预后

焦虑会给癌症患者带来诸多影响。例如：有些癌症患者认为，别人会用异样的眼光看自己，进而减少社交，甚至很少与家人交流，如此反而加重了焦虑；有些患者在选择治疗方案时犹豫不决，担心选错、副作用大、效果不好等，导致治疗依从性差；有些患者可能会因害怕面对复查结果而拒绝复查；等等。总之，焦虑会给患者躯体、心理、社会关系、疾病应对能力等诸多方面带来负面影响，最终影响预后及生活质量。

自我管理加专业辅导，“赶走”焦虑

应对焦虑的办法，主要包括非药物治疗方法及药物治疗方法两部分。非药物治疗方法主要包括自我管理、认知行为疗法、音乐治疗、正念减压、冥想放松训练等。

自我管理是一个动态过程，主要是通过医院、权威媒体等正规渠道获得有关疾病和治疗的知识，进行自我监测，以及做出决定和采取适当行动。有效的自我管理可以提高癌症患者处理与癌症及其治疗相关问题的信心，并增强身体和心理素质，减少医疗费用。

认知行为疗法、音乐治疗、正念减压、冥想放松训练等非药物治疗方法需要在专业的精神科医生、心理治疗师、经过培训的专科护士等专业人员指导下完成。这些治疗方法主要帮助患者学会放松，认识到自己对事物的错误看法和态度，纠正不合理的思维模式等。值得一提的是，近年来的一些研究指出，乐观才是长期、有效抗焦虑的最重要的干预手段。

持续焦虑或焦虑程度较严重的患者，可在精神科医生的指导下应用药物治疗。药物治疗效果显著且起效较快。有些患者担心对药物成瘾，在焦虑稍有好转时就自行减药、停药，也有些患者为尽快达到抗焦虑效果而自行加药……这些做法可使焦虑反复，甚至加重。实际上，遵从医生的用药指导、按时复诊、出现不适症状后及时随诊，才能保证治疗的安全性及有效性。

需强调的是，焦虑患者往往伴有睡眠障碍（如入睡困难），但患者常忽略睡眠障碍的真正原因，自行服用助眠药物，非但不利于调整睡眠，还可加重焦虑。PM

不久前，亚洲地区首个创新性动物辅助治疗计划中的“狗医生”“上岗”了，它们通过定期的探访活动，缓解老人们的孤独、抑郁、焦虑等不良情绪，预防和改善抑郁症、阿尔茨海默病等疾病。活泼可爱的“狗医生”颇得老人们欢心，现场温馨欢乐。

大多数时候，养宠物似乎只是个人爱好。与宠物接触，真的能防治心理疾病吗?

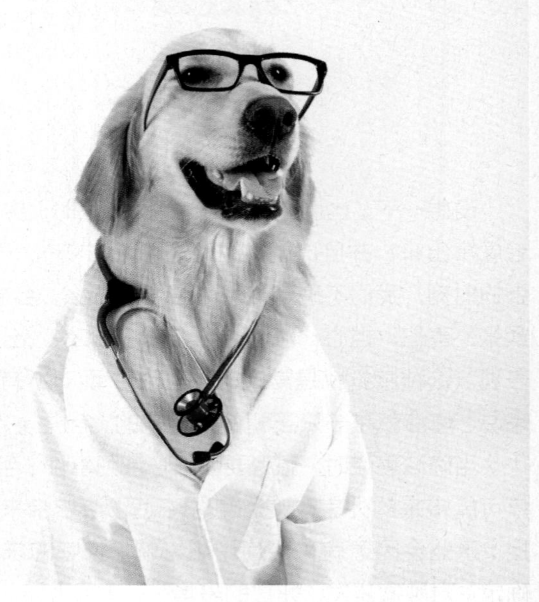

心理疾病最萌疗法：“宠物医生”

复旦大学附属中山医院心理医学科副主任医师　陈　华

动物辅助治疗心理疾病崭露头角

近年来，越来越多的研究发现动物辅助治疗可以显著缓解患者的焦虑、抑郁和疲劳。国际上用于辅助治疗心理疾病的动物包括马、狗、海豚、鱼、鸟和小型啮齿动物（如老鼠或仓鼠）等，马和狗相对较多。人们在与这些动物建立联系或进行互动时，大脑会释放催产素，这是一种能减轻压力并带来积极情绪的情感联结激素。有研究还发现，通过与马之间的无声交流，可以培养孤独症儿童的语言和非语言交流技能，显著改善其亲密关系的建立能力，这些能力有助于他们更好地度过困难时期、融入社会。虽然大多数研究尚缺乏像药物临床试验那样严谨的随机双盲对照，但采用与宠物相处辅助治疗心理疾病，目前在临床上已不罕见。

在国外，有些医疗机构会邀请动物辅助治疗小组定期探访肿瘤病房、儿童病房等，一些养老院、康复机构、特殊学校也开始开展动物辅助治疗。动物辅助治疗小组由经过认证的治疗动物和训练有素的训练员组成。治疗动物需经过训练、评估、考核合格后才能成为“动物医生”，训练员通常是它们的主人。在辅助治疗中，患者、老人或儿童可与治疗动物一起散步、玩游戏，为其喂食、梳理毛发，或与之说话。治疗动物的陪伴和亲密互动能帮助这些人改善精神状态，提升生活质量，促进康复。

萌宠陪伴，有益于心理健康

在日常生活中，宠物也是人类的好朋友，甚至是许多人的精神寄托。与宠物相处可为人们的心理健康带来很多益处，如减少孤独感、增强社会支持、减缓压力、提升生活幸福感等。

记得十多年前，有一位老年女性患者搬迁到陌生环境后，甚感孤独，情绪低落，睡眠质量差。被子女发现异常后，她来到医学心理科就诊。除药物治疗外，她还需要家人的陪伴，但她的孩子们因工作、个人家庭等原因无法经常陪伴，便给老人买了一只宠物狗。从此，她有了随时可以说话、玩耍的对象。同时，由于不得不天天走出家门遛狗，她还认识了很多“狐朋狗友”，渐渐敞开心扉，愉快地融入了社区生活。每天坚持运动，还让她的血压、血糖逐步恢复正常。

此外，照顾宠物能提升责任感，被宠物需要的感觉能提升自我认同和自身价值感。这些特质可使人们在面临困难、挫折或重大刺激时更加坚韧，情绪更加稳定。PM

吸烟危害健康已是众所周知的事实。全世界每年因吸烟导致的死亡人数高达250万人，这一触目惊心的数字表明：烟是人类健康第一杀手！

主动戒烟，从现在开始

湖南省人民医院呼吸内科主任医师　朱黎明

吸烟总与疾病相伴

烟草被我国确定为一级致癌物。香烟燃烧时释放 38 种有毒化学物质，如苯并芘、砷、镉、甲基肼、氨基酚等。研究表明，吸烟者比不吸烟者患肺癌的概率高 10 ~ 30 倍，患口腔癌、喉癌的概率高 14 倍，患食管癌的概率高 4 倍，死于膀胱癌和心脏病的概率高 2 倍。同时，吸烟也是导致慢阻肺的主要原因，还会增加高血压、冠心病等心脑血管疾病的发生风险。

此外，长期吸烟会损害人的神经系统，导致痴呆过早发生，还会使人的嗅觉和味觉变得迟钝，免疫功能下降，骨骼脱钙，生育能力下降。孕妇吸烟或接触二手烟，会影响胎儿生长发育，严重的可导致流产。

何时戒烟都不晚

吸烟危害大，戒烟却很难。何时戒烟都不晚，但最好在出现严重健康损害前戒烟，越早越好。英国的一项队列研究表明：吸烟者若能在 35 岁以前戒烟，则死于烟草相关疾病的风险明显下降，几乎与不吸烟者接近。

戒烟获益真不少，主要包括近期获益和远期获益两方面。前者包括血压下降，血中一氧化碳含量降低，口臭消失，嗅觉和味觉敏感性增强，呼吸舒畅，咳嗽、咯痰减少，疲劳、气短等症状减轻，肺功能改善，等等。后者包括冠状动脉硬化和心肌梗死的发生风险降低，肺癌发生风险和死亡率降至非吸烟者水平，口腔、咽喉、食管、膀胱、肾脏、胰腺等部位癌症的发病率下降一半，等等。

只要行动就可获益

戒烟虽然不是一件容易的事，但只要有合理的方法和适当的自控能力，大多数人是可以成功戒烟的。

吸烟者在戒烟过程中会出现“尼古丁戒断综合征”，也就是人们常说的“烟瘾”发作，这是阻碍成功戒烟的罪魁祸首。怎样才能成功戒烟呢？以下五个小窍门值得借鉴：

❶ **消除紧张情绪：**紧张的工作状态会让人想吸烟，戒烟者应多进行户外活动，或者去禁止吸烟的场所，如图书馆、博物馆、电影院等。

❷ **扔掉吸烟工具，减少“吸烟反射”：**戒烟初期多喝一些果汁，可以减轻不适。

❸ **借助戒烟工具：**用小剂量、安全性好的尼古丁制剂取代烟草中的尼古丁，可逐步减少烟瘾发作。

❹ **少接触吸烟环境：**在戒烟初期，婉言谢绝参加有吸烟者参与的聚会、应酬等，直到没有烟瘾为止。

❺ **寻找替代办法：**找到一种替代方法，使自己在受到“引诱”时不吸烟，如嚼口香糖、喝茶等。

粉碎流言，揭开真相

● **流言一：烟草颗粒是纳米级的，可均匀覆盖在肺泡表面，形成一道屏障，阻挡病毒入侵。**

真相：烟草燃烧产生的成分有两种：一是气体，如一氧化碳，占九成以上；二是固体颗粒，如尼古丁和焦油颗粒。这些颗粒的大小在 1 ~ 2.5 微米，非纳米级。不同病毒的大小差异很大，但都属于纳米级。1 微米等于 1000 纳米。因此，指望烟草颗粒阻挡病毒，大致相当于用纱布去过滤水源，并不现实。相反，烟草非但不能帮助呼吸道抵御“外敌”，反而会对呼吸道造成损伤；不仅会增加呼吸道病毒感染的发生风险，还会加重病情。

● **流言二：戒烟后更容易生病**

真相：长期吸烟者戒烟时，会因血液中尼古丁浓度下降而发生戒断综合征，表现为烦躁不安、抑郁、紧张、易怒、萎靡不振、睡眠障碍等，让人误以为戒烟后“容易生病”。实际上，戒断症状是暂时的，多在戒烟 3 ~ 4 周后逐渐缓解。PM

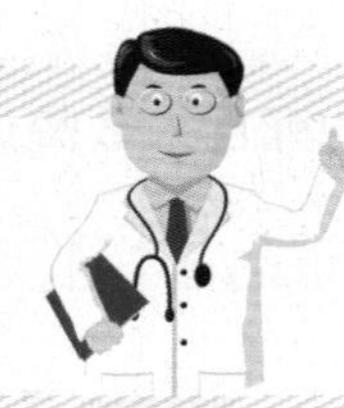

大众导医

网上咨询：popularmedicine@sstp.cn

专家门诊时间以当日挂牌为准

问：打过二价HPV疫苗，还能打九价吗

二价、四价、九价HPV疫苗有什么区别？我以前打过二价疫苗，现在还能再打九价疫苗吗？

上海 张女士

复旦大学附属妇产科医院妇科主任医师邹世恩：人乳头瘤病毒（HPV）主要侵犯人体皮肤和黏膜，可引起宫颈癌、生殖器疣和皮肤疣等疾病。接种HPV疫苗（俗称“宫颈癌疫苗”）可以预防特定型别HPV感染，是宫颈癌的一级预防措施。二价和四价HPV疫苗均可预防16、18这两种亚型的HPV感染，可以预防70%～80%的宫颈癌；四价HPV疫苗在二价疫苗基础上，还能多预防6、11这两种亚型的HPV感染，进而预防90%～95%的尖锐湿疣；九价HPV疫苗在四价疫苗基础上，再多预防5种亚型的HPV感染，预防宫颈癌的效果可达90%以上。以前注射过二价或四价HPV疫苗的女性，一般不宜再注射九价疫苗；若实在想补种，须间隔一年以上。

专家门诊：周一下午，周四全天

问：带宝宝看中医要做哪些准备

中医通过望、闻、问、切看诊，对小宝宝，医生如何做到这些？如果要带小宝宝去看中医，需要做哪些准备工作？

浙江 王女士

复旦大学附属儿科医院中医科主任医师时毓民：中医诊断宝宝疾病最重要的方法是望和问，望是看宝宝的舌、面部及体态，而问只能问家长。因此，家长一定要学会简明扼要地描述宝宝的病情。比如：神志状况如何，有无昏睡、烦躁不安、嗜睡等；有无咳嗽，有痰还是无痰，咳嗽时有无喉炎样的吼声、百日咳样的鸡鸣声；宝宝有无恶心、呕吐，呕吐是溢出还是喷射状；有无腹痛，痛在什么部位，喜按还是拒按，腹痛是持续性还是短暂性；有无腹泻，一日腹泻几次，大便性状如何，腹泻前是否伴有腹痛；小便状况如何，小便颜色是怎样的，排尿时有无哭闹，排尿次数是否增多；等等。家长描述病情时，不要随意夸大或隐瞒，也不要主观地给孩子下诊断。

特需门诊：周三、周四、周五上午

问：不同剂型二甲双胍有何不同

我最近被确诊为糖尿病，需要服用二甲双胍治疗。我发现这种药有普通片（胶囊），也有肠溶片（胶囊）、缓释片（胶囊），它们有什么不同？使用时有哪些注意事项？

山东 徐先生

山东省济南医院糖尿病诊疗中心主任医师王建华：不同剂型的二甲双胍在药效、起效速度和副作用等方面有所不同，患者应在医生指导下，根据自身情况合理选用。普通片口服后在胃内迅速崩解释放，对胃肠道刺激较大，有些患者服用后会出现腹胀、腹痛、恶心、呕吐等不适。为减轻胃肠道反应，普通片应在餐时或餐后服用，每天2～3次，价格低是其优势。

肠溶片表面被特殊材料包裹，口服后在胃内不崩解，到达肠道后才开始释放，患者不会出现明显的胃肠道反应，该药适合肠胃功能不好的患者。缺点是吸收利用度不如普通片，降糖效果稍差。肠溶片宜在餐前半小时服用，以使血药浓度高峰与餐后血糖高峰一致，从而达到最佳降糖效果，每天需服用2～3次。

缓释片采用凝胶缓释工艺，使药物均匀缓慢地释放，确保药效平稳而持久，每天只需服用1次。患者服药时间没有特殊要求，晚餐后或睡前服用有利于更好地控制血糖。缓释片在胃中的溶解量相对较少（与普通片相比），对胃刺激小，缺点是价格稍高。

专家门诊：周二、周四全天

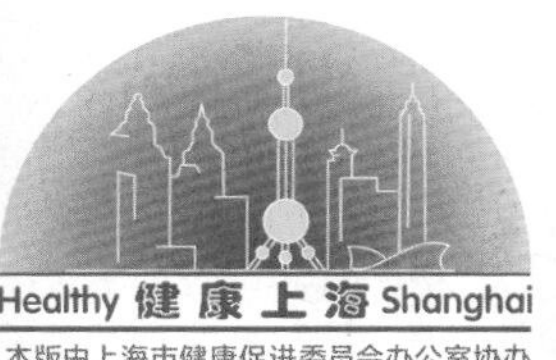

本版由上海市健康促进委员会办公室协办

国家中医药管理局中医药文化科普巡讲团专家、国家健康科普专家库成员，上海市新冠肺炎疫情防控新闻发布会常驻医学科普专家，曾获2016年上海科普创新奖个人贡献一等奖、2018年全国科普讲解大赛一等奖、“中国好医生”等诸多奖项和荣誉……上海中医药大学附属曙光医院心血管内科主任医师崔松，具有二十余年医学科普实践及主持经验，他用浑厚温润的声音将健康知识娓娓道来，一开口就引人入胜，令人倍感亲切，被称为“宝藏医生”。作为一名医生，除了治病救人，他更希望通过科普传递科学的健康观，让更多人少生病。

崔松：当好健康“摆渡人”，传递科学健康观

本刊记者　王丽云

从医之初，崔松就发现：“伪科普”层出不穷，老百姓深受其害。他深知，帮助人们掌握健康知识、提高健康素养，比治病更重要。因此，他从1999年开始积极投身医学科普工作，先后担任《走向健康》《健康热线》《名医话养生》等电视节目主持人，多次担任《名医大会诊》《X诊所》《健康大不同》《活到100岁》等广播电视节目嘉宾，近年来还通过微博、微信、短视频、直播等进行科普知识分享。作为心血管内科专家，崔松最想与大家分享的是两个关于“心”的话题。

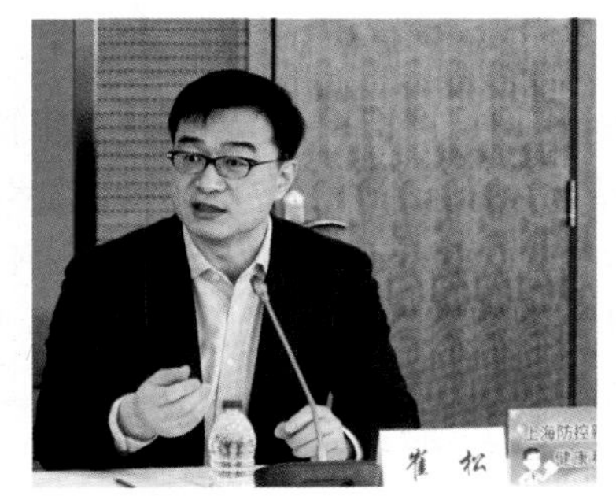
崔松在上海市新冠肺炎疫情防控新闻发布会上

戒烟、管住嘴、迈开腿，防治心血管病

近二十年来，与人口老龄化相关的心血管病，尤其是冠心病的发病率快速上升，成为威胁我国人民生命和健康的主要疾病。有统计显示，我国现有心血管病患者2.9亿人，心血管病死亡占居民疾病死亡构成比的40%以上，高于肿瘤及其他疾病，平均每5例死亡中就有2例死于心血管病。导致心血管病的主要危险因素包括高龄、家族史、高血压、血脂异常、高血糖、吸烟、超重与肥胖、缺乏运动等，要预防心血管病，控制危险因素非常关键。

崔松说，在上述危险因素中，有些是无法改变的，我们能做的唯有改变可以改变的，比如积极戒烟、减肥等。超重或肥胖是“培育”高血压、高血糖、血脂异常、高尿酸的“肥沃土壤”，减肥可以控制上述心血管病危险因素，预防或延缓心血管病的发生，并有助于心血管病的治疗。而怎么减肥，最根本的还是这老生常谈的六个字——管住嘴、迈开腿。看上去很简单，但关键在于深刻理解其重要性，从而实实在在地运用到生活中。

“从头到脚”不舒服，须正视心身疾病

中国人大多比较含蓄、压抑，内在的情绪憋久了，身体可能会通过一系列症状“打抱不平”，表现为头痛、胸闷、心悸、梅核气（咽中似有梅核阻塞，咯之不出，咽之不下）、一紧张就想上厕所等。出现这些症状后，患者通常就诊于医院诸多科室，但往往各项检查均未发现明显器质性病变。

崔松提醒，此时，患者应该认识到这些躯体症状是由心理问题引起的，即心身障碍、心身疾病，应该看心理科医生或“双心”医生。他解释道，“双心”即心脏和心理。中医认为，心主血脉，心主神明，中医心内科医生都是“双心”医生，在诊治疾病的过程中能考虑到情志对患者身心健康的影响，注重通过中西医结合的方法进行整体调治。崔松对此深有体会，他说：“专业、耐心的医生是一味不可替代的‘药物’，我们把原因说明白了，专业地指出问题，耐心地解答疑惑，患者就会信赖我们，内心就会感到安定。正如美国特鲁多医生所说的，医生的工作其实更多的是‘有时去治愈，常常去帮助，总是去安慰’。”PM

崔松医生说“心脏病”

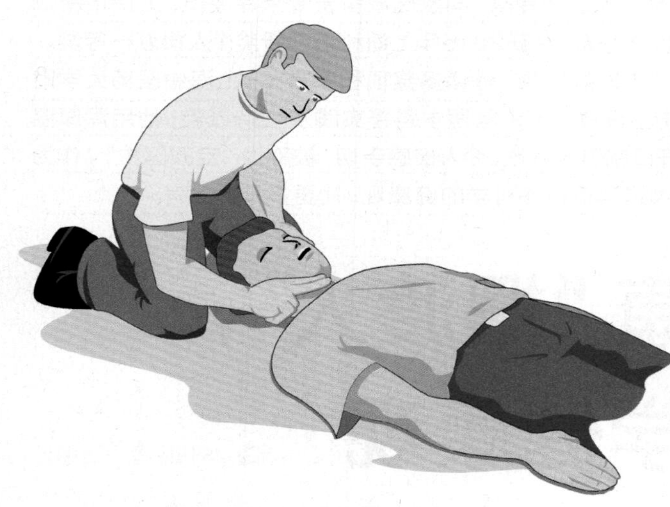

路遇癫痫发作，“救”还是“等”

上海交通大学医学院附属新华医院神经内科主任医师　刘振国

医生手记

坐诊癫痫专病门诊时，我经常会听到家长这样说：“我家孩子抽搐时，我立即给他嘴里塞点东西，有时是调羹，有时是毛巾，避免孩子伤到自己。”“有一次看到路人抽搐，我极力按住他，帮他停止抽搐。紧接着，我赶紧掐人中、掐手心，帮他清醒……”以上种种“办法”体现了家长或路人急切施救的良苦用心，但这些“经验之谈”并不规范，可能会导致延误治疗，甚至给患者带来二次伤害。

什么是癫痫

人大脑内存在兴奋性神经元和抑制性神经元，正常情况下，两者保持着良好的平衡。当兴奋性神经元过度兴奋或抑制性神经元抑制减弱时，两者间的平衡被打破，导致大脑内出现异常放电，引起癫痫发作。因此，癫痫发作是由于一组脑神经元群突然异常放电而导致的临床症状，具有突发性和一过性的特征。

由于异常放电的神经元在大脑中所处部位不同，患者的临床表现多种多样，有些表现为肢体抽搐，有些表现为发呆、愣神或重复性摸索样动作，多数患者发病期间意识不清。

专家简介

刘振国　上海交通大学医学院附属新华医院神经内科主任、主任医师、教授、博士生导师，中华医学会神经病学分会脑电图与癫痫学组委员，上海市医师协会神经内科医师分会副会长。擅长运动障碍性疾病、癫痫和脑血管疾病的诊疗。

哪些人易患癫痫

癫痫发作是有原因的，即使找不到病因，也有促发因素。对于新生儿及儿童患者而言，病因（诱因）包括出生时低体重、脑结构异常、脑外伤史、脑部缺氧史、颅内出血史、癫痫或热惊厥家族史、脑血管畸形、脑肿瘤、颅内感染（脓肿、脑炎及脑膜炎）、精神发育迟滞等。对于成人患者而言，病因（诱因）包括脑肿瘤、脑梗死、脑出血、颅内感染、老年期痴呆、某些药物等。

癫痫的治疗重点是找到病因并去除，但有相当一部分癫痫患者的病因不得而知，此时的治疗原则为控制或减少发作次数。

面对癫痫发作，如何正确施救

癫痫发作需要紧急处理，院前急救非常重要。正确的施救措施可以帮助患者减少伤害，减轻痛苦。一般而言，路遇癫痫患者抽搐发作时，应做到以下几点：

❶ 保持镇定，不要害怕。

❷ 患者将要倒地时，在其身旁扶住，使其慢慢平躺，以免摔伤。

❸ 如患者处于水池旁、高处、楼梯处，应尽量将其搬离；若患者附近有尖锐物体，应移开。

❹ 在患者抽搐时，不可试图按住患者身体。

❺ 不要往患者口中放任何物体，不要试图喂水、喂药和其他食物，尤其不要将手指放入患者口中。

❻ 解开患者的衣领扣，并将头转向一侧，使其呼吸通畅，以免窒息。如果患者口腔内有食物，应设法取出，以免误吸。

❼ 如果有可能，应及时联系患者家属或医生，在他们的指导下进行急救。

❽ 等待患者清醒后再离开（一般需要 5 ~ 10 分钟）。

❾ 如果患者发作不终止（持续≥ 5 分钟）、发作停止后很快再次发作（≥ 2 次），或者发作停止后患者一直不清醒（在 15 分钟内没有恢复意识），此时可能有生命危险，应立即拨打“120”急救电话。

三类特殊情况下的急救措施

● 场景一：乘坐公共交通工具（地铁、火车、飞机）时遇见患者发病

❶ 让周围乘客起身，腾出空间，让患者躺下。

❷ 将其身体和头部转向一侧，保证口中分泌物顺畅流出。

❸ 保护其头部和身体，以防被撞击。

❹ 患者发作结束后，判断其是否恢复清醒，并帮助患者斜靠在座位上休息。

❺ 施救的同时，请周围乘客帮忙联系乘务人员或站台工作人员。

● 场景二：游泳时遇见患者在水中发病（有溺亡风险）

❶ 托住患者头部，保证其口鼻一直位于水面以上。

❷ 尽快将患者从水中转移上岸。

❸ 转移到安全地带后，立即判断有无呼吸和心跳。如果没有，立即实施心肺复苏，同时请周围的人帮忙拨打“120”急救电话。

❹ 即使患者发作后情况尚可，也应确保患者完全清醒后再离去，并建议其到医院就医。

● 场景三：登山或处于高处时遇见患者发病（有坠亡或摔伤风险）

❶ 尽量将其搬离危险区域，使其平躺于地。

❷ 将其身体和头部转向一侧，保证口中分泌物顺畅流出。

❸ 拨打景区援救或“120”急救电话。

❹ 确保患者完全清醒、有行动能力，或者等到急救人员到场后，再离开。

发作结束后，如何判断患者是否安全

当患者癫痫发作结束后，可以通过询问一些简单的问题来判断患者的意识状态是否清楚，例如：“您叫什么名字？”“您的家庭地址或电话是什么？”等等。如果患者能够正确回答这些问题，说明患者已恢复清醒。

除评估患者的意识状态外，还要判断患者是否恢复了行动能力，例如，让患者举举胳膊、抬抬腿，或者走几步路，等等。在未确保患者已经恢复清醒并且有行动能力前，急救者不应将患者独自留下，若患者恢复欠佳，应及时拨打急救电话。PM

专家寄语

癫痫发作是急症，单纯地等待患者发作结束是不合适的。了解癫痫相关急救知识，采用正确的施救措施，防止产生二次伤害，是癫痫急救的核心。

“穿上防护服”，预防儿童性侵犯

中国计划生育协会“青春健康”项目培训师　盛叶华
上海市计划生育协会　李 琳

近几年，关于儿童遭遇性侵犯的事件时有报道，引起了家长们的关注和对儿童性教育的重视。

根据世界卫生组织1999年在预防虐待儿童项目中的定义：儿童性侵犯是发生在儿童和一个成人或另一个儿童之间的，以性为本质的活动，双方在年龄和发育方面存在不同，一方利用这种不对等的责任、信任或权力关系满足自己的性欲望需求。主要包括五方面：一是用身体某个部位直接接触儿童的隐私部位及其他部位，如用生殖器官接触儿童的生殖器官，用手等部位触摸儿童的生殖器官和（女孩）胸部等；二是间接接触儿童的隐私部位，如看儿童的生殖器官和（女孩）胸部；三是让儿童直接接触其他人身体的生殖器官和隐私部位；四是让儿童观看有裸体成人镜头的电影、视频和图片等；五是对儿童使用带有性意味的词汇或话语。

这些认识误区，你有吗

• 误区1：男孩不会遇到性侵犯。

虽然大部分受害者是女孩，但男孩也可能遭受性侵犯。一旦遭遇这种情况，受害者担心没人会相信，再加上自尊心强，所以不愿诉说，所受的身心伤害可能更大。

• 误区2：孩子小，不会遇到性侵犯。

大到成人，小到出生数月的婴儿，均有可能受到性侵犯。据统计，近年来儿童性侵犯案件频频发生，正成为一个日益严重的社会问题。

• 误区3：无身体接触，不算性侵犯。

蛊惑孩子玩“医生和病人”“脱裤子”等游戏，让孩子裸露身体，看自己或他人的身体隐私部位等，均是对孩子的伤害。此外，对孩子说一些带有性暗示的言论或笑话，让孩子感觉到侮辱或不舒服、不安心，也属于性侵犯。

• 误区4：性侵犯者主要是陌生人和有着“坏人”模样的成年男性。

实施性侵犯的可能是任何人。研究显示，对青少年和儿童实施性侵犯的往往是他们认识、熟悉或信任的人，可能是亲戚、家长的朋友，甚至老师，可能是异性，也可能是同性。值得注意的是，相当比例的性侵犯者是未成年人。

• 误区5：在白天、人多的地方不会发生。

任何时间，任何地点（包括学校、工地、电梯间、商场、电影院、公交车等公共场所，以及树林深处、夹道小巷、公园假山等僻静之处），均可能发生性侵犯。

这些性安全教育要点，你知道吗

父母是预防儿童性侵犯的第一责任人，要善于抓住教育时机：在孩子年幼时，可以利用绘本、故事、动画、情景剧等形式；待孩子大一些，可以通过生活中的案例或媒体上的信息，自然地与孩子讨论预防性侵犯的话题。教孩子“穿上防护服”，学会保护自己的身体不受侵犯，父母应重点传递以下知识：

❶ **认识隐私部位：**隐私部位不允许他人故意触摸和侵犯，只有最亲近的看护人（爸爸妈妈、爷爷奶奶）或医生、护士，在帮你洗澡、擦屁股、换衣服或生病去医院检查时，才允许看。

❷ **识别危险信号：**当有人以“喜欢你”为由故意贴近或接触，令你感到不舒服时，要学会拒绝，无论对方是谁；遇到有人拿东西诱惑或有陌生人搭讪等情况时，立即离开；不要吃或喝陌生人递送的零食、饮料；遇到性侵犯时，要保持冷静，设法离开，或向周围人求救，同时注意不要激怒对方，首先要保护自己的生命安全。

❸ **把握无伤害原则：**既要保护好自己的身体，也要尊重别人的身体，不伤害他人。

❹ **懂得寻求帮助：**在遇到性侵犯事件后，要在第一时间向自己最亲近、信赖的人求助，或报警；不仅要有求助的勇气，还要有把事情描述清楚的智慧；知道那不是自己的错，要相信父母一定是自己最坚固的保护伞。PM

每年6～7月是江南的梅雨季节，东南季风带来了太平洋暖湿气流，造成持续降雨，因正值梅子成熟期而得名“梅雨”。由于空气湿度大、气压较低，高血压、心脏病、慢阻肺、哮喘患者或体弱者常可伴有胸闷、头晕、精神萎靡、嗜睡等症状。

梅雨季，五招让你“湿”不怕

上海中医药大学附属岳阳中西医结合医院老年病科主任医师　陈咸川

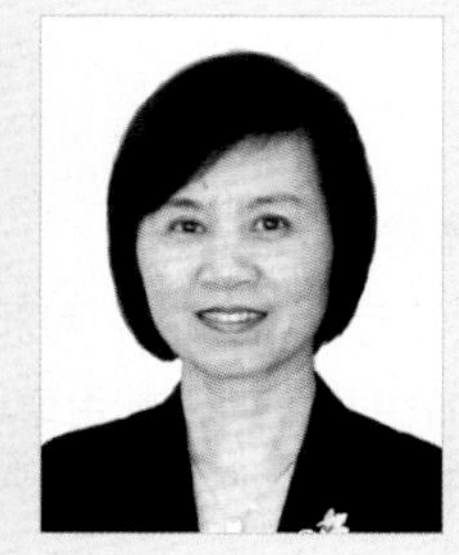

专家简介

陈咸川　上海中医药大学附属岳阳中西医结合医院老年病科主任、主任医师，中华中医药学会中医内科分会委员，上海市中医药学会中医内科分会副主任委员、心脏病分会副主任委员，上海市医师协会老年医学科医师分会委员。擅长中西医结合治疗老年心脑血管疾病，以及各种虚证、亚健康状态的调理。

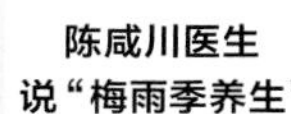

陈咸川医生说“梅雨季养生”

心血管疾病患者在梅雨季节若自觉症状加重，必须请医生诊断是否出现了新的情况。如有条件，可以到空气清新、地域宽广处居住、活动；或在家中准备吸氧设备。

中医的“六淫”致病理论认为，自然界的风、寒、暑、湿、燥、火超过一定限度就会成为外感病邪，易导致疾病的发生。《黄帝内经》说“因于湿，首如裹”，意思是感受湿邪后，头部自感沉重，如同有物裹住一般。湿邪性质缠绵、黏腻，易阻碍人体阳气运行，在不同的身体部位可有不同表现。比如：湿在四肢，易致四肢沉重；湿在肠胃，易致脘腹胀满、食欲不振、口苦口腻，大便稀溏或黏滞，甚至腹泻；湿在关节，易致关节肿胀疼痛、屈伸不利或行动困难；湿在皮肤，易致皮肤水肿或诱发湿疹、汗疱疹、癣等皮肤病；等等。女性感受湿邪，容易诱发白带过多等妇科问题。脾胃运化功能不佳者更易感受湿邪，内湿和外湿交融，临床治疗更为复杂。

感受湿邪令人如此不适，日常生活中有哪些祛湿小妙方呢？推荐以下五大招：

● **食养**　在梅雨季节，应多吃新鲜、清淡、易消化的食物，如绿豆、红豆、薏仁、莲藕、冬瓜等利湿佳品，可制作成红豆薏仁粥、莲藕排骨汤、冬瓜番茄汤等。用车前子、车前草、白茅根、荷叶等利湿中药泡水代茶饮，也有利于排湿。用健脾药熬粥、煲汤或代茶饮，如淮山药芡实粥、茯苓陈皮茶、白扁豆生姜茶、健脾鲫鱼汤（淮山药、芡实、白术、茯苓、党参各30克与鲫鱼1条煲汤）等，可以改善脾胃虚弱导致的中焦湿阻。

● **揉穴**　穴位按揉能起到良好的保健功效，使湿邪不易侵袭人体，如：按揉足三里穴能健运脾胃，按揉丰隆穴可除痰湿，按揉阴陵泉穴能健脾利湿。足三里穴位于膝盖骨外侧下方凹陷处往下约四横指；丰隆穴位于外踝尖上八寸，胫骨前缘二横指；阴陵泉穴位于小腿内侧，膝下胫骨内侧凹陷中。按揉方法为：用大拇指在一侧肢体穴位处顺时针旋转，以局部感觉轻微酸胀为宜，持续5分钟左右，然后用同样方法按揉对侧肢体穴位。

● **排汗**　适当运动既能排汗，又能健运阳气，有助祛湿利湿。运动项目以散步、骑车、游泳等为宜，要避免剧烈运动导致大量出汗。适当艾灸、汗蒸又有助于排湿，但忌温度过高、时间过长。

● **防霉**　梅雨季空气湿度大、气温高，容易滋生真菌。居家防霉，应注意通风，可酌情使用除湿设备。衣柜中可放防霉、除湿用品，以保持衣物干燥，必要时可使用烘干机、吹风机等。米、面等粮食制品应在通风干燥处存放，木耳、香菇等干货应密封保存，以防霉变。

● **悦心**　有研究发现，当空气湿度大于70%时，人们更容易疲惫、烦躁或情绪低落。因此，“心情也要拒绝梅雨天”，可通过与朋友聊天或唱歌，茶艺、园艺爱好等多种方式缓解压力。同时，还要注意劳逸结合，避免熬夜，适当午睡，保证充足睡眠。PM

正常情况下，人体组织中的液体会保持一种动态平衡，一旦这种平衡被打破，组织间隙有过多的液体积聚，就会造成水肿。按原因分，水肿的常见类型有心源性水肿、肾源性水肿、肝源性水肿、内分泌性水肿、营养不良性水肿、妊娠水肿、药物性水肿等。其中，肾脏疾病所致肾源性水肿的特征为：一般先有眼睑、颜面水肿，晨起明显，严重时可涉及下肢及全身。

肾病"水肿"怎么办

上海中医药大学附属曙光医院肾病科　杨雪军（主任医师）　李 慧

一般肾病早期虽然可有单纯性血尿或极少量蛋白尿等表现，但不会出现明显水肿，仅在劳累、感冒等情况下偶尔出现晨起眼睑及颜面水肿。随着疾病的进展，水肿日渐频发，且不易消退，肾功能逐渐下降，很多患者最终需要依靠血液透析或肾移植维持生命。因此，肾病出现水肿要早重视、早治疗。中医药治疗早中期肾源性水肿具有一定优势。

辨证论治，消肿有方

❶ **风水泛滥型**　中医将风邪外袭、内舍于肺引起肺通调水道功能失常所致的水肿称为"风水"。此型水肿患者往往伴有恶寒发热、头身疼痛、咳喘有痰等外感表证的症状，治疗宜疏风宣肺行水。处方选用越婢加术汤或麻黄附子细辛汤等，可加用杏仁、桑白皮、浮萍、荆芥、防风、麻黄、桂枝、苍术等解表药。

❷ **湿毒浸淫型**　中医认为肾脏炎症为湿热之邪，治疗宜清湿热、利邪毒。处方选用麻黄连轺赤小豆汤或疏凿饮子等，可加用蒲公英、蛇舌草、野菊花、半边莲、半枝莲、鱼腥草等清热解毒药。

❸ **脾肾阳虚型**　患者有明显的怕冷、腰酸等阳虚表现，治疗宜健脾益肾、温阳利水。处方选用真武汤、防己黄芪汤或济生肾气丸等。脾虚甚者宜加用山药、扁豆、白术、党参等健脾化湿之品；气滞者，宜加用陈皮、大腹皮疏畅气机；肾阳不足者，宜加用地黄、山茱萸、鹿角胶、枸杞子、菟丝子、黑大豆等补肾药。

❹ **瘀水互结型**　中医认为"久病必瘀"，肾病日久，水肿缠绵难愈，常常伴有血瘀，治疗宜活血祛瘀、行气化水。处方选用桃红四物汤或血府逐瘀汤等，可加用丹参、赤芍、川芎、莪术、水蛭、益母草、泽泻、鬼箭羽等化瘀利水药。

诚然，肾源性水肿的治疗是比较复杂而专业的，特别是中医治疗水肿时更应辨证论治，随证治之，方能取得最佳疗效。

饮食有法，验方护驾

肾源性水肿患者的日常饮食应注意富含维生素、低盐（每日食盐摄入量不超过 3 克），水肿严重者应控制每日饮水量，肾功能不全者应限制蛋白质摄入量，尽量选择牛奶、鸡蛋、瘦肉、鱼虾等低脂、优质蛋白质食物。肾病晚期或血液透析患者还应限制钾的摄入，少吃香蕉、杏、菠菜、蘑菇、大葱、土豆等高钾果蔬。

此外，常服利水渗湿验方也有助于缓解水肿。以下四则验方可供参考：

❶ 玉米须 30 克，冬瓜皮 60 克，赤小豆 60 克，煎汤代茶饮。

❷ 冬瓜皮 100 克，鲜芦根 50 克，水煎去渣，每日饮用两次。

❸ 荠菜、葶苈子各 30 克，水煎去渣，每日饮用两次。

❹ 鲤鱼 250 ~ 500 克，赤小豆 50 克，冬瓜子 50 克。冬瓜子水研取汁与鲤鱼、赤小豆共煮汤，调味后空腹食用。PM

专家简介

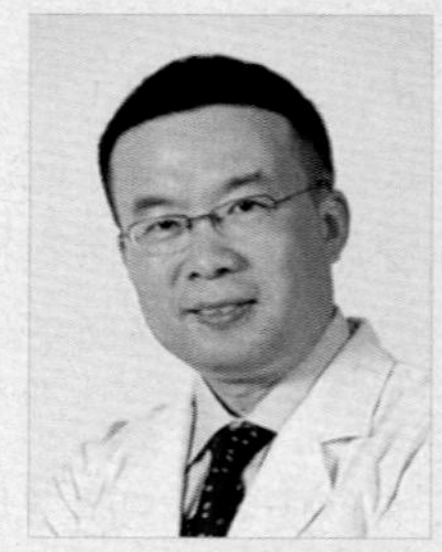

杨雪军　上海中医药大学附属曙光医院肾病科主任医师，中华医学会内科学分会委员，上海市中医药学会中医临床经典分会副主任委员兼秘书长，上海市中西医结合学会肾病专业委员会委员。擅长慢性肾病的中医药防治。

生活实例

最近小陈照镜子时，无意中发现舌头出现了锯齿状的“花边”，上网一查，得知这叫齿痕舌。她很困惑：为什么舌边会有齿痕？能恢复正常吗？

舌缘齿痕何处来

上海中医药大学附属市中医医院脾胃病科主任医师　李 勇

舌诊具有悠久的历史，是中医“望、闻、问、切”中望诊的重要内容，早在《黄帝内经》中就有关于望舌诊病的记载。舌与脏腑气血津液的关系十分密切，舌象（舌质和舌苔）是非常灵敏的“窗口”和“镜子”，能够客观反映人体的生理功能和病理变化，如体质禀赋的强弱、正气的盛衰、疾病的浅深、预后的吉凶等，可以为医生的临床诊断提供重要依据。

齿痕舌的特征为舌边缘有牙齿压迫痕迹，多伴有舌体胖嫩。由于脾虚既影响水湿运化，导致湿阻于舌，又使得舌体肌肉易松弛，故舌体胖大，受齿列挤压后，易形成齿痕。

齿痕舌常见三类

齿痕舌可分为生理性与病理性。生理性齿痕舌又称先天性齿痕舌，舌体多不大，舌淡红而嫩，边有轻微齿痕。病理性齿痕舌临床上常表现为以下几种类型：

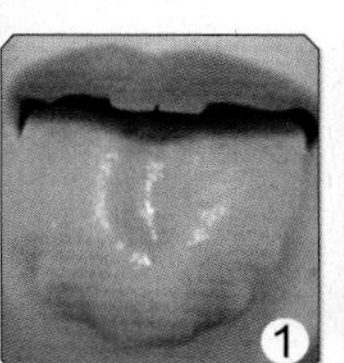

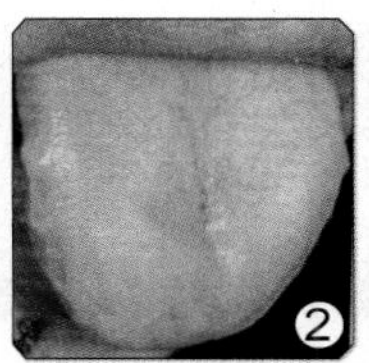

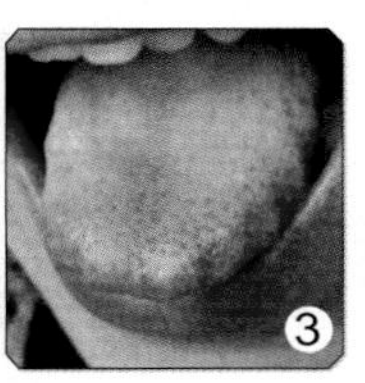

❶ 舌淡红，边有齿痕：多表现为食欲差，进食少，脘腹胀满，大便溏薄，肢体倦怠，少气懒言，形体消瘦或肥胖水肿；面色淡黄或萎黄，舌苔多白。多由脾虚、气虚所致。

❷ 舌淡，胖大而润，舌边有齿痕：多表现为畏寒、肢冷、腹胀、水肿，大便稀溏或易腹泻；舌苔多白润。多由寒湿壅盛体内或阳虚水湿内停所致。

❸ 舌红，肿胀满口，舌边有齿痕：多表现为身重疲乏，昏沉嗜睡，头目不清，胸脘痞满，时吐痰涎，可伴发热，不思饮食，大便黏腻不爽，小便不利黄赤；舌苔多黄、厚、腻。多由湿热痰浊内蕴所致。

舌缘齿痕，食养慢调

齿痕舌常见于各种疾病患者和亚健康人群，代表脾虚或湿盛，通过食养调理可以起到一定的改善作用。

以脾胃虚弱为主者可适当食用益气补脾、消食开胃的食物，如粳米、薏米、山药、扁豆、豇豆、红枣、胡萝卜、马铃薯等。应少食性质寒凉或味厚滋腻的食物，如苦瓜、黄瓜、冬瓜、茄子、茭白、莴笋、柿子、香蕉、枇杷、梨、西瓜、绿豆、豆腐、荞麦、鸭肉、猪肉、甲鱼肉、牛奶、芝麻等。

以湿邪为主者可适当食用利湿化湿的食品，如薏米、莲子、茯苓、冬瓜、丝瓜、

专家简介

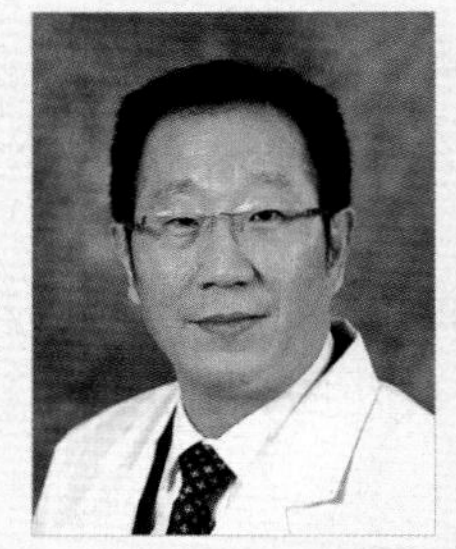

李勇　上海中医药大学附属市中医医院副院长、脾胃病科主任医师、教授，中华中医药学会脾胃病分会常务委员，上海市中医药学会脾胃病分会副主任委员。擅长慢性胃炎、肝脏疾病及消化道肿瘤的中西医治疗。

葫芦、苦瓜、绿豆、红豆、梨等。应少吃辛辣燥烈、大热大补的食物，如羊肉、韭菜、辣椒、葱、蒜、葵花子、饴糖、石榴、大枣、柚子等。PM

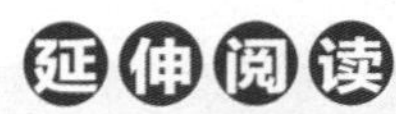

脾胃病患者出现齿痕舌怎么治

在临床诊疗中，首先要排除生理性齿痕舌，然后根据临床表现，结合中医四诊辨证论治。脾胃病患者常见齿痕舌，随着疾病治疗后的缓解，舌缘齿痕也会减轻。

1. 慢性胃炎

❶ 脾胃虚弱证：脘腹痞闷，时缓时急，进食不香，倦怠乏力，大便溏薄。舌淡胖，边有齿痕，脉细弱。

【治法】益气健脾，和胃消痞。

【处方】香砂六君子汤（党参、白术、茯苓、甘草、陈皮、木香、砂仁）化裁。

❷ 脾胃虚寒证：胃痛隐隐，喜温喜按，空腹痛甚，得食则减，泛吐清水，体倦乏力，手足欠温，大便溏薄。舌淡，边有齿痕，苔白，脉虚弱。

【治法】温中健脾，和胃止痛。

【处方】黄芪建中汤（黄芪、桂枝、芍药、甘草、生姜、大枣）化裁。

❸ 湿浊内蕴证：中脘痞满或痛，可伴恶心、口苦口干、身重困倦、大便稀溏、纳呆等。舌红，边有齿痕，苔黄腻，脉滑或数。

【治法】祛湿化浊，理气宽中。

【处方】平胃散合半夏泻心汤（苍术、厚朴、陈皮、黄芩、黄连、制半夏）化裁。

2. 便秘

❶ 气虚便秘证：虽有便意但临厕时排便乏力，大便并不干硬，自汗、气短，面色惨白或萎黄，肢倦懒言。舌淡嫩，苔白，脉弱。

【治法】益气润肠。

【处方】黄芪汤（生黄芪、鱼腥草、赤芍、丹皮、桔梗、瓜蒌、生大黄）化裁。

❷ 阳虚便秘证：大便干或不干，排出困难，小便清长，面色惨白，四肢不温，喜热怕冷，腹中冷，腰膝酸冷。舌淡或淡胖，苔白润而滑，脉沉迟。

【治法】温阳通便。

【处方】济川煎（当归、牛膝、肉苁蓉、泽泻、升麻、枳壳）化裁。

"自古美人叹迟暮，不许英雄见白头"，人类对于衰老的抗拒自古如是。中国女性的平均绝经年龄是49.5岁，绝经前后（约45岁起至绝经后1年内）为围绝经期，也就是我们俗称的"更年期"。围绝经期女性卵巢功能下降、雌激素水平降低，会引起自主神经功能紊乱、血管舒缩障碍，导致潮热、盗汗、心悸等症状，其严重程度及持续时间因人而异。部分女性可平稳顺利度过，也有人被困扰5~10年，需要依靠药物治疗才能缓解。

经典方剂，助力解"围"

中医对于女性更年期的最早记载可以追溯到《黄帝内经》的《上古天真论》篇："女子……七七任脉虚，太冲脉衰少，天癸竭，地道不通，故形坏而无子。"意思是，女子七七四十九岁左右渐渐绝经，不能怀孕生子。传统中医治疗对改善围绝经期妇女潮热、盗汗等诸多不适有很好的效果，举以下几则经典方剂为例（具体应用时，应经过中医医师辨证论治）：

❶ 左归丸合二仙汤

【组成】熟地、龟板胶、鹿角胶、枸杞子、菟丝子、山茱萸、淮山药、怀牛膝、仙茅、仙灵脾、当归、巴戟天、黄柏、知母。

【功效】滋养肾阴，兼以潜阳。

【主治】肾阴亏虚之证。该证除潮热、盗汗外，常伴头晕目眩、耳鸣、腰膝酸疼、足跟疼痛，或皮肤干燥瘙痒、口干便结、尿少色黄等症状，舌红少苔，脉细数。

❷ 当归六黄汤

【组成】当归、黄芪、生地黄、熟地黄、

纾解“更年”之困

上海中医药大学附属岳阳中西医结合医院妇科主任医师　董 莉

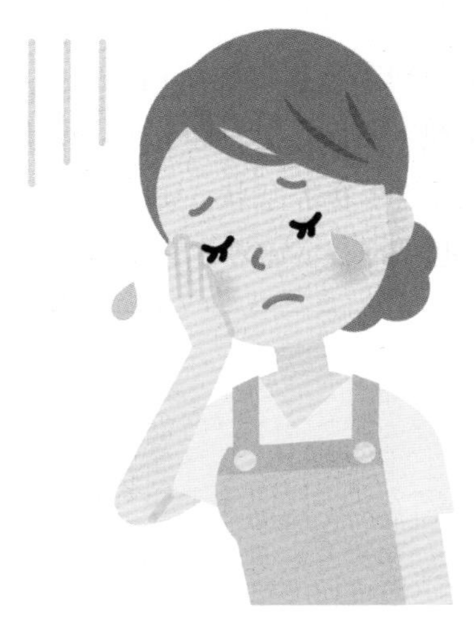

黄连、黄芩、黄柏。可加五味子、乌梅敛阴液，加秦艽、银柴胡、白薇清退虚热。

【功效】滋阴降火。

【主治】阴虚火旺之证。该证常伴盗汗、自汗、五心烦热（即自觉两手两足心发热，加心胸烦热），或兼有午后潮热、两颧色红、口渴等症状，舌红少苔，脉细数。与肾阴亏虚证相比，阴虚火旺证之虚火更甚，更易逼迫津液外泄，潮热、盗汗、烦躁易怒等症状更明显。

❸ 二仙汤合二至丸

【组成】仙茅、仙灵脾、当归、巴戟天、黄柏、知母、女贞子、旱莲草。

【功效】阴阳双补。

【主治】阴阳俱虚之证。该证除阴虚之征象外，还有明显的阳虚症状，表现为乍寒乍热、烘热汗出、头晕耳鸣、健忘、腰背冷痛等症状，舌淡苔薄，脉沉弱。

❹ 丹栀逍遥散

【组成】丹皮、栀子、柴胡、薄荷、当归、白芍、白术、茯苓、甘草。可加用糯稻根、瘪桃干、浮小麦等敛汗专药。

【功效】疏肝解郁、泄热止汗。

【主治】肝郁化火之证。该证型由肝气郁结日久，化火生热而致，潮热之势常随情绪波动而起伏，伴有精神抑郁或烦躁易怒、胁肋胀满、口干而苦、胃口差等症状，舌红苔黄，脉弦数。

美味药膳，留住美丽

围绝经期症状较轻的女性，通过有效的膳食管理，如常食蜂蜜、山药、党参、枸杞、桑葚、红枣、黑木耳、猪骨、鸡肉、鱼肉、鸽肉等调养脾胃、调补阴阳气血的食物，能很好地缓解不适，提高生活质量。以下几款简单美味的药膳也值得一试：

❶ 莲子百合银耳羹

【食材与制法】莲子100克、干银耳15克、鲜百合120克、枸杞5克、冰糖100克。将干银耳洗净泡发后，把所有材料放入炖盅，加入适量清水，炖至银耳软烂即可。

【功效】滋阴降火。适用于烘热汗出、心悸、烦躁等虚火偏亢的女性。

❷ 枸杞枣仁小麦茶

【食材与制法】枸杞子、浮小麦各30克，酸枣仁15克。将上述材料洗净，放入锅中，加入适量清水，大火煮滚后，取汁代茶饮。

【功效】滋阴敛汗，安神除烦。适用于失眠、盗汗、情绪不宁的女性。

❸ 乌梅大枣汤

【食材与制法】乌梅、大枣各15枚，以水煎煮成汤。

【功效】养阴益气敛汗。适用于汗出乏力、食欲不振的女性。

❹ 百合三豆粥

【食材与制法】赤豆、黑豆、绿豆各50克，鲜百合15克。将上述材料放入炖盅，大火炖至豆子开花即可。

【功效】滋阴养血清火。豆类含有植物雌激素大豆异黄酮，能产生一定类雌激素作用，适用于雌激素水平下降明显的围绝经期女性。PM

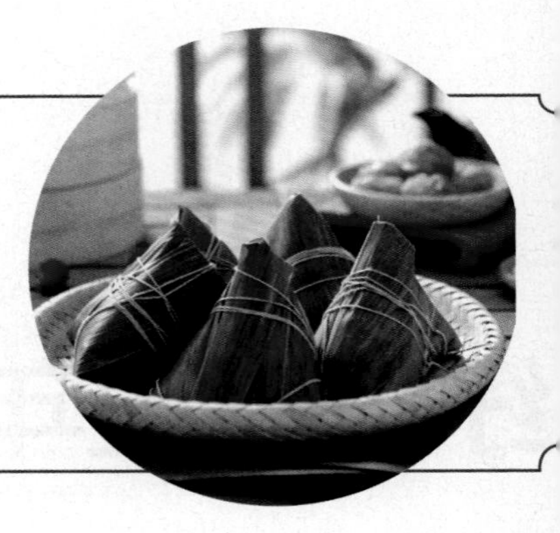

端午节通常处于二十四节气的芒种前后，此时气温升高，雨量增多（南方还会出现雨期连绵的梅雨天气），湿热交织，为蚊虫及各种病原微生物的滋生提供了有利条件，也可使人脾胃功能下降，很多人会出现少气懒言、头晕无力、困倦少食等症状。故自古以来，除祭祀外，端午节亦是“祛病防疫”的节日，此时的养生通常着重健脾祛湿，粽子就是一种适合此节气食用的食品。

粽子里的养生之道

上海中医药大学附属岳阳中西医结合医院营养科副主任医师　马莉

首先，粽子的主料多为糯米。糯米又名江米、元米，味甘性温，归脾、胃、肺经，具有补中益气、健脾养胃、固表敛汗、止泻等功效，是体虚者温补强身的佳品，适合脾胃虚寒、食欲不佳的人食用。

其次，传统的粽子一般都用芦苇叶、竹叶或荷叶来包裹，不仅是名副其实的“绿色食品”包装，还有着很好的食疗功效。例如：芦苇叶可以清热解毒、除烦止渴、凉血通淋，竹叶可以清热除烦、生津利尿、退虚热，荷叶能清热利湿、凉血止血。它们经过高温蒸煮，其中的有效成分可充分浸透到内馅，增强了粽子的食疗功效，还可为粽子增添一股清香。

再次，粽子里还会添加很多辅料，不仅提高了营养价值，还使粽子具有不同的口感和食疗功效。

❶ 红枣糯米粽

大枣味甘性温，归脾、胃、心经，具有补中益气、健脾和胃、养血生津、调营卫的功效，是补中健脾佳品。在温补脾胃的糯米中加入大枣，提高了粽子的健脾功效，适合脾胃虚寒者食用，但湿痰、积滞者宜少食或不食。

❷ 荷香鸭肉粽

鸭肉味甘性凉，具有滋阴补虚、清热利水消肿的作用。初夏时节，人们常常出现精神萎靡不振、食欲低下症状，鸭肉是较适合夏季食用的肉类。荷香鸭肉粽具有滋肺阴、养气血、助阳气的功效，适合因天气变化而感到疲乏的人食用。

❸ 赤豆糯米粽

赤豆味甘酸性平，归脾、大肠、小肠经，具有健脾胃、消热毒、利小便的功效。利水渗湿的赤豆与糯米搭配，不仅健脾胃，还增强了祛湿热的功效，特别适合在湿热交织的天气食用，也适合脾虚水肿、小便不利者食用。

❹ 板栗粽

栗子味甘性温，归脾、胃、肾经，具有健脾养胃、补肾强筋、活血止血的功效。添加了板栗的粽子具有养胃健脾、补肾强筋的功效，适宜肾虚腰膝无力、内寒泄泻者食用。

❺ 杂粮粽

杂粮粽常用的食材有紫糯米、大黄米、黏高粱米、黏小米、莲子、薏苡仁、燕麦、大麦、花生、绿豆、黑豆、芸豆等，可以为粽子增强食疗功效。比如，以“三豆汤”中的黑豆、赤豆、绿豆为配料做粽子，不仅具有清热解毒、健脾利湿的功效，还可以提供B族维生素、维生素E、钙、铁、钾、镁、不饱和脂肪酸、膳食纤维、植物甾醇、多酚等营养成分。PM

特别提醒

粽子虽有一定的养生功效，但并非多多益善，也非人人适合。痰湿证及痰热风病者不宜食用糯米；糯米可刺激胃酸分泌，胃酸过多和消化道溃疡者不宜食用；糯米的血糖生成指数高，糖尿病患者不宜多食；粽子属于主食，需计入一日总能量，吃粽子后应适当减少其他主食的摄入；血脂异常者应少吃肉粽、蛋黄粽；冷粽子黏滞、不容易消化，最好趁热食。

"鸣天鼓"是一种流传已久的耳部按摩保健方法，有聪耳醒脑、补肾益气的功效。在气功养生丛书《颐身集》中就有关于"鸣天鼓"的描述："左右鸣天鼓，二十四度闻，移两手心，掩两耳，先以第二指压中指，弹击脑后，左右各二十四次。"李白在《玉真仙人词》中也描述了道人"清晨鸣天鼓"。

改良鸣天鼓是在传统鸣天鼓的叩击手法基础上，配合敲击和按揉手少阳三焦经在耳周的穴位。

一学就会的改良"鸣天鼓"

广东省中医院耳鼻喉科主任医师　陈文勇

"敲、揉、叩"三步走

❶ **敲**　选择安静场所，放松心情，调整呼吸，双目微闭，以中指敲击耳周穴位耳和髎、耳门、翳风，每穴敲24下，力度以听到敲击声且能耐受为宜。

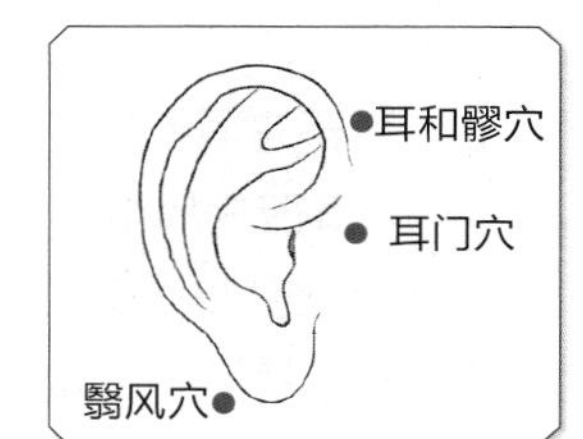

❷ **揉**　以食指揉按耳周穴位（耳和髎、耳门、翳风），每穴以顺时针和逆时针各按12圈。

❸ **叩**　调整好呼吸，两手掌心紧贴耳郭外耳道口，两手食指、中指、无名指、小指对称地横按在枕部，两中指相接触，再将两食指翘起叠放在中指上，然后把食指从中指上用力滑下，叩击在脑后枕部。以听到洪亮清晰之声，响如击鼓为度。先左手24次，再右手24次，最后双手同时叩击48次。

以上操作每日早晚2次，在耳鸣严重时可自行加做。10天为1疗程，一般进行2疗程。

操作时要注意叩击动作的轻重，要视自身耳部所能承受的程度而定，不能一味追求力度，否则容易造成耳部不适或意外伤害的发生。

扫码观看"改良鸣天鼓"操作视频

耳周三穴详解

❶ **耳和髎穴**：位于人体的头侧部，鬓发后缘，平耳郭根之前方，颞浅动脉的后缘。耳部为手少阳三焦经、足少阳胆经和手太阳小肠经所过，耳和髎为三经之会穴，敲击、揉按此穴可达到疏散风热、补肾填精、濡养耳窍、聪耳止鸣的功效。

❷ **耳门穴**：位于耳屏上切迹的前方，下颌骨髁状突后缘，张口有凹陷处，主治耳鸣、耳聋、聤耳、齿痛等。

❸ **翳风穴**：在耳垂后方，乳突与下颌角之间的凹陷处，有聪耳通窍、散内泄热的功效。

简便易行，聪耳有道

耳鸣是指患者自觉耳内有声音而外界却感知不到声源存在的一种主观感受。耳鸣的发病机制非常复杂，目前尚未完全明确。耳鸣虽不是致命性疾病，但有发病率升高、年轻化的趋势。

改良鸣天鼓通过疏通耳窍经络气血运行，可使耳窍得到充分濡养，改善耳鸣、听力下降等症状，甚至对一些难治性耳鸣也能取得较好疗效。除聪耳外，由于"耳为肾之窍"，改良鸣天鼓通过刺激耳部可达到补益肾气的作用；叩击动作还能充分调动手指关节的灵活性，促进脑内血液循环，起到健脑、预防痴呆等保健作用。改良鸣天鼓操作简便，不受时间、地点、患者状态的限制，适合通过线上视频教学和远程指导的方式进行推广。

中医立足整体观，在治疗耳鸣方面有较大优势。除了改良鸣天鼓以外，还可通过辨证用药、针灸、穴位注射、耳穴压豆、按摩导引等多种方法进行治疗。耳鸣的发生与周围环境、心理因素、身体劳累等因素相关，患者往往伴有烦躁、焦虑、抑郁等症状，而这些症状又会进一步加剧耳鸣。因此治疗时应根据患者的不同情况实施个体化方案，采取内外结合疗法，以求最大限度帮助患者缓解症状。PM

端午佳节，民间有赛龙舟、吃粽子等纪念爱国诗人屈原的传统习俗。屈原常以香草比喻品行高洁的君子，如《离骚》中写道“扈江离与辟芷兮,纫秋兰以为佩”，江离、辟芷、秋兰都是香草的名字。江离，又名蘼芜，是川芎的苗；辟芷，又名芷、白芷、秋兰，即今之佩兰。这些香草都属于中医“芳香药”的范畴。

从《离骚》香草 说芳香药

上海中医药大学附属曙光医院治未病中心　张晓天（主任医师）　唐嘉仪

馨香沁人，功效繁多

芳香药气味辛香，性偏温燥，主归心、肝、肺、脾、胃经，具有芳香辟秽、芳香化湿（浊）、芳香理气、芳香解表、芳香开窍、芳香温通等多重功效。

❶ 芳香辟秽防疫

《神农本草经》中写道：“香者，气之正，正气盛则除邪辟秽也。”意思是芳香药凭借清正的气味，鼓舞人体正气，辟除秽浊邪气，可以起到养生防病的作用。所以古人有农历五月初五以兰草汤沐浴的习俗，端午节因而又称“浴兰节”。

芳香药还有防疫的作用。现代研究表明，部分芳香药，如佩兰、香薷、苍术、菖蒲、艾叶等，对流感病毒均有抑制作用。

❷ 芳香醒脾化湿

中医认为，脾胃在五行属土，“土爱暖而喜芳香”，芳香适宜的气味入脾胃经，可以醒脾开胃，引发人的食欲。

“脾喜燥而恶湿”，湿浊内阻会困遏脾阳，引起腹泻、痞满、呕吐、舌苔厚腻等症状。芳香药因其香燥之性擅长化湿，能够消除湿阻症状。例如藿香正气散的君药藿香，《本草正义》一书称它是治疗“倦怠无力，饮食不甘，舌苔浊垢者最捷之药”。

❸ 芳香理气解郁

芳香药因气味辛香走泄，善于调理人体气机。例如，《本草纲目》说木香“能升降诸气”，香附“通十二经气分”。

芳香药还入肝经，可疏肝行气解郁，治疗肝郁气滞证。月季花、川芎、郁金、柴胡等芳香诸药皆有此功效。

❹ 芳香宣散解表

中医认为，芳香药能散能升，走肌表而开毛窍，故能疏散风邪，治疗头面肌表之症，如感冒、头痛、鼻炎、眼疾、皮肤病等。

其中，细辛、紫苏、桂枝、羌活、藁本、白芷、香薷等辛温之品主治外感风寒所致风寒表证，症见恶寒发热、无汗或汗出不畅、头痛身痛、舌苔薄白、脉浮等；薄荷等辛凉之品发汗作用较为和缓，以疏散风热为主要作用，主治外感风热所致风热表证，症见发热重、微恶风寒、咽干口渴、头痛目赤、舌苔薄黄、脉浮数等。

❺ 芳香走窜开窍

芳香药辛散走窜，能治疗鼻塞、头痛及齿痛等头面诸疾；又能入心经，开心窍、醒神志，为神志昏迷急救的首选药物。例如苏合香丸含有苏合香、安息香、青木香、檀香、沉香等十味芳香药，能温通气机、走窜经络、开窍醒神。

另外，芳香药还有温通经脉、缓急止痛、去腐消肿、引药入经等功效。但由于其易耗伤津液、破泄真气，故阴血不足、热胜津伤、肝火旺者慎用，否则反助其燥热；劳损虚证者禁用。

专家简介

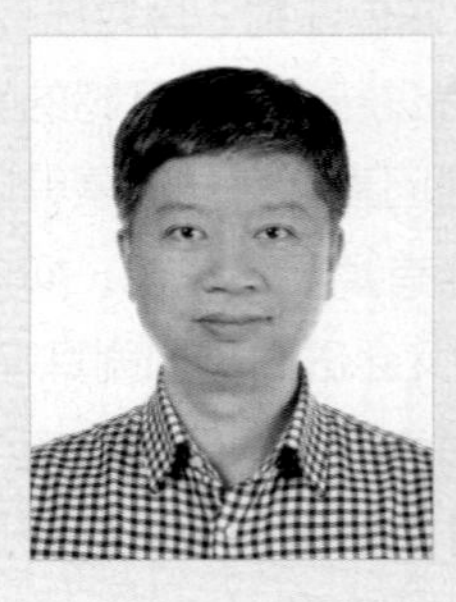

张晓天　上海中医药大学附属曙光医院治未病中心主任、中医特色诊疗技术研究所副所长、主任医师，中华中医药学会治未病分会副主任委员，上海市中医药学会亚健康分会主任委员、老年病分会常务委员。擅长中医药调理心脑血管疾病、各类慢性病、疲劳综合征等。

医食同源，药膳飘香

❶ 川芎白芷鱼头汤

【材料】鱼头1个、川芎6克、白芷10克、生姜3片、红枣适量。

【制法】将鱼头去鳃，洗净沥干，起油锅下鱼头煎至微黄，铲起；将川芎、白芷、生姜分别用清水洗净，和鱼一齐放入炖盅内，加开水适量，加盖，文火炖2～3小时后调味食用。

【功效】散寒解表、祛风活血止痛。其中，川芎活血祛瘀、祛风止痛，上行可达巅顶，下行可达血海；白芷解表散寒、祛风止痛、通鼻窍；鱼头富含人体必需的卵磷脂和不饱和脂肪酸，具有调血脂、健脑、延缓衰老的功效。适用于血管性头痛、产后血虚受风头痛、顽固性头痛头晕等患者。此药膳还可以改善心肌功能，有一定的降血压、调血脂、补钙作用。阴虚火旺或月经过多者、出血性疾病患者不宜食用。

❷ 佩兰茶

【材料】佩兰50克。

【制法】将佩兰洗净切碎，用水煎服或热水浸泡，代茶饮。

【功效】佩兰气味芳香，性平味辛，归脾胃经，能解暑辟浊、化湿和中，还有清新口气的作用，能治疗口中甜腻、多涎、口臭。适用于流行性感冒、头痛鼻塞、恶心呕吐、食欲不振等症患者，为夏令解暑佳品。

自制香囊乐趣多

“闻香祛病”是我国传统的疾病预防方法之一，孙思邈、李时珍等医家的著作中都有记载。而佩戴香囊是持久“闻香”的妙法，马王堆汉墓中出土的文物中就有香囊，可见民间佩戴香囊的习俗悠久。古人常以佩兰、藿香、苍术、羌活、白芷、薄荷、荆芥等制成小香包，以期起到防病祛邪作用。

曙光医院治未病中心研发了夏季驱蚊辟秽中药香囊，配方如下：藿香、丁香、木香、羌活、白芷、柴胡、菖蒲、苍术、细辛各3克。可适当调整配方，也可根据喜好增加某些芳香药的用量，但最好有中医师指导。香囊可随身佩戴，或置于居室内时时嗅闻，有行气祛湿、芳香辟疫的功效。

需要注意的是，皮肤容易过敏者接触香料可能会出现皮疹、红疹、瘙痒等现象，支气管哮喘患者接触香料可能会诱发哮喘发作，体质虚弱者如遇香料气味过重或剂量过大，可能会出现恶心、头晕、乏力等，均不宜佩戴香囊。孕妇佩戴含有麝香等不当配料的香囊，有流产风险，也应避免。PM

香囊制作步骤

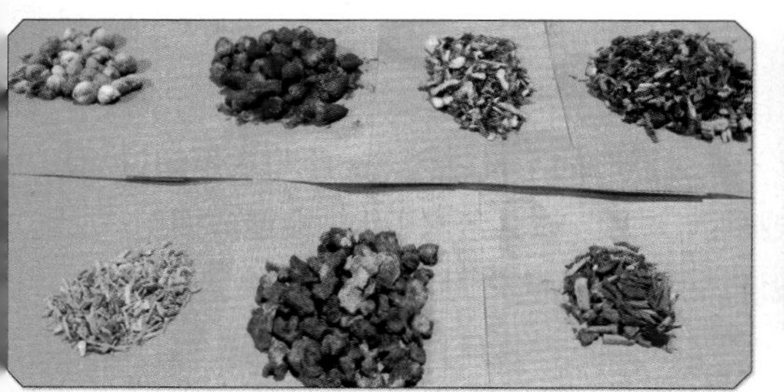

1. 根据功效作用配方，精选优质中药材。

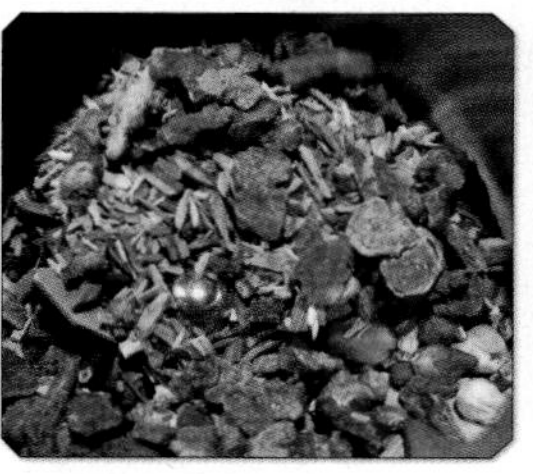

2. 自然风干、晒干，必要时烘箱内烘干药材。将干燥的中药研为细末，可使用药碾研磨或粉碎机精细粉碎。

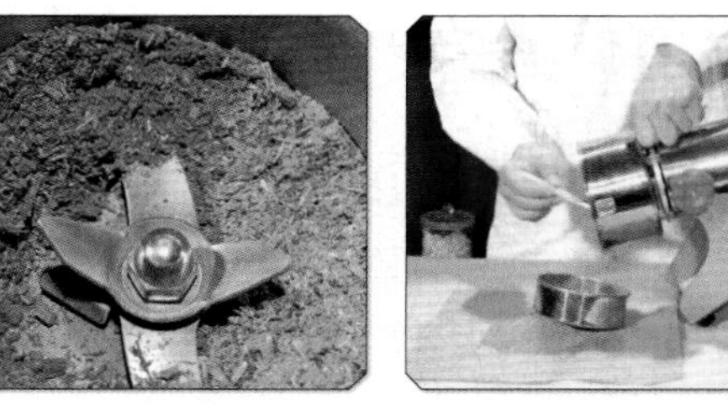

3. 过100～1000目筛。

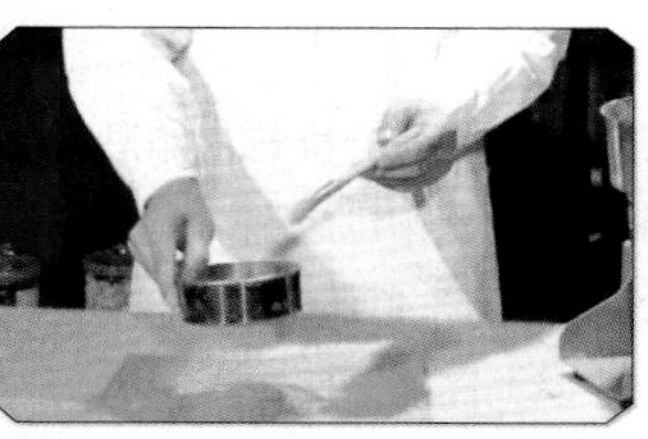

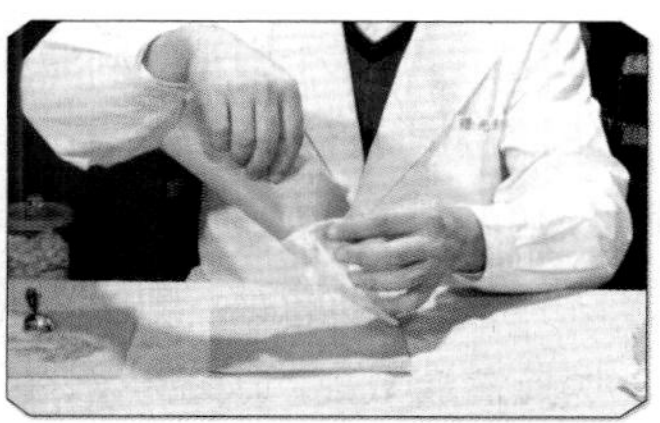

4. 将过筛后的药粉填入香囊内，或混合棉花、纤维等，亦可以用洁净纱布袋作为内袋缝合袋口后再置入香囊中。

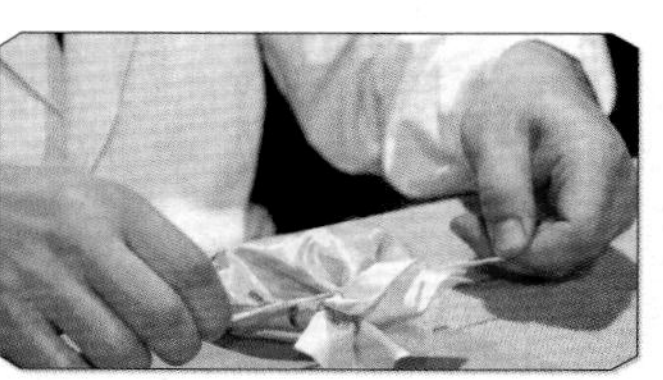

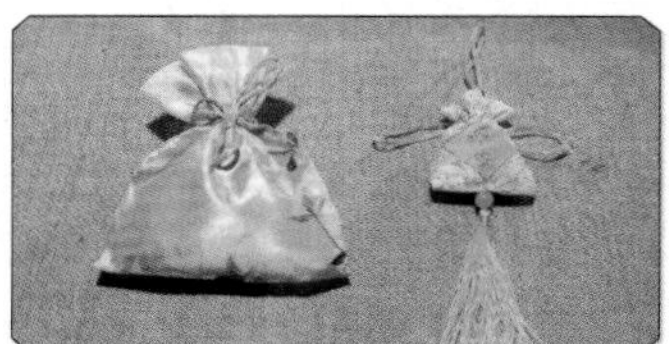

5. 选用单面绒布、锦等材料制作香囊囊体，可根据需要选择多种造型和花色，如吉祥物、生肖动物、卡通人物等；同时在囊体两端系上便于悬挂的系绳和装饰用的流苏。

肛周瘙痒，验方坐浴帮忙“挠”

中日友好医院肛肠中心教授　王晏美

肛周瘙痒，有苦难言

肛周瘙痒是常见病，发病率接近痔疮。肛周瘙痒与其独特的解剖位置有关，肛缘皮肤多毛发、腺体丰富、皱褶多，容易藏污纳垢，易受粪便、肠黏液、腺体分泌物、肛周疾病分泌物等污染物刺激，加上部位隐僻，难以保持清洁、干燥，因此容易发生湿疹、瘙痒等疾病。肛周瘙痒主要在夜间发作，严重影响患者睡眠，而长期睡眠障碍又会导致精神抑郁，加重瘙痒。

中医认为，皮肤瘙痒与风、热、湿等邪气客于肌表有关，瘙痒夜间加重与卫气关系密切。瘙痒发作时，很多患者喜欢用热水烫，结果越烫越严重。因为用热水烫会损伤皮肤表面的油脂层，使皮肤抗病力下降，导致顽固性瘙痒。还有一些患者喜欢用激素类药膏涂抹，但疗效只能维持3天左右，其后瘙痒会更严重。

验方坐浴，助力止痒

坐浴疗法作为一种重要的治疗肛门瘙痒的方法，在临床上被广泛应用。温水对肛门有很好的清洁作用，还能改善皮肤血液循环，促进新陈代谢。在温水的作用下，皮肤毛孔张开，药液中的活性成分更易穿透皮肤、直达病所。现介绍几个取材方便的家庭外洗小验方。

❶ 明矾茶叶水

明矾、绿茶（包）各30克，用开水冲泡，将明矾化开，待水不烫时坐浴，每次5分钟，每天便后和睡前各一次。

本方具有清热解毒、燥湿止痒的功效，用于肛周湿疹性肛周瘙痒。患者主要表现为肛门瘙痒，便后和夜间加重，局部潮湿、有疹点、皲裂或皮肤潮红。

❷ 花椒盐水

花椒50粒，食盐一小勺，开水冲泡，待水不烫后加入食醋30毫升摇匀，坐浴，每次5分钟，每天便后和睡前各一次。

本方具有祛风燥湿止痒的功效，适用于痔疮、肛瘘等肛门直肠疾病合并的肛周瘙痒症。患者主要表现为肛周有分泌物、潮湿瘙痒，白天和夜间均重。

❸ 祛湿止痒洗剂

马齿苋30克、苦参30克、荆芥15克、防风10克、蝉蜕10克、白鲜皮15克、刺蒺藜15克、当归15克、花椒10克，煎成500毫升药液。坐浴时需要加热水至水面淹没病变部位，每次10分钟，每日2次。

本方具有养血润燥、消风止痒的功效，主要适用于原发顽固性肛周瘙痒。患者主要表现为肛周瘙痒久治不愈，夜间为甚，局部皮肤增厚，伴皲裂，或伴有痔疮。PM

特别提醒

● **坐浴注意事项**　注意水温适度，以不烫为准。每天坐浴次数不易过多，一般不超过2次。坐浴时间不宜过久，一般每次不超过10分钟。肛门部位的皮肤脆弱，过频、过久浸泡于水中会造成损伤，加重瘙痒。以上方法一般连续使用不超过2周。如无效，请就医。

● **警惕其他疾病**　部分肛周顽固性瘙痒可因其他疾病所致。若局部有硬结，瘙痒剧烈，用药无效，应警惕派杰病（湿疹样癌）。

● **不宜用pp粉**　pp粉（高锰酸钾）的主要作用是杀菌，容易造成皮肤干燥和损伤，一般不用于肛周瘙痒的治疗。

● **注重生活调摄**　多吃新鲜蔬果，禁食刺激性强的食物，如酒、辣椒、浓茶等，鱼虾、牛羊肉、芥末、孜然等易致敏食物也应酌情停食。养成良好的卫生习惯，勤洗澡，勤换衣裤，便后清洗肛门（不要使用碱性肥皂），保持清洁干爽，避免久坐、摩擦、暴力搔抓。居室常通风，注意劳逸结合，保持心情愉快。

对乙酰氨基酚，又称扑热息痛，是儿童和成人常用的解热镇痛药，不少非处方药中都含有这一成分。2020年3月，为了进一步保障公众用药安全，国家药品监督管理局决定修订含对乙酰氨基酚制剂的说明书，修订内容提及“过量使用对乙酰氨基酚可引起严重肝损伤”。那么，哪些情况会导致药物过量使用？如何识别和防范肝损伤？

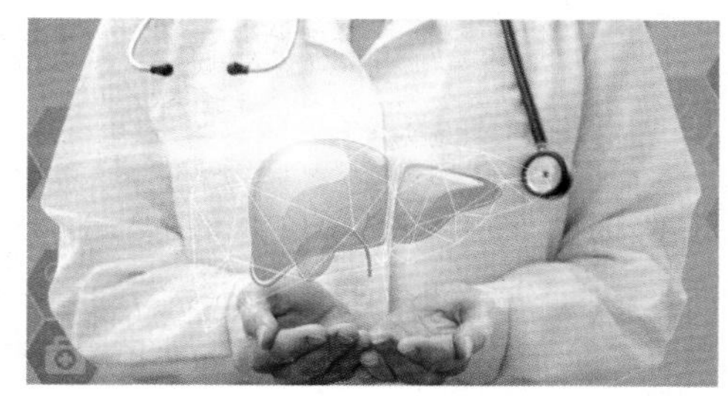

防范对乙酰氨基酚过量导致肝损伤

复旦大学附属华山医院主任药师　李中东

正确理解“过量使用”

❶ 直接累加过量

直接累加过量是指患者只服用了一种含对乙酰氨基酚的单方或复方制剂，但服用剂量超过一日2克。

比如，某对乙酰氨基酚片为0.5克一片，每日服用3次。如果患者觉得退热或止痛效果不佳，擅自加量，每次服用2片，每日总量达到3克，会增加肝损伤的发生风险。这种情况容易计算，也好理解。

❷ 间接累加过量

间接累加过量是指患者一天中服用了两种或两种以上含对乙酰氨基酚的药物，对乙酰氨基酚总量超过2克。

比如，患者感冒后自行服用均含对乙酰氨基酚的退热药和复方感冒药，结果导致每日服用的对乙酰氨基酚超过2克。这种间接累加的过量，尤其是复方药，患者容易忽视，其潜在危害较难防备。

此外，也要注意多种解热镇痛药因作用协同或累加所致的肝毒性，尽量避免合用。比如，患者服用一种含对乙酰氨基酚的感冒药，又用了一种或两种其他解热镇痛药，如布洛芬或保泰松，此时可因作用协同而引起肝损伤。

❸ 隐性剂量增加

避免隐性剂量增加，应主要注意三种情况：一是小儿用的对乙酰氨基酚口服溶液，应注意区分婴儿用药和儿童用药，因为两者剂量差异很大。如果婴儿误用了儿童用的剂型，就可能会引起肝损伤，严重时甚至有致命危险。二是肝炎患者不要随意服用对乙酰氨基酚。这是因为，即使很小剂量的对乙酰氨基酚，对肝炎患者也可能有害，若必须服用，应咨询医生，并在用药期间加强肝功能监测。三是不要合用抑制对乙酰氨基酚代谢的药物，以免导致患者体内的对乙酰氨基酚浓度增加。比如，长期服用苯妥英钠的癫痫患者服用对乙酰氨基酚容易引起肝损伤，因前者可抑制后者代谢。

这些问题比较隐蔽，容易被忽视。患者要避免此类损害，需要请医师或药师进行分析判断，给予具体的用药指导。

识别和防范肝损伤

使用对乙酰氨基酚期间，如果发现肝生化指标异常，或出现全身乏力、食欲不振、厌油、恶心、上腹胀痛、尿黄、目黄、皮肤黄染等表现，应高度警惕肝损伤，立即停药并就医。

对乙酰氨基酚引起的肝损伤是可以预防的，患者用药时应注意：严格按说明书使用；不宜长期应用，用于退热时，疗程不超过3天，用于镇痛时，疗程不超过10天；若需长期用药，应定期检查肝生化指标；服药期间应禁酒；肝炎患者不要随意使用；尽量不要同时服用多种复方感冒药，以及其他解热镇痛药；等等。PM

“名医说”上线一周年，60 余位名医“献声”、亮相

2019 年 6 月，《大众医学》“名医说”系列音视频正式上线。这是本刊自 2018 年推出“精华版有声杂志”以后上线的又一个新媒体产品。杂志读者只要扫描文章版面上的二维码，就可以收听或收看执笔专家的科普讲解。

一年来，我们邀请了 60 余位知名专家做客“名医说”，讲解了疾病防治、养生保健、食品安全、膳食营养、运动健身等方面的知识。

您喜欢“名医说”吗？今后，您希望在“名医说”听到哪些科普内容、“见”到哪些专家？欢迎将您的需求告诉我们。

为方便广大读者收听或收看“名医说”音、视频，我们将已经发布的 12 期、共 60 余个“名医说”分次发布在本栏目。大家可以扫描下列二维码，收听或收看您喜欢的音、视频。

“名医说”合辑（一）

王继光教授寄语：关注健康，从关注血压开始

许晓梅咨询师说“提高抗挫折能力”

王育梅医生说“睡眠与心理健康”

戴波医生说“前列腺癌”

张敏医生说“儿童食品的是与非”

许政敏医生说“小儿急性喉炎”

艾星子·艾里医生说“子宫肌瘤”

冯明医生说“热伤风”

魏睦新医生说“夏季腹泻”

陶晨医生说“夏季眼保健”

王秀丽医生说“光老化”

马冠生教授说“良好饮食习惯的培养”

敬告读者

每一个月，《大众医学》都会带给您权威、实用、最新的保健知识。出版前，每篇文章都经过严格审查和内容核实。我们刊出这些文章，并不是要取代看病就医，而是希望帮助大家开阔眼界，让自己更健康。

由于个体差异，文章所介绍的医疗、保健手段并不能适合每一位读者，尤其是在诊断或治疗疾病时。任何想法和尝试，您都应该和医生讨论，权衡利弊。

您可以通过以下方式，进一步了解有关专家信息：

1. 登陆《大众医学》官方微信公众号，直接留言或点击下拉菜单“专家专栏”，搜索相关学科，向专家咨询。

2. 发电子邮件至 popularmedicine@sstp.cn 或写信向编辑部咨询。

3. 通过 114 查询相关医疗机构电话，向医院了解专家近期门诊安排，就近就医。

敬告本刊作者

1. 本刊稿件一律不退，敬请自留底稿。从稿件投到本刊之日起，三个月后未得录用通知，方可另行处理。如需退稿（照片和插图），请注明。

2. 稿件从发表之日起，其专有出版权、汇编权和网络传播权即授予本刊，同时许可本刊转授第三方使用。本刊支付的稿费包含汇编图书稿费和信息网络传播的使用费。

3. 根据需要，本刊刊登的稿件（文、图、照片等）将在本刊或主办本刊的上海科学技术出版社的网页或网站上传播宣传。

4. 本刊作者保证来稿中没有侵犯他人著作权或其他权利的内容，并将对此承担责任。

5. 对于上述合作条件若有异议，请在来稿时声明，否则将视作同意。

健康科普：疫情防控硬核力量

作者简介

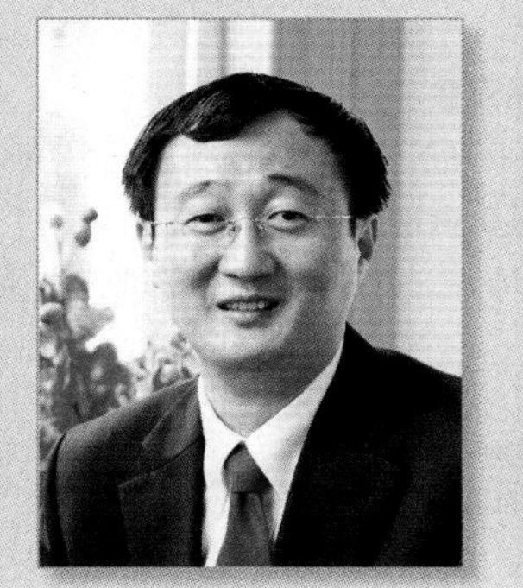

邬惊雷，上海市健康促进委员会副主任，上海市卫生健康委员会主任。

邬惊雷

防控新冠肺炎疫情是一场人民战争。疫情来临，没有人是局外人。在疫情防控期间，上海集中一大批优秀的公共卫生、临床医学、基础医学、健康传播专家，积极开展健康科普工作，全行业动员、全社会覆盖、全人群关注、全过程推进、全媒体传播，为2400万市民构筑疫情“防火墙”。

新冠肺炎疫情防控期间，上海卫生健康系统在抓好医疗救治、疾病预防的同时，积极开展健康科普工作，解疑释惑，安抚社会情绪，提升市民自我防护意识，助力筑牢织密覆盖2400万市民的公共卫生安全网。

2020年1月19日，上海发布加强可疑病例排查预警信息，科普宣传即同步跟进。1月28日，汤钊猷、闻玉梅等12位院士联名向市民发出倡议书，共同向全社会呼吁：科学认知新发传染病，配合排查，及时就医，做好防护。2月23日，上海抓住疫情防控有利时机，向全体市民发出使用公筷、公勺倡议，开全国风气之先。3月11日，12位医学专家发布《疫情防控健康科普上海专家共识》，致力于用好健康科普这个特殊“药物”，帮助人们抵御疾病传播。在复工复产前，上海着力加强企业和个人防护知识的科普宣传。疫情防控“调级”后，又适时推出市民防控意识“不降级”的科普宣传……

值得一提的是，在上海市政府新闻办公室的支持下，上海市新冠肺炎疫情防控新闻发布会增设了健康科普环节，27期健康提示涵盖全民健康、个人防护、心理疏导、运动营养、科学就医等方方面面。共有17位医学专家在发布会上进行健康提示或回答记者提问，及时回应社会关切，既是创新，更得民心。

健康是永恒的主题，健康科普是“健康上海行动”的“第一行动”。我们要把健康科普作为社会健康治理和城市精细化管理的抓手，进一步完善全社会参与的健康科普工作机制，跨部门合作，开展全民健康科普教育，倡导健康科普文化，健全应急健康科普体系，推进健康科普队伍和学术团体建设。要进一步发挥医疗卫生机构和医务人员健康科普的主力军作用，携手各大媒体与社会各界，整合资源，创新渠道，拓展平台，引导民众积极树立健康理念，养成健康生活方式，确保上海市民的健康素养水平继续居全国领先水平。

每个市民都是上海公共卫生体系中的一分子，健康科普应成为市民的通识教育。人人参与、人人行动、人人受益，为“健康上海行动”出力，为上海国际化大都市建设夯实健康之基！PM

Contents 目次 2020年7月

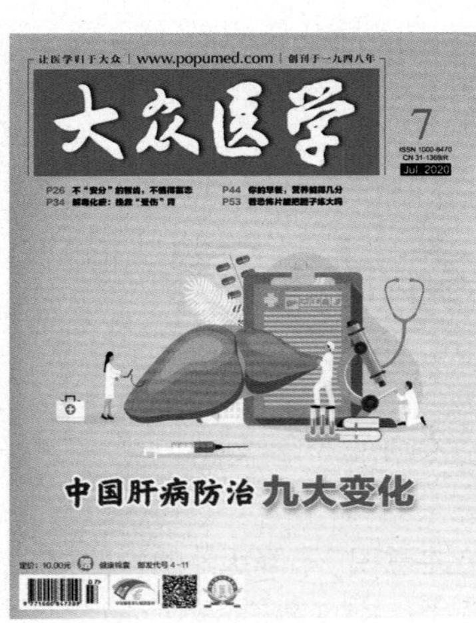

中国肝病防治九大变化

肝脏是人体最大的消化器官，担负着解毒、代谢、分泌胆汁、参与免疫防御等重要使命。多年来，中国人肝脏的"负担"一直很重。肝病的致病因素多种多样，包括病毒、细菌、寄生虫、代谢异常、酒精、药物、自身免疫等。影响我国人民健康的肝病主要有哪些？几十年来，流行情况有无变化，防治方面有哪些进展？在"世界肝炎日"（7月28日）即将到来之际，本刊特邀肝病领域的权威专家进行分析，希望可以助您爱肝、护肝，为肝脏"减负"。

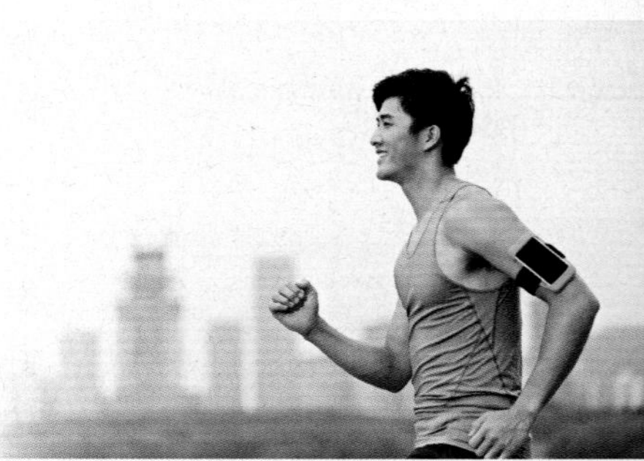

大众医学
官方微信公众号

大众医学
有声精华版

本期部分图片由图虫创意提供 本期封面图片由图虫创意提供

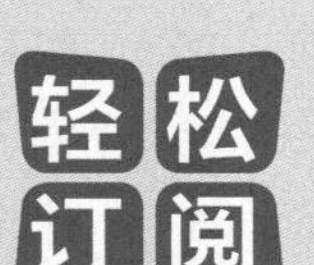

★ 邮局订阅：邮发代号 4-11
★ 网上订阅：www.popumed.com（《大众医学》网站）
http://item.zazhipu.com/2000399.html（杂志铺网站）
★ 上门收订：11185（中国邮政集团全国统一客户服务）
★ 本社邮购：021-64845191 / 021-64089888-81826
★ 网上零售：shkxjscbs.tmall.com（上海科学技术出版社天猫旗舰店）

创刊于1948年 首届国家期刊奖 第三届中国出版政府奖期刊奖提名奖
新中国60年有影响力的期刊 全国优秀科技期刊一等奖 华东地区优秀期刊 中国百强报刊

大众医学®(月刊)
2020年第7期 Dazhong Yixue

主 管 上海世纪出版(集团)有限公司
主 办 上海科学技术出版社有限公司

编辑、出版 《大众医学》编辑部
编 辑 部 (021) 64845061
传 真 (021) 64845062
网 址 www.popumed.com
电子信箱 popularmedicine@sstp.cn

邮 购 部 (021) 64845191
(021) 64089888转81826

营销部
总 监 章志刚
副 总 监 夏叶玲
客户经理 潘 峥 丁 炜 马 骏 杨整毅 张志坚 李海萍
电 话 (021) 64848182 (021) 64848159
传 真 (021) 64848256 (021) 64848152
订阅咨询 (021) 64848257

广告总代理 上海高精广告有限公司
总 监 王 萱
电 话 (021) 64848170
传 真 (021) 64848152

编辑部、邮购部、营销部地址
上海市徐汇区钦州南路71号(邮政编码200235)

发行范围 公开发行
国内发行 上海市报刊发行局、陕西省邮政报刊发行局、重庆市报刊发行局、深圳市报刊发行局等
国内邮发代号 4-11
国内统一连续出版物号 CN 31-1369/R
国际标准连续出版物号 ISSN 1000-8470
国内订购 全国各地邮局
国外发行 中国国际图书贸易总公司(北京邮政399信箱)
国外发行代号 M158

印 刷 杭州日报报业集团盛元印务有限公司
出版日期 7月1日
定 价 10.00元

80页(附赠32开小册子16页)

杂志如有印订质量问题,请寄给编辑部调换

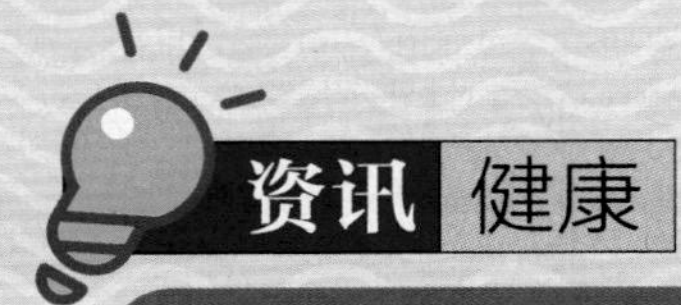

夏季用空调，通风很重要

为科学指导、规范办公场所、公共场所和住宅等空调的运行管理和使用，有效降低新冠肺炎传播风险，国务院应对新冠肺炎疫情联防联控机制综合组发布的《夏季空调运行管理与使用指引(修订版)》指出：空调运行时，室内温度宜调节至不低于26℃；如能满足室内温度调节需求，空调运行时门窗不要完全闭合；空调每运行2～3小时，须通风换气20～30分钟；如果使用的是分体式空调，每天使用前，应先打开门窗通风20～30分钟，开启空调后最好调至最大风量运行5分钟以上，再关闭门窗；空调关机后，要及时打开门窗，通风换气。

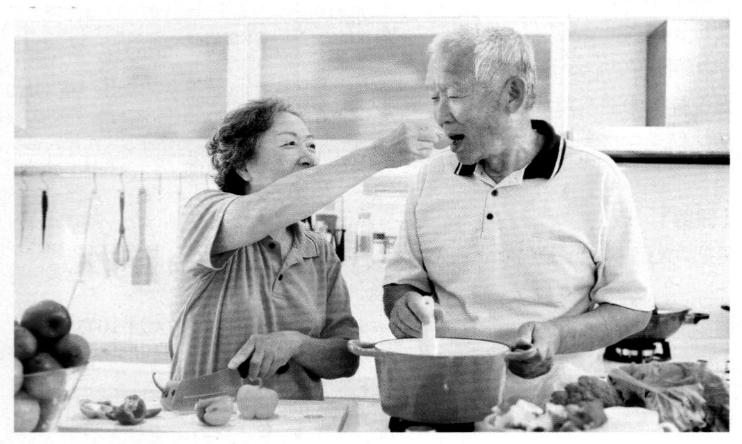

老年人：合理膳食，提高免疫力

老年人免疫功能弱，容易受到传染病的侵害，合理膳食是维护老年人免疫功能的有效手段。老年人身体功能衰退，咀嚼和消化功能下降，多患有慢性疾病，对膳食营养有更多且特殊的需求。5月10日，国家卫健委发布针对老年人的营养健康提示：

❶ 丰富食物品种，保持均衡膳食。除米面、蛋类和肉类外，应增加鲜活水产品、奶类、大豆类、新鲜蔬菜水果、粗杂粮和薯类的摄入。力争每天食用的食物种类在12种以上，每周在25种以上。每天至少吃300克蔬菜、200克水果，深色蔬菜占一半以上。增加水产品的摄入，每周至少食用3次水产品。增加奶和豆制品的摄入，每天宜摄入300克奶或奶制品，乳糖不耐受者可选择酸奶或低乳糖奶，避免空腹喝奶，可与其他谷物搭配同食。每天宜摄入豆制品25克，适量吃坚果。

❷ 保持清淡饮食，主动、足量饮水。多采用蒸、煮、炖的烹调方式，少吃烟熏、腌制、油炸类食品。少盐控油，每人每天食用油摄入量不超过30克，食盐摄入量不超过5克。每天饮水1500毫升，不饮酒。学会阅读食品标签，选择安全、营养的食品。

《上海市民健康公约》发布，谨记“八不十提倡”

面对新冠肺炎疫情，上海广大市民健康意识高涨，“戴口罩、勤洗手、多通风、不扎堆”成为防疫“四大法宝”。为了把防控成果转化为2400万上海市民的健康理念和生活方式，上海市爱国卫生运动委员会(上海市健康促进委员会)发扬爱国卫生运动的优良传统，汇集专家和各成员单位意见，针对社会上的健康顽症和新问题，着眼于常态化疫情防控和市民健康素养水平的持续提升，制定了概括为“八不十提倡”的《上海市民健康公约》，并于2020年5月11日正式推出。

上海市民健康公约
(八不十提倡)

不随地吐痰 不乱扔垃圾
不随处抽烟 不过量饮酒
不重油重盐 不食用野味
不沉溺网络 不熬夜透支
科学防护勤洗手 咳嗽喷嚏遮口鼻
环境清洁常通风 宠物饲养讲文明
少喝饮料多喝水 心态乐观爱运动
社交距离须保持 公筷公勺分餐食
定期体检打疫苗 合理用药遵医嘱

新冠病毒感染或可被“拦截”

多项揭示新冠病毒感染机制的研究表明，新冠病毒主要通过其表面刺突蛋白受体结合域与人体细胞上的血管紧张素转化酶 2（ACE2）结合，实现感染。

近日，首都医科大学、中国科学院微生物研究所、中国科学院天津工业生物技术研究所、深圳市第三人民医院等多家单位组成的科研团队从一名新冠康复患者的外周血单核细胞中分离出 4 种人源单克隆抗体。实验显示，这 4 种抗体对新型冠状病毒均有中和能力。其中，分别被称为 B38 和 H4 的两种人源单克隆抗体，能够阻断新冠病毒刺突蛋白受体结合域与其受体血管紧张素转化酶 2（ACE2）的结合。

据介绍，这两种抗体具有进一步被开发成治疗新冠病毒感染药物的潜力，并为疫苗设计提供了基础。

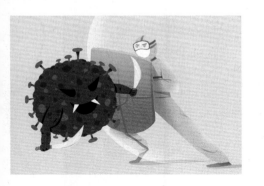

喝酒脸红者应少喝酒有了“实证”

近年来，欧美国家已实施多项以大规模队列的基因分型、基因组测序数据为基础的医学研究计划。然而，由于不同地域人群和种族之间的遗传背景存在着巨大差异，如果直接把国外的相关数据和结论拿来作为中国人疾病风险评估、遗传咨询或诊断和治疗的依据，是不完善和不可靠的。

2020 年 4 月 30 日，上海交通大学医学院附属瑞金医院王卫庆教授团队牵头的中国代谢解析计划（ChinaMAP）在 *Cell Research* 杂志上发表文章“The ChinaMAP analytics of deep whole genome sequences in 10 588 individuals”。研究团队对全国 27 个省市、8 个民族、10 588 人的 DNA 样本，使用国产高通量测序平台进行了深度全基因组测序，完成了高质量的中国人群遗传变异数据构建、中国人群体结构分析、基因组特征比较，以及变异频谱和致病性变异解析，建立了基于中国人群的包含 1.36 亿个基因多态性位点和 1000 万个插入或缺失位点的数据库，其中一半是国外数据库中没有的新位点。该研究首次揭示汉族人群可显著分成 7 个亚群：北方汉族、西北汉族、东部汉族、中部汉族、南方汉族、东南汉族和岭南汉族。与世界其他人群相比，中国人的遗传特征与欧洲、非洲、南亚和拉丁美洲人群之间存在巨大差异，与非洲人群差距最大。中国人群与东亚人群非常相似，日本人群与中国北方汉族人群聚类完全重叠。

该研究对中国人的营养代谢和药物代谢相关遗传特征也进行了分析比较。研究证实，导致喝酒脸红和酒精代谢能力差的乙醛脱氢酶 2 基因 *rs671* 变异是东亚人特有的，其在中国人群中的携带比例远高于全球其他人群。同时，*rs671* 变异也是诱发食管癌的重要危险因素。因此，喝酒脸红者应少喝酒。

脑卒中救治可“直奔主题”

脑卒中具有发病率高、致残率高、死亡率高和复发率高的特点。对于缺血性卒中，目前普遍采用“先静脉溶栓再取栓”的治疗方法。

近日，海军军医大学附属长海医院神经外科主任刘建民牵头组织的“中国急性大血管闭塞性缺血性卒中直接动脉治疗的疗效评估”（DIRECT-MT）结果在《新英格兰医学杂志》发布。课题组选取了发病在 4.5 小时内、适合静脉溶栓的急性大血管闭塞性缺血性卒中病例 656 例，随机分配至直接取栓组（直接取栓）和联合治疗组（静脉溶栓后再取栓），进而评估两种方法的差异。结果显示，直接取栓组的血管再通率低于联合治疗组 5.1%，差异不明显；而直接取栓组的 90 天内患者死亡率低于联合治疗组 1.1%。这说明直接取栓并不比溶栓后再取栓疗效差。该研究结果有望进一步简化脑卒中救治流程，加快救治速度。PM

肝脏是人体最大的消化器官，担负着解毒、代谢、分泌胆汁、参与免疫防御等重要使命。多年来，中国人肝脏的“负担”一直很重。肝病的致病因素多种多样，包括病毒、细菌、寄生虫、代谢异常、酒精、药物、自身免疫等。影响我国人民健康的肝病主要有哪些？几十年来，流行情况有无变化，防治方面有哪些进展？在“世界肝炎日”（7月28日）即将到来之际，本刊特邀肝病领域的权威专家进行分析，希望可以助您爱肝、护肝，为肝脏“减负”。

中国肝病防治 九大变化

策划　本刊编辑部
执行　王丽云
支持专家　庄 辉　王贵强　赵 鸿　段钟平　张跃新　赵 雷
杨东亮　范建高　厉有名　茅益民　陆伦根

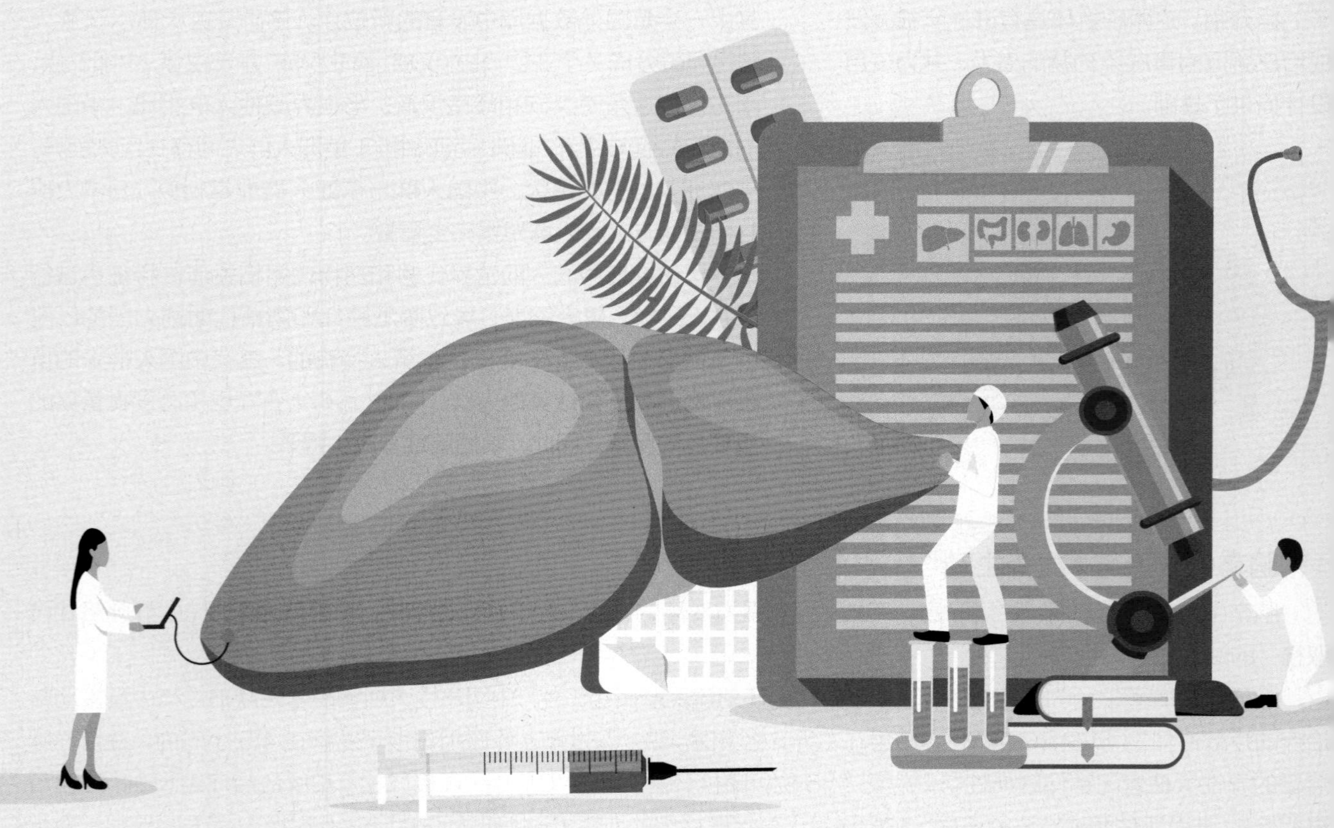

变化一：乙肝患者明显减少

中国工程院院士 庄 辉

我国是“乙肝大国”，在没有实施乙肝疫苗预防接种及血液筛查等干预措施前，人群乙肝病毒表面抗原（HBsAg）流行率为10%左右，5岁以下儿童乙肝病毒表面抗原流行率和成人接近，儿童早期感染是造成我国乙肝病毒（HBV）高感染率的主要原因。几十年来，我国乙肝防控策略不断完善，乙肝流行率明显下降。

一般人群由“高流行”降至“中流行”

1992 年，我国一般人群乙肝病毒表面抗原流行率为 9.75%，属于高流行地区。2006 年这一指标降至 7.18%，2014 年降至 5% ~ 6%，为中流行地区。近三十年来，我国慢性乙肝病毒感染者数量大幅下降，由 1992 年的 1.2 亿人降至 2014 年的 7000 万人，估计到 2030 年可降至约 4000 万人（图 1）。

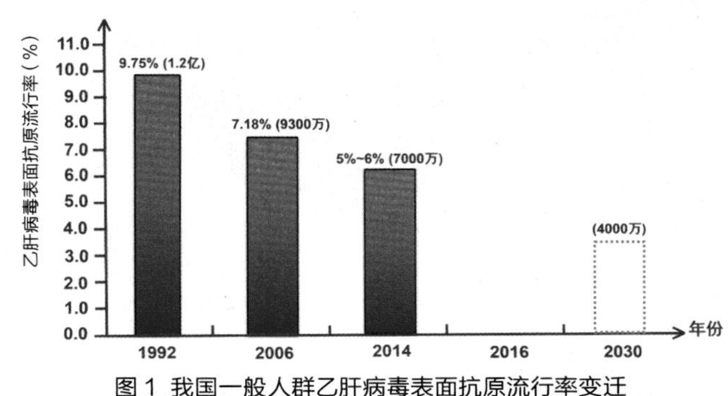

图 1 我国一般人群乙肝病毒表面抗原流行率变迁

5岁以下儿童乙肝流行率显著下降

1992 年、2006 年和 2014 年全国乙肝血清流行病学调查表明，5 岁以下儿童乙肝病毒表面抗原流行率分别为 9.67%、0.96% 和 0.32%（图 2）。自 1992 至 2014 年，5 岁以下儿童乙肝病毒表面抗原流行率下降了 96.7%，约 1 亿名儿童免受乙肝病毒感染。据估计，2019 年 5 岁以下儿童乙肝病毒表面抗原流行率已降至 0.2%，2030 年可达到世界卫生组织提出的 0.1% 的目标。

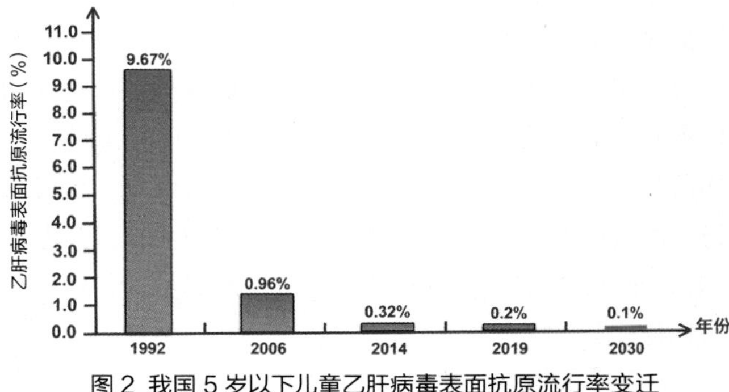

图 2 我国 5 岁以下儿童乙肝病毒表面抗原流行率变迁

急性乙肝发病率明显下降

最近十余年来，我国急性乙肝发病率呈明显下降趋势。我国法定传染病报告系统数据显示，全国急性乙肝报告发病率，2006 年为 7.74/10 万，2016 年降至 4.22/10 万；西部地区 2007 年为 12.11/10 万，2016 年降至 6.77/10 万；东部地区 2005 年为 8.06/10 万，2016 年降至 3.19/10 万；中部地区 2007 年为 5.69/10 万，2016 年降至 3.36/10 万。

乙肝相关并发症发病率下降

近年来，慢性乙肝患者接受抗病毒治疗后，肝硬化和乙肝并发症的发生率显著下降。据推算，过去三十年中，我国肝硬化和肝癌的死亡人数减少了约 750 万人。

专家简介

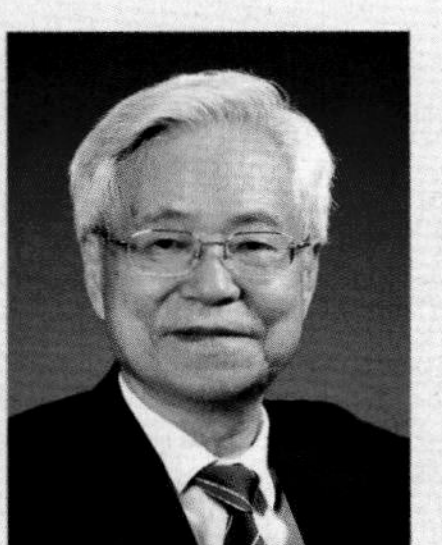

庄 辉 北京大学医学部基础医学院病原生物学系和感染病中心教授、博士生导师，中国工程院院士，中华医学会肝病学分会名誉主任委员，《中国病毒病杂志》《中国病原生物学杂志》主编，《中国预防医学杂志》总编。

变化二：乙肝治疗进入精细化抗病毒时代

北京大学第一医院感染疾病科主任医师 赵 鸿 王贵强

目前，慢性乙肝的治疗目标是最大限度地长期抑制乙肝病毒（HBV）复制，减轻或延缓肝脏炎症、纤维化、肝硬化、肝癌等的发生率，改善生活质量，延长生存时间；对部分条件适合的患者，应当追求“临床治愈”。

自2005年至今，为规范慢性乙肝病毒感染者的诊疗，中华医学会感染病学分会和肝病学分会共同发布了4版《慢性乙型肝炎防治指南》。于2019年12月发布的《慢性乙型肝炎防治指南（2019年版）》的突出亮点包括：精细化抗病毒治疗、追求“临床治愈”和降低乙肝相关肝癌发生率。

慢性乙肝病毒感染，临床诊断较复杂

慢性乙肝病毒感染者的共同之处在于体内有乙肝病毒复制。乙肝病毒对肝脏造成的损伤程度不同，感染者可表现为肝功能正常或异常，伴或不伴肝硬化，从而得出不同的临床诊断：慢性HBV携带状态、HBeAg（乙肝病毒e抗原）阳性慢性乙肝、非活动性HBsAg（乙肝病毒表面抗原）携带状态、HBeAg阴性慢性乙肝、隐匿性HBV感染、乙肝肝硬化（根据严重程度又分为代偿期和失代偿期）。

HBeAg阳性或阴性的慢性乙肝患者不但有病毒复制，而且有肝脏炎症损伤（转氨酶高），通常也有不适症状。慢性HBV携带状态指患者体内有病毒大量复制（HBV DNA > 2×10^7 国际单位/毫升），但肝功能无异常。非活动性HBsAg携带状态指患者体内乙肝病毒复制处于低水平（HBV DNA < 2×10^3 国际单位/毫升），肝功能正常。隐匿性HBV感染患者HBsAg阴性，但血或肝组织中能检测到HBV DNA（通常为低水平），容易被忽视。

抗病毒治疗应“个体化、精细化”

对不同慢性乙肝病毒感染者，应进行个体化、精细化的抗病毒治疗，以便尽快抑制病毒复制。

乙肝流行率将继续下降

我国在乙肝防治方面取得的成绩得到了国际社会的高度肯定，被誉为21世纪公共卫生领域最重大的成就之一。这些成就的取得，主要取决于乙肝防控策略的不断完善，包括乙肝疫苗预防接种、献血员筛查与管理、消除乙肝歧视、规范诊治、加强患者管理等。

如果按照当前的措施和策略，我国人群乙肝病毒表面抗原流行率将会逐步降低。估计至2030年，我国人群乙肝病毒表面抗原流行率，1～4岁组将降至0.1%，5～14岁组将降至0.3%，15～29岁组将降至1%，30～44岁组将降至4%，全人群乙肝病毒表面抗原流行率可降至3%以下，有望彻底摘掉“乙肝大国”的帽子。

肝功能异常（转氨酶升高）的慢性乙肝患者，若已排除其他病毒或病原体感染、药物或毒物使用史、饮酒、代谢紊乱等其他因素导致的肝功能异常，应接受积极的抗病毒治疗。越来越多的研究结果提示，80% 以上的 ALT（丙氨酸转氨酶）轻度升高患者，肝脏穿刺活检证实有显著炎症、纤维化改变，必须进行抗乙肝病毒治疗，以免发展为肝硬化。此外，应用抗病毒药物 1 年后，HBV DNA 仍 > 2×10^3 国际单位 / 毫升者，应调整抗病毒治疗方案。

肝功能正常的慢性 HBV 感染者若存在以下情况，应进行抗乙肝病毒治疗：①有肝外表现（如乙肝病毒相关性肾炎），或已有乙肝肝硬化者。② 30 岁以上，直系亲属中有患乙肝肝硬化或肝癌者；没有上述家族史，但肝穿刺检查证实存在明显肝脏炎症或纤维化者。30 岁以下，肝纤维化相关检查结果正常且肝脏形态正常者，应密切监测（每 3 ~ 6 个月复查一次），必要时须根据肝穿刺检查结果决定治疗方案。

HBV 相关的肝衰竭、失代偿期肝硬化、肝细胞肝癌、肝移植后患者，合并丙肝病毒（HCV）感染者，使用免疫抑制剂或生物制剂者，只要 HBsAg 阳性，无论 HBV DNA 是否阳性，也无论 ALT 是否正常，均须进行抗病毒治疗。

部分患者应追求“临床治愈”

临床治愈是指停止抗乙肝病毒治疗后，仍保持 HBsAg 阴性、HBV DNA 检测不到、肝脏生化指标正常、肝脏组织学病变改善。HBV DNA 低水平且 HBsAg 低滴度的患者，可以组合使用不同作用机制的药物，达到“临床治愈”的目标。

已有的研究表明：核苷（酸）类药物（NAs）和聚乙二醇干扰素 -α（Peg-IFN-α）的组合应用，可使 15%~30% 符合条件的患者达到临床治愈。相信随着新药的研发和乙肝发病机制的深入研究，临床治愈率将会进一步提高。

需要提醒的是，达到“临床治愈”后，患者肝细胞核中仍有乙肝病毒复制的模板 cccDNA，仍然存在发生乙肝相关肝癌的可能，且在免疫功能改变时，可再次出现 HBV DNA 阳性、HBsAg 阳性和肝脏生化指标异常（HBV 再激活）。因此，达到“临床治愈”的患者仍应坚持定期监测。

慢性 HBV 感染者进行“精细化”抗乙肝病毒治疗、追求“临床治愈”的最终目标，都是降低乙肝相关肝细胞肝癌的发生率。

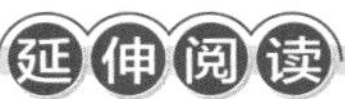

常用的抗乙肝病毒药物

抗乙肝病毒药物分为两类：干扰素和核苷（酸）类药物。《慢性乙型肝炎防治指南（2019年版）》推荐的干扰素有聚乙二醇干扰素-α，推荐的核苷（酸）类药物有富马酸丙酚替诺福韦（TAF）、富马酸替诺福韦酯（TDF）、恩替卡韦（ETV）。

聚乙二醇干扰素-α有助于降低乙肝相关肝细胞肝癌的发生率，提高HBsAg和HBeAg阴转率，疗程不超过96周，但不良反应多，需要注射，病毒阴转率也不如核苷（酸）类药物。

核苷（酸）类药物服用方便（口服，每日1次）、不良反应少、病毒阴转率高，但疗程较长。

专家简介

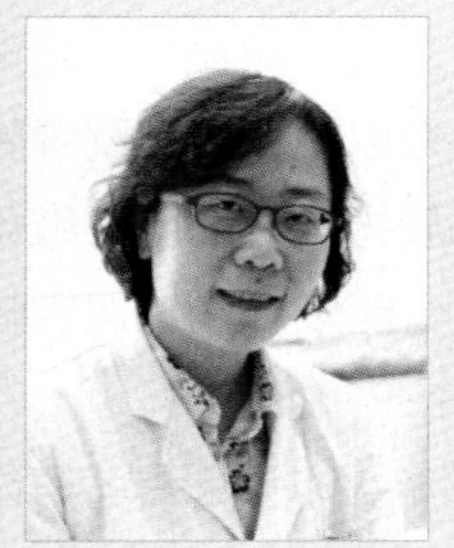

赵 鸿 北京大学第一医院感染疾病科主任医师、教授，病毒研究室主任，中国研究型医院学会感染病学分会常委，北京医学会感染病学分会委员，北京医师协会感染科医师分会常务理事。擅长各种感染性疾病、各种原因导致的转氨酶升高、肝炎及肝硬化的诊治。

专家简介

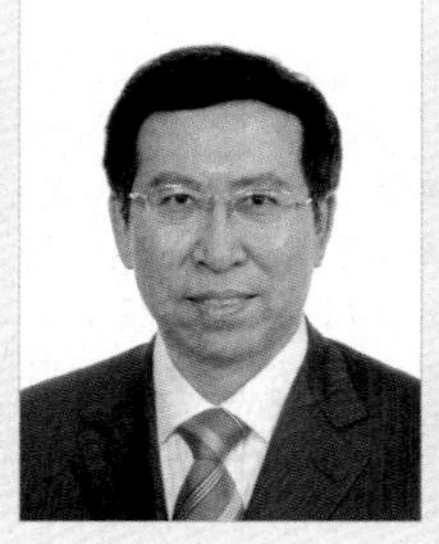

王贵强 北京大学第一医院感染疾病科主任、肝病中心主任、主任医师、教授、博士生导师，中华医学会感染病学分会主任委员，中国医师协会感染科医师分会副会长。擅长各种疑难肝病、重症感染的诊疗，不明原因发热的诊断，以及抗菌药物合理应用和管理，等等。

变化三：丙肝已可被治愈

首都医科大学附属北京佑安医院
疑难肝病及人工肝中心主任医师　段钟平

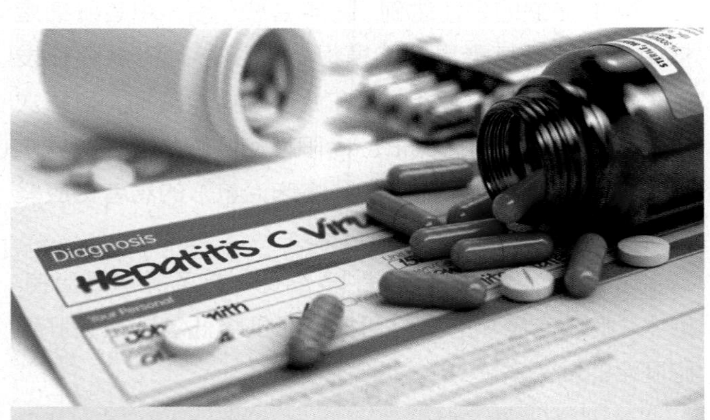

丙肝病毒（HCV）感染在我国很常见，我国约有1000万丙肝病毒感染者，每年新报告丙肝患者约20万人。丙肝病毒的传播途径和潜伏特征与乙肝病毒类似，主要经过血液、不洁性行为和母婴三种途径传播。丙肝早期症状不明显，很容易被人们忽视，如果未能及时发现、及时治疗，患者会在不知不觉中发生肝脏损伤，逐渐发展成肝硬化，甚至肝癌，严重威胁生命。

与乙肝有预防疫苗而无特效治疗药物不同，丙肝恰恰没有预防疫苗，但有特效治疗药物。直接抗病毒药物的面世，可使丙肝的总体治愈率达95%以上。因此，对付丙型肝炎，及时诊断和更积极治疗显得尤其重要。

专家简介

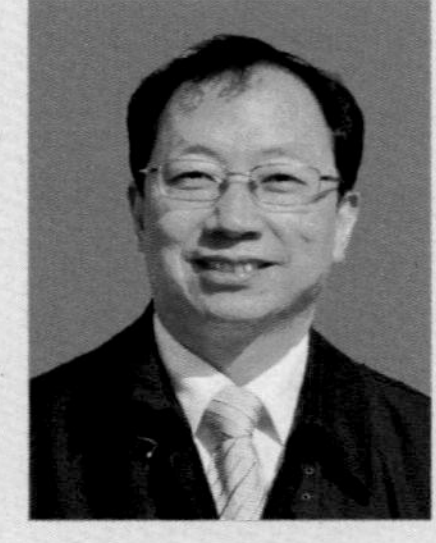

段钟平　首都医科大学附属北京佑安医院疑难肝病及人工肝中心首席专家、主任医师、教授、博士生导师，首都医科大学感染病学系常务副主任、肝病转化医学研究所所长，中华医学会肝病学分会前任主任委员。擅长重型肝炎、肝衰竭、胆汁淤积性肝病、自身免疫性肝病等各种疑难重症肝病的诊治。

丙肝诊断：“一问、二查、三辅助”

由于多数人感染丙肝病毒后没有症状，故丙肝病毒感染者极易被漏诊，就诊率仅为2%左右。大多数感染者是在术前检查、献血、婚前或孕前体检等过程中被发现的，有的患者直到发展为肝硬化、肝癌，追溯病源时才被发现。实际上，诊断丙肝并不困难，可归纳为“一问、二查、三辅助”。

“一问”，是问患者有无危险因素，如不安全献血，应用过血液及其制品，有多个性伙伴，使用过非一次性注射器和针头，接受过未经严格消毒的牙科器械治疗、侵袭性操作和针刺，等等。

“二查”，是进行丙肝病毒抗体（抗-HCV）和HCV RNA检测。丙肝病毒抗体检测可判断是否感染丙肝病毒：若结果为阳性，说明既往或现在有HCV感染；若结果为阴性，基本可以排除丙肝病毒感染。丙肝抗体阳性者应进一步进行HCV RNA定性或定量检测，以确定是否为现症感染。HCV RNA是反映体内有没有丙肝病毒的直接指标，因为一些自身免疫性疾病患者可出现抗体假阳性，血液透析、免疫功能缺陷或合并人类免疫缺陷病毒（HIV）感染者可出现抗体假阴性，急性丙型肝炎患者可因处于早期（窗口期）而抗体为阴性。除上述两项检查外，还有一些相关检测项目，如HCV核心抗原检测、HCV基因型和变异检测、病毒耐药相关检测等。

“三辅助”，是指肝功能、超声、肝纤维化无创诊断技术三项辅助诊断措施。肝功能检查包括转氨酶、胆红素、白蛋白等，能帮助我们了解有无肝脏炎症、黄疸等。超声检查不仅能观察肝脏形态、结构，还可以发现肝癌及腹腔其他器官问题。瞬时弹性成像是一项较为成熟的肝纤维化无创诊断技术，操作简便，重复性好，能较准确地识别轻度肝纤维化、进展性肝纤维化或早期肝硬化。

通过以上“一问、二查、三辅助”，可以判断患者有无丙肝病毒感染，病情如何，是否需要治疗。

只要HCV RNA阳性，就应进行抗病毒治疗

随着抗丙肝病毒特效药物的问世及价格的不断下降，“抗病毒”已是丙肝的基本治疗措施。治疗目标是清除患者体内的病毒，减轻丙肝病毒引起的相关肝损伤，阻止病情进展为肝硬化、肝衰竭或肝癌，提高患者的长期生存率，改善生活质量，同时减少病毒的传播。

根据我国《丙型肝炎防治指南（2019年版）》的建议，以下患者需要进行抗病毒治疗：

- 所有HCV RNA阳性的患者，不论有无肝硬化，是否合并慢性肾脏疾病或肝外表现。
- 丙肝病毒感染相关活动性（进展期）肝纤维化或肝硬化，有显著肝外表现，肝移植后丙肝复发，合并加速肝病进展的疾病（如合并乙肝病毒、人类免疫缺陷病毒感染，糖尿病，等等），以及传播HCV风险高（静脉药瘾者、男男同性恋、有生育愿望的育龄期女性、血液透析患者等）的患者，须立即进行抗病毒治疗。

需要提醒的是，育龄期女性丙肝患者在应用口服抗病毒药物治疗前，应筛查是否怀孕。已经怀孕者，可在分娩、哺乳期结束后进行抗病毒治疗；未怀孕者，应避免在服用抗病毒药物期间怀孕。

直接抗病毒药物，使丙肝治疗迎来“治愈”时代

说到丙肝抗病毒治疗，首先应了解下面两个概念。

一是病毒的基因型。丙肝病毒根据核酸结构不同，分为6个基因型，不同基因型对药物的反应不同，所以有泛基因型药物或方案（即能覆盖所有基因型的药物或方案）、基因针对性药物或方案（仅对某些基因型病毒有效的药物或方案）。

二是直接抗病毒药物（简称DAA），即近年上市的以口服为主的抗丙肝病毒药物。这些药物普遍具有高效、安全、疗程短的特点，为了达到更短疗程、更高疗效、更安全剂量的目的，治疗时常常联合应用2种或多种药物。

丙肝抗病毒治疗首推泛基因型方案，病毒持续应答率（可以简单理解为病毒清除率）均在95%以上。由于泛基因型药物价格较高，已经明确病毒基因型的患者，可选择基因针对性药物。

变化四：甲肝、戊肝仍有局部流行

新疆医科大学第一附属医院感染性疾病中心
徐 峥 张跃新（主任医师）

病毒性肝炎主要有甲肝、乙肝、丙肝、丁肝和戊肝五种。近年来，有关乙肝和丙肝的科普宣传较多，大多数人对乙肝和丙肝有所了解。然而，提到甲肝和戊肝，很多人还比较陌生。与乙型、丙型肝炎病毒经血液等途径传播不同，甲型、戊型肝炎病毒经消化道传播。可以说，甲肝、戊肝都是“吃”出来的。

甲肝、戊肝：相似的“两兄弟”

甲肝是由甲肝病毒（HAV）感染所致的一种以肝损害为主的急性传染病。甲肝病毒经口（消化道）侵入人体，随血流进入肝脏，在肝细胞内复制，引起肝脏炎症，并排至胆道、肠道，随粪便排出体外。甲肝病毒在外界环境中抵抗力较强，如在25℃干粪中可存活1个月，在室温下可存活1周，在贝壳类动物体内可存活数月。若甲肝病毒随粪便污染水源、农田、菜地、果园，被污染的蔬菜、水果及食物未经清洗或煮熟，则甲肝病毒即可经口进入人体，引起急性甲肝。

急性甲肝患者有发热、乏力、畏寒表现，继而出现恶心、厌食等消化道症状，部分患者可出现不同程度

专家简介

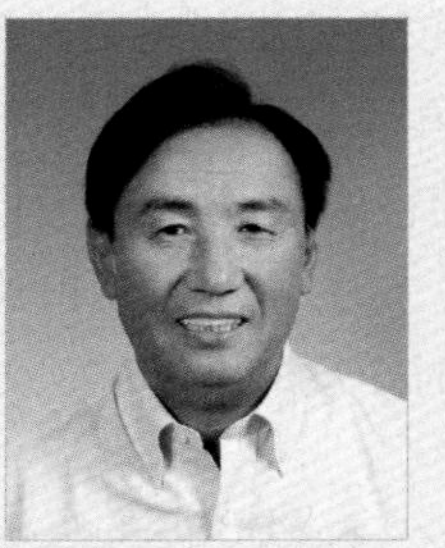

张跃新 新疆医科大学第一附属医院感染性疾病中心主任医师、教授、博士生导师，中华医学会感染病学分会常委、肝病学分会常委，中国医师协会感染科医师分会常委，新疆医学会感染病学分会副主任委员、内科学分会副主任委员。擅长感染性疾病和传染病的诊治，尤其是慢性肝病、肝硬化、脂肪肝等的诊治。

的黄疸，有的患者还会有肝脾肿大、腹胀等症状。一般实验室检查可发现患者肝脏炎症指标——丙氨酸转氨酶（ALT）和天冬氨酸转氨酶（AST）较正常值升高数倍，甚至数百倍，甲肝病毒抗体 IgM 阳性可确诊甲肝。大多数患者经 1 ~ 4 周病情好转，预后良好，极少演变成慢性肝炎。

戊肝由戊肝病毒（HEV）感染所致，传播途径与 HAV 相似。急性戊肝也是自限性疾病，症状和甲肝类似，血清戊肝病毒抗体（抗 -HEV）或 HEV RNA 阳性即可确诊。值得注意的是，孕妇患戊肝后容易发展成重型肝炎，病死率高达 20% 左右。此外，应用免疫抑制剂等免疫功能低下者患戊肝后，容易转变成慢性肝炎。

甲肝和戊肝这对“兄弟”有许多共同特点：首先，甲肝病毒和戊肝病毒的主要传播途径均为经消化道传播，若进食未煮熟的食物，就有患病可能；其次，两者的症状类似，须通过特异性抗体检测才能区分；第三，两者都表现为急性肝炎，呈自限性，通过合理的治疗完全可以治愈。

卫生条件改善，甲肝发病率显著下降

过去，由于经济落后，卫生条件较差，通过消化道传播的甲肝和戊肝在我国城乡均有流行，尤以农村地区为多，甚至时常发生局部暴发流行。由于甲肝和戊肝流行的地区往往可能存在水源或食物安全问题，所以容易出现集体患病。如 1988 年上海市曾经发生甲肝大流行，近 30 万人因食用被甲肝病毒污染的毛蚶而患上甲肝。近年来，随着生活条件的改善和人们对卫生的重视，甲肝发病率已显著下降，但局部地区仍有小范围流行。

戊肝发病超过甲肝，食物污染是主因

过去，戊肝主要在卫生条件较差的农村地区，特别是在夏秋雨季或洪水过后，因水源污染而出现暴发流行。目前，我国各地仍有戊肝小范围流行的报道。自 2011 年至今，戊肝病毒已超过甲肝病毒，成为导致急性肝炎的主要病原体。据统计，全球现有 2000 万戊肝病毒感染者，每年有 300 万人患病，7 万人死亡。

人们的生活条件在改善，为什么戊肝却没有消失呢？研究发现，当前导致戊肝流行的主要原因是食物被污染，而非水源污染。戊肝病毒存在于家畜（猪、牛、羊）、家禽（鸡、鸭、鹅等）及野生动物（野猪、骆驼、鼠等）的体内，人类在接触或进食被戊肝病毒感染的动物后可患病。

此外，戊肝病毒感染已从过去的中青年人群高发，逐渐转变为中老年及免疫低下者高发。流行病学分析发现，我国东部地区的戊肝发病率高于中西部地区，养猪业从业者、农民及老年人是戊肝的高风险人群。

注意休息、保证营养：治疗甲肝、戊肝的基础

尽管急性甲肝、戊肝具有传染性，需要隔离治疗，但只要科学认识，规范治疗，大多数患者都能被治愈。一般情况下，患者粪便中无病毒排出（约 3 周）即可解除隔离。目前，尚无针对甲肝病毒和戊肝病毒的特效药，需要依靠患者自身的免疫力清除病毒，故治疗上强调注意休息、勿劳累、不饮酒、不用伤肝药物、保证营养等措施，患者应进食易消化、富含蛋白质和维生素的食物。适当服用保肝药物有利于减轻肝脏炎症，恢复肝脏功能，但不宜过多用药，以免增加肝脏负担。症状减轻及肝功能好转后，患者可逐渐增加活动量，直至恢复日常工作。出院后 6 个月内，患者应定期复查肝功能，了解肝脏恢复情况。

预防：把好“入口”关， 高危人群接种疫苗

甲肝和戊肝均经消化道传播，只要把住“入口”关，这两种病毒性肝炎是完全可以预防的。首先，应注意饮食卫生，不喝生水，生吃蔬菜、水果要洗净，肉类、贝壳类海产品应煮熟烧透，不吃生鱼、虾，不吃半生不熟的羊肉串等烧烤食品，不在不卫生的摊点吃饭。其次，平时应做好个人卫生，饭前便后要洗手，餐具、茶具和生活用品要经常消毒。第三，聚餐时提倡用公筷、公勺，最好实行分餐制。第四，工厂、学校、建筑工地等单位的集体食堂要加强卫生管理，加工凉、热菜的工具和容器要分开，并定期消毒。

目前，甲肝和戊肝均有疫苗可用，高危人群可接种甲肝或戊肝疫苗，促使机体产生保护性抗体。甲肝疫苗分为减毒活疫苗和灭活疫苗两类，已纳入国家扩大免疫规划范围，凡是对甲肝易感者均应接种。2012 年，我国研制的全球首个戊肝疫苗获准上市，临床应用显示，保护率可达 100%。戊肝疫苗适用于 16 岁以上的易感人群，特别是高风险人群，如养殖业、餐饮业从业人员等。

变化五：寄生虫所致肝病并未远去

华中科技大学同济医学院附属协和医院感染科主任医师　赵 雷　杨东亮

引起肝病的寄生虫可分为以下几种：直接寄生在肝脏或胆管内，产生的分泌物和机械刺激可引起肝细胞变性、肝胆管阻塞及肝功能损伤的，如华支睾吸虫、肝片形吸虫、细粒棘球蚴、肝毛细线虫等；在肝胆管内移行，造成肝组织破坏与炎症反应的，如溶组织内阿米巴、卫氏并殖吸虫、布氏姜虫、蛔虫等；寄生虫的分泌物引发超敏反应，导致肝脏及其他脏器损伤的，如血吸虫等。

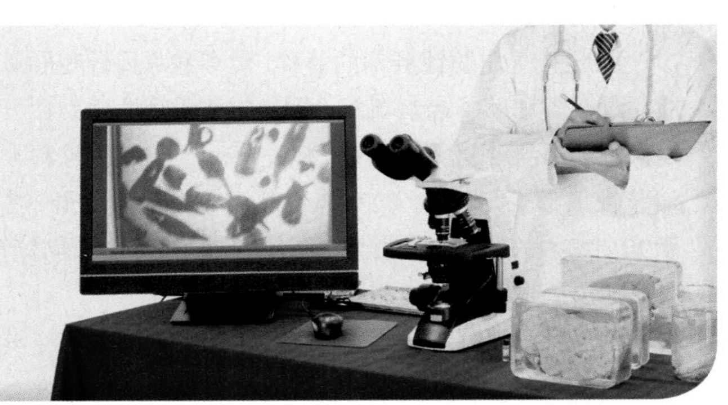

华支睾吸虫的囊蚴在淡水鱼虾中存活，人生食鱼虾可发生华支睾吸虫病（又称肝吸虫病）。急性期患者主要表现为过敏反应及消化道反应；慢性期患者以消化道症状为主，如上腹不适、腹痛、腹泻、食欲不振、肝肿大、肝区疼痛等。

棘球蚴可寄生于人、多种食草类家畜和犬等动物，引起棘球蚴病（又称包虫病）。棘球蚴可寄生在人体任何部位，以肝脏寄生最常见，占近70%，肺次之。棘球蚴累及肝脏时，可引起肝区疼痛，患者右上腹可出现肿块，有坠胀不适感；若棘球蚴进入胆道，可引起急性炎症及胆道阻塞；若进入腹腔，可致急性弥漫性腹膜炎。

肝片形吸虫的尾蚴可在水生植物表面形成囊蚴，人生食或误食后，可感染肝片形吸虫病。急性期患者可出现高热、腹痛、呕吐、腹泻或便秘、肝肿大等消化道症状，慢性期患者表现为乏力、右上腹疼痛、厌油腻、贫血、黄疸和肝肿大等胆道阻塞症状。

血吸虫也常寄生于人的肝脏。疫水中的血吸虫尾蚴可通过皮肤、黏膜进入人体，导致血吸虫病。感染初期，患者有皮炎、瘙痒症状；急性期患者表现为高热、腹痛、腹泻、肝脾肿大；慢性期患者表现为胃肠道功能紊乱、肝功能障碍、贫血等；病情发展到晚期，患者发生血吸虫性肝硬化，肝脾肿大、腹水，甚至肝功能衰竭。

寄生虫所致的肝病并不少见

新中国成立初期，寄生虫病广泛流行，严重危害人民生命安全。党和国家发动群众，重视生态环境治理，积极

专家简介

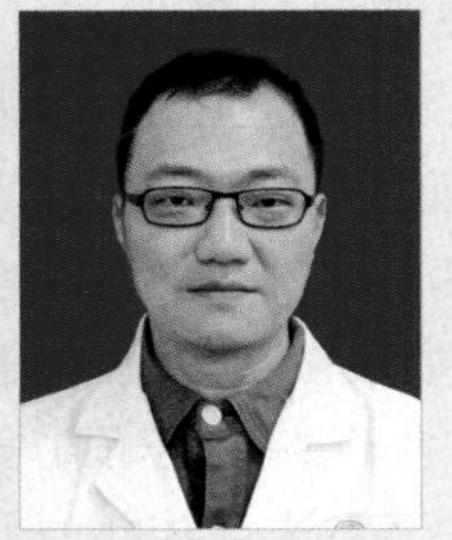

赵 雷　华中科技大学同济医学院附属协和医院感染科副主任、主任医师、教授、博士生导师，中华医学会肝病学分会肝纤维化学组委员，中国医师协会中西医结合医师分会基础与转化医学委员会常委，中国医药教育协会肝病专业委员会常委。擅长各类肝病、发热性疾病、重症感染、寄生虫病等感染性疾病的诊治。

专家简介

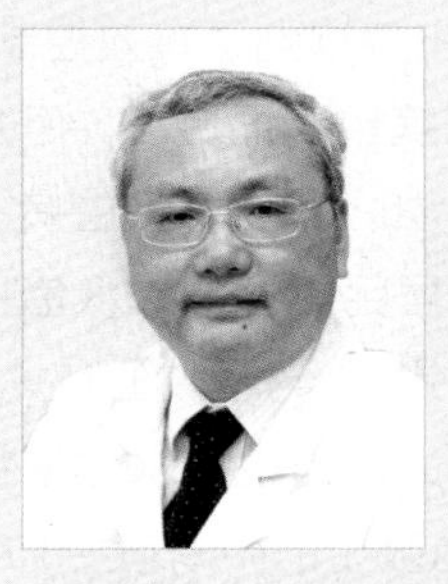

杨东亮　华中科技大学感染与免疫国际联合实验室主任、同济医学院附属协和医院感染病与免疫研究所所长、主任医师、教授、博士生导师，中华医学会肝病学分会常委，中国医师协会感染科医师分会委员，中国免疫学会感染免疫分会常委。主要研究方向为病毒与宿主相互作用的分子和免疫学机制、抗病毒治疗等。

变化六：脂肪肝越来越多

上海交通大学医学院附属新华医院消化内科主任医师　范建高

脂肪肝是脂肪性肝病的简称，是各种原因引起肝脏脂肪过度蓄积的临床病理综合征，包括酒精性脂肪性肝病（又称酒精性肝病）、代谢相关脂肪性肝病（又称非酒精性脂肪性肝病），以及其他原因导致的脂肪肝。鉴于90%左右的脂肪肝与肥胖和代谢紊乱有关，故通常所说的脂肪肝主要指代谢相关脂肪性肝病。

脂肪性肝炎是代谢相关脂肪性肝病的严重类型，其在肝脏脂肪沉积的基础上发生了炎症损伤和肝纤维化，可进一步发展为失代偿期肝硬化和肝细胞癌。

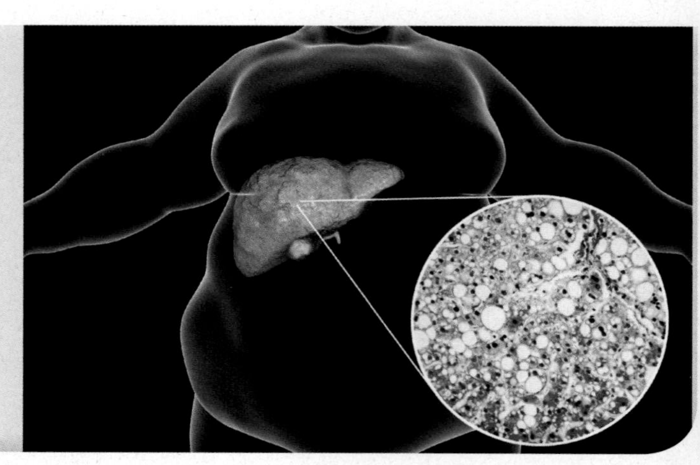

我国四分之一成人患脂肪肝

随着饮食结构的西化和久坐少动生活方式的盛行，近30年来，我国居民代谢相关脂肪性肝病的患病率不断增加，起病渐趋低龄化，地域和城乡差异越来越小，是健康体检发现转氨酶增高的重要原因。如今，代谢相关脂肪性肝病已成为我国第一大慢性肝病，25%的成人患有代谢相关脂肪性肝病，肥胖、血脂异常、高血压、糖尿病、代谢综合征患者的脂肪肝患病率高达50%以上。在所有脂肪肝中，10%～20%为脂肪性肝炎。

膳食能量过多，营养不均衡，常吃零食、加工食品、饮料、夜宵及不吃早餐等不健康饮食行为，长期缺乏体育锻炼，久坐少动的生活方式，与代谢相关脂肪性肝病的高发密切相关。此外，甲状腺功能减退、垂体功能减退、多囊卵巢综合征、睡眠呼吸暂停综合征、肌肉衰减综合征（肌少症）等，亦与脂肪肝的发生和进展有关。

随着肥胖症的全球化流行，儿童代谢相关脂肪性肝病也越来越常见，一般10岁以上儿童患病率比相对低龄的儿童高。中国上海一项针对9～14岁学生的肝脏超声

实行以控制传染源为主的防控措施，严控、查杀中间宿主（寄生虫的幼虫或无性生殖阶段所寄生的宿主），管制粪便和水源，结合健康教育，使寄生虫病得到了有效控制。数十年来，因寄生虫感染导致的肝病也明显减少，但并未远去，其流行呈明显区域性分布，如：华支睾吸虫病主要集中在华南和东北，与这些地区居民喜生食淡水鱼虾有关；棘球蚴病主要分布在西部农牧场，与畜牧业有关；肝片吸虫病主要出现在西南地区，大多因生食水生植物而感染；血吸虫病则分布在钉螺（血吸虫的中间宿主）所在地区和被血吸虫污染的疫水区，如湖南、湖北、江西、安徽、江苏、四川、云南等。

预防寄生虫感染，重在注意饮食卫生

大部分寄生虫通过食物传播。比如：吃生鱼片、生鱼粥容易感染华支睾吸虫，生食淡水蟹或蝲蛄容易感染卫氏并殖吸虫，生食水菱、荸荠等容易感染布氏姜片虫，等等。由此可见，不良的卫生、饮食习惯是感染寄生虫的重要原因。研究表明，良好的卫生、饮食习惯有益于预防食源性寄生虫病，如勤洗手、不喝生水、不吃未煮熟的食物、生熟砧板分开等。

检查研究发现，脂肪肝患病率为 2.1%，超重和肥胖学生的脂肪肝患病率分别为 2.9% 和 13.8%。在肥胖儿童中，短期内体重迅速增长是脂肪肝的重要危险因素。与正常体重、同年龄儿童相比，超重或肥胖儿童脂肪肝的患病率更高，且在体质指数、年龄相同的儿童中，男孩比女孩更容易发生脂肪肝。

脂肪肝可致肝硬化、肝癌

代谢相关脂肪性肝病的重要特征是肝脏脂肪含量过高，也就是“肝脏得了肥胖病”。而肝脏肥胖是内脏肥胖、恶性肥胖，如果不及时、有效干预，会严重危害肝脏和肝外重要器官的健康。无论胖瘦、有无临床症状、是否有肝功能异常、是否饮酒，代谢相关脂肪性肝病患者如果任其发展、置之不理，则病情会缓慢进展，一旦从单纯性脂肪肝进展为脂肪性肝炎，则可发生肝纤维化，进而发展至肝硬化、肝癌和肝功能衰竭。在欧美国家肝硬化、肝癌和肝移植的病因排行榜中，代谢相关脂肪性肝炎仅次于乙肝、丙肝、酒精性肝炎。

代谢相关脂肪性肝病还与肥胖、代谢综合征、2 型糖尿病互为因果，共同促进胆石症、冠心病、脑血管疾病、慢性肾病及结直肠肿瘤等肝外恶性肿瘤的发生。与对照人群相比，代谢相关脂肪性肝病患者生活质量差，医疗费用高，预期寿命短，死于心血管疾病、癌症、肝病的风险显著增高。

定期体检，及时发现脂肪肝

成年后体重增加、肥胖、糖尿病、代谢综合征，以及丙氨酸转氨酶或 γ - 谷氨酰转肽酶增高的患者，需要定期通过超声检查证实有无脂肪性肝病，有条件者还可通过瞬时弹性成像技术定量评估肝脏脂肪变和纤维化程度。合并代谢综合征、血糖控制不好的 2 型糖尿病、转氨酶持续增高、肝脏弹性值增加的脂肪肝患者，可能已发生脂肪性肝炎，甚至肝纤维化，需要及时接受专业的个体化治疗。

防治脂肪肝，减轻体重最重要

代谢相关脂肪性肝病的治疗方法包括节制饮食、避免久坐、增加体育锻炼等，应用相关药物治疗并存的血脂紊乱、高血压、糖尿病、痛风、心脑血管疾病和脂肪性肝炎。其目的是减少体内脂肪，特别是肝脏脂肪含量，并保证骨骼肌含量，从而改善胰岛素抵抗，防治代谢紊乱和脂肪性肝炎。

超重和腹型肥胖的代谢相关脂肪性肝病患者，通过少吃多动使体重减少 5%，可使单纯性脂肪肝完全消退，血液生化指标改善；减重 7% 以上，可使脂肪性肝炎程度减轻；减重 10% 以上，还能缓解脂肪性肝炎，逆转肝纤维化。合并肝脏酶学指标增高的患者，体重每下降 1%，可使丙氨酸转氨酶下降 8.3%；体重下降 10%，则可使丙氨酸转氨酶降至正常范围。现有的抗炎保肝药物只有在改变生活方式的基础上，才能起到阻止肝纤维化进展和防治脂肪性肝炎的作用。

在半年至 1 年内已经达到体重减轻目标的脂肪肝患者，应该实施长期减肥和防止体重反弹计划，以促进代谢紊乱和脂肪性肝炎持续缓解，并避免因体重反弹而前功尽弃。改变生活方式和应用相关药物仍不能有效减重和控制代谢紊乱的肥胖性脂肪性肝炎患者，可以考虑采用腹腔镜或胃镜下手术减肥，从而有效治疗代谢紊乱和脂肪性肝炎。此外，体质指数正常但存在代谢紊乱的“瘦人”脂肪肝患者，同样需要节制饮食和增加运动。减重对非肥胖脂肪肝患者的治疗效果，甚至比肥胖性脂肪肝患者更好，且更持久。

总之，代谢相关脂肪性肝病是不良生活方式导致的众多慢病之一，所有患者都应及时通过改变生活方式来减少体内脂肪含量，增加骨骼肌质量。长期坚持良好的生活方式，可以兼顾治疗心血管病和脂肪性肝炎，并显著提高药物对脂肪性肝炎及其并存疾病的治疗效果。

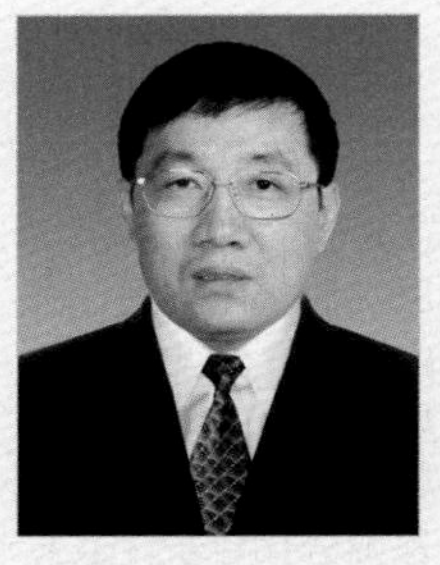

专家简介

范建高 上海交通大学医学院附属新华医院消化内科主任、主任医师、教授、博士生导师，中华医学会肝病学分会脂肪肝和酒精性肝病学组名誉组长，中国医药生物技术协会慢病管理分会主任委员，中国医师协会医学科普分会肝病科普专业委员会主任委员，上海市医学会肝病专科分会名誉主任委员。擅长脂肪肝、酒精性肝病、病毒性肝炎等肝病及肥胖的诊治。

变化七："酒精肝"仍是主要慢性肝病

浙江大学医学院附属第一医院消化内科主任医师　厉有名

酒精性肝病是长期过量喝酒导致的肝脏疾病，初期通常表现为脂肪肝，进而可发展成酒精性肝炎、肝纤维化和肝硬化，严重酗酒可诱发肝细胞广泛坏死，甚至引起肝功能衰竭。酒精性肝炎是酒精性肝病的进展阶段，临床多表现为恶心、乏力、黄疸、发热、体重减轻、营养不良等。实验室检查可表现为血清丙氨酸转氨酶(ALT)、天冬氨酸转氨酶(AST)、γ-谷氨酰转肽酶(GGT)及胆红素水平升高等。重症酒精性肝炎是指酒精性肝炎患者出现肝功能衰竭的表现，如黄疸、凝血机制障碍、低白蛋白血症、肝性脑病、急性肾功能衰竭、上消化道出血等。

近年来，我国的饮酒人数和人均饮酒量明显上升，酒精性肝病的患病率也呈上升趋势。流行病学调查显示，我国成人的酒精性肝病患病率为4%～8%，过量饮酒者中酒精性肝炎患者的比例约为10%。根据一些地区的研究报告，最近10年，重症酒精性肝炎的发病率增加了2.4倍，酒精性肝炎已成为我国的主要慢性肝病之一。

诸多因素影响酒精性肝病的发生、发展

饮酒后，酒中的酒精（也称乙醇）主要在小肠被吸收，其中90%以上在肝内代谢，代谢过程中产生的乙醛等有害物质可直接或间接伤害肝细胞，同时导致肝细胞代谢紊乱，引起脂肪肝。影响酒精性肝病发生、发展的因素较多，主要包括饮酒量、饮酒年限、酒精饮料品种、饮酒方式、性别、种族、肥胖、肝炎病毒感染、遗传因素、营养状况等。

酒精造成的肝损伤具有阈值效应，即达到一定的饮酒阈值，就会大大增加肝损风险。然而，饮酒量与肝损伤的量效关系存在个体差异。一般而言，短期反复大量饮酒者可发生酒精性肝炎，平均每日摄入乙醇80克达10年以上者会发展为酒精性肝硬化。饮用啤酒或白酒比葡萄酒更容易引起酒精性肝病，饮用高度烈性酒比其他酒引起肝损伤的风险更大。空腹饮酒较伴有进餐的饮酒方式造成的肝损伤更大；相比偶尔饮酒和酗酒，每日饮酒更容易引起严重的酒精性肝损伤。

女性对乙醇介导的肝毒性比男性更敏感，表现为更小剂量与更短的饮酒期限就可能出现更严重的酒精性肝病，也更容易发生严重的酒精性肝炎和肝硬化。肥胖或超重可增加酒精性肝病进展的风险。肝炎病毒与酒精对肝脏的损害起协同作用，在肝炎病毒感染基础上饮酒，或在酒精性肝病基础上并发乙肝病毒或丙肝病毒感染，都可加速肝病的发生和发展。

治疗"酒精肝"，必须戒酒

治疗酒精性肝病没有特效药，如果不戒酒、不治疗，患者就会从单纯酒精性脂肪肝转变成酒精性肝炎，进而发生酒精性肝纤维化和肝硬化，甚至肝癌。因此，戒酒是必需的，也是最基本的治疗措施。戒酒可改善绝大部分酒精性肝炎患者的预后，延缓肝硬化进程，提高所有阶段酒精性肝病患者的生存率。戒酒困难者可接受心理疏导和药物干预，酒精依赖者戒酒过程中应注意防治戒断综合征。在戒酒的基础上，酒精性肝炎患者还需要营养支持治疗。重症酒精性肝炎患者可使用糖皮质激素和人工肝治疗。

专家简介

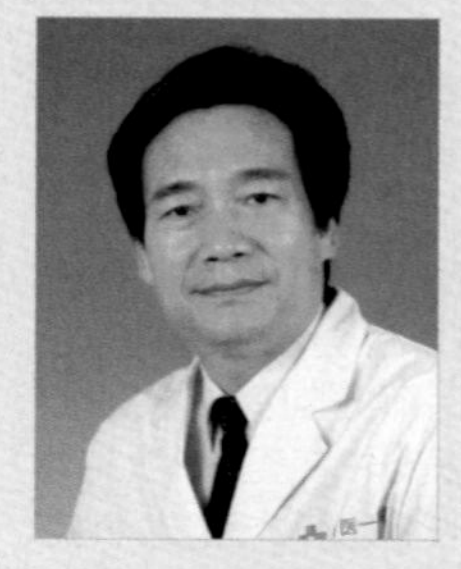

厉有名　浙江大学医学院内科学教授、附属第一医院消化内科主任医师，中华医学会内科学分会前任主任委员，中国医师协会内科医师分会副会长、消化内科医师分会常委，浙江省医师协会内科医师分会会长。擅长消化道疾病的内镜诊治，特别是消化系统疑难杂症、酒精性肝病和脂肪性肝病的诊治。

变化八："药物肝"不断增加

上海交通大学医学院附属仁济医院消化科主任医师　茅益民

药物可以治病，也可以致病，这就是常言所说的"是药三分毒"。药物进入人体后需要代谢，而肝脏中含有与药物代谢相关的酶，目前已知的几乎所有的药物都会经过肝脏代谢，因此药物最容易伤害的器官是肝脏。药物性肝损伤是指在常规治疗剂量的药物使用过程中发生的不同程度肝脏损伤。它既是一种常见的肝脏疾病，也是重要的药物不良反应之一。

发生率高，诊断率低

临床上，在因不明原因转氨酶升高而就诊的患者中，最终确认为药物性肝损伤的不在少数。来自国外的数据显示，因"黄疸"而住院的患者中，2% ~ 5% 由药物引起；因"急性肝炎"住院的患者中，约 10% 由药物引起；因"急性肝功能衰竭"而住院的患者中，30% ~ 40% 由药物引起。近年来，在我国因肝病住院的患者中，药物性肝损伤所占的比例也在不断增加。我国迄今最大规模的药物性肝损伤流行病学研究显示，普通人群中药物性肝损伤的年发生率至少为 23.80/10 万人，已高于西方国家。

在我国的肝病中，虽然药物性肝损伤的发生率仅次于病毒性肝炎和脂肪性肝病（包括酒精性脂肪肝及非酒精性脂肪肝），但是由于缺乏特异性临床表现和相关指标，尤其是药物造成的慢性肝损伤起病较隐匿，患者常常不能被发现或确诊。

这些药物容易伤肝

理论上，任何药物（包括保健品）都有引起肝损伤的可能。少数药物具有直接肝毒性作用，引起的肝损伤具有剂量依赖性，药物剂量越大，肝毒性越大，其肝毒性往往具有可预测性。多数药物所致的肝损伤与患者的特异体质密切相关，与药物剂量和疗程关系并不密切，临床上往往难以预测。

在欧美国家，非甾体抗炎药、抗生素等是引起肝损伤的最常见药物，其他的包括抗结核药、抗肿瘤药、神经系统疾病治疗药物、精神系统疾病治疗药物、心脑血管病治疗药物、代谢性疾病治疗药物、抗真菌药、免疫抑制剂、激素类药物等都是目前已知引起肝损伤频率较高的药物。在我国，引起肝损伤的主要药物为各类保健品和传统中药（占 26.81%）、抗结核药（占 21.99%）、抗肿瘤药和免疫调节剂（占 8.34%）等。

"药物肝"类型多样、轻重不一

肝脏中有肝细胞、胆管上皮细胞、血管内皮细胞等多种细胞，不同药物可能会损伤不同的细胞，同一药物也可能损伤多种细胞。因此，药物会导致各种急、慢性肝损伤类型。多数患者表现为用药后转氨酶急剧升高，可伴或不伴黄疸，类似"急性肝炎"。有些患者，尤其是长期用药的患者，可表现为药物引起的一些特殊临床表型，如脂肪肝、肝纤维化、肝硬化等。长期服用避孕药或激素类药，

专家简介

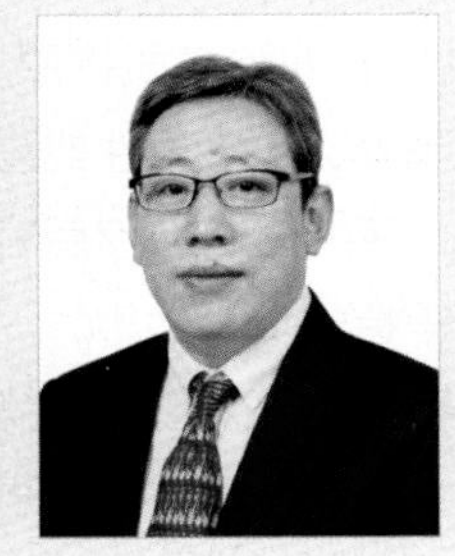

茅益民　上海交通大学医学院附属仁济医院消化科主任医师、教授，上海市脂肪性肝病诊治研究中心常务副主任，中华医学会肝病学分会药物性肝病学组组长、脂肪肝和酒精性肝病学组副组长，上海市医学会肝病专科分会主任委员。擅长消化系统疾病，特别是脂肪肝、病毒性肝炎、胆汁淤积性肝病、药物性肝病、等肝病的诊治。

茅益民教授说"药物肝"

在我国的肝病中，药物性肝损伤的发生率仅次于病毒性肝炎和脂肪性肝病。

甚至在少数患者中可导致肝脏肿瘤。

根据肝损伤后恢复正常的病程，药物性肝损伤可分为急性和慢性。一般地说，肝损伤病程在6个月以内者，称为急性药物性肝损伤，在临床上最常见；病程超过6个月，病情仍不能恢复，或存在药物相关的肝纤维化、肝硬化，称为慢性药物性肝损伤。急性肝损伤容易被发现并得到及时治疗，慢性肝损伤早期可以没有明显症状，进展缓慢，但一旦发现后，患者病情可能已经很严重，有的甚至已经发生肝硬化。药物性肝损伤严重程度轻重不一，轻者可只表现为无症状的转氨酶升高，重者可导致急性肝衰竭、死亡或需要肝移植。一些非特异性的症状，如乏力、食欲差、恶心、尿色加深、皮肤和巩膜发黄等是肝损伤发生的重要提示，因此，一旦出现不明原因的上述症状，应尽早就医。

发生“药物肝”，首先须停药、减药

如果引起肝损伤的药物为非必需或有其他替代药物，应及时停用。若导致肝损伤的药物对治疗现有疾病非常必要，且没有替代用药，可考虑减量。停药或减少剂量的决定，通常需要由专业医生全面权衡药物治疗的获益和风险后做出。医生也会根据患者肝损伤的类型和程度，选用合适的抗炎、保肝、利胆、退黄药物进行治疗。

轻症患者停药后，多数肝功能可很快恢复正常，预后良好。少数患者病情严重，发生急性肝衰竭，出现肝性脑病、腹水等并发症，预后极差，死亡率可达50%，这时可能需要接受肝移植治疗。

预防“药物肝”，并非“不可为”

用药是为了治病，而不是添病，应以最小的治疗风险获得最大的预期治疗效果。使用药物过程中，应注意以下事项，以尽量避免或减轻药物性肝损伤：在有经验的医生或临床药师指导下用药；用药前仔细阅读说明书，并确认药物在有效期内；按说明书中的要求贮藏药物；不要随意服用保健品；不要饮酒；尽量避免同时使用多种药物；尽可能避免使用已报道有肝毒性的药物，如果必须使用，应定期监测肝功能；如果出现明显疲劳、乏力、食欲差、小便发黄、皮肤巩膜发黄等症状，要及时就诊。

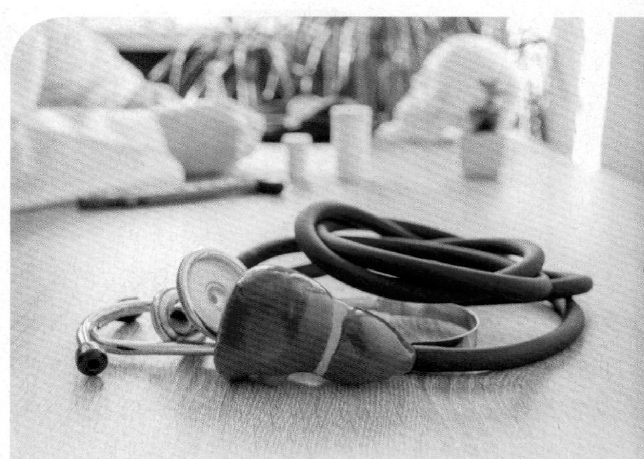

自身免疫性肝病（简称“自免肝”）是一组与自身免疫反应相关的肝脏疾病，主要包括自身免疫性肝炎、原发性胆汁性胆管炎、原发性硬化性胆管炎等，以前两种较为常见。通俗地讲，这是一种因人体免疫系统发生紊乱，进而损害自身肝脏的疾病。其主要特征为：在肝损伤的同时，患者血清免疫球蛋白升高，血中出现多种自身抗体。

自身免疫性肝炎：临床表现多样，治疗重在“免疫抑制”

自身免疫性肝炎可发生于任何年龄，但大部分患者年龄大于40岁，女性患者更多见，男女发病比例约为1：4。在美国，自身免疫性肝炎占慢性肝病的10%～15%。近年来，我国自身免疫性肝炎的发病率也呈上升趋势。

自身免疫性肝炎患者可分为两型：1型多表现为抗核抗体、抗平滑肌抗体、抗中性粒细胞胞浆抗体、抗可溶性肝抗原/肝胰抗原抗体阳性，多见于女性，尤其是更年期妇女，采用糖皮质激素进行免疫抑制治疗效果好；2型以抗肝肾微粒体抗体或抗肝细胞溶质抗原Ⅰ型抗体阳性为特征，多见于儿童、青年人，多急性或重症起病，且肝脏组织学改变显著，存在停止治疗后容易复发、需要长期治疗、治疗失败等特征。

自身免疫性肝炎的临床表现多样，多数患者起病隐匿，常见症状包括嗜睡、乏力、全身不适等；体检可发现肝脾肿大；若存在肝硬化，可能会有腹水等表现。

变化九：“自免肝”发病率渐升

上海交通大学附属第一人民医院消化科 蔡晓波 陆伦根（主任医师）

10%～20%的患者没有明显症状，仅在体检时意外发现血清转氨酶水平升高。约25%的患者表现为急性发作，甚至进展成急性肝功能衰竭。部分患者病情可呈间歇性发作，临床症状和生化指标异常可自行缓解，但通常会反复。除肝脏病变外，患者的肝外表现也很常见，如游走性关节炎、皮疹、口眼干燥等，女性常有闭经。此外，患者往往还同时存在其他自身免疫性疾病，如自身免疫性甲状腺炎、溃疡性结肠炎和肾小球肾炎等。

自身免疫性肝炎患者的总体治疗目标是获得肝组织学缓解，防止肝病进展，延长生存期，提高生活质量。激素和免疫抑制治疗是自身免疫性肝炎的有效和标准治疗方式，一般优先使用糖皮质激素和硫唑嘌呤联合治疗方案。

自身免疫性肝炎患者预后差异较大，10年总体生存率为80%～93%。经治疗后血清转氨酶和IgG（免疫球蛋白G）水平均恢复正常的患者，一般预后较好，生存期可接近正常人群。初次发病年龄小、炎症严重、诊断时已有肝硬化、治疗效果不佳及治疗后复发的患者，预后较差。

原发性胆汁性胆管炎：更年期女性多见，治疗重在改善胆汁淤积

原发性胆汁性胆管炎的特征为：小胆管及毛细胆管出现非化脓性、肉芽肿性炎性破坏。本病70%以上的患者为女性，多在更年期发病，部分患者与其他免疫性疾病（如类风湿关节炎、干燥综合征等）并存。

因为患者多在出现黄疸、皮肤瘙痒等症状后才就医，所以很多患者被确诊时已经发生肝硬化，往往以肝内胆汁淤积、血脂异常为特点。近年来，随着健康体检的普及，很多患者在体检时发现γ-谷氨酰转肽酶、碱性磷酸酶及球蛋白升高，进一步检查自身抗体后得到早期诊断。

抗线粒体抗体阳性是本病的特征。有研究显示，抗线粒体抗体筛查阳性者，若干年后，相当一部分人可发展为本病。因此，筛查抗线粒体抗体有助于尽早发现可能会发展为该病的患者。

治疗原发性胆汁性胆管炎的重点是改善胆汁淤积，减轻症状，缓解病情进展，常用药物为熊去氧胆酸。肝功能严重失代偿的肝硬化患者，需要考虑肝移植。

原发性硬化性胆管炎：发病率较低，多见于男性

与自身免疫性肝炎、原发性胆汁性胆管炎相比，原发性硬化性胆管炎发病率较低，多见于男性，患者临床表现与原发性胆汁性胆管炎相似。多数患者可伴发溃疡性结肠炎，病理表现主要为大胆管硬化性炎症，约80%的患者血中抗髓过氧化物酶抗体阳性，而抗线粒体抗体阴性。在上述检查基础上，结合胆道镜或逆行胰胆管造影检查，可明确诊断，治疗和注意事项与原发性胆汁性胆管炎相似。

哪些情况须警惕“自免肝”

不明原因肝功能异常和（或）肝硬化患者，伴球蛋白升高，在排除常见的病毒性肝炎、酒精性和非酒精性脂肪性肝病，以及药物性肝病等因素后，要警惕“自免肝”可能。PM

专家简介

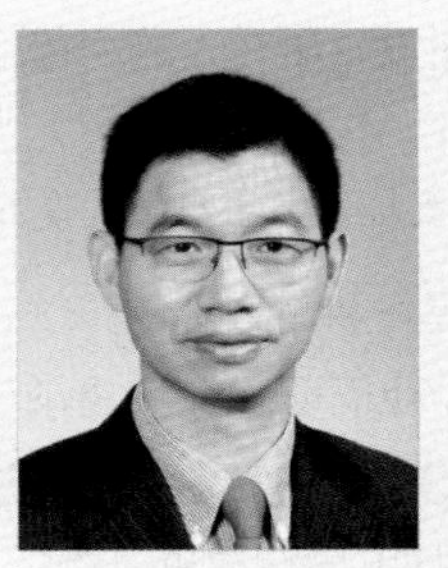

陆伦根 上海交通大学附属第一人民医院消化科主任、主任医师、教授、博士生导师，中华医学会肝病学分会副主任委员，中国医学装备协会消化病学分会常委，中国医疗保健国际交流促进会消化病学分会常委，上海市医学会肝病专科分会副主任委员。擅长肝病、胃肠道疾病等消化系统疾病的诊治。

防控新冠肺炎疫情是一场人民战争。面对来势汹汹的新冠病毒，上海完善群防群控机制，加大健康科普力度，广泛发动市民群众，筑牢阻击疫情的“铜墙铁壁”。2020 年 5 月，中国首部健康抗疫科普作品精选《上海战“疫”硬核科普》问世，该书系统回顾梳理了上海疫情防控中数千篇健康科普文章，精心选编，汇集成册。全书共分五章：历历在目的科普大事件、屡屡刷屏的健康金句、独具慧眼的经典述评、包罗万象的防护知识，以及新闻发布会上的健康提示……充分体现上海理性、自律、开明、睿智的战“疫”精神。本刊摘编该书的部分精彩内容，以飨读者。

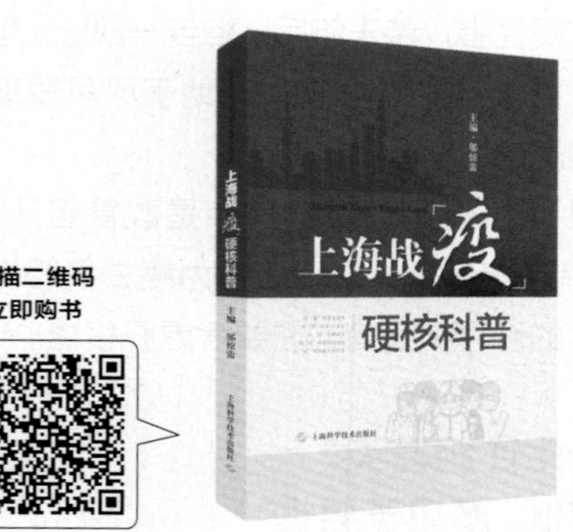

战“疫”科普金句：网络刷屏，全民暖心

疫情防控期间，从院士“大咖”到科普“网红”，从“传染病问不倒”到“600 号男神”，从“口罩达人”到“消毒明星”，各路“大神”或权威发声，或硬核喊话，或加油鼓劲，或温馨提醒……正所谓“健康恒久远，金句永流传”。

闻玉梅 ★ 中国工程院院士

1 历史上从来没有一种病毒可以把一个国家的人民打倒。

宁 光 ★ 中国工程院院士

2 大家可以闷在家里，但是一定要动在房里。

吴 凡 ★ 复旦大学上海医学院副院长

3 战“疫”，每个人都是参与者、贡献者。现在这个关键时刻，千万不能麻痹大意，千万不能心存侥幸，千万不能放松措施。

郑 锦 ★ 上海市卫生健康委员会新闻发言人、党组副书记

4 疫情防控的人民战争不仅是为人民而打，更要依靠人民去打。

5 阻断病毒传播，要每一个人的自觉，所有人的力量汇聚在一起就是坚不可摧的。

张文宏 ★ 上海市新冠肺炎医疗救治专家组组长、复旦大学附属华山医院感染科主任

6 我们要闷死病毒，闷死病毒也是一种战斗。

7 我们要多想一点，再多想一点，我们要跑在病毒前头!

8 你要说这些方案中哪个特别好，其实治疗这种病没有神药，唯一的“神药”就是集中所有的优势资源，让患者坚持下去。

9 “上海方案”其实已经有了，它并不是写在纸上的，而是体现在患者身上的。

10 你问我这个药、那个药，哪个药有效，那我告诉你：最有效的药就是你的免疫力。

王 彤 ★ 上海市健康促进委员会办公室副主任、上海市卫生健康委员会健康促进处处长

11 再也不能让“舌尖上的美味”变成“舌尖上的危险”，改变陋习、拒绝野味!

12 生命教育是最重要的教育，关爱健康、尊重生命是永恒的人生课程。

13 新冠肺炎疫情再次使我们明白，物质财富不是最重要的，不是终极追求，健康、亲情才是最弥足珍贵的!

14 疫情过后，照亮我们前行道路的，是警醒、反思和足够的理性。

15 我们要让法制成为公序良俗和健康文明行为的推进器。

华克勤 ★ 复旦大学附属妇产科医院党委书记

16 千万不要熬最晚的夜，涂最贵的眼霜。

17 不要盲从“三月不减肥，四月徒伤悲”。

谢 斌 ★ 上海市精神卫生中心党委书记

18 我们不要把过多的精力用于关注疾病方面的信息，该追星的追星，该追剧的追剧，这样可能会有助于缓解焦虑的情绪。

19 控制灵魂对自由的渴望，不要输在麻痹大意。待病毒消散之际，骑马踏花，看尽山河之绚烂——所有美好不必急于一时。

20 个体的“复原力”铸就社会的“免疫力”。

21 有些人说“屏牢了 I see you，屏不牢 ICU”，我觉得这是一种善意提醒。

吴立明 ★ 上海市健康促进中心主任

22 春风依旧、万物复苏，在享受美好春光的同时，仍要协力战斗，抗击疫情，让我们“不误防疫不负春”!

23 朋友们，没有生命健康，哪来诗和远方？继续做好科学防护，方能享受明媚春光。

崔 松 ★ 上海中医药大学附属曙光医院主任医师

24 充分利用好阳光这个不花钱的天然消毒剂。

25 出门戴口罩不能吸烟，所以，趁此机会把烟戒了吧!

26 消毒水不是花露水，过度消毒也是毒。

27 酒精不是酒，只作外用，不能口服。

许 良 ★ 上海中医药大学附属市中医医院神志病科主任医师

28 提高免疫力的最好武器是睡眠，只有睡得好，抗“疫”力才能更好。

乔 荆 ★ 同济大学附属东方医院儿科主任

29 用成人口罩代替儿童口罩，如同让小孩穿上大人的鞋，不仅起不到防控作用，还可能“摔跟头”。

摘自《12 位院士给上海市民的倡议书》

30 人类发展的历史，从来就是一部疾病斗争史。我们从没像今天这样感受到：健康是最重要的祝福，平安是最真挚的愿望，胜利是最深切的期待! PM

慢性肾脏病包括各种原因引起的慢性肾脏结构和功能障碍。糖尿病肾病是由糖尿病所致的慢性肾脏病，以持续蛋白尿和(或)肾小球滤过率进行性下降为主要特征，可进展为终末期肾病。当前，我国糖尿病肾病发病率快速上升，20%~40%的糖尿病患者并发糖尿病肾病，已成为慢性肾脏病和终末期肾病的主要原因。

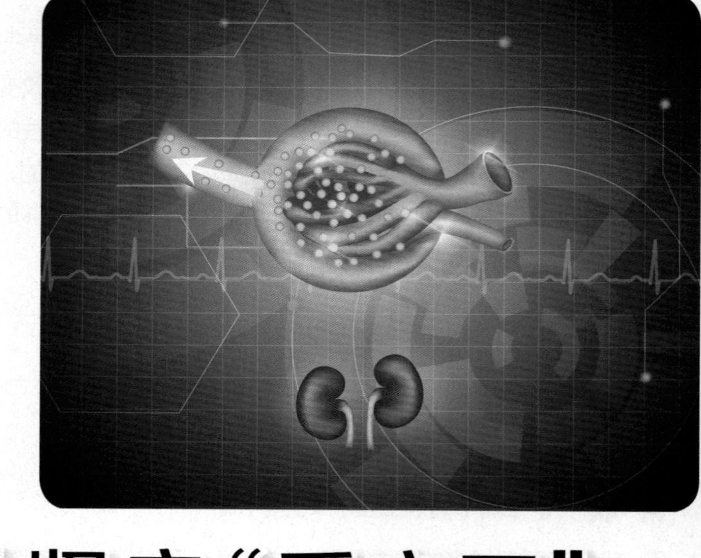

糖尿病已成慢性肾病“重灾区”

上海交通大学附属第六人民医院内分泌科主任医师　魏丽

八因素“催生”糖尿病肾病

● **年龄增长**　糖尿病肾病的发生风险随年龄增长而增加。随着年龄的增长，肾脏等器官的功能逐步退化，肾小球滤过率每年下降约1毫升/分。

● **病程长**　糖尿病的患病时间（病程）与糖尿病肾病的发生显著相关。研究显示，当糖尿病病程超过5年时，患者的尿蛋白含量每年增长10%~20%，大多数患者于患糖尿病后10~15年进入糖尿病肾病阶段。一项大型慢性肾衰队列研究发现，当糖尿病患者24小时尿蛋白≥0.5克时，平均6.3年后，其肾功能将中度受损，肾小球滤过率降到41毫升/分。

● **高血糖**　高血糖是糖尿病肾病的最重要危险因素，长期糖代谢紊乱会促进糖尿病肾病的发生和发展。英国一项前瞻性糖尿病研究证实，经强化治疗控制血糖可明显降低糖尿病患者血肌酐升高的风险，进而延缓肾病的发生和发展进展。

● **家族史**　糖尿病肾病的发展具有遗传易感性，与没有家族史者相比，有家族史的患者发生终末期肾病的风险高5倍。

● **高血压**　收缩压是糖尿病肾病进展的独立预测因子。高血压可造成动脉内膜增厚、斑块形成，导致肾脏血管损伤。《中国糖尿病肾脏疾病防治临床指南》指出，2型糖尿病患者的血压对肾功能有明显影响，收缩压>140毫米汞柱的患者的肾功能每年下降13.5%，而收缩压低于140毫米汞柱的患者的肾功能每年仅下降1%。

● **肥胖**　有研究发现，与体质指数（BMI）<23千克/米^{2}的糖尿病患者相比，体质指数为23~24.9、25~29.9、≥30千克/米^{2}的患者发生糖尿病肾病的风险分别增加2.12倍、1.49倍、2.70倍。肥胖可明显增加糖尿病肾病的发生风险。

● **血脂异常**　低密度脂蛋白胆固醇、甘油三酯升高是糖尿病肾病的危险因素。研究显示，使用他汀类药物降低低密度脂蛋白胆固醇，可延缓肾小球滤过率的下降。

● **高尿酸**　高尿酸血症是促进糖尿病肾病进展的危险因素，与发生肾小球滤过率快速下降和肾功能衰竭的风险相关。一方面，高尿酸可造成尿酸盐结晶沉积，诱发局部炎症，导致肾组织损伤；另一方面，血尿酸也可通过其他途径导致肾脏损伤。

两大指标，“揪出”糖尿病肾病

诊断糖尿病肾病，通常需要综合尿常规、尿白蛋白/肌酐比值（UACR）和肾小球滤过率等结果，并排除其他慢性肾脏病。

● **尿白蛋白 / 肌酐比值** 若随机尿 UACR ≥ 30 毫克 / 克，为尿白蛋白排泄增加，患者应在 3 ~ 6 个月内复查；如果 3 次中有 2 次尿蛋白排泄增加，即可诊断白蛋白尿。若 UACR 介于 30 ~ 300 毫克 / 克，为微量白蛋白尿；若 UACR > 300 毫克 / 克，为大量白蛋白尿。UACR 测定存在较多影响因素，如感染、发热、显著高血糖、显著高血压、24 小时内有剧烈运动、心力衰竭、月经来潮等，医生分析结果时应考虑这些因素。

● **肾小球滤过率** 当患者肾小球滤过率 < 60 毫升 / 分时，可诊断肾小球滤过率下降。

糖尿病患者存在尿白蛋白排泄增加和（或）肾小球滤过率下降，排除活动性尿沉渣异常（血尿、蛋白尿伴血尿、管型尿）、短期内肾小球滤过率迅速下降、短期内 UACR 迅速增高、肾病综合征后，可以诊断为糖尿病肾病。当难以鉴别时，应做肾脏穿刺，进行病理学检查。

治疗糖尿病肾病，须“多管齐下”

治疗糖尿病肾病，首先要改变不良生活方式，戒烟限酒，适当运动，控制体重。同时，应通过药物治疗控制血糖、血压、尿酸等相关指标，延缓糖尿病肾病的发展，改善肾功能。

● **控制血糖** 有效的降糖治疗可延缓糖尿病肾病的发展，医生应根据患者肾功能情况合理选择药物。有研究显示：SGLT2（钠 - 葡萄糖协同转运蛋白 2）抑制剂除降糖外，还有肾脏保护作用；GLP-1（胰高血糖素样肽 -1）受体激动剂亦可能延缓糖尿病肾病进展。口服降糖药物的剂量需要根据肾脏损害程度进行相应调整，肾功能不全者（男性血肌酐 > 132.6 微摩 / 升，女性血肌酐 > 123.8 微摩 / 升，肾小球滤过率 < 45 毫升 / 分）不宜服用二甲双胍，应优选经肾脏排泄较少的降糖药。严重肾功能不全者宜采用胰岛素治疗。

● **控制血压** 合理的降压治疗可延缓糖尿病肾病的发展。伴有白蛋白尿的患者，血压应控制在 130/80 毫米汞柱以下，但舒张压不宜低于 70 毫米汞柱，老年患者舒张压不宜低于 60 毫米汞柱。尿白蛋白排泄增加或肾小球滤过率 < 60 毫升 / 分的患者，宜首选血管紧张素转化酶抑制剂（ACEI）、血管紧张素Ⅱ受体拮抗剂（ARB）。

● **控制尿酸** 患者应根据病情进行适合的降尿酸治疗，血尿酸控制的目标值为 <357 微摩 / 升。

● **补充维生素** 我国糖尿病肾病患者的维生素 D 水平较低，还容易缺乏 B 族维生素、维生素 C，以及铬、锌、硒、镁、铁、锰等多种营养素，可按营养评估结果适量补充。

● **中药治疗** 黄葵胶囊、保肾康片、肾衰宁等中成药可改善患者肾功能，减少尿蛋白。

● **透析治疗和肾移植** 肾小球滤过率 < 30 毫升 / 分的糖尿病肾病患者，应积极进行肾脏替代治疗（腹膜透析或血液透析），有条件的患者可进行肾移植。

患糖尿病肾病，饮食应注意四点

糖尿病肾病患者在糖尿病饮食要求的基础上，还应注意以下几点：

● **适当的蛋白质摄入** 糖尿病肾病患者每日蛋白质推荐摄入量约为 0.8 克 / 千克体重。过高的蛋白质摄入量（ > 1.3 克 / 千克体重）与尿蛋白增加、肾功能下降、发生心血管病风险及死亡风险增加有关；而蛋白质摄入量过低（ < 0.8 克 / 千克体重），并不能延缓病情进展。蛋白质来源应以优质动物蛋白质为主，必要时可补充复方 α- 酮酸制剂。

● **限制钠的摄入** 钠摄入过多容易引起水钠潴留，导致水肿和高血压。糖尿病肾病患者应将食盐摄入量控制在每天 6 克以内，同时应限制摄入含钠量高的调味品或食物，如味精、酱油、调味酱以及腌制食品。

● **低脂饮食** 糖尿病肾病患者往往伴有血脂异常，需要控制高脂肪食物的摄入，饱和脂肪酸摄入量不应超过饮食总能量的 7%。同时，应尽量减少反式脂肪酸的摄入。

● **低嘌呤饮食** 伴高尿酸血症的糖尿病肾病患者，应限制摄入嘌呤含量高的食物，如豆类及豆制品、海鲜、肉类、浓汤等。

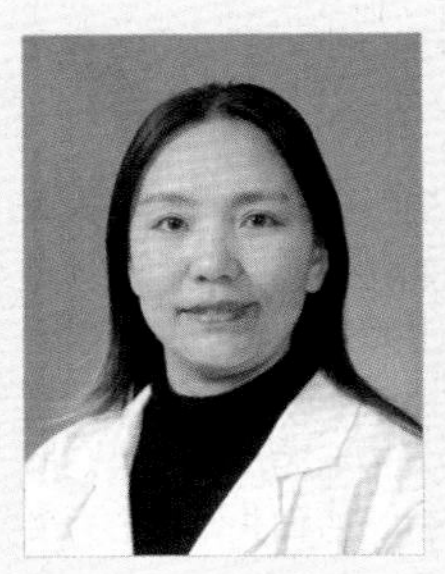

专家简介

魏 丽 上海交通大学附属第六人民医院东院内分泌科主任、主任医师、博士生导师，上海市医学会糖尿病专科分会委员，上海市医师协会内分泌代谢科医师分会委员。擅长糖尿病及其慢性并发症、肥胖、多囊卵巢综合征、甲状腺功能亢进症等内分泌疾病的诊治。

脂蛋白a升高：易被忽视的“血脂异常”

上海交通大学附属第六人民医院特需医疗科
王素果　黄高忠(主任医师)

血脂异常主要是指总胆固醇（TC）、甘油三酯（TG）、低密度脂蛋白胆固醇（LDL-C）和高密度脂蛋白胆固醇（HDL-C）指标的异常。这四种成分对人体作用不同：高密度脂蛋白胆固醇代表了血液中高密度脂蛋白（HDL）的水平，HDL可将胆固醇从血管转运到肝脏进行代谢，最终排出体外，对血管有保护作用，可降低心脑血管疾病发生的风险；其余三个指标的异常升高（尤其是低密度脂蛋白胆固醇水平升高），易导致动脉粥样硬化，诱发心肌梗死、脑卒中等心脑血管疾病。因此，当血脂指标有异常时，应尽早治疗。

脂蛋白a与心脑血管疾病关系密切

脂蛋白a主要由总胆固醇、甘油三酯等脂质和载脂蛋白B-100（ApoB-100）构成，结构类似于低密度脂蛋白（LDL），常被称为“LDL样结构”，而低密度脂蛋白中没有脂蛋白a。脂蛋白a主要在肝脏中合成，有促炎、促血栓形成等作用，可加速动脉粥样硬化的发生和发展。

研究显示，高水平的脂蛋白a与冠心病、脑卒中和主动脉瓣狭窄等心脑血管疾病的发生密切相关。血清脂蛋白a水平持续升高往往预示着发生心脑血管疾病的风险增加。另外，脂蛋白a水平升高有家族遗传倾向，升高幅度越大，可能导致其后代更早、更易发生动脉粥样硬化性心血管疾病。

脂蛋白a异常升高，不可掉以轻心

目前，国内医院常采用免疫比浊法测定血清脂蛋白a水平，正常参考值为0～300毫克/升。

脂蛋白a升高需要治疗吗？首先，我国尚未明确脂蛋白a血清浓度的干预点，也就是说，目前并不知道当脂蛋白a升高到什么水平时需要治疗；其次，脂蛋白a主要由遗传因素决定，饮食、运动影响甚微，生活习惯的改变很难有效降低脂蛋白a水平；第三，目前尚无专门针对脂蛋白a升高的治疗药物。

当测得脂蛋白a水平特别高时，临床曾采用血浆分离法（在体外清除血液循环中的低密度脂蛋白胆固醇和脂蛋白a等成分），以达到降低体内脂蛋白a水平的目的。该技术可使脂蛋白a浓度降低60%～70%，是目前认为最有效的手段，但该治疗方法成本高、耗时长、效果维持时间短，尚未普及。PM

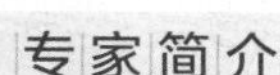

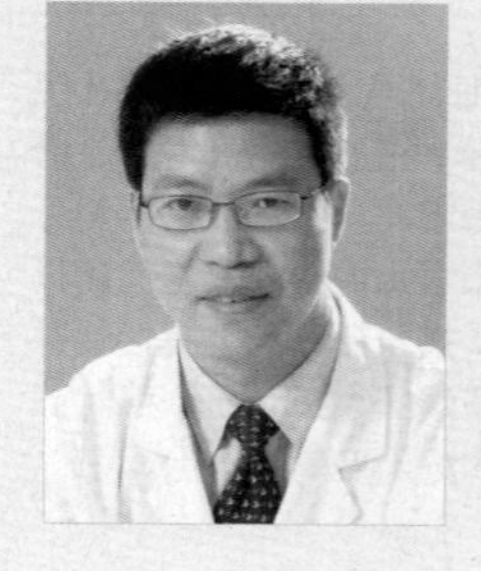

黄高忠　上海交通大学附属第六人民医院特需医疗科主任医师、硕士生导师，中华医学会上海分会老年医学学会委员，中国医师协会中西医结合医师分会高血压血管病学专家委员会常委。擅长高血压、冠心病、心律失常、心力衰竭及老年病的诊治。

黄高忠教授说“血脂”

“关注脂蛋白a是非常有必要的。一方面，脂蛋白a水平高可提醒人们需更加严格地控制低密度脂蛋白胆固醇水平，降低心脑血管疾病的发生风险；另一方面，也可为后代尽早采取预防措施敲响警钟。”

很多人都有晕车、晕船、晕机的困扰。有人认为，晕车是因为体质太弱；也有人发现，在心情不好、饱食过后、路况曲折、天气酷热等情况下，平时不晕车的人也可能晕车……

那么，晕车究竟是什么原因？平时该怎样预防呢？

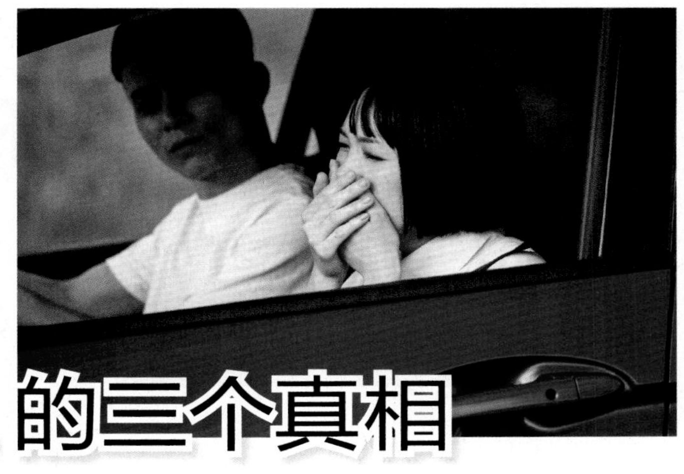

关于晕动症的三个真相

复旦大学附属眼耳鼻喉科医院耳鼻喉科主任医师　王武庆

真相一：晕动症与体质好坏无必然关系

晕车、晕船在医学上被称为“晕动症”。人体通过内耳的前庭器官、眼睛、关节、皮肤等感知空间方位、方向和移动速度等信息，在神经中枢进行整合。当收到的所有信息协调一致时，人体能正确感知自己的姿态和动作，保持视觉清晰和肢体平衡。乘坐交通工具时，眼睛看到外界景物在移动，感觉自身也在移动，但骨骼、肌肉等却保持静止，导致神经中枢收到的信号不一致。当不一致的信号超过了神经中枢的整合能力时，人体就容易发生功能紊乱，出现晕动症。看3D电影、玩3D游戏时出现头晕等不适，也属于晕动症，且更为普遍。

有些人认为，发生晕动症是因为体质虚弱或前庭功能不好。其实这与体质、前庭功能没有多大的关联，而与不同个体大脑的兴奋性和敏感性有关，具有一定的遗传倾向。

真相二：晕动症是可以预防的

预防晕动症，一方面要尽量减轻外界的刺激，另一方面要保持大脑的良好状态。

乘坐交通工具前，要保证充足睡眠，避免进食油腻、辛辣食物或饥饿，保持心情放松。如有必要，可在医生指导下，提前服用预防性药物。

乘坐交通工具时，尽量选择副驾驶座或其他不易颠簸的位置，将头靠在椅背上，减少头部活动；可睡觉或看远方，避免看书、玩手机；适当开窗，呼吸新鲜空气；天热时，可开启空调保持适宜的温度；可在太阳穴和风池穴涂抹风油精、口含姜片，以缓解不适；可请司机尽量平稳驾驶，避免急转弯、急刹车等操作。

看3D电影出现晕动症者，应尽量避免看3D电影。若想看，要注意与屏幕保持较远距离，注意控制观看时间，适时休息。

真相三：越是“晕”，越不应拒绝乘坐交通工具

适应性训练是治疗晕动症的一种有效策略，由于暴露于刺激的频次越多，对刺激产生反应的可能性越低，故可通过不断乘坐交通工具减轻晕动症，反复接触类似的刺激，使大脑逐渐适应。大多数人出现晕动症是在幼年时期，长大后不再出现。究其原因，一部分是大脑功能的成熟，另一部分是经常乘坐交通工具之后的适应。PM

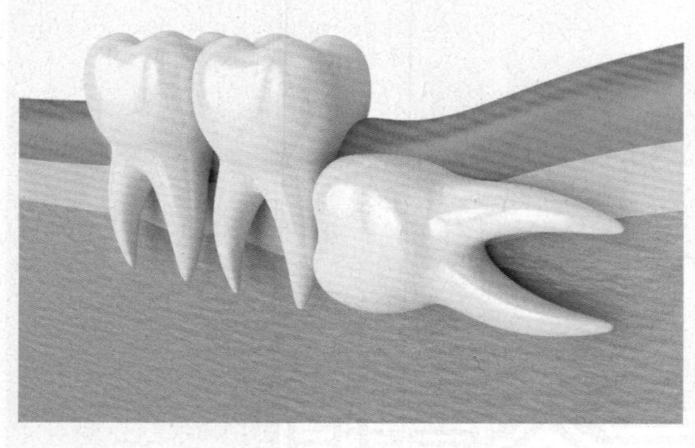

不“安分”的智齿，不值得留恋

北京大学口腔医院颌面外科主任医师　崔念晖

医生手记

新冠肺炎疫情期间，因为牙科治疗的特殊性——各类牙钻、超声动力系统的使用易造成飞沫喷溅，为防止病毒传播，口腔专科门诊暂停。于是，我便转去了口腔急诊应诊。一天，诊室来了一位小伙子，他眉头紧锁，左颊红肿，嘴只能微张，原来是“长智齿”了。经过一番检查后，我诊断他患上了“智齿冠周炎”。幸好就诊及时，尚未引起颌面部间隙感染。经过对症处理、两次换药后，他的症状明显缓解。最后一次复诊时，我叮嘱他疫情过后要尽早来医院拔除智齿，以免重蹈覆辙。

阻生智齿成拔牙首要原因

从20世纪五六十年代起，北京大学口腔医院颌面外科定期对来诊患者的详细信息进行全面统计，其中包括拔牙原因。我们发现，随着时代的改变，排在首位的拔牙原因也在不断变化：五六十年代的首要拔牙原因是龋病，也就是蛀牙；八九十年代的拔牙原因中，牙周病居多；近二十年来，阻生智齿“异军突起”，“站”上了拔牙原因的“冠军席”。这种疾病谱的变化不仅反映了各个时代的疾病流行特点，更体现出医疗技术的发展。

20世纪五六十年代正是我国口腔医学的起步阶段，对龋病治疗能力有限，难以治愈的龋齿只能拔除。随着口腔医疗技术的飞速发展，尤其是有了涡轮牙钻后，治疗龋病不再是难题，于是，龋齿得以被治愈并保留下来。但与此同时，牙周病引起的牙齿松动与早失成了口腔健康的“头号杀手”。这些年来，随着人们口腔卫生习惯的逐步改善，负责洗牙的牙周科渐渐成了一号难求的“抢手科室”，而在口腔外科的拔牙“任务单”上，阻生智齿又悄悄跃居首位。

智齿“姗姗来迟”，常常没“座位”

为什么越来越多的青年人因为智齿走进了口腔科诊室？同样是长牙，为什么有些牙齿却成了“异类”，要被“连根铲除”呢？

智齿，学名为第三磨牙，是口腔中最后萌出的四颗牙齿，萌出时间一般在18岁后，因为生长在牙列的最后面，所以又有着“智慧牙”“立事牙”“尽头牙”等别名，足见人们对它特别关注。

智齿的生长发育及萌出过程与其他恒牙并无不同，最大的问题主要在于它萌出的部位与时期。按照人类的进化规律，颌骨与牙齿发育呈逐渐退化趋势，两者相比，颌骨的退化速度更快一些，常造成牙列拥挤现象发生。在青春期后，无论上颌还是下颌，口腔内留存的空间便难以再“安排”下一颗完整的磨牙，从而导致智齿萌出时发生不同程度的阻生现象，也就是不能完全萌出到正常位置(图1)。

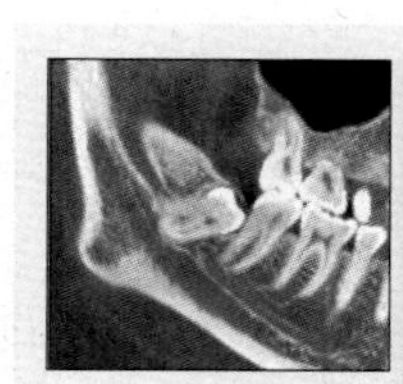

图1 阻生的智齿

阻生智齿爱“捣乱”

阻生智齿的牙冠可突破牙龈，而大部分还埋藏在牙龈、牙槽骨之内，致使牙冠与牙龈之间形成了一个“口小底大”的“口袋”，成为食物残渣与细菌的“安身之处”。平时，阻生智齿与口腔“相安无事”，当遇到毒力较强的细菌或自身免疫力下降时，细菌就会大量繁殖，造成局部炎症，表现为磨牙后区肿痛、张口受限，可有面颊部红肿，且伴随不同程度的全身症状，包括发热、乏力等，这就是“智齿冠周炎”。

诊断智齿冠周炎不难，治疗亦然。早期的智齿冠周炎以局部治疗为主，如用高锰酸钾溶液冲洗，使用含漱剂，口服广谱及抗厌氧菌抗生素等，可使症状得到有效缓解。

既然智齿冠周炎的治疗比较简单，医生为何还要再三叮嘱患者尽早拔牙呢？这是因为，只要病根（阻生的智齿）在，智齿冠周炎就容易反复发生。此外，反复发作的智齿冠周炎可造成局部脓肿，若治疗不及时，可能会导致感染扩散，甚至危及生命。因此，发生智齿冠周炎后应尽早拔除智齿，以绝后患。

三种智齿应尽早干预

那么，是不是所有智齿都难逃被拔除的命运，而且越早拔除越好呢？其实也不尽然。如果智齿正位萌出，能够正常咬合，且“主人”有良好的口腔卫生习惯（保持智齿干净、卫生），这样的智齿就和其他牙齿一样，可以保留。

需要干预的智齿大致可分为三种情况：第一种是已经产生病变，如龋坏、冠周炎（图 2-1）；第二种是对邻牙造成影响，如近中（靠近中线）或水平阻生（图 2-2、2-3）；第三种是有治疗需要，如正畸治疗、修复治疗等（图 2-4）。值得注意的是，第二种情况的智齿往往会造成第二磨牙远中处（离中线较远）龋坏和牙槽骨吸收，由于病变隐秘，不少患者发现时已错过最佳治疗时机，甚至不得不一并拔除第二磨牙。因此，在刚出现智齿不舒服时，应及时就医。

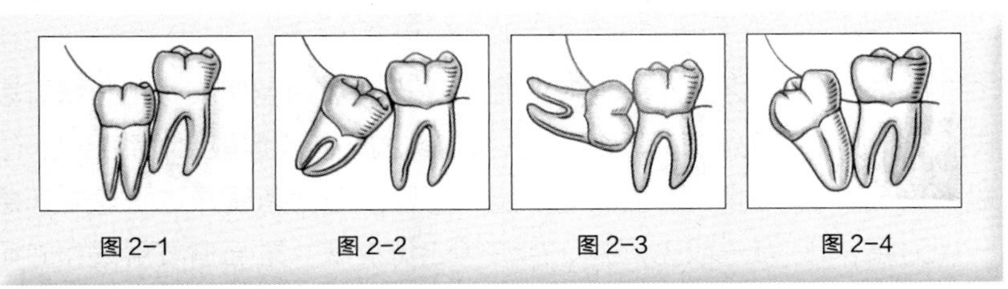

图 2-1　图 2-2　图 2-3　图 2-4

拔牙前，扫除五大担忧

智齿的拔除比较复杂，充足的术前准备尤为重要。可喜的是，随着技术的发展，患者担心的常见问题已有解决之道。

❶ 疼痛

如今的麻醉技术已经能做到拔牙过程中使患者基本无痛。就连穿刺和注射所造成的疼痛，也可通过表面麻醉、无痛注射技术等予以化解。

❷ 动静过大

随着口腔医疗技术的发展，医生早就使用涡轮钻、超声骨刀等动力设备代替了徒手操作，使术中的震动幅度大大降低。

❸ 术中损伤

确实，拔除智齿通常会造成较大损伤，还有伤及下牙槽神经，造成下唇麻木的风险。为避免术中可能造成的不必要伤害，医生会采用牙冠切除术——借助手术器械对智齿进行分割后，取出易引起病变的牙冠部分，保留适当长度的牙根，避免损伤紧贴牙根周围的神经。

❹ 术后疼痛与感染

术后，医生会为患者进行适当的止痛与抗感染治疗，避免疼痛及感染的发生。

❺ 干槽症

近年来，不少患者走进医院前，在网络上做了很多“功课”，导致“干槽症”这个词频频出现在拔牙患者的“担忧之首”。其实，干槽症发生率并不高，而且，医生在手术中会采取一系列措施，如在拔牙窝内填入止血、抗感染材料，对切开的伤口进行缝合，术后有针对性地开具医嘱，并制定复查、拆线计划，等等。这些措施会大大降低包括干槽症在内的各种拔牙并发症的发生风险，患者不必过分焦虑。PM

延伸阅读

被拔除的健康智齿并非一无是处，医生可以根据患者的实际需要，将其制成植骨材料，以备后续治疗所需。

很多爱美的女性常常发现眼周出现一些"小疙瘩"。这些"小疙瘩"可能是汗管瘤、粟丘疹、睑黄瘤、扁平疣等，常让人"傻傻分不清"。有的"小疙瘩"能自行消退，有的则"层出不穷"，让人很是苦恼。有些人自行用针挑破它们，或在一些不正规的美容店处理，结果非但没能解决问题，反而引发不良反应，甚至留下瘢痕。

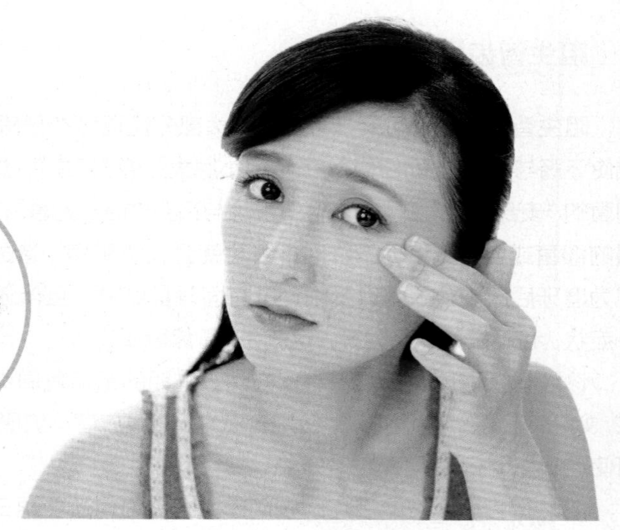

眼周的小疙瘩，究竟是什么

复旦大学附属华山医院皮肤科副主任医师　张成锋

汗管瘤：无须治疗的良性肿瘤

汗管瘤是小汗腺末端导管分化导致的一种良性肿瘤。主要表现为肤色的半球形或扁平皮疹，直径1～3毫米，散在或密集而不融合。汗管瘤常见于青年女性，男性也可能出现。女性最开始出现汗管瘤的部位常为眼睛下方，即下眼睑处，一般无疼痛、瘙痒等不适；男性最初出现汗管瘤的部位常为下胸部。汗管瘤患者前额、两颊、颈部、腹部和外阴部也可出现皮疹。皮疹在夏季多汗时常稍稍胀大，在冬季则稍稍变平。汗管瘤病程可持续数十年之久，很少自行消退。

处理：汗管瘤发生恶变的概率极低，一般不需要治疗。不过，汗管瘤可能影响美观，不少患者迫切希望祛除。汗管瘤的治疗方法包括外涂三氯乙酸、冷冻、激光等，目前以激光治疗最常用。治疗效果因人而异，且比较容易复发。

粟丘疹：俗称"脂肪粒"的皮肤浅表囊肿

医学上并没有"脂肪粒"这一说法，人们常说的"脂肪粒"其实是指"粟丘疹"。粟丘疹是小的皮肤浅表囊肿，较为常见，可发生于任何年龄、性别，一般多见于青年，也可见于新生儿。粟丘疹有两种类型：一种为原发性，可自然发生，无任何诱因，以发生于毛囊皮脂腺者为多，好发于面部，特别是眼睑周围；另一种为继发性，常发生在外伤、不当美容操作等所致的皮肤浅表损伤之后。粟丘疹的临床表现为黄白色坚实球形丘疹，表面光滑、顶部尖圆，丘疹之间不互相融合，直径1～2毫米，上覆极薄表皮，可以挤压出角质样球状颗粒。患者一般无疼痛、瘙痒等自觉症状。粟丘疹发展缓慢，可持续多年，偶可自然脱落。

有些患者会将粉刺和粟丘疹混淆。一般而言，粉刺好发于油脂分泌旺盛的年轻人群，顶端可变黑。

处理：粟丘疹可以用针或手术刀刺破其上方表皮，挤出黄白色小颗粒而祛除；也可借助粉刺挤压器、激光和电干燥法进行处理。对于面部多发的粟丘疹，还可以通过局部涂抹维A酸乳膏改善。需要提醒的是，患者应去正规医院皮肤科接受上述治疗，在医生指导下用药，不要自行处理，以免引起皮肤感染或留下瘢痕。

专家提醒

有些女性发现自己在使用眼霜后，眼周出现“脂肪粒”，这可能是由于患者在使用眼霜时，按摩手法不当，导致皮肤表面产生了一些肉眼难以察觉的微小损伤，进而形成了粟丘疹。这类患者应少用或避免使用眼霜，按摩时注意手法要轻柔。

睑黄瘤：多与血脂异常有关

睑黄瘤一般呈黄色或橘色，皮疹稍凸起。一些女性在发现自己眼睑上方出现黄色皮疹后常常感到十分恐慌。其实，睑黄瘤并不是恶性肿瘤，而是一种常见的、脂质异常沉积于眼睑上方所致的皮肤病，属于黄瘤病。

黄瘤病按照发病机制可分为两类：原发性黄瘤病和继发性黄瘤病。前者又可分为家族性和非家族性两类。家族性黄瘤病常与脂质代谢障碍有关，非家族性黄瘤病则一般没有血脂异常的表现。继发性黄瘤病多由血脂代谢障碍和血脂异常所致。

处理：医生通常会建议睑黄瘤患者化验血脂，判断是否存在血脂异常。血脂异常的睑黄瘤患者需采用低脂饮食，并服用调脂药物。睑黄瘤的祛除方法包括手术切除、激光、冷冻、使用化学制剂（如三氯乙酸等），治疗后往往会留下瘢痕，且容易复发。

扁平疣：HPV感染导致

扁平疣是人乳头瘤病毒（HPV）感染引起的皮肤良性赘生物，好发于儿童和青少年，表现为肤色、粉红色或棕色的扁平隆起性丘疹，表面相对光滑，常见于面部、手背和手臂。扁平疣通常是骤然出现，数目较多且密集。因病毒可自体接种（经接触传播到身体其他部位），故搔抓后皮疹可呈串珠状排列。

扁平疣的病程一般比较长，部分可自行消退，少数消退后可复发。如果患者身上扁平疣很多或越长越多，表明其皮肤免疫功能较低，应去医院诊治。

处理：扁平疣患者应避免搔抓。可在医生指导下通过涂抹维A酸软膏、干扰素软膏、咪喹莫特软膏等外用药治疗。皮损数目较少者也可尝试激光、冷冻等治疗。PM

延伸阅读

出现扁平疣意味着会患宫颈癌吗?

因为宫颈癌和HPV感染高度相关，一些女性患者担心出现扁平疣是不是预示着可能会罹患宫颈癌。事实上，HPV是一个大家族，有许多亚型，不同亚型感染导致的症状和后果也不同。常见的与宫颈癌有关的亚型为HPV16和HPV18亚型，而引起扁平疣的通常为HPV3或HPV10亚型。因此，出现扁平疣与发生宫颈癌之间的联系不大。

除扁平疣是感染病毒所致，可通过直接和间接接触传染外，汗管瘤、粟丘疹和睑黄瘤均没有传染性。如需祛除这些眼周的“小疙瘩”，患者一定要去正规医院就诊，不可盲目听信非正规医疗机构或美容院的推销而采用不当的治疗方法。

各司其职的“软”“硬”喉镜

复旦大学附属眼耳鼻喉科医院耳鼻喉科主任医师　何培杰

喉镜：咽喉部疾病的“侦察兵”

过去，医生经常使用“间接喉镜”来诊疗咽喉部疾病。检查时，医生头戴额镜，将光源反射到放在口腔后部的小镜面，小镜面再将光源反射照到咽喉部，通过光线反射原理与镜面效应，“间接”检查咽喉部。由于受到光线亮度、观察距离及肉眼分辨力的限制，这种检查目前只能作为咽喉部疾病的初筛手段，要想进一步检查咽喉部或进行相关治疗操作，还需借助“硬管喉镜”和“软管喉镜”。

硬管喉镜和软管喉镜各有所长、“各司其职”，需要根据不同情况进行选择。对于一些复杂的咽喉部新生病变，则需要“软硬兼施”，同时进行软、硬喉镜检查。

硬管喉镜：安全、便捷

硬管喉镜检查时，被检查者需要将舌头伸出，医生将直径约1厘米、长约30厘米的细长硬管镜体伸入口腔后部，嘱患者发“咿”或“哎”声，使喉部充分暴露。医生通过观察显示器，即可了解其咽喉部情况，并进行拍照记录。

硬管喉镜与间接喉镜成像原理相类似，但采集的图像更清晰。检查通常只需数分钟即可，消毒和保存也简单、易行。除了进行常规的咽喉部形态检查以外，耦合特殊光源和动态喉镜还可对声带运动情况进行分析，给出声带振动频率、黏膜波等声学信息，有助于嗓音疾病的诊断。

此外，医生利用硬管喉镜还可进行一些简单的临床治疗，如将不慎卡喉的鱼刺取出等。

软管喉镜：精细、灵活

咽反射敏感、易干呕的患者，可选择软管喉镜检查。成人软管喉镜直径5～6毫米，内有光纤，可弯曲调整角度。管径细且可弯曲，故检查的不适感明显减轻。对于藏在隐蔽位置的异物（如鱼刺等），医生可通过不断变换软镜角度进行探查，发现目标。除了经口路径进行检查外，软管喉镜还可经鼻腔至鼻咽部，检查咽喉部及部分气道，因而软管喉镜也被称为“鼻咽喉镜”，检查范围更广。

与硬管喉镜不同，软管喉镜通过光纤导光及传送数字图像信息成像，成像的质量较硬管喉镜稍差。随着科技的不断进步，这些不足逐渐得到了改进。近年来，通过加载滤波设置，有窄带成像功能的软管喉镜还可以对咽喉病变的良、恶性进行一定程度的判别。另外，软管喉镜还可为光纤激光提供操作隧道，进行咽喉部疾病的微创治疗，如声带白斑、喉乳头状瘤、声带瘢痕等。PM

特别提醒

影像学检查不可替代喉镜检查

喉镜检查不会带来明显的不适，在足够放松的情况下，喉镜检查甚至不需要表面麻醉也可顺利进行。

尽管如此，不少患者仍对喉镜检查感到害怕，希望用X线或CT检查代替喉镜。答案显然是否定的。影像检查和喉镜检查的侧重点不同。影像学检查通过射线穿透组织成像，了解的是组织内部层次上的图像信息；而喉镜检查展现的是咽喉腔内表面的情况，能更直观地观察病变的位置和特征。两者不可相互替代。

随着人们对骨质疏松症的认识和重视，越来越多的中老年人在体检时会主动要求检测骨密度，但对与骨健康密切相关的另一项检查——骨代谢生化标志物知之甚少。

认识骨检查“加分项”——骨代谢生化标志物

上海交通大学附属第六人民医院
骨质疏松和骨病专科主任医师　汪 纯

何为骨代谢生化标志物

骨转换标志物（BTMs）是骨组织本身分解与合成代谢的产物，又称“骨代谢生化标志物”，简称“骨标志物”。

骨代谢生化标志物是一种灵敏、简便的实验室检测指标，分为骨形成标志物（包括碱性磷酸酶和血清Ⅰ型原胶原N-端前肽，P1NP）和骨吸收标志物（血清Ⅰ型胶原交联C-末端肽，CTX）。简而言之，骨形成标志物反映的是成骨细胞活性及骨形成状态，骨吸收标志物代表破骨细胞活性及骨吸收水平。这些指标能够反映全身骨代谢变化，有助于判断骨转换类型、鉴别原发性和继发性骨质疏松症，并在一定程度上提示治疗是否有效，以及骨丢失、骨折的发生风险。骨代谢生化标志物与骨密度检测是诊断骨代谢疾病的重要方法，也是国际骨质疏松基金会（IOF）推荐的用于骨质疏松症监测和随访的指标。

检测结果异常怎么办

骨代谢生化标志物检测结果若有异常，患者应去医院做进一步检查，如血常规、尿常规、血钙、血磷、肝肾功能、尿钙和尿磷、血沉、C反应蛋白等。找出导致指标异常的原因，待明确诊断后，再接受治疗。

对骨质疏松症患者有何特殊意义

对骨质疏松症而言，双能X线骨密度检测是骨质疏松症的“金标准”，也是判断治疗效果的重要手段。但骨密度检测是一个相对静态的指标，只有经过至少一年的抗骨质疏松治疗的患者，才能在骨密度检测中有比较明显的变化。骨代谢生化标志物是一个动态指标，在抗骨质疏松治疗早期就会有比较大的变化。骨吸收指标通常在治疗后3～6个月出现下降，骨形成指标稍落后于骨吸收，一般于治疗6～12个月出现变化。

多个荟萃分析和临床试验发现，骨代谢生化标志物指标下降与骨折风险下降有关：骨吸收指标下降70%，非椎体骨折风险可下降约40%；骨形成指标下降50%，非椎体骨折风险下降约44%。因此，通过对骨质疏松症患者进行骨代谢生化标志物检测，可有效检验治疗的有效性，提升治疗依从性，获得令人满意的治疗效果。

专家提醒

虽然骨代谢生化标志物不能用来直接诊断骨质疏松症，但可作为制定治疗方案的参考和评估疗效的依据。对于骨质疏松症患者来说，骨密度与骨代谢生化标志物检查“联手”，在疾病诊断、随访和疗效检测等方面缺一不可。

自行补钙+维生素D，可取吗

钙和维生素D与骨代谢生化标志物水平密切相关，血钙和25-羟维生素D水平与骨代谢生化标志物水平存在着一定联系。但大家不可盲目地补充钙和维生素D，更不是补充得越多越好，而应讲究合理、适量。PM

专家简介

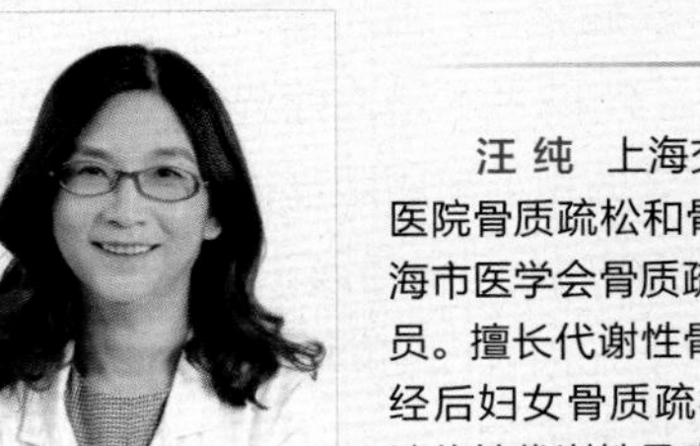

汪 纯　上海交通大学附属第六人民医院骨质疏松和骨病专科主任医师，上海市医学会骨质疏松专科分会副主任委员。擅长代谢性骨病的诊治，尤其是绝经后妇女骨质疏松、继发性骨质疏松、遗传性代谢性骨病的诊治。

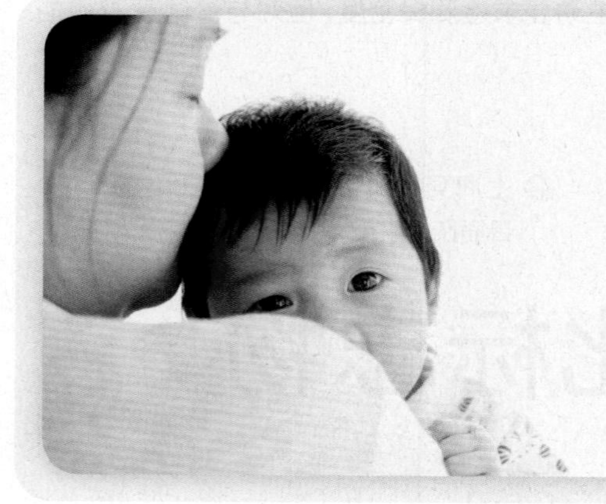

人们常用“清澈明亮”“纯净透明”来形容孩子的眼睛。然而，有一些孩子却没那么幸运，生来没有透亮双眸，更难拥有正常视力，他们是患有先天性晶状体疾病的孩子。若得不到及时治疗，严重者可能造成终身失明。复旦大学附属眼耳鼻喉科医院眼科卢奕教授团队深耕先天性晶状体疾病领域多年，攻克重重难关，让大量原本只能去盲童学校学习的孩子有了正常上学的机会。在2017年上海市科学技术奖榜单上，卢奕教授领衔的“先天性晶状体疾病的微创治疗”项目荣获科技进步奖二等奖。

从“看得见”到“看得清”

——为先天性晶状体疾病患儿开创新“视”界

本刊记者　张 磊

受访专家　复旦大学附属眼耳鼻喉科医院眼科教授　卢 奕

专家简介

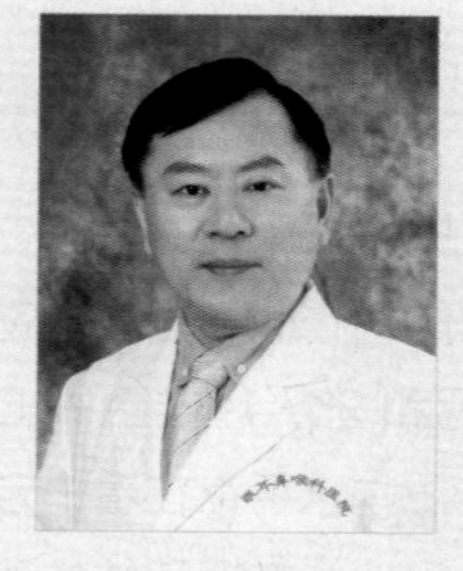

卢 奕　复旦大学附属眼耳鼻喉科医院眼科研究院院长、眼科主任、主任医师、教授、博士生导师，中华医学会眼科学分会白内障与人工晶状体学组副组长，上海市医学会眼科学专科分会副主任委员。主要从事眼科白内障及晶状体疾病的基础和临床研究，擅长白内障超声乳化及复杂性人工晶状体植入手术。

卢奕教授说“先天性晶状体疾病”

微创技术的进步，为先天性晶状体疾病的治疗带来了质的飞跃，让许多原本只能去盲童学校的孩子，拥有了正常上学的机会。

先天性晶状体疾病包括先天性白内障与先天性晶状体半脱位，是导致儿童低视力和失明的常见眼科疾病之一，占儿童失明原因的50%以上。外科手术是治疗先天性晶状体疾病的主要方法。随着眼显微手术技术和手术方式的不断创新与改进，微创技术被广泛应用于先天性白内障、先天性晶状体半脱位等疾病的治疗，获得了越来越好的治疗效果。

创新手术方式，为先天性白内障患儿“抢占治疗先机”

说起白内障，大多数人只知道这是一种“老年病”，却不知婴幼儿也会患病。先天性白内障占先天性晶状体疾病的90%以上，可仅表现为单眼或双眼晶状体混浊，也可伴发其他眼部异常（如小眼球、小角膜、虹膜缺损、前房角发育异常、眼底发育异常等）。与老年性白内障的治疗技术十分成熟、预后近乎完美相比，先天性白内障的治疗难度高，患儿预后不尽如人意，常面临三大难题：手术创伤大、后发性白内障发生率高达95%、人工晶状体植入过晚影响视觉发育。

20多年前，卢奕教授在国内率先采用白内障超声乳化及后囊膜切

上海市科学技术委员会科普项目资助（项目编号 19DZ2332700）

开 + 前段玻璃体切割技术治疗先天性白内障患儿。借助微创技术，手术切口仅为 2.6 毫米，显著减少了手术对眼内结构的破坏和干扰。

解决了这一难题后，卢奕教授转而攻克“后发性白内障”这一难点。“后发性白内障是先天性白内障术后最常见的并发症。主要是由于儿童晶状体上皮细胞增殖能力强，术后炎性反应重，晶状体上皮细胞便会沿着后囊膜及玻璃体前界膜迅速生长，使其逐渐浑浊，且易与人工晶状体粘连。”以往，由于“后发障”发生率高，患儿植入人工晶状体的时间被迫推迟，一般是等孩子长到 2 ~ 3 岁，再进行人工晶状体植入术。然而，人工晶状体越早植入，对患儿的视力发育越有益。在人工晶状体植入前，患儿必须佩戴眼镜，不仅影响视觉发育，生活质量也大打折扣。

为实现人工晶状体的早期植入，卢奕教授在国内率先应用前段玻璃体切割微创技术，通过阻断晶状体上皮细胞的生长“道路”，人为地为人工晶状体与玻璃体之间“留”空隙，使“后发障”的发生率由过去的 95% 降至 5%。基于该技术的应用，大多数先天性白内障患儿可在 1 岁以内完成人工晶状体植入手术。

特别提醒

及早察觉先天性白内障的异常症状

先天性白内障有完全性与不完全性之分。

完全性先天性白内障患儿瞳孔呈白色或灰白色（白瞳症），在手电筒照射下更清晰。而不完全性先天性白内障患儿症状隐匿，家长若发现孩子出现斜视、畏光或追光能力不佳等，应提高警惕，尽早带孩子至眼科进行检查。

“取晶保囊”，提升先天性晶状体半脱位手术疗效

先天性晶状体半脱位是悬韧带先天发育不良或松弛导致的一类疾病。除影响视力外，先天性晶状体半脱位患儿还可发生严重的眼部并发症，如葡萄膜炎、继发性青光眼、视网膜脱离等。

手术是治疗先天性晶状体半脱位的主要方法。以尽可能小的手术创伤，获得长期稳定的预后，对患儿至关重要。

如果把晶状体比作果实，那么晶状体囊袋就是其外壳。常规手术治疗是将脱位的晶状体连同囊袋一起摘除，然后植入人工晶状体。患儿术后易发生眼内炎、视网膜病变等并发症。卢奕教授应用 Cionni 改良囊袋张力环（MCTR）使晶状体的“外壳”得以保留并被良好地固定，在此基础上再植入人工晶状体。“晶状体囊袋的保留，使得术中及术后眼后节并发症的发生率明显降低，植入的人工晶状体更稳定，提升了手术效果，患儿术后的视觉体验也变得更好。”卢奕教授介绍。

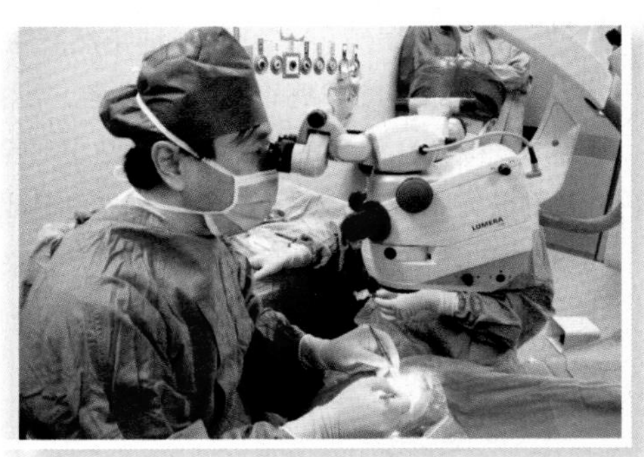

卢奕教授在手术中

术后全方位管理：要让孩子“看得见”，更要“看得清”

对先天性晶状体疾病患儿而言，手术只是治疗的第一步。由于术前的视觉剥夺，几乎所有患儿都有不同程度的弱视。想要恢复视力，患儿必须进行长期的双眼视功能训练。因此，治疗先天性晶状体疾病可以说是一场由“家长、验光师、眼科医生”共同参与的“持久战”。

为使每一位患儿都能接受规范、全程的治疗，卢奕教授牵头成立了专业随访治疗团队，为先天性晶状体疾病患儿开设专科门诊、验光绿色通道，并由专人进行病例随访跟踪。2018 年 7 月，复旦大学附属眼耳鼻喉科医院正式成立了由白内障与晶状体疾病学科组医生、先天性白内障患儿家长及志愿者组成的“先白宝宝之家”俱乐部。如今，俱乐部成员已超 3000 人。

未来：先天性晶状体疾病预防关口有望前移

在先天性晶状体疾病的众多致病因素中，遗传因素占首要地位。卢奕教授告诉记者，随着高通量测序等技术的应用，越来越多与先天性晶状体疾病相关的基因突变位点被发现。不久的将来，或许能通过孕前、产前基因诊断技术，将先天性晶状体疾病“消灭”在萌芽状态。PM

急性肾损伤（AKI）是一种突然发生的肾功能在短时间内迅速减退的临床综合征，近年来的发病率有上升趋势。急性肾损伤来势汹汹，凶险异常，若未能得到及时救治，患者的肾功能会在数小时至数天内急转直下，迅速进展至肾功能衰竭，最终不得不依靠透析维持生命。因此，如何早期识别急性肾损伤，找到更有效的阻止肾功能恶化的方法，成为近年来医学界研究的热点。

上海中医药大学附属市中医医院肾病科龚学忠教授从中医治疗肾病的理论和临床实践中获得启发，发现了能早期"预警"急性肾损伤的标志物，并采用"解毒化瘀法"治疗急性肾损伤患者，取得良好疗效。由其领衔完成的"急性肾损伤早期诊断、分子机制及解毒化瘀法干预的研究"项目荣获2017年度上海市科技进步奖三等奖。

健康人会发生急性肾损伤吗？如何早期发现急性肾损伤？中医药在治疗急性肾损伤方面有哪些优势？且听专家分析。

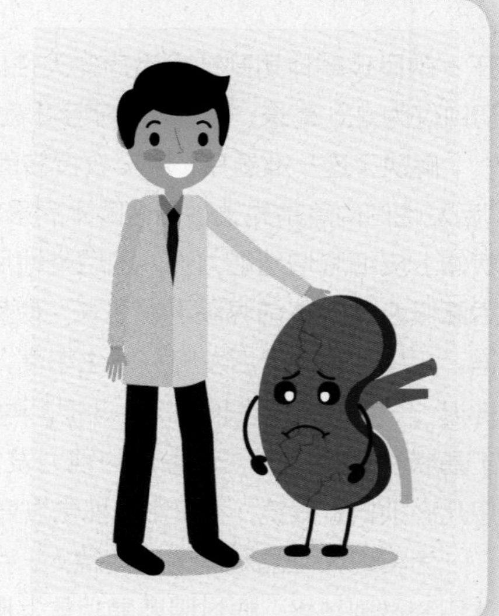

解毒化瘀：挽救"受伤"肾

本刊记者　黄　薏　张　旻
受访专家　上海中医药大学附属市中医医院肾病科教授　龚学忠

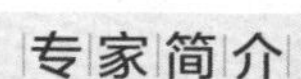

专家简介

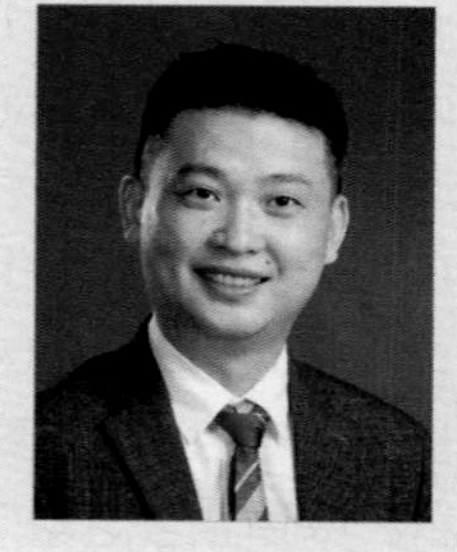

龚学忠　上海中医药大学附属市中医医院肾内科主任、主任医师、教授、博士生导师，中国中药协会肾病专委会常委兼青年委员会副主委，中华中医药学会补肾活血分会委员，上海市中西医结合学会血液净化专委会常委，上海市中医药学会肾病分会委员，上海市医师协会血液净化管理委员会委员。

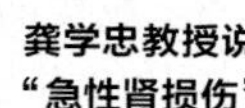

龚学忠教授说"急性肾损伤"

急性肾损伤虽然更容易发生在肾病患者中，但也可以发生在原本没有肾损害的健康人中。所有人都应该具备预防和识别急性肾损伤的意识和能力。

作为人体内的"清道夫"，肾脏具有生成尿液、排泄体内多余水分，排出体内代谢产物和有害物质，维持电解质和酸碱平衡，调节血压等重要作用。同时，肾脏也是一个"吃苦耐劳"的器官，有着强大的代偿能力，即便已经发生肾损伤，但只要有一半以上的肾单位发挥作用，患者就可以没有任何症状，肾功能（血肌酐）也可以是正常的。而当患者出现恶心、呕吐等明显不适症状，肾功能检查提示血肌酐升高时，病情往往已经十分严重了。

急性肾损伤，离你并不远

所谓急性肾损伤，是指肾功能在48小时内突然减退，血肌酐升高≥26.5微摩/升，或7天内血肌酐较基础值升高1.5倍，或持续6小时以上尿量＜0.5毫升/（千克体重·小时）。

很多人认为，急性肾损伤只是肾病患者需要关心的事。实际上，急性肾损伤虽然更容易发生在已有肾脏疾病或存在肾损害高危因素的患者

上海市科学技术委员会科普项目资助（项目编号19DZ2332700）

中，但也可以发生在原本没有肾损害的健康人中。

导致急性肾损伤的因素很多，如缺血、药物、毒物、创伤、感染等。值得一提的是，近年来，因服用非甾体抗炎药、抗菌药、利尿剂，甚至不明成分减肥药等导致急性肾损伤，因使用医用造影剂进行检查或介入治疗而诱发急性肾损伤的病例越来越多。可以说，任何人都可能发生急性肾损伤，所有人都应该具备预防和识别急性肾损伤的意识和能力。

急性肾损伤起病隐匿，容易被忽视

急性肾损伤包括从轻度肾损伤到肾功能衰竭的全过程。对急性肾损伤患者而言，越早被发现，越早接受治疗，就越有可能阻止肾功能的进一步恶化，部分患者甚至可以被治愈。然而，由于急性肾损伤早期往往没有明显不适症状或仅有疲劳、腰酸等非特异性症状，患者不一定会及时去医院就诊。同时，由于目前临床常用的肾功能检查指标是血肌酐，而该指标只有在肾损害比较严重的时候才会出现异常，急性肾损伤早期患者的血肌酐或许会比基础值略升高一些，但一般仍处于正常范围，所以若医生心中没有“急性肾损伤”这根弦，患者就会错失最佳治疗时机。

发现更敏感的“预警”指标：尿谷氨酰转肽酶

近年来，国际上出现了一些有助于“预警”急性肾损伤的标志物，包括中性粒细胞明胶酶相关脂质运载蛋白（NGAL）、胱抑素C、肾损伤因子、白介素-18等。龚学忠教授团队与国际同行合作，对国际上最早报道的急性肾损伤标志物NGAL的结构和功能进行了系统研究，创立reporter小鼠模型，首次证明NGAL符合急性肾损伤早期诊断标志物的要求，并发现急性肾损伤时尿中NGAL来源于远曲小管。目前，NGAL已成为国际上运用最广泛的急性肾损伤标志物。

之后，龚学忠教授团队通过进一步研究，发现了一种可能比NGAL更敏感、检测更方便、价格更便宜的急性肾损伤标志物——尿谷氨酰转肽酶（UGGT）。

“肾脏是由肾单位组成的，每个肾单位分为肾小体和肾小管两部分。肾小体又包括肾小球和肾小囊。相比肾小球，肾小管对外界刺激更敏感。发生急性肾损伤时，最先‘受伤’的肯定是肾小管。肾脏内含有丰富的谷氨酰转肽酶（GGT），若肾小管功能正常，这种酶会被肾小管重吸收入血；若肾小管受损，该酶会随尿液排出，可以在尿中被检测到。于是我们就设想，是否可以将尿谷氨酰转氨酶作为早期急性肾损伤的标志物。”龚学忠教授介绍。

基于这一设想，龚学忠带领团队用造影剂制作了急性肾损伤大鼠模型，并测定其UGGT水平。结果发现，该指标比正常值升高了20倍。之后，他们又分别测定了急性肾损伤患者和肾功能稳定的慢性肾病患者的UGGT水平。结果显示，前者显著升高，后者则无明显变化。这充分说明，将UGGT作为急性肾损伤的标志物，兼具敏感性和特异性，且检测方便、费用低廉。

提出“护肾”新理念：解毒化瘀

长期以来，急性肾损伤一直缺乏有效的治疗药物，西医多以控制危险因素，纠正水、电解质和酸碱平衡紊乱，以及对症支持治疗为主。已发生肾功能衰竭者，则需要接受透析治疗。

中医治疗肾病有着悠久的历史。从中医角度看，急性肾损伤为中医急重症，来势凶猛，变化迅速，临床表现复杂，多由外邪侵袭脏腑，导致肺、脾、肾之功能异常，水湿浊邪不能排出体外所致。

龚学忠教授团队立足临床实践及名老中医经验，提出急性肾损伤的发生是“毒为先导、因毒致瘀、毒瘀互结”，治疗急性肾损伤应重在“解毒化瘀”。

所谓毒邪，既包括六淫之毒、药毒等外毒，也包括湿毒、热毒、瘀毒等内毒。基于此理念，龚学忠主任医师团队采用具有解毒化瘀功效的“制大黄-川芎”药对，形成了专方专药（以“川黄方”为代表的系列方剂），配合中药灌肠方（制大黄、川芎、牡蛎、六月雪等）治疗急性肾损伤患者，取得了较好疗效。

“川芎是一味活血化瘀中药，在急性肾损伤的早、中期加入活血化瘀药，具有改善肾缺血、保护肾功能的作用。制大黄有泻下解毒功效，是治疗尿毒症的常用中药，可以起到类似‘肠道透析’的作用。”龚学忠教授介绍，“经随机、对照临床试验证实，与单用西药治疗的急性肾损伤患者相比，加用中药方案治疗的患者肾功能改善更明显。”PM

提起"脑神经（又称颅神经）疾病"，相信大多数人都会觉得陌生。但若提到脑神经疾病中的三种常见病——三叉神经痛、面瘫和面肌痉挛，或许很多人都曾有所耳闻，部分人甚至"深受其害"。

上海交通大学医学院附属新华医院神经外科主任李士亭教授深耕脑神经疾病诊治领域多年，专注于面神经和三叉神经相关疾病的诊疗，通过不断创新治疗理念、开发原创治疗技术，走出了一条具有中国特色的脑神经疾病精准诊疗之路，为大量深受病痛折磨的患者带来福音，由其领衔完成的"颅神经疾病发病机制研究及外科治疗技术的建立与应用"项目荣获2017年度上海市科技进步奖二等奖。

脑神经疾病主要包括哪些？对于其发病机制，有哪些新发现？在外科治疗技术方面，又有哪些创新？且听专家分析。

与脑神经疾病"过招"，创新是"利器"

本刊记者　黄 薏

受访专家　上海交通大学医学院附属新华医院神经外科教授　李世亭

专家简介

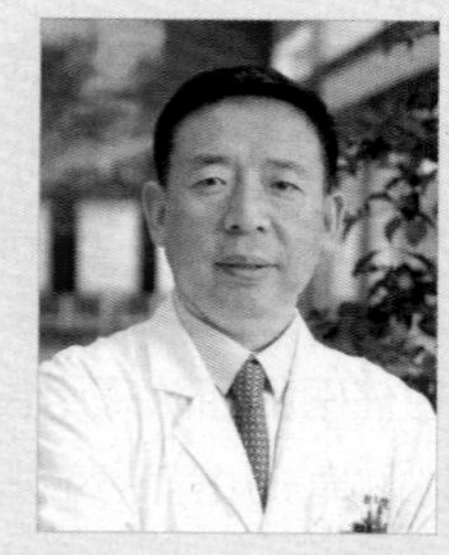

李世亭　上海交通大学医学院附属新华医院神经外科主任、教授、主任医师、博士生导师，上海交通大学颅神经疾病诊治中心主任，世界颅神经疾病外科医师联盟主席，上海市医学会神经外科专科分会副主任委员、功能神经外科学组组长，中华医学会神经外科分会委员、功能神经外科学组副组长。

李世亭教授说"脑神经疾病"

> 对任何一种疾病，盲目治疗都是不可取的。对本身就比较疑难的脑神经疾病而言，更是如此。

脑神经疾病，看似"陌生"的常见病

人体有12对脑神经，分别是：嗅神经、视神经、动眼神经、滑车神经、三叉神经、外展神经、面神经、听神经、舌咽神经、迷走神经、副神经和舌下神经。它们从大脑发出后，主要分布于头面部，"掌管"着人体的嗅觉、味觉、听觉、视觉、头面部感觉、眼球和舌的活动，以及吞咽、发声、进食等功能。

脑神经疾病这个名词虽然"不知名"，但实际上，它是一类很常见的疾病，细分下来有上百种之多，患者数量以亿计。任何一对脑神经发生病变都属于脑神经疾病，都会导致严重的头面部感觉或运动功能损害，比较常见的有三叉神经痛、面瘫、舌咽神经痛、咬肌痉挛，以及视觉、听觉、嗅觉功能异常，等等。

脑神经疾病种类繁多，发病机制复杂，治疗手段有限，除部分疾病有较为成熟的治疗方法外，仍有相当多的疾病尚无很好的解决方法，需要进一步研究和探索。

系列创新技术，"降伏"三叉神经痛

在脑神经疾病中，被称为"天下第一痛"的三叉神经痛不可不提。三叉神经痛好发于中老年女性，主要表现为突然发生、反复发作的头面部（面颊、鼻、下颌、牙齿、口腔黏膜、外耳道等处）闪电样剧烈刺痛。由于疼痛非

上海市科学技术委员会科普项目资助（项目编号 19DZ2332700）

常剧烈，服用常规止痛药无效，很多患者因此痛不欲生，发作时撞墙，甚至轻生的案例，在临床上并不鲜见。

❶ 多项创新技术，让手术更安全、有效

过去，由于没有找到导致三叉神经痛的真正病因，通过破坏三叉神经来缓解疼痛的神经毁损治疗（如射频消融、伽马刀、甘油注射、神经撕脱术等）成为人们“迫不得已”的选择。然而，三叉神经被破坏以后，不可避免地会出现头面部感觉消失等后遗症。

随着科学研究的不断深入，三叉神经痛的病因被发现：95%的三叉神经痛是颅内血管压迫导致，最常见的“责任血管”为小脑上动脉、小脑前下动脉、椎动脉等。

近年来，针对病因进行治疗的“显微血管减压术”成为三叉神经痛的标准治疗方法。然而，随着该技术在临床的应用，并发症多、治疗不彻底、容易复发等问题逐渐显现。

为提高显微血管减压术的安全性和有效性，李世亭教授团队开发了一系列原创技术，包括更微创的手术方法、电生理监测技术、五区评估技术、防粘连技术等，将手术的有效率提高到98%以上，处于国际领先水平。

❷ 从术前到术后，为患者“保驾护航”

“新华医院神经外科每年开展三叉神经显微血管减压术超过500例，技术已经非常成熟，1小时左右就能完成，基本能做到‘百发百中’，年龄最大的患者为一名110岁的老人。”李世亭教授介绍。

同样是显微血管减压术，李世亭教授团队为何能如此“胸有成竹”？记者从李世亭教授的介绍中找到了答案。

在新华医院，每一名三叉神经痛患者在术前都必须经过细致的评估和检查，只有确认病因是血管压迫，方能做手术。

在手术方式上，李世亭教授团队首创“小脑裂入路”，从人脑的自然间隙进入，最大限度地保护脑组织不受损伤；针对手术路径中的主要“障碍物”岩静脉，李世亭教授团队首创“岩静脉暂时阻断技术”，在确认阻断该静脉不会引起严重并发症后再切断，进一步降低了手术风险。

在术中监测方面，李世亭教授团队发明了“三叉神经异常反应评估”技术，通过监测三叉神经异常波形消失与否来验证手术是否有效，改变了过去只能凭经验来判断、术后方知“效果”的局面。考虑到导致三叉神经痛的“责任血管”可能不止一处，李世亭教授团队还发明了“五区评估”技术，在所有可能导致三叉神经痛的五个区域进行探查，找到所有的‘责任血管’，逐一治疗、逐一验证，使手术更精准、更彻底。

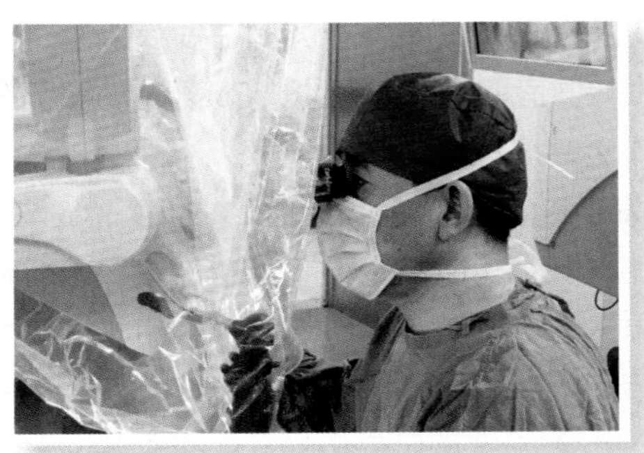

李世亭教授在手术中

在预防术后复发方面，李世亭教授团队通过研究发现，显微血管减压术后三叉神经与减压材料发生粘连是导致复发的主要原因。为此，他们首创“防粘连技术”，用吸收性明胶海绵将减压材料与三叉神经隔开，有效防止两者发生粘连。借助这一技术，李世亭教授团队成功将三叉神经痛术后复发率降至3‰以下。

首创“桥接理论”和“探雷”技术，大幅提升面肌痉挛疗效

一侧面部不自主抽搐、挤眉弄眼、表情怪异，面肌痉挛患者的“不同寻常”往往令旁人感到害怕，唯恐避之不及。

对面肌痉挛患者而言，这种病虽然不像三叉神经痛那样令人“痛不欲生”，也不致命，但其带来的心理创伤却是巨大的。

李世亭教授告诉记者，在我国，面肌痉挛也不罕见，粗略估计患者数量不低于2000万人。与三叉神经痛类似，面肌痉挛也大多是“血管压迫”引起的。

“面肌痉挛好发于中老年人，主要是因为中老年人往往合并高血压、糖尿病，血管容易硬化，而硬化的血管更容易导致神经受压。不过，面肌痉挛的发生与过度劳累、精神紧张、焦虑、抑郁、失眠等因素也有一定关系。存在上述情况者应及时改善和纠正，防患于未然。”李世亭教授提醒道。

由于治疗难度高，疗效不尽如人意，面肌痉挛一直是神经外科领域的一大难题。为攻克这一顽疾，李世亭

教授团队通过多年研究和探索，在发病机制研究、治疗技术开发等方面取得了一系列创新成果，将面肌痉挛的治疗有效率大幅提升至98%以上。

❶ 发现面肌痉挛新机制

2012年，李世亭教授在国际上率先提出面肌痉挛发病新机制——“交感神经桥接理论”，引起广泛关注。李世亭教授团队发现，交感神经是“责任血管”与受压神经之间的“桥梁”，在面肌痉挛的发生和发展过程中起关键作用，如果交感神经没有问题，即便存在血管压迫，也不会引起面肌痉挛。

❷ 开发术中监测新技术

基于这一新发现，李世亭教授团队于2013年开发了一项通过监测交感神经反应来精确定位“责任血管”的电生理技术——ZLR监测技术。该技术类似于“工兵探地雷”。手术时，医生将探针放到面神经周围的血管旁进行测试：若某处出现ZLR波，说明此处有“地雷”（血管压迫），需要处理；若没有出现ZLR波，则说明此处是“安全”的，即便有血管压迫，也不是引起面肌痉挛的病因，不需要处理。同时，该技术也被用来验证手术是否有效——治疗后ZLR波消失，即说明“拆雷”成功。

“由于导致面肌痉挛的‘地雷’往往不止一个，过去医生只能凭临床经验来判断，难免有疏漏和误判，且手术有没有‘做到位’，病有没有被治好，必须等到术后才能知晓。如今，我们借助ZLR监测技术，仅用一小时就能将导致面肌痉挛的所有‘雷区’探查清楚，使手术变得更加精准；治疗后，再用该检测技术进行验证，立刻就能知道手术是否成功。目前，这项由我们中国人原创的技术已经在全世界广泛应用。”李世亭教授解释道。

此外，李世亭教授团队还开发了同样可用于术中监测的双重AMR技术和EMG技术，与ZLR监测技术相结合，可以进一步提升手术的精准度和有效率。

“拯救”顽固性面瘫，变“不可治”为“可治”

与上述两种疾病相比，面瘫的“知名度”更高、更常见。粗略估计，我国现有面瘫患者超过5000万人。导致面瘫的原因主要包括炎症（病毒或细菌感染）、外伤（如车祸等）、脑血管意外（脑卒中）和肿瘤等。面瘫主要表现为面部肌肉瘫痪，眼裂变大、闭不上，口角下垂，微笑时口角歪斜等。

面瘫的治疗方法虽多，如吃药、输液、按摩、针灸、理疗等，但治疗不规范的情况十分常见，治疗效果也不尽如人意，部分面瘫患者可能遗留非常严重的后遗症。

作为上海交通大学面瘫诊疗中心所在地，由李世亭教授领衔的新华医院神经外科专注于严重面瘫的手术治疗，通过开发和应用创新技术，为部分患者带来了希望。

❶ 神经联合移植，最大限度恢复面神经功能

对面神经功能完全丧失的面瘫患者而言，神经移植是唯一可能改善症状的方法。过去，医生一般用患者的舌下神经进行移植，以部分替代面神经的功能。术后，患者的面瘫症状虽有所改善，但舌下神经的功能却丧失了。这种神经移植手术相当于“拆东墙、补西墙”。

为解决这一问题，李世亭教授首创舌下神经－颈神经联合移植术，先用与面神经粗细接近的舌下神经来修复面神经，再用颈神经（颈1、颈2）修复舌下神经。

“我们通过研究发现，切断颈1或颈2神经以后，对患者功能的影响不大，可以将其作为供移植的神经；不过，由于颈神经与脑神经是两种类型的神经，故不能直接用颈神经修复面神经，只能用它来修复功能不那么复杂的舌下神经，避免舌体萎缩。”李世亭教授介绍，“与单根神经移植相比，舌下神经－颈神经联合移植虽然手术难度高了很多，但效果十分明显。手术后，患者的面瘫症状明显改善，面神经功能可以恢复到正常的70%～80%。”

❷ 面神经减压术，为面瘫后遗症患者“解痉”

面瘫发展到后期，会出现两种情况：一种是弛缓型面瘫，神经功能减退，面部肌肉完全松弛，面部表情消失；另一种是痉挛性面瘫，患者面部肌肉僵硬、痉挛，睁不开眼睛，还会出现无法控制的“口眼联动”现象（开口说话时，眼睛跟着动；眨眼时，嘴也跟着动），十分痛苦。在2018年以前，痉挛性面瘫几乎是“不治之症”。

李世亭教授团队通过研究发现，面神经减压对改善痉挛性面瘫患者的症状有一定效果。在此基础上，他们发明了一种仅用半小时就能完成的微创面神经减压手术。医生只要在患者耳垂下方颈颅窝处找到面神经，然后对其进行减压即可。

“临床观察发现，该手术的有效率可以达到80%左右。目前，我们已经将这种技术推广到全国，希望能为更多面瘫患者解除痛苦。”李世亭教授说。PM

不可掉以轻心的“慢性湿疹”

上海市皮肤病医院皮肤科主任医师　乐嘉豫

生活实例

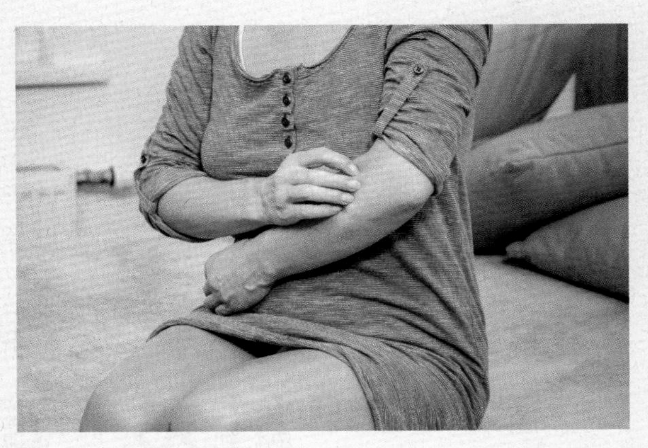

50多岁的袁女士小时候曾患有过敏性鼻炎及奶癣，每次吃海鲜及芒果等食物后，症状就会加重。到了7岁左右，她的病情略有缓解，但腋窝、腹股沟、外阴等处经常可见边界不清、不规则分布的红斑、丘疹、小水疱，进食海鲜、芒果、辛辣食物后，病变部位瘙痒明显，抓破后，破溃处糜烂结痂，干燥后可有鳞屑。多年以来，这种皮肤病反复发作，袁女士多次到医院就诊，皮肤科医生给予的诊断均为“慢性湿疹”，嘱其外用糖皮质激素药膏、内服抗组胺药物治疗。大多数情况下，用药后，袁女士的病情可以缓解，但一旦停药、熬夜或饮食稍有疏忽，慢性湿疹又“卷土重来”。

最近几个月，袁女士发现自己右侧外阴和腹股沟交界处出现了一片界限比较清楚的红斑，有轻度糜烂结痂或鳞屑，瘙痒程度较轻。起初，她以为是湿疹复发，可在依照惯例用药治疗后，“湿疹”不但没有好转迹象，皮肤损害的范围反而越来越大，似乎还有硬块形成。袁女士立即到医院就诊，医生详细询问了她的既往史及病情，认为虽然袁女士从小就有慢性湿疹反复发作史，但这次或许不是湿疹那么简单，嘱其进行活组织病理切片检查。

一周后，病理报告显示，袁女士患有较少见的皮肤恶性肿瘤——湿疹样癌。在医生的建议下，她接受了手术切除治疗。在对手术切除组织进行进一步病理检查后，医生告诉袁女士，她的湿疹样癌尚属早期，预后还是较为乐观的。

皮肤是人体最外层的组织，易受外界环境影响而致病。皮肤病有2000多种，其中，皮肤肿瘤有100多种，皮肤癌并非十分罕见。皮肤癌可发生于全身，有些皮肤癌具有一定的好发部位，例如：基底细胞癌、鳞状细胞癌以头面部多见，黑色素瘤在皮肤黏膜交界或颈部、足底等摩擦较多的部位易发，湿疹样癌则好发于乳房与外阴处，等等。

湿疹样癌可分为乳房湿疹样癌与乳房外湿疹样癌。乳房湿疹样癌由乳腺导管上皮恶变，移行到皮肤所致；乳房外湿疹样癌是由大汗腺导管上皮恶变，移行到外阴、腹股沟等处皮肤所致。值得注意的是，湿疹样癌并非由湿疹“恶变”而来，只因临床表现与湿疹高度相似而得名。湿疹样癌的早期皮肤损害与湿疹难以鉴别，且有的患者确实存在慢性湿疹反复发作史，不做病理检查容易误诊、漏诊。因此，尽早进行活组织病理切片检查是明确诊断、及时治疗和改善预后的重要措施。一般而言，湿疹样癌早期恶性程度较低，手术切除后预后较好；湿疹样癌晚期易累及腺体，发生转移，手术难以切除，预后较差。PM

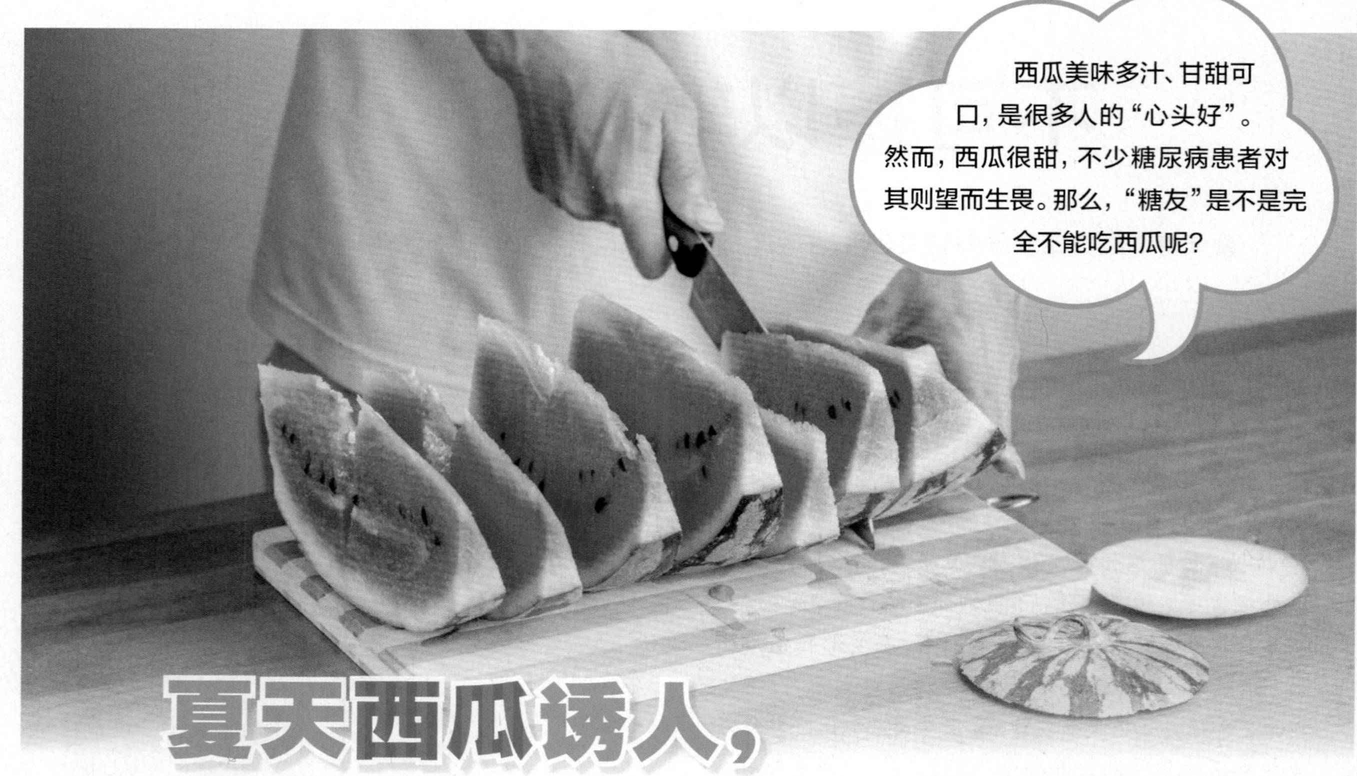
西瓜美味多汁、甘甜可口，是很多人的“心头好”。然而，西瓜很甜，不少糖尿病患者对其则望而生畏。那么，“糖友”是不是完全不能吃西瓜呢？

夏天西瓜诱人，“糖友”可以大快朵颐吗

上海市同济医院营养科　罗 斌　吴 萍（副主任医师）

糖尿病患者是否可以吃西瓜？要回答这个问题，首先需要了解两个概念：食物血糖生成指数（GI）和血糖负荷指数（GL）。

GI 是反映食物引起人体血糖升高程度的指标。食物 GI 值分为高、中、低三个等级。GI > 70 的，为高 GI 食物；GI ≤ 55 的，为低 GI 食物。西瓜的 GI 值为 72，属于高 GI 食物。

GL 是反映食物中碳水化合物的实际含量［GL=GI×碳水化合物含量（克）/100］对人体血糖影响程度的指标。一般认为，GL ≥ 20 为高血糖负荷饮食，10 ≤ GL < 20 为中血糖负荷饮食，GL < 10 为低血糖负荷饮食。

100 克西瓜含糖量为 5.8 克，西瓜的 GI 值为 72，那么 100 克西瓜的 GL 值= 5.8×72/100 = 4.2，属于低 GL 食物。也就是说，一次吃 100 克西瓜，对血糖的影响较小。不过，若一次进食 500 克西瓜，其 GL 值为 21，对血糖的影响就比较大了。因此，糖尿病患者不是完全不能吃西瓜，只要控制摄入量（每天吃 100 克西瓜），还是可以吃的。

需要提醒的是，现在的西瓜越来越甜，含糖量也越来越高。根据《中国食物成分表（第二版）》，西瓜（京欣一号）的含糖量为 8.1%，100 克西瓜的 GL 值= 8.1×72/100 = 5.8。有些品种的西瓜含糖量甚至高达 12% 以上，其 GL 值= 12×72/100 = 8.6，接近中血糖负荷饮食的标准。需要提醒的是，西瓜含水量高，100 克西瓜只有薄薄几片，很难过瘾，容易吃过量，糖尿病患者要多加留意。PM

吃水果的时机很重要

除了摄入量外，吃水果的时间对血糖也有影响。

血糖控制得不太好的患者，暂时不要吃水果。血糖控制较好者，可在两餐之间吃水果。优先选择低GI的水果。GI值较高的水果，可参考GL值后确定吃多少合适。

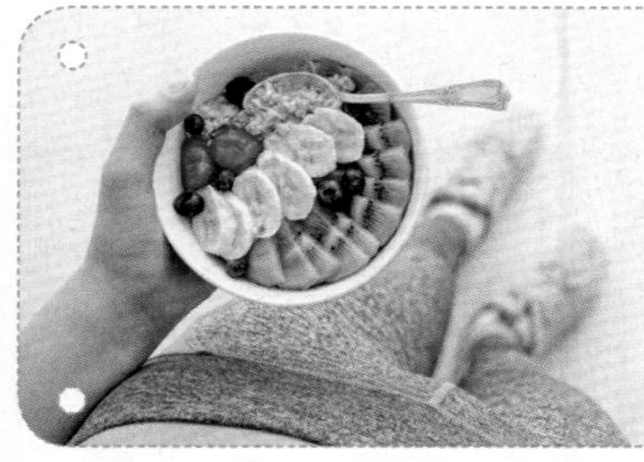

如今，随着人们健康意识的提升，马拉松、广场舞、增肌减脂运动等健身活动开展得如火如荼。为提高运动健身的效果，有人列出了运动后补充食物的宜忌清单。那么，运动后该如何合理饮食？需要注意哪些问题呢？

运动后，如何科学饮食

北京大学第三医院运动医学研究所　吴一凡　常翠青（教授）

在讨论这个问题前，我们应了解一下运动对机体的影响。运动会增加机体能量消耗，导致体温升高，进而出汗，丢失水和电解质。当体内的能源物质耗竭，酸性代谢产物堆积，身体会产生疲劳感。所以，运动后要注意补充水分和能量。然而，运动后的一些不良饮食习惯会抵消运动带来的益处，只有遵从科学，合理饮食，才能将运动效果“最大化”。

运动后如何补水

运动时最直观的表现就是大量出汗，丢失体液（包括水和电解质）。所以，运动后首先要补充水和电解质。

运动时间不足1小时者，运动后适量饮水，并正常吃好一日三餐就可以了。饮水以白开水为宜，可以减轻口渴感，改善疲劳。需要注意的是，较短时间的运动后，不需要特别补充含糖饮品和含电解质的运动饮料；尤其是为了减肥而运动者，补充运动饮料反而会降低减脂效果。

运动（如有氧耐力运动）超过1小时者，最好在运动后适量补充运动饮料，以恢复体液平衡和血容量，避免严重脱水和低钠血症的发生。补充水分的量可根据丢失体重计算（每丢失1千克体重，补充1～1.5升水或运动饮料）。含碳水化合物（6%～8%）和适量电解质的运动饮料可满足运动人群的需求，不宜选择含添加糖或碳水化合物含量高的饮料。可将牛奶作为天然运动饮料，在运动后饮用。牛奶的主要成分是水，含有约5%的糖、3%的蛋白质，还有适量钠，可以满足运动后机体的多种营养需求。

此外，炎热的夏天，许多人喜欢在运动后喝冰镇饮料，觉得既解渴，又消暑。实际上，运动刚结束时，人体体温较高，消化系统还处于暂时“抑制”状态，大量的冷饮“灌”下去，会刺激胃肠道，引起胃肠痉挛、腹痛、腹泻等问题。当然，运动后也不宜饮用温度过高的水，以免增加汗液的丢失，影响补水效果。运动后补充的水或饮料的温度以10～20℃为宜。

需要提醒的是，运动后不宜饮酒。无论啤酒还是白酒都不利于运动后的恢复。酒的能量很高，却没有任何营养价值，属于“空能量”食品。含酒精的饮品还有利尿作用，摄入酒精浓度4%以上的饮品可能会加剧脱水症状。酒精还会抑制肌肉蛋白质的合成和肌糖原的恢复，不利于消除疲劳，影响健身效果。

运动后怎么吃

● **补充碳水化合物**　运动会消耗能量物质——血糖和肌糖原。运动强度越大，机体消耗的血糖和糖原越多。进行高强度有氧运动时，血糖和糖原可以为身体提供90%或更多的能量。所以运动后，尤其是长时间有氧运动后，补充碳水化合物（糖类）非常重要。

研究表明，在运动后1小时内补充碳水化合物对糖原恢复最有效。如果不在“饭点”，可以吃一片白面包、一根香蕉，也可吃些其他谷薯类食物。对于健康成年人而言，每运动1小时，每千克体重应补充1～1.2克碳水化合物，如面包、米饭、面条等。如果临近“饭点”，可直接吃正餐。

有的人运动后喜欢选择蛋糕、糖果等食物补充能量，有可能造成能量过量摄入，应尽量少吃。过量摄入高糖食物会大量消耗B族维生素，进而使人感到疲劳，不利于恢复。

● **补充蛋白质，有利“增肌”** 蛋白质有助于肌肉的重塑，与碳水化合物一同摄入还有助于快速补充肌糖原。以增肌为运动目标者，完成训练后短时间内补充15～40克优质蛋白质（如运动营养食品），可使肌肉蛋白质合成最大化，增强运动适应性。

运动结束后，无论是从正餐中补充蛋白质，还是通过零食补充，都能使肌肉蛋白质保持合成状态。选择鸡蛋、牛奶、瘦肉（牛肉、羊肉、猪肉）、鸡胸肉、鱼肉等均可。

● **适当补充维生素** 经常进行中等强度的运动可以增强人体免疫功能，降低患病风险。但高强度运动会“压迫”免疫系统，造成暂时性的“免疫抑制”，因此免疫功能会短暂地下降。

天然食物来源的抗氧化物质发挥协同作用，可以抑制氧自由基造成的潜在危害。均衡饮食，保证蔬菜和水果的摄入量，可以同时补充微量营养素和一些植物化学物，减轻炎症和氧化损伤。长期高强度运动的人，可以考虑摄入维生素补充剂。PM

特别提醒

运动后不宜马上吃正餐

运动后，需及时补充能量。但补充能量也有讲究，特别是高强度运动后，不宜马上吃正餐，否则会加重消化器官的负担。运动时，骨骼肌的血管扩张，内脏器官的血管收缩，使更多的血液被分配到肌肉和皮肤，进行能量代谢和体温调节。消化系统的血流量明显减少，消化腺分泌的消化液也减少。通常，运动结束后20～30分钟，消化腺才能恢复正常分泌。高强度运动后，消化腺恢复时间可能更长些。运动应激亦可导致胃肠道机械运动减弱，使消化能力受到抑制。因此，运动后40分钟左右吃正餐更合适。

许多人喜欢相约健身，健身后再来一顿“烧烤局”。这对有减脂需求的人而言简直就是危险行为。烤肉、火锅、炸鸡这些高脂肪含量食物，虽然能迅速满足运动后的口腹之欲，带来愉悦感，但这些食物中的脂肪难以消化，只会增加肠胃负担和“体重”。同时，高盐食物中过多的钠离子会加剧体内电解质失衡，尤其是钠钾失衡。

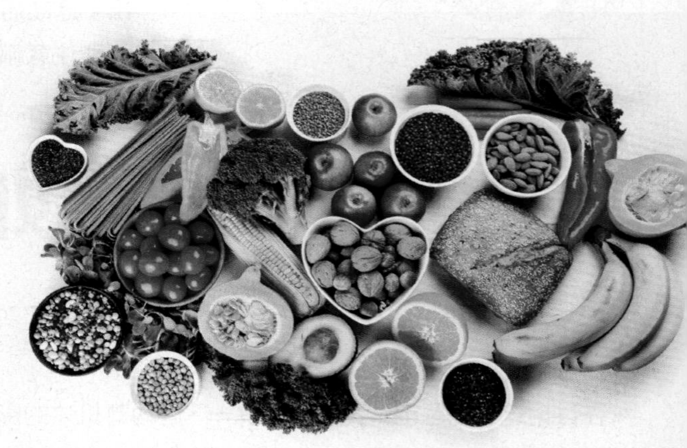

膳食纤维曾一度被认为没有营养而备受冷落，随着近年的“减肥热”“养生热”，膳食纤维再次回归大众视野，甚至成了“新晋网红”。

❶ 什么是膳食纤维？

膳食纤维是一类不能被胃肠道消化的多糖，根据其在水中的溶解性，可分为可溶性膳食纤维和非可溶性膳食纤维。可溶性膳食纤维主要包括果胶、植物胶等，多存在于全谷物、蔬菜、水果、豆类等食物中；常见的非可溶性纤维有纤维素、半纤维素和木质素三种，主要存在于植物表皮和麸质、未加工的谷物、豆类、根茎类蔬菜、水果的果皮中。

❷ 膳食纤维对人体有哪些益处？

● **稳定血糖** 膳食纤维虽属于碳水化合物，但基本上不能被人消化吸收，食用后不会显著升高血糖。进入肠道的膳食纤维能延缓其他碳水化合物的吸收，稳定餐后血糖。

● **增加饱腹感** 可溶性膳食纤维在胃内吸水膨胀，可以增加饱腹感，减少其他食物的摄入，进而达到控制能量摄入的目的，可以帮助想减肥的人“管住嘴”。

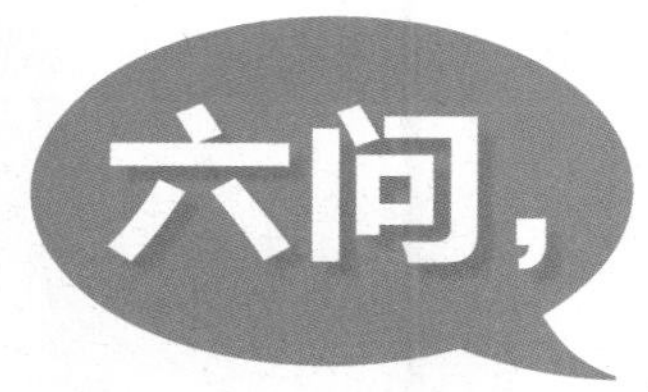

六问，释疑膳食纤维

哈尔滨医科大学公共卫生学院教授　李 颖

● **调脂**　可溶性膳食纤维可以吸附部分胆固醇和胆汁酸，使其随粪便排出体外，有助于改善血脂异常。

● **维持肠道健康**　非可溶性膳食纤维被誉为“肠道清道夫”。一方面，它可以促进肠蠕动，预防便秘；另一方面，它还可以与食物中的有毒物质（如铅、汞等重金属）结合，降低其吸收率。此外，膳食纤维可在肠道微生物发酵作用下生成短链脂肪酸，有助于改善肠道菌群的构成与代谢，对人体健康产生有益影响。

● **预防肿瘤**　大量研究表明，提高膳食纤维摄入量可以降低结直肠癌、乳腺癌等恶性肿瘤的发病率。

③ 食物口感越粗糙，膳食纤维含量越高吗？

膳食纤维主要存在于谷物麸皮、水果果皮等部位，这是否意味着食物口感越粗糙，膳食纤维含量越高？

很多人认为，芹菜茎很粗糙，膳食纤维含量一定很高。其实，这是一种误解。蔬菜的“筋”只是植物的维管束，与膳食纤维是完全不同的概念。例如，芹菜茎的口感比芹菜叶粗糙，但实际上，芹菜叶的膳食纤维含量更高。如果仅凭食物的口感评价其膳食纤维含量，就可能出现“冤假错案”。

此外，同样是富含膳食纤维的食物，口感有很大差别。非可溶性膳食纤维含量较高的食物，通常口感较粗糙，如辣椒、芹菜、韭菜等；而富含可溶性膳食纤维的食物，口感并不粗糙，甚至较为细腻，如水果和菌藻类食物等。

④ 哪些食物富含膳食纤维？

食物加工得越精细，膳食纤维损失越严重，如全谷物的膳食纤维含量远高于精制大米。膳食纤维的化学性质非常稳定，常规烹饪方法不会对其造成很大影响。

《中国居民膳食指南（2016）》推荐，日常膳食应以谷类为主，粗细搭配。谷类中的粗粮，如青稞、全麦粉等，水果中的樱桃、枣、苹果（苹果果皮中含大量非可溶性膳食纤维，最好洗净后带皮食用）等，蔬菜中的笋、黄花菜、秋葵等，菌藻类食物中的发菜、雪耳、冬菇等，坚果中的杏仁、黑芝麻、松子等，都富含膳食纤维。豆类的膳食纤维含量也非常出众。

⑤ 膳食纤维是否多多益善？

健康成年人每日膳食纤维的适宜摄入量为 25～30 克。膳食纤维摄入过多会影响蛋白质和一些矿物质（如钙、锌、铁）的吸收。因为膳食纤维能增加产气和胃肠蠕动，过量摄入还会导致腹胀等不适。尤其是处于生长发育期的儿童，消化道疾病、手术后恢复期患者，以及胃肠功能较弱、食欲差、咀嚼吞咽不便的人，更不宜过多食用。

另外，不少人选择食用膳食纤维减肥。膳食纤维对减肥有一定的辅助功效，但最主要的还是控制能量物质的摄入，同时增加运动量，不宜过度迷信膳食纤维的作用。如果膳食纤维摄入得过多，饮水量又没跟上，膳食纤维就会吸收肠道内的水分，反而会导致便秘。

⑥ 如何确定“吃足量了”？

日常生活中，只要按照膳食指南的推荐安排每日饮食，膳食纤维的摄入量应该可以保证。此外，也可以通过排便情况判断膳食纤维摄入是否充足：如果排便顺畅且粪便可以漂浮，说明膳食纤维摄入量充足。PM

你的早餐，营养能得几分

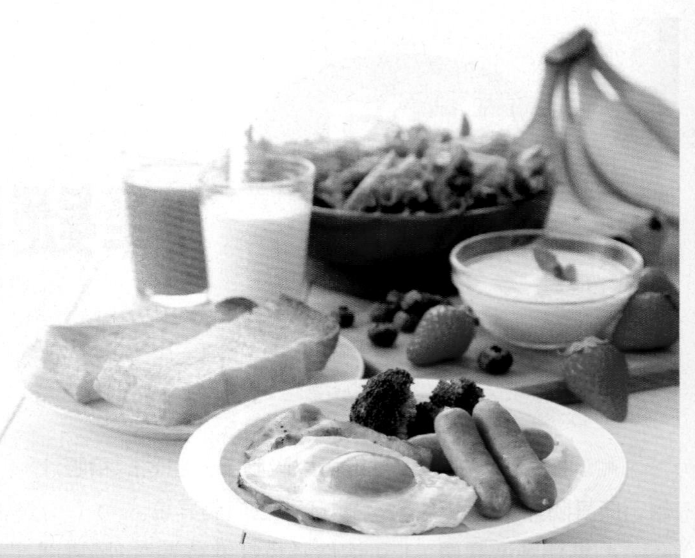

万宁市人民医院临床营养科　陈椰燕
北京医院营养科教授　王 璐

近期，张文宏教授关于孩子“早餐不许喝粥”的观点，引发了一场讨论。俗话说，一日之计在于晨。对于早餐，更要十分重视。先来看看“养生达人”宋美龄的早餐，她最爱的早餐是西芹搭配低脂色拉酱，加两片抹上奶油的面包；偶尔，她还会吃一小块牛排和小甜点，再配一杯咖啡。西芹的营养丰富，对健康颇有益处，低脂色拉酱可以增加西芹的滋味，但脂肪含量较低。小块牛排利于补充蛋白质，适量食用也无须担心脂肪摄入超标。这份“高分”早餐果然不负“养生达人”美名。那么，大多数人早餐爱吃“豆浆+油条”“白粥+咸菜”等，这些“经典”组合的营养价值该如何评价？

组合一：白粥+小菜

点评： 白粥多由精制大米加水熬制而成。大米在精制过程中，维生素、矿物质和膳食纤维几乎所剩无几，大部分是碳水化合物。因此，白粥营养构成非常单一。

很多人喜欢在早上喝粥时搭配酱菜、咸菜，甚至隔夜菜，使白粥更有滋味。然而，咸菜和隔夜菜或多或少地含有亚硝酸盐，长期食用对健康不利；吃咸菜、酱菜、腐乳等，很容易造成盐摄入过量，有违于喝粥“清淡”的初衷。

改进： 如果习惯喝粥，可在粥中适量增加全谷物和杂豆类食物。例如，大米可与糙米、杂粮（燕麦、小米、荞麦、玉米等）或杂豆（赤豆、绿豆、芸豆、花豆等）搭配食用，提高粥的营养价值。

健康成年人每日盐（包括酱油和其他食物中的盐）摄入量不宜超过 6 克（最好不超过 5 克）。咸菜、酱菜等含盐“大户”，应尽量少吃。加热无法去除隔夜菜中的亚硝酸盐，所以做菜时要“量体裁衣”，尽量不留隔夜菜。早餐最好能吃一些新鲜的蔬菜、水果。

组合二：油条+豆浆

点评：“油条 + 豆浆”这一经典搭配广受人们喜爱，豆浆富含优质的大豆蛋白质和磷脂，还含有铁、钙等矿物质和维生素，适合各类人群食用；早上喝一杯豆浆还能为身体补充水分，堪称“完美”。

然而，油条却给豆浆“拖了后腿”。我们都知道，油条在高温油炸过程中，不仅营养素会被破坏，还可能产生致癌物质，对健康极为不利。此外，油条与所有煎炸食品一样，存在油脂含量高、能量高等问题，且不易消化，不宜长期作为早餐食用。

改进： 早餐最好少吃油条，一周不宜超过 2 次。不仅如此，其他油炸食物也应该少吃。如果早餐吃了油炸食品，那么当天午餐、晚餐应清淡饮食，不再吃煎炸食物，并注意多补充蔬菜。

组合三：煎蛋+香肠

点评： 鸡蛋含丰富的优质蛋白质，消化利用率较高，还含有很多对人体而言非常重要的营养素，如维生素 A、B 族维生素、维生素 D、维生素 E，以及钾、钠、镁、磷等矿物质。但煎蛋却让鸡蛋的营养打了折扣，除了油脂含量过高外，高温还会破坏鸡蛋中的部分营养素。

香肠属于加工肉类，虽然美味，但不宜多吃。这类食品脂肪含量较高，且在加工过程中加入了大量食盐和各种食品添加剂，其营养价值远不如新鲜肉类。

改进： 健康人每天应该吃一个鸡蛋，蛋白、蛋黄都要吃。鸡蛋最好选择用水煮，营养成分保留率较高，也无须额外添加食用油和盐。香肠不宜多吃。此外，这种搭配只为机体提供了蛋白质，却忽略了最基础的能量物质——碳水化合物，最好搭配一些主食，再加一点果蔬。

组合四：面包+牛奶

点评：“面包 + 牛奶”的组合与“油条 + 豆浆”的组合有些类似，但又有不同。牛奶富含优质蛋白质和钙，其对健康的好处不言而喻。

面包富含碳水化合物，是能量的来源，特别是经过一夜的消耗，早餐中的碳水化合物恰好为身体补充能量。但是，面包中添加糖、钠、脂肪的含量并不低，也应当引起注意。

改进： 选购面包时，注意查看食品营养标签，尽量选择添加糖、脂肪等含量低的。很多人认为面包便于携带、食用方便，早餐常常选择“面包 + 牛奶”的单一模式。这样做营养单一，可能无法满足身体对营养的需要，最好与其他食物轮换、搭配着吃。

营养“高分”早餐是什么样的

营养早餐应保证三个要素，即含碳水化合物的主食，富含优质蛋白质的蛋、奶等，以及新鲜蔬果。碳水化合物是每餐能量的主要来源，可选择燕麦粥、面包、荞麦面、花卷、玉米、小米粥等。奶类、蛋类、大豆类及肉类，每顿早餐应至少选择其中 2 种，它们能提供充足的优质蛋白质，而且可以延缓餐后胃的排空速度，更加“扛饿”。富含膳食纤维和维生素 C 的蔬菜或水果至少要有一种。

另外，早餐也应注重多样性，最好应摄入 4 ~ 5 种食物。美味佳肴不仅要选用好的食材，更要提倡科学烹饪，不宜过多地选择油炸食品。

举个例子，蓝莓核桃燕麦粥 1 碗 + 水煮蛋 1 个 + 脱脂酸奶 1 杯，就属于“高分”早餐。核桃中的健康脂肪和燕麦粥中的膳食纤维，能轻松帮你获取饱腹感。蓝莓含有满满的花青素，对保护视力有一定益处。搭配 1 个水煮蛋和 1 杯脱脂酸奶，能填补蛋白质的空缺。若想简单一些，1 ~ 2 片全麦面包 +250 毫升牛奶 +1 个水煮鸡蛋 +1 个苹果也是“高分”早餐。PM

你的早餐，营养能得几分

吃好比好吃更为重要，我们给优质早餐设定了10个“标准”，满足一条标准计1分，一起来进行一场趣味测试，测测看你的早餐能得几分。如果分数不高，可以按照标准进行“改进”。

内容	分数	备注
每天吃早餐	1	
有主食	1	如大米、白面、杂粮、杂豆、薯类
主食粗细粮搭配	1	
含优质蛋白质	1	如乳类、蛋类、肉类、大豆及豆制品、奶类及其制品
蛋白质充足不过量	1	最好将每日所需蛋白质平均分到一日三餐摄入
有新鲜蔬菜、水果	1	
食物种类多样	1	食物种类不少于 5 种
干稀搭配	1	避免食用果汁型饮料
科学烹饪	1	避免煎炸类食物
不含加工食品（成分）	1	如香肠、咸菜、植物奶油、添加糖等
分数合计	10	10 分，优秀；8 ~ 9 分，良好； 6 ~ 7 分，及格；不及格，< 6 分

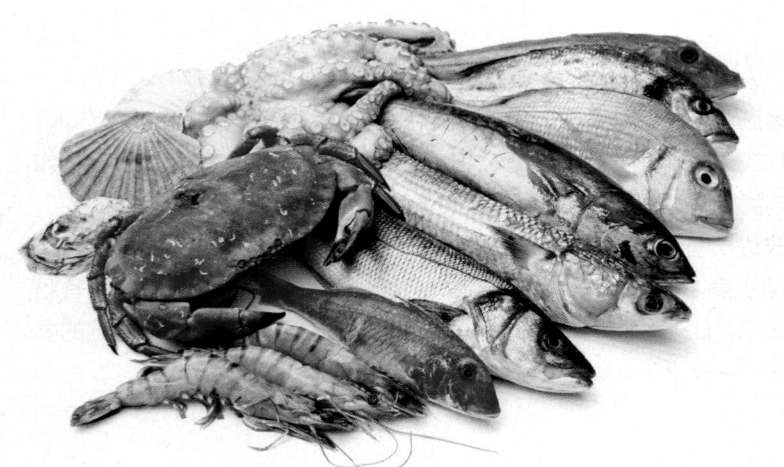

夏季来临，虾、蟹等海产品大量上市。海产品不但美味，可满足消费者的口腹之欲，而且营养价值高。但是，很多海产品存在影响食品安全的因素，若食用不当，可能会影响健康。

美味海产品 安全知多少

中国农业大学食品科学与营养工程学院副教授 何计国

远离有毒海产品

有些海产品含有天然毒素，这些毒素性质稳定，一般烹调加工手段无法将其破坏，且分子量小，易于吸收。一旦达到一定摄入量，会引发中毒，甚至致死。

河豚所含的河豚毒素能阻断神经冲动的传导，人误食后易中毒，死亡率高达40%～60%。沿海地区居民食用混杂在海杂鱼中的河豚是导致河豚毒素中毒的原因之一。

贝类本身无毒，但在摄食大量有毒藻类后，可被毒化。被毒化的贝类所含毒素统称为麻痹性贝毒。有毒的热带鱼主要生活在热带和亚热带海域珊瑚礁周围，因长期食入有毒藻类而累积了雪卡毒素。雪卡毒素中毒的症状有恶心、呕吐、口干、腹泻、头痛、寒战、肌肉痛、口中有金属味等。

避免食用有毒海产品是预防中毒的最好方法，除河豚外，有毒贝类、有毒热带鱼都无法通过外观辨别。普通消费者一定要从正规渠道选购海产品。

不吃不新鲜的海产品

组胺是在微生物（大肠埃希菌、葡萄球菌、链球菌等）作用下，由鱼类蛋白质中的组氨酸脱羧形成。组胺中毒的表现主要是过敏反应，如面色潮红、荨麻疹等，个别患者可出现过敏性哮喘。鲐鱼、鲣鱼、鲭鱼、金枪鱼、沙丁鱼、秋刀鱼、竹荚鱼等肌肉中含血红蛋白较多，组氨酸含量较高，当被细菌污染后，容易产生组胺。

海产品中的常见致病菌是副溶血弧菌。当含有大量活菌的食物进入人体后，可引发恶心、呕吐、腹痛、腹泻等症状。有时，人们为了追求虾、蟹鲜嫩的口感，加热时间不够，或使用盛装生海产品的容器盛装了直接入口的食品，都可导致“病从口入”。因此，海产品不宜生吃，且加热要彻底（蒸煮温度达100℃后继续加热10分钟以上）。

鱼头、虾头等要少吃

如果水域受到化学物质污染，有害污染物浓度达到一定限量，可能带来食品安全问题。即使海水中污染物的浓度不太高，但通过食物链的生物富集作用，处于食物链末端的海产品中的污染物浓度也不低。

海产品中难以分解的有害物质带来的安全问题最严重，如铅、砷、汞、镉等重金属。虽然海产品重金属污染不至于引起急性中毒，但长期摄入对身体健康无益。

吃海产品时，可将脂质含量高的部位（如鱼虾的头部）弃去，因为重金属容易富集在这些部位。PM

"中国美食地图"之浙江篇：

缙云烧饼

解放军东部战区总医院营养科副主任医师　郑锦锋

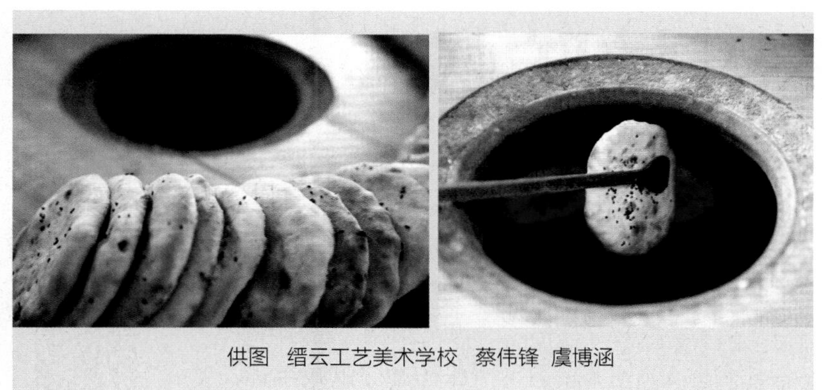

供图　缙云工艺美术学校　蔡伟锋　虞博涵

我的家乡在浙江省丽水市缙云县，缙云烧饼和爽面是那里的传统美食。依然记得小时候，每当路过烤烧饼的桶炉旁，一阵阵麦香伴着肉香味飘来，让人垂涎欲滴。由于当时家里的经济条件并不宽裕，所以我必须攒够了零花钱才有机会解解馋。烧饼便于携带，许多人为节约时间，买个烧饼，一路走一路吃；还有些人在出远门前，也会带上些烧饼作为干粮充饥。

总体评价：营养丰富、饱腹感强，但不易消化

缙云烧饼的主要食材是面粉和猪肉。馅料往往采用肥瘦搭配的猪肉和霉干菜，口味鲜香。总体而言，缙云烧饼所含热量较高，富含碳水化合物、蛋白质、脂肪，以及钠、钾、铁、锌、铜等矿物质，充饥效果好，饱腹感强。

缙云烧饼偏硬、偏干，食用时最好佐以牛奶、豆浆、稀饭、菜汤、果汁等含水量高的食物。消化功能较弱、咀嚼功能较差的老年人不宜多食。

改良自制：减盐、减油

传统缙云烧饼的馅料由偏肥的猪肉和霉干菜组成，饱和脂肪含量较高，含盐量也较高。居家制作时可以对馅料进行改良，用鸡胸肉替代猪肉，减少咸菜干的用量，避免摄入过多的脂肪和盐。

原料：面粉 500 克，酵母 5 克，白糖 20 克，温水 230 克，鸡胸肉 400 克，霉干菜 100 ~ 150 克，葱花 25 克。

制作步骤

❶ **面团制作**　在面粉中加入温水、酵母、白糖少许，搅拌成棉絮状后，揉至光滑，加盖发酵。发酵好的面团比原面团增大两倍左右，用手指戳下去不回弹、不塌陷。

❷ **馅料制作**　将鸡胸肉切丝，加入蛋清、适量生粉、料酒、生抽、白糖、鸡精和盐，搅拌均匀，腌制入味。霉干菜用温水泡发后，洗净沥干，切成碎末。

❸ **面饼坯制作**　将发酵好的面团分成大小适中的小面团，压扁，包入馅料后压扁，再擀成薄面饼。

❹ **烘烤**　面饼表面刷少许麦芽饴糖，洒上芝麻，反面刷少许水，放入烤箱，待饼面金黄、香味溢出时取出。PM

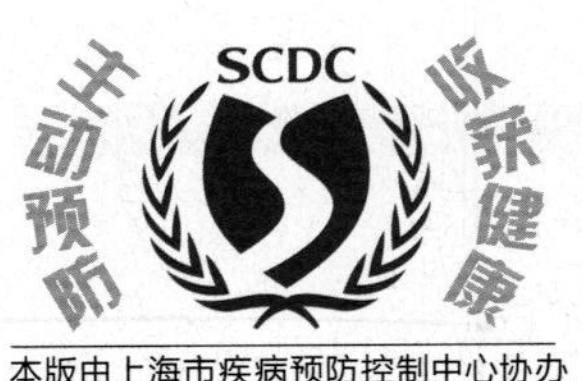

本版由上海市疾病预防控制中心协办

登革热是登革病毒经蚊媒传播引起的急性传染病，最常见的临床表现为发热，可伴有头痛、恶心、呕吐、肌肉或关节疼痛、皮疹、出血倾向等。目前对于登革热尚缺乏有效的病原治疗措施，主要采取支持及对症治疗。登革热主要由蚊虫传播，故流行有一定的季节性，一般在每年5～11月流行，高峰在7～9月。灭蚊、驱蚊、避免蚊子叮咬是预防本病的主要途径。

预防登革热，重在灭蚊防蚊

上海市疾病预防控制中心传染病防治所病媒生物防制科主任　冷培恩

“多管齐下”，防蚊虫叮咬

① 清除积水

蚊子产卵于水中，因而灭蚊的关键是减少其滋生的“大本营”，清理积水，从源头上减少蚊虫数量。单位、社区、家庭要清除各类积水和卫生死角。对于不能清除的积水，如雨水井、集水井，可投放灭蚊剂控制蚊虫滋生。浇花后花盆底碟内如有积水，也要及时处理。要定期更换水培植物容器中的水。可在景观水体中养鱼，以捕食蚊子的幼虫。

② 使用蚊香或杀虫剂

家庭最好安装纱门、纱窗防蚊，也可以使用电蚊拍、气雾杀虫剂或蚊香灭蚊。室内蚊虫较多时，可以站在房间中央，手持杀虫剂使喷头呈45°斜向上喷洒一圈。喷洒完毕后最好关闭门窗，人员离开，0.5～1小时后，再开窗通风。购买蚊香、驱蚊剂类产品时，需注意有无标注以“WP”开头的农药登记证号。有此号的产品是经过检测证明有效且安全的。

③ 涂抹驱蚊液

户外活动时，在暴露皮肤上涂抹驱蚊液，一般有2～4小时的保护作用。不过，目前有效的驱蚊产品含有避蚊胺或驱蚊酯，婴幼儿应慎用，最好用蚊帐防蚊。驱蚊手环、驱蚊贴等新型驱蚊产品，目前均为无农药登记证的产品，家长应谨慎选择。PM

关注上海市疾病预防控制中心，了解更多疾病防控信息。

专家简介

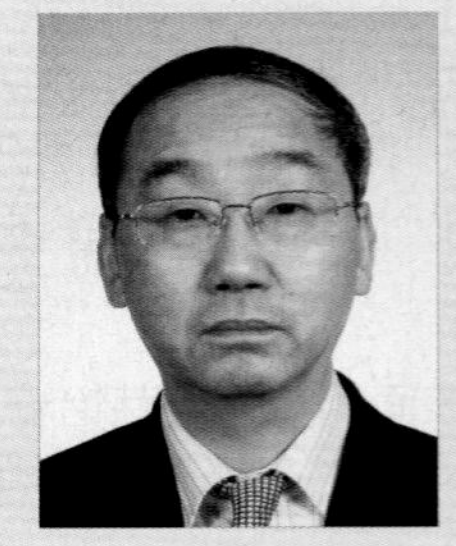

冷培恩　上海市疾病预防控制中心主任医师，中华预防医学会媒介生物学及控制分会副主任委员、蝇类防制学组组长，全国爱卫会爱国卫生专家委员会病媒生物防制分会委员，国家卫生标准委员会卫生有害生物防制标准专业委员会委员，中国卫生有害生物防制协会理事，上海市预防医学会病媒生物预防与控制专业委员会主任委员，上海市健康促进协会副会长。

专家提醒

① 喷洒杀虫剂时，不必追着蚊虫喷，否则既浪费杀虫剂，又会使环境中杀虫剂过多，影响健康。

② 在厨房使用杀虫剂时要加倍小心，喷洒之前注意收好食品和餐具。

③ 气雾剂属于易燃易爆品，不要对着燃气灶的明火喷洒杀虫剂。

④ 如家中养鱼，喷洒杀虫剂时，最好遮盖鱼缸，因为鱼类对拟除虫菊酯类杀虫剂敏感。

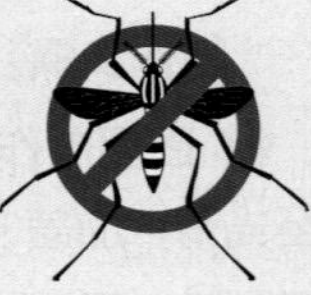

过敏人的烦恼（四）

口罩戴出了“敏感肌”

肖特明

一、令人烦恼的“口罩脸”

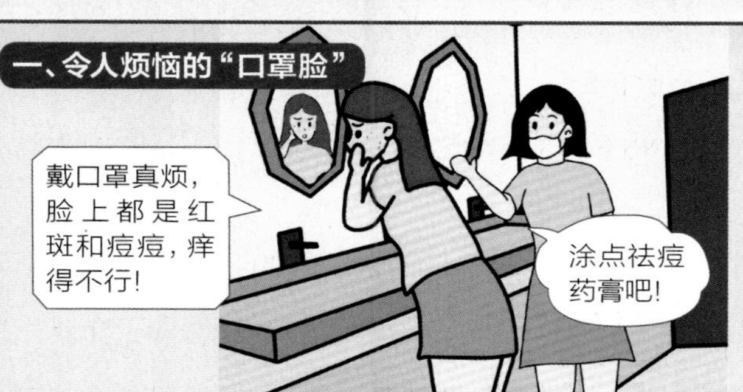
戴口罩真烦，脸上都是红斑和痘痘，痒得不行！
涂点祛痘药膏吧！

小仙说： 我们似乎已经习惯了戴口罩的日子，但如果佩戴不得当、皮肤清洁不到位，会引发一系列脸部皮肤问题。

二、并不是起痘那么简单

唉，祛痘药膏快涂完了，为什么红斑还没消退？

小仙说： 细菌、微尘颗粒容易附着在口罩表面，呼出的湿气和飞沫会形成局部湿热环境，导致脸部皮肤感染和过敏。

三、原来是对口罩过敏了

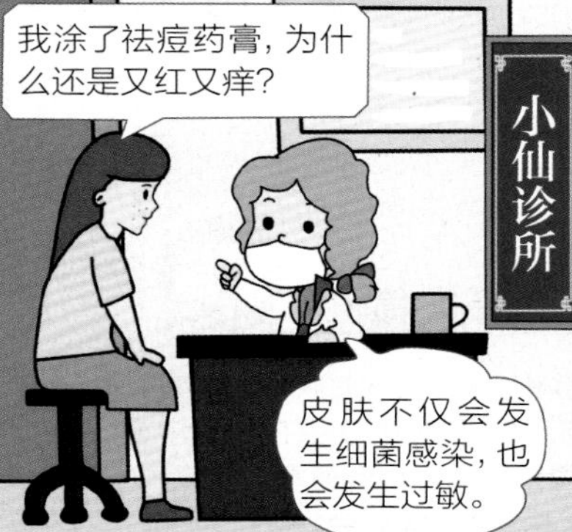
我涂了祛痘药膏，为什么还是又红又痒？
小仙诊所
皮肤不仅会发生细菌感染，也会发生过敏。

小仙说： 人们对痤疮等多有认知，而对过敏认知较少。其实，很多难愈的皮肤问题是过敏所致。

四、“敲黑板”啦

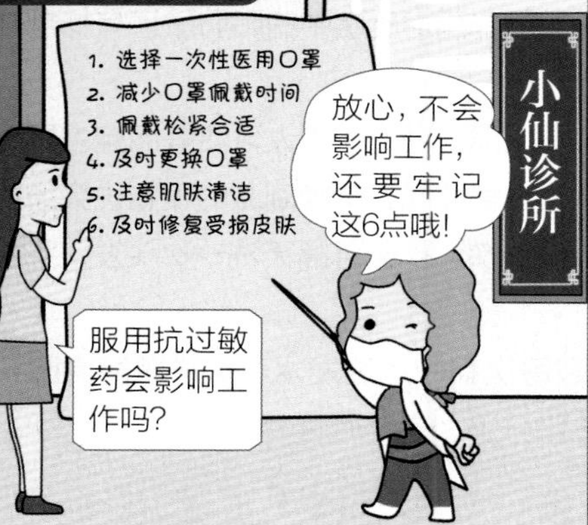
1. 选择一次性医用口罩
2. 减少口罩佩戴时间
3. 佩戴松紧合适
4. 及时更换口罩
5. 注意肌肤清洁
6. 及时修复受损皮肤
放心，不会影响工作，还要牢记这6点哦！
小仙诊所
服用抗过敏药会影响工作吗？

小仙说： 第二代抗过敏药（如盐酸西替利嗪）起效更快，作用时间长，不通过肝脏代谢，不引起嗜睡，安全有效。

五、可以安心上班了

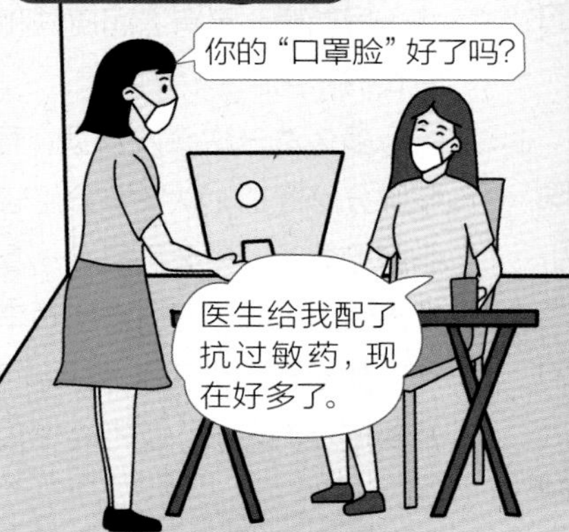
你的“口罩脸”好了吗？
医生给我配了抗过敏药，现在好多了。

小仙说： 导致皮肤问题的原因错综复杂，要在医生和药师指导下选用合适的药物进行治疗。

六、找个地方透透气

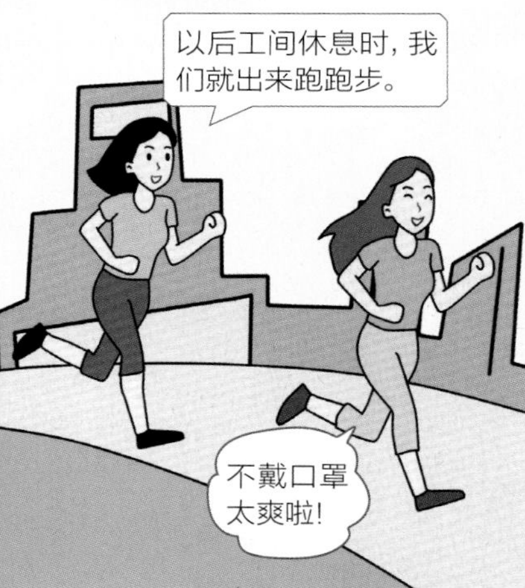
以后工间休息时，我们就出来跑跑步。
不戴口罩太爽啦！

小仙说： 在安全防疫的前提下，减少口罩佩戴时间是最有效的措施，可到空旷、通风的地方摘下口罩，让皮肤透透气。

小仙医生语录：

复工已有一段时间，戴口罩仍是有效的预防病毒感染的方法。过敏体质者要了解口罩材质，避开过敏成分。口罩潮湿时，应及时更换。日常注意精简护肤，不给皮肤额外负担，在安全地带适时透透气。如果皮肤红斑、丘疹、瘙痒等过敏症状明显，可在皮肤科医生或药师指导下口服第二代抗过敏药（如盐酸西替利嗪），尽快修复受损肌肤，不让皮肤问题循环往复。

小仙医生
生于：1983　星座：摩羯
身份：来自欧洲的健康医生
家族：世代在欧洲研发和生产原研药
学历：瑞士苏黎世大学医学院博士
专长：对过敏性疾病有丰富的诊疗经验

洸头是每个人都会做的日常小事，但很多人不知道洗头也是“一门学问”，科学洗发对呵护头发和头皮健康至关重要。不科学的洗头方式不仅达不到良好的清洁效果，还可能带来头屑、头痒、脱发等问题。

以下这些广泛存在却往往被人们忽视的洗头误区，你是不是也有呢?

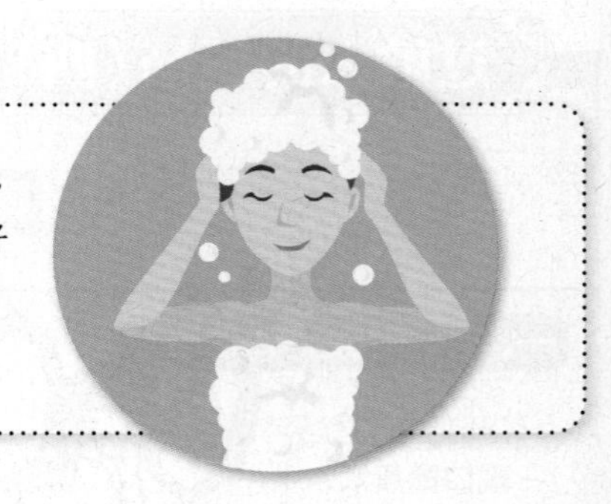

洗头这件小事，也有八大误区

复旦大学附属华山医院皮肤科主任医师　吴文育

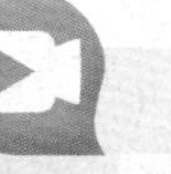

专家简介

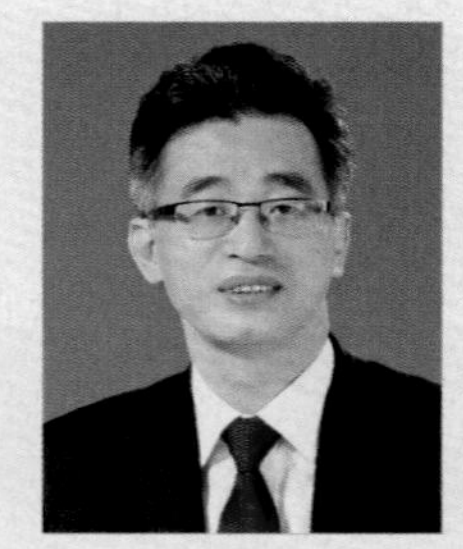

吴文育　复旦大学附属华山医院皮肤科副主任、植发中心主任、美容注射中心主任、主任医师、教授，中国整形美容协会理事、毛发医学分会副会长、医美与艺术分会副会长，中华医学会整形外科学分会毛发移植专业学组副组长，中国医师协会皮肤科医师分会皮肤外科专业委员会副主任委员。

吴文育教授说“洗头的误区”

“与其纠结用鸡蛋、醋等‘偏方’洗头是否的确有滋养头发、去屑止痒等‘奇效’，不如坚持常规、正确的洗头、护发方法。”

误区一　头发容易“出油”的人应该天天洗头。

专家点评：不建议天天洗头。

有些人不管头发干净不干净，都有晚上睡觉前或早上出门前洗头的习惯。其实，洗头次数太频繁与长时间不洗头一样，均会导致“出油”。因为皮脂腺是根据头皮的“信息反馈”来分泌皮脂的，如果频繁洗头，头皮上的油脂被洗净后，皮脂腺会收到“缺油”的信号，进而分泌更多油脂，久而久之，就会导致头发越来越容易“出油”。

皮脂腺分泌的天然油脂并不是“坏东西”，而是维持头皮健康不可或缺的“保护膜”。正常的头皮具有调节油脂分泌的功能，其分泌的皮脂会在头皮上形成一层脂膜，具有滋润皮肤和毛发的作用。皮脂中的脂肪酸还有抑制细菌生长的作用。

多久洗一次头发合适，可根据发质、季节、个人习惯等而定。夏天皮脂腺分泌旺盛，秋冬季分泌较少；过食油腻、辛辣刺激的食物也会增加皮脂腺的分泌。冬天可每 3 ~ 5 天洗一次，夏天可隔天洗一次头发，头发容易出油的人群可适当增加频率。

如果已习惯天天洗头，不必每次都使用洗发水。这样既能清除头发及头皮上的污渍，又不会加重油脂分泌。

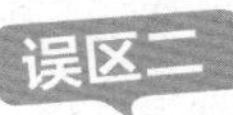

误区二　头痒、头屑多是因为清洁不够。

专家点评：引起头痒、头屑多的原因是多样的，不一定是清洁不到位所致。

一般而言，头屑是在头部皮脂腺分泌物和表皮角质层的新陈代谢作用下产生的，为正常的生理现象，一般不会对人体造成影响。

20 世纪初，医学界证实糠秕马拉色菌是导致头屑过多的主要原因。它是一种常见的真菌，主要存在于人的头皮上，以头皮分泌的皮脂为养料。在健康的头皮上，马拉色菌和人类“相安无事”，头皮的易感性及头皮油脂分泌量保持相对平衡状态，自然脱落的角质形成细胞零星而透明，肉眼无法察觉。这种平衡一旦被打破，马拉色菌就会过度繁殖，造成表皮代谢加速，角质形成细胞大量脱落，形成大片的头皮屑，进而使患者头皮的角质层明显变薄，严重削弱头皮的防御屏障。尤其在气温较高的夏季，皮脂分泌增多，马拉色菌的生长和繁殖加快，头屑更明显。

另外，湿疹、银屑病、脂溢性皮炎等皮肤病，以及压力过大、营养素缺乏、内分泌失调等也会造成头屑和头痒问题。

误区三 洗头时，将洗发水直接倒在头皮和头发上，清洁效果更好。

专家点评：不应将洗发水直接倒在头皮或头发上。

清洁产品直接接触头皮，会刺激头顶部的皮脂腺，造成油脂过多分泌。头发打湿时毛鳞片处于张开状态，是头发最脆弱的时候。揉搓头发让洗发露起泡的做法，会使发质变粗糙，甚至导致断发和脱发。

正确的方法是：先用温水将头发完全淋湿，倒适量洗发水于手掌心后加水稀释，用双手揉出泡沫后，再均匀涂抹在头发上。由于残留的洗发水可能导致脱发，故一定要冲洗干净。

误区四 头皮吸收营养，护发素应该抹到头皮上。

专家点评：将护发素直接涂在头皮上，容易堵塞毛囊，引起脱发等问题。

使用护发素时，不要涂到发根，应至少离头皮 1 ~ 2 厘米。

误区五 油性发质不需要用护发素。

专家点评：油性发质也有必要使用护发素。

很多人认为，头发容易出油就不需要用护发素，甚至有些人觉得用护发素会让头发更容易出油。实际上，无论何种发质，都有必要使用护发素，因为它能帮助毛鳞片闭合，保护头发，使其顺滑、不毛糙，只要用后冲洗干净即可。

误区六 护发素在头发上停留时间越长，营养吸收越好。

专家点评：长时间停留在头发上并不会提高护发素的护发效果，反而会令护发素黏附于头发，清洗时容易破坏头发角质层，甚至引起掉发。

护发素在头发上留置 2 ~ 3 分钟即可，不要超过 10 分钟。

误区七 洗头时用指甲抓挠头皮，才洗得干净。

专家点评：用坚硬的指甲抓挠，可能损伤头皮，且指甲里藏污纳垢，可能引起头皮感染等。

洗头时，宜用手指指腹轻柔地揉搓按摩，不仅可保护头皮，还可促进头部血液循环，既能洗得干净，又不会损伤头皮。

误区八 用较烫的水洗头能止痒、促进血液循环。

专家点评：只有用适宜温度的水洗头，才能够让头皮更健康。

洗发时的水温最好控制在 40℃左右，可以起到清洁头皮和头发、改善头皮血液循环、消除疲劳、振奋精神等作用。水温过高可使头发变脆、易断；水温过低则会影响清洁效果，且可导致头皮血管收缩，使头发变得干枯。PM

护发小妙招

1. 洗发前，先将头发梳顺，避免洗发时拉扯发丝导致脱发。
2. 根据发质选择合适的洗发水。酸碱度适宜的洗发水可洗去头发上过多的污垢，又不破坏头皮上的皮脂膜，起到保护头发的作用。
3. 洗发后，不要用毛巾揉搓擦拭湿头发，宜用柔软的干毛巾将头发上的水吸干，再用大齿梳梳理。
4. 若使用吹风机，应注意出风的温度不要过高；吹风机要与头发保持一定的距离，避免太靠近；应先吹干发根部位，再吹发梢；风向应为由发根到发梢，顺着头发生长的方向，以帮助毛鳞片闭合；吹风机应不断移动，避免头发局部过热。

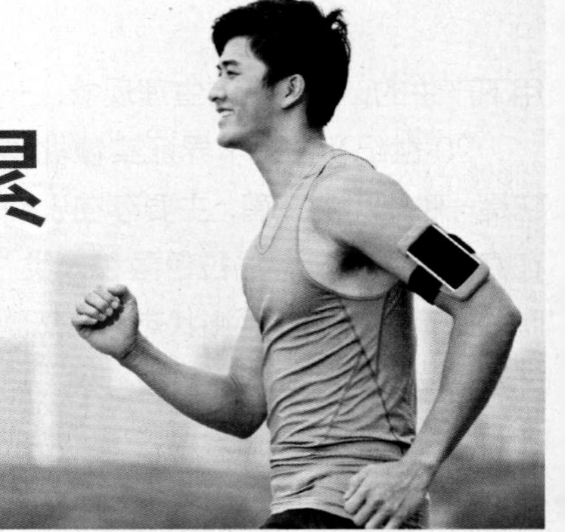

超量运动，当心疲劳积累

上海交通大学体育系教授　王会儒

生活实例

罗先生一年前开始坚持运动。慢慢地，他越来越迷恋运动，经常锻炼到精疲力竭，觉得这样锻炼效果会更好。然而事与愿违，他发现自己努力锻炼，精神却没以前好了，经常感觉到困倦。

健身效果的好坏与运动项目、运动时间、运动频率和运动强度都有直接关系。运动强度太低，显然不会有明显的健身效果。那么，运动量是不是越大越好呢?

“过犹不及”的道理同样适用于健身。如果每次都要锻炼到精疲力竭，运动效果不一定好，反而可能损害健康。一般人在运动后，尤其是高强度运动后，第二天会感觉肌肉酸痛、身体沉重，这是由于运动时体内能量消耗、乳酸堆积所致，需要时间恢复；如果未能完全恢复，不但影响后续健身的效果，还可能影响健康。

超量恢复是怎么回事

运动锻炼之所以有效，是基于人体“超量恢复”的生理学原理。肌肉的运动需要消耗能量，肌肉会出现适度疲劳。通过适当休息，人体内被消耗的能量物质可以恢复到运动前水平，甚至在一定时间内可以继续上升并超过原有水平，这就是超量恢复。在专业运动训练中，运动强度、运动量和休息时间间隔非常有讲究。

超量恢复的生理机制十分复杂，主要是一种刺激与反应的关系。在一定范围内，运动强度越大，引起反射性能量补充的效果越明显。但是，如果每次都运动到“力竭”，运动后恢复手段不得力，则不仅无法形成超量恢复，还会造成疲劳累积，影响锻炼效果，甚至损害身体健康。

职业运动员大多“伤痕累累”，在某种程度上与过度训练和疲劳累积有关。有实验证明，隔天进行力量训练比每天训练效果好，因为力量训练强度大，若每天练习，机体无法完全恢复。

有氧运动为主、无氧运动为辅

“竭尽全力”运动存在风险。如果心肺功能未达到良好的标准，运动到力竭甚至是一种危险行为。

运动健身不能盲目，要了解科学锻炼的常识，在掌握超量恢复原理的基础上，制定详细的健身规划，循序渐进地增加运动强度，确保运动后能及时恢复，避免疲劳累积。

成年人理想的健身方式以有氧运动为主、无氧运动为辅。每周宜锻炼 3 ~ 5 次，运动前后要做拉伸练习。运动前的拉伸是为了防止肌肉、韧带受伤，运动后的拉伸是为了尽快消除疲劳。例如，可跑步 30 分钟（跑步前后各做 10 分钟拉伸练习）；然后，男士可以做几组俯卧撑或引体向上，女士可以做立卧撑或跳跃练习。“伸展 + 有氧 + 力量”的组合，对提高心肺功能、保持形体健美有比较理想的效果。PM

专家简介

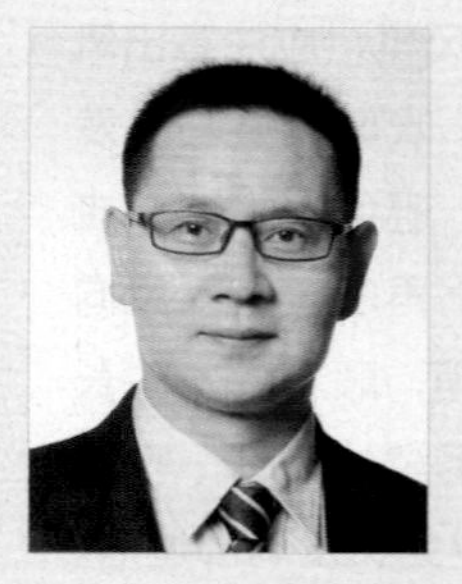

王会儒　上海交通大学体育系副主任、教授，中国体育科学学会武术与民族传统体育分会委员，上海市精品课程“瑜伽”责任人。主要从事运动与健康促进研究。

看恐怖片能把胆子练大吗

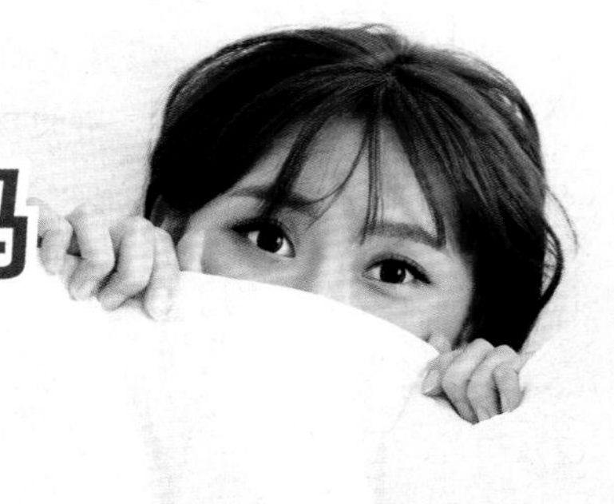

上海市精神卫生中心精神科　朱有为　乔 颖（副主任医师）

生活实例

小赵胆子很小，看到凶杀案新闻都会惴惴不安，夜间难以入睡；偶尔受到惊吓，也会很长时间心神不宁。她听说多尝试自己害怕的事情能克服恐惧，比如通过增加与他人的交流能克服社交恐惧症。那么，如果她鼓起勇气多看恐怖片，能把胆子练大吗？

恐怖片制造的“恐惧”不等同于生活中的“恐惧”

恐怖片通过恐怖的画面和声音，如血腥的凶杀现场、面目狰狞的妖魔鬼怪等，营造恐怖的气氛，令观众感到恐惧。恐惧是人的本能情绪之一，是指人对某种客观事物或情境产生的异乎寻常的紧张、害怕和畏惧心理。它是一种有着明确指向性并伴有显著回避倾向的特殊焦虑，还可伴有腹泻、呕吐、大量出汗、心悸等躯体症状。观看恐怖片时产生的恐惧心理多来源于人们对死亡、未知事物或盲点空间等产生的不安。现实生活中，恐惧的产生往往与特定的情境有关，具有明显的指向性。例如：有些人害怕老鼠、蜘蛛，有些人害怕到高处或从高处往下看，还有些人害怕密闭的狭小空间。研究认为，人们在观看恐怖片时产生的恐惧心理与现实生活中的恐惧并不是完全一致的。

看恐怖片并不是锻炼胆量的“良方”

通过看恐怖片锻炼胆量的想法与心理治疗中的暴露疗法类似，即希望通过不断暴露在恐怖片营造的恐怖氛围中，增强人们对恐惧的适应能力，但这一方法并不可取。

首先，心理治疗中的暴露疗法强调个体在有治疗意愿的前提下，与治疗师一起制定循序渐进、因人而异的个性化干预方案。每个人对于“恐怖体验”的承受能力是不同的，如果本身就对恐怖片的恐怖氛围十分敏感，盲目自行进行治疗，会加重内心的“恐惧记忆”，造成心理上的不良影响，甚至造成对心理健康的“二次伤害”，影响正常生活，反而得不偿失。其次，恐怖片仅仅制造了恐惧，却没有告诉人们应对和缓解恐惧的方法。

四条建议，应对“胆子太小”

首先，要接纳自己的恐惧。恐惧是人类在长期进化过程中形成的重要防御机制和基本情绪，能够帮助人们及时发现和躲避身边的危险，对人们的安全和生存具有重要的现实意义。情绪没有好坏之分，面对恐惧时，不妨试着用一种积极、开放的心态接纳它，这对于缓解内心的焦虑和不适，以及主动学习一些缓解和应对恐惧的方法是很有帮助的。

其次，通过提升自己对生活的掌控感来进一步增加“胆量”。胆子小的人在平常的工作和生活中，不妨有意识地问自己几个问题：自己害怕的到底是什么？引发恐惧的环境和刺激因素是什么？最糟糕的结果是什么？如果是身边的好朋友遇到这种情况，自己会怎么做？帮助自己提前规划好应对这些问题的策略和方法，从而减少恐惧。

第三，不断开阔眼界，丰富阅历，增强自信，减少对未知领域的不安，有助于人们更积极地应对内心的恐惧。

第四，如果恐惧和焦虑已严重影响生活，自己实在难以控制，可以寻求专业心理医生的帮助。PM

伴随着“全面二孩”政策的实施，“二孩”家庭逐渐增多，“大宝”面临的心理问题也引起了社会的关注。在被问及要不要弟弟妹妹时，有的孩子表现平静，有的则情绪激动，有的甚至扬言要离家出走……

“二孩”家庭：如何解开“大宝”心结

北京师范大学教育学部　邓林园（副教授）　李蓓蕾

“大宝”有哪些心结

心理学研究认为，“二宝”的出生对“大宝”来说是一个压力生活事件，会导致其心理和行为产生消极变化。总体而言，“大宝”面临的问题和挑战主要表现在以下几个方面：

一是情绪问题。“大宝”会表现出更多的消极情绪，如易怒、哭泣、抱怨、孤独、失落、幸福感减少、情感贫乏，以及焦虑、嫉妒等情绪问题。10 岁以上的“大宝”往往会特别敏感，甚至对家长充满敌意。

二是行为问题。“二宝”出生后，“大宝”最常见的行为问题是退行性行为，即年长的儿童表现出低龄化的行为，如生活自理能力倒退、爱撒娇等。究其原因，主要是“大宝”的不安全感增加，主要目的是为吸引家长的关注。此外，还有一些“大宝”会表现出睡眠障碍，如失眠、夜间惊醒等。10 岁以上儿童还会出现厌学等行为。

三是“同胞竞争”。表现为“大宝”对弟弟妹妹的怨恨情绪或竞争行为。例如，与弟弟或妹妹争夺父母的疼爱和陪伴，对他们表现出故意破坏或攻击性行为。

如何安抚“大宝”情绪

① **孕前（孕期）提前应对**　在准备要“二宝”的时候，妈妈要和“大宝”进行沟通；在准备迎接“二宝”到来的过程中，尽可能让“大宝”参与进来，比如给“二宝”挑礼物、帮“二宝”取名字等等，增加“大宝”对小生命的期待。

② **处理好两个孩子的关系**　“二宝”出生后，家长要平衡陪伴“大宝”的时间，防止因“二宝”到来导致陪伴“大宝”的时间骤减，这会让“大宝”把责任推到“二宝”身上，不利于两个孩子的相处。当两个孩子发生矛盾时，不要固守“大的要让着小的”的传统观念，处理要公平，试着让两个孩子自己去想办法解决。创造让两个孩子共处的时光，使他们增加同胞的亲密关系。

③ **及早识别端倪**　“二宝”的到来对整个家庭都会产生影响，尤其头半年至一年，“大宝”会出现一些情绪行为问题，如易怒、敏感、退行性行为、无端失落等。家长应引起重视，及早发现“大宝”的情绪和行为变化，并加以理解、关注和恰当的引导。

④ **理解“大宝”处境**　站在孩子的角度去理解孩子的情绪，善于觉察孩子的情绪，学会接纳孩子的情绪，倾听孩子的心声，从而找到情绪背后的需求，并帮助孩子表达情绪，找到合适的表达方式，引导孩子自己找出解决问题的办法。

⑤ **母亲学会管理情绪**　研究发现，母亲的积极情绪有利于儿童的情绪调节和心理行为适应。“二孩”母亲应掌握基本的情绪调节方法，先调整好自己的情绪，避免将自己的负性情绪传递给孩子。学会滋养自己，保持愉悦心情，然后再处理孩子的问题。PM

“述情障碍”青少年，更易出现攻击行为

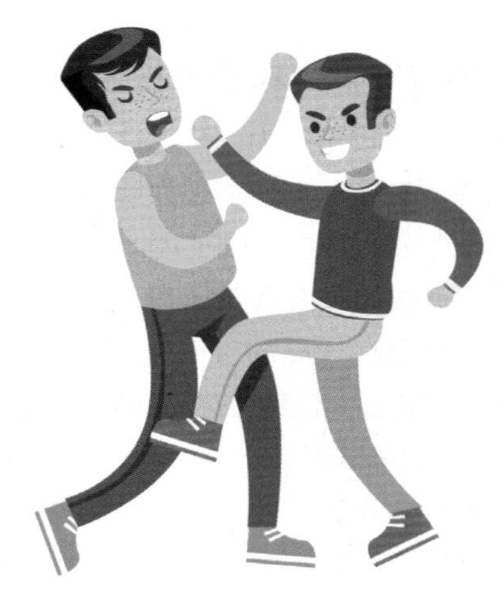

中国人民大学教育学院　俞国良（教授）　张亚利

简单地说，攻击行为是指有意对他人身体和心理造成伤害的行为。攻击行为有很多表现形式：最常见的是身体攻击，如与他人发生肢体冲突、推搡，甚至殴打他人，等等；另一类是言语攻击，如造谣、说坏话、肆意诋毁和谩骂他人等；还有一类是人际关系上的攻击，如挑拨离间与他人的关系等；在互联网发达的今天，网络谣言、网络欺负等也是攻击行为的表现。

预防攻击行为，要关注“重点人群”

研究表明，攻击行为更可能出现在处于青春期的青少年中。一项对40个国家约20万名青少年的调查发现，青少年攻击行为的发生率为10.7%。青春期是青少年处于身心变化的“疾风骤雨”期：一方面，体内激素分泌量开始增加，生理上开始发生巨大变化；另一方面，由于心理发展的滞后性，他们情绪不稳定，容易受到“感染”，有较强的从众心理，喜欢盲目模仿。

我们通过研究发现，在青少年群体中有7.3%~23.6%的人存在述情障碍，典型表现是难以感知和描述自己及他人的情绪感受。一方面，他们难以理解那些饱含情绪的语境和经历，无法辨别不同情绪，难以从他人的表情中解读情绪，无法理解各种情绪的诱因；另一方面，他们不会表达情绪，在与人交往、沟通时，表情冷漠，说话语气单调、呆板。研究发现，有述情障碍的青少年更容易表现出攻击行为。

青少年攻击行为与述情障碍有关

首先，有述情障碍的青少年难以意识到自己的感受，这种情绪识别和理解上的困难，可能会影响他们在压力情境下的应对方式。当他们察觉到“可能的危险”时，会感到紧张。如果他们无法识别这种感觉的来源和性质，就很难采取适应性的应对策略（如主动协商和理性沟通）来化解潜在的人际冲突，从而增加了攻击行为发生的概率。同时，有述情障碍的青少年往往在人际交往过程中不考虑别人的内心感受，也难以觉察对方情绪表现背后的真实意图。

其次，有述情障碍的青少年情绪表达能力不足，可能造成隐性的心理压抑状态。在这种状态支配下，他们容易采取攻击行为来缓解心理压抑感，寻求内心平衡。一旦遭遇人际冲突情境，他们很难考虑到做出冲动行为对别人及自身造成的可怕后果，不会产生畏惧感，因而会表现出更多攻击行为。

最后，有述情障碍的青少年的情感诉求往往难以得到满足，很难在生活中找到目标和价值，而是体验到更多的失落感和无意义感，感觉生活特别无聊，因而更容易做出一些冲动行为（包括攻击行为）来获得一定的成就感、心理满足感。

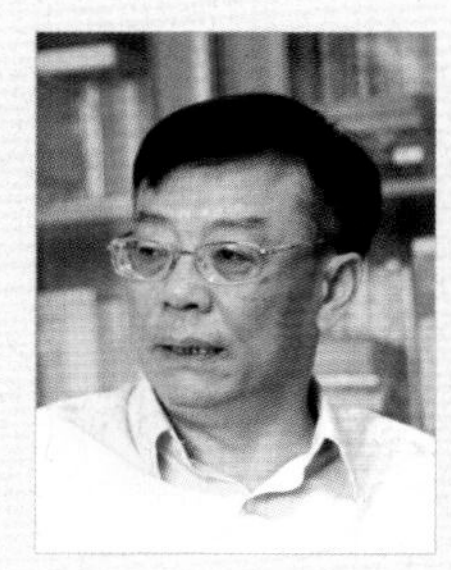

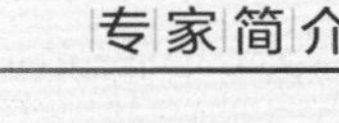

俞国良　中国人民大学教育学院心理研究所所长、教授、博士生导师，教育部中小学心理健康教育专家指导委员会秘书长，中国教育学会教育心理学分会副会长。从事社会心理学、社会认知和人际关系研究、发展与教育心理学等领域的研究。

如何应对青少年攻击行为

无论何种攻击行为，背后往往隐含着较高的攻击倾向，表现为脾气暴躁、易发怒、好冲动、嫉妒心强、敌对心重等。家长如果发现孩子有上述表现，说明其存在较高的攻击倾向，应及时缓解其内心的“负能量”，避免攻击倾向演变为攻击行为。

对于家长而言，首先应该理解青春期是孩子的“多事之秋”，让孩子多阅读有关青春期生理和心理知识的书籍；让他们了解青春期攻击行为出现的生理、心理机制，多了解心理保健的知识和技巧，增强应对能力，并在发现问题时，及时向老师、家长和其他成人寻求支持。

如果怀疑孩子有攻击行为，比如老师和同学反映孩子经常与人争吵、打架，孩子的情绪、行为“不对头”等，家长要了解其原因，并尽可能多与孩子进行交流，帮助他们正确看待和解决人际交往中的矛盾和冲突。家长可有意识帮助孩子进行社会交往技能训练，使之掌握人际交往的技能，提高沟通能力。

家长要锻炼孩子的述情能力，鼓励孩子勇于表达自己的情绪与情感。比如：让他们尝试将自己的经历和体验记录下来，然后在家长、老师或同学的帮助下，分析其中包含的情绪和情感，提高情绪的感知和表达能力。

家长要鼓励孩子多参加社会活动，发展特长和爱好，让孩子生活丰富多彩，避免出现单调和无聊的状况；还要在适当的时候提醒孩子，我们生活的社会中存在一定的社会规范和行为准则，应该努力遵守，鼓励孩子慢慢摸索和掌握自我控制行为和情绪的方法。如果孩子的攻击行为比较严重，家长可咨询专门的心理卫生工作者。PM

医生手记

随着儿童养育方式的精细化和健康意识的提升，越来越多的家长开始关注儿童下肢的美观及运动功能。临床上，因为出现“X”形腿或“O”形腿而带孩子就医的家长越来越多。其中，有些孩子无须特殊治疗，会逐渐发育为正常腿形，可继续观察；有些孩子则已错过了最佳矫正时机，需要通过外科手术干预。发现孩子腿形异常，究竟应顺其自然，还是及早干预？正确处理这个问题，需要家长多了解相关知识。

“X”形腿（膝外翻）和“O”形腿（膝内翻）在医学上称为下肢力线排列异常。在正常的发育过程中，儿童的下肢力线排列有一定的变化规律。正常情况下，宝宝出生后表现为“O”形腿，1岁半后腿形开始变化，3周岁后主要表现为“X”形腿，这种外翻状态会随着年龄增长逐渐改善，直到8周岁左右达到稳定，发育为正常腿形。研究表明，80%的孩子可逐渐自然发展为正常状态。

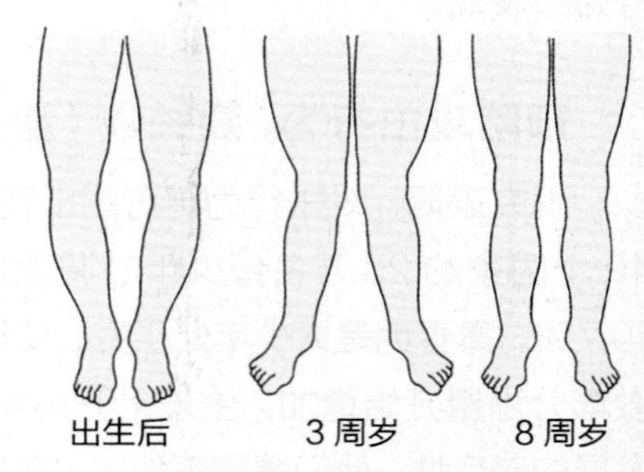

儿童下肢力线排列的发育规律

成因：多为幼儿时期不良生活方式

除佝偻病、外伤等造成的下肢力线异常，膝内、外翻大多由幼儿时期不良的生活方式和养育方式所致。比如，幼儿时期过早地站立及行走，会使下肢在肌肉及韧带发育程度不足的情况下长时间处于负重状态，身体只能通过下肢力线的代偿性改变来维持骨骼及关节的稳定性。儿童长时间处于跪坐姿、“W”形坐姿，趴着睡觉，也会为以后发展为膝内、外翻埋下隐患。

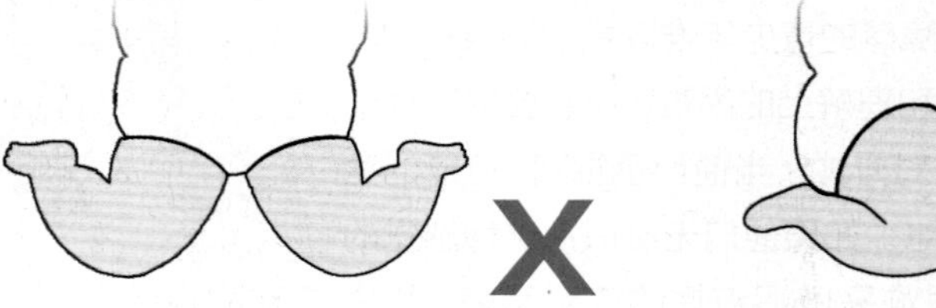

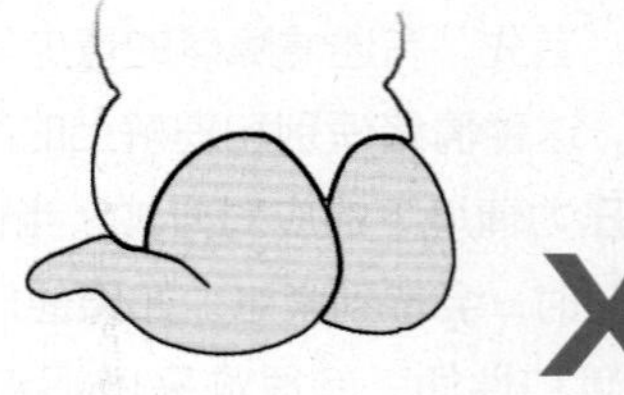

关注孩子的腿形，不只为了美观

上海中医药大学附属岳阳中西医结合医院
步态与运动分析中心　李 阳　王丹辞　姜淑云（主任医师）

危害："受伤"的不仅是膝关节

膝内、外翻不仅影响形体美观，还会影响运动功能。膝内、外翻在短期内会导致少年儿童容易跌倒，跑跳能力明显低于同龄者，并大大增加在运动过程中受伤的风险。

长期而言，如果膝内、外翻状态未能及时纠正，将会导致膝关节退行性变提前发生。膝关节力线的异常排列是发生膝关节炎的高危因素。而且，膝内、外翻的危害不仅局限于膝关节，还易造成下肢其他异常情况，比如：影响踝足关节，出现平足、或踇外翻、足外翻等足部结构改变；影响骨盆及髋关节，造成其活动异常；等等。

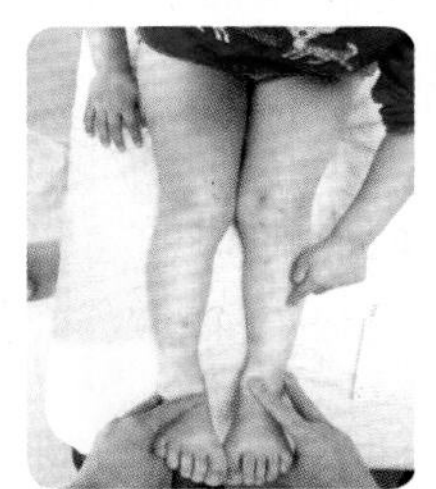

膝外翻儿童经常跌倒造成的伤痕

是否需就医，家长需多加观察

膝内、外翻的判断方法并不复杂，家长可在家中通过肉眼观察孩子下肢形态。下肢力线排列正常时，在自然站立状态下，双腿膝关节及踝关节内侧可相互接触。如果孩子在 8 岁后，站立状态下双腿踝关节内侧间隔距离仍较大，则为膝外翻；若双腿膝关节内侧间距较大，则为膝内翻。出现这两种情况时应及早就诊。此外，即使孩子的膝内、外翻不明显，但存在平足、踇外翻或鞋底两侧磨损程度不一致时，也应及时就诊，避免错失矫正的最佳时机。

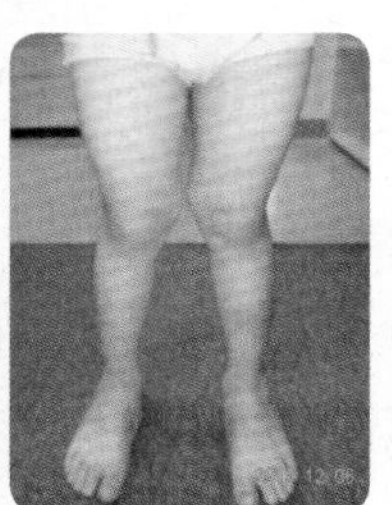

膝外翻

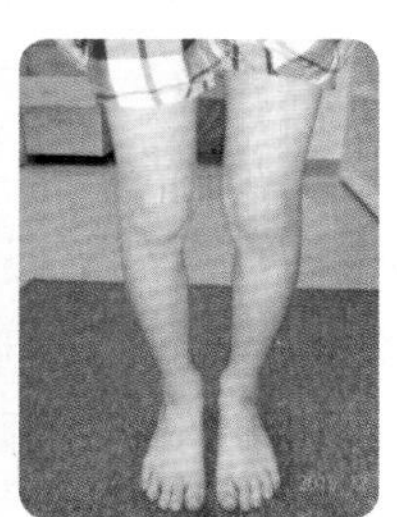

膝内翻

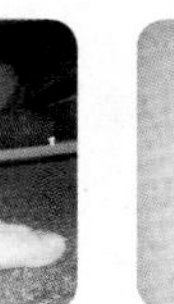

平足

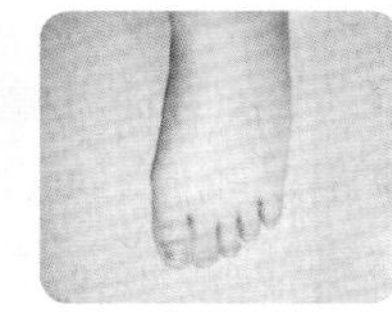

踇外翻

矫正：非手术治疗+改善生活习惯

由于正处于生长发育的重要阶段，大多数儿童青少年的下肢力线排列异常可通过专业指导下的运动锻炼、推拿、肌内效贴扎及使用矫形器具等非手术疗法得到一定程度的矫正。医生通过三维步态分析技术，可对动态变化的下肢力线排列异常进行精确诊断和综合评估，为患儿制定个性化的矫正方案，以达到更好、更快的治疗效果。

同时，家长平时要监督儿童改正不良生活习惯，杜绝跪坐、"W"形坐姿及俯卧位睡觉。孩子平时应穿着鞋底软硬适度的鞋，运动时最好穿着能为足弓部提供有力支撑的运动鞋，并避免过量运动。PM

专家简介

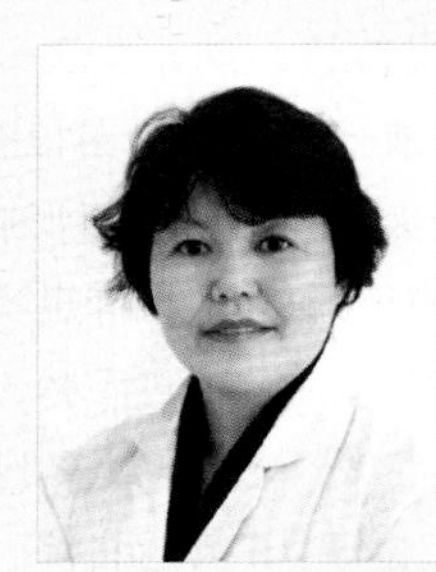

姜淑云　上海中医药大学附属岳阳中西医结合医院步态与运动分析中心主任、主任医师、教授、硕士生导师，中国残疾人康复协会肢体残疾康复专业委员会儿童青少年学组委员，中国康复医学会康复评定专业委员会委员。擅长儿童青少年步态与发育异常的治疗。

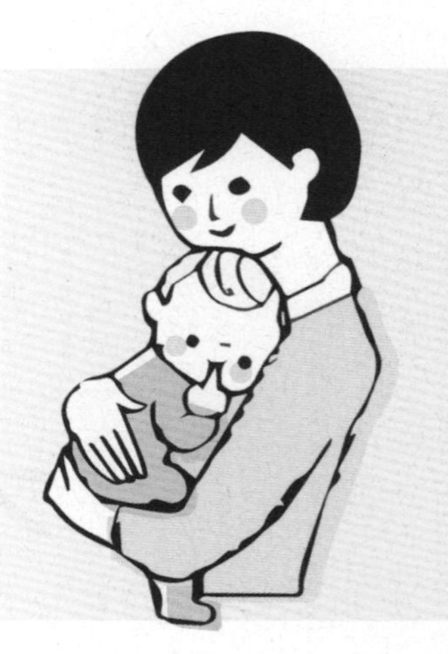

伤“心”的川崎病

复旦大学附属儿科医院心内科主任医师　刘 芳

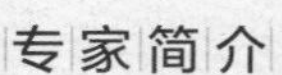

专家简介

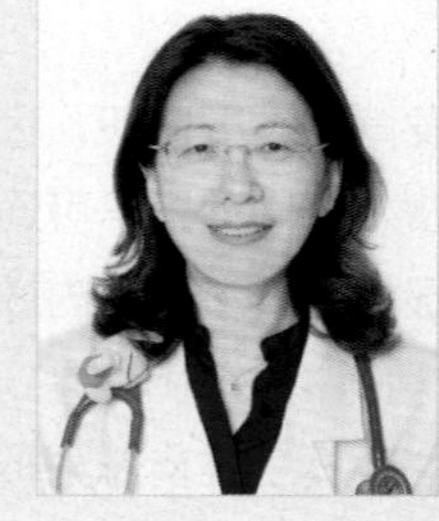

刘 芳　复旦大学附属儿科医院心内科主任、心血管中心副主任、主任医师，中国医师协会儿科医师分会心血管疾病专委会副主任委员，中华医学会儿科学分会心血管学组秘书、流行病学学组委员及川崎病协作组秘书。擅长先天性心脏病的诊治，在疑难、重症川崎病的诊治和长期管理方面经验丰富。

刘芳医生说“川崎病”

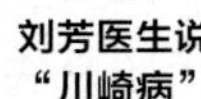

> 绝大部分川崎病可治愈，所有川崎病患儿均应注意避免导致动脉粥样硬化的危险因素，如肥胖、血脂异常、吸烟等。

医生手记

小男孩睿睿6个月时无明显诱因出现发热，体温高达39～40℃，伴右侧颈部肿痛，在家自服退热药后体温不降，3天后至当地医院就诊。血常规化验显示，他的白细胞及C反应蛋白升高，经头孢菌素及红霉素治疗5天，体温仍不降，改用阿奇霉素后，体温逐渐下降，颈部肿痛好转。

因血白细胞及C反应蛋白持续升高，睿睿于病程第15天来我院就诊。胸片显示心影中度增大，伴双侧少量胸腔积液；超声心动图检查发现中等量心包积液，伴中等大小冠状动脉瘤形成。综合病史及其他检查，我们诊断睿睿患有川崎病，立即将他收住院。经丙种球蛋白、阿司匹林、激素等治疗，他的相关指标恢复正常，心包积液及胸腔积液消失，冠状动脉病变稳定，于10天后出院。其后，睿睿遵医嘱服药并按时随访。1岁半时，冠状动脉病变好转；2岁半时，冠状动脉恢复正常。

川崎病（KD）又称皮肤黏膜淋巴结综合征，1967年由日本的川崎富作医师首次报道。这是一种以全身中小血管炎为主要病理改变的急性发热性出疹性疾病，好发于5岁以下儿童，以男孩居多。冠状动脉病变是其主要并发症，在我国和发达国家已成为儿童获得性心脏病的首要病因。川崎病病因及发病机制尚不明确，目前认为可能是一种或几种感染性病原体作用于遗传易感个体，引发机体异常免疫反应所致。

高发年龄：5岁以下，1岁左右最多

自1967日本首次报道以来，全球超过60个国家报道过川崎病的发生。其中，亚洲地区高发，且发病率呈逐年增加趋势。流行病学调查资料显示：川崎病的高发年龄为5岁以下，尤其是1岁左右；日本发病率最高，2016年为309.2/10万（5岁以下儿童），其次为韩国、中国大陆，而欧美国家相对较低；男、女发病率之比为（1.34～1.7）：1；日本和韩国的高发季节为冬季（1月），上海为春季（5月）。

典型表现：持续发热+特征性表现

典型的川崎病表现为发热持续 5 天及以上，常规抗生素治疗无效，且出现以下特征性临床表现：① 双侧眼结膜充血；② 口唇红，伴干裂，口腔及咽部黏膜充血，出现“草莓舌”改变；③ 多形性皮疹；④ 急性期出现手足红肿，恢复期出现手足膜状蜕皮（自甲缝开始）；⑤ 颈部淋巴结肿大（直径≥ 1.5 厘米）。如果患儿具有发热及以上 5 项症状中的 4 项，排除其他病因后，即可诊断为川崎病。

然而，有 20% ~ 35% 的患儿达不到以上诊断标准，表现为不完全川崎病或不典型川崎病，即仅满足发热及 2 ~ 3 项川崎病症状，年龄较小的婴幼儿甚至可仅表现为不明原因的持续发热。对这些患儿，需要结合实验室检查，如白细胞、C 反应蛋白、血沉、肝功能、尿常规等，尤其是超声心动图表现，来进行综合判断。这类患儿早期诊断困难，更容易出现心血管并发症。

最主要并发症：冠状动脉病变

冠状动脉病变是川崎病的主要并发症，也是决定预后的主要原因，包括冠状动脉扩张、冠状动脉瘤、血栓形成、冠状动脉狭窄及闭塞，严重的可引起心肌缺血，甚至心肌梗死，危及患儿生命。少数患儿还可出现瓣膜反流、心肌炎、心包积液、心律失常、体动脉瘤等其他心血管系统异常。

川崎病是一种系统性血管炎，还会引起其他系统损害：在呼吸系统，表现为支气管周围及肺间质浸润、肺结节；在消化系统，表现为腹泻、呕吐、腹痛、黄疸、肝功能受损、胆囊积液、胰腺炎等；在泌尿系统，表现为尿道炎、尿道口炎、无菌性脓尿；在运动系统，表现为关节炎、关节痛；在神经系统，表现为易激惹、无菌性脑膜炎、面神经麻痹等；此外，还有其他表现，如肛周蜕皮、卡介苗接种处出现红斑和硬结等。因此，确诊川崎病后，医生还要仔细评估患儿可能出现的其他系统症状。

主要治疗药物：丙种球蛋白、阿司匹林

目前川崎病的标准治疗方法为大剂量丙种球蛋白（静脉滴注）联合中等剂量阿司匹林（口服）。诊断明确后应尽早用药，病程超过 10 天后再用药可能会增加冠状动脉病变的发生风险。

约 85% 的患儿对首次丙种球蛋白治疗敏感，用药后体温下降，症状逐渐消退，相关指标恢复正常。通常病情稳定 3 天后，阿司匹林可减至小剂量，至少用 2 ~ 3 个月，然后根据超声心动图检查结果决定后续用药。

15% 左右的川崎病患儿对首次丙种球蛋白治疗不敏感，用药后 36 小时体温仍不降低，症状无改善。一般来说，这部分患儿发生冠状动脉病变的风险将会增加 6 ~ 7 倍。对这些患儿，可再次给予丙种球蛋白治疗，或根据病情进行激素或其他免疫抑制剂治疗。部分患儿在首次丙种球蛋白治疗前已出现明显冠状动脉病变，或具有对丙种球蛋白耐药的高危因素，可以采用更积极的治疗措施，如在标准治疗基础上联合激素或其他免疫抑制剂治疗，目的是尽快控制炎症，阻止冠状动脉病变进展。

预后：大部分患儿可治愈

川崎病为自限性疾病，绝大部分患儿可治愈，复发率很低（1.3% ~ 4.7%）。

急性期未发生冠状动脉病变的患儿预后良好，一般需要定期随访 2 ~ 5 年。

20% 左右的患儿发生冠状动脉病变，其中大多数（约 60%）为轻度扩张，基本可恢复正常；如果发生冠状动脉瘤样扩张，尤其是中大型冠状动脉瘤，则恢复较难，即使冠状动脉内径恢复正常，也需注意远期冠状动脉功能。这些患儿须应用抗血栓药物直至冠状动脉恢复正常，基础药物为小剂量阿司匹林，大型冠状动脉瘤患儿需要加用华法林。患儿服用华法林过程中，应定期监测凝血指标，使国际标准化比值（INR）保持在 1.5 ~ 2.5（若低于 1.5，达不到抗凝效果，容易发生血栓；若高于 2.5，有出血风险），家长不能自行给患儿停药或加量。

少数患儿，尤其是大型动脉瘤患儿，可因血栓形成或内膜增生而致冠状动脉狭窄或堵塞，发生心肌缺血，甚至急性心肌梗死。在治疗和随访过程中，家长应注意观察，如果患儿有胸痛、大汗、食欲差、呕吐、面色改变等症状，应及时就诊。更为重要的是，家长应按照医生制定的随访计划坚持带患儿随访，以便正确评估心脏和血管状态，及时调整治疗方案，改善预后。

目前尚不清楚川崎病患儿的冠状动脉病变是否会增加成年后冠状动脉粥样硬化发生的风险，所有川崎病患儿均应注意避免导致动脉粥样硬化的危险因素，如肥胖、血脂异常、吸烟等。PM

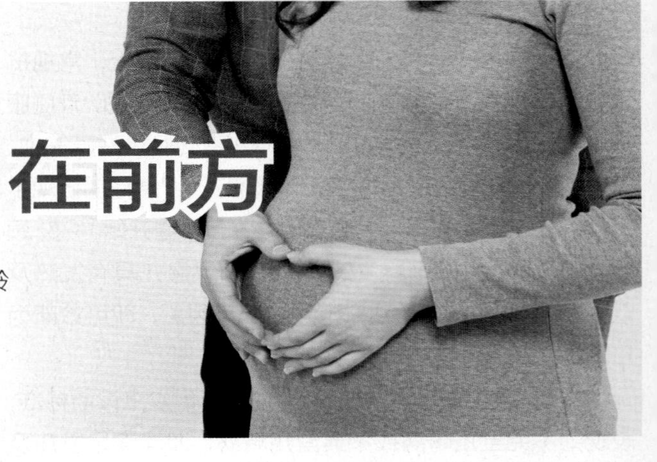

放松心情，好“孕”在前方

同济大学附属第一妇婴保健院辅助生殖医学科副主任医师　洪 岭

医生手记

今年3月底，我的门诊有位女士自然怀孕，经超声检查看到胎儿心管搏动。她今年48岁，丈夫49岁，5年前19岁的儿子因白血病不幸去世。走出丧子悲痛后，这对夫妻去年来我院要求做试管婴儿。考虑到双方高龄，我建议他们进行第三代试管婴儿（PGT）治疗，共取卵四次：第1次取卵2枚，养成囊胚1枚，PGT检测发现染色体异常，不适合移植；第2、3次各取卵1枚，均未形成囊胚；第4次取卵3枚，也未形成囊胚。他们原本打算春节后继续取卵，结果没想到竟然自然怀孕了！

久治不孕后自然怀孕，并非个例

其实，每年春节后我都会遇到几个久治不孕后自然怀孕的患者，其原因主要与精神因素有关。很多不孕患者有不同程度的焦虑、抑郁症状，而在春节期间心情放松，不再总想着怀孕的事情，结果春节后发现已经不知不觉怀上了。我在工作中还发现，开朗、乐观、爱笑、抱着“试一试”心态的患者妊娠率较高，悲观、抑郁、满脸焦虑、抱着“一定要成功”心态的患者妊娠率较低。

上文中的这对夫妻，心态比较放松、乐观，妻子开朗、爱笑，虽然取卵4次都无可用胚胎，但仍能心平气和，没有焦虑、悲观情绪，总是抱着再试试、随缘的心态。与此相反，另一对夫妻才20多岁，妻子是单角子宫，每次只能移植1枚胚胎，已取卵2次、移植4次，至今未孕。该患者心态不好，极其紧张、焦虑，来看门诊时总是唉声叹气，胚胎移植后经常紧张得夜不能寐，每次都给自己压力——“希望这是最后一次移植”。

长期紧张、焦虑，不利于受孕

我国古医书《沈氏女科辑要》中早就提道：“子不可强求也，求子之心愈切，而得之愈难。”其含义是，求子路上欲速则不达，越想怀孕越难怀上，正所谓“有意栽花花不开，无心插柳柳成荫”。现代医学也有很多研究指出，长期紧张、焦虑等负面情绪可通过影响下丘脑、交感神经等环节，导致排卵障碍、输卵管痉挛、宫颈黏液改变、盆腔淤血及性功能障碍等，造成不孕或影响不孕的治疗。有研究报道，在试管婴儿治疗过程中，女性在焦虑、抑郁等心理应激状态下，可利用胚胎数、可利用胚胎率、妊娠例数和妊娠率均会降低。

面对不孕不育，调整心态不可少

越来越多的学者认为，不孕不育对女性造成的心理创伤比男性更常见和明显。不孕女性最常出现的心理反应为悲伤，担忧没有孩子，怕失去丈夫；其次表现为丧失自我，逃避现实，出现愤怒、紧张、疲劳、焦虑、恐惧、失望等情绪，以及内心过度敏感和孤独。有调查显示，我国女性不孕患者焦虑发生率为31.92%～66.18%，抑郁发生率为23.94%～47.06%。关心、理解、鼓励、不孕咨询、在线指导、电话沟通、心理治疗等对不孕患者的身心健康及妊娠率都有积极作用。

大家应认识到心理状态对不孕不育的影响，不孕不育患者及家属要学会自我释压、自我疏导，以乐观轻松的心态去迎接好“孕”。PM

“大姨妈”将至的那些“作”

复旦大学附属妇产科医院教授　王 凌

生活实例

从 2 年前开始，40 岁的徐女士发现自己在月经前的一周里会变得烦躁易怒：在家中，常因小事和丈夫吵架，吵完后想不开，默默流泪；上班时，常怀疑同事在背后说自己坏话。不过，这些症状在月经第一天就会消失。徐女士的丈夫已经掌握了这一规律，因此在妻子来月经前总是小心翼翼的。近半年，孙女士自觉症状越来越严重，从月经前半个月就开始烦躁易怒，加上最近公司裁员，她感到压力很大，好几次差点和领导吵起来，还出现了头痛、失眠等症状，但去医院检查并未发现什么问题。徐女士以前性格比较温和，面对现在情绪化的自己，她感到很郁闷。

28 岁的马女士是一名教师，自 3 年前开始，她在月经前一周会出现手脚水肿、乳房胀痛，对学生缺乏耐心，经常控制不住地对学生发火。来月经后，上述症状就会消失。去医院检查，除轻微乳腺增生外，没有发现其他异常。马女士知道不能因自己的情绪影响对学生的态度，但就是控制不住自己，她感到很苦恼。

经前期综合征（PMS）是指女性来月经前出现的一系列生理和情绪方面的不适症状，与疾病无关，月经结束后会自行恢复正常，但症状严重时会影响正常生活。国外有研究表明，经前期综合征的发生率为30%~40%；我国的研究表明，50%~80%的育龄期女性至少有过一次轻度的经前期综合征，其中30%~40%需要治疗，2%~10%严重影响正常生活。经前期综合征有随年龄增长逐渐加重的趋势，常在40岁左右或在围绝经期开始变得严重。

经前期的“作”，并非故意而为

经前期综合征一般表现为以下三个方面。

① **躯体表现：**头痛、下腹痛、乳房胀痛、水肿、食欲亢进、体重增加等。

② **精神表现：**情绪不稳定、易怒、感觉无助、容易疲劳、焦虑、抑郁、睡眠障碍等。

③ **行为改变：**注意力不集中、兴趣降低、工作效率低、容易出错等。

经前期综合征的确切病因不明，目前的研究认为，其可能与精神因素、社会因素、卵巢激素失调和神经递质异常等有关。很多女性工作和生活压力很大，精神比较紧张，加之来月经前（黄体后期）雌、孕激素撤退引起激素水平波动，可能影响 5-羟色胺、阿片肽等神经递质的浓度和活性，从而影响情绪。经前期综合征较轻时，女性可以进行自我控制和调节；症状严重时，女性难以自控，正常生活都可能受到影响。因此，经前期综合征的种种表现，绝不是故意的“作”。

改善症状，从调整生活方式开始

症状不严重的女性，可采取调整生活方式、认知行为疗法等方法改善症状。生活方式调整包括进行规律的有氧运动，避免应激等不良生活事件，调整睡眠习惯等。纠正负面情绪、改善行为模式等认知行为疗法，适用于改善紧张、疼痛等症状。在医生指导下适量补充钙和维生素 B_6，可以减少不适，改善情绪。

症状严重的女性需要在医生指导下辅以药物治疗，如复方口服避孕药、选择性 5-羟色胺再摄取抑制剂、促性腺激素释放激素（GnRH）激动剂、抗抑郁药等。

中医认为，本病的形成与经前血注冲任血海，全身阴血相对不足，阴阳失调，脏腑功能紊乱有关，治疗应以“虚则补之，实则泄之”为原则，采取疏肝理气、活血化瘀、益气养血、健脾利水、滋肾温肾等不同方法。PM

扫描二维码，听王凌医生说“经前期综合征”

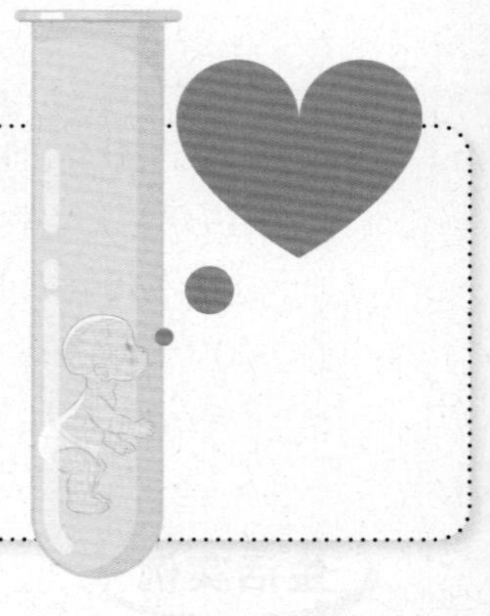

如今，不孕不育的发生率居高不下，越来越多人想“借力”辅助生殖技术圆“生育梦”。然而，任何一种治疗方法在获益的同时，都不可避免地伴随着相应的风险，“试管婴儿”技术也不例外。过高的期待、不确定的结局、巨大的心理压力、麻烦的就诊经历等，使生育困难家庭“难上加难”。对部分患者来说，其艰辛程度不亚于怀胎十月，一路走来有如“过关斩将”。

“试管婴儿”的“闯关”之路

复旦大学附属妇产科医院上海集爱遗传与不育诊疗中心　隋宜伦　李　路（主任医师）

一、“检查关”

• 夫妻双方都要“查”

做试管婴儿前，夫妻双方均需进行一系列检查。

女方需要做的检查包括血液检查（检测血常规、肝肾功能、染色体、基础内分泌情况、是否患有传染病等）、白带检查（包括白带常规、衣原体、支原体、淋球菌、宫颈涂片、HPV 等）、心电图和乳腺 B 超检查。

男方需要做的检查包括血液检查（包括血常规、肝功能、染色体检查等）和精液检查（包括精液常规、衣原体、支原体、淋球菌和精子功能检查）。

• 治疗方案由检查结果“说了算”

许多患者在就诊前就了解到如今的试管婴儿技术有“一、二、三代”之分，但并不知道这并不是一般意义上的“升级换代”，并非“三代”一定比“一、二代”好。医生会根据夫妻双方的检查结果进行综合判断，为患者选择合适的试管婴儿技术。

专家简介

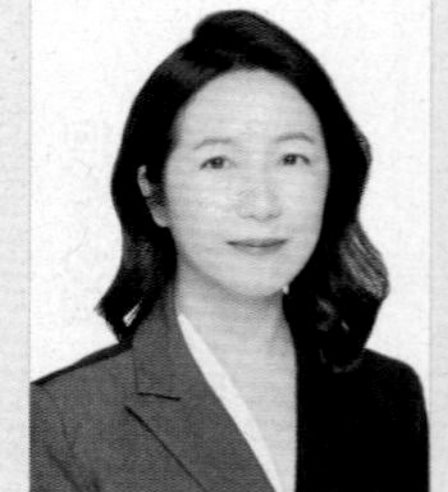

李　路　复旦大学附属妇产科医院上海集爱遗传与不育诊疗中心女科主任、主任医师。擅长生殖内分泌疾病的诊治，如多囊卵巢综合征、闭经、月经失调、高泌乳素血症、高雄激素血症等，尤其在调整月经周期、促排卵治疗、改善卵子质量、降低流产率等方面有丰富经验。

“第一代”试管婴儿技术（体外受精－胚胎移植）是让“游得快”的精子和卵子在体外自行结合，这种结合方式和自然怀孕类似，适用于男方精液无异常的夫妇。“第二代”试管婴儿技术（单精子卵细胞质内注射）是用一根比头发丝更细的透明玻璃针，将精子注射入卵子内，使精卵结合，主要适用于男方精子数量少或活动率低的夫妇。“第三代”试管婴儿技术（植入前胚胎遗传学诊断/筛查）是在“二代”基础上，对形成的胚胎进行活检，检测胚胎是否有染色体或基因异常，适用于有遗传性疾病、反复自然流产、反复种植失败、男方严重少弱精子症等情况。

二、“取卵关”

• 遵医嘱“促排”别纠结

一般来说，正常的月经周期只有 1 个卵泡成熟并排出卵子。在试管婴儿周期中，为保证有可供移植的胚胎，常采用促排卵方式诱导多个卵泡发育成熟，以便获取足够数量的卵子，提高治疗效率及妊娠率。

在促排卵方案的选择上，医生会根据患者的年龄、基础内分泌水平、B 超检查窦卵泡情况、既往促排卵反应等综合决定。“长方案”通常适合卵巢储备功能较好者；“短方案”适合卵巢储备功能较差者；“超长方案”适合患有子宫内膜异位症、肌腺症、反复胚胎种植失败、胚胎质量较差者；“拮抗剂方案”适合各类人群，主要优势是可以降低卵巢过度刺激综合征的发生率；“高孕激素状态下的促排卵方案”适合各类患者，尤其是采用上述“促排”方案无法得到有效胚胎者。此外，还有随机启动的促排卵方案，主要适用于肿瘤患者的生育力保存。

●“取卵术”不可怕

促排卵治疗一般持续 8~12 天，当卵泡大小合适时，医生会安排患者注射取卵前的最后一针——人绒毛膜促性腺激素（HCG）或短效促性腺激素释放激素激动剂（GnRH-a），俗称“夜针”，为的是给卵泡“临门一脚”。一般而言，取卵手术安排在“夜针”后的第 2 天上午（间隔 36 小时左右）。

取卵手术令许多患者“闻风丧胆”，其实它并不可怕。手术与阴超检查流程类似。手术医生确认取卵位置后，用穿刺针穿入卵泡中取卵，5~10 分钟即可完成。患者可有下腹酸胀、腰骶不适等感觉，多可耐受。卵泡数目多、卵巢位置不佳者，或对疼痛非常恐惧、手术配合度较差者，医生会根据患者身体情况，结合患者意愿，选择适当的镇痛或麻醉方案。

在女方进行取卵手术的同时，配偶须留取精液。取出的卵泡液送检后，5 分钟左右便可明确获卵数。之后，卵子将被放在与体内环境相似的培养箱内，等待完成体外授精。

三、“胚胎关”

● 认识“胚胎”与“囊胚”

卵子受精后培养至第 3 天，可形成卵裂期胚胎，简称“胚胎”。这一阶段的胚胎质量只能根据形态学标准来判断，包括细胞数和碎片等指标，基本是看“颜值”定好坏。每个生殖中心的胚胎评估标准可能有差异，为了能使患者更方便理解，医生通常会将这一时期的胚胎质量分为“好”“中等”“较差”等级别，并综合胚胎数量、质量、既往胚胎发育情况等因素，决定是否将胚胎进一步培养到囊胚（第 5 ~ 6 天的胚胎）。囊胚培养的目的是进一步筛选胚胎，提高移植的成功率，避免无效移植。一般而言，胚胎数量较多、质量较好者，宜进一步行囊胚培养，俗称“养囊”。“养囊”结果个体差异较大，医生会与患者进行详细沟通，最终由患者做决定。

● 分清“鲜胚”与“冻胚”

在取卵周期进行移植的胚胎（包括卵裂期胚胎与囊胚），称为“鲜胚”；在采卵周期内未进行移植，而将胚胎冷冻处理的，则称为“冻胚”。

与“冻胚”不同，移植“鲜胚”的患者往往需要接受特定的促排卵方案，并在促排卵过程中严密监测体内激素水平及子宫内膜情况。只有当患者的激素与内膜均达到移植要求时，才可进行鲜胚移植。若上述任何环节出现异常，均无法进行鲜胚移植，转而将胚胎冷冻处理，待“时机成熟”后再移植。

许多患者担心，冷冻会使本就脆弱的胚胎“降级”，而拒绝“冻胚”移植。事实上，目前采用的冷冻技术对于胚胎损伤非常小。有研究指出，冷冻、复苏对胚胎质量和妊娠结局没有影响，但不排除部分胚胎因本身质量不佳或发育潜能存在问题，而在冷冻、复苏后出现停育。

四、“移植关”

● 移植前做足准备

进行移植前，医生会重新评估患者的激素、子宫内膜、输卵管和盆腔情况，排除可能影响怀孕的问题（包括内膜息肉、宫腔粘连、输卵管积水、子宫内膜异位症等），部分患者在移植前还需进行输卵管栓塞、宫腔镜检查，或者进行降调等处理。目前我国指南规定，每次胚胎移植数目不超过 2 个。

●“移植”无痛苦，术后别过度焦虑

移植手术是将移植外管轻柔地放入宫颈口，再把装载胚胎的移植内管放入宫腔，轻轻一推，胚胎就被温柔地放入子宫了。若术前 B 超检查发现子宫极度前倾前屈，医生会嘱咐患者多喝水，让膀胱膨胀起来，这样可以在一定程度上改善子宫位置，有利于移植手术的实施。在胚胎移植过程中，患者不会感到任何痛苦，移植后 30 分钟便可回家。

胚胎移植后不需要绝对卧床休息，可以上楼梯，可以上厕所，也可以坐车回家。因为胚胎的体积非常小，而且宫腔呈天然负压环境，宫颈处于闭合状态，子宫内膜腺体生长、血管丰富、表面凹凸不平，就像吸满营养的海绵，被移植入子宫的胚胎会“吸”在子宫内，不会轻易掉落。相反，过度焦虑、限制活动、长期卧床会影响身体、心情和血液循环，不利于胚胎发育。

大多数移植患者在移植术后须使用保胎药物。胚胎移植后 14 天，可至医院进行早孕检查，明确是否怀孕。由于人绒毛膜促性腺激素的个体差异非常大，在这段时间内，患者千万不能因为自己没有测到早孕试纸的“双杠”而随意停药。PM

医生手记

张先生计划生小孩，但妻子迟迟未能怀孕。到一家医院检查后，医生诊断他患有“无精子症”。后经我们检查，发现他精液里确实无精子，但根据他描述的情况（精液都是流出来、少而稀薄，性生活后尿液浑浊），我们让他做了射精后尿液检查，结果在尿液中发现精子，遂诊断他患有“逆行射精”。

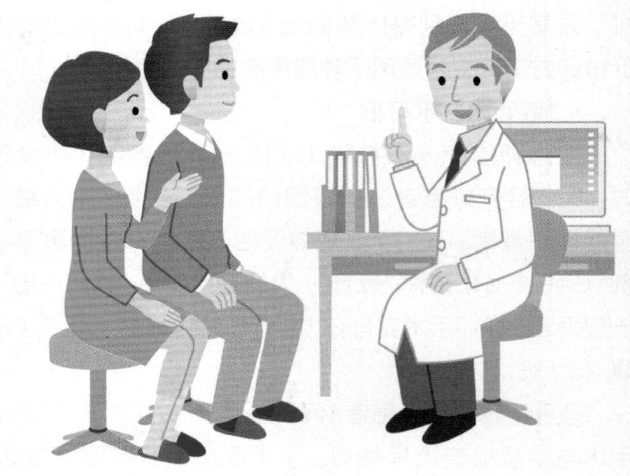

“消失的精子”之逆行射精

中山大学附属第一医院男科　周明宽　涂响安（教授）

“无精子症”是不育症的常见病因，分为梗阻性和非梗阻性无精子症，病因较复杂，治疗比较困难。

逆行射精的典型表现是“无精子”，但却不是真正的“无精子症”。逆行射精患者的睾丸可以正常产生精子，并能经输精管向外输送，患者有性高潮和射精，但射精时精液量比较少（逆行射入了膀胱）；射精后排尿可发现尿液浑浊；精液常规检查没有精子，射精后尿液检查可发现精子。

若检查提示无精子，而精液量比较少的患者，应该去医院做进一步检查，明确是逆行射精，还是无精子症。

病因有多种，检查要全面

引起逆行射精的病因可能有：糖尿病、膀胱尿道炎症、尿道狭窄、膀胱神经功能紊乱等。

患者应详细地向医生交代病情，如性生活的持续时间，有无性高潮和射精，精液量、尿液有无异常，以及有没有糖尿病、服用药物、脊柱外伤史，等等。除常规查体、精液检查外，患者还须进一步做阴囊彩超和经直肠彩超（了解睾丸大小，以及附睾、输精管、精囊有无异常）、性激素水平检测、射精后尿液离心检查等。

情况不同，治疗方式有差异

α受体阻滞剂、某些抗抑郁药和抗精神病药可引起逆行射精，正在服用此类药物者，应在医生指导下加以调整。周围神经病变是糖尿病常见的并发症之一，可引起射精时膀胱颈关闭功能障碍而导致逆行射精。诊断为逆行射精的糖尿病患者，应通过服药等方法控制好血糖水平。如果逆行射精与膀胱尿道炎症有关，要积极治疗相关炎症。除了上述针对病因治疗的手段外，口服交感神经兴奋药物可改善一部分逆行射精者的射精功能。经过综合治疗，一部分患者可逐步恢复正常射精。

如果患者存在尿道狭窄或膀胱颈不能关闭的情况，则需要手术治疗。可通过尿道扩张术或膀胱颈重建术等，恢复正常射精。

如果通过药物或手术治疗都不能恢复正常射精，可在射精后收集尿液中的精子，通过辅助生殖技术来实现生育。

除影响生育外，逆行射精无其他不良影响。没有生育要求者，可选择随访。PM

随着社会经济的不断发展和医疗水平的不断提高，营养不良性疾病和感染性疾病的发生率正逐年下降，意外伤害逐渐成为威胁儿童生命和健康的主要原因之一。有研究数据表明，全球每年因意外伤害致死的儿童超过75万人；而在那些遭遇伤害后存活下来的儿童中，有一部分出现了残疾。

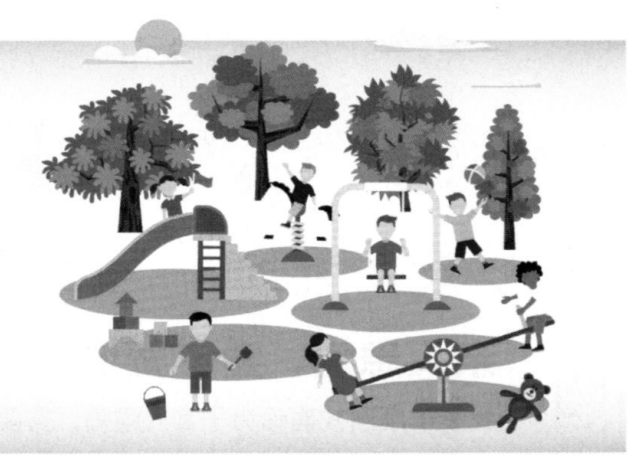

保护儿童，杜绝伤害

广西医科大学第一附属医院儿科副主任医师　陈峋

意外伤害，儿童健康的重要威胁

临床上通常将忽然发生的物理、化学、生物等因素对人体造成的损伤定义为意外伤害。儿童作为一个特殊的群体，由于生长发育不完善、对危险因素认知缺失等原因，是发生意外伤害的高危人群。根据国际疾病分类，意外伤害包括溺水、交通伤、烧烫伤、碰击伤、挤压伤、咬伤、中毒、跌落、锐器伤、砸伤、爆炸伤、触电、异物伤、环境因素引起的伤害，共14种。

根据是否危及生命，意外伤害分为致命性和非致命性两类。在中国，因意外伤害导致14岁以下儿童死亡的主要原因为溺水和交通伤。引起非致命性伤害的原因主要是：窒息和烧烫伤（1岁以下婴儿）、交通伤和跌落（2～14岁儿童）。近期国内一项研究表明，异物伤在幼儿期（1～3岁）和学龄前期（3～6岁）也很常见。在美国，因意外伤害导致死亡的首要原因分别是：窒息（1岁以下婴儿）、溺水（1～4岁儿童）、交通伤（5～14岁儿童）；而在非致命性伤害中，跌落是15岁以下儿童非致命性伤害的首要原因。由此可见，不同地域、不同年龄段的儿童发生意外伤害的原因不尽相同。

为孩子创造安全的成长环境

儿童意外伤害的防控是一项社会系统工程，不仅需要相关部门完善相关防控措施，更需要作为孩子监护人的父母采取预防措施，并根据孩子的年龄适时、适当地给予健康及安全知识教育，为孩子们营造一个安全的成长环境。

研究发现，相对于女孩，男孩性格更外向、活泼和好动，更容易发生意外伤害。因此，男孩的家长更应增强防范儿童意外伤害的意识。

相对于年长儿，6岁以下儿童的身体发育尚未健全，活动时动作不协调、重心不稳，发生意外碰撞时躲避能力不足，更容易在运动时发生意外伤害。同时，该年龄段儿童对危险事物的认知能力不足，喜欢将身边物品放入口中；进食的时候喜欢嬉戏打闹，很容易发生误吞毒物或异物等意外伤害。因此，家长平时应多关注孩子的身心健康，注意其良好性格的培养，在孩子运动时为其做好适当防护，并教育孩子在吃饭时不要说笑、打闹。

良好的家庭环境有利于培养儿童养成良好的生活习惯，家长应尽力为孩子创造良好的生活、学习环境，加强对孩子的安全教育，不要在孩子可触及的范围内放置药物或可能造成伤害的物品。

此外，保护儿童避免发生意外伤害，还需要社会各界的重视和支持，包括完善公共活动设施的安全管理、加强危险水域的监督管控、加强公共道路基础建设等。学校的安全措施及教师的安全防范意识对预防儿童意外伤害的发生也有重要意义。PM

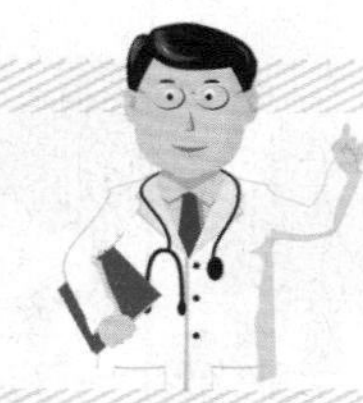

大众导医

网上咨询：popularmedicine@sstp.cn

专家门诊时间以当日挂牌为准

问：亲人患癌，要不要如实相告

我妻子刚刚被确诊为子宫内膜癌，需要手术治疗。她不知道自己的真实病情，我担心如实相告，她精神上受不了；但如果不告诉她实情，后续治疗过程中我又不知道该如何隐瞒。怎么办才好呢？

上海 陆先生

复旦大学附属肿瘤医院综合治疗科主任医师成文武：对亲人隐瞒病情，出发点固然是好的，但从尊重患者的角度看，这种做法相当于剥夺了患者的知情权。癌症患者承受着病痛的煎熬，有权利决定自己是否接受治疗、接受怎样的治疗，家属代为决策，无异于欺骗。而家属一旦选择隐瞒病情，后续检查和治疗过程中还需要无数个谎言去圆谎，反而会让患者生活在担心与猜测之中。同时，倘若患者不知晓自己的病情，很多治疗将无法开展，特别是一些具有创伤、副作用的治疗。因此，隐瞒病情对治疗毫无裨益。建议您将妻子的病情如实相告，根据她的心理素质、教育程度、身体状况等采取不同的方式，或"竹筒倒豆"般地和盘托出，或"挤牙膏"般地慢慢告知，同时悉心抚慰，与她共同面对。

专家门诊：周三全天

问：给宝宝喂中药可以加糖吗

我的宝宝刚满两岁，因病需要服中药，但他比较抗拒，用什么方法喂药好？可以在药汤中加糖吗？

江苏 刘女士

复旦大学附属儿科医院中医科教授时毓民：婴幼儿服中药时常不合作，拒服、入口后不肯咽下或往外吐出。家长喂药时，可先让宝宝取半卧位，躺在自己臂弯里，头稍稍后仰；然后，舀一勺药汁，注意勺子背面尽量不要沾很多药汁，待宝宝张嘴时，把勺子伸到宝宝嘴巴里，尽量把药汁倒在宝宝的舌根部位；不要急着把勺子拿出来，而是轻轻地压住宝宝的舌头，让宝宝不能抿嘴，进而被迫把药汁咽下去。味蕾主要分布在舌头的表面和两侧，舌根部位较少，用上述方法给宝宝喂药，留在舌头表面的药汁很少，宝宝不会感到太苦。家长的喂药动作要轻柔，不要强行喂服，以免损伤宝宝口腔黏膜和齿龈；更不要捏鼻灌药，以防药液呛入宝宝气管。中药尽量不要加糖，以免影响药效。若宝宝拒服明显，家长可适量加点蜂蜜、冰糖，或在宝宝服药后给一颗糖果以示鼓励。

特需门诊：周一、周五下午

问：夏天如何保存胰岛素

入夏以来，我的血糖波动比较大。有病友说，这可能与胰岛素保存不当有关。在炎热的夏天，应该如何保存胰岛素呢？

山东 张先生

山东省济南医院糖尿病诊疗中心主任医师王建华：胰岛素属于生物制剂，对温度特别敏感，温度过高或过低都容易使之变性、失效。胰岛素的最佳保存温度是2～8℃，未开封的胰岛素在这种温度下可以储存2年。因此，没开封的胰岛素宜放在冰箱里冷藏保存，最好是放在冷藏门架上，尽量不要把胰岛素紧贴冰箱后壁放置，因为有些冰箱后壁温度较低，容易导致胰岛素结冰。从冰箱中取出一支新的胰岛素时，一定要先检查有无结冰现象，以免在不经意间使用了已经失效的胰岛素。胰岛素在常温下（25℃左右）可保存4～6周，而一支胰岛素通常1～3周就用完了，因此，已经开封使用的胰岛素一般不必再放回冰箱冷藏室保存，放在室内阴凉处（如抽屉里）即可。另外，在针头未取下的情况下，如果注射笔反复"进出"冰箱，胰岛素笔芯中的药液会因热胀冷缩而吸入空气，形成气泡，导致注射剂量不准确。乘飞机旅行时，应将胰岛素放在低温包内随身携带，不要放在托运行李中，因为飞机货舱的温度通常在0℃以下，可使胰岛素冻结变性。开车携带胰岛素时，下车后不要把胰岛素留在车上，以免因车内温度过高而影响胰岛素疗效。

专家门诊：周二、周四全天

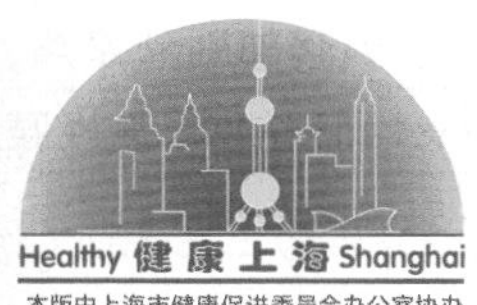

长期以来，健康科普在中老年人中具有较大的影响力，但在青年群体中受关注度一直不高。实际上，健康应该从娃娃抓起。那么，怎样才能让健康知识走近年轻人呢？近五年来，一档针对青少年的健康科普公益项目——“酱紫的蛙”做到了。

“酱紫的蛙”：在幽默中传播健康

本刊记者　王丽云

“酱紫的蛙”源自网络用语：“酱紫”即“这样子”，“蛙”即“吗”，“酱紫的蛙”意为“是这样的吗”。健康科普项目“酱紫的蛙”为青少年塑造了一只集知识、趣味、时尚于一体的科普“小青蛙”，通过“线上”的视频和“线下”的互动课堂，将专业知识与文艺表演相结合，兼顾科学性与趣味性，得到了青少年的广泛认可。视频中那只搞笑、幽默的健康科普“蛙”，是上海市长宁区疾病预防控制中心的工作人员戴恒玮。

打造科普“蛙”，让健康知识入耳、入心

戴恒玮大学毕业后进入长宁区疾病预防控制中心从事健康教育工作，他擅长以文艺的方式创作健康科普作品并多次获奖，2014年曾凭借脱口秀《健康油花一朵朵》获“全国健康科普能力大赛”一等奖。在一次校园科普讲座中，一位高中生的提问“是酱紫（这样子）的哇”令他灵感迸发：为何不用年轻人喜欢的方式打造一个健康科普形象，让健康知识真正入耳、入心？

2015年，由上海市长宁区疾病预防控制中心牵头，在长宁区团委、长宁区卫生计生团工委指导下的健康科普公益项目“酱紫的蛙”应运而生。至今，“酱紫的蛙”已推出四季共22集科普短片，以及“教你吃出健康味”的“食育”系列课程等内容，先后发布于“青春长宁”“青春上海”“青春医家”“上海长宁”等微信公众号，以及“今日头条”“学习强国”等平台，令一大批人受益。

在这些科普短片中，先由搞笑、幽默的科普“蛙”以脱口秀的形式抛出青少年关注的健康问题，再由青年医师答疑解惑，令人过目难忘。由各行业青年代表配唱的科普片尾曲也是亮点，歌词经过戴恒玮的科普创作，浓缩了当集短片中的健康理念和知识精华，在大家耳熟能详的流行歌曲旋律中，很容易让人听进去。

兼顾科学、有趣，把科普变成“段子”

戴恒玮认为，青少年健康教育最大的难点是协调科学严谨和生动有趣两大要素。经过不断探索，“酱紫的蛙”利用“脱口秀”形式找到了突破点。在科普短片中，“蛙”主持人以半调侃和吐槽的方式，列举青少年生活中遇到的健康问题和误区，在嬉笑中引出后续话题；同时，这只“蛙”还以道具的身份参与科普讲解，“身体力行”地为观众答疑解惑，把一本正经的科普转化为青少年喜闻乐见的“段子”。比如，在第一季第一集《“盐值”，你够了吗》中，科普“蛙”先调侃起“颜值”，吐槽“‘颜值’低很可能让你成为人民公园相亲角万年常客”，得出“‘颜值’越高越好”的结论；然后话锋一转，引出人体内的“盐值”，道出“这个‘盐值’不能高”的秘密，随即进入高“盐值”的健康危害、如何控制“盐值”等科普讲解环节。

再比如，在第四季第一集《近视的锅都由“遗传”来背？》中，首先出场的是一对姐妹，妹妹因父母和姐姐均近视而担心自己也逃不掉。此时，科普“蛙”出场，带领姐妹请眼科医生答疑解惑……童声演唱的科普片尾曲也令人不禁莞尔：你笑起来真好看，两只眼睛大又亮，千万别让眼前厚厚的镜片遮住你眼光；你笑起来真好看，眼神多么明亮，健康的双眼看到这世界美得像画卷……PM

扫码观看
“盐值”，你够了吗
扫码观看
近视的锅都由“遗传”来背？

日常生活中，人们常常会遇到这样的小意外：搬重物用力过猛，急转身或久坐后起身弯腰，突然感到腰部剧烈疼痛、被迫弯向一侧、无法伸直且难以动弹。遇到这样的情况，人们通常称之为“闪腰”，其医学术语叫作急性腰扭伤（急性腰肌劳损），好发于老年人、久坐的“办公族”，以及劳动强度较大的工人。

突发腰扭伤，“自救”不慌张

华中科技大学同济医学院附属协和医院骨科副主任医师　张 波

急性腰扭伤是怎么发生的

要回答这个问题，首先需要了解人体腰椎的结构。人体共有五个腰椎，每个椎体之间都有“弹性减震装置”——椎间盘，椎体周围还有一些韧带和肌肉组织。椎间盘、韧带、肌肉的活动，共同维持着腰椎的稳定，并使腰部能灵活自如地完成前俯、后仰、侧弯等动作。

若腰部突然运动或发力，腰椎周围的这些组织未能做出迅速反应，配合身体运动，或者患者腰部肌肉力量欠佳，拉伸幅度超过肌肉、韧带的极限时，便易出现腰部软组织拉伤，甚至发生肌肉撕裂、韧带断裂等情况。部分患者在发生急性腰扭伤的当时可无明显不适，而在次日出现腰部疼痛，翻身、起床困难等症状。

“等闲视之”，可“拖出”腰肌劳损和腰椎间盘突出症

很多人认为“闪腰”与“崴脚”一样，只要还能动就无碍，并不把“闪腰”当回事儿；还有些人为了缓解腰痛，常自行使用止痛膏药或跌打损伤活络油，稍加按摩便草草了事；即便是腰痛症状迁延不愈，部分人也理所当然地认为“伤筋动骨一百天”，腰痛恢复需更多时间，不必理会。殊不知，及早、正确地处理腰部扭伤，不但能加速痊愈，还能最大限度地避免“闪腰”带来的慢性腰背痛后遗症。

在门诊，我经常会遇见一些慢性腰背痛患者，追问其病史，许多人都曾有过“闪腰”的经历，且均在腰扭伤后置若罔闻，继续工作，结果腰部反复劳损，积劳成疾。更有甚者，误将腰椎间盘突出当成“闪腰”，或认为是“闪腰”诱发了腰椎间盘突出症而不及时就医，耽误了最佳治疗时机。

4 项措施，有效应对“闪腰”

“闪腰”非小事。根据损伤部位、严重程度的不同，急性腰扭伤的治疗和康复方法也不尽相同，不能一概而论。

❶ **卧床休息**　轻度腰扭伤（不影响正常弯腰）者可休息 1～2 天，待症状缓解后，逐渐恢复正常活动。若腰扭伤较严重，或复发性“闪腰”，患者应卧床休息 1～2 周，以缓解肌肉痉挛，减轻疼痛。必须下床活动时，可佩戴“护腰带”。

❷ **物理治疗**　急性期（腰扭伤后的 72 小时内）不可盲目按揉，更不可自行推拿，以免不当操作加重肌肉、筋膜组织出血，可采取局部冰敷，每次 20～30 分钟。急性期过后，可采用局部热敷，以促进瘀血吸收和血液循环。热敷时，还可配合红外线、局部按摩、拔火罐、针灸及牵引等治疗。

❸ **药物治疗**　疼痛剧烈者，可外用（氟比洛芬巴布膏、洛索洛芬钠贴等）或内服（布洛芬缓释片、塞来昔布等）消炎镇痛药物。值得注意的是，上述口服药有胃肠不适等不良反应，只能短期服用。

❹ **康复锻炼**　急性期以休息为主，待疼痛症状缓解后，患者应加强腰背部肌肉功能训练，如“小燕飞”及“五点支撑法”，以加强脊柱周围肌肉的稳定性。同时，应注意日常生活、工作中的正确姿势，避免腰扭伤反复发作。

4 类情况须及早就医

“闪腰”后，患者若出现以下情况，应及时就医：

❶腰痛同时伴有臀部或下肢疼痛、麻木、无力，甚至大小便障碍等压迫神经的症状；

❷腰痛迁延不愈，持续 1 周以上，无缓解趋势；

❸习惯性“闪腰”，影响正常生活；

❹疼痛加重，休息无法缓解，伴晨起腰背部僵硬。PM

在青春健康培训课堂上，一位同学说出了自己的烦恼："几个比较要好的男女同学常在空闲时间成双结对地聚在一起吸烟、喝酒，他们每次都拉上我，总嘲笑我仍是'单身狗'。我不喜欢这样做，但如果拒绝他们，又显得我不合群。该如何是好？"

孩子，别盲从"同伴压力"

中国计划生育协会"青春健康"项目主持人　王 悦

我们一般把与自己年龄、地位、所处环境等相似的人称为同伴，同伴们聚在一起形成群体。群体会对个人施加影响，促使个人改变态度、价值观或行为，遵守共同的群体准则，这就是同伴压力。

青春期是青少年发展和建立价值观、人生观、世界观的重要时期，同伴是青少年获得归属感和存在感的重要来源。身处青春期的青少年尤其渴望得到同伴的接纳和认同，常常因害怕被排挤而被迫做出某种决定，无论这决定是对还是错。好的朋友和同伴可促进青少年健康成长，这是同伴压力的积极影响。同伴压力也可能产生消极影响，鼓动个人做出不负责任，甚至违法的行为。有研究显示，同伴压力是影响青少年首次尝试饮酒、吸烟、滥用药物、无保护性行为的重要因素。

青少年为何深受同伴压力影响

从个人层面看，青少年的心智发育尚未成熟，控制情绪的能力不足，容易受极端情绪的影响，缺乏做出理性判断的能力，往往缺乏自信，没有明确的人生方向，没有健康的个人爱好，容易沮丧，与家人关系疏远，缺少人际支持，更渴望同伴交往，更容易屈服于同伴压力。

从群体层面看，不清楚自己在一个特定同龄群体中的位置，对自己缺少同伴有恐惧感，担心与朋友关系不牢固，觉得朋友很容易或会无缘无故背叛自己，都会使青少年屈服于同伴压力。

怎样正确面对同伴压力

一方面，要发挥同伴压力的积极作用。积极的学习态度、良好的生活习惯、宽厚的处事方式等良好品格会产生正面影响，与具有这些品格的同伴交往，有利于孩子不断提升自己，形成良好的个性特征，朝着积极向上的方向发展。父母要关心、关注孩子的"朋友圈"，以尊重、接纳的态度了解孩子有哪些同伴，希望得到哪些同伴的认可，在同伴群体中处于什么位置等情况，帮助孩子慎重选择有共同兴趣、真诚、友善、正直、有责任感的同伴。

另一方面，要抵御同伴压力的负面影响。自信心、自我认同感强的孩子，有自己的行为准则，对同伴压力的负面影响有较强的"抵抗力"。父母应引导孩子增强自信，还应教给孩子应对同伴压力的正确方法。许多孩子以为说"不"会损害朋友间的感情，因此不敢说出自己的真实想法。家长要让孩子明白：委曲求全并不是解决问题的办法，如果分歧客观存在，恰当的做法是尊重自己内心的意愿，把自己的感受表达出来；做任何事都要对自己和他人负责任，如果遇到自己无法解决的问题，要积极寻求父母、老师和其他值得信任的人的帮助，必要时要勇于利用法律武器来保护自己。PM

小贴士

学会说"不"

❶ 建立心理防线。如果你的决定是负责任的，那么就相信自己的决定，坚持做自己认为对的事情。

❷ 拒绝他人时，要语气坚定，态度明确。

❸ 肢体语言和口头表达要一致。比如：一边说不，一边摇头、后退、离开。

逐个击破：有关肾的十五个谣言

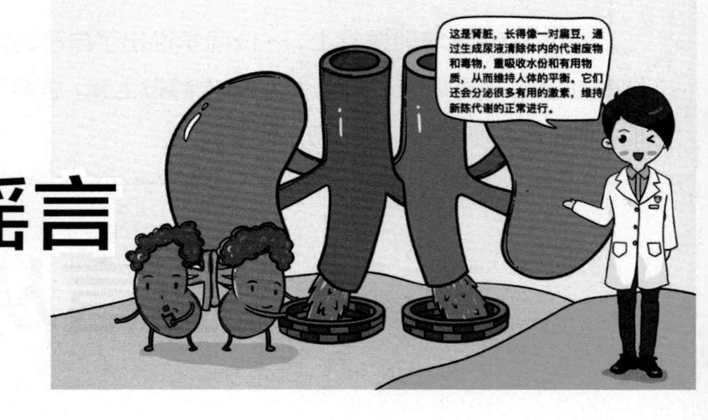
这是肾脏，长得像一对扁豆，通过生成尿液清除体内的代谢废物和毒物，重吸收水份和有用物质，从而维持人体的平衡。它们还会分泌很多有用的激素，维持新陈代谢的正常进行。

复旦大学附属中山医院　齐璐璐　冯 颖　金晓璐
审核/复旦大学附属中山医院肾内科副主任医师　薛 宁

谣言一：泡沫尿等于蛋白尿

辟谣：不一定。

分析： 就像自来水冲到脸盆里能起泡沫一样，排尿时的冲击力也会产生泡沫，并不一定是蛋白尿。当然，若尿中的泡沫长时间存在，久久不退，则蛋白尿的可能性较大。特别是高血压、糖尿病、慢性病毒性肝炎、系统性红斑狼疮等慢性疾病患者，若出现泡沫尿，应及时去医院肾内科就诊，进行尿液检查。

谣言二：晨起一杯淡盐水，健康又长寿

辟谣：早起一杯淡盐水，增加肾脏负担。

分析： 目前我国居民平均盐摄入量为每天 9 克，超过世界卫生组织和中国营养学会推荐的每天摄盐量低于 5 克的标准。晨起喝淡盐水非但无益，反而有害。其实，白开水才是最有益健康的。

谣言三：肾病患者不能吃鸡蛋

辟谣：肾病患者可以吃鸡蛋。

分析： 鸡蛋富含优质蛋白质，容易被人体吸收，肾病患者适量食用不会加重肾脏的负担。鸡蛋中核酸含量低，对高尿酸血症和痛风患者也无影响。需要注意的是，蛋黄的磷含量较高，合并高磷血症的肾病患者不宜多吃。

谣言四：肾不好是因为纵欲过度

辟谣：肾病不背这个黑锅。

分析： 肾病的病因复杂、多种多样，常见的有糖尿病、高血压、高尿酸血症和痛风、药物、感染、自身免疫性疾病、肿瘤、缺血、环境、遗传等，唯独没有“纵欲”这条。目前，我国近 11% 的人患有肾脏病，大家应科学、理性看待肾病，不能歧视肾病患者。

谣言五：肾病患者不能吃韭菜

辟谣：不能一概而论。

分析： 每 100 克韭菜含蛋白质 2.2 克、脂肪 0.5 克、碳水化合物 1.3 克、钙 50 毫克、磷 45 毫克、铁 1.6 毫克，还含有较丰富的维生素、挥发性油和硫化物等。没有限磷要求的慢性肾炎患者可食用韭菜。

谣言六：喝苏打水能降尿酸

辟谣：不能。

分析： 碳酸氢钠，俗称“小苏打”，可以碱化尿液，理论上能增加尿酸的溶解度，促进尿酸排泄。因此，有人希望通过喝苏打水来降尿酸。而实际上，市售的苏打水所含的碳酸氢钠很少，几乎可以忽略不计，不会改变尿液的酸碱度，更别提具有“降尿酸”的功效了。

谣言七：吸烟与肾脏健康没关系

辟谣：吸烟也伤肾。

分析： 香烟烟雾中含有尼古丁、焦油、烟碱、二氧化碳、一氧化碳、醛类、酚类等多种有害化学物质。吸烟除了会损害心脏和肺，增加心脑血管疾病、肺癌的发生风险外，还有明显的肾毒性。吸烟对肾病患者尤其有害，会加重其肾小管、肾间质和血管的病变。

谣言八：以形补形，多吃“腰子”能补肾

辟谣：非但无益，反而有害。

分析： 动物内脏富含嘌呤、脂肪和胆固醇，多吃不仅对身体健康无益，反而会使血胆固醇、血尿酸升高，在无形中大大增加肾脏负担。“管住嘴，迈开腿”，杜绝一切增加肾脏负担的坏习惯，定期做肾脏检查，才是护肾“法宝”。

谣言九：肾病患者不能吃香蕉

辟谣：并非所有肾病患者都不能吃香蕉。

分析： 除血钾较高的肾病患者不能吃香蕉外，其他肾病患者还是可以吃的。因为香蕉富含钾离子，血钾较高的患者食用后可能会诱发高钾血症，而严重的高钾血症会导致心搏骤停，危及生命。芒果、橘、干果、榨菜等食物钾含量也较高，血钾较高的肾病患者也不宜食用。

谣言十：肾不好，不能喝太多水

辟谣：只要没有水肿，就应正常饮水。

分析： 肾脏的主要功能是排出体内水分，如果肾病患者没有眼睑、颜面部、下肢持续水肿的情况，可以正常喝水。心肺功能正常且无水肿的肾病患者，每日尿量应保持在 1500 ~ 2000 毫升；高尿酸血症和痛风患者，每日尿量应保持在 2000 毫升以上。肾病患者饮水应以白开水为主，可以适当饮咖啡和淡茶水（以不影响睡眠为宜），不宜饮用添加了糖和奶精的咖啡和茶饮料。

谣言十一：六味地黄丸是补肾中药，没有副作用，可以随便吃

辟谣：用药必须遵医嘱，不可乱吃。

分析： 六味地黄丸的成分是熟地黄、山茱萸、山药、泽泻、牡丹皮和茯苓。已有不少研究报道，长期、超量使用泽泻可能存在肾毒性；一些动物试验也发现，泽泻可使鼠的肾小管和肾间质受损。

谣言十二：肾功能正常可排除肾脏病

辟谣：肾功能检查正常不等于肾脏一定没病。

分析： 目前最常用的肾功能检查方法是测定血清尿素氮和肌酐水平。然而，这两项指标在肾单位损害达到 50% 时，结果仍然是正常的；而在肾单位损害超过 50% 时，才会升高。也就是说，这两项指标并不能发现早期肾脏病，肾功能检查正常并不等于肾脏一定没问题。肾脏病往往起病隐匿，有些患者平时甚至无明显不适，而在出现症状去医院就诊时，肾功能损害往往已经进展到尿毒症期，这也是肾脏病的最可怕之处。

谣言十三：高血压和肾脏病是两种病，“八竿子打不着”

辟谣：高血压和肾脏病相互“促进”，形成恶性循环。

分析： 肾脏病可导致高血压，高血压也可导致和加重肾脏病。千万别用“年纪不大，不会患高血压”来判断自己的血压情况。降压治疗是延缓肾脏病进展最有效的手段之一。肾病患者必须养成定期监测血压的习惯；高血压患者也要定期进行肾功能相关检查，包括尿微量白蛋白 / 肌酐、肾功能等，血压控制欠佳者切勿忽略肾血管超声检查。

谣言十四：某种药可以根治慢性肾脏病

辟谣：目前，慢性肾脏病仅能被控制，尚无法被根治。

分析： 部分急性肾损伤患者在消除导致肾损害的因素并接受积极治疗后，病情可以完全好转。但现有的针对慢性肾脏病的治疗，都只能延缓病情进展。到目前为止，还没有一种药物可以治愈慢性肾病。也就是说，任何号称能根治慢性肾病的药物、祖传秘方、保健品，甚至食品等，都是骗人的。

谣言十五：肾病患者不能吃豆制品

辟谣：肾病患者可以适当吃豆制品。

分析： 对肾病患者而言，能否吃豆制品已经不单纯是一个营养学问题，更成了很多人的一块心病。许多肾病患者偷偷吃了一点儿豆制品就十分焦虑、害怕。事实上，肾病患者禁食豆制品是十分错误的做法。大豆蛋白质是一种特殊的高生物效价的植物性蛋白质，是动物性蛋白质的良好替代品。肾病患者适量食用豆制品有助于降低血肌酐、血磷和蛋白尿水平，延缓病情进展。PM

夏日炎炎，人们长期处于高温环境中，交感神经活性增强，心率加快，加之出汗较多，冠状动脉血流相应减少，容易出现胸闷、心慌、头晕等症状。中医学认为，夏对应于五脏之中的心，夏日心火上炎，人易出现心慌胸闷、失眠、暴躁发怒、血压升高等症状。不少人喜凉嗜冷，若脾胃功能较弱，易出现腹泻、食冷腹痛等情况。中医学认为，夏季阳盛于外而虚于内，应当保护脾胃阳气。

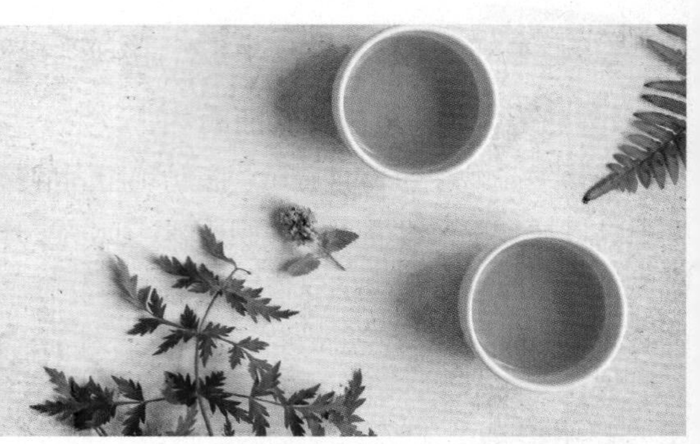

夏日养生茶

上海中医药大学附属岳阳中西医结合医院心血管内科　符德玉（主任医师）　陈晓喆

中药代茶饮在养生保健方面有优势，又利于补水，适合夏日饮用。制作时，将组成中药用清水漂洗后置于煲中，加入清水1500毫升，武火煮沸后，转文火煎煮5分钟左右，倒出至干净容器，代茶饮用。

1 清暑生津代茶饮

【组成】沙参9克，麦冬9克，西瓜外皮100克，藕片4片。

【功效】祛暑生津，养阴除烦。适用于夏季汗出较多者。

【方解】沙参、麦冬清养脾胃；西瓜外层青皮又名“西瓜翠衣”，具有清心除烦、利尿的功效；莲藕清热生津、健脾开胃。

注意事项：平素脾胃阳虚、便溏畏寒者禁用。

2 安神宁心代茶饮

【组成】莲子心3克，百合30克，茯苓15克。

【功效】清心宁神，助眠除烦。适用于夏季睡眠质量差、烦躁不安者。

【方解】莲子心能治疗心肾不交所致失眠；百合清心安神；茯苓安神、健脾祛湿。

注意事项：平素脾胃阳虚、便溏畏寒者在医师指导下使用。

3 降压代茶饮

【组成】生山楂5克，淡竹叶3～5克，菊花6～10克，玉米须30克。

【功效】降压降脂，清热明目。适用于高血压、血脂异常患者。

【方解】生山楂有助消化、降脂、降压等功效；菊花是明目去眩之良药；竹叶清心、利尿、祛烦躁；玉米须利湿化浊。

注意事项：该代茶饮不可取代降压、调脂药物，只能起辅助治疗作用。

4 健脾温中代茶饮

【组成】生姜3片，可酌情加少许红糖。

【功效】温中止呕。适用于脾胃阳虚、贪凉后不适者。

【方解】俗话说，“冬吃萝卜夏吃姜”。生姜具有解表散寒、温中止呕的效果，对脾胃功能较差者食用冷饮后出现的不适可起到一定缓解作用。

注意事项：生姜助火伤阴，故热盛或者阴虚内热者忌服。PM

特别提醒

❶ 喝温不喝凉，适宜水温为10～30℃。

❷ 慢喝不快喝。快速大量摄入液体会迅速稀释血液，增加心脏负担。急性肾炎、肾功能衰竭、心衰患者不宜过多饮用。

❸ 中药代茶饮虽用药轻灵、药量少，若使用不当仍会造成不适，故宜在医师指导下饮用。中药代茶饮不能代替药物治疗。

刮痧养颜

上海市针灸经络研究所主任医师 施 茵

刮痧疗法是传统中医外治法的一种，具有疏通经络、和畅气血、调节脏腑功能、强身健体、美容养颜、利尿通便、发汗解表等作用，因操作简单、费用低廉、疗效显著且无明显副作用而深受人们喜爱，尤其适合居家保健。

中医学认为，人体面部有八条经脉循行通过，经常刮拭面部皮肤、刺激经穴，能够疏通经络、紧致腠理，有助于改善色斑、皱纹、黑眼圈等面部肌肤问题。

在进行面部刮痧操作时，要选用水剂、油剂、药剂等介质作为润滑剂（以不过敏为首要条件），既利于操作，又能避免损伤皮肤，使刮痧过程更安全、有效。

刮痧前，应用清水或酒精清洁刮痧板；刮痧时，不可在皮损处或炎症局部直接刮拭；刮痧后，最好饮一杯温开水，以补充体液，促进代谢物排出，利于气血运行，增强刮痧效果。

常用操作手法

❶ **平推法**：刮痧板与皮肤呈 15° 单向推动皮肤。可单手持板，推动过程中用另一只手固定皮肤；也可双手各持一板，用一板压住皮肤，一板刮拭。

❷ **平抹法**：刮痧板平贴皮肤，使用腕力单向刮拭，也可以双手持板向两侧刮拭。

❸ **平压法**：用板的端面或平面接触皮肤，压一下、松一下，宜连续压 4 ~ 6 次。着力即起、压而不实、力到即止。

❹ **点压法**：用刮痧板的边角直接点压穴位，垂直于皮肤表面施力，力量逐渐加重，以能承受为度，保持数秒后快速抬起。

操作步骤

❶ 面部涂刮痧乳或植物精油

❷ 刮拭面部穴位

- **前额部**：用平推法由前额正中线向两侧（由印堂穴向鱼腰穴方向）刮拭，然后逐渐向上平移刮拭。
- **两颧部**：用平抹法分别在两颧部由内向外（先由鼻通穴向上关穴方向，再由迎香穴向下关穴方向）刮拭。
- **下颌部**：用平抹法以承浆穴为中心沿下颌方向由内向外（由承浆穴过地仓穴，向颊车穴方向）刮拭。
- **眼周部**：用平压法由睛明穴向上刮至攒竹穴，再沿眼眶刮至瞳子髎穴；由睛明穴向下，沿眼眶刮至瞳子髎穴。可在睛明、攒竹、瞳子髎等穴处用点按法刮拭。刮拭力度要轻柔，速度要缓慢，以免出痧。

❸ 点压肢体穴位

点压合谷穴、血海穴、三阴交穴、太冲穴，可以起到行气活血、疏通经络的作用。

注意事项

每个部位刮拭 10 ~ 20 下，至皮肤微热、潮红即可。每日或隔日 1 次，坚持刮拭会有明显效果。PM

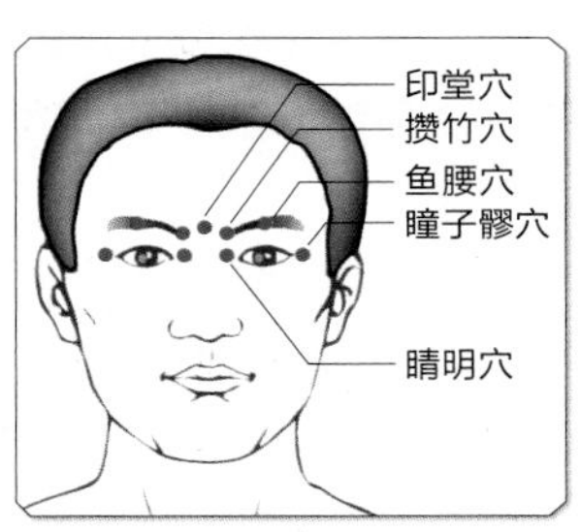

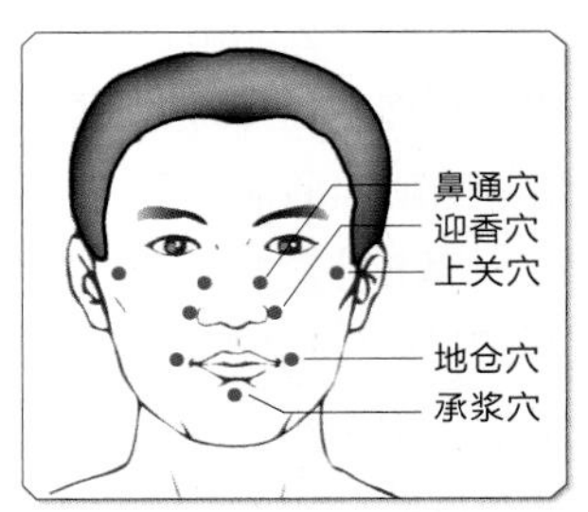

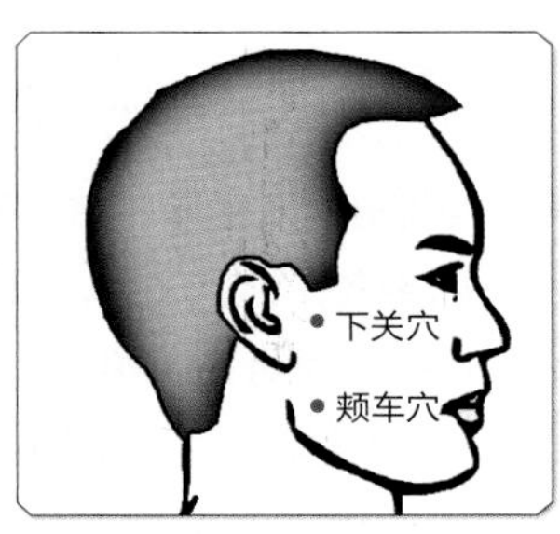

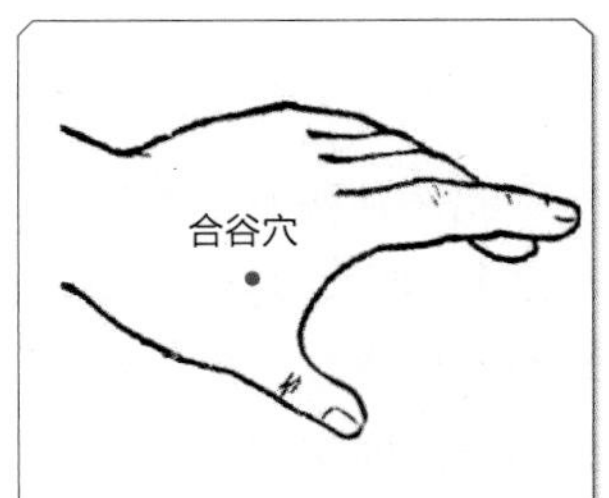

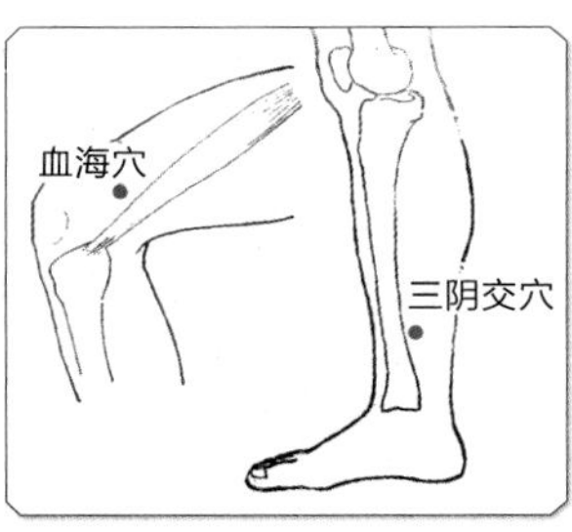

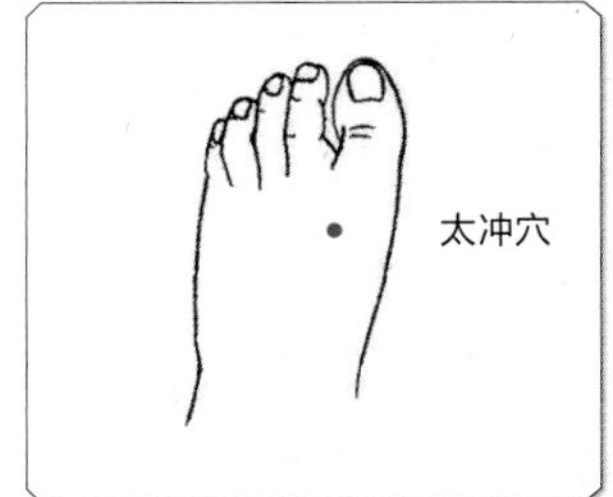

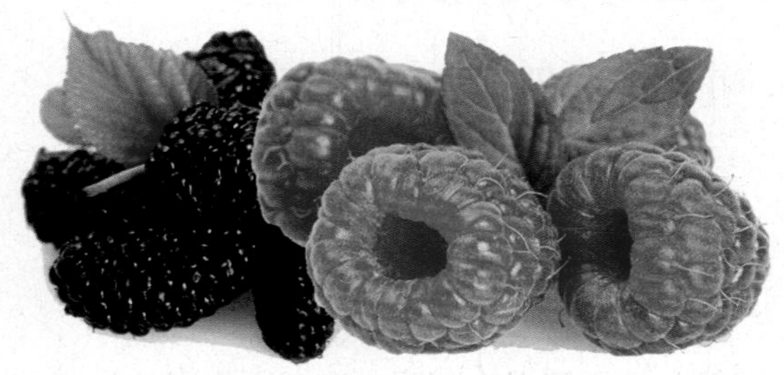

夏令鲜果中的 本草经

浙江省中医院　汤 军（主任医师）　朱 博（中药师）

覆盆子

覆盆子首载于《名医别录》，又名掌叶覆盆子、树莓、刺藨等，主产于浙江、福建、湖北，它的鲜果酸甜可口，安全无毒。

覆盆子干品

覆盆子甘酸、微温，入肝、肾二经，具有益肾养肝、固精缩尿的功效。其强肾无燥热之偏，固精无凝涩之害，适用于肾虚不固之遗精、滑精、遗尿、尿频，以及肝肾亏虚所致的目暗不明等证。因其还有美容养颜之效，古人称之为“金玉之品”。

它为什么叫覆盆子呢？古人认为此药补肾精、固肾气，人服用以后，夜尿频多的症状消失了，尿盆就可以翻过来放在房间角落。久而久之，这种药就叫覆盆子了。

【茶饮】覆盆子茶　覆盆子干品 2 克、石斛 2 克、杜仲 2 克、续断 2 克、五味子 2 克、红茶 10 克，用 500 毫升水煎煮至水沸后 10 ~ 15 分钟，代茶饮用。此茶饮有益智健脑、益寿延年的功效，适用于中老年体弱神衰健忘者。

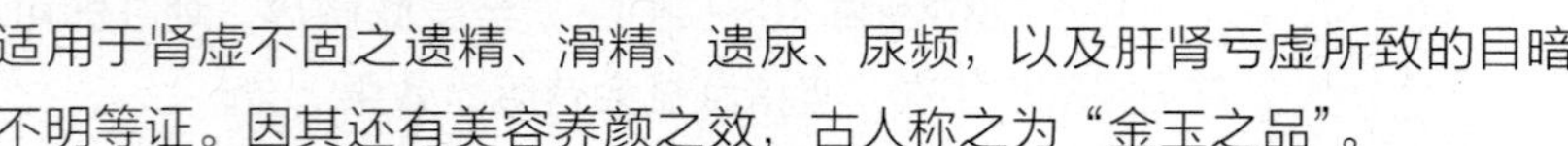

延伸阅读

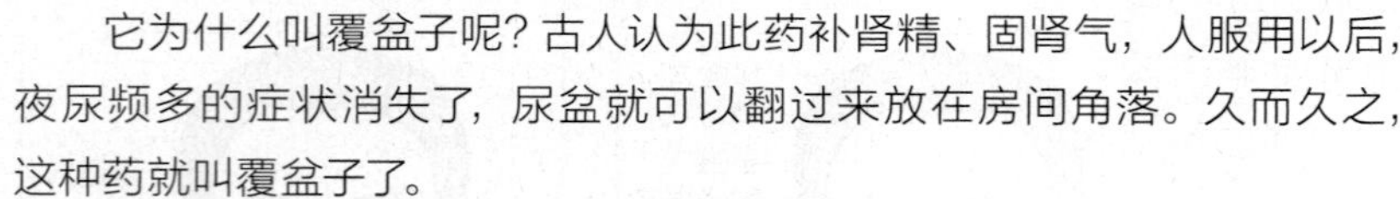

有一种叫蛇莓的果子，花期、果期与覆盆子差不多，形似草莓，色鲜红如蛇张口，寡淡无味。它也是一味中药，性苦、寒，以干燥全草入药，具有清热解毒、凉血消肿的功效。古人传“其毒甚于蛇”，令人胆寒。其实，蛇莓虽然确实有小毒，少量食用不会危及性命，但不可大量食用。

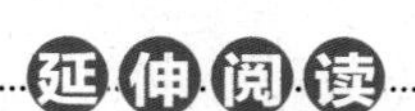

桑葚

桑葚也是药食两用的中药，味甘酸，性寒，具有补血滋阴、生津润燥的功效，多用于治疗肝肾亏虚、阴血不足所致的贫血、失眠健忘、头晕目眩、须发早白、神经衰弱及习惯性便秘等病症。

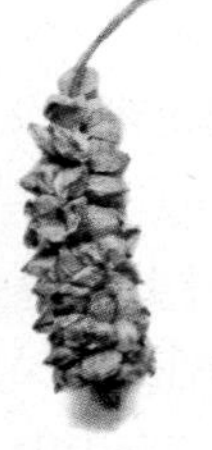

桑葚干品

桑葚营养丰富，但并非人人皆宜，其性寒，故凡脾胃虚寒、大便稀者不宜多食。

【药膳】

❶ **桑葚粥**　鲜桑葚 30 克、糯米 50 克、冰糖适量，置于砂锅内加水 400 毫升，熬至粥稠。每日晨起空腹温热服用。适用于阴血不足所致头晕目眩、失眠耳鸣、视力减退、须发早白者。

❷ **桑葚汁**　取鲜桑葚适量，洗净榨汁，每次服用 15 毫升。适用于习惯性便秘者。

无花果

无花果性甘、平，具有健脾益胃、润肺止咳、解毒消肿的功效。

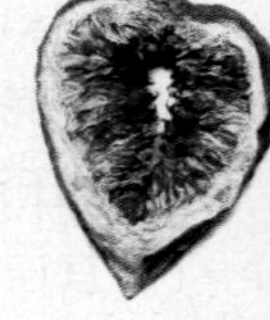

无花果干品

【药膳】

❶ **无花果汤**　无花果干品 15 克，水煎代茶饮，治疗肺热咳嗽、咽痛。

❷ **无花果猪肉汤**　无花果干品 100 克、猪瘦肉 250 克，切小块，同煮汤，用适量食盐调味食用。具有健胃解毒的功效，可以改善痔疮、慢性胃肠炎。

桃

桃虽甘美，但性温，多食易生热。桃入药时多选用桃仁，既能活血祛瘀，又能润肠通便，常用于治疗经闭、痛经、跌扑损伤、肠燥便秘等。

【药膳】

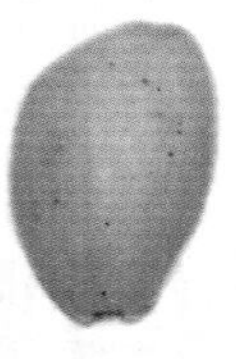
桃仁

❶ **桃仁茶** 桃仁2克、冬瓜子3克、陈皮2克、绿茶3克、冰糖3克，用前三味药的煎煮液300毫升趁热泡茶饮用，冲饮至味淡。具有改善面色晦暗、淡化面部色斑的作用。

❷ **桃仁粥** 桃仁30克、粳米70克，两者煮粥，空腹食用。具有活血通经、祛瘀止痛的功效。

枇杷

枇杷因叶片形似乐器琵琶而得名。其叶具有清肺止咳、降逆止呕的功效；其花能疏风止咳、通鼻窍；其果肉甘平，能润肺清热生津。

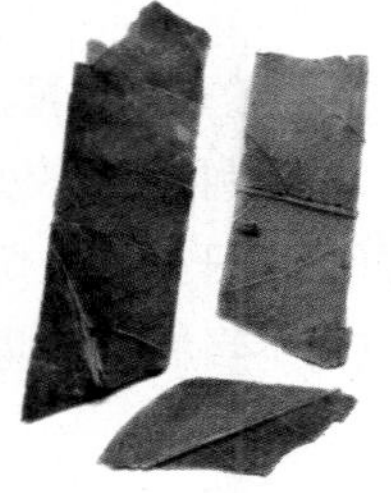
枇杷叶

【药膳】

❶ **枇杷叶茶** 干枇杷叶（去毛）15克、鲜芦根30克，将枇杷叶、鲜芦根用水煎煮取汁去渣，代茶饮。具有清热止呕的功效。

❷ **枇杷叶粥** 鲜枇杷叶（去毛）60克、粳米100克、冰糖少许，将新鲜枇杷叶刷去叶背面的绒毛，切细后煎，用煎液加粳米继而适量水煮粥。具有清肺、化痰、止咳、降气的功效。

❸ **枇杷花茶** 枇杷花9克，煎汤代茶饮。具有疏风止咳、通鼻窍的功效，治疗感冒咳嗽、鼻塞流涕、虚劳久咳等。PM

清热解毒中成药解何“毒”

上海中医药大学附属曙光医院呼吸内科副主任医师　徐贵华

清热解毒类中成药主要由清热解毒中药组成，品种繁多，常用的有牛黄解毒片（丸、胶囊）、黄连上清丸、双黄连口服液、维C银翘片、穿心莲片、板蓝根颗粒、六神丸、一清胶囊等等。

清热解毒中成药能够清热邪、解热毒，属于祛邪类药物，适用于火热壅盛、郁结成毒的病症，症见目赤肿痛、口舌生疮、牙龈肿痛、咽喉肿痛、高热烦扰、小便短赤、大便秘结、舌红苔黄等等。

“清热解毒”不等于“抗病毒”

抗病毒是西医的概念，是针对病毒进行治疗的方法；而“清热解毒”是中医的概念，针对内热、火毒、湿热、瘟疫等多种里热证。清热解毒中成药并不针对某种病毒，“清热解毒”不等同于“抗病毒”。

预防性用药不可取

许多清热解毒类中成药具有一定的抗菌、抗炎、抗病毒作用，且相较于抗菌药、抗病毒药更为缓和，在对症的前提下，清热解毒类中成药治疗病毒感染性的疾病可以提高疗效、缩短病程。现代药理研究发现，许多清热解毒中成药能直接杀灭病毒，阻断病毒繁殖过程的吸附、穿入、复制、传染等环节。不过，治疗和预防不能画等号，不宜服用清热解毒类中成药预防病毒感染。

中成药也有不良反应

很多人认为中成药非常安全，不会对人体产生任何副作用，这种观点是不正确的。

任何药物都存在不同程度的不良反应。患者选用清热解毒中成药应当在专业医师或药师指导下进行，并仔细阅读药品说明书。

清热解毒类中成药的性质多苦寒，长期服用容易损伤脾胃阳气，导致食欲不振、腹痛、腹胀、腹泻等，气虚、阳虚、脾胃虚寒等正气亏损者应慎用或忌用；虚火上炎、痰湿内盛者也应慎用；孕产妇、哺乳期妇女等特殊人群务必在医生指导下使用。需要提醒的是，使用清热解毒中成药时，饮食宜清淡，不宜同时服滋补药。PM

中学生小林为准备期末考试，天天坐着温习功课。一天，她突然发现自己的臀部长出一颗带白色脓头的“痘痘”。本以为挤掉脓头就没事了，没想到“痘痘”越肿越大，痛得她晚上只能趴着睡觉，还发起了烧。医生告诉她，这根本不是 “痘痘”，而是“火疖子”。

莫把“火疖子”当“痘痘”

上海中医药大学附属龙华医院皮肤科　宋 瑜（主任医师）　常秋伊

夏天来临，不少人被“上火”的问题困扰，下巴、脸颊、额头，甚至是胸前、背后、臀部开始往外冒“痘痘”。家中老人说这是上火引起的“火疖子”，而同事、朋友们却说这是“青春痘”。到底什么是“火疖子”，什么是“痘痘”呢?

两种疾病，不可混淆

“痘痘”，医学上称为痤疮，是一种慢性炎症性皮肤病，主要由雄激素水平上升导致皮脂腺增生和脂质大量分泌诱发，多发于面部、胸前、肩背部等部位，表现为红色炎性丘疹、小脓疱，甚至结节、囊肿等。痘痘常在青春期内反复发作，此起彼伏，不分季节，青春期过后多会逐步缓解。

“火疖子”，现代医学称毛囊炎，是一种以局部红肿热痛为主要表现的单个毛囊的急性化脓性疾病，主要由金黄色葡萄球菌感染所致，任何年龄都可发病，以头面部、颈部、背部、臀部多见，皮疹范围局限，颜色鲜红，按之有硬结，灼热、疼痛明显，可伴有发热、淋巴结肿大等，多发生于闷热潮湿的夏季。

排脓有讲究，切莫自行挤压

“火疖子”初起时，一般只有局部红肿、硬结，此时不可挤压，可清洁后使用鱼石脂软膏或金黄膏厚敷，促进脓成；当出现白色脓头，触之有波动感时，提示脓已成熟，可排脓。排脓前，先用 75% 的医用酒精擦拭消毒周围皮肤，再用经高温灭菌的排脓针将脓头刺破、挤出脓液，再次消毒周围皮肤后涂抹抗生素软膏，用无菌纱布覆盖创口。若脓肿范围较大或脓头较多，需要由医生切开排脓。切莫自行挤压排脓，以免挤压不当加重病情。

“火疖子”反复发作，中医灵活应对

“火疖子”虽不是大病，但容易反复发作。中医治疗讲究“内外合治”，除口服清热解毒的中药汤剂、中成药或酌情服用补虚、健脾、疏肝、滋阴中药调整体质外，还可以水煎马齿苋、紫花地丁、黄柏等药湿敷皮疹，用古方颠倒散、金黄散等外涂，或结合耳穴、火针、刺络拔罐等多种治疗手段，达到标本兼治的目的。

药治不如饮食调整，平时容易“上火”的人应兼顾食养，夏季可适当摄入绿豆薏苡仁汤、金银花露等清热、消暑、祛湿的膳食，有助于预防疾病发作。

此外，适当运动、调整情绪、科学护肤也很重要。患者若容易出汗，应穿全棉衣物，并及时擦干汗液，保持皮肤干燥。PM

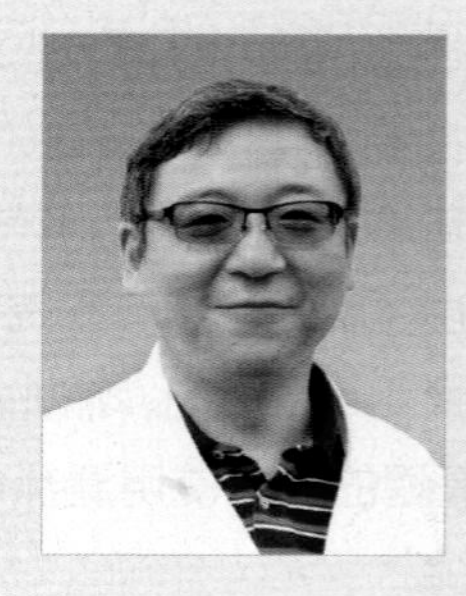

专家简介

宋 瑜　上海中医药大学附属龙华医院皮肤科主任、主任医师，“顾氏外科”第五代传人，上海市中医药领军人才，中华中医药学会免疫学分会委员，中国整形美容协会中医美容分会常务理事，上海市中医药学会皮肤病分会委员。擅长中医药治疗过敏性皮肤病、银屑病、血管炎等。

每年六月中旬至七月上旬，东南季风带来的太平洋暖湿气流给我国江淮地区带来了“梅雨”，其时雾霭重重，细雨绵绵。潮湿、温暖的气候使得不少湿疹患者旧病复发，瘙痒难耐，心烦不已。为什么湿疹会在梅雨时节复发或加重？湿疹患者该如何度过这一难挨的时节呢？

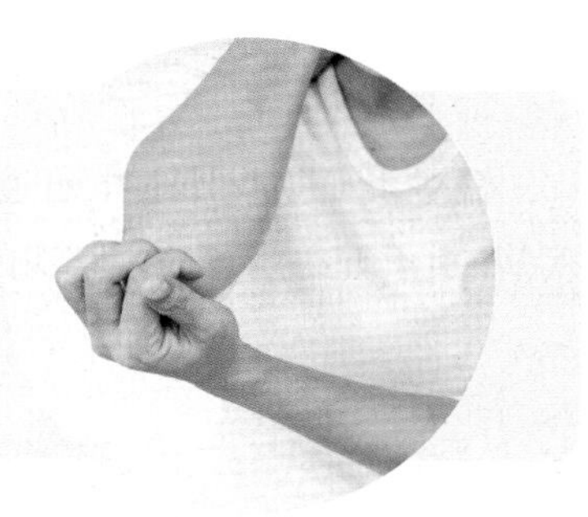

梅雨时节话湿疹

上海中医药大学附属岳阳中西医结合医院皮肤科　王一飞（副主任医师）　杨春梅

湿疹是一种慢性、复发性、瘙痒性的皮肤病，根据病程，可分为急性、亚急性和慢性三类。

急性湿疹起病较快，皮损表现为密集分布的红斑、丘疹、丘疱疹，具有对称性、多形性和瘙痒等特点；可发生于身体的任何部位，亦可泛发全身；皮肤被抓破后可出现渗液、糜烂及结痂等情况。

亚急性湿疹是介于急性湿疹和慢性湿疹的一个过渡阶段。皮损以小丘疹、结痂和鳞屑为主，可见少量丘疱疹及糜烂，瘙痒剧烈。

慢性湿疹主要由急性和亚急性湿疹长期反复发作转变而成，也有部分起病时就表现为慢性湿疹，可见皮肤肥厚、粗糙、苔藓化，皮损多为对称性分布，伴剧烈瘙痒。

内外“湿热”相合，湿疹易生

中医学认为，湿疹多由患者脾胃失调而内生湿热，加之外界湿热侵袭，内外之“湿热”邪气相合，发于肌肤所致。这也是湿疹易在潮湿、闷热的“熟梅天气半晴阴”的时节复发或加重的原因。

湿疹不仅影响美观，持续的瘙痒还会妨碍正常生活、工作和休息。由于湿疹容易复发、缠绵难愈，很多患者遍搽各种激素药膏仍苦于不能缓解。中医学在湿疹的诊治方面具有一定优势，患者不妨试试中医药治疗。

中药内服、外洗，不妨一试

中医认为，急性湿疹患者多为湿热浸淫证，由内生湿热兼外感湿邪、阻于肌肤而发，可伴有肌肤灼热、心烦口渴、大便干、小便短赤等症状，宜清热利湿，常用龙胆泻肝汤合萆薢渗湿汤加减治疗；亚急性者多为脾虚湿蕴证，由脾胃运化受损、湿邪留恋肌肤所致，可伴有进食减少、精神疲倦、腹胀便溏等脾虚症状，宜健脾化湿，常用除湿胃苓汤或参苓白术散加减治疗；慢性者多为血虚风燥证，由邪气久蕴肌肤耗伤阴血，肌肤失养，生风生燥所致，可伴有口干不欲喝水等症状，宜养血润肤、祛风止痒，常用当归饮子或四物消风饮加减治疗。

中医临床治疗湿疹不仅注重内治，外洗也是重要手段。湿疹初期仅有潮红、丘疹，或少数水疱而无渗液者，可用苦参15克、黄柏15克、地肤子15克、白鲜皮15克、丹皮15克、赤芍15克，煎汤外洗；水疱糜烂、渗液淋漓者，可在上述处方基础上加苍术15克、石榴皮15克、野菊花15克、马齿苋30克，煎汤湿敷或浸浴。

日常护理也重要

湿疹患者忌食辣椒、酒、海鲜、虾、蟹、羊肉等刺激性食物，以及芒果、榴莲、荔枝、桂圆等热性水果；起居要规律，不宜熬夜；选择宽松、全棉质地的贴身衣物；洗澡不宜太频繁，水温不宜过高，应避免长时间浸泡、冲洗，不宜使用香皂等对皮肤有刺激的产品，可选择较滋润的沐浴露；皮肤干燥者宜多涂润肤乳。PM

盆腔炎是指女性上生殖道(子宫、输卵管、卵巢)及其周围结缔组织、盆腔腹膜的炎症，是一种常见的妇科炎性疾病，由于缠绵难愈，往往影响生殖健康和生活质量，不少女性深以为苦。

中医助力，摆脱盆腔炎之苦

上海中医药大学附属市中医医院
妇科副主任医师　钱 赟

盆腔炎为何反复发作

现代研究发现，流产、剖宫产次数多、妇科手术(阴道、宫颈、宫腔和腹腔手术等)、性生活频繁、性伴侣多、不使用避孕套等，都易诱发盆腔炎。无性生活史的女性罹患盆腔炎常由以下原因造成：不良的个人卫生习惯或外阴接触污染物，导致细菌逆行到子宫内；腹腔感染，如阑尾炎等炎症波及生殖系统等。

中医认为，盆腔炎由内因和外因二者合而发病。内因多为劳累过度、饮食不忌、缺乏锻炼等造成人体抵抗力下降；湿热、寒湿、毒邪等邪气乘虚入侵人体，聚集于盆腔内，则为外在因素。

急性盆腔炎，汤剂、成药相配合

盆腔炎有急、慢性之分。急性发作时以下腹剧烈疼痛为主要表现，可出现发热、月经不调、白带异常(白带量多、色黄、味臭，有时可夹脓血)等症状。中医将急性盆腔炎分为热毒炽盛型和湿热瘀结型。

热毒炽盛型患者可有高热，大便干甚至便秘，小便深黄，舌红苔黄，脉滑数。治疗时偏重清热解毒、凉血化瘀，代表方剂是五味消毒饮合大黄牡丹汤。

湿热瘀结型患者发热反复、忽冷忽热，大便烂或干，小便次数增多而深黄，舌质红而可有瘀点，舌苔黄厚，脉弦滑。治疗时偏重清热利湿、活血化瘀，代表方剂是仙方活命饮加薏苡仁、冬瓜仁。

临床上，还常用妇科千金胶囊、经带宁胶囊配合散结镇痛胶囊、大黄䗪虫胶囊等中成药，以加强疗效。

慢性盆腔炎，内外合治方案佳

中医将慢性盆腔炎分为湿热瘀结型、气滞血瘀型、寒湿凝滞型和气虚血瘀型。四个证型均有腰酸、反复下腹痛表现，且经期和疲劳时都会明显加重，日久甚至会诱发膀胱炎、肠炎等疾病。

湿热瘀结型表现为下腹部隐痛或剧痛，疼痛可放射到腰骶部，白带色黄量多而黏稠，反复低热，胸闷，食欲差，口干但不想喝水；大便烂或干，小便深黄；舌体胖大，舌红苔黄腻，脉弦滑或滑数。治疗时偏重清热利湿、化瘀止痛，代表方剂是银甲丸。

气滞血瘀型表现为下腹胀痛或刺痛，经期腰腹部疼痛明显；月经量多、夹血块，血块排出后疼痛缓解，月经前期可伴有情绪不佳、乳房胀痛；舌质紫黯，有瘀点或瘀斑，苔薄白，脉弦涩。此型盆腔粘连严重，甚至出现肿块，故治疗时偏重调气活血、消症散结，代表方剂是膈下逐瘀汤。

寒湿凝滞型表现为下腹寒冷而疼痛，或胀痛伴有下坠感，下腹保暖能缓解疼痛；月经可出现推迟、量少、颜色黯；常伴有腰酸怕冷、易疲劳；小便次数增多，舌黯红，苔白腻，脉沉迟。治疗时偏重温经化湿、理气化瘀，代表方剂是慢盆汤。

气虚血瘀型表现为反复下腹痛，或腹腔内有肿块，腰骶部疼痛；月经量多有血块；易疲劳，食欲差；舌黯红，有瘀点，苔白，脉涩无力。治疗时偏重益气健脾、化瘀散结，代表方剂是理冲汤。

中医治疗慢性盆腔炎除了中药口服外，还常采用灌肠、针灸、穴位敷贴、穴位刮痧、拔罐、耳穴压丸、离子导入等外治法。

常用的灌肠方由蒲公英、紫花地丁、三棱、莪术、丹皮、当归、桃仁等中药浓煎而成。患者临睡前灌肠，保留过夜，通过肠壁直接吸收，使药效在盆腔内发挥作用。针刺治疗可选取中极、关元、归来、三阴交、足三里、肾俞等穴，每次选 2 ~ 3 穴，中等刺激，隔天一次。灸法治疗可选择艾灸、温盒灸、雷火灸等疗法，配合雀啄灸、悬灸、督灸等不同的艾灸手法。耳穴治疗选用子宫、盆腔、肝、脾、肾等耳穴。盆腔炎的外治法很多，也很有特色，但在临床治疗中多是内治法的辅助方案。

另外，病程长者和体质虚者可以在冬季服用膏方，以提升正气、驱邪外出，为来年治愈该病打下基础。

因人而异是中医治疗的特色，上述治疗方案在实际运用时常根据患者情况随证加减，其效果优于“一刀切”。中医治疗慢性盆腔炎的优势在于能显著缓解组织粘连、增厚及反复疼痛，一般疗程为三个月。其后只要没有诱发因素，复发的概率很低。PM

专家提醒

女性朋友们一旦发现腹痛、白带异常等症状，应及时去正规医院排查盆腔炎可能。若患有盆腔炎，一定要遵医嘱，定期复诊，正规治疗。

治疗期间饮食宜清淡、按时定量，避免过食烧烤、油腻、辛辣、冰冷的食品。曾有盆腔炎患者病情刚刚控制就吃大闸蟹、羊肉等而复发，这就是中医讲的“食复”。

平时还应做到生活规律，按时锻炼，注重卫生，精神平和。穿着宽松、面料柔软、贴肤环保的衣物，天凉时注意保暖，天热时注意切勿贪凉，也能很好地预防感染。如此，摆脱盆腔炎之苦不再难。

“妙丸”祛湿，各显神通

上海中医药大学附属市中医医院副主任中药师　徐 军

中医认为，“湿”为六淫之一，湿邪致病。《金匮要略》曰：“湿家之为病，一身尽疼，发热，身色如熏黄。”在高温湿热的环境中，湿邪很容易入侵机体，诱发病症。历代医者创制了很多清热祛湿的方剂，二妙丸便是其中之一。除了二妙丸，中成药中还有三妙丸和四妙丸。二妙丸、三妙丸和四妙丸同属祛湿剂，均可清热燥湿。三妙丸和四妙丸是以二妙丸为基础方，增加药物而成。患者应在医生指导下选择使用“妙丸”，肝肾亏虚或肺热津伤的痿证患者忌用。

二妙丸：炒黄柏+炒苍术

二妙丸来源于金元时期朱丹溪所著《丹溪心法》中的二妙散，由炒黄柏和炒苍术（米泔水浸）两味药组成，药味简单，配伍精妙。炒黄柏和炒苍术，一寒一燥，以黄柏为君药，取其寒以胜热、苦以燥湿，且善祛下焦之湿热；脾虚宜生湿，以苍术为臣药，燥湿健脾。两药相合，标本兼顾，湿热同除。用姜汁调药，取其辛散之性以助除湿，并抑制黄柏的苦寒之性，护固胃气。

二妙丸可为散剂、丸剂或汤剂，具有清热燥湿作用，可用于治疗下焦湿热引起的病症，如筋骨疼痛、两足痿软无力、足膝红肿热痛、小便短赤、带下色黄、舌苔黄腻等。现代常用于治疗风湿性关节炎、阴囊湿疹、阴道炎等湿热下注患者。

三妙丸：二妙丸+川牛膝

二妙丸加川牛膝，即为三妙丸，功效与二妙丸大致相同。因川牛膝可引药下行，能祛风湿、补肝肾，故三妙丸侧重于治疗湿热下注引起的两脚麻木或肿痛、痿软无力。三妙丸以面糊为丸，盐水送服，每次 50 ~ 70 丸。

四妙丸：三妙丸+薏苡仁

三妙丸加薏苡仁，即为四妙丸。薏苡仁入阳明经，善清热祛湿而利筋络，故治疗湿热下注的两足麻痿、肿痛效佳。四妙丸以水泛为小丸，每次 6 ~ 9 克，温水送服。PM

《中国脂肪肝防治指南科普版》荣获 2019 年度上海市科学技术普及奖二等奖

在 2020 年 5 月 19 日举行的上海市科学技术奖颁奖大会上，由庄辉院士、范建高教授主编，上海科学技术出版社（《大众医学》编辑部）出版的《中国脂肪肝防治指南（科普版）》荣获 2019 年度上海市科学技术普及奖二等奖！

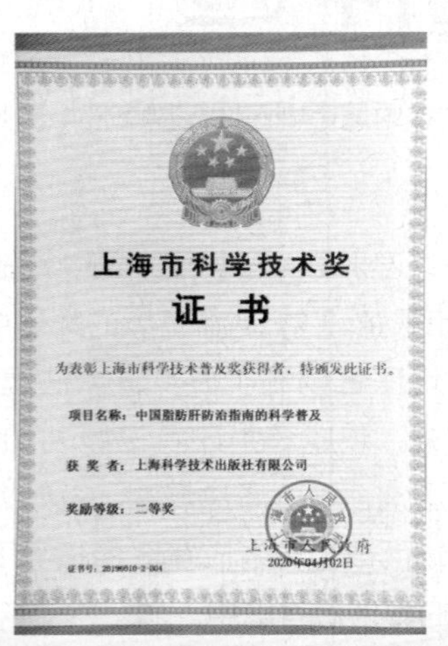
上海市科学技术奖

证书

为表彰上海市科学技术普及奖获得者，特颁发此证书。

项目名称：中国脂肪肝防治指南的科学普及

获奖者：上海科学技术出版社有限公司

奖励等级：二等奖

上海市人民政府

2020年04月02日

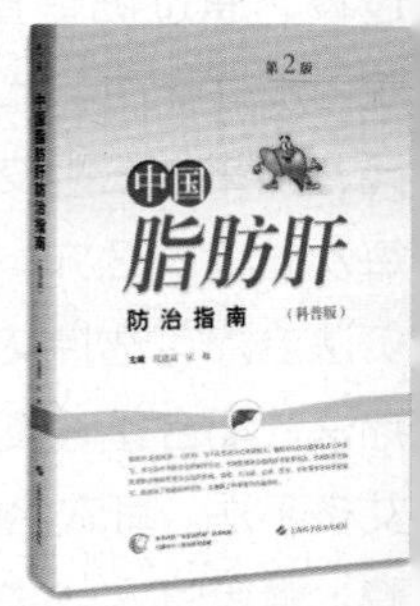

该书介绍了酒精性肝病、代谢相关脂肪性肝病，以及其他原因脂肪肝的形成原因、临床特征、诊断与评估、预防与治疗，以及随访对策，同时阐述了儿童脂肪肝、乙肝合并脂肪肝的防治要点，为广大脂肪肝患者提供了通俗易懂、切实可行的饮食处方、运动处方、心理行为处方和药物处方，引导大众正确面对脂肪肝，科学防治脂肪肝。全书共 162 页，全彩印刷、制作精良，以图文并茂的形式详细解读脂肪肝的防治知识，易读、易懂、易记，实用性强。该书于 2015 年出版、2018 年再版，先后 5 次印刷，总计销售 5 万余册，深受读者欢迎。

精彩“名医说”，名医与您面对面（二）

王秀丽医生说“正确美白”

许良医生说“褪黑素的误用”

许樟荣医生说“糖尿病足防治”

蔡骏医生说“如何实践‘一人食’”

叶秀兰医生说“腰突症康复”

王继光医生说“高血压”

敬告读者

每一个月，《大众医学》都会带给您权威、实用、最新的保健知识。出版前，每篇文章都经过严格审查和内容核实。我们刊出这些文章，并不是要取代看病就医，而是希望帮助大家开阔眼界，让自己更健康。

由于个体差异，文章所介绍的医疗、保健手段并不能适合每一位读者，尤其是在诊断或治疗疾病时。任何想法和尝试，您都应该和医生讨论，权衡利弊。

您可以通过以下方式，进一步了解有关专家信息：

1. 登陆《大众医学》官方微信公众号，直接留言或点击下拉菜单“专家专栏”，搜索相关学科，向专家咨询。

2. 发电子邮件至 popularmedicine@sstp.cn 或写信向编辑部咨询。

3. 通过 114 查询相关医疗机构电话，向医院了解专家近期门诊安排，就近就医。

敬告本刊作者

1. 本刊稿件一律不退，敬请自留底稿。从稿件投到本刊之日起，三个月后未得录用通知，方可另行处理。如需退稿（照片和插图），请注明。

2. 稿件从发表之日起，其专有出版权、汇编权和网络传播权即授予本刊，同时许可本刊转授第三方使用。本刊支付的稿费包含汇编图书稿费和信息网络传播的使用费。

3. 根据需要，本刊刊登的稿件（文、图、照片等）将在本刊或主办本刊的上海科学技术出版社的网页或网站上传播宣传。

4. 本刊作者保证来稿中没有侵犯他人著作权或其他权利的内容，并将对此承担责任。

5. 对于上述合作条件若有异议，请在来稿时声明，否则将视作同意。

大肠癌筛查：男性当重视

作者简介

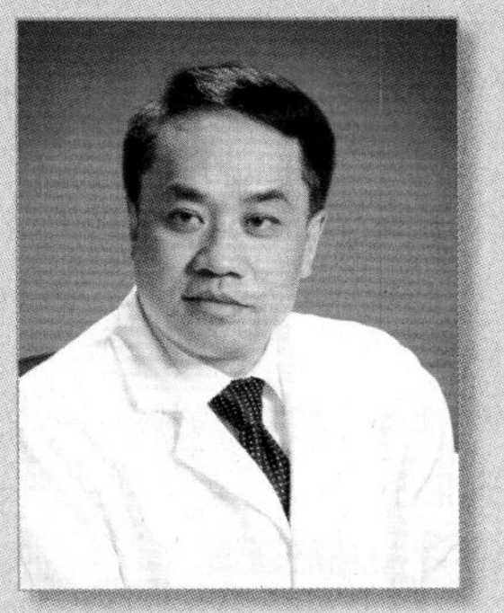

顾晋，北京大学肿瘤医院结直肠肿瘤外科主任医师、教授、博士生导师，北京大学首钢医院院长，中华医学会肿瘤学分会前任主任委员，中国抗癌协会大肠癌专业委员会主任委员，北京市抗癌协会常务副理事长。

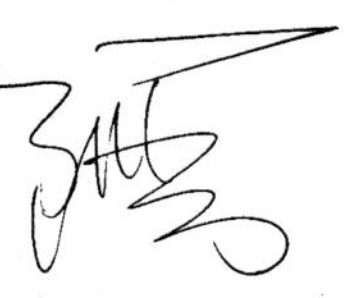

我从1983年开始从事大肠癌诊疗工作，这一领域一直是我关注和思考的重点。2019年国家癌症中心数据显示，大肠癌居恶性肿瘤发病率第三位、死亡率第五位。近些年，大肠癌发病率呈上升趋势，尤其在城市。

数据显示，早期结直肠癌患者经过治疗，其5年生存率超过90%，而转移性结直肠癌患者的5年生存率仅为14%。有研究表明，大部分大肠癌来源于腺瘤性息肉恶变。如果能通过筛查及时发现并予以治疗，就可避免癌变的发生。世界上很多发达国家将结直肠肿瘤早期筛查作为基本公共卫生服务。目前，我国结直肠癌患者5年生存率远低于美国和日韩，结直肠癌的早期诊断率低于10%。为改变这一现状，重视肿瘤的早期筛查，及早发现问题，及早干预，意义重大。

近年来，国家越来越重视癌症的早期筛查工作，北京、上海、浙江等地区都开展了各科肿瘤早期筛查的项目，包括大肠癌的早期筛查。

不过，在实际生活中，我国很多居民参与大肠癌早期筛查的积极性仍不高。不久前，北京大学首钢医院完成了一项有万余人参与的社区大肠癌筛查，发现男性参与筛查的积极性明显不如女性。有些人工作太忙，无暇参与筛查；有些患者认为筛查过程太过复杂；有些患者惧怕肠镜检查；也有些患者对筛查的积极意义认识不足……实际上，“身体没有不舒服”“工作太忙”“怕麻烦”等说辞，都不是不积极参与筛查的“正当”理由。

《2014年亚太结直肠癌筛查共识》指出，年龄、男性、有大肠癌家族史、吸烟和肥胖是亚太地区大肠癌发病的危险因素。可见，男性应更主动、积极地参与大肠癌筛查。

目前，我国推荐大肠癌的主要筛查对象为50～74岁人群。筛查方法包括结直肠癌筛查评分、粪隐血试验等；连续二次粪隐血试验阳性者，应接受结肠镜检查。

需要说明的是，除了参与筛查，每年的定期体检也有助于早期发现大肠肿瘤。比如，体检项目中的直肠指检、粪隐血试验、肿瘤标志物检测等，都能起到一定的筛查作用。

研究表明，大鱼大肉、多油多盐等“多荤少素”的饮食习惯，以及久坐、缺乏锻炼、经常熬夜、作息不规律等不良生活方式，都会直接或间接影响肠道健康，增加罹患大肠癌的风险。因此，除了积极参与大肠癌的筛查外，还应特别重视改变不良生活方式。PM

Contents 目次 2020年8月

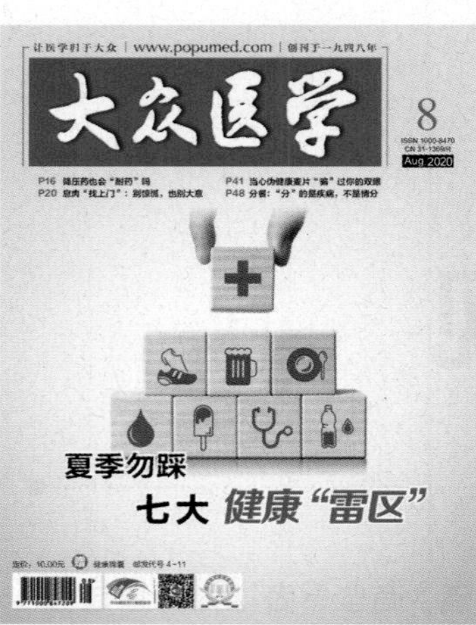

特别关注 夏季勿踩七大健康“雷区”

夏季有让人畏惧的一面：难耐的湿热、黏滞的汗液、恼人的蚊虫、烦躁的情绪……夏季也有惹人喜爱的一面：甜蜜的冷饮、美味的大排档、清凉的空调房和“绿树阴浓夏日长”的纳凉体验……

在这些夏季的好好坏坏里，隐藏着不少健康雷区，一不小心就会“中招”踩雷，危害健康。本刊特邀中医和营养领域的权威专家助您避开“雷区”，安然度夏。

大众医学
官方微信公众号

大众医学
有声精华版

本期部分图片由图虫创意提供 本期封面图片由图虫创意提供

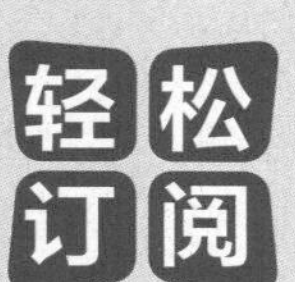

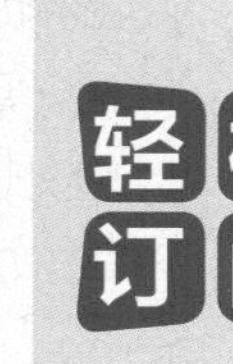

轻松订阅

★ 邮局订阅：邮发代号 4-11
★ 网上订阅：www.popumed.com（《大众医学》网站）
http://item.zazhipu.com/2000399.html（杂志铺网站）
★ 上门收订：11185（中国邮政集团全国统一客户服务）
★ 本社邮购：021-64845191 / 021-64089888-81826
★ 网上零售：shkxjscbs.tmall.com（上海科学技术出版社天猫旗舰店）

创刊于1948年　首届国家期刊奖　第三届中国出版政府奖期刊奖提名奖
新中国60年有影响力的期刊　全国优秀科技期刊一等奖　华东地区优秀期刊　中国百强报刊

大众医学®（月刊）

2020年第8期 Dazhong Yixue

大众医学——Healthy 健康上海行动 Shanghai 指定杂志合作媒体

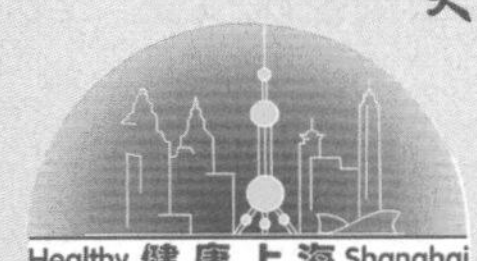

《健康上海行动（2019—2030年）》提出18个重大专项行动、100条举措，将为上海2400多万市民筑牢织密一张“生命健康网”，全方位、全周期、全领域维护与保障市民健康。市民健康水平和健康城市能级的不断提升，需要全社会、全体市民共同参与和努力。《大众医学》作为健康上海行动指定杂志合作媒体，邀您与健康结伴同“行”。

名誉主编　胡锦华
主编　温泽远
执行主编　贾永兴
编辑部主任　黄薏
主任助理　王丽云
文字编辑　刘利　张磊　张旻　莫丹丹
美术编辑　李成俭　陈洁

主管　上海世纪出版（集团）有限公司
主办　上海科学技术出版社有限公司

编辑、出版　《大众医学》编辑部
编辑部　（021）64845061
传真　（021）64845062
网址　www.popumed.com
电子信箱　popularmedicine@sstp.cn

邮购部　（021）64845191
（021）64089888转81826

营销部
总监　章志刚
副总监　夏叶玲
客户经理　潘峥　丁炜　马骏　杨整毅　张志坚　李海萍
电话　（021）64848182（021）64848159
传真　（021）64848256（021）64848152
订阅咨询　（021）64848257

广告总代理　上海高精广告有限公司
总监　王萱
电话　（021）64848170
传真　（021）64848152

编辑部、邮购部、营销部地址
上海市徐汇区钦州南路71号（邮政编码200235）

发行范围　公开发行
国内发行　上海市报刊发行局、陕西省邮政报刊发行局、重庆市报刊发行局、深圳市报刊发行局等
国内邮发代号　4-11
国内统一连续出版物号　CN 31-1369/R
国际标准连续出版物号　ISSN 1000-8470
国内订购　全国各地邮局
国外发行　中国国际图书贸易总公司（北京邮政399信箱）
国外发行代号　M158

印刷　杭州日报报业集团盛元印务有限公司
出版日期　8月1日
定价　10.00元

80页（附赠32开小册子16页）

杂志如有印订质量问题，请寄给编辑部调换

全国统一电子“无偿献血证”正式上线

2020年6月14日，全国电子“无偿献血证”正式上线。电子“无偿献血证”与纸质版“无偿献血证”并行使用，具有同等效力。献血者可以利用电子“无偿献血证”进行献血记录查询、无偿献血者及其直系亲属用血费用减免、献血服务满意度评价等。电子“无偿献血证”查询有两类方式：①从国家卫生健康委官网、中国政府网或国家政务服务平台进入“电子无偿献血证”，通过身份认证后，可查看献血者的“爱心历程”、献血记录详情、电子献血证等。②通过支付宝、微信搜索“全国电子无偿献血证”小程序，认证后可查询。

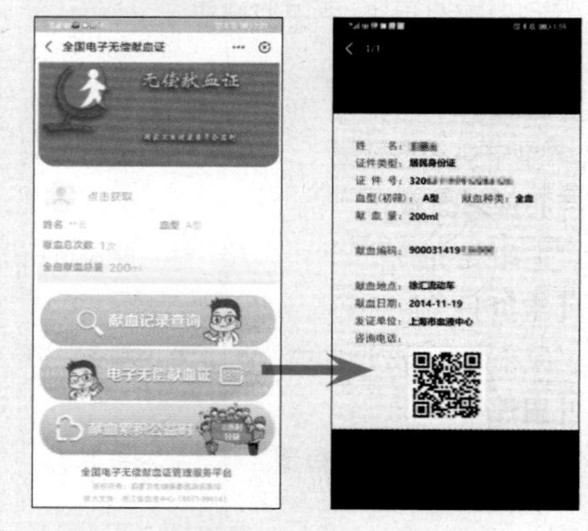

世界卫生组织：抗菌药物耐药问题令人担忧

世界卫生组织最近指出：越来越多国家在监测和报告抗菌药物耐药性问题，各国提供的数据显示，许多细菌感染对现有治疗药物的耐药性越来越强。用于治疗常见感染（如尿路感染或某些类型的腹泻）的常用抗菌药物的高耐药率表明，世界正在丧失应对这些疾病的有效工具。例如，在33个报告国家中，环丙沙星（一种常用于治疗尿路感染的抗菌药物）的耐药率为8.4%～92.9%。世界卫生组织同时指出，在新冠病毒大流行期间不当使用抗生素将进一步助长这一趋势。有证据表明，只有很少新冠病毒感染者需要用抗菌药来治疗继发的细菌感染。世界卫生组织建议普通民众：只有在经认证的卫生专业人员开具处方时才能使用抗菌药，且应按处方服药。

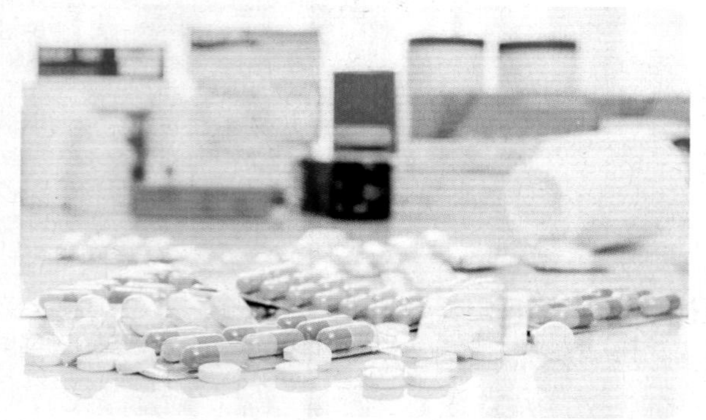

穿山甲不再“入药”

2020年6月3日，国家林业和草原局发布公告：为了加强对穿山甲的保护，经国务院批准，将穿山甲属所有种由国家二级保护野生动物调整为国家一级保护野生动物，自公布之日起施行。这份公告标志着当前在我国自然分布的中华穿山甲，以及据文献记载我国曾有分布的马来穿山甲和印度穿山甲将会受到严格的保护，所有穿山甲的活体、死体及制品的商业性贸易均被禁止，穿山甲也将因资源枯竭不再入药。中医药专家指出，穿山甲作为一级保护野生动物，理应受到保护，其药用功效完全可以找到“替代品”。

“三伏贴”只适合部分慢性病患者

2020年6月19日，上海市卫生健康委员会、上海市中医药管理局发布《关于进一步加强本市冬病夏治穴位敷贴服务管理的通知》。其中指出，冬病夏治是中医药防治疾病的重要手段，冬病夏治穴位贴敷（简称“三伏贴”）亦受到了老百姓欢迎。但是，“三伏贴”有严格的适用范围，主要适用于反复发作的慢性呼吸系统疾病、慢性胃肠道疾病、风湿类疾病，以及其他以反复发作、冬季加重为临床特点，中医辨证为寒证或虚证的疾病。适合进行穴位敷贴治疗的患者可至正规医院接受“三伏贴”治疗。

“脑回路”的秘密，让教师更懂学生

如今，在线教育已成了主要的教学活动形式之一。学生喜欢什么样的线上材料？为什么有些线上材料更能吸引学生？教师应怎样增强在线教学的效果？为解答这一系列问题，华东师范大学心理与认知科学院的胡谊教授及其团队采用基于功能性近红外光成像的大脑扫描技术，对教学材料所引发的学生偏好、教师呈现材料的方法，以及师生间的大脑活动进行了深入研究。研究团队制作了12段视频，视频内容为同一位小提琴手演奏的世界名曲。研究者用近红外仪器记录了小提琴手及观看视频的学生大脑活动，观察学生对这些视频材料的喜好程度，并计算了学生与示范者的脑间同步情况。结果发现，学生对视频偏爱与否，与学生和示范者的左侧颞叶脑间同步有关。简单而言，视频材料被认为“好听、好看”，原因是观众与示范者产生了“大脑共鸣”。

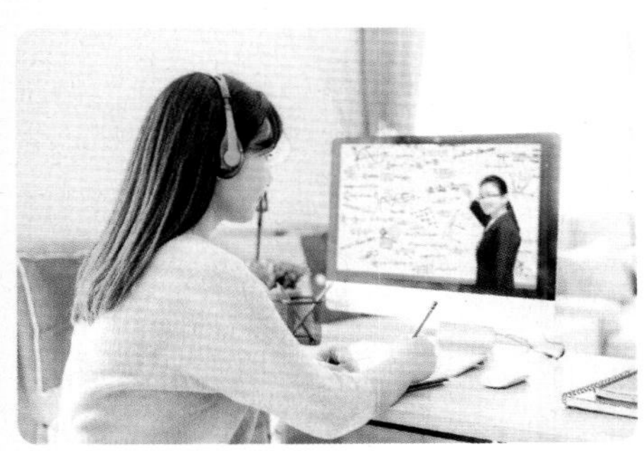

在另一项如何使学生在教学活动中获得最佳效果的研究中，研究团队设计了两类场景：一类是教师逐步提供难度渐进的知识，引导学生自己解决问题，称为“支架式教学”；另一类是由教师提供信息，诠释重要的术语、概念和原理，称为“解释性教学”。结果发现，当教师采用“支架式教学”时，其与学生的脑同步比“解释性教学”更强。基于此，学者建议教师在教学活动中，除进行必要的概念解释外，还可以提出一些由易到难的问题，帮助学生思考所学内容及之间的关系。

运动可减少白内障患病风险

年龄相关性白内障是常见的视力损害和失明的原因之一，全球约有1300万人因此失明。之前的研究表明，长期的体育活动会提高高密度脂蛋白水平，还可以改善胰岛素抵抗和血脂水平，两者都与年龄相关性白内障发生风险相关。近来，西安交通大学和南澳大利亚大学的研究人员对超过17万人进行了综合研究发现，体育活动可通过抑制导致细胞损伤的脂质降解，减少眼部的氧化压力；经常从事步行和骑自行车等体育活动的人，发生年龄相关性白内障的风险降低了10%；每天骑车或步行1小时，患白内障的风险可能降低2%。

研究人员表示，由于晶状体中含有高浓度的多不饱和脂肪酸，极易受到氧化损伤。尽管目前还不完全了解年龄相关性白内障背后的机制，但氧化损伤在疾病的发展中扮演着关键角色。

高血压：痴呆背后的“推手”

治疗痴呆是全球重要的健康挑战，迄今未有逆转或治愈痴呆的有效策略。复旦大学附属华山医院神经内科郁金泰教授团队联合青岛市市立医院神经内科谭兰教授团队历时两年，对221万余名研究对象进行系统分析、研究后发现，高血压会显著增加认知障碍的发生风险。研究人员通过剂量反应分析发现，当中年高血压患者收缩压超过130毫米汞柱时，其认知障碍发生风险显著上升。研究人员同时发现，老年高收缩压、低舒张压，血压调节异常等都会增加认知障碍的发生风险。

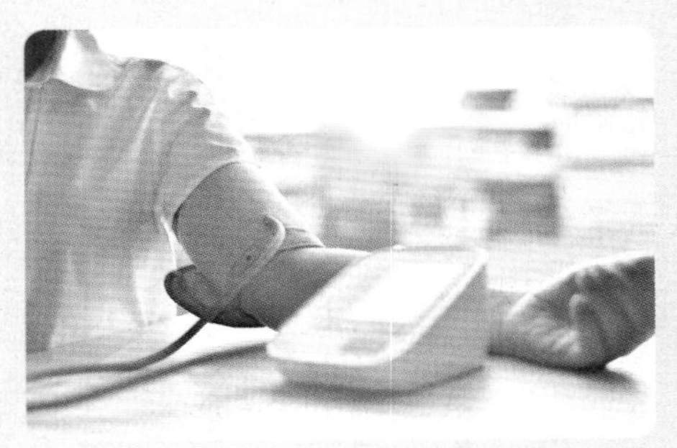

郁金泰教授临床研究团队还进一步开展了关于降压治疗及患痴呆风险的前瞻性研究。结果发现，应用降压药物不仅会减少认知正常人群发生痴呆的风险，也可能降低轻度认知功能障碍患者向痴呆的进展风险。为预防认知障碍的发生，应尽快建立多维、全方位和个性化的血压管理策略。PM

夏季有让人畏惧的一面：难耐的湿热、黏滞的汗液、恼人的蚊虫、烦躁的情绪……夏季也有惹人喜爱的一面：甜蜜的冷饮、美味的大排档、清凉的空调房和“绿树阴浓夏日长”的纳凉体验……

在这些夏季的好好坏坏里，隐藏着不少健康雷区，一不小心就会“中招”踩雷，危害健康。本刊特邀中医和营养领域的权威专家助您避开“雷区”，安然度夏。

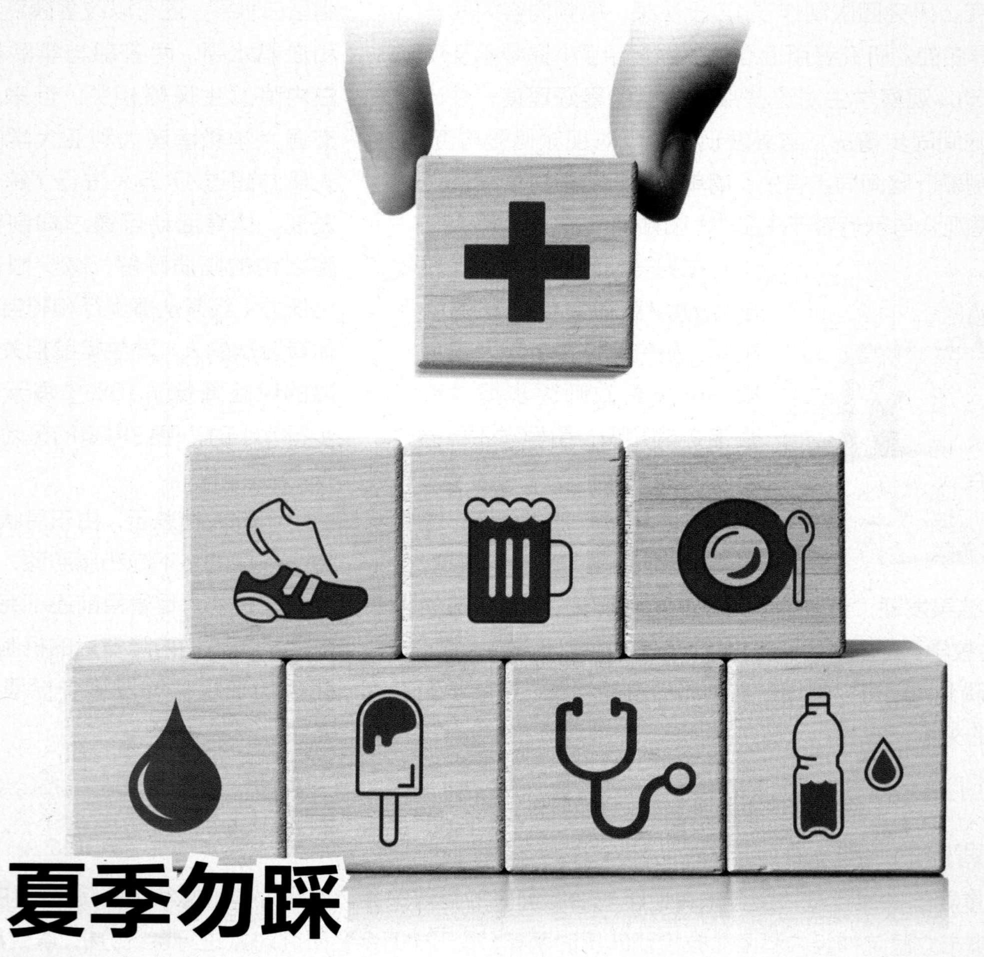

夏季勿踩 七大健康“雷区”

策划　本刊编辑部
执行　张昊
支持专家　叶进　王松坡　刘爱玲　王玉　李其忠　冯明　孙武权

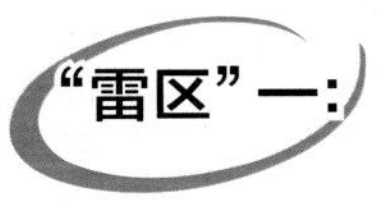

“孵”空调、贪凉风

专家点评：贪凉露风，不利养生

上海中医药大学教授　叶 进

夏季暑热蒸腾，避热贪凉是人之常情。现代人无论是出门乘坐交通工具，还是进门坐办公室、待在家中，空调总是如影随形，出汗的机会少之又少。到了晚上，一些人即便不开空调，睡觉时也喜欢把窗户大开，电风扇对着吹。

殊不知，“孵”空调、贪凉风，虽体感舒适，但寒气阻遏于肌表，湿气停留于体内，容易出现咳嗽、流涕、头痛、头晕、鼻咽干燥、胸闷气短、全身乏力、关节酸痛、肩颈麻木、恶心呕吐、腹泻等诸多不适，俗称“空调病”。

中医对此早有记载，如明代医家张景岳就指出：夏季畏暑贪凉，不避寒气，过食生冷，可出现发热头痛、无汗恶寒、肢体酸痛等不适症状，称为“阴暑”。可以说，过度贪凉是夏季生病的一大原因。每至夏季，笔者总会遇见此类病人。

空调不可“孵”，使用三注意

中医认为，夏季应适当排汗，不可点汗不出，否则会影响气机运行与水液代谢；也不可汗出过多，否则易耗气伤津。当然，现代科技创造的舒适环境可以充分利用，但不能长时间“孵”于空调房中。夏季使用空调时要注意以下三点：

❶ **室内外温差不宜过大。**一般认为，夏季室内温度以24～28℃为宜。有些人怕热，喜欢把温度调得过低，室内外温差过大，若经常进出，人体处于忽冷忽热的环境中，容易感冒，高血压患者容易出现血压波动。低温环境还会使血管收缩、血流不畅，肠胃等器官运动减弱，上呼吸道抵抗力降低。

❷ **注意通风。**空调房不要长时间门窗紧闭，宜适时开窗换气。空调房内不宜吸烟。

❸ **出汗后不宜马上吹空调。**大汗淋漓者应先换掉湿衣，擦干汗水，并及时补充水分与营养，切勿立于空调风口图一时痛快。

老年人、婴幼儿、孕产妇及体弱者的体温调节能力较差，不应长期待在空调房里。

凉风不可贪，纳凉须有节

除了“孵”空调，还有些人喜欢纳凉至深夜，甚至露宿于室外，或整夜吹电风扇，这些都是不良的习惯。

俗话说：“夏夜避风如避箭。”中医认为，风邪可引起多种疾病，常在不经意之间伤人。夏季人体汗孔开泄，特别是入睡之后，肌肉松弛，抵抗力变弱，极易因遭受外邪侵袭而着凉感冒。夏季虽热，下半夜的风却较凉，更易伤人，儿童、老人、孕产妇、体虚之人尤易受风而生病。

因此，即便天气再热，纳凉也须有节。晚间乘凉不宜超过半夜；睡眠地点不宜选择房檐下、过道里等有穿堂风口之处；避免在外露宿，更不可睡在水泥地上或草地上；睡觉时应远离门窗缝隙，避免头部直接吹风；不宜赤身睡觉，睡前用毛巾或被子盖好胸腹部。

吹电风扇也有讲究。人体与风扇要保持一定距离，使用时间不宜过长；不宜直接对风吹，从侧面送风较好；风速不宜过大，一般不要选用高速挡；睡觉时及时关闭风扇。电风扇若使用不当，如吹得过久或风速过大，也会导致“风扇病”，出现与“空调病”类似的症状。

专家简介

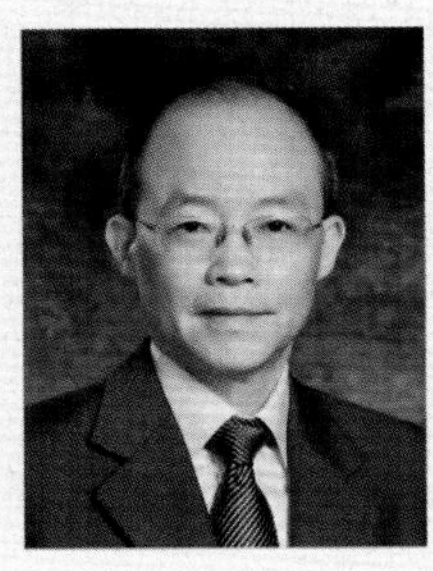

叶 进 上海中医药大学教授、博士生导师，中华中医药学会仲景学说分会常委、感染病分会名誉副主任委员，世界中医药学会联合会内科专业委员会常委，上海市中医药学会中医临床经典分会主任委员。擅长中医药治疗脾胃病及多种内、妇科杂病。

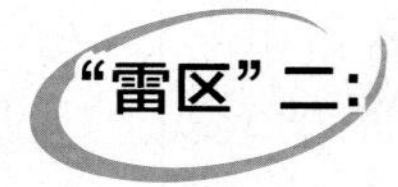

过食生冷寒凉

专家点评：冰镇一时爽，饮冷阳气伤

上海交通大学附属第一人民医院中医科主任医师　王松坡

随着冰箱的普及，人们在炎炎夏季能够品尝到各种生冷冰镇食物，尤其是满头大汗之际，入口“透心凉、心飞扬”，顿感暑热一扫而光。

《饮膳正要》是元代的一本食养专著，其中提道：“夏气热，宜食菽以寒之。”菽指豆类，性质偏寒凉，民间有“夏季吃豆胜过吃肉”的说法。生冷冰镇食物，性质亦偏寒凉，有利于解暑降温，符合《黄帝内经》“热者寒之”的原则，但不可过“度”食用。

进食寒凉把握“度”

1 不宜过凉

冰箱冷藏室中的食物，一般只有4℃或稍高，与体温相差太多，宜先在室温下放置片刻再食用。

2 不宜过量

不宜经常吃寒凉食物，每次食用量不宜过多，具体进食量因个体差异而定。

3 要适时

不宜在饭前或饭后不久进食寒凉食物，以免引起胃肠功能紊乱。剧烈运动后，可适当补充水分，但不宜立即饮用冰镇饮料。

专家简介

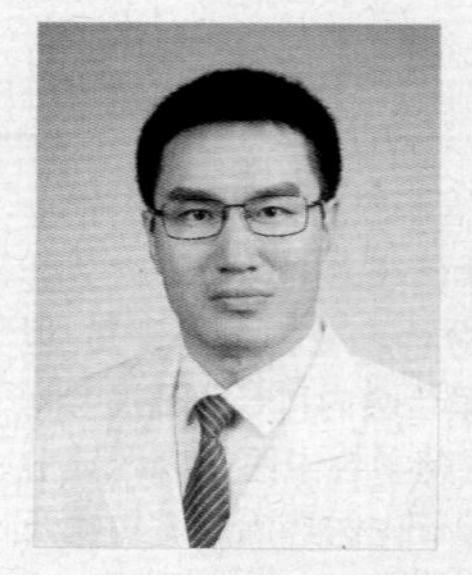

王松坡　上海市第一人民医院中医科主任、上海交通大学中医胃病诊治中心主任、医学博士、主任医师、教授，上海市中医药领军人才，中华中医药学会综合医院中医药工作委员会常委、膏方分会常委，上海市中医药学会脾胃病分会副主任委员，上海市中西医结合学会理事。擅长消化系统疾病及肿瘤的中医药治疗。

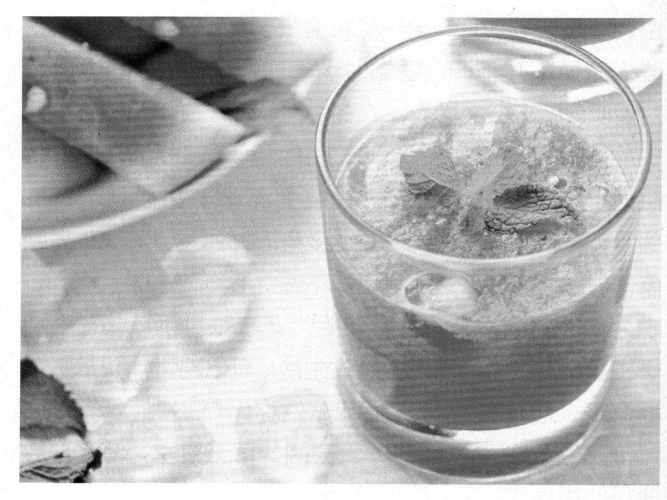

4 过程要缓慢

进食寒凉食物以细嚼慢咽为佳，不要吃得太快，更不能“一口吞”。

过食寒凉后患多

夏季气候炎热，皮肤毛孔大开，阳气易于外泄，人体往往呈现外热而内虚寒的状态，本就容易出现胃脘不适、胃纳不香。生冷冰镇食物虽然吃起来痛快，但性质偏于寒凉，可归于中医“寒邪”的范畴。如果过食或长期喜食，就容易损伤内虚之阳气，老人、婴幼儿、孕产妇及慢性病患者尤应重视。人体血脉缺少阳气的温煦，易收缩、痉挛甚至闭塞，常出现以下不适反应：①胃肠道反应。寒凉食物会刺激胃黏膜，导致血管收缩、黏膜缺血，甚至痉挛性疼痛。寒凉食物还可造成肠道痉挛，引发腹痛、腹泻。②口腔和食管黏膜受凉会造成头部血管收缩，引起头痛、头晕、恶心等不适。③经期女性过食冷饮会导致经行不畅，继而瘀血阻滞，引起痛经甚至闭经等。

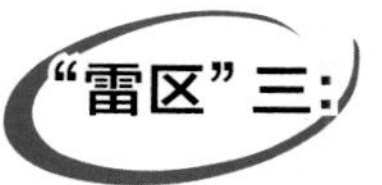

大排档消夜忙

专家点评：光顾大排档有“四注意”

中国疾病预防控制中心营养与健康所　刘爱玲　张妍

炎炎夏日，街边的大排档又开始兴旺起来，三五成群，人头攒动，好不热闹。痴迷大排档的人，青睐“大口吃肉、大碗喝酒”的爽快劲儿，享受相聚“嗨”聊的人间烟火气，认为“啤酒、烤串、冰西瓜”才是夏天的“标准配置”。

然而，嘴上一时爽，身体却未必乐意。以下“四注意”让你既享受美味，又能避免健康隐患。

慎选“在哪吃”

夏季气温高、湿度大，非常适合各种微生物的繁殖。很多经营者为了方便，会提前制作许多熟食、凉菜，一旦加工或贮存不当，极易滋生病菌，加上灰尘、苍蝇等的污染，人食用后易发生食物中毒。

因此，“在哪吃”一定要慎重。若要吃大排档，必须选择证照齐全、环境整洁的营业场所，并尽量选择餐饮安全监督量化级别较高的餐饮服务机构。避免在临街、临水域处就餐，可以减少汽车尾气、蚊虫等的侵扰。

想好“吃什么”

“重口味”是大排档食物“美味”的一个重要原因。以大排档最常见的“烧烤”为例，虽然食材烤熟后有着让人难以拒绝的香味，但烤制过程中需要大量刷油以

饮冷不适，如何调理

民间有“冬吃萝卜夏吃姜”的说法，正是告诫大家夏季不要一味贪恋寒凉食物的爽口感，要适当吃些生姜之类的辛热之物，以温脾暖胃、助阳扶中。推荐几个缓解饮冷不适的方法，食者若不适症状剧烈，应及时就医。

❶ 热敷

用热水袋或热毛巾敷肚脐，可缓解胃肠道痉挛，减轻胃痛、腹痛等不适。

❷ 姜茶

干姜（或生姜）10克，红茶3克。用干姜煎煮液泡茶饮用，或将干姜切薄片与红茶一起冲泡。每日1～2剂。可温中暖胃散寒，缓解胃肠道痉挛。

❸ 姜糖水

干姜（或生姜）10克，红糖15～30克。干姜稍煮，冲入红糖，或干姜薄片与红糖一起冲泡。红糖补气养血，配合干姜能温中暖胃、补虚散寒，体虚者尤宜。

❹ 姜枣桂圆汤

干姜（或生姜）10克，红枣15克，龙眼肉15～30克。加水同煮，可加入适量红糖。能温中暖胃、养心补虚。平素心脾不足，有消化不良、心悸、失眠等症状者尤宜。

❺ 茴香暖肾茶

茴香6克，桂花1.5克，红糖适量。开水泡开，冲饮至味淡。能温肾散寒、理气暖脾。平素肾虚腰痛、小腹冷痛者尤宜。

❻ 艾叶暖宫茶

艾叶5克，干姜10克，红茶3克。开水泡开，冲饮至味淡。能温中散寒、暖宫止痛。过食生冷后腹痛、痛经者尤宜。

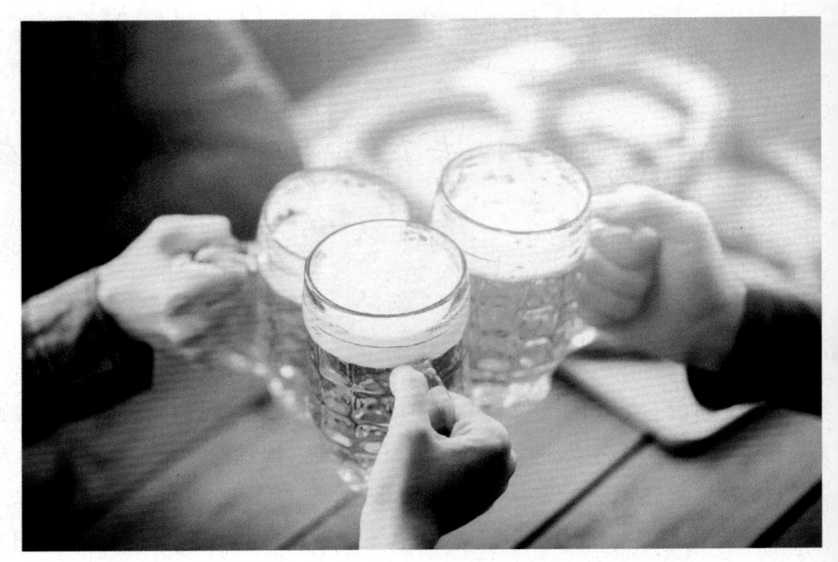

改善口感，再加上烧烤酱含盐量高（约11克的半汤匙烧烤酱就含有1克盐），使“烧烤”无可厚非地成为“三高”（高盐、高油、高能量）“担当”。

而且，随着烤制温度的升高，食物中的蛋白质和维生素会遭到破坏，影响食物中营养物质的吸收利用；蛋白质、脂肪在高温烧烤时会产生一种高活性致癌剂——苯并芘（一种五环芳香烃类，是世界卫生组织确认的致癌物）；进食没有完全烤透的肉，还容易感染寄生虫，从而带来食品安全问题。

所以，应尽量选择清淡、易消化的食物，蒸、煮、炖的食物优先，不生食海产品，少吃或不吃油炸、熏烤等食物，慎重选择卤菜、凉菜等。

不要“随性喝”

不管是为了解暑解腻，还是为了增进感情，大排档几乎每桌都少不了各色饮品，从冰啤、冰饮到鲜榨果汁，花样繁多。这些饮品在带来凉爽的同时，也会引发不少健康问题。

有“液体面包”之称的啤酒，能量可不低，喝下一瓶（600毫升）就摄入了约190千卡（794千焦）的能量，相当约150克米饭。同时，一瓶啤酒含酒精18克左右，而《中国居民膳食指南（2016）》推荐男性每日酒精的摄入量不应超过25克，女性不超过15克，酒精摄入过量会增加发生肝损伤、痛风、结直肠癌、乳腺癌等疾病的风险。

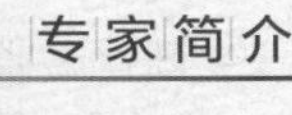

专家简介

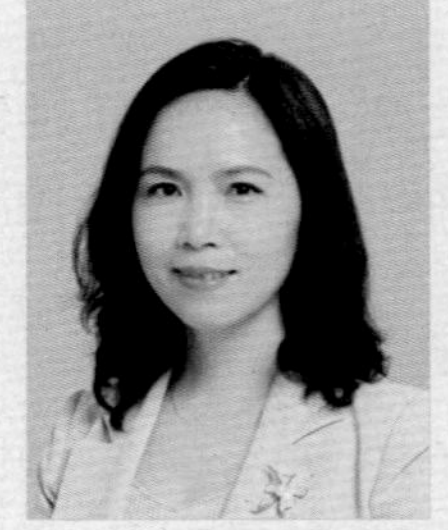

刘爱玲 中国疾病预防控制中心营养与健康所营养与健康教育室主任、研究员、博士、硕士生导师，国家卫健委“国家健康科普专家”，北京市卫健委“健康科普专家”，中国营养学会“首批科学传播专家”。主要从事营养、饮食行为和生活方式与慢性病防治，以及营养传播和营养信息技术等方面的工作。

除了啤酒，大排档饭桌上最常见的就是含糖饮料。除特别标注“无糖”或“低糖”外，饮料的含糖量基本都 >5%。

一瓶500毫升碳酸饮料（如可乐、柠檬味汽水、橙味汽水等）的含糖量可以达到50克，茶饮料、运动饮料的含糖量也不低。食客们往往在不知不觉中摄入了过多的糖，为龋齿、超重和肥胖、糖尿病等的发生埋下隐患。

鲜榨果汁听起来高端大气，但是经过压榨工艺的水果，维生素C等营养成分会有一定损失，去掉残渣的过程中又损失了大量膳食纤维。而且水果榨汁的过程存在一定的食品卫生安全风险，若厨具不卫生，就会导致果汁被细菌污染。

所以，对于“喝”这件事情，一定要想清楚：如果仅为解渴，常温的矿泉水就不错；如果需配合气氛饮酒，则要节制，最好选小瓶装或听装小口慢饮，尽量避免空腹喝酒及喝冰镇的啤酒；喜欢喝饮料的话，最好选择无糖或者低糖的饮料。

食量、时间很重要

大排档火爆的时段是晚上，夜幕降临，桌椅摆好，一晚上人流不断，很多人会忍不住大快朵颐到深夜。

想要吃得健康，必须做到“适时适量”：不能过晚进食，睡前大量进食会影响消化和睡眠；不能进食太多，尤其是重口味食物，浅尝辄止、“一解相思之苦”即可。

“雷区”四：甜食“上瘾”

专家点评：放下甜蜜负担，解暑汤巧补水

兰州大学营养与健康研究中心　王玉（教授）　秦天悦

在炎炎夏季，各式新款冰淇淋、有趣个性奶茶店、刺激爽口的冰镇饮品，受到越来越多年轻人的追捧与青睐。不过，过量吃甜食也会带来“甜蜜负担”。

《中国居民膳食指南（2016）》提出，每人每日糖摄入量不应超过50克，最好限制在25克以内。简单来说，每天仅喝一瓶可乐，就已经超出了指南推荐的标准，更别提五花八门的甜食了。其实，新鲜水果、精米精面这些日常饮食就能基本满足人们对糖类的摄入需求，不宜再过多摄入。

长期、过多食用甜食无疑会造成诸多健康隐患：脂肪堆积，引起肥胖；加速细胞老化；消耗大量钙质，引发缺钙、骨质疏松；减慢B族维生素代谢，引起皮肤分泌过多油脂，导致毛孔堵塞、长痘；升高甘油三酯水平，增加罹患心脑血管疾病的风险；引发龋齿、溃疡等口腔疾患。

解暑汤巧补水

炎炎夏季，可将应季水果与粗粮、菌类等健康食材搭配，烹制出清甜爽口、营养解暑的汤羹、饮品，既不会导致糖分超标，又能补充维生素和微量元素。

美味解暑汤

● 百合银耳汤

【制法】银耳10克，百合50克，蜜枣5个，加水同煮，可稍加冰糖调味。

【功效】安神养颜。

● 乌梅汤

【制法】乌梅50克，冰糖适量，加水熬煮。冷藏后饮用风味更佳。

【功效】生津止渴，解暑。

● 山楂橘子汤

【制法】山楂150克，橘子1个，冰糖适量。将山楂去核，与橘子瓣、冰糖同煮。晾凉后食用果肉和汤汁。

【功效】消食健胃、活血。

● 绿豆沙

【制法】绿豆250克，冰糖适量。绿豆加水慢火煮半小时左右，可加适量冰糖，冰镇后食用。

【功效】清热解毒、利尿祛湿、消暑。

● 甘蔗马蹄甜汤

【制法】甘蔗1根，马蹄5～6个，红枣10颗，桂圆5个。马蹄去皮洗净、切成两半，甘蔗切段，将食材放入锅中，加满清水，烧开后焖煮半小时即可。

【功效】健胃、清热生津、润燥。

● 柠檬冰糖梨汤

【制法】雪梨1个，柠檬1个，冰糖适量。雪梨去核、切块，柠檬切片。先炖煮雪梨，待绵软后晾凉，再加入柠檬片即可。

【功效】养肝健脾、清热。

专家简介

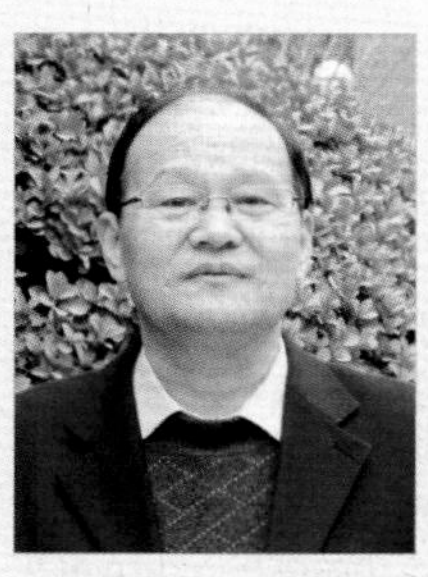

王玉　兰州大学营养与健康研究中心主任，国家卫健委食品安全国家标准审评委员会食品添加剂专业委员会委员，国家卫生健康标准委员会营养标准专业委员会委员，国家市场监管总局保健食品评审专家，中国营养学会监事兼法规标准工作委员会副主委，中华预防医学会健康风险评估与控制专业委员会常委，甘肃省营养学会常务副理事长。长期从事人群营养评价与营养改善研究。

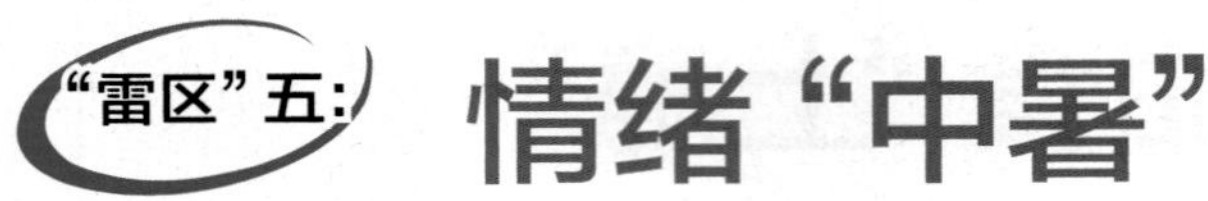

“雷区”五：情绪“中暑”

专家点评：戒躁戒怒来“静养”

上海中医药大学教授 李其忠

在“赤日炎炎似火烧，野田禾稻半枯焦”的酷暑盛夏，烈日当空、闷热难耐，生活中的种种琐事似乎更容易让人心烦焦躁。而本就是个急性子、“暴脾气”的人，无异于火上浇油，既伤害自己的身心健康，又影响周围人的情绪。

为什么一到夏天，人们更容易心烦发怒呢？中医学认为，暑性炎热，不仅耗气、伤津，使人神疲乏力、口干多饮；还可动肝火、扰心神，令人情绪躁动、失眠多梦。

“情绪中暑”无疑会给身体造成伤害。中医学认为“怒则气上”，即指勃然大怒可使肝气上逆，表现为面红目赤、头胀头痛。若肝气犯胃者，可致脘胁胀闷、胃口变差；若平素肝阳亢盛、血压偏高者，大怒甚至可诱发脑卒中。

掌握以下法则，可以帮助大家消烦息怒，远离“情绪中暑”。

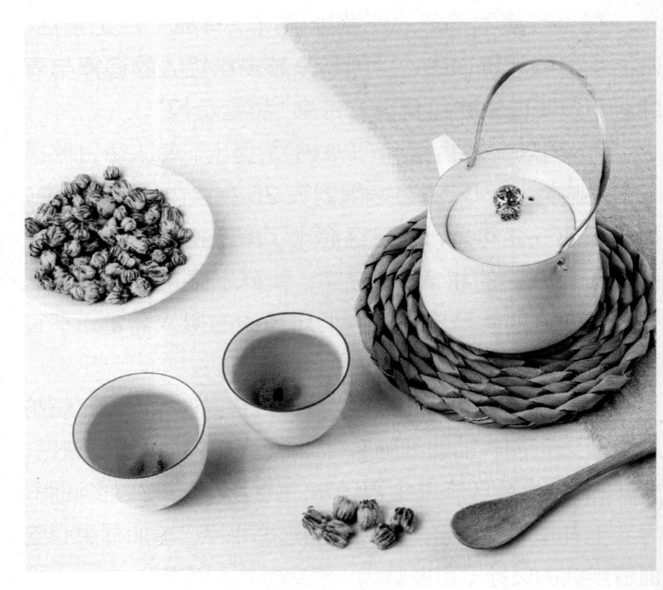

起居要合理

《黄帝内经》中说：“夏三月，此谓蕃秀，天地气交，万物华实。夜卧早起，无厌于日，使志无怒。”此话的意思是：夏季的三个月，天暑下迫，地气上升，阴阳交合，雨水充沛，草木茂盛，给果实孕育提供了最佳条件。人在天地之间，应该遵循夏季的自然规律晚点睡、早点起，不要厌恶夏季的炎热，使情志安然无怒，使气机得以疏泄，到室外走走，看看满目的绿色和吐蕊的繁花，才符合“夏气长养”的养生之道。

盛夏酷暑，人们的睡眠质量和睡眠时间往往受到影响，这可能与夏季白昼时间长而夜晚时间短有一定关系。但《黄帝内经》所说的晚点睡并不包括熬夜。热衷于打游戏取乐或手机消遣，越玩越兴奋，越兴奋越难寐，形成恶性循环的行为，是不可取的。因此，合理安排作息时间，保持正常的生活节奏、充足的睡眠时间和良好的睡眠质量，才是有效恢复体力、保持心情舒畅的重要因素。

专家简介

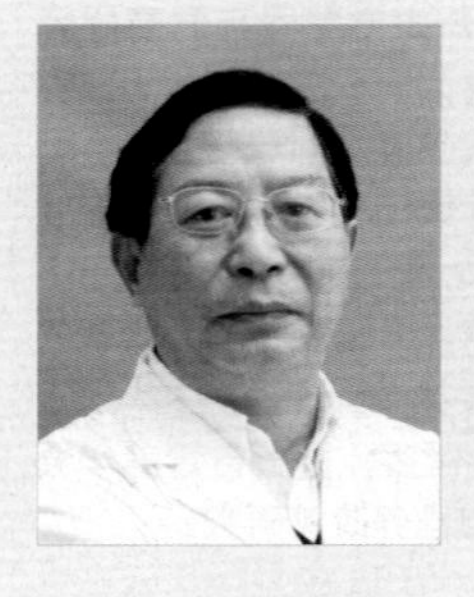

李其忠 上海中医药大学教授、博士生导师，曾任上海中医药大学基础医学院院长、中医基础理论研究所所长、中医药文化研究与传播中心常务副主任。近年来致力于中医养生文化研究及中医养生科普创作。

静心方可安神

注重情绪调节是预防“情绪中暑”的关键所在。俗

“雷区”六：清淡到底

专家点评：营养均衡，开胃有方

山西省中医院教授　冯 明

为什么夏天容易没胃口

高温高湿的夏季，很多人感觉没有胃口，吃什么都不香，甚至看到菜饭会难以下筷，有些人干脆只用瓜果蔬菜充饥。

中医认为，“胃口”的好坏与脾胃功能的强弱关系密切。首先，暑热容易伤人津液，耗人元气，元气被耗会引起脾气不足，自然食欲不振。其次，夏季雨水较多，暑热下逼，地湿上腾，湿热交织。这种气候特征在阴雨连绵的江南水乡尤其明显。湿热环境容易困阻脾胃气机，导致脾胃呆滞，运化功能减弱。第三，夏季调摄不慎会损伤脾胃。过于安逸则脾气呆滞，过于劳倦则脾气匮乏，饱食则脾气困阻，久饥则脾气虚馁。另外，食用不清洁、陈腐变质或有毒的食物，也会损伤脾胃。脾胃一旦受损，自然没有胃口。

“清淡到底”，有碍营养均衡

大家都知道暴饮暴食对身体不好，但若饮食过于清淡，也不利于健康。长期不吃肉，只吃蔬菜、水果、白粥等，也是很多人在夏季容易踩的一个“雷区”。

在夏季，饮食少油、少盐、少糖、不辛辣，对人体是有益的。但过犹不及，如果完全摒弃鸡、鸭、鱼、肉、蛋、奶，会造成脂肪和优质蛋白质摄入不足。《黄帝内经》中“五谷为养，五果为助，五畜为益，五菜为充”就强调了均衡营养的重要性。中医认为，饮食太过清淡，则气血生化

话说：“心静自然凉。”快节奏、高压力的生活使人长期处于过于亢奋、躁动之中，至夏季更易引动心火、肝火，而心肝火旺又助生了夏令的燥热感。夏日养生，必须静心。若一味处于精神亢奋、烦躁不宁状态，再好的调补之品也是惘然。晋代嵇康在《养生论》中说：“更宜调息静心，常如冰雪在心，炎热亦于吾心少减，不可以热为热，更生热矣。”这段话告诉我们，在炎热的夏天，应当通过调整呼吸使心神安静，心中存有冰雪，便不易被炎热天气扰乱心神。

食药膳，助宁心

适当服用养心安神的药物或食物，有助于宁心安神，既可消烦躁，又能助睡眠。莲子、百合、枣仁等食物，宜常煮汤或熬粥服用；枣仁安神胶囊、天王补心丹、逍遥丸等药物，具有疏肝理气宁神的作用。

宁心膳饮

● 藿香菊花饮

【材料】藿香、菊花、炒决明子各15克，共煎汤，代茶饮服。

【功效】藿香祛暑解表、化湿和胃，菊花散风清热、平肝明目，炒决明子清热明目、润肠通便。上述三味煎汤后，香气四溢，饮后可提神醒脑，能清暑化湿、疏肝降火，有助于缓解急躁易怒的情绪。

● 莲子枣仁粥

【材料】粳米150克，干莲子25克，百合25克，酸枣仁25克。共熬粥，可根据个人口味加入少许冰糖。

【功效】莲子养心安神明目、补中养神、健脾补胃，百合清心除烦、宁心安神，酸枣仁养心、安神、敛汗。三药合用，能养心宁神助眠，也有助于平复情绪。

的来源不足，造成元气不充，更加重了没有胃口的现象。

实际上，在我国，无论南北，都有夏季进补的习俗。长江以南汉族有立夏吃煮鸡蛋或咸鸭蛋的风俗，其谚云："立夏吃一蛋，力气大一万""立夏胸挂蛋，孩子不疰夏"；北方不少地方有伏天喝羊肉汤的习俗，所谓"伏羊一碗汤，不用开药方""大暑吃碗羊肉汤，冬天不用穿绒衫"等。这些习俗在一定程度上是对人们夏季过度清淡饮食的纠偏，暗合了中医"春夏养阳""冬病夏治"的养生主旨。

所以，暴饮暴食须杜绝，"清淡到底"亦不可取。当然，在具体饮食方案的制定上，应遵循辨证论治原则，因人而异、因地制宜、因时而异，才能达到最佳的养生效果。

中医有不少开胃食疗妙方，大家可以根据自己的具体情况选用。

食疗妙方，开胃消暑

● 沙棘山药

【原料】山药200～500克，沙棘汁1～2瓶，白砂糖、食盐适量。

【制法】锅中加少许油，微热后倒入沙棘汁，再放入去皮洗净切块的山药，缓慢翻炒，加少量白砂糖；至山药绵软后，加入适量盐，略翻炒后盛出。

【功效】山药益气健脾、养阴益肾，沙棘酸甘养阴、生津开胃。此方可益气养阴。

● 养胃冬瓜汤

【原料】冬瓜500克，火腿50克。

【制法】火腿中加入葱、姜，水煮半小时，再加入冬瓜，小火炖约15分钟，加入佐料。

【功效】冬瓜淡渗利湿、清热祛暑，火腿养阴填精、健脾开胃。此方可消暑养胃。

● 清暑化湿粥

【原料】粳米50克，薏苡仁、扁豆各20克，荷叶、竹叶各10克。

【制法】薏苡仁、扁豆用温水浸泡2～3小时，再与粳米、荷叶一起煮半小时，起锅前加入竹叶。

【功效】薏苡仁健脾渗湿，扁豆健脾化湿，荷叶清暑利湿、升阳，竹叶清暑除烦。此方可清暑化湿，尤其适合脘腹痞胀、苔腻口黏的食欲不振者。

● 清暑益气汤

【原料】西洋参30克，鲜西瓜皮300克，绿豆30克，鲜荷叶1张（或干荷叶30克），鲜芦根100克（或干芦根30克）。

【制法】西瓜皮刮净红瓤，去除绿色表皮，切大块；鲜荷叶洗净，切宽丝；芦根切段。加3000毫升水熬1.5小时。

【功效】西洋参益气生津、健脾益肺；西瓜皮清热解暑、除烦利尿；绿豆性味甘寒，可清热解毒、消暑利水；荷叶清热解暑、升清降浊；芦根生津止渴、清热利尿。此方可益气养阴、健脾利湿、清热解暑、生津止渴，可作为炎夏酷暑时节家中常备的食养饮品，儿童也适宜饮用。

● 枸杞老姜羊肉汤

【原料】羊肉300克，枸杞子12克，老姜1块，西洋参20～30片，葱、香菜、盐、辣椒油、胡椒粉适量。

【制法】枸杞稍浸泡；羊肉加醋，沸水汆后洗净、沥干；老姜不去皮，拍裂。起油锅，爆香姜块，下羊肉拌炒片刻后，与枸杞子一起下汤锅，加2000毫升水，大火烧开后转小火煲2小时。根据个人喜好加入葱、香菜、盐、辣椒油、胡椒粉，即可食用。

【功效】羊肉补中益气、温经养血散寒；枸杞子养阴生精；葱、姜、香菜、辣椒油、胡椒粉等开胃散寒；西洋参益气健脾而不燥。此方可益气养阴、健脾开胃。

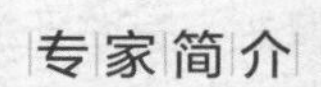

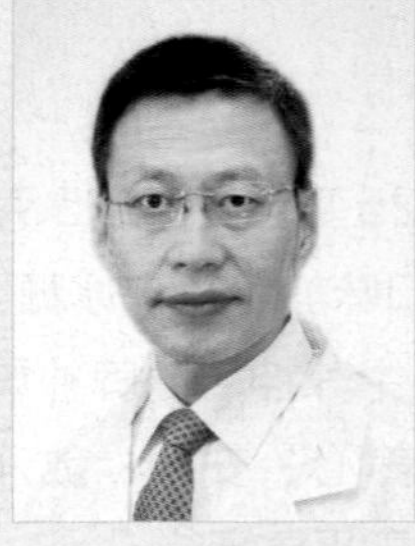

冯明　山西省中医院（山西省中医药研究院）副院长、主任医师、教授，国家中医药管理局中医药文化科普巡讲团成员，山西省医师协会中医医师分会副会长，山西省卫生厅中医药文化建设与科普专家委员会委员，山西省省级健康教育专家。主要从事中医温病的临床、研究工作。

冯明教授说"夏季食养"

中医认为，饮食太过清淡，则气血生化的来源不足。在夏天，暴饮暴食须杜绝，'清淡到底'亦不可取，合理膳食才是根本。

“雷区”七：懒得动

专家点评：阳气不舒，体湿难排

上海中医药大学附属岳阳医院推拿科主任医师　孙武权

夏天天气炎热，不少人容易感到四肢无力、精神不振，因此更愿意宅在家中；偶尔休息日有出门的念头，一想到难耐的高温、滚烫的路面，就打起了退堂鼓。然而，在家里躺着追剧、久坐玩游戏，对身体可不好。

夏天为什么更懒得动

不少人到了夏季常感到疲惫，甚至做什么事都没有积极性。炎炎夏日，新陈代谢加快，汗液排出增多，能量消耗增加；夏季的高温常伴有湿度增加，中医认为湿邪会困阻脾胃气机，影响进食的量和消化吸收的功能，人就容易感到疲劳乏力。一般来说，气虚、脾虚者更容易受到炎热天气的影响而“懒得动”。

“躺躺乐”有何危害

北方有句俗话，好吃不如饺子，舒服不如躺着。似乎躺着是绝对的美事一桩，其实不然。如果躺是相对于站、坐、走等劳动后的小憩，人才会感觉舒服。否则，除了非躺不可的病人，一般人躺久了反而会造成不适。

中医认为，久视伤血，久卧伤气，久坐伤肉，久立伤骨，久行伤筋。任何一种状态、姿势、动作持续过久，都会伤害身体。一味躺倒刷手机、看视频等，会使气血流动缓慢、脏腑活动减弱，久而久之，脾胃的消化、吸收功能和肢体的运动能力都会下降，出现疲劳乏力、精神萎靡、言语无力、胸闷气短等症状。如果躺着的时候不注意姿势，还会造成颈椎不适、腰部肌肉劳损等问题。

夏季如何动起来

保持适度运动可以促进生理功能的良好运转，使人充满活力，呈现健康的状态。华佗也说：“人体欲得劳动，但不当使极耳，动摇则谷气得消，血脉流通，病不得生，譬犹户枢不朽是也。”意思是，人应运动，但不能过度，这样饮食中的精微物质才能得到消化吸收，血流才能通畅，不易生病，如同门户的转轴部分因转动而不易腐朽一样。

为什么运动不能过度呢？因为在夏季，运动幅度、强度过大，出汗过多，容易耗伤气血津液、损害经筋关节。所以，应选择科学、适度、动静结合的运动方式，如游泳等。以静力性训练为主的功法也是不错的选择，如少林内功的“站裆势”，每次3分钟左右，每天2～3次，长期坚持有扶正祛邪的作用。动作要领：两脚分开，与肩同宽；双足足尖内扣，呈内八字，五趾用力抓地；双膝挺直，双腿用劲内夹；腹略收，挺胸，身躯正直；两臂伸直，尽量后伸，肘挺直，腕背屈，四指并拢，拇指用力外展，两手内旋，虎口相对；头保持正直，下颏微内收，两目平视。自然呼吸，注意力集中。PM

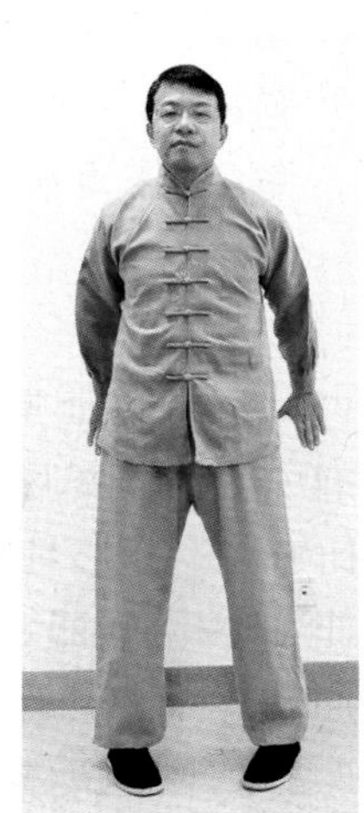

站裆势

专家简介

孙武权　上海中医药大学附属岳阳中西医结合医院推拿科主任、主任医师、博士生导师，上海市中医药研究院推拿研究所临床研究室主任，中华中医药学会推拿分会常务副主任委员兼秘书长，世界中医药学会联合会小儿推拿专业委员会副会长，中国康复医学会颈椎病专业委员会委员，丁氏推拿流派主要传承人。

降压药也会"耐药"吗

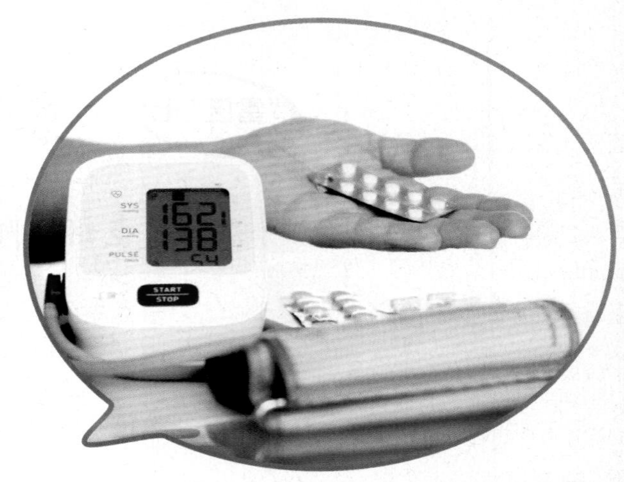

北京医院心内科高血压室副主任医师 张 妮

生活实例

刚退休不久的王阿姨患高血压5年余，长期规律口服两种降压药。由于她的血压在傍晚至睡前这段时间容易偏高，按照高血压专科医生的建议，她早晨服用一种降压药，晚饭后服用另一种降压药。多年来，王阿姨的病情稳定，收缩压控制在120～130毫米汞柱。可近2周来，王阿姨在夜间（21时左右）反复出现头晕、心悸，收缩压升高达150毫米汞柱，但持续时间不长，一般1小时后可自行降至正常范围。王阿姨不解：近来血压为何有所波动？目前服用的降压药不管用了吗？听说降压药联合利尿剂可以达到1+1>2的效果，自行增服利尿剂可行吗？

李大爷今年83岁，患高血压20余年。他每天早晨起床后都会测量血压，当测得的血压较高时，他便服用3种降压药；若测得血压正常，则只服用2种降压药。然而，近来李大爷发现自己的血压忽高忽低，高时收缩压可达180毫米汞柱，低时可出现明显的低血压，还发生过晕厥。王大爷很苦恼：究竟怎样才能将血压控制平稳？目前的服药方法和服药时间有错吗？

目前临床上常用的降压药物包括五大类，分别为利尿剂（如氢氯噻嗪、吲达帕胺等）、β受体阻滞剂（如倍他乐克、比索洛尔等）、钙离子拮抗剂（如硝苯地平、氨氯地平、非洛地平、拉西地平、贝尼地平等）、血管紧张素转化酶抑制剂（如卡托普利、贝那普利、雷米普利、培哚普利等）、血管紧张素Ⅱ受体拮抗剂（如氯沙坦、缬沙坦、厄贝沙坦、奥美沙坦、替美沙坦等）。

联合降压有"门槛"

不同人群在降压药物的选择方面是有所侧重的。中青年高血压患者若伴有心率偏快（80次/分以上），首选β受体阻滞剂；若心率不快（60～80次/分），首选沙坦类降压药。高血压合并糖尿病者，首选沙坦类降压药。老年高血压患者首选钙离子拮抗剂，肥胖高血压患者应联合应用利尿剂或含有利尿剂的复方制剂。合并心衰、冠心病的高血压患者首选普利类降压药，不能耐受普利类降压药者可选择沙坦类降压药。

2级以上高血压患者需采用两种或两种以上的降压药联合降压。优化药物组合包括：地平类+利尿剂、地平类+β受体阻滞剂、地平类+普利类、地平类+沙坦类、沙坦类+利尿剂、普利类+利尿剂。目前，临床上用得较多的还有复方制剂，如缬沙坦氨氯地平、氯沙坦氢氯噻嗪、缬沙坦氢氯噻嗪等，复方制剂的优点为降压强效、患者依从性好、性价比高等，可以提高血压达标率。

老年患者不必过分苛求正常血压

不同人群的降压目标值不一样。部分比较关注血压的老年人追求与年轻人一样的血压控制目标，其实并无必要。目前，国内外高血压指南一致认为，老年人的高血压控制目标应适当放松，一般患者的血压控制在140/90毫米汞柱以下即可；在可耐受和可持续的条件下，部分有冠心病、心力衰竭、脑血管病、糖尿病、蛋白尿的高危患者，血压应控制在130/80毫米汞柱以下。另外，降压不必追求立竿见影，应循序渐进。65～79岁的高血压患者，首先可将血压降至150/90毫米汞柱以下；若能耐受，可进一步降至140/90毫米汞柱以下。80岁以上的高血压患者，血压降至150/90毫米汞柱以下即可。

擅自加用利尿剂，小心弄巧成拙

利尿剂尤其适用于老年高血压、肥胖高血压、单纯收缩期高血压或伴心力衰竭的高血压患者，也是难治性高血压的基础药物之一。此外，合并慢性肾衰的高血压患者可选的降压药物种类有限，利尿剂是为数不多的选择之一。目前，临床常用的利尿剂降压药包括氢氯噻嗪、吲达帕胺、氨苯蝶啶等。其中，氢氯噻嗪、吲达帕胺最为常用，属于中效利尿剂，可通过排钠利尿、降低容量负荷而发挥降压作用。在中国、欧美国家的高血压指南中，利尿剂降压药是一线降压药物，但不少高血压患者对利尿剂认识不足或存在一定的偏见。

一般来说，临床不单独应用利尿剂进行降压治疗，多将其与其他降压药物联合应用。很多应用其他降压药物疗效欠佳的患者，加用利尿剂后，往往可以达到事半功倍的效果。但其不良反应与剂量密切相关，噻嗪类利尿剂还可引起低血钾，长期应用者应定期监测血钾。高血压患者不可因血压控制不稳而擅自加用利尿剂，以免引发电解质紊乱等不良反应。

降压效果“疲软”，应从自身找原因

不少高血压患者发现，自己服用了好几年的降压药物，降压效果似乎越来越差了，血压出现波动或明显升高，就像文章开头提到的王阿姨一样。很多患者都因这样的经历而困惑：降压药是否也会“耐药”？其实不然，降压药和抗生素不同，长期反复应用同一种抗生素，细菌会耐药；降压药以前疗效好，如今疗效差，主要和患者自身的血压波动有关，与药效减弱无关。

血压是人体最主要的生命体征之一，患者身体、心理及环境的变化，都可影响到血压。高血压患者若近期血压明显升高或波动过大，服药后也不缓解，应该从自己身上找原因。

● 近期压力大、精神紧张或受到刺激。细问王阿姨血压波动的原因得知，与她比较亲近的邻居2周前在家中猝死，受到精神刺激的她害怕自己也会出现这种情况，最终导致了血压升高。

● 活动量减少。新冠肺炎疫情发生以来，很多老年人因不能外出，活动量明显减少，导致血压出现波动。

● 体重增加。中青年患者近一两年体重增加10千克以上，易出现血压升高。

● 生活不规律、熬夜、夜间睡眠差等。

● 出现了继发性因素，如夜间睡眠呼吸暂停综合征、原发性醛固酮增多症、肾动脉狭窄、长期应用可升高血压的药（如非甾体消炎药、激素等）。

● 服药时间不合理。合理服用降压药物既讲究药物选择的合理性，又讲究药物服用时间的合理性。一部分高血压患者认为夜间服用降压药不安全，把所有降压药都放在早上服用，从而导致上午服药后血压下降明显（尤其是高龄老人），出现乏力、头晕、困倦等血压偏低的症状；到了下午以后，血压“居高不下”。因此，可以把降压药分散服用，如：早上服一种降压药，下午或晚上服另一种降压药；或者上午测得血压不高时，将降压药安排在中午服用；清晨血压较高的患者，可在前一日睡前服药；等等。根据实际血压特点调整服药时间，在血压易升高时段的前2小时服药，降压效果更好。

血压“坐过山车”，宜做好两件事

当血压升高或波动大，也不必过分紧张。首先，患者应增加血压测量的次数，每天分4个时段进行测量：清晨起床后未服药前、9～10时、15～17时、晚饭后至睡前。测量血压可使用电子血压计，每个时段连续测量2～3次，每次间隔1分钟，取多次测量的平均值或把每次血压值均记录下来，连续测量3～7天。有条件的患者可每隔2小时测量一次血压，并将详细记录交给医生评估。

此外，高血压患者可在家中常备短效降压药，如卡托普利或硝苯地平等。当血压突然急剧升高时，可选择短效降压药舌下含服或口服，一般半小时后，血压就会有所下降。PM

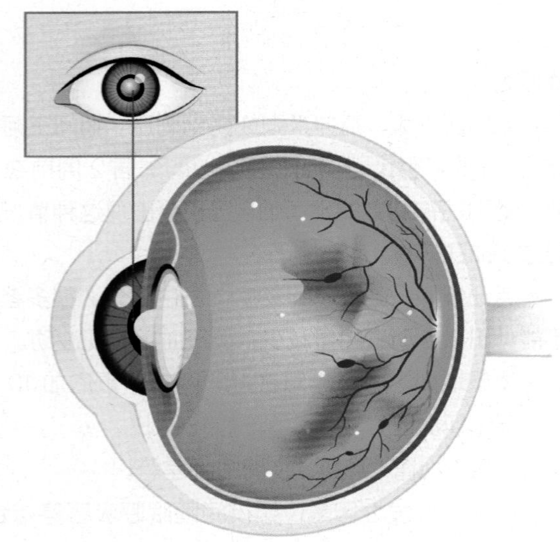

糖尿病视网膜病变是糖尿病最常见的微血管并发症之一，也是处于工作年龄人群第一位的不可逆性致盲性疾病。国际糖尿病联合会估计：2015年全球每11个成年人中有1个患有糖尿病；至2040年，预计全球糖尿病患者将达到6.42亿人。目前，中国有糖尿病患者1.14亿人，位居全球首位。在糖尿病患者中，糖尿病视网膜病变患病率高达27%。保守估计，我国约有3000万糖尿病视网膜病变患者。

“看不见”的“糖网病”

上海交通大学附属第一人民医院眼科临床医学中心
刘 堃（主任医师） 沈胤忱

生活实例

38岁的张先生患有严重糖尿病视网膜病变和牵引性视网膜脱离。5年前，他无意中发现自己口干、乏力，去医院就诊发现，空腹血糖为13.7毫摩/升，糖化血红蛋白高达12.4%，被诊断为2型糖尿病。虽然张先生年纪轻轻，但他的眼底并发症已经相当严重，必须及时采取手术治疗挽救视功能。

张先生入院时，双眼视力仅有眼前手动，需要在妻子的搀扶下行走，生活起居也需要人照料，他内心充满了对失明的焦虑、无助和恐惧。考虑到他比较年轻，眼底新生血管活跃，手术极易引起大出血，术前，医生为他使用抗血管内皮生长因子药物进行眼内注射，以促进异常血管萎缩。3天后，他接受了微创玻璃体切割手术，术后第一天视力恢复到0.1，能够独立行走、吃饭，视功能得到了挽救。1个月后，医生为他进行了激光光凝术，封闭了视网膜上容易出血的“危险区”。目前，张先生双眼病情已经稳定，在严格控制血糖的情况下，眼底未再发生出血。

何谓“看不见”的“糖网病”

糖尿病视网膜病变简称“糖网病”。所谓“看不见”的“糖网病”，有两层含义。

第一，糖尿病视网膜病变是严重威胁患者视力的致盲性眼病。一方面，糖尿病患者在长期慢性炎症、氧化应激等作用下，眼底微血管屏障被破坏，形成微血管瘤样扩张，发生血管渗漏，眼底出现点状、片状出血，导致视力下降，甚至失明。另一方面，糖尿病患者眼底血管失去正常功能，不能给视网膜提供营养成分，造成组织缺血、缺氧。久而久之，缺血部位代偿性长出大量异常的新生血管，其管壁极其脆弱，容易发生反复出血和纤维组织增生，最终牵拉视网膜，造成视网膜脱离，导致不可逆性失明。

第二，糖尿病视网膜病变的发生、发展相当隐匿，是视力的“隐性杀手”。当病变处于早、中期，仅侵犯眼底周边部位时，患者往往没有症状，中心视力也不受影响。因此，不少糖尿病患者是在参加社区眼科筛查时被发现眼底病变。也有部分患者直到视网膜新生血管破裂，突发大出血，导致视力丧失，才到医院眼科就诊。可以说，到医院诊治的糖尿病视网膜病变患者仅是“冰山一角”，还有相当数量“看不见”的患者未被发现。

“糖网病”有哪些典型症状

防控糖尿病视网膜病变的关键在于早期发现、及时干预，将糖尿病对视功能的损害降到最低。

根据是否出现视网膜新生血管来区分，没有视网膜新生血管形成的“糖网病”称为非增殖期视网膜病变（NPDR），有视网膜新生血管形成的“糖网病”称为增殖期视网膜病变（PDR）。根据眼底微动脉瘤、出血点、渗出等严重程度的不同，非增殖期视网膜病变又可进一步细分为轻、中、重度。在糖尿病视网膜病变的早期，患者一般无自觉症状，随着病情发展，可有不同表现。糖尿病患者出现以下情况时，应及时到眼科就诊：

- **视力下降** 视网膜出血、渗出会造成视觉敏锐度降低，当病灶接近黄斑区时尤为明显。此时，有的患者会以为是年龄大，发生了“老花”，结果延误了治疗。
- **眼前有黑影飘动** 视网膜新生血管破裂，少量出血流入玻璃体腔，好似在一杯清水中滴入了墨汁，患者会感觉眼前有黑影飘动。
- **视物扭曲变形** 当视网膜水肿影响到视觉最为敏锐的黄斑区，出现黄斑水肿时，患者会出现视物变形、变色，以及视野中心有暗点等症状。

“糖网病”能否有效治疗

虽然糖尿病视网膜病变治疗难度高，但是随着临床研究的深入、手术技术的进步和药物的研发，目前防控手段日趋成熟。治疗糖尿病视网膜病变，可归纳为一句话：轻、中度观察，重度激光治疗，晚期手术治疗。

轻、中度非增殖期视网膜病变患者应优化内科治疗方案，将血糖和血压控制在正常范围，每3～6个月至眼科就诊，扩瞳检查眼底，密切监控病情进展。维持正常的血糖和血压，有助于降低病变发展的风险。有研究发现，轻度非增殖期视网膜病变患者4年后发生黄斑水肿的概率为12%，这一概率在中度非增殖期视网膜病变患者将增加至23%。

在重度非增殖期视网膜病变患者中，50%的患者将在1年内发展为增殖期视网膜病变，15%的患者将在1年内发展为高危型增殖期视网膜病变，须密切随访，宜每2～4个月随访1次。对重度非增殖期视网膜病变患者，医生会进行广泛视网膜激光光凝术，以封闭出血点，减轻视网膜缺血、缺氧程度，延缓病情发展，降低严重视力丧失的发生风险。

已发生玻璃体积血或牵引性视网膜脱离者，必须通过玻璃体手术清除出血，使视网膜复位。术后，患者需要根据眼底病情变化及时进行激光光凝术，尽可能保存视功能。PM

专家简介

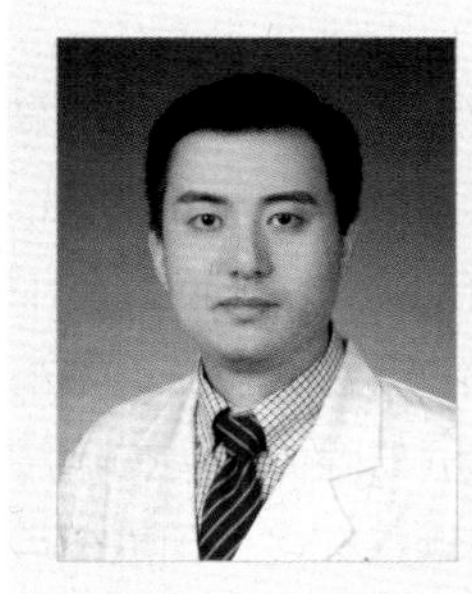

刘堃 上海交通大学附属第一人民医院眼科临床医学中心副主任、主任医师、教授、博士生导师，中华中医药学会眼科分会青年委员，中国老年医学学会眼科分会委员，上海市医学会眼科专科分会委员。擅长糖尿病视网膜病变、黄斑变性、视网膜脱离等各类眼底疾病的诊治。

专家忠告：糖尿病患者应提防“糖网病”

控制血糖、血压、血脂等指标是预防糖尿病视网膜病变的基石。1型糖尿病患者一般在发病6～7年后出现视网膜病变，眼科检查可在诊断后的3～5年开始。2型糖尿病患者的发病时间很难确定，3%的患者在确诊时即发现有增殖期视网膜病变，30%的患者在确诊时已有视网膜病变的一些体征。因此，2型糖尿病患者一经确诊，就应该定期进行眼科检查。

说起息肉，人们往往会联想起“肠道息肉”“胆囊息肉”“子宫内膜息肉”等。被检查出“息肉”的患者，担心的问题大多为“息肉会不会自行消失？”“会不会突然癌变？”“需不需要手术切除？”等。为回答有关“息肉”的一系列困惑，本刊特邀三位专家，分别谈一谈“肠道息肉”“胆囊息肉”“子宫内膜息肉”的防与治。

息肉“找上门”：别惊慌，也别大意

肠道息肉：易复发，需定期随访

武汉大学人民医院消化内科主任医师　罗和生

肠道息肉，多在大肠“安营扎寨”

肠道息肉是指一类从黏膜或黏膜下层突起到肠腔内的隆起性病变。长得像蘑菇样的，称为有蒂息肉；半球样或扁平隆起的，称为无蒂息肉。肠道息肉在大肠、小肠均可发生，但以大肠多见。组织学上将肠道息肉分为炎性息肉、幼年性息肉（错构瘤）、增生性息肉和腺瘤性息肉（管状腺瘤、绒毛管状腺瘤及绒毛状腺瘤）。我国肠道息肉检出率为15.5%～26.5%，多数为腺瘤性息肉，其中又以管状腺瘤为主（约占60%），增生性息肉和炎性息肉占35%左右。

研究发现，肠道息肉的发生与慢性炎症刺激、饮食习惯（高能量、低纤维饮食）、吸烟及家族史等因素相关。具体而言，炎性息肉常见于阿米巴结肠炎、炎症性肠病、血吸虫病和细菌性痢疾等疾病；幼年性息肉多为错构瘤，与胚胎发育异常有关，由于黏膜固有层与腺体的错构瘤畸形，常伴继发性炎症改变；腺瘤性息肉是在多种因素相互作用下，使细胞代谢、自我更新、增殖、分化及凋亡过程中出现缺陷或异常。

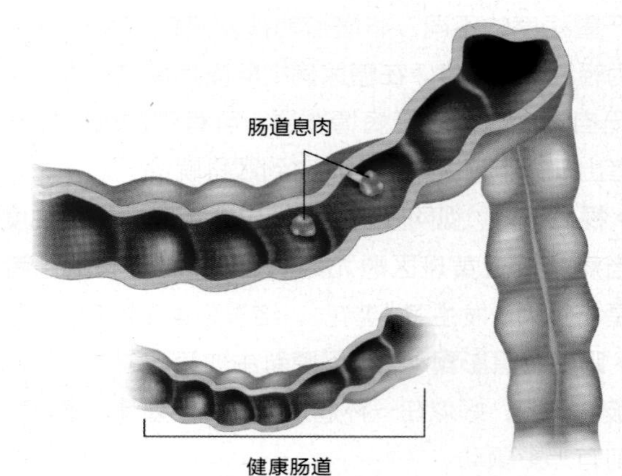

一般来说，炎性息肉及增生性息肉好发于直肠，其次为乙状结肠、横结肠；幼年性息肉主要位于直肠和乙状结肠，也可发生于降结肠、升结肠或横结肠；腺瘤最好发于乙状结肠，其次为直肠、横结肠。

症状与息肉的大小、位置密切相关

肠道息肉多见于40岁以上人群，男性多于女性，男女比例为（1.5～2）：1，随着年龄增加，发病率也呈上升趋势。肠道息肉起病较隐匿。小息肉通常无症状，往往是在内镜检查中被偶然发现；较大息肉表面可能形成溃疡或出血，可引起腹痛等症状，位置越靠近肛门处的息肉，越可能导致黏液便或便血、排便习惯改变等异常；巨大的肠道息肉可阻塞肠腔，有肠梗阻表现（腹痛，停止肛门排便、排气等）。幼年性息肉最常见的症状是轻度间

专家简介

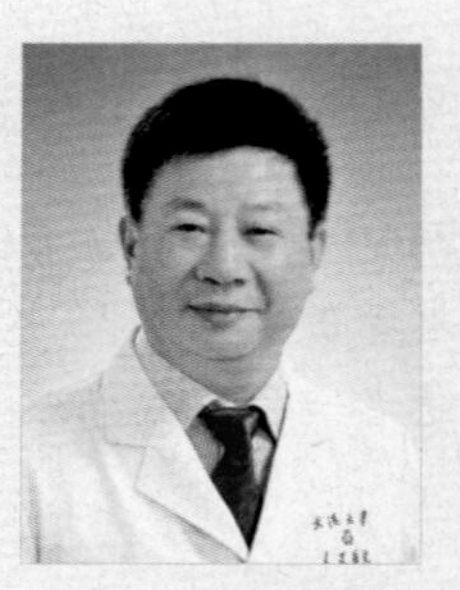

罗和生　武汉大学人民医院消化内科主任医师、主任、教授、博士生导师，武汉大学人民医院胃肠与肝病研究所所长，湖北省医学会副会长，湖北省医学会消化医师协会主任委员。擅长消化道肿瘤的早期诊疗、消化系内镜临床应用及消化系统疑难杂症的诊疗。

歇性黑便、便血，偶有肛门疼痛、腹泻表现，少数患儿可出现贫血。

肠道息肉可通过结肠镜、钡剂灌肠等检查被发现。其中，肠镜检查是发现肠道息肉最可靠、应用最广泛的方法。医生通过肠镜能直接观察到病灶的情况，还能做病理检查，明确息肉性质。必要时，还可在内镜下治疗一些结肠病变（如切除结肠腺瘤等)。此外，放大染色结肠镜、超声肠镜对判断息肉的组织学类型、有无癌变更加敏感。

腺瘤性息肉患者应警惕癌变

除部分炎性息肉及少数小腺瘤通过治疗肠道炎症、调整饮食及去除诱因一段时间后可完全消退外，大多数息肉病变保持原状，部分缓慢长大。其中，炎性息肉和增生性息肉一般“长不大”，直径在 0.5 厘米左右。

有研究显示，结直肠息肉癌变率为 5% ~ 10%。炎性息肉和增生性息肉的癌变风险极低。具有发育异常并因此具有恶性潜能的两种息肉是腺瘤性息肉和锯齿状息肉。75% 的结直肠癌通常由腺瘤性息肉演变而来（腺瘤 - 不典型增生 - 癌)。息肉癌变过程较长，需 10 ~ 15 年。一级亲属患有结直肠腺瘤者发生肠道息肉癌变的风险可能增加 2 ~ 3 倍，需定期行肠镜检查。

一般来说，内镜下直径＜1 厘米的息肉大多是良性的，癌变率低于 1%；直径在 1 ~ 2 厘米的息肉仅有 5%（或更少）具有癌变趋势；直径＞2 厘米的大型无蒂结直肠息肉恶性进展的风险较高，且隐匿性恶性肿瘤的患病率为 5%~ 22%，需特别注意。

治疗后仍需密切随访

息肉直径＜5 毫米的增生性息肉、炎性息肉，以治疗原发疾病为主，定期随访。以下患者需及时治疗：

❶ 有便血、腹泻、腹痛及排便习惯改变等症状者。

❷ 息肉基底扁平，直径大于 2 厘米，表面有破溃、出血，以及活动度差者。

❸ 腺瘤性息肉有癌变倾向，特别是息肉直径大于 1 厘米、组织学检查为绒毛状腺瘤或高度不典型增生者，或息肉数量为 3 个或更多者。

对于有蒂息肉，临床上常用内镜下高频电凝、氩等离子体凝固术、激光等介导的息肉圈套器切除术予以切除。去除直径＜1 厘米的无蒂息肉，则需内镜下黏膜切除术 (EMR) 及内镜黏膜下剥离术 (ESD) 等。去除直径＞2 厘米的息肉，常采用内镜黏膜下剥离术。

肠道息肉切除后，应根据息肉的大小、形态、位置和病理结果，制定合适的后续治疗方案。鉴于息肉有复发可能，故应定期随访。另外，培养良好的生活及饮食习惯，控制高脂肪、高蛋白质食物摄入量，多吃蔬菜、水果等富含纤维的食物，对预防肠道息肉的发生有利。

胆囊息肉：种类繁多，治疗千差万别

上海交通大学附属第六人民医院肝胆胰外科　王 坚（主任医师） 王 伟

胆囊息肉有“真”“假”之分

胆囊就像一颗“梨”，依附在肝脏的胆囊窝内，连接在胆总管这棵“树”上，凡是凸向胆囊腔内的隆起性病变，都称为胆囊息肉。70% 的胆囊息肉为假性息肉，其中最常见的为胆固醇性息肉，此外还包括局灶性腺肌症和炎性假性息肉。30% 的胆囊息肉为真性息肉，分为良性与恶性。最常见的良性真性息肉为腺瘤，恶性真性息肉为腺癌。真性息肉应积极治疗。

胆囊息肉常“悄无声息”

大部分患有胆囊息肉者无症状，常在 B 超检查时偶然发现。少部分位置特殊的胆囊息肉（如胆囊颈管息肉)，因其梗阻胆囊管，会导致右上腹隐痛或胀痛。合并胆囊结石的胆囊息肉患者，可出现与慢性胆囊炎相似的临床表现，如进食油腻食物后出现右上腹疼痛并向右肩部放射，其症状主要来源于胆囊结石而非胆囊息肉。由于大部分胆囊息肉没有症状，故定期体检对发现胆囊息肉尤为重要。

治疗须经综合评估

胆囊息肉患者无需过分紧张，因为大部分是胆固醇性息肉，不会癌变。患者进一步行超声检查，明确胆囊息肉的大小、数目、位置、性质，以及是否合并胆囊结石、胆囊腺肌症等，同时进行胆囊收缩功能检查，以判断胆囊功能。通过上述检查，如果不能明确息肉性质，需排除真性胆囊息肉（如腺瘤与腺癌）时，可进一步进行超声造影、增强 CT 或 MRI 检查，CA199、CEA 等肿瘤标志物检测，以明确息肉性质。

“保胆取息肉”不可取

直径＜1 厘米的多发性胆囊息肉，若患者没有不适，且无其他合并症、胆囊收缩功能良好，可定期进行 B 超检查随访，短期辅以消炎利胆类药物，并调整饮食结构。虽然胆囊息肉大都不会消失，但可与人“和平共处”，不影响胆囊功能。对于直径＞1 厘米的胆囊息肉，医生一般建议切除胆囊。但笔者认为，手术切除胆囊应慎重。胆囊息肉的大小只是一个相对的参考值，通过检查明确胆囊息肉的性质，全面评估治疗方法更重要。例如，胆固醇性息肉不会癌变，只要胆囊收缩功能正常，即使直径＞1 厘米，也可以随访观察；若明确是腺瘤，即使直径＜1 厘米也应手术。以下六种情况的胆囊息肉应考虑手术：① 单发、直径＞1 厘米的胆囊息肉（往往是腺瘤）；② 合并胆囊结石的息肉；③ 合并胆囊腺肌症；④ 合并胆囊收缩功能差；⑤有明显症状；⑥明确为腺瘤或腺癌。其他胆囊息肉患者可定期（一般为 6 个月）进行 B 超检查随访，如发现息肉快速增大或出现症状，可手术切除。

胆囊息肉的治疗常需切除胆囊，原则上反对“保胆取息肉”，因为需要手术治疗的胆囊息肉不外乎疑似腺瘤或腺癌，或胆囊已无收缩功能，保留胆囊有害无益。

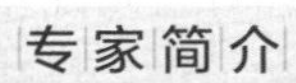

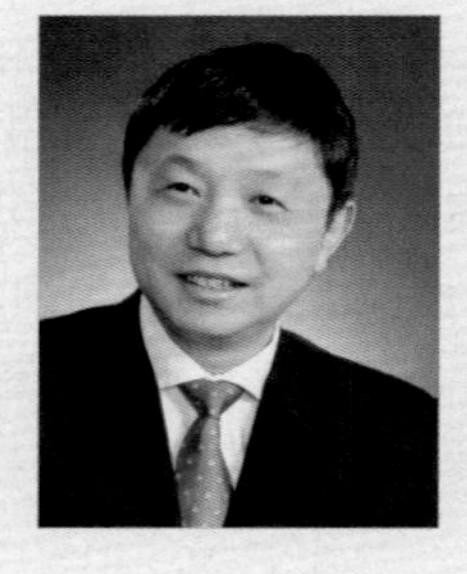

王 坚 上海交通大学附属第六人民医院肝胆胰外科主任医师、教授、博士生导师，上海市胆道疾病会诊中心主任，中华医学会外科学分会胆道外科学组委员，中国医师协会外科医师分会胆道外科医师委员会副主任委员，中国研究型医院学会肝胆胰外科专业委员会常委。

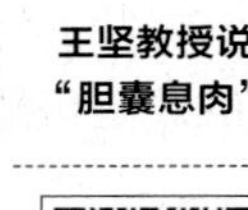

与其他器官的息肉相比，胆囊息肉有其特殊性，其中包含着不同的疾病种类，治疗方法也千差万别。患者应在术前区分胆囊息肉的类别，选择合适的治疗方法。

子宫内膜息肉：癌变风险小，但可影响生育

复旦大学附属妇产科医院宫腔及早期输卵管疾病诊疗中心主任医师 汪 清

子宫内膜息肉的“根”在基底层

子宫内膜息肉是子宫内膜腺体和基质的增生性过度生长，在子宫内膜表面形成突起。可单发，亦可多发，甚至聚满宫腔，大小不一。子宫内膜息肉大多有蒂，与子宫壁相连，但也有基底宽而无蒂者。息肉呈圆锥形、卵圆形或指状突起，表面光滑、富有光泽，色多鲜红，表面可出现坏死、出血和浅溃疡。

按照组织学类型，子宫内膜息肉可分为以下 4 类：

❶ **功能性息肉** 来自内膜对卵巢激素的反应，并随月经周期而变化，体积一般较小，月经期可全部或部分脱落。

❷ **非功能性息肉** 雌激素支持其生长。对孕激素不敏感，孕激素治疗后月经期无法脱落。

❸ **腺肌瘤性息肉** 较为罕见。息肉内含有平滑肌组织，可伴异常阴道流血、腹痛等不适。

❹ **绝经后息肉** 常发生于绝经后妇女，可由局部炎症刺激所致，亦可为绝经前存在的息肉退化。

子宫内膜息肉的形成可能与遗传因素、免疫因素、内分泌因素、细胞增殖/凋亡因素、血管生成因素等相关，但具体发病机制目前仍不明确。

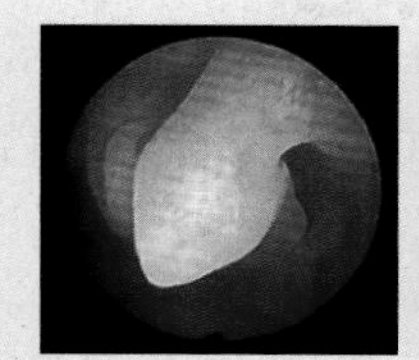
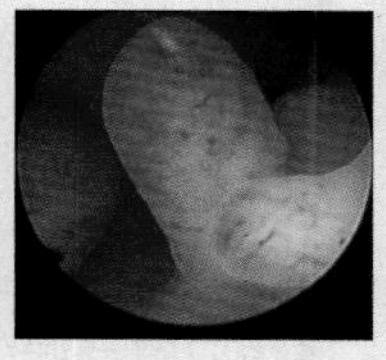
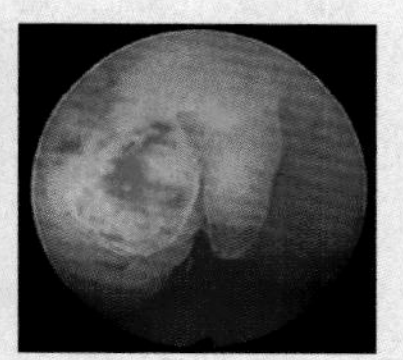

子宫内膜息肉

息肉可致异常子宫出血

子宫内膜息肉的主要症状为异常子宫出血，可表现为两次月经间期出血、经期延长、同房后出血、绝经后异常阴道流血等。异常出血可为少量、点滴、淋漓不尽；也可似月经量，甚至量多如冲，颜色常为鲜红或暗褐色。

大多数患者的子宫内膜息肉是没有症状的，常在体检或不孕患者宫腔镜检查时偶然被发现。少数患者的带蒂息肉较大，可发生息肉脱垂，脱出至阴道甚至突出于阴道口，影响同房；或因息肉与衣裤摩擦造成出血、溃疡。

警惕绝经后、"有症状"息肉

大部分子宫内膜息肉都是良性的，其癌变率很低（仅为1%～3%）。多项研究认为，绝经后、合并出血症状、有子宫内膜癌风险（肥胖、多囊卵巢综合征、糖尿病等）、息肉直径较大者，癌变率相对升高。另一项包含10 000多例女性的17项观察性研究发现，恶性或增生性息肉的发病率在绝经后女性中显著高于绝经前女性，息肉导致异常子宫出血的女性显著高于无出血的女性。值得注意的是，这些特点也与不伴息肉的子宫内膜恶性肿瘤的风险增加有关。

或为生育路上的"绊脚石"

研究表明，约1/4的不孕患者同时合并子宫内膜息肉。从理论上讲，息肉会影响生育。息肉占据宫腔，使正常的宫腔容积减小、形态改变，而影响受精卵着床。如息肉长在输卵管开口，阻挡精子进入或受精卵移出输卵管，无论息肉大小，都会影响妊娠。此外，息肉还可改变宫腔微环境而影响正常受孕。

切除息肉首选宫腔镜

约25%的息肉可能自然消退，尤其是直径<1厘米的息肉，不宜盲目诊刮，可定期随访。功能性息肉患者在使用孕激素治疗后，月经周期第5～7天复查B超，息肉会明显缩小甚至消失。以下情况患者应切除息肉：

● **患有息肉的绝经后女性** 绝经后女性的息肉恶变的风险升高。尤其息肉直径>1厘米或合并宫腔积液者，应手术治疗。

● **有子宫内膜癌、子宫内膜增生症危险因素的女性** 例如，有无孕激素拮抗的雌激素治疗史、他莫昔芬治疗史、初潮年龄早、绝经年龄晚（>55岁）、不孕症、多囊卵巢综合征/无排卵、肥胖、2型糖尿病、分泌雌激素的肿瘤、内膜癌、乳腺癌、卵巢癌、结肠癌家族史者。具有上述危险因素的子宫内膜息肉患者应手术切除息肉并诊刮。

● **有症状的息肉或多发性息肉** 异常阴道流血是息肉恶变的危险因素，应尽早诊断治疗；息肉脱出宫颈口甚至阴道口，严重影响生活质量，息肉切除术可使大部分患者的症状改善。另外，根据临床经验，多发息肉自然消退率较低，且可能成为症状性息肉。

● **直径>1.5厘米的息肉** 有研究报道，直径>1.5厘米的息肉与恶性肿瘤或子宫内膜增生症的风险增加有关，但有关息肉大小的数据并不一致。一般来说，绝经前女性，如息肉直径>1.5厘米，应手术摘除。

● **不孕症患者** 目前有关切除子宫内膜息肉对生育力影响的研究有限，但多数临床医生建议不孕症患者进行息肉切除术。

过去，治疗子宫内膜息肉的常用方法是刮宫术，但盲刮可能会遗漏小息肉及其他结构性异常组织。如今，在宫腔镜的观察下"有的放矢"地钳抓，可从根蒂部切除子宫内膜息肉，是治疗首选。PM

专家简介

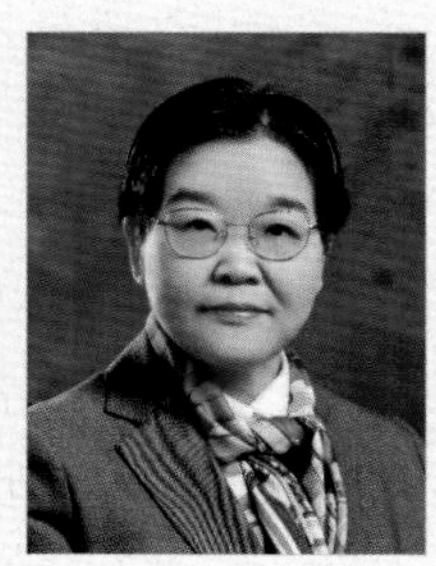

汪 清 复旦大学附属妇产科医院宫腔及早期输卵管疾病诊疗中心主任医师。擅长宫腔镜下治疗黏膜下子宫肌瘤、宫腔粘连、子宫纵隔、节育环嵌顿、剖宫产切口缺损、剖宫产切口妊娠，以及宫颈癌前病变LEEP治疗等。

“十字韧带”受伤，膝关节不稳

上海交通大学医学院附属仁济医院骨关节外科副主任医师　杨春喜

医生手记

膝关节中间有两条呈“十”字交叉生长的韧带，分别称为前十字韧带（前交叉韧带）和后十字韧带（后交叉韧带）。它们的粗细与小指末节差不多，共同担负着稳定膝关节的重要使命。临床上，膝关节十字韧带损伤的患者很多。

王先生喜欢跑步，今年年初，受新冠肺炎疫情影响，他有2个多月没跑，结果恢复跑步后就扭伤了膝关节。1周后，他的膝关节仍有肿胀、酸痛，平地走路还好，但跑得快了或下楼梯就像停不下来似的。经检查，他的膝关节十字韧带有损伤，需要手术治疗。

张女士今年45岁，上下楼梯时左腿没力气有6年多，来就诊时左腿明显比右腿细。经仔细回忆，她说自己6年前曾跪地摔倒，磕到了膝关节。经过查体和磁共振检查，我发现她存在前十字韧带陈旧性损伤。经过微创手术后，张女士目前已恢复正常行走，上下楼梯时也稳当了。

哪些情况会导致十字韧带损伤

膝关节十字韧带的损伤包括拉伤、撕裂、断裂，常见症状是快走或跑步时膝关节有不稳定感，多发生在中青年人。比较常见的导致十字韧带损伤的场景有：跑步或走路时，膝盖下方撞到栏杆或磕到楼梯；踢足球奔跑时，突然被人伸腿拦截，膝盖下方被撞击，人因惯性向前摔倒。

十字韧带对维持膝关节运动时的稳定十分关键，若膝关节扭伤后出现膝关节不稳定现象，需要尽早就医。

什么检查可确诊十字韧带损伤

诊断膝关节十字韧带损伤，首先要看有没有外伤史。其次，应由专业的关节外科或运动医学科医生进行精细查体。膝关节磁共振检查是目前诊断十字韧带损伤的主要手段。要想准确诊断并判断损伤程度，询问外伤史、查体、磁共振检查，一个都不能少。

十字韧带损伤后必须手术吗

膝关节十字韧带损伤后如何治疗，要根据损伤的程度和时间、患者的职业和治疗意愿等综合分析。

如果只是十字韧带拉伤，没有断裂，查体膝关节无明显不稳定，可以保守治疗，如打石膏或佩戴支具固定，一般 3 个月左右可以痊愈。当十字韧带完全断裂，查体有明显膝关节不稳表现时，宜在关节镜下进行微创手术治疗，以尽快恢复行走功能。

十字韧带陈旧性部分断裂者，如果有膝关节不稳表现，影响日常生活，或伤者为运动员，运动功能受影响，也需要手术治疗。如果十字韧带断裂后未得到及时治疗，膝关节长期处于不稳定状态，会增加关节软骨和半月板的磨损，久而久之，患者的膝关节更容易发生退行性改变。

十字韧带重建术后多久可恢复工作

目前，治疗十字韧带断裂的主流方法是韧带重建术。一般来说，术后 2 天，患者就可以戴膝关节支具下床进行简单的活动。多数情况下，支具需要佩戴 3 个月左右。患者应在关节科或康复科医生、理疗师指导下进行个体化的锻炼，宜循序渐进、量力而行。尤其是术后 6 个月内，新建的韧带还有较大的松动和断裂可能，患者需要注意保护。

如果患者从事办公室工作，不需要走很多路，一般术后 1 个月可恢复工作，但应注意休息，工作时把患腿伸直搭在凳子上为好，以免患腿因血液循环不畅而肿胀。如果患者从事体力劳动的工作，术后至少 3 个月后才能上班，且半年内不宜进行较重体力劳动。

十字韧带重建术后还能跑步吗

十字韧带重建手术技术已成熟，多数患者可在术后一定时间恢复原有运动水平。绝大多数患者术后 3 个月可以戴护膝在平缓的地面进行短距离的慢跑锻炼，术后 6 个月可进行快跑锻炼，但最好避免剧烈运动。PM

眼球是一个球形器官，最外层由处于中心的透明角膜（约占1/6）和围绕着角膜的巩膜（约占5/6）组成。巩膜由不透明的致密胶原纤维组成，表现为瓷白色，表面覆盖一层透明而疏松的结膜组织。人们所看到的“眼白”为巩膜，当巩膜或其上的结膜发生病理改变或代谢异常时，“眼白”便不再“一白如前”。

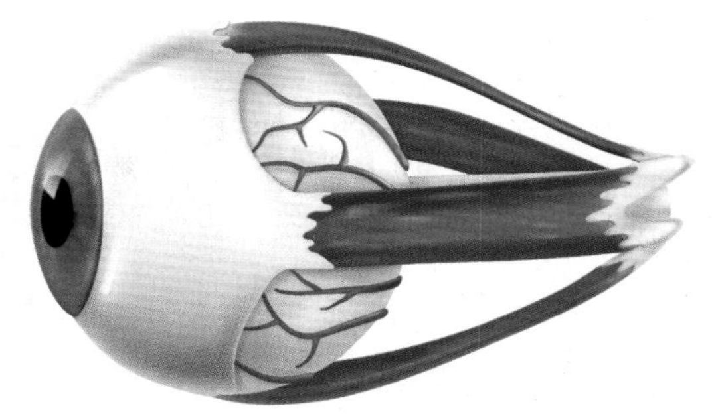

善变的“眼白”

上海交通大学医学院附属仁济医院眼科主任医师　陶　晨

“眼白”变黄：胆红素升高所致

急性发作期的肝胆疾病患者，或出现溶血反应者，血中胆红素含量明显升高，易出现眼白及皮肤泛黄等表现。这是因为胆红素与组成巩膜的胶原纤维具有良好的“亲和力”，两者易结合。另外，由于黄种人的黄色皮肤具有一定掩饰效果，轻度的皮肤黄染不易被发现，而黄色在瓷白色的巩膜上反差更明显。

“眼白”变蓝：多见于新生儿

巩膜的下一层是眼球壁的色素层，若巩膜较薄，色素层便易透出，看上去好像巩膜变成了蓝色。“蓝巩膜”最常见于新生儿或早产儿，他们的巩膜尚处于发育阶段，巩膜壁较薄，易显淡蓝色。如果到了孩子3岁以后，巩膜仍然持续表现为蓝色，此时可能是病理状态。家长需注意孩子是否伴有全身发育异常，如骨代谢异常、听力异常等。

“眼白”长了黑点：一般无害

日常生活中，不少人发现自己的“眼白”上不知何时、不知何故出现了一块不痛不痒的黑色斑点，很担心是不是出了什么问题。其实这是“色素斑”，常位于巩膜前表面。一般而言，色素斑就好像是皮肤上的痣，没有临床意义，患者不必过分担忧。

“眼白”变红：巩膜和结膜出现问题

● 巩膜炎症

巩膜炎是一种由自身免疫性疾病引起的巩膜炎症，表现为局部或整个巩膜充血红肿，同时伴眼睛胀痛，严重者可有剧烈眼痛、流泪等不适。出现这种情况的患者做眼科检查的同时，还应进一步检查全身状况，排除风湿免疫性疾病、全身感染性疾病（如结核、梅毒等）。

● 结膜充血与结膜下出血

结膜充血是导致“眼白”发红最常见的疾病，往往因结膜炎症（如红眼病、过敏性结膜炎、角膜炎等）造成。

除结膜充血外，结膜下出血（结膜出现片状的暗红色改变）也很常见。当人们看到结膜下出血者常惊呼“眼底出血了”。但事实上，这是由结膜微小血管破裂出血所致，如同皮下出血所出现的“乌青”，出血点会自行吸收愈合，一般对眼健康没有影响。结膜下出血者应避免揉眼睛、低头用力，以及大量饮酒。

常有人担心结膜下出血是否与高血压有关。一般而言，结膜下出血不是眼底出血，也与血压高无关。有些平日服用抗凝药的患者担心结膜下出血是否意味着抗凝药的服用过量。实际上，抗凝药服用是否过量，需通过凝血功能检查来判断，一般与结膜下出血无特别联系。PM

八问贫血

上海交通大学医学院附属瑞金医院血液科副主任医师　孙惠平

1问 什么是贫血？贫血有哪些类型？

贫血是最常见的血液学异常，是指人体红细胞容量减少。临床上常以外周血单位容积内血红蛋白量、红细胞数和（或）血细胞比容来代替红细胞容量反映贫血的程度。我国贫血的诊断标准为：在海平面地区，成年男性外周血血红蛋白低于120克/升，成年女性低于110克/升，孕妇低于100克/升。

贫血发生的原因大致可分为两类，即红细胞增生减少和红细胞破坏增加。网织红细胞计数可对这两类贫血加以鉴别。此外，结合形态学和病理生理学改变，临床上可通过如平均红细胞容积和平均红细胞血红蛋白浓度等指标对贫血进行更细致的分类，以判断某些常见的贫血类型，如铁、维生素 B_{12} 和叶酸缺乏所致的贫血。

根据形态学分类法，贫血可被分为：①大细胞性贫血，主要见于维生素 B_{12} 和叶酸缺乏所致的巨幼细胞性贫血、骨髓增生异常综合征（MDS）和获得性溶血性贫血等；②正细胞性贫血，主要见于再生障碍性贫血、急性失血后贫血等；③小细胞低色素性贫血，主要见于缺铁性贫血、珠蛋白生成障碍性贫血、异常血红蛋白血症、铁粒幼红细胞性贫血等；④单纯小细胞性贫血，主要见于慢性感染、炎症、肝病、尿毒症、恶性肿瘤、免疫性疾病等。

2问 营养状况良好，贫血为什么还会发生？

随着人民生活水平的提高，我国国民营养状况有了大幅提升，由摄入不足导致的巨幼细胞性贫血发生率显著降低，长期素食或消化吸收障碍则成了目前巨幼细胞性贫血的主要原因。

缺铁性贫血是最常见的贫血。痔疮出血、消化道出血、反复鼻出血、长期血液透析，以及女性经期大量出血等均为缺铁性贫血的高发原因。老年人也易发生贫血，随着我国老年人口逐年增多，贫血患者数量庞大。

3问 引起孕产妇贫血的原因有哪些？

孕妇最常见的贫血是巨幼细胞性贫血（维生素 B_{12} 和叶酸缺乏所致）和缺铁性贫血。整个妊娠期，孕妇平均约需1克铁，超过大多数年轻女性的铁储存量，饮食也难以填补“亏欠”，需额外补充铁剂。

妊娠和哺乳期妇女对叶酸的需求量较孕前增加3～6倍；多胎、不良饮食、感染、合并溶血性贫血等，会进一步导致叶酸需求量增加。妊娠期叶酸缺乏是孕妇发生巨幼细胞性贫血的主要原因。由维生素 B_{12} 缺乏所致的巨幼细胞性贫血较少见，素食或吸收不良的孕妇有可能发生。

4问 为什么老人易发生贫血？

老年人由于消化吸收功能减退、营养物质摄入减少，易导致维生素 B_{12}、叶酸和（或）铁缺乏，发生巨幼细胞性贫血、缺铁性贫血的情况较为常见。

人体的骨髓造血功能会随着年龄增长而发生相应改变，造血细胞数量减少，贫血患病风险增加。研究显示，65岁时，骨髓造血细胞数量仅为正常成年人的30%，因骨质再生功能减退，生长激素水平下降，骨质疏松导致骨小梁减少，继而影响血细胞数量。除造血细胞数量锐减之外，与年龄相关的造血细胞质量也发生着改变。此外，老年人免疫功能衰退和调节功能异常，也与贫血发生有关。引起老年人贫血的常见疾病有骨髓增生异常综合征、再生障碍性贫血、纯红细胞再生障碍性贫血、自身免疫性溶血性贫血等。其他原因还有肿瘤、炎症、肝肾功能不全等。

5问 如何预防贫血?

❶ **定期检查，及早发现异常** 有出血病史者，如痔疮出血、消化道出血、慢性腹泻等患者，需接受相应治疗并进行血常规检查。无贫血病史者，应定期体检。

❷ **合理膳食，注意烹饪方式** 从食物中摄取营养物质是预防贫血的最佳方法。富含叶酸的食物包括芦笋、椰菜、菠菜、莴苣、青豆等蔬菜，橙、柠檬、香蕉、草莓、甜瓜等水果，以及动物肝脏、肾脏，酵母，蘑菇和花生，等等。值得注意的是，过度烹饪，尤其是用大量水煮，很容易破坏食物中的叶酸。维生素 B_{12} 的来源有：肉类、肝脏、海鲜和乳制品。铁的来源有：动物血、肝脏、红肉(如牛肉、猪肉和羊肉等)，大枣和枸杞等。

❸ **特殊人群需注意营养素的补充** 全胃切除术后患者应补充维生素 B_{12} 和铁。需要注意的是，胃切除患者同时存在维生素 B_{12} 和铁吸收障碍时，巨幼细胞贫血可被缺铁性贫血所掩盖。慢性炎症性肠病患者也需定期补充铁剂。孕产妇由于妊娠期对营养物质的需求量增加，需注意补铁和叶酸。长期素食或存在吸收障碍的孕妇需额外补充维生素 B_{12}。

6问 发生贫血后该如何治疗?

一般来说，医生会根据病因给予相应的治疗。维生素 B_{12}、叶酸和(或)铁缺乏导致的巨幼细胞性贫血和缺铁性贫血患者，以补充治疗，并积极消除病因为主。

常规叶酸治疗剂量为每日1～5毫克口服。

维生素 B_{12} 的治疗剂量为100～1000微克肌内注射，连续5～7日，随后隔日1次，直至血红蛋白恢复正常。当致病因素去除后，大部分患者可暂停治疗，小部分患者(如素食与胃全部切除术者)，需以100～1000微克的维生素 B_{12} 每日肌内注射维持治疗。

缺铁性贫血患者以口服补铁治疗为主，每日补充150～200毫克铁，可分3～4次口服。因胃肠道疾病导致吸收不良、不耐受口服铁剂、铁需求量超过口服铁能满足的最大量，以及接受长期透析治疗的慢性肾性贫血患者，可使用肌内注射或静脉输注补铁。

7问 如何提高口服铁剂的吸收率?

目前，常用的口服铁剂有硫酸亚铁、葡萄糖酸亚铁、富马酸亚铁、琥珀酸亚铁和多糖铁复合物胶囊等。

铁剂在空腹时吸收效果最佳，但患者往往会因此出现消化道不适(如恶心、呕吐、胃烧灼感等)，故医生一般建议患者在饭后1.5～2小时单独服用铁剂。铁剂忌与茶、钙盐和镁盐同服，以免阻碍铁吸收，影响治疗效果。

铁易在酸性的胃液或中性的十二指肠液中被释放，部分肠溶片和缓释剂型在这些消化液中分解很慢，释放的铁可能被送达小肠黏膜部分，而此处铁的吸收效率非常低。因此，某些服用肠溶片或缓释剂疗效不佳的患者，可以在医生指导下改用非肠溶的二价铁盐治疗，多能迅速起效。

8问 贫血易复发吗? 何时可停药?

治疗贫血的关键是病因治疗。一般来说，贫血非恶性疾病所致时，只要病因去除，贫血不会复发，预后良好。如果病因不能得到纠正，患者可能需要长期口服补铁。出血症状严重的患者，可能需要静脉补铁或输血。长期素食或消化吸收障碍者，需定期补充维生素 B_{12}，预防贫血复发。PM

种植牙起源于20世纪60年代，具有舒适度佳、咀嚼效率高、无需磨损邻牙等优势，近年来已成为越来越多缺牙患者的选择。部分患者在准备做种植牙时被医师告知需要“植骨”，颇为疑惑：“我明明是来种牙的，为什么要让我植骨呢？植骨到底是怎么回事？”

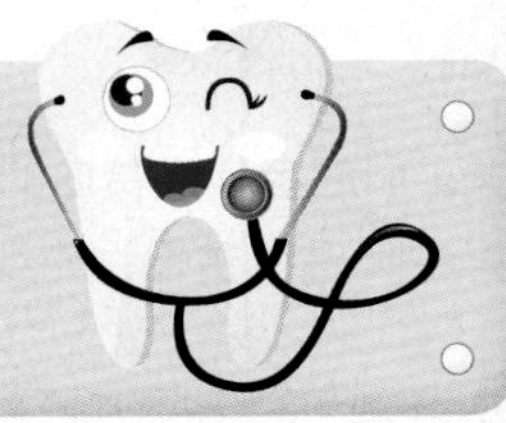

种植牙，为何还要“植骨”

上海交通大学医学院附属第九人民医院口腔种植科　赖红昌（主任医师）　张翌婕

6种情形需要植骨

种植牙是指将种植体植入患者缺牙区的牙槽骨中，使种植体与牙槽骨形成骨结合，然后在已形成骨结合的种植体上安装假牙。种植体和牙槽骨犹如树根和土壤：只有土壤稳固、肥沃，大树才能更好生长。

然而，部分患者因牙槽骨骨量不足，需要进行植骨。植骨术能增加牙槽骨的宽度或高度，便于种植体稳定植入。若需要植骨但未植骨，勉强植入种植体，即使短期内未发生问题，远期发生种植体周围炎症甚至种植失败的风险较高。

常见的需要进行植骨手术的情况如下：①牙槽骨壁较薄，或拔牙时对骨壁破坏较大，牙槽骨明显萎缩；②缺牙时间过长或多年戴用活动义齿，牙槽骨明显萎缩；③严重牙周病，牙槽骨明显吸收；④可用骨高度不足；⑤门牙缺失，牙槽骨萎缩；⑥牙槽骨缺损。

植骨：补足骨量，便于种植

缺牙患者是否需要植骨，要听取专业口腔种植科医师的建议。

简单地说，植骨是翻开牙龈后，将植骨材料置于暴露的牙槽骨缺损处表面。目前临床上主要使用的植骨材料包括异种骨和自体骨。最常用的异种骨是“骨粉”，由动物骨组织进行脱细胞等处理后获得。自体骨指从身体其他部位取得的骨（绝大多数在口腔内取骨，极少数骨缺损严重患者需从腓骨或髂骨处取骨）。

大部分患者可于种植手术的同期进行植骨，6个月后可行后续修复。骨缺损范围较大、骨质较差，无法稳定植入种植体的患者，需先植骨，6个月后，待植骨材料与牙槽骨结合稳固后，再植入种植体。

植骨：如何保证效果

植骨效果的好坏，既与种植医师的操作技术有很大关系，也与患者的自身条件及维护情况息息相关。

相比单纯种植体植入术，植骨操作对手术医师的专业要求更高。专业的种植医师会根据患者情况，选择适当的术式和植骨材料，在术中将植骨材料置于正确位置，并在严密缝合植骨区的同时，避免植骨区受到牙龈的压迫。

为保证植骨效果的稳定，患者需在术后对植骨区域进行必要的维护。一般地说，植骨术后48～72小时为肿胀高峰期；术后3～5天，肿胀会逐渐消退，患者不必过于担心。拆线前，应注意保持术区清洁，避免食物残渣堆积于缝线及创口表面。

稳定、不受干扰的成骨空间是植骨术成败的关键。植骨术后需戴临时假牙的患者，尽量避免用临时假牙进行咀嚼，避免假牙压迫下方的牙龈及牙槽骨。此外，在种植体植入术后6个月内，也应尽量避免植骨区域受力。PM

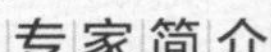

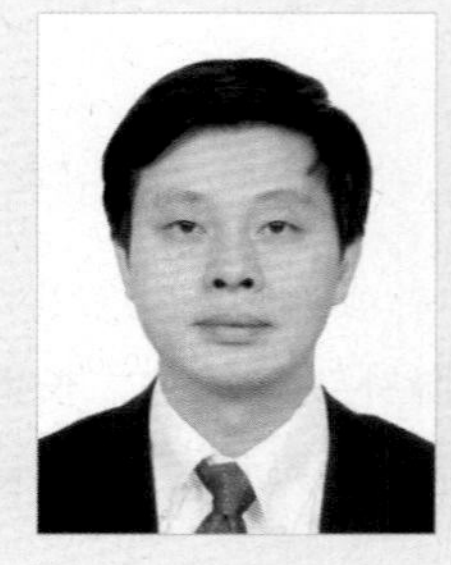

专家简介

赖红昌　上海交通大学医学院附属第九人民医院口腔种植科主任、主任医师、教授、博士生导师，中华口腔医学会口腔种植专业委员会候任主任委员，中国口腔医师协会种植医师工作委员会副主任委员，国际牙医学院院士。

捉摸不透的眩晕，查查前庭功能

华中科技大学同济医学院附属协和医院
耳鼻喉头颈外科主任医师　孔维佳

生活实例

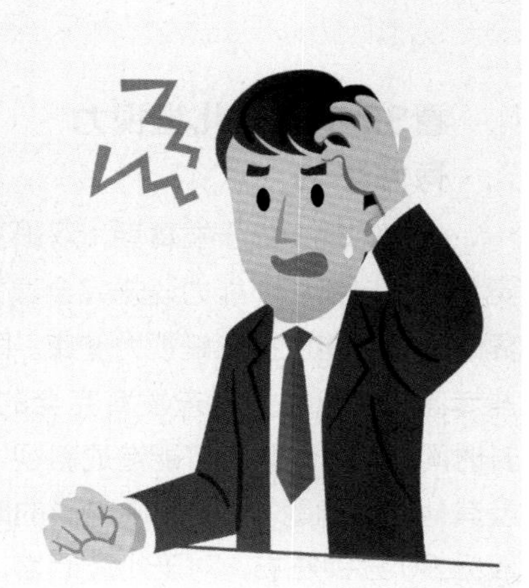

30岁的小毅在设计公司担任总经理一职，工作干得有声有色，正处事业上升期。一天上班前，小毅突然出现了严重眩晕、呕吐，还伴有左耳轰鸣声。无奈之下，他只能在家卧床休息，没想到症状愈演愈烈。家人叫来了救护车，将他送至医院。接诊医生在详细询问了病情后发现，小毅有左耳耳鸣病史2年余。一年前曾出现眩晕，每次发作时间为0.5～4小时不等，发作前均有耳胀满感，且自觉左耳听力下降。由于工作繁忙，小毅没有把这些不适放在心上。近半年来，由于眩晕发作越来越频繁，小毅曾在同事建议下服用过眩晕停（地芬尼多）等药物，但效果甚微。

经医生检查，小毅存在“左耳感音神经性听力下降”，初步诊断为“梅尼埃病（左耳）”。随后，医生又为小毅开具了若干项前庭功能检查。小毅对此不理解，既然已经有了诊断，为何要继续做检查呢？前庭功能检查是什么？

前庭系统：耳朵里的“平衡器”

人体的平衡是由前庭系统、本体感觉系统（包括皮肤浅感受器和颈、躯体的深部感受器）和视觉系统互相作用，及与中枢神经系统间的复杂联系、整合而共同维持的。其中，前庭系统起主导作用，前庭器官在人的内耳中。人体三大平衡系统中的任何一个发生异常，都会对平衡功能产生影响。

前庭“受伤”，眩晕“不请自来”

前庭系统分为前庭末梢和前庭中枢两部分。前庭末梢包括前庭感受器（半规管、椭圆囊和球囊）和前庭神经，前庭中枢指前庭神经核及其上行投射纤维、大脑皮质前庭中枢。半规管感受头的旋转运动，即头的角加速度；椭圆囊、球囊感受头的直线加速度。

在静止状态下，两侧前庭感受器不断地向同侧的前庭神经核对称地发送等值的神经冲动，通过一连串复杂的姿势反射，维持人体平衡。当前庭系统发生病变时，可能使信息发送的对称性或均衡性遭到破坏，出现前庭功能障碍，如体位调节障碍（平衡失调）、视线调节障碍（眼球震颤）、主观空间定位障碍（眩晕），以及自主神经系统功能异常（如患者可出现恶心、呕吐、面色苍白、心悸、唾液增加、出汗等）。

前庭功能检查：实现眩晕“定位诊断”

尽管眩晕是常见病和多发病，但长期以来，眩晕的基础和临床研究并未取得较大进展，诊断和治疗手段也十分有限。最

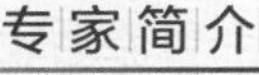

专家简介

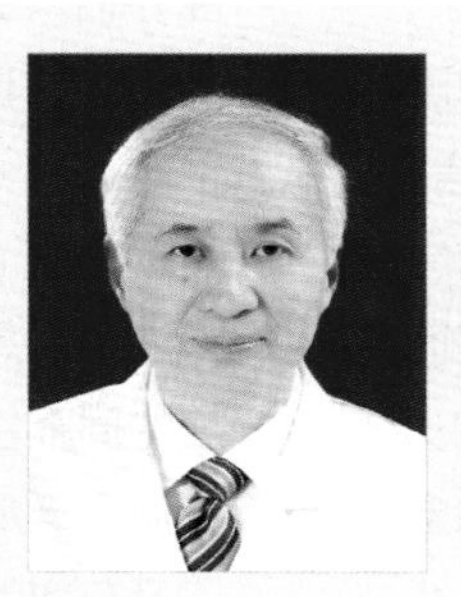

孔维佳　华中科技大学同济医学院附属协和医院耳鼻喉头颈外科主任医师、教授、博士生导师，中华医学会耳鼻咽喉科学分会副主任委员，湖北省医学会耳鼻咽喉科学分会主任委员。擅长耳聋、眩晕及耳鸣等耳科疾病的诊断和手术治疗。

如今，家长带孩子一起去电影院观看3D电影是很多家庭青睐的休闲活动，既能帮助孩子开阔视野，又能增进亲子关系。网络上流传着“太小的孩子不能看3D电影，否则会影响视力发育”的说法，让很多家长感到困惑：儿童看3D电影有什么讲究吗?

儿童看3D电影有讲究

上海交通大学附属儿童医院眼科副主任医师　邱悦

看3D电影对儿童视力有何影响

儿童的视力处于发育期，双眼立体视觉功能及自我调节能力还未完全建立，外界的刺激可能直接影响视力健康。国外一些专家认为，视力尚未发育完全的儿童，长时间使用3D眼镜可能造成斜视、弱视及其他视力问题。一部3D电影的时长一般为90分钟左右，对于儿童而言，观看时间过长。首先，相比于传统的2D电影，3D电影更容易增加人们视觉的压力，存在生理性远视的低龄儿童（比如幼儿园阶段的儿童）或存在低度散光的儿童观看时可能会出现头晕、恶心及视疲劳等不适。不过，目前尚未有确切证据表明3D电影会给儿童的视觉功能和发育带来损害。其次，看电影时，电影屏幕明亮而背景昏暗，这种强烈的明暗刺激也会导致视疲劳和近视加深。

此外，看电影时，孩子的注意力比较集中，眼球长时间处于固定注视状态，可能加重视疲劳。

总之，一般情况下儿童是可以看3D电影的，但需要注意控制时间。如果孩子观看时感到眼部不适，可摘下3D眼镜休息片刻。

儿童看3D电影，牢记3个关键词

❶**“距离”** 选择适宜的座位，一般宜距离屏幕20米左右（中间排）。

❷**“时间”** 长时间观看易造成视疲劳，最好每隔20分钟闭目休息一下。

❸**“清洁”** 公用的3D眼镜容易被细菌污染，家长最好自带湿巾，清洁眼镜后再让孩子戴。触摸3D眼镜后避免揉眼，减少感染风险。PM

困难的是眩晕定位诊断，因为绝大多数眩晕症的病因和发病机制尚不明确，前庭系统结构精细、功能复杂，研究方法有限。近年来，得益于前庭功能检查技术的发展，为眩晕的诊断、鉴别诊断、治疗策略选择、功能评价和预后评估提供了有效手段。

前庭功能检查通过一些特殊的测试方法，了解前庭功能是否正常。简而言之，前庭功能检查有以下作用：①验证临床初步诊断是否正确；②确定病变部位及性质（周围性前庭病变、中枢性前庭病变）；③分析前庭功能损伤的范围和程度（完全丧失、部分丧失）；④判断疾病预后。

准确诊断，有赖于多项检查互相印证、补充

前庭功能检查包括眼动功能检查、前庭－眼反射功能检查和前庭－脊髓反射检查三大类，分别用于评价半规管、椭圆囊和球囊功能，以及平衡功能。

眩晕多伴眼球震颤，故可通过视频眼震电图，对眩晕患者进行前庭功能评估。主要检测项目有扫视试验、跟踪试验和视动眼震试验、凝视试验、静态位置试验、动态位置试验、温度试验等。

近来一些新的检查手段也逐渐应用于临床，如前庭诱发的肌源性电位、主观垂直（水平）视觉检查、动态视敏度检查和前庭高频刺激检查等。值得注意的是，虽然前庭功能检查项目繁多，但每种检查技术均存在不同程度的局限性，不能单纯依据前庭功能检查的结果而做出诊断。准确的诊断应源于详尽的病史收集、针对性的听觉与前庭平衡功能检查、影像学检查，以及有效的动态随访。PM

家庭氧疗，如何兼顾“安全”和“有效”

首都医科大学附属北京天坛医院急诊科　滕丽华　郭 伟（主任医师）

氧疗并非人人适用

家庭氧疗是指患者在病情稳定后，返回家庭中继续长期吸氧的治疗手段，是纠正缺氧、提升生活质量的重要措施。世界卫生组织提出，长期辅助氧疗对慢性肺部疾病康复，提高患者生存率及改善生存质量意义重大。

氧疗虽然简单易行，但毕竟是一种治疗手段，且富氧状态（长期处于较高的含氧环境中）对提高心肺耐低氧能力不利。因此，健康人或无心肺疾病者，不应将吸氧当作常规补氧途径。

吸氧时间、浓度应恰当

患者应根据病情，选择合适的吸氧浓度和时间。低流量吸氧是指氧流量为1～2升/分，浓度为25%～29%；中度流量吸氧是指氧流量为3～7升/分，浓度为40%～60%；高流量吸氧是指氧流量为8～10升/分，浓度为60%以上。吸氧浓度与每分钟氧流量大致可参照以下公式进行相互转化：

吸氧浓度(%)=21+4×氧流量(升/分钟)

慢阻肺患者往往存在缺氧和二氧化碳潴留，过高的吸氧浓度会导致呼吸抑制，使病情恶化，应采用低流量、低浓度持续吸氧。其中，慢阻肺、慢性心功能不全的患者可安排夜间低流量氧疗，每天吸氧时间保持在10～15小时。

高浓度吸氧多用于抢救，家庭氧疗应尽量避免高浓度吸氧，尤其不能持续太长时间，否则可损害人体自身的呼吸调节功能。一般认为，吸入氧浓度>50%、持续24小时以上者，可能发生氧中毒。

氧疗前，做好准备工作

进行家庭氧疗前，首先要根据疾病需求选择鼻导管、鼻罩、面罩等吸氧器具，以及氧气瓶和制氧机等供氧装置。相比制氧机，氧气瓶不仅笨重，储氧量有限，还需反复到医疗单位补充氧气，且氧气为助燃剂，安全存在一定隐患。因此，长期家庭氧疗患者应尽可能选用制氧机。

此外，患者还应准备一台血氧饱和度检测仪，以便随时监测体内血氧饱和度水平。若氧疗未能改善憋喘症状，血氧饱和度低于90%，患者须及时就医。

进行家庭氧疗时，患者的气道管理也很重要。有条件者应同时配有雾化机和吸痰器，保证痰液得到稀释并充分引流。对于年老体弱的患者，家属或照护人员还需密切关注其咯痰情况，注意多拍背排痰。

家庭氧疗五点注意

❶ **氧疗切忌“临时抱佛脚”** 家庭氧疗应该长期坚持，不可等到急性发病后再吸氧。

❷ **正确评价氧疗效果** 吸氧期间需密切观察氧疗效果：若心慌、呼吸困难等不适症状有所缓解，说明氧疗有效；若疗效不佳，应寻求医生帮助，寻找原因。

❸ **注意呼吸道管理** 氧疗同时应注意呼吸道的温湿化，吸入的氧气应通过湿化瓶和必要的加温装置，以防止干冷的气体刺激呼吸道黏膜，诱发咳嗽，或造成痰液干燥形成痰痂，不易咯出。

❹ **防止污染和导管堵塞** 鼻塞、鼻导管、输氧管、加温器、加湿器等应定时清洗、消毒或更换，防止交叉感染。

❺ **安全用氧** 吸氧时，应避免接触火源。使用氧气瓶时，应轻拿稳放，注意防震、防火，以免发生爆炸。

目前，许多医院的呼吸治疗师可指导患者进行氧疗操作。患者可向呼吸治疗师咨询并反馈治疗情况，获得最适宜自己的氧疗参数，包括氧流量或吸入氧浓度、用氧频率、每日吸氧时间、吸氧疗程等。PM

在过去的三十多年里，激光近视手术在我国广泛应用，让无数近视患者得以摆脱眼镜，获得清晰视觉。复旦大学附属眼耳鼻喉科医院眼科周行涛教授深耕激光近视手术数十年，近年来专注于飞秒激光近视眼手术的相关研究和技术创新，在不断提升手术技术的同时，还为角膜疾病患者的治疗开辟了新思路。由其领衔完成的“飞秒激光透镜术关键技术研究与应用”荣获2017年度上海科技进步奖二等奖。

激光是如何治疗近视的？飞秒激光透镜术是怎么回事？它与角膜病的治疗又有什么关系？且听专家分析。

飞秒激光透镜术：小“透镜”的“大世界”

本刊记者　黄薏　张磊

受访专家　复旦大学附属眼耳鼻喉科医院眼科教授　周行涛

专家简介

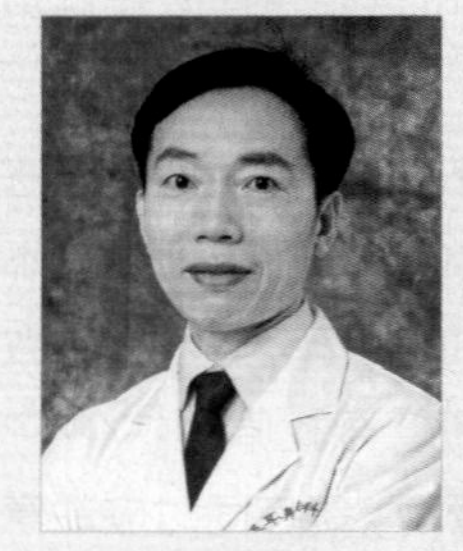

周行涛　复旦大学附属眼耳鼻喉科医院院长、教授、主任医师、博士生导师，上海市眼视光学研究中心主任，亚太近视眼协会学术秘书，中国微循环学会眼专业委员会屈光学组副主任委员。擅长近视眼矫正手术（全区SMILE）、超高度近视屈光晶体植入术（ICLV4C），以及圆锥角膜表面镜联合交联、层间镜联合交联手术，等等。

周行涛教授说“飞秒激光透镜术”

不止‘取出’，还有‘植入’。小透镜在治疗近视、角膜病中发挥着巨大作用与潜力。

认识激光近视手术

近视是由于眼轴过长或角膜曲率过大，导致外界光线无法聚焦于视网膜而引起的。激光治疗近视的基本原理是：利用激光切削部分角膜，使角膜变平，以达到矫正近视的目的。自20世纪90年代我国开展激光近视手术以来，该手术大致经历了以下几个阶段：准分子激光角膜切削术（PRK）、准分子激光原位角膜磨镶术（LASIK）、准分子激光上皮下角膜磨镶术（LASEK）、飞秒－LASIK手术（半飞秒手术）和飞秒激光小切口透镜取出术（全飞秒手术，SMILE）。

PRK手术需要去除角膜上皮，然后用准分子激光切削，矫正近视度数，几天后角膜上皮再生复原。LASIK手术保留角膜上皮，但需要用刀在角膜上制作一个角膜瓣，随后掀开角膜瓣，用激光切削，最后将角膜瓣复位。LASEK手术用20%的乙醇制作角膜瓣，不需用刀制作角膜瓣，创伤更小。飞秒－LASIK手术用飞秒激光制作角膜瓣，相比LASIK手术，其角膜瓣更薄、更均匀，然后用准分子激光进行切削。SMILE手术无须制作角膜瓣，按照预

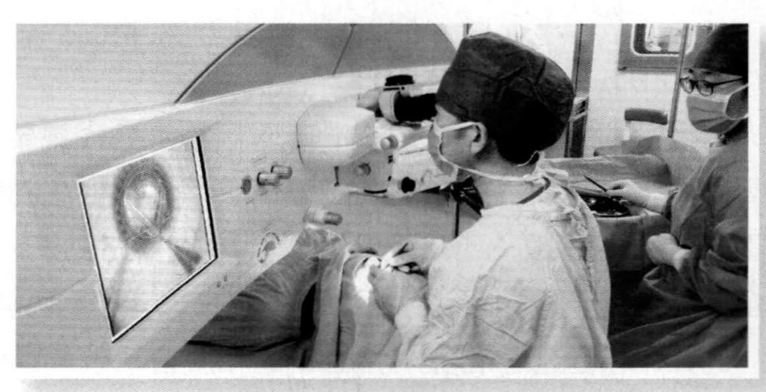

周行涛教授在手术中

上海市科学技术委员会科普项目资助（项目编号19DZ2332700）

设参数在角膜层间实施两次不同深度的激光扫描，分离出一层角膜组织（相当于一个3D组织透镜），再将其从2毫米的小切口取出，更微创、更安全。

率先“试刀”SMILE手术，“手动”开启“全飞秒无瓣”时代

2010年5月周行涛教授完成中国第一例飞秒激光透镜切除（FLEx）术。该手术通过飞秒激光制作并取出3D透镜组织治疗近视，不再需要用准分子激光进行角膜切削，标志着我国激光近视手术正式进入“全飞秒”时代。

虽然FLEx术是飞秒激光在屈光手术中的创新性应用，但为了顺利取出“透镜”，医生仍然需要制作角膜瓣，与飞秒-LASIK手术相比并无明显优势，仍存在角膜瓣相关并发症的发生风险。于是，学者们更关注用飞秒激光完成“无瓣”的屈光手术——小切口透镜切除（SMILE）术。这种手术无须制作角膜瓣，只要在角膜边缘制作一个约2毫米的切口，再用显微镊将透镜取出即可。

“我们2010年率先在国内开展SMILE手术，由于当时我国还没有引进‘切边’软件，角膜上这个2毫米的小切口必须靠‘手工’完成，不能有丝毫偏差，压力可想而知。”周行涛教授介绍。

凭借娴熟的手术技术和敢拼敢闯的精神，周行涛教授在没有“切边”软件的情况下，成功完成了数百例SMILE手术。2011年8月以后，随着“切边”软件被引入国内，SMILE手术得以在全国普及。“十年来，我们已经完成SMILE手术10万余台，是全世界完成SMILE手术最多的医院。”周行涛教授说道。

“透镜”再利用：“变废为宝”开辟角膜病治疗新天地

“我们医院每年开展大量SMILE手术，也意味着有大量透镜留存，如果将这些角膜组织直接废弃，是十分可惜的。是否能将他们‘变废为宝’，用于治疗角膜病患者呢？”这是周行涛教授团队一直在思考的问题。于是，他们先后用兔子和猴子做实验，证实将取出的透镜组织植入病变的角膜组织内，有助于改善实验动物的角膜。之后，他们尝试将这一创新技术应用于圆锥角膜等角膜病患者，取得良好疗效。

圆锥角膜多于青春期发病，患者的角膜中央变薄，前凸膨出呈锥形，病情严重者须进行角膜移植。角膜胶原交联术是一种能够增强角膜机械强度、延缓病情进展的方法，但要求患者的角膜基质厚度在400微米以上。这一“硬指标”将很多角膜厚度不够的患者“挡在了手术室外”。周行涛教授团队大胆创新，将从SMILE手术中获得的角膜组织植入患者的角膜基质中，以增加其角膜厚度，使患者有条件接受角膜胶原交联术，同时能改善角膜形态，延缓病情进展。

除圆锥角膜外，颗粒状角膜营养不良患者的处境也因该技术的出现而有了转机。颗粒状角膜营养不良为常染色体显性遗传病，患者的角膜上可出现灰白色斑点，进而形成弥漫性混浊，严重影响视力。为改善视力，患者常需通过准分子激光治疗性角膜切削术（PTK手术），将角膜表面的病灶削除。由于该方法“治标不治本”，患者往往需要进行多次PTK手术，角膜越“削”越薄，最终陷入“无计可施”的困境。如今，通过植入适当厚度的透镜组织（将透镜置于患者角膜基质床上），不仅提升了患者视力，还能改善其角膜表面的规则性，推迟角膜移植的时间。

“拆东墙、补西墙”，近视、远视“齐搞定”

针对一眼近视、一眼远视，且度数相近的患者，周行涛教授团队创新性地采用“拆东墙、补西墙”的方法，先通过SMILE手术，从近视眼中取出“透镜”，再将其植入远视眼角膜基质层间的“基质袋”中，可谓“一举两得”。PM

专家感言

希望手术“越做越好”，更希望“越做越少”

经过数十年的发展，激光近视手术技术不断提高，创伤越来越小，效果和安全性也越来越好。然而，周行涛教授却认为，近视手术越做越多，并不值得称道，因为从近视防治的思路出发，“防”更重要。为做好儿童和青少年的近视防控工作，周行涛教授带领团队建立了上海市儿童和青少年屈光发育检测档案，与上海闵行区卫健委和教育局等联合推进近视防控的“闵行模式”，成立全国近视防控志愿者联盟，主编《近视防治：还近视眼一个微笑》等科普书籍。

近年来，随着人们生活习惯的改变，低头看手机、久坐不动等不良姿势让脊柱很“受伤”。颈椎病、腰椎病的发病率逐年攀升，发病人群日益年轻化。此外，骨折、椎管狭窄等脊柱疾病也很常见。当保守治疗效果不佳时，医生往往会建议脊柱疾病患者接受手术治疗。同济大学附属第十人民医院骨科主任贺石生教授于2005年开始涉足脊柱微创手术领域，走在全国前列。十余年来，贺石生教授带领团队在不断提升手术技术的同时，针对脊柱微创手术面临的定位与射线暴露问题进行了深入研究与探索，取得了一系列创新性发明成果，由其领衔完成的“脊柱微创手术中减少射线暴露及快速定位的关键技术及应用”项目荣获2017年度上海技术发明奖二等奖。

如何减少脊柱微创手术中的射线暴露，保护患者，也保护医生？如何在体表对脊柱上的小病灶进行快速、精准的定位？且听专家分析。

创新发明：巧妙化解 脊柱微创手术两大难题

本刊记者 黄 薏

受访专家 同济大学附属第十人民医院脊柱外科教授 贺石生

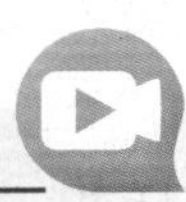

专家简介

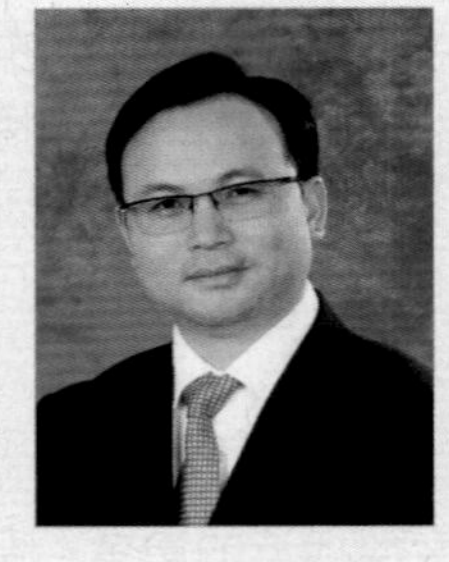

贺石生 同济大学附属第十人民医院脊柱外科主任、脊柱微创中心主任、主任医师、教授、博士生导师，中华医学会骨科分会微创学组委员，中国医师协会骨科医师分会微创脊柱学组委员、脊柱内镜工作委员会委员，上海市医学会骨科专科分会微创学组副组长，上海市康复医学会脊柱脊髓专业委员会常务副主任委员。

贺石生教授说“脊柱微创手术”

借助科技的力量，让手术变得更精准、高效、便捷，让医患双方都获益，这或许就是贺石生教授团队这些年来不断创新的初心和动力。

脊柱位于人体背部正中，由7块颈椎、12块胸椎、5块腰椎、1块骶椎和1块尾椎组成，借韧带、关节及椎间盘连接，具有负重、减震、保护和运动等功能。脊柱内部有一条纵行的管道，内有脊髓通过。所有发生在脊柱及其周围组织（包括椎骨、椎间盘、韧带、肌肉等）的疾病，统称为脊柱疾病。

微创技术，让部分脊柱疾病患者免“开大刀”

2004年，在德国学习的贺石生教授接触到了当时国内尚未开展的脊柱微创技术，并对此产生了浓厚兴趣。2005年回国以后，他组建了脊柱微创手术团队，并着手开展显微镜下椎间盘切除术、椎间盘镜下髓核摘除术等脊柱微创手术，取得了良好疗效。经过十多年的发展，贺石生教授所在的同济大学附属第十人民医院脊柱外科已成为国内颇具影响力的脊柱微创治疗中心，开展的脊柱微创手术种类繁多，如微创介入技术（射频消融、激光等）、椎间孔镜技术、椎间盘镜技术、微创减压和经皮内固定技术、经皮椎体成形术等。

上海市科学技术委员会科普项目资助（项目编号 19DZ2332700）

“十多年前，国内还没有医院开展脊柱微创手术，但这项技术确实给不少需要做手术又不愿意‘开大刀’的颈椎病、腰椎病患者带来了福音。以适用于治疗大多数椎间盘突出症和椎管狭窄患者的椎间孔镜技术为例，手术在局麻下就能完成，切口非常小（约 0.7 厘米），术后只需要缝合一针甚至不需要缝合，患者于术后 2 ~ 6 小时就可以下地行走，当天就可以出院。相比传统手术，脊柱微创手术创伤更小、恢复更快，也更容易被患者所接受。经过十多年的发展，脊柱微创技术已经在全国各地‘遍地开花’。”贺石生教授介绍。

两大难题，阻碍脊柱微创技术发展

既然微创技术那么好，是否可以取代传统手术呢？贺石生教授告诉记者，传统手术与微创手术各有优势和不足，适用于不同患者，并没有绝对的好坏之分。传统手术虽然创伤较大，但病灶暴露良好，医生“看得清、摸得着”，手术时可以“直奔主题”——先找到病灶，再进行操作，适用于治疗大多数脊柱疾病。微创手术主要借助内镜进行操作，切口小，创伤小，患者术后恢复快，但要在体表精准定位脊柱部位的小病灶，并非易事。为避免“失之毫厘，谬以千里”，医生在术前和术中需要进行数十次甚至上百次的 X 线透视进行“验证”。如此大剂量的射线暴露，不仅会对医生和患者的健康造成威胁，也在一定程度上阻碍了脊柱微创手术的开展。

同心球系统辅助穿刺技术，解决椎间孔镜“定位”难题

“对椎间孔镜手术而言，定位是第一步，也是最关键的一步。动辄上千万的手术导航系统虽然可以帮助定位，但昂贵的价格令很多医院望而却步，且该系统操作难度高，在实际应用方面也存在一定问题。因此，我们一直在思考和探索，希望能找到一种既高效又实用的定位方法，解决微创手术定位难的问题。”贺石生教授介绍。

功夫不负有心人。贺石生教授从“同心球理论”中得到启发，发明了“同心球系统辅助穿刺技术”。其原理很简单，无论患者体形如何，只要将病灶设定为球心，那么从球面上的任意一点进行穿刺，都能直达球心，分毫不差。

“在同心球系统辅助穿刺技术的帮助下，我们只需要进行 2 次 X 线透视就可以找准穿刺点。与‘盲穿’相比，

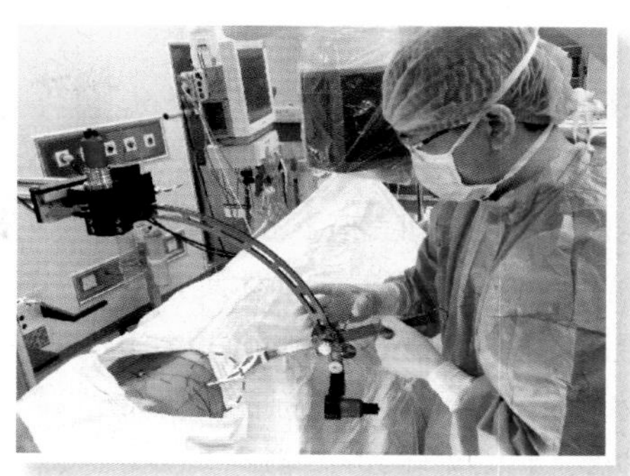

医生应用同心球系统辅助穿刺技术进行术前定位

定位时间大大缩短，透视次数大大减少，穿刺准确率也大大提高。”贺石生教授介绍，“目前，该技术已经在全国推广应用，大大提高了微创手术的定位效率。”

遥控骨水泥注射技术，减少75%射线暴露

经皮椎体成形术是一种微创手术，通过向病变椎体内注入骨水泥（聚丙烯酸甲酯）达到强化椎体的目的，目前被广泛用于治疗老年骨质疏松性骨折、肿瘤骨转移等患者。

经皮椎体成形术的创伤很小，医生只需要将直径 4 毫米左右的穿刺针刺入受伤的椎体，并注入适当剂量的骨水泥即可。为确定穿刺针是否到位、骨水泥注射量是否合适，医生往往需要通过多次 X 线透视来评估。为最大限度地保护医生和患者，避免遭受过量 X 线辐射，贺石生教授团队发明了一种可以远距离遥控操作的骨水泥注射技术。

“借助这项技术，医生只要将穿刺部位确定好，就可以离开患者床边。注射骨水泥时，医生可以选择手动遥控注射，也可以选择机器自动注射（配备紧急制动功能，确保安全）。骨水泥的注射剂量可以预先设置，无须反复透视确认。我们的研究显示，运用该技术可以使经皮椎体成形术的射线暴露量减少 2/3。”贺石生教授介绍。

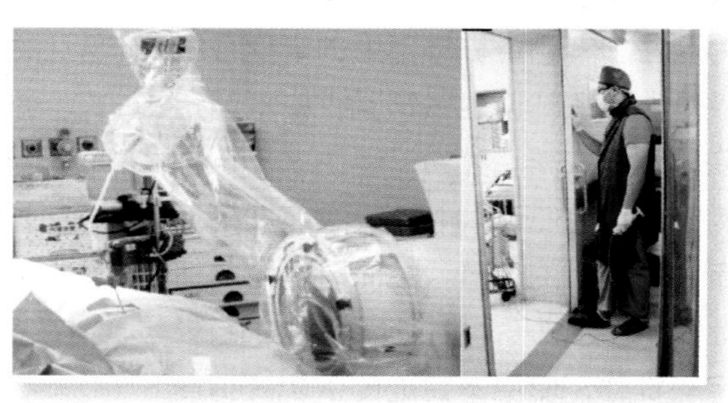

医生遥控操作骨水泥注射过程

脊柱微创手术定位穿刺系统，“小工具”解决“大难题”

与椎间孔镜、椎间盘镜手术相比，经皮椎弓根螺钉内固定术对术前体表定位的要求更高、需要定位的点也更多。由于既往的体表标志定位或金属标记定位方法不够准确，为找到合适的穿刺点，医生往往需要进行多次透视和反复穿刺。

为解决这个难题，贺石生教授团队自主设计了一个构思巧妙、简单实用的脊柱微创手术定位穿刺系统，可用于各种脊柱微创手术（如椎间孔镜、经皮椎弓根螺钉内固定术、经皮椎体成形术等）的术前定位。

该系统的核心分两部分：体表定位器和皮内定位器。

体表定位器类似于网格板。术前，医生将体表定位器用胶布固定于患者背部，用X线透视后，根据透视图像，在患者体表标出需要做内固定的椎弓根的体表位置。椎弓根体表位置的连线，即为皮肤切口位置。

皮内定位器由藕杆和6枚克氏针组成。藕杆是一种高分子材料，在X线下不显影，其内有多个引导针孔，可以置入克氏针。当皮内定位器放置妥当、经X线透视确认“到位”后，即可取出皮内定位器，并沿克氏针置入穿刺针。

“过去，对于需要进行二次手术的脊柱疾病患者，医生往往会感到十分头疼。因为这些患者的脊柱局部解剖结构已经被破坏，组织粘连也很严重，使术前定位变得难上加难。如今，借助这套定位穿刺系统，我们可以十分快速而准确地确定体表切口的位置，轻而易举地直达病灶，并进行减压、融合及椎弓根螺钉内固定等操作，使原本完成的手术变得简单而精准。”贺石生教授介绍。PM

肝病是我国的常见病，尤其是慢性乙肝。目前，虽然医学界对慢性乙肝的治疗取得了很多进展，但疗效仍难以令人满意。中医药是慢性乙肝的主要治疗手段，目前上市的中成药有百余种，在临床应用十分广泛。上海中医药大学附属曙光医院肝病科防治慢性乙肝已有60余年历史，由高月求教授领衔完成的“肝藏象理论指导下的中医药防治慢性乙型肝炎临床实践”项目，荣获2017年度上海市科技进步奖三等奖。中医药防治慢性乙肝的优势有哪些？且听专家分析。

中医药治疗慢性乙肝具有悠久的历史。大家可能认为，乙肝是现代疾病，中医是古老医学，中医不知道如何治疗乙肝。的确，在乙肝病毒被发现之前，中医不认识它，但认识黄疸、肝区胀痛等乙肝相关症状，并形成了完善的诊疗体系。比如，通过观察小便在白绸布上的染色判断黄疸轻重，并以茵陈为主药进行治疗，现在临床上治疗黄疸的茵栀黄注射液、茵陈黄疸冲剂等常用中成药即来源于此。大家熟知的保肝降酶药，如甘草酸苷、联苯双酯，分别来源于中药甘草和五味子。在东汉时期张仲景的著作《金匮要略》中有这样的论述:“肝之病，补用酸，助于焦苦，益用甘味之药调之。”中医认为，五味子属于酸性药物，甘草属于甜甘之品，可补肝、益肝，也就是具有保肝作用。总体而言，中医药防治慢性乙肝有四个优势环节。

优势一：调控免疫

虽然抗病毒治疗解决了乙肝患者体内乙肝病毒复制的问题，但很难彻底清除病毒，主要原因是免疫紊乱没有得到纠正。中医药以调理人体状态见长，中医药调理的关键功效在于调整人体的免疫功能。

我们在承担国家传染病重大专项课题时，开展了中医药防治慢性乙肝多中心、大样本临床流行病学调查，发现慢性乙肝的基本病机为脾虚湿热兼肾虚。因此，我们确立了“补肾健脾利湿”治法，并总结多年临床经验，形成了中药复方——补肾健脾利湿方。临床研究证实，补肾健脾利湿方明显提高了患者乙肝病毒表面抗原、e抗原的阴转率。我们将164例服用恩替卡韦（一种抗乙肝病毒药物）1年以上未产生HBeAg血清学转换（乙肝病毒e抗原转阴）的慢性乙肝患者随机均分为治疗组与对照组，两组均给予恩替卡韦治疗，治疗组患者加用补肾健脾利湿方。治疗12个月后，治疗组患者的HBeAg阴转率为22.56%，明显高于对照组的11.59%。由此可见，补肾健脾利湿方可提高慢性乙肝患者使用恩替卡韦治疗后的HBeAg阴转率。

中药复方为何能提高HBeAg阴转率？我们的研究发现，中药复方可提高慢性乙肝患者外周血NKT细胞（自然杀伤T淋巴细胞）和

上海市科学技术委员会科普项目资助（项目编号 19DZ2332700）

中医药防治乙肝四大优势

上海中医药大学附属曙光医院主任医师　高月求

树突状细胞的数量，降低抑制性 T 淋巴细胞的数量，改善 NK/NKT 细胞分泌抗病毒细胞因子 IFN-γ 的能力，从而提高临床疗效。总之，中医药治疗可从调控细胞免疫入手，提高慢性乙肝患者的免疫应答能力，在抗病毒治疗的基础上，提高乙肝病毒表面抗原、e 抗原阴转率，提高临床疗效。

优势二：抗肝纤维化

肝纤维化是慢性乙肝进展到肝硬化的关键病理改变，阻断肝纤维化进展是治疗的关键。目前，临床应用的抗肝纤维化药物均是中药，比如大家熟知的复方鳖甲软肝片、扶正化瘀胶囊、安络化纤丸等。

我们结合肝纤维化的中医认识，形成了特色方剂——柔肝活血方。使用该方剂可改善慢性乙肝、肝纤维化患者的肝脏炎症和纤维化程度，抑制胶原蛋白分泌，促进其降解，从而发挥抗肝纤维化的作用。

我们发现，慢性乙肝、肝纤维化患者使用补肾健脾利湿方治疗 2 年后，肝脏穿刺病理检查提示肝纤维化逆转率达到 68%，肝脏炎症和纤维化积分也明显降低。此外，我们还开展了以补肾为主治法预防肝硬化进展为原发性肝癌的临床实践，探索肝脏癌前病变的诊断、中西医干预的效果。一些初步结果表明，中医药治疗可以降低乙肝肝硬化患者发生肝癌的风险。

优势三：改善临床症状

慢性乙肝患者常见抑郁、焦虑、失眠、乏力、肝区胀痛或隐痛等临床症状，生活质量因此受到严重影响。在中医理论指导下，辨证应用中药治疗可明显改善上述症状。

在中医“肝主疏泄”理论指导下，应用柴胡疏肝散治疗可显著减轻慢性乙肝患者的焦虑症状。

中医认为，肝为罢极之本，脾主四肢肌肉，肾为作强之官。也就是说，肝、脾、肾亏虚是人体疲劳乏力的原因，补肾、健脾、养肝治疗可以改善症状。临床实践证明，应用养肝健脾补肾方药可改善慢性乙肝患者的疲劳症状。失眠是肝病患者的常见痛苦，中医理论认为“肝藏血、血舍魂”，肝病患者易出现“魂不守舍”的失眠。应用养血疏肝中药复方治疗慢性乙肝伴失眠的患者，可以改善患者的失眠状态，提高患者的睡眠质量。

优势四：保肝、降酶、退黄

虽然抗病毒治疗是慢性乙肝治疗的关键，但并不是全部。近年来发现，肝功能长期反复异常是原发性肝癌的危险因素之一。保肝、降酶、退黄一直是中药治疗慢性乙肝的优势环节之一。临床常用的甘草酸制剂、五味子制剂、垂盆草制剂均来源于中药，保肝降酶疗效显著；茵陈黄疸冲剂、熊胆胶囊、八宝丹、片仔癀均是临床治疗黄疸的常用中药制剂。大量临床实践表明，保肝、降酶、退黄中药联合抗病毒药物治疗，可明显提高慢性乙肝患者的临床疗效，改善患者的预后。PM

专家简介

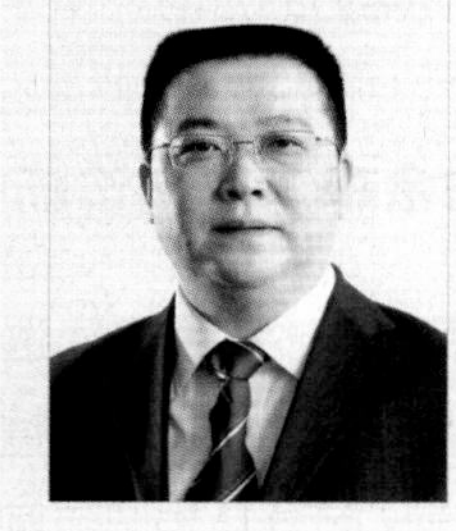

高月求　上海中医药大学附属曙光医院副院长、主任医师、教授、博士生导师，中国民族医药学会肝病分会会长，中华中医药学会肝病专业委员会副主任委员，上海市中医药学会肝病专业委员会主任委员。擅长中西医结合防治肝炎、肝硬化、肝癌等各种慢性肝病，以及中医调理慢性疾病躯体不适症状。

高月求教授说“中医药防治乙肝”

中医药治疗慢性乙肝的优势有四个：调控免疫，抗肝纤维化，改善临床症状，保肝、降酶、退黄。

帕金森病（PD）是一种在老年人群中常见的神经系统退行性疾病。流行病学调查显示，目前我国65岁以上人群帕金森病的患病率为1.7%，且随着年龄增长，患病率呈明显上升态势。帕金森病不仅严重影响患者的生活质量，也给家庭和社会带来沉重的负担。

到目前为止，帕金森病的治疗以改善症状和延缓进展为主，尚不可治愈。帕金森病起病隐匿，早期诊断困难。对帕金森病患者而言，尽早获得明确诊断并采取干预措施，对提高生活质量具有重要意义。

复旦大学附属华山医院神经内科王坚教授团队历时十余年，围绕帕金森病的早期诊断、发病机制及干预措施开展研究，由其领衔完成的“帕金森病早期的脑功能显像诊断、发病新机制及干预”项目荣获2017年度上海市科技进步奖三等奖。该项目如何实现帕金森病的早期诊断？在帕金森病的发病机制方面又有哪些新发现？且听专家分析。

脑功能显像新技术，提高帕金森病早期诊断率

本刊记者　莫丹丹　黄 薏

受访专家　复旦大学附属华山医院神经内科教授　王 坚

专家简介

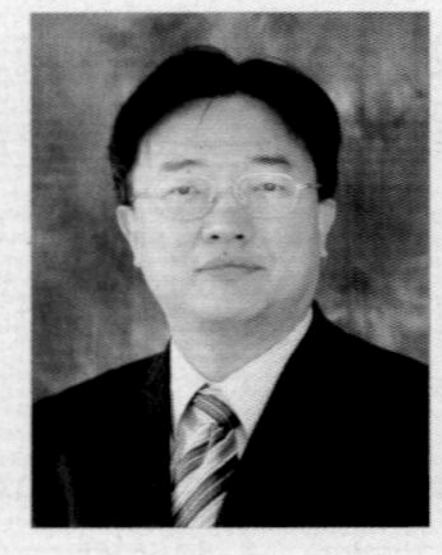

王 坚　复旦大学附属华山医院神经内科副主任、主任医师、教授、博士生导师，上海市“浦江人才”，上海市卫生系统优秀学科带头人，中国康复医学会帕金森病和运动障碍专业委员会副主任委员，中华医学会神经病学分会帕金森病及运动障碍学组委员，上海市医学会神经内科专科分会副主任委员。

王坚教授说“脑功能显像新技术”

“帕金森病患者若能及早获得明确诊断，接受规范化治疗，同时坚持对病情有益的生活方式，有望延缓病情进展，提高生活质量。”

帕金森病早期诊断：意义重大而挑战艰巨

帕金森病患者主要表现为静止性震颤、肌强直、运动迟缓、姿势平衡障碍等运动症状，常伴有嗅觉减退、便秘、抑郁、睡眠障碍等非运动症状。帕金森病的诊断主要依据 3 个核心运动症状，即必备“运动迟缓”，以及“静止性震颤”或“肌强直”中的一项（俗称“慢 + 抖 / 僵”）；还须具备一些支持条件（如多巴胺能药物具有显著疗效、出现左旋多巴诱导的异动症等）。在运动症状出现前，帕金森病患者的病理改变往往已经悄无声息地发生。由于帕金森病起病隐匿，主要依据临床症状的诊断方式难以识别症状轻微或不典型的帕金森病早期患者，容易贻误干预时机。因此，寻找一种更敏感、更准确的方法在更早期对帕金森病患者明确诊断是医学界共同努力的方向。

多巴胺能PET显像，助力帕金森病早期诊断

帕金森病的病理特征是中脑黑质多巴胺能神经元选择性变性死亡和路易小体的沉积。王坚教授团队采用特定的 PET 显像示踪剂（如 ^{11}C-CFT 等）特异性靶向结合

脑多巴胺转运体，发现帕金森病患者在早期即表现脑内多巴胺能系统损害的特征。这一特征有助于更精确、更敏感地识别帕金森病早期患者。同时，王坚教授团队利用氟-18-脱氧葡萄糖（^{18}F-FDG）PET 显像，首次报道了中国人帕金森病相关脑代谢网络模式（PDRP），发现这一模式在帕金森病早期即可出现，表现为壳核、苍白球、丘脑、脑桥、感觉运动皮质和小脑葡萄糖代谢增加，顶枕叶相关脑区葡萄糖代谢减低。将脑多巴胺转运体 PET 显像与 ^{18}F-FDG PET 显像相结合，可以将帕金森病的早期诊断率提高到 93% 以上，使患者能更早地接受合理治疗，提高生活质量。

至今，王坚教授团队已累计开展帕金森病脑功能 PET 显像诊断 2000 余例，尤其适用于症状轻微或不典型的帕金森病患者的早期诊断和鉴别诊断。目前，该技术已在国内多家医院应用。“目前我们团队正在进行人工智能判读上述脑功能影像技术的开发，通过进一步提高判断的准确性和效率，造福更多帕金森病患者。”王坚教授表示。

经鼻通路构建疾病模型，发现帕金森病炎性致病新机制

探究帕金森病的发病机制对开展针对性治疗和干预至关重要，然而该病的发病机制复杂。临床上，早期帕金森病患者出现嗅觉减退的比例很高。由于经鼻吸入的物质可绕过血脑屏障，经“捷径”进入脑内，故王坚教授团队推测，经鼻吸入环境中的神经毒性物质后引起神经元损伤可能是帕金森病的发病机制之一。为验证这一推测，王坚教授团队以“嗅觉减退与帕金森病存在相关性”作为切入点，利用经鼻滴注神经毒物脂多糖构建帕金森病动物模型，发现纹状体内活化的小胶质细胞介导局部的炎症反应攻击多巴胺能神经元，可导致帕金森病。之后，

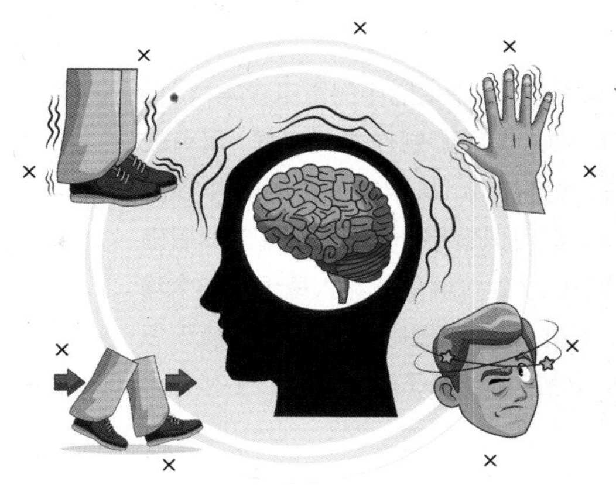

他们用多种抗炎化合物（如海藻糖、法舒地尔等）干预，发现抗炎治疗对帕金森病有一定疗效。这一发现为探索帕金森病的发病机制及治疗开拓了新思路。

早期干预：药物控制+改善生活方式

虽然帕金森病目前尚不能被治愈，但帕金森病患者若能被早期发现，接受规范化治疗，同时调整生活方式，如适当增加运动，适当多食海鲜及肉类以使血尿酸保持在正常高值，多饮水，适量饮用咖啡或茶等，有望延缓病情进展，提高生活质量。PM

专家忠告

很多患者在被确诊为帕金森病后会感到恐慌，担心自己以后的生活不能自理，给家庭带来沉重负担，或者认为“既然没有治愈的希望，就没有必要治疗了”，进而采取消极的态度应对。实际上，帕金森病患者只要积极配合医生，接受规范化的治疗，坚持对病情有益的生活方式，仍然可以在很长一段时间内保留运动功能，获得较为满意的生活质量。帕金森病患者要消除恐慌，积极面对，尽早前往正规医院寻求神经内科医生的帮助，并坚持配合随访。

延伸阅读

为方便帕金森病患者了解相关科普知识、做好自我管理，王坚教授团队开发了用于帕金森病患者管理的手机应用——“帕为患者”APP。患者完善个人信息后，可学习帕金森病防治相关的科普知识，也可与专业医生沟通，咨询疾病相关问题。

鸡蛋是日常生活中的常见食物，价格实惠、储存容易、制作方式多样，具有较高的营养价值，从半岁左右的婴儿到老年人，都可以食用。《中国居民膳食指南（2016）》建议健康成年人每天吃一个鸡蛋，蛋黄、蛋白都要吃。那么，儿童应该怎么吃鸡蛋？你给孩子吃对了吗？

鸡蛋吃法那么多，你给孩子吃对了吗

华中科技大学同济医学院公共卫生学院营养与食品卫生系教授　杨年红

鸡蛋的营养价值很高，每100克鸡蛋含蛋白质13克，蛋白和蛋黄的重量比约为3：2，蛋白质的含量各占一半，蛋白中富含卵清蛋白，蛋黄中富含卵黄蛋白，都是优质蛋白质。每100克鸡蛋含脂肪11～15克，主要集中在蛋黄中，易被人体消化吸收。蛋黄中还含有丰富的卵磷脂、固醇类，以及钾、钠、镁、钙、磷、锌、维生素A、维生素D及B族维生素，这些都是人体必不可少的营养物质，对合成新组织、修复损伤细胞、维持人体正常生理功能有重要作用，对促进幼儿大脑和神经系统的发育也有好处。

婴儿满6个月后开始添加辅食，蛋黄是首选，可从少量（1/4个或更少）开始，逐渐增加到1个蛋黄。蛋白中的卵清蛋白较易引起过敏，婴儿消化系统发育还不够完善，应避免食用蛋白。大一点的婴儿可逐渐尝试食用蛋白，绝大多数1周岁左右的婴儿可以食用全蛋，以每天吃一个较为适宜。

鸡蛋的烹调方法很多，煮着吃、煎着吃、炒着吃……家长应根据孩子的不同年龄段和身体状况，选用不同的吃法。

白煮蛋

带壳水煮最简单、常见。可将鸡蛋冷水下锅，慢火升温，沸腾后微火煮2分钟，停火后再焖3～5分钟。这样煮出来的鸡蛋蛋清嫩、蛋黄凝固又不老，可最大限度地保留鸡蛋中的营养成分，蛋白质也容易被人体消化和利用。给婴儿吃蛋黄时，家长可将蛋黄碾碎，加奶粉或婴儿米粉，用水调成糊状后喂食。

煮荷包蛋

可准备一个小碗，把鸡蛋打入碗中。锅中加入清水，加热至冒泡时，顺着锅边慢慢倒入鸡蛋，用中火煮2～3分钟。这样煮出来的鸡蛋圆润、不散花，口感嫩滑，营养素损失较小，消化吸收率较高，适合能耐受全蛋的儿童。

煎蛋、炒蛋

无论直接用油煎、炒鸡蛋，还是将其与番茄、丝瓜、洋葱等蔬菜搭配，都需要加油，进而增加脂肪的摄入量。油煎温度较高，还会损失一部分维生素。但是，将鸡蛋与蔬菜配合食用，可增加食物多样性，弥补鸡蛋中缺乏的营养素，比较适合较大年龄儿童食用。

生食

有些日韩料理有蘸食蛋液的吃法。生鸡蛋中的蛋白质不容易被人体消化和利用，不利于营养吸收。此外，生鸡蛋容易被沙门菌等致病菌污染，容易引发食源性疾病。因此，无论成人还是儿童，都应避免生吃鸡蛋。

茶叶蛋

与白煮蛋相比，茶叶蛋卤煮时间较长，蛋白质较难消化，维生素的损失也较多，还加入了食盐或其他调味品，不适合低年龄儿童食用。

咸蛋、皮蛋

这类蛋制品在加工过程中需要用盐、碱石灰、草木灰腌制，含盐量较高，儿童不宜食用。

蒸蛋羹、蛋花汤

这两种烹调方式对鸡蛋中营养素的破坏都不大，消化吸收率也较高，适合1岁以上幼儿。但需注意，蛋花汤水分较多，儿童食量较少时，难以保证鸡蛋的摄入量。PM

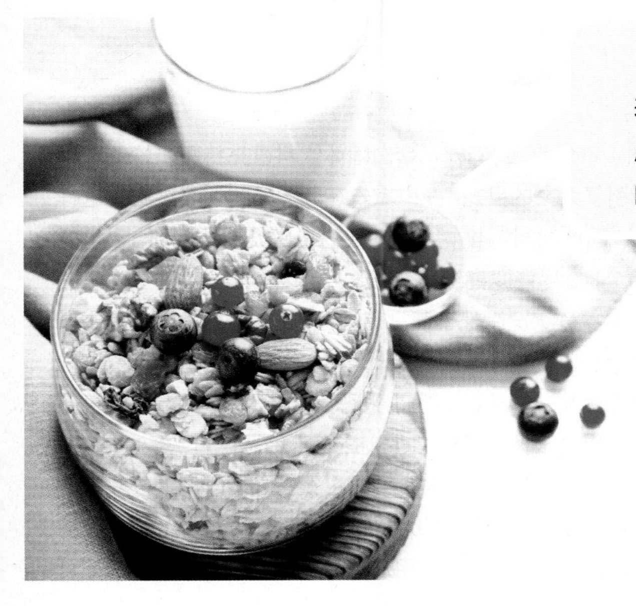

近年来，越来越多的人开始把麦片当成健康食品的代表，认为麦片有营养、能量低。然而，超市、商店的货架上，所谓“健康麦片”的猫腻特别多。有一些麦片，常常披着健康的外衣“欺骗”我们的眼睛。

当心伪健康麦片“骗”过你的双眼

同济大学营养与保健食品研究所教授　戴秋萍

燕麦又名莜麦，是一种禾本科植物，主要产地为我国山西、陕西和内蒙古，云南、贵州、四川等地也有种植。燕麦作为一种主食，营养价值较高：在谷类食物中，燕麦蛋白质中必需氨基酸的种类与含量最为平衡；必需脂肪酸的含量非常丰富，亚油酸含量占脂肪酸的1/3以上；维生素和矿物质含量也很丰富，特别是维生素B_1和锌含量居谷类食物之首；燕麦还含有丰富的β-葡聚糖，对降低血糖和血胆固醇、通便及增强免疫力有一定益处。

燕麦产品，孰优孰劣

多食燕麦对人体有很多好处。那么，市面上琳琅满目的燕麦产品，如纯燕麦片、快熟麦片、水果混合麦片、坚果麦片等，究竟有什么区别？到底孰优孰劣呢？

① 燕麦米

燕麦米是加工程度最低的燕麦，也是营养素保存得最完整的燕麦产品。但由于没有经过多少加工，燕麦米比较难煮熟。若想食用燕麦米，可以将少量燕麦米事先浸泡，再加入其他谷类或豆类一同烹煮。一次不宜吃太多燕麦米，否则可能会造成胃肠道不适。

② 纯燕麦片

纯燕麦片是将燕麦粒压扁制成，呈扁平状。经过碾压处理的燕麦片有些散碎感，但仍能显现其原有形状。燕麦片的加工程度比燕麦米高，各种营养素的含量虽有一定损失，但蛋白质含量仍然高达12%～15%，且膳食纤维、钙、钾、不饱和脂肪酸等营养成分含量仍然处于较高水平。纯燕麦片比较好熟，一般煮10分钟或微波炉加热3～5分钟即可食用，还可加入牛奶、豆浆、水果、鸡蛋等同食。由于β-葡聚糖更易溶出，纯燕麦片的饱腹感较强。

③ 即食燕麦片

即食燕麦片又称快熟麦片，是目前市场上最常见的一种燕麦片。这种燕麦片的加工程度比前两种都深，营养价值稍逊色，外形更散碎。即食燕麦片用开水浸泡5分钟左右即可食用，适合在办公室等没有烹调条件的地方食用。

④ 水果或坚果混合燕麦片

在纯燕麦片中加入水果、坚果、玉米薄脆等，就是目前颇受消费者欢迎的混合燕麦片。混合燕麦片口味丰富，既有燕麦的营养（不如纯燕麦片营养价值高），又有坚果或水果的营养。既可以作为零食干吃，也可以用开水冲泡，还可以与牛奶、豆浆、酸奶、粥等一同食用。目前比较流行的自制混合燕麦片，是将糖和纯燕麦片、坚果等混匀，用烤箱烤制15～20分钟制成。自制混合燕麦片由于添加了额外的糖，应注意不能吃太多。

⑤ 速溶营养麦片

所谓营养麦片，其实营养价值远不如纯燕麦片，它的蛋白质含量一般不高于5%；经过加工后，饱腹感降低，血糖生成指数升高。还有一些产品中添加了植脂末、糖等，可能会带入反式脂肪酸和添加糖，对糖尿病、肥胖等慢性病患者更加不利。

如何选择健康的燕麦产品

介绍了这么多种燕麦产品，到底哪种更加健康？对此，消费者在选择燕麦产品时，可以把握以下原则：

❶ 选择纯燕麦片

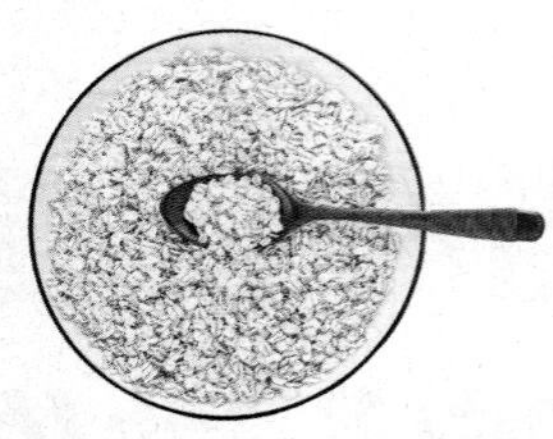

全麦食品对健康有益，比起精制小麦面粉，全麦面粉保留了小麦颗粒外层的麸皮等，使营养得以更好地保留。然而，虽然同为“麦”，燕麦却没有“精制”与“全麦”之分，因为燕麦加工成燕麦片时，没有经过除去外层的处理，本身就是全谷物。因此，在购买燕麦产品时，无须考虑“全麦”与否，购买加工程度较低的纯燕麦片即可。

很多天然燕麦片往往包装朴素，在众多商品中不是很能吸引人的视线，吃起来的口感略微粗糙，但这正是纯天然产品的特色。反观一些包装“花哨”的燕麦片，通常是用开水冲泡即食的产品，其营养成分含量较低，还可能含有添加糖等。因此，在选择燕麦片的时候，不要“以貌取人”，可以参考产品包装上的营养成分表。

❷ 选择没有甜味的燕麦片

天然谷物中的碳水化合物是没有甜味的，如果有甜味，很可能是加入了糖或甜味剂（如甜蜜素、安赛蜜、阿斯巴甜等“代糖”）。糖是纯能量食物，会快速升高血糖，需要控制血糖和减肥的人，最好不要选择含有添加糖的燕麦片。“代糖”也并非都不含能量，且容易被人误认为这种燕麦片“不含糖”而过量食用，不利于控制血糖和能量摄入量。加入了水果干（非蜜饯）、坚果碎、豆类碎片等的混合燕麦片较为健康，若燕麦片中含有麦芽糊精、砂糖、奶精（植脂末）、香精等，则会降低燕麦的营养价值，不宜多食。

❸ 选择需要煮的燕麦片

从健康的角度来说，经过煮制的燕麦片更健康一些。因为燕麦片煮过以后，β-葡聚糖溶出较多，较为黏稠，饱腹感较强，食用后血糖上升的速度也会相应减慢。同时，需要煮制的燕麦片通常没有添加成分，而多数一冲即食的产品，添加成分较多，营养价值相对较低。PM

不久前，湖南郴州蛋白固体饮料冒充特医奶粉的事件吸引了大家的目光：多位家长在导购员的误导之下将这样的“固体饮料”当作治疗过敏的特医奶粉，长期给自己的宝宝吃。尽管调查组最后给出的调查结果是，这些儿童的生长发育状况尚处于正常范围，但是用普通食品作为主食长期喂养婴幼儿非常危险，用蛋白固体饮料冒充特殊医学用途婴幼儿奶粉的行为也很恶劣。对此，除了市场监管部门要想办法扎紧管理的“栅栏”，不给恶意打“擦边球”者有可乘之机，广大婴幼儿家长也很有必要学习相关知识，了解普通食品和婴幼儿食品的区别，知道固体饮料、婴幼儿配方食品、特殊医学用途食品的含义，以及培养查看食品标签的意识，掌握一些食品标签知识。

特医食品是什么

我国食品法规规定的婴幼儿配方食品包括三个标准下的四类产品，分为一般的婴幼儿配方食品和特殊医学用途的婴幼儿配方食品。

一般婴幼儿配方食品是为了满足婴儿的营养需要，以牛羊乳为基本原料，加入各种营养成分，并按比例加以调配，以达到接近母乳喂养效果的奶制品。共有三类，即适用于0～6月龄婴儿的1段奶粉，适用于6～12月龄婴儿的2段奶粉，适用于12～36月龄幼儿的3段奶粉。

除了适用于普通婴幼儿的配方食品外，还有具有特殊医学用途的婴幼儿配方食品。特殊医学用途的婴幼儿配方食品，是针对那些不宜或不能采用一般婴幼儿配方食品喂养的儿童而专门设计生产的食品，如适用于对牛奶蛋白质过敏患儿的乳蛋白水解配方食品，适用于早产儿的早产儿配方食品，等等。当然，特殊医学用途食品也有为成年人准备的种类，如针对进食受限、消化吸收障碍、代谢紊乱或特定疾病状态下，需要特殊食物管理人群的各个种类。我们关注的“配方奶粉”，其实属于特殊医学用途食品与婴幼儿配方食品的一个交叉领域。目前国家已经批准生产的特殊医学用途的婴幼儿配方食品有6种：无乳糖配方和低乳糖配方、乳蛋白部分水解

蛋白固体饮料怎能冒充奶粉

南京医科大学公共卫生学院教授　汪之顼

配方、乳蛋白深度水解配方或氨基酸配方、早产或低出生体重婴儿配方、母乳营养补充剂、氨基酸代谢障碍配方，未来还会不断增加品种。

对于健康宝宝而言，家长只需进行母乳喂养或选择普通配方奶粉即可。而早产、乳糖不耐受、对牛奶蛋白质过敏、患代谢性疾病、营养不良等有特殊喂养需求的宝宝，通常需要在医生指导下选择特殊医学用途婴儿配方奶粉。

蛋白固体饮料是什么

固体饮料是普通食品，目标人群是普通人。作为任何人均可食用的食品，对其要求不能太高。从监管角度说，固体饮料作为普通食品，只要符合相关标准和法规就可以生产。

市场销售的固体饮料一般是以糖、乳和乳制品、蛋或蛋制品、果汁或食用植物提取物等为主要原料，添加适量的辅料或食品添加剂制成的固体制品，分为蛋白型固体饮料、普通型固体饮料和焙烤型固体饮料三类。豆乳粉、速溶果汁、速溶咖啡等都属于固体饮料。蛋白固体饮料，也就是我们常说的蛋白粉，是固体粉末状的蛋白质食品，蛋白质含量较高，可为人体补充蛋白质。很多食品企业在没有婴幼儿食品、保健食品或特医食品生产资质的情况下，可能就会借助普通食品固体饮料身份，生产经营一些特殊营养健康理念的食品。适合普通成年人群的食品，或一般儿童食品，只要合法生产、诚信经营，消费者根据自己的需求做出选择，这样做本身也是没有问题。但“擦边”婴幼儿配方食品，尤其是故意误导或恶意诱导，就踩到了法律的“红线”。

在湖南郴州蛋白固体饮料冒充特医奶粉事件中，蛋白固体饮料本身不存在食品安全问题，它最大的问题在于虚假宣传，商家通过将产品包装上的“深度水解”字样偷换概念，将其作为“特医奶粉”卖给对牛奶过敏的婴幼儿。蛋白固体饮料不是婴幼儿配方奶粉，更不是特医食品，其蛋白质和营养素含量远不能与配方奶粉相比。

通过对比涉事产品与正规深度水解蛋白配方食品的营养成分表，我们发现，涉事产品缺乏维生素 K_1、生物素、钾、铜、镁、锰、碘、氯、硒等多种国家婴儿配方食品标准要求的必需营养素，未添加胆碱、DHA（二十二碳六烯酸）、牛磺酸等任何可选择性成分，烟酸、钠、铁含量均高于国家标准限值要求，维生素 D 含量则低于国家标准要求的 60%。如果婴幼儿长时间将其作为主要甚至唯一的营养来源，将会导致营养不良。

如何识别真正的奶粉

面对市面上种类繁多、“真真假假”的奶粉如何挑选？

首先，应认准国家标准，国产婴幼儿配方食品必须符合相应的国家标准。

其次，我国婴幼儿配方食品的市场准入制度非常严格，“特医奶粉”生产厂家除了需要生产和经营许可外，还必须通过食药监管部门的特殊医学用途配方食品注册审批，才能进行生产。每个企业允许生产的奶粉不超过 3 个配方系列、9 种产品配方（每个配方系列可分 1、2、3 段），若生产企业调整配方，必须将产品品质升级。我国采用“企业批批检验，监管部门月月抽检、公开”的制度，消费者在选购婴幼儿配方食品时，可以参考监管部门公开的产品抽检信息。

第三，通过食品标签判断产品是否属于真正的婴幼儿配方奶粉。通过国家审批的婴幼儿配方食品都标注有“国食注字 YP+ 编号”字样，“YP”代表“婴配”。特殊医学配方食品都标注有“国食注字 TY+ 编号”字样，“TY”代表“特医”。PM

夏季是葡萄成熟、大量上市的时节。葡萄虽然美味，但保鲜期短。因此，有人将多余的葡萄自酿成葡萄酒。但是，因饮用自酿葡萄酒而发生中毒的新闻报道不断。自酿葡萄酒的安全性该如何保障？

家庭自酿葡萄酒需谨慎

华南农业大学食品学院　赵力超（教授）程武玲

葡萄酒工业生产的流程为：采摘酿酒葡萄，进行分选、清洗。将葡萄果粒上的枝梗去除，因枝梗含单宁，会令酒产生苦涩的味道。红葡萄酒的酿制过程中，将葡萄的“皮”和“肉”同时进行压榨，因葡萄皮中色素含量较高，酒呈暗红色。经压榨后，就可得到酿酒原料——葡萄汁，经过发酵，葡萄汁逐渐转变成葡萄酒，糖分越来越少，酒精度越来越高；另外，要想保持葡萄酒的果味和鲜度，须添加二氧化硫处理，防止葡萄酒氧化。发酵一段时间后，将沉淀的渣与酒分离，再继续进行多次发酵与沉淀，进而得到陈酿葡萄酒。

家庭自酿葡萄酒的过程比较简单：将葡萄清洗后，去除枝梗，稍加干燥。将处理后的葡萄装入干净的容器，挤破，适量加糖，密封发酵。经过一段时间后，去除果渣，再由酿酒者根据经验判断是否需要继续发酵。

通过上述描述，可看出工业酿制和家庭自酿葡萄酒有几个明显区别。

葡萄的品种

酿酒葡萄的皮很厚，果肉少，汁多，且颗粒小，不适合食用。而自酿葡萄酒多选用市售的鲜食葡萄。

通常，酿酒葡萄的糖分和酸度都较高，产出酒体的酒精浓度超过12%，酸度（pH）会小于3.6，使酒体不易受细菌影响而变质。食用葡萄的甜度较高，但酸度不够，有些品种甜度、酸度都不够，酿出的酒体酒精浓度和酸度均较低，品质不好。

是否添加酵母和二氧化硫

工业生产葡萄酒时，为了发酵完全、减少污染、缩短时间，常会添加酵母。添加二氧化硫则能起到杀菌和抗氧化的作用。

自家酿造葡萄酒的过程中，常不添加酵母和二氧化硫。所以，自酿葡萄酒不能存放太久。

发酵条件、时间的差别

工业生产中，通过实时监测葡萄汁中的糖度、酸度，可对其进行精确调控，并调整发酵温度，确定何时终止发酵。

自酿葡萄酒时，葡萄与糖的放置比例多依靠经验，发酵温度也无法精确控制，多为季节温度；终止发酵的标志主要是看有无泡沫产生。这样酿制的葡萄酒，口感时好时差。

微生物污染的控制

可见，上述因素掌握不当，不仅会影响葡萄酒口感，而且还会造成微生物污染，影响人体健康。

在工厂生产中，厂房的空气、设备均要定时杀菌，且杀菌方式较多，以保证整个操作环节达到卫生标准。家庭自酿时，多采用沸水杀菌，杀菌方式单一，杀菌范围有限。

甲醇的控制

曾有新闻报道，有人因饮用自酿葡萄酒而发生中毒。后经证实，中毒由自酿葡萄酒中甲醇超标引起。

发酵过程中，葡萄皮中果胶的分解、氨基酸脱氧和原料的霉变都会产生甲醇。工业生产可以通过监测来控制甲醇的含量，而家庭自制过程中无法判断葡萄酒中甲醇的含量是否超标。PM

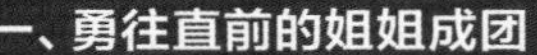

过敏人的烦恼（五）

一起去爬山

✍ 肖特明

一、勇往直前的姐姐成团

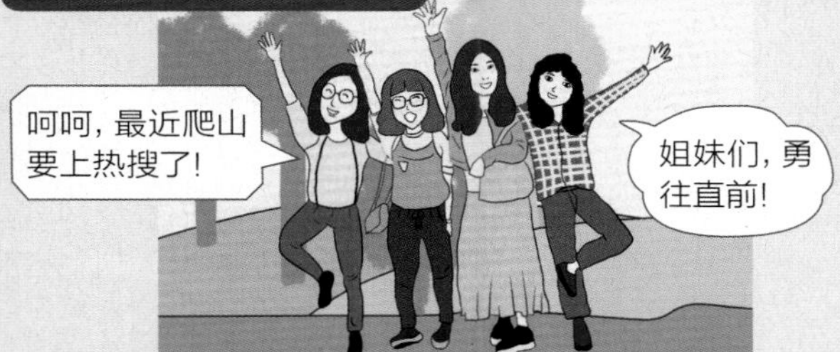
呵呵，最近爬山
要上热搜了！
姐妹们，勇
往直前！

小仙说：爬山是一项有氧运动，可以增加肺活量、改善心肺功能、促进新陈代谢、加速血液循环、强身健体、陶冶情操，是一项很好的运动。

二、说好的阴天变成了艳阳天

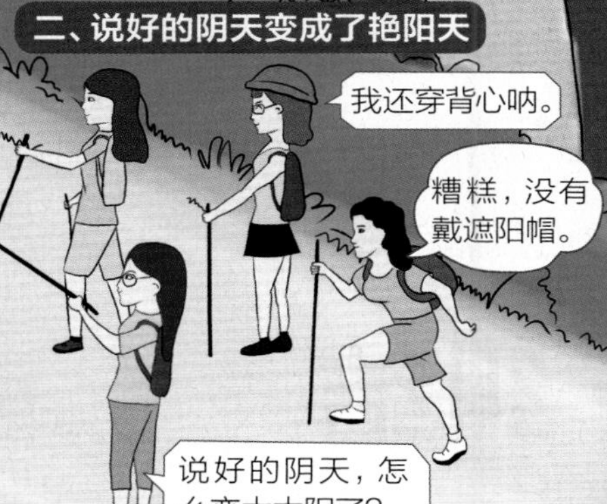
我还穿背心呐。
糟糕，没有
戴遮阳帽。
说好的阴天，怎
么变大太阳了？

小仙说：阴天时，虽然太阳的能量减弱了，不容易直接晒伤皮肤，但紫外线还是很强的，一样可以透过云层，照射到皮肤上，导致一系列皮肤问题。

三、突如其来的风团

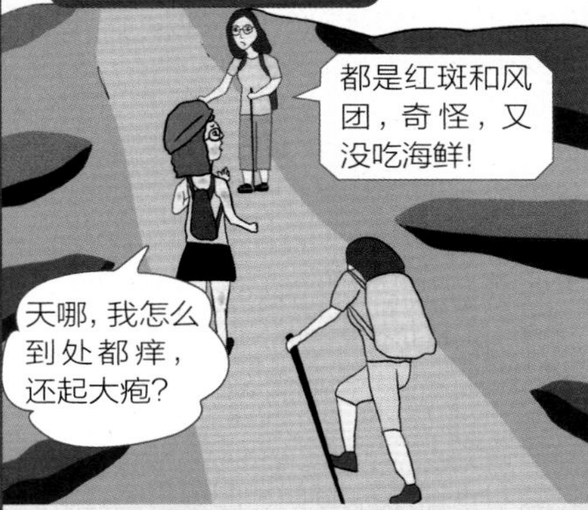
都是红斑和风
团，奇怪，又
没吃海鲜！
天哪，我怎么
到处都痒，
还起大疱？

小仙说：风团是荨麻疹的一种表现，表现为突然出现的散在红斑，伴有明显瘙痒。导致荨麻疹的原因很多，有食入性、吸入性、接触性等。

四、原来是对日光过敏

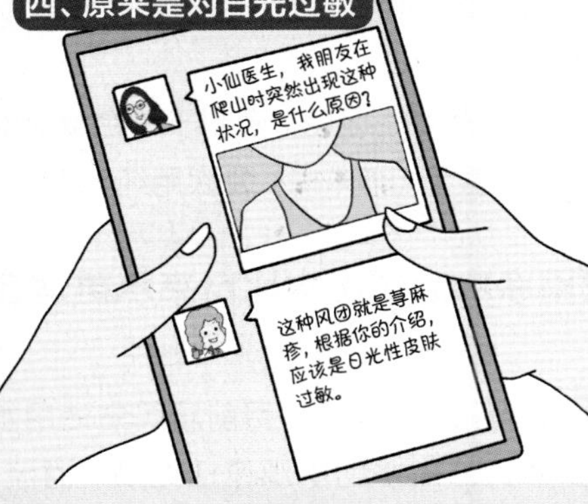
小仙医生，我朋友在
爬山时突然出现这种
状况，是什么原因？
这种风团就是荨麻
疹，根据你的介绍，
应该是日光性皮肤
过敏。

小仙说：日光性荨麻疹是对日光过敏，瘙痒性红斑和风团一般在日晒后半小时内出现，可能会持续一小时至数小时不等。光照越强烈，病情越严重，关键是及时避开日照。

五、赶紧回去吃抗过敏药

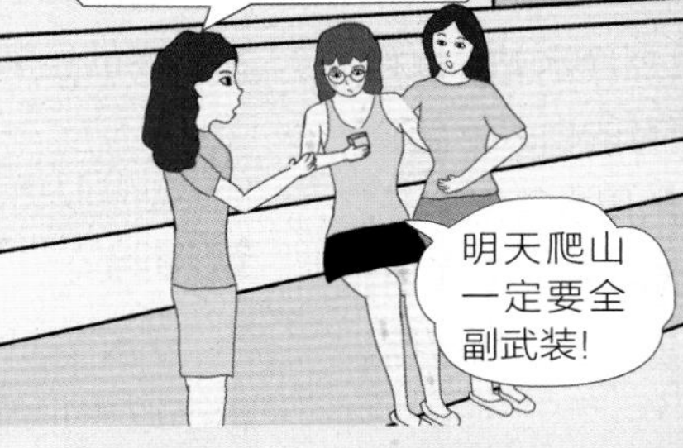

小仙说：针对日光性荨麻疹等皮肤过敏，首先要找到病因，避免再次过敏。同时，可以服用第二代抗过敏药。

六、姐妹团顺利登顶

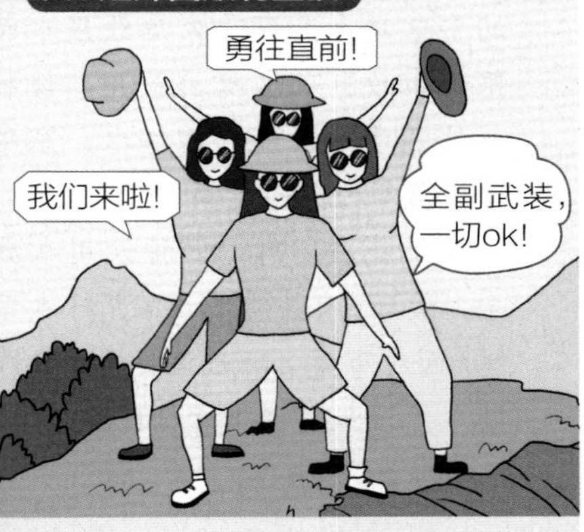
勇往直前！
我们来啦！
全副武装，
一切ok！

小仙说：夏日外出旅游，千万别被阴天、雨天所迷惑，记得戴好遮阳帽和太阳镜，穿上防晒服，有过敏史者最好随身携带抗过敏药，以防万一。

小仙医生语录：

夏季防晒，不仅是一项美白功课，更重要的是维护皮肤健康。日光性荨麻疹是皮肤对光线的一种过敏反应，一般在日晒后半小时内发生，躯干裸露部位会出现瘙痒性红斑和风团，持续一小时至数小时不等。光照越强烈，病情越严重。患者应尽快离开日照区域，并及时在医生和药师指导下服用抗过敏药。相比之下，第二代抗过敏药（如盐酸西替利嗪）起效快，作用时间长，对中枢神经系统抑制作用小，而且不通过肝脏代谢，安全有效，有过敏史者可以将其装入旅游随身小药包。

小仙医生
生于：1983　星座：摩羯
身份：来自欧洲的健康医生
家族：世代在欧洲研发和生产原研药
学历：瑞士苏黎世大学医学院博士
专长：对过敏性疾病有丰富的诊疗经验

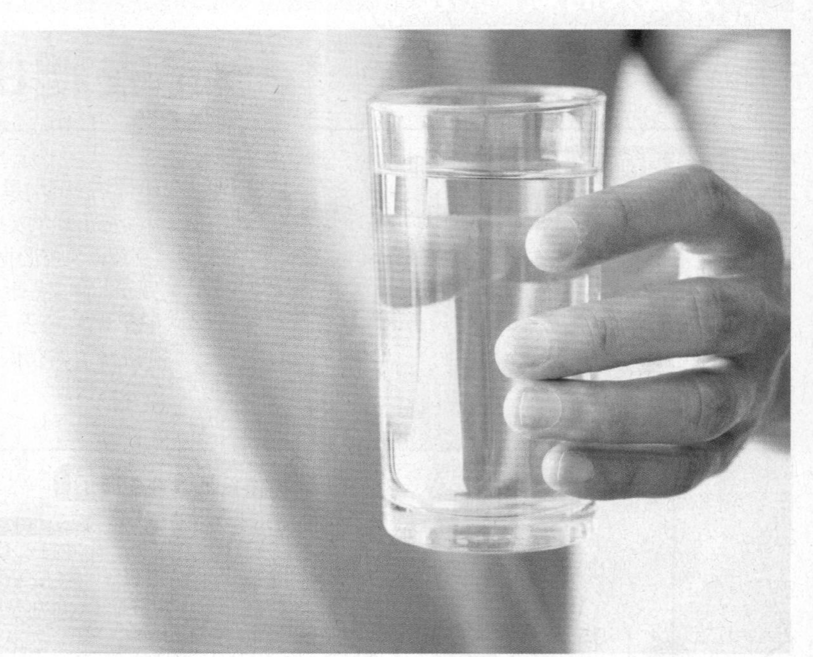

随着健康意识的增强和生活水平的提高，人们对生活饮用水水质的要求越来越高。家庭饮用水已不限于市政自来水煮沸饮用，现制现售饮用水、管道分质供水、家用净水装置等为人们提供了更多选择，也让人们感到困惑：哪种饮用水更安全、健康？有必要使用家用净水装置吗？面对市面上琳琅满目的各类净水装置，该如何选择适合自己的产品？且听专家分析。

摆脱家庭饮用水的纠结

上海市疾病预防控制中心公共服务与健康安全评价所　苏怡　苏瑾（主任医师）

疑问一：目前家庭饮用水有哪些种类？

除自来水外，目前常见的家用直饮水来源包括以下几种：

① 管道分质供水

分质供水一般在居民小区建设时设立净水站，以自来水为原水，经深度处理净化后，在原有的自来水管道系统上增设一条独立的供水管道，与生活用水管网分开，通过独立封闭的循环管道输送，供终端用户直接饮用。分质供水属于集中式供水，其特点是省去了运输和搬运，水龙头出水即可饮用。

② 现制现售饮用水

是以自来水为原水，通过水质处理器产生直饮净水并直接散装出售的供水方式。现在很多小区都设有现制现售净水机，居民自备储水容器接水。其优点是产出饮用水快捷、方便。

③ 家用净水装置产水

将自来水通过家用小型水质处理设备净化后直饮。

④ 预包装饮用水

水源经生产企业的深度处理后，密封于符合食品安全标准的包装容器中出售，如瓶（桶）装饮用纯净水。

疑问二：家用净水装置出水比自来水更适合饮用吗？

为了保证饮用水的卫生、安全，目前居民生活用水由市政水厂统一供水。自来水的水源包括湖泊、河流、水库和地下水等，要求水量充足、水质良好。水厂从水源集中取水，经统一净化处理和消毒后，通过输配水管网送至用户。国内市政水厂多采用常规处理和深度处理（深层处理）两种水处理工艺。常规处理是指传统的混凝－沉淀－过滤－消毒工艺，这种处理方式能去除大部分悬浮物和细菌；深度处理是在常规处理基础上加入臭氧/生物膜过滤工艺、微滤/超滤-纳滤工艺和活性炭吸附等新型处理技术，可进一步去除有机污染物，提高饮用水水质。此外，还有一些紫外线技术和新型高级氧化技术正逐步应用。

市政自来水的出水水质要符合强制性国标《生活饮用水卫生标准》（GB5749）的要求，自来水应感官性状良好，透明、无色、无异味和异臭，无肉眼可见物，不含有病原微生物，水中所含的化学物质对人体不造成急性中毒、慢性中毒和远期危害。

家用净水装置主要的水处理工艺有：活性炭处理工艺、超滤处理工艺、反渗透处理工艺等。活性炭处理工艺以活性炭滤芯作为主要组件，利用活性炭吸附过滤，去除水中异色、异味、胶体杂质和大部分有机污染物。超滤处理工艺利用超滤膜截留 0.001 微米以上的粒子和大分子物质（如细菌及胶体状物质）。其特点是出水量较大，无须加电、加压，水利用率高，可直饮。反渗透处理工艺（应用该工艺的净水装置俗称“纯水机”）利用以压力为推动力的膜分离技术，通过反渗透膜进行选择性透过，去除水中绝大部分金属离子、细菌、水垢、有机污染物等。一般需要加电、加压，同时会产生一部分浓缩水排出，出水也可直饮。

《中国居民膳食指南（2016）》提倡饮用白开水。实际上，自来水本身是安全的生活用水，煮沸后水中的绝大多数病原微生物被杀灭，残留的部分化学物质挥发，是安全、方便、经济的家庭饮用水。

疑问三：如需使用家用净水装置，应如何选择？

居民可根据当地的水质状况、家庭的实际情况及安装场地的适宜度选用合适的家用净水装置。活性炭水质处理器价格相对较低，产水不能直饮，仍需煮沸；可产生直饮水的反渗透净水装置价格相对较高，需要加电、加压、排废水，购买安装前需注意水压，提前预留好插座、排水接口等。

最重要的是，居民在选购净水器时应选择正规厂家的产品，购买前还应查看其是否具备有效期内的涉及饮用水卫生安全产品卫生许可批件。此外，根据国家相关法律法规，涉水产品标签和说明书中不得标注下列内容：明示或暗示具有防治疾病作用的内容；虚假、夸大、使消费者误解或者欺骗性的文字、图形，以及与生活饮用水无关的内容；“酸性水”“碱性水”“活化水”“小分子团水”“功能水”“能量水”“富氧水”等内容。消费者在选购产品时须擦亮双眼，切勿相信商家夸大宣传的保健功效。

疑问四：使用家用净水装置有哪些注意事项？

家用水质处理器的出水水质除与产品质量相关外，往往与日常使用和维护息息相关。若使用和维护不当，不仅不能达到预期的净化效果，还可能危害饮用者的身体健康。正确使用和维护家用水质处理器，要注意以下几点：

① 使用时适当控制流速

可按照产品说明书上的标示设置流速。通常家用净水器流速为每分钟 1～2 升，适当降低流速可使净水器过滤组件与自来水充分作用，更好地发挥过滤性能。

② 排尽初滤水和隔夜水

每次使用净水器时，宜先排出一段初滤水，并排尽净水器内的隔夜存水。因为净水器在不使用时，过滤水在机器内部静止，如果没有除菌装置，容易滋生细菌，引起二次污染。

③ 定期更换滤芯

滤芯的吸附过滤能力有一定限度，使用过久不仅不能再发挥作用，还可能将已经截留的污染物释放到过滤水中，反而造成污染。所以，应按照产品说明书的要求定期更换（一般每隔半年至一年）滤芯。更换时，宜使用与原来型号、规格一致的滤芯，不要用其他品牌的滤芯替代。PM

专家简介

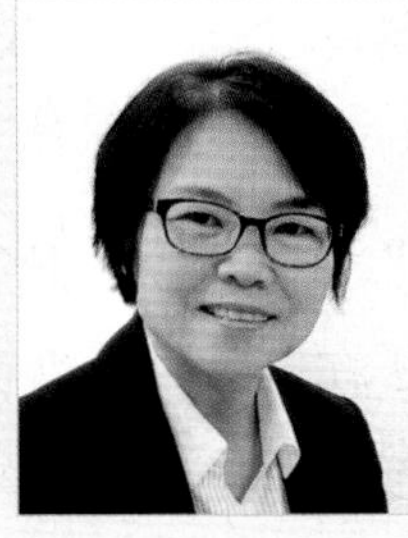

苏 瑾 上海市疾病预防控制中心公共服务与健康安全评价所所长、主任医师，多年从事环境卫生管理、公共服务与健康安全评价工作，曾参与国家和地方饮用水、化妆品、公共场所等领域法规和标准的制定、修订。

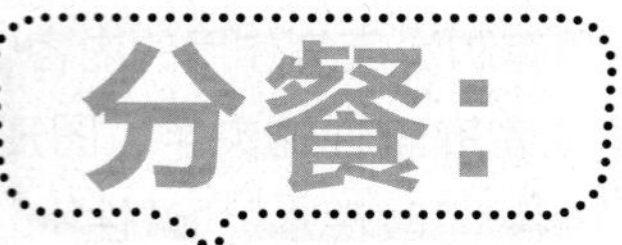

分餐：“分”的是疾病，不是情分

北京大学公共卫生学院　周明珠　马冠生（教授）

2020年这场突如其来的新冠肺炎疫情，给大众的生命和健康带来巨大威胁，但也为人们重新审视卫生习惯与健康提供了契机。据了解，很多聚集性新冠肺炎疫情的发生，都与“合餐”有很大关系。因此，推行分餐制、使用公勺公筷等举措再次引起了人们的广泛关注。

“分餐”的历史更悠久

“围桌合餐”在我国已经有上千年的历史，但实际上，分餐并不是西方文化的专利。我国的就餐方式最初也是分餐。早在西周时期，我国就有“席地而坐、分案而食”的分餐制记载。魏晋南北朝时期，当时的社会受到少数民族饮食风俗的影响，再加上高足坐具的出现，促使人们开始同桌而食。到了隋唐时期，国人基本已经抛弃了席地而坐的就餐方式，合餐开始出现，这是分餐到合餐的过渡阶段。明清时期，合餐的就餐方式在我国已经完全成熟和流行了。

合餐为疾病传播“牵线搭桥”

在某种程度上，我国人民习惯于在餐桌上表现亲情和人情。在与家人、亲戚、朋友、同事等一起吃饭时，大家往往“围桌合餐”，并且经常用“我帮你夹菜、你帮我盛汤”的方式表达亲近和感情。殊不知，在这温馨、热闹的场景背后，隐藏着交叉感染的巨大风险，为人们的健康带来了一定的隐患。在疾病面前，不分餐就是“裸奔”。合餐存在传播疾病的风险。如果一起吃饭的人中，有人患有某些可通过唾液、呼吸道飞沫等传播的疾病，如流感、幽门螺杆菌感染等，非常有可能传染给同桌而食的人。易通过合餐传染的常见疾病包括以下几种：

① **甲肝、戊肝：** 甲肝和戊肝主要经粪—口途径传播，肝炎病毒有可能通过患者的唾液等传染给健康人。

② **幽门螺杆菌感染：** 幽门螺杆菌是许多胃病的“罪魁祸首”。有研究显示，幽门螺杆菌感染可使患胃癌的风险增加2.7～12倍。幽门螺杆菌主要通过粪—口途径传播，且具有家庭聚集性，即一家人中如果有一个人感染幽门螺杆菌，那么其他家庭成员感染的风险也相对较高。这是因为感染者唾液中含有幽门螺杆菌，合餐很容易促使病菌传播。

③ **流行性感冒：** 流感病毒主要通过空气中的飞沫，与感染者直接接触，或接触被病毒污染的物品而传播。围桌合餐时，流感病毒很可能在互相夹菜、盛汤、共用碗筷等过程中传播。

④ **手足口病：** 手足口病是由肠道病毒引起的传染病，多发生于5岁以下儿童，主要表现为发热、口腔溃疡和疱疹，传播途径大多为接触患者的鼻、咽分泌物或粪便。5岁以下儿童免疫系统尚未发育完全，相对于成年人，更容易因为共用碗筷等被病毒侵袭。

⑤ **伤寒：** 伤寒是伤寒杆菌引起的急性消化道传染性疾病，也以“病从口入”的方式传播。值得注意的是，有些症状消失、看起来痊愈的患者，因为体内病菌尚未完全清除，仍具有传染性。因此，日常生活用品分开及分餐进食对于预防伤寒传播十分必要。

分餐益处多

合餐具有较大的健康隐患，而推行分餐制、使用公勺公筷的益处很多。

① **干净卫生，预防疾病**　分餐进食、使用公勺公筷的最大好处是

可以降低“病从口入”的风险，减少交叉感染。有数据表明，实行分餐制能使疾病感染率由合餐制的42%下降至17%。2020年4月，杭州市疾病预防与控制中心进行了相关实验，将“使用公筷”和“不使用公筷”用餐后剩余菜品中的菌落总数进行对比，发现“不使用公筷”用餐后剩余菜品中的菌落总数全部高于“使用公筷”组，且可相差数百倍。

② 减少食物浪费，促进文明就餐 实行分餐、使用公勺公筷还可减少食物的浪费，因为食物基本没有被唾液污染，人们可以放心地将剩余的食物打包回家。对于严格的分餐来说，食物被分成小份，人们可以根据自己的食量取用，从而避免一盘菜因为只吃了一点而被丢弃的现象。此外，分餐也有助于人们从小培养节约、环保的精神。

③ 控制饮食，预防肥胖 实行分餐制还有助于控制摄入食物的总量。大多数人看到满桌美食时很难控制自己的食量，容易不知不觉地摄入过多。采用分餐制，每位就餐者将这一餐要吃的食物提前盛在自己的餐具中，便于知晓并控制自己的摄入量，判断是否超标等。

④ 有助于均衡营养 一家人的口味可能不一致，众口难调，合餐的就餐方式很难兼顾所有人的口味，可能导致某些人营养摄入不均衡。如果采用分餐的就餐方式，根据每个人的口味、需求搭配膳食，可以促使每个家庭成员摄取的营养更加均衡。特别是儿童，分餐有利于均衡营养，避免偏食，帮助养成健康的饮食行为和生活方式。

推行分餐制，最大挑战在于改变观念

既然推行分餐制、使用公勺公筷的好处那么多，为何之前的倡导都没能落实推广呢？因为在我国，全面推行分餐制面临着不小的挑战。

首先，改变就餐方式，实际上是要改变人们的行为。行为又受到诸如文化、价值、观念、素养等多种因素的影响，推行分餐制，关键是要改变习以为常的饮食观念和饮食习惯。在中华文化中，人们一直推崇“和合”理念，喜“合”不喜“分”。尤其是很多老年人的观念难以改变，他们认为分餐意味着“嫌弃对方”，会显得“生分”等，还有人认为分餐“没必要”“矫情”“麻烦”。

其次，推行分餐会增加餐饮业的成本，如制作成本、人工成本、原料和餐具购买成本等。在家庭实行分餐制会增加家务量，因为需要清洗更多餐具。

三条建议，助“全面分餐”早日到来

全面实行和推广分餐、使用公勺公筷还有一段很长的路要走，关键在于把握时机，科学推进，笔者有以下几条建议：

首先，相关部门应积极进行科普宣传，增加社会认同感。可以借助新媒体等各种平台，采用多种大众喜闻乐见的形式，实事求是地对“推行分餐制、使用公勺公筷”进行科普宣传；还可以结合各地文化有针对性地制定宣传策略，让这类信息渗透到人们生活的每一个角落，逐渐改变人们的观念。另外，可以将分餐制、使用公勺公筷等相关知识引入学校教育，从小学生抓起，让他们从小养成分餐的好习惯。

其次，要尽快形成分餐规范和制度，并进行推广。目前已经有很多关于分餐制的社会倡议和标准被提出，相关部门可以总结一些地方试行分餐制的经验，将可行性高的做法形成规范和标准，进行推广。

第三，从重点地区、重点场所开始，循序渐进，逐渐普及。可以先从较大城市、龙头餐饮业、集体食堂等重点地区、重点场所开始实行，让分餐行动的先行者带头树立文明餐桌新风尚，再逐步向中小城市和一般家庭推广和普及。餐饮服务行业、单位、企业或学校等集体食堂主动提供公勺、公筷，并在显著位置设置诸如“公勺公筷，分餐不分爱”等标语，同时也要做好公勺公筷的清洗、消毒，确保餐具清洁卫生，防止疾病“口口相传”。PM

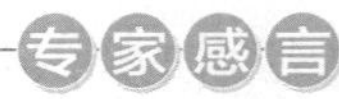

无论围桌合餐还是分餐进食，都只是一种用餐方式的选择，无关乎感情的亲疏及是否尊重对方等。后疫情时代是一个推行分餐、使用公勺公筷的良好时机。相信在全社会的共同努力下，分餐、使用公勺公筷的观念一定会逐渐深入人心，成为大家习以为常的就餐方式。

如今，健康话题已成为人们关注的焦点之一。保健产业、体检行业的不断兴起，加上网络技术的高速发展，大众可以通过各种渠道了解基本的医学常识。不过，由于没有接受过正规的医学教育，不少人对医学知识的理解，有时可能并不那么准确。在健康体检中，类似的问题同样存在。当拿到体检报告以后，有些人一知半解、似懂非懂；有些人过分焦虑，对体检报告中的某些结论过度解读，从而导致过度医疗；有些人则完全不关心体检结果，等于“不检”。

拿到体检报告，这些误区你有吗

上海交通大学医学院附属第九人民医院黄浦分院体检服务部主任　余丽纯

误区一：“似懂非懂”，错误解读体检结论

不少体检者，尤其是老年人，往往通过电视、报刊、网络等平台了解了一些医学知识，认为自己能准确判断自己的真实健康状况。当看到体检结论与他们的理解和判断有偏差时，就会产生怀疑，甚至质疑体检机构的质量。

通常，当在面对此类体检者时，我们会耐心地向他们讲解其以往不曾了解的知识点，并让他们最终理解，医学的专业性不是通过简单学习就可以被完全掌握的。当他们意识到自己缺乏相关专业知识时，一般会欣然接受医务人员的建议和指导。

当然，也有极少数体检者比较固执，始终坚信自己的理解是正确的。此时，我们一般会选择耐心倾听与沟通，让他们充分表达自己对体检结论的理解，并对体检查出的问题或疾病给予善意、针对性强的提醒和建议。

误区二：“谨慎固执”，过度解读体检结论

在过度解读体检结论的群体中，老年人占比较高，偶有年轻人。由于这类人群的性格一般比较谨慎、固执，故良好的沟通氛围，医生耐心、热情、专业的态度，是帮助体检者放松紧张情绪，正确理解体检结论的有效途径。所谓“一环通，环环通”，只有从根本上解决了体检者最担心的问题，才是一次成功的健康教育。

误区三：漠不关心，不在意体检结论

在不重视体检结论的群体中，青壮年人占绝大多数，他们往往对自身的健康状况比较自信。当然，这种情况也会发生在个别老年人身上。针对这部分人群，体检机构出具的体检结论应尽量简明扼要，突出重点。若发现体检结果异常，可通过电话通知体检者。当然，注意保护其个人隐私也十分重要。

对体检机构而言，让体检者在体检过程中享受到专业、温馨的服务十分重要，但把体检后的延续服务做好、做实，更为关键。帮助体检者理智、专业地理解体检结论，让体检不流于形式，才是对体检者负责任的态度。同时，从事体检工作的医务人员也应主动提升自身业务水平，在面对不同年龄、性格、学历、职业的体检者时，有能力解决其提出的各种问题，并给予更有针对性的健康教育和检后建议。PM

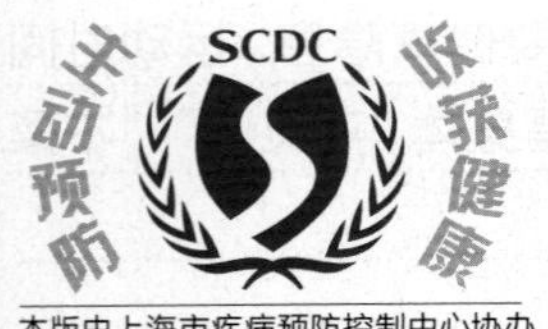

本版由上海市疾病预防控制中心协办

大肠杆菌是一种寄居于人类肠道内的正常菌群,对于维持人体正常生命活动具有不可或缺的作用,但在过量增殖、移居到人体其他部位或人体免疫力低下等情况时可能引起疾病,属于条件致病菌。

别让致泻性大肠杆菌“乘虚而入”

上海市疾病预防控制中心病原生物检定所 庄 源

大肠杆菌是一个大家族，拥有众多血清型，其中既有安分守己的“良民”，也有穷凶极恶的“坏蛋”。那些能引起人类发生胃肠道感染的血清型菌株，被统称为致泻性大肠杆菌，主要包括肠出血性大肠杆菌、肠致病性大肠杆菌、肠产毒性大肠杆菌、肠侵袭性大肠杆菌、肠集聚性大肠杆菌等。

盘点大肠杆菌家族中的“坏分子”

肠出血性大肠杆菌(EHEC)“臭名昭著”，可产生毒力较强的类志贺毒素，人感染后会出现血性腹泻等症状，重症患者可发展为溶血性尿毒综合征及其他多器官损伤，在老年人和儿童中具有较高的致死率。肠出血性大肠杆菌曾在多个国家引起暴发性出血性结肠炎，造成严重的社会影响。

肠致病性大肠杆菌(EHEC)通过毒力岛、大质粒及菌毛等毒力因子介导肠上皮细胞损伤，可引起人体出现发热、呕吐、腹泻、黏液便等症状，严重者可致死。它一年四季均可使人“中招”，具有高度传染性，在婴幼儿腹泻中占很大比例。

肠产毒性大肠杆菌(EHEC)引发的感染具有较强的季节性，常在夏季(6～9月)集中暴发，而冬季相对少见。其产生的毒素与霍乱毒素相似，可引起人体的肠液分泌和积聚，造成水样便，患者腹泻频繁，易引起脱水，并伴有腹痛、恶心、低热等症状。

肠侵袭性大肠杆菌(EHEC)侵袭力强,侵犯肠道后，可破坏细胞基底膜，造成炎症和溃疡，患者可出现类似痢疾的“里急后重”等症状，常伴发热。

肠集聚性大肠杆菌(EHEC)可通过菌毛及毒素改变肠细胞的通透性引起腹泻，多见于婴幼儿，常导致2周以上的持续性腹泻，成人感染后一般症状较轻。近年来，其在聚集性暴发食源性疾病患者中的检出率不断上升。

四项注意，将致泻性大肠杆菌“拒之门外”

致泻性大肠杆菌主要通过粪一口途径传播，在旅行者腹泻中极为常见，多发于卫生状况较差的地区。一方面，旅途中的环境多样，卫生条件难以保证，大大增加了饮食受污染的可能，病原体有更多机会接触人体；另一方面，陌生环境及不规律的旅途生活可使机体免疫力下降。

为避免致泻性大肠杆菌“乘虚而入”，大家应注意以下几点:首先，要养成良好的个人卫生习惯，勤洗手，尤其是饭前便后；其次，要注意饮食安全，避免食用储藏不当、过期或未充分煮熟的食物，生熟分开，不喝生水；第三，要重视居住环境的清洁，远离被污染的水源和环境；第四，要坚持规律作息，保证充足睡眠，避免过度疲劳。PM

关注上海市疾病预防控制中心，了解更多疾病防控信息。

互联网信息时代，生活更加便捷，但与此同时，身体活动不足也成了人们生活中的主要健康隐患。运动时间明显不足、伏案时间延长，均可导致身体柔韧性下降、灵活性不足，人们对此的直观感觉是身体“不灵活”“不柔软”，甚至有人觉得自己“筋变短了”。

健身，别忘提升身体柔韧性

上海师范大学体育学院教授　袁凌燕
上海杉达学院国际医学技术学院　瞿强

身体柔韧性不可或缺

身体的灵活性，在专业上称为柔韧素质，亦称为柔韧性。柔韧性的简单定义是：完成大幅度动作的能力或人体关节所能运动的最大幅度。柔韧性可分两个层面：一是关节活动度，即身体每个关节向各个角度的伸展能力；二是软组织（即肌肉、韧带）的拉伸水平。

良好的柔韧性是身体运动的重要基础，因为机体运动能力的发挥与动作幅度息息相关。柔韧性好的人，运动时较易增加关节的活动幅度，对动作的支配能力也更加精确；良好的柔韧性既能提高运动效率，还能降低运动损伤（特别是肌肉拉伤）的发生风险。身体柔韧性较好的老年人，身体平衡掌握得更好，不易发生跌倒等意外。

拉伸加有氧运动，提升柔韧性

“拉筋”即拉伸疗法（简称“拉伸”），是大众最为熟悉的一种训练身体柔韧性的方法。拉伸的作用是改变机体软组织的物理和生物学特性，即通过施加一定负荷，改变肌肉、韧带等软组织的延展性。其具有“即时效应”，可降低肌肉黏滞性，增加肌肉顺应性，从而增加关节活动度，增强身体的灵活性。除拉伸外，有氧运动也有助于提升柔韧性。

① 静力性拉伸

静力性拉伸（即静态拉伸）时，练习者主动、缓慢拉伸某一部位，直至其最大限度，持续延展韧带、肌肉、肌腱等部位。若持续拉伸大于6秒，可降低肌肉紧张度，提高关节活动度。适用于日常运动前及运动后的放松恢复阶段。简易的静态拉伸动作包括压腿等。

- **前压腿：**锻炼者面对一定高度的物体（如椅背等），一腿直立，脚尖朝前；另一条腿缓慢抬起，将脚后跟置于物体上，双侧膝关节伸直。然后，躯干缓慢向前屈曲下压，直至大腿后侧肌群被充分拉伸，手臂向前伸，保持均匀深呼吸。（图1）
- **侧压腿：**锻炼者侧立于一定高度物体旁（如椅背等），将靠近物体一侧的腿抬起，膝关节伸直，踝关节背屈，将脚后跟置于物体上；另一条腿伸直；靠近物体侧手臂置于胸前，另一侧手臂上举，躯干缓慢侧屈下压。（图2）

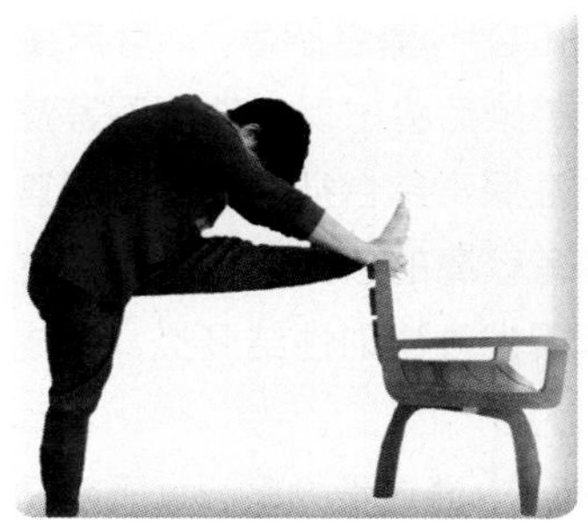
图1

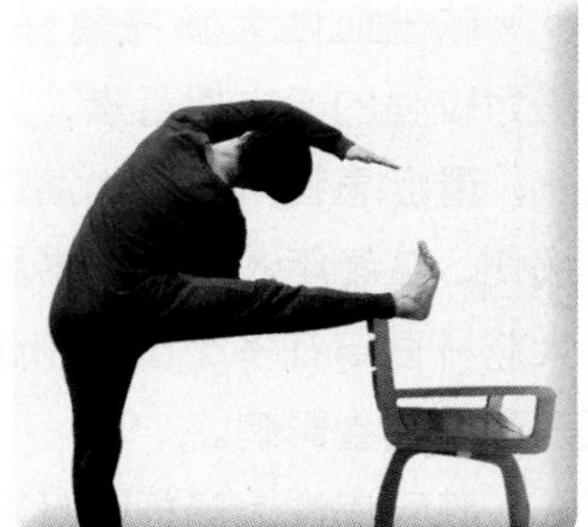
图2

② 动力性拉伸

多次重复一个动作，动作剧烈，拉伸幅度大，如开合跳、高抬腿跑、踢臀跑等。可在静力拉伸后或运动前、运动中的过渡阶段中应用。

③ 包含拉伸动作的有氧运动

中医传统健身功法、太极拳、瑜伽、健身操等包含大量拉伸动作，经常从事此类锻炼，可增强身体柔韧性，且适合中老年人参与。PM

暑假来临，在家一边看电视、玩电脑，一边捧着零食大快朵颐，这成为很多孩子的常态，很多家长也习惯于用零食管束或安抚闲暇时间增多、精力旺盛的“熊孩子”。殊不知，这些颇受中小学生欢迎的零食往往存在不容小觑的营养问题，甚至安全隐患。尤其在腹泻高发的夏秋季，家长更需要关注孩子的零食摄入情况。

孩子放假，家长零食监管不“放假”

复旦大学公共卫生学院营养与食品卫生学教研室教授　郭红卫

零食是指非正餐时间摄入的各种食物或饮料（不包括水）。随着生活水平的提高，零食几乎成为儿童青少年每天的“标配”。复旦大学公共卫生学院对上海市中小学生的调查表明，女生摄入坚果类、蜜饯、传统糕点、糖果、果冻布丁、海苔的比例高于男生，而男生摄入辣条的比例高于女生。《上海儿童零食（休闲食品和饮料）消费习惯调查报告》显示，儿童消费较多的零食为膨化类食品和饼干糕点类，消费较多的饮料为含乳饮料类、果蔬汁类、茶饮料类和碳酸类饮料。

孩子爱吃的零食大多存在营养问题

儿童青少年经常食用的零食，大部分存在一定的营养问题。

- **辣条**　能量与钠含量较高，其他营养素含量较少。而且，市面上很多辣条生产厂家卫生条件没有保证，产品存在安全隐患。
- **雪糕、冰淇淋、冷饮**　能量较高，容易刺激肠胃。
- **麻辣串（炸串、烤串）**　钠和脂肪含量高，还可能残留有害物质，如苯并芘、多环芳烃等。
- **糖果**　能量较高，容易导致龋齿。
- **饼干类、膨化食品类**　能量及钠含量较高，其他营养素含量较少。
- **奶茶**　糖和脂肪含量高，且含有一定量的咖啡因，儿童不宜饮用。
- **含糖饮料**　常让孩子额外摄入过多不易察觉的糖分，且容易导致龋齿。

长期摄入这些“不健康”的零食，容易导致体重增加，甚至肥胖。此外，过多摄入包装食品中的香精、防腐剂等食品添加剂还会降低食欲，影响正餐，而零食所提供的能量和营养素远不如正餐全面、均衡。

不过，儿童青少年对营养的需求旺盛，适当食用零食可以缓解正餐间的饥饿，还能缓解压力，带来愉悦感。孩子吃零食难以避免，家长也不必强制杜绝。只要控制好孩子食用零食的种类和量，引导孩子养成健康的吃零食习惯，它便是正餐的良好补充。

家长的长期“作业”：监管孩子的“零食行为”

1 合理选择零食种类

家长应为孩子选择营养价值高、食品卫生有保证的零食，天然食品优于加工食品。比如，核桃、杏仁、栗子、花生等坚果含有丰富的微量元素，有利于大脑发育；新鲜

专家简介

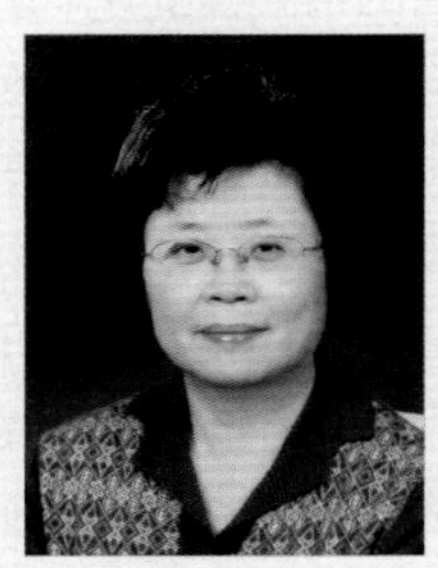

郭红卫　复旦大学公共卫生学院营养与食品卫生学教研室教授、博士生导师，中国营养学会常务理事，上海市营养学会理事长，上海市学生营养与健康促进会副会长、专家委员会副主任委员。

水果能补充维生素 C 和膳食纤维；奶类及大豆制品可提供丰富的优质蛋白质和钙；风干肉、冻干虾仁，以及煮玉米、红薯等谷薯类也是不错的选择。

小贴士

巧用食品营养标签选择零食

如需选购包装食品，要注意察看食品营养标签。标签上的“营养成分表”标示了每 100 克（100 毫升）或每份预包装食品中能量、4 个核心营养素（蛋白质、脂肪、碳水化合物、钠）的含量及其占营养素参考值（NRV）的百分比，可以作为选择零食的有用工具。家长宜选择低能量、低脂肪、低钠，而蛋白质含量高的食品作为孩子的零食。此外，品名、配料表、净含量、厂名、厂址、生产日期、产品标准和保质期等标识齐全的产品，其食品安全更有保障。

❷ 合理安排“零食时间”和食用量

家长要为孩子制定合理的“零食时间”和食用量，培养孩子管理自己“零食行为”的意识，不能随性“敞开了吃”。

吃零食的时间最好在两餐之间，即在正餐前后至少 1 小时，以免影响食欲；临睡前不宜吃零食，以免增加胃肠道负担，引起消化不良或影响睡眠。值得提醒的是，家长要劝阻孩子在看电视、看书、玩电子产品时吃零食，因为在这些情况下，孩子很容易不知不觉吃进太多零食。爱看电视的孩子肥胖率更高，这与边看电视边吃零食有一定关系。

孩子的自制力有限，家长最好不要给孩子自行购买零食的机会，也不宜在家中存放大量零食，以免孩子在缺少监管的情况下摄入过多零食。

❸ 注意饮食卫生

吃零食前应先洗手，不宜在吃零食时同时触摸玩具、书籍、手机等物品，以免“病从口入”。吃完零食后最好刷牙或漱口。如果不注意清洁，残留在牙缝中的食物残渣可能导致牙龈炎、龋齿等。PM

很多孩子，尤其是中学生，习惯一边写作业，一边戴着耳机听音乐。很多家长担心听音乐会使孩子分心，影响学习效率，想让孩子改掉这一习惯。有些孩子却“据理力争”，说他们习惯用音乐“调动”大脑，使之保持兴奋，认为这样学习效率更高，不听音乐反而难以进入学习状态。

那么，一边学习一边听音乐，究竟好不好呢？

音乐对注意力的影响，尚无定论

注意力对感知、记忆、思考、感受及行动等过程都很重要。良好的注意力应具有指向性和集中性。在学习过程中，稳定的注意力使孩子在一定时间内专注于某个学习任务，即使有时候被其他事物吸引注意力，也能很快把注意力转回学习上；良好的注意力分配能力使孩子能一边听课，一边记录课堂笔记。注意力容易受到很多因素的影响，比如家庭环境、学业压力、情绪调控能力等。

音乐能够帮助人们表达情感，放松心情。关于背景音乐对人们的认知活动究竟有什么影响，目前学术界尚未得出统一结论。有研究认为，音乐能使人放松，使情绪得到平静，使注意力集中，音乐治疗师们利用音乐治疗可以帮助孩子们提高注意力水平。也有研究发现，20 ~ 30 岁的研究对象在无音乐状态下对英语单词的记忆正确率最高，其次为在古典音乐状态下，而在摇滚音乐状态下正确率最低。

学习时听音乐好不好，因人而异

边听音乐边做作业，孩子需要用到注意力的分配能力。如果孩子注意力的稳定性和转移能力足够好，那么他们不仅能完成作业，还能放松学习时高度紧张的精神，缓解疲劳。就像人们在开长途汽车时，如果一直处于高度紧张、集中注意力注视前方的状态，很容易感到疲劳，听一些音乐能够调动大脑的兴奋性，缓解疲劳。孩子在完成一天高度集中精力的学习后，往往需要一段放松的时间，让自己能够调整那根紧绷的“弦”，达到张弛有度，有更好的情绪、精力和状态投入新的学习任务中。但如果孩子本身注意力的分配能力不佳，在做作业时听音乐可能会把注意力过多转移到音乐上，反而会降低他们的学习效率。

学习时爱听音乐，会分心还是更有效率

上海市精神卫生中心儿童青少年精神科副主任医师　钱昀

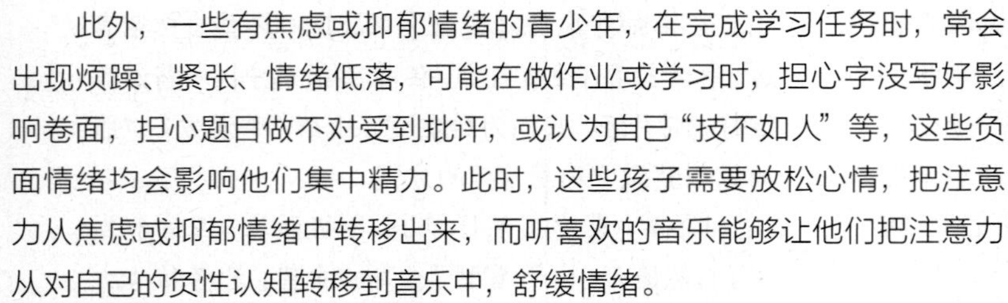

此外，一些有焦虑或抑郁情绪的青少年，在完成学习任务时，常会出现烦躁、紧张、情绪低落，可能在做作业或学习时，担心字没写好影响卷面，担心题目做不对受到批评，或认为自己“技不如人”等，这些负面情绪均会影响他们集中精力。此时，这些孩子需要放松心情，把注意力从焦虑或抑郁情绪中转移出来，而听喜欢的音乐能够让他们把注意力从对自己的负性认知转移到音乐中，舒缓情绪。

因此，如果孩子已经习惯有音乐相伴才能静下心写作业，家长不必一味劝止；而如果孩子没有边听音乐边写作业的习惯，也没有必要尝试。

四条建议，集中孩子学习时的注意力

无论听音乐对孩子学习时的注意力有何影响，终究只是辅助条件。那么如何使孩子学习时注意力更集中，效率更高呢？

首先，家长要维持良好的亲子关系与家庭氛围。家长要注意及时与孩子沟通，倾听孩子的想法，不随意打断孩子的表达，给予符合他们年龄与能力的期望与要求，是促进青少年学习与进步的基础。

其次，家长要帮助孩子学会适度放松。想要保持孩子学习的持续性，就像维持弹簧的弹力一样，不仅要不断督促他们学习，给予压力，也要让他们适当放松和休息，这样才能确保学习时的良好状态。家长可以帮助孩子建立一个放松活动清单，比如看课外书、听音乐、深呼吸、打篮球等。

第三，家长要帮助孩子养成良好的学习习惯，可以让他们总结能帮助自己集中注意力的因素。比如，在写作业之前做好准备，清理桌面，减少周围可能吸引注意力的刺激物。

第四，家长应尽量帮助孩子合理安排作业内容和作业时间，适当采用奖励和惩罚措施以激发孩子学习的兴趣。PM

专家提醒

如果儿童青少年注意力持续不能集中，以致学习效率低下，需要警惕注意缺陷多动障碍可能。若有这种情况，家长需及时带孩子到专业的精神卫生机构进行评估。注意缺陷多动障碍是一种起病于儿童期的常见神经发育障碍，以注意力不集中和注意持续时间短暂、活动过多和冲动为主要临床表现，造成患者学业困难和人际关系不良。70%以上注意缺陷多动障碍儿童的症状会延续到青春期，此时的突出表现是注意力集中困难和冲动行为。

卵巢早衰能否改善

同济大学附属第一妇婴保健院中西医结合科主任医师　张勤华

医生手记

一张照片引起的悲剧

一位37岁的女性患者突然闭经3个月,既往月经都很规律,没有突发其他疾病,也排除了妊娠可能。除闭经外,她还伴有潮热、出汗、失眠、易怒等症状。我们怀疑她卵巢功能下降,性激素检测发现,FSH(卵泡刺激素)、LH(黄体生成素)异常,B超检查发现子宫体积略有缩小,内膜菲薄,诊断为卵巢早衰。

她对此非常震惊,难以接受这个事实。为了更好地治疗,我们再三询问病史,她才黯然告知:4个多月前,她在丈夫手机上看到他与女同事的一张合照,很生气,反复责问是否两人有暧昧关系。丈夫认为她小题大做,无理取闹。为此,他们发生了激烈争吵。这几个月,夫妻俩一直处于冷战和争吵状态,她变得焦虑、暴躁、易怒,心情悲伤,反复哭泣,夜间经常失眠,白天则精神憔悴;月经周期变长,月经量变少,随之闭经3个月。

我们对她进行了情绪疏导,并通过中药补肾疏肝、养心安神,帮助她舒缓肝气,滋养肾精,养血安神,调节睡眠。2个月后,她的月经恢复了;6个月后,FSH基本恢复到与其年龄相对应的水平。

这位患者的卵巢功能衰竭是由于突然、剧烈而又长期的情绪刺激导致的。一般情况下,改善情绪、调整心境,再配以中药辅助治疗,可以较好地逆转卵巢功能,使之恢复正常。

应是桃李芳华,谁知碧泉已枯

一位28岁的女性因闭经1年来医院就诊,经检查被诊断为卵巢早衰。早在3年前,她就出现了月经紊乱的现象,需要服用激素类药物才能维持正常月经。患者染色体正常,没有幼年腮腺炎病史、妇科手术史、结核病史,也没有长期服药史,曾长期在造纸厂及电子元件厂工作。

在得知卵巢功能完全衰竭,基本不能自然生育后,患者放弃了生育打算,但希望通过中医中药治疗维持正常月经。我们为她制定了中药“早衰方”口服加低剂量激素序贯治疗的方案。

1年后,患者突然怀孕了,喜极而泣,但后来发生了自然流产。由于看到了生育的希望,患者信心大增。在随后的治疗过程中,我们为她加用了健脾、补肾、活血的药物,希望可以助孕。2个月后,患者再次怀孕并顺利分娩,目前宝宝已经3岁了。

这个案例告诉我们,年轻女性即使卵巢功能严重衰竭,只要坚持正确的治疗,依然有生育的可能。

专家简介

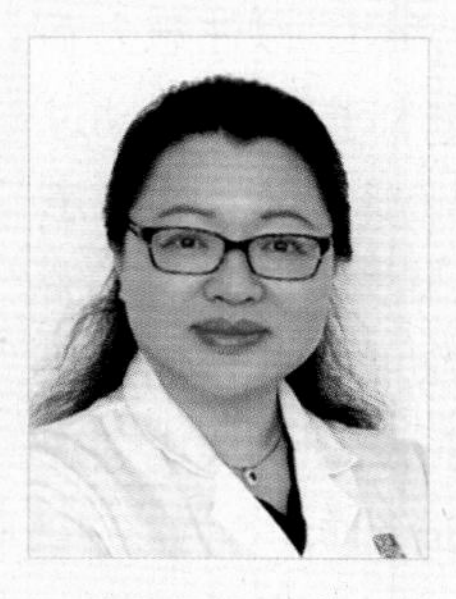

张勤华　同济大学附属第一妇婴保健院中西医结合科主任、主任医师、博士生导师。擅长中西医结合治疗不孕症、闭经、多囊卵巢综合征等妇科疾病,以及中西医结合针灸治疗反复胚胎移植失败等。

什么是卵巢早衰

卵巢早衰是指女性在40岁之前出现闭经,卵泡刺激素水平升高(FSH>40国际单位/升),雌激素水平降低的一种综合征。卵巢早衰的发病率为0.3%～3%,占原发性闭经的20%～25%,继发性闭经的10%～20%。

哪些因素会导致卵巢早衰

卵巢早衰的病因主要有染色体异常、病毒感染、自

身免疫性疾病、长期精神压力过大、过度减肥、药物或手术等。其中，家族性卵巢早衰的发病率为 4% ~ 31%，X 染色体异常被公认为主要病因。幼年时感染腮腺炎病毒是卵巢早衰的一大病因。9% ~ 40% 的卵巢早衰患者合并自身免疫性疾病，如桥本甲状腺炎、系统性红斑狼疮、重症肌无力、甲状旁腺功能减退、类风湿关节炎等。此外，长期精神压力过大、过度减肥、盆腔手术、感染、放化疗损伤、药物（止痛药）等也可引起卵巢早衰。

卵巢早衰三大症状

● **月经紊乱** 在卵巢功能开始下降时，患者可表现为月经量少，淋漓不净，月经周期缩短；发展到后期，则出现月经稀发、闭经或突然绝经。

● **生育能力下降** 患者可表现为促排卵时低反应，卵泡发育及成熟障碍，受孕能力低下或不明原因不孕，反复流产等。

● **更年期提前** 患者出现潮热、自汗、盗汗、失眠、头晕、心悸、胸闷、五心烦热、腰膝酸软、烦躁易怒、忧郁焦虑等雌激素水平低下的表现。此外，因泌尿系统、生殖系统萎缩，患者容易发生阴道炎、尿道感染，还可出现乳房萎缩、皮肤松弛、体重增加、色斑增多、血压增高、脱发、骨质疏松等现象。

诊断卵巢早衰的三种方法

● **基础性激素检测** 在月经第 2 ~ 5 天，血液 FSH 水平低于 10 国际单位 / 升为正常；高于 10 ~ 15 国际单位 / 升，预示卵巢低反应；高于 25 国际单位 / 升，为早发性卵巢功能不全；高于 40 国际单位 / 升，为卵巢早衰。一般应间隔 4 周以上进行 2 次检测后综合判断。

● **抗苗勒管激素（AMH）检测** 抗苗勒管激素不受月经周期影响，用于检测卵巢储备功能更稳定。抗苗勒管激素水平低于 1.5 纳克 / 毫升，提示卵巢储备功能下降；低于 0.68 纳克 / 毫升，提示即将进入绝经状态。

● **窦卵泡计数** 在月经第 3 ~ 5 天，通过 B 超检查对卵巢内直径为 2 ~ 8 毫米的小卵泡进行计数，如果单侧卵巢窦卵泡少于 4 个，或者双侧卵巢窦卵泡少于 8 个，则提示卵巢储备功能不足。

卵巢早衰怎么治

● **激素治疗** 卵巢早衰患者可采用激素替代治疗；如果需要维持正常月经周期，可以采用激素序贯周期治疗。

● **生育力保存** 可以采取冷冻卵子、胚胎、卵巢组织等方法，帮助患者保存生育能力。

● **改变生活方式** 包括饮食调节、情绪管理、规律作息、适当运动及和谐性生活等方面。

● **中西医结合治疗** 卵巢功能下降直至衰竭是一个持续的过程，需要尽早治疗。治疗目的是延缓其衰退速度，改善生育能力，维持激素平衡。中医药改善卵巢早衰的手段较为丰富，口服药物主要以“补肾填精”为主。中医认为，“年过四十，阴气自半”，卵巢早衰的主要病因病机为肾精不足，精血亏虚。“肾主生殖”“肝肾同源，精血同源”，肾虚可导致生殖能力下降，肝血不足和肾精亏虚可以互相影响。补肝肾的常用中成药有六味地黄丸、左归丸、右归丸等，改善卵巢功能的常用保健品包括雪蛤、燕窝、银耳、桃胶、阿胶、鹿茸等。此外，还可以通过针灸促进经络气血流通，激发卵巢潜能，改善卵巢早衰；穴位敷贴、局部热敷、督脉熏蒸等方法也可以促进盆腔血液循环，改善卵巢血供，提高卵巢功能。中医治疗不但对改善潮热盗汗、心悸失眠、腰膝酸软等更年期症状较为有效，而且在恢复生殖功能方面也颇具优势，可以促进卵泡发育，增强卵泡对激素的敏感性，提高卵子质量。因高血压、肥胖、糖尿病、子宫肌瘤等疾病而不能采用激素治疗的卵巢早衰患者，采用中医治疗更合适。PM

小贴士

预防卵巢早衰的日常生活注意事项

● **补充营养：** 除营养均衡外，卵巢功能下降的女性可适当补充叶酸、维生素 E 等，以改善卵巢营养。

● **调控情绪：** 日常生活中，女性尤其要注意调控情绪，可以通过与家人和朋友交流、读书、度假等方式，适时释放压力。

● **生活规律：** 改变熬夜、久坐不动、吃夜宵等不良生活方式，保证睡眠时间和质量。

● **适当运动：** 缺乏锻炼的女性比坚持运动的女性容易出现卵巢早衰，坚持进行适当的体力活动或负重运动，有助于预防和改善卵巢早衰。

● **及时治疗相关疾病：** 发生盆腔炎、子宫内膜异位症等疾病后，应及时治疗，以免影响卵巢功能。

“走神”的秘密

南京师范大学心理学院　徐 慰（副教授）　胜瑞珂

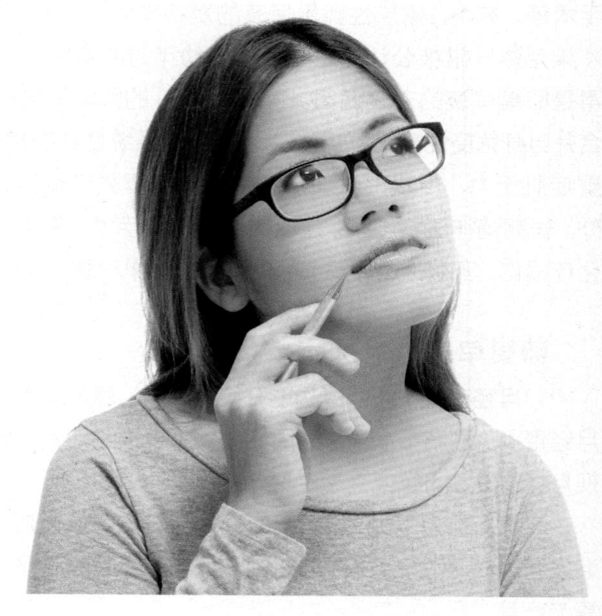

很多人有过这样的经历：在学习或者工作时，未专心于手头所做的事情，思绪却飘到过去或未来，如最近与人争吵的情景、对周末和假期的规划等。这种注意力从当前任务转移到与任务无关的内心活动，心理学上称为心智游移。简言之，就是未专注于当下，“走神”了。

压力让人易“走神”

心智游移是一种常见的心理状态。有研究表明，人类有近一半时间处于“神游”状态。其存在神经生理基础，大脑中有一个叫作“默认模式网络”的区域，该区域活跃时，人通常会想入非非；而在集中注意力完成一件任务时，该区域会受到抑制。

然而，当存在压力困扰时，默认模式网络的功能会受到干扰，并持续处于活跃状态。默认模式网络一旦被激活，心智游移增加，人们开始对一些事情产生冗思、过度担忧，情绪也会变得更加消极。有学者做过研究：每天在多个时间点测量大学生心理压力、情绪状态和“走神”程度，结果发现，感受到心理压力时，受试者发生“走神”的可能性更大。

心智游移可致消极情绪

从心智游移发生到结束，短则几秒钟，长则几十分钟。如果我们反反复复与心智游移做斗争，可能因自己无法掌控它而产生愤怒，导致自我怀疑，并会责问自己为什么不能够专心，等等。如果心智游移持续时间较长，还会耽误工作、学习。

研究发现，因心智游移而产生的消极情绪会增强人们对压力的负性评估，从而形成“压力－心智游移－消极情绪－压力”的恶性循环。

坦然应对“走神”

❶ **经常“审视自我”**　注意观察自己是否专注于手头的任务，察觉自己是否处于心智游移的状态。

❷ **提升“专注程度”**　临床研究表明，呼吸冥想能够有效降低心智游移的倾向，长期练习能提升专注程度。具体方法是：闭上眼睛，感受吸气和呼气的过程，觉察腹部的起伏变化及当下的情绪；若有不适或紧张感，承认并接纳它们的存在；如果发现注意力不在呼吸上，应温和地将意识“拉回来”。

❸ **重新认识“走神”**　虽然心智游移会产生很多负面影响，但是作为一种人类共有的心理现象，仍有积极作用。它有助于产生新颖的想法，可以让精神得到短暂的休息，可以提醒我们在未来某个时刻要完成的任务。所以，并不需要把“走神”当成“敌人”对待。

❹ **学会“接纳”**　如果被“走神”困扰而心生厌烦，那么这些负面情绪对个人的影响比“走神”本身更严重。当觉察到自己“走神”时，要学会接纳它，顺其自然，保持内心平静。PM

“呆小症”已成“过去式”

上海交通大学医学院附属上海儿童医学中心
内分泌遗传代谢科　张倩文　王秀敏（主任医师）

先天性甲减严重损害儿童智力

先天性甲状腺功能减退症（先天性甲减），俗称“呆小症”，是较常见的儿童内分泌疾病，主要是由多种原因导致的甲状腺素合成不足或受体缺陷造成的。

先天性甲减患儿在新生儿期可表现为胎粪排出延迟、生理性黄疸期延长、安静少动、便秘、表情呆板、嗜睡、怕冷、肥胖、生长发育迟缓等。随年龄增长，患儿可逐渐出现特殊面容，如头大、皮肤粗糙、面部水肿、毛发稀疏、鼻梁低平、舌大而厚等。

先天性甲状腺功能减退症也被称为“呆小症”，主要与两方面因素有关。其一，甲状腺素对神经系统的发育和功能调节十分重要。神经系统发育的关键期为出生后3个月，甲状腺素不足会严重影响婴儿的大脑发育，且这种影响是不可逆的。其二，甲状腺素可以促进蛋白质合成，促进生长发育。

因此，先天性甲减儿童体内甲状腺素不足，若早期未被识别，未补充甲状腺素，儿童智力会严重受损，生长发育也会受到影响，最终发展为又呆又小的“呆小症”。

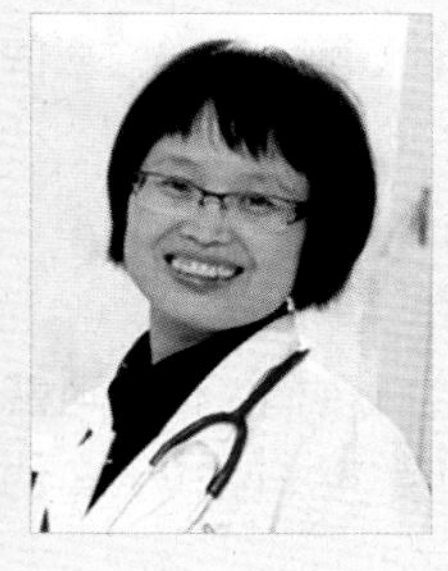

王秀敏　上海交通大学医学院附属儿童医学中心内分泌遗传代谢科主任、主任医师、博士生导师，上海市医学会儿科专科分会内分泌遗传代谢病学组副组长，中国医师协会青春期医学专业委员会内分泌学组委员。擅长儿童内分泌和遗传代谢疾病的临床和科研工作。

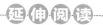

延伸阅读

我国1995年6月颁布的《母婴保健法》已将先天性甲减列入新生儿筛查的疾病之一。一般而言，新生儿出生后2～3天会进行常规初筛，初筛异常的儿童需要再次复查甲状腺功能，以明确诊断。完善的新生儿筛查管理体系使绝大多数先天性甲减儿童能够被早期识别，并接受治疗，成长为智力正常的健康儿童。但是，目前仍有少数儿童由于检测技术的限制、家长不重视及讳疾忌医等，未能完成先天性甲减的早期诊断，错过最佳治疗时机，最终造成智力受损的严重后果。

早诊早治，让“呆小症”成“过去式”

先天性甲减一旦确诊，应立即治疗。一般而言，出生后3个月内开始治疗，预后较好，大多数患儿智力可达到正常水平；若在6个月后才开始治疗，虽然可以改善患儿生长状况，但智力仍会受到不可逆的损害。

甲状腺素制剂是治疗先天性甲减最有效的药物。治疗采用“缺多少补多少”的策略。治疗初期，家长须每周带患儿到医院，复查血中甲状腺素浓度，待病情稳定后，每3～6月复查一次即可。在治疗过程中，家长须严密注意观察患儿的精神状况、食欲、便秘等情况。

大多数先天性甲减儿童需要终身服用甲状腺制剂，但只要定期监测甲状腺功能，并以此调整药物用量，药物治疗是安全可靠的，家长不必担心药物副作用给孩子带来的影响。PM

防HPV感染，男人有责

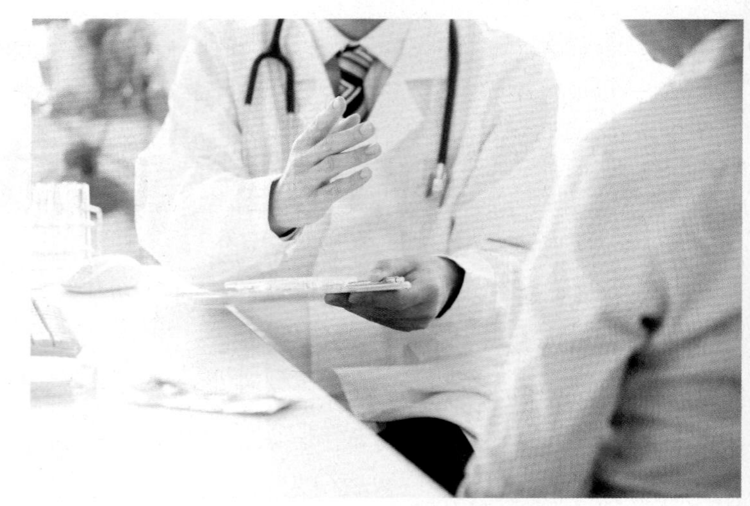

上海交通大学医学院附属国际和平妇幼保健院
辅助生殖科副主任医师　吴正沐

女性感染 HPV，配偶感染概率高

HPV（人乳头瘤病毒）感染与女性生殖道尖锐湿疣、宫颈炎性病变、鳞状上皮内瘤变及癌变等关系密切，所以，女性看到 HPV 检测结果阳性时，往往会“如临大敌”。其实，HPV 筛查是预防子宫颈癌及癌前病变的常规检查项目，只有一小部分 HPV 阳性患者后续会发展成宫颈癌，大可不必过分紧张。

那么，女性检查发现 HPV 感染后，男方是否也需要做检查呢？答案是肯定的。众所周知，病毒可形成交叉感染，如果配偶双方没有同时进行治疗，那么即使一方治愈了，也会被另一方再次感染，导致 HPV 感染不断复发。

我们对与女性 HPV 感染者有过性接触的 87 例男性（男女双方均无尖锐湿疣感染史）进行了调查研究。结果发现，这些男性中感染人数达 38 例，感染率 43.68%，且 HPV 型别与女方基本一致。由此可见，女性感染 HPV 后，配偶感染 HPV 的概率高，需要采取措施，避免反复交叉感染。

哪些男性要做 HPV 检查

如果女性确诊感染 HPV，配偶最好去医院接受 HPV 检查。此外，男性 HPV 感染高危人群，也应该考虑做检查。

包皮过长与男性 HPV 感染有密切关系。过长的包皮覆盖在龟头上，局部温度升高，皮肤有分泌物产生，如果未及时清理，堆积太多包皮垢，会使局部更加温热、潮湿，皮肤细胞防御能力会大大降低，给 HPV 侵入和生长创造有利条件。

性生活频率较高、同时有多个性接触者、自身免疫力较差者也较易感染 HPV。

很多男性担心 HPV 检查复杂、有痛苦，这种担心并无必要。随着检测技术的进步，男性 HPV 感染检测的取样已变得非常简单，只需要用小毛刷在尿道口或冠状沟皮肤上刷一下，就能获得足够的表皮组织细胞，检测准确且灵敏。

男性确诊 HPV 感染，该如何治疗

从男性角度来讲，HPV 检测和治疗的目的是为了保护女性伴侣。HPV 的型别有 200 多种，高危型 HPV 有 14 种，如 HPV16、18、31、45、39、59、68 等。其中 80% 的宫颈癌和 HPV16、18 型有关。男性 HPV 检测是预防 HPV 交叉感染的一个关键点。男性检出 HPV 阳性后不用恐慌，只要是免疫力正常的人，大多数 HPV 感染可自愈。包皮过长的男性一定要注意经常清洗或者考虑手术切除过长包皮。在 HPV 感染未治愈前，同房时应使用避孕套。

男性感染 HPV，是否一定在“乱搞”

不一定。HPV 虽然多数通过性接触传播，但也可能通过日常接触感染。如果手不小心触摸了被 HPV 污染的地方，没有洗手就上厕所，也有可能感染 HPV。PM

“电子烟不是时尚，我的青春自有主张！”这是由国际超模刘雯代言的一幅无烟公益海报的宣传语，配注的文字是：电子尼古丁传送系统生成的气溶胶中，许多成分是已知有害健康的毒性物质。由世界卫生组织支持、中国疾病预防控制中心主推的一组无烟公益海报在第33个“世界无烟日”之际迅速刷屏。

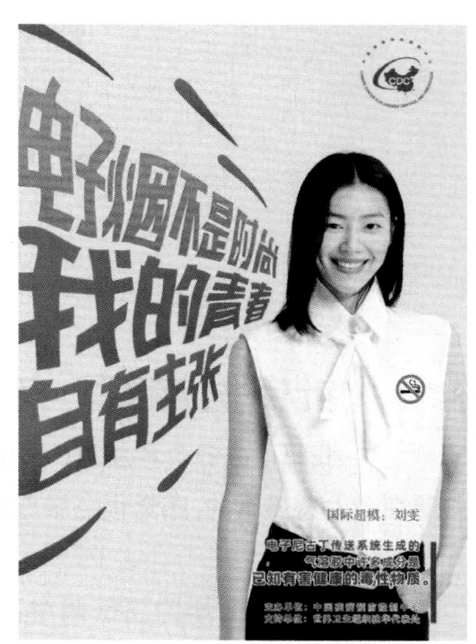

警惕！青少年应远离电子烟危害

上海市预防医学会　唐 琼

近年来，电子烟打着无害、减害，甚至有助戒烟的旗号，亦以其丰富的口味，吸引着青少年由好奇而尝试吸食，发展到逐渐加入烟民的行列。中国疾病预防控制中心发布的2019年中国中学生烟草调查结果显示，过去5年，我国初中生听说过电子烟和使用电子烟的比例显著上升：2019年初中生听说过电子烟的比例为69.9%，电子烟使用率为2.7%，与2014年相比，分别上升了24.9%和1.5%。上海交通大学医学院附属瑞金医院戒烟门诊的临床证据显示，一些吸烟者因尝试电子烟而成瘾，逐渐转向传统烟草和电子烟混合吸食。

什么是电子烟

电子烟是电子尼古丁传送系统或电子非尼古丁传送系统的典型形式，通过加热一种溶液产生气雾，供使用者吸用。按含量排序，溶液的主要成分除尼古丁（如有）外，还包括丙二醇、甘油等。国外和我国香港地区已有研究证实，电子烟含有毒物质，包括丙烯乙二醇、甘油，以及乙醛、甲醛等。香港浸会大学曾对市面上13种电子烟进行测试，发现其含有多种有害物质。其中，甲醛及多环芳烃是已知致癌物；多溴联苯醚会影响甲状腺功能、生殖功能和胎儿发育；尼古丁会造成记忆力减退、精神不振，有极强的成瘾性。

二手气溶胶有哪些健康风险

研究表明，电子烟加热溶液产生的二手气溶胶（即电子烟的二手烟）是一种新的空气污染源，包括颗粒物（细颗粒和超细颗粒）、丙二醇、某些挥发性有机化合物、某些重金属和尼古丁，绝非很多营销宣传的那样仅仅是“水蒸气”而已。对比无烟的清新空气，电子烟的二手气溶胶可以使空气PM1.0值增加14～40倍，PM2.5值增加6～86倍，尼古丁含量增加10～115倍，乙醛含量增加2～8倍，甲醛含量增加20%。二手气溶胶中的某些金属含量，如镍和铬，甚至比传统卷烟产生的二手烟中的含量还要高。

电子烟在国内外的使用与监管现状

全球电子烟销售额由2014年的27.6亿美元上升至2016年的86.1亿美元。世界卫生组织披露的相关信息表明：截至2018年，《世界卫生组织烟草控制框架公约》181个缔约方中，有102个报告有电子烟供应；全球195个世界卫生组织成员国中，有30个禁止电子烟，在剩下未禁止电子烟的成员国中，有65个对其实施管制。在我国，目前已有南宁、深圳、秦皇岛、武汉、张家口明确将电子烟纳入无烟法规适用范围，禁止使用传统烟草制品的场所同样禁止使用电子烟。国家卫生健康委、中央宣传部、教育部、市场监管总局、广电总局、国家烟草局、团中央、全国妇联八部委联合印发的《关于进一步加强青少年控烟工作的通知》，要求“全面开展电子烟危害宣传和规范管理”，并指出：电子烟烟液成分及其产生的二手烟（包括气溶胶）均不安全，目前尚无确凿证据表明电子烟可以帮助有效戒烟；各地要主动加强对电子烟危害的宣传教育，不将电子烟作为戒烟方法进行宣传推广，倡导青少年远离电子烟；在地方控烟立法、修法及执法中，要积极推动公共场所禁止吸电子烟，警示各类市场主体不得向未成年人销售电子烟，尤其是通过互联网向未成年人销售电子烟，有效防止青少年误入电子烟迷途。PM

大众导医
网上咨询：popularmedicine@sstp.cn
专家门诊时间以当日挂牌为准

问：针灸时烤灯，有什么作用

我每次去针灸科就诊，医生留针时都会给我烤灯。灯照在身上暖烘烘的，感觉很舒服。这个灯对人有什么好处？

上海 张女士

上海中医药大学附属岳阳中西医结合医院针灸科主任医师鲍春龄：这个灯可以说是针灸诊室的"常驻嘉宾"，学名叫"TDP 治疗器"。TDP 是"特定电磁波谱"的汉语拼音缩写。它还有个好听的俗称，叫"神灯"，寓意临床疗效好、见效快、应用广。"神灯"的核心部件——治疗板，由三十多种元素涂层构成，在电功率的作用下，可产生波长 2～25 微米的电磁波，可促进新陈代谢，改善血液循环，还能持久镇痛，有助于症状改善和疾病康复，且没有副作用。"神灯"照在身上让人感觉暖融融的，局部热量会逐渐向深层组织传递，起到温经散寒、舒筋通络、消炎镇痛、活血化瘀的作用。作为针灸、电针的辅助，"神灯"可根据需要应用于四肢、腹部、背部、腰部等部位。治疗面瘫和五官科疾病时，"神灯"可照射面部，但患者要用眼罩遮挡双眼。

专家门诊：周六下午

问：儿童丙肝患者该怎么治

贵刊上一期的文章《中国肝病防治九大变化》中提到，丙肝已可被治愈，"抗病毒"是基本治疗措施；所有 HCV RNA 阳性的患者，无论有无肝硬化，是否合并慢性肾脏疾病或肝外表现，都需要进行抗病毒治疗。我想了解的是，如果患者是儿童，是不是也要进行抗病毒治疗？

北京 刘先生

首都医科大学附属北京佑安医院疑难肝病及人工肝中心主任医师段钟平：丙肝患者接受抗病毒治疗的目标是清除体内病毒，减轻丙肝病毒引起的相关肝损伤，阻止病情进展为肝硬化、肝衰竭或肝癌，提高患者的长期生存率，改善生活质量。儿童丙肝病毒（HCV）感染的诊断及评价与成人一样，但一般儿童感染时间相对较短，疾病进展缓慢。对 12 岁以下的儿童，目前尚无推荐的直接抗病毒药物（DAA）治疗方案，建议推迟治疗，直至患儿 12 岁或 DAA 批准用于 12 岁以下患儿。12 岁及以上或者体重超过 35 千克的青少年应当接受治疗，用药选择与成人相同。

专家门诊：周一、周三上午

问：头痛反复发作，什么方法疗效好

我有头痛的老毛病，每次发作都感觉跳着痛，持续几小时，甚至几天，伴有呕吐、畏光症状，活动后加重，被诊断为偏头痛。我吃过好几种药，但头痛还是经常发作。对此，有什么好的治疗方法？

浙江 赖女士

复旦大学附属中山医院神经外科主任医师张晓彪：常见的原发性头痛包括偏头痛、紧张性头痛、丛集性头痛（三叉神经自主神经性头痛的一种）。偏头痛的特征是一侧头痛，伴恶心、呕吐，对光、声音、味道敏感或畏惧，有情绪变化（沮丧、疲劳、易怒等）。典型偏头痛的发作过程包括前驱期、先兆期、疼痛期和头痛后期。偏头痛的预防和治疗方法包括服用药物、补充营养、改变生活方式和手术等，其目的是减少偏头痛的发作频率、疼痛程度和持续时间。部分药物治疗效果不佳的病人，可采用神经阻滞和微创手术减压。可以在疼痛区域注射肉毒毒素，以松弛可能压迫神经的肌肉。注射肉毒毒素后疼痛发作明显缓解的病人，可采用微创手术治疗；有些症状典型的病人，即使注射肉毒毒素不能缓解头痛，手术减压后也会有不错的疗效。手术方法主要包括前额部眶上神经和滑车上神经减压，侧颞部颧颞神经和耳颞神经减压，后枕部枕大神经、枕小神经和第三枕神经减压，以及鼻腔内神经减压。手术治疗后 5 年随访结果表明，88% 的病人有效，其中 29% 的病人症状完全缓解。手术切口微小，都在发际内，不留可见瘢痕。

专家门诊：周一上午，周三下午

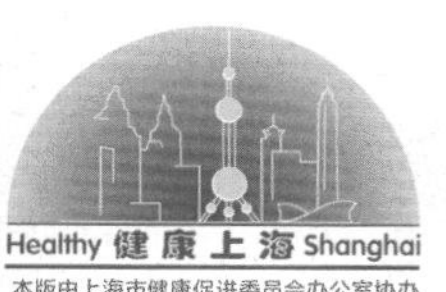
Healthy 健康上海 Shanghai
本版由上海市健康促进委员会办公室协办

今年86岁的吴新镛是上海市松江区岳阳街道西新桥市民健康自我管理小组的“创始”组长，如今虽已卸任，但仍是小组成员的“精神领袖”。38年前，吴新镛被诊断出糖尿病和高血压，身体健康状况实在算不上有多好，不过这么多年来，他的血糖和血压一直控制得不错。吴新镛说：“对待疾病，我有两大法宝。一是不怕，思想上有战胜疾病的信心和决心；二是重视，体现在具体行动上。”

吴新镛：不怕和重视是战胜疾病的两大法宝

本刊记者　王丽云

行动派：遵医嘱、管住嘴、迈开腿，从不马虎

耄耋之年的吴新镛满头白发，满面红光，思路敏捷，丝毫不像有着近40年病程的老病人。血糖、血压的良好控制，得益于他不折不扣的遵医嘱治疗，以及日常生活中的饮食控制、适当运动和良好心态。

首先，他非常重视治疗方案的制订，并严格遵医嘱，定时、定量用药。发现疾病后，他一般先到大医院看专家门诊，请专家制订用药方案，然后到社区随访、配药。如果病情发生变化，社区医生无法解决，他再去请专家“支招”。

其次，在饮食上，他绝不放纵自己，严格控制油、盐、糖的摄入。近10年来，他还将自己吃的蔬菜和其他家庭成员的分开，坚持每天有一餐的蔬菜只用开水煮一下，不放油、盐、糖。他将其戏称为“三无菜”“私房菜”。

第三，在运动方面，他坚持每天步行6000～10 000步，并进行半小时以上的平衡和耐力练习（单腿独立、踮脚、下蹲、站桩等）。每天起床前或睡觉前，他还会进行约1小时的全身穴位按摩和8分钟左右的床上操（活动四肢和脊柱）。

第四，在病情监测方面，他不怕麻烦，每天自测血压，定期监测血糖，每年体检，做到对自己的病情了然于胸。

乐天派：对自己有信心，对他人有爱心

吴新镛告诉记者，他是个乐天派，从来没心事，除了做点家务，家里的其他事情都不管，就连自己的退休工资有多少都不知道。知道自己患病后，他不担心、不害怕，对战胜疾病有信心、有决心。他还很有爱心，从卫生学校退休后，大部分时间花在社区工作上，担任楼组长、志愿者，活跃于读书班、老年协会、市民健康自我管理小组等组织。

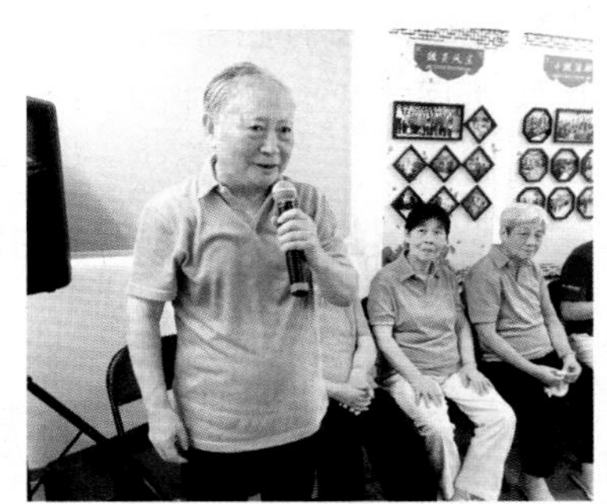
吴新镛在小组交流中发言

2004年，作为松江区的试点，西新桥市民糖尿病自我管理小组成立，吴新镛担任组长；2006年，西新桥市民高血压自我管理小组成立；后来，两个小组合并，更名为西新桥市民健康自我管理小组。在健康自我管理小组活动中，吴新镛既是老师，又是患者，与组员们一起探讨健康自我管理的方式、方法。2007年，他创办了小区的健康小报《健康文摘》，每月一期，方便居民学习、掌握、传播健康知识，深受欢迎。2009年，为方便老年居民看病、配药，他与街道社区卫生服务中心联系、协调，请来全科医生担任健康顾问，每周花半天时间为居民开展医疗咨询、门诊服务。门诊结束后，他将处方和医保卡送到社区卫生服务中心配药，下午再去把药取回来分发到居民手中（现在这项服务由居委会提供）。多年来，西新桥市民健康自我管理小组多次被上海市健康促进委员会评为先进小组，2014年还被世界卫生组织健康城市合作中心评为优秀健康自我管理小组。

如今，因年事已高，吴新镛花在社区工作中的时间少了，陪伴家人、侍弄花草的时间多了，但只要社区有需要，他仍会全心全意地献出自己的光和热。前不久，他多年前创作的“穴位操”作为特色项目向其他社区推广，他就“重出江湖”，撰写分解动作及其要领、功效，并带教、示范；今年春天，在新冠肺炎疫情期间，他还为居民上了一堂心理健康课……PM

拒绝中暑，安然度夏

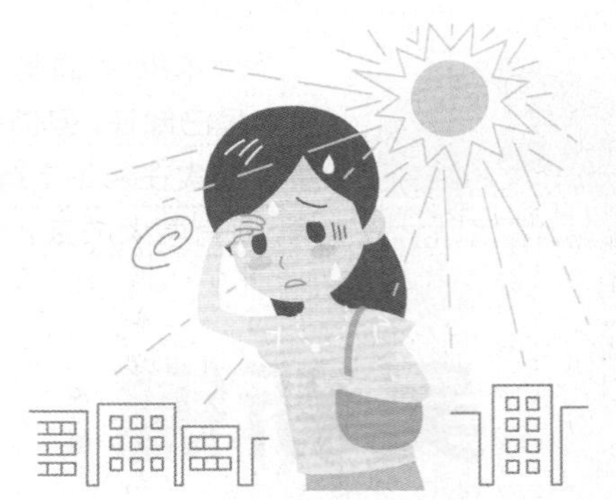

北京清华长庚医院急诊科副主任医师　张向阳

误区1：此“中暑”非彼“中暑”

日常生活中，人们所说的“中暑”，实际上是热因素导致的一类疾病，从病情轻微到病情危重，都涵盖在内，即广义的“中暑”。而医学专业术语中的“中暑”往往是指其中的一种危重类型，称为“热射病”，具有相应的诊断标准，即狭义的“中暑”，为热疹、热水肿、热痉挛、热晕厥、热衰竭等。实际上，这几种类型相互交叉重叠，有时难以严格区分。按照病情发展，可将中暑划分为先兆中暑、轻症中暑和重症中暑三类。

误区2：中暑仅表现为呕吐、头晕等不适

中暑的表现多种多样。一般而言，先兆中暑会出现头晕、头痛、口渴、多汗、全身疲乏、四肢无力、心悸、注意力不集中、动作不协调等症状，体温正常或略有升高。患者脱离高温环境、积极降温后，一般会很快恢复。轻症中暑患者上述症状加重，并有面色潮红、大量出汗、皮肤灼热，脉搏快速等表现，核心体温升高至38.5℃以上，或出现四肢湿冷、面色苍白、血压下降、脉搏增快等表现。经脱离高温环境，积极降温后，一般也能较快恢复。

重症中暑患者会出现明显的肌肉痉挛，可为阵发性，伴有收缩痛，好发于四肢肌肉及腹肌等，尤其是腓肠肌（小腿肌肉）表现明显；患者意识清晰，体温一般正常（此时应补充淡盐水），也可表现为头晕、头痛、多汗、口渴、恶心、呕吐，继而出现皮肤湿冷、血压下降、心律失常、轻度脱水，体温稍高或正常（此时应快速补充液体，不能饮水者需要接受输液）。部分患者或突然发病，体温可高达40℃以上，疾病早期大量出汗，继之“无汗”，可伴有皮肤干热及不同程度的意识障碍，如神志不清、胡言乱语、昏睡或昏迷等（需要积极降温及抢救），甚至死亡。

误区3：只有高温环境才会导致中暑

许多人误以为“只有高温天才会导致中暑”，其实不然。高温、潮湿是导致中暑的重要危险因素。

在同样的气温下，湿度大更易使人感到炎热。如今的部分天气预报APP上标有“体感温度”，其数值或与气象预报的气温有出入。一般来说，湿度越大、体感温度越高，越容易中暑。另外，与体感温度相似的另一个指标——“热指数”，尤其应引起人们的重视。例如，温度32.2℃、湿度40%时，热指数为91，应高度警惕中暑的发生；温度32.2℃、湿度100%时，热指数可达132，属极度危险状态，风险等级较前者升高了2级。

误区4：只要人在室内，就不会中暑

由于室内环境避开了日晒，中暑风险确实有所降低，但并不等于不会发生。人体散热遵循物理规律，有传导、对流、辐射、蒸发几种途径。在没有空调降温的条件下，室内的中暑高危因素基本与室外相同，依然有发生中暑的可能。每到盛夏，老年人不开空调、产妇捂被子坐月子等导致中暑的事件频发。

误区5：出门前多吹空调，外出时便不会中暑

较低的室内温度确实可以预防中暑，但外出后，这种“功效”是有“时限”的，只能降低一段时间内的室外中暑风险。

在长时间室外活动中，间歇进入有空调的房间小憩片刻，可在一定程度上预防中暑。但值得注意的是，室内温度不宜过低，以免引发身体其他不适。

误区6：在室外，涂防晒霜及清凉油可以降温

不少人认为，只要外出前涂抹了防晒霜，外出时随身携带清凉油便可有备无患。其实，无论防晒霜的防晒指数有多高，只能借此避免阳光晒伤皮肤，并不能减少日晒带来的热量。清凉油则作用于涂抹处，使局部感到清凉，散热作用有限。因此，这两种方法对预防中暑无效。

事实上，目前还没有有效预防中暑的药物。避免中暑的最有效方法为避开日晒、积极降温。夏季在户外活动时，除撑遮阳伞、身着浅色衣物外，还应避免强体力活动，可间断多饮水，适当补充盐分，以防止脱水或出汗带走体内大量盐分。

误区7：中暑后，可通过洗冷水澡预防中暑

仅从降温的角度而言，这种做法是正确的。热经过水传导的效率是空气传导效率的 20 多倍，水温越低，降温效果越好。因此，不管是游泳还是洗冷水澡，使身体处于水浴环境进行散热是切实可行的。

在国内外关于中暑后积极降温的方法中，最快速、有效的方法是将患者浸泡于冰水（0℃）中，也有采用 4℃的生理盐水静脉输注或者进行体腔灌洗的。但是从安全的角度而言，由于患者病情不同，这一做法存在安全隐患。医院或专业人员采取上述降温措施时，不仅要判断该方法是否适合患者，还要采取相应的防护措施，并密切监护，观察疗效，确保安全。

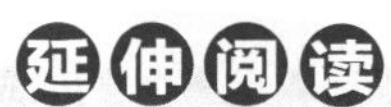

疑似中暑怎么办？

在高温环境下，怀疑自己可能中暑后，应立即脱离高温环境，到阴凉处、室内、空调环境下等处；并尽量脱去衣物、裸露四肢，以促进散热；还要多饮水，用凉水洗脸或擦浴；等等。有些疾病的表现与中暑症状相似，非专业人员难以区分，必要时应到医院就诊。病情严重者可拨打急救电话，等待救援。

误区8：可口服退热药进行自救

中暑与感染性疾病导致的发热不同，后者可通过口服退热药来降低体温，并可维持一段时间。中暑的根本原因是产热和散热的平衡出了问题，此时用口服退热药来降温是无效的，反而可能有害。

误区9：遇到路人中暑晕倒，可以“掐人中”进行急救

路人倒地后，首先要判断其有无呼吸、心搏，是否需要呼救或立即开始心肺复苏。

若判断路人有中暑可能，应立即将其转移出高温环境（即便实施心肺复抢救措施，也应在条件许可的情况下脱离高温环境）。若患者意识欠清或出现恶心、呕吐等表现，施救者要将患者的头转向一侧，以免发生误吸，并尽量敞开患者领口或脱去其外衣，用凉水擦浴，以快速降温。若患者神志清楚，施救者可让其试饮水；若见其呛咳或呕吐，则停止喂饮，并拨打急救电话。PM

逐个击破：有关皮肤的十五个谣言

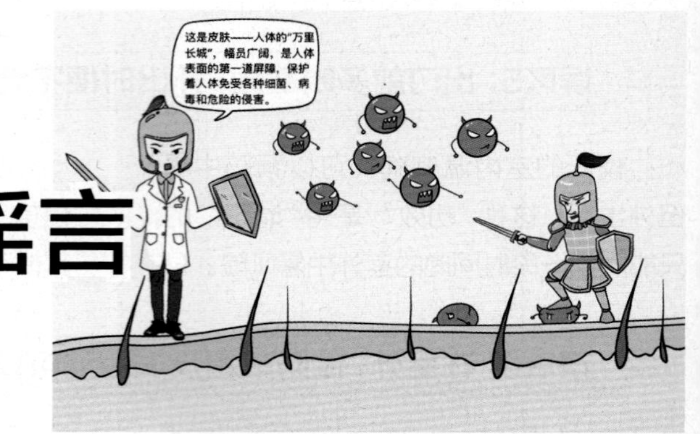
这是皮肤——人体的“万里长城”，幅员广阔，是人体表面的第一道屏障，保护着人体免受各种细菌、病毒和危险的侵害。

复旦大学附属中山医院 齐璐璐 冯 颖 纪 颖
审核/复旦大学附属中山医院皮肤科副主任医师 吴 杰

谣言一：经常用保湿喷雾可以让皮肤变得水嫩

辟谣：当心“越喷越干”。

分析：随身携带保湿喷雾，偶尔喷一喷，可以为肌肤补充水分，舒缓紧绷感。不过，如果经常使用喷雾，尤其是在干燥的空调房内频繁使用，皮肤反而会越来越干，因为水在蒸发时会带走肌肤的水分。

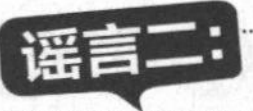

谣言二：用盐洗脸可以去黑头

辟谣：用盐洗脸不仅去不了黑头，还容易擦伤皮肤。

分析：黑头是由于皮脂经氧化作用后变硬、变黑，堵塞毛孔所致。食盐颗粒坚硬、粗糙，用食盐摩擦面部皮肤，不仅无法清除毛孔内的皮脂，还会破坏部分皮肤角质层，甚至在皮肤上留下肉眼看不到的伤口，损害皮肤健康。

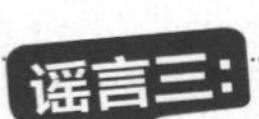

谣言三：眼周长脂肪粒是因为眼霜太滋润

辟谣：眼霜不“背锅”。

分析：人们通常所说的“脂肪粒”，医学上称为“粟丘疹”，表面光滑，呈白色或淡黄色，除了有点妨碍美观外，对健康没有影响。很多人认为，眼周出现脂肪粒是因为眼霜太滋润了，导致脂肪堆积。实际上，脂肪粒的出现主要是由于卸妆或按摩太用力，在娇嫩的眼部皮肤上留下了一些肉眼不易察觉的微小伤口，而皮肤在自我修复的时候“用力过猛”，导致过多角蛋白堆积，最终形成脂肪粒。眼周还有一种常见的“小疙瘩”——汗管瘤，与皮肤颜色接近，呈肉色或褐色凸起，对健康也没有太大影响。

谣言四：脸洗得越干净越好

辟谣：清洁过度麻烦多。

分析：很多皮肤问题的产生，并不是因为清洁不够，而是因为清洁过度。频繁使用清洁产品，会破坏皮肤上的保护膜——皮脂膜，使皮肤变得脆弱而敏感。尤其是皮肤本来就容易过敏的女性朋友，更不宜过度清洁。

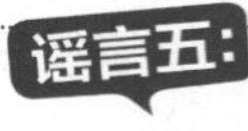

谣言五：用牛奶、蜂蜜、珍珠粉外敷皮肤能美白

辟谣：美白效果有限。

分析：牛奶富含蛋白质，但皮肤根本无法吸收如此“大块头”（大分子）的蛋白质。蜂蜜主要由单糖组成，并不能美白皮肤。相反，由于蜂蜜属于高渗液体，若不经稀释就涂抹在皮肤上，会引起皮肤细胞脱水。珍珠粉的主要成分是碳酸钙，外敷时并不能被皮肤吸收，也没有美白作用。人们之所以感觉外敷珍珠粉后皮肤似乎变白了，主要是因为面部残留的珍珠粉有一定光泽，显得皮肤有点白而已。

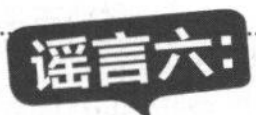

谣言六：长期使用收敛水会使粗大的毛孔缩小

辟谣：收敛水收缩毛孔的作用有限，不宜长期使用。

分析：从成分来看，大部分收敛水含有乙醇、戊二醇等多元醇类，醇类蒸发时会带走水分，可短暂收缩毛孔，并给人以清凉的感觉。不过，收敛水蒸发以后，其收缩毛孔的作用就消失了。因此，即便长期使用收敛水，毛孔也不会变小。水杨酸也是收敛水中的常见成分，作为脂溶性有机酸，具有去除角质、清洁毛孔、短暂控油的作用，但不宜长期使用，否则会使皮肤角质层变薄，令皮肤变得越来越敏感。

谣言七：多去角质，皮肤会变嫩

辟谣：频繁去角质，皮肤会受伤。

分析：角质层位于皮肤表面，可以保护皮肤抵御外来有害物质的入侵。频繁去角质会使皮肤变薄、皮肤抵抗力降低，更容易发生接触性皮炎、皮肤感染和过敏。去角质的目的主要是去除无法正常脱落的角质层，应适度、合理，切记不能过度。

谣言八：吃酱油会使瘢痕颜色变深

辟谣：留不留瘢痕与吃不吃酱油没有关联。

分析：发生创伤后，皮肤留不留瘢痕，一方面要看个体的恢复状况，另一方面要看伤口是否达到了真皮层。若只伤到表皮，一般不会留瘢痕。若伤到了真皮层，很难不留瘢痕。酱油是中国的传统调味品，主要由大豆、小麦、食盐经酿造制成，含有多种氨基酸、糖类、有机酸、色素及香料等成分。这些成分都不会引起瘢痕，且酱油中的食用色素也不会输送至皮肤，导致皮肤色素沉着。

谣言九：偏爱“浓油赤酱”，会让皮肤变黑

辟谣：吃酱油不会使皮肤变黑。

分析：酱油中不含黑色素，也不含任何可导致皮肤黑色素生成的光敏成分。因此，吃酱油并不会使皮肤变黑。如果皮肤变黑了，主要还是防晒工作不到位，酱油可不“背锅”。

谣言十：吃柑橘会使皮肤变黄

辟谣：过量食用柑橘可能会使皮肤变黄，但只是暂时的。

分析：过量食用柑橘或胡萝卜等富含胡萝卜素的食物，的确会使一部分人出现皮肤变黄的现象，医学上称之为“胡萝卜素血症”。这主要是因为大量摄入柑橘后，血中的胡萝卜素浓度过高，沉积在皮肤组织中导致的。不过，这种皮肤发黄是暂时的，恢复正常饮食后，肤色就会恢复正常。

谣言十一：“麦粒肿”用头发丝挑，马上就能好

辟谣：非但不能解决问题，还容易导致感染。

分析：麦粒肿，又称睑腺炎。由于眼睑及面部的静脉相通且无静脉瓣，细菌可以直接进入血管而引发更严重的感染。头发丝不是无菌的，用头发丝挑“麦粒肿”不但不能解决问题，反而可能“雪上加霜”。正确的处理方法是：初起时用冷敷；硬结未软化时可湿热敷；用抗生素眼药水滴眼，症状较重者可口服或肌注抗生素；脓肿形成后，需切开排脓。

谣言十二：激素类药膏效果立竿见影，可以长期使用

辟谣：外用激素也有副作用。

分析：长期外用激素类药膏会导致激素依赖性皮炎，发生皮肤变薄、毛细血管扩张等副作用。患者应在医生指导下使用激素类药膏，切莫自行购买、盲目使用。激素类药膏不宜长期使用（一般不要超过2周），使用频率也不宜过高（每天1～2次），病情缓解后应尽早停用。

谣言十三：手脚长小水疱，用热水烫可止痒

辟谣：治疗汗疱疹，忌用热水烫。

分析：汗疱疹是对称发生于手或足部的水疱样皮肤病，常伴瘙痒，容易反复发作。水疱没有破损者，可以涂炉甘石洗剂。瘙痒比较剧烈者，可以在医生指导下使用一些糖皮质激素药膏。外用药效果不佳者，可在医生指导下口服抗组胺药物和利湿祛风止痒的中成药。切忌用热水烫洗和搔抓，以免引起感染。

谣言十四：用生姜水泡脚可以治脚气

辟谣：用生姜水泡脚对治疗足癣没有帮助。

分析：脚气，医学上称“足癣”，是由真菌感染引起的一种皮肤病。生姜、大蒜、茶叶等无法杀灭真菌，对足癣无治疗作用。

谣言十五：白癜风会传染

辟谣：白癜风不是传染病。

分析：白癜风是一种色素脱失性皮肤病，不是传染病，没有病原体存在，与个人卫生也无关，没有传染性。PM

当前，公众对常见心理问题和心理障碍的认知程度还比较低，缺乏对心理健康服务专业性、有效性的足够认识，制约了人们对心理健康服务的主动需求和利用。为此，在2019年7月开始实施的“健康中国行动”中，国家专门设立了“心理健康行动”专项行动，目标之一就是提升居民心理健康素养，促进全民身心健康水平。

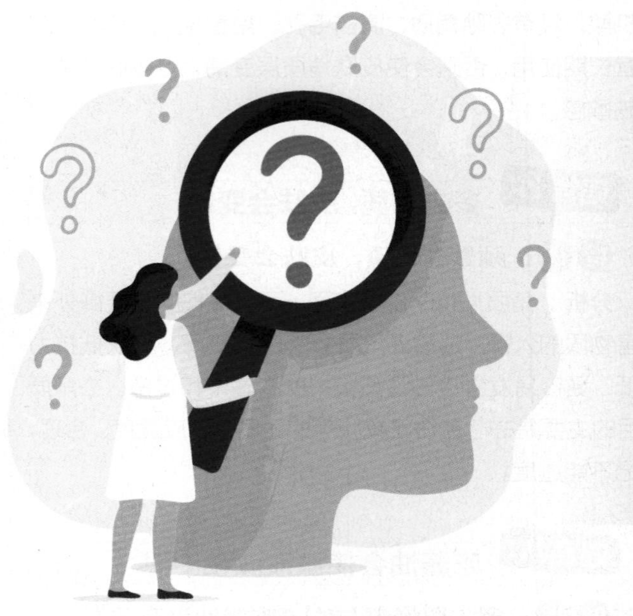

提高心理素养，促进心身健康

北京回龙观医院（北京心理危机研究与干预中心） 庞 宇（教授） 宋崇升

早在 2018 年的“世界精神卫生日”，国家卫生健康委就发布了《心理健康素养十条》，涉及从儿童到老年全生命周期的心理健康素养建议，阐述了焦虑、抑郁等常见心理问题的干预方法，规律用药的理念，缓解压力的方法等内容。在实际生活中，很多人对心理健康仍存在一些认识误区，需要及时纠正。

专家简介

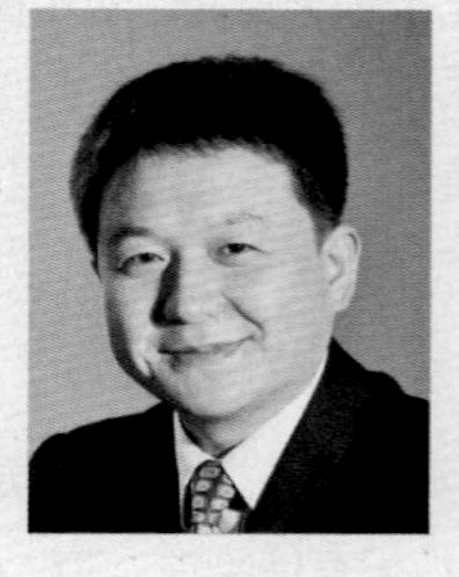

庞 宇 北京回龙观医院（北京心理危机研究与干预中心）副院长，世界卫生组织心理危机预防研究与培训合作中心执行主任，硕士生导师，北京健康科普专家，北京医学会医学科普分会副主任委员，中国医师协会医学科普分会精神心理学组组长，中国心理卫生协会科普专家。

心理问题与心理障碍不能“混为一谈”

“心病还需心药医”“解铃还须系铃人”，这些大家耳熟能详的俗语，指的是对于心理方面的困惑或问题，需要用心理方面的方法或技术来解决。但实际情况真是这样吗?

一天中午，一位妈妈带着一个小男孩找到我们，急切地说：“医生，我的孩子才 5 周岁，可睡觉总是不好。我们在别的医院看过，说是有心理障碍，您给开导开导吧！”然而，当我们看过孩子的病历以后却发现，孩子患有额叶癫痫，患有这种疾病的孩子确实会出现一些心理行为方面的变化，如不自主的运动，出现幻觉、错觉等。但这些属于继发性的精神症状，即先有神经系统的器质性改变，再出现外在的心理行为异常表现。对此，治疗方案应是治疗引起心理症状的基础疾病，而不是求助于精神或心理方面的医生“开导开导”。因此，我们建议这位母亲尽快带孩子去神经内科就诊，将癫痫控制好。

类似的病例，我们在心理门诊时常能遇到。随着精神心理卫生知识的不断普及，大众对心理健康日益重视。在上述案例中，家长能够注意到孩子心理行为的异常，主动带其就医，确实是一个很大的进步。但对患儿而言，虽然他有心理行为方面的变化，但不是心理问题，而是心理障碍。

心理问题和心理障碍是两个不同层面、不同等级的概念。心理问题往往是指那些由现实因素引发的情绪、认知等方面的具体问题，如人际冲突、情感困惑、适应不良等。这些问题的出现，一般不会影响当事人正常的社会功能，对其生活、学习、工作、社交等正常的心理功能不会构成明显损害。有心理问题，进行心理咨询通常会奏效。

但如果是心理障碍，则不可同日而语。心理障碍指的是心理功能的严重受损，其原因可以是躯体疾病，也可能是纯粹的功能性疾病（找不到发病原因，但确实符合某一心理疾病的诊断，比如抑郁症、强迫症等）。虽然此时进行心理咨询和治疗能起到一些辅助作用，但更重要的是需要药物治疗。

心理问题和心理障碍虽然有时看起来似乎有一些交集，但却有着质的区别，就像感冒和肺炎，可能都会有咳嗽，但治疗方案却不相同。

管理时间就是管理焦虑

相对于心理障碍，焦虑等心理问题往往更常见。有人说，焦虑是现代人的一种时代病。很多职场人士感觉焦虑的表现之一，是总觉得时间不够用，因此经常加班，甚至熬夜。实际上，只要管理好时间，更有效地运用时间，决定该做哪些事情，不做哪些事情，就能提高工作效率，减少焦虑情绪。

在时间管理中，最常用的是帕累托原则，又称“重要的少数、微不足道的多数”。其核心内容是，生活中80%的结果几乎源于20%的活动。因此，要把注意力放在20%的关键事情上，对要做的事情分清轻重缓急，可进行如下排序：一是重要且紧急的事情，必须立刻着手，可谓“第一要务”；二是紧急但不重要的事情，在优先考虑第一要务后再做，可谓“第二要务”；三是一些重要但不紧急的事情，如果没有前面两类事情的压力，可以去做，不要拖延，做到有备无患；四是既不紧急也不重要的事情，可将这些心理需求记录下来，在有空的时候再决定是否要做。

放松身体，也可放松心情

要缓解焦虑、放松心情，可以从放松身体开始，因为身心往往是交互的。出现焦虑的时候，人在心理上会体验到紧张、急迫，身体也会出现一些变化，如血压升高、心率加快等。对于焦虑情绪，越是去关注，就越敏感，越难以摆脱。相反，如果通过行为的控制，让自己的身体放松下来，则焦虑情绪也会有所减轻。让身体放松的方法很多，如进行深长的呼吸、冥想、练习太极拳等。总之，让身体达到一个松弛的状态就可以。

此外，让身体运动起来也会起到缓解焦虑的作用。研究发现，慢跑、打球、骑车、游泳等均可以缓解焦虑情绪。这些活动大多是有氧运动，通过肢体的舒展、放松，可以疏解焦虑情绪。心身一体，人的身体承载着情绪。如果身体能够张弛有度，情绪垃圾也能相应被释放。

学点心理健康知识

《心理健康素养十条（2018年版）》明确指出：心理健康是健康的重要组成部分，身心健康密切关联、相互影响；适量运动有益于情绪健康，可预防、缓解焦虑和抑郁；出现心理问题积极求助，是负责任、有智慧的表现；睡不好，别忽视，可能是心身健康问题；抑郁、焦虑可有效防治，需及早评估，积极治疗；服用精神类药物需遵医嘱，不滥用，不自行减停；儿童心理发展有规律，要多了解，多尊重，科学引导；预防老年痴呆症，要多运动，多用脑，多接触社会；要理解和关怀心理疾病患者，不歧视，不排斥；用科学的方法缓解压力，不逃避，不消极。PM

“尽管心理问题或心理障碍会给患者带来很多烦恼和不适，但也是一个重塑心理健康、促进自己成长的机会。作为普通大众，应当主动学习心理健康知识，避免陷入认识误区，提升心理健康水平。”

尿路感染由病原体入侵泌尿系统引起，是夏季的高发病。《黄帝内经》云“伤于湿者，下先受之”，盛夏环境湿热，有利于病原体的滋生，湿热之邪侵袭人体，常可诱发机体下部的感染。尿路感染通常表现为尿频、尿急、尿道涩痛、排尿淋漓不尽，或伴有下腹坠胀、腰痛、腰膝酸软，慢性者易反复发作，缠绵难愈，劳累或情绪波动时加重，影响生活质量。

食养兼顾 清“尿感”

天津中医药大学第一附属医院肾病科　王耀光（主任医师）　张 婧

中医药治疗尿路感染在改善临床症状、减少抗生素用量、预防复发方面有一定优势。中医认为，本病属于“淋证”，为虚实夹杂证，肾虚为本，湿热下注为标。患者多存在气机失调，部分久病患者有瘀血表现。治疗时以清热解毒、利湿通淋、理气活血、扶正祛邪为主要法则，可选用中药汤剂、中成药、针灸、中药坐浴等治疗方法。用好以下两招，也有助于“赶跑”尿路感染。

茶饮加食疗，清热解毒，利尿通淋

●【五道验方茶】

❶ 蒲公英15克，马鞭草15克，灯芯草5克。

❷ 生地黄15克，木通5克，淡竹叶10克，甘草5克。

❸ 白茅根10克，茶叶5克。

❹ 冬葵子30克，车前草30克。

❺ 苋菜100克，车前草50克。

以上皆可煎汤取汁代茶饮用，每日1剂，频服。

●【三碗食疗粥】

❶ 滑石30克，瞿麦10克，车前草30克，粳米30～60克。滑石布包后与瞿麦、车前草入水同煎，去渣取汁后加入粳米煮成稀粥，空腹食用。

❷ 灯芯草10克，竹叶10克，生薏苡仁50克。灯芯草和竹叶煎煮取汁后加薏苡仁煮粥，再加少量冰糖调味即可。

❸ 鸭跖草15克，生薏苡仁50克，冰糖适量。鸭跖草煎水取汁1碗，薏苡仁煮粥2碗，粥与药汁调匀后，加冰糖调味即可。

以上验方、食疗方均有清热解毒、利尿通淋的作用，适合小便热痛、赤涩不利的尿路感染者食用。尿路感染患者还宜食绿豆汤、金银花茶、冬瓜汤、凉拌菜瓜等，芹菜、茼蒿、荸荠、茭白、绿豆芽、木耳菜、赤小豆、枸杞头、马齿苋、萝卜、玉米须、苦瓜、丝瓜、西瓜、猕猴桃、香蕉、鲮鱼、蚌肉等也可经常食用。

日常调护要做好

❶ 多饮水，勤排尿，讲卫生。每日饮水量应保持在2000～3000毫升，勤排尿、不憋尿，充分发挥水对尿道的“冲洗”作用，避免细菌繁殖。女性如厕后应从前往后擦拭，避免把细菌引入尿道；每日用温水清洗并保持局部清洁；不穿过紧内裤，内衣裤最好选择棉制品，并每天换洗，防止逆行性感染；注意房事频率及房事清洁，房事前女方可多饮水，房事后立即排尿一次，房事动作要轻柔，以免损伤尿道口黏膜；避免久坐。

❷ 清淡饮食，舒畅心情，适当运动。避免过食油腻、辛辣食物，不要饮酒。尿路感染的发生与抵抗力下降和精神紧张关系密切，应避免过度疲劳、保持心情愉快，可适当参加慢舞、打太极拳等文体活动。还可常练朝天吐纳功法：取站立位，两手背于腰后，手心与肾俞穴相对，上身向后仰，眼看天，同时吸气，仰至20°～50°，挺胸，不可憋气。继之将上身逐渐复直，同时呼气。如此反复做15分钟。

❸ 积极治疗原发病。宫颈炎、阴道炎等妇科疾病患者和糖尿病患者要积极治疗，以免诱发尿路感染。PM

刮痧治落枕

上海市针灸经络研究所主任医师　施 茵

刮痧疗法是传统中医外治法的一种，能疏通经络、调和气血，广泛应用于骨关节及软组织损伤疾病的治疗。刮痧治疗落枕即是其中具有代表性的优势项目。落枕一年四季均可发生，由睡眠时颈部位置不当、过度扭转或风寒侵袭项背所致，主要表现为颈项强直、疼痛、活动受限。中医学认为，落枕后，人体颈肩局部气血凝滞、经脉痹阻，刮痧疗法可激发经气、通畅气血，祛除阻滞于经络的外邪，使筋骨、肌肉得到充分营养。大多数患者经 1 ~ 2 次刮痧治疗后，头颈部活动度明显增加，疼痛基本消失。

操作时，先在刮痧部位涂上刮痧润肤油或具有活血通络、舒筋止痛作用的刮痧活血剂，然后依次刮拭以下部位。

❶ **颈项部** 用直线轻刮法从枕骨粗隆下刮至大椎穴（即沿督脉循行的方向刮拭），可在大椎穴用点按法重点刮拭。

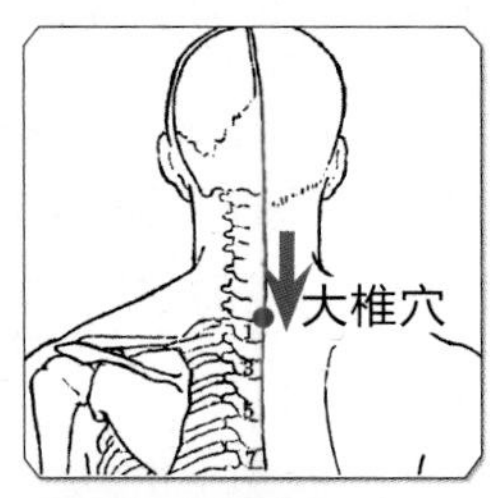

❷ **颈肩部** 从后发际两侧凹陷处的风池穴向肩部肩髃穴方向刮拭。

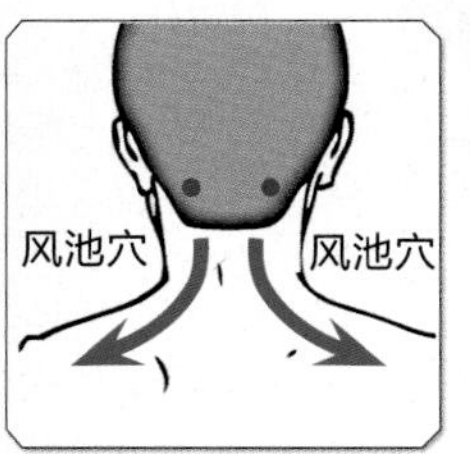

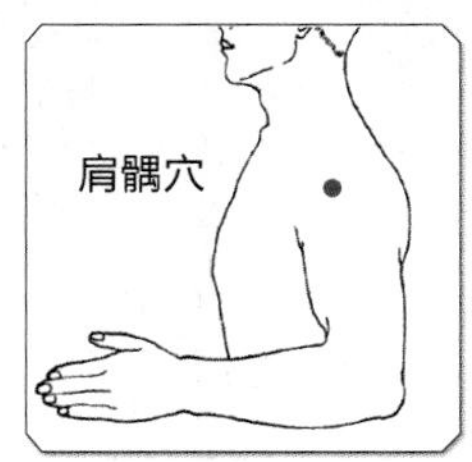

❸ **肩后部** 若涉及上背部疼痛，从肩井穴向下刮至肩外俞穴和阿是穴（病痛局部或敏感反应点），可以使用由轻到重的手法，并结合弹拨法刮拭。

❹ **上肢** 刮拭大肠经和三焦经（由上而下，从肘上部位刮至腕横纹），重点按揉合谷穴、外关穴和列缺穴。PM

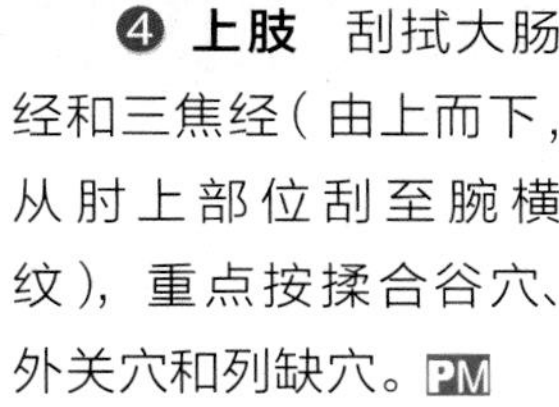

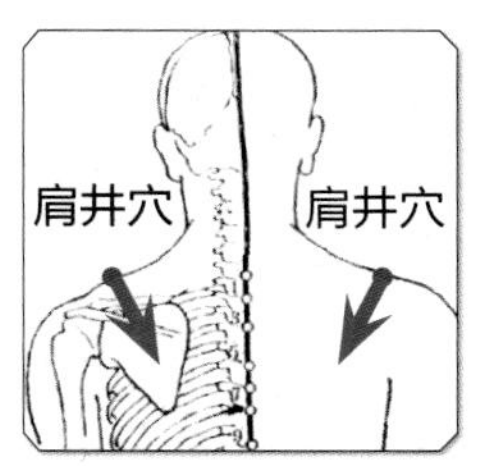

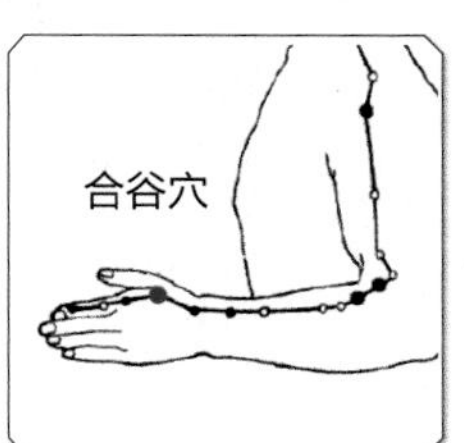

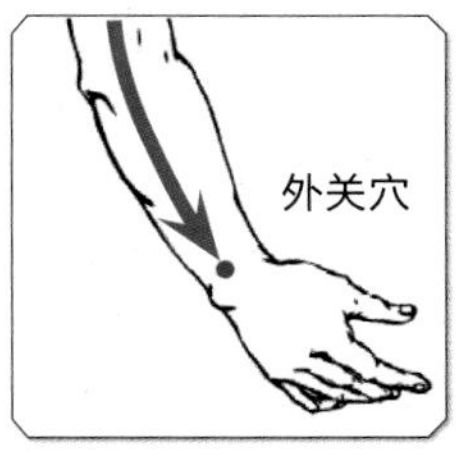

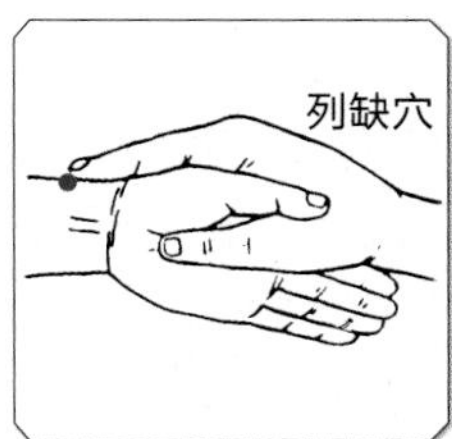

小贴士

常用操作手法

❶ **直线轻刮法** 用刮痧板在体表进行一定长度的直线刮拭，注意手法要轻，力量要均匀。

❷ **点按法** 用刮痧板边角在体表经穴处点压、按揉，点压后紧贴皮肤，做往返来回或顺逆旋转。

❸ **弹拨法** 用刮痧板边角在人体肌腱附着处或特定穴位处，利用腕力轻柔地进行规律的点压、按揉，并迅速向外弹拨，状如弹拨琴弦，故名弹拨法。

注意事项

❶ 不可在过饥、过饱、过度疲劳或紧张、酒后等情况下进行刮痧治疗。

❷ 刮痧时运板应轻灵、柔和、有序，用力应均匀，不可忽轻忽重；每侧刮 20 ~ 30 下为宜。

❸ 刮痧后最好配合局部热敷，1 小时内忌洗澡。刮痧后皮肤表面出现的皮下充血或出血改变称为“出痧”，是正常的治疗效应，一般数天后可以自行消退，无须特殊处理。

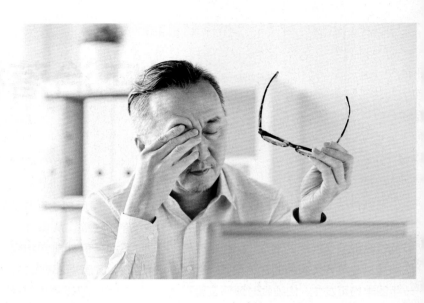

眼保健操推行至今已有50余年，影响了两三代人。作为治疗眼病的针灸医生，我们常常遇到近视患儿家长询问：眼保健操对保护视力有用吗？回答是肯定的，但是有前提：一要选穴准，二要操作正确，三要坚持不懈。

升级版眼保健操

上海市针灸经络研究所　马晓芃（主任医师）　杨延婷

眼保健操是根据中医经络腧穴理论制定的，通过按摩刺激穴位，促使眼部气血通畅，舒缓眼部肌肉紧张或痉挛，达到改善视疲劳、预防近视等作用。对于非专业人士来说，掌握“一触二压”有利于找准穴位：穴位多位于凹陷处，先用手指在皮肤上平移探查，触摸到穴位时会有凹陷感；用一定力度按压穴位后，一般会有酸胀感。

眼保健操“基础套餐”

目前最新版的眼保健操共六节，选取攒竹、睛明、四白、太阳、风池等眼周或近端穴位。做眼保健操时应随口令有节奏地按揉穴位，以有酸胀感为度，按揉一圈或一按一松为一拍，共四个八拍。居家操作时，若无伴奏音乐，经常按揉这些穴位，每穴1～2分钟，也可起到“眼保健”作用。

● **按揉攒竹穴**

攒竹穴位于眉毛内侧边缘凹陷处，有通络明目、疏风清热的作用。将双手大拇指螺纹面分别按在两侧攒竹穴上，其余手指自然放松，食指尖抵在前额上进行按揉。

● **按压睛明穴**

睛明穴位于目内眦角稍上方凹陷处，有活血明目、疏风清热的作用。将双手食指螺纹面分别按在两侧睛明穴上，其余手指自然放松、握起，呈空心拳状用力深按，注意不要误碰眼球。

● **按揉四白穴**

四白穴位于瞳孔下方，眼眶下缘稍下方凹陷处，有清头明目、疏通面部气血的作用。将双手食指指腹分别按在两侧四白穴上，大拇指抵在下颌凹陷处，其余手指自然放松、握起，呈空心拳状进行按揉。按揉时食指不要移动，按揉面不要过大。

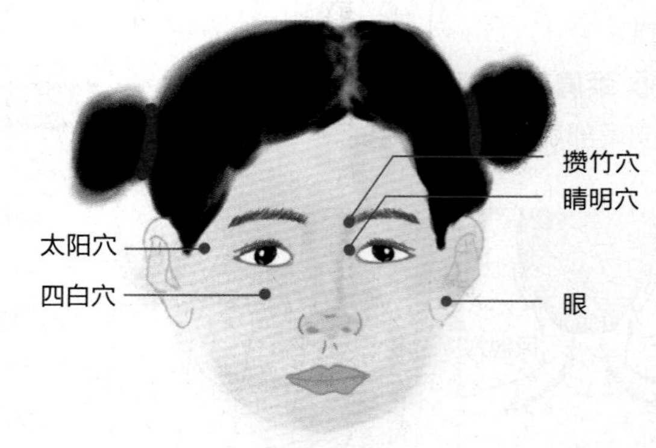

图1 新版眼保健操穴位示意图

● **按揉太阳穴刮上眼眶**

太阳穴位于颞部，眉梢和外眼角中间向后约一横指的凹陷处，有疏通头面部经络气血、明目清脑的作用。将双手大拇指的螺纹面分别按在两侧太阳穴上，其余手指自然放松、弯曲。先用大拇指按揉太阳穴，不要过度用力。再用双手食指的第二个关节内侧，稍加用力从眉头刮至眉梢，以有酸胀感为佳，可以刺激到攒竹、鱼腰、丝竹空三个穴位，有助于疏调畅通眼部气血。

● **按揉风池穴**

风池穴位于项部，在枕骨下，胸锁乳突肌与斜方肌之间的凹陷处，与耳垂平齐，有祛风解表、清头明目、健脑安神的作用。将双手食指和中指的螺纹面分别按在两侧风池穴上，其余三指自然放松，用力按揉。

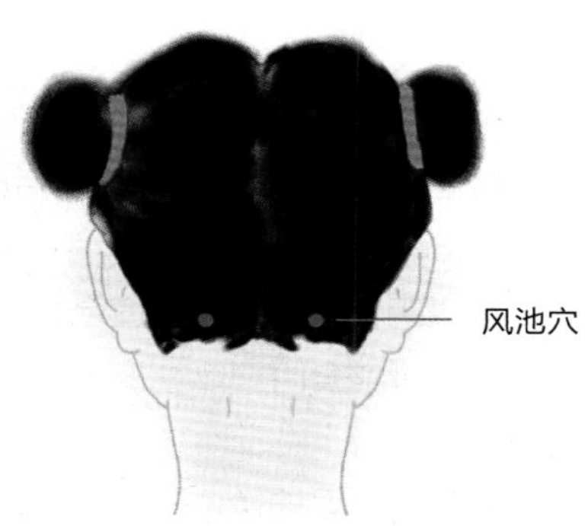

图 2 新版眼保健操穴位示意图

● **揉捏耳垂**

耳穴“眼”在耳垂正中，有明目的功效。用双手大拇指和食指的螺纹面捏住“眼”穴，其余三指自然并拢弯曲进行揉捏。有条件时，可用胶布将王不留行籽或磁珠贴在“眼”穴上进行按压，疗效更佳。

眼保健操“升级包”

经常按揉以下穴位，每次 1 ~ 2 分钟，以有酸胀感为宜，也有“眼保健”的作用，配合眼保健操进行，可以取得更好的护眼效果。

● **鱼腰穴**

在瞳孔正上方，眉毛正中，有疏风通络、明目安神的功效。将食指指腹置于鱼腰穴上，由轻到重用力，进行垂直点按。

● **承泣穴**

在瞳孔正下方，眼球与下眼眶边缘之间，有清头明目、疏风活络的作用。用食指指尖以适中力度向下按压承泣穴，注意不要碰到或压迫眼球。

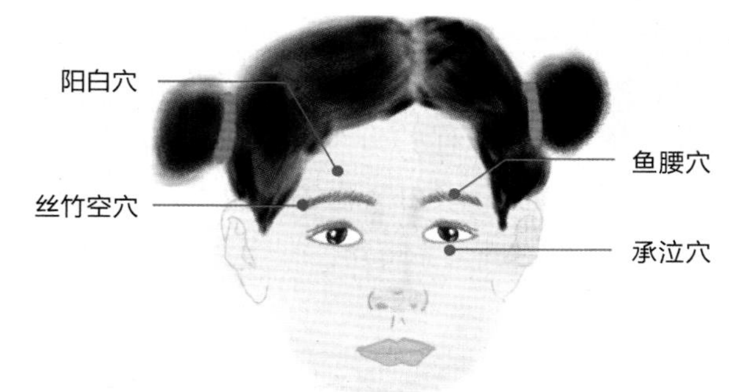

图 3 其他眼周穴位示意图

● **丝竹空穴**

在眉梢凹陷处，有疏通三焦经气的作用，能促进眼部气血通畅。用食指或中指指尖稍向内推揉两侧丝竹空穴，其余手指自然放松，用力适中。

● **阳白穴**

在瞳孔正上方，眉上 1 寸处，有祛风清热、益气明目的作用。将双手食指置于阳白穴上，先点按 1 分钟，再按揉 1 分钟左右。PM

专家提醒

按揉前要做好双手清洁、剪好指甲，按揉时使用手指的螺纹面而非指甲。穴位需认准，力度要适中，速度宜均匀，幅度应适当，全程应闭眼。每当较长时间用眼后都应及时进行“眼保健”，不拘于频次，关键在持之以恒，结束后可眺望远方。此外，还需结合科学用眼、户外运动、药物、食疗等多种方法综合调治，才能更好地长久保护视力。

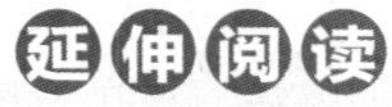

以下远端穴位也有明目功效，按揉时拇指或食、中指指腹用力，每次 1 ~ 3 分钟，以有酸胀感为宜。

● **光明穴：**在小腿外侧，外踝尖上 5 寸，腓骨前缘处。有疏肝明目、活络消肿的功效，可治疗各种目疾。

● **养老穴：**在尺骨茎突桡侧骨缝凹陷中，主治目视不明、目昏眼花、视力减退等。需采用手掌面向胸的体位取穴。

黄褐斑由色素沉着引起，主要发生在两颊和前额部位，多数与内分泌失调有关，日光照射、药物等因素也会诱发。中医称其为“黧黑斑”“肝斑”，认为其属“血瘀”范围，多由气血不能润养面部皮肤导致，与肝、脾、肾三脏关系密切。

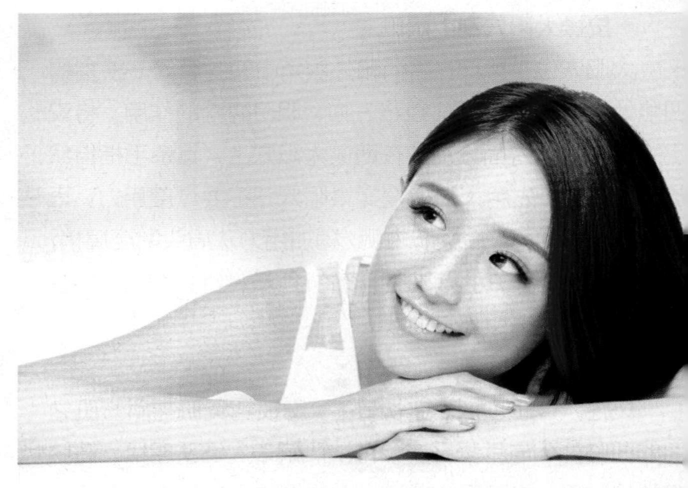

巧淡斑，养美颜

上海中医药大学附属市中医医院皮肤科主任医师　蔡希

黄褐斑在治疗时以疏肝、补肾、活血为基本原则。长期心情不畅、闷闷不乐、肝郁气滞化火而成斑者，当采用疏肝理气、活血消斑法；饮食不节、脾失健运、湿热内生而成斑者，当采用健脾益气、祛湿消斑法；肝肾不足、虚火上炎而成斑者，当采用补益肝肾、滋阴降火法；久病气血运行不畅、气滞血瘀而成斑者，当采用理气活血、化瘀消斑法。

外治也是淡斑养颜的重要手段，主要选取疏肝、活血、化瘀中药制成霜剂涂于面部，外敷石膏面膜，并配合穴位按摩、耳穴贴敷、督灸等。同时要保持乐观情绪，多食蔬菜、水果，避免日光暴晒，注意劳逸结合，睡眠充足。

美容药膳可以调理人体内环境，有助于淡斑养颜。

❶ 莲子龙眼汤

莲子、芡实、薏苡仁各30克，龙眼肉8克。将上四味加水500毫升，文火煮1小时，用少许蜂蜜调味即可。

【功效】健脾胃、补气生血。适合脾胃虚弱、气血不足人群。

❷ 桑葚海参

海参250克，桑葚20克。起油锅放入海参、桑葚，加入鲜汤、调料，稍煮即可。

【功效】补肾养血、养颜抗衰老。适合肾虚不足人群。

❸ 银耳绿豆粥

粳米200克，绿豆100克，银耳30克，白糖适量。银耳用凉水泡2小时，去除硬蒂，掰成小朵；绿豆、粳米淘洗干净。将上三味加适量清水，煮沸后改文火煮至豆、米开花，粥黏稠，再加白糖调味即成。

【功效】清热滋阴、祛斑养颜。适合心肝火旺、烦躁易怒之人，可在夏季时常食用。

❹ 柠檬蜂蜜茶

柠檬切成薄片，一层柠檬、一层蜂蜜，放入干净的玻璃瓶或密封瓶中，盖好密封盖，放入冰箱冷藏5～7天即成。饮用时，将柠檬片浸泡入茶水中，并舀一勺蜂蜜搅拌。

【功效】美白养颜润燥。柠檬能生津、止渴、祛暑。现代研究表明，柠檬有很强的抗氧化作用，能有效促进肌肤新陈代谢、抑制色素沉着。蜂蜜能益气补中、润燥解毒，起到滋润和营养的作用，使皮肤细腻、光滑、富有弹性。PM

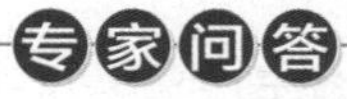

问：外用淡斑产品可否DIY？

答：自制产品虽然无添加剂，但若未在无菌环境内制作，很难达到无菌要求，且浓度不易把握，若浓度过高，会刺激皮肤，引起皮肤过敏。

目前市场上淡斑外用产品很多，鱼目混珠、夸大疗效的情况时有发生。应通过正规渠道，如医院、商店等，购买正规的产品，拒绝“三无”产品，切忌道听途说、看广告购买。最好在专科医生指导下，根据色斑形成的原因选择适合自己的产品。

在田野、山坡、路边及庭院等地的向阳处，有一种常见的植物，其叶青、梗赤、花黄、根白、子黑，因取五色配五行之意而得名“五行草”；因叶扁平而肥厚，像马的牙齿一样排列，亦被称为“马齿苋”。马齿苋是马齿苋科一年生肉质草本植物，全国各地均有，性喜肥沃土壤，耐旱亦耐涝，生命力非常强，又名“长寿菜”。

药食两用的“五行草”

南方医科大学中医药学院教授　彭 康

清热凉血止痢良药

别看马齿苋植株小小不起眼，却是一味常用的中药。8～9月，割取全草，洗净泥土，拣去杂质，用开水稍烫（煮）或蒸后，取出晒干或烤干，即可入药。

马齿苋味酸而性寒，归肝经和大肠经，具有清热解毒、凉血止血、止痢的功效，临床常用于治疗痢疾。可单用15～30克干品或30～60克鲜品水煎服，亦可配伍黄芩、黄连等清热燥湿药同用。

马齿苋能清热凉血，可用于治疗血热毒盛引起的痈肿、疮疡、丹毒等。使用时，既可煎汤内服并外洗，也可将鲜品捣烂外敷患处，或做成马齿苋膏（马齿苋、白矾、皂荚各50克，高度白酒1升，慢火煎为膏）敷于患处。

马齿苋还有收敛止血之效。捣汁口服能治疗血热妄行所致的崩漏；配伍地榆、槐角、凤尾草等，能治疗大肠湿热所致的便血、痔疮出血。

营养丰富的“酸味菜”

马齿苋味酸，得名“酸味菜”。其柔软的茎和叶既可用醋腌泡生食，也可烹食，如炖汤、煮粥、做沙拉等。

马齿苋富含二羟乙胺、苹果酸、葡萄糖、钙、磷、铁、维生素E、胡萝卜素、B族维生素、维生素C等多种营养物质，以及三萜醇类、黄酮类等活性成分。马齿苋性寒质滑，脾胃虚寒、肠滑腹泻者，以及孕妇忌服。

❶ 马齿苋粥

鲜马齿苋100克（干品60克），粳米300克，食盐适量。粳米加清水，大火煮沸后转小火煮30分钟，粥稠时将洗净切段的马齿苋放入，再煮5～10分钟，加适量食盐拌匀即可。该粥有清热解毒、健胃功效。

❷ 马齿苋猪肝汤

马齿苋100克，猪肝100克，盐3克，姜丝、葱花各适量。猪肝洗净、切片，装入碗中，加少许盐、适量植物油拌匀。锅中注水烧开，放姜丝、盐，加入洗净的马齿苋、适量油煮沸，然后倒入猪肝煮至熟透，撒上葱花即可。该汤有凉血补血功效。PM

延伸阅读

马齿苋和苋菜的名字里都有一个“苋”字，同为夏季常吃的蔬菜，都有清热解毒的功效。苋菜性凉、味甘，入大、小肠经，除清热解毒外，还能利尿除湿、通利大便。苋菜营养丰富，民间有“六月苋，当鸡蛋；七月苋，金不换”的说法。

专家简介

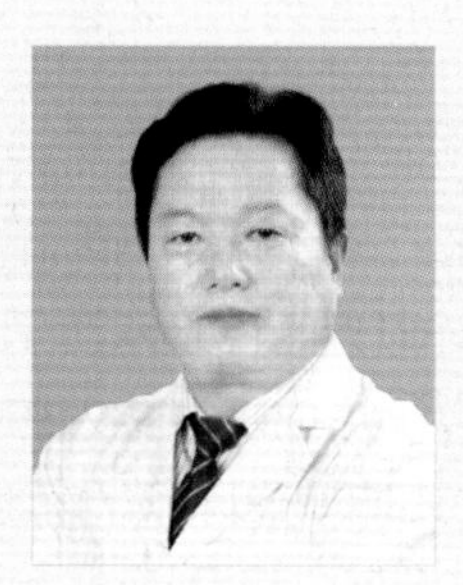

彭 康　南方医科大学中医药学院教授，南方医科大学中西医结合医院副院长、治未病科主任医师、学术带头人，中华中医药学会中药调剂与合理用药分会常委，广东省中医药学会常务理事。擅长亚健康状态的中医保健调理等。

烈日炎炎，夏花绚烂。不少在夏日盛放的花，不仅观赏价值强，还有很好的药用价值。

绚烂夏花“本草经”

上海中医药博物馆副研究员、科普教育部主任　罗月琴
摄影　曹海峰

荷花

荷花又名莲花，有“出水芙蓉”之美誉。它浑身是宝，荷叶、荷蒂、荷梗、荷花、莲房、莲须、莲子、莲子心、藕、藕节均可供药用，俗称“荷十药”。比如：藕性寒味甘，生食可清热、凉血、散瘀，熟食能健脾开胃、益血生肌、止泻；藕节能收涩止血、化瘀；荷叶性平味苦，能清暑辟秽、升清醒脾、化瘀止血；荷花性凉味甘苦，能活血止血、祛湿消风；等等。在“荷十药”中，莲子（荷的果实或种子）入药最早，能养心、益肾、补脾、固涩，常用于治疗夜寐多梦及脾肾两虚所致的尿频遗精、崩漏带下、虚泻久痢等症。其胚芽即为莲子心，性寒味苦，善清心火。

养生膳品

❶ **荷叶粥**：新鲜荷叶1张，粳米100克，冰糖适量。将鲜荷叶煎汤去渣后，加入粳米共煮成粥，加适量冰糖搅匀即可。

【功效】解暑热、降压、调脂、减肥。尤其适合高血压、血脂异常、肥胖者。

❷ **荷花茶**：新鲜荷花三瓣，置于茶器中，加适量冰糖，倒入250毫升开水，加盖泡5分钟即可。也可将荷花阴干研末，用水冲服。

【功效】清心祛暑、养颜。荷花茶清香可口，是暑天极好的饮料，久服能使面色红润、容光焕发，为传统美容佳品。

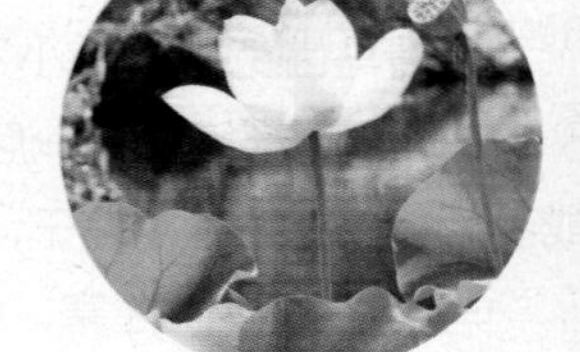

百合花

芬芳高雅的百合花从古到今都深受人们喜爱。百合的鳞茎既可食用，又可入药。百合品种众多，作为中药使用的有3种，习称“药用百合”，分别是卷丹、百合和细叶百合。超市或餐桌上见到的百合，多为川百合的变种，以产自兰州的为上乘，习称“食用百合”。药用百合能养阴润肺、清心安神，治疗阴虚久咳、痰中带血、虚烦惊悸、失眠多梦等症。食用百合也有类似功效，但药力不如药用百合。药用百合性微寒，凡风寒咳嗽、虚寒出血、脾虚便溏者不宜食用；食用百合则没有这样的禁忌。

养生膳品

❶ **百合汁**：新鲜百合250克，洗净后放入沸水中略汆，捣烂取汁，加少量冰糖，稍加热后饮用，每天1～2次。

【功效】润肺止咳。适用于阴虚久咳者。

❷ **百合杏仁粥**：百合30克，杏仁（去皮）9克，粳米100克，加水煮成粥。可加适量糖调味，亦可加少量银耳。

【功效】润肺止咳、宁心安神、补中益气。适用于肺阴亏虚之久咳不愈、干咳无痰、虚烦少眠者。

❸ **百合雪梨饮**：百合10克，雪梨1只，冰糖10克。将百合洗净，雪梨去皮、核，切小块，加水、冰糖，煮开后小火煨1小时即成。饮汤，食百合、梨。

【功效】养心安神、润肺止咳。适用于心肺阴虚之心烦失眠、干咳少痰、口干咽燥者。

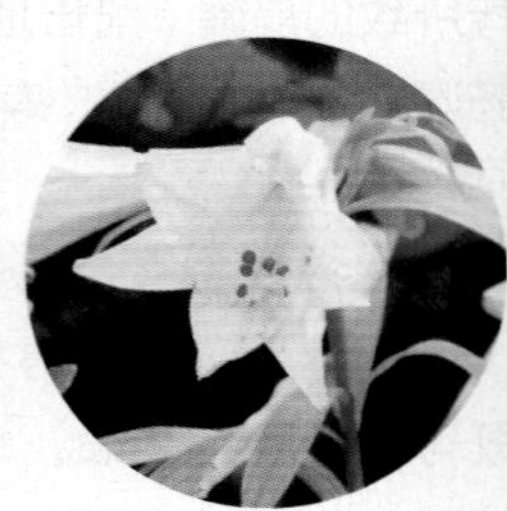

栀子花

栀子属常绿灌木，花朵美白如玉，花香沁人心脾，已成为常用绿化观赏植物。栀子按用途可分为色素用栀子、药用栀子和观赏栀子三大类。栀子以干燥成熟果实入药，性寒味苦，长于清心、肝、胃之火，还能凉血除烦、解毒利湿、利尿，外敷可消肿止痛。栀子可配伍白茅根、藕节等，治疗暑热鼻血；配伍生石膏、知母、骨碎补等，治疗胃火上攻导致的牙痛。栀子寒凉，易伤脾胃，脾胃虚寒、便溏食少者禁用，患处有破溃或骨折者不宜外用。

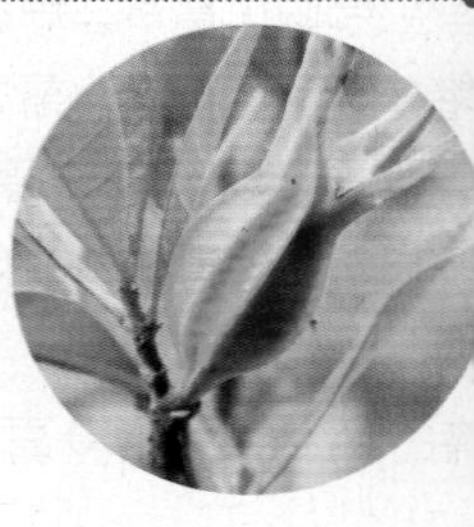

合欢花

合欢又称马绒花、绒绒花、夜合树等，主产于我国中部，树冠开阔，树姿清秀。它的叶片在光照充足或遇热时舒展，光线不足或阴雨天时闭合，十分奇特。六七月份，合欢花盛开，粉红色的头状花序似绒花球，开满碧绿羽叶之间。合欢花需要在晴天摘下，迅速晒干或晾干后入药。其性平味甘，能安神解郁，治疗失眠、精神忧郁。合欢的树皮也能入药，称为合欢皮，能安神解郁、活血消肿，常配伍柏子仁、酸枣仁等，治疗心神不安、忧郁失眠。

养生膳品

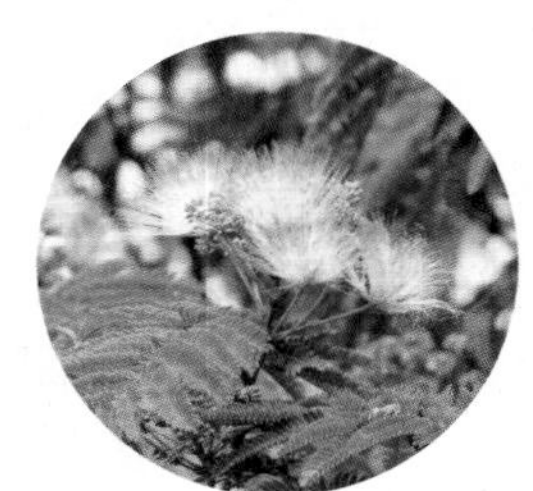

合欢花茶：大枣25克，合欢花15克，绿茶1克，加适量水煮沸，分两次温服并食枣，每日服1剂。

【功效】安神解郁。适合精神忧郁者。

桔梗花

在大自然的缤纷色彩中，有一种奇特的蓝色，叫“桔梗蓝”。微风吹过，桔梗花如铃铛般随风摇曳，因此它还有一个美丽的名字——“铃铛花”。桔梗的根是东北人喜食的蔬菜，也是一味传统中药。其性平，味苦、辛，能宣肺、利咽、祛痰、排脓，用于治疗咽痛音哑、咳嗽痰多、胸闷不畅等症。常配伍薄荷、牛蒡子等治疗咽炎，配伍鱼腥草治疗肺炎，配伍荆芥、白前等治疗感冒咳嗽，配伍香附、木香等治疗胸痛。桔梗专入肺经，药性平和，无论内伤外感、寒热虚实皆可选用，因此广泛应用于治疗感冒、咳嗽的中成药中。

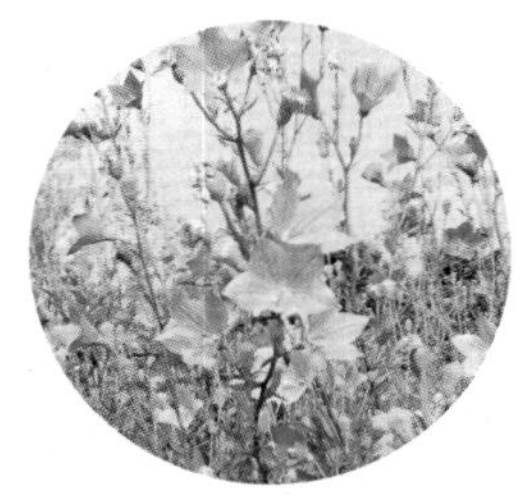

射干花

射干为鸢尾科多年生草本植物，别名蝴蝶花、凤翼等。其花形飘逸，美丽妖娆，橘红色的花瓣上还有许多星星点点的斑点，极具观赏价值，也可做绿化植物。射干以块状根茎入药，性寒味苦，能清热解毒、祛痰、利咽。临床常配伍山豆根、桔梗、玄参等治疗咽喉肿痛，配伍黄芩、贝母、前胡等治疗肺热咳嗽，配伍麻黄等治疗风寒水饮所致哮喘，配伍茯苓、半夏等治疗梅核气。射干久服、多服令人虚，无实火者不宜，脾胃气血虚弱者须慎用，孕妇忌服。

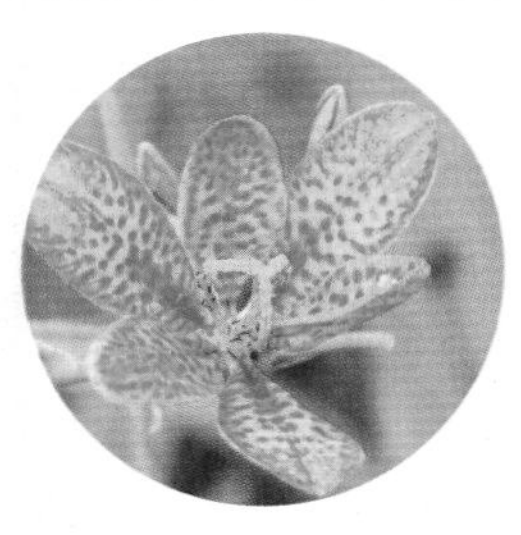

络石花

络石属于夹竹桃科，常攀缘附生于山野荒地的石、墙或其他植物，它的白色小花像风车的扇叶一样排列，十分可爱，其茎藤可入药。络石藤有清热解毒、祛风活络、消肿止痛、利关节的功效，常配伍木瓜、海风藤、薏苡仁等治疗热象明显的风湿痹痛，研末外敷可治外伤出血。

络石花虽美，但其全株有毒，少量食用可致呕吐和腹泻，大量食用则会发生严重腹泻、肠炎，甚至致死；妊娠妇女误食可引起流产。

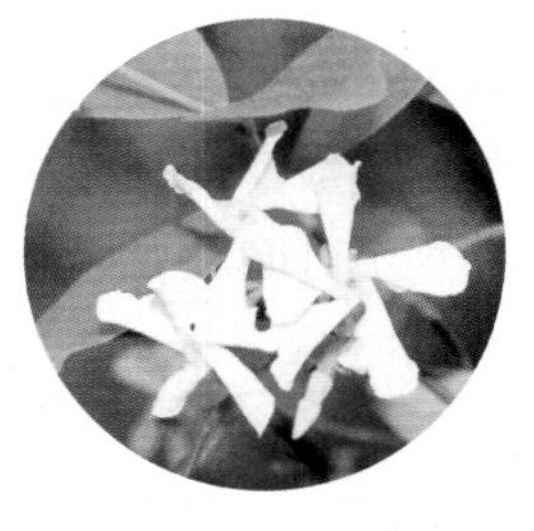

半枝莲

半枝莲又称并头草、金挖耳、牙刷草、狭叶韩信草，常生长于山野、水沟边、林阴潮湿处，以全草入药。半枝莲性寒，味辛、苦，能清热解毒、化瘀利尿。药理学研究表明其具有抗肿瘤、抑菌、保肝等作用，常用于治疗各种癌症、肝炎、黄疸、毒蛇咬伤等，是一味物美价廉的常用药。

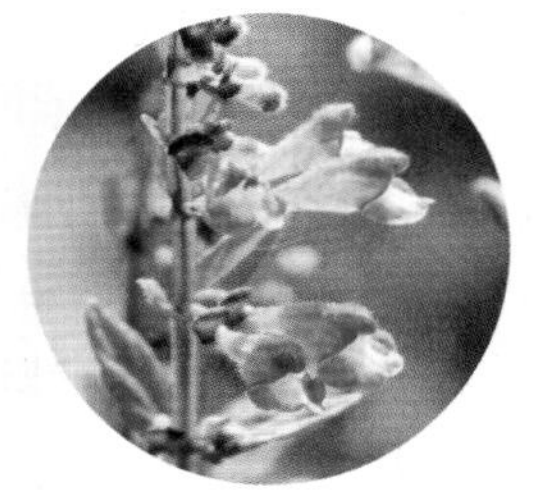

六月雪

六月雪属于茜草科，因六月开细白花、繁花胜雪而得名，主要分布在我国西南、两广一带，以全草或根入药。六月雪性凉、味苦、微辛，能清热解毒、疏风利湿，用于治疗肾病、支气管扩张、风湿病、跌打损伤、各类痈疽肿毒及毒蛇咬伤等。PM

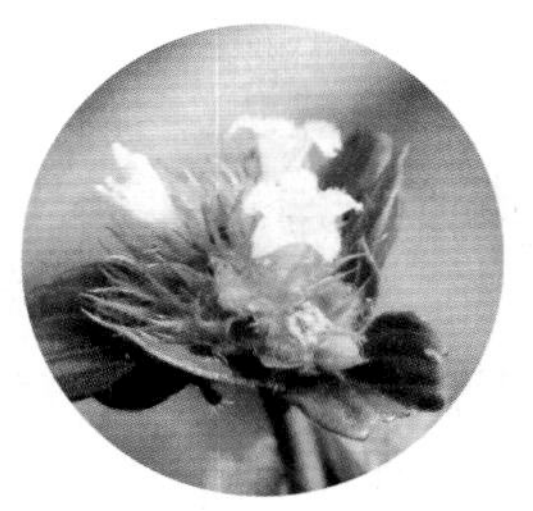

每个人都有过咽喉疼痛，很多人都会在家中备一些常用的含片。缓解咽喉肿痛的含片种类较多，如银黄含化片、复方片仔癀含片、咽炎清喉片、西瓜霜含片等。这些含片的药物成分类似，主要含有清热解毒药物及薄荷等清凉药物。虽然含片治标不治本，但能舒缓咽喉不适，改善喉咙肿痛、声音嘶哑等症状。许多人认为含片的效果好，口感也好，却在不知不觉中产生了许多误解。

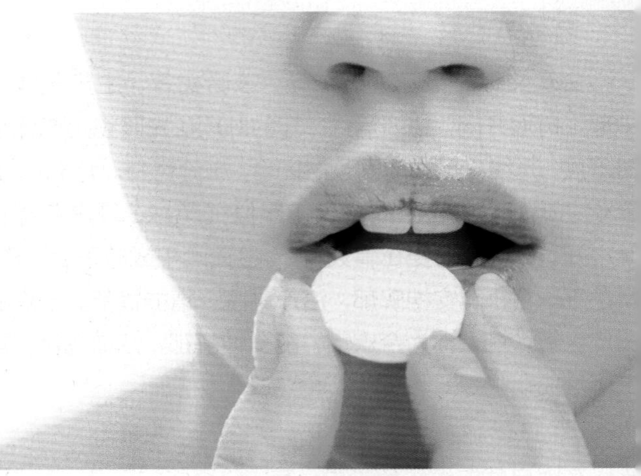

含片不可当糖吃

上海交通大学医学院附属新华医院　胡松浩　唐跃年（副主任药师）

误区1：含片无害，服用无数量限制

含片内的主要成分是药而不是糖。含片因加入了适量矫味剂，使其摆脱了人们对“良药苦口”的固有印象。但是，是药三分毒，含片也有可能发生药物不良反应，只是程度不尽相同，且长期服用可影响肝肾功能。因此，含片的服用数量及间隔时间应严格遵医嘱或按照药物说明书的规定执行。

误区2：含片越清凉越好

清凉含片主要含有薄荷油、薄荷脑、紫苏叶、葛根、乌梅肉等成分，具有清热解暑、生津止渴的功效，临床上主要用于受暑受热、口渴恶心、烦闷头昏者。含片并非越清凉越好，尤其对咽炎患者来说，含清凉药物的含片易刺激咽喉，造成恶心等不适，甚至导致食欲减退。

误区3：含片是预防口腔、咽喉疾病的“好帮手”

很多人有这样的经验，一旦嗓子不舒服，含服一片含片后，不适感便可减轻。于是，每当咽喉不适时，他们便会习惯性地含服含片，甚至将其当作“润喉糖”来吃，认为这样可以对口腔及咽喉起保健作用。

殊不知，长期服用含片可能抑制自身溶菌酶及抗体的产生，反而造成口腔免疫功能低下；某些含片（如润喉片）具有收缩口腔黏膜血管、减轻炎症水肿和疼痛的作用，经常含服会因黏膜血管收缩、黏膜干燥而导致口腔溃疡发生。

误区4：含片咀嚼后服用效果更佳

服用含片不可贪图方便，将其当作口服片吞入或嚼碎后咽下，如此做法失去了服用含片的意义。服用含片的目的是让其在口腔和咽喉局部发挥持久的药效，正确做法是：将含片夹在舌底、龈颊沟或近患处，待其自然溶化分解。含服药片30分钟内，尽可能避免进食、饮水。

误区5：儿童服用含片与成人无异

为防止发生咽喉异物梗阻，6岁以下儿童服用含片时，宜选用中空式样的含片，以防不慎呛入喉部导致呼吸道梗阻。儿童服用含片时，家长应陪同，指导其正确含服，防止呛咳或阻塞气管。PM

经历器官移植手术后，患者需要终身服用免疫抑制剂。因为排异反应是器官移植术后的常见并发症之一，使用免疫抑制剂可最大限度地减少排异反应的发生。

器官移植术后，免疫抑制治疗那些事

复旦大学附属中山医院药剂科
石晓萍 许 青（副主任药师） 吕迁洲（主任药师）

1. 免疫抑制剂是否需要长期使用

常用的免疫抑制剂有他克莫司、环孢素、西罗莫司、甲泼尼龙、霉酚酸酯（吗替麦考酚酯、麦考酚钠）。免疫抑制治疗应个体化，“移友”们千万不要有从众心理。

除极少数患者外，绝大多数患者术后需要长期使用免疫抑制剂，使机体免疫系统处于抑制状态，避免或减少其对移植器官的攻击。

2. 饮食、用药有哪些注意事项

他克莫司、环孢素、西罗莫司进入机体后，需要经过肝药酶（参与药物代谢的酶）代谢。患者所食用的食物或服用的其他药物可能会影响肝药酶活性：肝药酶活性增强时，免疫抑制剂很快被代谢，血药浓度降低，药效减弱；肝药酶活性减弱时，免疫抑制剂代谢减慢，血药浓度增高，不良反应增加。

增强酶活性的食物和药物（酶诱导剂）有利福平、利福布汀、卡马西平等，减弱酶活性的食物和药物（酶抑制剂）有西柚汁、克拉霉素、氟康唑、伊曲康唑、伏立康唑、维拉帕米、地尔硫䓬等。

药物与药物、药物与食物之间的相互作用多样，还需考虑到量效关系。比如：若每日使用100毫克氟康唑，对CYP3A4（细胞色素P450 3A4）酶影响不大；但若每日使用200～400毫克氟康唑，就可能对CYP3A4酶存在抑制作用，需要调整免疫抑制剂的用量。这些情况比较复杂，“移友”们遇到具体问题时，应咨询医生或药师，切勿自行增减免疫抑制剂用量。

此外，“移友”们还应避免食用可能影响免疫抑制剂疗效的食物或药物，如蜂蜜、蜂王浆、人参、鹿茸、冬虫夏草等。

3. 免疫抑制剂有哪些不良反应

他克莫司和环孢素的常见不良反应包括高血压、糖尿病、高尿酸血症、肾功能不全等。两者的区别在于：他克莫司具有神经毒性（震颤、头痛、感觉异常、失眠、焦虑等），引发糖尿病风险高于环孢素；而环孢素更易导致肥胖和血脂异常，其他还包括牙龈增生、痤疮等。

西罗莫司的不良反应主要是高脂血症、伤口愈合不良、口腔溃疡、间质性肺炎等。

霉酚酸酯类药物（吗替麦考酚酯、麦考酚钠）无肾毒性和神经毒性，主要不良反应是胃肠道反应（恶心、呕吐、腹泻等）、白细胞减少、贫血等。

甲泼尼龙短期、大剂量使用可能产生高血糖、低血钾、水钠潴留、感染风险增加等，长期使用可能导致高血压、肥胖、骨质疏松、消化道溃疡等。

若在使用免疫抑制剂过程中出现不良反应，“移友”们应及时就诊，由医生充分评估后再决定如何调整方案。

4. 为什么要定期随访

定期随访有助于评估免疫抑制方案的有效性、安全性，掌握肝功能和身体健康状况。常规检查项目包括血常规、肝功能、肾功能、电解质、血糖、血脂、免疫抑制剂浓度、EB病毒、巨细胞病毒、乙肝病毒、B超检查等。随着时间的推移，随访频率可逐渐降低。

长期服用免疫抑制剂可能会增加淋巴瘤、皮肤癌等恶性肿瘤，以及代谢性骨病的发生风险。在移植术后5年内，患者应每年到皮肤科就诊，进行胸部CT检查，检测相关肿瘤标志物。骨质疏松症患者在移植术后5年内最好每年进行1次骨密度检查，无骨质疏松症者每2～3年检查1次。PM

精彩“名医说”，名医与您面对面（三）

管阳太医生说
“脑血管病”

邹大进医生说
“糖尿病”

陈生弟医生说
“帕金森病”

白春学医生说
“慢阻肺”

章振林医生说
“骨质疏松”

李焰生医生说
“阿尔茨海默病”

樊嘉医生说
“肝癌”

华克勤医生说
“妇科肿瘤”

许积德医生说
“儿童保健”

黄荷凤医生说
“不孕不育”

肖和平医生说
“结核病”

朱同玉医生说
“器官移植”

胡鸿毅医生说
“中医药”

许良医生说
“调神”

李其忠医生说
“膏方”

施咏梅医生说
“营养门诊”

伍园园医生说
“AMH 值”

张绍芬医生说
“绝经期健康管理”

敬告读者

每一个月，《大众医学》都会带给您权威、实用、最新的保健知识。出版前，每篇文章都经过严格审查和内容核实。我们刊出这些文章，并不是要取代看病就医，而是希望帮助大家开阔眼界，让自己更健康。

由于个体差异，文章所介绍的医疗、保健手段并不能适合每一位读者，尤其是在诊断或治疗疾病时。任何想法和尝试，您都应该和医生讨论，权衡利弊。

您可以通过以下方式，进一步了解有关专家信息：

1. 登陆《大众医学》官方微信公众号，直接留言或点击下拉菜单“专家专栏”，搜索相关学科，向专家咨询。

2. 发电子邮件至 popularmedicine@sstp.cn 或写信向编辑部咨询。

3. 通过 114 查询相关医疗机构电话，向医院了解专家近期门诊安排，就近就医。

敬告本刊作者

1. 本刊稿件一律不退，敬请自留底稿。从稿件投到本刊之日起，三个月后未得录用通知，方可另行处理。如需退稿（照片和插图），请注明。

2. 稿件从发表之日起，其专有出版权、汇编权和网络传播权即授予本刊，同时许可本刊转授第三方使用。本刊支付的稿费包含汇编图书稿费和信息网络传播的使用费。

3. 根据需要，本刊刊登的稿件（文、图、照片等）将在本刊或主办本刊的上海科学技术出版社的网页或网站上传播宣传。

4. 本刊作者保证来稿中没有侵犯他人著作权或其他权利的内容，并将对此承担责任。

5. 对于上述合作条件若有异议，请在来稿时声明，否则将视作同意。

网络沟通时代，勿忘情感交流

作者简介

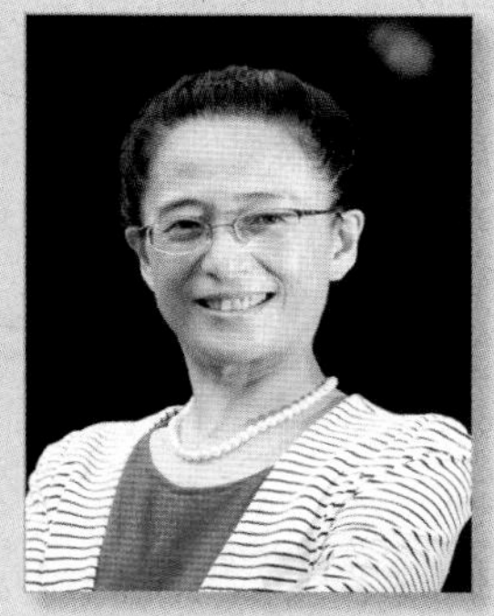

崔丽娟，华东师范大学心理与认知科学学院应用心理学系教授、博士生导师，中国社会心理学学会副会长，中国心理学会社会心理学专业委员会主任委员，上海市社会心理学学会会长，上海市老年学会老年心理学专业委员会主任委员，上海市心理学会应用心理学专业委员会副主任委员。

沟通，本质上是一种信息的交换。移动互联网时代，沟通模式正在发生变化。过去,人们以面对面的沟通为主；现在，网络沟通越来越多。

沟通中传递的信息分为两个部分，一部分是人的思想或想法，另一部分则是人的情感。同样一句话，语气、情感不同，表达的意思可能完全相反。面对面沟通时，人们不仅能直接倾听对方的诉说、观点，还可根据对方的情感反应做出判断，推断其更真实的想法。

当我们通过手机等移动互联网工具沟通时，人的语气和面部表情会“缺失”。即使是视频交流，镜头之外也有很多“看不到的东西”，毕竟这种交流并非“身临其境”。比如，一些肢体语言可能没有被镜头“捕捉”到——对方不耐烦，在频繁看钟表，但镜头未完整展示这一细节……

沟通是你来我往的过程，只有彼此互动、反馈，沟通才可能有效，即所谓“说得明白、听得明白”。人们通过 网络交流时，由于难以“察言观色”，互动、反馈大大减少,犹如“自说自话”，容易使沟通效率下降，甚至无效。

人与人之间相互理解的前提是良好的沟通。有观点认为，目前家长、老师与孩子沟通中产生的一些问题，除“代沟”等因素外，网络沟通方式带来的“无效沟通”的影响亦不容忽视。

人际适应良好是心理健康的一大标准。沟通是人与人之间发生相互联系的最主要形式，有效的沟通有助于彼此达成共识，互相理解，对维护和谐的人际关系有着重要意义。那么，在信息时代，人与人之间的沟通要注意哪些问题呢？

首先， 要认识到手机、电脑上的微信、QQ 等应用程序只是一种沟通交流的工具，要积极利用其便捷性等优点，但不能完全依赖它。

其次，人与人之间的情感交流不可或缺。只有面对面相处，才能体会到更多的情感交流。所以，即使生活在沟通便捷的移动互联网时代，仍要不时创造一些面对面交流的机会，“常回家看看”“一起吃顿饭”仍是增进感情、促进人际交往的最有效方式之一。

第三，沟通过程中要重视“倾听”。通过网络交流时，要尽可能“勤快些”，多给对方一些及时的信息反馈，切忌“自说自话”，这样才能起到好的沟通效果。

第四，通过网络沟通时，发一些表情符号或动图有助于活跃气氛，表达情感，但要慎发表达愤怒、鄙视等负性情感的表情符号。这类负性表情符号显得“简单粗暴”，表达的意思不准确，容易引起误会。PM

Contents 目次 2020年9月

特别关注 摆脱抑郁：需要关注的八个话题

据世界卫生组织统计，全球约有3.5亿人正在遭受抑郁症的折磨，且发病率逐年攀升。抑郁症患病率高、复发率高、致残率高，严重威胁人们的健康。抑郁症到底是怎么回事？人们对抑郁症存在哪些偏见和错误认识？哪些方法有助于抑郁症患者的康复？如何减少抑郁症患者的自杀行为？我们特别采集了若干抑郁症患者的真实故事，请长期从事抑郁症诊疗、预防的专家进行解读，以帮助大家客观认识、理性对待、科学防治抑郁症。

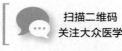

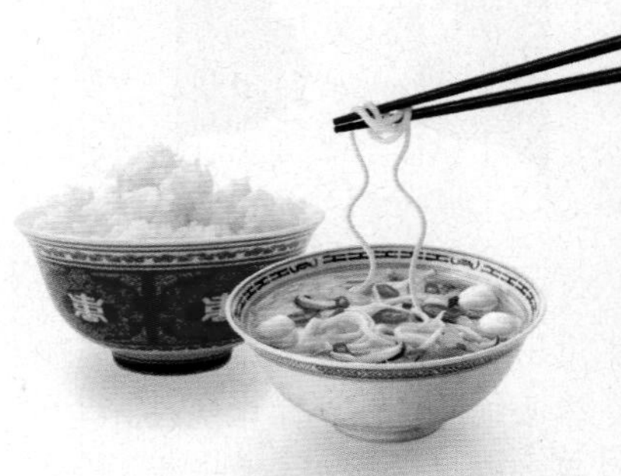

本期部分图片由图虫创意提供 本期封面图片由图虫创意提供

扫描二维码 关注大众医学

大众医学 官方微信公众号

大众医学 有声精华版

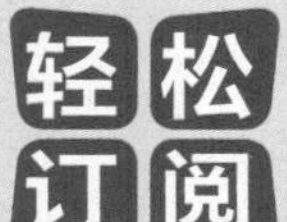

创刊于1948年　首届国家期刊奖　第三届中国出版政府奖期刊奖提名奖
新中国60年有影响力的期刊　全国优秀科技期刊一等奖　华东地区优秀期刊　中国百强报刊

大众医学®（月刊）

2020年第9期 Dazhong Yixue

健康中国行动讲坛

★中华医学会科学普及分会、中国医师协会科学普及分会合作专栏

健康卫士

传统养生

健康锦囊

《大众医学》健康锦囊（116）

人人必知的24个保“胃”小知识

主　　管　上海世纪出版（集团）有限公司
主　　办　上海科学技术出版社有限公司

编辑、出版　《大众医学》编辑部
编 辑 部　（021）64845061
传　　真　（021）64845062
网　　址　www.popumed.com
电子信箱　popularmedicine@sstp.cn

邮 购 部　（021）64845191
（021）64089888转81826

营销部
总　　监　章志刚
副 总 监　夏叶玲
客户经理　潘　峥　丁　炜　马　骏　杨整毅　张志坚　李海萍
电　　话　（021）64848182　（021）64848159
传　　真　（021）64848256　（021）64848152
订阅咨询　（021）64848257

广告总代理　上海高精广告有限公司
总　　监　王　萱
电　　话　（021）64848170
传　　真　（021）64848152

编辑部、邮购部、营销部地址
上海市徐汇区钦州南路71号（邮政编码200235）

发行范围　公开发行
国内发行　上海市报刊发行局、陕西省邮政报刊发行局、重庆市报刊发行局、深圳市报刊发行局等
国内邮发代号　4-11
国内统一连续出版物号　CN 31-1369/R
国际标准连续出版物号　ISSN 1000-8470
国内订购　全国各地邮局
国外发行　中国国际图书贸易总公司（北京邮政399信箱）
国外发行代号　M158

印　　刷　杭州日报报业集团盛元印务有限公司
出版日期　9月1日
定　　价　10.00元

80页（附赠32开小册子16页）

杂志如有印订质量问题，请寄给编辑部调换

世界卫生组织：疫苗接种不能“松懈”

世界卫生组织和联合国儿童基金会最近发出警示：今年全球接种疫苗的儿童人数下降明显，须引起关注。其中，2020 年前几个月的初步数据显示，百白破疫苗接种人数出现大幅下降。百白破疫苗用于预防百日咳、白喉、破伤风，建议 3、4、5 月龄和 18 ~ 24 月龄的孩子接种；在儿童健康状况允许的情况下，不建议推迟接种。世界卫生组织强调，疫苗是预防传染病最有力的工具之一，未正常接种疫苗会将自己置于感染相关疾病的危险之中；即便受疫情等因素影响，仍不能松懈，应按常规接种各类疫苗，以起到预防相关疾病的作用。

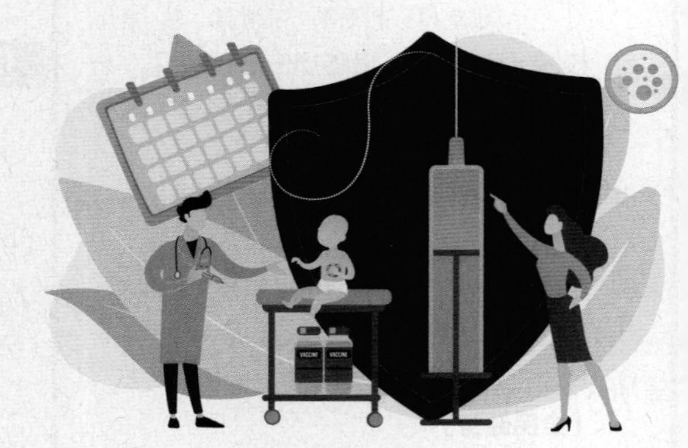

知名医院名称严禁“仿用”

目前，国内仍有一些医疗机构名称不规范、不严谨，比如，使用未经核准的字样，故意仿造其他知名医疗机构名称等，容易给群众看病就医造成误导。

近日，国家卫生健康委发布相关通知，要求在全国范围内规范医疗机构名称。通知指出：申请登记含有“协和”“同仁”“华山”“湘雅”“齐鲁”“华西”等知名医院相关字词的，如果没有这些医疗机构的相关授权，一律不予登记；医疗机构也不能使用可能产生歧义或者误导患者的名称，不得利用谐音、形容词等模仿或者暗示其他医疗机构名称；带有“国际”等字样、含有其他国家（地区）名称及其简称的医疗机构名称，需要国家卫生健康委、国家中医药管理局核准。

专家提醒公众，要提高警惕，如果到带有“协和”“华山”“国际”等字样或类似字样的医疗机构就诊，应通过各种渠道核实其真实性（如向当地卫生健康委求证等），以免在就医过程中“走弯路”。

注意防范，莫入医疗美容“风险区”

爱美之心人皆有之，很多人会通过医疗美容让自己更美丽，但其中亦有不少问题。为此，上海市卫生健康委员会监督所最近发出警示，提醒公众：有些医疗美容机构擅自开展不合法的注射“美白针”“溶脂针”服务；有些医疗美容机构未设置麻醉科，但擅自开展手术麻醉，给就医者带来危险。卫生监督部门提醒公众在接受医疗美容服务时要采取以下几项防范措施：①选择正规的医疗机构和执业医师；②主动查看医疗美容机构资质证明；③主动索取病历资料和发票；④自觉抵制非医疗机构和非医师的医疗美容服务；⑤自觉抵制假冒伪劣、“三无产品”或来源不明的医疗美容药品和医疗器械；⑥发现违法行为及时举报。

未成年人应远离烟草，包括电子烟

近年来，电子烟营销导致的恶果明显，不少未成年人落入其设置的“健康陷阱”。中国疾病预防控制中心的调查显示：2019 年初中学生听说过电子烟的比例为 69.9%，电子烟使用率为 2.7%；与 2014 年相比，分别上升了 24.9% 和 1.5%。2019 年深圳市的一项调查显示，被调查的初高中和职高学生电子烟使用率为 2.5%，甚至高于传统卷烟的吸烟率 2.3%。对此，《未成年人保护法（修订草案二次审议稿）》首次在全国性法律中明确提出禁止向未成年人销售电子烟。此外，审议稿中的其他部分也加强了为未成年人营造无烟环境的规定。专家指出：无论是烟草制品还是电子烟，都含有尼古丁，具有强成瘾性；青少年使用电子烟不仅会成瘾，还可能增加吸食传统烟草的概率。青少年应当远离烟草，包括电子烟。

每晚睡 6~7 小时可预防痴呆

复旦大学附属华山医院神经内科郁金泰教授携手青岛大学医学部神经病学谭兰教授团队，历时 3 年在近千人的大型临床队列研究中发现：白天经常犯困、夜间睡眠不足或睡眠过多均可增加认知障碍发生风险，而每晚睡 6～7小时的研究对象认知障碍发生风险降低。

该团队建立了大规模的认知障碍临床研究数据库和生物样本库，深入探讨了各种睡眠特征对阿尔茨海默病病理生理变化的影响。研究证实，在中老年人群中，夜间睡眠不足或过多均可促进体内淀粉样蛋白异常沉积，而淀粉样蛋白沉积是诱发阿尔茨海默病的关键因素，也是阿尔茨海默病的核心病理特征之一。研究还发现：日间功能障碍（如白天经常犯困）亦可促进体内淀粉样蛋白异常沉积；在“每晚 10 时入睡，睡眠时长 6 ～ 7 小时”这种睡眠模式下，脑内淀粉样蛋白异常沉积水平最低；夜间睡眠时间少于 4 小时或超过 10 小时，认知障碍发生风险将会显著升高。

该团队还绘制了睡眠与认知障碍（包括阿尔茨海默病）风险之间关联的证据体系，结果发现，10 种睡眠特征或障碍可促进认知障碍发生，包括失眠、快速动眼睡眠行为障碍、日间功能障碍、在床上时间过多等。

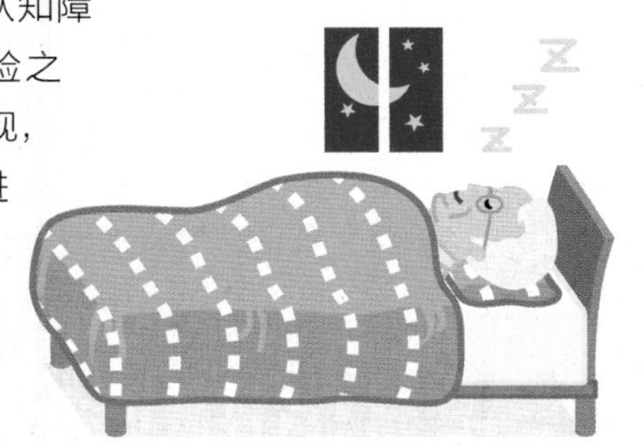

科学家找到成瘾记忆关键

阿片类物质包括鸦片、海洛因等毒品，以及吗啡、芬太尼等强效镇痛药物，是目前常见的成瘾物质类型。有别于学习、认知等其他记忆类型，毒品成瘾会在人脑内形成持久、顽固、环境关联性极强的记忆，并在生理上对大脑造成结构性破坏。强制戒毒解除后，“瘾君子”回到过往的环境或接触“毒友”后，关联性记忆容易被唤起，从而触发毒瘾，造成复吸。因此长期以来，吸毒者一旦染毒，常终身难戒，可谓“一失足成千古恨”。

近期，中国科学院深圳先进技术研究院朱英杰团队与美国斯坦福大学陈晓科团队综合运用前沿的化学遗传学、光遗传学等研究手段，利用病毒示踪技术和光纤记录方法，证实了丘脑室旁核（PVT）是阿片类药物成瘾相关记忆网络的关键节点，并揭示了“丘脑室旁核－伏隔核”通路与成瘾记忆的提取和维持密切相关。本研究为防治毒瘾、预防复吸，提供了新的靶点与参考。

烟与酒：胃癌防治中的大、小“反派”

去年，北京大学肿瘤医院的研究人员在医学期刊《英国医学杂志》（*BMJ*）上发表了一篇随访时间长达 22.3 年的论文。研究人员发现，根治幽门螺杆菌、补充维生素、服用大蒜提取物这三种方法，都可有效降低胃癌患者的死亡风险，降低幅度分别达 38%、52% 和 34%。

近期，北京大学肿瘤医院的研究人员又对以上数据进行了二次分析。他们发现，吸烟可使胃癌的发生率增加 72%，死亡率增加 101%，其相关性在幽门螺杆菌阳性的患者中更显著。不过，吸烟对维生素补充剂和大蒜提取物的防癌抗癌效果没有影响。

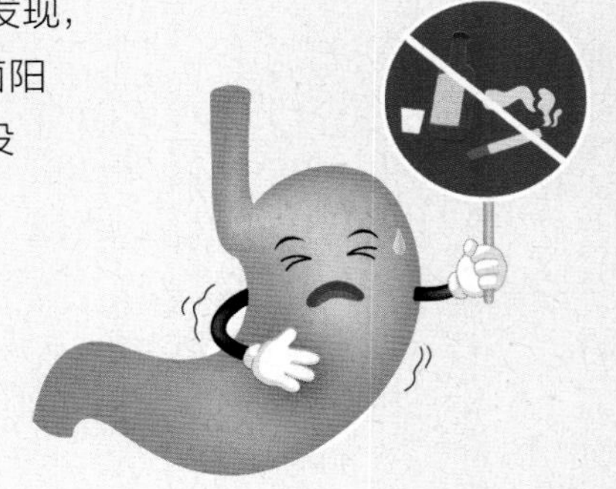

此外，研究人员还发现，饮酒与胃癌的发生和死亡没有显著的相关性。不过，饮酒却会抵消服大蒜提取物的防癌、抗癌效果。研究人员认为，他们的研究成果为胃癌高危人群的生活方式与胃癌之间的关联提供了证据，并提示大规模胃癌预防策略应针对特定人群，以最大限度地发挥作用。PM

抑郁症是由各种原因引起的以情绪低落为主要症状的一种疾病，主要表现为兴趣丧失、自罪感、注意集中困难、食欲下降和自杀意念，并有其他认知、行为和社会功能异常。据世界卫生组织统计，全球约有3.5亿人正在遭受抑郁症的折磨，且发病率逐年攀升。抑郁症患病率高、复发率高、致残率高，严重威胁人们的健康。每年9月10日是“世界预防自杀日”，而抑郁症是自杀的重要原因。据研究报道，抑郁症患者群体中的自杀率是一般人群中的8倍，自杀者中约一半为抑郁症患者。

关注抑郁症，关心抑郁症患者，这是每个人都应具备的健康素养。那么，抑郁症到底是怎么回事？人们对抑郁症存在哪些偏见和错误认识？哪些方法有助于抑郁症患者的康复？如何减少抑郁症患者的自杀行为？我们特别采集了若干抑郁症患者的真实故事，请长期从事抑郁症诊疗、预防的专家进行解读，以帮助大家客观认识、理性对待、科学防治抑郁症。

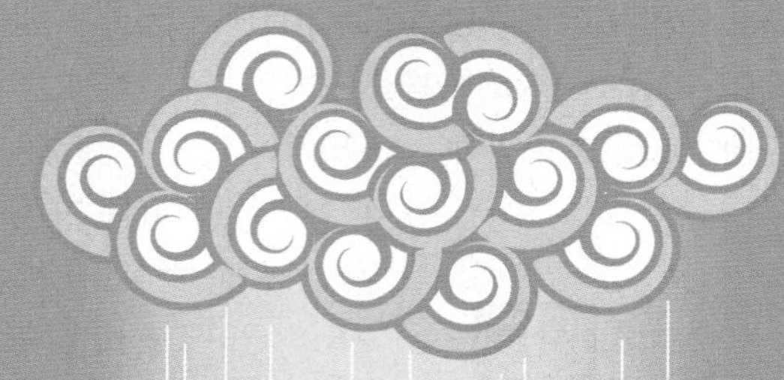

摆脱抑郁：需要关注的八个话题

策划　本刊编辑部
执行　刘利
支持专家　刘明矾　李霞　王学义　杨蜀云　施慎逊

话题一：

抑郁症是脆弱的代名词吗

江西师范大学心理学院　刘明矾（教授）徐娅婷

小赵是一名大三学生，曾经很优秀，担任过班长，拿过奖学金，性格原本温和、开朗。但在抑郁症折磨下，他有过一次自伤行为，在他人异样的眼光下，他开始变得自闭，不愿与他人交流，慢慢地，连寝室门都不愿出，学习成绩一落千丈。旷课多日后，他无法继续学业，被辅导员带到了心理咨询室。

他向咨询师诉说："我觉得自己活得很累，每天都在噩梦里挣扎，这种日子不知什么时候会结束。每天呆呆地坐着，感觉脑子很笨、很沉重……我甚至想到了自杀，可是我知道不能这么做，因为有爱我的父母，如果我'走了'，他们怎么办？我不能任性。就这样，我痛苦着，却又必须装作一切安好。"

他继续说："我不是没有向人求助过，可有些人总说我脆弱、矫情，甚至有人会说出更难听的话。他们根本不懂我的痛苦，却站在道德制高点上指责我，我成为他人口中的谈资，仿佛是一个无事生非的怪物……我每天努力而辛苦地生活着，我真的并不是一个脆弱的人！"

抑郁不是脆弱的代名词

很多抑郁症患者的痛苦不仅源于同疾病的对抗，还源于他人的不理解、不尊重。抑郁症是一种心理疾病，主要症状为心境抑郁、活动减少、易疲劳、内疚、无价值感，甚至反复出现死亡的想法等。抑郁症患者为了不让身边人"担心"，会给自己戴上一副"微笑"的面具，若无其事地与他人相处，但他们的心境却长期处于低落、空虚状态，甚至会为自己偶尔的快乐而感到内疚。大多数人缺乏对抑郁症的基本认识，将其轻易地等同于"脆弱""不堪一击"，对他们产生误解，这其实是对抑郁症患者的二次伤害。

抑郁症的患病原因很复杂，既包括生理上的遗传性、心理上的易感性（如性格特征等），还包括个人成长过程中遇到的应激性生活事件，多由以上因素联合作用而致病。许多人会给抑郁症患者贴上脆弱、矫情等"标签"，这是对抑郁症最大的误解。其实，抑郁症患者并不脆弱，恰恰相反，他们比普通人更坚强，因为他们能直面困境而不放弃，在挣扎中寻找希望。

用平常心对待抑郁症患者

与抑郁症患者相处的过程中，很多人会"小心翼翼"，生怕对患者产生不好的影响。其实，抑郁症患者可能并不需要这种"特殊化待遇"，因为这无时无刻不提示着他们是患者的事实。他们真正需要的是支持和陪伴，以及他人正常、平等的对待。与其费尽心思、小心翼翼地对待抑郁症患者，不如及时带他们就医，鼓励他们积极配合治疗，迈出与抑郁症做斗争的脚步，这才是给予患者的最好帮助。

专家简介

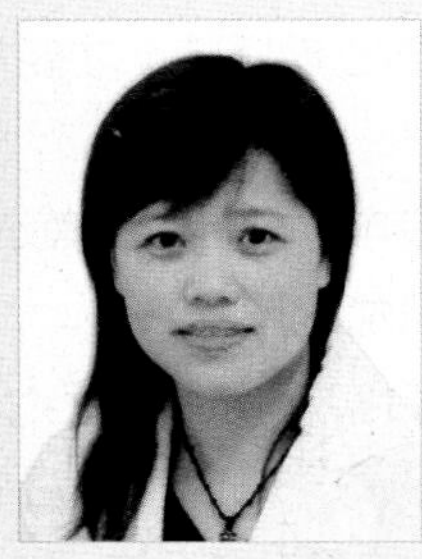

刘明矾　江西师范大学心理学院教授、博士生导师，心理健康教育研究中心主任，心理技术应用研究所所长，中国心理学会医学心理委员会委员。擅长抑郁症的心理干预。

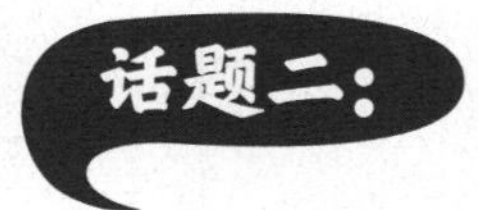

为什么要治养结合

上海交通大学医学院附属精神卫生中心　赵璐　李霞（主任医师）

小张患有抑郁症，但程度较轻，对工作和日常生活影响不大。医生认为他不需要服药，但要求他加强自我心理调节，并教给他几种方法。比如：学会识别负性想法，并将之改成积极的思维模式；学会自我放松；等等。小张按照医生的方法坚持了几个月，一开始，他感觉作用不大，有些气馁；但在医生鼓励下，他坚持了半年，情绪终于慢慢有所好转。

放松与调养，做出积极改变

对抑郁症患者来讲，除了医生指导下的药物治疗、治疗师指导下的心理干预外，最重要的是自己做出改变。

● 识别和纠正负性想法

学会识别自己固有的那些“看似正确”的负性想法。有的患者会想：“我要是早点那样就好了”“是我害了他”……留意此类负性想法，及时加以纠正，可将负性想法改成积极、正性的想法，例如，“虽然早点那样做更好，但事情已经过去，应吸取教训，下次不要犯同样的错误。”只有学会客观、积极的思维模式，才能有信心面对新的压力事件，这是对自己心理的养护。

● 正常、健康地生活

要保证足够的睡眠，注意保持营养健康的饮食，适当进行体育锻炼，尽可能让自己正常、健康地过日常生活。这样能减少消极情绪，增加积极情绪。

● 采取正念冥想等放松方式

近年来，正念冥想成为一种流行的放松方式，事实证明，这种方式非常有助于调整心情、改善抑郁。基本做法是：找一个舒服的姿势，尽可能专注并观察自己的呼吸，有时走神或者脑子冒出纷杂想法，应接纳，并重新回到对呼吸的专注上。每次练习 5~10 分钟，往往能让自己在较短的时间内安静下来。当然，也可采用其他自我放松方式，适合自己即可。

几分治、几分养，因抑郁程度而定

现实生活中，人都会出现情绪低落的时候，但多数是抑郁反应。具有抑郁人格特征（遇事悲观、不自信、敏感、过分担心）者，遇上不顺利的事情或者不适应的环境，更容易有抑郁反应。通常，抑郁反应会随着各种情况的好转而消失，不能称之为抑郁症。但是，如果抑郁反应持续较长时间，且达到一定程度，就需要就医检查了。抑郁症会对患者的社会功能造成影响：抑郁程度轻者，生活不受影响，能上学或上班，但没有之前积极，潜能会受到一定影响（比如本来能做到 90 分的工作，如今只能发挥到 80 分）；抑郁严重者，会有自杀风险。

对待抑郁症应该“治养结合”。到底以“治”为主还是以“养”为主呢？这要根据患者病情的严重程度决定，还要考虑患者内在人格特点与社会心理环境等因素。

● 轻度抑郁症主要靠患者的自我心理调养，需要长期坚持，才能取得效果。

● 较重的抑郁症则以治为主。药物治疗，甚至改良电休克治疗是首选，一个周期的治疗为 6 ~ 8 周，待病情缓解后，再根据情况调养。

● 介于严重与轻度之间的抑郁症患者，需要结合实际情况治疗。无论几分“治”几分“养”，都没有一种方案完美适用于每一个患者。患者应在专业的精神科医生指导下制定有针对性、个体化的养治结合方案。

专家简介

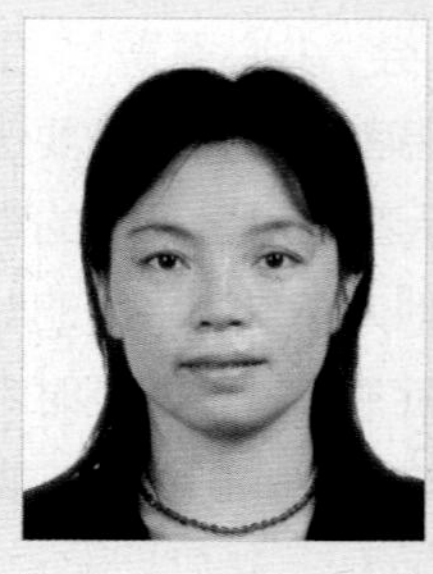

李霞　上海交通大学医学院附属精神卫生中心主任医师、老年科副主任。擅长抑郁症、焦虑症与记忆障碍等问题的诊治。

话题三：

抑郁症为什么有时不像“抑郁”

河北医科大学精神卫生研究所 王育梅 王学义（主任医师）

患者故事

王女士觉得自己真的生病了：每天晚上睡不好觉，醒后难以再入梦乡；白天头昏、头痛，感觉疲劳、胸闷、心悸、腹胀、记忆减退，有时还尿频、尿急。她跑了好多家医院，除了儿科未看过外，其他各科都看了；做了各种全身性检查，包括X线、胃镜、心电图、脑电图、CT、磁共振等检查项目。然而，检查结果一切正常。

王女士感觉非常迷惑，不知道自己生了什么病。后来，有医生推荐她来精神心理科就诊。接诊的医生了解情况后，诊断她患有抑郁症，让她每天服用一粒抗抑郁药。1个月后，王女士身体的不舒服症状逐渐减轻。她很困惑：自己感觉身体不舒服，怎么会是抑郁症呢？

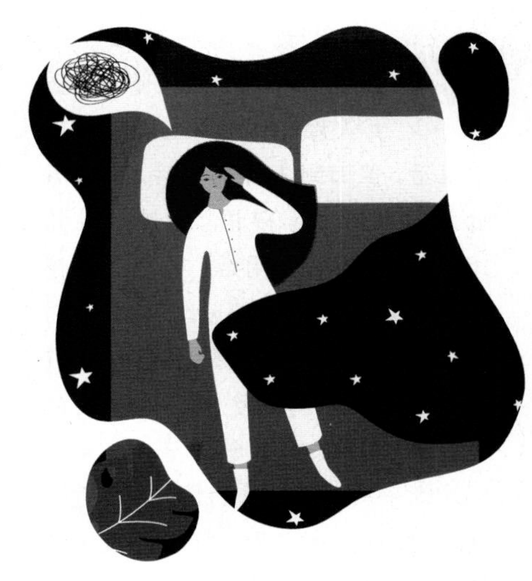

抑郁症，也可表现为“身体不舒服”

抑郁症以显著而持久的心境低落为主要特征，有三大核心症状（即抑郁“三联征”）和七条附加症状。

抑郁“三联征”：情绪低落，思维迟缓，运动抑制。

附加症状：自信心丧失或自卑，无理由的自责或过分的罪恶感，反复出现自杀的念头，精神运动性改变，睡眠障碍，食欲改变，躯体症状。

需要特别提醒的是，抑郁症可表现出躯体症状，就是各种身体的不舒服，医学术语叫“自主神经系统功能紊乱”症状，如头痛、头晕、心悸、胸闷、气短、胃胀、恶心、呕吐等。正因为抑郁症可表现为身体不舒服，所以这类患者会多次就诊于消化科、心内科、中医科等科室，常被误诊为某些躯体疾病。此类抑郁症也称“隐匿性抑郁症”。

“隐匿性抑郁症”在中老年人中比较常见。主要表现为反复或持续出现的各种躯体不适和自主神经症状。具体表现有以下特点：

● 内脏或自主神经系统症状最多见，如表现为头晕、头痛、失眠、疲乏无力、胸闷、心悸、食欲不振、腰背酸痛、恶心、呕吐、大小便障碍及性欲减退等。患者常主诉多，且诉说的内容变化多，描述不清。

● 患者常有疑病症状，反复进行多种检查，绝大多数无异常发现。

● 症状可以突然出现，长期存在。

● 由于躯体症状十分明显，患者往往只注意到躯体症状而忽略了情绪问题，以致在求治时只诉说躯体症状而不提及情绪症状。患者多不找精神科医生，而去其他科就诊，但是躯体检查多无异常。患者

专家简介

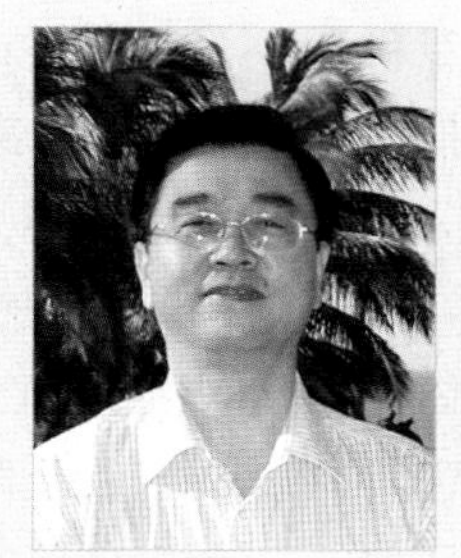

王学义 河北医科大学精神卫生研究所主任、主任医师、教授、博士生导师，河北省精神疾病司法鉴定中心主任，河北省心理卫生学会常务副理事长，河北省医学会精神病学分会副主任委员。擅长精神科各类疾病的诊治、心理咨询和治疗、精神康复训练等。

话题四：

如何走出复发的“怪圈”

昆明医科大学附属精神卫生中心主任医师　杨蜀云

患者故事

吴女士患抑郁症一年多，经治疗后症状消失。医生认为她可以停药并回归正常生活。但回到工作岗位后，她经常听到别人的闲言碎语。因她的性格比较敏感，这些“闲话”难免令她感到不快。她是个很求上进的人，对职业发展有较高的期待。然而，或许是患过抑郁症的原因，她感觉自己的工作效率比以前有所下降，这又给她增添了一分不快乐的情绪。最近一段时间，可能是由于工作压力较大的缘故，吴女士感觉睡眠、食欲都变差了，抑郁情绪“又回来了”……她不得不向医生求助，被诊断为抑郁症复发。

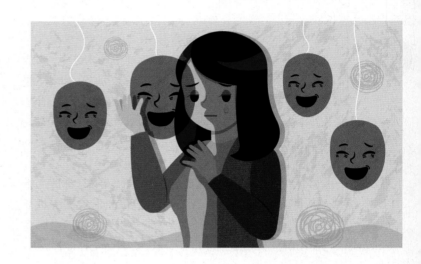

抑郁症复发率较高

抑郁症是一种对患者社会功能影响较大的心理疾病。近年来，很多研究证实，抑郁症其实是一种脑部疾病，抑郁症患者大脑前额叶、杏仁核、海马及下丘脑等结构及功能都有不同程度改变，而大脑这些部分正是控制我们情绪的最主要部分。如果这些区域的脑功能被过度激活，人会变

十分痛苦，却不知道具体是什么病因。

诊断须明确，治疗要全面

为明确诊断隐匿性抑郁症，医生首先会要求患者提供详细病史，进行专科辅助检查，以排除躯体疾病所伴发的抑郁情绪。如果患者没有明显的躯体疾病，则需要接受专业的精神科医生的检查，完成相关抑郁量表或者仪器检查，评估情绪状态。比如，精神科医生会询问患者：是否在生活中遇到了一些不愉快或者压力性事件，如婆媳关系不和睦、同事关系紧张、工作压力大、不适应新的学习环境等；是不是没有办法解决问题，不得不独自面对困难。

不管诊断为哪种类型的抑郁症，都应及早治疗。除服用抗抑郁药物外，心理治疗对隐匿性抑郁症患者尤其重要。隐匿性抑郁症患者对症状采取负性评价及不接受的态度。比如，他们时常对自己说：我的病总是治不好，家人都为我焦急，我是别人的负担，活在世上没有用；我对性生活不感兴趣，愧对于爱人；心脏不舒服，可能患心脏病了……他们希望能尽快将病情控制，害怕症状加重，结果反而加重了抑郁情绪；他们对症状过分关注，反而抑郁症状越发严重；他们对症状持有负性评价，对自我及周围环境的事物也消极对待，最终形成抑郁的恶性循环。心理治疗的目的是改变患者对抑郁症状的负性评价和态度。

得消极、孤独、恐惧、抑郁和没有安全感。到目前为止，抑郁症的病因仍未完全研究清楚。因此，临床上只能对症治疗。

抑郁症的复发一直是一个困扰患者及医生的问题。现实生活中，抑郁症患者及家属最常问的一个问题是："抑郁症能不能治断根？"很多研究证实，抑郁症复发率较高：首次患病的患者有近一半在 2 年内复发，第二次发作的患者再次复发率在 80% 以上。虽然抑郁症易于反复发作，但患者及家属不应背上思想负担，应该以积极乐观的态度对待，要知道以下两个事实：第一，有部分轻型抑郁症是可以自愈的；第二，即使抑郁症复发，仍可通过综合治疗得到控制。

四个因素易致抑郁症复发

❶ **性格缺陷** 大部分抑郁症患者都有性格上的缺陷：内向、胆怯、敏感、不善与人交流、多愁善感、自我调节能力差等，对生活中、工作上的压力缺乏足够的应对办法，并且不愿意面对和承担不好的结果。比如，某件事的结局部分令人不满意，抑郁症患者就会认为："生活和社会对我不公平！""为什么我总是遇到那么多困难，受到那么大的压力？""我就是那个不幸的人！"于是，抑郁情绪就很容易产生。

❷ **停药** 抑郁症患者要获得临床治愈，需要规范治疗，经历急性期、巩固期及维持期三个治疗阶段，一般需要1年或更长时间。部分抑郁症患者对抑郁症的治疗缺乏全面认识，听到别人说"抑郁症药物不能吃，会伤肝、伤肾，吃多了会变傻"，便擅自停药。实际上，目前正规医院都已广泛使用新型抗抑郁药物，其副作用小，对肝、肾功能基本无影响。

❸ **他人不理解** 目前，社会上对抑郁症的接受度仍不是很高，这是导致抑郁症患者有"病耻感"的原因之一。抑郁症患者经过治疗，回到生活中后，要承受来自方方面面的压力，包括家人的不理解、单位领导或同事的不信任及不接受、周围人的议论等等。这让抑郁症患者很难应对，结果往往导致焦虑、抑郁情绪"重现"。

❹ **未适当"降低预期"** 抑郁症是一种脑部疾病，患者认知功能及学习、工作能力与患病前相比，会有所下降。因此，抑郁症患者经过治疗后，需要更加努力，才能恢复到以前的状态；少部分患者可能无法恢复到原来的水平，需要适当降低预期，对生活和工作计划做出调整。如果不能接受这一现实，无疑会造成抑郁、焦虑等情绪，导致疾病复发。

预防复发的四点建议

❶ **及时随访、咨询** 抑郁症患者在实际生活中遇到困难或疑问时，可及时向主治医生询问。比如：药物怎样服用效果最好？胃不舒服，抗抑郁药需要调整吗？最近工作不顺利，应该怎样调整心态……患者及时得到正确的指导，有助于减轻内心的不安全感。事实上，内心不安全感持续时间越长，抑郁症复发的可能性越高。

❷ **不可擅自停药** 在抑郁症维持治疗期，患者不要过早停药。抑郁症与感冒不同，虽然患者感到自己好了，但是好转的"根基"往往并不稳定；如果过早停药，复发的可能性将大大增加。一般情况下，患者应在专科医师指导下慢慢减药，直至停药。

❸ **学习心理自助技巧** 一些心理学课程可帮助患者更好地理解心理疾病，掌握应对心理问题的技巧。抑郁症患者要懂得接纳现实，觉察自己是如何与别人互动的，理解抑郁情绪的发生，学会适当控制抑郁情绪，觉察内心的渴望及生命力，这样才能在遇到困难或面临选择时，有足够多的应对方法。另外，还要培养为自己的选择负责任的意识。

❹ **培养兴趣和爱好** 培养一些个人兴趣、爱好。把眼光放远一些，多去发现自己还能做些什么事；问问自己，内心更多在意的是什么，尽量去满足自己内心最真实的需要，因为这些才是能让人获得快乐及满足的源泉。还要多参加体育锻炼，多晒太阳，多到大自然中去体会生命的活力。这些都能帮助抑郁症患者摆脱抑郁困扰，预防抑郁症复发，重获快乐人生。

专家简介

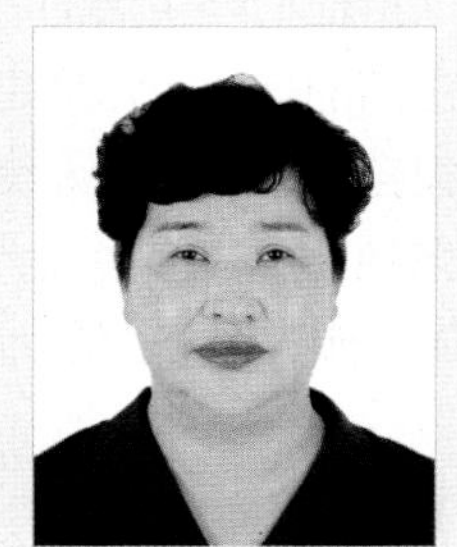

杨蜀云 昆明医科大学附属精神卫生中心主任医师、教授，睡眠医学中心主任，昆明市抑郁障碍诊治技术中心负责人。擅长各种难治抑郁症、情感障碍、睡眠障碍及心血管疾病伴发心理问题的诊断和治疗。

话题五：

社会支持对患者有多重要

江西师范大学心理学院　刘明矾（教授）　黄欣

患者故事

一位抑郁症患者向心理咨询师诉说："我抑制不住自己想哭的冲动，有时走在路上，眼泪也会'自动'流出来……大约半年前的一天，我头脑中突然蹦出一个念头——我不想跟任何人接触，只想一个人静静待着。我觉得孤单，却不想与同事、朋友接触。我想我可能是病了，曾迫切想得到家人的帮助，并告诉他们我的想法。然而，得到的却是家人的不理解和嘲讽，最多只是几句无意义的附和。抑郁情绪围绕着我，周围环境也让我感觉压抑。在我感觉绝望时，我在微博上看到陌生人关注我的信息，他们鼓励我走出抑郁，这让我很感动。这世界上还是有很多人关心、在乎我的，这让我看到了希望。在他们的鼓励下，我决定求助于专业的心理咨询师，让自己尽快走出抑郁的阴影。"

抑郁症患者需要"精神陪伴"和帮助

很多抑郁症患者的悲伤大同小异，最显著的特点是：在遇到困难或心情不好时，身边很少甚至没有能够给他们提供精神陪伴及实质性帮助的人。

抑郁症具有一定的社会属性，是一类以持续性情绪低落、兴趣缺失、思维迟缓、缺乏主动性等为特征的心理疾病。如果在现实生活中缺乏与之抗衡的力量，即社会支持系统薄弱，抑郁症患者往往会深陷其中，难以走出抑郁的"孤岛"。幸运的是，有些抑郁症患者通过社交网络感受到了社会对他们的支持和理解，并合理利用这种社会支持。研究表明，有意识地利用自己的社会支持应对抑郁，有助于摆脱抑郁症的困扰。

社会支持，有助抑郁症患者康复

抑郁症患者的康复是一个复杂的过程。抑郁症会给患者带来强烈的孤立感，社会支持犹如雪中送炭：一方面，能减轻他们的心理应激，提高其社会适应能力；另一方面，能保持他们与生活的联系，带给他们持久的温暖、安全感，让他们重振对生活的信心。尤其是当他们专注于抑郁带来的痛苦时（自残、自杀行为很容易成为当事人缓解痛苦的方式），及时得到社会支持，能降低其对低落情绪的过多关注，提升被关怀、被尊重的体验，能为心理健康的恢复萌发源源不断的动力。

了解和完善个人的社会支持系统

一个完备的社会支持系统不仅包括个人支持，也包括群体和社会支持。亲人给予物质上的帮助和精神上的陪伴；朋友承担更多的情感支持，给予其理解、尊重和关怀等体验；良好的社会环境能让抑郁症患者获得更多帮助。抑郁症患者倾向于在自己与社会之间隔起一道屏障，这种自我隔离使他们的社会支持系统日趋薄弱，并让自己陷入反复的抑郁情绪中，形成恶性循环。患者要充分了解自己的社会支持系统，发现薄弱之处，并及时去修复、完善。

合理利用自身的社会支持资源

患者感觉自己情绪不好时，可有意识地多与朋友交往，将烦恼、苦恼主动向朋友倾诉，学会感受周围朋友释放的善意和正能量。同时，在接纳自身的抑郁症状后，可以向家人科普一下自己了解到的抑郁症知识，获得家庭的重视、理解和支持。还可拨打专业机构的心理咨询热线，向心理咨询师或精神科医生倾诉。也可利用网络社区的各种资源，得到网友们的支持、鼓励和帮助。

话题六：

抑郁伴焦虑，“难治”在哪里

复旦大学附属华山医院精神医学科教授　施慎逊

患者故事

万女士45岁，因情绪低落、焦虑、躯体不适、失眠、消极念头持续半年而在外院就诊，被诊断为患了抑郁症，接受SSRI（选择性5-羟色胺再摄取抑制剂）抗抑郁药物治疗。尽管万女士按医嘱服药，但服药后胃肠道等不良反应明显，在一个月的治疗过程中多次中断用药。万女士向医生抱怨，自己服药后不但不良反应大，而且感觉疗效不明显。为此，万女士转院就诊，医生详细检查和评估后，诊断万女士患抑郁症合并焦虑障碍，换用SNRI（5-羟色胺和去甲肾上腺素再摄取双重抑制剂）类抗抑郁药物，并对她进行心理疏导。经过1个月治疗，万女士的病情明显好转，服药后的不良反应非常轻微，治疗依从性好。经过2个月的治疗，万女士自觉病情已有所好转；治疗3个月后，万女士感到基本恢复到病前水平。目前，她仍在继续治疗中。

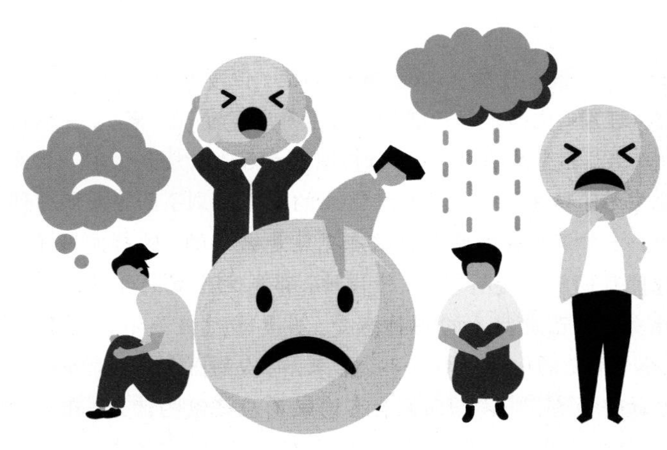

抑郁、焦虑共存，问题更“棘手”

抑郁症和焦虑障碍是两种不同的常见精神障碍，但二者在同一患者身上共存的现象很常见。研究显示，大约2/3的抑郁症患者合并焦虑障碍（也称“抑郁症共病焦虑障碍”），中年、女性患者较多见。

抑郁症的主要临床症状包括：情绪低落、兴趣缺乏、愉快感缺乏、无用感或自责自罪、绝望感、消极念头和行为等。焦虑障碍的主要临床症状包括：过度焦虑、害怕、恐惧、担忧、紧张、眩晕、颤抖、出汗、口干、呼吸短促、坐立不安等。抑郁症与焦虑障碍共存的常见症状包括：睡眠障碍、食欲改变、心血管症状、胃肠道不适、注意力障碍、易激惹、精力缺乏等。因此，临床上有时区分单纯抑郁症和“抑郁症合并焦虑障碍”并不容易，需要医生对每个患者进行抑郁症状和焦虑症状的全面检查和评估。

临床上为什么要区分单纯抑郁症和抑郁症合并焦虑障碍呢？国内外研究显示，与单纯的抑郁症相比，抑郁症合并焦虑障碍患者的临床症状更复杂（原有的抑郁症状和焦虑症状变得不典型，各种躯体症状更为突出），病情严重程度更重，自杀风险增加，药物治疗起效时间慢，患者治疗依从性低，病程迁延，容易反复。因此，抑郁症合并焦虑障碍

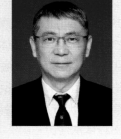

专家简介

施慎逊　复旦大学附属华山医院精神医学科教授、主任医师。擅长抑郁症、焦虑障碍、双相障碍、精神分裂症及各类难治性精神障碍的诊断与治疗。

施慎逊教授说“抑郁症”

话题七：

当好患者家属有秘诀

昆明医科大学附属精神卫生中心主任医师　杨蜀云

患者故事

郭先生被诊断患有抑郁症，但妻子肖女士对他很不理解，认为他缺乏意志，甚至有时觉得他“懒”。直到前不久，郭先生有自杀企图时，才引起了肖女士的重视。肖女士陪着他去看了精神科医生，通过医生的宣教学到了很多关于抑郁症的知识，并意识到自己原来的很多观点是错误的。她特意找了很多关于抑郁症的资料进行学习。慢慢地，郭先生感觉到妻子的变化，能与她交流自己患病后的种种感受；当妻子对他表示深深的理解时，他感觉自己的心情也好一些。后来，每次到医生那里就诊，妻子都会主动陪他去，并详细向医生咨询家属应该做些什么。在妻子的关心下，郭先生病情逐渐稳定，情绪也渐渐好转。前不久，医生说，郭先生过段时间就可以停药了。

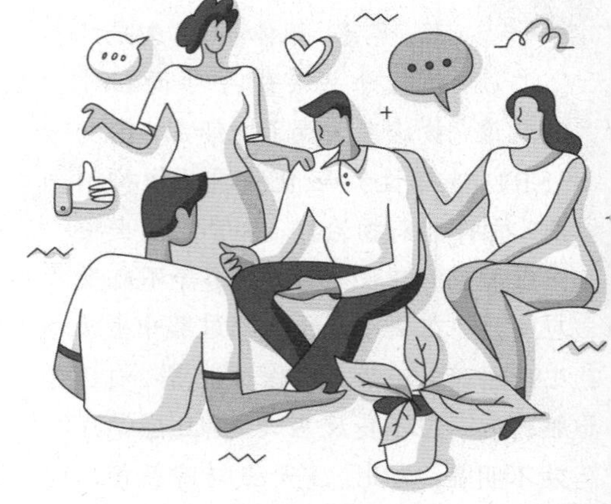

患者家属：安顿好自己，才能陪伴好亲人

抑郁症是一种常见的心理疾病，不管什么种族、职业和年龄的人，都可能受到抑郁症的影响。对于抑郁症患者本人而言，抑郁症可能成为长期困扰他们的严重疾患，并使他们难以胜任日常工作，甚至可能使他们丧失与家人、朋友保持关系的能力，严重时可导致患者采取自杀行动。

作为抑郁症患者的家人，陪伴抑郁症患者的道路无疑是艰难和漫长的，主要原因是……（见下文）

对治疗保持足够耐心和信心

抑郁症的治疗目标是控制症状，达到临床痊愈，恢复整体功能水平，提高生活质量，最大限度减少病残率和自杀率，预防复发。抑郁症的规范治疗分为急性期治疗、巩固期治疗和维持期治疗。首先，由于抑郁症合并焦虑障碍的药物治疗起效时间慢，故急性期治疗时，通常 2 周起效的药物在此类患者中可能要 3 ~ 4 周才起效，患者要有足够的耐心。其次，抑郁症合并焦虑障碍的患者需要抗抑郁药物和抗焦虑药物联合治疗，以更好地控制抑郁症状和焦虑症状，尽快达到临床痊愈。第三，应联合进行药物治疗和心理治疗，以提高治疗效果，提高患者对治疗的依从性，预防复发。因此，抑郁症合并焦虑障碍的患者在急性期治疗有效后，巩固治疗和维持治疗的时间相对更长。

目前，对于抑郁症合并焦虑障碍的治疗药物推荐选用新型抗抑郁药，如选择性 5- 羟色胺再摄取抑制剂、5- 羟色胺和去甲肾上腺素再摄取双重抑制剂。这两类药具有较少的不良反应和较高的耐受性，被推荐为一线用药。对中老年抑郁症合并焦虑障碍患者，还要注意鉴别是否伴有躯体疾病，注意药物的相互作用。中老年患者对药物的不良反应耐受性低，常因不良反应而中断治疗，通常需要“低剂量起始、缓慢加量”，以提高治疗依从性。

因在于：家人本能地担忧患者的健康，从而产生一些焦虑情绪，或有急于求成的心理。如此一来，难免出现抱怨、不满。一些患者家属甚至会强制性要求患者做某些事，比如，“要求”患者必须去看医生、上学或工作、参加聚会或外出等。这样的做法不仅无法帮助患者走出抑郁困扰，反而会加重患者的抑郁症状。事实上，家属常常无法理解抑郁症患者的痛苦，包括情绪低落、无力感、无望感及躯体的种种不适。很多家属也难以坚持陪伴患者走完一个治疗及康复周期。

对于患者家属来讲，与其怨天尤人，不如积极面对现实。只有安顿好自己的内心，才有力量去帮助患病的亲人走出抑郁困境。

当好抑郁症患者家属的四个建议

❶ 接受现实，接纳患者

必须接受亲人患抑郁症的现实。告诉自己：“亲人患了抑郁症，需要我的帮助”“我的帮助一定能让他走出困境，重拾自信”……为了更好地帮助患者，家属必须先做一些准备，了解抑郁症是怎么回事。患者家属要认识到：抑郁症是由社会、心理和生理等多种原因共同作用导致的一种心理疾病，很难仅仅靠个人意志去克服，往往需要接受药物治疗、物理治疗及专业的心理治疗，才能获得痊愈。抑郁症治疗是一个较长的过程，但只要能及时就医，并坚持治疗，抑郁症是完全能治好的。

❷ 感同身受，理解患者的痛苦

尽管抑郁症患者有时表面上装得很“阳光”，但常常感到内心很痛苦。比如，感到情绪低落到了极点，体会不到快乐，没有任何欲望（如缺乏食欲、“食之无味”等）；对所有事情都失去兴趣，变得“特别懒”，甚至正常的洗漱都不能完成，严重者甚至整天想着自杀的念头。患者家属只有理解了抑郁症患者的痛苦、“无动力”、无助感，才可能陪同患者一起想办法，树立信心。

❸ 鼓励患者表达抑郁情绪

抑郁症患者经常有病耻感，不愿向人表达自己的痛苦。有的患者鼓起勇气向亲人或朋友诉说，却被嘲笑“太夸张了吧”“不至于吧”等。这样，患者就更不愿向任何人表达自己的感受，抑郁情绪会越积越多，越来越强烈，最终患者可能会极度压抑，产生“生活没有希望”的想法。因此，家属要鼓励患者学会表达，可要求他用语言向家人表达自己的感受、感觉和想法。这时，家人应该回应患者：“是的，我能够理解你是很痛苦、很难的，我们一起来想办法克服它！”家属也可鼓励患者“向大自然表达”，如在没人的时候“向大海说出自己的难受”，还可以将这些难受的感受和经历写在笔记本上，等等。当抑郁情绪得到表达后，患者的难受感就会缓解，也会对战胜抑郁症增添一分信心。

❹ 积极促成行动，及时规范治疗

当抑郁症患者感受到被理解、认同后，他对家人就多了一分信任，对抑郁症治疗也就多了一分信心。但光有信任及信心远远不够，因为抑郁症是一种大脑的疾病，必须要通过科学、规范的治疗才能获得痊愈。因此，家属应陪伴患者到正规医院进行规范治疗。

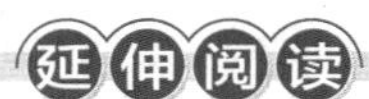

抑郁症可影响家庭关系

研究发现，抑郁症患者的家庭功能往往会受损，且损害持续时间较长。例如，在抑郁症发作期，家庭成员之间经常存在交流方面的障碍，影响问题的解决。

患抑郁症还会给家庭成员的心理健康带来消极影响，易引发婚姻冲突及亲子关系紧张等。母亲患抑郁症对儿童心理健康的影响尤为突出，因为母子一起活动、玩耍的时间减少，且患病母亲更易对孩子发脾气，甚至体罚或训斥孩子，不利于孩子健康成长。

研究提示，治疗抑郁症时，不但应帮助患者本人缓解抑郁症状，而且应通过家庭治疗等措施，帮助其建立积极的家庭环境，提高其家庭亲密度与家庭适应性，以有助于疾病的预后与转归。

总之，抑郁症既会给患者本人带来痛苦和不适，也会给家庭成员带来负担。但是，无论患者本人还是家属，都要重视营造团结互助的家庭氛围，这样才有利于患者康复和家庭和谐。

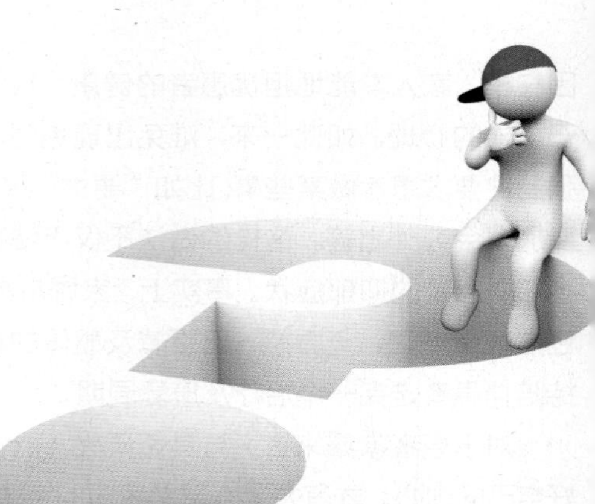

话题八：

如何看待自杀风险，实现“救人”和“自救”

河北医科大学第一医院精神卫生科　王育梅　王学义（主任医师）

患者故事

不久前，小李因抑郁症住进医院精神科病房。据其父母介绍，小李刚大学毕业，一直没有找到合适的工作，女朋友又向他提出分手。最近，父母发现他情绪不太正常，总把自己关在屋子里，不愿意与父母沟通，但他们并未太在意。在他入院的前3天早晨，父母突然发现叫不醒他，结果发现床头柜上有药盒子和一个空酒瓶。家人赶紧把他送到医院急诊科，经过抢救患者脱离了危险。清醒后，小李说自己不如同学们混得好，对不起父母……看着面前这个阳光帅气的年轻人，很难想象他刚与死神较量了一番。

经检查，小李正经历着抑郁症的困扰。但他从未看过医生，通过查阅网络上的资料，觉得自己有可能患抑郁症。因为担心同学说他“有病”，也担心被医生确诊为抑郁症后“一辈子被别人瞧不起”，于是心情很低落，以致后来轻生。

抑郁症患者中，自杀者不少见

自杀是抑郁症患者最为严重的后果之一，特别是在未及时诊断和治疗的抑郁症患者中，自杀发生的比例较高。据世界卫生组织统计，全球约有 3.5 亿抑郁症患者。在中国，有超过 5400 万人患有抑郁症；每年约 25 万的自杀人口中，一半以上是抑郁症患者。

抑郁症与其他各类疾病一样，会让患者的躯体经受痛苦与折磨，如感到头痛、胸闷、食欲减退、明显乏力等。患者深受其扰，但往往不知道这是怎么回事。当疾病进展后，又会出现整夜的失眠、消瘦、记忆力减退，工作和学习时注意力无法集中，大脑好像完全不受自己控制。最后，患者会出现快感丧失，情感丧失，这是抑郁症的一大特点。当属于人类的所有快乐、各种欲望“统统消失”，患者对自己的评价无限降低，觉得自己连累别人、一无是处；当他认为未来一片灰暗、看不到任何希望时，往往会发生自杀等严重后果。

自杀危险因素有哪些

● **应激**　重大负性生活事件或者长期压力性事件都可成为自杀的诱因，包括人际冲突、躯体疾病、工作或经济问题、社会地位改变、名誉受损等。尤其是多个不良生活事件接连发生时，更可“推动”患者发生自杀行为。应激事件常常是“压倒抑郁症患者的最后一根稻草”，触发自杀。

● **年龄**　研究发现，在年龄段分布上，抑郁症患者中呈现 15~35 岁及 65 岁以上两个自杀高峰，而老年男性患者是自杀率最高的人群。

● **职业和社会阶层**　自杀率较高人群呈两极化，一方面为失业、贫困、无固定职业者，另一方面为医生、律师、作家、音乐家、行政管理人员等所谓的“社会精英”。

● **社会支持系统**　独居、单身、丧偶者中自杀率较高；在已婚者中，无子女者的自杀率高于有子女者。良好的家庭和社会支持系统（包括物质、经济、精神等方面的支持）是预防患者自杀的“保护因素”。

自杀前会有哪些征兆

研究表明，面对生与死的选择，自杀者不会像一般人想象的那样坚定地“想死”，而是常常处在选择生与死的矛盾中。所以，亲朋好友如果能早期捕捉到蛛丝马迹，让患者早期接受干预和治疗，陪患者渡过难关，可避免悲剧发生。

抑郁症患者自杀前的征兆如下：①通过各种途径流露出消极、悲观情绪；②表达过自杀意愿或寻求自杀方法，比如上网查询或取得自杀工具、药品等；③主动诉说近期遭受着令自己痛苦的负性生活事件；④情绪突然“好转”（患者常常在所谓的“平静期”发生自杀行为）。

他人有自杀企图，亲友该怎么提供帮助

对抑郁症患者说“战胜它”“开心点”“没什么大不了的”，并不起什么作用，这些话反而会让他们觉得更难过。此时，亲友所能做的一方面是陪伴，即安静陪伴，多倾听，而不是喋喋不休地说教。可以尝试着说：“我发现你确实承受了很多痛苦，我很难过，也真的想帮你。”这样虽然很直接，但并不带有威胁和挑衅的意味，可以尽可能地使患者敞开心扉，谈论真实的想法与感受。

另一方面，要确保其安全，最好做到寸步不离。因为自杀往往发生在一念之间，切不可马虎大意。要收起可能导致自杀的物品，如刀具、绳索、药品等，尽可能给患者营造一个阳光充足、色彩鲜明的居室；陪伴其进行适当的户外运动，这样有助于他改善情绪。

最后，最关键的是带患者到专业的医疗机构咨询、就诊，让专业人员给予其及时的干预和治疗。

自我拯救至关重要

要真正摆脱抑郁症，不仅要靠医生的治疗、亲友的帮助，自我拯救也至关重要。

曾经有一位重度抑郁症患者自述：“可能对于一般人来说，想象自杀是非常悲哀和恐怖的事情，但是对于抑郁症患者来说，想象自杀，甚至有一种放松、解脱感。即便这样，在最痛苦的那段时间里，我都用理智提醒自己，‘我不能死，我的家人和朋友都非常支持我’……”

如果患者自杀念头特别强烈，要尽早向精神科医生等心理卫生工作者求助，他们会从更专业的角度来帮助你；可向那些一直能理解你并愿意施以援手的亲人、朋友求助，告诉对方你的感受。不论情况有多么糟糕，你都不是孤立无援的；如果不知道向谁求救，可以拨打当地的紧急求救热线。

另外，还可写下那些能让你快乐，或者能唤起你欢乐记忆的事物，可以是你爱的人的名字，你的宠物，你喜欢的运动，你喜爱的电影，爱吃的食物，或者山川河流、鸟语花香。总之，只要是能让你高兴的事物，都可以写下来。这些美好的事物可以帮助你缓解痛苦的感觉，推迟想要伤害自己的计划，并为解决困难留出一定的时间。

重建对生命的渴望

抑郁症患者首先要相信，抑郁症并不可怕。生命有起有落，即便跌落到了谷底，仍旧可以重来。生命的意义绝非自认为的灰暗和无望，信心是打赢这场战役的关键。

● **憧憬** 在悲观、消极的时候，多看一些好的方面。憧憬的事物一定要符合自己的能力范围。合理的憧憬和愿景展望，可鼓励自己战胜负面情绪；而超越自己能力的，反而会再次打击自己的信心。

● **找到兴趣所在** 所有人都有优点，都有自己感兴趣的事物，不要让消极情绪、贪念、过高欲望、攀比、偏激、固执等蒙蔽双眼，要学会客观看待自己的优点和所拥有的一切。找到自己热爱的事情并去做，例如，学做一道美食，学唱一首歌曲，等等。这些都可帮助患者建立对生活的热爱，形成积极向上的生活方式。可从一件小事开始，在慢慢积累的过程中，你会发现更多喜欢的事。

● **找一个能够给你温暖、关心、鼓励的人** 这个人可以是任何一个人，哪怕是个陌生的心理医生。通过倾诉，把压抑在自己内心的痛苦宣泄出来，并得到合理的分析与建议，可以帮助自己挖掘内在的痛苦，找回那个清醒的自己。

● **向正能量、热爱生活的人靠近** 吸收他们的正能量，重燃对生活的信心与动力。当你向优秀的人看齐、学习，以他作为榜样来激励自己时，自己的生命也会走向正轨。PM

“糖心病”，即糖尿病性心脏病，是指糖尿病患者在糖、脂肪等代谢紊乱的基础上所发生的冠状动脉病变、心肌微血管病变、代谢紊乱及心脏自主神经病变，从而所并发或伴发的心脏病。其中，冠心病是“糖心病”的最常见类型，约占80%。

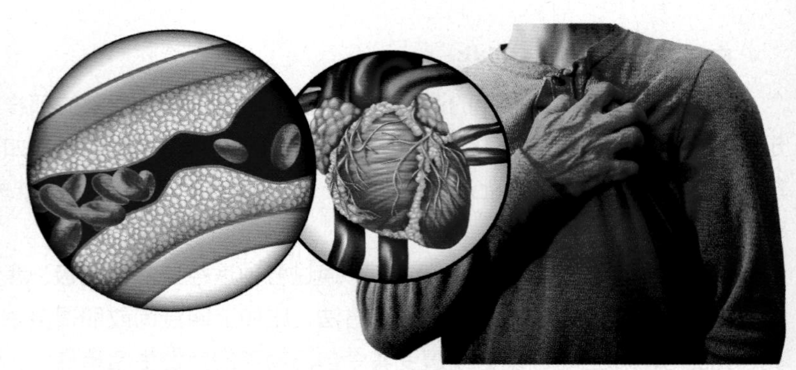

“甜蜜心事”——糖心病

中国人民解放军总医院内分泌科　李一君　母义明（主任医师）

糖尿病“驱使”动脉粥样硬化发生

“糖心病”的发病机制比较复杂。目前认为，糖尿病在心血管病发生机制中起到独立和主导作用。

糖尿病患者往往有胰岛素抵抗和高胰岛素血症，并伴有多种心血管危险因素，如高血压、血脂异常、吸烟、肥胖、微量或大量蛋白尿、血液高凝或低纤溶状态、氧化应激反应增强、慢性炎症反应因子和细胞因子增高等，这些因素会促进血管功能和结构发生改变。例如，低密度脂蛋白胆固醇（LDL-C）进入血管内皮下层，对动脉内膜造成损伤。与此同时，血流中单核细胞浸润内膜，转变为巨噬细胞，单核 - 巨噬细胞在摄取氧化修饰的低密度脂蛋白胆固醇后转变为泡沫细胞，形成早期粥样硬化病变，并在巨噬细胞合成、分泌多种生长因子和促炎症介质后，促进斑块生长和炎症反应发生。与此同时，在血压增高等血流动力学发生改变的情况下，动脉内膜易形成附壁血栓，进一步促进动脉粥样硬化的发展。随病程延长，动脉粥样硬化逐步加重，继而造成冠状动脉管腔狭窄、堵塞，影响心肌的血供和能量代谢，引起心绞痛、心肌梗死或心肌纤维化。

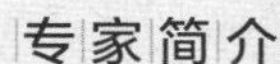

专家简介

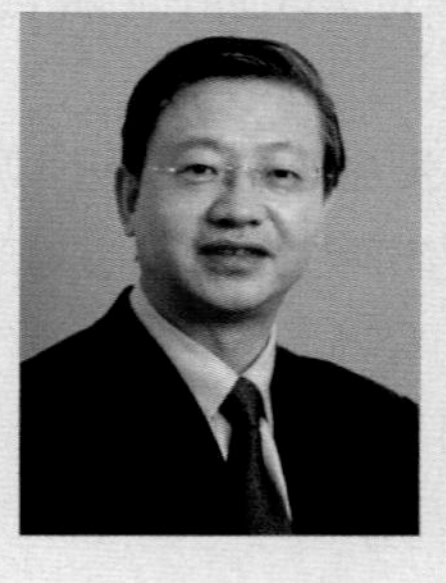

母义明　中国人民解放军总医院内分泌科主任、主任医师、教授、博士生导师，中国人民解放军医学会内分泌专业委员会主任委员，北京医学会内分泌学分会主任委员。擅长诊治糖尿病，以及垂体、甲状腺、甲状旁腺、肾上腺、性腺等腺体的疾病。

冠心病与糖尿病常“如影随形”

冠心病与糖尿病关系密切。2001 年，美国国家胆固醇教育计划成人治疗组的指南提出，在所有成人个体中，糖尿病为冠心病的“等危症”。意思是指，无冠心病的糖尿病患者和既往有冠心病病史的非糖尿病患者有同样的冠心病危险性，即 10 年内糖尿病患者和冠心病患者发生新的心血管事件（如心肌梗死或冠心病死亡）的危险性相同。另有大量流行病学资料显示，糖尿病伴发冠心病者较同年龄、同性别的非糖尿病对照组更高（在女性患者中高 4.5 倍，在男性患者中高 2 倍）。糖化血红蛋白每增加 1%，冠心病的危险性可增加 10%。在 2 型糖尿病患者初诊时，约 50% 患者患有冠心病。此外，心肌梗死也是 2 型糖尿病患者的首要致死病因，糖尿病患者心肌梗死的发病率较非糖尿病者高出 3 ~ 5 倍。

在冠心病患者中，糖代谢异常的发生率显著高于一般人群。有调查数据显示，在3513例慢性稳定型心绞痛和急性冠脉综合征的住院患者中，约80%存在不同程度的糖代谢异常，其中糖尿病为52.9%，糖尿病前期（包括空腹血糖受损和/或糖耐量减低）为20.36%。

警惕“糖衣”伪装：无痛性心肌梗死

糖尿病可以加速冠状动脉粥样硬化的发生和发展。与没有糖尿病的冠心病患者相比，糖尿病患者的冠心病发生更早，发展也更快。育龄期女性若罹患糖尿病，其心血管病发生率增高。糖尿病患者若伴有肾病、蛋白尿，其冠状动脉病变的发生率明显增加。糖尿病患者冠状动脉病变的范围可涉及远端，且可累及多支冠脉，受累血管中度狭窄的发生率增加。

此外，由于糖尿病自主神经病变能掩盖冠心病的症状，病情较重或病程较长的糖尿病患者大多没有心绞痛症状，易发生无痛性心肌梗死。患者可仅表现为恶心、呕吐、心力衰竭等，而没有典型的心前区疼痛症状，因此更易出现抢救及治疗不及时的情况。

治“糖心病”：降糖、防治冠心病两手抓

“糖心病”患者在治疗过程中，应注意两个方面：一是降糖治疗，二是冠心病的防治。

❶ 降糖治疗：关注糖化血红蛋白，避免低血糖

在降糖治疗方面，应强调生活方式干预的重要性。超重及肥胖者应限制每日摄入的总能量，减轻体重，根据心功能情况制定合理的运动方案，切忌过度运动。治疗中应尽量避免低血糖的发生。对于冠心病患者来说，低血糖比高血糖更危险，因为低血糖可能加重心肌缺血的发生，从而诱发心肌梗死，运动过程中也应注意预防低血糖发生。

在选择降糖药物时，尽可能使用低血糖发生风险小，同时具有心血管获益特点的降糖药物，如二甲双胍、胰高血糖素样肽-1（GLP-1）受体激动剂、钠-葡萄糖协同转运蛋白-2（SGLT-2）抑制剂。避免使用对心脏有影响的药物，例如，沙格列汀和格列酮类等可能增加心力衰竭的发生风险，心力衰竭患者应避免使用。

“糖心病”患者的血糖控制目标可适当放宽。病程10年以上的糖尿病患者宜将糖化血红蛋白控制在7.5%以下，以避免过于苛刻控糖而导致低血糖发生风险增加。年轻、低血糖发生风险较低的患者，糖化血红蛋白应控制在7.0%以下。日常生活中，“糖心病”患者应注意规律监测血糖，定期复查糖化血红蛋白。尚未出现糖代谢异常的冠心病患者，应注意对空腹血糖及餐后血糖的监测，及时发现异常，避免漏诊。

❷ 冠心病防治：降压为重，不忘调脂

尚未确诊冠心病的糖尿病患者，应积极进行一级预防，降低血糖，控制危险因素。即使无胸闷、心前区疼痛症状，也应定期测量血压、进行心电图等检查，必要时可通过冠状动脉造影筛查冠心病。

已经确诊合并有冠心病的糖尿病患者，首先应注意控制血压。高血压是糖尿病患者发生心脑血管病变的重要危险因素，严格控制血压的糖尿病患者发生心肌梗死的概率可有明显下降。一般而言，“糖心病”患者的血压控制目标应在130/80毫米汞柱以下，老年“糖心病”患者应低于140/90毫米汞柱。在降压药物选择方面，首选血管紧张素转换酶抑制剂（ACEI）和血管紧张素Ⅱ受体拮抗剂（ARB），其次为钙拮抗剂、β受体阻滞剂等药物。

其次，应给予调脂治疗。低密度脂蛋白胆固醇是糖尿病患者罹患冠心病重要的预测因子，其每增加1毫摩/升，冠心病的发生风险将增高57%。因此，降低低密度脂蛋白胆固醇是调脂治疗的首要目标。在生活方式干预的基础上，可辅以他汀类药物治疗，使低密度脂蛋白胆固醇<2.6毫摩/升；已明确并发冠心病的极高危人群，低密度脂蛋白胆固醇应降至1.8毫摩/升以下。

最后，应给予抗血小板聚集和活化药物。阿司匹林可降低糖尿病心肌梗死、脑卒中的发生率，可用于高危人群的一级预防，也可用于已有冠心病患者的二级预防。PM

“糖心病”是严重威胁人们健康的糖尿病并发症，所有糖尿病患者和冠心病患者都必须认真应对，在日常生活中积极控制血压、体重、血糖、血脂等指标，并定期筛查。

体脂不减，血糖难降

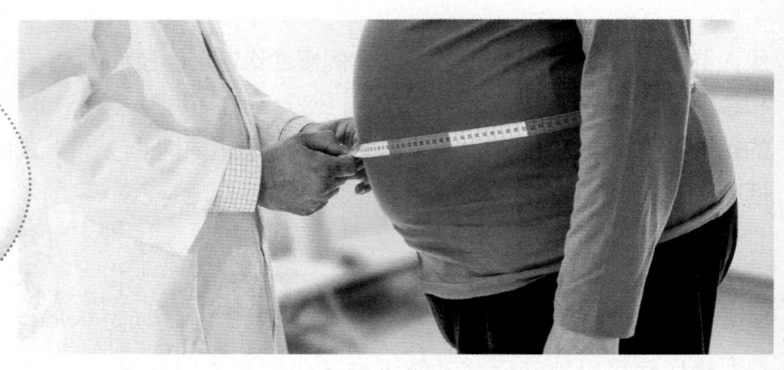

同济大学附属第十人民医院甲状腺疾病诊治中心　郭妍　邹大进（主任医师）

肥胖：2型糖尿病病情恶化的主要驱动力

肥胖、2 型糖尿病就像一对难兄难弟，相生相伴，如影随形。

首先，肥胖是 2 型糖尿病产生的主要基础。肥胖可分为非常危险的高危肥胖和相对良性的肥胖。前者的标志是脂肪已经不单单存在于脂肪细胞，而是进入非脂肪细胞（如胰腺细胞、心肌细胞、肝细胞等）中，出现异位脂肪沉积。与良性肥胖相比，高危肥胖的特点是：腹型肥胖及胰岛素抵抗，常伴多项代谢异常。2 型糖尿病就是高危肥胖这个“土壤”中萌生的“坏种子”。

其次，2 型糖尿病是肥胖的“甜蜜杀手”。合并肥胖、超重的糖尿病患者，心血管危险因素更多，如高血压、血脂异常、胰岛素抵抗等，他们的心血管事件发生率比普通糖尿病患者更高，罹患脂肪肝等并发症的风险也更高。超重和肥胖型糖尿病很可能是一种独特的糖尿病亚型，以血糖控制为中心的管理策略可能对这部分患者的疗效不是特别理想。体重管理和各种危险因素优先管理比以血糖控制为中心的策略更好，在管理好体重的同时控制血糖达标，能使患者获得更理想的结果。因此，超重和肥胖型糖尿病患者的治疗策略应该是先减重，后降糖。一部分糖尿病患者在体重下降后，不再需要降糖治疗，胰岛 B 细胞的功能也可以恢复。

治“糖胖病”：先减脂，后降糖

对超重、肥胖型 2 型糖尿病（“糖胖病”）的治疗，各国指南都强调“先减重，后降糖”。其实，减轻体重的核心是减少脂肪，这样才能减轻胰岛负荷、胰岛素抵抗和全身炎症反应。因此，对于伴有超重、肥胖的 2 型糖尿病患者而言，治疗不能仅仅满足于降糖，应该选择有利于消耗能量的治疗方式。

在生活方式干预上，宜采用适当的低能量饮食，适当减少碳水化合物的摄入量。除通过有氧运动减少脂肪外，还要进行力量训练，以增加肌肉。因为当肌肉增加后，人体的基础代谢率就会相应地增加，体内的“库存”脂肪更容易被消耗。

在治疗药物中，宜选用有助于减重的药物，如胰高血糖素样肽 -1（GLP-1）受体激动剂、钠 - 葡萄糖协同转运蛋白 -2（SGLT-2）抑制剂、二甲双胍等。

专家简介

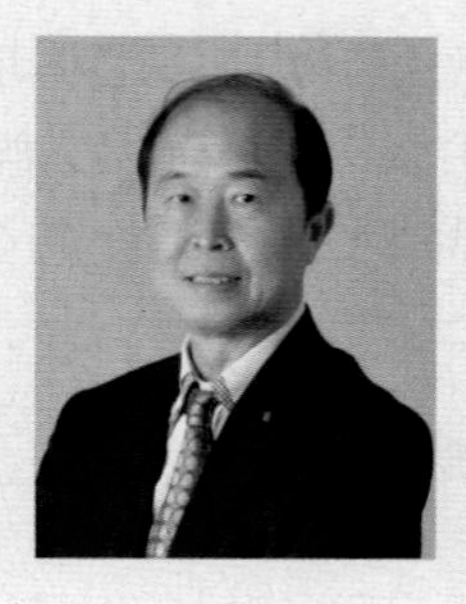

邹大进　同济大学附属第十人民医院主任医师、教授、博士生导师，上海市代谢与甲状腺疾病研究中心主任，中华医学会糖尿病学分会第六、七、八届委员会副主任委员，中国医师协会内分泌代谢科医师分会第一、二、三、四届委员会副会长。长期致力于肥胖与胰岛素抵抗的研究，以及甲状腺疾病、糖尿病等的诊治。

有效减脂，可使血糖恢复正常

一项名为糖尿病缓解临床试验（DiRECT）的初步研究结果显示，强化减重计划可以帮助

2 型糖尿病患者在不服用任何药物的情况下获得缓解。这种缓解是如何发生的？能否长期持续？为什么有些人的病情会持续缓解，而另一些人会复发呢？该研究团队的进一步研究回答了这些问题。

研究人员在 12 个月和 24 个月时使用磁共振成像设备对患者器官内部和腹部的脂肪进行了量化，专门研究了胰腺和肝脏的脂肪，同时检测血糖、糖化血红蛋白（HbA1c）、高密度脂蛋白胆固醇（HDL-C）和甘油三酯水平，并分析脂肪酸、胰岛素分泌和胰岛 B 细胞功能。结果显示，大多数受试者在 2 年内维持糖尿病缓解状态，但这只有在肝脏和胰腺脂肪含量较低的情况下才可能发生。具体来说，几乎在每 10 例减重≥ 15 千克的受试者中，就有 9 例出现糖尿病缓解。2 年后，超过 1/3 的患者不再患有糖尿病，并且至少 24 个月不需要糖尿病药物治疗。不过，部分人出现了复发，这与肝脏和胰腺脂肪含量升高有关。

因此，研究者们推测，当人体积累了太多本应储存在皮下的脂肪时，脂肪就会转移到身体的其他部位。皮下可储存的脂肪量因人而异，超过这个“阈值”，脂肪就会蔓延到肝脏、胰腺等身体其他部位，产生危害。胰腺中的脂肪达到一定程度，就会导致 2 型糖尿病。

体重正常的2型糖尿病，要控制体脂吗

一些不伴超重、肥胖的 2 型糖尿病患者，虽然看上去不胖，但体脂含量是超标的，肌肉含量少。这些患者虽然不需要大幅减轻体重，但仍然需要减少脂肪、增加肌肉，这样才有利于长期的血糖管理和代谢控制。

预防“糖胖病”，匹夫有责

预防胜于治疗，要从生活中的小事做起，来预防肥胖和糖尿病的发生。

● **日行一万步** 出行少开车，多骑自行车，多走路，多消耗一些能量。还要避免久坐，每坐 1 小时，要起来活动几分钟。

● **学会“管住嘴”** 食物总量要控制，早餐要吃好，晚餐要吃少，少吃油腻食物；保证食物多样化，多吃蔬菜和水果，适当多吃全谷物和各种粗粮；多喝水，不喝含糖饮料。

● **改掉坏习惯** 长期熬夜、久坐、经常不吃早餐等不良习惯，都是导致糖尿病的高危因素，要尽快改正。

● **努力减“肥肉”** 如果你已经超重、肥胖，千万别掉以轻心，努力减肥是当务之急。

● **警惕“病”来临** 40 岁以上者，应每年筛查血糖，及早发现糖尿病，及早干预。

已经发生肥胖和 2 型糖尿病的患者，要积极治疗，使体重、血糖、血压等各项指标早期、持久达标，以预防并发症的发生：体质指数 <24 千克 / 米 ^{2}，糖化血红蛋白 <7.0%，血压≤ 130/80 毫米汞柱，低密度脂蛋白胆固醇 <2.6 毫摩 / 升（控制目标因人而异，高危者应低于 1.8 毫摩 / 升），等等。

如果“糖胖病”患者已经出现并发症，要采取有效措施，防止并发症进一步恶化。此时，控制血糖不宜过于严格，要强化血脂管理，合理降压，使并发症稳定下来，不再恶化。PM

延伸阅读

“糖胖病”患者应优选哪些药物

● 2型糖尿病合并肥胖的患者在选择降糖药物时，应兼顾血糖和体重，尽可能选择降糖效果肯定，同时又不增加体重的药物。

● 应优先考虑有利于减轻体重或对体重影响中性的药物。

● 需要胰岛素治疗的2型糖尿病合并肥胖患者，宜联合使用至少一种其他降糖药物，如二甲双胍、胰高血糖素样肽-1（GLP-1）受体激动剂、α-糖苷酶抑制剂、二肽基肽酶-4（DPP-4）抑制剂等，从而减轻因胰岛素剂量过大而引起的体重增加。

● 体重控制仍不理想者，可短期或长期联合使用对糖代谢有改善作用且安全性良好的减肥药。

打鼾是指睡眠时上呼吸道发出鼾声，有些人鼾声的节律是均匀的，有些人则不然，其间伴随着憋气，也就是呼吸暂停。打鼾的声音有大有小，憋气的时间有长有短，这种情况在医学上称为睡眠呼吸暂停综合征。目前，大众对打鼾和睡眠呼吸暂停综合征尚未有足够的认识，甚至存在误区。

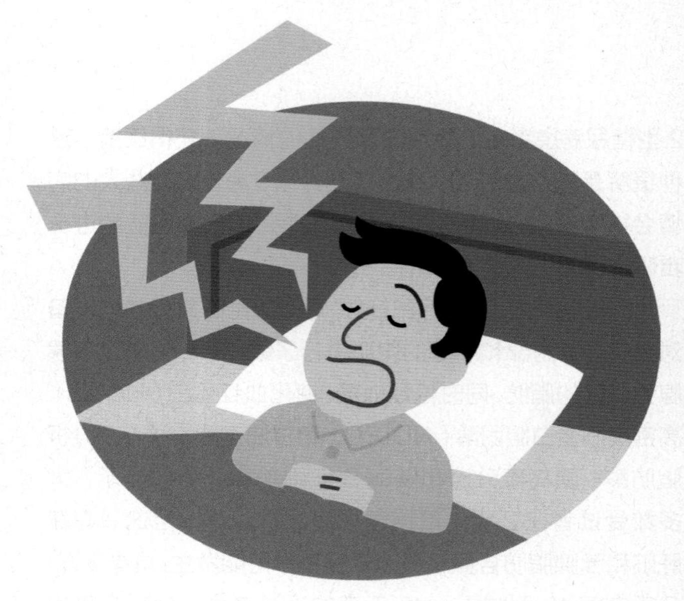

打鼾，最易被误解的六件事

上海交通大学医学院附属瑞金医院耳鼻咽喉科主任医师　张　浩

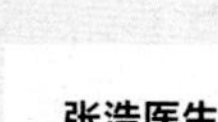

专家简介

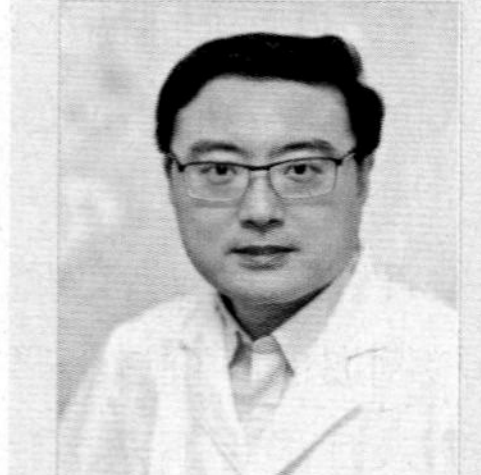

张　浩　上海交通大学医学院附属瑞金医院耳鼻咽喉科主任医师，中国中西医结合学会耳鼻咽喉科专业委员会头颈肿瘤专家委员会委员，上海医学会耳鼻咽喉头颈外科专科分会咽喉组会员。擅长成人和儿童阻塞性睡眠呼吸暂停综合征、喉部疾病和咽喉肿瘤的诊治，以及慢性鼻窦炎、鼻息肉的鼻内镜微创手术治疗。

张浩医生说
“打鼾”

打鼾，特别是中重度打鼾，本身就是一种疾病。其可引起全身多系统、多脏器的损害，应引起人们的重视。

误区1：小孩子打鼾是因为白天玩得太累了。

一些儿童晚上睡觉时张口呼吸，发出鼾声，家长认为是白天玩得太累所造成的，长大就好了。其实不然。儿童睡觉时张口呼吸，说明鼻部的呼吸道存在狭窄、阻塞，气流难以从鼻腔、鼻咽进入肺，只能依靠张嘴吸气“弥补”。那么，有哪些情况会造成鼻道狭窄、阻塞呢？一种情况是鼻炎，还有一种比较多见的情况是腺样体肥大。腺样体长在儿童的鼻咽部，肥大的腺样体可堵塞后鼻孔的大部分区域，使通过后鼻孔的气流减少。还有些孩子患有扁桃体肥大，造成咽腔狭小，使吸气时更易发出鼾声。

值得注意的是，儿童长期打鼾、张口呼吸会影响颌面部的发育。长期张口呼吸，吸入的空气会冲击硬腭，使硬腭高拱，出现上嘴唇肥厚翘起、下颌骨下垂、鼻唇沟消失、上切牙突出、咬合不良，在医学上被称为“腺样体面容”。

误区 2：年纪大了都会打鼾，不必小题大做。

随着年龄增长，中老年人多少会有些肥胖、颈部增粗、软腭松弛，易出现打鼾。如果打鼾伴随着憋气，使人反复被憋醒，正常睡眠结构被破坏，睡眠效率降低，白天易瞌睡，发生这种情况便要引起重视。夜间反复发生呼吸暂停，可造成慢性间歇低氧，二氧化碳潴留，交感神经兴奋、全身炎症反应及氧化应激反应增强，人体抗氧化能力不足，会引发或加重心脑血管疾病和代谢紊乱，包括冠心病、心律失常、高血压、脑卒中和糖尿病等。

误区 3：医生夸大了打鼾、睡眠呼吸暂停对健康的影响。

目前普遍认为，睡眠呼吸暂停是一种全身性的疾病，是多种慢性疾病的根源。睡眠呼吸暂停患者的冠心病患病率为 20% ~ 30%，夜间发生心律失常的风险是健康人的 2 ~ 4 倍。高血压患者中 30% 合并有睡眠呼吸暂停，而睡眠呼吸暂停患者中，50% ~ 90% 合并高血压。睡眠呼吸暂停也是脑卒中和糖尿病的独立危险因素，50% ~ 70% 的脑卒中患者存在睡眠呼吸暂停，睡眠呼吸暂停患者的糖尿病患病率大于 40%。此外，睡眠呼吸暂停还可影响消化系统、泌尿系统和生殖系统健康。儿童患有睡眠呼吸暂停可影响其身高及智力发育。

误区 4：确诊打鼾要做“睡眠呼吸监测”，去医院太麻烦，在家使用“睡眠监测”App即可。

在专业睡眠中心进行整夜的多导睡眠监测是确诊睡眠呼吸暂停，判断其严重程度和缺氧情况的金标准。

多导睡眠监测的具体内容包括脑电图、眼电图、肌电图，可准确反映睡眠状况和分期，记录胸部及腹部运动和血氧饱和度。检查的仪器记录后，专业人士经过分析总结出报告。

行动不便、不存在严重心肺疾病和神经肌肉疾病的患者，可以在专业睡眠中心指导下进行家庭睡眠监测，所获得的数据也是可靠的。电子产品中的“睡眠监测”类 App 可用来了解睡眠状态概况，不能替代专业检查，也不能作为睡眠呼吸暂停的诊断依据。

一般地说，下列 5 种情况应进行整夜多导睡眠监测：①评估睡眠呼吸暂停、低通气事件的类型和严重程度；② 评价各种治疗手段对睡眠呼吸障碍的治疗效果；③临床治疗效果不佳或症状重新出现的评估；④呼吸机治疗前，进行人工压力滴定（通过逐渐调整压力，寻找、发现并确定保持上气道开放所需最低有效治疗压力）；⑤诊断其他睡眠障碍疾病，如睡眠期行为异常等。

误区 5：打鼾无须治疗，使用“防打鼾产品”便可。

市场上有多种“防打鼾”产品，其中，“通气鼻贴”广为流行。

鼻贴的作用原理是纯物理性的，其内含有金属骨架，将鼻贴贴到鼻翼上后，弯曲的金属骨架会借助弹性伸直，通过胶布将鼻翼向外牵拉，从而扩大鼻腔的通气通道。但其作用较为有限，仅可略微改善鼻腔狭窄所致的睡眠呼吸障碍，对严重鼻腔阻塞和阻塞平面在口咽、舌根的睡眠呼吸障碍患者无效。

误区 6：被打鼾困扰多年，治疗“无门”。

目前，对睡眠呼吸障碍，提倡进行以耳鼻喉科和呼吸科为主的多学科、个体化联合治疗，包括减重，戒烟戒酒，侧卧位睡眠，适当抬高床头，以及无创气道正压通气和外科治疗。PM

腹部手术前后，别忘呼吸训练

复旦大学附属中山医院普外科
金培莉　闫亚敏　胡 燕　汪学非（主任医师）

生活实例

老王因患胃癌入院，医生与他共同制定了治疗方案。手术前，医务人员对老王进行了详细的术前宣教，并让他学习正确的“呼吸锻炼”要领：深呼吸、咳嗽排痰等。老王非常疑惑：明明是腹部手术，为什么要练习咳嗽、排痰呢？难道是医生搞错手术部位了吗？

同在一个病房的老张虽然在术前跟着医护人员学习了“呼吸训练”的方法，但术后由于伤口疼痛，他不敢主动咳嗽、咯痰，术后4天突发高热（体温39℃），感到胸闷，咳嗽及痰液明显增多。医生询问后得知，老张有20余年的吸烟史，平时就有多种呼吸道症状。一番详细检查后，医生告诉老张及家人，现在出现的情况就是术后比较常见的并发症——肺部感染。接下来，老张必须坚持完成有效的主动咳嗽、排痰等动作，若肺部感染未得到有效控制，后果将会很严重。听完医生的话，老张在护士的指导下，积极配合做咳嗽、咯痰及深呼吸等动作。2天后，随着痰顺畅排出，他的体温逐渐恢复正常，CT复查肺部炎症已消失。老张感叹，幸亏在术前学习了呼吸道管理的实践要点，才没有让肺部感染继续“作恶”。

腹部手术，为何对肺“不友好”

接受腹部手术后，患者发生肺部并发症的情况较为常见，主要包括肺炎、肺不张、肺栓塞等，甚至呼吸功能衰竭，直接影响患者的预后。这是因为腹部术后，患者的胃肠道动力尚未恢复，腹腔内压力增大，导致膈肌抬高，造成呼吸受限（尤其是在并发术区感染的情况下）。一般而言，上腹部手术较下腹部手术更容易影响患者术后的呼吸功能。

导致术后肺部并发症的常见原因还有以下3种：

- **麻醉因素**

全身麻醉苏醒后，患者气道分泌物增加，导致痰液生成增多。此时，自主呼吸虽然恢复，但部分患者深呼吸幅度不足，肺通气量少，可导致肺不张。少数患者麻醉后可发生消化液误吸、呛咳，造成肺部感染。

- **伤口疼痛**

术后，患者因切口疼痛而不愿主动进行有效的深呼吸和咳嗽，一方面导致肺不能充分扩张以增加通气量，另一方面不利于气道内痰液排出，从而容易继发感染。

- **患者因素**

长期吸烟的患者多伴有不同程度的慢性气管炎；肥胖患者呼吸肌运动减弱，通气功能下降；高龄、患肺部疾病者肺功能相对较差，更易发生肺部并发症。

专家简介

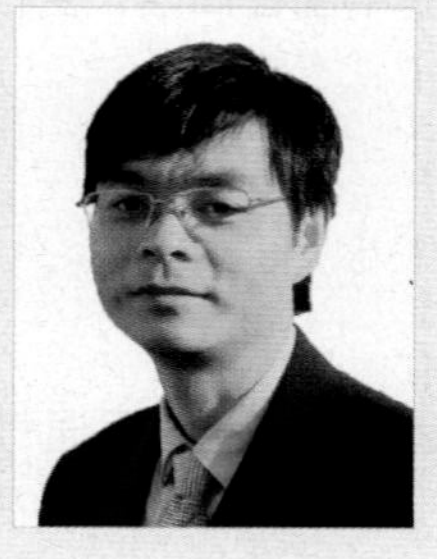

汪学非　复旦大学附属中山医院普外科主任医师，中国研究型医院学会消化道肿瘤专业委员会委员兼秘书，中国抗癌协会胃癌专委会外科学组、微创学组、加速康复外科学组委员，中国医师协会外科医师分会肿瘤外科医师委员会中青年委员。擅长胃肠道肿瘤的腹腔镜微创手术和多学科团队综合治疗。

呼吸训练，须贯穿围手术期

为帮助患者安全渡过“手术关”，合理、全程的呼吸道管理是现代医学临床工作的重要组成部分，围手术期（从患者决定接受手术治疗开始，到手术治疗，直至基本

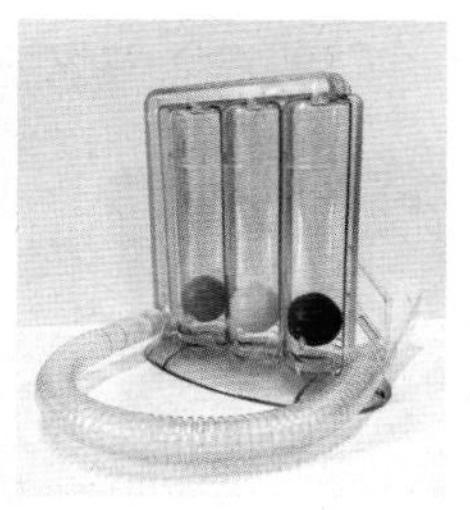

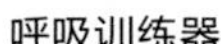

呼吸训练器

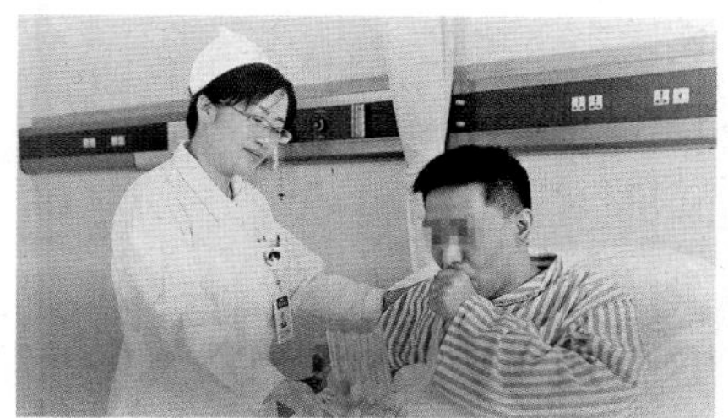

口唇紧含呼吸训练器接口

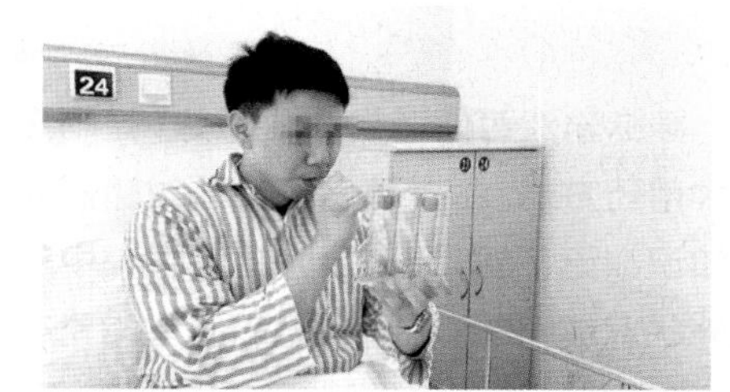

慢慢吸气至指示球保持升起状态，尽量达到预设水平

康复）的呼吸道管理更是重中之重。

• 入院前居家等待期间

患者在居家期间便可开启有效的呼吸运动训练，包括深呼吸、咳嗽，必要时可在医护人员指导下，借助呼吸功能训练器进行训练。在时间允许的情况下，吸烟患者应至少在术前 2 周戒烟。

• 入院后等待手术期间

入院后，患者在继续进行呼吸运动训练的同时，应遵医嘱进行呼吸道雾化吸入，积极治疗原有肺部疾病，必要时合理使用抗生素。

• 手术后恢复阶段

手术后，患者休息时应以半卧位为主，以减轻腹腔积液等对膈肌的影响。在充分镇痛的前提下，患者可按照术前训练的具体步骤，做深呼吸和有效排痰，并尽可能早期进行床上活动（能尽早下床最佳），以促进康复。当出现肺部并发症时，患者须接受专业的诊断和治疗，必要时行有创吸痰、呼吸机辅助通气等进一步治疗。

“呼吸运动训练”方法如下：

❶ **深呼吸** 由鼻部深吸气，屏气 2 ~ 5 秒，缩唇缓慢呼气。每小时 3 组，每组 10 次，组间休息 30 ~ 60 秒。

❷ **有效咳嗽排痰** 取坐位或半卧位，双手按于切口两侧以减轻切口疼痛和恐惧感，由鼻部深吸气，屏气 2 ~ 5 秒后，用力咳嗽 2 次，咯出痰液。每日至少 3 次，每次 10 ~ 15 分钟，必要时应增加频次。

❸ **呼吸训练器** 呼吸训练器的使用可有效增强患者进行呼吸功能锻炼的依从性。训练时，患者可取坐位或半卧位，并预设训练目标。口唇紧含呼吸训练器接口，慢慢吸气至指示球保持升起状态，尽量达到预设水平，屏气 3 ~ 5 秒，移去呼吸训练器，缩唇缓慢均匀呼气，休息 1 分钟后重复上述过程。手术前，患者每日应使用呼吸训练器训练 4 次，每次 10 ~ 15 分钟；手术后 3 天内，患者每日应使用呼吸训练器训练 4 次，每次 5 ~ 10 分钟；手术 3 天后，恢复至术前频次与时间。

❹ **雾化吸入** 雾化时以嘴吸气，鼻或嘴呼气，使药物进入气道，湿化痰液，以利于痰液排出。每日 2 ~ 3 次，每次 10 ~ 20 分钟。

❺ **拍背** 患者取坐位或侧卧，拍击者手呈空心杯状拍击患者背部（由下而上、由外而内），以“松动”痰液，帮助完成有效排痰。每次拍击 1 ~ 3 分钟，每分钟约 120 下，每日 2 ~ 4 次。PM

专家提醒

手术后，患者尽早在床上或下床运动有利于快速康复。腹部手术患者，手术当日就可在床上进行四肢关节的屈伸运动和翻身运动；如无特殊禁忌，次日即可进行床下活动。下床前，可先在床边坐10分钟，双足落地，如无头晕、心慌等不适，再缓慢扶床站立片刻。多数患者可在此过程中恢复行走的信心，并在家属协助下扩大行走范围，活动量也可逐步增加。

扫描二维码，观看“呼吸训练”操作方法

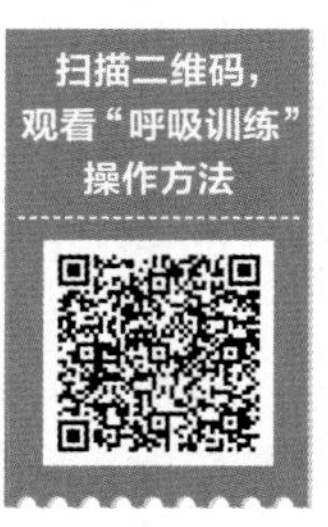

静脉输液可使药物快速起效，是临床上常见的一种用药方式。很多患者及家属对输液的风险和相关知识缺乏了解，有时会为输液过程中出现的一些意外状况或问题感到担心。输液室常常有这样的场景：患者或家属频繁地呼叫护士，铃声、呼叫声此起彼伏，但护士人数有限，有时忙得“应接不暇”，不能马上予以回应。其实，输液过程中出现的一些问题并不像很多人以为的那样紧急和危险。了解相关知识，可以让你在输液时更“淡定”，更安全。

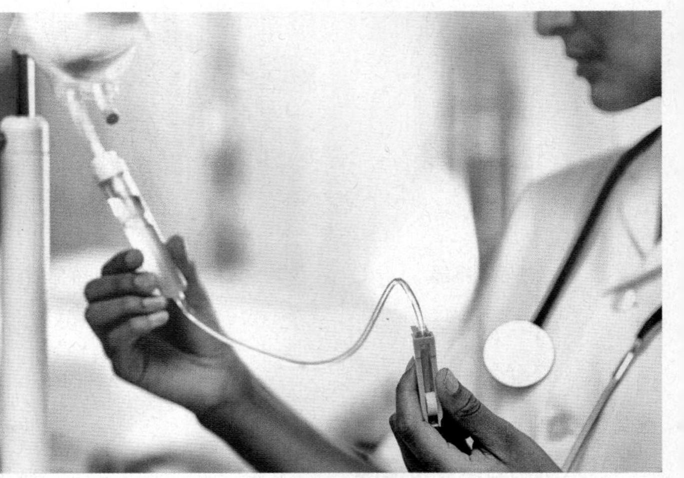

输液那些事

复旦大学附属中山医院护理部副主任护师　吴 燕

输液管中的气泡进入血管，要紧吗

在输液过程中，有些人时刻紧盯着输液袋，生怕一个不留神，液体已滴完，输液管中的空气进入血管；还有些人发现输液器管壁上有一些小气泡，也会非常紧张。

其实，现在的输液装置已经设计得非常安全，可以滤过输注液体中的空气，并防止外界空气进入。在更换输液瓶、推注药液、长时间输液，特别是温度较高时，输液系统中可能会出现一些小气泡，但这些气体很难进入血管。

况且，即使有少量空气进入血管，也不会对人体健康产生影响。对于正常成人而言，短时间内 100 毫升以上气体进入血管才会致命，常规输液情况下一般不会发生。当液体滴完，输液器内有较多空气时，可立即关闭输液夹，呼叫护士处理。

血液回流入输液管怎么办

较长时间的输液过程中，患者难免会活动，特别是上厕所时，常出现输液端血液回流的情况。静脉输液是依靠重力作用完成的，当输液侧的肢体抬高或输液袋位置降低时，两者之间压力差减小，不足以使药液流入血管，血液反而会倒流入输液管路中。出现这种情况时不必紧张，可将输液袋举高，同时放低输液侧肢体，药液即可再次流入血管。不过，当血液回流时间较长时，针头可能出现堵塞，导致药液难以流入血管，需要请护士处理。若输液结束后出现血液回流，可关闭输液夹，请护士拔针。

滴速可以自行调节吗

输液时，医护人员会根据患者的病情、年龄、身体状况及药物种类等因素设定适当的滴速，以保证药物疗效及患者输液安全。患者自行调快滴速，会使循环血容量在短时间内急剧增加，加重心肺负担，可导致心衰和肺水肿等，带来严重后果，尤其是老年人、儿童、心脏病患者及体质虚弱者。当然，输液速度也不是越慢越好，滴速过慢，进入体内的药物或营养物质未达到有效浓度，会影响治疗的效果。因此，护士调整好滴速后，患者和家属不可随意调节。

输液时胳膊疼是怎么回事

有些药物在静脉滴注时会对血管壁产生刺激，引起输液侧肢体或注射部位疼痛，轻重程度不一，一般无须特殊处理，患者不必担心。输液过程中发生静脉炎或液体渗漏至血管外等情况也会引起疼痛，须及时处理。

为安全起见，在输液过程中出现疼痛后，应及时呼叫护士，告知详细情况，由护士判断产生疼痛的原因、严重程度等，进行专业处理。

输液时皮肤鼓包了怎么办

输注部位出现鼓包，说明药液进入了皮下组织，常伴有疼痛感，此时需呼叫护士。护士会重新扎针，并根据药液性质、渗出程度等进行处理。常规药物少量外渗，无须特殊处理，一般可自行吸收；若渗出量较多、鼓包较大，患者可抬高肢体、进行热敷，以促进外渗药液的吸收。如果输注特殊药物（如化疗药等），须按要求处理。

输液结束后出现鼓包，是在拔针时少量药液进入皮下组织引起的，会自行吸收，无须特殊处理。为防止拔针后药液外渗，患者在护士拔针后要快速有效地按压针眼处。

输液后有淤青要紧吗

输液后注射部位出现淤青，往往由拔针后按压不正确引起针眼处血液渗出所致。拔针后，患者要迅速按压针眼处，凝血机制正常者应连续按压至少 2 ~ 3 分钟，最佳按压时间为 3 ~ 6 分钟，凝血功能不佳或应用抗凝血药物者应按压 15 分钟以上。按压时，切忌边压边揉。

输液后的淤青虽然看上去可怕，但其实不用过于担心，只要不再出血，淤青会慢慢消散，患者可在 24 小时后用毛巾热敷，以促进淤血吸收。

输液时感觉不舒服怎么办

输液过程中出现任何不适，如出冷汗、寒战、心慌、胸闷、恶心、呕吐、皮肤瘙痒和发红等，患者均应及时告知护士，由医护人员进行专业判断和处理。

为什么有些药要套袋子

某些药物对光敏感，稳定性差，若暴露在光线中，药效和安全性会受到影响，需要避光输注。因此，这些药物被套上不透光的袋子，并采用特殊的避光输液系统。PM

延伸阅读：安全输液，你还要知道这些

❶ 应尽量避免空腹输液。空腹输液易引起心跳加快、血压升高、头晕、恶心等症状及低血糖反应，还可能加剧青霉素、阿奇霉素等药物的胃肠道反应。儿童、老年人、体弱多病者，以及糖尿病、高血压、冠心病、脑卒中等患者，尤应避免空腹输液。很多人生病时胃口不太好，如果此时体质比较虚弱，可以在输液前喝些温热的糖水，或者先遵医嘱输注葡萄糖溶液和维生素。

❷ 气温较低时，输液时要注意保暖，以免短时间输入较多液体使体温下降，引起不良反应。

❸ 输液前，应配合护士核对姓名、年龄、药品名称等信息。

❹ 扎针时，不必过度紧张。如果怕疼，可看向别处以转移注意力。

❺ 输液时，输液侧胳膊应尽量避免过多活动，以免输液针头移位；输液结束后半小时内，不要用输液侧胳膊测血压或提重物。

在输液过程中，患者和陪护家属既要留心观察，及时发现异常情况，又要配合、理解和支持医护人员的工作。双方共同努力，有助于更安全、顺利地完成输液。

装假牙前，不可不知的五个问题

假牙是牙齿缺失患者的“好帮手”，但大多数患者面对五花八门的假牙种类时，常感到晕头转向，不知如何选择。

四川大学华西口腔医院全科主任医师　王 晴

1

问 “假牙家族”有哪些成员？

答 假牙的医学名称为义齿，分为种植牙、活动假牙和固定假牙三种类型。

● **种植牙**　这是目前最先进的缺牙修复技术。需要“种”一个“螺钉”（人工牙根）到牙槽骨里替代牙根，几个月后，再在人工牙根上制作烤瓷或全瓷牙冠。

● **活动假牙**　同样适用于缺牙患者，一般为塑料树脂牙，常带有各种钢丝或者钢板。它依靠树脂胶托吸附在牙床上，并由钢丝“挂靠”在健康邻牙上，起到固定作用。

● **固定假牙**　与种植牙和活动假牙不同，固定假牙对于牙齿缺失和牙体缺损患者都适用。固定假牙可以治疗各种原因引起的、不同程度的牙齿外形和结构的破坏，例如，蛀牙导致的牙齿缺损，外伤导致的牙齿折断，牙齿在生长发育过程中出现的颜色或形态异常，等等。常用的固定假牙材质为金属、烤瓷、全瓷，可以贴面、嵌体，有全冠、固定桥等形式，用专用黏结剂粘在牙齿上或缺牙两侧邻近的健康牙齿上，并利用它们来支撑自身重量和咬合力。

种植牙、固定假牙不可取下，患者只需像对待自己的“真牙”一样维护便可。戴活动假牙者需要耐心清洁、仔细保养假牙，以免牙龈炎等问题“找上门”。

2

问 哪些情况需要镶牙？

答 缺牙与牙齿外形异常者。

一般来说，需要戴假牙的情况分为两类。第一类是缺牙。临床上，经常听到患者说：“缺一两个牙没关系，只要不影响吃东西就不必去医院‘白受罪’。”“等牙全部掉光后，再去医院镶满口假牙，‘一次性’解决问题。”这样的想法可取吗？答案是否定的。

专家简介

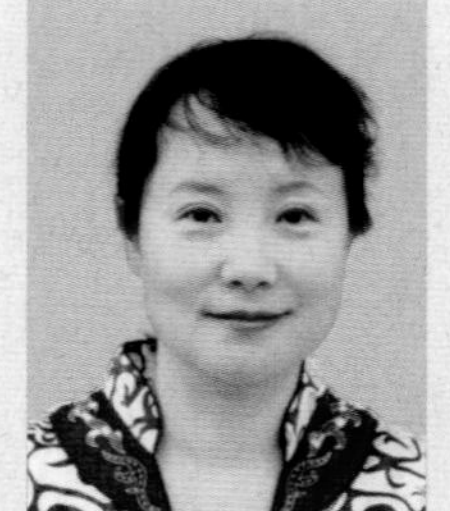

王 晴　四川大学华西口腔医院全科主任医师，国际牙医师学院院士，中国高校科技期刊研究会副理事长，四川省口腔医学会科研教学专业委员会副主任委员。《国际口腔科学杂志（英文版）》《华西口腔医学杂志》等杂志执行主编、编辑部主任。

缺牙后，正常发挥作用的“真牙”（尤其是后牙）数量减少了，患者咀嚼时，食物未被嚼碎就进入胃内，不利于消化、吸收。长此以往，将影响胃、肠等组织器官，严重影响生活质量与身体健康。牙齿缺失了要及时镶，而不要等掉光了再一起镶。这是因为，缺牙后早期牙槽骨条件好，能为假牙提供更好的支持，修复的效果较好。否则，时间长了，不仅牙槽骨萎缩，周围的牙齿也会向“空地”倾斜，上牙向着“空地”伸长，影响口腔功能，既影响消化吸收，又为修复带来困难。

牙齿不仅有咀嚼的强大功能，还是心灵的“门户”。第二类需要镶牙的情况是，牙齿数量虽然没有减少，但却由于各种原因引起不同程度的牙体外形、结构的破坏与异常，如缺损、折断等。“后牙”受损会影响咀嚼功能，影响食物消化吸收；“前牙”受损会直接影响美观，使人缺乏自信心。

3

问 最贵的一定是最好的吗？

答 适合自己的，才是最好的。

活动假牙的优点是：能自由取戴清洗，有利于口腔清洁卫生；不需要过多磨除邻近的牙齿，对邻牙无明显损伤；价格相对便宜。其特别适用于无法佩戴固定假牙、牙齿大面积缺失、牙槽骨萎缩严重的人群。它的缺点是美观性、舒适度、稳固性较差。

固定假牙美观、稳固、舒适、体积小，能较好地“行使”咀嚼和发音等功能。但是，佩戴常规的固定假牙前，须将提供固定位置的牙齿磨小一圈，若使用健康邻牙提供支撑，难免会伤害健康牙体最坚固的牙釉质层，存在发生牙髓炎的风险；选择较差的金属、烤瓷冠底层材质时，牙龈还有变黑的可能。

种植牙是在缺牙位置的颌骨内植入种植体作为人造牙根，最大的优点是不损伤相邻牙齿的健康。与活动假牙和常规固定假牙相比，种植牙操作难度大，风险高，限制多，且治疗周期长，对缺牙位置牙槽骨的健康状况要求较高，适用于经济条件尚可、牙槽骨健康状况良好的缺牙者。

以单颗假牙在价格上的高低顺序来看，一般为活动假牙<固定假牙<种植牙。但患者应注意的是，无论哪种方式，缺失牙齿越多，装配假牙的总价越贵（须按照具体修复方案来确定）。

以假牙舒适度的高低顺序来看，种植牙>固定假牙>活动假牙。尽管如此，是否使用最先进的仪器设备和最昂贵的材料来镶牙，还是应该由病情“说了算”。当发生牙齿缺失时，到底应该选择哪种假牙，应该根据缺牙情况、剩余牙齿、口腔黏膜状况等具体情况制定最适宜的方案。

4

问 误吞假牙要紧吗？

答 注意观察不适症状，必要时就医。

一般来说，误吞体积小、光滑的活动假牙，或不慎脱落的固定假牙牙冠，其可顺着消化道排出人体，患者不必过分紧张。误吞假牙后，应注意观察大便的颜色、有无消化道出血等症状。必要时，可至医院就诊，通过影像学检查明确它所在的具体位置，医生会根据检查做出正确判断。

若是较为尖锐的假牙不慎被误吞，或假牙卡在咽喉处不能下咽，患者应立即就医，以免造成严重不良后果。

5

问 如何延长活动假牙的“寿命”？

答 学习正确保养知识，做好每日清洁工作。

● **餐后彻底清洗** 每次进食后应取下假牙，认真冲洗，并用小软毛牙刷蘸取牙膏或肥皂水，轻刷活动假牙各表面，重点刷洗牙托内面及与健康邻牙接触的部位，这些部位最易残留细菌和牙菌斑，对口腔健康危害极大。

● **睡前不忘摘下** 患者睡前应摘下并清洗假牙，刷洗后的假牙应浸泡在清水里。睡觉不戴假牙有利于白天长时间承受假牙压迫的口腔黏膜得到充分休息，且大大降低了假牙上细菌残留和牙菌斑生长的机会。再者，活动假牙的树脂胶托长期压迫牙龈，使牙龈得不到休息和放松，也会导致牙龈发炎。

● **掌握护理宜忌** 为了更好地清除假牙上的食物残渣、细菌和牙菌斑，还可以将刷洗后的假牙浸泡在专门的假牙清洁剂中，以达到更好的清洗和消毒效果。但应避免用热水、酒精浸泡，以免假牙老化变形。

有些戴假牙者未仔细清洗假牙，久而久之，假牙上有牙结石、牙垢形成。这种情况下，可将假牙带至医院，请牙科医师帮忙处理。另外，假牙取下后不可随意乱放，以免遗失或损坏。

● **选择正规渠道** 不合适的活动假牙与牙龈不完全吻合或贴合不稳固，易磨损牙床，造成压痛，滋生细菌，影响健康；边角突出或边缘不光滑的假牙可对口腔黏膜和牙龈造成持续的不良刺激，引起炎症，甚至诱发癌变。因此，镶牙并非小事，患者切不可贪图省事、价格便宜而选择非正规渠道镶牙。PM

皮肤是人体最大的器官，但在现实生活中，很多人存在错误的护肤观念，采取了不科学的护肤方式，结果不仅有损皮肤外观，还影响身心健康和生活质量。尤其是皮肤病患者，护肤不当更可能加重疾病，导致皮肤病迁延不愈。大家要建立全面、科学的“护肤观”，简言之，就是清洁、保湿、防晒“三部曲”。

人人都需要科学“护肤观”

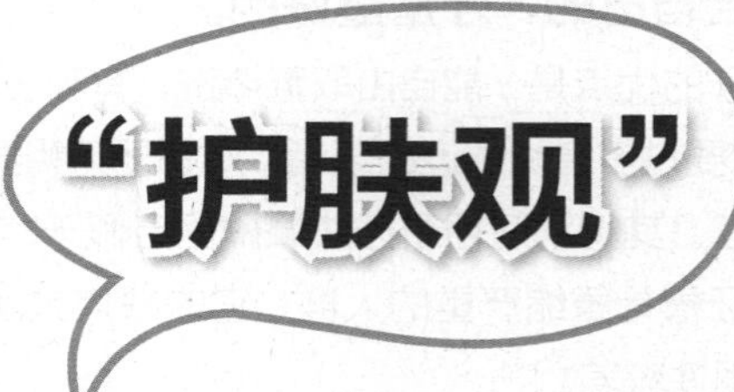

同济大学附属皮肤病医院教授　史玉玲

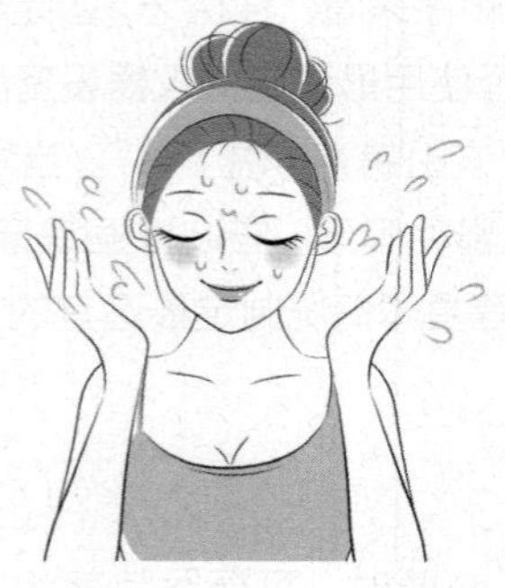

❶ 清洁

通俗地讲就是“洗”，目的在于将外界的污尘、病菌及自身分泌的皮脂等去除。现在很多人不是清洁不够，而是清洁过度，导致皮肤屏障受损，出现面部潮红、灼热、瘙痒等问题。事实上，清洁需掌握三个准则：温水（34～38℃），适度（早晚洗脸各一次，每次1～2分钟左右），轻柔（用手轻柔画圈）。除了面部清洁，洗澡也一样。现在全身瘙痒的患者越来越多，且越来越年轻化，这在很大程度上与过度清洁有一定关系。尤其到了秋冬季节，皮肤油脂分泌减少，如果每天泡热水澡+香皂沐浴，会进一步加重皮脂和水分丢失，形成干燥-瘙痒-热水刺激-干燥的恶性循环。

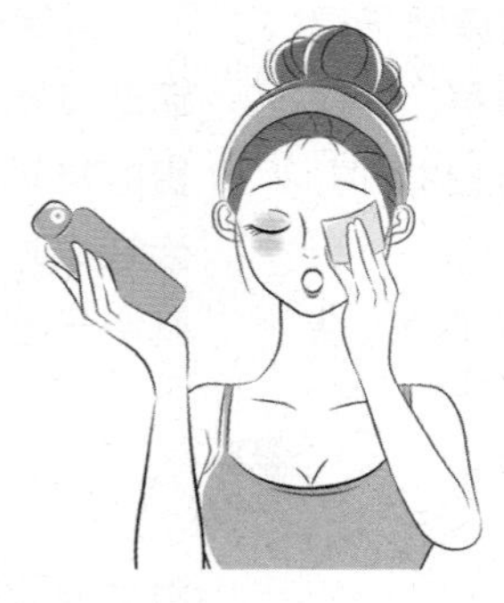

❷ 保湿

保湿对皮肤健康很重要。对于皮炎、湿疹、特应性皮炎、银屑病、鱼鳞病等患者来说，保湿更是减轻症状、防止复发的“秘籍”。保湿中的误区也不少。比如，有人认为自己皮肤缺水，频繁地使用各种喷雾补水。事实上，过度使用喷雾非但起不到补水的作用，反而会让皮肤越来越干，因为水分在蒸发的同时，会将皮肤内的水分带走。

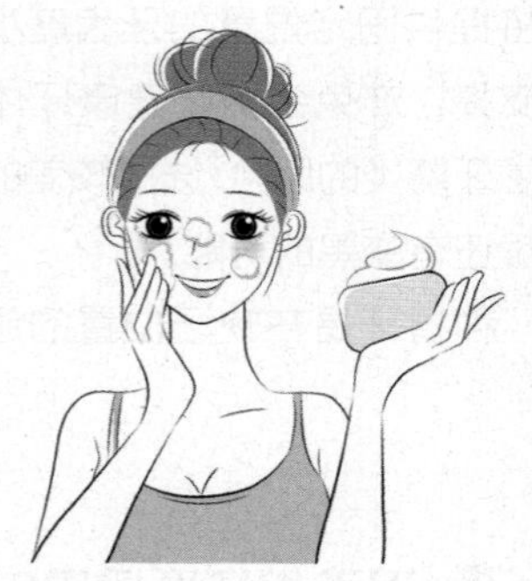

❸ 防晒

防晒不只是夏天的事，一年四季都不可或缺。很多人都知道涂抹防晒霜，但涂的方式并不合理。首先，涂抹的时机很关键，应在出门前15～30分钟涂防晒霜，让皮肤表面能够形成防护膜。其次，涂防晒霜后2小时，需要再次涂抹，每次接触水（游泳）后也需要再次涂抹。PM

专家简介

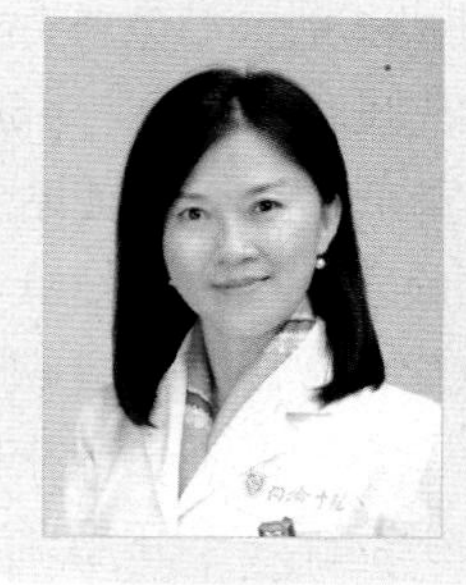

史玉玲　同济大学附属皮肤病医院副院长，同济大学医学院银屑病研究所所长，主任医师、教授、博士生导师，中华医学会皮肤性病学分会银屑病学组副组长，上海市中医药学会皮肤科分会副主任委员，上海市女医师协会皮肤美容美学分会副主任委员。

奇痒难耐的外耳道真菌病

上海交通大学附属第六人民医院耳鼻咽喉头颈外科　周慧群　时海波（主任医师）

生活实例

近来，李女士莫名觉得耳痒，常常自己用棉签掏耳朵止痒。可奇怪的是，“耳屎”产生的速度越来越快，几乎每隔半小时，李女士就忍不住要用棉签掏耳朵。她还发现，自己的“耳屎”不仅黏糊糊的，还伴有臭味，及淡黄色的脓液渗出，听力也明显下降。李女士再也坐不住了，去医院就诊后，她被诊断为患“外耳道真菌病”。

外耳道真菌病“偏爱”哪些人

外耳道真菌病是外耳道皮肤的亚急性或慢性炎症，由真菌感染所致，常合并细菌感染，以高温潮湿季节多发。一般而言，外耳道真菌病的好发人群有以下 4 类：

❶ **长期处于高温、高湿环境者**　环境温度和湿度较高时，有利于真菌的生长与繁殖。

❷ **喜欢掏耳朵的人**　耵聍（“耳屎”）有抑制真菌生长的作用，频繁过度清理耳道易造成天然屏障损伤，为真菌“入侵”提供“可乘之机”。

❸ **慢性中耳炎患者**　中耳炎患者耳内分泌物积聚，易并发真菌感染。

❹ **过敏体质者**　过敏体质者常有外耳道瘙痒、湿疹，其所造成的酸性环境对真菌生长繁殖有利。

不同阶段，症状不同

外耳道真菌病的初发阶段或轻症患者可没有明显症状，多数在体检中偶然发现。外耳道真菌病患者的外耳道深部和分泌物表面可有密集粉末或颗粒状物堆积，甚至白色绒毛附着，很容易拭去。（图 1 、2）

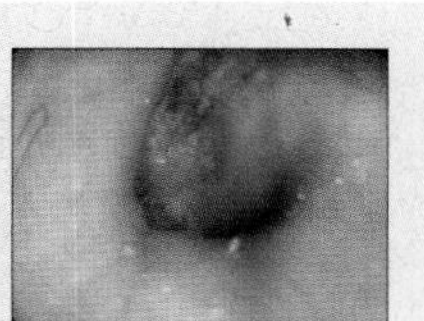

图 1　外耳道潮红肿胀，鼓膜表面见黑褐色分泌物及菌丝

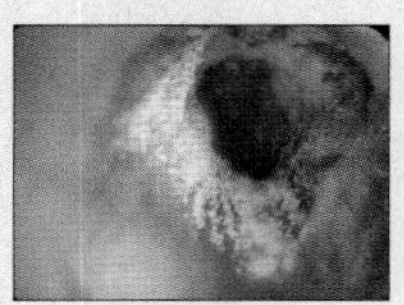

图 2　外耳道深部和分泌物表面有密集的粉末或颗粒状物堆积

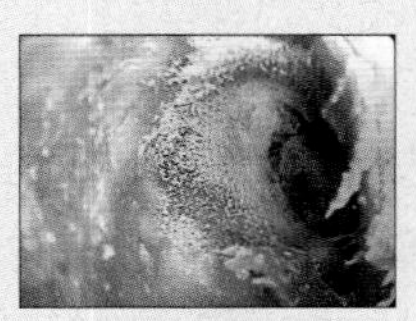

图 3　耳道深部有黄褐色或黑褐色分泌物，清理后见皮肤潮红、肿胀、糜烂

随着病程延长，真菌侵入上皮层后，患者可出现耳痒、闷胀堵塞感、潮湿、分泌物（呈团块状或痂皮状）增多，常常伴有听力下降。此时，患者耳道深部有黄褐色或黑褐色分泌物堆积成团块，清理后可见皮肤潮红、肿胀、糜烂。（图 3）若耳道皮肤破损或进水，易合并细菌感染，引起耳痛，分泌物可为脓性，且有臭味。

若疾病持续发展，将引起软组织肿胀，耳道更狭窄，造成恶性循环，甚至累及鼓膜。长期反复发作的外耳道真菌病患者，耳道皮肤有明显的增厚、脱屑等表现。

治疗讲究及时、规范

外耳道真菌病的治疗必须及时、规范，有以下几点注意事项：①以过氧化氢、碘伏等清洁耳道并拭干后，在耳道内局部涂抹抗真菌类药膏；②必要时，须同时治疗可能存在的外耳道湿疹或中耳炎等原发病；③局部用药难以控制病情者，需全身应用抗真菌药物。

预防外耳道真菌病，日常生活中应注意：①保持耳内干燥，尽量避免进水；②改正过度挖耳的坏习惯，以免损伤耳道皮肤；③尽可能避免长期处于高温潮湿的环境中；④过敏体质者可尝试查找过敏原，发病后应及早进行抗过敏治疗。

临床上，外耳道真菌病患者最关心的问题不外乎听力是否会受影响。在疾病发作期间，外耳道充血、肿胀、糜烂、分泌物堵塞、鼓膜感染等因素，均会影响听力，甚至造成耳鸣。当然，绝大多数患者痊愈后，听力可恢复如初。但值得注意的是，外耳道真菌病、外耳道湿疹、真菌性鼓膜炎等疾病之间有着千丝万缕的联系，且部分症状相似。外耳道真菌病若不及时治疗，病情迁延不愈，易加重或诱发其他耳科疾病，包括真菌性鼓膜炎、真菌性中耳炎、弥漫性外耳道炎，或者更为严重的坏死性外耳道炎等。因此，及早治疗很重要。所谓“病从浅中医”，说的就是这个道理吧！PM

配眼镜，不仅要关注度数

上海交通大学附属第一人民医院屈光眼表科
朱铖铖　柯碧莲(主任医师)

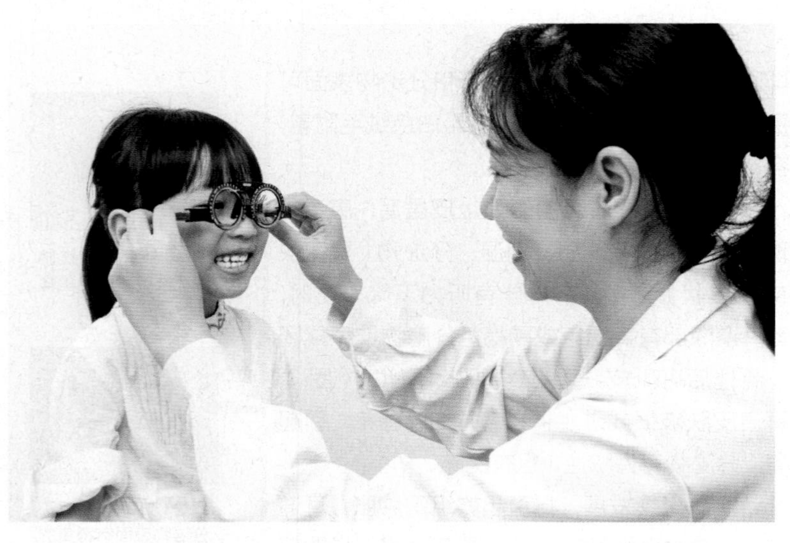

生活实例

周末，妈妈带着近视的娇娇去医院配眼镜。除验光外，医生还给娇娇做了一系列有关眼睛功能的检查，整个配眼镜过程耗费了约 30 分钟。娇娇妈妈感到非常奇怪：在眼镜店配眼镜只需要 5 分钟，为何在医院配眼镜要那么长时间？与眼镜店相比，医院配眼镜有哪些特别之处？

普通眼镜店大多根据验光数据配眼镜，主要以满足看清楚为目的，方便快捷。但实际上，近视者使用视力矫正工具（包括框架眼镜、隐形眼镜），在看得清晰的同时，还要看得舒适、持久。只有这样，眼睛才不容易疲劳，视功能才能得到保护。为了满足这个要求，配眼镜不仅要获得准确的近视度数，还须同步评估眼位、调节力、视功能等，这个过程称为医学验光。

规范的医学验光所需时间较长，是一个系统的视光学检查流程，根据近视者的屈光状态、眼位、主视眼、调节力、视功能状态、年龄、职业、用眼习惯，制定最合适的配镜方案。医学验光后进行试戴，可以最大限度地减少屈光问题带来的眼部疲劳。因为如果眼镜参数不合适、瞳距不准确等，很容易引起视疲劳，表现为视物模糊、眼球胀痛、干涩、异物感、肩部酸痛、头痛、恶心等不适，甚至导致双眼视功能破坏，给视觉健康带来二次伤害。一般来说，医学验光有以下 5 项重要步骤。

1 红绿平衡测试：初步判断眼镜度数是否合适

医学验光过程中，医生常常会让患者注视一组由红色与绿色组成的图片，询问患者哪一边颜色背景下的视标更清楚，这个步骤称为红绿平衡测试。

红绿平衡测试利用了色相差的原理，不同颜色的光线由于波长、折射率不同，在视网膜上成像的焦点也不同。红光的焦点落在视网膜后，绿光的焦点则落在视网膜前，二者焦点与视网膜之间的距离基本相当。当所配眼镜达到屈光平衡状态时，患者看到的红绿背景里的视标清晰度基本相同。当患者觉得红色背景里的视标更清楚时，说明眼镜度数不够；反之，则说明眼镜度数太深了。

2 主视眼测量：确定“优势眼”

正如有些人习惯用右手，有些人习惯用左手一样，每个人的眼睛也有“主次”之分，这个眼被称为主视眼（主导眼）。当双眼同时看物体时，人们会无意识地优先使用主视眼，大脑也会优先接受主视眼所看到的物像。有统计发现，约 2/3 的人以右眼为主视眼。不过，无论以哪只眼睛作为主视眼，都是大脑长期形成的习惯，并无好坏之分。

主视眼的辨别可以采用简易方法进行自我测量：双眼睁开，双臂伸直，双手虎口相对，拇指、示指相触，形成一个菱形，置于双眼正前方；透过这个菱形注视一个远处目标物体，然后分别闭上左眼和右眼，能看到目标物体的那只眼睛即为主视眼。

主视眼的确定在制定配镜处方中起指导作用。一般而言，配眼镜须保证双眼视物达到同样的清晰度，若不能达到，则应保证主视眼视物更清晰。若配眼镜后，非主视眼比主视眼更清楚，可能会造成视觉干扰，引起眼酸、异物感和眼疲劳等不适。

3 眼位检查：判断有无斜视

正常情况下，无论双眼还是单眼视物时，双眼球都始终保持在正中的位置。眼位检查是指对眼球位置的检查，包括看远、看近和向九个方位注视时的眼球位置，有助于判断患者是否存在内斜视、外斜视、垂直斜视和隐斜。通常需要专业医生通过遮盖法或马氏杆法进行。

眼位检查是验光和双眼视功能分析的基础，对制定配镜处方具有重要参考价值。通常来说，存在内隐斜的患者，配眼镜应遵循“近视低矫、远视足矫”的原则；若存在外隐斜，则采取“近视足矫、远视低矫”的策略。

4 调节功能检查：与验光度数关系密切

有些患者戴眼镜后，经常出现视觉疲劳或看近重影等现象，原因可能是发生了调节功能异常。那么，何为调节功能呢？如果把人的眼睛比作一台相机，调节功能就好比是相机镜头的伸缩功能，即满足人眼看清楚远、近物体的能力。

人眼的调节能力会随年龄增长而下降。儿童的眼调节力较强，验光时可能导致度数偏差。因此，12 岁以下的儿童大多需要进行散瞳验光（也称睫状肌麻痹验光）。其中，6 岁以下、高度远视或眼位偏斜的儿童需使用阿托品进行散瞳验光，其他患儿可采用托吡卡胺进行快速散瞳后验光。

45 岁以上人群的眼调节功能减退，可出现看远清晰、看近困难的现象，也就是大家俗称的“老花眼”。“老花”是人人都会面临的问题，在近视、远视和正视人群中普遍存在。因此，45 岁以上或调节功能有问题的人群配眼镜时，必须进行调节幅度和灵敏度检查，以进一步优化配镜处方。若患者双眼调节力强，则近视者的度数可以浅一些，远视者的度数需深一些；调节力弱者则相反。

特别提醒

目前，不少人存在调节功能异常，表现为在工作时出现视疲劳、视物模糊等症状。当发现明显的调节功能异常时，在医生指导下改变不良用眼习惯，并进行适当的训练，大部分患者的调节功能可恢复正常。

5 瞳距测量：保证镜片光学中心与双眼视轴中心一致

在确定配眼镜处方时，还有一个关键的参数是瞳距。瞳距指两眼瞳孔中心之间的距离，需用瞳距尺或瞳距仪进行测量。

准确测量瞳距，可以使镜片的光学中心与双眼的视轴中心保持一致，保证成像清晰、佩戴舒适。若镜片光学中心与双眼视轴中心不吻合，超过一定范围时，戴镜者透过镜片看到的景物可能会模糊、失真、变形，即产生所谓的棱镜反应。长期佩戴瞳距不合适的眼镜，容易出现视疲劳、头晕、恶心等症状，还会导致度数增长、眼位不正等情况，对眼睛有一定的潜在危害。另外，处于生长发育阶段的儿童，瞳距会随年龄增长而发生变化，需及时更换眼镜。成年后，瞳距一般保持相对固定。PM

专家简介

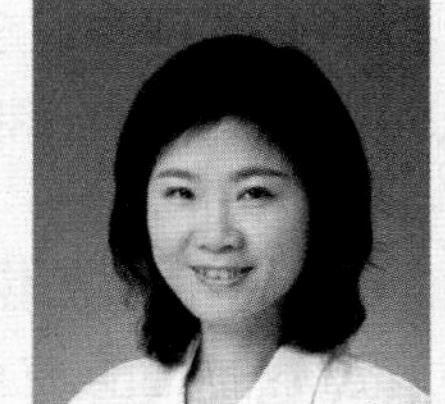

柯碧莲 上海交通大学附属第一人民医院屈光眼表科主任、主任医师、教授、博士生导师，中华医学会眼科学分会视光学组委员，上海市医学会视光学专科分会委员，上海市医学会眼科学分会视光及屈光手术学组副组长，擅长近视激光手术、眼内晶体植入术，以及眼表疾病的临床诊治。

提起整形外科，很多人的第一反应是“做整容手术的科室”。实际上，除“重睑、隆鼻、抽脂”等整形美容手术外，整形外科还有一项更重要的任务——修复。无论是创面修复，还是组织缺损的修复，都属于整形外科的治疗范畴。

近年来，随着我国人口老龄化进程加速，褥疮、糖尿病足、老烂脚等复杂创面越来越常见。这些久治不愈的创面不仅令患者苦不堪言、生活质量明显下降，更可能成为导致很多老年患者死亡的“导火索”。

为攻克疑难、复杂创面修复这一棘手难题，复旦大学附属中山医院整形外科主任亓发芝教授带领团队历经数年研究，在国际上率先将毛囊单位移植技术用于复杂创面的修复，取得良好疗效。由其领衔完成的“复杂创面组织修复关键治疗技术与临床应用”项目荣获2018年度上海市科技进步奖三等奖。

创面修复主要有哪些方法？“毛囊单位”为何能修复难以愈合的创面？且听专家分析。

创新技术，解决 复杂创面修复难题

本刊记者　黄 薏

受访专家　复旦大学附属中山医院整形外科教授　亓发芝

专家简介

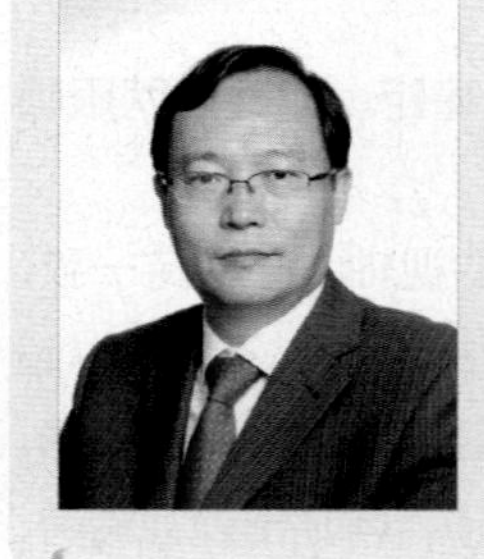

亓发芝　复旦大学附属中山医院整形外科主任、乳腺病诊疗中心副主任、二级教授、博士生导师，中华医学会整形外科分会常委，中国医师协会美容与整形医师分会常委、乳房整形专业委员会候任主任委员，上海市医学会整形外科专科分会副主任委员，上海市医师协会整形科医师分会副会长。

亓发芝教授说“复杂创面修复”

“毛囊干细胞具有双重分化特性。从慢性创面患者的头皮上取一定量的毛囊单位，‘种’到创面上，促使毛囊干细胞向皮肤细胞分化，从而修复创面。”

当人体遭遇外伤、烫伤、手术、局部受压等致伤后，局部皮肤和组织的完整性被破坏，可表现为大小不一、深浅不等的创面。根据愈合周期，创面可分为急性创面和慢性创面。通常，面积较小的创面较容易愈合，修复难度不大；而对于创面较大或创面虽不大但位于重要部位（如鼻翼等），以及累及皮下组织、肌肉，甚至骨骼的复杂创面，如何进行微创而有效的修复，仍是一个亟待解决的难题。近年来，随着社会经济的发展及人口老龄化进程加速，因交通事故、工伤等需要进行创面修复的病例呈持续下降趋势，而与糖尿病、下肢血管病变等慢性病相关的压疮（褥疮）、糖尿病足、老烂脚等慢性创面患者越来越多。这些患者或年老体弱，或合并多种慢性病，全身状况差，创面修复困难重重，给患者、家庭和社会带来沉重负担。

首创“毛囊单位移植”，复杂创面“微创治”

传统的创面修复方法包括植皮、皮瓣移植等，这些方法虽然有一定效果，但存在一个明显“短板”——无法恢复皮肤的正常结构和功能。以植皮为例：用于植皮的皮肤可以是异体皮，也可以是从患者身体其他

上海市科学技术委员会科普项目资助（项目编号 19DZ2332700）

部位取下的自体皮，但一般都是不带汗腺和皮脂腺等皮肤附属器的表皮，不具备排汗、分泌皮脂等功能，仅能起到“覆盖创面”的作用；同时，由于植皮的皮肤不耐磨，对于跟腱等部位的创面修复往往“无能为力”。

为帮助众多复杂创面患者摆脱困境，亓发芝教授团队经过数年探索，创新性地采用“毛囊单位移植”的方法对复杂创面进行微创修复，取得良好效果。亓发芝教授告诉记者，毛囊单位是包括表皮、皮肤附属器（汗腺、皮脂腺）和毛囊干细胞在内的复合组织。毛囊干细胞具有双重分化特性，既可以分化为皮肤细胞（长出皮肤），也可以分化为毛囊细胞（长出毛发）。于是，他们就大胆设想：利用毛囊干细胞可以分化为皮肤细胞的特性，从慢性创面患者的头皮上取一定量的毛囊单位，先用镊子将其中的毛囊破坏（阻止毛囊干细胞向毛囊细胞分化），再将毛囊单位“种”到创面上，促使毛囊干细胞向皮肤细胞分化，从而修复创面。

“我们的研究发现，这种修复方法具有三大优点：一是创伤小，操作简单，医生在患者床边即可完成，尤其适用于无法耐受常规植皮手术的高龄患者；二是修复效果好，取自头皮的毛囊单位被‘种’到创面一段时间后，会自动‘长出’具有正常皮肤功能的‘新皮’，且比植皮更平整、更耐磨；三是修复效果好、不留瘢痕，因为头皮内的毛囊干细胞比其他部位多，且取材后的创面能被头发完全遮盖。”亓发芝教授介绍。

为了验证毛囊干细胞可以分化为皮肤细胞，亓发芝教授团队进行了深入的实验研究。在体外实验中，他们将毛囊干细胞标记后进行培养，发现其确实可以分化为皮肤细胞。之后，他们又将去除了表皮的毛囊单位移植到创面上，发现其依然能“长”出新皮，进一步证实了毛囊干细胞具有分化为皮肤细胞的特性。“我们还对毛囊单位的分化和修复能力进行了研究，结果发现，修复1平方厘米（一个指甲盖大小）的创面，只要移植5个毛囊单位即可，这充分说明毛囊单位移植有着广阔的发展空间。”亓发芝教授介绍。

截至目前，亓发芝教授团队已经为50余名慢性创面患者进行了毛囊单位移植，修复效果都很好。“虽然从理论上说，毛囊单位移植适用于绝大多数慢性创面的修复，但目前一般用于对创面修复要求高的患者，以及合并多种慢性病、不能耐受常规手术的高龄患者。未来，我们将加强推广力度，让这项技术能够为更多患者造福。”亓发芝教授表示。

开辟治疗“新思路”，为皮肤色素脱失患者“谋福利”

将毛囊单位用于修复慢性创面已经取得成功，那么，是否可以将该技术用于治疗其他疾病呢？经过深思熟虑，亓发芝教授团队将目光锁定在色素脱失性疾病的治疗上。

相信很多人都有这样的经历：当皮肤遭遇创伤以后，如果伤口较深，损伤部位往往会留下瘢痕，有些瘢痕表面会发白，与正常皮肤形成明显对比。这主要是因为：正常表皮内有黑素细胞，能分泌黑色素；瘢痕组织内没有黑素细胞，瘢痕表面就会发白，少数呈银白色。若发白的瘢痕位于面部，或瘢痕面积较大，则会影响美观。

既然毛囊单位包含表皮、皮肤附属器和真皮，自然也包含黑素细胞。如果将毛囊单位移植到色素脱失部位，会产生怎样的效果呢？亓发芝教授团队对此进行了专门研究并取得成功：他们先将瘢痕磨去，然后将取自头皮的毛囊单位“种”上，2～3周后，瘢痕局部就长出了“新皮”，不仅与周围皮肤平齐，颜色也与正常皮肤无异。

临床上，皮肤色素脱失性疾病患者数量庞大，仅白癜风患者就有数千万人，但一直苦于没有很好的治疗方法。未来，如果能把该技术进一步优化并推广，将会给此类疾病的治疗带来翻天覆地的变化。

发现创面难愈新机制：Kindlin 相关基因表达受限

为什么有些创面容易愈合，有些创面却反复难愈呢？是什么因素在影响创面的愈合进程呢？为探索影响创面愈合的因素，亓发芝教授团队在国际率先开展Kindlin-1和Kindlin-2在创面愈合中作用的研究。亓发芝教授说：“我们通过研究发现，局部Kindlin-1表达受限的患者，表皮细胞增殖和迁移功能受损；而局部Kindlin-2表达受限的情况在复杂创面患者中更常见，说明该蛋白分子与真皮的再生能力相关。也就是说，创面局部存在Kindlin-1和Kindlin-2表达受限的患者，创面往往不容易愈合。未来，通过调控这两个蛋白分子的表达，可能有助于创面肉芽和表皮的生长，使难愈创面恢复正常愈合能力，为复杂创面的治疗提供新思路。”PM

淋巴瘤是起源于淋巴系统的恶性肿瘤，患者主要表现为无痛性淋巴结肿大、肝脾肿大，伴发热、盗汗、消瘦、瘙痒等。在我国，淋巴瘤虽然不如肺癌、胃癌、肝癌、乳腺癌等高发，但发病率呈逐年上升趋势。上海交通大学医学院附属瑞金医院血液科赵维莅教授长期致力于淋巴瘤的发病机制和靶向治疗研究，聚焦高度侵袭性淋巴瘤，由其牵头完成的“淋巴瘤发病机制新发现与关键诊疗技术建立和应用”项目荣获2018年度国家科技进步奖二等奖。

我国淋巴瘤患者有哪些特点？淋巴瘤起病隐匿，易被误诊，如何使患者得到及早诊断与治疗？淋巴瘤类型繁多，如何为患者制定个体化的治疗方案，提升疗效，改善预后？且听专家的分析。

团队“作战”、分型而治，为淋巴瘤精准诊疗助力

本刊记者　张磊　黄薏

受访专家　上海交通大学医学院附属瑞金医院血液科教授　赵维莅

专家简介

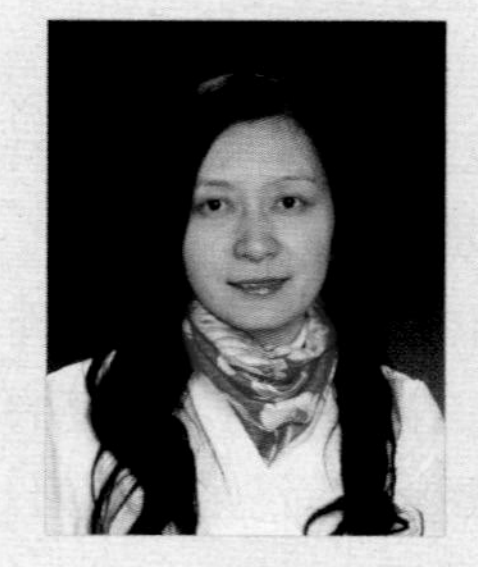

赵维莅　上海交通大学医学院附属瑞金医院血液科主任医师、教授、博士生导师，上海血液学研究所常务副所长，教育部长江学者特聘教授，国家杰出青年科学基金获得者，科技部领军人才，中华医学会血液分会副主任委员，全国实验血液学会秘书长，中国临床肿瘤学会中国抗淋巴瘤联盟副主席。

赵维莅教授说“淋巴瘤”

“淋巴瘤病理类型繁多复杂，几乎可发生于人体任何组织和器官。若能及早发现病灶，确定淋巴瘤患者的分子分型，便能‘量体裁衣’地制定治疗方案，给疾病‘致命一击’。”

非霍奇金淋巴瘤在我国高发

淋巴瘤的发病率虽不高，约为6.6/10万人，但由于我国人口基数大，患者数量也有近十万人。

按照肿瘤细胞的来源，淋巴瘤可分为恶性程度相对较低的霍奇金淋巴瘤（约占10%）和恶性程度较高的非霍奇金淋巴瘤（约占90%），其中，非霍奇金淋巴瘤主要包括B细胞淋巴瘤、外周T细胞淋巴瘤和NK细胞淋巴瘤。非霍奇金淋巴瘤的生物学行为和临床表现呈高度异质性和侵袭性，亚洲人群高发。过去，由于缺乏有效的治疗手段，恶性程度较高的淋巴瘤患者预后不良，5年生存率仅为30%。

多学科联手，实现淋巴瘤精准诊断

“如果把血管比作河流，小船比作恶变的淋巴细胞，那么只要小船能到达的地方，都可能成为淋巴瘤的‘栖息地’。因此，淋巴瘤几乎可以发生于人体任何组织和器官（头发与指甲除外）。”赵维莅教授形象地介绍道，“临床上，部分淋巴瘤患者可因腹痛就诊于消化科，也可因呼吸困难就诊于呼吸科，等等。此外，一些患者的病灶较为隐匿，就像小船藏在了芦苇中，很难被发现。不少患者因此错失最佳治疗时机。”

为实现淋巴瘤患者的早期诊断，“火眼金睛”找出病灶，不让一名患者被漏诊，瑞金医院配备了专业的淋巴瘤

诊疗团队。对疑难患者，淋巴瘤多学科（MDT）团队（包括病理学、放射学、B 超、核医学、放射介入、消化科、肾脏科、五官科、外科、神经科等）专家会进行全面评估，对一些长在特殊位置的病灶（如邻近血管等），可在 B 超或 CT 引导下避开危险部位进行穿刺活检，使患者获得明确诊断。

特别提醒

淋巴结肿大≠淋巴瘤

不少人偶尔摸到身上有淋巴结便十分恐慌，担心自己被淋巴瘤“缠身”。赵维莅教授表示，淋巴结好比人体内的“公安局”，当发现细菌或病毒入侵时，它们便行动起来，对抗外来病菌。多数情况下，淋巴结肿痛多与炎症有关，患者不必过度焦虑。若出现无痛、进行性淋巴结肿大，伴发热、盗汗、体重下降、乏力等表现，则应提高警惕，尽早就医，必要时通过病理活检明确诊断。

首创适合中国患者的分子分型体系

目前，淋巴瘤的治疗手段主要包括化疗、靶向治疗、免疫治疗、细胞治疗、放射治疗、手术治疗等，部分患者还可行自体造血干细胞移植治疗。

对淋巴瘤患者而言，接受规范治疗至关重要。肿瘤的治疗讲究“精准”，明确肿瘤细胞来源与病理分型是第一步，也是重中之重。淋巴瘤病理类型十分复杂，根据 WHO（世界卫生组织）淋巴系统肿瘤病理分类标准，目前已知的淋巴瘤有 100 多种，针对不同病理类型的淋巴瘤，治疗方案各不相同。

为此，赵维莅教授带领团队通过研究淋巴瘤的发病机制，完善了淋巴瘤分子诊断新技术，建立了以中国淋巴瘤患者数据为基础的分子分型基因谱，使淋巴瘤患者的分子分型变得简单、高效且精准，为医生制定个体化治疗方案提供依据。“目前，针对淋巴瘤治疗的靶向药物已有上百种。如何根据不同淋巴瘤患者的分型选择相应的靶向治疗药物，将传统的靶向治疗升级成‘量体裁衣’式的靶向治疗（tailored targeted therapy，3T），是我们团队一直思考、力求完成的梦想，分子分型建立与应用为圆梦提供了更多可能。”赵维莅教授说道。

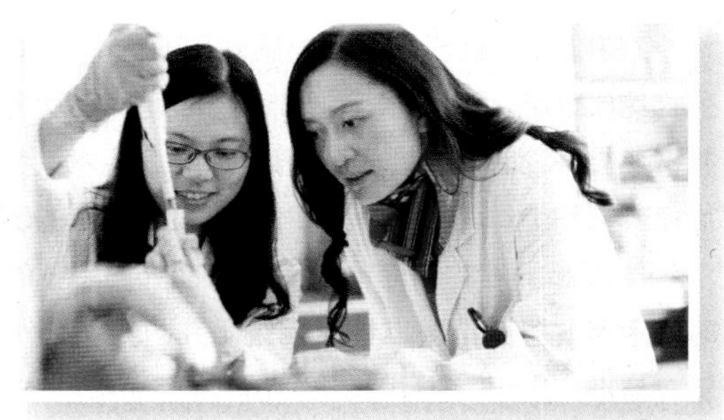

赵维莅教授（右一）深耕淋巴瘤基础研究

传播先进技术，让更多患者获益

在瑞金医院，低危 B 细胞淋巴瘤患者的 5 年生存率约为 90%；早期 NK/T 细胞淋巴瘤患者的 5 年生存率为 85% ~ 90%，中高危 B 细胞淋巴瘤和 NK/T 细胞淋巴瘤患者的 5 年生存率也可达到 70% 左右。与过去高侵袭性淋巴瘤患者 5 年生存率仅为 30% ~ 40% 相比，已有“飞跃”。

尽管成果丰硕，但赵维莅教授团队的进取脚步从未停歇。迄今为止，各类型淋巴瘤的特异性病因尚不明了，寻找淋巴瘤确切病因，从源头阻断淋巴瘤的发生；通过分子诊断技术和更有效的靶向治疗措施，使每一位患者获得良好预后，是他们努力奋斗的目标。

为使更多患者受益，近年来，赵维莅教授带领团队完成了淋巴瘤血液专科医联体建设，着力开发可用于淋巴瘤诊断、预后评估的分子分型试剂盒，将瑞金医院的先进技术和治疗理念推广开来，让更多淋巴瘤患者获得同质化的诊疗。

不仅治病，还要做患者的心灵“药神”

除了治疗疾病，心理疏导也很重要。不少淋巴瘤患者在得知自己身患恶性肿瘤后，内心恐惧、绝望。这个时候，医生要做的不仅是治病，还要治“心”。

赵维莅教授告诉记者，瑞金医院血液科有一支由患者组成的志愿者团队，队长王老师是一位退休教师，曾患有淋巴瘤。康复后，他主动回到病房，为病友们加油鼓劲，帮助他们树立战胜病魔的信心。如今，这支志愿者团队日益壮大，队员都曾是淋巴瘤患者。回归正常生活后的他们会定期回到医院、深入病房，为病友们带去温暖与希望。PM

在我国，肺癌已经成为发病率和死亡率均排名第一位的恶性肿瘤。据统计，我国每年新发肺癌患者约78.1万人，死亡约62.6万人。当前，我国肺癌诊疗面临两大难题：一是早期发现难，因为肺癌早期几乎没有任何症状，2/3的肺癌患者在被确诊时已经处于中晚期，丧失了手术机会；二是晚期肺癌疗效差，在过去的很长一段时间里，由于缺乏有效的治疗药物和个体化的治疗方案，晚期肺癌患者的5年生存率不超过5%。

为提高肺癌的早期诊断率和晚期肺癌患者的长期生存率，同济大学附属肺科医院肿瘤科主任周彩存教授团队历时十余年开展肺癌精准诊疗相关研究，取得了一系列原创科研成果。由周彩存教授领衔完成的“肺癌精准化诊疗策略建立与推广应用”项目荣获2018年度上海市科技进步奖一等奖。

哪些新技术有助于提高肺癌的早期诊断率？体检发现的肺部小结节是肺癌的概率有多大？被确诊为晚期肺癌，是否意味着被“判了死刑”？且听专家分析。

精确诊断、精准“施策”，“降伏”肺癌

本刊记者　黄 薏
受访专家　同济大学附属肺科医院肿瘤科教授　周彩存

专家简介

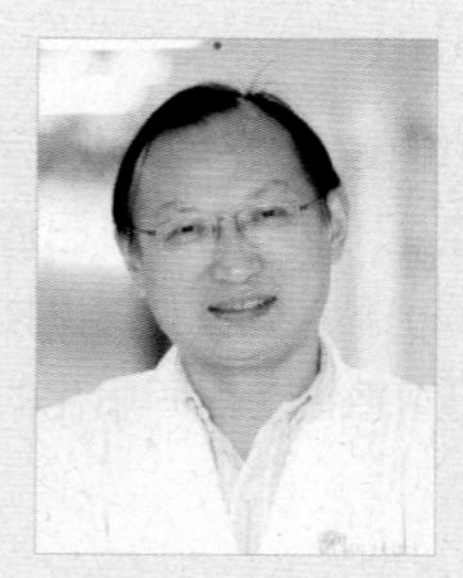

周彩存　同济大学医学院肿瘤研究所所长，同济大学附属肺科医院肿瘤科主任、肺癌免疫实验室主任、主任医师、教授、博士生导师，上海市领军人才，上海市抗癌协会分子靶向与免疫治疗专委会主任委员，上海市医师协会肿瘤专科医师分会副会长，中国抗癌协会肺癌专业委员会常委，中国医师协会肿瘤医师分会常委。

周彩存教授说“肺癌”

> 体检发现肺小结节不可怕，因为大多数肺小结节是良性的，恶性的仅占极少数。即便被确诊为恶性结节，患者也不必因此丧失信心。

早诊新技术，让早期肺癌“无处遁形”

早期发现、早期治疗对肺癌患者的预后至关重要。胸部影像学检查，如胸部 CT 等，虽然能发现直径几毫米的小结节，但无法准确区分其良恶性。为找到能准确判断肺小结节性质的方法，周彩存教授团队开发了两种敏感性和特异性均高的早期肺癌检测技术。

❶ 七种肺癌自身抗体检测技术

肿瘤细胞与正常细胞不同，机体的免疫系统可识别肿瘤细胞内表达异常的蛋白，进而产生相应的自身抗体。基于此原理，周彩存教授团队开发了七种肺癌自身抗体检测技术。研究证实，对直径 1 厘米以下的早期肺癌，该检测技术的敏感性可以达到 70%、特异性可以达到 90%；与胸部 CT 结合，诊断准确率可以提高到 95%。该检测十分方便，费用也不高，患者只要抽 2 毫升血，几个小时后就能得到结果。

❷ 实时定量PCR循环肿瘤细胞检测技术

当肿瘤直径小于 3 毫米时，其生长不需要血管；而当肿瘤直径长到 3 毫米以上时，需要新生血管来为其提供“养料”，肿瘤细胞就有可能经该血管进入血液循环。这些进入循环系统的肿瘤细胞，被称为“循环肿瘤细胞

上海市科学技术委员会科普项目资助（项目编号 19DZ2332700）

（CTC）”，它们携带了肿瘤特有的生物学信息。循环肿瘤细胞检测在肺癌的早期诊断、疗效与预后评估，以及个体化治疗等方面均具有重要作用。

在肺癌早期，进入血液系统的肿瘤细胞数量极少，想要“抓住”它们，无异于“大海捞针”。为了找到这些散落在大海里的“犯罪分子”，周彩存教授团队采用实时定量靶向 PCR 技术，将其扩增近 43 亿（2^{32}）倍。如此一来，抓住它们就易如反掌了。研究证实，该检测技术的敏感度为 67%，特异性为 88%。

周彩存教授告诉记者，目前，这两项肺癌早诊检测技术均已产品化，并先后获批上市，在全国多家医院推广应用。将胸部 CT、七种肺癌自身抗体检测和血液循环肿瘤细胞检测这三种方法相结合，可以将早期肺癌的诊断准确率提升至 95% 以上。

“分类而治”，为晚期肺癌患者带来“生机”

近年来，随着人们保健意识的提高和健康体检的日益普及，早期肺癌的检出率有所提高。不过在临床上，无法手术的晚期肺癌患者仍占较大比例。如何有效控制这些患者的病情，提高长期生存率，是周彩存教授团队一直在研究和探索的重要课题。

周彩存教授告诉记者，随着分子生物学的发展，医学界已经认识到，肺癌其实不是一种疾病，而是一大类疾病。根据不同的基因型，肺癌可以被分为若干种类型。针对不同类型的肺癌，必须采取不同的治疗策略，方能取得良好疗效。早在 2004 年，周彩存教授团队就在国内率先搭建了肺癌驱动基因分子检测平台。借助该检测平台，肺癌患者能获得更精准的分型，为下一步的“精准打击”（个体化治疗）奠定基础。

❶“驱动基因阳性”：首选靶向治疗

研究发现，肿瘤的发生和发展与“驱动基因”（驱动肿瘤细胞生长的基因）有关。如果能找到“驱动基因”，并将其阻断，相当于关掉了肿瘤的“发动机”，肿瘤细胞就会停止生长。分子靶向药物就是针对“驱动基因”设计的特异性阻断剂。目前，医学界已经发现的肺癌驱动基因包括 EGFR、HER2、ALK/ROS1 融合基因等。

2008 年，周彩存教授牵头在全国 23 家医院开展全球首个表皮生长因子受体（EGFR）酪氨酸激酶抑制剂（TKI）尼洛替尼治疗伴 EGFR 突变晚期非小细胞肺癌的Ⅲ期临床研究。结果发现，存在 EGFR 突变的晚期非小细胞肺癌患者接受靶向治疗的效果优于标准化疗。研究结果一经公布，引起全球轰动。

在确立了靶向治疗在驱动基因阳性晚期肺癌患者治疗中的地位以后，周彩存教授团队又将目光聚焦在了靶向治疗的精细化管理上。

“我们在临床观察中发现，同样是 EGFR 突变的晚期肺癌患者，靶向治疗的效果却有明显差异，有的效果特别好，有的则较差。为探究其中缘由，我们在深入研究后发现：EGFR 突变丰度与靶向治疗的效果存在一定关系，EGFR 突变丰度越高，说明肿瘤组织中含有 EGFR 突变基因的细胞数越多，那么针对该突变基因的靶向治疗的效果就越好。”周彩存教授介绍。

基于此发现，周彩存教授团队对存在 EGFR 突变的晚期肺癌患者做了区分，并采取不同的治疗策略：EGFR 突变丰度高的患者，可以单用靶向治疗；EGFR 突变丰度低的患者，则需要在靶向治疗的基础上联合应用化疗，以提升疗效。

❷“驱动基因阴性”：抗血管生成治疗+化疗可获益

虽然靶向治疗使驱动基因阳性晚期肺癌患者的生存期和生活质量得到了显著改善，但这些患者只占所有肺癌患者的 40%。

对于驱动基因阴性的晚期非小细胞肺癌患者而言，一线治疗方案是标准化疗。如何判断化疗药物对患者是否有效，使化疗效果最大化呢？周彩存教授团队对此进行了深入研究，并首次揭示了外周血游离 DNA（cfDNA）基因组突变特征可以准确预测晚期非小细胞肺癌患者接受标准一线化疗的疗效。

“以此为参考，我们就能为晚期肺癌患者‘精准’选择对其有效的化疗药物，避免应用无效的药物，从而提升化疗效果。临床研究证实，这种基于生物标志物检测的个体化的化疗，可使晚期肺癌患者无进展生存时间延长 2～3 倍。”周彩存教授介绍。

此外，周彩存教授牵头开展的 BEYOND 研究为驱动基因阴性晚期肺癌患者的治疗开辟了新思路。该研究首次证实，抗血管生成治疗（贝伐珠单抗）联合化疗可使驱动基因阴性晚期非小细胞肺癌患者的总生存期提高至 2 年以上，确认了抗血管生成治疗在肺癌治疗中的作用。PM

随着甲肝疫苗、乙肝疫苗的普遍应用，人们生活水平、卫生水平的提高，以及生活方式的改变，儿童肝脏疾病谱发生了明显变化：病毒性肝炎等感染性肝病患儿逐渐减少，非感染性慢性肝病患儿逐渐增多。

十余年来，复旦大学附属儿科医院王建设教授团队专注于遗传性肝病，特别是遗传性胆汁淤积症的研究，在国内率先发现并报道了多种遗传性胆汁淤积症，在国际上首先报道了多种新的基因缺陷类型，并对患儿进行针对性治疗，使许多患儿得以长期无病生存。由王建设教授领衔完成的“遗传性胆汁淤积症临床及基因变异特征研究”项目荣获2017年度上海市科技进步奖三等奖。

什么是胆汁淤积症？导致遗传性胆汁淤积症的“元凶”有哪些？发现致病基因后，能给患儿的治疗带来“光明”吗？且听专家分析。

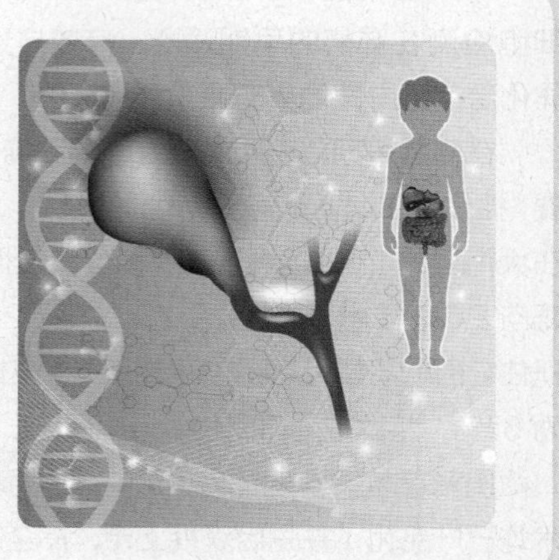

探寻遗传性胆汁淤积症的“致病元凶”

本刊记者　王丽云
受访专家　复旦大学附属儿科医院感染传染科教授　王建设

专家简介

王建设　国家儿童医学中心（上海）感染与免疫临床中心主任，复旦大学附属儿科医院感染传染科主任、肝病科主任、主任医师、教授、博士生导师，中华医学会儿科学分会感染学组副组长，中华医学会肝病学分会遗传性肝病协作组副组长，中华医学会感染病学分会第八、第九、第十届委员会委员兼小儿肝病和感染学组组长。

王建设教授说“遗传性胆汁淤积症”

研究遗传性胆汁淤积症致病基因的主要意义在于：指导临床治疗，预测肝移植疗效，指导患儿父母再生育健康的孩子。

新生儿在出生后2周内可出现皮肤发黄等症状，之后会慢慢消退，医学上称之为生理性黄疸。如果宝宝出生2周以后，黄疸仍然没有消退，或者退而复现，家长就要提高警惕，及时带宝宝去医院就诊，让其接受相关检查，排除病理性黄疸的可能。胆汁淤积是导致新生儿病理性黄疸的最常见原因。据国外文献报道，婴儿胆汁淤积的发生率为1/2500～1/5000；我国缺乏相应的流行病学资料，但研究者普遍认为其发生率明显高于西方国家。

胆汁淤积是原本应该通过胆道系统排入肠道的胆红素、胆汁酸等物质蓄积在体内所致，临床表现为黄疸、胆红素或（和）胆汁酸升高。胆汁淤积性肝病是以ALP（碱性磷酸酶）或GGT（γ-谷氨酰转肽酶）升高为主的肝损伤，最终可发展为胆汁淤积症。

在儿童肝病中，婴儿期胆汁淤积症是导致患儿需要肝移植，甚至死亡的主要疾病。遗传因素是引起婴儿期胆汁淤积症的重要原因，也是成人期肝病不可忽视的重要原因。王建设教授介绍，在婴儿胆汁淤积症的

上海市科学技术委员会科普项目资助（项目编号 19DZ2332700）

病因中，胆道闭锁约占 1/3，存在明确基因缺陷的约占 1/3，不明原因的约占 1/3；根据是否伴有血 GGT 升高，胆汁淤积症又分为低 GGT 型和高 GGT 型，低 GGT 型几乎都存在基因缺陷，高 GGT 型中也有部分由遗传因素引起；遗传性胆汁淤积症多为单基因遗传病，致病基因数量众多、功能复杂，涉及胆固醇和胆汁酸合成、转运、代谢等多个方面，明确致病基因后的个性化管理可以显著改善患者预后。

聚焦基因突变，发现多种遗传性胆汁淤积症

随着分子生物学的发展，越来越多的遗传性胆汁淤积症及其相关基因缺陷被发现和认识。自 2003 年开始，王建设教授团队即开展已知遗传性胆汁淤积症的诊断和治疗，在国内率先诊断并报道了一系列遗传性胆汁淤积症。在此基础上，他们还聚焦发现新致病基因的研究，在国际上首先报道了一些疾病新表型，使我国婴儿期胆汁淤积症的诊断和治疗达到国际先进水平。

2007 年，王建设教授团队在国内首先报道 Alagille 综合征病例系列，并提示 Alagille 综合征是我国婴儿期慢性胆汁淤积症的重要原因。2012 年，他们又在国内首先报道针对 Alagille 综合征病例 *JAG1* 基因的检测，并对其基因突变谱和特征进行了分析。2014 年，该团队在国内首次报道了 2 例 ARC 综合征（关节挛缩 - 肾功能损害 - 胆汁淤积综合征）。

进行性家族性肝内胆汁淤积症（FPIC）是一组常染色体隐性遗传病，根据致病基因的不同，目前分为 1 ~ 6 型。其中，*ATP8B1* 基因缺陷引起的 PFIC 1 型和 *ABCB11* 基因缺陷引起的 PFIC 2 型约占 2/3。2010 年，王建设教授团队通过检测 *ATP8B1* 基因，在国内首次确诊并报道 PFIC 1 型病例系列，并与 PFIC 2 型进行比较，发现肝脏组织学检查对鉴别诊断很有帮助。同年，该团队在国内首次报道 PFIC 2 型病例系列，并指出 *ABCB11* 基因变异在中国患儿中发挥重要作用，且基因变异类型多样，基因突变谱和其他地区不同。2012 年，该团队在国内首次确诊并报道 3 例 PFIC 3 型患者。2017 年，王建设教授团队鉴定了 *MYO5B* 基因缺陷引起的低 GGT 胆汁淤积症谱系，被国际公认为 PFIC 6 型。其后，该团队又在国际上首次发现了 USP53 缺陷病。他们从百余例遗传性低 GGT 胆汁淤积症病例中，筛选出 44 例遗传学病因不明的患儿，进行"全外显子组"测序，最终发现 5 个患儿存在 *USP53* 基因纯合或复合杂合"双突变"现象。这 5 名患儿的父母没有胆汁淤积症，但各携带了 1 个突变基因，并遗传给了患儿；患儿的其他健康兄弟姐妹只携带 1 个或没有携带该突变基因。在随后的临床工作中，该团队又陆续确诊了 2 例 USP53 缺陷病患儿。

明确诊断，为治疗和再生育指引方向

王建设教授团队的研究大大提高了对遗传性胆汁淤积症的认识，有助于儿童各种类型胆汁淤积症的早期发现、早期诊断和早期治疗。十几年来，他们诊治了几千例胆汁淤积症患儿。

王建设教授指出，虽然部分胆汁淤积症没有很好的治疗方法，但是明确诊断仍然意义重大，可以为患儿的治疗和患儿家庭的再生育指引方向。

首先，不同基因缺陷所致的胆汁淤积症的特点不同，治疗方法也不同。比如：胆汁酸合成缺陷患儿使用鹅去氧胆酸治疗既简单又有效，王建设教授团队于 2011 年确诊并报道了国内首例胆汁酸合成缺陷 1 型患儿，2012 年在国内首先报道了 2 例胆汁酸合成缺陷 2 型患儿，采用鹅去氧胆酸治疗后，患儿的临床症状完全缓解，获得长期无病生存；该团队在国际上首次报道 FPIC 1 型患儿可伴有甲状腺功能减退，提示应评估患儿甲状腺功能，并给予针对性治疗；Citrin 蛋白缺陷（*SLC25A13* 基因突变引起）导致的新生儿肝内胆汁淤积症（NICCD）是一种自限性疾病，通过饮食控制（如去乳糖饮食、补充富含中链脂肪酸食品和脂溶性维生素等）及对症治疗，多数患儿的症状可在 1 岁内消失；等等。

其次，终末期遗传性胆汁淤积症患儿接受肝移植手术以后，疗效差异很大，而明确病因有助于预测肝移植的效果。比如：PFIC 2 型患儿无肝外长期病变，且肝癌发生率高，肝移植效果好；PFIC 1 型患儿常伴有肝外表现，肝移植后并不能改善肝外病变，且患儿常发生胆汁性腹泻（肠道不耐受），移植的肝脏很快会发生脂肪肝，若能在肝移植后进行胆汁转流术，则有助于预防或减轻腹泻。

此外，明确诊断对生育过遗传性胆汁淤积症患儿的家庭而言，也十分重要。若患儿父母有再生育计划，可借助产前诊断、第三代试管婴儿等技术，避免"重蹈覆辙"，生育一个健康的孩子。PM

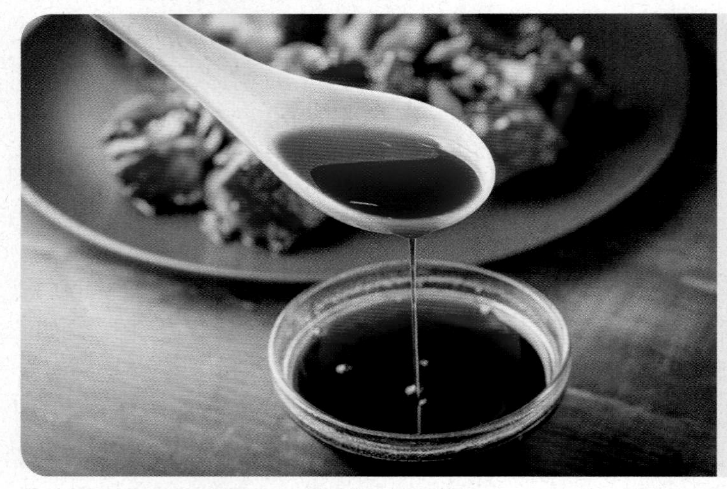

民以食为天，食以味为本！古往今来，中国居民一直在不断追求菜肴的色、香、味，无论是传统调味品葱、姜、蒜和油、盐、酱、醋，还是新型调味品，如XO酱、虾酱、鱼露、蚝油等，调味品在食物的烹调中都处于十分重要的位置。近些年，随着人民生活水平的提高，调味品的生产和经营出现了空前的繁荣和兴旺，国内外新型调味品如雨后春笋般纷纷问世，并逐步向营养、卫生、方便、适口和多元化方向发展。那么，这些新型调味品的口味有哪些特色？具有哪些营养价值？适合哪些食物的烹饪呢？

新型调味品，改变传统滋味

北京武警总医院营养科副主任医师　王磊

XO酱

XO酱并非用昂贵的XO酒制作而成，而是得名于该酱料可被认为是调料中的XO，即世界顶级酱料的意思。其原材料相对丰富和高档，配料表里包含大豆油、精选火腿、优质瑶柱、辣椒、虾米、食用盐、白砂糖、葱头、蚝油、香辛料、脱水大蒜等，足见其材料丰富且味道鲜美。除以上海鲜外，XO酱中含量最多的是油脂，所以在烹调时如果使用XO酱，一定要适当减少油的用量。

XO酱可以搭配的食材有很多，可以烹饪虾、三文鱼等，给食材提鲜，也可以用于简单的炒饭。

食谱举例　XO炒饭

大虾若干洗净，去虾壳、虾头、虾线；鸡蛋打散备用；蘑菇洗净、切片；胡萝卜洗净、切丁。锅中倒入适量橄榄油，放入虾肉翻炒，半熟后放入蛋液，炒至半熟和虾肉一起盛出；油锅中放入胡萝卜，炒熟后，放入蘑菇快速翻炒，加入准备好的米饭，放适量XO酱翻炒；放入半熟的虾仁和蛋饼，快速翻炒，最后调入盐和白胡椒粉即可。

鱼露

鱼露是用食用价值较低的鱼虾发酵而成的，含有丰富的蛋白质。在发酵过程中，蛋白质经过水解后会产生很多氨基酸，既提鲜又丰富了营养，适合作为蘸料或调料用。在制作海鲜汤（如牡蛎汤）或以肉类为主要食材的汤时，加入适量鱼露，可使汤的味道更加鲜美。腌制烤鱼或烤肉时，也可以在腌料里加入适量鱼露，这样烤出的菜肴会特别鲜香诱人。鱼露还是制作韩国泡菜的必备材料，韩国人会把鱼露与糯米粉混合，再加入姜蓉、蒜蓉、苹果蓉一起调匀，制成腌制料，涂抹在白菜上。

食谱举例　鱼露南瓜

南瓜去皮，切条，用清水加少许盐焯2分钟，取出沥干；粉丝泡软备用，鲜冬菇洗净、去柄、沥干，芦笋洗净、焯水，云耳洗净、泡发，豆豉压泥。锅中加少许油，下豆豉茸、姜丝及洋葱碎炒香，加入鸡汤煮沸；投入芦笋、南瓜、粉丝、鲜冬菇、云耳，煮烩1分钟，加入鱼露一大勺及少许糖，用大火煮至收汁即可。

沙茶酱

沙茶酱是盛行于福建、广东等地的一种混合型调味品，色泽淡褐，呈糊酱状，具有大蒜、洋葱、花生米等的复合香味，虾米和生抽的复合鲜咸味，以及轻微的甜、辣味。沙茶酱中的糖及脂肪含量较高，糖尿病患者和减重者要控制用量。

在潮汕地区，沙茶酱是吃火锅的好伴侣，无论是牛肉火锅还是海鲜火锅，都会搭配一碟沙茶酱作为蘸料，它可以使食材的味道又香又浓。在牛肉或鸡鸭肉上抹上沙茶酱，然后放入锅里进行翻炒或焖、炖、烤等，可以使肉类的味道浓郁，层次感更丰富。经典菜色有沙茶炒牛肉、沙茶焖鸭、沙茶焖鸡等。

食谱举例 沙茶焖鸭块

鸭子洗净、切块、焯水，放入砂锅中，加满水，加入料酒1勺、适量葱段和姜片，煮沸15分钟后捞出。土豆1~2个去皮、洗净、切块，下油锅炸3分钟捞起，再入蒸笼，旺火蒸10分钟至熟取出。锅中放入蒜泥、辣椒粉、沙茶酱、酱油、白糖、味精、料酒翻炒，再放鸭块翻炒5分钟；然后倒入猪骨汤，放入鸭头、颈、翅膀、尾、脚掌焖1.5小时左右；最后放入香菇，再焖10分钟。将上述食材摆盘，将锅内沙茶焖汁用湿淀粉调稀勾芡，烧沸后浇在鸭块上即成。

照烧汁

照烧汁源于日本。在日语中，“照”是照耀、照射或光泽的意思，“烧”意为油炒、煎、烤等做法，合起来意为“使有光泽的烧烤技法”。也就是说，照烧是指在烧烤肉类食品的过程中，在食材外层涂抹用清酒、酱油、味醂和糖水等调味料制成的照烧汁，让烧烤出来的食品从外表看上去亮晶晶、有光泽的一种烹饪技法。照烧汁味道醇厚，色泽光亮感佳，如太阳照耀般明亮，故名。照烧汁用途广泛，鸡肉、牛肉、猪肉、鱼肉都可以用照烧汁做。例如，照烧鸡腿饭，既有鸡肉，又有蔬菜和米饭，营养搭配合理，味道也美味。

食谱举例 照烧鸡腿饭

鸡腿洗净、去骨，加1勺料酒、1勺生抽、适量盐，抓匀腌制半小时。料酒3勺、生抽2勺、红烧酱油1勺、蜂蜜2勺、盐适量，加适量水调匀，即成照烧汁（也可直接用市售照烧汁）。西兰花掰成小朵，加适量盐煮熟。锅内放入适量油，放入腌制好的鸡腿肉；先鸡皮朝下，用中小火煎，两面煎至金黄色后倒入照烧汁；大火烧开汁后转小火，盖盖慢慢收汁，中途需翻面，收汁至剩一些汤汁时关火。米饭上摆上蔬菜和切小块的鸡腿肉即成。

鲍鱼汁

鲍鱼汁是发制鲍鱼时所得的原汁，成品具有色泽深褐、油润爽口、味道鲜美、香气浓郁的特点。对于专业的粤菜餐厅来说，鲍鱼汁的需求量较大，一般都自行调制。对于普通家庭来说，市面上有鲍鱼汁成品出售，但价格较贵。鲍鱼汁可用于制作捞饭、捞面或炒时蔬，鲜味浓郁。

食谱举例 鲍鱼汁捞饭

取一碗米饭，压实，把米饭倒扣在盘子上。将煮好的鲍鱼、氽烫好的西兰花放在盘子一侧，还可以根据个人口味放一些煮熟的土豆泥。将鲍鱼汁加热后浇在饭菜上即成。

味醂

味醂，俗作味淋，由甜糯米加曲酿成，常解读为“带有甜味的料理酒”，是一种类似米酒的调味料，略微黏稠，最早是从被传至日本的酒酿改良而成。推动日本将味醂用于烹饪的一个重要原因是当时日本不能生产砂糖，相比较而言，味醂是最优的甜味调味料。

味醂中的甘甜及酒味能有效去除食物的腥味，其甜味又能充分引出食材的原味，是照烧类料理不可或缺的调味料。味醂具有紧缩蛋白质、使肉质变硬的效果，还能为食材增添光泽。味醂调味料素有“健康调味魔术师”之称，既能满足调味的需求，又自然、健康，在日本料理中必不可少，如用作海产品熟食制品的调料，咸菜面、荞麦面的汤料，烤肉、烤鳗鱼的佐汁料等。

食谱举例 味醂肥牛饭

洋葱切丝，肥牛片在沸水里煮至变色后捞出；味醂1勺半，生抽、蚝油各1勺，淀粉少许，加水混匀，制成酱汁。锅内放入油，倒入洋葱丝翻炒，加肥牛和酱汁，翻炒均匀，浇在米饭上即可。PM

“生熟分开”，简简单单四个字，却是人类在历经千百年疾病和死亡经验教训后的总结。其主旨是防止食物间的微生物污染，使人远离食源性疾病。

生熟分开，你做彻底了吗

上海市食品研究所教授级高级工程师　马志英

你家的砧板真的生熟分开了吗

在常用的家庭厨房加工用具中，砧板生熟分开的概念，好像不少人都已知晓。然而，对沪、粤等地居民家庭的有关调查显示，仍有将近一半的被调查家庭中砧板生熟不分；全国范围内，能做到砧板生熟分开的家庭的比例不足1/3。

在切割生的肉、禽后，不仅细菌等会残留在砧板上，还会残留蛋白质、脂肪等，可为细菌生长繁殖提供营养物质。除细菌污染外，加工鲜活水产品后的砧板还可能有寄生虫污染；加工蔬菜后也许会有残留农药污染。如果用加工这些生鲜原料后的砧板加工熟食，很可能会直接污染熟食。不少家庭将砧板的一面用来切生的食物，另一面用来切熟食。其实，砧板两面相隔几厘米厚的距离，根本无法防止微生物的交叉污染。即使小心翼翼地对切熟食的一面进行消毒处理，但用不了多久，砧板两面的细菌数量也会一样多。

家庭厨房砧板的使用基本原则是生熟分开、加工分开、存放分开。“基础版”厨房至少需要生、熟两块砧板。“高级版”厨房需要四块砧板：一块切生肉、禽，一块切生蔬菜，一块切熟肉、禽，一块切水果、糕点和其他直接入口的食物。用于切生食的砧板可选耐切经斩的实木材料，用于切熟食的砧板可用易清洗消毒的不锈钢材料。使用砧板后，应注意及时对其清洗消毒，将其竖起来晾干，分开存放。

你家厨房有几块抹布

除砧板外，抹布也是大问题，是不少家庭厨房卫生的“重灾区”。中华预防医学会曾经发布的调查报告显示：在搜集的京沪二地洗碗布中，北京地区每块洗碗布的细菌总量范围为18,000个～1000亿个；上海地区每块洗碗布的细菌总量范围为2000个～5000亿个。这些洗碗布中，含有包括大肠埃希菌、金黄色葡萄球菌、白念珠菌、沙门菌等在内的19种条件致病菌。实际上，还有些家庭厨房“一块抹布打天下”，存在更多安全隐患。

抹布不是简单“生熟分开”的问题。首先，家庭厨房最少要具备三块抹布：一块洗碗布，一块碗筷擦干布，一块厨房台面抹布。可根据实际情况多备几种不同颜色或材质的抹布，以便于区分，如用于熟食加工清洁的，用于生鲜食品加工清洁的，等等。应按需求分开使用，做到“专布专用”，接触过生食品的抹布不能再接触熟食品，以免造成细菌交叉传播。其中，洁净度最高的是碗筷擦干布和熟食加工清洁布，最好用大的白色纯棉布，并保持清洁干燥。洗碗布可选优质再生纤维材料的，其优点是耐洗，不易残留油脂。

其次是清洗。做其他用途的抹布，不要在洗涤食品的器皿中清洗。过于油污的抹布要及时淘汰，厨房里的油污最好用厨房用纸擦除。

最后是消毒。使用抹布后，应及时清洗干净，放在阳光下或通风处晒干、晾干。最好定期将抹布洗干净后，用沸水煮20分钟，这是一种较好的消毒方法。

生熟不分的盲区，你家有吗

家庭厨房还有一个生熟不分的盲区——冰箱。冰箱中生熟食物混放，极易造成细菌交叉污染，尤其是鸡肉、鸡蛋等生鲜食材，常常有沙门菌等致病菌污染。国家食品安全风险评估中心对我国6个省的市售生鸡肉中沙门菌的污染水平调查结果显示：我国零售生鸡肉中约40%存在沙门菌污染。据测算，每年因沙门菌而发生的食物中毒高达300万人次，其中近半数与生鸡肉的交叉污染有关，尤其是鸡蛋、鸡肉等和西瓜、蛋糕等直接入口的食物混放在一起。

冰箱冷藏室存放食物要分区、分类。冷藏室从上至下可分为熟食区、成品区、生鲜区。比如：剩菜剩饭，一定要用保鲜膜或保鲜盒密封，放在最上层熟食区；果蔬要装袋后放在最下层生鲜区的果蔬箱；冷鲜肉、禽、鸡蛋等要分别密封，放在生鲜区的肉禽区域；有包装的加工食品，如豆制品、乳制品、肉制品等，宜放在冷藏室中部的成品区；对温度要求没那么高，且有盖子、不易被污染的饮料、酱料、罐装食物放在冰箱门内侧。这样做，可对“污染区”和“清洁区”进行“隔离”。需要注意的是，不要把鸡蛋放在冰箱门内侧上方的鸡蛋格里，因为关上门后，它和熟食区距离太近。

冷冻室的食品也要生熟分开。冰淇淋等直接入口的冷冻食品应放在最上层，冷冻肉、禽、鱼类放在最下层，中间放冷冻饺子等有包装袋的冷冻制品。

这种不加热的“熟”食，你注意了吗

一般食品通过加热达到可食要求，但有一些食品不需要加热，如酱腌菜、泡菜、酸奶等发酵食品，生鱼片，蔬菜沙拉，糖拌番茄、凉拌黄瓜等凉拌菜，以及糟醉食品、切配水果、鲜榨果汁、冰点心等。这些特殊食品大多安全风险较高，各国对此类食品的加工生产都有严格规定。我国对餐饮店、食堂加工的冷食类、生食类、糕点类和自制饮品食品有规定标准：必须在有符合卫生安全要求的专间中由专人加工，要求配备空调、紫外线消毒灯等，严格执行生熟分开的原则。

一般家庭厨房难以做到上述要求，但制作凉拌菜、沙拉、糟醉食品、生鱼片等冷食、生食类食品时，必须要有风险意识。加工处理过生鲜食品的刀具、碗筷、砧板、抹布等不能用于这些直接入口的食品，一定要严格消毒，生熟分开。此外，加工上述直接入口的生食时，还应注意远离水池、生鲜食物加工区域。

锅碗瓢盆、刀叉勺筷要不要生熟分开

我们平时习惯把切好的生肉、蔬菜放在碗、盆里等待烹饪，随后将碗、盆洗一洗，就用来放熟食了。有人会问：菜刀、碗筷也应该生熟分开吗？实际上，要具体问题具体分析。

盛放过生肉、蔬菜的碗、盆，难免有微生物污染，如不严格清洗消毒后就放熟食，存在隐患。而人们烹饪时往往无暇处理碗、盆，所以应该备生、熟两套容器。

菜刀确实比砧板容易清洗消毒，但如果要确保清洗消毒效果的话，在切好生的食品原料后，要把菜刀清洗后在沸水中煮沸消毒15分钟左右，才可加工熟食。因此，另有一把已经消毒过的专用熟食菜刀更理想。

至于勺子、筷子，当然生熟分开为好。尤其是木筷子，久用后，缝隙中容易藏污纳垢，接触生鲜食品后也很容易沾染细菌，所以生熟分开是必须的，而且执行难度也不大。PM

这些蔬果，生吃熟吃功效大不同

蔬菜、水果是天然的健康食品，很多蔬果既可生吃，也可熟吃，而有些蔬果生吃和熟吃功效大不相同。

陕西中医药大学副教授　辛　宝

苹果

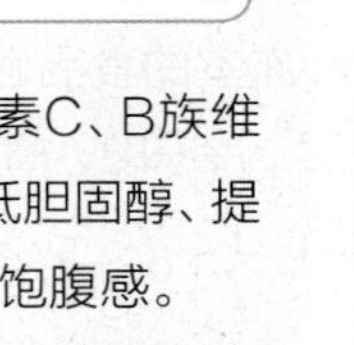

“一天一苹果，医生远离我。”然而，是生吃还是熟吃，才能让医生“远离我”呢？

生吃 生吃苹果可以更好地吸收其中的维生素C、B族维生素、维生素A，以及锌、锰、铜、钾等矿物质，有降低胆固醇、提高免疫力、开胃等作用，其所含的膳食纤维还可增加饱腹感。

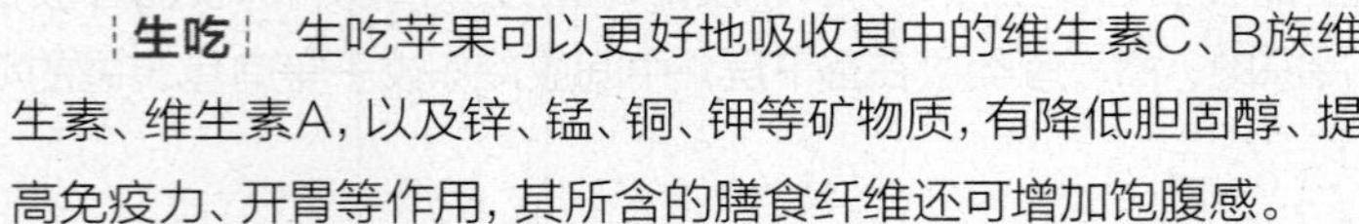

熟吃 熟苹果中含有丰富的鞣酸与果胶，可以使大便水分减少，且具有吸附作用，在一定程度上可以缓解腹泻，民间常用此法调治儿童腹泻。对于消化功能相对较弱的老年人或生吃水果易腹泻的人而言，熟吃苹果是不错的选择。但是，加热之后会导致部分水溶性维生素的流失，从而降低苹果中营养素的利用率。

梨

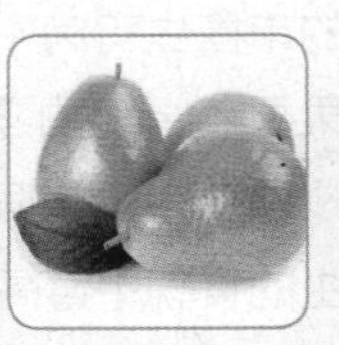

梨生吃还是熟吃，要根据不同的食疗效果需求来选择。

生吃 生梨偏寒性，具有润肺止咳、滋阴清热的功效。在干燥的秋冬时节，生梨为润燥清火、生津止渴的上好水果，对呼吸道疾病引起的咽喉疼痛、干燥干咳、口渴阴虚有一定的缓解功效。

熟吃 由于风寒感冒引起的咳嗽多痰人群不适合进食生梨，此时把生梨炖煮成汤，或者隔水蒸熟之后再进食，可达到清热止咳、润肺化痰的功效。不过，脾胃虚寒者最好少吃梨。

白萝卜

常言道：“冬吃萝卜，夏吃姜。”白萝卜究竟生吃还是熟吃好呢？

生吃 白萝卜生吃，可以清热利尿、止咳化痰、解酒抗癌，其所含有的B族维生素和钾、镁等矿物质可促进肠胃蠕动，有助于机体的新陈代谢。

熟吃 熟吃白萝卜既可以健胃消食、顺气宽中，还有生津止渴的功效，可辅助治疗食积所致的脘腹胀满。冬季北方气候干燥，室内暖气会导致口舌干燥、鼻孔发热等，白萝卜熟吃可有效缓解这些症状。

莲藕

藕可以做成各种菜肴，但它其实也可以生吃。

生吃 藕性寒，生吃可清热润肺，缓解焦躁和口渴，还可缓解痤疮症状。生藕富含单宁酸、维生素K，具有收缩血管、辅助止血的功效。

熟吃 熟藕将生藕的寒性变为温性，可健脾开胃、止泻固精，还可安神健脑、益气补血，具有“活血而不破血，止血而不滞血”的特点。

番茄

番茄最有特色的营养成分是番茄红素。它不仅是一种食物，更是一种天然的美容养颜佳品。

生吃 生吃番茄可以尽可能多地保留水溶性维生素，特别是维生素C、烟酸、叶酸等，可生津止渴、健脾消食，还可美白、滋润皮肤。

熟吃 熟吃番茄可以更好地吸收番茄红素。因为番茄红素是脂溶性的，和油一起烹饪后，有助于人体吸收。常食用番茄红素可以增强免疫力、保护心血管等，中年男性适当多摄入番茄红素，对前列腺也有保健作用。PM

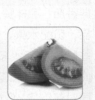

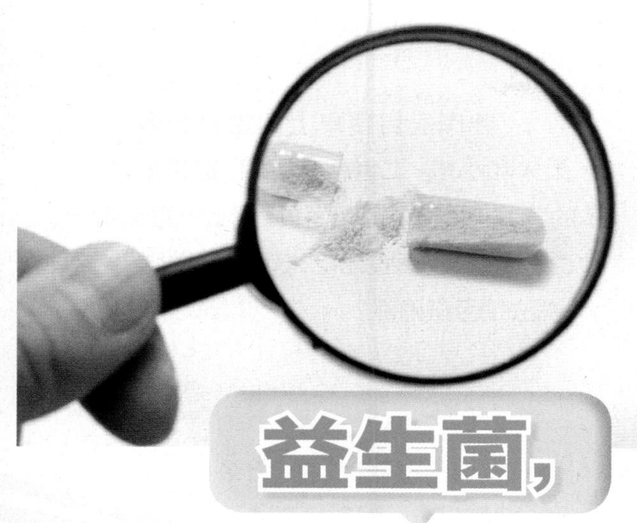

近年来，随着保健食品市场如火如荼地发展，益生菌越来越成为人们热议的话题。然而，既有过度宣传和虚假广告“神话”益生菌的功能，导致消费者陷入“益生菌包治百病”的误区，也有不实报道宣扬“益生菌无用”的观点，夸大其危害。这些都是对益生菌不科学的认识。益生菌究竟有无必要补充？应该如何选择和补充？特撰写此文与读者分享。

益生菌，有无必要补充

复旦大学公共卫生学院营养与食品卫生教研室　厉曙光（教授） 杨若茹

健康生活，与“菌”相伴

益生菌最早发现于 20 世纪初，是指定植于胃肠道和生殖系统等某一特定区域、对宿主有益的“活的微生物”。在食品制造方面，早在几千年前，很多种类的益生菌就已经进入人类的饮食产品，如酸奶、泡菜、发酵肉制品等。目前在食品中常用的益生菌菌株主要是乳杆菌、双歧杆菌、芽孢杆菌、酵母菌等。

对人体而言，益生菌的关键在于一个“益”字。目前全世界已有近万篇公开发表的学术论文对不同益生菌菌株的各种功能进行了研究，已被证实的益生菌的核心功能是改善人体胃肠道健康，包括平衡肠道菌群、缓解肠道炎症、缓解肠易激综合征等。世界胃肠病学组织（WGO）早在 2011 年就指出，益生菌在缓解腹泻、便秘等方面的功效有着“强有力的证据”；2017 年再次指出，益生菌可以有效防治消化道疾病。2018 年，欧洲初级保健肠胃病学会发布《益生菌在下消化道症状管理中的应用国际共识》，指出特定的益生菌可减轻肠易激综合征患者的胃肠道症状，益生菌对腹痛、腹胀、排气、便秘等下消化道症状有明显的缓解或改善作用。

种类繁多，合理选购

市场上的益生菌产品多种多样、琳琅满目，令人目不暇接、无所适从，“怎么选”“怎么吃”成为人们关注的问题。一般地说，消费者可以根据个人的需求，按口味、嗜好、健康状况等来选择适合自己的产品。

益生菌产品可分为以下几大类：

- 益生菌类普通食品，如酸奶、奶酪、活菌性乳酸菌饮料、谷物制品、发酵果蔬汁、发酵豆制品等。
- 益生菌类保健食品，如发酵乳、益生菌粉、固体饮料、压片糖果、特殊医学用途配方食品、婴幼儿配方食品等。
- 益生菌类药品，如枯草杆菌二联活菌颗粒、双歧杆菌三联活菌散、阴道用乳杆菌活菌胶囊等，还有很多口服液、片剂、胶囊、粉剂等产品。

益生菌的长期食用历史已经充分证明其安全性，目前已被认可为“公认为安全”及可应用于食品的菌种。

适量补充，因人而异

益生菌的 3 个核心特征是：足够数量，活菌状态，有益健康功能。

益生菌的最大特点是活菌，而且要达到一定数量级，这样才能在胃肠道发挥保健功能。比如，低温酸奶应全程通过冷链运输，并在冷藏条件下销售，否则会影响益生菌的存活数量，进而影响其被人体摄入后在胃肠道发挥保健作用。因此，如果在路边小店购买益生菌酸奶，一定要注意这些问题。购买酸奶后，还应根据其标签上的说明合理保存，尽量减少放置时间，及时饮用。

人体摄入多少益生菌才能有效发挥其作用？这一直是科学家们研究和争论的焦点。目前我国要求，在每毫升或每克保质期内的益生菌类保健食品中，活菌数不少于106菌落形成单位（CFU）。但是，人类的胃肠功能状况有很大的个体差异，甚至同一个体在不同的年龄、生理、健康状况下也千差万别；益生菌在宿主体内的定植程度也有明显的个体差异，同一株益生菌在不同个体肠道中的定植情况不同，有人表现为易定植，也有人抗定植。因此，益生菌菌株能否在人体肠道中定植并发挥作用，很大程度上取决于个体肠道中固有菌群的组成和结构。益生菌对健康的作用具有个体差异性，不存在一种可适用于每个人和所有体质的“万能”益生菌。选择益生菌产品，不应以“广告”为导向、“市场热销”为标准，应根据个体的实际需求而定。

专业指导，“菌”衡营养

益生菌类保健品的适用对象，首先是免疫力低、容易有肠道问题的小儿和肠道功能逐渐减弱的中老年人，其次是有便秘、腹泻、消化不良、乳糖不耐受等胃肠道症状的人群。对他们而言，益生菌补充剂能在一定程度上发挥作用，增强免疫力。

至于益生菌类药品，患者应在医生指导下补充。人体胃肠道就像一个微型“细菌世界”，各种有益菌和有害菌各占“一方土地”，处于动态平衡的状态。补充益生菌的过程就像胃肠道的小型“细菌战争”，发生栖生、互生、偏生、竞争或吞噬等复杂关系；最终目的是要使益生菌定植于胃肠道，促进肠道蠕动，增强肠道菌群平衡，等等。目前，益生菌在不同疾病中的个体化应用尚存在争议，随意购买和使用益生菌类药品，会导致人体内菌群紊乱，产生有害代谢物质，反而会影响健康。

肠道具有通过繁殖有益菌来“调解战争”的能力，健康成年人体内菌群平衡，只要正常饮食，便可产生大量的有益菌群。如果过量使用益生菌产品，肠道易产生依赖性，反而会引起肠道菌群紊乱，导致胃肠道疾病。多食香蕉、开心果、蜂蜜，以及富含膳食纤维的芹菜、胡萝卜、薯类、玉米、小米、大麦、燕麦等，也可以达到保护胃肠道内益生菌的目的。笔者认为，消费者可以补充益生菌，但要按时补充、按需补充。只有把握好“尺度”，才能让益生菌真正地“益生”。PM

我国居民餐桌上的主食大多为大米和小麦，二者相互协同，提供最基本的营养。关于米饭和面食，网上一直流传一种说法，称“吃面食比吃米饭更易发胖”，这种说法是否正确呢？

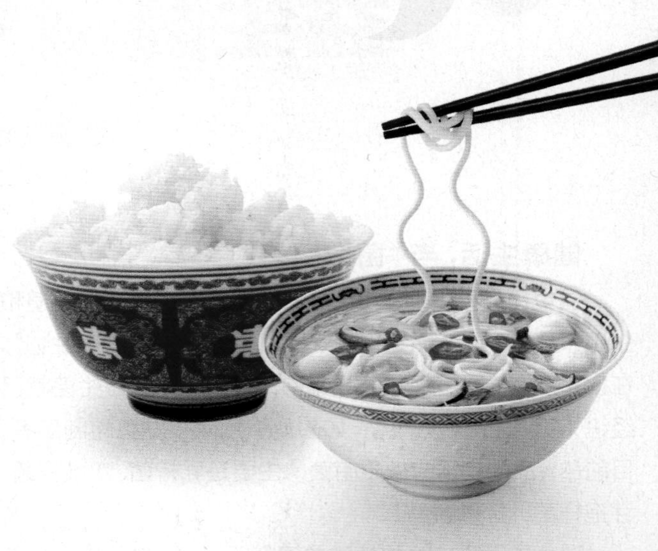

米、面的营养成分有何区别

大米和面食的主要营养成分相差不大，都属于谷类，以碳水化合物为主，人体每日所需能量的50%～65%是从谷类食物中获取的。谷类食物还是蛋白质、B族维生素、矿物质和膳食纤维等的重要来源。

- **大米** 大米中的碳水化合物含量为75%左右，蛋白质含量为7%～8%，脂肪含量为1.3%～1.8%，还含有丰富的B族维生素等。
- **面食** 常见面食有面包、馒头、饺子、面条、烧饼等，基本都是由面粉制作而成的。面粉（小麦粉）是由小麦磨成的粉状物，其中碳水化合物约占70%，水分约占15%，蛋白质一般在11%以上，含量高的可达15%～20%，由麦醇溶蛋白和麦谷蛋白组成。小麦粉中还含有少量脂肪、灰分等，共约占5%。

米饭和面食，谁更容易令人发胖

重庆医科大学公共卫生与管理学院
营养与食品卫生学教研室　张 雨　赵 勇（教授）

烹饪方式对米、面的营养素有何影响

大米的烹饪方式主要有煮、蒸，面食的烹饪方式主要有煮、蒸、煎、炸。不同的烹饪方式可影响食物的营养价值。由于大米吸水性较强，故将大米和面条都煮好后，相同重量的食物中，大米所含能量更低。

● **煮**　部分食物中含有的蛋白质和碳水化合物在煮的过程中会被破坏，蛋白质、矿物质、脂肪、维生素、有机酸等会进入汤汁，所以米汤、面条汤、汤圆汤等含有较多的淀粉和 B 族维生素。煮沸时间会影响维生素 C 的含量。

● **蒸**　蒸可以最大限度地保证食物的原汁原味，提高矿物质等营养物质的保存率。同时，食物中部分蛋白质和糖类被水解，能够提高吸收率。但维生素耐热性差，会大量流失。

● **煎**　煎会使食物表层蛋白质变性，形成薄膜，淀粉糊化后又失水结成硬壳，所以可溶性物质流失较少。但烹饪过程需要较多时间，会导致大量营养物质流失。

● **炸**　高温油炸会直接破坏食物中的碳水化合物、耐热性低的维生素等营养物质。脂肪发生一系列反应，蛋白质严重变性，降低食物的营养价值，淀粉类食物会生成致癌性的丙烯酰胺。

谁的“催胖”风险更高

大米和面粉，谁更容易催人胖？要根据具体食物所含能量、个体饮食习惯等情况具体分析。

● **能量**　一般情况下，相同重量的大米和面粉所含的能量是不相上下的。米饭和面食所含能量的差异，主要取决于制作工艺的不同。面粉在制作成馒头、花卷及面条的过程中，可能会添加适当的糖、发酵粉等，从而产生相应的能量；油煎、油炸面食更是“附加”了不少能量。

● **饮食习惯**　某种食物是否容易使人胖，一是看吃的量，二是看烹饪方法。如果摄入量适中，且使用了少油、少盐、少糖等健康的方式烹调，再加上合理的膳食搭配、进食时间及科学锻炼，就不容易发胖。如果经常吃油煎、油炸类面食，就比较容易导致超重、肥胖。

如何吃才不容易发胖

● **合理选择，健康营养**　减肥时可选择糙米。糙米不仅含糖量低，且矿物质、膳食纤维、B 族维生素（特别是维生素 B_1）含量都较精米高。富含膳食纤维的黑米、紫米、糙米等能延缓消化速度，可以和白米交替使用。面食中，白面过于精细，易消化、饱腹感弱，经常吃容易使人发胖。而粗粮面富含膳食纤维，饱腹感强，有利于控制血糖和体重。

● **控制饮食，吃动平衡**　日常饮食中，应注意控制总能量摄入，适量食用大米和面食。米饭多次加热后会变得更软烂、更易消化，血糖生成指数更高，最好做到当日饭当日吃，尽量不要反复加热。

● **妙招巧吃，健康烹饪**　烹煮米饭时，可以加入各种杂粮和豆类，如大麦、小米、燕麦米等，炒饭时可以加入甜豌豆、毛豆、甜玉米粒等新鲜种子食材，增加米饭的饱腹感，减缓消化速度。做面食时，应少放盐、油，尽量避免油炸；食用面食时，应少用调料。PM

随着我国人民生活水平和健康需求的提升，膳食补充剂的销量不断刷新纪录。很多人选购膳食补充剂时，往往更青睐包装上标示“纯天然提取”的产品。那么，天然提取的膳食补充剂真的比人工合成的更安全、健康、环保吗?

膳食补充剂：“天然”比“合成”好吗

青岛大学营养与健康研究院首席教授　李铎

膳食补充剂从哪里来

膳食补充剂是对膳食的补充。食欲不佳、偏食者，某些特殊人群（如孕产妇、婴幼儿、患者、老年人、海员），以及生活在偏僻或高海拔地区、长期缺乏新鲜果蔬的人群，服用膳食补充剂能显著降低营养素摄入不足引发疾病的风险，有益于健康。

市场上的膳食补充剂可分为维生素、矿物质（或维生素矿物质复合物）、天然产物（动、植物提取物及代谢产物）、益生菌及其他。

其中，天然产物从天然动植物中分离、提取。比如：从虎杖或葡萄皮中提取分离的白藜芦醇，从松树皮中提取的原花青素，从万寿菊中提取的叶黄素等单一化合物，以及深海鱼油、鱼肝油、鳞虾油、中药制剂提取物等混合物。

大多数维生素补充剂为化学合成，而益生菌、维生素K、维生素B_{12}为生物合成，DHA（二十二碳六烯酸）、卵磷脂等为半合成。

“天然”还是“合成”，因何而定

生产一种膳食补充剂，是采用人工合成还是天然提取的方法，需要综合考虑有效成分的性质、工艺、成本、纯度等因素。比如：益生菌只能通过生物合成进行批量生产；维生素C是水溶性的，很不稳定，极易氧化，若从天然食物中提取，很难控制其不被氧化，且成本较高，并浪费大量食物资源，而合成维生素C的纯度更高（其他水溶性维生素也存在这个问题）；从红球藻中提取虾青素，从寇氏隐甲藻中提取DHA，比化学合成成本更低，产品纯度更高；等等。

评价膳食补充剂的有效性和安全性，最重要的指标是纯度。无论天然提取还是人工合成，膳食补充剂的纯度越高，生物活性越强，安全性也越高。因此，天然提取的营养素不一定比人工合成的更好，还要视具体营养素、生产工艺等而定。PM

专家简介

李铎　青岛大学营养与健康研究院首席教授、常务副院长、博士生导师，联合国粮农组织和世界卫生组织营养专家组专家，亚太临床营养学会前主席，中国营养学会常务理事、食物与烹饪营养分会主任委员，中国健康管理协会膳食营养健康分会会长。

专家提醒

很多人希望通过服用膳食补充剂促进健康，但目前的研究证据并未表明，服用膳食补充剂对不存在营养缺乏的健康人群具有降低患心血管系统疾病、癌症及2型糖尿病风险的益处。也就是说，膳食补充剂能补充缺乏的营养素，但不能使不缺乏的人群更健康。一般人群只要坚持平衡膳食，即可摄入足够的营养素，无须额外补充。

过敏人的烦恼（六）

熊孩子放假了

肖特明

一、哥哥只顾自己玩

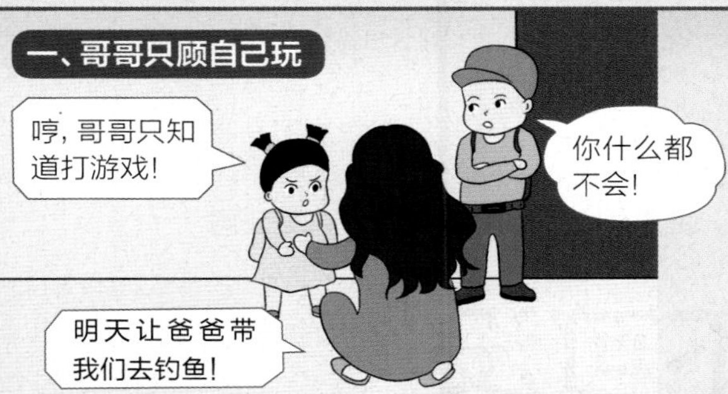
哼，哥哥只知道打游戏！
你什么都不会！
明天让爸爸带我们去钓鱼！

小仙说：孩子处在生长发育期，两个月的暑假生活千万不要在玩手机中度过，要培养孩子的运动爱好。家有二孩，还要营造互助互爱的氛围。

二、一起去钓鱼喽

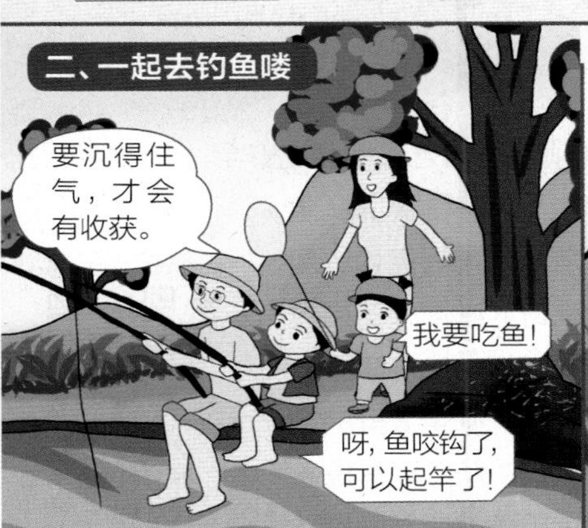
要沉得住气，才会有收获。
我要吃鱼！
呀，鱼咬钩了，可以起竿了！

小仙说：除了学习和运动，家长可以安排几次亲子旅游活动，让孩子多看看外面的世界，多长见识，这对学习和生活能力的培养有很大的促进作用。

三、妹妹被虫咬了

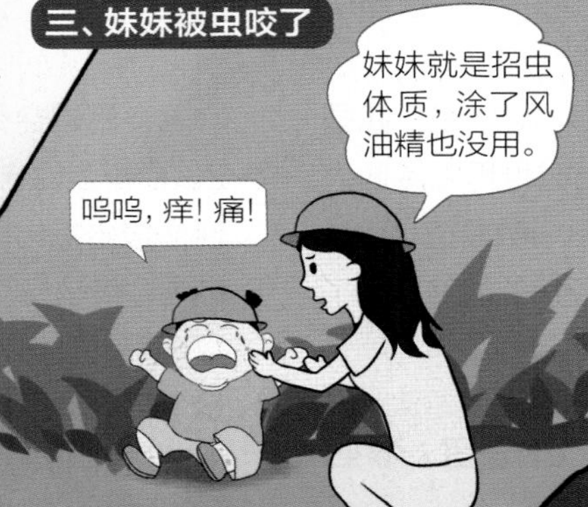
妹妹就是招虫体质，涂了风油精也没用。
呜呜，痒！痛！

小仙说：暑天到郊外旅游，要注意防晒，防虫咬。即便是阴天，也要穿长袖长裤，不仅防晒，还可以防止蚊叮虫咬。

四、虫子咬出荨麻疹

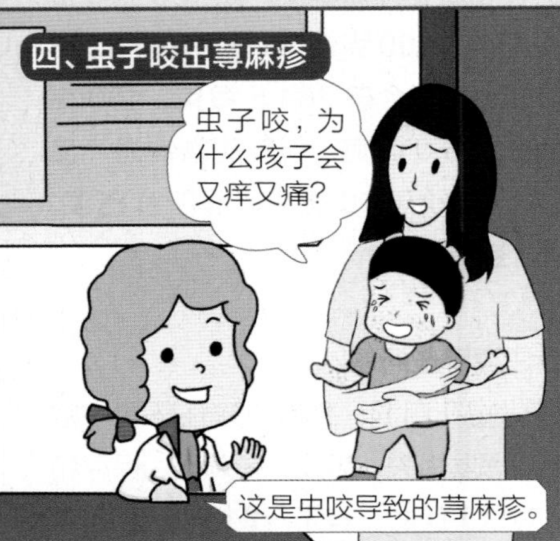
虫子咬，为什么孩子会又痒又痛？
这是虫咬导致的荨麻疹。

小仙说：这不是普通的蚊叮虫咬，皮疹局部红肿、丘疹、风团，表面还有水疱，是虫咬引起的皮肤过敏，属于丘疹性荨麻疹，在这个季节非常多见。

五、请出抗过敏药神器

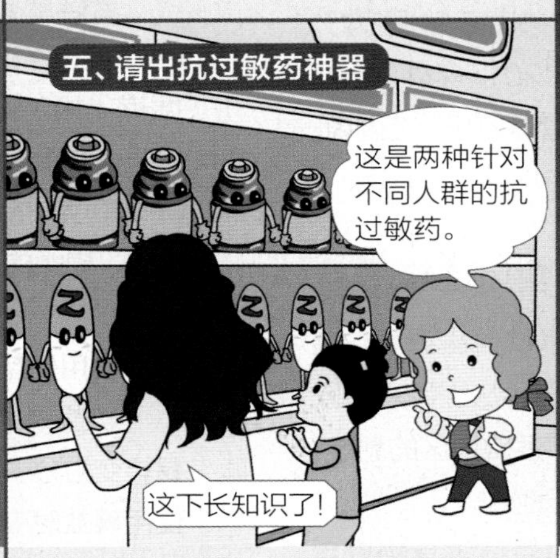
这是两种针对不同人群的抗过敏药。
这下长知识了！

小仙说：治疗虫咬导致的荨麻疹，可以服用第二代抗过敏药，如盐酸西替利嗪，有两种剂型：针对婴幼儿的滴剂和针对成人的片剂。

六、防晒防虫不可忘

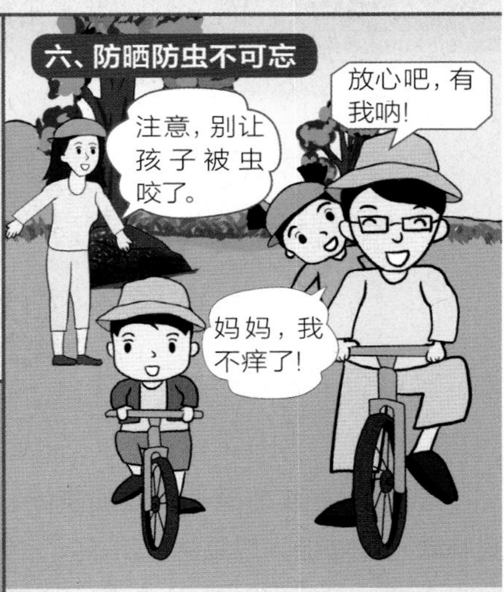
注意，别让孩子被虫咬了。
放心吧，有我呐！
妈妈，我不痒了！

小仙说：户外活动要注意防晒、防虫咬，过敏体质的人需要更多防范，最好随身携带抗过敏药。碰到类似情况，第一时间服用抗敏药，有利于及时控制病损。

小仙医生语录：

夏秋季节，户外活动须做好防晒、防虫工作，过敏体质者更需“严防死守”，不仅要穿戴严实，还要随身带好抗过敏药，以防日光性荨麻疹和虫咬荨麻疹。第二代抗过敏药（如盐酸西替利嗪）起效快，作用时间长，对中枢神经抑制作用小，不引起嗜睡，而且不通过肝脏代谢，安全有效，有过敏史者可以随身携带。

小仙医生
生于：1983 星座：摩羯
身份：来自欧洲的健康医生
家族：世代在欧洲研发和生产原研药
学历：瑞士苏黎世大学医学院博士
专长：对过敏性疾病有丰富的诊疗经验

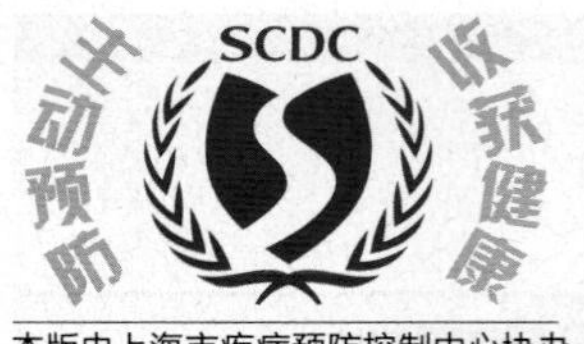

本版由上海市疾病预防控制中心协办

碘是人体必需的微量营养素，是合成甲状腺激素必不可少的原料。甲状腺激素调节人体新陈代谢，在神经系统发育等生命过程中具有重要作用。缺碘可引起碘缺乏病（包括地方性甲状腺肿、地方性克汀病等），孕妇缺碘可导致流产、早产、死产、胎儿畸形、新生儿克汀病（又称呆小病）等。

预防碘缺乏，碘盐“功不可没”

上海市疾病预防控制中心
健康危害因素监测与控制所　汪正圆

据统计，在实施普遍食盐加碘计划（USI）前，我国受碘缺乏威胁的人口高达7.27亿，占当时世界受威胁人口的45%，分布于全国31个省、自治区、直辖市。1994年实施普遍食盐加碘计划后，我国碘缺乏病的防治取得了巨大进展。

上海居民碘营养状况：一般人群适宜，孕妇轻度不足

上海市疾病预防控制中心对上海市居民碘营养状况的监测结果显示，在普遍食用碘盐后，本市8～10岁学龄儿童尿碘中位数自2002年起一直处于国际标准推荐的适宜水平。国际研究表明，该人群碘营养状况能代表普通人群碘营养状况，即上海市一般人群碘营养状况良好。2011年开始监测孕妇尿碘水平以来，除2017年外，孕妇尿碘中位数均处于国际标准推荐的“碘营养不足”范围内，表明上海市孕妇碘营养总体轻度不足。

上海属碘缺乏地区，仍有必要食用碘盐

2017年，上海市开展了生活饮用水碘含量调查，结果显示碘含量偏低，为2.7微克/升，居民从饮用水中获得的碘非常少。根据国家《碘缺乏地区和适碘地区的划定》（WS/T669-2020），上海市属于碘缺乏地区。

据调查，上海市居民对含碘量高的海藻类食物食用量较少，食盐的含碘量及消费量对膳食碘的摄入量影响较大。在膳食碘来源中，碘盐的贡献率为63.5%，紫菜与海带的贡献率为14.9%，动物性水产品的贡献率为5.03%。

食用碘盐是预防碘缺乏最简便、安全、有效的方法。2016年上海市居民碘营养状况风险评估报告指出，若上海市居民均食用碘盐，仅孕妇和乳母的碘摄入量中位数不能达到相应人群碘的推荐摄入量；若均食用非碘盐，则全人群的碘摄入量中位数均无法达到推荐摄入量。因此，持续食用碘盐对减少碘缺乏的风险很有必要。PM

关注上海市疾病预防控制中心，了解更多疾病防控信息。

延伸阅读

哪些食物碘含量较高？

含碘量高的食物主要为海藻类，如100克海带（鲜）含碘113.9微克，100克紫菜（干）含碘4323微克，100克虾皮（干）含碘264.5微克，100克贻贝（淡菜）含碘346.0微克，新鲜动物性海产品每100克的碘含量均小于10微克，而新鲜蔬菜、水果、肉类的碘含量更低。

食用碘盐应注意哪些问题？

碘盐中的碘化物在潮湿、高温和酸性环境中容易转变为分子碘而挥发损失。因此，在购买、保存和使用碘盐时应注意以下问题。首先，最好购买小包装碘盐，不宜一次购买过多，存放时间不宜过长。第二，碘盐应存放在阴凉、干燥、远离炉火的地方，最好避光保存。第三，菜品出锅时再放盐，可以减少食盐中碘的损失。

很多人买回新衣服后，都忽略了在穿着前清洗这件小事。有的人认为新衣服很干净；有的人想享受穿上新衣服的喜悦，认为洗了就不是新衣服了；有的人则嫌清洗、熨烫麻烦，只要新衣服看起来没有污渍就直接穿了。但实际上，看起来干净不等于真的“干净”，新衣服在生产加工、运输仓储及销售等过程中均可能接触和残留有害物质，未经清洗就穿着存在一定的健康隐患。

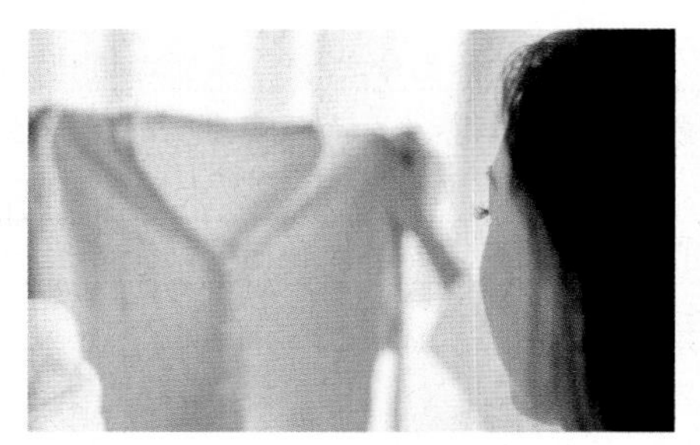

新衣上身前，别忘洗一洗

上海市静安区疾病预防控制中心副主任医师　李鸿林

新衣服可能被“玷污”的三大因素

总体而言，新衣服不干净的原因主要包括以下三方面：

1 生产加工过程的有害物质残留

染色、印花、防皱等服装制造和加工过程会使用多种化学制剂对衣物原料进行处理。因此，成衣往往存在偶氮、蒽醌类、甲醛等物质残留，它们可能对皮肤产生刺激性。

2 生产、运输、储存过程中受到污染

在生产流水线上，衣物可能接触灰尘等污物。由于衣物储存和运输条件往往背光、通风不良，为避免细菌、真菌、寄生虫等滋生而使用的防虫药、防腐剂、消毒剂等也往往残留在衣物上。受污染的衣物直接接触皮肤，不利于人体健康。

3 销售过程中受到污染

衣物在销售环节往往经过多人接触、试穿，可能残留汗渍、皮屑、皮脂等污物，导致细菌、螨虫等微生物滋生。

新衣服洗后再穿，舒适又安心

买回家的新衣服经清洗后再穿着，不仅能去除潜在的污渍、残留的有害物质、异味、螨虫、细菌等，消除健康隐患，减少对皮肤的刺激，还能使衣物更柔软、亲肤。尤其是贴身衣物和婴幼儿衣物，穿之前要选用温和的洗涤剂清洗，注意用清水彻底漂净，并在阳光充足、通风良好的地方晾干。此外，清洗能去除新衣服的浮色、浮毛等，可避免穿着时脱色、脱毛，污染其他衣物。

新的羽绒服、呢子大衣、皮衣等，由于清洗及护理要求较高，若无明显污渍或异味，不必清洗后再穿，在阳光下、通风处适当晾晒即可。PM

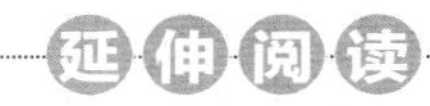

衣物干洗后不宜马上穿着

如今，越来越多的人习惯将衣物送去干洗店清洗。干洗是用清洁剂通过特殊方法去除衣服上的污渍。目前最常用的干洗剂是四氯乙烯。直接接触四氯乙烯可能对皮肤、黏膜产生刺激性，引起头昏、恶心等不适。因此，最好将干洗后的衣物悬挂在通风处，让残留的干洗剂充分挥发后再穿着。

长时间收纳的换季衣物，穿前最好洗一洗

虽然人们一般会将暂时不穿的衣物清洗干净后再收纳，但长时间收纳的衣物并不是拿出来就可以直接穿了。很多人发现，干净衣物长时间存放后也会带有某种异味。长时间存放时，衣物会因为难以接触阳光、空气流通不够而滋生细菌、真菌、螨虫等微生物，若衣物上还存有未彻底去除的皮屑、皮脂，情况可能更糟。因此，长时间存放的衣物，在穿着前别忘了再次清洗晾晒。

养生，即护养生命之意。养生之道博大精深，养生方法也极为丰富，包括饮食养生、起居养生、健身养生、娱乐养生、环境养生、四季养生、节气养生、器官养生、防病养生、心理养生、调补养生等。

对于每个人来说，养生需要大智慧，要形成提高生活质量和防病益寿的个性化养生方法。《黄帝内经》阐述的“三因”制宜——因人、因时、因地而异，是养生的基本指导原则。如果生搬硬套别人的养生方法，不仅生活无趣，也达不到养生的目的。

养生要“三因”制宜

主任医师　毛颂赞

因人而异

每个人的性别、年龄、生理、心理、职业、健康状况、生活习惯等因素各有不同，养生不能忽视这些个体差异。中医强调，养生不拘一式一法，突出个体化。

有些人坚持冬泳、长跑、骑自行车等，有人则因运动过度而猝死；有些人每天步行 15 000 ~ 20 000 步，关节强健，而有些人每天只步行 6000 步，却伤了膝关节。其实，养生无须和别人比，自己感觉舒服就好。有的人需要重点锻炼形体，有的人需要着重调理饮食，有的人需要重点调摄精神。健康人要注意未病先防，亚健康者要注意及时调养，慢性病患者则要注意已病防变。就算是同一个人，在而立之年、不惑之年、知天命之年、耳顺之年、古稀之年、耄耋之年等各年龄段，养生要点也是不同的。

因时而异

一日之内有昼夜交替，一年四季有时序变化，养生应顺应天时规律。比如：日出而作，日落而息；春夏养阳，秋冬养阴；春夏宜动，秋冬宜静。节气是我国古代劳动人民创造的气象节律，24 节气是对全年气候的黄金切割，蕴含着很多智慧。每个节气都有不同的养生内容，顺应节气变化的规律和特点去养生，可以达到健康长寿的目的。

千万别跟自然规律对着干。比如，到了冬天，一定要适时多穿点衣物，以保护身体阳气。有的人冬天骑摩托车时从不戴护膝，有的人为了美观而在冬季衣着单薄，这些做法都可能会使人体阳气受损、经脉不畅通。

因地而异

世界卫生组织明确指出：个人的健康和寿命，有 7% 取决于气候的影响。不同地区的居民应根据地理环境、气候特点、生活习惯的不同，采取适当的养生方法。

比如，西北地区海拔高、多寒冷干燥，居民穿宜厚衣而食宜温养滋润；东南地区海拔低、多湿热，居民穿宜薄衣而食宜辛凉。这样才能保持正气充沛，身体健康。

再比如，在上海、江苏、浙江等地区，初春常有寒潮降临，即所谓的“倒春寒”；芒种时节，长江中下游地区进入一年一度的“黄梅天”，持续阴雨，天气十分闷热，物品容易发霉，蚊子开始滋生，极易传播疾病。居民根据气候做好养护心脑、防霉除湿等养生保健措施，是非常重要的。PM

专家提醒

生命的复杂性和认知的局限性，造成了人们对养生的不同理解，但这并不意味着养生是无所适从的。具体问题具体分析，在科学知识和相关专家的指导下，每个人都可以结合自身情况，积极探索，“量身定制”适合自己的养生方法。

很多人从小就听说过一种观点：指甲上的“月牙”越多、越大，表明体质越好；若没有“月牙”，则说明健康状况不佳，或缺乏某些微量元素。指甲虽小，名堂不少，这个流传已久的说法究竟有没有科学依据呢？指甲的某些形态真的是疾病的表现或征兆吗？

指甲与健康的七个误解

南京医科大学第一附属医院皮肤科　周　园　王大光（主任医师）

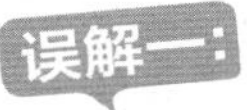

指甲上“月牙”越多、越大，表明体质越好。

真相：“月牙”的数量、大小因人而异，与体质无必然联系。

要厘清这个问题，首先需要了解指甲的结构。指（趾）甲是皮肤的附属器，学名为甲板，相当于角质层，生发于甲母质。新的甲板由甲母质不断产生，并向前生长。

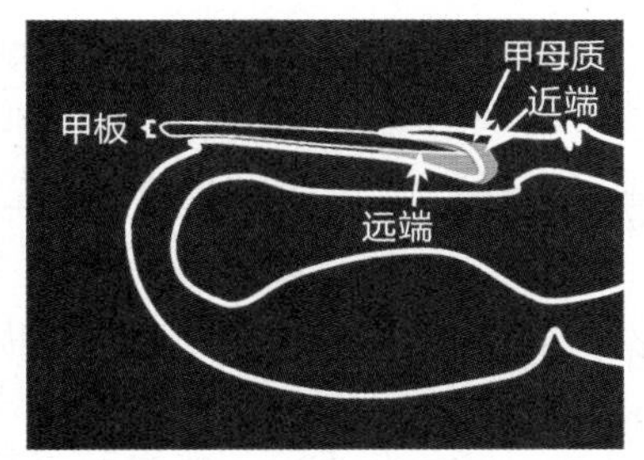

人们通常所说的“月牙”，是指（趾）甲与皮肤相邻处呈新月状的淡色区域，学名为甲半月，是远端甲母质的“终端”部分。人们能透过透明的甲板看到淡红色的甲床与淡白色的甲半月。甲半月一般在拇指（趾）最明显，其他手指或足趾上的甲半月常常部分或全部被近端皮肤所覆盖，并非不存在。

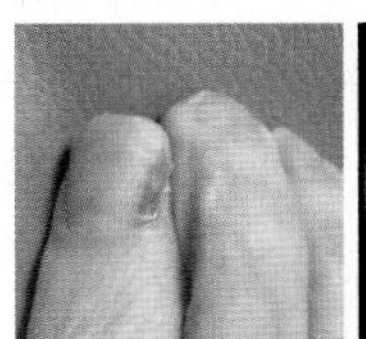
灰指甲　皮肤镜下的灰指甲

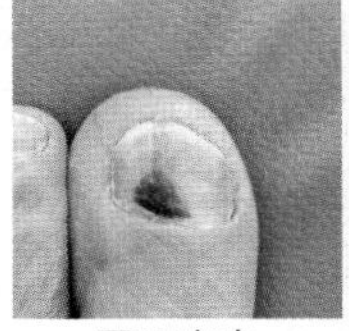
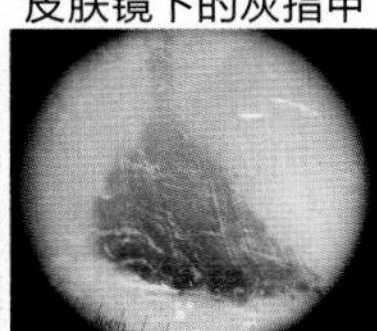
甲下出血　皮肤镜下的甲下出血

甲半月的数量、大小与角蛋白的生成速度有关，如同人之高矮胖瘦，存在个体差异，不是疾病的特异性体征，与个人体质、营养状况也没有必然联系。不过，疾病、营养状况、环境和生活习惯的改变均可影响甲板的生长速度。老年人的甲半月可随年龄增长而逐渐变小，是正常的生理现象。缺铁性贫血、肾功能不全、老慢支、神经损伤、多发性骨髓瘤、艾滋病等患者可出现甲半月变小或消失。少数情况下，可出现甲半月变大的情况，可能与甲状腺功能亢进、指甲近端皮肤局部应用类固醇皮质激素等有一定关系。

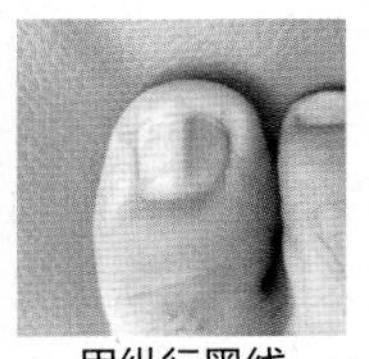
甲纵行黑线

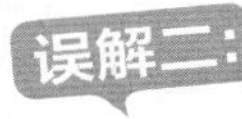

指甲变黑，肯定是得了灰指甲。

真相：指甲变黑，可能患有灰指甲、甲下出血、甲母痣、黑色素瘤等。

指甲虽小，毛病不少，这些毛病里最“臭名昭著”的就是灰指甲了。常常有患者在就诊时指着指甲上的一条黑线问：“医生，我是不是得灰指甲啦？”其实，这种甲黑线和灰指甲是两种完全不同的疾病。

灰指甲是指（趾）甲的真菌感染，是一种感染性疾病，通常表现为指甲发黄、变黑、变厚、浑浊，可在不同指甲之间、共同生活的人群中传染，可通过局部真菌镜检确诊。

若指（趾）甲突然出现非线性的不规则黑斑，且没有变黄、变厚，应考虑甲下出血可能，经皮肤镜检查可确诊。

若指（趾）甲上出现从根部到边缘的纵行黑线，则可能是甲黑素细胞活化、甲母痣等良性病变，也可能是肢端恶性黑色素瘤的早期表现。此时，应及时去医院就诊，由专业的皮肤科医生进行鉴别诊断，切不可置之不理或自行盲目用药。亚洲人黑色素瘤好发于肢端，而甲黑线是黑色素瘤早期最主要的表现，应引起足够的重视。

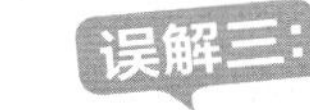

指甲上有横向凹痕是贫血的表现。

真相：出现甲横沟的原因多样。

指甲上出现的横向凹痕在医学上称“甲横沟”。甲横沟出现在单个指（趾）甲，多见于创伤、局部炎症或神经性损害。若甲横沟出现在所有指（趾）甲，且在拇指（趾）甲上最明显，甲中线处最深，则往往是急性系统性损害的表现（医学上称“博氏线”），如药物反应、心肌梗死、麻疹、腮腺炎或肺炎等。产生甲横沟是由于甲板的生长暂时受到干扰，沟槽与指甲近端皮肤间的距离与甲生长障碍开始的时间有关，深度和宽度分别与干扰的严重程度和持续时间有关。

误解四：甲缘长倒刺，是因为缺乏维生素或微量元素。

真相：指（趾）甲边缘长倒刺，其实是由皮肤干燥所致。只要在日常生活中注意手部保湿与护理，即可改善。

误解五：指甲上出现透明竖纹，是因为体质不好。

真相：有些指甲表面可出现细微的竖纹，只要指甲红润、平整，无其他异常，就是正常的。

误解六：指甲上出现白色小点，是白癜风或体内有蛔虫的表现。

真相：指甲表面出现的白色小点通常由轻微的甲母质创伤（如美甲操作或外部挤压所致的细小损伤）引起，并非白癜风的表现，也并不提示体内有蛔虫。若白点逐渐增大，则要考虑真菌感染的可能。

误解七：指甲上有小凹洞，是骨质疏松或缺钙的表现。

真相：指甲表面出现多个点状凹坑，状似缝衣服时手指上戴的顶针上的小坑，在医学上称“顶针样改变”，可能是银屑病、斑秃、湿疹在甲板上的表现。PM

专家提醒

指（趾）甲是手足末端重要的美学与功能性附属器，日常生活中应注意甲板的清洁与保护。甲沟易藏污纳垢，既容易导致“病从口入”，又容易引起甲沟感染，洗手时要注意清洁。指（趾）甲应及时修剪，不过也不用剪得太短、太圆，最好保留两个侧角，否则容易引起嵌甲。若反复嵌甲，一旦继发感染，可导致甲沟炎。此外，平时应杜绝咬指甲的坏习惯，尤其是儿童。否则，易损伤甲床，引起甲分离。

生活实例

开学了，进入初中的小婷如愿以偿地背上了和某电视剧主角一样的皮质单肩书包。但放学路上，沉重的书包压得她不得不微微弓腰、驼背。过了几天，小婷不仅肩膀被书包背带勒出了红痕，还常常感到肩颈和腰部酸痛。小婷的妈妈称了称，发现她的书包重量超过6千克，即使大人背起来都有些吃力，更何况小婷的体重只有30多千克。

书包是广大中小学生学习生活中的必备“装备”，随着课业内容的丰富，书包也不可避免地变得越来越重。而儿童青少年正处于生长发育的关键时期，书包过重、背包方式不妥、负重位置不当等，均会不同程度地影响体态，进而影响健康，应引起家长们的重视。

不当背书包，压弯“小树苗”

适当背负一定重量的书包，对儿童青少年而言是一种锻炼，对体质健康有一定好处。然而，多项调查显示，目前中小学生普遍存在书包过重的问题。一项针对上海市金山区小学生使用书包行为及主观感受的调查显示，37%的受访学生感觉书包过重，33.4%的受访学生经历了背书包导致的肩部不适，其次是颈部不适（占23.4%）。

过度负重、背包姿势不良的负面影响包括以下几方面：引起肩颈和腰背部的酸痛、僵硬等不适，进而引发头晕、头痛等；对下肢及足弓产生异常压力，容易引发下肢力线异常；影响身体平衡，造成弓腰驼背、头颈前倾等体态异常，甚至引发脊柱侧弯；等等。

不当背书包的危害不容小觑，却常常被家长和孩子们忽视。上述调查中，23.6%的受访学生采用身体前倾姿势背书包，仅36.3%的受访学生家长为孩子选择了配有辅助腰带的书包，仅4.9%的受访学生经常使用书包的腰带辅助功能。因减轻书包重量较难做到，故选择合适的书包及科学背包变得更加重要，是家长和孩子都要了解的“必修课”。

科学背书包，为健康体态“保驾护航”

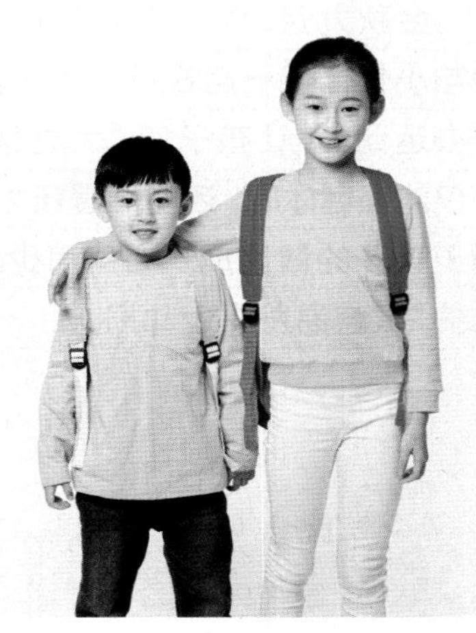

上海市中医药研究院推拿研究所　程艳彬　孔令军（副主任医师）
上海市浦东新区建平实验小学　孔昕恬　陆 宣（高级教师）

科学背书包要领一：家长“慧选”

家长在选购书包时，要注重其与脊柱健康相关的因素，不能仅凭孩子的喜好，还要注意培养孩子合理使用书包的习惯。

①**书包材质直接影响书包自重。** 研究显示，中小学生书包不应超过体重的10%。家长应避免选择皮质等厚重材料的书包，轻质材料可有效减轻书包自重，进而减轻孩子的腰背部负荷。此外，还要注意书包材料的柔软性、防水性。

②**双肩书包优于单肩书包。** 因为单肩书包通常会使儿童青少年一侧肩膀承受较大压力，引起颈肩部肌肉失衡，导致颈肩部疼痛、不适。同时，为防止书包滑落，背包一侧肩部会习惯性向上耸，久而久之，易造成“高低肩”，甚至诱发脊柱侧弯。

③**选择宽背带的书包。** 较宽的背带与肩部的接触面积较大，可减轻书包对肩膀的压力。配置气垫背带或网面增厚背带的书包，能提升肩部的舒适感。

④**选择配置胸带和腰带的书包。** 这是因为，走动时，书包的摆动会导致重心频繁变化，影响身体平衡，易诱发跌倒、踝扭伤等，而胸带和腰带可使书包更好地贴合于背部，避免摆动。此外，胸带和腰带还有助于把书包的重量合理分配到腰背部，减少对肩部的压力。

⑤**书包背部应带有一层气垫或软垫。** 首先，软垫可缓冲包内物品对背部的直接冲击。其次，背板上分布着网眼或沟壑，可增加书包背部的透气性，减轻夏季背包的闷热感。

⑥**选择多隔层、空间设计合理的书包。** 多隔层的书包不但便于孩子按需分装和固定书本与文具，避免走动时包内物品晃动，有利于重心稳定，而且便于物品取放，有利于培养孩子的整理能力。

科学背书包要领二：孩子“会背”

①背包时，要注意保持正确姿势，双肩齐平，不单肩背包。

②背带长度以背包时书包可紧贴背部为宜。若肩带过长，一方面可使书包与背部形成空隙，导致肩膀承受更大压力;另一方面，会使书包下滑，导致人体重心后移，“迫使”背包者采用弓腰驼背、头颈前倾等姿势来保持平衡。

③放置包内物品时，应尽量使书包两侧重量一致，以免影响背包时的身体平衡。

④连续背书包的时间不宜过长，放下背包后可及时进行伸展活动，放松肩背部。PM

专家提醒

很多家长看孩子背的书包实在太重，想到了用拉杆书包代替的方法。拉杆书包有轮子，不需要很大力气就能拉动，孩子似乎再也不需要承担那么重的负担了，甚至觉得装再多东西也没关系。但是，长期单手拉拉杆书包也应注意姿势，否则可能导致“高低肩”。此外，上下楼梯、公交车时，孩子需要将拉杆书包背起或提起，因此拉杆书包也不宜过重。

金秋九月，中小学迎来开学季，孩子们迫不及待地与小伙伴们一起在操场上挥洒汗水；一些学校还会举办运动会，让孩子们“大显身手”。充足的体育运动不仅能强健体魄，还能舒缓压力，增强耐力和意志力，对于孩子的健康成长必不可少。但如果运动时不注意防护，很容易发生运动损伤。

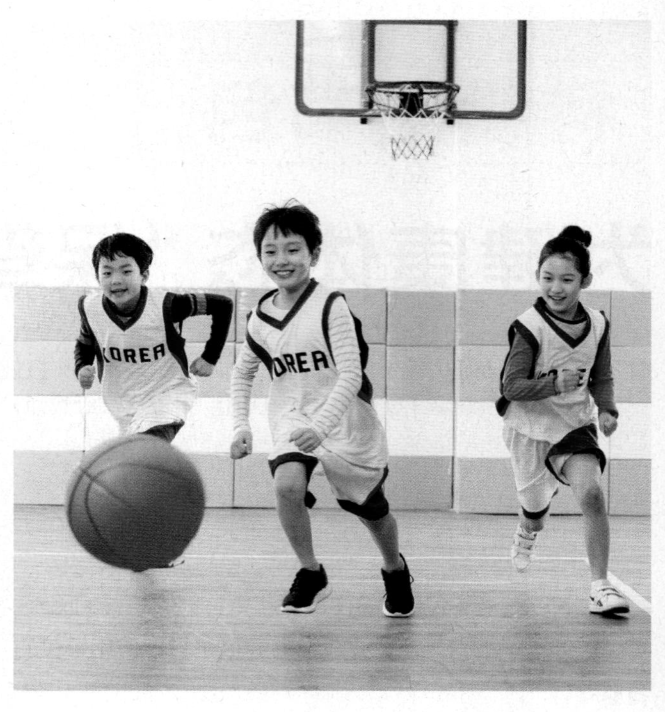

校园运动显身手，谨防损伤记心间

上海体育科学研究所研究员　刘 欣

专家简介

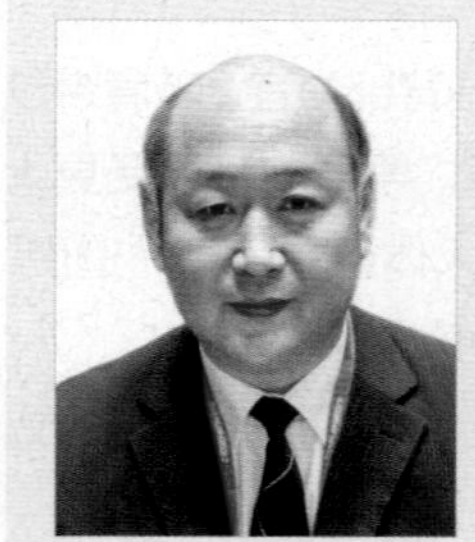

刘 欣　上海体育科学研究所研究员，原上海市市民体质监测指导中心主任，中国体育科学学会体质与健康分会委员，上海市体育科学学会理事、体育健身研究专业委员会主任委员，上海市健康教育协会副会长，上海市社区体育协会副会长，上海市粽子球运动协会副会长。

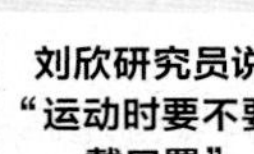

刘欣研究员说“运动时要不要戴口罩”

若有需要，运动时可以戴一次性口罩或普通口罩，不宜戴N95口罩；在剧烈运动、空旷室外、感到呼吸困难等情况下，不宜戴口罩。

儿童青少年常见的运动损伤多由跌倒、碰撞或挤压等引起，导致皮肤擦伤、软组织挫伤、肌肉拉伤、关节扭伤或脱位、骨折等不同程度和性质的损伤，在多人运动和对抗性运动中尤为常见。受伤部位以四肢（尤其手腕和手指）最多见，其次为肩、上肢、脚踝和足等部位。调查显示，男生发生运动损伤的比例高于女生，初中生发生运动损伤的比例高于高中生、小学生。

校园运动损伤五大“导火索”

❶ 缺乏预防运动损伤的意识，运动时不注意防护，麻痹大意，或运动时分心，都是导致损伤的常见因素。此外，有些孩子对某些运动项目存在畏惧心理，运动时过度紧张、害怕，会导致反应性变差，动作协调性下降，容易造成运动损伤。

❷ 没有掌握正确的运动方法和动作要领。错误的动作往往不符合人体正常结构的特点及运动时的力学原理，易导致运动损伤。

❸ 运动量过大。锻炼或比赛时没有充分认识到自己的身体素质，运动强度超出了身体承受能力，特别是某些动作或部位的重复训练使身体局部负荷过大，易出

现运动性劳损。此外，青少年争强好胜，盲目冲动，急于求成，未能遵循循序渐进的原则，也是校园运动损伤的重要原因。

④ 运动前准备活动不充分。身体各器官没有充分调动起来，特别是肌肉、关节仍处于僵硬状态，极易发生拉伤和扭伤。

⑤ 体育运动环境条件不佳。场地不平整、有杂物、湿滑等，容易使人跌倒、崴脚；夏季高温、高湿环境易使人大量出汗，出现抽筋、虚脱、中暑等不适，进而导致运动损伤。

八条防线，全方位“阻击”校园运动损伤

① 强化防损伤意识

首先，学校要加强对儿童青少年的运动安全教育，使其充分认识预防损伤的重要性。进行比赛或游戏时要遵守规则、听从指挥，保持良好秩序，不要嬉戏、打闹。

其次，学校可通过必要的教学课程，使学生了解运动常识、项目规则、易造成的损伤及预防措施。学生应对参与的运动项目有充分了解，特别是较为激烈的对抗性项目。

② 坚持科学锻炼

首先，儿童青少年身体发育尚未完善，一定要根据身体素质的不同发展阶段合理安排运动量，因人而异，循序渐进地增加运动负荷。要避免长时间进行高强度的运动。要避免单一训练方式，以免引起局部负荷过重。

其次，要掌握正确的动作要领，形成正确的发力模式和动力链。技术动作训练不能急于求成，需要经历一个由分解到整体、由简单到复杂的过程，不断积累、强化。需要强调的是，动作训练的质量比数量更重要。

第三，除项目训练外，儿童青少年还要注重基础训练，逐步提高速度、力量、耐力、柔韧性、灵敏度等各项身体素质。进行肌肉力量训练时，尤其要注重核心力量训练。“核心”是指人体的中间环节，由腰、骨盆、髋关节及肌肉组成，对运动中的各种身体姿势具有稳定和支持作用。强有力的核心肌肉群能减少运动损伤的发生。

第四，要注重弱势部位的锻炼，如易扭伤的腕、踝关节等。若曾经出现运动损伤，要加强损伤部位的锻炼，增强其功能，以免发生习惯性损伤。

③ 选择良好运动时机

身体不适、非常疲倦、空腹时，以及饭后 45 分钟内，不宜进行体育活动。旧伤未愈时，也不可进行需要动用受伤部位的运动，以免加重旧伤或增加新伤。

④ 确保运动环境、装备适宜

运动场地适宜、器材良好对预防运动损伤至关重要。家长和老师在孩子们开始锻炼前应进行必要的检查，确保排除安全隐患。运动场地应平整， 无乱石、坑洼、积水等，且具有一定的防滑性。气温过高或过低时，最好避免户外运动。运动时，要穿着质地柔软、有利于运动的服装，选择大小合适、具有一定弹性和透气性的鞋子，不携带尖锐物品，如小刀、钥匙等，不佩戴胸针等饰品，不留长指甲。参加危险性较大的对抗性项目时，宜佩戴护膝、护腕等防护用具。

⑤ 运动前充分热身

充分的热身活动能提高神经系统的兴奋性，促进血液循环，降低肌肉的黏滞性，增强肌肉的力量和弹性，有效减少运动损伤的发生。热身活动要根据运动项目、个人身体状况、环境条件等情况而定，一般宜采用慢跑加拉伸的方式，量不用很大，持续 10 分钟左右即可，以身体发热、微微出汗为宜。

⑥ 保持良好心理状态

运动前要保持良好的情绪，可深呼吸几次，以舒缓紧张和压力，克服焦虑心理。参与竞赛性运动时，不必过于看重胜负，安全第一，比赛第二。

⑦ 学会自我保护

自我保护技巧对于预防运动损伤常可起到“力挽狂澜”的作用。比如：跳跃落地时，要用前脚掌先着地，同时屈膝缓冲；身体失去平衡时，可立即跨出一大步以保持平衡；一旦跌倒、滑倒，应立即低头、屈肘、团身，顺势翻滚，尽量不以头部或关节接触地面，不可直臂撑地。

进行足球、篮球等对抗性运动时，要学会合理冲撞，可用自肩以下至肘关节以上的上臂外侧，以适当的力量冲撞对方相应的部位，避免互伤。

⑧ 运动后勿忘整理

运动后的整理活动有利于运动代谢产物的排除，消除疲劳，放松肌肉，预防延迟性肌肉酸痛，保证肌肉的良好功能状态，使孩子们有旺盛的精力持续参与体育活动。整理活动一般以静态拉伸和各种放松动作为主。PM

> “羞愧教育”是指家长在孩子成长过程中，通过比较、批评、“抛弃式”威胁等手段，使儿童产生羞愧感，以起到“教育”的作用，在中国十分常见。

“羞愧教育”别滥用

北京师范大学中国基础教育质量监测协同创新中心
郭筱琳（副教授） 谢佳佳

羞愧教育有积极的一面，可帮助家长约束孩子的一些不良行为，使其外在表现符合社会规则和道德要求。但是，如果家长不加限制地使用羞愧教育，反而可能对孩子造成伤害，阻碍其成长。比如，羞愧教育可能被较敏感的孩子解读为家长“厌恶自己”“想要抛弃自己”，使孩子产生自卑心理；过分在意别人评价的孩子为了避免羞愧的情感体验，会产生逃避、退缩心理，丧失追求进步的信心和动力。更严重的是，一些专制的家长一旦发现孩子行为不符合自己的标准，就进行羞愧教育，强迫孩子认同自己的想法，导致孩子无法形成自我价值，丧失生命意义感。

家长如何合理使用羞愧教育，避免其造成不利影响呢？可参考以下5点建议：

① 看孩子性格特点

家长在运用羞愧教育的过程中，应充分考虑自家孩子的特征，仔细斟酌措辞，避免给孩子带来伤害。比如，内向的孩子往往情感较为细腻、敏感，更容易察觉家长言行背后的态度并揣摩家长的想法，家长要慎用羞愧教育，给他们更多鼓励。而有些孩子“大大咧咧”，对家长的话总是“左耳朵进，右耳朵出”，家长可对他们进行适当的羞愧教育，让孩子“加深印象”。

② 看孩子年龄

三岁以前的孩子还未形成明确的自我意识，没有羞愧感，家长不必进行羞愧教育。

三四岁的孩子逐渐形成自我意识，在被提醒或批评时会感到不安、害羞。由于年龄所限，他们很难自觉意识到自身行为违背了哪些行为准则，因此，家长需要先告诉孩子“应该怎么做”，再适度使用羞愧教育来督促孩子改正不良行为。

五到七岁的孩子能够自觉意识到自身行为违背了准则，并体会到比三四岁孩子更深的内疚和羞愧；开始控制自己的言行，自觉性逐渐提高，会因同伴产生羞愧感。家长应该谨慎地使用羞愧教育，尝试与孩子进行更多平等的沟通与交流，尽量肯定孩子的努力，减少批评和负面评价。

随着孩子年龄的进一步增长，他们对羞愧情绪的理解能力不断提高，家长应用羞愧教育的方式应更加慎重、适度。尤其是在学习方面，家长应避免使用羞愧教育的方式，不要把孩子的学习成绩与其他成绩更好的孩子进行比较。

③ 结合赏识教育

羞愧教育可帮助孩子意识到，哪些事情是不被社会所认可的，是不应该去做的，但没有向孩子明确哪些事情是应该做的。而赏识教育可以让孩子看到自己的闪光点，明白哪些事情会带来正面的评价，从而找到努力的方向。羞愧感并不是愉悦的情感体验，不断累积会造成孩子消极的自我评价；而结合赏识教育，奖惩并用，可在督促孩子的同时，充分激发他的荣誉感和积极自我评价，起到更好的激励作用。

④ 以身作则，树立榜样

当孩子频繁做出违背规则的行为时，家长不要一味使用羞愧教育的方式，要以身作则，用行动去引导孩子，使孩子潜移默化地学会遵守社会规则，形成良好的道德意识。

⑤ 营造温暖、包容的家庭氛围

孩子犯错时，除通过激发孩子的羞愧感以纠正其行为外，更要让孩子感受到来自家庭的包容与接纳。鼓励孩子着眼于未来，成长为越来越优秀的人。同时，要给予孩子表达的机会，倾听孩子内心的声音。来自家人的爱和温暖，才是孩子持续进步的动力。PM

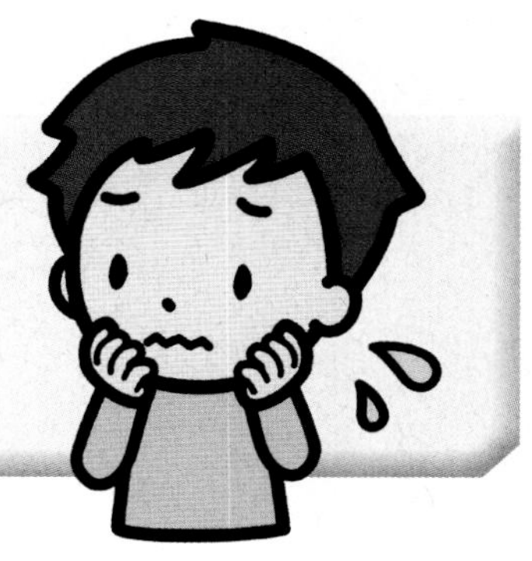

幽门螺杆菌（Hp）是一种长度约3微米、直径约0.5微米的螺旋状细菌，具有很强的传染性。它寄生在胃黏膜组织中，破坏胃黏膜的“保护层”，可导致慢性胃炎、胃溃疡、十二指肠溃疡等疾病。幽门螺杆菌感染的病程缓慢，容易反复发作。儿童青少年的幽门螺杆菌感染率并不低，为30%～40%。

儿童免受幽门螺杆菌困扰，防是关键

上海交通大学附属儿童医院消化科主任医师 张婷

父母感染幽门螺杆菌，孩子易“中招”

幽门螺杆菌的最常见传播方式是“口－口”传播或“粪－口”传播，如“口－口喂食”、一起进餐、食用被污染的水或食物、使用不洁餐具等。父母若感染幽门螺杆菌，其子女被传染的概率明显升高。降低儿童青少年感染幽门螺杆菌的风险，家长应从饮食和生活习惯等方面入手。

① **教会并监督孩子饭前便后用肥皂洗手。**

② **保证食物干净、安全。**尽量食用烹饪过的食物，只喝干净、安全的饮用水，瓜果食用前须洗净，能去皮的水果尽量去皮食用。

③ **分餐进食。**日常生活中，宜给孩子使用专用餐具。聚餐时，应使用公勺、公筷。

④ **注意隔离。**感染幽门螺杆菌的家庭成员应避免加工食物或与孩子“亲密”接触，宜将碗筷、水杯、牙刷、漱口杯等暂时与家人的分开放置。

⑤ **避免“口－口喂食”。**幽门螺杆菌常可存在于带菌者的牙垢与唾液中。许多照护者在给孩子喂饭时习惯吹凉、用口试温后再喂给孩子，或直接嚼碎后“口对口”喂食，这些做法均易造成幽门螺杆菌传染。

无症状儿童无须杀菌治疗

儿童感染幽门螺杆菌后，临床症状差异大，轻重不一。大多数患儿没有任何症状，少部分有胃肠道不适，如口臭、恶心、呕吐、嗳气、腹胀、反酸、腹部不适、上腹痛、食欲不振等，甚至可有黑便等消化道出血症状。病程越长、年龄越小者，临床症状越不典型。

感染幽门螺杆菌就要进行杀菌治疗吗？一般而言，医生会根据孩子的年龄、表现综合判断是否需要治疗。不足12岁且无临床表现的患儿不需要杀菌治疗，但应遵医嘱长期随访。以下情况可接受杀菌治疗：①患有慢性胃炎伴消化不良；②需要长期使用非甾体抗炎药、激素或免疫抑制剂；③有胃癌家族史；④患有不明原因的缺铁性贫血；⑤患有特发性血小板减少性紫癜。以下三种情况必须进行根治治疗：合并消化性溃疡、慢性糜烂性胃炎，患有黏膜相关淋巴组织淋巴瘤（起源于黏膜相关淋巴组织的B细胞淋巴瘤）。

根治后，仍有可能“死灰复燃”

彻底消灭幽门螺杆菌并非难事，重点在于遵医嘱全疗程治疗，可采用三联疗法、四联疗法和序贯疗法等。目前，儿童患者的一线治疗主要为三联疗法，常联合使用奥美拉唑和两种抗生素（多为阿莫西林克拉维酸钾和甲硝唑），疗程为7～14天。完成疗程至少一个月后，需复查碳－14呼气试验或胃镜，判断治疗效果。

需要注意的是，成功根除幽门螺杆菌后，仍不可掉以轻心，应警惕再次感染的可能。有数据显示，幽门螺杆菌的5年内再感染率为2%～8%，因此，根除幽门螺杆菌后仍应注意保持健康的饮食及生活习惯。PM

课堂上的“问题儿童”

复旦大学附属儿科医院心理科主任医师　高鸿云

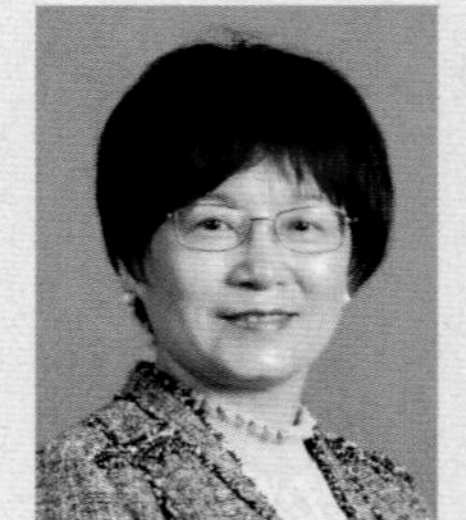

专家简介

高鸿云　复旦大学附属儿科医院心理科主任医师，中国心理学会注册督导师，中国医师协会青春期健康与医学专业委员会心理行为发育学组副组长，上海市心理卫生学会常务理事，上海市医师协会精神科医师分会委员。擅长儿童青少年各类心理行为问题的诊断和综合治疗。

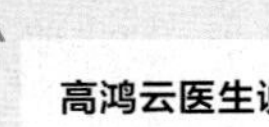

高鸿云医生说“多动症”

如果孩子在课堂上和生活中有相关异常表现，家长应加以重视，及时带孩子看心理医生，及早发现问题，科学干预。

坐不住的亮亮

亮亮是个活泼开朗的男孩，刚上小学没多久，老师就向家长反映：他上课时坐不住，只能认真听课 5 分钟，之后就开始东张西望，一会儿翻翻笔袋，一会儿摇摇椅子，一会儿和同桌说话；经常未等老师问完，不举手就抢答，影响其他同学；下课时话多，行为冲动，喜欢招惹别人，不少同学都不愿意和他玩；做作业、考试时经常粗心大意，写错算错，订正时却能做对。

亮亮从小被家人疼爱有加，事事都由大人代劳。家长一直认为亮亮反应快、聪明，虽然调皮一点，但这是男孩的天性，大一点就会好的，所以对老师的反映并不是十分重视。一转眼，亮亮上二年级了，表现不但没有进步，反而更加严重：做作业磨蹭、拖拉，影响了睡眠时间；书包和桌面总是乱七八糟的；上网课不专心，玩电脑游戏却很专注。无奈之下，妈妈在老师的建议下，带亮亮来到医院心理科就诊。

医生经过和亮亮及家长的交流，做了相关评估检查后，确诊亮亮患有注意缺陷多动障碍，也就是“多动症”，并为其制定了药物治疗配合行为管理的治疗方案。亮亮父母对孩子用药有顾虑，但在医生的耐心解释下，决定尝试让亮亮进行药物治疗。

同时，医生指导亮亮父母调整了对亮亮的行为要求：父母要将模糊的指令变得更为具体、明确，忽视一些不严重的问题，表扬亮亮的进步；指导亮亮从理书包开始，学习如何有计划、有条理地完成一项任务；父母每天预留 15 分钟，和亮亮边游戏边交流，增进亲子沟通，释放亮亮的交流欲望；在作业管理上，父母只陪伴，不批评，化整为零，让亮亮自主记录作业时间，对作业质量，父母只设定明确的底线要求，对其好的行为提出表扬和奖励。

2 个月后，亮亮好像变了个样，上课专注了，做作业不拖拉了，粗心大意的错误减少了，考试成绩也有明显提高，还学会了自己整理书包和桌面，父母甚感欣慰。

小贴士：

儿童“多动”和“好动”的区别主要表现在以下几方面：①多动没有目的性，随意为之；好动多为感兴趣的事。②多动不分场合，不能自控；好动能区分场合，可以自控。③多动持续存在，经一般教育无效，影响学习和生活；好动经过教育可以改善，不影响学习和生活。

“做白日梦”的欣欣

欣欣乖巧懂事，是个文静内向的女孩，但就是动作慢，做什么事都拖拖拉拉。进入小学后，老师发现，欣欣上课时虽然坐着不动，但经常发呆；如果叫她朗读课文，她经常添字、漏字，甚至串行。在家里做作业，她不是写错，就是算错，磨磨蹭蹭，涂涂改改，别人半小时能完成的作业，她需要 2 小时。妈妈越催她，她就越紧张，作业做得越慢。

心理科医生经过评估和检查，发现欣欣患有注意缺陷多动障碍，只是她的症状以注意缺陷为主要表现，也就是“不动的多动症”。同时，欣欣还存在学习障碍，在阅读、书写和计算方面都存在一定困难，与她的智力水平不相符。

医生建议：调整座位，让她坐在老师触手可及的地方，以便欣欣走神时老师可以悄悄提醒她；对容易写错的字，采用放大、单独练习、用儿歌帮助记忆等方法；强化计算训练，每天花 10 分钟做一些简单的计算题；阅读时，点读或遮蔽其他部分。更重要的是，老师和家长要有耐心，用鼓励和帮助代替批评指责，培养欣欣对学习的兴趣和自信。医生还建议，如果行为管理的效果不满意，可以服用药物改善注意力。但欣欣妈妈始终担心药物有副作用，不愿意用药。一段时间后，虽然欣欣的学习能力提高了，但注意力容易分散的情况始终没有改善，学习效率低下。

小贴士：多动症的一线治疗药物包括中枢神经兴奋剂和非中枢兴奋剂，是适用于 6 岁以上儿童青少年多动症的主要治疗方法。临床和研究证实：规范的药物治疗是安全有效的；常见的副作用有胃肠道反应、短暂腹痛或头痛等，用药期间可能对患儿身高和体重的增长有影响，但长期随访并无显著差异。如果因噎废食，拒绝药物治疗，可能给患儿带来更大危害。

随意走出教室的彬彬

在爸爸妈妈眼里，彬彬是个特别聪明的孩子：3 岁时就认识很多字；一个人能坐上半天，搭很复杂的积木；记忆力特别好，去过的地方隔很久也不会忘记；喜欢看介绍动物的书，会背很多诗；对感兴趣的事情会反复提问，有时把父母都问烦了，他仍旧十分执着……因此，虽然他在幼儿园和小朋友们不太交流，经常不听从老师的指令自行其是，但父母都觉得等他上了小学就好了。

上小学第一周，彬彬除了在上课时会叮着老师问一些奇怪的问题外，并没有别的异常。但开学一周后，他常常在上课铃声响了之后还在操场上转悠，或经常在上课时突然走出教室，老师批评教育无效。后来，老师发现他是为了看操场边的蚂蚁群，问他看到些什么时，他开始滔滔不绝地向老师介绍那些蚂蚁属于什么品种，有哪些属性，如何分工，如何联络……老师都没法插话。老师还发现，同学们因为他总是谈蚂蚁而渐渐不理睬他了。爸爸妈妈试着告诉彬彬，上课不能走出教室看蚂蚁，还没收了有关蚂蚁的书，但情况并没有好转，于是只能带彬彬去见心理科医生。

心理科医生告诉彬彬的父母，彬彬可能患有高功能自闭症，虽然智力正常，记忆力超群，但是很难根据环境或他人的状态调节自己的行为和交流方式。医生建议：给彬彬制定一个明确的每日时间安排表（规定看蚂蚁的时间，听到预备铃声等明确的提醒信号后要结束，课间休息时要做规定的事情，等等）。如果彬彬遵守的话，回家就可以看他喜欢的动物书，否则就不能看。

时间安排实施后，彬彬每天有 2 次看蚂蚁的时间，再也没有在上课时走出教室。在老师和父母的指导下，彬彬还写下了蚂蚁观察记录。医生认为，彬彬还需要进行一些社交技能训练，以改善同学关系，更好地适应社会。

小贴士：自闭症，又称孤独症，是起病于儿童期的神经发育障碍，以交流障碍和行为刻板为特征。患者智力可以受损，也可以正常。智力水平正常的，通常被称为高功能自闭症。自闭症患者的症状可以持续终身，影响日常生活和社会交往。治疗主要采用行为管理和教育训练，目的是提升患者的社会适应能力，减少功能损害。 PM

如何运动才“怡情”

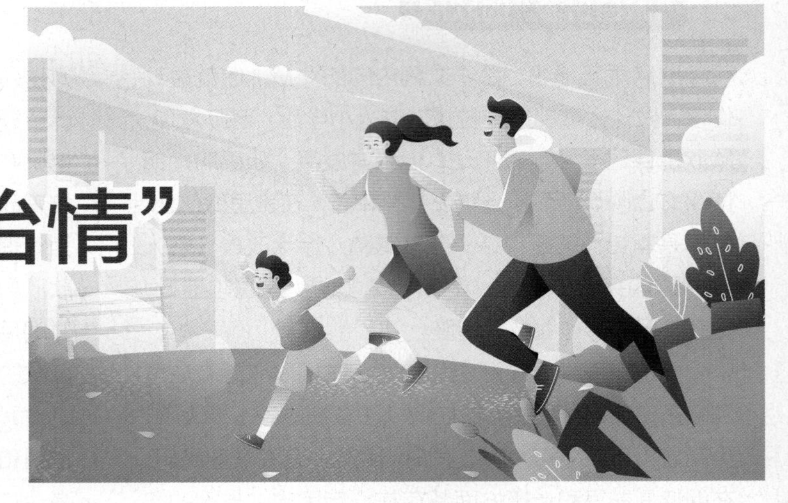

北京体育大学心理学院　仇 悦　张国礼(副教授)

情绪很容易受身体活动的影响。2012年，美国精神病学会将运动纳为情绪障碍的治疗方法之一。研究表明，运动能促进大脑分泌多巴胺，给人带来积极的情绪体验；长期的有氧运动及力量训练，不仅能“激活”积极情绪，还能减少消极情绪。由此可见，运动锻炼具有良好的“怡情”作用:改善心理应激，预防和缓解焦虑、抑郁等情绪，增加快乐，提升幸福感，等等。

大量研究结果显示，应对抑郁、压力等负面情绪和心理状态，无论选择什么类型的运动，锻炼永远比不锻炼有益。不过，很多人认为运动量越大、锻炼越久，“怡情”效果越好，事实并非如此。那么，为了改善情绪，如何运动才能获得最佳效果呢?

1.运动强度

研究表明，要想获得理想的情绪改善效果，最好进行中等强度运动，即运动时需要适度体力消耗，呼吸比平时较急促，心率也较快，微出汗，但仍然可以完整对话，如慢跑、游泳等。运动强度较低(如散步等)时，改善情绪的效果非常有限。

2.持续时间

我们对北京市居民的调查发现，随着运动时间增加，运动者会体验到更多积极情绪和更少的消极情绪；运动持续时间在10分钟以内，产生的积极情绪显著低于10分钟以上，提示运动时间不宜过短。综合各种因素，建议每次运动应在20分钟以上(最佳时长为45～60分钟)，以获得较好的“怡情”效果;运动时间大于60分钟，在改善情绪和压力等方面不会有更多收益，当然也不会产生负效应。

3.运动频率

保持适当的体育活动频率，对改善情绪状态非常重要。我们在调查中发现，每月运动3次或以下，改善情绪的作用较弱；每周运动1次以上者，随着运动频率的增加，积极情绪体验随之增加；消极情绪体验在每周运动3～5次时最低。总体而言，要想收获更多、更稳定的积极情绪，减少消极情绪，一周应锻炼3～5次。

4.运动项目

具有“怡情”效果的运动类型很多，比如：适合两人以上参与的群众体育项目，包括乒乓球、羽毛球、网球、篮球、足球等；可单人练习的各种有氧运动，包括骑单车、做有氧操、慢跑、健步走、游泳、练瑜伽、打太极拳等。一项涉及120万人的研究发现，挥拍类的球类运动和有氧体操是让运动者身心两方面同时受益最多的运动，而练习瑜伽和打太极拳等，在改善负面情绪上效果亦不错。

因此，在情绪不佳或压力较大时，不妨找同伴一起打打网球、羽毛球、乒乓球，或伴随着节奏轻快的音乐跳跳有氧操。PM

“小体积”前列腺增生，麻烦也不少

上海交通大学医学院附属第九人民医院
泌尿外科　刘甜甜　王 忠（教授）

生活实例

赵先生56岁，不久前体检时发现前列腺“轻度增生”。医生说增生的前列腺体积不大，可以观察，不必治疗。不过，赵先生一年多来一直有尿频、尿急、排尿不尽等症状，给生活造成了不小的困扰。观察了一段时间后，他到医院泌尿外科诊治，医生给他开了药。刚开始，药物治疗似乎有一些效果，但随着时间的流逝，赵先生的症状有加重趋势。于是，他再次去泌尿外科就诊。医生为他做了详细检查，排除了膀胱功能障碍、前列腺癌等，最后诊断为“小体积”前列腺增生，建议他进行微创手术治疗。赵先生很疑惑：前列腺增生的体积不大，为什么症状比想象的严重得多？

前列腺增生是引起中老年男性排尿障碍的最常见良性疾病。大约50%的男性在50岁左右出现前列腺增生；在60岁的男性中，约60%患前列腺增生；在80岁的男性中，患前列腺增生的比例高达80%以上。前列腺增生的病因至今未明，除年龄增长外，吸烟、肥胖、酗酒、家族史、地理环境等，也与前列腺增生的发生有一定关系。

正常成年男性的前列腺为20～25克。当前列腺体积增大，重量超过30克时，称前列腺增生，患者可出现尿频、夜尿增多、排尿困难等表现。一般情况下，增生的前列腺体积越大，患者症状越明显。但这并不意味着前列腺增生体积小，就“没有问题”。实际上，临床上常可见到一些像赵先生这样相对年轻的男性患者，虽然检查显示其前列腺仅有轻度增生，但也会有明显的下尿路梗阻症状。这种情况可称为“小体积”前列腺增生。

“小体积”也可带来大麻烦

我院泌尿外科通过三十多年的临床观察发现，这些体积不大（一般在30～50克）、症状不轻的前列腺增生往往有如下特点：腺体组织结构致密，弹性差，排尿时不能放松，致使前列腺段尿道无法扩张，造成“膀胱颈口梗阻”；前列腺组织失去正常色泽，常伴有钙化、结石；前列腺腺管内有浓缩的牙膏状前列腺液。

“小体积”前列腺增生患者伴有膀胱颈环状纤维张力较高、尿道内括约肌排列紊乱、逼尿肌膀胱颈功能协同失调等，这些因素可引起膀胱颈梗阻，故患者会有尿频、排尿困难等下尿路梗阻表现。此类患者常伴发膀胱结石与血尿，多合并慢性前列腺炎病史。

及时就诊，必要时微创手术治疗

“小体积”前列腺增生在体检时不易被发现，患者对排尿症状也有一定的“容忍度”。实际上，患者不应纠结于前列腺增生的大小，只要出现尿频、尿急、排尿不尽或排尿困难等症状，就应及时就诊。

“小体积”前列腺增生首选药物治疗，如服用α受体阻滞剂和5α-还原酶抑制剂等。在正规药物治疗无效的情况下，为预防前列腺炎及膀胱颈梗阻等并发症，保护膀胱功能，可择期行手术治疗。

“小体积”前列腺增生术后康复的不确定因素比“大体积”前列腺增生更多，对手术者的操作水平要求更高。目前，治疗前列腺增生的最新术式是前列腺剜除术。由于“小体积”前列腺增生易伴发膀胱功能障碍，患者发病年龄相对年轻，故手术中要尽量彻底剜除增生或病变组织，同时保护前列腺包膜等结构，防止术后逆行射精。选用钬激光前列腺剜除术有助于实现上述目标，且不会影响患者性功能。PM

目前，近视已经成为一个世界性的公共健康问题。我国近视患者多达6亿人，青少年近视率更是高居世界第一，并呈现低龄化、重度化的发展趋势。2015年6月，我国首份《国民视觉健康报告》指出，如果不能及时得到有效的干预，到2020年，5岁以上人口的近视患病率将增长到51%左右，近视患病人数将达到7亿。

打赢“儿童青少年视力健康保卫战”

北京大学第一医院眼科教授　李海丽

青少年近视发生与多种因素相关

青少年近视与遗传、环境、生活方式等多种因素密切相关。每日户外活动时间不足（29% 的学生不足 1 小时，67% 的学生不足 2 小时），睡眠时间不够（73% 的学生每天睡眠时间不达标），繁重的课业导致持续近距离用眼时间增加，过早、过多使用手机和电脑等电子产品等，都是导致儿童和青少年近视发生和发展的重要原因。另外，公共卫生体系对近视预防宣传、筛查不到位，造成家长和孩子无法获得正确的视觉健康知识，没有采取有效的近视预防措施或走入误区，以及学校重视知识传授而轻视户外活动的教育方式等，也是造成青少年近视的原因。

近视的危害不仅仅是“看不清”

近视是青少年视力损害的首要原因，且青少年高度近视的患病率也在逐年上升。随着近视度数的增加，眼球前后径逐渐拉长，眼球就像不断膨胀的气球，眼球壁逐渐变薄，最终形成病理性近视。病理性近视眼在受到冲击或震荡时，容易发生视网膜脱离，严重者还会出现黄斑裂孔，导致永久性的视力损伤，甚至失明。最新调查显示，病理性近视已经是我国最常见的致盲原因，在年轻人群中的患病率接近 8%。

“多方合力”，保护儿童青少年视力健康

2018 年 8 月，教育部联合国家卫健委等八部门研究制定《综合防控儿童青少年近视实施方案》，提出了防控儿童青少年近视的阶段性目标：到 2030 年，实现全国儿童青少年新发近视率明显下降，儿童青少年视力健康整体水平显著提升，6 岁儿童近视率控制在 3%左右，小学生近视率降至 38%以下，初中生近视率降至 60%以下，高中生近视率降至 70%以下。为实现上述目标，打赢“视力健康保卫战”，不仅需要国家政策的支持，更需要社会、家庭、学校、医疗机构的共同努力。

中小学生应养成良好的用眼习惯，阅读、写字姿势要正确，不要歪头，眼睛距离书本一尺（33 厘米），手离笔尖一寸（3.3 厘米），胸离桌边一拳；字不要太小，不要看字体太小、间距过密的书；持续用眼 40 分钟后，应休息 10 分钟左右，可闭目养神，也可眺望远方，有条件者可选择户外运动；阅读、写字时，室内光线要适中，尽量采用自然光；避免长时间注视电脑、手机等电子产品，遵守“20-20-20”规定，即看屏幕 20 分钟以后，抬头远眺 6 米外的远处，20 秒以上；不要在走路、乘车时或躺在床上看书；多在自然光线下活动，让眼睛沐浴更多阳光。

家长应为孩子创造良好的护眼环境，及时纠正孩子不健康的用眼行为；注意观察孩子，可每月在家给孩子测视力，若发现孩子有看东西眯眼、皱眉、挤眼、揉眼、斜眼等动作或有视力下降，应及时带孩子去医院就诊。

学校应适当减轻学生负担，平衡室内学习与室外活动时间，注重“智体双修”；改善教室采光和课桌椅设置，每学期进行视力监测和屈光筛查；体育课和课间休息时，应督促孩子们走出教室进行户外活动。

医疗卫生机构应加强宣传力度，建立儿童青少年视力普查、筛查机制，为孩子们建立视觉健康档案，联合社区和学校，使保护视力成为儿童青少年的“必修课”。PM

在青春健康“沟通之道”家长培训课堂上，对“该不该跟孩子谈论避孕”这一问题，超过85%的家长持肯定态度。但是，该怎样跟孩子谈论避孕的话题呢？大多数家长表示，“说不出口”“不知道怎么说”“缺少专业知识”……

与孩子聊聊避孕

中国计划生育协会“青春健康”项目培训师　盛叶华

坦然与孩子聊避孕

家长应根据孩子的年龄和接受程度，抓住教育时机，决定何时讲、讲什么、怎么讲，持科学、自然的态度，不回避、不敷衍、不斥责。面对低龄儿童的发问，家长可借助绘本、卡通视频等，只需解惑即可；与较大的孩子沟通避孕话题时，可以利用一些新闻、案例等展开讨论，家长应多听少说，更多地了解孩子对相关知识的认知和想法，从而帮助和引导孩子推迟第一次性行为，避免意外怀孕，健康度过青春期。

在传授知识的同时，家长还要注意融入价值观和责任感教育，培养孩子学会独立做出健康、安全、负责任的决定和行为。家长应该告诉孩子：不管在任何时候，遇到什么问题，父母都会陪他（她）一起面对并解决问题。家长要注意言行，千万不要让孩子以为发生意外怀孕等问题后会受到责骂。否则，孩子遇到相关问题后会刻意隐瞒，被迫自行去私人诊所，或因盲目等待而延误时机，导致身心受到更大的伤害。

避孕知识知多少

在与孩子谈论避孕前，家长应学习相关知识。比如：什么是避孕，常用的避孕方法有哪些，哪些方法适合青年人，等等。

所谓避孕，就是用科学的方法来阻止和破坏正常受孕过程的某些环节，以避免怀孕。目前，常用的避孕方法有口服避孕药、安全套、皮下埋植避孕剂、宫内节育器、杀精剂等，它们的机制、效果、利弊有所不同。

安全套能阻断精液进入阴道，坚持正确使用，有效率可达98%。其优点是经济、方便、便于携带，既能有效避孕，又能预防艾滋病和某些性病，是青年人的首选避孕方法。

口服避孕药的主要作用是抑制排卵，按说明书正确服用，有效率可达99%以上。其属于非处方药，购买方便，缺点是可能会漏服，或因患有其他疾病而不宜服用。

皮下埋植避孕剂和宫内节育器均属于长效可逆避孕方法，有效率为99%以上。其优点是安全、长效、可逆，缺点是必须由医务人员注射或放置，以及需要定期随访。

对于有需要的青年人而言，使用哪一种避孕方法，应该尊重他们的选择。

这些关于避孕的问题，家长也要了解

● 问题1：体外排精、事后冲洗阴道的方法靠谱吗？

不靠谱。男性在射精前，分泌物中可能混有少量精子进入女方阴道，故体外排精不可靠；精液进入女方阴道和子宫腔内，怀孕的概率较大，事后冲洗阴道不能起到避孕作用。

● 问题2：安全期避孕安全吗？

所谓安全期避孕，又称自然避孕法，建立在月经周期、排卵期规律的基础上。事实上，对于青少年而言，月经周期极易受情绪、生活和学习环境等多种因素影响，排卵期多不稳定，故安全期避孕并不安全。

● 问题3：紧急避孕药是常规避孕方法吗？

紧急避孕药是指在无防护性行为或避孕失败后的一段时间内，为防止怀孕而采用的补救措施。其激素含量较高，会干扰卵巢的正常工作，扰乱月经周期，所以不宜经常使用，更不能作为常规避孕方法。

● 问题4：避孕只是女方的事情吗？

青少年意外怀孕，对男女双方都有伤害。无论男性还是女性，只要不想怀孕（或让对方怀孕），都有提出采取避孕措施的义务和责任。PM

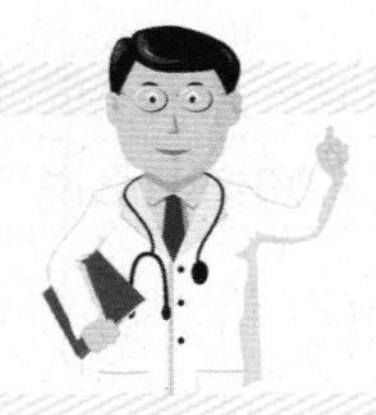

大众导医

网上咨询：popularmedicine@sstp.cn

专家门诊时间以当日挂牌为准

问：月经期可以游泳吗

我很喜欢游泳，但在每个月“大姨妈驾到”的将近一周里，只能“望池兴叹”。我的一个闺蜜说，只要做好相关措施，在月经期也可以游泳；我妈妈说，月经期游泳和洗冷水澡差不多，对身体不好。我该听谁的呢？

上海 何女士

复旦大学附属妇产科医院妇科内分泌与生殖医学科主任医师邹世恩：很多女性对月经期有诸多误解，觉得有“大姨妈”在，就不能运动，更别提下水游泳了。其实，游泳是很好的运动，有游泳习惯的女性在月经期没有必要停止游泳。针对女性游泳运动员的研究也发现，月经期仍然可以继续进行游泳训练，只要根据生理反应调整训练项目和运动量即可。女性在月经期游泳，应重视热身运动，并做好防护措施，选择合适的“伴侣”，如卫生棉条、月经杯等。有些人认为，月经期游泳相当于洗冷水澡，对健康不利。其实，游泳过程中，人体血液循环加速，反而会令人觉得暖暖的，与洗冷水澡不是一回事。除游泳外，有锻炼习惯的女性也没必要在月经期停止其他中低强度的运动，如跳舞、跑步、瑜伽等。

专家门诊：周一下午（黄浦院区）

周四全天（杨浦院区）

问：针灸科的“烤灯”能否居家使用

我有腰痛的老毛病，最近去医院做针灸治疗，发现针灸科的“烤灯”照在身上很舒服，想买个在家里用，可以吗？有哪些使用注意事项？

江苏 涂女士

上海中医药大学附属岳阳中西医结合医院针灸科主任医师鲍春龄：这种灯叫“TDP 治疗器”，有台式、立式等不同类型，治疗头可多方位调节，操作简单，可用于家庭日常保健和辅助康复治疗，适用于慢性肌肉劳损、软组织损伤、胃肠功能紊乱等情况。居家使用时，应严格按照说明书操作，并注意以下问题：使用时勿接触灯罩，以免被烫伤，使用后要及时关闭电源；身体照射部位与其距离不要太近，以 30 ~ 50 厘米为宜，否则容易发生皮肤灼伤；照射时间以 20 ~ 30 分钟为宜；使用结束后要注意保暖，不能受凉；发热、开放性肺结核、严重动脉硬化、出血性疾病患者及怀孕女性不宜使用；生活不能自理或存在感觉减退的患者，应在他人监护下使用。

专家门诊：周六下午

问：老年人的膝关节“十字韧带”损伤因何而起

贵刊上一期的文章《“十字韧带”受伤，膝关节不稳》一文中提到，膝关节十字韧带的损伤多发生在中青年人，一般因外伤所致。我妈妈今年 70 岁，膝关节没有受过外伤，磁共振报告上却写着十字韧带损伤，这是怎么回事？

浙江 王先生

上海交通大学医学院附属仁济医院骨关节外科副主任医师杨春喜：外伤导致的膝关节十字韧带损伤多发生在中青年人，60 岁以上的人很少发生。但老年人若因膝关节疼痛而进行磁共振检查，往往也会在报告上看到“膝关节退变，十字韧带、半月板损伤”等字样。这是因为，在 60 岁以上的老年人中，约 50% 存在不同程度的膝关节骨关节炎，也就是膝关节退变，半月板和十字韧带有退变和磨损。这类患者中，病情严重的需要进行截骨矫形术或膝关节置换术，但多数不需要针对十字韧带进行治疗。

专家门诊：周一下午、周四上午（东院）

特需门诊：周一上午（西院）

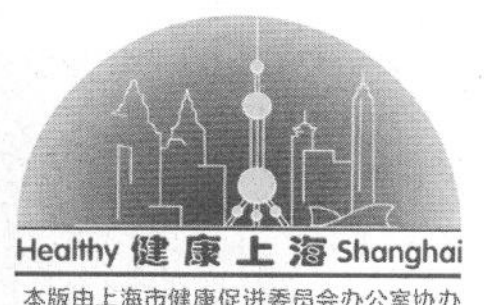
Healthy 健康上海 Shanghai
本版由上海市健康促进委员会办公室协办

上海浦东联洋新社区健康服务中心创立人高利民扎根社区公益事业，深耕社区健康知识传播、健康生活方式推广、健康技能传授十余年，曾获2013年度浦东新区建设健康城区先进工作者、2013年度浦东新区青年岗位能手、2015年“花木好人”等荣誉。他说，看到越来越多的居民注重健康自我管理、获得健康收益，是他最幸福的事。

高利民：教居民当好自己的健康“管家”

本刊记者　王丽云

2008年，高利民从上海中医药大学毕业，获得中医内科学硕士学位，但他没有按常规去医院当一名医生，而是选择了创业，从事社区健康促进工作。这缘起于一段志愿者经历。2007年，他定期以志愿者身份在浦东新区联洋社区参与便民服务，如量血压、健康咨询等。在志愿服务中，善于思考的高利民发现了一些现象：一是尽管这里的居民文化程度较高，但健康意识和健康知识非常缺乏；二是经过他的指导，很多居民的血压、血糖、血脂等指标在一段时间后发生了明显变化，健康状况有所改善。这让他看到了居民的健康需求，以及社区健康促进的意义。因此，高利民硕士毕业后毅然决定投身社区，创立了上海浦东联洋新社区健康服务中心，为居民提供健康管理服务。

慢病管理，帮患者改善健康状况

创业之初，高利民就认为，在个人健康管理方面，居民应由治疗向预防和康复转变，重视生活方式的改变，这样才能更好地进行慢性病防治。他从居民需求出发，策划了慢性病俱乐部项目，并受到浦东新区花木街道的重视。该项目以居委会为单位，每个居委会根据实际情况成立小组，包括高血压自我管理小组、糖尿病自我管理小组、健康自我管理小组等，通过系列健康教育课程和个人行为危险因素干预指导等，提高高血压、糖尿病等慢性病患者的自我管理能力，改善健康状况和生活质量。项目实施后，很多居民的健康素养大幅提升。

为了更好地适应居民的健康需求，帮助居民提高健康自我管理水平，高利民不断优化健康自我管理小组运行模式和内容，从单纯的“带小组”拓展至“能力培训”，也就是传授如何“带小组”。2015年，他提出“1+2管理团队”模式，即每个小组配备1名有医学背景的核心人物和2名助手，并进行一系列培训，以提升管理团队综合能力。在小组活动内容优化上，他充分动员相关高校、医院、社区资源，推出“点单式”课程，包含20余项讲座和互动，如膳食交流活动、健康运动教学、趣味运动会、端午香囊DIY、刮痧疗法、艾灸疗法等，小组可以根据自身需求“点单”。在新冠肺炎疫情期间，高利民和他的同事们还推出了网络课程，让组员在家也能学习。

近年来，除了针对慢性病患者开展健康自我管理教育，高利民还针对中青年人、白领、学生等人群，开展“新家庭”“炯炯少年”等项目，帮助人们提升心理健康水平、改善家庭关系，以及保护儿童视力。为了提高心理健康服务水平，他还专门报考了心理学专业，正在攻读博士学位。

“乐巢”，助老人健康居家养老

中国是世界上老龄化最快的国家之一。2009年，针对老年人的慢性病服务和管理需求，高利民策划了“乐巢”健康居家养老项目，并推动政府购买服务。该项目以社区慢性病自我管理小组为依托，通过开展健康讲座和健康咨询、同伴教育、提供上门康复治疗服务等形式，增加老年人的健康知识，提高老年人的健康意识，培养老年人的自我康复能力，提高老年人的幸福感，探索社区居家养老与慢性病管理相结合、慢性病居家自我监测与康复相结合的新模式。目前，“乐巢”项目在浦东新区爱卫会的支持和指导下，已在浦东新区广泛开展，服务了一大批老年人。PM

肌肉“崩溃”，小心横纹肌溶解综合征

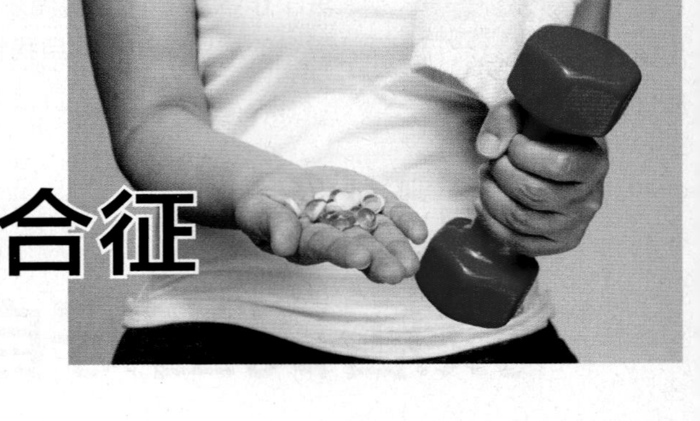

复旦大学附属中山医院肾内科副主任医师　薛 宁

生活实例

炎炎夏日，由于新冠疫情而在家“蛰伏”数月的健身爱好者王先生胖了 8 千克，体脂猛增。看着日渐臃肿的身材，王先生决定恢复健身。急于求成的他不断给自己“加码”，跑步、“撸铁”、卷腹……第二天一早，他浑身酸痛、倍感疲倦，体温 38.7℃，尿液呈酱油色，尿量明显减少。王先生赶紧到医院检查：尿隐血 ++++，尿红细胞阴性；血白细胞、中性粒细胞百分比、血尿酸、血肌酐等指标大幅升高。医生告诉王先生，这是剧烈运动后出现的横纹肌溶解综合征伴急性肾损伤，需要补液、抗炎等治疗，同时叮嘱他多饮水，记录每日饮水量和尿量。王先生听了医生的话，感到一头雾水：什么是横纹肌溶解综合征？我为什么会得这个病？我还能继续健身吗？以后要注意些什么？

横纹肌细胞“溶解”，后果不容小觑

骨骼肌和心肌的肌纤维都有明暗相间的横纹，故称横纹肌，其肌纤维较短，因此比较“脆弱”。横纹肌溶解综合征是指由各种原因导致横纹肌损伤，引起大量横纹肌细胞内的肌红蛋白、肌酸激酶同工酶及乳酸脱氢酶等成分进入血液循环，导致机体内环境紊乱及脏器功能损害的一组临床综合征。

横纹肌细胞破坏崩解，不仅可产生肌红蛋白，堵塞肾小管，导致急性肾损伤（急性肾功能衰竭），出现血尿素氮、肌酐异常升高，电解质紊乱（血钾、血磷升高，血钙降低），酸碱平衡失调（代谢性酸中毒），甚至造成少尿或无尿，需要透析治疗。此外，横纹肌细胞溶解还能激活免疫细胞，启动炎症反应，导致多器官功能损害，危重者可有弥散性血管内凝血、心搏骤停等致死性表现。有数据显示，横纹肌溶解综合征的死亡率为 8%~ 10%，若并发急性肾损伤，死亡率可达 42% ~ 51%。

值得注意的是，由于肌酸激酶不仅存在于骨骼肌中，还存在于心肌、脑等多种组织器官中，故在诊断横纹肌溶解综合征前，须排除急性冠状动脉综合征。后者在发生早期也可出现血清肌红蛋白、肌酸激酶、乳酸脱氢酶等升高，但伴有典型的心前区压榨性疼痛，心电图检查提示特异性缺血性改变。

除运动外，药物也可引起横纹肌溶解综合征

横纹肌溶解综合征的发病机制目前尚不完全明确，但肌纤维破坏的共同途径都是细胞内游离钙离子升高。寻找病因是确诊后的重要任务，引起横纹肌溶解综合征的因素可以分为机械因素和非机械因素。

机械因素包括肌肉过度运动或制动、肌肉挤压与创伤（骨折、挫伤、烧伤等）、癫痫发作、电击、休克后机体缺血缺氧、热射病等。其中，运动导致的横纹肌溶解是最为常见的病因，多见于过量体育锻炼和军事训练，特别是在水分补充不足的人群中更常见。

非机械因素包括药物（占80%）、毒物、感染、内分泌疾病、基础肌病或肌肉代谢缺陷。在药物因素中，服用调脂药物引起的横纹肌溶解最为常见，他汀类（辛伐他汀、阿托伐他汀、普伐他汀、氟伐他汀、瑞舒伐他汀等）和非诺贝特、苯扎贝特、吉非罗齐等调脂药物均可导致横纹肌溶解综合征。其次是部分抗病毒药物、抗生素、抗精神病药、抗肿瘤药、非甾体抗炎药等。有报道显示，单药即可导致横纹肌溶解综合征（占65.7%），也可由联合用药（服用2种或2种以上药物）造成（占34.3%）。值得注意的是，中草药引起横纹肌溶解综合征的病例并不少见。酒精、甲基苯丙胺（冰毒）、可卡因、海洛因等导致的横纹肌溶解综合征也常有报道。

近80%的甲状腺功能减退患者存在乏力、肌痛、肌肉痉挛、肌肉僵硬等肌肉症状，伴有肌酸激酶水平升高。糖尿病患者合并横纹肌溶解综合征的概率约为10%。肌营养不良、多发性肌炎、低钾血症、脂肪累积性肌肉病、线粒体代谢异常等也可导致横纹肌溶解综合征。

血清肌酸激酶：敏感的诊断指标

实验室检查是诊断横纹肌溶解综合征的重要依据。其中，血清肌酸激酶是最敏感、可靠的指标，一般在运动或创伤后12小时内开始上升，24～48小时后达到峰值。在尿液检查中，尿肌红蛋白、尿蛋白、隐血呈阳性，但镜下检查不见红细胞，可见棕黄色肌红蛋白管型。

机械因素所致横纹肌溶解综合征均有运动或损伤相关病史，患者常表现为肌肉肿胀、疼痛、尿色加深如浓茶样或酱油样，伴全身无力。病情严重者有发热、心动过速、恶心、呕吐、尿量减少，严重者可有精神症状，出现嗜睡，甚至昏迷。

非机械因素所致横纹肌溶解综合征由于病因不同，临床表现也各不相同，肌肉疼痛、僵硬、无力、尿色加深等症状未必同时出现，但均可有不同程度的血清肌酸激酶水平持续升高。

早诊早治：良好预后的关键

横纹肌溶解综合征的治疗原则以防止肌纤维进一步损伤，预防急性肾损伤的发生，及早辨别危重并发症为主，要点如下：

❶ **找病因** 就诊时，患者应提供近日的详细饮食、药物使用和运动情况。

❷ **对因治疗** 运动性横纹肌溶解综合征患者以休息为主；癫痫患者应控制肌肉痉挛；缺血、缺氧所致横纹肌溶解综合征患者以改善循环为主，必要时去除坏死肌纤维；药源性横纹肌溶解综合征患者应停止使用可能致病的药物，控制感染，纠正代谢异常，抑制肌红蛋白持续入血。

❸ **扩充血容量** 在不影响患者心脏功能的前提下，积极扩充血容量。患者应多饮水。

❹ **碱化尿液** 使用碳酸氢钠碱化尿液，防止肌红蛋白管型堵塞肾小管，使尿液pH维持在6.5以上，同时纠正代谢性酸中毒及高钾血症。

❺ **血液净化治疗** 必要时，急性肾损伤患者可采用血液净化治疗，以促进肾功能的恢复，减少并发症发生。

横纹肌溶解综合征的预后取决于是否早期发现、早期治疗。一般来说，患者病情严重程度及预后与血肌红蛋白升高程度相关。血肌红蛋白水平越高，肾损伤程度越严重，预后越差。如果肾脏功能尽早恢复，大部分患者预后良好。因此，患者应早期积极治疗、及时去除病因，密切监测血清肌酸激酶及肌红蛋白，尽可能避免肾功能异常。

“先知先觉”：把好自己的“健康关”

运动和药物是导致横纹肌溶解综合征的最常见病因，该如何预防呢？

预防运动性横纹肌溶解综合征的措施有：首先，运动时间、运动强度等须循序渐进，尤其是长期缺少运动或体质较弱者，须进行适应性训练；其次，避免在炎热、阳光直射及闷热环境下进行大运动量训练；再次，运动中须及时补充水分，从事长时间户外运动训练者可补充电解质溶液，宜少量多次饮水。

预防药源性横纹肌溶解综合征的措施有：首先，重视医生在用药前告知的药物不良反应，按照医嘱定期随访相关指标，包括肌红蛋白、肌酸激酶、肾功能、肝功能等。其次，用药期间关注是否有肌痛、乏力、尿色加深等症状；若有，应即刻停止服药，多饮水，多排尿，并立即就医。

另外，注意个人防护，避免感染也是预防横纹肌溶解综合征的重要手段。PM

逐个击破有关骨骼的七个谣言

复旦大学附属中山医院　齐璐璐　冯 颖
审核／复旦大学附属中山医院老年科主任医师　沈继平

血钙正常，说明不缺钙，不需要补钙

辟谣：血钙并不是判断机体是否缺钙的指标。

分析：血钙水平受体内多种激素的调控，如甲状旁腺素、降钙素等，一般稳定保持在正常范围。当钙摄入不足或丢失过多而导致机体缺钙时，骨骼中的钙会释放到血液中，以维持血钙的稳定。也就是说，血钙并不是判断机体是否缺钙的指标。原发性骨质疏松症患者即便发生了严重骨折，其血钙水平也依然是正常的。

谣言二：喝咖啡会导致骨质疏松

辟谣：适量喝咖啡不会导致骨质疏松。

分析：很多人认为，喝咖啡会使骨骼中的钙大量流失，从而导致骨质疏松。其实不尽然。咖啡中含有的咖啡因虽然会增加尿钙的排泄，但其作用与摄入量成正比，只有长期、大量饮用咖啡（每日摄入咖啡因＞300 毫克，3～4杯咖啡）才会增加骨质疏松的发生风险。如果每天仅喝1杯咖啡，并不会导致骨质疏松。

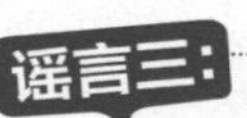

治疗骨质疏松症，只要补钙就行了

辟谣：单纯补钙治不好骨质疏松。

分析：骨质疏松症的治疗目的是提高骨量、增强骨强度和预防骨折。治疗措施包括生活方式干预（适当增加运动、纠正不良饮食习惯、戒烟、防止跌倒等）、补钙和维生素 D，必要时须配合药物治疗。

谣言四：长“骨刺”，说明骨质过多，不能补钙

辟谣：“骨刺”是关节退化过程中所伴随的一种现象，并非骨质过多。

分析：人体的关节随年龄增长而退化，当骨与软组织“接壤”的地方因长时间承受压力、拉力，造成关节与关节间的软骨渐渐失去水分和弹性时，关节边缘就会形成赘生物，即“骨刺”。实际上，骨质增生并不是“骨质过多”的意思，而是骨关节的退行性变。骨质增生与骨质疏松症往往同时存在。骨质增生患者若合并骨质疏松，应在医生指导下合理补钙。

谣言五：吃啥补啥，喝骨头汤可以补钙

辟谣：骨头汤含钙量不高。

分析：很多老年人认为，多喝骨头汤能补钙，可以预防骨质疏松。这个观点是错误的。骨头汤虽然美味，但用它来补钙就不合适了。因为骨头中的钙主要是以磷酸钙的形式存在，不溶于水，骨头汤里的钙质其实是微乎其微的，根本起不到补钙的作用。

谣言六：腰痛就是患了“腰突症”

辟谣：导致腰痛的原因很多，并非都是“腰突症”所致。

分析：引起腰痛的原因很多，脊柱病变、腰肌劳损、血管病变、神经病变、骨质疏松等，都可能导致腰痛。同时，虽然腰痛是大多数腰椎间盘突出症（简称“腰突症”）患者最先出现的症状，但并非唯一症状。约 10% 的腰突症患者仅表现为腿痛，而没有腰痛；有些患者会有不同程度的坐骨神经痛；有些患者甚至有颈部不适、下腹不适等。因此，腰痛患者一定要去正规医院就诊，千万不要凭感觉自我诊断，以免贻误治疗时机。

谣言七：“伤筋动骨一百天”，静养为好

辟谣：“伤筋动骨”后，适当活动才是正确做法。

分析：不少骨折患者受到“伤筋动骨一百天”说法的误导，选择长时间卧床静养，不敢活动，结果出现关节僵硬、肌肉萎缩等并发症。对骨折患者而言，越早开始功能锻炼，康复效果越好。PM

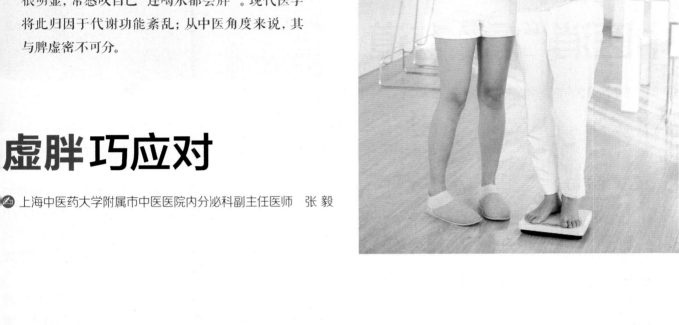

"欲把西湖比西子，淡妆浓抹总相宜"。爱美的姑娘们都希望自己如西子般身材窈窕、纤纤动人。但现实中，不少人虽然进食不多，体重增加却很明显，常感叹自己"连喝水都会胖"。现代医学将此归因于代谢功能紊乱；从中医角度来说，其与脾虚密不可分。

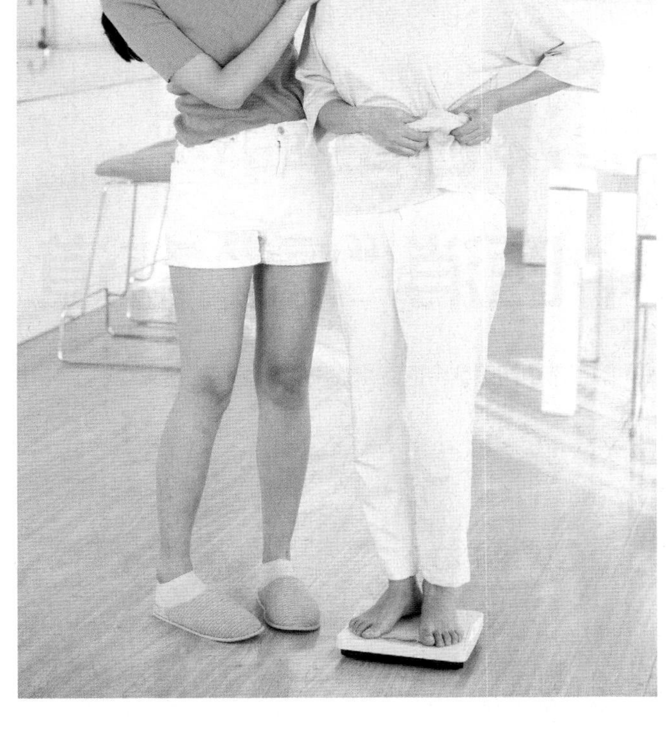

虚胖巧应对

上海中医药大学附属市中医医院内分泌科副主任医师　张 毅

脾被称为后天之本，主要功能是运化。一方面，"脾主升清"，脾运化吸收食物中的营养物质（中医称为水谷精微），传送到全身五脏六腑、四肢百骸，给机体生命活动提供能量，即《黄帝内经》所说的"清阳出上窍、清阳发腠理、清阳实四肢"。如果脾的运化功能失常，食物精华不能被有效利用，机体的生命活动缺乏动力，人就会表现为食量不大，吃多了腹胀，大便有时不成形，进食生冷食物后腹泻，皮肤油腻，肌肉松弛、不紧致，疲劳乏力，易出汗。另一方面，脾负责运化水湿，配合肺、肾、三焦、膀胱等脏腑共同维持水液代谢的平衡。如果脾运化水液的功能发生障碍，水湿则会积聚于体内，导致体重增加，甚至水肿。

虚胖者往往舌体胖，舌质淡，舌边有齿印，舌苔比较厚腻。有哪些方法可以应对虚胖呢？

❶ 健康生活

《黄帝内经》云："饮食自倍，肠胃乃伤"，提示我们饮食要适量、有度；又云："脾为阳脏，喜燥恶湿"，提示我们不可过食生冷油腻等易损伤脾胃、积湿生痰的食物。另外，适当运动有利于周身阳气的输布，也有助于缓解脾虚的症状。

❷ 药物调理

中药健脾化湿、宣通阳气可以调理脾胃功能，扭转虚胖者机体"清阳不升，浊阴不降"的状态，从而起到纤体的效果。

❸ 自我保健

经常食用山药、薏苡仁等健脾利湿食物；按揉足三里穴、丰隆穴；饮用以下两则茶饮，对脾胃功能欠佳的虚胖人群有一定帮助。PM

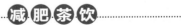

减肥茶饮

- **轻身饮：** 玫瑰花2朵，炒麦芽6克，生山楂6克。冲泡代茶长期饮用。

【功效】 健运脾胃，行气消食。

- **升清饮：** 荷叶3克，陈皮3克，炒薏苡仁5克。冲泡代茶长期饮用。

【功效】 健脾升清祛湿。

治淋巴结结核，中医消“瘰”有道

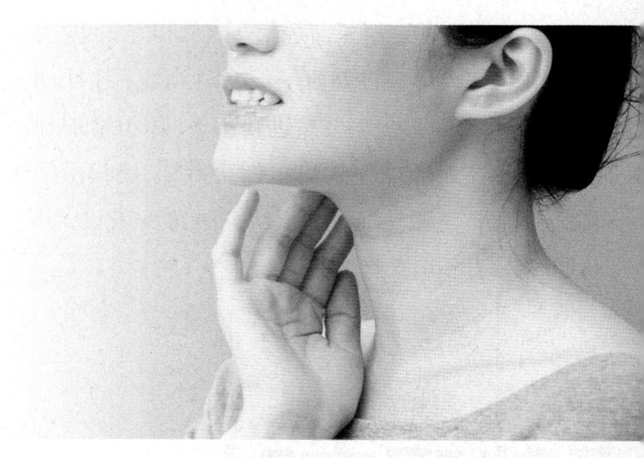

南京市中西医结合医院瘰疬科主任医师　钮晓红

医生手记

有位千里迢迢来住院治疗的患者给我留下了深刻印象。有一天，我在查房时接到她的求助电话，她颈部长了一串包块，确诊为淋巴结结核，抗结核治疗了数年，肿块仍逐日增大，慢慢融合成一个大包块，皮肤变红，局部破溃流脓。治病心切的她又服用了很多民间偏方，导致急性重型肝炎，经过抢救才脱离危险。入院后，我们为她制定了以中医药为主、中西医结合的抗结核治疗方案，兼顾保肝健脾胃，同时用中药外敷去除腐烂组织。待结核病灶缩小后，我们为她进行了手术切除。一个月后，患者痊愈出院。

“瘰疬”在两千多年前的《黄帝内经》中即有记载，民间俗称“疬子颈”或“老鼠疮”。其特点是：在颈腋部皮肉间出现大小不等的肿块，初如豆粒，后若梅李，累累相连如贯珠，日久成脓，溃后脓水淋漓。宋代窦汉卿在《疮疡经验全书》中阐述本病可有“按之则动而微痛”的局部症状，伴有“午后微热或夜间口干，饮食少思，四肢倦怠”的全身不适。

现代医学将瘰疬称为淋巴结结核。结核病分为肺结核和肺外结核。发生于肺以外的结核病统称肺外结核病，包括淋巴结结核、乳腺结核、腮腺结核、骨与关节结核、胸壁结核、肠结核等。淋巴结结核是肺外结核病中最常见的一种，约占所有结核病的20%，肺外结核的30%～40%。淋巴结结核可发生于任何年龄段，以40岁以下人群为主，女性患者多于男性，且妊娠早期和产后1年内发病率更高。劳累、忧思多虑、熬夜、免疫力下降常为其诱因。

治疗瘰疬，西医常采用基础治疗（2～3种抗结核药物内服）、局部换药治疗或手术治疗（手术切除窦道、溃疡），但治疗难点在于，内服抗结核药物对于局部结核性病灶的疗效不明显，窦道按常规的局部处理不易愈合。而中医辨证论治配合规范的西药抗结核治疗，往往能达到较好的疗效。

分期施治，内外结合

中医认为，瘰疬多由痰湿凝聚而成。中医所说的痰是由水液代谢障碍所形成的较稠浊的病理产物，不仅指咳吐出来有形可见的痰液，还包括停滞在脏腑或经络中的痰。瘰疬的发生或由于平时忧虑多思，情志抑郁，劳逸失度，日久肝郁脾虚，水湿内停，阻塞经络，聚而生痰；或由于肺肾阴亏，痰热内生结于颈项，继而热盛肉腐成脓，久则溃破不愈。

瘰疬病程可分为硬结期、脓肿期、破溃期三期，宜采取内治与外治相结合、全身治疗与局部治疗相结合、辨病与辨证相结合的特色疗法。我院研发出一系列院内特色制剂，包括瘰疬宁胶囊、内消瘰疬片、消瘰冲剂、消疬膏等内服制剂，以及化痰解凝糊、滋阴降火糊等外敷制剂，可根据不同情况选用。

外治法是中医外科治疗瘰疬的特色疗法，目前，常用外治法有贴敷、超声药物导入、熏蒸、切开引流、祛腐提脓、灌注、生肌收口等。中药直接作用于疮面的外治法，具有祛腐拔毒、提脓敛疮、生肌收口的优势；非药物疗法则具有调和气血、疏通经络、扶助正气的功效。外治法需辨别患者局部皮肤色泽，脓液气味、稀稠度，腐肉量等，分期施治。

治疗疗程分为两个阶段：第一阶段为强化治疗，一般住院1个月左右，控制全身症状，去除局部病灶；第二阶段为巩固治疗，指出院后每月至门诊复诊，巩固疗效，避免反复。在我院接受治疗的患者，痊愈率可达98%以上。

硬结期（初期）：疏肝理气，化痰散结

瘰疬初期患者常见肝郁痰凝证，起病缓慢，可见颈部核块如豆，一个或数个不等，孤立或呈串珠状排列，质地较硬，按之坚实，推之可移，皮肤颜色不变，温度不高，触之无明显疼痛，患者基本无全身症状。治疗宜疏肝理气、化痰散结。内服瘰疬宁胶囊、内消瘰疬片；外用化痰解凝糊等局部外敷，或用化痰解凝方做局部熏蒸治疗，或配合超声药物透入治疗。待肿块局限后，行淋巴结结核切除术。

脓肿期（中期）：托毒透脓或滋阴降火

瘰疬中期患者多为热郁肉腐证，表现为颈部核块逐渐增大，相邻的肿块融合成团，活动受限，皮温稍热，皮色微红，渐感疼痛，有轻微波动感。治疗宜托毒透脓，内服瘰疬宁胶囊或消瘰丸合透脓散加减。

此期患者也可见阴虚火旺证，表现为局部肿硬或脓肿破溃，流出稀薄脓液，夹有败絮状物，日久不愈合，周围皮肤黯红，疼痛不显，可兼有午后潮热、盗汗、两颧潮红、心烦失眠等全身症状。治疗宜滋阴降火，内服消瘰冲剂或六味地黄丸合清骨散加减。

外治时，可用滋阴降火糊外敷，或滋阴降火方局部熏蒸治疗， 视病情轻重决定熏蒸时间及次数。 脓成未“熟”时，可用千捶膏外敷局部， 并配合超声药物透入治疗；脓肿“成熟”，局部红软范围较大者，应及时行低位脓肿切开引流术。如脓腔有分隔，尽量打开所有分隔，清除败絮状坏死组织，保持脓液引流通畅。术后用泽及流浸膏纳米材料等引流，去除脓液及坏死组织。

破溃期（后期）：益气养血，补虚扶正

瘰疬后期患者可见气血两虚证，表现为脓水稀薄淋漓，疮周皮色黯红，局部形成窦道，或呈潜行性空腔，久不愈合，或愈后复发。治疗宜益气养血、补虚扶正，内服消疬膏或香贝养荣汤加减。

外治时，对脓肿切开或自行溃破后脓液稀薄，疮口久不收敛，形成窦道，且溃口周围出现肿胀者，可行病灶清创术；对溃口腐肉未去者，选用泽及流浸膏纳米材料或九一丹掺于医用凡士林油纱条等引流，可使病变坏死组织逐渐脱落；对腐肉已脱、脓腐已尽、肉芽红活，但新肌难生者，用生肌散或生肌玉红膏外敷患处。

“正气”存内，防“邪”入侵

每个人都有可能接触到结核菌，但不是所有人都发病。中医认为，“正气存内，邪不可干”“精神内守，病安从来”。“正气”指人体的抵抗力，“邪”指病毒、细菌等外来入侵者。提高自身免疫力，保持心情舒畅，避免情志抑郁与劳神过度，保持良好的生活习惯，起居规律、不熬夜，对预防本病及本病的康复都非常重要。

另外，结核病患者应注重营养均衡，注意饮食宜忌。宜食健脾养胃、滋阴降火的食物，如芋艿、山药、荸荠、马铃薯、藕、百合、莲子、芡实、绿豆、赤豆、海带、海蜇、黑鱼、黄鳝、鳗鱼、鸽子、马兰头、丝瓜、蚕蛹等。忌食或慎食辛辣伤津、生痰动火的食物（即通常所说的“发物”），如猪头肉、公鸡、鹅、鲤鱼、黄鱼、虾、蟹、螺蛳、春笋、芥菜、大蒜、辣椒、洋葱、韭菜等。PM

专家简介

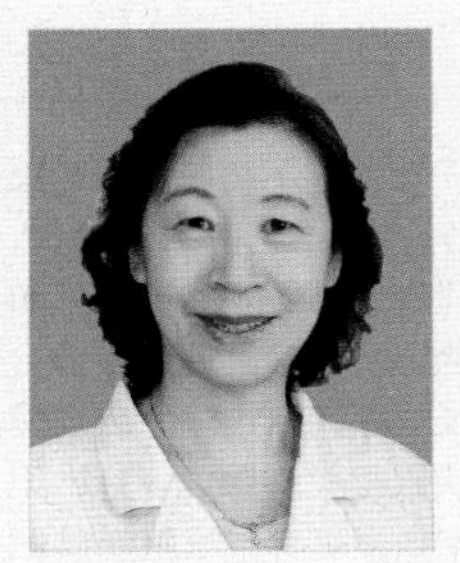

钮晓红 南京市中西医结合医院瘰疬科主任医师、教授，江苏省名中医，世界中医药学会联合会外科专业委员会副会长，中华中医药学会外科分会常务委员，江苏省中西医结合学会外治法专业委员会副主任委员。擅长淋巴结结核、皮肤结核等肺外结核病的治疗。

突眼是弥漫性甲状腺肿伴甲亢（Graves病，简称GD）的常见症状，25%～50%的GD患者可见突眼。突眼按病情严重程度可分为非浸润性和浸润性。浸润性突眼也称甲状腺相关性眼病(TAO)，病变累及眼眶结缔组织，大量脂肪和细胞外基质堆积于眶内，导致眼球突出、眼球运动障碍、眼睑挛缩、复视、暴露性角膜炎、角膜穿孔、压迫性视神经病变，甚至失明。近年来，由于遗传及环境等因素的影响，TAO发病率逐年上升，占国内外成年人眼眶病发病率的首位。男、女发病率分别为2.9/10万、16.0/10万。

难治突眼，良方可平

上海中医药大学附属龙华医院内分泌科主任医师　李 红

中医治突眼有特色

TAO 按病情发展分为活动期和非活动期。西医内科治疗活动期 TAO 以免疫抑制为主，使用糖皮质激素治疗可以减轻局部炎性反应，改善局部症状，部分患者疗效较好，但部分患者无效或停药后复发。对非活动期 TAO，采用免疫抑制治疗效果欠佳，目前国际相关指南仅推荐手术治疗，以改善眼部症状，但多数患者难以接受。因此，开发疗效好、易被患者接受且毒副作用小的方案，是亟待解决的临床问题。

中医古籍中有风热毒邪壅阻、涩滞眼络，导致鹘眼凝睛、鱼睛不夜（目珠日渐胀起，赤痛坚硬，如鹘鸟之眼或鱼眼，开闭、转动困难，故名）的记载，其症状相当于现代医学的活动期 TAO。对非活动期 TAO，古籍尚无记载。我总结数十年治疗 TAO 的临床经验，认为 TAO 当分期辨治。

活动期 TAO 可分为三种类型。

❶ **风毒肝火、上攻眼目型：** 表现为目突，眼球或球后疼痛感，结膜、眼睑充血，畏光流泪，心烦易怒，怕热多汗，大便秘结，舌红、苔黄，脉洪数有力。治疗当疏肝泻火，清热解毒。常用药物有柴胡、防风、黄芩、玄参、芒硝、大黄、桔梗、茺蔚子、白花蛇舌草等。

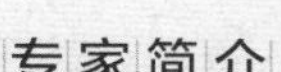

❷ **肝郁脾虚、痰饮积聚型：** 表现为目突，眼睑或球结膜水肿，眼球或球后胀痛，胸闷、喜叹息，或胸胁窜痛，大便时溏，舌淡红、苔薄白，脉弦。治疗当疏肝健脾，化痰利水。常用药物有白芍、柴胡、茯苓、白术、车前子、法半夏、厚朴、生胆南星等。

❸ **阴虚火旺、气滞痰凝型：** 表现为目突，红肿刺痛，结膜、眼睑充血，干涩无泪，畏光羞明，复视，耳鸣，五心烦热，咽干口燥，舌红、少苔，或见剥苔，脉细数。治疗当滋阴降火、行气化痰。常用药物有柴胡、牡丹皮、白芍、女贞子、生地黄、谷精草、麦冬、枸杞子、玄参、青葙子等。

非活动期 TAO 可分为两种类型。

❶ **气阴两虚、痰瘀阻滞型：** 表现为单侧或双侧眼球突出，转动受限，眼球胀痛，视物不清，易于疲劳，气短乏力，自汗盗汗，咽干，面色无华，便溏或便秘，舌淡、苔少，边有齿痕，脉虚细数。治疗当益气养阴，化痰祛瘀。常用药物有瓜蒌、白薇、黄芪、丹参、石斛、菊花、枸杞子、密蒙花、谷精草等。

❷ **阳气亏虚、痰瘀阻滞型：** 表现为单侧或双侧眼球突出，转动受限，眼球胀痛，视物不清，恶寒，四肢不温，乏力，自汗，大便溏涩不爽，小便清长，舌质呈淡青紫色、苔白腻，脉沉细涩。治疗当益气温阳，化痰祛瘀。常用药物有黄芪、仙灵脾、丹参、白芥子、附子、肉桂、党参等。

平目汤，顽固突眼的良方

大多数非活动期 TAO 患者表现为阳气亏虚、痰瘀阻

专家简介

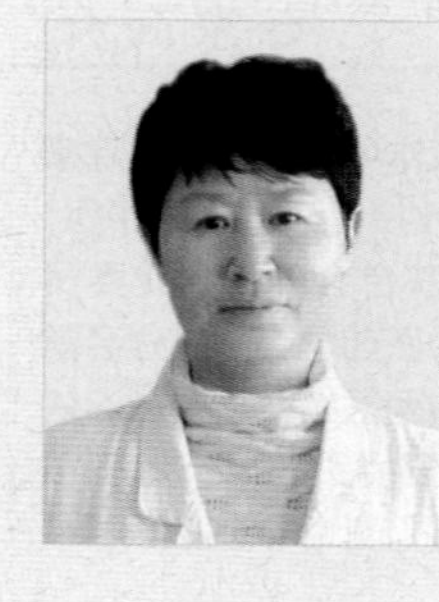

李 红　上海中医药大学附属龙华医院内分泌科主任医师、教授、博士生导师，世界中医药学会联合会糖尿病分会常务理事，上海市中西结合学会内分泌专委会副主任委员。擅长中医药治疗糖尿病及其并发症，以及甲状腺相关性眼病、桥本甲状腺炎、亚急性甲状腺炎等甲状腺疾病。

揉按缓腰痛

上海中医药大学附属曙光医院
针灸科副主任医师　王 波

腰痛是一种常见症状，多发生在背后脊柱正中及或左或右的部位，也有双侧均痛者。疼痛中心多在平骨盆最高点的连线（系腰带的位置）或上下，也有沿一侧臀、腿延伸，甚至延伸至小腹部、腹股沟的情况。腰痛可急性发作，也可缠绵数月至多年，慢性腰痛者常有突然加重的情形。

引起腰痛的原因很多，既有全身疾病，也有腰腹部局部病变。其中，腰肌劳损是最常见的原因。腰肌劳损常由重复动作、用力不当、站坐卧姿势不良、感受风寒湿等引起，多为慢性发病，时轻时重，除疼痛外，还有活动范围受限、无力感等症状，常随天气、湿度、温度、劳逸、情绪等的变化而变化。

中医认为，感受风寒、坐卧湿地使寒湿之邪入侵，或重复动作、用力不当、姿势不良使瘀血阻滞，都会导致经过腰部的督脉、膀胱经、胆经、肾经、带脉等经络及相应经筋部位气血不畅或不足，从而引起腰部疼痛、无力、活动受限。针灸、推拿、中药内服或外敷等方法，能畅通气血运行，充养经络、经筋，从而缓解腰痛、无力、活动受限等症状，这就是中医常说的“不通则痛，通则不痛”。

腰肌劳损作为一种慢性病，除积极治疗外，自我防护也非常重要，包括保暖，避风、寒、湿，正确地坐、卧、站，合理锻炼，以及保持心情舒畅。穴位按摩也是缓解腰痛、预防发作的好办法。本文给大家介绍三个穴位和两个护腰动作。

滞证候。这是我们团队从 2000 年起开展系统研究、广泛积累病例后总结出的临床经验。当 TAO 发展至非活动期，患者发病已久，阳气渐渐亏损。一方面脏腑气化功能失常、水液代谢障碍，从而痰饮积聚；另一方面阳气推动血行和温煦血液的功能减弱，从而血凝不畅，最终导致痰瘀互结，阻滞于经脉则影响气血运行，凝聚于目，则目突经久不愈。此类患者不仅单侧或双侧眼球突出，转动受限，眼球胀痛，视物不清，还伴有怕冷、四肢不温、乏力、自汗、大便溏稀不爽、小便清长等全身症状。患者舌质往往呈淡青紫色，苔白腻，脉沉细涩。

我将海派中医“徐氏儿科”流派“扶正温阳”的学术思想创新性运用于非活动期 TAO 的临床实践中，提出益气温阳、化痰祛瘀的治则，结合多年临床实践，总结形成经验方——平目汤。平目汤作为上海中医药大学附属龙华医院院内协定方，已使用近 20 年，方由黄芪、仙灵脾等六味药组成。若患者伴有目胀痛流泪，可加用生栀子、白菊花、桑白皮等；伴有视力下降，可加用青葙子、密蒙花、女贞子、菟丝子；伴有复视，可加用覆盆子、鬼针草、白附子。一个疗程为 6 个月。临床研究结果显示，使用平目汤治疗一个疗程，可降低患者突眼度 1.7 ~ 2.12 毫米，有效改善患者症状，不良反应少，安全性高。持续使用 1 年以上效果更佳。

联合针刺，缓解突眼见效快

针刺治疗可以通过人体经络系统调节体表与内脏的关系。大量临床观察显示，针刺治疗 TAO，能控制炎症、促进水肿消退和调整机体的免疫功能，有利于眼球突出的缓解。平目汤联合针刺法可降低患者突眼度 2.68±0.04 毫米，较单用平目汤见效更快，疗程明显缩短，且操作简便、经济安全。

针刺时，面部取攒竹、鱼腰、丝竹空穴，耳垂取眼穴，食指取大间穴、小间穴、木穴，小指取眼黄穴、火膝穴，下肢取一重、二重、三重穴。

攒竹主治迎风流泪、眼睛充血、视疲劳等眼病；鱼腰能除眼部水肿，主治目赤肿痛、眼睑下垂、眉棱骨痛；丝竹空穴能降浊除湿、明目，主治目眩、目痛；耳垂的眼穴可治疗眼部疾病；大、小间穴主治眼角痛；木穴主治眼睛干涩、流泪；眼黄穴主治视力模糊；火膝穴主治眼压高、眼球痛；一重、二重、三重穴主治突眼、甲状腺肿大。留针 45 分钟，一周 3 次，一个疗程 3 个月。PM

穴位一：委中

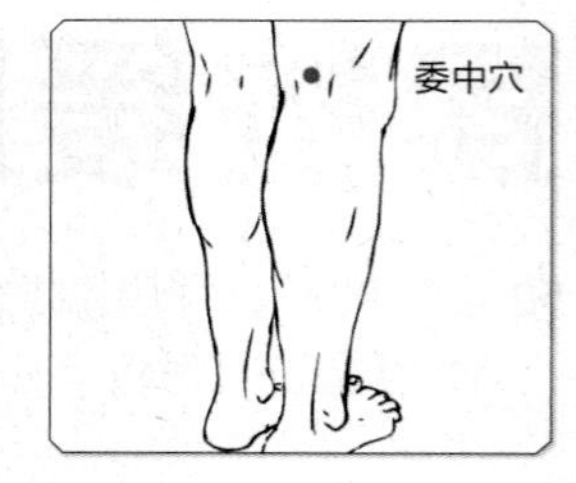

委中穴属于足太阳膀胱经，这是一条从头部沿着背部中央两侧向下循行到足部的经络，临床上常用该经穴位治疗腰肌劳损。委中穴是治疗腰背痛的首选穴位，有“腰背委中求”的说法。

委中穴位于膝关节后面、腘窝的正中央，既可以用于治疗慢性腰痛，也可以用于治疗急性腰痛（腰扭伤）。

按揉委中穴时，一般仰卧在床或垫子上，双腿屈膝屈髋，足底撑在床上。用拇指在同侧的腘窝中央稍做扪寻，就会发现在腘窝中央略偏下的地方有一个质地略硬的条索状或硬结，稍用力按揉会有明显的酸胀感，往往腰痛重的一侧委中穴按揉起来更加酸胀。一个穴位一次按揉 2 分钟，每天按揉 2 ~ 3 次，可以两侧一起按揉。

穴位二：带脉

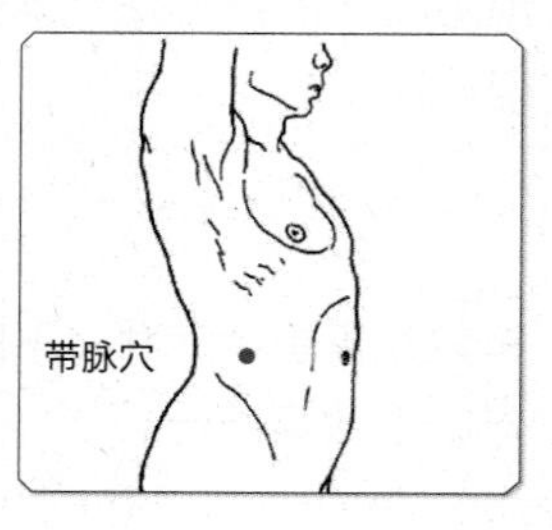

带脉既是穴位名，也是经络名。

作为经络的带脉属于奇经八脉的一条，与其他纵行人体的经脉不同，带脉横行于腰腹部，绕腰一圈，就像人的腰带一样，主管“腹满、腰腹拘急疼痛”等病候。古人说的“带脉之为病，腰溶溶如坐水中”，就是一种腰部拘紧酸冷的感觉，和腰肌劳损的症状颇为相似。不少人腰痛时喜欢用腰围，戴上后确实能缓解腰痛。这其实是因为带脉气血不足或不畅、功能下降，所以不得不依靠外来的腰围临时替代。但是，外来的腰围显然不如自身的带脉好用，而且腰围只适合腰痛急性期使用，久用反而会造成腰部肌肉退化。

作为穴位的带脉属于胆经，也是胆经和带脉这条经络的交会点。带脉穴位在腰部最外侧，和肚脐在同一水平线。按揉时，双手叉腰，拇指向前，虎口向下，大拇指尖抵在腰两侧骨盆的最高点微向前，找到一个略柔软的点，即为带脉，稍用力按揉会有明显的酸胀感。两侧同按，一次 2 分钟，每天 2 ~ 3 次。

穴位三：肾俞

肾俞穴也属于足太阳膀胱经，而且是肾的背俞穴（五脏六腑之气输注于背部的腧穴），此穴是治疗肾脏病的重要穴位。“腰为肾之府，肾为腰之主”，可见肾在腰痛病机中的重要性。因此，肾俞穴也是针灸治疗腰肌劳损的常用穴。

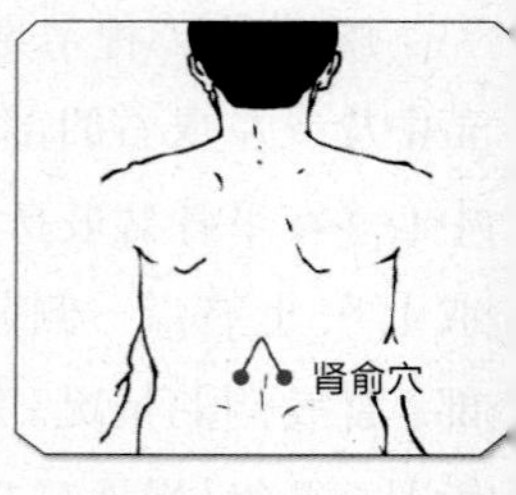

肾俞穴位于背部第二腰椎棘突下、后正中线旁开 1.5 寸。作为护腰固肾的保健穴位来按揉时，我们并不需要像针灸医生一样精确地找到它。常在按揉完带脉穴后按揉肾俞穴，同样双手叉腰，拇指向前，虎口向下，两个小指尽量靠近背部中线，这时双手手掌根所抵的地方就覆盖了肾俞穴，轻轻用掌根按揉，会有酸胀、温热的感觉向深部渗透。每次按揉 2 ~ 3 分钟，一天 2 ~ 3 次，双侧同按。还可以用一点油性温热的膏剂作为皮肤润滑剂，效果更好。

护腰动作一：挺腰拔督坐如钟

放松，坐在没有靠背的凳子上，保持上半身不动，然后用最大力气将腰胯部往前挺送（感觉像是有人把手放在你的腰部中央向前推，同时拎住头发往上拽），保持 5 ~ 10 秒后，适度放松挺腰的力量，腰部回收 10% ~ 20%。这个坐姿就是正确的坐姿，即古人所说的“坐如钟”，可以畅通督脉（人体背部正中央的一条经络，统管人体的阳经）。该动作重复 5 次作为一组，每天练习的次数不限。日常生活中，应尽量提醒自己采用这个坐姿。

护腰动作二：卧位举腿固带脉

仰卧在支撑良好处（如板床或者地垫上），调整呼吸至腹式呼吸（吸气时腹部鼓起，呼气时腹部放松下陷）；双腿伸直并拢，缓慢吸气，同时把双腿伸直举起（举腿的过程中不要屏气，用力要柔和，感受到腰腹部一圈明显收紧即可，腰部不要挺起）；吸气末，抬腿至最高点，略停顿后，慢吐气，同时慢慢把腿放下来。3 ~ 5 个动作为一组，一天做 2 组。

练习要点：腰痛时不要练；全程保持腹式呼吸；不要用蛮力，重点在于姿态的稳定控制；不求多，不求快，也不宜过慢；练习困难者可在脚下垫一个约 20 厘米厚的物品，以抬高起点，降低难度。PM

肉桂，系肉桂树的树皮，原产于中国和斯里兰卡，具有独特的辛香风味，是常用的调料。肉桂在传统饮食中应用广泛，是烹制肉类时的重要调料，也是五香粉、十三香等复合辛香料的成员。在西式餐饮中，肉桂亦广受欢迎，常作为配料用来冲泡咖啡或制作糕点。

肉桂还是药食两用佳品，《神农本草经》将肉桂列为上品，记载其有“养精神，和颜色，利关节，补中益气”等功效。

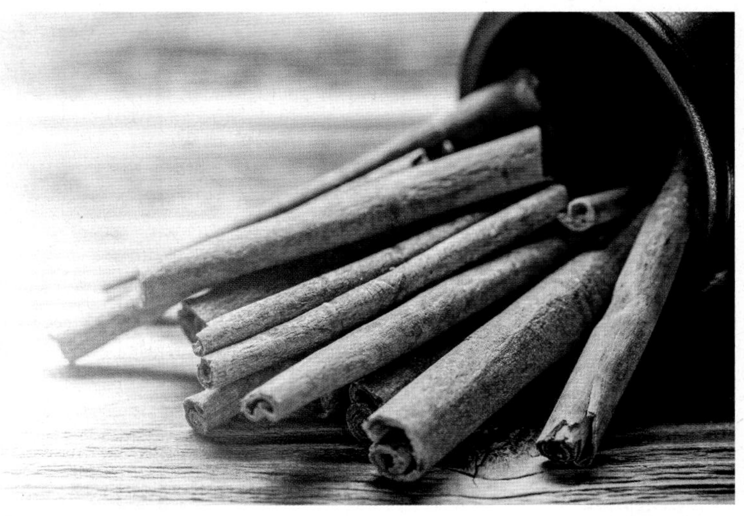

辛香肉桂，温热药的佼佼者

山东中医药大学　丁兆平

以热治寒

肉桂是温热药中的佼佼者，其味辛、甘，性大热，能补元阳、暖脾胃、散寒积、通血脉。根据“以热治寒”“虚者补之”等中医理论，肉桂是对付虚寒疾病的良药，可用于治疗腰膝冷痛、肾虚作喘、阳虚眩晕、心腹冷痛、虚寒吐泻、阳痿、痛经等病证。

含有肉桂的成方制剂很多，应用于内外妇儿等多科疾病。肉桂的内服成药，尤以桂附地黄丸为大家所熟知，有“温补肾阳第一方”的美称。方由肉桂、制附子、熟地黄、山茱萸、牡丹皮、山药、茯苓、泽泻组成，主治肾阳不足所致腰膝酸冷、肢体浮肿、小便不利或尿频、痰饮喘咳、消渴等。另外，现代研究显示，肉桂有辅助降糖的作用，因此经常出现在糖尿病食疗方中。

肉桂还可用于外治，如健脾温中、散寒止泻的肚脐贴，祛风湿、活血止痛的伤湿止痛膏，以及“冬病夏治”的三伏贴。

用量小而效显著

肉桂粉单用，吞服或以开水冲服，不但方便，而且往往不需要很大剂量就能取得显著疗效。肾阳虚型的腰痛患者，多表现为舌淡苔白，每次取肉桂粉1克，每日两次，长期坚持，可使腰痛缓解。骤然感受寒冷而导致脘腹疼痛的患者，一次吞服或冲服肉桂粉2克，祛寒止痛效果迅速。寒性痛经（喜温喜按）或产后腹痛隐隐、得温则减的女性，均可每日喝三次肉桂粉（1～2克）红糖水，以温经止痛。肉桂粉用醋调制后，外敷足底的涌泉穴，对肾阳虚证型的高血压初期患者有一定的降压效果。

用肉桂进行食疗保健，也有许多妙法，如肉桂生姜红茶、肉桂粥、肉桂羊肉粥、肉桂香料酒等，不一而足，可酌情选用。PM

小贴士

❶ 肉桂性热，热性体质者或发热患者不宜食用，以免助火，导致便秘、牙痛等“上火”症状。

❷ 肉桂中含有的桂皮油有刺激子宫的作用，孕妇不宜使用。

❸ 用肉桂调味，少量即可，每日总量不可超过1克。若药用，应根据病情斟酌，研粉吞服或冲服，可每日1～2克；入汤剂煎服，1～5克即可。

精彩“名医说”，名医与您面对面（四）

王会儒教授说“运动方式的选择”

刘芳医生说“糖尿病神经病变”

董健医生说“脊柱肿瘤”

马志英说“人造肉”

卢洪洲医生说“艾滋病”

张勤华医生说“多囊卵巢综合征”

马冠生教授说“给儿童的营养建议”

马冠生教授说“给中青年人的营养建议”

马冠生教授说“给老年人的营养建议”

杨震坤医生说“冠脉介入术”

顾宇彤医生说“咳嗽”

惠利健研究员说“转分化”

马志英说“食品安全误区”

郭红卫教授说“识别营养误区”

潘珏医生说“呼吸道传染病”

苏励医生说“关节炎防治”

吕坚伟医生说“膀胱疼痛综合征”

房静远教授说“胃肠癌”

敬告读者

每一个月，《大众医学》都会带给您权威、实用、最新的保健知识。出版前，每篇文章都经过严格审查和内容核实。我们刊出这些文章，并不是要取代看病就医，而是希望帮助大家开阔眼界，让自己更健康。

由于个体差异，文章所介绍的医疗、保健手段并不能适合每一位读者，尤其是在诊断或治疗疾病时。任何想法和尝试，您都应该和医生讨论，权衡利弊。

您可以通过以下方式，进一步了解有关专家信息：

1. 登陆《大众医学》官方微信公众号，直接留言或点击下拉菜单“专家专栏”，搜索相关学科，向专家咨询。

2. 发电子邮件至 popularmedicine@sstp.cn 或写信向编辑部咨询。

3. 通过 114 查询相关医疗机构电话，向医院了解专家近期门诊安排，就近就医。

敬告本刊作者

1. 本刊稿件一律不退，敬请自留底稿。从稿件投到本刊之日起，三个月后未得录用通知，方可另行处理。如需退稿（照片和插图），请注明。

2. 稿件从发表之日起，其专有出版权、汇编权和网络传播权即授予本刊，同时许可本刊转授第三方使用。本刊支付的稿费包含汇编图书稿费和信息网络传播的使用费。

3. 根据需要，本刊刊登的稿件（文、图、照片等）将在本刊或主办本刊的上海科学技术出版社的网页或网站上传播宣传。

4. 本刊作者保证来稿中没有侵犯他人著作权或其他权利的内容，并将对此承担责任。

5. 对于上述合作条件若有异议，请在来稿时声明，否则将视作同意。

新冠疫情
让我们更懂心理健康

|作|者|简|介|

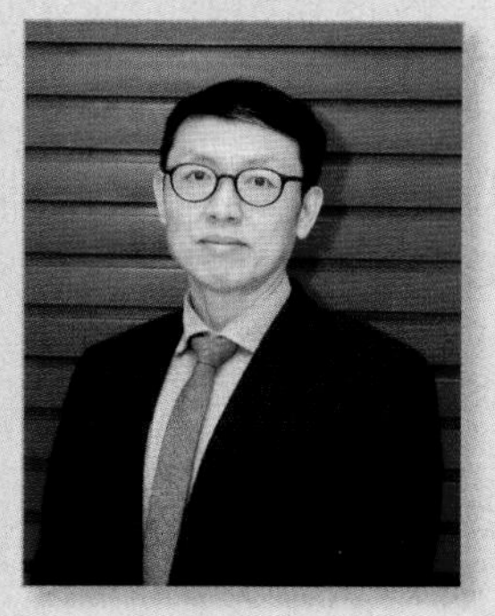

谢斌，上海市精神卫生中心教授、主任医师、党委书记，中国医师协会精神科医师分会副会长，中华预防医学会精神卫生分会副主任委员，中国心理卫生协会副理事长，中国法医学会法医精神病学专业委员会副主任委员，国家卫生健康委疾病预防控制专家委员会委员。

10月10日是世界精神卫生日。世界卫生组织对健康的定义为："健康不单纯是没有疾病、不虚弱，而是在身体、心理和社会适应方面都处于完好状态。"也就是说，一个人必须身体健康、心理健康、社会适应能力良好，才算得上真正的健康。

新冠肺炎疫情发生后，大批精神卫生工作者驰援武汉一线，为广大医护人员、患者、普通群众提供心理援助，让大家对心理健康的重要意义有了更深刻的领悟。疫情期间，面对民众对新冠疫情的焦虑心理，我也曾提出"该追剧就追剧""增加生活的仪式感""唤醒自己的心"等心理健康"自助技巧"，目的是让大家学会"安心"。

如今，很多人仍存在心理困惑。比如，有人会想："什么时候才能完全回到过去的生活状态？"对此，除了保持一定耐心，还应适当降低预期，因为新冠肺炎病毒不是攻击人类的第一个病毒，也不会是最后一个，人类与传染性疾病的斗争仍是长期而艰巨的。

在这半年里，我和很多同行在工作中发现，大家的健康意识更加积极，对心理健康更加关注。这是一件令人鼓舞的事，因为只有懂得心理健康的重要性，才会采取实际行动去维护它。

首先，日常生活中，要学会识别自己的不良情绪。可以借助相关的心理量表，更加客观、量化地评估一下自己的心理状态。在很多科普书刊和网络上，都有不少此类量表。也可至专业的精神卫生机构在心理咨询师指导下做量表进行测评，同时听取专业人员的意见。

其次，要保持平常心，学会接纳自己的情绪。焦虑、抑郁等负性情绪会令人感到痛苦，但任何情绪"皆有其价值"：焦虑能使我们更加警觉，抑郁亦是接纳改变的重要过程……在接纳情绪的基础上，可通过倾诉、转移注意力、升华等方式，合理疏泄情绪。

建立良好的社会支持系统对心理健康也很重要。研究发现，一个人的社会网络越健全、获得的社会支持越多，心理健康状况越良好。成熟的应对方式同样有助于心理健康。面对困难时，选择解决问题、求助等积极应对方式，比选择逃避等消极方式更有利于心理健康。

心理健康来源于长期的积累。我们要重视"阅读的力量"，平时静下心来多读一点书，多做一些思考。这对改变认知、提高应对能力、维护心理健康大有益处。PM

Contents 目次 2020年10月

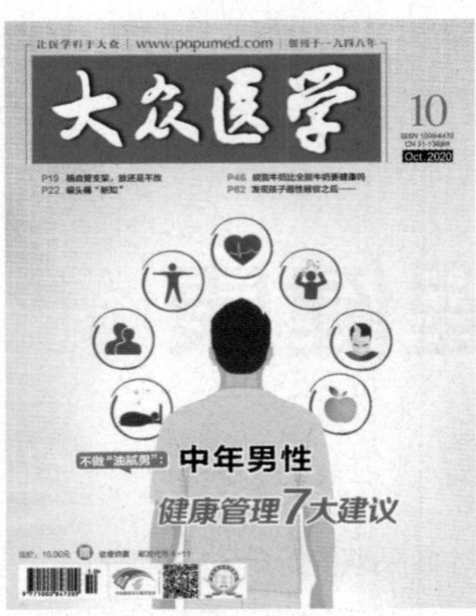

不做“油腻男”：中年男性健康管理七大建议

中年男性是一个特殊群体，上有老，下有小，不仅是家庭顶梁柱，更是工作中的中坚力量，承担着家庭和社会的双重或多重责任，却往往忽视了自己的健康。人们常说的“中年油腻男”代表的是一种不健康形象：肥胖、缺乏锻炼、饮食不规律、心理压力大、脱发等等。怎样管理好饮食、运动、心理、婚姻、身材，改变“油腻”形象，做健康阳光的中年男性呢？本刊特邀权威专家分析，助中年男性维护健康、永葆青春。

本期部分图片由图虫创意提供 本期封面图片由图虫创意提供

大众医学 官方微信公众号

大众医学 有声精华版

创刊于1948年　首届国家期刊奖　第三届中国出版政府奖期刊奖提名奖
新中国60年有影响力的期刊　全国优秀科技期刊一等奖　华东地区优秀期刊　中国百强报刊

大众医学®（月刊）

2020年第10期 Dazhong Yixue

《大众医学》健康锦囊（117）

人人必知的25个“健骨”小知识

顾问委员会

主任委员 吴孟超　陈灏珠　王陇德

委员

陈君石　陈可冀　曹雪涛　戴尅戎　顾玉东　郭应禄　廖万清　陆道培　刘允怡　邱蔚六　阮长耿　沈渔邨　孙燕　汤钊猷　吴咸中　汪忠镐　王正敏　王正国　项坤三　庄辉　张金哲　钟南山　曾溢滔　曾益新　周良辅　赵玉沛　郎景和　邱贵兴

名誉主编 胡锦华
主编 温泽远
执行主编 贾永兴
编辑部主任 黄薏
主任助理 王丽云
文字编辑 刘利　张磊　张旻　莫丹丹
美术编辑 李成俭　陈洁

主管 上海世纪出版（集团）有限公司
主办 上海科学技术出版社有限公司

编辑、出版 《大众医学》编辑部
编辑部 （021）64845061
传真 （021）64845062
网址 www.popumed.com
电子信箱 popularmedicine@sstp.cn

邮购部 （021）64845191
（021）64089888转81826

营销部
总监 章志刚
副总监 夏叶玲
客户经理 潘峥　丁炜　马骏　杨整毅　张志坚　李海萍
电话 （021）64848182（021）64848159
传真 （021）64848256（021）64848152
订阅咨询 （021）64848257

广告总代理 上海高精广告有限公司
总监 王萱
电话 （021）64848170
传真 （021）64848152

编辑部、邮购部、营销部地址
上海市徐汇区钦州南路71号（邮政编码200235）

发行范围 公开发行
国内发行 上海市报刊发行局、陕西省邮政报刊发行局、重庆市报刊发行局、深圳市报刊发行局等
国内邮发代号 4-11
国内统一连续出版物号 CN 31-1369/R
国际标准连续出版物号 ISSN 1000-8470
国内订购 全国各地邮局
国外发行 中国国际图书贸易总公司（北京邮政399信箱）
国外发行代号 M158

印刷 杭州日报报业集团盛元印务有限公司
出版日期 10月1日
定价 10.00元

80页（附赠32开小册子16页）

杂志如有印订质量问题，请寄给编辑部调换

长时间使用电子屏幕，致近视眼增多

最近，教育部公布对 14 532 名中小学生视力状况的调查数据。与去年年底调查数据相比，今年 6 月份调查中的中小学生近视率增加 11.7%。其中，小学生近视率增加 15.2%，初中生近视率增加 8.2%，高中生近视率增加 3.8%。调查发现，使用电子屏幕、看视频的时间越长，发生近视的概率越高。针对这一现象，专家提出建议：家长要承担起保护孩子视力、严格管控孩子使用电子屏幕的责任，严格限制孩子每天使用电子屏幕的时间；每天一小时以上的户外活动和体育锻炼对预防近视非常有效，家长要鼓励孩子加强体育锻炼。

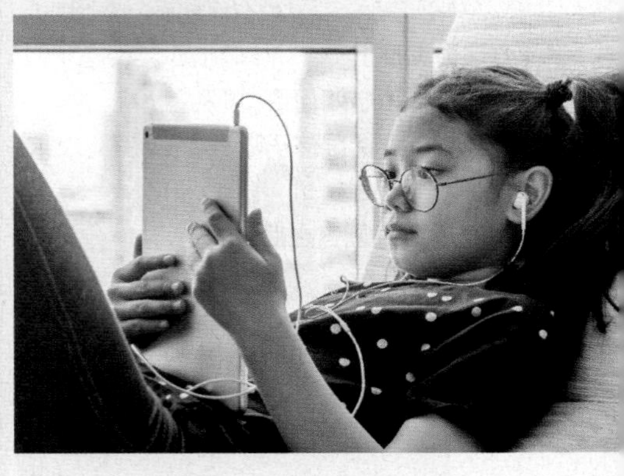

健身气功，应以健身为目的

中国健身气功协会近日发出倡议，反对不文明、不科学的健身气功活动，包括：①擅自举办健身气功活动，开展替人治病疗疾等非法医疗活动；②自封“大师”“名家”“传人”“正宗”“嫡传”等称号蒙骗群众，虚假宣传、炒作等；③随意修改、任意编创健身气功功法，甚至自创门派；④举办“带功报告”“会功”“弘法”“贯顶”及其他类似活动，出售所谓“信息物”等。

另外，国家体育总局健身气功管理中心最近公布了健身气功推广目录，包括易筋经、五禽戏、六字诀、八段锦、太极养生杖、导引养生功十二法、十二段锦、马王堆导引术、大舞、明目功、校园五禽戏等。健身爱好者可参考。

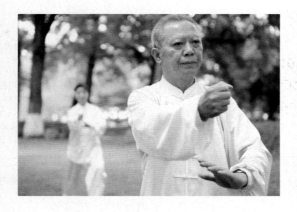

公共场所吸烟：网吧、餐厅是“重灾区”

近日，上海市首次公布控烟投诉重点场所“黑名单”，涉及 15 个公共场所，包括网吧 5 家、餐厅 5 家、公交车站或地铁站 3 个、其他场所 2 个。上海市健康促进委员会办公室表示，对控烟不力的重点场所进行社会公布，意在形成警示效应，督促违规场所加快整改，并呼吁加强社会共治，创造“无烟上海”良好氛围，共同助力健康上海建设。

科学饮食，维护口腔健康

中华口腔医学会等机构最近发布《口腔健康核心信息及知识要点》，特别强调了健康饮食对口腔健康的重要作用。①平衡膳食模式，饮食多样均衡。应多吃五谷杂粮、蔬菜、水果，这些富含膳食纤维、矿物质、维生素的食物有利于预防心血管疾病、糖尿病、肥胖等慢性病，也有利于牙齿的发育，以及预防龋病、牙周病、牙酸蚀症、口腔癌等口腔疾病。②科学鉴别糖类，远离添加糖。完整水果中的糖由一层植物细胞壁包裹，消化过程缓慢，所以新鲜、完整的水果不易致龋；水果制成果汁后其中的糖成为游离糖，致龋性会增加；各种食物中的添加糖更是牙齿健康的大敌。③少喝碳酸饮料，避免牙齿损伤。含糖饮料及碳酸饮料摄入过多或睡前喝饮料等习惯，可以显著增加儿童青少年患牙齿酸蚀症的危险。④少咀嚼槟榔。“槟榔果”已被世界卫生组织列为一级致癌物，咀嚼槟榔是患口腔癌的重要危险因素。

我国肺腺癌研究领域获重要进展

在我国，每年肺癌发病人数超过 70 万例，死亡人数超过 60 万例。肺腺癌是肺癌中最主要的一种病理类型，其发病率呈逐年上升趋势。

目前，对于肺腺癌分子层面的系统认识主要基于大规模的基因组研究。近日，新药研究国家重点实验室和蛋白质组学国家重点实验室合作完成了基于蛋白质组学整合的肺腺癌分子全景图谱。研究人员对 103 例肺腺癌患者的癌组织和癌旁组织进行了蛋白质表达谱和磷酸化翻译后修饰谱分析，最终共鉴定到 11 119 个基因终产物和 22 564 个磷酸化修饰位点，经过整合分析临床信息和基因组特征数据，构建了基于蛋白质组的肺腺癌分子全景图谱。该研究是首次大规模、系统性地对临床肺腺癌样本进行蛋白质组全景分析。

基于该分子图谱，研究人员发现了肺腺癌预后良好与预后不良人群的蛋白质组特征，并将肺腺癌进行了分子分型，即 I 型、II 型和 III 型 3 个蛋白质组亚型。其中，I 型预后良好，III 型预后最差，II 型预后介于 I 型和 III 型之间。研究人员还发现 27 个有可能通过血清学检测来判断肺腺癌预后的标志物，如热休克蛋白 90（HSP90）等，经人群血清样本检测，证明 HSP90 的浓度与肺腺癌不良预后密切相关。此外，该研究还筛选到多个治疗肺腺癌的潜在药物靶标。以上研究结果为肺腺癌的临床分子分型和精准治疗方案的制定提供了重要的科学依据。

口腔健康状况差，癌症发生风险高

第四次全国口腔健康流行病学调查结果显示，我国中年人牙周健康状况堪忧：35 ~ 44 岁居民中，口腔内牙石检出率为 96.7%，男性高于女性，与十年前相比变化不大；牙龈出血检出率为 87.4%，男性高于女性。近日，一项来自哈佛大学公共卫生学院和中山大学附属第一医院等研究机构的前瞻性研究表明，牙龈不健康，患某些类型癌症的风险更高。

在这项研究中，研究人员分析了来自护士健康研究（1992 — 2014）的 98 459 名女性和来自健康专业人员随访研究（1988 — 2016）的 49 685 名男性的牙周疾病史与牙齿脱落情况。结果发现，牙龈疾病史可增加 52% 的胃癌和 43% 的食管癌发生风险。与未掉牙的人相比，损失 2 颗及以上牙齿的人患癌症风险增加，胃癌和咽喉癌的发生风险分别上升了 33%和 42%。

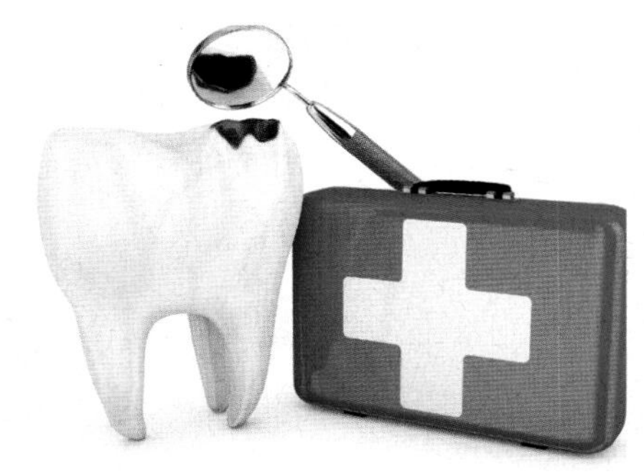

上海仁济医院完成世界最小月龄婴儿肝移植联合胰十二指肠切除术

肝脏移植和胰十二指肠切除手术均为外科领域的重大手术，联合实施两种手术的难度极高，在世界范围内仅有少量文献报道成人案例。

一位来自重庆的 5 月龄患儿自出生起开始出现皮肤黄染伴反复发热，被确诊为“胆汁淤积性肝硬化、肝功能失代偿、胆总管下端囊肿”，须行肝移植治疗。6 月 29 日，患儿等到了匹配的供肝，上海交通大学医学院附属仁济医院肝脏外科副主任医师罗毅等连夜为患儿实施肝脏移植手术。术中探查发现，患儿肝硬化明显，胆总管下端至胰腺段存在 7 厘米 ×6 厘米的巨大厚壁脓肿。由于脓肿侵及胰腺头部，如果不切除部分胰腺，就无法完整切除脓肿。然而，世界上尚无文献报道为如此低龄的婴儿实施肝移植联合胰十二指肠切除手术的案例。经过反复斟酌，手术团队决定迎难而上。切除胰腺头部后，医生发现患儿胰管非常细小，直径不足 1 毫米。他们在放大镜的帮助下，历时 10 小时，终于完成了手术。术后，患儿恢复顺利，黄疸迅速消退，1 周后，肝功能就完全恢复了正常，未出现外科并发症。PM

10月28日是世界男性健康日。中年男性是一个特殊群体，上有老，下有小，不仅是家庭顶梁柱，更是工作中的中坚力量，承担着家庭和社会的双重或多重责任，却往往忽视了自己的健康。

人们常说的“中年油腻男”代表的是一种不健康形象：肥胖、缺乏锻炼、饮食不规律、心理压力大、脱发等等。尽管外表看似坚强，但不少中年男性已是“带病上岗”，轻者血压、血糖、血脂水平偏高，重者可能患有高血压、糖尿病、心脏病、肿瘤、卒中等疾病。

怎样管理好饮食、运动、心理、婚姻、身材，改变“油腻”形象，做健康阳光的中年男性呢？本刊特邀权威专家分析，助中年男性维护健康、永葆青春。

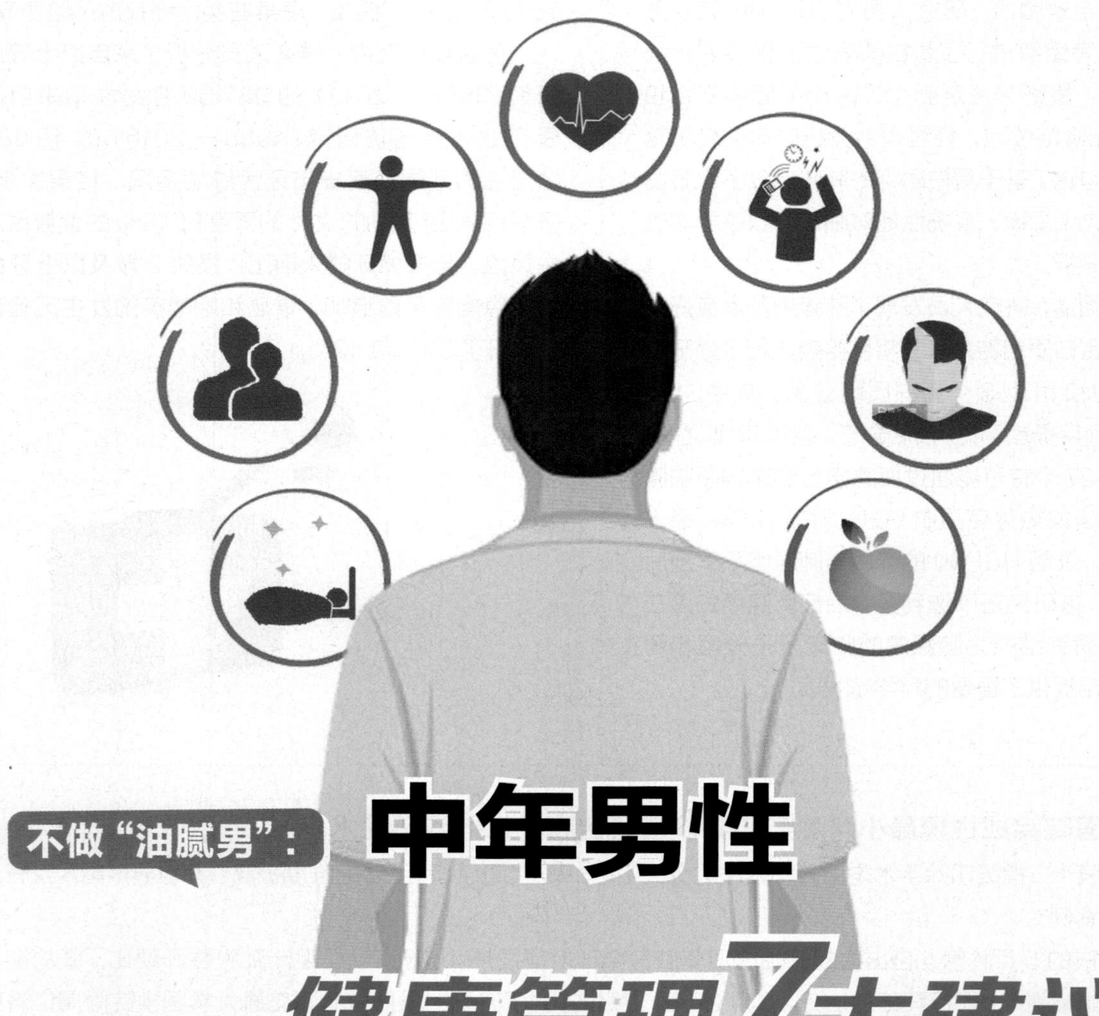

不做“油腻男”：中年男性健康管理7大建议

策划　本刊编辑部
执行　刘利
支持专家　王安利 马冠生 史滋福 吴文育 崔丽娟 卢剑 傅强

中年男性普遍缺乏运动，应避免久坐，选择适合自己的运动方式，养成主动锻炼的习惯。

建议一：

知行合一，动起来

北京体育大学教授　王安利

运动是良药

美国心脏学会、运动医学会提出“运动是良药”的口号。科学运动可预防甚至治疗多种疾病，有效改善健康水平，这是基于大量研究、实践及临床观察的共识。反之，运动不足是独立的心血管疾病危险因素，严重危害健康。

运动可促进大脑功能，增强身体灵活性、协调性。对于中年男性而言，运动能保持和改善全身健康状况，延缓衰老，预防痴呆、肿瘤等疾病。

运动在疾病治疗和康复中也有不可替代的作用。医学权威机构发布的多种疾病的治疗指南都强调了运动的必要性。在高血压、血脂异常、冠心病、糖尿病、退行性骨关节炎、椎间盘突出、肿瘤等慢性疾病的治疗和康复中，运动均占有重要地位。

人体就像一台机器，必须不断维护。科学运动就是最好的维护手段之一，是健康的“加油站”“修理厂”，是改善中年人健康最有效、最“绿色”、最持久、最经济的一种方式。只有全面认识运动的重要作用，才能自觉地把运动落实在行动上。

中年男性易陷入“动得少－不想动”怪圈

中年男性工作、生活压力大，时间紧张，应酬多，生活不规律。很多人因此找到了不运动的理由，比如：“身体还好，以后运动也不晚”“工作太忙，哪有时间运动”“工作已经很累了，再去运动，那不就更累了”等等。于是，大多数中年男性吃得多、动得少，营养过剩，体重增加。

这样的生活方式导致能量过剩，体重越来越重，肚子越来越大，四肢越来越细，使人感觉身体乏力，进而不愿意运动；越不运动，脂肪越堆积，身体越没有动力……如此，形成恶性循环，为各种代谢性疾病的发生、发展埋下了祸根。

研究表明，肥胖是各类代谢性疾病的原因之一。肥胖者血中总胆固醇、甘油三酯、低密度脂蛋白胆固醇（“坏”胆固醇）升高，高密度脂蛋白胆固醇（“好”胆固醇）降低，是动脉粥样硬化、冠心病、糖尿病等发生的基础。

肥胖、少动，除使心肺功能、代谢功能下降外，还导致身体力量素质显著下降。30岁后，人体肌肉衰减速度大于生长速度；过了40岁，肌肉平均以每年0.5%～2%的速度退化。中年期肌肉力量不足会引起关节稳定性下降、身体力线改变，导致多种损伤，如胸腰椎曲度增加、腰背肌筋膜炎、椎间盘突出、腰部酸痛、关节异常活动和磨损等，将严重影响老年期的独立行为能力，大大降低生活质量。

坚持有氧运动，兼顾力量和伸展练习

中年男性运动目标多种多样，一般包括：提高总体健康水平，减肥，降低患慢性疾病的风险，提高身体素质或运动技能。在选择和制定运动计划时，必须考虑个人的经济状况、身体状况、兴趣爱好、健身需求。总体而言，中年男性的健身运动应包括以下内容和方式：

❶ 以有氧运动为主

有氧运动包括游泳、慢跑、长走、爬山、跳舞、练瑜伽、打太极拳、骑自行车等。有氧运动是提高机体健康水平的基础和核心，也是比较安全、容易实施的运动方式。中年男性应坚持以有氧运动为主的规律运动，提高心肺功能，消耗多余脂肪，让体

专家简介

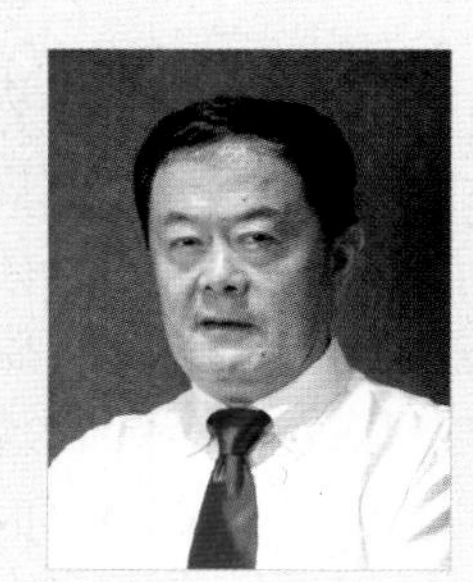

王安利　北京体育大学教授、博士生导师，国家体育总局跨世纪学科带头人，全国高校运动康复协会理事长。擅长运动医学、运动康复、体能训练等领域的教学、研究和实践。

重保持在合理范围内。

❷ 力量练习不可或缺

近些年，由于大量的宣传，人们对有氧运动的意义、作用有了一定认识，但对力量和柔韧性锻炼的认识及实践还比较滞后。

力量练习可增加肌肉力量，提高工作效率，改善自我形象，让身体更健美，更具有男子汉气质，避免未老先衰、“老态龙钟”。研究表明：合理的力量练习可显著降低发生急性损伤和慢性劳损的风险，有效延缓骨骼衰老、预防骨质疏松。力量练习的方式包括俯卧撑、深蹲、引体向上、腹肌轮训练等。

❸ 重视伸展练习

伸展练习是锻炼身体柔韧性的重要方法。民间有“筋长一寸，命长十年”的说法，虽然不一定科学，但说明了柔韧性的重要性。

良好的柔韧性可增强肢体的灵活性，显著提升运动效率和运动水平；同时，能减少运动损伤的风险，特别是肌肉拉伤的风险。柔韧性较好的人，身体平衡能力更好，不容易发生跌倒等意外。

从身体变化看，随着年龄增长，人体柔韧性呈不断下降的趋势。中年男性做一些伸展练习，有助于保持身体柔韧性。此外，伸展练习还能消除肌肉疲劳，预防肌肉酸痛，延缓肌肉和关节的劳损、退化。简易的静态伸展练习动作包括压腿等。中医传统健身功法、太极拳、瑜伽、健身操等包含大量拉伸动作，经常练习可增强身体柔韧性，且适合中年人参与。

专家提醒

中年男性要改变观念，知行合一，坚持有氧运动，兼顾力量和伸展练习，以改善健康状况，提高生活质量。

均衡营养，保障健康

营养是健康的物质基础。为了实现均衡营养，应做到合理膳食、食物多样，天天吃蔬菜和水果，每天摄入适量鱼、蛋、奶和瘦肉，这是必须遵循的饮食基本原则。

做到食物多样化并不难，注意每天吃的食物中有谷薯类、蔬菜、水果、畜、禽、鱼、蛋、奶、大豆、坚果等即可。每天应至少吃 12 种以上食物，每周摄入的食物品种应达到 25 种以上。每天应吃谷薯类食物 250 ~ 400 克，其中全谷物和杂豆类为 50 ~ 150 克，薯类 50 ~ 100 克。

人到中年，重任在肩，每天的体力、脑力消耗都很多。因此，每天都需要摄入充足的优质蛋白质。鸡、鸭、鱼、肉等动物性食物含有丰富的优质蛋白质和矿物质，可以增强机体免疫力。奶类制品富含钙质，有利于骨骼健康。牡蛎等海产品中含有丰富的锌，对男性的性健康有益。

在肉食的选择上，要多选白肉，如鸡肉、鱼、虾等；少选红肉，如猪肉、牛肉、羊肉等。研究发现，红肉摄入量多的人，结肠癌等疾病的发生危险性会增高，男性吃太多红肉还可增加患前列腺疾病的概率。《中国居民膳食指南（2016）》建议的每天禽畜肉摄入量为 50 ~ 75 克。另外，应尽可能采取健康的烹饪方式，少吃熏制、烧烤、油炸、腌（酱）制食物。

蔬菜、水果富含膳食纤维、维生素、矿物质和生物活性物质，中年男性要有意识地多吃一些，这对维持人体健康、维护肠道功能、降低慢性疾病的发生风险等具有重要作用。水果中还含有各种有机酸、芳香物质和色素等成分，能够增进食欲，帮助消化，有益健康。

中年男性应经常吃一些坚果，因其营养丰富，除富含蛋白质和脂肪外，还含有丰富的维生素 E、叶酸、镁、钾、铜、单不饱和脂肪酸、多不饱和脂肪酸及较多膳食纤维，对身体状况步入衰退阶段的中年男性尤其有益。每周吃少量坚果还有利于维护心脏健康。

清淡饮食，吃喝有度

中年男性的社会交往常常比较多。尽管人到中年，但不少人仍然胡吃海喝，“宁伤身体，不伤感情”。大吃大喝是引起消化系统疾病的重要原因：短时间内摄入太多食物，超出身体消化能力，可引起胃肠功能失调；大量油腻食物停留在胃肠道内不能及时消化，可引发急性胃肠炎，导致腹痛、腹胀、恶心、呕吐、腹泻等症状；大吃大喝后胃压力增加，可引起急性胃扩张，还会加重胰腺负担，有导致患急性胰腺炎或急性胆囊炎的风险。此外，有研究发现：大吃大喝后心脏病急性发作的风险明显增加；经常大吃大喝，还会导致体重迅速增加，短时间内即可发生超重或肥胖。

适量饮酒可活跃气氛，但过量饮酒有害健康。经常过量饮酒可中年男性应酬多，饮食不规律、营养不平衡、饮酒等现象突出，应重视饮食健康，尽量养成良好的饮食习惯。

建议二：

营养均衡，吃喝有度

北京大学公共卫生学院教授　马冠生

引起多种营养素缺乏、急慢性酒精中毒、酒精性脂肪肝，严重者可造成酒精性肝硬化。过量饮酒还会增加患高血压、卒中等疾病的危险，并可增加事故及暴力行为的发生概率。《中国居民膳食指南（2016）》建议，成年男性一天摄入的酒精量不宜超过 25 克。

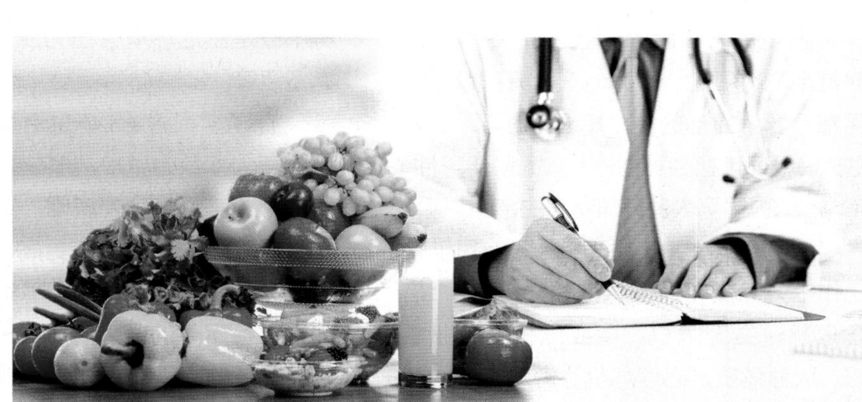

中年男性在外应酬，脂肪和盐的摄入经常“过量”。脂肪摄入过多不仅会引起肥胖，还可增加患动脉粥样硬化、结肠癌、前列腺癌等的风险；盐摄入过多会增加患高血压的风险。中年男性在外就餐，点菜时应注意“低脂少盐”，尽量多点素菜。

胖不是福，腰粗不是风度

体重和腰围是反映一个人健康状况的重要指标。体重过低或过高、腰围过细或过粗都是不健康的表现。体重过低说明营养不良，会影响体能和精力，导致劳动能力下降、骨量丢失和骨折、胃肠功能紊乱、免疫力低下等。但多数中年男性面临的是体重、腰围增加，甚至超重、肥胖。肥胖与多种慢性病的发生相关，包括心脑血管病、糖尿病、脂肪肝、肿瘤等。

体重是否属于适宜范围，可用体质指数（BMI）来评价。体质指数=体重（千克）/身高（米）^{2}。例如，体重为 60 千克，身高为 1.67 米，体质指数为 $60÷1.67^2$=21.5 千克 / 米^2。我国成年人健康体质指数范围为 18.5～23.9 千克 / 米^2，≥24 千克 / 米^{2}为超重，≥28 千克 / 米^{2}为肥胖，≤18.5 千克 / 米^{2}为体重偏低。成年男性的腰围应小于 90 厘米，大于等于 90 厘米为向心性肥胖。

体重取决于能量摄入和能量消耗之间的平衡。食物提供能量，人的基本生命活动和各种身体活动消耗能量。吃得太多，而活动太少，多余能量就会在体内以脂肪的形式积存下来，增加体重，使人发胖；反之，则可导致体重过低或消瘦。为了保持健康体重，提倡食不过量，天天运动。有人分享的经验是：如果在吃下一餐饭时感到饿，说明上一餐吃得合适；如果不饿，说明上一餐吃多了。

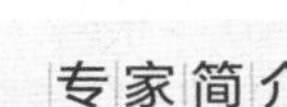

专家简介

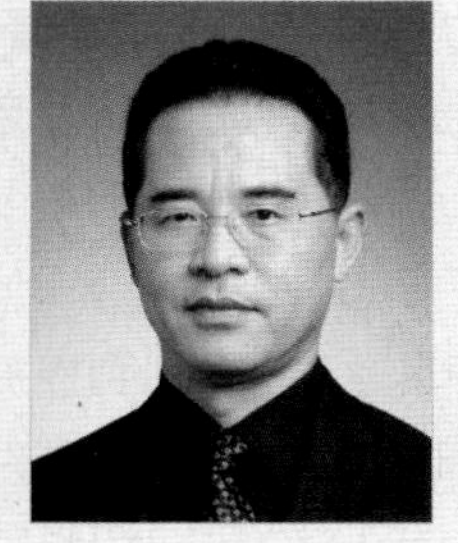

马冠生　北京大学公共卫生学院营养与食品卫生学系主任、教授、博士生导师，国家食物与营养咨询委员会委员，中国营养学会副理事长，中国科协首席科学传播专家。擅长营养与食品领域的教学、研究、实践和科普创作。

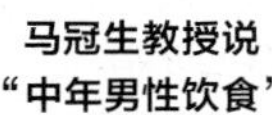

马冠生教授说“中年男性饮食”

中年男性要减少应酬，注意食物多样化，多吃蔬菜和水果，限制酒精、脂肪和盐的摄入，控制好体重和腰围。

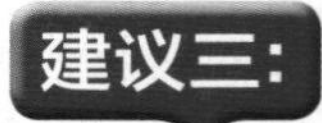

中年男性是家庭和社会的“顶梁柱”，多数面临较大的心理压力，应该合理看待压力，学会调节情绪。

应对压力，维护好心态

湖南师范大学心理系教授　史滋福

张爱玲在《半生缘》里说：中年男人时常会觉得孤独，因为他一睁开眼睛，周围都是要依靠他的人，却没有他可以依靠的人……现代社会男性，尤其是中年男性，常常会发出“男人就是难人”的感慨。

人到中年，由于生理、心理、思维和工作等方面变化显著，面临诸多危机：信念危机、生理危机、事业危机、职业危机、人性危机、心理危机、情感危机和亲子危机等。其中，心理危机包括孤独、敌意、沮丧、压抑、焦虑等。中年男性是一群“忙碌的人”，同时肩负着家庭和事业的重任。一方面，职场竞争压力、人与人之间的复杂关系等，都是他们要面对的“课题”。另一方面，他们为人子、为人父，需要挑起赡养老人和抚养、教育子女的重担。

中年男性面临更多压力性“生活事件”

压力是一种身心紧张的状态。其来源可分三类：一是生物性压力源，如疾病、饥饿、噪声、睡眠剥夺、气温变化等；二是精神压力源，如错误的认知结构、个体不良经验、长期养成的不良个性心理特点等；三是生活环境性压力源，如丧偶、离婚、亲人死亡、失业、与上司有矛盾等。

心理学家将43个生活事件按照压力指数高低进行了排序。例如：丧偶压力指数为100，排在首位；失业或被解雇的压力指数为47，排在第8位；等等。研究表明，如果一个人在一年里所经受的刺激事件压力指数值总和达到150或更高，则说明面临压力的“转折点”；压力指数达到200～299，则下一年患病的可能性高达51%。中年男性经历各类压力性生活事件的概率明显高于其他群体，压力指数总值往往偏高。由于社会角色的差异性，男性在面临工作问题时，很少与家人交流想法和感受，压力往往无法得到及时疏泄，易致孤僻、猜疑、疲惫、失眠、注意力不集中等问题；长期下去，不仅可导致抑郁、焦虑等心理问题，还可致高血压、溃疡病、结肠炎、糖尿病、卒中、心脏病等躯体疾病。

六个提醒：缓解中年压力，呵护心理健康

适度心理压力能成为生活的动力，有助于维持正常的心理和生理功能，但压力过大则有害健康。当一年里遭遇较多生活事件、心理压力较大时，应积极调整，做好压力管理，缓解或消除事件对身心健康的影响。

❶ 学会解决问题

中年男性的压力往往是一些现实问题导致的，因此，要及时发现存在的问题，并寻求相应的解决办法，以消除或缓解外界环境带来的压力。比如：可根据问题的严重性、紧迫性、难易程度及可用资源，按照轻重缓急，优先完成重要、紧急的事情，或虽不紧急但很重要的事情；可对问题进行多级划分，逐步完成；等等。

❷ 合理宣泄情绪

面对各种“难题”，中年男性经常会受负性情绪的困扰。此时，可通过放松、转移注意力、倾诉等方式，宣泄不良情绪，缓解、消除紧张。比如：找家人或要好的朋友谈心、倾诉，写日记，听音乐，唱首歌，做运动，等等。

❸ 平静面对挫折

中年男性生活中遇到的挫折往往多于其他人群。遇到挫折时，应尽可能保持平常心，冷静对待。心理压力与个人对事件的认知和评价有关。例如，遭遇裁员时，有人认为“一切都完

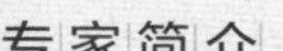

专家简介

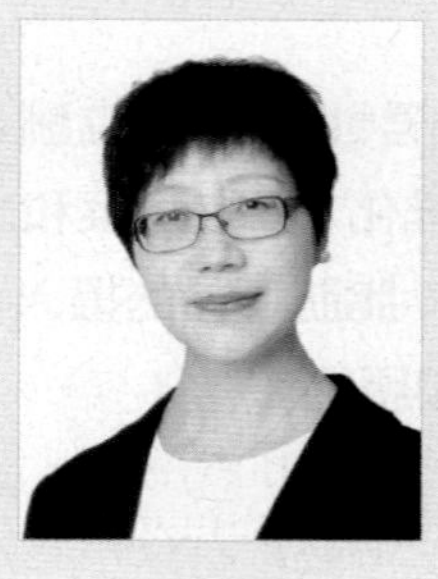

史滋福　湖南师范大学心理系教授、博士生导师，中国心理学会教育心理专业委员会委员，湖南省心理学会理事。长期从事心理学的教学和研究工作，尤其擅长思维心理学、数学心理学和心理统计学等。

很多中年男性存在脱发甚至秃顶等现象，影响形象和心态，应注意保护头发，维护形象。

建议四：

科学护发，“保卫”发际线

复旦大学附属华山医院皮肤科　张悦　吴文育（教授）

很多中年男性会在不经意间发现，自己的头发变稀了，发际线上移了……这很可能是脱发引起的。

有数据表明，在所有脱发类疾病中，雄激素性秃发（即脂溢性脱发）约占 90%。雄激素性秃发以男性多见，男性的患病率达 20% 以上。有学者估算，我国有近 2 亿人患脱发。

雄激素性秃发大部分从额颞部开始，呈“M”形逐渐向头顶延伸，额颞部发际线逐渐向后退缩，继而形成整个额部脱发；也有额颞部和头顶部脱发同时进行的，最后额颞部和头顶部头发可完全脱落，仅枕部遗留带状毛发。

雄激素性秃发发病机制复杂，目前尚未完全阐明。现有研究表明，这是一种雄激素依赖的常染色体遗传性脱发，与体内二氢睾酮（DHT）水平较高引起的毛囊萎缩有关。此外，生活方式、精神压力、饮食、睡眠等均对脱发有不同程度影响。

三种方法，自测脱发

❶ 每天掉发数量超过 100 根

每天头发脱落数量超过 100 根应引起注意。头发脱落较多时，最好将脱落头发收集在一起。如果平均每天脱发超过 100 根，并持续 2 周以上，或与以前相比，脱发数量明显增加，有必要找正规医疗机构皮肤科医生予以诊治。

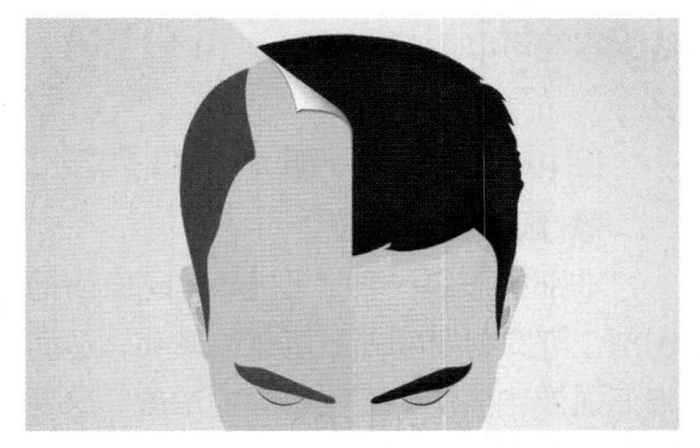

❷ 拉发实验

两天之内不洗发，用拇指和示指拉起一束毛发（大约五六十根），然后用轻力顺毛干向发梢方向滑动。计算拔下的毛发数，少于 3 根为阴性，属于正常生理性

了”，这样想必然会难过、沮丧、失去信心，甚至消极颓废。此时，不妨换一下想法：这个职业并不适合我；有机会再找份工作，说不定会有更好的发展……当然，也不能忽视客观条件的影响，如果通过努力不能实现某个目标，要面对现实；没条件时，要耐心等待时机。

❹ 让家庭成为心理支撑

家庭对中年男性的心理健康非常重要，是他们放松身心的“港湾”。中年男性在外是别人的同事、领导或下级，在家则是丈夫、父亲、儿子，要根据所处情境及时调整自己的角色。回家后，要及时把“工作状态”调整为“家庭生活状态”，不要把工作中的烦心事、不良情绪带回家里，以免造成“紧张气氛”，影响家庭和谐。

周末或闲暇时，可开一个简短的家庭会议，大家畅所欲言，分享彼此的想法及日常工作、学习情况。这种方式不仅有助于个人心理压力的缓解，还能提升整个家庭的和谐氛围。

❺ 积极参加集体活动

人是社会的人。由于各种原因，中年男性存在较强的“孤独感”，积极参加各类活动，与别人进行互动，可有效缓解压力。中年男性可踊跃参加单位组织的各项文体活动，不仅能愉悦心情，还能增进同事间的理解。另外，积极参加各类社区活动，包括公益活动等，同样有利于身心健康。

❻ 承认客观规律

衰老常常令中年男性感到郁闷。对此，应该做出自我调整，承认自然规律，保持良好的生活习惯，定期体检，发现问题后及时就医。

脱发；3~6 根为可疑脱发；超过 6 根为阳性，表明有活动性脱发。雄激素性秃发患者往往为阴性，而活动性斑秃、急性或慢性休止期脱发、急性生长期脱发的患者可为阳性。

③ 头发密度明显下降

正常掉发肉眼基本观察不到，但长期掉发会让头发变少，局部头发变稀、发际线上移等可以清楚地显现。

四种方法，治疗雄激素性秃发

① 服用非那雄胺

非那雄胺是一种Ⅱ型 5α- 还原酶抑制剂，可抑制睾酮向二氢睾酮转化，从而降低血液和头皮中二氢睾酮的浓度。这是针对雄激素性秃发病因的治疗药物，是目前单独使用效果最好的方法，只可用于男性患者，通常需长期服用。

② 外用米诺地尔

米诺地尔是周围血管舒张剂，局部外用可促进毛发生长，目前常用的为 2% 及 5% 的溶液，临床上常作为辅助治疗，与其他治疗方式联合使用。轻度脱发患者单用米诺地尔，病情可一定程度缓解。

③ 低能量激光治疗

低能量激光主要通过增加毛乳头细胞 ATP（腺嘌呤核苷三磷酸）合成来促进毛发生长，同时可以加速头皮血液循环，促进新生血管形成，调节油脂分泌，促进新陈代谢，增强营养或药物吸收，近年来已被不少指南推荐用于雄激素性秃发的治疗。此外，富血小板血浆和微针治疗也是近些年新出现的可促进毛发生长的治疗方式。

④ 手术治疗

主要指毛发移植术，这是一种从枕部头皮提取毛囊，植入前额和顶部秃发区域的手术，主要分为头皮条切取技术和毛囊单位切取技术两种术式，可根据脱发的不同程度及植发者的不同需求选择。头皮文饰是近几年新出现的一种辅助治疗方式，主要通过文饰方法将半永久色素植入皮下，从而达到视觉上的修饰作用。

两条建议，科学护发

如果已经出现脱发症状，除进行相关药物或手术治疗外，日常护理也非常重要。

① 改变不良生活方式

健康的生活方式有助于维护毛发的健康：日常生活中，应注意忌烟酒、少食辛辣刺激食物，忌食含糖和脂肪丰富的食物，适当补充维生素；不要熬夜，每天要保证至少 6 小时的睡眠，早睡早起；保持规律的有氧运动不仅有利于锻炼心肺功能，还有利于促进血液循环，进而促进毛发生长；要学会调整和疏解不良情绪，保持愉悦心情，这对毛发的健康生长有益。

② 采取正确洗护方式

很多脱发患者担心洗发会导致头发脱落，并刻意减少洗发频次。这种观念是错误的，洗发并不会加速头发掉落，通过定期清洁保持头发相对干净、清爽，才能使头发更好地生长。

洗发前应先梳发，用 40℃左右的温水从上至下将头发完全冲湿；然后，倒适量洗发水于掌心加水稀释，双手揉出泡沫后，再均匀涂于发丝之上；把头发冲洗干净后，将护发素均匀涂抹在头发上留置 2~3 分钟，然后冲洗干净。不要用湿毛巾擦头发，应用大而干的毛巾将头发上的水吸尽，再用大齿梳梳理。

洗护后使用电吹风也有窍门：先吹发根，再吹发梢；顺着头发生长方向吹，不要倒吹；吹风机要与头发保持一定距离，不要离得太近，以免局部过热；可一手拨弄头发，一手移动吹风机。

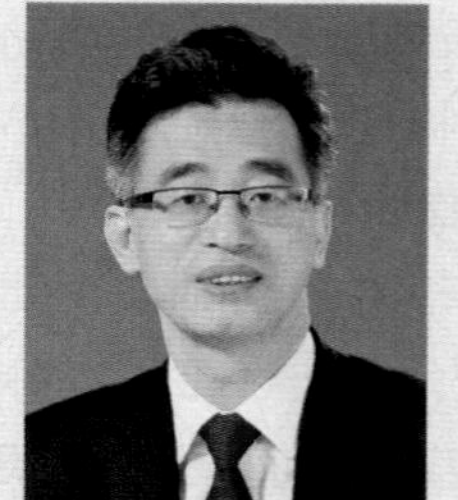

专家简介

吴文育　复旦大学附属华山医院皮肤科副主任、植发中心主任、美容注射中心主任、主任医师、教授，中国整形美容协会毛发医学分会副会长，中华医学会整形外科学分会毛发移植专业学组副组长。擅长雄激素性秃发、斑秃等毛发疾病的诊治。

吴文育医生说“中年男性脱发”

中年男性脱发可通过药物、激光、手术等方法加以治疗。同时，患者必须改变熬夜、缺乏运动等不良生活方式，并注意科学洗发、护发。

中年男性结婚多年，往往存在一定程度的婚姻倦怠感，夫妻矛盾也会增多，要注意沟通和交流，丰富日常家庭活动，促进婚姻和谐。

建议五：

积极转变，走出婚姻倦怠

华东师范大学应用心理系教授　崔丽娟

婚姻倦怠是指在长期夫妻关系中，由于期望和现实不符合等原因，个体所产生的一种身体、情感、心理的耗竭状态。婚姻的平淡、激情的缺失、身体的衰老等因素，都可使婚姻处于倦怠之中。婚姻倦怠多发生于中年夫妻，有研究发现，约四分之一的夫妻存在不同程度的婚姻倦怠感。夫妻间慢慢变得“无话可说”，往往就是婚姻倦怠的表现。婚姻倦怠轻则引起夫妻矛盾，重则可能导致婚姻关系破裂。

积极、良好的婚姻关系对中年男性的身心健康非常重要。研究发现，中年男性比年轻时更注重家庭，且更需要伴侣的关怀；他们承受着较大压力，和谐的婚姻关系对他们来说是一剂“强心针”。反之，不良的婚姻关系会让他们承受更多压力，不利于身心健康。

理性看待婚姻倦怠

中年人要客观、理性地看待婚姻倦怠。刚结婚时，“一切都是新鲜的”，年轻时也更有热情，婚姻往往充满了激情和生机，双方可以“如胶似漆”。随着岁月的变迁，夫妻共同经历着日常生活的“柴米油盐酱醋茶”，婚姻必然会逐步归于平淡，导致倦怠感。因此，婚姻倦怠在一定程度上是正常现象，应以平常心待之。

四条建议，应对婚姻倦怠

❶ 将激情变为亲情

对于中年男性来说，当婚姻归于平淡以后，不必一味追求婚姻的激情，应把妻子当作亲人看待，把激情融入亲情，将激情变为亲情。具体地说，就是把发生在对方身上的一切，都当作发生在自己身上的事，感同身受；即使她犯了错误，也像自己犯错一样，能给予原谅。这样才能让婚姻地久天长。作为彼此的亲人，夫妻相处要放松、舒服、自在，让家变得更温馨和睦。多一些亲情，就会少一些倦怠。事实上，这样的婚姻关系，即使没有往日的激情，也是非常值得期待的。

❷ 不要说伤害对方的话

婚姻关系中发生冲突时，要提醒自己：婚姻不是为了吵架，要解决矛盾与冲突，携手走一生。不要轻易说出伤害对方的话语，尤其不要说出“离婚”这类伤害婚姻目标的词。和好容易，如初艰难，伤人的话语很可能长期印记在对方心中。即使爱人有私心，或犯了小错，也要想想：人吃五谷杂粮，怎么会没有私心？怎么会不犯错误？多些理解、包容和忍耐，多想想她可能有什么难言之隐或无奈之处。

❸ 一起感受生活的乐趣

婚姻倦怠往往意味着对生活的倦怠。人来到这个世界，如果只是工作，生活就变成了日复一日地上班下班、吃饭睡觉，枯燥乏味。中年男性应学会爱与被爱，享受人类文明和自然风光等，可以时常与妻子一起到山清水秀的地方度假，到外面享受一顿大餐，一起爬山、散步、看电影或话剧。这样不仅可以让婚姻生活丰富起来，也能让家庭生活充满乐趣。

❹ 对未来做些规划

人到中年，仍然要对未来做一些规划，这样可以促进夫妻关系的稳固性。可以回想一下当年规划新家庭的时光。现在，中年夫妻同样可以共同规划未来，一起为了新的目标而继续努力。

专家简介

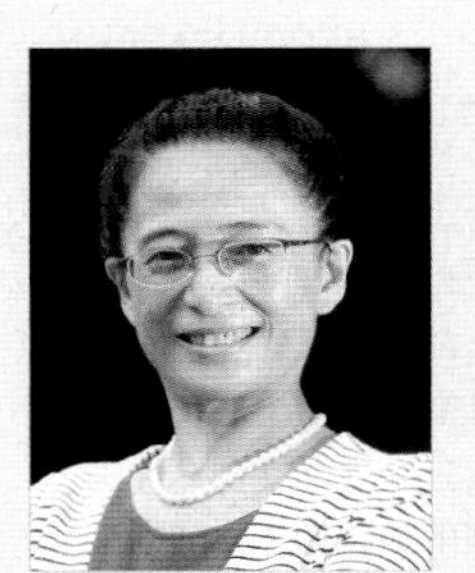

崔丽娟　华东师范大学心理与认知科学学院应用心理学系教授、博士生导师，中国社会心理学学会副会长，中国心理学会社会心理学专业委员会主任委员，上海市社会心理学学会会长，上海市老年学学会老年心理学专业委员会主任委员，上海市心理学会应用心理学专业委员会副主任委员。擅长社会心理学、老年心理学的教学和研究。

面对性功能下降的问题，中年男性要合理对待这一“难言之隐”，积极进行自我调整，并接受必要的治疗。

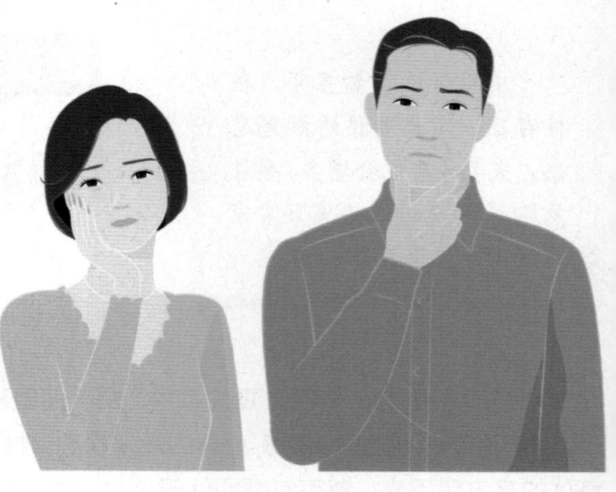

建议六：

维护性健康，适度调期望

北京大学第三医院泌尿外科　夏海缀　卢 剑（教授）

“人到中年不得已，保温杯里泡枸杞。”一句调侃的话道出了中年男性的不易。诸多压力，加上环境污染等因素的影响，中年男性健康问题日益突出。其中，很多中年男性饱受性功能下降的困扰。性健康与男性自尊心密切相关，性疲劳、性欲低下、性功能障碍及前列腺相关疾病等，给中年男性生活蒙上了一层阴影。

三类问题困扰中年男性

❶ 性疲劳

性疲劳是中年男性常见的性困惑。没有性欲、性爱后浑身乏力等均是性疲劳的表现。是什么偷走了中年男人的性欲，让他们对性充满“抗拒”？

生理疾患和衰老是产生性疲劳的主要因素，但中年男性年龄并非很大，健康状况尚可，心理疲劳往往是主要因素。

多数中年男性承担着沉重的工作压力和生活压力，包括房贷、车贷、子女教育等，这些都给中年男性造成了巨大的心理压力，心理素质较差者甚至会出现心理疾病。这些心理压力造成的心理疲惫状态经过反复积累，容易导致性疲劳。

性疲劳出现后，如果得不到伴侣的理解，可能会影响夫妻关系；夫妻关系不和谐，反过来又会加重中年男性的心理压力，导致恶性循环。

❷ 勃起功能障碍

男人最怕被妻子质问“行不行”。性功能障碍严重影响中年男性自尊心，最常见的是勃起功能障碍。阴茎勃起受神经、内分泌共同调节，是神经发动、动脉供血、海绵体储血的综合结果。年龄增长、心血管疾病、糖尿病、神经系统疾病、泌尿生殖系统疾病、精神心理因素及不良生活习惯等，都可能导致勃起功能障碍。

勃起功能障碍从病因上可分为心理性、器质性及混合型三种。心理因素导致的勃起功能障碍在中年男性中最常见。心理压力过大、夫妻关系不和睦、性生活环境欠佳等，都可导致中年男性勃起功能障碍。一旦经历一次勃起困难，很多人就会产生心理阴影。

❸ 前列腺疾病

前列腺炎是困扰中年男性的常见疾病。它虽然不危及生命，但容易反复发作，所以会影响患者的生活质量，并可导致焦虑情绪。

专家简介

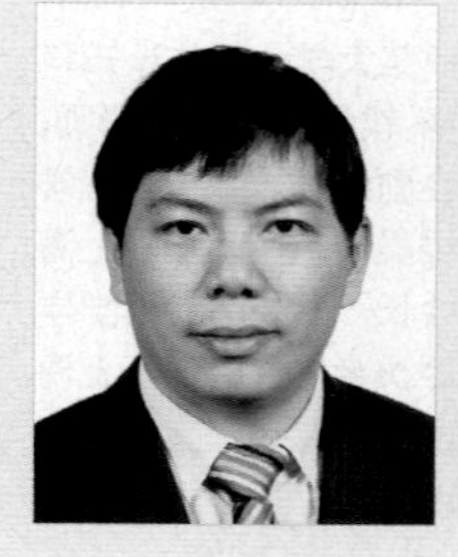

卢 剑 北京大学第三医院泌尿外科主任医师、博士生导师，中华医学会泌尿外科学分会国际交流委员会委员，中国性学会泌尿外科分会主任委员、性医学分会委员。擅长前列腺增生、前列腺癌、泌尿系结石和肿瘤的微创诊治，以及泌尿系统疑难杂症处理。

解决性困惑的五个对策

❶ 戒烟酒，少熬夜

有研究表明，长期失眠、熬夜、过度饮酒等不良生活习惯会延缓睾酮生成速度，从而引起性欲减退；吸烟则会诱发勃起功能障碍。因此，中年男性应保持良好的生活习与同龄女性相比，中年男性对健康的意识往往比较淡薄，应重视起来，加强维护，定期体检。

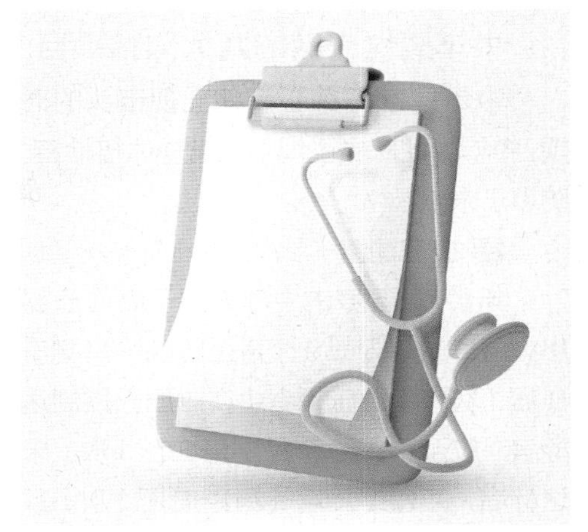

建议七：

提高健康意识，定期体检

上海交通大学附属第六人民医院泌尿外科　傅强（教授）　郭晖

中年男性面临更多健康“挑战”

据世界卫生组织调查，全球约有35%的人处于非健康状态，而在“非健康”人群中，中年男性所占比例高达75%。

现代社会，竞争越来越激烈，生活节奏越来越快，人们心理压力越来越大。与女性相比，男性免疫力较低，耐久力较差，生命力较弱。国外的一份调查数据表明，男性预期寿命比女性短6年；即使不考虑寿命问题，男性的生活质量也通常比女性差。就某些遗传性疾病、呼吸系统疾病、消化系统疾病、糖尿病、肝病等而言，男性患病率较高。与女性相比，男性看医生的频率要低28%。

据统计，自20世纪60年代起，全球死于前列腺癌的人数上升了17%，而与此形成鲜明对比的却是全社会男性健康意识的淡薄。除前列腺疾病、男性性功能障碍、泌尿系感染等男性高发疾病外，代谢紊乱综合征、心脑血管疾病的发生率在男性中呈现明显增长趋势，高尿酸、高血糖、高血压也是男性较明显的健康问题。类似女性更年期综合征，男性到了50岁左右，也可由于雄激素分泌降低而表现出精神状态、肌肉功能、性功能等多方面的减弱，医学上称之为“迟发性性腺功能减退症”。

现代社会生活节奏快、强度高，若不珍惜健康，超负荷劳作，缺少休息和体育锻炼，很容易透支身心健康，而中年男性正是其“高危人群”。为此，中年男性应戒烟戒酒，杜绝暴饮暴食，加强体育锻炼，保持良好心态，以促进身心健康，增强身体抗病能力，提高生活质量。

惯，戒烟酒，尽量不熬夜。

❷ 适当运动

运动可改善心血管系统功能，增强肌肉力量，提高男性的性自信，减少焦虑，直接或间接改善性功能。

❸ 保持好心态

男性偶尔出现性功能不满意的情况属于正常现象，应保持乐观心态，而不是一蹶不振、自我否定。伴侣对男性的关怀和鼓励也必不可少，和谐的夫妻关系是维护男性性健康的良药。

❹ 饮食有节，避免久坐

前列腺炎患者应避免进食辛辣刺激食物，不要久坐。慢性前列腺炎患者无须对性生活“敬而远之”，适当、规律的性生活反而有利于慢性前列腺炎的治疗。

❺ 不讳疾忌医

大部分中年男性的性健康问题可通过自我调整得以解决。如果改变生活习惯、调整心理状态后，性功能问题未得到改善，须及时就医，不可讳疾忌医，以免延误病情。如果存在基础疾病，如高血压、糖尿病和心脏病等，还需要积极治疗基础疾病，调整身体状况。如果患有前列腺炎，应及时就医，适当的药物治疗能很好地控制症状。

中年男性应做的九大体检项目

中年是各类身心疾病出现苗头的时期，中年男性应当重视下列常规体格检查，防患于未然：

❶ 血压测量

年龄≥45岁的中年人属于高血压易患人群，应每3~6个月至医院诊室测量血压1次。高血压患者中，血压已控制达标者，应至少每3个月测量血压1次；未达标者，应每2~4周测量血压1次。家庭自测血压可辅助调整治疗方案，高血压易患人群及患者应长期进行家庭血压监测。

小贴士

具有以下危险因素之一者也是高血压易患人群，应该每3~6个月测量血压1次：①高血压前期，收缩压120~139毫米汞柱和（或）舒张压80~89毫米汞柱；②超重和肥胖，体质指数≥24千克/米^2，或向心性肥胖（男性腰围≥90厘米，女性腰围≥85厘米）；③有高血压家族史；④高盐饮食；⑤长期大量饮酒；⑥吸烟（含被动吸烟）；⑦缺乏体力活动；⑧长期精神紧张。

❷ 血脂检查

早期检出血脂异常，监测其变化，是预防动脉粥样硬化性心血管病的重要措施。40岁以上男性应每年做一次血脂检查；如果是动脉粥样硬化性心血管病患者及其高危人群，应每3~6个月测定1次血脂。血脂异常者必须坚持控制饮食和改善生活方式，如控制胆固醇和脂肪的摄入、多吃谷薯类、坚持运动等。

❸ 肝功能检查

中年男性交际活跃，常常饮酒，加上脂肪类食物摄入过多，患酒精肝、脂肪肝的人越来越多；若不及时治疗，长期发展下去可致肝硬化。中年男性应每年查一次肝功能和乙肝相关指标，乙肝病毒表面抗体阴性的人可考虑注射乙肝疫苗。

❹ 眼底检查

男人30岁之后眼疾发生率开始增高。有糖尿病、高血压或眼病家族史的男性应每年检查一次眼底。有以下症状时尤须注意：视力减退，眼睛疲劳、疼痛、干涩、怕光，头晕，头痛，等等。不少疾病可通过眼底检查而被及时发现，比如，观察视网膜动脉是否硬化，可知全身动脉硬化的程度。

❺ 胸部CT检查

男性吸烟率高，要注意肺部检查。40岁以上男性应每年进行一次胸部CT检查，以早期发现肺部和呼吸道病变，及时治疗。

❻ 甲胎蛋白测定

检测甲胎蛋白有助于诊断早期原发性肝癌。原发性肝癌多见于中年人，故40岁之后应每年检测一次甲胎蛋白。现患或曾患乙型肝炎者，则应每半年检测一次。

❼ 大肠癌筛查

大肠癌在男性中发病率高于女性，且在中年以后发病率明显上升。粪便隐血试验有初步筛查结、直肠肿瘤的作用，肛指检查有助于发现直肠病变，这两项检查简便易行，中年男性可每年做一次。粪便隐血试验阳性者，应在2周后复查一次，结果仍为阳性者，最好进行肠镜检查，以明确诊断。

❽ 前列腺检查

中年男性前列腺会出现不同程度退化，肛指检查可触及前列腺，能发现前列腺相关疾病，中年男性可每年接受一次肛指检查。前列腺特异性抗原（PSA）检测可筛查早期前列腺癌，中年男性可每两年进行一次血清PSA检测。发现问题时，需接受进一步检查，如进行经直肠前列腺超声检查等。

❾ 睾丸检查

男性每月可自我检查睾丸是否有异常变化，包括大小、质地等。有疑问时，可请医生进行专业的检查。怀疑患有“男性更年期综合征”者，可进行血清睾酮检测。PM

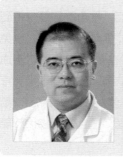

专家简介

傅强 上海交通大学附属第六人民医院泌尿外科主任、教授、博士生导师，尿路修复与重建实验室主任，中华医学会泌尿外科学分会基础与研究学组副组长，上海市医学会泌尿外科专科分会副主任委员兼尿控与整形学组组长。擅长各类泌尿生殖系统疾病的诊治。

糖尿病儿童越来越多

复旦大学附属儿科医院内分泌遗传代谢科主任医师　罗飞宏

医生手记

“罗医生，我儿子胃口一直都很好，红烧大排一次能吃两大块，不知怎的，他最近饭量不减，体重却轻了。还有，他脖子越来越黑，怎么洗都洗不干净，这是怎么回事？”门诊来了一位焦急的妈妈，我一看她身后跟着的“小胖墩”，心中就有数了。通过一系列检查，“小胖墩”被明确诊断为2型糖尿病。妈妈很难过：“不是说，患2型糖尿病的都是成年人吗？他才10岁，怎么会得这个毛病呢？”

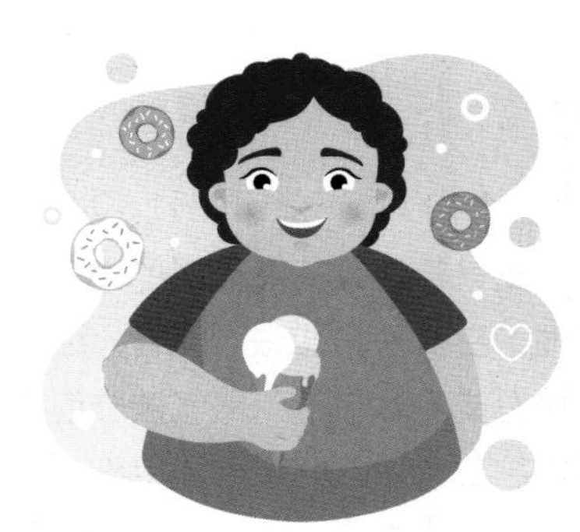

近年来，随着生活水平的提高，儿童青少年肥胖已成为全球性的严重公共卫生问题，随之而来的是儿童2型糖尿病的发病率逐年上升。在中国香港、澳大利亚、日本、中国台湾等地的青少年新发糖尿病患者中，2型患者占比分别为90%、66%、60%、50%。我国多家医院的统计资料表明，儿童2型糖尿病的发病率约为10/10万，发病率随年龄增长而上升，城市发病率是乡村的1.5倍。一直以来，大家都误以为2型糖尿病只发生于成年人。实际上，儿童不仅可以发生1型糖尿病，也可以发生2型糖尿病，且2型糖尿病发病率增加是不争的事实。

儿童2型糖尿病的诊断标准是什么

目前，儿童 2 型糖尿病的诊断标准主要参考国际青少年糖尿病联盟推荐的标准：有典型的糖尿病症状或高血糖危象，且随机血糖≥ 11.1 毫摩 / 升；空腹血糖≥ 7.0 毫摩 / 升；口服糖耐量试验 2 小时血糖≥ 11.1 毫摩 / 升；糖化血红蛋白（HbA1c）≥ 6.5%。在没有明确高血糖表现的情况下，需要通过重复试验加以确认，排除 1 型糖尿病及一些特殊类型的糖尿病，即可诊断为 2 型糖尿病。

儿童2型糖尿病有哪些特点

与儿童 1 型糖尿病相比，儿童 2 型糖尿病多因胰岛素抵抗引起胰岛素相对不足而致，40% 的患儿没有典型症状，一般存在 2 型糖尿病家族史，起病缓慢，多伴有肥胖、黑棘皮症、皮肤紫纹等表现；辅助检查中，胰岛素抗体多为阴性，C 肽水平正常或升高。多数患儿超重或肥胖，值得注意的是，亚洲 2 型糖尿病儿童中，约 15% 的患儿体重正常。

与成人 2 型糖尿病相比，儿童患者胰岛功能损害更快、更严重，血糖控制情况也比成人差，发生糖尿病并发症的比例更高。

儿童2型糖尿病怎么治

儿童 2 型糖尿病的治疗原则与成人基本相同，但也存在一定的特殊性。总体治疗目标为：达到和保持合理、健康的体重，增强运动能力，恢复正常血糖，尽量减少低血糖，预防和干预糖尿病并发症（高血压、血脂异常、糖尿病肾病和脂肪肝等）。

改变生活方式是治疗 2 型糖尿病的基石。家长要对患儿进行饮食管理，在保证其生长发育所需能量的前提下，注意营养均衡和搭配得当。同时，加强运动锻炼，以减轻体重和胰岛素抵抗，患儿应每天进行 1 小时左右的中等强度运动，如游泳、慢跑等，不宜进行剧烈运动。

药物治疗需要建立在生活方式干预的基础上，目的是减轻胰岛素抵抗，增加胰岛素分泌。首选药物为二甲双胍。胰岛素可用于疾病早期的强化治疗，以及药物控制血糖不佳时。

此外，由于儿童心理较脆弱，家长要关注患儿的心理健康，帮助他们正确认识糖尿病，增强他们战胜疾病的信心和勇气。PM

过去，儿童支气管扩张症发病率低，常被认为是罕见病。但近年来，随着诊断技术的进步及对疾病认识的深入，儿童支气管扩张症的诊断例数正不断增多。支气管扩张症反复发作可导致儿童肺功能进行性恶化，严重影响患儿的生长发育、生活质量及心理健康，值得引起家长的重视。

易被忽视的儿童“支扩”

深圳市儿童医院呼吸科副主任医师 陈杰华

支气管是人体呼吸时的通气管道。吸气时，空气从鼻腔进入气管，经过支气管逐级分支到达肺泡，氧气被肺泡毛细血管吸收，二氧化碳则从肺泡毛细血管网中进入肺泡，在呼气时排出。除通气功能外，支气管还有清除外来杂质的防御功能，其分泌的液体可将进入气道的病原体、过敏原及粉尘颗粒包裹起来，通过支气管上皮纤毛的规律、协调摆动，将分泌物向上推送，使之被咯出。

支气管扩张症是由感染和慢性炎症导致支气管壁结构破坏、管腔增宽、清除能力下降的疾病，主要症状有长期咳嗽、咯痰、呼吸急促等。

“支扩”可影响生长发育

支气管扩张症的症状和危害取决于病变范围和病程长短。除长期咳嗽、咯痰外，病情严重的患儿可在运动或玩耍时容易疲倦，出现呼吸急促、皮肤和嘴唇发绀等症状；发生感染时，患儿可能出现发热、呼吸困难、喘息、胸痛，甚至咯血。支气管扩张症不但会损害肺功能，而且可能会影响患儿生长发育，病程较长者可出现杵状指（趾）、贫血、营养不良和发育落后。

反复呼吸道感染既可能是引起支气管扩张症的原因，也可能是支气管扩张症导致的症状，或是某些基因缺陷病的共同表现。若孩子咳嗽、咯痰超过 4 周且没有好转迹象，或反复呼吸道感染，家长均应予以重视，及时带孩子就医。

及时治疗，可获良好愈后

支气管扩张症的预后取决于病因和严重程度。轻症患儿经及时治疗可恢复正常，或避免肺功能进一步损害。对重症患儿来说，由于支气管壁遭到了严重破坏，后遗症可能难以避免，但规范治疗可阻止病情恶化。

治疗支气管扩张症，首先应去除病因，缓解反复咳嗽、咯痰等症状，减少呼吸道感染，保护肺功能，改善患儿的生活质量。主要治疗措施包括：使用抗生素抗感染，雾化吸入和体位引流等清除气道分泌物。因先天性基因缺陷而导致囊性纤维化（气道分泌液黏稠不易排出，易造成反复感染和堵塞，逐渐形成支气管扩张症）的患儿，需要使用药物稀释黏液或湿化气道，必要时须辅以雾化吸入抗生素；少数患儿可能需要手术切除部分肺组织，甚至进行肺移植。

另外，胸部物理治疗（体位引流、拍背、咳嗽、吸引、呼吸练习等）是治疗支气管扩张症的基础且有效的方法，可减轻炎症，防止气道进一步损伤。有相关研究表明，每天进行 2 次物理治疗可有效减轻咳嗽，减少 24 小时排痰量，提高患儿的活动耐力及生活质量。PM

专家提醒

及早识别支气管扩张症的急性加重症状

若出现四条或更多的下列表现，往往代表患儿的支气管扩张症病情急性加重：①咯痰症状加重，痰液量增多或脓性增加；②呼吸困难加重；③体温升高（超过38℃）；④喘息加重；⑤咯血；⑥活动耐力下降、乏力；⑦肺功能恶化；⑧肺部影像学提示有感染征象。此时，家长不可掉以轻心，应及时带孩子就医治疗。

脑血管支架，放还是不放

复旦大学附属中山医院神经外科副主任医师　杨志刚

“医生，听说脑血管也可以像心脏血管一样放支架。那么，脑梗死患者是不是需要放个脑血管支架呢？”这是笔者在门诊被脑血管病患者“高频”提问的一个问题，相信这也是广大脑梗死患者及其家属比较关心的问题。

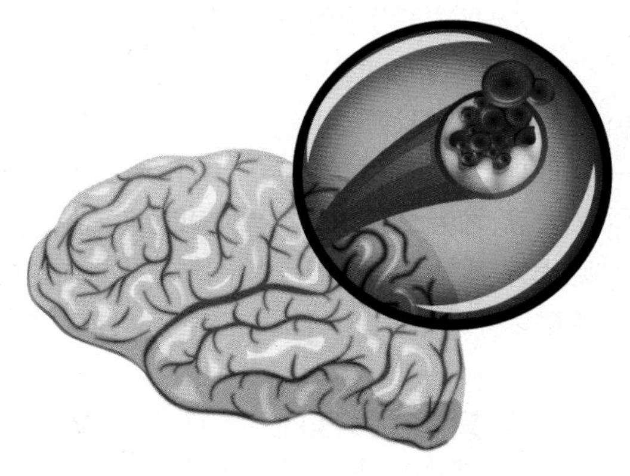

不久前，我们为一名71岁的椎动脉狭窄患者放了一枚脑血管支架。他因反复头晕和走路不稳两个月而来医院就诊。经头颅磁共振检查，发现有腔隙性脑梗死。进一步做脑血管造影检查发现，其右侧椎动脉从颈段开始就闭塞了，左侧椎动脉颅内段也有很严重的狭窄，而这支严重狭窄的血管就是导致患者发病的“罪魁祸首”（图1）。在充分评估后，我们为患者实施了左侧椎动脉支架成形术。术后，血管狭窄消失（图2、图3），患者再也没有发生过头晕和走路不稳的情况。

54岁的林先生，一年半前因突发左侧手脚无力到医院就诊，被确诊为脑梗死。幸好梗死面积不大，经药物治疗后，林先生的情况明显好转，仅左手精细活动不太灵活，没有其他后遗症。不久以后，林先生又发生了一次一过性的左侧手脚无力，因担心再次发生脑梗，他便在家人陪同下从舟山来到我院就诊。经详细检查和评估，我们发现林先生右侧大脑中动脉有明显狭窄和夹层样改变（图4），遂为其植入了脑动脉支架。术后，动脉狭窄消失，但微小的夹层还在（图5）。术后1年随访，检查提示右侧大脑中动脉已经完全修复（图6）。林先生告诉我们，左侧手脚无力的情况自术后起就再也没有发生过。

查出脑血管有狭窄，要不要放个脑血管支架，避免发生脑梗死呢？已经发生了脑梗死，有没有必要再“放支架”呢？

❶ 通常是脑动脉出问题，才可能需要“放支架”

所谓脑梗死，是指某部分脑组织的血液循环出了问题，脑细胞发生了缺血坏死，可以是供血动脉（就像“入户水管”）出了问题，也可以是引流静脉（就像“下水道”）出了问题。虽然部分静脉问题也可以通过植入支架来治疗，但目前的脑血管支架主要是针对脑动脉的。因此，一般是脑动脉出了问题，才会考虑是否需要“放支架”。

❷ “目标血管”要够粗，才适合“放支架”

脑供血动脉包括供应“前部”的颈动脉系统和供应“后部”的椎动脉系统。从这些血管的起点（脖子以下）到颅内，任何部位发生狭窄或堵塞，都可能造成脑

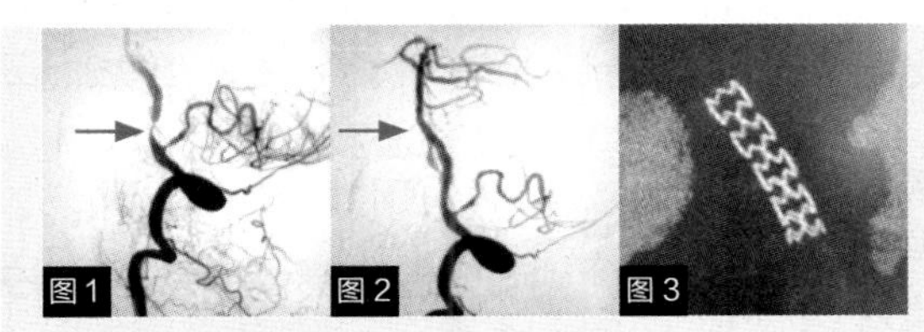

图1 术前造影显示左侧椎动脉严重狭窄
图2 术后造影显示狭窄部位消失
图3 植入的脑血管支架

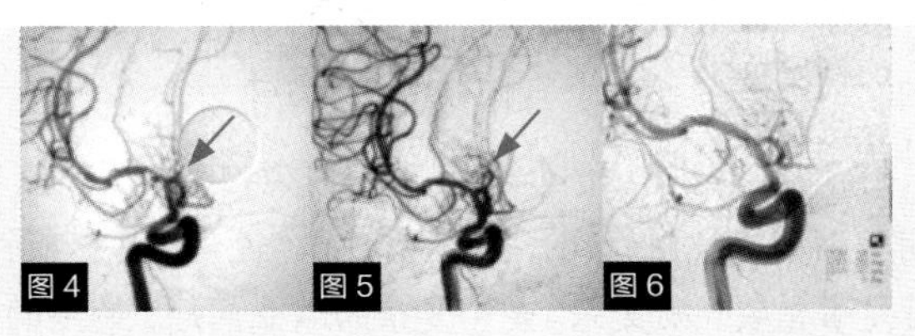

图4 术前造影显示大脑中动脉明显狭窄伴夹层
图5 术后造影显示大脑中动脉狭窄消失，夹层仍在
图6 术后1年造影显示大脑中动脉完全修复

梗死。就像从自来水厂到居民家中的水管，任何部位不通畅，都会影响正常供水。由于目前可供选用的脑血管支架尺寸有限制，故直径不足1.5毫米的血管不适合做支架成形术。

3 脑梗死急性期，不适合“放支架”

如果是刚发生的脑梗死（急性期），最有效的治疗方法是及时（在时间窗内）“打通”闭塞的血管，可以用药（溶栓），也可以机械开通（手术取栓）。此时，“放支架”并不是首选方法，只有取栓或扩张的方法失败后，才考虑“放支架”。如果脑梗死超过了溶栓或取栓的“时间窗”，则最好等病情稳定后，再考虑对符合指征的病灶“放支架”。因为如果过早开通血管，恢复灌注的梗死区很可能会出血，反而增加风险。

4 只有“责任血管”或有“潜在风险”的血管，才有必要“放支架”

需要“放支架”的脑血管，一般是严重狭窄或新近闭塞的脑血管。很多有“三高”、吸烟等心脑血管危险因素的患者，其脑血管“遍体鳞伤”，到处都是狭窄。脑血管支架成形术不是“铺铁轨”，并非一看到血管有狭窄，就需要“放支架”，那样既违反医学伦理，也不能为患者带来益处。一般地说，只有那些与患者的症状有明确关系的“责任血管”，以及有“潜在风险”的血管（一旦发生闭塞，会致残或致命），医生才会在综合考虑患者“获益”和手术风险的基础上，酌情“放支架”。

5 脑梗死患者的自理能力决定能否“放支架”

目前，大部分脑血管支架成形术是为了预防病变血管引发脑梗死，既不能“立竿见影”地让已经发生残疾的脑梗死患者康复，也无法对脑梗死后的其他并发症（如感染、血栓等）产生直接作用。因此，患者是否需要做脑血管支架成形术，还需要考虑其是否能够自理（脑血管病专业领域有个MRS评分，不超过3分者，“放支架”才有意义）。如果脑梗死患者偏瘫严重，生活已经无法自理，一般不考虑“放支架”。PM

特别提醒

对于脑血管支架，患者既不要因为担心它是“植入物”、需要长期服药而有抵触情绪，也不要道听途说，夸大支架的作用。脑梗死后是否需要“放支架”是个复杂的专业问题，最终的临床决策应由专业的脑血管病医生在充分评估病情并结合患者的需求和意见后做出。

随着人们对心脑血管疾病的认识与重视程度越来越深，大家不仅知道了收缩压与舒张压的意义，还对另一医学术语——“脉压”有所耳闻。经常有患者因脉压过大或过小而到医院就诊。那么，脉压究竟意味着什么？出现脉压异常，该怎么办？

广义的血压是指血管内的血液对血管壁产生的压力。而大家所熟知的血压，则是动脉血压的简称，因为静脉或毛细血管内血液对血管壁的压力相对较低，医学上称为静脉压、毛细血管压。全身各处的动脉粗细不等，压力也不一致，因此，根据测量的部位不同，血压又分为肱动脉血压、桡动脉血压、股动脉血压、主动脉血压（需要用导管插入主动脉进行测量）等。从这一细分上而言，大家日常所指的“血压”，其实是肱动脉血压。

血液在血管内流动时，作用于血管壁的压力在不断变化，因此血压不是恒定不变的。在心室收缩时，血液从左心室流入动脉，对动脉血管壁的压力最高，称为收缩压（此时为动脉最大扩张状态）；在心室舒张时，动脉血管弹性回缩，压力最低，称为舒张压（此时为动脉最大收缩状态）。

脉压是血压的一个重要参数，是收缩压减去舒张压的数值，即脉压=收缩压（高压）—舒张压（低压）。由于收缩压和舒张压分别代表血压波动的两个极端值，故脉压反映一个心动周期中血压的波动幅度。一般来说，中青年健康人的脉压正常值为30～50毫米汞柱。

脉压与血管弹性密切相关

收缩压、舒张压、脉压、平均动脉压的高低均受血容量、心功能和外周血管阻力的影响。如果动脉弹性差，则在心室收

聊聊“脉压”

北京大学人民医院心内科主任医师　张海澄

缩时，血管壁不能随着血流到来而扩张，便会对抗心脏的收缩功能，使收缩压升高；在心室舒张时，血管壁又不能有效收缩，使舒张压降低。如此一来，脉压就会明显增加，患者可表现为单纯收缩期高血压。反之，如果收缩压不高而舒张压升高，脉压则较小，患者可表现为单纯舒张期高血压。

随着年龄的增长，人体血管的弹性明显下降（即血管老化），收缩压逐渐升高，舒张压则进入一个相对稳定的平台期；之后，舒张压开始逐渐降低，脉压会越来越大。因此，单纯收缩期高血压主要见于老年人；单纯舒张期高血压主要见于50岁以下的中青年。

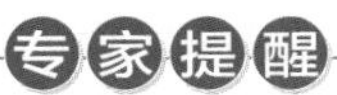

认识平均动脉压

临床上，经常有患者将脉压与平均动脉压混淆。平均动脉压是指一个心动周期中动脉血压的平均值，计算公式为：平均动脉压=（收缩压+2×舒张压）/3。健康成年人的平均动脉压正常值为70~105毫米汞柱。由于心脏的收缩期所占时长与舒张期所占时长约为1∶2，因此，平均动脉压的意义在于反映动脉血压的平均值。平均动脉压偏低，意味着人体血压水平对大脑、心脏、肾脏等重要脏器的灌注压不足，应进行升压治疗。

脉压异常，要治吗

● 脉压大，血压正常

对于无不适症状，且心脏超声未见明显异常的老年人而言，由于血管老化造成的脉压增大，无须特殊处理，可适度增加运动。

● 脉压大，“高压”偏高

这类高血压患者大多为中老年人，主要为收缩压偏高。在降压治疗时，应尽量避免应用利尿剂、ACEI、ARB、α受体阻滞剂等使舒张压进一步降低的药物。值得注意的是，这些患者不宜将收缩压降得过低（具体降压标准因人而异，应由医生综合判断），尤其是已有脑供血不足的患者。

除血管老化外，主动脉瓣关闭不全、动脉硬化、甲状腺功能亢进、急性心功能不全、严重贫血、风湿性心脏病、梅毒性心脏病、部分先天性心脏病、高血压心脏病、细菌性心内膜炎等，也会引起脉压增大。

● 脉压小，血压正常

爱运动的年轻人，平时无胸闷、头晕等不适，且心脏超声无明显异常。若脉压偏小，很可能是动脉血管弹性好的表现，继续适度锻炼，并定期监测血压变化即可。

另外，脉压偏小还常见于肥胖、酗酒、久坐不动、精神紧张、压力大的人群，常提示人体外周血管阻力增大。患者应注意控制饮食、戒烟限酒、适度锻炼、放松心情、保证睡眠。尤其是年轻人，如果还伴有心率加快，要减少浓茶、咖啡等刺激性饮品的摄入量。

● 脉压小，“低压”偏高

这类高血压患者多表现为舒张压偏高，常有高血压家族史，年龄多在50岁以下。患者应遵医嘱服用有效降低舒张压的药物，监测血压变化。降压过程中切忌把血压降得过低，可自行计算平均动脉压，以保证重要脏器的血液灌注。PM

高血压患者不仅要重视收缩压和舒张压，也要关注脉压，必要时还应了解平均动脉压。这样才能更全面守护心脑健康。

专家简介

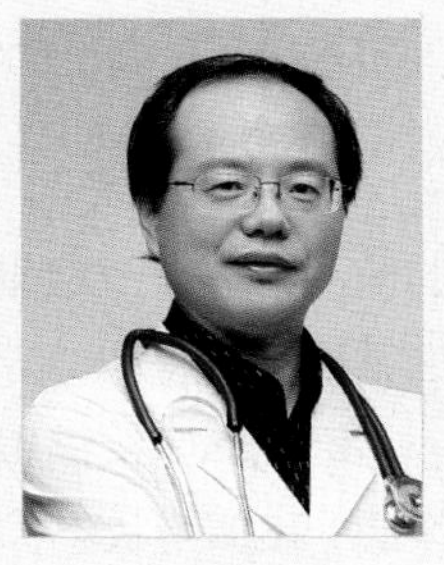

张海澄　北京大学人民医院心内科主任医师，中华医学会心电生理和起搏学分会委员，中国医师协会心律学专业委员会委员，中国医药生物技术协会心电学技术分会副主任委员，中国生物医学工程学会心律学分会委员。擅长疑难复杂心血管疾病，尤其是各种心律失常、高血压、冠心病的诊疗。

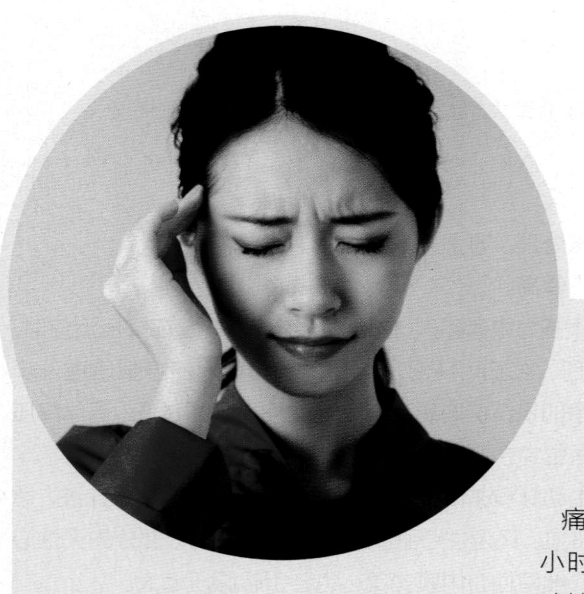

偏头痛"新知"

上海交通大学医学院附属仁济医院神经内科主任医师　李焰生

偏头痛是常见的神经系统疾病，在我国，约有10%的人罹患此病，女性患者是男性患者的2～3倍。虽然偏头痛的发病是从儿童和青少年时期开始的，但患病的高峰年龄是30～40岁。

偏头痛并非是一种偏侧头痛（半边头痛）的症状，而是以头痛为突出症状的原发性头痛疾患。它也有别于脑内肿瘤、出血或炎症等导致的继发性头痛。按照国际头痛障碍的分类诊断标准，成年人偏头痛的诊断依据是：①有5次以上的类似头痛发作；②每次头痛持续时间（没有服用止痛片的情况下）为4～72小时；③头痛至少具有下列特点中的2个：部位为偏侧，性质为搏动性（血管搏动样），程度为中－重度（若0分为不痛，10分为最痛，则大于3分为中－重度），活动后加重（开门、走路、上下楼等活动可使头痛加重）；④头痛至少具有下列伴随症状中的1个：恶心、呕吐、畏光和畏声（患者喜欢安静和较暗的环境，亮光和响声会加重不适）；⑤排除其他可能导致头痛的疾病。

虽然偏头痛很常见，但人们对它的认识还很欠缺。有哪些偏头痛"新知"值得关注呢？

新知一　危害巨大

由于偏头痛非常多见，且头痛发作具有自限性，多数患者休息半天或一天便可"自愈"，故许多人认为偏头痛不是"大病"，不少去医院就诊的患者仅关心"脑子里是否长了东西"，而对头痛毫不在乎。然而，世界卫生组织的全球疾病负担研究显示：在成千上万的疾病中，偏头痛是疾病负担最大的前7位疾病之一；在神经系统的各种疾病中，偏头痛的疾病负担位列第一，超过了脑卒中、脑肿瘤、痴呆、癫痫等疾病。

举例而言：如果一位女性偏头痛患者12岁发病，62岁停止发作，平均每月发作2次，每次持续2天（临床研究显示，约1/4的偏头痛患者每月发作2次，每次持续2天），那么，她每年有48天在头痛和不适中度过，50年间，有6.6年处于这种状态。患者的生活质量非常低，与四肢瘫痪、严重精神病、痴呆患者状况相似，主要区别在于，偏头痛的"难受"分散在生命的各个时间点上，而其他疾病大多集中在生命的后期。

新知二　容易伴随抑郁、焦虑

研究显示，40%～50%的偏头痛患者一生中会出现抑郁，50%～60%的患者会出现焦虑。抑郁、焦虑会使得偏头痛的发作更频繁，症状更严重；频繁、严重的偏头痛发作又会增加抑郁、焦虑的发生风险。两者互为因果，形成恶性循环。

因此，偏头痛患者平时应注意睡眠情况（长期失眠多提示伴有抑郁、焦虑）和情绪状态，发现变化后，及时诊治。

新知三 容易发生眩晕

偏头痛患者容易发生各种各样的头晕和眩晕，有些像梅尼埃病，有些像耳石症，有些还会被误诊为脑卒中。偏头痛患者也比普通人容易发生晕动症。近几年，国际学术界针对这种情况提出了“前庭偏头痛”的概念，对偏头痛患者发生的眩晕有了更多认识。偏头痛患者就医时主动告知病情（因头痛就诊时，告知医生自己有头晕和眩晕的情况；因头晕和眩晕就诊时，告知医生自己有偏头痛的情况），可避免误诊，减少不必要的检查。

新知四 容易伴随多种疾病

除上述情况外，偏头痛患者还比普通人群更易发生癫痫、脑梗死、晕厥（短暂的突然意识丧失伴跌倒，无肢体抽搐）、肠易激综合征（如经常于紧张或进冷食后发生腹痛、腹泻）、心脏发育异常（卵圆孔未闭）和脑白质病变。患者因上述情况就诊时，告知医生自己有偏头痛病史，对明确诊断很有帮助。

新知五 记头痛日记：有助于治疗

偏头痛并无一劳永逸的根治方法，学会正确管理，可将偏头痛的影响降到最低，使患者终身受益。多数偏头痛从青少年期起病，不少患者可能在儿童期就有偏头痛前驱表现，如“原因不明”的腹痛（腹型偏头痛）、头晕或眩晕（儿童良性发作性眩晕），常因症状较轻或很快自行缓解而被忽视。青少年偏头痛的发作与不规律的生活习惯密切相关，保持规律的睡眠和饮食，坚持户外运动，可明显减少发作。约60%的偏头痛患者有家族史，长辈患者学会管理偏头痛，也有助于晚辈患者的疾病管理。无论是诊断还是疗效判断，都要依据头痛发作时的表现，没有任何“客观检查”能有所帮助。因此，对头痛的描述十分重要，但几乎没有人能很好地记住每次头痛的“不愉快体验”，而头痛日记可以做到这一点。

每个偏头痛患者，尤其是病情较严重者，都应养成记头痛日记的好习惯，把每次头痛的日期、起止时间、部位（左、右、前、后）、性质（像什么样的痛）、程度（0～10分）、伴随症状（恶心、呕吐、怕亮光、怕响声、不愿活动、怕气味及其他不适），以及服药情况等记录下来。

若在头痛发作时，还有其他异常表现，如头痛前1小时到头痛结束出现视觉异常（视物不清，眼前有个不断移动的暗点、亮点或亮线）、感觉异常（面部或上肢麻、痛）、肢体活动无力、言语含糊、头晕或眩晕、后枕及颈部疼痛、触摸头皮或面部有异常疼痛感等，患者更应该仔细观察和准确记录。这些症状可能是某些特殊类型偏头痛的特征性表现，对诊断尤为重要。

专家提醒

偏头痛的治疗可简单分为两部分：①头痛发作时使用药物止痛，可选药物包括非特异性的“止痛剂”和特异性的曲坦类药物；②发作频繁，影响工作、生活时，可预防性用药，减少偏头痛发作。但有的患者因担心不良反应而拒绝使用止痛药，却不知头痛时“硬扛”所带来的害处远比止痛药的不良反应大；有的患者该使用预防药物时不用，导致“头痛越发越频繁，止痛药越用越多”，产生止痛药导致的头痛，即药物过度使用性头痛。

新知六 新的治疗方法不断出现

近年来，偏头痛的治疗有了巨大进步，诞生了不少新的药物和非药物治疗方法。止痛治疗药物中，除已有的曲坦类药物外，还有作用于神经递质5-羟色胺1F受体的药物，以及降钙素基因相关肽受体抑制剂。预防治疗药物中，除丙戊酸、托吡酯、氟桂利嗪、普萘洛尔外，还有CGRP分子或其受体的单克隆抗体药物。随着对偏头痛发病机制的认识，一些非药物治疗方法也已诞生，它们主要通过神经调节的方法实现止痛和头痛预防。PM

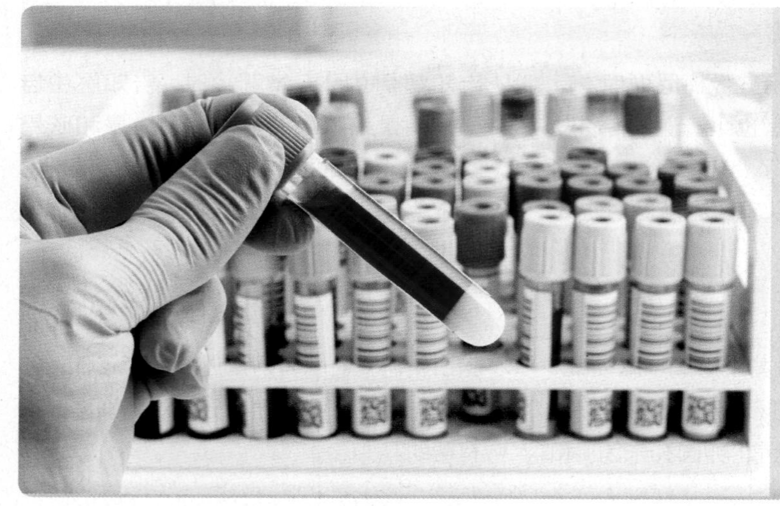

相信不少在医院抽过血的人，都曾有过这样的疑问：为什么采血管有那么多颜色之分？盖着不同颜色盖子的采血管有什么区别？难道不能“一管血”化验所有指标吗？为什么有些采血管在采血后需要“摇一摇”，有些则不需要？要弄清这些问题，先得知道采血管“大家庭”中的成员，以及它们所具有的不同功能。

“彩虹”采血管，内有“大乾坤”

复旦大学附属中山医院检验科主任医师　潘柏申

采血管的“彩色密码”

这些“彩虹盖”的采血管是一种真空负压的采血管，相比传统的采血容器，能减少血液污染和交叉感染的可能性。根据不同的用途，采血管“内有乾坤”，添加了各种各样的成分，如抗凝剂、促进剂、分离胶等等。为了便于区分和识别，这些采血管戴了不同颜色的“帽子”，“红橙黄绿青蓝紫”，好似检验科里的一道“彩虹”。要了解采血管的分类，须明白以下几个关键词：

● 关键词一：促凝剂、抗凝剂

血液由血细胞（红细胞、白细胞、血小板）和血浆组成。

顾名思义，促凝剂可加速血液在采血管中的凝固速度，血液凝固后得到的不含血细胞的淡黄色透明液体叫“血清”。相反，抗凝剂可阻止血液发生凝固。抗凝静置后，同样能得到淡黄色的透明液体，便是“血浆”。比起促凝剂，抗凝剂的种类要多得多，如乙二胺四乙酸（EDTA）盐、肝素、柠檬酸钠等等。不同抗凝剂的作用机制不同，决定了它们的不同用途。

● 关键词二：血浆、血清

进入不同采血管的血液，有些能得到血清成分，有些能得到血浆成分。“血清”和“血浆”仅一字之差，有什么区别呢？

血液离体后经过凝固过程分离出来的液体是“血清”，添加抗凝剂的全血标本经过离心后分离出来的液体是“血浆”。“血清”比“血浆”多了一个凝血过程，因此，某些参与凝血的蛋白（如纤维蛋白原和凝血因子等）在这一过程中被消耗、去除了。

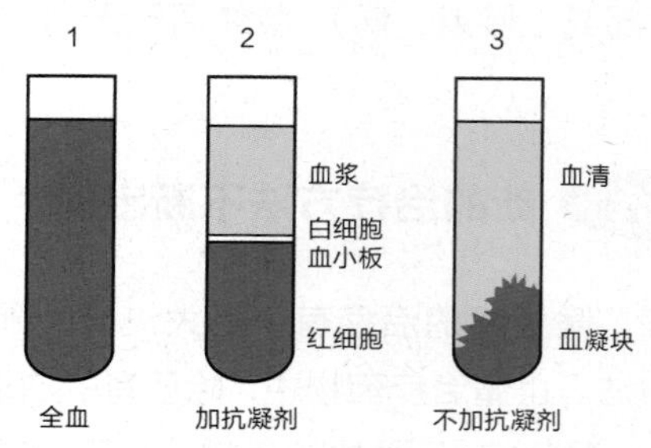

全血、血浆、血清的区别

走近采血管的“五彩世界”

采血是血液检查的第一步，也是极其关键的过程。采血管选择不当，会造成检测结果不准确。对采血管的相关知识有了初步了解后，再来一一认识检验科的“当家花旦”们，便不再是难事。

● 紫“帽子”采血管：含乙二胺四乙酸（EDTA）盐

紫帽管含有的特殊成分是“乙二胺四乙酸（EDTA）盐”，能够和血液中的钙离子螯合，发挥抗凝的功效。因此，紫帽管属于“抗凝管”小分队，可以提供全血或者血浆标本。紫帽管的用途比较广泛，例如用于血常规检测、交叉配血、基因检测等。

● 黄“帽子”采血管：含促凝剂和分离胶

黄帽管里含有促凝剂和分离胶。促凝剂能加速血液凝固，由自然凝固的1小时缩短至5～30分钟（不同促凝剂的促凝时间有所差别），这对于缩短检验报告的时间十分有利。分离胶的作用是隔离血液中的固体成分和液体成分，防止它们发生物质交换，从而在一定时间内保证血清成分的稳定性。

黄帽管是“促凝管”小分队的代表，最常用于临床生化免疫检测项目，如肝功能、肾功能、心肌酶、电解质、肿瘤标志物、自身抗体等。不过，黄帽管无法提供全血标本，所以不能做血常规检测。而且，黄帽管得到的血清样本，因缺乏一些凝血成分，故不适合做凝血试验。

● 蓝“帽子”采血管：含柠檬酸钠

蓝帽管中含有柠檬酸钠（柠檬酸钠与血液比例1∶9），也是通过与血液中的钙离子螯合，发挥抗凝的功效。蓝帽管与紫帽管一样，都属于“抗凝管”，但与紫帽管中的抗凝剂EDTA不同的是，柠檬酸钠与钙的螯合是可以通过一些方式解除的，而且几乎不影响凝血因子和血小板。因此，蓝帽管最适合用于凝血试验和血小板功能检测。

● 绿“帽子”采血管：含肝素

绿帽管中的特殊成分是肝素，可通过灭活一些凝血因子起到抗凝的作用。绿帽管最常用于一些生化项目检测。不过，肝素会导致白细胞聚集，干扰血常规检测，因此不适用于血液细胞学检查。

除了上述提到的4种采血管外，临床上常用的采血管还有白帽管（不含抗凝剂和促凝剂）、红帽管（含促凝剂）、黑帽管（含柠檬酸钠1∶4）等。

值得注意的是，五彩缤纷的采血管各有“过人之处”和“不足之处”。没有任何一种采血管能够“面面俱到”，适用于所有检测项目。因此，临床上通常需要多种采血管组合使用。举个例子：市民王先生来医院体检，需要检测血常规、肝肾功能、肿瘤标志物和凝血功能。这种情况下就需要用到紫帽管（血常规）、黄帽管（肝肾功能、肿瘤标志物）、蓝帽管（凝血功能），一管都不能少。

采血后“摇一摇”，因功能而异

采血过程中，除了对采血管的彩色充满好奇，一些细心的患者还会“热心”地提醒采血人员，勿忘“摇一摇”。其实，对添加了抗凝剂或促凝剂的采血管，采血人员通常要在采血后轻柔地颠倒混匀数次，以使采血管内的“添加剂”与患者的血液更好地混合均匀；但对没有“添加剂”的采血管，采血后直接静置便可，不需要“摇一摇”。

耗时的采血管“旅程”

从血液采集至报告出具的一段时间里，采血管需要经历一系列流程。首先，完成采血后，专职人员负责将不同颜色、不同功能、贴有个人标签的采血管分别运送至检验科。接着，样本接收窗口的工作人员须对样本进行扫描（每一根采血管都有自己的“身份条码”），并分类处理。随后，工作人员会根据对应的项目对每一份标本进行一系列检测（最耗时的步骤，决定了出具报告的时间）。最后，结果经严格审核，确保无误后，被写进报告。PM

特别提醒：哪些血液检测项目需要空腹进行

血糖、血脂、血黏度等项目的检查结果非常容易受进食的影响，受检者需要空腹采血。怎样才算空腹呢？一般来说，空腹是指禁食8小时及以上，但不宜超过16小时，空腹期间可少量饮水。采血前，无须特别改变饮食习惯，但24小时之内不宜饮酒。

将出生缺陷阻断在孕前、产前

同济大学附属第一妇婴保健院胎儿医学科　孙路明（主任医师）　周奋翮

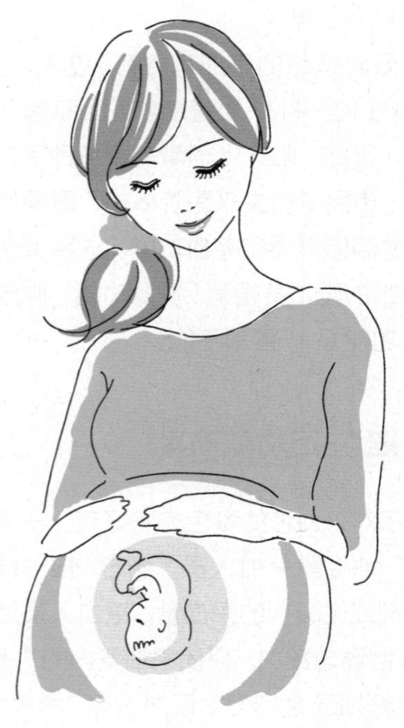

出生缺陷是指婴儿在出生前已经存在的结构、功能或代谢异常，但不包括出生时损伤所引起的异常。常见的出生缺陷包括一些结构畸形，如唇腭裂、先天性心脏病、先天性巨结肠等；也包括一些功能性的病变，如先天性耳聋、先天性甲状腺功能低下症等。

出生缺陷的病因很复杂，至少有50% 的出生缺陷不能找到特异的致病原因。已知病因的出生缺陷中，一部分可归因于遗传因素，包括染色体畸变 (6%)、单基因遗传病 (7.5%) 和多基因遗传的复杂疾病（占 20% ~ 30%）；还有一部分出生缺陷由孕期暴露于环境致畸物所致，占 5% ~ 10%。

每一个父母都希望自己的孩子是健康的。但是，出生缺陷的发生率并不低，一般达 5% ~ 6%。我们很难消灭出生缺陷，但通过积极的三级预防手段，能尽量降低出生缺陷的发生率，将部分出生缺陷阻断在孕前、产前。为此，我国投入了大量人力和物力建设出生缺陷三级预防体系。本文给大家展现两个真实病例，看看我们从事围产保健相关专业的医务人员在这个三级预防体系中所发挥的重要作用，也帮助大家了解一些预防出生缺陷的小知识。

将地中海贫血阻断在孕前：

明确诊断，再次怀孕前选择健康胚胎

2015年3月，孕妈妈琪琪（化名）来到胎儿医学科就诊，这是她第一次怀孕。原本幸福感满满的她变得十分焦虑，因为在孕26周的产前检查中，医生发现她的宝宝出现了腹腔积液。

胎儿出现这样的异常，肯定存在某种原因。我们详细询问病史后，怀疑胎儿存在贫血。仔细分析可能引起胎儿贫血的各种原因后，并没有发现常见的同种免疫性溶血的依据，因此，我们把矛头指向了一类血红蛋白病——地中海贫血。琪琪和她丈夫都是江苏人，并非来自地中海贫血高发地区，但由于胎儿的贫血很严重，并且很快进展为胎儿水肿，因此我们尽快为她进行了羊水穿刺检查，对胎儿进行基因诊断，同时也对琪琪夫妻二人进行了基因检测。

很快，真相大白。琪琪和她丈夫都是地中海贫血相关突变基因的携带者，琪琪腹中的胎儿患有严重的血红蛋白病。这意味着，即使保留这个孩子，将来他也需要反复输血治疗，并承受相关严重并发症所带来的痛苦。

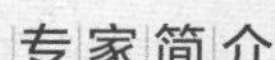

专家简介

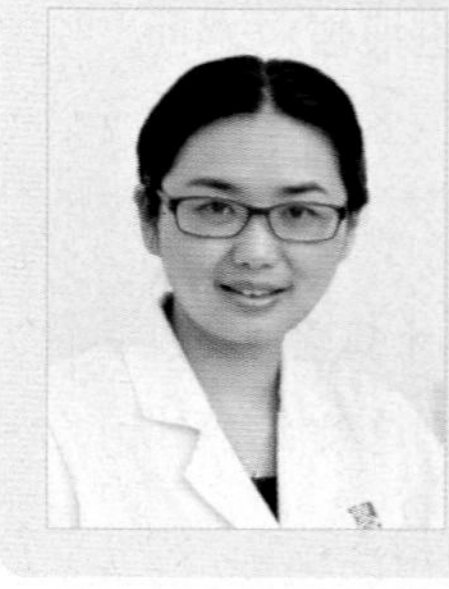

孙路明　同济大学附属第一妇婴保健院胎儿医学科主任，上海市产前诊断中心副主任，主任医师、博士生导师，中华预防医学会出生缺陷预防与控制专业委员会常委。擅长出生缺陷的产前筛查和诊断、胎儿疾病的宫内治疗和干预，以及孕前、产前遗传咨询。

经过理性的思考，夫妻二人最终选择了引产。一年后，琪琪调整好了身心状态，准备怀孕时再次来到胎儿医学科咨询。我们根据基因检测结果，提出了两种妊娠方案建议：第一种是通过第三代试管婴儿技术筛选健康的胚胎，第二种是自然妊娠，在孕 12 ~ 14 周通过羊水穿刺进行产前诊断。最终，琪琪选择了第三代试管婴儿技术，移植了一枚健康的胚胎。2018 年春天，她如愿以偿地成为一个健康宝宝的母亲。

医生感言 寻找病因很重要，有时可以变被动为主动

这个病例给了我们很多启发：发现胎儿存在出生缺陷后，要积极寻找病因，尤其是遗传学病因。只有明确诊断，知晓发病规律和明确的病理生理过程，才能在一级预防中获得主动权。

将猫叫综合征阻断在产前：慧眼识别，避免异常胎儿出生

2018年秋天，胎儿医学科的诊室中来了一对夫妻。他们好不容易通过试管婴儿技术获得了一对双胎，因为超声“排畸”检查发现其中一个胎儿有室间隔缺损，来进一步咨询后续处理方案。孕妇名字叫娟娟（化名），她做了5次试管婴儿，好不容易成功了，特别想要这两个孩子。

我们进行了仔细检查，的确发现一个胎儿的心脏存在不太明显的室间隔缺损。在先天性心脏病的分类中，室间隔缺损属于比较轻微的病变。但是，我们仔细观察了两个胎儿在子宫内的生长趋势，发现室间隔缺损的胎儿体重偏小，是一个生长发育受限的“小样儿”。我们敏锐地察觉到，室间隔缺损背后可能有遗传学原因，需要进一步排查。

通过耐心解释，娟娟接受了双胎羊水穿刺检查。结果令人吃惊：发生室间隔缺损的胎儿存在 5 号染色体短臂缺失，在医学上被称为“猫叫综合征”。这是一种存在多器官发育异常和智力严重低下的染色体病，预后不良。庆幸的是，另外一个胎儿是完全健康的。

得知结果后，娟娟几乎不能相信眼前的一切。我们向他们夫妻二人解释了该病在遗传学上可能的发病机制，以及他们面临的选择。经过慎重考虑、权衡利弊后，娟娟决定主动减胎，只保留健康的孩子。

减胎手术非常顺利。在孕 36 周时，娟娟平安诞下一个女孩。夫妻二人抱着来之不易的孩子，喜极而泣。作为胎儿医学科医生，我们也感到非常欣慰。

医生感言

小毛病不可无视，要探寻背后的真相

显然，出生缺陷并不是一个简单的表面现象，它的发病机制和深层次病因是多种多样的。发现胎儿存在相关缺陷后，要进行专业评估，尽可能揭示其背后的真相。这样，才能为孕妈妈们指明正确方向。

作为医生，我们尊重生命且珍视健康。降低出生缺陷的发生，并不是对所有异常胎儿都“一棍子打死”，而是仔细甄别，发现那些目前医学上无法治疗、预后不良的疾病，避免给家庭带来沉重的心理、身体和经济负担。PM

延伸阅读

什么是出生缺陷的三级预防

一级预防：预防出生缺陷的发生，是指在孕前干预，防止出生缺陷胎儿的发生。这是预防出生缺陷的第一道防线，主要包括健康教育、婚前检查、孕前优生优育检查、遗传咨询、植入前诊断（第三代试管婴儿技术）等。本文的第一个病例就是出生缺陷一级预防的典型案例。

二级预防：即产前干预，包括产前筛查、诊断及可能的宫内干预。目的在于发现胎儿是否存在出生缺陷，避免严重出生缺陷儿的出生。本文的第二个病例，在宫内发现其中一个胎儿染色体异常，从而实施减胎术，避免严重出生缺陷儿的出生，属于二级预防的成功案例。

三级预防：对出生后的新生儿进行相关疾病筛查，及早发现和治疗出生缺陷患儿，最大限度地降低出生缺陷的危害，提高患儿的生活质量。

初次进入高原或久居高原的人，或多或少都会受到高原反应或高原特殊环境的影响。对于急性高原反应，若不能及时、有效地加以控制，有可能进展为急性高原性肺水肿和高原性脑水肿，严重时会危及生命。

作为国家卫健委对口帮扶西藏岗巴县人民医院援藏医疗队队员，笔者结合自身首次赴高原工作、生活的体会，从一个医者及亲历者角度阐述对高原性疾病的预防心得，希望为在高原环境下工作和学习的人提供借鉴经验。

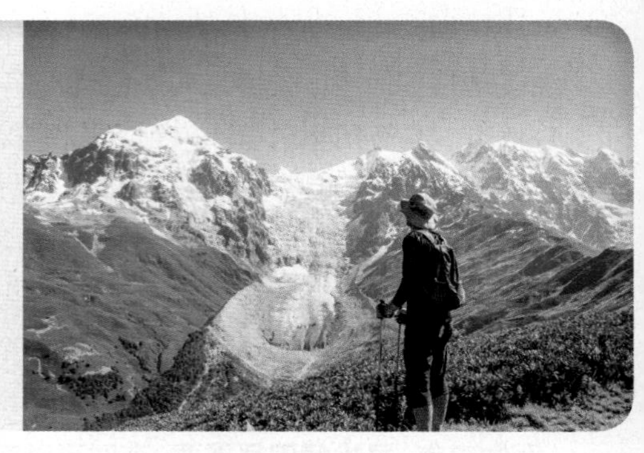

“预防高原病”心得

复旦大学附属中山医院心脏外科　陆树洋　王春生（教授）

高原病≠高原反应

很多人认为，高原病就是高原反应。实际上，这样的理解是片面的。高原病（HAD）是发生于高原低氧环境的一种特发性疾病。高原低压性缺氧是主要致病因素，低氧性病理生理改变是发病基础，当脱离低氧环境以后，患者的病情一般都能好转。

从定义上看，高原病有几层含义：一是暴露于高原低氧、低压的特殊环境中；二是低氧、低压特殊环境导致机体发生一系列病理生理改变；三是一旦脱离高原特殊环境，机体的病理生理改变会好转。

从发病缓急上，高原病可分为急性高原病和慢性高原病。笔者认为，只有透彻理解高原病的含义，方能有效预防和处理高原病。

初入高原者，提防急性高原反应

急性高原反应的症状千差万别，最常见的表现为胸闷、气喘，严重者可伴有咳嗽、咯白色或粉红色泡沫痰、头痛、呕吐等，严重程度因人而异，一部分人可出现精神症状，如表情淡漠、抑郁、烦躁不安等。

发生急性轻型高原反应者，通过吸氧、调整心态等处理后，一般都可以逐渐缓解。其中，吸氧是最根本、有效的治疗手段，充分给氧可以有效改善缺氧症状。此外，消除恐惧情绪也有助于患者更好地适应高原环境。恐惧心理导致人体交感神经兴奋，心率加快，外周血管收缩，心肌和骨骼肌耗氧量增加。精神过度紧张可引起过度通气，导致呼吸性碱中毒，进而引起脑血管收缩，脑血流量减少，加重脑缺氧，导致高原性脑病或使病情加重。

初入高原者，为预防急性高原反应，应做到以下几点：首先，宜采用持续低流量吸氧，以后可逐渐过渡为间断低流量吸氧。其次，应保持良好的心态，防止精神紧张和恐惧情绪。第三，应保持良好的生活习惯，保证充足的睡眠，必要时可以口服助眠药；食用易消化、高糖及富含维生素的食物；不酗酒，不吸烟；到达高原后不宜立即洗澡，平时注意保暖防寒，避免发生上呼吸道感染。

久居高原者，警惕慢性高原病

慢性高原病包括高原衰退症、高原红细胞增多症、高原心脏病、慢性高山病（又称“蒙赫病”、混合型高原病），因长期暴露于缺氧环境而诱发，防治关键是间断、长期、低流量吸氧。

慢性缺氧导致的损害几乎涉及人体各个系统，常见临床表现包括衰老、头痛、头晕、失眠、记忆力减退、注意力不集中、思维和判断能力降低、情绪不稳、神情淡漠、食欲减退、疲乏无力、劳动及工作能力降低、性功能减退、女性月经失调等等。

久居高原者，为有效应对和处理慢性高原病，宜采用长期、间断、低流量给氧，以减轻机体因过度代偿所产生的病理性改变，以及慢性缺氧对器官和组织的慢性损害。PM

经常有患者因为皮肤上长了“包块”而很紧张，要求“切掉”。常见的皮肤包块可能是哪些疾病？该怎么治疗？

皮肤长“包”莫惊慌

空军军医大学附属西京医院皮肤科主任医师　马翠玲

腱鞘囊肿：成年人多见，可保守治疗

腱鞘囊肿是发生于关节腱鞘内的囊肿，与关节囊、韧带、腱鞘中的结缔组织退化有关，多见于成年人，好发于腕部背侧和足背等处。

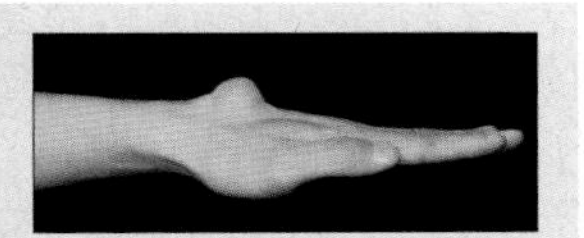

左手背的腱鞘囊肿，表现为没有症状的囊性包块

腱鞘囊肿呈圆形，起病、生长缓慢，少数可自行消退，也可再长出；囊肿里含有无色透明或橙色、淡黄色浓稠黏液。患者一般无自觉症状，偶尔有局部酸胀不适、轻度压痛等。大部分患者经B超检查可确诊。

腱鞘囊肿可手术切除，也可保守治疗。虽然保守治疗复发率较高，但创伤小，通常作为首选方法，比如可通过挤压、针刺等使腱鞘囊肿破裂，逐渐自行吸收。治疗后一定要加压包扎一段时间，使囊肿壁粘连，以防复发。若保守治疗无效，可手术切除。

反复一种动作或长时间保持同一个姿势，容易导致关节滑膜腔损伤，诱发腱鞘囊肿。因此，平时生活和工作中应避免局部劳损，以预防腱鞘囊肿的发生和复发。

专家简介

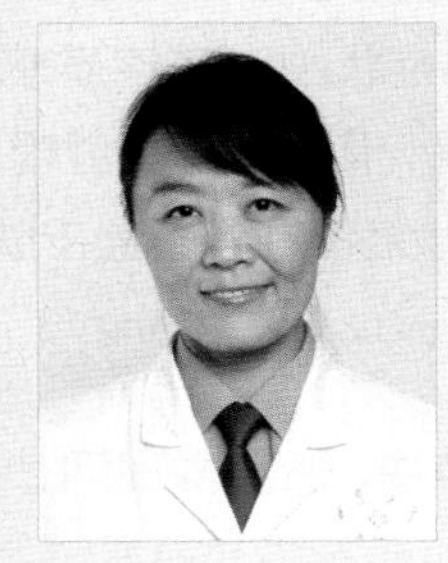

马翠玲　空军军医大学附属西京医院皮肤科主任医师、教授，西安市医学会皮肤性病学分会副主任委员，陕西省性学会健康教育委员会主任委员。擅长白癜风等色素性皮肤病、儿童皮肤病、过敏性皮肤病、瘢痕、性病等的诊治。

多发性脂囊瘤和表皮囊肿：可不治疗

多发性脂囊瘤主要见于青少年，好发于皮脂腺数量较多的头、面、胸、背等部位，一般像黄豆或绿豆大小，比较表浅，有些看起来有点发黄。

表皮囊肿与多发性脂囊瘤类似，临床上更常见，体积稍大，像花生或黄豆大小，颜色稍深，全身都可生长，不痛不痒。有时囊肿破裂、发炎，会突然增大，导致周围皮肤红肿、疼痛。1～2周后，炎症可慢慢消退，但过一段时间可能会再次破裂、发炎。

大部分多发性脂囊瘤和表皮囊肿都不需要治疗，也可手术切除；多发性脂囊瘤还可行激光治疗。

特别提醒

皮下肿块，超声检查助诊断

表现为皮下肿块的疾病其实很多，可分为囊肿性、肿瘤性、感染性及免疫性等几大类，仅凭医生肉眼看、触摸，诊断结果有可能不准确，大部分需要做皮肤超声检查来帮助诊断。超声检查没有创伤，方便且便宜，出结果也快。少数患者还需要做CT、磁共振等检查，甚至可能需要手术切除后做病理学检查才能最终确诊。

脂肪瘤：长在“有脂”部位，手术易切除

皮肤良性肿瘤可表现为缓慢生长的皮下包块。在肿瘤性皮下包块中，脂肪瘤最常见，可发生于身体任何有脂肪的部位。其质地中等偏软，有的可以触及有分叶的皮下肿物，好发于肩、背、颈、乳房和腹部，也可见于四肢，如上臂、大腿、臀部等。

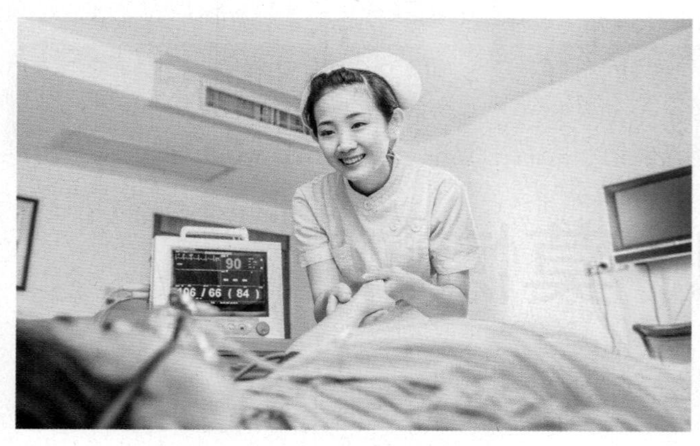

"护士，我恶心、头晕。"

"医生，鼻子上插的这根管子令人不舒服，既然手术已经结束了，管子可以拔掉吗？"

"护士，我刀口痛、肚子胀、出汗很多，要紧吗？刚做完手术可以翻身吗？"

在普外科病房中，几乎所有胃癌术后的患者都会有诸如此类的疑问。腹部手术后的常见不适有哪些？患者及家属该如何科学应对呢？

化解腹部外科术后"十宗罪"

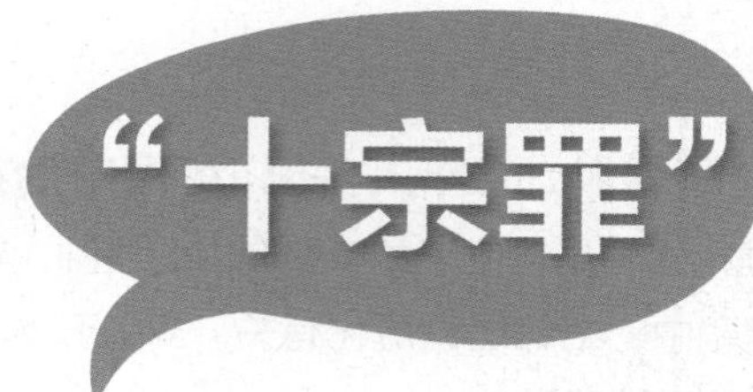

复旦大学附属中山医院普外科
金培莉　胡 燕　虞正红　汪学非（主任医师）

不适一：恶心、呕吐

常见原因 ①使用麻醉药后发生的副作用；②胃肠功能尚未恢复。

处理方法 ①呕吐时，头偏向一侧，以防误吸；②呕吐后，及时擦干净，漱口，保留呕吐物，并及时告知医护人员。

不适二：头晕

常见原因 ①使用麻醉药后发生的副作用；②直立性低血压。

处理方法 ①如在站立或行走时感到头晕，应立即坐下或卧床休息，防止跌倒；②请医护人员测量血压，并做相应处理。

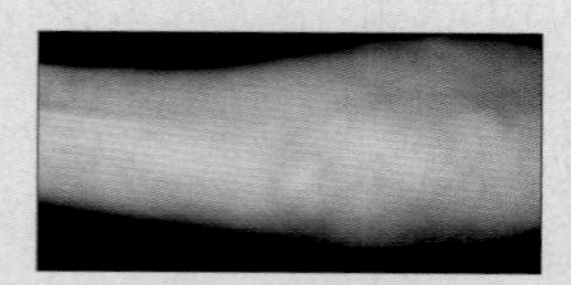

右前臂脂肪瘤，表现为多个皮下包块，可以触到包块有分隔。

超声检查对于诊断非常有帮助，脂肪瘤在超声下表现为圆形的透光性肿块，由于比周围组织密度低，故可以被清楚地显示出来。B超还可以探测到肿物位置、大小、质地及血液供应情况。脂肪瘤很少恶变，可观察随访，必要时手术切除。

脂肪瘤与腱鞘囊肿都是比较软的皮下包块，但是脂肪瘤不会自行消退，而且好发在脂肪组织多的地方，手背、足背不太会发生。

其他良性皮下肿块

慢性肉芽肿性炎症也可表现为皮下包块，可由皮肤结核、真菌病及三期梅毒等引起。这些疾病除可引起皮下包块外，还会导致其他全身表现，且皮下包块容易溃烂，可能会出现疼痛等症状。

一些自身免疫性、代谢性疾病，如结节病、狼疮性脂膜炎等，也可出现皮下包块。一些风湿病患者经常出现靠近关节的皮下结节，通常伴有其他全身症状，如关节疼痛等。痛风患者的痛风结节，常见于关节软骨、滑囊、耳轮、腱鞘、关节周围组织、皮下组织等处，表现为疼痛性、覆盖皮肤的质硬结节。PM

恶性肿瘤（像淋巴瘤、肉瘤、骨瘤等）也可表现为皮下包块，但一般生长比较快，患者发现问题后要及早就医。

不适三：咽痛

常见原因 ①手术后留置的胃管刺激咽喉部黏膜；②术中气管插管刺激咽喉部黏膜，引起暂时性咽喉疼痛。

处理方法 ①由导管刺激引起的咽喉疼痛，患者不必担心，不适症状可自行逐渐缓解。患者切勿自行拽拉、拔出胃管，以免影响术后恢复或引起并发症。②病情允许的情况下，患者可适当活动，从而促进胃肠道蠕动，尽早拔除胃管。

不适四：伤口疼痛

常见原因 ①手术切口疼痛；②导管固定时未预留足够长度，造成患者翻身时发生导管牵拉痛；③咳嗽时，未对伤口采取保护措施，导致疼痛。

处理方法 ①学会自我疼痛评估，如果疼痛分值≥4分，应及时请医护人员给予相应处理；②采用分散注意力（听音乐、看书等）、药物镇痛、镇痛泵等缓解疼痛的方法；③妥善固定导管，防止导管扭曲、受压、牵拉；④咳嗽时保护伤口，从伤口两侧向伤口处用力按压，可减轻疼痛。

不适五：发热

常见原因 ①外科手术后发生炎性反应，机体释放炎性因子，可导致发热；②术后继发细菌感染，患者常伴有发热。

处理方法 ①术后1～3天体温波动在37.5～38.5℃，多为手术后吸收热。术后吸收热是指机体自身吸收局部积液、积血后产生的无菌性炎性反应，一般采取物理降温方法后可逐渐恢复正常。②若术后3天后体温仍持续高于37.5℃，原因有多种，可能与感染等因素有关。患者应积极配合医护人员做好相关检查及降温措施，包括物理及药物降温。

不适六：腹胀

常见原因 ①腹部外科手术后结肠动力恢复一般晚于小肠，结肠动力恢复表现为患者肛门排气，如胃肠动力恢复较慢，常出现腹胀；②术后如继发腹腔感染，尚未完全控制时，亦可表现为腹胀。

处理方法 ①多进行床上活动，若病情允许，应及早下床活动，以促进肠蠕动；②调整心态，缓解焦虑情绪；③必要时，应遵医嘱完善相关检查。

不适七：排痰困难

常见原因 ①咳嗽、排痰方法不正确；②伤口疼痛，不敢咳嗽。

处理方法 ①进行正确、有效的咳嗽、排痰。患者取半卧位或坐位，家属为其拍背（从上而下，由外向内，手呈杯状叩震背部），可帮助“松动”痰液。咳嗽前，患者应深吸一口气，屏住2～3秒后，再用力咳嗽。②掌握减轻咳嗽时的疼痛方法，如咳嗽时按压伤口；使用镇痛泵的患者可在加药10分钟后再咳嗽。

不适八：术后多汗

常见原因 ①发热；②低血压；③低血糖；④手术创伤、出血、应激等，导致自汗、盗汗等症状。

处理方法 ①短时间内大量出冷汗，应及时通知医护人员；②大量出汗后应及时擦干汗液，更换衣裤，防止受凉；③若伴有胸闷、心慌、头晕等不适，应及时请医护人员给予对症处理。

不适九：腹痛

常见原因 ①胃肠动力恢复过程中，小肠蠕动不协调，可引起肠绞痛；②切口疼痛；③腹腔感染刺激腹膜，可引起疼痛。

处理方法 ①及时告知医护人员，接受相关检查及治疗；②如果腹痛与胃肠道功能还未恢复有关，患者应多下床活动，促进胃肠道动力恢复。

不适十：排便延迟

常见原因 腹部外科手术后结肠动力恢复最晚，患者正常排气后，排便时间早晚不一、因病情而异，多数属于正常情况。

处理方法 ① 如无便意、腹痛等相关症状，可不处理；②应早期下床活动；③有便意时应及时如厕，避免住院期间因厕所环境等原因造成便意减退。PM

胸部肿瘤包括肺癌、食管癌、纵隔肿瘤等，手术切除是有望治愈胸部肿瘤的首选方法。近年来，随着机器人手术系统的迅速发展，其在胸外科领域已得到广泛应用。上海交通大学医学院附属瑞金医院胸外科李鹤成教授团队长期致力于胸部肿瘤微创外科治疗的技术创新和推广应用，在机器人辅助微创手术领域取得了一系列成果。由该团队领衔完成的“机器人辅助胸部肿瘤精准微创手术的应用推广”项目荣获2018年度上海市科技进步奖二等奖。

机器人手术在胸外科的应用状况如何？与传统手术相比，其优势主要体现在哪些方面？机器人手术安全吗？疗效可靠吗？且听专家分析。

“机器人”助力，让胸部肿瘤手术更精准、微创

本刊记者　黄 薏

受访专家　上海交通大学医学院附属瑞金医院胸外科教授　李鹤成

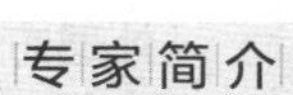

专家简介

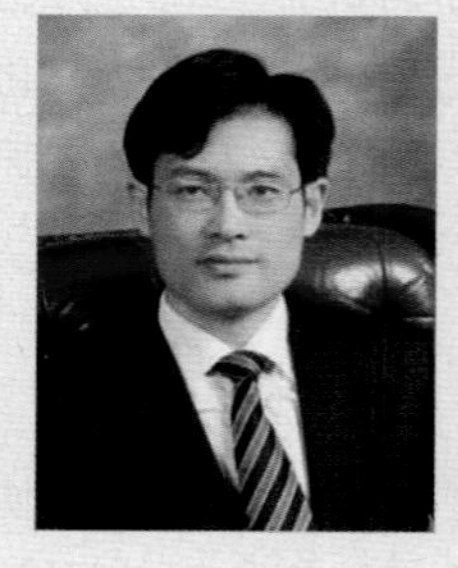

李鹤成　上海交通大学医学院附属瑞金医院胸外科主任、主任医师、博士生导师，美国外科学院成员，中华医学会胸心血管外科学分会委员，中国医师协会胸外科医师分会委员、医学机器人医师分会常委，中国抗癌协会腔镜与机器人外科分会常委，上海市医师协会胸外科医师分会副会长。

李鹤成教授说“胸部肿瘤”

“‘机器人手术’完全颠覆了主刀医生必须在手术台旁用手术器械在患者身上操作的传统，主刀医生可以‘远离’患者，坐在控制台前，通过操控机械臂为患者做手术。”

与传统手术相比，以腔镜为代表的微创手术具有创伤小、恢复快等优点。在胸外科领域，胸腔镜手术在我国已开展20余年，技术已较为成熟，安全性得到了广泛认可。不过，该技术在发展过程中也遇到了一些瓶颈，如手术视野不够大、器械灵活度有限、完成缝合和打结操作困难等。

认识“机器人手术”

2000年6月，达·芬奇机器人辅助外科手术系统问世，它完全颠覆了主刀医生必须在手术台旁用手术器械在患者身上操作的传统，主刀医生可以“远离”患者，坐在控制台前，通过操控机械臂为患者做手术。与胸腔镜手术相比，机器人辅助外科手术系统（俗称“机器人手术”）的优势在于：能有效滤除人手的自然震颤，提高稳定性；拥有放大、高清、三维立体成像系统，可以实现精确的组织切割、止血、缝合等操作；多关节机械臂、360°旋转的仿真手腕，灵活程度可比拟甚至超越外科医生的双手。

瑞金医院胸外科自2015年5月开展机器人手术以来，已开展了1300余例机器人胸部肿瘤手术，手术种类包括机器人肺叶切除术、肺段切除术、肺叶袖式切除术、肺段支气管袖式切除术、3D引导下的联合肺亚段切除术、食管癌根治术、纵隔肿瘤切除术等。在不断积累机器人手术经验的同时，李鹤成教授团队通过一系列的临床研究，证

上海市科学技术委员会科普项目资助（项目编号 19DZ2332700）

实了机器人手术的安全性和有效性，同时致力于机器人辅助胸部肿瘤手术的推广，得到了国际同行专家的高度评价，为更多的患者带来了福音。

“机器人”辅助，肺部复杂手术“微创化”

李鹤成教授团队利用机器人手术系统精准、灵活的优势，在国内率先开展了机器人辅助袖式肺叶切除术（支气管袖式切除术和支气管 / 肺动脉双袖式切除术）等复杂手术，避免了巨创手术。

支气管袖式切除术适用于癌变位于一个肺叶内，但已侵及局部主支气管或非靶段支气管的肺癌患者。为保留正常的邻近肺叶，避免切除过多肺组织，可以先将病变肺叶及一段受累支气管切除，再将支气管上下切端吻合，并进行肺门及纵隔淋巴结清扫。与胸腔镜或开放手术相比，机器人辅助外科手术系统的灵活性使支气管吻合的时间缩短，吻合效果更好。

李鹤成教授团队还在国内率先应用可视化肺小结节术前三维重建技术，利用患者的 CT 图像制作可视化肺部模型，将肺内支气管及血管走行可视化，并以支气管为参考进行肺段划分，精准定位病灶，制定手术方案；术中结合可视化模型，通过机器人辅助手术系统对病灶进行精准切除，患者恢复较快，住院天数显著缩短。

机器人辅助食管癌手术，淋巴结清扫更彻底

影响食管癌长期生存的主要因素是局部肿瘤或淋巴结复发，淋巴结清扫是否彻底对食管癌患者的预后意义重大。机器人辅助外科手术系统的最大优势在于操作灵活、精细，为食管癌淋巴结清扫提供了便利。

李鹤成教授团队在国内率先开展机器人辅助食管癌两切口胸内吻合术、三切口颈部吻合术，建立了完整的机器人辅助食管癌手术体系及流程，包括患者体位、胸腹部 Trocar 打孔、肝脏悬吊、食管悬吊等手术细节，推动了我国机器人辅助食管癌手术的发展。

机器人辅助食管良性肿瘤剥除，避免开胸

食管平滑肌瘤是一种良性肿瘤，通常不需要切除食管，手术剥除肿瘤是主要治疗方式。然而，食管平滑肌瘤的形态通常不规则，要在胸腔镜下完整剥除肿瘤、在狭窄的空间内缝合肌层，并确保不损伤食管黏膜，难度相当高；而食管黏膜一旦破裂，患者术后禁食时间较长，术后并发症的发生风险也会显著增加。因此，以往这类手术通常需要开胸操作，创伤较大。

李鹤成教授团队创新性地将机器人手术系统的优势应用于食管平滑肌瘤的手术治疗。借助机器人辅助外科手术系统，医生可以在放大的 3D 视野下进行操作，更易分辨及保护食管黏膜，机器人灵活的手臂也适合在狭小空间内完成肌层缝合，避免了巨创手术及食管切除。“迄今为止，我科已经完成机器人辅助食管平滑肌瘤剥除术 20 余例，平均术中出血量不足 90 毫升，患者术后 1 天即可进食，术后平均住院天数仅 4 天。”李鹤成教授介绍。

通过多项临床研究证实
机器人手术安全、有效

李鹤成教授团队率先通过多项回顾性及前瞻性临床研究，证明机器人辅助肺癌根治术安全、有效，并具有出血更少、淋巴结清扫更充分等优点。

该团队进行的回顾性研究，分析了接受微创肺叶或肺段切除术的非小细胞肺癌患者的临床资料，对接受机器人手术和胸腔镜手术的两组患者围术期的死亡率、并发症发生率及短期疗效等指标进行了统计，以评价两种手术方式的安全性及有效性。结果显示，机器人辅助肺癌根治术和胸腔镜肺癌根治术对肺癌患者均安全、有效，围术期并发症发生率及死亡率相当，而机器人手术能更有效地减少术中出血及完成淋巴结清扫。

在回顾性研究的基础上，项目团队又在国内率先开展了前瞻性研究。初期研究结果表明，机器人手术组与胸腔镜手术组围术期并发症的发生率和死亡率相当，而前者对淋巴结的清扫显著优于后者，提示机器人手术可能对患者具有潜在的远期获益。

建立手术规范，让更多患者获益

为了让更多胸部肿瘤患者在机器人手术中获益，李鹤成教授团队制定了机器人辅助胸部肿瘤手术规范，并出版了《瑞金胸外机器人手术学》和《Robotic Thoracic Surgery: Ruijin Hospital Experience》两本专著，建立了机器人辅助胸部肿瘤手术培训体系，开通了相关培训网站和网络远程直播培训系统，相关技术已在国内二十余家三甲医院得到应用。PM

量表为尺“量”证候，中医诊断迈向客观化

本刊记者　张 旻　王丽云
受访专家　上海中医药大学教授　何建成

充血性心力衰竭（CHF）简称心衰，是各种心脏病的终末阶段，临床发病率高。此时心肌结构和功能受损，心脏的泵血量不能够满足组织、器官的需要，患者会出现胸闷、乏力、呼吸困难、水肿等症状。中医药治疗可提高心衰患者的生活质量，有效改善临床症状，而辨证精准是保证疗效的前提。

辨证,就是辨别证候，医生将“望闻问切”四诊收集到的主要症状（简称“主症”）进行分析、综合，辨清疾病的病因、病机、病势等，将其概括为某种证候。比如，心衰患者自述心慌、气短、乏力、自汗、喘咳，医生通过望诊发现他唇甲青紫、颈部青筋暴露，舌质紫黯、有瘀斑，摸脉发现脉沉、细、涩，判断他是“气虚血瘀证”，决定采用益气活血的方法治疗，并开出由补气药和活血化瘀药等组成的方子。这一过程就是中医看病的“理法方药”四部曲：先用中医理论解释病理（即辨证），再辨别出证候，然后确定治法，最后开具方药。其中，辨证是关键的一步，如果证候没有辨准，会陷入“一步错，步步错”的“连锁反应”，疗效自然“大打折扣”。

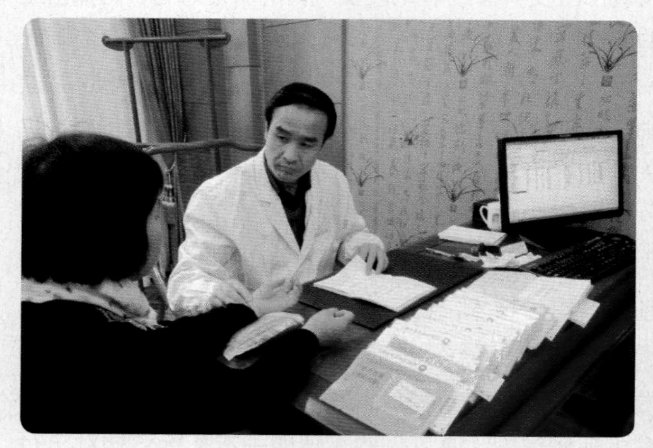

何建成教授为患者看病

基于对辨证重要性的认识，二十余年来，何建成教授带领团队深入研究充血性心力衰竭的中医辨治，致力于心衰中医证候标准的规范化和临床疗效的提升，由其领衔完成的“基于复杂科学理论的充血性心力衰竭中医辨治系列研究与应用”项目荣获2017年度上海市科技进步奖一等奖。

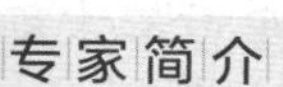

专家简介

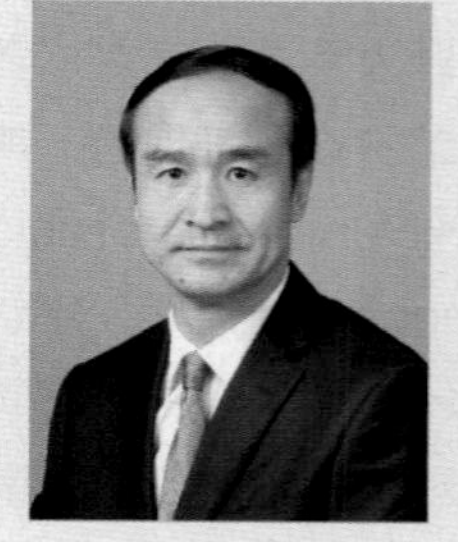

何建成　上海中医药大学中医诊断学教研室主任、教授、博士生导师，上海中医药大学国家中医药管理局重点学科、上海市重点学科中医诊断学术带头人，世界中医药学会联合会急症专委会副会长，上海市中西医结合学会诊断专业委员会主任委员。

何建成教授说“中医证候研究”

“中医学强调的‘辨证论治’是一种个体化治疗。‘证’是对疾病某一阶段病理本质的概括，是中医学研究的热点和难点。证候标准的统一有助于心衰临床研究成果的推广，而量表是判断症候的有力工具。”

上海市科学技术委员会科普项目资助(项目编号19DZ2332700)

心衰有哪些证候

中医学没有充血性心力衰竭的病名，按照症状将其归属于“胸痹心痛”“心悸”“水肿”“喘证”等。心衰病位在心，但不局限于心，因为五脏是一个相互关联的整体。在心衰的发生发展过程中，肺、脾、肾、肝都与心相互影响。心衰在临床上表现为虚实夹杂、本虚标实。中医的“标”和“本”类似于哲学中“主要矛盾”和“次要矛盾”的概念，“标”是被主要矛盾影响或由主要矛盾派生出的矛盾。在疾病发展过程中，“标”会变化，“本”则贯穿始终。心衰发病之“本”为心之阳气(或兼心阴)亏虚，发病之“标”为瘀血、痰浊、水饮等病理产物阻滞。

由于虚损程度的差异及病理产物类别的不同，心衰患者可以出现气虚血瘀证、气阴两虚证、气滞血瘀证、痰瘀互结证、阳虚水泛证等证候。另外，随着心衰病情的进展，证候也处于动态演变中。大样本的病例分析提示，心衰早期证候常为气虚血瘀证、气阴两虚证，中后期则逐渐转化为阳虚水泛证、痰瘀互结证等。

证候客观化有妙招

传统的用宏观主症、凭医生经验来确定证候分型的方式客观性不足，且不能反映病情轻重和演变规律。例如：自汗既可见于气阴两虚证，又可见于气虚血瘀证，应该如何辨证？又如，气短乏力可见于气虚血瘀证，也可见于阳虚水泛证，而后者症状更严重，如何体现症状轻重对辨证的影响？

为找到一种方法客观地揭示证候与症状之间的关系，何建成教授团队将目光投向了量表。基于复杂性科学思路，结合多元统计分析方法、回顾性病例调查、专家讨论，以及临床反馈和完善，何教授团队确立了由9个维度、28个症状变量组成的充血性心力衰竭中医证候量表。

量表使用起来非常方便。以心悸(即心慌)症状变量为例，患者如果偶尔心悸，可以正常工作，是轻度(2分)；如果经常心悸，工作或劳动时要停下来休息，是中度(3分)；如果心悸严重，无法上班或劳动，是重度(4分)。按照量表将所有症状变量评估完成后，根据总分所在区间，可诊断为相应的证候。量表能帮助中医师快速准确地“锚定”复杂且多变的心衰证候，从而更有效地指导临床治疗。

由于望面色、察舌色和把脉需要专业的医生来完成，故该量表目前只能由临床医生填写，尚不能用于患者自评。何教授表示，期待结合现代信息技术进行进一步完善，扩大其应用范围。

脑钠肽和舌苔液，为证候提供“参考值”

脑钠肽是一种由32个氨基酸组成的多肽，由日本学者首先在猪脑中分离发现。随着心室压力增加、心衰病情的加重，其分泌量也会增加。能否将这一指标用于中医的证候研究呢？

何教授团队研究了750例心衰病例，重点观察其脑钠肽均值，从低到高对应的证候依次为：气阴两虚证、气虚血瘀证、气滞血瘀证、痰瘀互结证、阳虚水泛证。在临床上，气阴两虚证与气虚血瘀证常见于心衰早期，而阳虚水泛证往往出现于病程后期。不难看出，脑钠肽水平亦有随着中医证候严重程度的增加而升高的趋势，对辨证有一定的提示作用。但脑钠肽值受到多因素影响，临床可能出现脑钠肽值很高而病情较轻的情况，所以不能机械对应，必须与证候量表配合使用。

中医有“心开窍于舌”的理论，舌苔能反映人体生命活动的信息，可否将舌苔液作为中医证候的内在标志物？循着这一思路，何教授团队通过对照研究初步发现：患者的血清与舌苔液样本中，心衰发病机制关键蛋白的变化趋势基本一致。这些蛋白能促进心肌细胞肥大、心肌肥厚、心肌重构，在心衰的进展中发挥重要作用，作为指标有较强的灵敏度。检测舌苔液有无创、便利的显著优势，有望应用于临床作为心衰患者病情轻重的判断指标。目前，研究仍在进一步扩大样本量，进行临床与实验验证。

新药研发有突破，挖掘中药疗效优势

证候标准的规范化研究与临床疗效的提升相辅相成。近年来，何教授团队研制了治疗充血性心力衰竭的系列方——心复康口服液、参芪益心颗粒、益气养阴心衰方。心复康口服液能益气温阳活血，适用于气虚血瘀证的心衰患者，已经在临床推广；其剂型改进后，即为参芪益心颗粒；益气养阴心衰方经上海中医药大学附属医院和医联体合作医院多中心临床观察，疗效确切。该系列新药不仅可以有效缓解心衰症状，还能改善患者的焦虑、抑郁状态，减轻西药副作用，提高患者生活质量，降低再入院率。PM

随着社会经济的发展和人们生活方式的改变，2型糖尿病的患病率不断攀升。糖尿病及其并发症不仅严重威胁患者的健康和生命,也加重了社会经济负担，成为重大的公共卫生问题。糖化终末产物是一类具有致病作用的葡萄糖衍生物，由葡萄糖在体内与蛋白质等大分子缓慢作用而形成。过去，医学界对糖化终末产物致病作用的认识局限于传统的糖尿病慢性并发症及衰老方面。近10多年来，上海交通大学医学院附属新华医院内分泌科苏青教授团队专注于糖化终末产物在糖尿病及其并发症中的作用机制研究，发现了糖化终末产物的新致病作用，并创新性地延伸了糖尿病慢性并发症的定义。在2018年度上海市科技进步奖榜单上，由苏青教授领衔的“糖化终末产物的致病作用及临床应用”项目荣获三等奖。

揭露 糖化终末产物的“恶行”

上海交通大学医学院附属新华医院内分泌科主任医师　苏 青

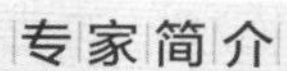

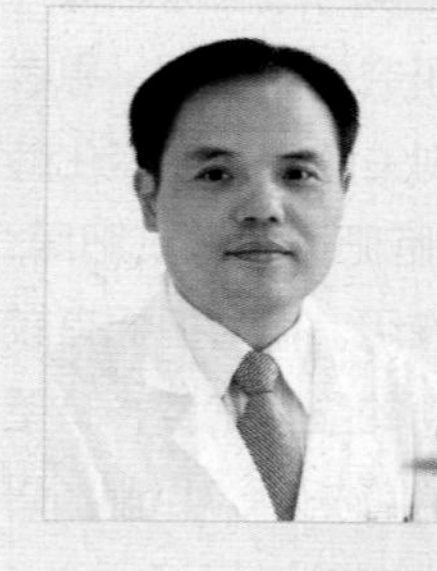

苏 青　上海交通大学医学院附属新华医院内分泌科主任、主任医师、教授、博士生导师，中华医学会糖尿病学分会常委，上海市医学会糖尿病专科分会副主任委员。擅长糖尿病及其并发症、甲状腺疾病、血脂异常、尿崩症等疾病的诊治。

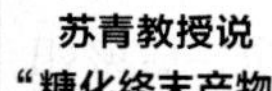

> 糖化终末产物蓄积于人体组织器官中，促进糖尿病的发生和发展，不仅与糖尿病并发症、动脉粥样硬化、衰老等密切相关，还可促进肿瘤细胞的增殖。

什么是糖化终末产物

糖化终末产物（AGEs）是由葡萄糖等碳水化合物与含氨基的生物分子（主要为蛋白质，也包括核酸和脂类）通过非酶糖化缓慢作用而形成的一类结构复杂的化合物。糖化终末产物可蓄积于人体的不同组织器官中，如晶状体、心肌、血管内皮细胞、神经细胞、肾脏、肝脏和肺等。随着年龄增长，人体内糖化终末产物的水平会缓慢增加。糖化终末产物并非糖尿病患者所特有，所有人体内均可检出。但是，高血糖加速了糖化终末产物的产生，使其在体内大量蓄积。

糖化终末产物与糖尿病并发症、动脉粥样硬化、衰老等密切相关

糖化终末产物结构复杂，不仅可直接影响蛋白质等生物大分子的结构和功能，还可与细胞膜上特定的受体结合，继而影响靶细胞的功能。当糖化终末产物积累过量时，会影响组织器官的正常功能，产生一系列病理反应，其与糖尿病并发症、动脉粥样硬化、衰老等的发生和发展密切相关。

上海市科学技术委员会科普项目资助（项目编号 19DZ2332700）

糖化终末产物的积聚可导致营养神经束的微血管狭窄，并使其基底膜增厚，从而影响神经细胞的氧气和营养供给；神经元骨架蛋白等被糖化后，可引起轴突变性及脱髓鞘，从而影响轴浆运输和神经传导，加重糖尿病神经病变。糖化终末产物还可造成肾脏结构破坏和功能丧失，导致糖尿病肾病甚至尿毒症的发生和发展。

糖化终末产物不仅可诱导血管内皮细胞发生氧化应激，造成细胞损伤，还可诱导内皮祖细胞凋亡和功能紊乱。而内皮祖细胞可修复损伤的内皮细胞，对心血管有保护作用。由此可以推断，糖化终末产物引起的血管内皮细胞和内皮祖细胞损伤，可能是其促进动脉粥样硬化的最重要途径。最近有研究显示，糖化终末产物与血小板膜表面受体 CD36 结合，可诱发血栓形成，这可能是糖化终末产物促进心脑血管事件发生的重要机制。

此外，脂蛋白被糖化后，其功能会受到显著影响。例如，小而密的低密度脂蛋白（LDL）较普通 LDL 更易发生糖化，其糖化后，不易与 LDL 受体结合，而易与吞噬细胞受体结合，诱导吞噬细胞转化为泡沫细胞，可导致和加速动脉粥样硬化斑块的形成。高密度脂蛋白（HDL）亦可发生糖化，其糖化后，抗动脉粥样硬化的能力会被削弱。

糖化终末产物在皮肤中不断累积，可导致真皮胶原蛋白发生交联，促进成纤维细胞凋亡，使皮肤弹性下降，皱纹增多。糖化终末产物亦涉及阿尔茨海默病患者脑内淀粉样蛋白和神经纤维缠结的形成，可加速病情进展。

发现糖化终末产物新致病作用

❶ 损伤胰岛B细胞

胰岛B细胞功能进行性减退是糖尿病不断进展、血糖控制不佳的关键因素，其机制目前尚未阐明。我们团队研究发现，糖化终末产物可作用于胰岛B细胞上的糖化终末产物受体（RAGE），引起氧化应激，造成胰岛B细胞损伤。以抗 RAGE 抗体阻断 RAGE，可改善糖化终末产物诱导的氧化应激及胰岛B细胞损伤。这一发现表明，高血糖不仅对胰岛B细胞有直接损伤作用，还可通过产生糖化终末产物发挥间接效应，这在一定程度上拓展了葡萄糖毒性的概念。

我们团队进一步研究发现，芝麻素对糖化终末产物诱导的胰岛 B 细胞损伤具有一定的修复作用。芝麻素是从芝麻中提取的单一有效成分，可抗氧化应激，改善糖化终末产物导致的胰岛 B 细胞凋亡和胰岛素分泌功能损伤，为保护胰岛 B 细胞提供了新的途径，为进一步的临床研究奠定了理论基础。

❷ 促进肿瘤细胞增殖

值得重视的是，糖尿病患者恶性肿瘤的发生率远高于非糖尿病人群，且糖尿病患者发生肿瘤后，预后更差。糖尿病与肿瘤之间的关系甚为密切，但机制未明。

糖尿病患者容易罹患的恶性肿瘤包括结肠癌、直肠癌、胃癌、肝癌、胰腺癌、乳腺癌和胆囊癌等。我们研究发现，糖化终末产物可促进结肠癌和肝癌细胞的增殖。在用糖化终末产物处理的结肠癌细胞中，某些促使肿瘤细胞增殖的转录因子及氧化应激反应都明显增加，这些反应均与 RAGE 相关，阻断 RAGE 能抑制转录因子的表达和氧化应激反应，从而抑制肿瘤细胞的增殖。通过进一步研究，我们还发现糖化终末产物可促进肿瘤细胞的侵袭和迁移，阻断 RAGE 能逆转这一过程，并且阐明了可能的分子机制。上述研究结果表明：在某种程度上，恶性肿瘤可以算作糖尿病的并发症之一；通过强化降糖治疗使血糖达标，降低体内糖化终末产物的含量，可能对糖尿病患者预防恶性肿瘤具有重要意义。

将糖化终末产物测定用于判断患者预后

基于上述研究，我们团队首次将大肠癌及胃癌患者癌组织中 RAGE 测定用于糖尿病合并肿瘤患者的预后判断。结果显示，在中国汉族人群中，肿瘤组织中 RAGE 的过度表达与淋巴结转移和肿瘤分期呈正相关。也就是说，大肠癌及胃癌患者癌组织中的 RAGE 水平越高，越容易发生淋巴结转移，肿瘤进展程度越高。

我们还发现，糖化终末产物的主要成分，如血浆羧甲基赖氨酸（CML）、甲基乙二醛（MG），以及皮肤糖化终末产物，可作为生物标志物用于糖尿病及并发症筛查、疗效评估和并发症预测。为此，我们团队建立了血浆 MG 高效液相色谱－串联质谱测定方法，发现血浆 CML、MG 及皮肤糖化终末产物水平与糖化血红蛋白（HbA1c）呈正相关。此外，对合并大肠癌或胃癌的糖尿病患者进行血浆糖化终末产物测定，对预后也有一定的预测价值。PM

随着年龄增长，老年人会出现记忆力衰退等认知功能下降的表现，称为认知老化。一部分认知老化会进展为认知功能障碍（俗称“痴呆”）。作为老年人口最多的国家，我国现已有痴呆患者超过1000万人，且正以每年30万人的速度增长。痴呆不仅严重影响患者的生活质量，也给社会和家庭带来沉重负担。

到目前为止，痴呆尚无特效治疗药物。如何延缓老年人的认知老化，降低痴呆的发生风险，一直是医学界研究的热点和难点。为探寻有效的干预方法，上海市精神卫生中心李春波教授团队进行了十余年的深入研究，并凭借“多维度认知训练对认知老化干预方法的构建及应用”项目获评2017年上海市科技进步奖三等奖。

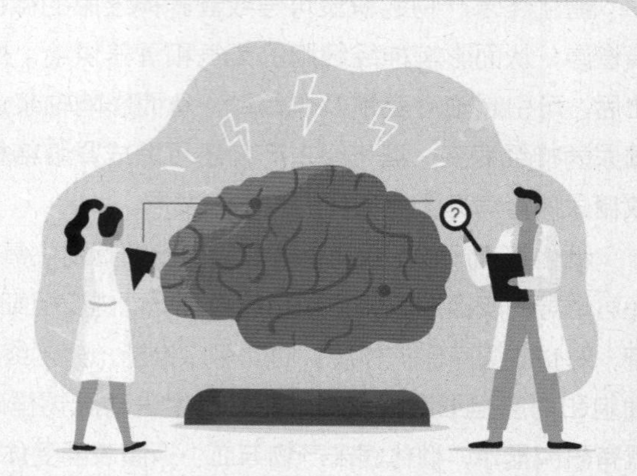

该项目的多维度认知训练包含哪些内容？如何实现对认知老化的干预？适用于哪些老年人？且听专家分析。

科学“练脑”防痴呆

本刊记者　莫丹丹　黄　薏

受访专家　上海市精神卫生中心教授　李春波

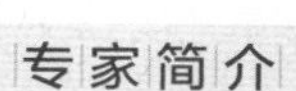

专家简介

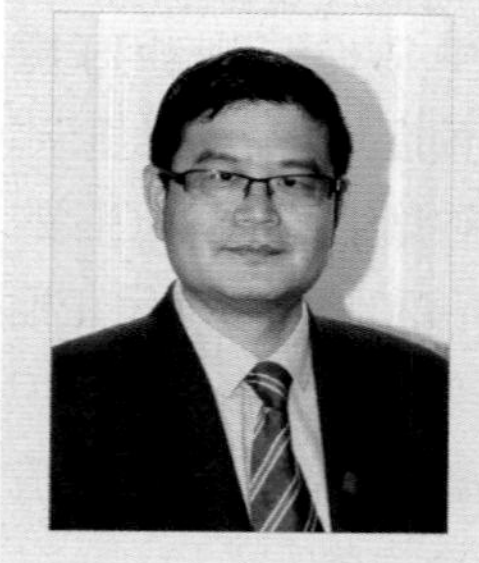

李春波　上海市精神卫生中心副院长、主任医师、教授、博士生导师，上海交通大学心理与行为科学研究院副院长，中国康复医学会阿尔兹海默病与认知障碍康复专业委员会副主任委员，中国心理卫生协会心身医学专业委员会副主任委员，中国心理学会老年心理学专业委员会副主任委员，上海市医学会行为医学专科分会主任委员。

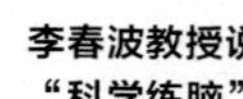

李春波教授说“科学练脑”

“老年人平时应有意识地多动脑，勤‘练’脑，并保持心情愉悦，坚持健康的生活方式，以维护良好的认知功能。”

聚焦“成功老龄”，将痴呆防治关口前移

以往老年医学研究往往聚焦于病态人群，却较少关注到数量更为庞大的健康老年人群。随着年龄增长，即使没有罹患严重的躯体和精神疾病，老年人的认知功能也会逐渐下降。如果能在早期遏制这种下降趋势，对于预防痴呆，实现“成功老龄”无疑具有重要意义。

所谓“成功老龄”，是指那些与增龄相关的功能状况无改变或改变甚微的老年人群，他们尽管年事已高，但认知功能良好、心身健康。

多维度认知训练，改善老年人认知功能

近年来的研究发现，老年人的认知功能具有可塑性，可通过认知技巧练习加以保持或增强。因此，国际医学界开始采用认知干预延缓老年人认知功能下降。美国一项多中心前瞻性研究证实，推理训练和记忆训练对控制认知功能下降具有良好效果。李春波教授团队在此项研究的基础上，根据上海市老年人特征及地域特色，探索并制定了一套多维度认知训练方案。

该团队率先在国内开展系列随机对照试验，对上海

上海市科学技术委员会科普项目资助（项目编号 19DZ2332700）

市 200 余名 65 ~ 75 岁的社区健康老年人进行综合认知训练。每次训练持续 1 小时，1 周 2 次，为期 12 周。通过故事情节回忆、词汇记忆、“人脸和名字记忆”训练老年人的记忆力和联想能力；通过推理训练（如图形比较、图形想象、寻找规律等），增强老年人的推理能力；通过学习使用上海地图锻炼老年人的学习能力和信息处理能力……训练时，研究人员会针对各项训练内容讲解相应技巧，帮助老年人根据内容运用不同的记忆策略，例如：在记忆故事情节时，抓住故事的关键信息；在“人脸和名字记忆”中，把名字和人脸的特征联系起来；在记忆名字时，根据谐音将名字转化为容易记住的词；在记忆多个词汇时，将它们串联成一段话或一个故事；等等。

此外，该项目还通过制作手工艺品、书法、绘画、老年健身操等益智健身活动，促使老年人学习新事物，锻炼他们的动手能力和协调能力。每次训练课后，老年人还要完成一项家庭作业，包括阅读并回答问题、书法、绘画等。掌握训练内容后，老年人可以结合个人兴趣进行自我锻炼。

干预结果表明，经过训练的老年人认知功能有所提高，即便在训练结束后一年，其大脑顶叶后部白质的完整性仍得以保持，大脑海马部分亚结构萎缩速度较慢，提示多维度认知训练具有更持久的效果。李春波教授表示：“这一结果证实了认知训练对健康老年人群神经可塑性的积极影响，为今后在社区进一步推广认知训练，预防痴呆提供了重要的科学依据。”

此外，与以往的单一认知训练相比，多维度认知训练是更“接地气”、更具趣味性的干预方案，极大地激发了老年人的参与热情。“在我们实施干预期间，很多老年朋友因为觉得课程有趣，拉着自己的老伴、朋友一起来‘听课’，甚至有学员在住院期间特意向医院‘请假’过来参与训练。”李春波教授表示。

为了让更多老年人从中获益，李春波教授团队积极与静安区卫健委、静安区精神卫生中心等单位合作，开展“脑健康保护”活动。未来，他们计划将该项研究成果转化为免费产品，供更多老年人应用。同时，该团队正在进行认知训练结合物理刺激（如经颅交流电刺激、经颅磁刺激等）的相关研究，有望进一步提升干预效果。

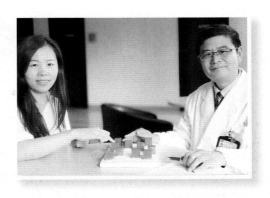

李春波教授团队进行认知训练工具的开发

三大策略，预防认知老化

研究发现，71 ~ 75 岁是认知功能下降最快的阶段。因此，认知训练最好在 70 岁之前进行。越早开始，越早获益。对于老年人预防认知老化，李春波教授有以下 3 点建议：

❶ 多动脑，勤“练脑”

老年人平时要有意识地锻炼自己的认知功能，比如：学习一些新的技能（如使用电子产品等），多参与棋牌、鲁班锁等益智健脑的游戏，培养有益身心的兴趣爱好，经常参加手工制作、绘画、书法、摄影等需要创造性和动手操作的业余活动，等等。

❷ 保持良好心态

有研究发现，有抑郁症状的老年人患痴呆的风险远高于正常老年人。老年人要积极调整心态，排遣消极情绪，多走出家门，多与他人交流，多参加集体活动。家人要关注老年人的情绪状态，若发现老年人存在心理问题，要及时寻求专业医生的帮助。

❸ 保持健康生活方式

研究发现，体重过高或过低均是认知功能下降的危险因素，老年人要坚持适量运动，散步、跳广场舞、打太极拳都是很好的选择。同时要保证膳食均衡，营养充足。老年人最好每天保证 7 ~ 8 小时的睡眠，如果夜间睡眠达不到以上标准，可以用午睡补充。患有慢性病的老年人要配合治疗，控制病情。PM

老年人要摒除“人老了，自然会糊涂”的观念，很多认知功能下降的危险因素其实是可以避免的。坚持“练脑”，注意“护脑”，完全可以让大脑“老当益壮”。

枸杞泡水的正确方式

上海中医药大学附属龙华医院临床营养科教授　蔡骏

枸杞是中国老百姓最熟悉、最喜爱的保健食材之一，具有多种有益于健康的食疗功效。传统中医认为，枸杞性平味甘，入肝、肾、肺经。据《本草纲目》记载："枸杞，补肾生精，养肝，明目，坚精骨，去疲劳，易颜色，变白，明目安神，令人长寿。"现代医学研究证实：枸杞含有丰富的胡萝卜素、维生素A、维生素B_1、维生素B_2、维生素C、钙、铁等营养素，对保护视力有帮助；枸杞所含有的枸杞多糖、维生素E、硒、黄酮类等抗氧化物质，有助于美容养颜、延缓衰老；枸杞可益气强精、滋补肝肾，有提高机体免疫力的作用，还具有调节血压、血脂、血糖，预防动脉粥样硬化，保护肝脏，抗肿瘤等功效。

枸杞已被列入国家卫生健康委发布的药食同源目录，尤其适宜肝肾阴虚、肿瘤、高血压、血脂异常、动脉硬化、慢性肝炎、脂肪肝患者，以及用眼过度者、老年人、免疫力低下的亚健康人群食用。枸杞的诸多功效与其食用方法息息相关，最简单的枸杞食用方式是泡水喝。那么，正确的枸杞泡水方式是怎样的？有哪些注意事项？

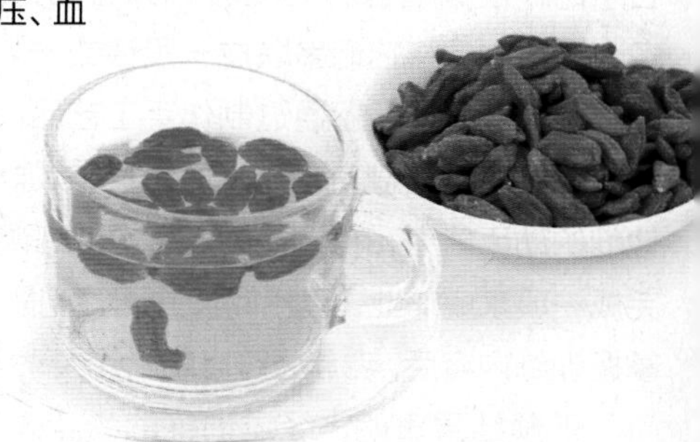

❶ 注意水温

用过热或过冷的水泡枸杞，都不利于枸杞发挥其食疗作用。过冷的水不利于杀灭枸杞表面及里面的细菌，也不利于枸杞的泡发，尤其是对只喝汤不吃果的人来说，用冷水泡出的枸杞水所含有的营养成分微乎其微。但是，如果用过热的水长时间泡发枸杞，其所含的枸杞多糖、花青素等营养素将被高温破坏，降低其抗氧化功效。正确的枸杞泡水方法是：先将枸杞用凉水冲洗两遍，冲掉其表面的灰尘及污垢，然后将枸杞放入杯中，用沸水冲烫一下，再将枸杞放入空杯中，倒入60～70℃的水浸泡，待温度适宜后，即可饮用。

❷ 喝水吃果

除喝枸杞水外，还要吃枸杞。用枸杞泡水或熬汤时，因受温度、浸泡时间等因素的影响，枸杞中的营养成分仅有一小部分释放到水或汤中，而大部分仍留存在枸杞果实中，故喝水吃果才能获取尽可能多的健康益处。

❸ 学会搭配

每个人可以根据自身体质的不同和季节变化，在吃枸杞时搭配其他药食同源的食材。在阳气渐渐升发的春天，味甘平补的枸杞可与味甘微温的黄芪同时泡服。夏季用枸杞泡水时，可以加入贡菊、金银花、胖大海和冰糖，有一

专家提醒：这些人不适宜吃枸杞

枸杞益健康，但绝非人人均适合食用。例如：脾胃虚弱、泄泻不止、消化不良的脾虚者就不宜多吃枸杞，否则容易出现食欲下降、胃脘满闷或吐酸水等不适症状；外感实热、感冒发热、有炎症性疾病、体内有湿热及痰湿中阻者也最好别吃枸杞，否则不仅达不到养生效果，还可能加重病情；枸杞补肾益精的作用明显，现代研究表明，枸杞有兴奋性神经的作用，可增强性功能，故平素性欲亢进者不宜食用枸杞。此外，枸杞含糖量较高，糖尿病患者也不宜过量食用。

药食两用的枸杞无论是入药，还是食用，均应控制用量。根据《中国药典》，枸杞每天的适宜用量为6~12克。

粥是用米、小米等粮食煮成的比较稠的半流质食品。据记载，我国人民喝粥已有2000年的历史。这与整个华夏历史进程中有很长一段时间都处于农耕时代有关，那时人类的主要生产活动以农业为主，生产力不发达，谷物类作物产量有限，结果就产生稀粥这种颇具中国特色的食物。

早上这样喝粥，既营养又易消化

上海市营养学会　蒋家騉

早上喝粥的好处

在吃早餐前，人体已经有十几个小时没有进食，胃肠道处于空的状态，功能处于“低潮”，血糖水平较低，一顿搭配良好的早餐有助于迅速恢复体力。而喝粥是人体最易吸收、能最快提高血糖水平的理想食物之一，且粥是半流质的，能补充一夜流失的水分。对于消化不良的人而言，粥不需要胃部蠕动就能轻松进入肠道，降低了肠胃的负担，有助于消化和吸收。

合理的早餐，需要全面的营养素

早餐是人体每天的第一餐，需要获得丰富的营养素，所以需要食物多样化。虽然粥是较理想的早餐食物，但白粥的主要组成是大米，只能为人体提供少量碳水化合物、能量以及微量维生素和矿物质，缺少人体所需的优质蛋白质、脂肪等。因此，喝白粥必须搭配其他食物，例如：全麦面包、馒头、面等富含碳水化合物的粮谷类食物，鸡蛋、牛奶、豆类、禽肉类等富含优质蛋白质和适量脂肪的食物，拌黄瓜、草莓、苹果、香蕉等富含维生素、矿物质和膳食纤维的蔬菜水果。这样干湿搭配的早餐不仅品种丰富、美味诱人，还可使各种营养素更容易被人体吸收利用。

花色粥，弥补白粥营养素单一缺陷

很多花色粥不仅美味，还有营养，例如皮蛋瘦肉粥、八宝粥、北菇滑鸡粥、陈皮肉圆粥、西洋菜鱼丸粥等，不但可以弥补白粥营养素单一的缺点，而且还可为人体提供多种营养素，满足每个人的不同口味。PM

花色粥示例：山药海鲜粥

用料：大米50克，山药30克，虾仁15只，干贝10颗，干香菇2只，姜和香葱适量，盐、蚝油适量。

做法：各种原料洗净，将山药切丁，干贝和香菇泡发半小时后切成丝，香葱切成细末，姜切丝。煮山药海鲜粥用的水量要比平时煮粥时略多些，先将大米和山药煮半小时，煮至大米开花，放入虾仁、干贝、香菇和姜丝，稍搅拌后再煮30分钟，最后撒上葱花，加盐和蚝油调味。一锅鲜香无比、增进食欲的山药海鲜粥就做好了！

定清热解暑、补益肝肾的作用，尤其适合用眼过度的人。在干燥的秋季，吃枸杞时可搭配滋润食材，如雪梨、川贝、百合、玉竹等，更添养阴润燥效果。在寒冷的冬季，枸杞宜配伍羊肉、肉苁蓉、巴戟天、大枣、山药等，有助于抗寒。

④ 学会挑选

按采摘的季节不同，枸杞可分为夏枸杞和秋枸杞。夏枸杞营养相对更丰富些，且果实中没有籽，但产量相对较少。而秋季采摘的秋枸杞产量远高于夏枸杞，果实中有不少籽，药效和食用价值稍逊于夏枸杞。

挑选枸杞时，可先看颜色。新鲜枸杞颜色柔和，有光泽，肉质饱满，尖端连枸杞子蒂把处应是黄色或白色的小点。而陈年枸杞如经染色处理后，外表虽然鲜亮诱人，但整个枸杞都是均匀的红色，连枸杞子蒂把处的小白点也是红色的。被硫黄熏蒸过的枸杞，气味刺鼻、呛人，且口味有点苦涩，而品质好的枸杞味道甘甜。挑选枸杞时还要注意其含水量，含水量高的枸杞容易霉变，不易保存。鉴别的方法是：抓一把枸杞，用力捏一下，如果枸杞粘到一起，证明已反潮或含水量高；如果放开后，枸杞散开均匀，证明是干燥的好枸杞。PM

我国是一个讲究吃的国家，菜品风格各异，美食文化底蕴深厚。早在商周时期，菜肴就表现出南甜北咸的地域差异。在清朝初期，鲁菜、川菜、粤菜和苏菜（以淮扬菜为代表）被称作“四大菜系”；到清代末期，又分化形成了浙菜、闽菜、湘菜和徽菜，构成了“八大菜系”，后来加上了上海本帮菜（也有楚菜之称）和京菜，成为现代的“十大菜系”。菜系的形成最初应该是基于食材（原料）的可及性（能够得到的、现成的）、当地人的口味和习俗、政治经济社会发展水平和地域文化。家常菜更注重便利性和风味，随着经济水平提高，人们对生活品质的追求使很多“大菜”和“硬菜”经常出现在寻常百姓的餐桌上，从而使有些菜的主料形成了固定搭配。本文从营养角度谈谈几种常见菜品固定搭配的合理性。

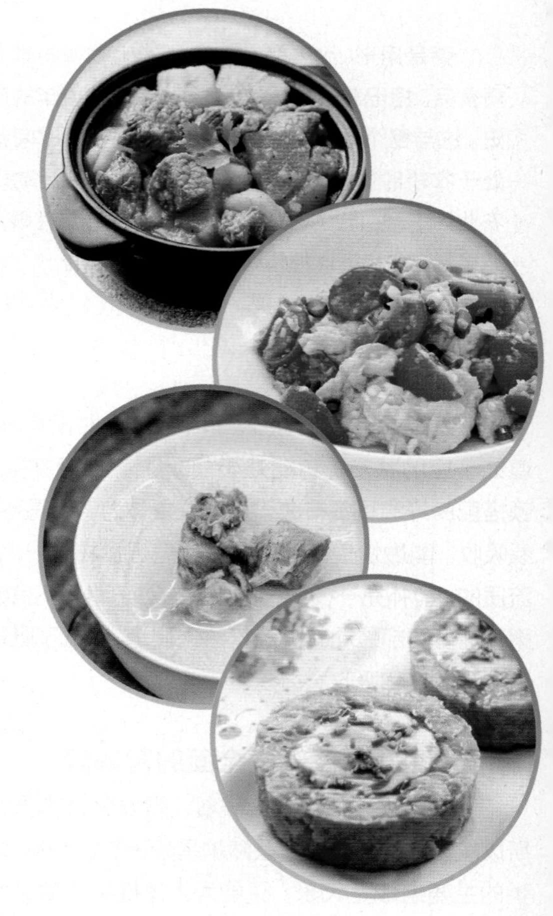

中餐里的固定搭配，有无科学依据

扬州大学食品科学与工程学院教授　钱建亚

土豆烧牛肉

牛肉　牛肉含丰富的蛋白质、较少的脂肪、维生素 B_1、维生素 B_2、钙、磷、铁等成分。中医认为，牛肉味甘性平，有补中益气、滋养脾胃、强健筋骨、化痰息风、止渴止涎的作用。民间有“牛肉补气，与黄芪同功”之说，寒冬食牛肉，有暖胃功效。

土豆　土豆的主要成分为糊化温度低、颗粒大、持水性好的淀粉，含有丰富的维生素及钙、钾、磷等矿物质，易于消化吸收。中医认为，土豆有和胃、健脾、益气的功效。在西方人的膳食中，土豆是排在小麦之后的第二主食，也有报道称，土豆是维生素 C 的主要来源。在欧洲国家，土豆的人均年消费量为 50 ~ 60 千克，俄罗斯的土豆人均年消费量达到 170 多千克。我国农业部 2015 年提出土豆主粮化战略，使其成为稻米、小麦、玉米外的第四大主粮。

搭配　猪肉、牛肉和羊肉是消费最多的畜肉，与土豆一起烧很常见。土豆和牛肉配以调味香料红烧，所得菜品色泽红润，口感咸香，既有牛肉的劲道，又有土豆的软糯。肉类富含优质蛋白质，动物脂肪具有特殊香味，与富含淀粉、没有明显风味的土豆结合，亦饭亦菜，是很好的搭配。

不过，有人可能认为，牛肉不能与土豆一起吃，原因是土豆和牛肉被消化时所需胃酸的浓度不同，会延长食物在胃中的停留时间，从而延长消化时间，时间长了会导致肠胃功能紊乱。这一说法缺乏科学性、合理性，因为不同食物的消化速度、难易程度都不可能是相同的，所以不必过于担心。

萝卜炖羊肉

羊肉　羊肉富含蛋白质和磷脂，脂肪含量低于猪肉和牛肉，胆固醇含量少，肉质细嫩，容易消化。《本草纲目》称羊肉是“补元阳益血气”的佳品，可滋养肝脏、改善血液循环，冬季吃羊肉可祛寒、暖心胃。

白萝卜 萝卜炖羊肉通常用白萝卜，其生食、熟食均可，煮熟后软烂，风味独特。有些白萝卜品种有较强的辛辣味，含有丰富的维生素 A、维生素 C、膳食纤维、淀粉酶、氧化酶，以及锌、锰等微量元素，具有促进消化、增强食欲、加快胃肠蠕动的功效。中医认为，萝卜味辛、甘，性凉，入肺、胃经，有清凉、解毒、去火、止咳化痰的作用，为食疗佳品，本草纲目称之为“蔬中最有利者”。有辛辣味的白萝卜含芥子油（异硫氰酸酯类），有抗菌、延缓衰老等功效。

胡萝卜 羊肉也常配胡萝卜一起食用。胡萝卜质脆、味甜美，富含胡萝卜素、维生素 B_1、维生素 B_2、糖类、淀粉、果胶、多种氨基酸、钙、铁等营养成分。中医认为，胡萝卜味甘性平，有健脾和胃、补肝明目、清热解毒、壮阳补肾、透疹、降气止咳的功效，被称为“小人参”。

搭配 羊肉和白萝卜或胡萝卜荤素搭配合理，萝卜还可以去除羊肉的膻味，吸附部分羊肉中的脂肪，使萝卜的口味不“寡淡”。

番茄炒蛋

番茄 番茄除含有丰富的 B 族维生素、维生素 C、维生素 D、矿物质、微量元素、碳水化合物、膳食纤维及少量蛋白质等营养成分外，其所含的有机酸有利于胃对脂肪和蛋白质的消化，并可保护维生素 C 在加工时不被破坏，所含的番茄红素、谷胱甘肽具有延缓衰老的作用。番茄生吃、熟吃均可。

鸡蛋 鸡蛋所含的蛋白质是完全蛋白质，即其所含有的必需氨基酸种类齐全，含量充足，相互间的比例适当，是可以维持生命、促进生长发育的蛋白质；蛋黄含有丰富的 DHA 和 EPA（所谓的“脑黄金”成分）、卵磷脂、固醇类，钙、磷、铁等矿物质，以及维生素 A、维生素 D 及 B 族维生素。

搭配 在炒的过程中，油可使脂溶性的番茄红素溶解，从而更好地发挥作用。番茄炒鸡蛋是价廉物美的家常菜“上品”，酸酸的口味可以增强食欲，红色和黄色的搭配令人赏心悦目。

猪肉炖粉条

猪肉 猪肉含有丰富的优质蛋白质、必需脂肪酸、血红素，能改善缺铁性贫血。虽然猪肉中的油脂和胆固醇含量偏高，但是猪肉的风味是其他肉类无法比拟的。猪肉经长时间炖煮后，脂肪和胆固醇会从肉中转移到汤中，静止后会浮在汤的表面，使肉中的脂肪和胆固醇含量大大降低。

粉条 粉条主要由豆类和薯类淀粉制成，能吸油、吸味，口感滑爽，晶莹透亮。

搭配 添加其他耐煮食材后，猪肉炖粉条也可以衍生出不同口味的菜品，例如（酸）白菜猪肉炖粉条、豆腐猪肉炖粉条、萝卜白菜猪肉炖粉条等，既满足不同人的口味，也增加了营养素的种类。从营养角度来看，配料越多，互补性越强，营养越全面，营养价值越高。

肉饼炖蛋

肉饼（糜）炖蛋是一道简单的家常菜，主料是肉糜（碎肉）和鸡蛋，也可用咸鸭蛋。这道菜色泽靓丽，口感嫩滑，味道鲜香。因为肉和蛋都是动物来源，所以这道菜的蛋白质和动物脂肪含量较高。PM

专家提醒

营养的评价不在一菜一汤一食（一顿饭）一日（三餐的食物种类和数量），其具有时间依赖性，涉及较长的时间跨度。膳食结构、菜色搭配、营养设计、加工、制作、食用方式对营养状况的影响都很大。虽然营养是健康的基础，但菜品的营养在满足生理需要的前提下，满足心理的享受也同样重要。少油低温是烹调方式的优选，荤素搭配，少量多样，撇掉荤汤表层的油脂或用吸管从容器底部嘬饮等，可避免摄入过多动物油脂。这样做，既能保证菜品的色、香、味，获得心理享受，又能保证膳食的营养与健康。

“吃油多”几乎是肥胖者普遍存在的饮食缺陷，所以严格限制脂肪摄入也就成为决定减肥成功与否的关键因素之一。为了限制烹调油用量，掌握一些烹饪方法与技巧就显得格外重要。水煮蔬菜等烹饪方法经常会被用到，但近期有文章分析这种烹饪方式无法减肥，而且也不利于健康，理由是水煮会让蔬菜中的营养素大量流失，而且长期食用很可能导致便秘。在此，笔者从合理饮食、均衡营养角度来探讨这一问题。

吃水煮菜不利于健康吗

湖南省营养学会副理事长 唐大寒

水煮蔬菜会损失大量营养素吗

水煮蔬菜可以纳入肥胖者甚至普通人的食谱，完全没必要过分担心这种烹饪方法会造成某些营养素的大量丢失。因为任何一种通过高温加热的烹饪方法都会使蔬菜中的水溶性维生素，如维生素C、维生素B_1、维生素B_2等部分乃至全部丧失。其丧失率高低与多种因素有关，如蔬菜的贮存时间、贮存环境温度、洗切先后顺序、切块大小、洗泡水pH（为去除残留农药而加碱清洗）、烹饪时温度高低和时间长短、使用的烹饪器具（铁锅、不锈钢锅、微波炉等），甚至是否加锅盖烹饪等也会影响水溶性维生素的丧失率。

为了从膳食中摄取足量的水溶性维生素，成年人每天应保证进食300～500克新鲜蔬菜，以及不少于200克的新鲜水果。为了减少烹饪过程中水溶性维生素的丧失，应尽量选择温度低、时间短的烹饪方式，如凉拌、氽汤、水煮等。此外，水煮蔬菜的烹饪方法不会造成矿物质，如钾、镁、钙、磷及其他营养素的丢失。

常吃水煮蔬菜会造成便秘吗

常吃水煮蔬菜本身不会造成便秘，因为水煮的烹饪方法并不会造成蔬菜中促进肠道蠕动、有利于益生菌生长的膳食纤维丧失。会不会造成便秘的关键是，每天所摄取的食物（包含蔬菜）中是否含有足够的膳食纤维。

可见，“吃水煮菜不利于健康”并无科学依据。除水煮外，还有很多少油烹饪方法可供选择。

家庭少油烹饪法

• **生吃** 很多新鲜蔬菜可生吃，这样做不仅可以免去烹饪用油，还能最大限度地保留营养成分。可生吃的蔬菜包括生菜、香菜、番茄、黄瓜、胡萝卜、白萝卜、莲藕、荸荠、凉薯（豆薯）、大葱、大蒜头等。

• **氽汤** 将水或汤料放入锅中烧开后，投入食材稍煮片刻，如冬瓜氽丸子、番茄蛋汤等。

• **煨** 将食材连同汤水放入带盖的瓦罐中，用文火慢慢（数小时）煮熟煮烂，如黄豆煨猪蹄、松茸煨瘦肉等。

• **炖** 将加入汤水及调料的食材先用旺火烧沸，后转中小火长时间烧煮，如清炖鸡、炖海带、炖山药等。炖分为隔水炖和不隔水炖两种。

• **水炒** 用水代替油烹饪，如水炒蛋、水炒韭菜等。

• **涮** 将食材放入加好各种调味料的火锅汤中烫熟，如涮羊肉、涮鱼片、涮蔬菜等。

• **清蒸** 清蒸鱼、南瓜、芋头等，可以最大限度地保持食材的原味。通常有连汤蒸、隔水蒸、气锅蒸等方式。

• **卤** 将食材放入卤水中加热，使其吸收卤味并慢慢透熟，如卤牛肉、卤香干、卤湖藕等。

• **拌** 将食材与调料拌和，如拌黄瓜、拌烧鸭等。有生拌、熟拌、生熟混拌、凉拌、热拌等方式。

• **微波炉烤** 将处理好的食材直接放入微波炉中加热烤熟，如烤鸡、鱼、虾、贝类、土豆、茄子等。PM

我国水产资源丰富，常见的鱼类有3000多种，藻类有1000多种，贝类有700多种，蟹类有600多种，虾类有300多种。水产品不但美味，而且营养价值高，是很多家庭餐桌上必不可少的“健康优选”。但其品质易受很多因素的影响，食品安全问题多发。水产品品质下降，不仅直接影响其风味、口感、营养价值，甚至还会危害身体健康。从本期开始，本刊特邀专家介绍挑选各类水产品的实用知识，希望能帮助大家吃得更安心、更健康。

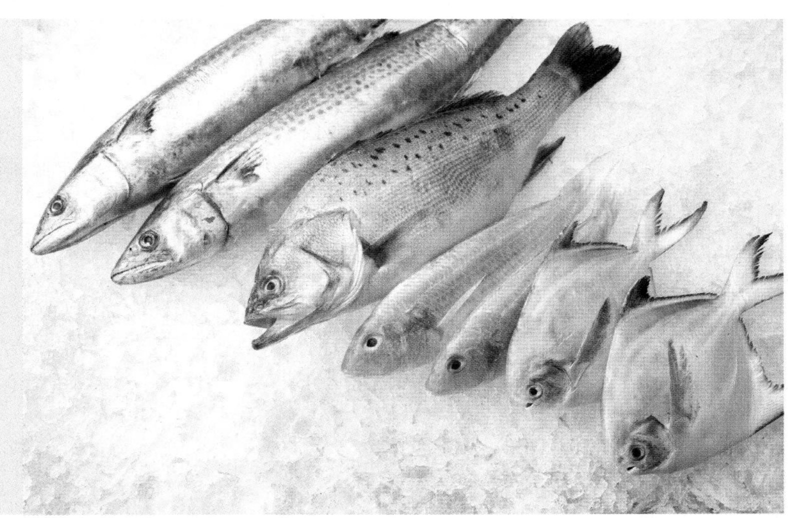

挑选水产品的实用小窍门（一）：鱼类

浙江大学生物系统工程与食品科学学院食品科学与营养系教授　胡亚芹

鱼类中基质蛋白（起支撑肌肉作用）的含量远低于陆生动物，因而更容易被人体消化吸收，尤其适合老年人和婴幼儿食用。但是，鱼类也更容易腐败变质，对加工和贮运的要求更高。

我国饮食文化博大精深，西方饮食文化的影响亦不可忽视。鱼类的加工和贮运方式顺应饮食文化和地域需求，种类繁多，不胜枚举。总体而言，可分为原料和加工品两个方面。原料以保活、保鲜、冷冻为主，冷链运输及冷库贮藏是加工品的“标配”。鉴于水体环境普遍较陆上环境温度偏低，保存鱼类，低温是首要条件。淡水鱼类保活贮运比较常见，海水鱼类保活要求苛刻，故一般以冷冻为主。

鱼类进入“菜篮子”前，要经历养殖、捕捞、保鲜、加工、贮运、销售等环节。每一个环节都可能对其营养和安全造成重大影响，消费者在选购时要擦亮双眼。

专家简介

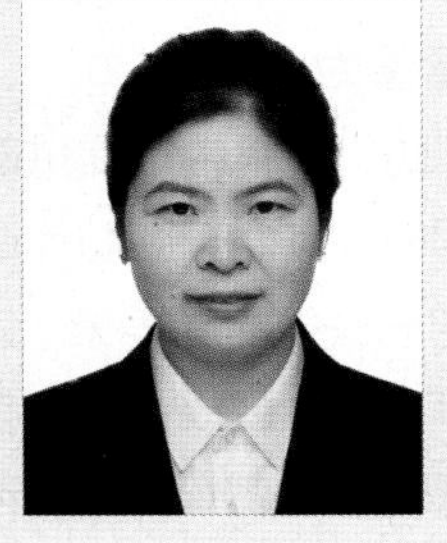

胡亚芹 浙江大学生物系统工程与食品科学学院食品科学与营养系教授、博士生导师，浙江大学舟山海洋研究中心海洋生物综合利用研究所总工程师，中国水产学会水产品加工与综合利用分会委员。长期从事水产化学、海洋生物资源利用学研究，在水产动物蛋白资源精深加工、海产品物流保鲜、水产制品技术创新及海洋生物活性物质等方面具有丰富经验。

安全隐患：腐败后产生组胺

鱼类死后一般会经历僵直、自溶、腐败的过程。鱼类活体肌肉柔软而有透明感，死后肌肉收缩变硬，失去弹性和透明感，这种现象称为“僵直”。鱼类出现僵直的时间与种类、营养状况、生理状态、疲劳程度、捕获方法及温度等有关，一般自死后几分钟至几十小时开始僵硬，持续5～22小时。低温可延缓鱼类出现僵直的时间，比如：在常温下，鲭鱼死后2小时就开始僵直；而在5℃条件下，则10小时后才开始僵直。

在僵直过程中，鱼体开始逐渐软化，这种现象称为自溶作用。鱼体内的酶促使鱼肉蛋白质逐渐被分解为氨基酸类物质，之后进一步被分解为氨、三甲胺、吲哚、组胺、硫化氢等产物，使鱼体产生具有腐败特征的臭味，这一过

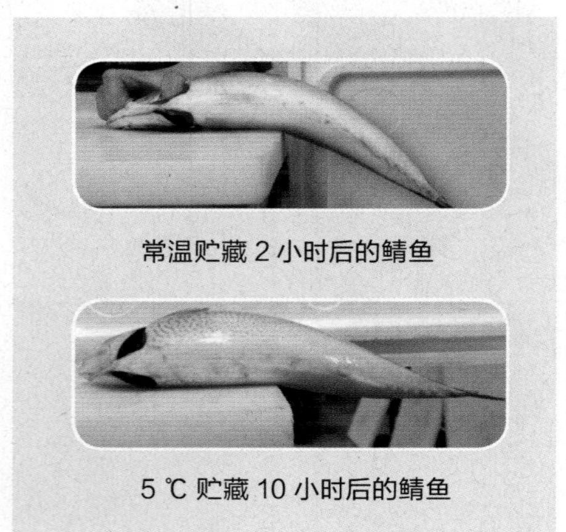
常温贮藏 2 小时后的鲭鱼

5 ℃ 贮藏 10 小时后的鲭鱼

程称为腐败。同时，腐败为微生物的生长提供了有利条件。在腐败和微生物生长的双重作用下，鱼体的品质急剧下降。若此时食用，鱼体中的组胺可引起人体毛细血管扩张和支气管收缩，导致食物中毒，使人出现面红、头晕、头痛、心跳加快、胸闷、呼吸急促、血压下降等症状。尤其是鲐鱼、鲭鱼等海产青皮红肉鱼种，组氨酸含量较高，当鱼体不新鲜时，更容易生成大量组胺。

挑选窍门：一看、二闻、三摸

挑选活鱼时，要避免选鱼鳞脱落、游动活力不足、体型瘦弱的鱼。养殖鱼类因饵料充足，往往摄食较多，容易在腹部堆积过多脂肪，因此，最好不要选择腹部过于饱满鼓胀的鱼。

挑选冰鲜鱼品时，最好选择处于僵直期之前或僵直期的鱼品。可观察鱼体表面，选择具有以下特征的：有鲜明光泽，无发干、发白现象；黏液透明且无异味；鱼鳞完整或稍有刮花，但仍紧贴鱼体不易剥落；鳃盖紧合，鳃丝新鲜清晰；眼球饱满，角膜光亮透明，肌肉坚实富有弹性，指压后可快速回弹；若肌纤维可见，应纹路清晰、有光泽；如有冰衣，冰衣应完整；等等。PM

特别提醒

水产品大多在冷冻条件下储存，低温为很多病毒、细菌等病原微生物的存活创造了有利条件，水产品被污染的可能性大大增加。因此，大家最好避免生食水产品，烹调时要注意充分煮熟、生熟分开。

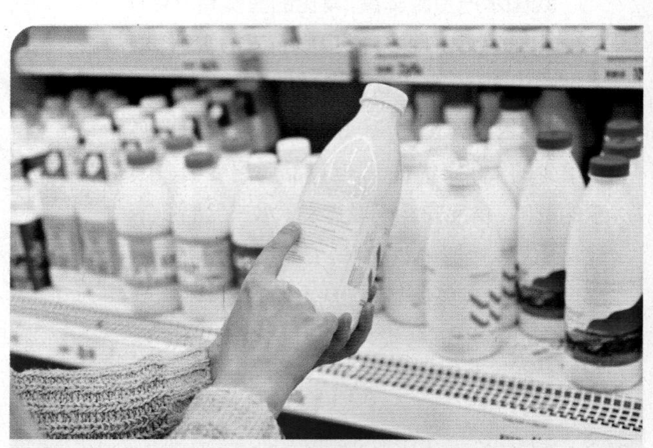

牛奶营养丰富，是均衡膳食不可或缺的食物种类。《中国居民膳食指南（2016）》建议居民每日食用奶制品，或饮用300毫升牛奶。随着膳食中脂肪摄入过多与血脂异常、心血管疾病及肿瘤等慢性非传染性疾病的关联越来越深入人心，很多人选购牛奶时会选择脱脂牛奶或低脂牛奶，认为它们比全脂牛奶更有利于健康，可以“取牛奶之精华，去其糟粕”。但实际上，膳食中的脂肪并非都是“糟粕”，低脂膳食也不是预防肥胖的唯一手段。近年来，关于乳制品与肥胖及代谢相关疾病的研究，也逐渐为全脂乳制品“平反”。

那么，究竟应该选择脱脂牛奶还是全脂牛奶呢？

疑问一：全脂牛奶和脱脂牛奶的营养成分有何不同？

脱脂牛奶是在全脂牛奶（脂肪含量为 3.25%）的基础上，脱去部分或全部脂肪的牛奶，按照脂肪含量，可以分为部分脱脂牛奶（脂肪含量为 2%）、低脂牛奶（脂肪含量为 1%）和脱脂牛奶（脂肪含量为 0）。

从营养成分看，由于脱去了脂肪，脱脂牛奶提供的能量大大低于全脂牛奶。但与此同时，有益于脂肪代谢的不饱和脂肪酸，以及溶于脂肪的一些微量营养素（包括维生素 A、维生素 E、胆固醇等）也大量损失。两者碳水化合物、蛋白质、水溶性维生素、矿物质（如钠、钾、磷、镁、钙等）的含量差别不大。此外，脱脂牛奶的口感不如全脂牛奶，饱腹感也较差。

脱脂牛奶比全脂牛奶更健康吗

华南农业大学食品学院　赵力超（教授）陈楚欣

全脂牛奶和脱脂牛奶宏量营养素含量对比

100 克可食部中的含量	全脂牛奶（均值）	脱脂牛奶（均值）
能量（千焦）	274	136
脂肪（克）	3.9	0.2
蛋白质（克）	3.3	3.4
碳水化合物（克）	4.5	4.4
水分（克）	88	91
饱和脂肪酸（克）	2.5	0.1
单不饱和脂肪酸（克）	1.0	微量
多不饱和脂肪酸（克）	0.1	微量

全脂牛奶和脱脂牛奶微量营养素含量对比

100 克可食部中的含量	全脂牛奶（均值）	脱脂牛奶（均值）
胆固醇（毫克）	14	3
维生素 A（微克视黄醇当量）	38	1
维生素 E（毫克 α- 生育酚当量）	0.08	微量
维生素 D（微克）	微量	微量
维生素 B_1（毫克）	0.03	0.03
维生素 B_2（核黄素）（毫克）	0.23	0.22
维生素 B_6（毫克）	0.06	0.06
维生素 B_{12}（微克）	0.90	0.80
叶酸（微克）	8	9
烟酸（毫克）	0.20	0.10
维生素 C（毫克）	2.0	1.0
钠（毫克）	43	44
钙（毫克）	118	122
镁（毫克）	11	11
钾（毫克）	155	160
磷（毫克）	93	96

疑问二：从预防肥胖、血脂异常、糖尿病的角度，有必要选择脱脂牛奶吗？

健康成年人是否有必要为了预防代谢性疾病而选择脱脂牛奶这一问题，目前尚没有直接的研究证据能明确回答，但越来越多的研究表明，摄入脱脂牛奶并不比全脂牛奶对健康益处更大。

有研究评估了摄入不同类型的乳制品与代谢综合征风险的相关性，发现全脂牛奶摄入量与代谢综合征风险无关。权威医学杂志《柳叶刀》报道的一项研究针对五大洲 21 个国家和地区的 13 万人，进行了 9 年的随访调查，得出结论：每天摄入全脂牛奶制品有益于心脏健康，可降低心血管疾病和早逝的发生风险。该研究还发现，全脂牛奶制品和低脂牛奶制品都有益于身体健康，健康效应区别不大。

疑问三：哪些人适宜饮用脱脂牛奶？

脱脂牛奶的优势是低热量、低脂肪、低胆固醇。饮用脱脂牛奶可以在一定程度上减少脂肪的摄入，特别是饱和脂肪。因此，肥胖、高血压、血脂异常、糖尿病等患者宜选择脱脂或低脂牛奶，尤其是心脑血管疾病患者。

对于孕妇、备孕及哺乳期妇女和儿童而言，全脂牛奶是更好的选择。因为其营养更为全面，可以保证脂溶性维生素和有益脂肪酸的摄入，如 DHA（二十二碳六烯酸）等。

普通成年人对脂肪和脂溶性营养素的需要量不是很大，一般可以从其他食物中获取，因此，可以根据自己的口味选择全脂或脱脂牛奶。不过，如果一天的牛奶饮用量超过 300 毫升，为控制脂肪摄入，超出的部分宜选用脱脂牛奶。PM

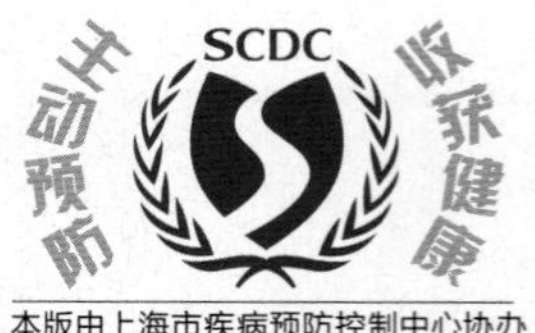
SCDC
主动预防
收获健康
本版由上海市疾病预防控制中心协办

秋冬季节流行的轮状病毒感染是导致全球5岁以下儿童腹泻相关疾病与死亡的主要原因。在全球范围内，轮状病毒感染每年可引起1.38亿例婴幼儿胃肠炎，导致60万名婴幼儿死亡。在我国，每年约有130万例5岁以下儿童因感染轮状病毒接受治疗，2000多例儿童因此死亡。预防轮状病毒感染对于呵护儿童健康十分重要。

秋冬来临，谨防轮状病毒感染

上海市疾病预防控制中心免疫规划所　仇 静

轮状病毒（RV）属呼肠病毒科，是一种无包膜的双链核糖核酸（RNA）病毒，因其在电子显微镜下形如轮状，故被称为“轮状病毒”。根据内层衣壳蛋白 VP6 的血清型，可将轮状病毒分为 7 个组（A ~ G），其中 A 组是引起人类急性胃肠炎最重要的病原体。轮状病毒非常稳定，可在环境中存活数月，耐酸又耐碱。人感染轮状病毒后，病情严重程度不一，可表现为无症状的亚临床感染、轻型腹泻和重型腹泻，潜伏期为 24 ~ 72 小时，起病较急，主要症状为呕吐、发热、腹泻等，重者可发生脱水，甚至死亡。

轮状病毒感染“三要素”

- **传染源**　轮状病毒的传染源主要是患者和无症状的病毒携带者。人体感染轮状病毒后，粪便、呕吐物中病毒浓度很高，每毫升粪便中的病毒可高达 10^{10} ~ 10^{12} 个，而 10 ~ 100 个病毒进入人体就可以导致感染。感染者排毒时间可长达数天，在发生腹泻前 2 天，大量病毒就已经开始随粪便排出，在出现症状后 10 天仍可持续排毒。此外，一些免疫缺陷的儿童，在感染后 30 天仍可持续排毒。

- **传播途径**　轮状病毒主要通过粪 - 口途径传播，多在秋冬季流行。感染者排出的粪便污染水源、食物、玩具、书籍、衣被、便器等，均可传播轮状病毒。研究表明，空气中、手及玩具等物品上的轮状病毒可存活数日至数周。此外，轮状病毒还可通过呼吸道飞沫传播。

- **易感人群**　人群对轮状病毒普遍易感，2 月龄至 5 岁儿童感染后临床表现比较典型，年长儿及成人感染后则可能不发病，成为无症状的病毒携带者。几乎所有 5 岁以下儿童均感染过轮状病毒，高发年龄为 6 月龄至 2 岁。

预防感染“双保险”：注意卫生、接种疫苗

一方面，有婴幼儿的家庭成员要养成良好的卫生习惯，如勤洗手、洗澡，勤换洗衣物，勤晾晒被褥，等等。家长应对婴幼儿的居住环境和生活用品做好清洁工作，比如：每天开窗通风 2 ~ 3 次，每次不少于 30 分钟；定期清洁地面和桌、椅、床、柜、门把手等各种物体表面；定期清洗、消毒玩具等婴幼儿用品；婴儿奶嘴、奶瓶等应煮沸消毒后使用；等等。

另一方面，为婴幼儿接种疫苗也是防御轮状病毒侵害的有效手段。轮状病毒疫苗的作用机制是模拟轮状病毒自然感染，刺激机体产生对 A 组轮状病毒的免疫力，预防由其引起的腹泻，保护时间为 1 年，需要每年接种。世界卫生组织明确指出：在加强预防和治疗措施的同时，应将轮状病毒疫苗的使用作为控制腹泻疾病综合策略的一部分。PM

关注上海市疾病预防控制中心，了解更多疾病防控信息。

过敏人的烦恼（七）

面试中出现的小尴尬

肖特明

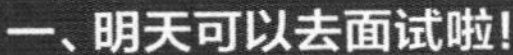

一、明天可以去面试啦！

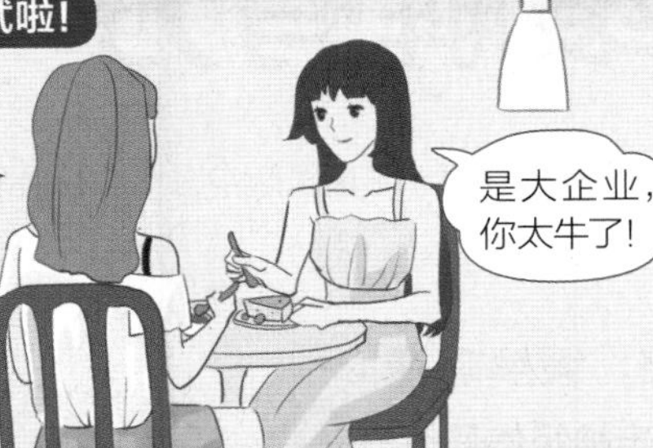

好兴奋，明天终于可以面试了。
是大企业，你太牛了！

小仙说：面试前要做好准备。面试时，除个人职业属性介绍外，仪表整洁和心理素养也很重要，可以反映面试者的健康状况。

二、你还有什么问题吗？

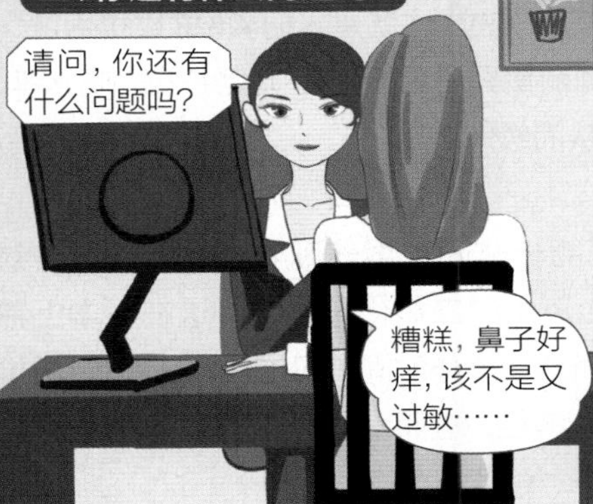

请问，你还有什么问题吗？
糟糕，鼻子好痒，该不是又过敏……

小仙说：过敏性鼻炎是由基因和环境相互作用而诱发的，以春秋季节多见。患者的鼻腔黏膜功能，包括过滤、清洁、温度调节、湿润等作用均减退。

三、喷嚏声声好尴尬

没关系，可能是刚才喷了空气清新剂。

不好意思，我可能过敏了。

小仙说：空气清新剂并不能消除空气中的有害气体，只是通过混淆人的嗅觉来“淡化”异味，其中的芳香剂会刺激呼吸道黏膜，成为过敏原。

四、原来你也有过敏

我有过敏性皮炎，这是平时备的抗过敏药。

真巧，我家里也有这种药，就是没带出来。

小仙说：过敏性鼻炎发作时，可及时服用抗过敏药，特别是第二代抗过敏药，它起效快，作用时间长，对中枢神经抑制作用小。

五、担心面试被鼻炎捣乱

过敏性鼻炎已是多发病了，应该没问题！

面试谈得很好，就是鼻炎太捣乱。

小仙说：过敏性鼻炎已经成为一种生活方式病，各年龄段都可发生，但主要发生在青壮年人群，城市居民的发病率远高于农村居民。

六、我被录取啦！

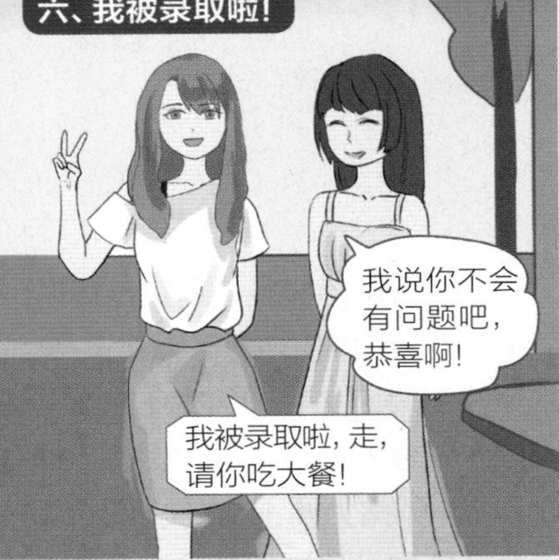

我说你不会有问题吧，恭喜啊！
我被录取啦，走，请你吃大餐！

小仙说：过敏性鼻炎患者在生活中要注意避免接触过敏原，避免曾经导致过敏发生的那些生活细节。此外，最好随身携带抗过敏药。

小仙医生语录：

秋季是过敏性鼻炎的高发季节，除室内环境因素外，冷空气进入人体也可诱发过敏性鼻炎，导致频繁打喷嚏和流鼻涕，可引起头晕、头痛症状，有的患者还会伴发眼部瘙痒。对此，外出时最好戴口罩，以在一定程度上预防冷空气刺激。同时，应在医生或药师指导下服用抗过敏药，最好选用第二代抗过敏药，如盐酸西替利嗪。它起效快，作用时间长，对中枢神经抑制作用小，不通过肝脏代谢，安全有效。过敏者可以将其作为常备药，最好随身携带，以备不时之需。

小仙医生

生于：*1983*　星座：摩羯

身份：来自欧洲的健康医生

家族：世代在欧洲研发和生产原研药

学历：瑞士苏黎世大学医学院博士

专长：对过敏性疾病有丰富的诊疗经验

打嗝几乎是每个人都有的生活体验，虽然它大多数时候“无伤大雅”，但频繁打嗝的感觉并不好。打嗝究竟是怎么回事？有什么办法能预防或缓解？

嗝声连连，缓解有方

南京医科大学第一附属医院中医科 魏睦新（主任医师） 徐婷婷

人们常说的打嗝，其实包括两种不同的症状：呃逆和嗳气。呃逆由膈肌和其他控制呼吸的肌肉突发不自主、强有力的痉挛性收缩引起，伴发短促的“呃、呃”声，频率为 4 ~ 60 次 / 分。嗳气因下食管括约肌一过性松弛导致胃中气体反流到食管，再从口腔中逸出引起，声音较长、较慢，是一个比较轻松、自然的过程，俗称饱嗝。

呃逆大多可自行缓解，持续时间长须当心

呃逆的常见原因有进食过多、进食辛辣刺激食物、饮用过多碳酸饮料、环境或情志突然变化等。这些因素刺激人体胃肠道或呼吸道神经，再经过一系列复杂的神经传导，引起膈肌收缩，进而诱发呃逆。此类呃逆一般持续时间不会太长，大多数情况下可自行缓解。

中医认为，呃逆乃胃气上逆动膈而成，病位虽在脾胃，但却与五脏均密切相关，肺气失于宣降、肝气失于条达、肾气失于温润摄纳、心气失于震慑均可致呃逆。呃逆之症虽小，也不可毫不在意。

呃逆若持续超过 48 小时，称为顽固性或持续性呃逆，往往是消化系统疾病或胸部疾病的表现，会严重影响睡眠、进食，甚至导致抑郁、焦虑、营养障碍等。此时需要提高警惕，及时去医院就诊。此外，肿瘤放化疗、腹部或纵隔手术、使用磺胺类药物等，也可能引起顽固性呃逆。

四大策略，缓解呃逆

① 干扰迷走神经信号传导

用力伸舌，用勺刺激悬雍垂（即口腔内软腭游离缘向下突出的部分）或咽部，或清洁手指后，捏住舌头向外伸拉，也就是人们常说的“拉舌法”。吞咽粗砂糖（此法糖尿病患者及糖耐量异常者慎用）、咀嚼柠檬、喝水等，也可干扰迷走神经的信号传导，从而缓解呃逆。

② 刺激迷走神经

捏住鼻子，闭上嘴巴，尽可能长时间地屏住呼吸，也可以用信封或纸袋罩住口鼻呼吸，以增加血液中的二氧化碳含量，这在医学上称“Valsalva 动作”，又叫堵鼻鼓气法，操作时间不可过长。按摩颈动脉、按压眼眶上方等，也可以刺激迷走神经，进而缓解呃逆。

③ 特意调节呼吸

通过打喷嚏、咳嗽、屏气、过度换气，以及突然疼痛刺激或惊吓等方式，干扰正常的呼吸节律，从而缓解呃逆。

④ 穴位刺激

针灸对缓解呃逆有很好的效果，治疗呃逆的核心腧穴为足三里、内关、中脘、膻中、太冲等。没有取穴专业知识的普通大众可采用以下方法：按攒竹穴（眉毛内侧边缘的凹陷处）或睛明穴（目内眦角稍上方凹陷处）；或用拇指指腹按压内关穴（位于前臂掌侧，腕横纹上 2 寸，掌长肌腱与桡侧腕屈肌腱之间），配合深呼吸；用吴茱萸制成的中药膏贴外敷涌泉穴；等等。

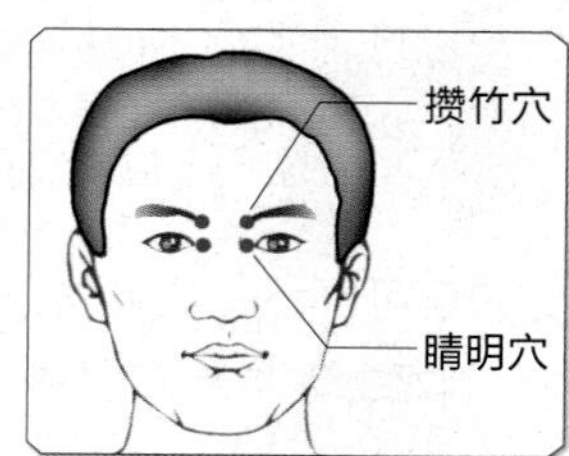

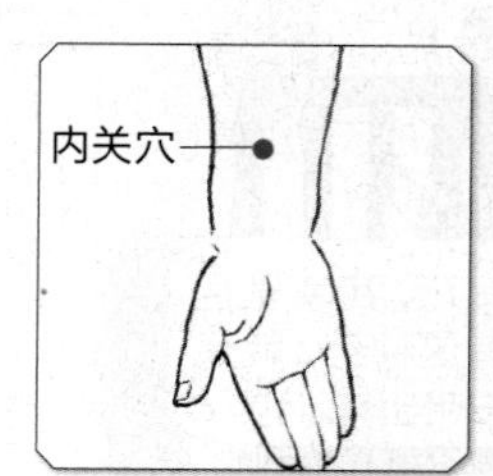

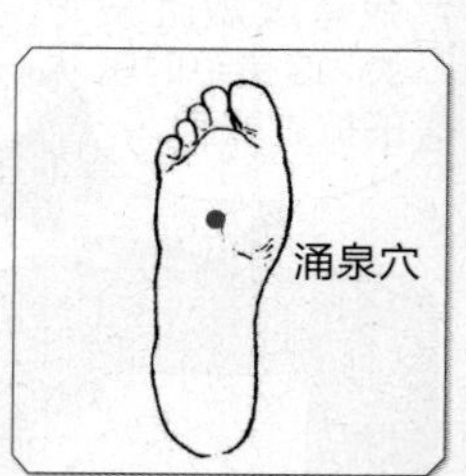

若以上方法仍不能缓解呃逆，可以去医院接受药物、手术等专业疗法，如有节律地叩击第 5 颈椎，在膈神经行经皮肤表面处放置冰块，电刺激膈神经，局部注射普鲁卡因等，均可在一定程度上干扰膈神经的传导，缓解呃逆。PM

酣然入梦，要有正确姿势

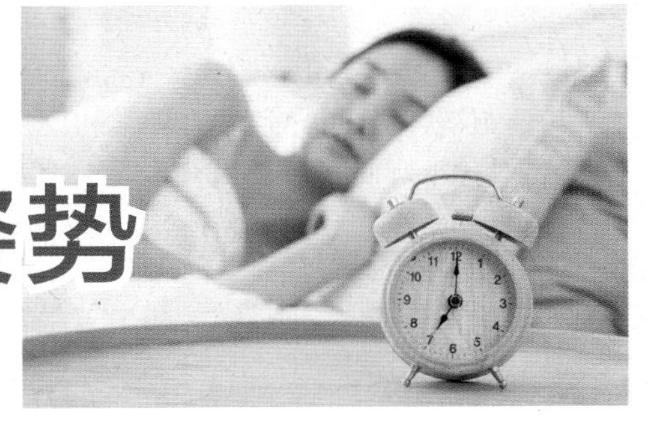

上海中医药大学附属市中医医院中医睡眠疾病研究所主任医师　许 良

侧卧是最佳睡眠姿势

人们睡觉的姿势有仰卧、侧卧、俯卧等多种。仰卧位是最为常见的睡眠姿势。仰卧时，人体四肢可以自由伸展，体内各个器官也较为舒适；不过全身并不能充分放松，尤其是在腹腔内压力较高的情况下，容易使人产生憋闷感。俯卧时，胸廓扩张受到阻碍，影响呼吸，心脏受到压迫，这是一种不利于健康的睡眠姿势，不宜采用。

古人言“坐如钟，站如松，卧如弓”，说的就是睡觉时应侧卧。清代李庆远的《长生不老诀》提出“卧当如犬”，对“卧如弓”做出了诠释:“犬之为物，其卧地也，恒侧其身，伸前足而蜷其后足，则内脏舒伸；而百脉调匀，气血周行，可以无阻；气能周行则清，气清神安，神安则心定，如此入睡，魔不能扰，此其旨也。”即人们睡眠时身体侧卧、弯背、屈膝、拱手、似儿居母腹状，可令四肢百骸、皮肉筋骨充分松弛，使精气内守，安然入眠。

从现代医学的角度看，侧卧时，尤其是采取右侧卧位时，既免于使心脏受到压迫，也有利于胃内容物向肠内输送，是最佳的睡眠姿势。手枕在腮部或搭在侧面，双腿微曲，使全身容易放松，有利于消除疲劳。

特殊人群，宜采取特殊睡姿

某些特殊人群或特殊情况下，需要采取适宜的睡眠姿势。否则，不仅会影响睡眠质量，还可能危害健康。

● 打鼾者

经常打鼾的人不宜仰卧入睡，最好取侧卧位。因为仰卧时舌根容易后坠，加重打鼾，极易引起呼吸暂停。

● 孕妇

怀孕 20 周以后，子宫增大，仰卧时，沉重的子宫可压迫腹主动脉，使子宫动脉中的血流减慢，导致胎儿缺氧、缺血。因妊娠子宫发生了生理性右旋，故孕妇的最佳睡姿是左侧卧位。

● 颈椎病患者

仰卧位是辅助治疗颈椎病的最佳睡姿，因为仰卧位有利于更好地维持颈椎的生理曲度，从而缓解病情。在此基础上，颈椎病患者还要注意选择高度合适、软硬程度适宜的枕头。

● 腰椎间盘突出症患者

腰椎间盘突出症患者通常以仰卧和侧卧位睡姿为宜。仰卧位时，可在腰部下方垫一软垫，以保持或矫正腰椎的生理曲度，高度及软硬程度以感到舒适为宜；也可在双下肢下方垫一软枕，以便双髋及双膝微屈，有利于缓解疼痛。此外，腰椎间盘突出症患者不能睡太软的床垫。

● 婴儿

5 ~ 6 月龄以内、不会翻身的宝宝睡觉时，一般宜取侧卧位，如果发生呕吐，呕吐物可以顺口角流出，避免导致呛咳、窒息等。6 月龄以后，宝宝可以自主翻身，因婴儿躯体柔软，一般对睡觉姿势没有严格要求，仰卧位、侧卧位均可。

● 胃食管反流患者

胃食管反流患者要垫高床头，使食管高度高于胃部，以利于胃内食物向肠道输送，避免向食管反流。此外，患者还要避免睡前 2 小时内进食。PM

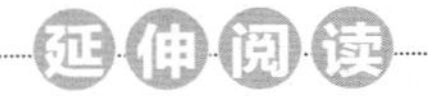

午睡也要讲究姿势

午睡时，不宜趴在桌子上。趴着睡时，胃、颈椎、心脏都无法得到放松，会使人产生“越睡越累”的感觉；还会压迫眼球，使眼压升高。有条件的话，可在躺椅上取半卧位小憩。

喉软化症可导致发育异常和反复呼吸道感染，患儿易合并其他喉部病变或上呼吸道感染等疾病，容易被误诊和漏诊。有数据称，喉软化症约占先天性喉畸形的50%～75%。

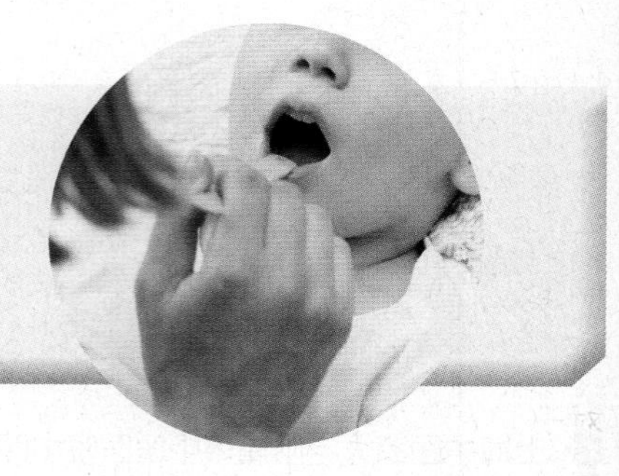

宝宝“喉软化”，家长莫惊慌

复旦大学附属眼耳鼻喉科医院耳鼻喉科副主任医师　方锐

什么是喉软化症

喉软化症是先天性喉部发育不良引起的以喉部狭小为主的病理变化，也叫先天性喉喘鸣。其主要特点为：吸气时，声门上组织脱垂至呼吸道，产生吸气性喉喘鸣和上呼吸道梗阻。该病是婴幼儿发生喉喘鸣和喂养困难的最常见原因之一，病情严重的患儿需要手术治疗。

喉软化症有哪些症状

小儿喉腔较成人小，组织疏松，发生炎症后容易水肿，引起喉部梗阻，吸气时会发出明显的声音，即吸气性喉喘鸣。喉软化症患儿更易发生喉喘鸣。

喉软化症患儿出生时一般呼吸正常，常在出生后两周左右开始出现喉喘鸣，表现为粗糙、高音调的喘鸣声，症状呈持续性或间歇性加重。大多数患儿全身情况尚好，睡眠或安静时一般没有明显症状，啼哭或受惊时可出现喉喘鸣。患儿在喝奶时易发生呛咳，甚至可因此并发吸入性肺炎。

喉软化症对生长发育有影响吗

对症状较轻的患儿来说，喉软化症对生长发育及营养状况并无明显影响，该病通常在两岁左右逐渐好转。少数症状严重的患儿会出现“三凹征”（胸骨上窝、锁骨上窝、肋间隙出现明显的凹陷）、喂养困难、呼吸困难、吐奶、发育迟缓、发绀、脸色苍白等症状，有的患儿可合并声音嘶哑、胃食管反流等。这些患儿会因为呼吸困难及长期缺氧而发生漏斗胸或鸡胸。因肺功能受到影响，有些患儿还可出现心脏扩大。

喉软化症会“自愈”吗

目前，喉软化症的病因还未十分明确，喉软骨软化及先天性喉部畸形与喉软化症有明显相关性。部分研究表明，由于母亲妊娠期营养不良导致胎儿钙缺乏或电解质不平衡，可能为喉软化症发生的原因之一。

一般来说，多数喉软化症患儿无须特殊治疗，只要在出生后注意护理及喂养，补充足量钙剂、维生素D，多晒太阳，及时添加辅食，防治腹泻等，便可促进患儿软骨发育。当喉软化症患儿并发呼吸道感染时，家长应格外重视，及时带孩子就医，进行消炎、化痰、平喘等对症治疗。

随着年龄的增长，喉软化症患儿的喉腔逐渐增大，喉软骨也会进一步发育，绝大多数患儿会“自愈”，症状渐渐消失。需要注意的是，虽然喉软化症大多可自愈，但并不代表家长可对其视而不见，仍应精心护理、合理喂养、预防感染，当孩子出现异常症状或症状加重时，应及时带其就医。

哪些患儿需要手术治疗

出现明显喘鸣伴呼吸窘迫、漏斗胸、肺动脉高压、肺心病、严重阻塞性睡眠呼吸暂停、进食时间歇性发绀、反复吸入性肺炎、严重营养不良等情况的喉软化症患儿常需要手术治疗。气管切开术是治疗的主要方法，会厌固定、会厌部分切除以及声门上成形术对缓解呼吸困难也有一定作用。PM

在门诊，我们经常会遇到痛经严重、罹患子宫内膜异位症的年轻姑娘来咨询："医生，是不是怀孕了，我的病就能治好了？可我还没有男朋友，那这病是不是就治不好了？"通常，我们会告诉她们："怀孕确实对子宫内膜异位症有好处，如果暂时没有结婚生子的打算，可以采用手术、假绝经疗法、假孕疗法等进行治疗。"每当听到这里，姑娘们都会一脸惊恐地说："我还没有男朋友，就让我假孕、绝经？"

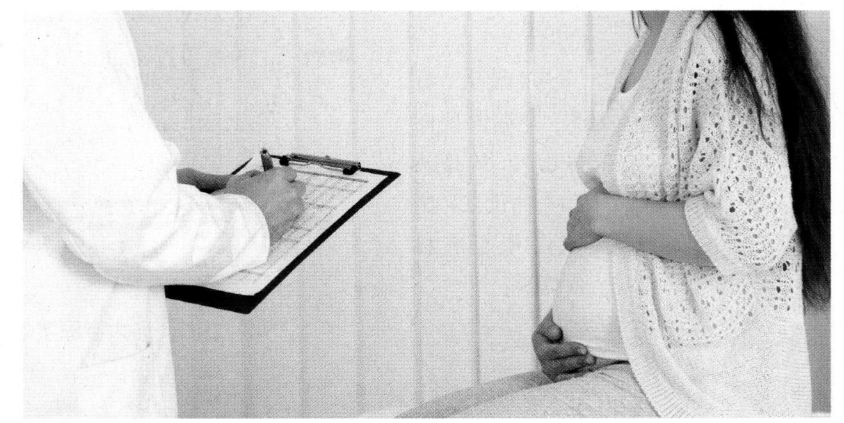

怀孕能否治好"内异症"

上海交通大学附属第一人民医院妇产科副主任医师　贺银燕

子宫内膜异位症，简称"内异症"，顾名思义，就是子宫内膜长到子宫以外的其他地方。内异症可导致痛经、不孕等。据统计，30%的不孕与内异症有关。既然不孕与内异症有关，那为什么怀孕对内异症有帮助呢？这要从内异症的源头说起。

怀孕确实可使内异症得到暂时控制

子宫内膜在子宫腔内经历生长、转化、脱落的周期性变化，其根本目的是为受孕做准备。如果没怀孕，子宫内膜就会脱落，表现为月经来潮。然而，有一些内膜组织却不甘心被"踢出局"，它们沿着输卵管逆流至腹腔，拼尽全力，克服周围恶劣的生存环境，在腹腔内"定居"。之后，这些存活下来的子宫内膜便开始"蠢蠢欲动"了。

子宫内膜的生长、分泌转化、脱落，背后都有一位"强者"——雌二醇在支持，它是促进内膜生长最重要的激素。月经来潮以后，子宫内膜开始为受孕做准备；随着新的卵泡开始发育，雌二醇水平慢慢升高；当雌激素水平最高时，卵巢排卵；排卵后，卵泡周围的组织形成黄体，黄体是一个很重要的内分泌组织，可分泌大量孕激素，而孕激素可以对抗雌激素对子宫内膜的促增殖作用，使子宫内膜不再继续生长。

女性怀孕以后，妊娠黄体和逐渐长大的胎盘像滚雪球似的分泌大量孕激素，抑制了那些异位的子宫内膜，使其不再生长，甚至萎缩。因此，怀孕确实可以使内异症得以暂时控制。

想通过怀孕治愈内异症有难度

想通过怀孕治愈内异症，确实有难度，因为产后雌激素分泌和月经恢复正常，异位的子宫内膜就可能再次"蠢蠢欲动"。不过，怀孕确实能控制内异症。

与怀孕类似，"假孕疗法"是模拟孕期的激素水平，让患者服用大剂量的孕激素和小剂量雌激素，使月经停止，改善痛经症状的一种疗法。不过，该疗法存在恶心、呕吐（类似早孕反应）、体重增加（孕激素具有水钠潴留的作用）、乳房胀痛，甚至肝功能损害等副作用。PM

特别提醒

年轻姑娘们，如果有严重痛经，最好去医院筛查，排除内异症；如果有内异症，怀孕生子有助于控制病情。

"屁股大，好生养"是我国民间流传已久、传播甚广的一种说法。这种说法是否有科学依据呢？

"屁股大，好生养"有无科学依据

上海交通大学医学院附属仁济医院产科主任医师　林建华

臀部由骨盆、肌肉及其表面覆盖的脂肪、皮肤构成，这些部位的体积均可影响臀部的外观和大小。"屁股大"包括骨盆宽大、臀部肌肉发达及臀部脂肪蓄积三种情况。

"屁股大"，不一定"好生养"

人们通常所说的"好生养"，主要是指分娩时能够成功顺产。决定分娩能否顺利的因素很多，主要包括产道大小及形态、产力、胎儿状态、产妇心理因素等。

产道包括骨产道和软产道：骨产道即骨盆，是胎儿娩出的通道；软产道主要由子宫下段、宫颈、阴道和会阴体组成。骨盆大小及形态与能否成功分娩关系重大。当骨盆宽大，内部产道空间较大时，胎儿顺利通过的概率更大。根据女性骨盆的入口形态，可将其分为女性型、男性型、类人猿型和扁平型四种。在我国，女性型骨盆占60%左右，是最适合顺产的骨盆形态。当骨盆存在畸形时，骨盆空间及骨盆倾斜度的异常，容易使胎儿无法正常通过。当其他条件相同时，骨盆宽大所致的"屁股大"确实有利于顺利生产。

臀部肌肉发达所致的"屁股大"，则与能否顺产关系不大。因为分娩时的产力以子宫的收缩力为主，也称"宫缩"。临产时，宫缩是自发产生的，与臀部肌肉力量无关。

而脂肪蓄积所致的"屁股大"反而不利于阴道顺产，因为多余的脂肪可能占用部分软产道空间，造成产道狭窄。此外，肥胖还会增加妊娠期高血压、妊娠期糖尿病等代谢性疾病的发生风险，危及产妇和胎儿健康。

是否"好生养"，胎儿因素莫忽视

值得注意的是，除母体因素外，胎儿大小也是决定是否"好生养"的重要因素。很多家庭的老年人鼓励孕妇们大吃大喝，生怕自己未来的孙子、孙女营养不良。其实，随着生活水平的提高，日常膳食已经能够满足胎儿成长所需的营养，孕妇不需要过多补充。如果能量摄入过多，导致胎儿体重过大，即使孕妇骨盆宽大，也会影响分娩。PM

专家简介

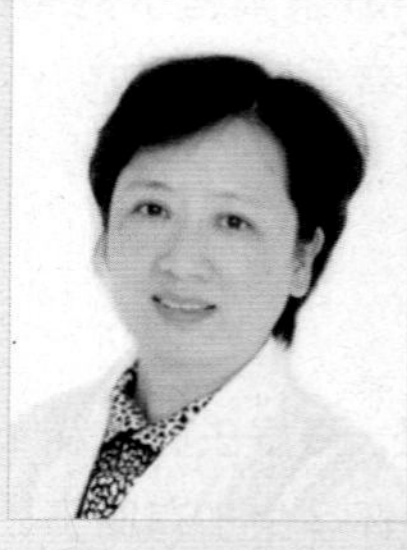

林建华　上海交通大学医学院附属仁济医院产科主任、主任医师、教授，上海市产科心脏病监护中心主任，上海市危重孕产妇会诊抢救中心（仁济）主任，中华医学会妇产科学分会妊娠高血压疾病学组副组长兼秘书，上海市医学会围产医学专科分会顾问。擅长产科高危疾病的诊治和危重孕产妇的抢救，熟练诊治各类妊娠合并症和并发症，尤其擅长妊娠心脏病和子痫前期的处理。

延伸阅读

有什么方法能扩大骨盆，助力顺产？

骨盆由骶骨、尾骨和两块髋骨（由髂骨、坐骨及耻骨融合而成）组成。骶骨与髂骨、骶骨与尾骨间，均有韧带支持联结，形成关节，一般不能活动。成人的骨盆大小和形态已经定型，骨产道相对固定，无法改变。但妊娠后，在激素的影响下，这些韧带会有稍许松弛，使各关节略有松动，对分娩有利。在怀孕期间，定期练习瑜伽或盘腿打坐，能增加骨盆各韧带的松弛度，在一定程度上扩大骨盆，提高顺产的成功率。

当备孕遇上子宫肌瘤

复旦大学附属妇产科医院主任医师　邹世恩

医生手记

前段时间，一名37岁的南京姑娘非常焦虑地找到我，希望我给出治疗意见。她事业小有成就，于是将生育计划排上了日程，去医院做了一系列孕前检查，结果发现有一枚直径7厘米的子宫肌瘤。

这么大的子宫肌瘤通常需要手术治疗，尤其是它已经占据部分宫腔空间，对怀孕有一定影响，不剔除不行。但是，37岁对于生育来说已是高龄。手术之后，子宫需要一两年的时间修复，在此期间，患者卵泡质量和数量都会持续衰退，未来很可能发生“巧妇难为无米之炊”的情况。

左右都很为难。最后，患者还是考虑先解决子宫肌瘤的问题。

小肌瘤，可“无视”

子宫肌瘤是妇科最常见的良性肿瘤，发病机制尚不清楚。绝大多数子宫肌瘤没有任何症状，不影响怀孕，也不需要治疗。

如果肌瘤较小，多数不影响妊娠结局。尤其是35岁以上的女性，即使子宫肌瘤较大，只要不影响宫腔形态，也可先“无视”它，因为尽快怀孕更“要紧”。

大肌瘤，要治疗

如果有以下情况，最好先治疗再备孕：第一，明显影响宫腔形态的黏膜下肌瘤，部分影响宫腔的肌壁间肌瘤，这两者都会对受孕造成影响;第二，直径≥5厘米的肌瘤，其在孕期可能会加速生长，引起腹痛、发热、先兆流产或胎儿生长受限等问题。

“揣着”肌瘤怀孕会发生什么

带着较小的子宫肌瘤怀孕，大多数患者不会出现明显症状。不过，几乎所有肌瘤都会长大。子宫肌瘤受雌、孕激素影响，怀孕时，激素水平升高，子宫肌瘤得到充足的“养分”后，有的会猛长，直径达10多厘米，甚至更大。此时，巨大的子宫肌瘤需要更多营养、占据更大空间，可能会引起孕妇贫血、胎儿生长受限，导致胎位不正，造成流产和早产。如果肌瘤压迫乙状结肠和膀胱，还可能使孕妇便秘、尿频、尿不尽的症状加重。

大多数情况下，患有子宫肌瘤的孕妇可以顺产，但较大的肌瘤可能会影响产力，导致产程缓慢，并影响产后子宫收缩，导致产后出血较多。如果子宫肌瘤位置较低、体积较大，影响产道，阻止胎儿下降，孕妇分娩可能需要采取剖宫产的方式。

剖宫产时，可以“顺便”摘肌瘤吗

有些孕妇想在剖宫产时一并摘除子宫肌瘤，认为这样一举两得。其实，这么做有不少问题。

首先，孕期子宫肌瘤长大，血供丰富，剥除肌瘤时，子宫收缩会受到影响，容易导致大出血。如果出血控制不住，可能出现不得不切除子宫的状况。为了切除肌瘤而冒这些风险，得不偿失。

其次，孕妇产后雌、孕激素水平下降至正常，子宫肌瘤会明显缩小，到产后半年或更久，肌瘤可能会缩小到不再需要手术。到那时，即使仍然需要手术治疗，风险也比较小。

当然，如果子宫肌瘤正好长在子宫切口附近，影响胎儿的取出，则需要先剥除肌瘤；如果肌瘤位于浆膜下，与子宫肌层连接处面积较小，剥除后对子宫收缩的影响较小，顺手牵“瘤”也未尝不可。PM

小贴士

怀孕后发现子宫肌瘤怎么办

怀孕后发现子宫肌瘤，如果孕妇想要这个孩子，可“按兵不动”，密切观察；如果不想要这个孩子，可以考虑先流产，再随访，需要手术时就手术，不需要手术的，定期检查即可。

前列腺电切术是治疗前列腺增生的常用微创手术。术后，患者可能会出现一些并发症。短期并发症包括尿路感染、尿急、尿频、尿痛、血尿，往往伴随排尿不通畅，患者可在术后一个月内恢复正常；长期并发症有尿失禁、尿道狭窄、附睾炎、逆行射精等，需要医疗干预。

前列腺电切术后，并发症“有法可控”

上海交通大学医学院附属新华医院
泌尿外科主任医师 白强

尿失禁：可使用“尿不湿”或阴茎夹

据报道，前列腺电切术后尿失禁的发生率为1%～3%，是术后最严重的并发症。造成尿失禁的主要原因是损伤了控制排尿的尿道外括约肌。其紧贴前列腺尖部表面，手术过程中，如果电切刀距离这个部位太近，就容易损伤它。

患者术后尿失禁的发生，与前列腺及尿道外括约肌的形态有关，医生的经验也很重要。泌尿外科学术界对前列腺电切技术的共识是：从膀胱颈部切到精阜位置时宜停止，如果继续切下去，损伤括约肌的概率会增大。但是，对很多前列腺增生症患者而言，如果这么做，术后排尿症状改善不佳，因此有经验的医生往往还会继续切除不少前列腺增生组织。

若患者平时不漏尿，仅在咳嗽、大笑时漏尿，属于轻度尿失禁，可以酌情使用“尿不湿”，以免造成尴尬。重度尿失禁是在任何时候都可能发生尿失禁，此类患者可使用阴茎夹，它可以夹住阴茎部尿道，但又不至于损伤阴茎。

尿道狭窄：尿道扩张可治愈

许多患者手术前就存在尿道狭窄，电切镜的直径是7～8毫米，其进入尿道时，遇到尿道较细的部分，会造成一定的损伤。这些新的损伤在愈合过程中会出现粘连，导致尿道进一步狭窄。

术后尿道狭窄不可怕，99%的尿道狭窄可以通过尿道扩张治愈，简单地说，就是用涂抹了润滑油的金属扩张器把狭窄段尿道撑开。

附睾炎：口服抗生素可治愈

附睾位于睾丸的后上方，呈长条形，长3~4厘米，厚度约0.5厘米，比较软，一般本人摸不到，专业的泌尿外科医生可以摸到。附睾里面密密麻麻地布满了输送精子的管道，睾丸产生的精子储存在附睾内并逐渐成熟，排精时通过输精管、前列腺、尿道排出体外，它与体外是相通的。进行前列腺电切术时，细菌可沿着输精管逆行进入附睾，导致附睾炎。

附睾炎的治疗比较简单，口服抗生素一周左右即可，算不上大问题。

逆行射精：若无生育要求，可不处理

正常排精时，附睾、输精管和精囊节律性收缩，将精液排入尿道，此时膀胱颈部关闭，精液朝向尿道口方向排出。进行前列腺电切术时，膀胱颈部往往被切开，患者术后射精时可能出现膀胱颈部关闭不全，导致精液就近进入膀胱。患者没有任何不适，只是会在同房时有高潮却没有精液射出。

逆行射精对健康没有影响。如果患者有生育需求，可进行人工授精；如无生育需求，则不需要处理。PM

前阵子大火的电视剧《三十而已》中有一个有趣的桥段：钟晓芹怀上的第一胎发生了胎停，作为丈夫的陈屿被要求做精液检查。剧中，陈屿对精液检查有着强烈的排斥感，且反复说自己肯定没有问题。同时，做检查的医院也没有专门的场所用于精液采集，以至于陈屿只能去男厕所“解决”，这让陈屿更加为难。

别误会了“精液检查”

同济大学附属同济医院生殖中心男科　翁一鸣　相 俊（副主任医师）

现实生活中的精液检查是这样的吗？答案是否定的。大部分医院都会配备专门用于采集精液的取精室，且这些取精室都会通过生物传递柜与精液分析实验室相连，既能满足检查者对于私密性的需求，也能让精液标本能够很快被传递给检验科医生，从而保证精液检查结果的准确性。从这点来看，其实笔者还是挺能够理解陈屿的。不过，他一直强调的“我肯定没有问题”，就有点盲目自信了。虽然后来陈屿的精液检查报告是正常的，但在检查之前，谁都无法得出“肯定没有问题”这个判断，这也是很多男科病友们常见的误区。

除了这个误区以外，还有哪些常见的关于精液检查的误区呢？让我们来看一看。

误区一：妻子曾经怀孕过或一次精液检查正常，说明精液没有问题

分析：男性的精子质量会受到许多因素的影响。当今，男性生活、工作压力很大，再加上不健康的生活方式，如喝酒、应酬、吸烟等，都会在无形中慢慢损害精子质量。因此，一次精液检查结果正常或者妻子曾经受孕过，并不能代表当下的情况。一般认为，不采取避孕措施，在一年以内使配偶怀孕的男性，生育功能良好；若妻子一年以上未受孕，丈夫就需要复查精子质量。

误区二：精子质量差代表不育

分析：夫妻双方规律同房，未避孕，一年以上未育者可诊断为不孕不育。很多时候，精液检查只是医生评估男性生育功能的方法之一，并不是诊断不孕不育的指标。精子质量与不育是不能画等号的，男性一次精液检查提示精子质量不佳，并不代表不育。

误区三：精液量少，说明精子数量少

分析：除精子外，精液还含有很多其他成分。精液量与精子数量并不完全成正比。要了解精子的数量及活力，一般要在显微镜下观察才能得知。

误区四：做精液检查不需要在意禁欲时间，有空时去检查即可

分析：所谓“禁欲时间”，就是最近一次射精距离现在的时间。根据世界卫生组织的规定，精液常规检查的禁欲时间要求是 2 天（48 小时）以上、7 天以下。禁欲时间过长可能会影响精子的活力，而禁欲时间过短（小于 48 小时）会对精子数量有一定影响。注意：禁欲时间的计算以射精作为标准，包括性行为、自慰、遗精等，不能只看夫妻同房的日期。

误区五：男人需要“养精蓄锐”，禁欲时间越长，精子质量越好

分析：精子长期储存在体内而未射精，可能影响精液质量。实际上，并没有男性“养精蓄锐”的说法。定期射精有助于精液的“新陈代谢”，可预防前列腺疾病，提高精液质量。需要提醒的是，吸烟，酗酒，接触高温、有害化学物质（包括化疗、药物等）、电离辐射（包括放疗、特殊职业），阴囊外伤，阴囊及腹股沟区域手术，前列腺炎、附睾炎、睾丸炎等生殖系统感染等，都会影响精子质量。PM

一提到游戏，很多家长想到的是电子游戏，进而联想到网络游戏成瘾，唯恐孩子沉溺其中，荒废学业，甚至影响身心健康，视之如洪水猛兽，深恶痛绝。然而事实是，游戏的种类多样，对孩子的影响不能一概而论。广义的游戏贯穿孩子的成长过程，在教育中扮演着重要的角色。

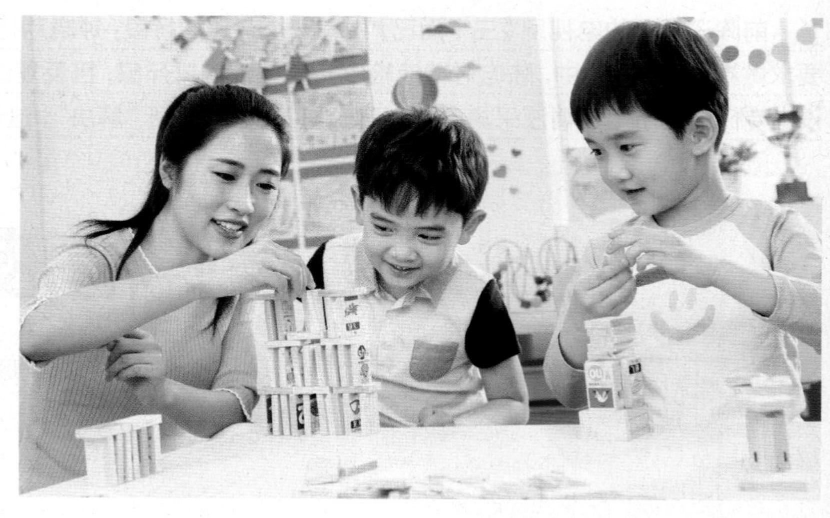

游戏：孩子成长的“助力剂”

华东师范大学心理与认知科学学院　任雪晴　胡谊（教授）

孩子爱玩游戏是天性

从婴幼儿的积木、拼图，到青少年热衷的网络游戏，为什么孩子总是比成年人对游戏表现出更大的热情？实际上，在成长的过程中，孩子必须适应一个不断变化的、由年长者主导的世界，而游戏恰恰创建了一个允许儿童青少年练习成人生活所需社会技能的场合，并提供巩固新认知结构的机会。在游戏中，儿童可以通过同化作用来满足自身认知和情感的需要。

儿童的认知发展阶段决定了他们偏爱的游戏方式，练习性游戏、象征性游戏和有规则的竞赛游戏，分别对应于认知发展的感知运动阶段（0～2岁）、前运算阶段（2～7岁）和具体运算阶段（7～11岁）。也就是说，游戏在孩子的生命之初就开始出现。

2岁以前，他们发现在练习性游戏中控制自己的行为能产生一定的效应，自信心便得到增长。比如，当儿童意识到把头向后转能看见某个玩具，就不断地转头向后，这样的行为就是练习性游戏。

2～7岁时，儿童更偏爱象征性游戏。他们在该游戏中将自己看作具体角色，如在“过家家”中扮演爸爸、王子、妖怪等，在游戏过程中逐渐体会对自我的独特理解和认知。

随着年龄增长，有规则的竞赛游戏是他们进一步适应社会的助力剂。在竞赛游戏中，儿童可对因果关系、人物关系和先后顺序等进行梳理，在潜意识中应用分类、比较等概念。

孩子喜爱网络游戏有原因

随着信息技术的发展和电子产品的日益普及，网络游戏逐渐成为儿童青少年热衷的游戏种类。据统计，当前我国青少年网络游戏用户规模已超过2亿，占青少年网民的66.5%。著名心理学家马斯洛提出的“动机需要层次理论”，能够解释儿童青少年参与网络游戏的动机：游戏中的“PK”、组队、过关、交流等活动可以满足不同层次的心理需要，如安全、归属、爱的需要等。“内在动机理论”将参与游戏的内在动机分为集体动机和个人动机：集体动机主要为与人合作，获得他人尊重及竞争的乐趣；个人动机主要为满足好奇心、挑战自我，以及获得掌控感。

“寓教于游戏”，让孩子在玩乐中成长

“知之者不如好之者，好之者不如乐之者”，游戏具备的趣味性符合儿童青少年天真烂漫、想象丰富的特点，将之作为一种教育手段，让孩子乐在其中，不仅能激发他们学习的兴趣，还能推动孩子身心的健康发展。

游戏化的场景不仅为儿童创建了安全试错的学习环境，帮助儿童“消化”新学到的知识技能，还能帮助他们开始新的学习与尝试。在游戏过程中，儿童主动地探索，自发地调动全身能量解决问题，能够激活他们的思维，锻炼解决问题的能力。团体类游戏还可在模拟现实的社会化情境中，增强儿童青少年与人沟通、竞争与合作的能力。

游戏还有助于开发儿童的各项智力，提高学习能力和注意力。注意力分为有意注意力和无意注意力。无意注意力持续时间较短，会限制教学效率。为弥补无意注意力的不足，教育工作者会让孩子沉浸在游戏世界里，提高他们的有意注意力和专注性，提升听课效率。例如，如果孩子协调性有待提高，可引进适当的游戏活动，教他们完成各类细致、复杂的动作，并鼓励他们开动脑筋完成最终的任务，以锻炼他们身体的灵活性、动手能力和思维能力。

游戏对儿童的心理健康发展也有着重要的意义，其不仅可以反映儿童的某些特质，而且被许多心理学家用于治疗儿童心理异常。沙盘游戏是一种典型的心理治疗方法。在治疗师的陪伴下，来访者自由地选择他们喜欢的沙具，放置在盛有细沙的沙盘里，以沙盘中的场景表达自己的内心世界。研究发现：高攻击型的儿童在沙盘游戏中高频率使用攻击性玩具，和谐性较差；而高焦虑水平的儿童在沙盘游戏中有完美主义倾向，并高频率使用防御性玩具。进行多次沙盘游戏后，创伤后应激障碍（PTSD）患者的症状可逐渐缓解。

此外，家人与孩子一同参与游戏，不仅能增进家长对孩子的了解，还有助于保持良好的亲子关系。

“慧”选游戏，因势利导，用好这把“双刃剑”

孩子热衷于游戏并不是坏事，游戏中既有阻碍儿童青少年成长的“精神毒瘤”，也有助力成长的智力“催化剂”。爱玩游戏并不等同于“游戏成瘾”。为了充分发挥游戏这把“双刃剑”的优势，避免可能给孩子带来消极影响，家长要理性看待游戏，顺应孩子的天性，对孩子的游戏行为进行良性引导和有效监督，选择适当的游戏方式，并合理安排游戏时间。

对于儿童青少年而言，哪些游戏有益于他们的心理和智力发育呢？大致有以下五类：

1 观察类游戏

在这类游戏中，儿童通过观察整个版面，着眼于微小的细节完成游戏任务，从而提升对局部和整体的观察力，如拼图、“找不同”（找出两幅图的不同点）、“连连看”等。

2 空间计算类游戏

此类游戏通常会搭建出二维或三维空间，要求儿童遵循一定的规律或规则，快速、准确地在大脑中运算出获取胜利的方式，以提高手与眼的协调能力，并培养他们的空间思维和计算能力，如“俄罗斯方块”、魔方、围棋和象棋等。

3 表演类游戏

此类游戏需要儿童提炼出事物的特点，发挥一定的想象和联想能力，并协调肢体做出形象、直观的表演，令他人领悟自己的意思，如“你划我猜”等。

4 记忆力游戏

此类游戏考察并提高儿童的短时记忆和长时记忆，记忆内容可以是数字、文字和图像等，能多方面锻炼儿童的记忆功能。

5 推理类游戏

在这类游戏中，儿童需要根据指定场景中的已有线索，对既定情况进行推演、判断和选择，从而寻找原因或达成指定任务，以提升信息加工整合能力及推理能力。

经常进行这几类游戏，对孩子的智力和心理发育有很大的积极作用。游戏的载体不必拘于现实或网络，现在已有很多顺应时代发展的益智健脑类电子游戏，能为儿童青少年提供更丰富、更便捷、更智能、互动性更强的体验，也是不错的选择。PM

患抑郁症，婚恋如何更“顺利”

复旦大学附属中山医院心理医学科副主任医师　陈 华

抑郁症是一种常见的心理障碍，门诊经常有患者向医生请教：患了抑郁症会不会影响结婚？患者的顾虑往往涉及多个方面，比如：担心法律上会不会对患者结婚有所限制，如何与对象处理好关系，等等。

打消不必要的顾虑

一些患者担心法律上对患者结婚有所限制，这种担心是没必要的。法律条文并没有针对抑郁症患者结婚做出相关限制，事实上，即便是精神分裂症患者，也享有婚姻自由的权利。

患者对婚恋问题还有很多顾虑，比如：“我患了抑郁，还会爱上别人吗？”“万一有消极念头，会不会牵连别人？”“自己会不会把恋爱和结婚当作‘救命稻草’，草草结婚？”“抑郁症患者看问题会不会比较片面，导致识人不准？”

其实，对婚恋大事有一些顾虑是人之常情。抑郁症患者大可不必过分纠结，要多往积极的方面想。比如，人生什么病往往是无法选择的，抑郁症也是如此，但生过病的人会更加懂得珍惜和爱护。再如，抑郁症发作对亲密关系是一种考验，会让对方感到自己“不可理喻”，甚至无法应对。但是，情侣之间如果经历了抑郁发作期的考验，则今后在处理彼此关系、家庭琐事，以及其他各种人际关系时，会更有经验，更具包容心。

婚前，说明患病的事实

既然两个人希望牵手“过一辈子”，就应该坦诚相待。当然，在刚认识的时候，为了避免不必要的解释，可暂不告诉对方“我有抑郁症”。当双方相处较长一段时间后，觉得彼此值得信任，可在适当的时机将患抑郁症的情况如实相告。

最好事先让对方了解一些抑郁症的科普知识，比如给对方看一些有关抑郁症的文章等。其实，随着精神卫生知识的日益普及，现在许多年轻人对抑郁症的认知相对较为客观，接受度亦较高。

患者可告知对方，自己因为学业压力大、家人患病或曾经感情受伤而染上“抑郁”（当然，抑郁症不一定有“起因”）；还要把自己的治疗过程告诉对方，包括心理治疗、药物治疗等。

婚后，各方面考虑周全

婚后生活中，尤其是在性生活、生育方面，要多做一些计划和打算，把各种问题和困难考虑周全。

比如，一些抗抑郁药物可能会引起男性的性功能障碍，故男性患者必要时需要请医生调整用药，或采取其他治疗方法。患者用药期间如果考虑生育，夫妻双方应该找精神心理科医生、全科医生、妇产科医生咨询相关的注意事项，合理做出安排。抑郁症的治疗不必完全依赖于药物，比如，我在门诊一直强调运动是治疗抑郁症最好的“药物”之一，人际心理治疗、团体心理治疗、婚姻家庭治疗等也都有助于患者康复。

配偶陪伴，有助康复

情绪管理是抑郁症患者面临的一个常见问题，良好的婚姻关系对抑郁症患者来说是一个积极的保护机制。伴侣的陪伴、倾听、理解、回应，都是非常有效的心理支持。

伴侣是一个陪伴和观察者。结婚后伴侣对抑郁症患者的观察，可以帮助患者及时发现问题，寻求帮助；在生活方式改变上，伴侣是一个很好的鼓励和支持者。当一个人抑郁的时候，他可能“戴着墨镜”去看这个世界，感到周围一片灰暗。而伴侣不仅能够提供陪伴，还会告诉他真实的世界是什么样的，帮他“把墨镜取下”，让他去体验真实的世界，而不是一味沉浸在自己的感知和想象中。

当然，作为抑郁症患者的伴侣，可能也会面临情绪崩溃的时候，同样也不要忘记寻求帮助。PM

有家长向媒体反映，学校附近有人售卖一种类似“白粉”的猎奇零食，食用方式很“奇特”。这种“白粉”究竟是何物？对学生身心健康是否有害？

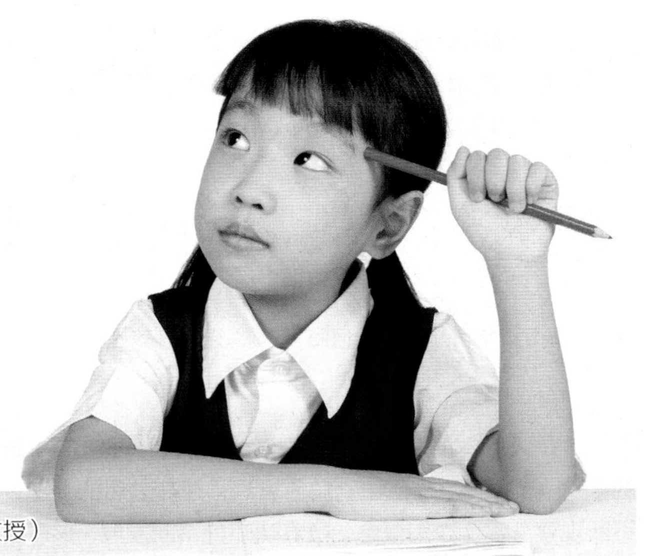

猎奇零食，会诱导孩子吸毒吗

上海交通大学附属精神卫生中心 付娆 孙玮 杜江 赵敏（教授）

“白粉”零食是何物

这种零食被称为“魔爽烟”，因口感酸甜、食用方式“独特”和价格低廉而广受欢迎。孩子们将白色粉末倒在纸上，使用附带的香烟状吸管用口或鼻吸食，若轻轻吐气，会喷出一股“烟雾”。因为粉末多为白色，食用的方式也如同“吸毒”，所以有学生称之为“K粉”或“吸吸乐”，有些人还会一边吸一边模仿电影中吸毒者手舞足蹈、“飘飘欲仙”的样子。

“魔爽烟”是一种干吃果粉类食品，其主要配料为葡萄糖、白砂糖和葡萄糖浆，以及柠檬酸、食用色素等食品添加剂。类似的还有“如烟糖”，“长”得酷似卷烟。

猎奇食品有无危害

经食品检测机构检验，这类零食中虽然不含导致成瘾物质，但含有大量甜味剂和色素，摄入后会对健康造成不利影响。此外，吸入粉末可对呼吸道黏膜产生刺激，长期食用可能会导致咽喉炎、支气管炎等呼吸系统疾病。

这类食品对心理健康的影响更加不容忽视。“魔爽烟”主要在学校周边售卖，中小学生好奇心强，心智发育不成熟，自控力和判断力较差，喜欢模仿，容易受到“暗示”和诱导。有的同学表示，购买“魔爽烟”是因为觉得很酷、很好玩，也想模仿一下大人吸烟的样子。显然，此类猎奇食品不仅外观酷似“白粉”、卷烟，而且也“模拟”了成瘾物质的食用方式，这对未成年孩子是一种不良诱导，容易使他们放松对烟草、毒品的警惕。

四条建议：合理引导，增强孩子的防护意识

1 切忌训斥

如果孩子有食用这类食品的经历，家长不要急于训斥孩子，以免导致逆反心理，那样孩子会更加“听不进话”。

2 打消好奇心

要让孩子了解“魔爽烟”是一种什么样的食品，向孩子解释清楚其危害，打消其对这种食品的好奇心。

3 教孩子远离成瘾物质

要告诉孩子吸烟、吸毒等行为的危害。这方面的书刊和网络资源很丰富，家长可以充分利用这些资料进行宣教，提高孩子的自我防范意识和辨别能力。尤其要告诉孩子，“不吸第一口”是远离烟瘾和毒瘾的关键。

4 以身作则

家长要以身作则，自觉远离成瘾物质，至少不要在孩子面前吸烟。如果家长经常在孩子面前吸烟，不但教育孩子“抽烟有害”会变成空话，而且会麻痹青少年，使其丧失对烟草的警惕性。PM

有位家长在不经意间发现上幼儿园的孩子在纸上画生殖器官，于是开始担心：孩子过早对性有兴趣，是否会产生隐患？应该怎么“教育”孩子呢？

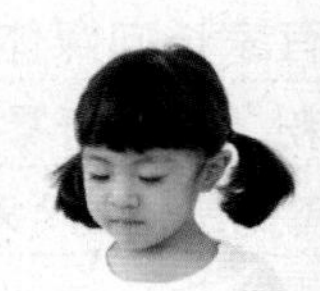

发现孩子画性器官之后……

上海市科学育儿基地　何彩平　陈彩玉（副教授）

性是人的本能。孩子自 2 岁开始认识到有男孩、女孩的区别，3 岁开始建立性别角色意识，并在之后的几年中不断观察、整合性别概念。随着认知的不断发展，孩子会逐渐发现身体的“秘密”。5～7 岁的孩子会对自己的身体有更加强烈的好奇心，甚至会做出一些令家长认为不太合适的行为。例如，孩子会问大人：男女为什么上厕所的姿势不同？家长还可能会发现孩子在纸上涂鸦生殖器官，男孩玩自己的“小鸡鸡”，女孩看男孩上厕所，等等。

面对这些情形，一些家长会感觉手足无措，不知如何“开口”，甚至因此大发脾气。

不用过分担心“尺度问题”

很多家长担心：关于性的问题，讲出来孩子能不能接受？讲得太多会不会产生副作用？其实，这些担心完全没有必要。

北京师范大学曾在北京某小学开展系统的性别教育，用了阴茎、阴道等专业名词给孩子讲述男女生的生理差异。孩子们把这些内容当作正常的生物课知识学习，并大大方方地讨论相关问题，并没有羞涩、起哄等现象。

另外，国外大量相关实践表明，对儿童开展早期性教育，不但不会诱发性问题，相反，可以帮助他们树立对性的正确认识，并成长为健康的“社会人”。

小贴士

为什么要对孩子开展性教育

性教育是一件正经、严肃的事情，在孩子教育过程中有着重要意义：帮助孩子认识自我、异性和生命延续等；引导孩子学会自我保护、尊重异性、尊重生命；引导孩子在社会交往、恋爱婚姻、家庭生活中少走弯路；让孩子明白责任、担当的重要意义。

合理处置孩子的“性好奇”

有的家长会将孩子自然、无意识的涉及性的行为看作品行问题，甚至会做出强烈反应，大声斥责。这会让孩子认为自己的行为很糟糕，犯了严重错误，产生罪恶感。事实上，孩子“画性器官”等行为只不过是“性好奇”的表现，家长要以平常心加以对待，并进行合理引导。

比如，发现孩子画生殖器官，可以引导孩子画“穿着衣服的人”，等画好后，可告诉孩子：“你看，人穿着衣服时，是不是看着会更舒服、体面？”家长还可直接跟孩子解释男孩和女孩在生理上的差异，并让孩子了解：在公共场所人们会把隐私部位遮起来，不能随意裸露，也不能看他人的隐私部位……

如果孩子有玩“小鸡鸡”的行为，可告诉孩子这样的行为有卫生隐患，并教会孩子注意个人卫生，等等。

幼儿园阶段的孩子还会很“关心”如厕问题。因为进入幼儿园后，集体生活让孩子们有了更多接触、互动机会，相互之间会产生好奇和兴趣。此时，家长可因势利导，让孩子了解男女身体构造的不同导致了不同的如厕姿势，同时教会孩子如何如厕、清洁等个人卫生知识和技能，并让孩子了解这些私密部位不能外露，也不能让陌生人碰触等自我保护常识。PM

一些运动爱好者在运动中会出现足部疲劳、疼痛等现象，除了与鞋不合脚、运动方式选择不当有关外，往往还与足部肌肉力量不足、足弓稳定性较差有关。

肌肉练习，让步履更“稳健”

上海体育学院运动科学学院　王 琳（教授）　来章琦

足部肌肉力量不足，容易受伤

足是人体中唯一与地面直接接触的结构。足部的骨、韧带和关节囊形成了内、外侧纵弓和横弓。内侧纵弓较高，具有较大的弹性、活动度和较强的缓冲作用，故内侧足弓亦称为弹性足弓。

足弓有助于减震和分散传递至足部的力量。足弓的骨性结构周围，附着了丰富的肌肉与肌腱，起到稳定足弓和控制足部外在整体运动的作用。足弓和足部肌肉功能相辅相成，帮助维持足弓的稳定。足部肌肉力量不足，会使足弓在动态运动中得不到足够的支撑，导致足部相应结构受力增加，容易引起损伤。

锻炼足部肌肉，运动更“得心应手”

足弓具有减震和缓冲作用，发挥着“避震器”的作用，可以吸收一部分腾空落地时地面对人体的反作用力，避免过大的冲击力伤害足踝和膝盖等部位。针对足弓周围关键肌肉进行强化训练，可以提升足弓的稳定性，增强人体运动时足部的缓冲能力和姿势控制能力。

五项训练，提高足弓稳定性

① 拱足训练

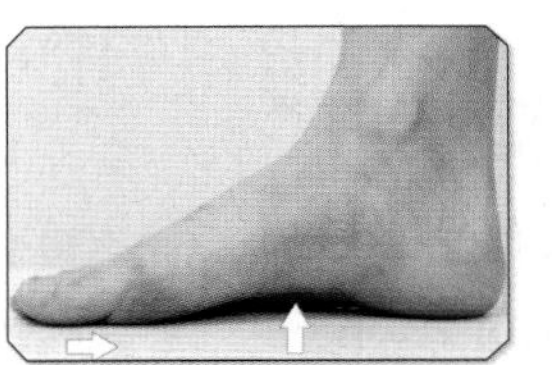

主要训练足内部肌群，帮助稳定足部核心力量。训练时，需要在不弯曲足趾的情况下，收紧足部肌肉，并将足趾压向地面，然后将足背向上拱，缩短足的长度。

一般从静态训练开始，能较好地完成上述动作后，可逐渐增加难度。比如，从拱足到跳跃，先双脚同时进行，再过渡到单脚训练或两脚交替训练。

② “抓”毛巾训练

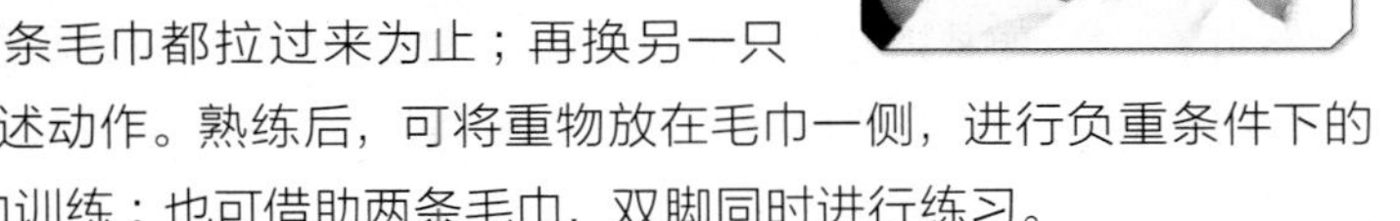

站立，一只脚踩在长毛巾边缘，连续屈曲足趾，做抓毛巾动作，将毛巾拉向足跟一侧，直到将整条毛巾都拉过来为止；再换另一只脚完成上述动作。熟练后，可将重物放在毛巾一侧，进行负重条件下的“抓”毛巾训练；也可借助两条毛巾，双脚同时进行练习。

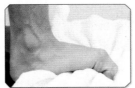

③ 足趾外展训练

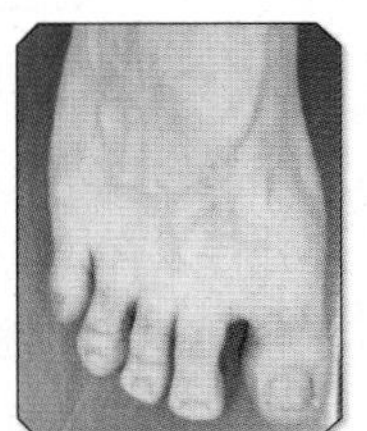

全脚着地，尽最大力量同时分开五个足趾，保持3秒钟后放松。

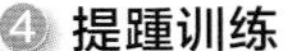

④ 提踵训练

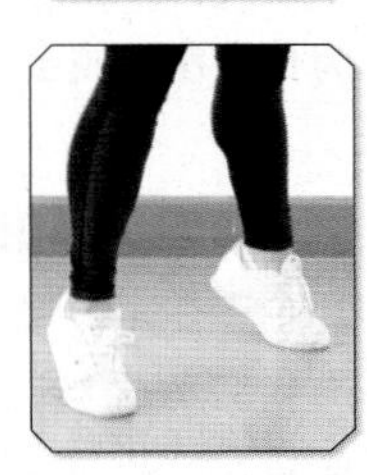

站立，双手叉腰，躯干微微前倾，将重心转移到前脚掌上，抬起足跟至最大高度，保持3秒钟后缓慢、有控制地落下。

⑤ 弹力带训练

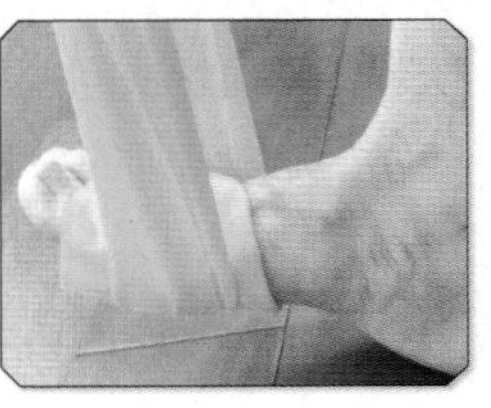

借助不同强度的弹力带进行踝关节跖屈、背屈、内翻与外翻等训练。PM

说明

以上练习可每周训练3次，每次2组，每组12～20次。可以通过增加重复次数或者难度来增加训练强度。

每一次训练前与训练后，需要充分拉伸腿部及足部的肌肉，以帮助消除相关肌肉的疲劳。足部肌肉拉伸时，采取双腿交叉坐姿（类似二郎腿），用手协助足趾尽力向脚背侧弯曲，以拉伸足底肌肉，持续5秒，重复5次；再用手协助将足趾尽力向脚掌侧下压，拉伸足弓，持续5秒，重复5次。然后再对另一只脚进行拉伸。

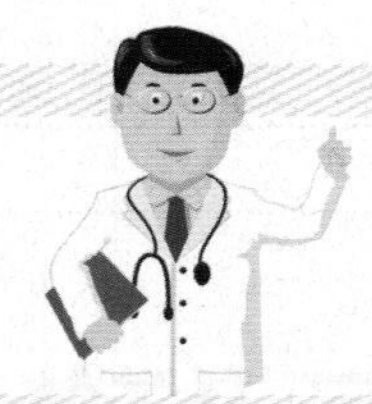

大众导医

网上咨询：popularmedicine@sstp.cn

专家门诊时间以当日挂牌为准

问：课堂上问之不答是怎么回事

我女儿是家里的小公主，从小由奶奶带大，凡事都由奶奶包办。现在我女儿上小学了，老师反映她上课从来不举手发言，如果偶尔叫她名字，她要么不动，要么站起来不说话，其实她知道答案；下课时，她只和座位附近的几个女生说话，但交流并无障碍。她在家能说会道，很活泼，为什么在学校会变成这样呢?

上海 张女士

复旦大学附属儿科医院心理科主任医师高鸿云：你女儿由于在家凡事由奶奶包办，造成在学校环境中缺乏自信，产生紧张情绪，害怕被批评，不敢正常发言。家长应从培养孩子的生活自理能力开始，父母要和奶奶协商达成一致，尽可能让孩子自己做会做的事情，逐步让她减少对家人的依赖，增强解决问题的能力。同时，家长可以请老师帮忙，让你女儿做老师的小助手，从不需要说话的事开始，并适时表扬和鼓励，以消除孩子对老师的恐惧。

专科门诊：周二上午

问：塑化剂会导致不育吗

我们的生活已离不开塑料制品，听说其中的塑化剂会引起男性不育，这是真的吗?

南京 刘先生

南京医科大学附属妇产医院生殖健康科主任医师潘连军：塑化剂是用于塑料加工的一种高分子材料助剂，种类繁多，常见的有邻苯二甲酸酯类（PAEs），与我们的生活息息相关。除塑料制品外，它还普遍存在于空气、土壤和水中。PAEs确实可以导致精子数量减少、精子活力降低，影响男性生育力，但需要在体内达到一定浓度才会造成明显损害。

日常生活中，人一般不会长期超量摄入塑化剂，因此，由塑化剂直接导致的男性不育并不常见；已经存在其他疾病导致的精子质量下降的男性，摄入塑化剂可能加重病情，引起不育。塑化剂对生育能力的影响还存在时间－剂量效应，即接触的时间越久、剂量越大，影响越大。

专家门诊：周一、周三、周五下午，周二全天

问：常喝酒，如何及时发现“酒精肝”

我丈夫喜欢喝酒，经常喝醉，我很担心他发生酒精性肝病，甚至肝硬化。“酒精肝”的诊断标准是什么?有哪些检查可以及时发现“酒精肝”？

杭州 颜女士

浙江大学医学院附属第一医院消化内科主任医师厉有名：酒精性肝病可无症状，或有右上腹胀痛、食欲不振、乏力、体重减轻、黄疸等；随着病情加重，可有神经精神症状和蜘蛛痣、肝掌等表现。有饮酒习惯的人应定期进行肝脏超声和肝功能检查，以及时发现酒精性肝病。酒精性肝病的诊断标准如下：①有长期饮酒史，一般超过5年，乙醇摄入量男性≥40克/天，女性≥20克/天，或2周内有大量饮酒史，乙醇摄入量>80克/天。乙醇量（克）=饮酒量（毫升）×乙醇含量（%）×0.8。②血清AST（天冬氨酸转氨酶）、ALT（谷氨酸转氨酶）、GGT（γ-谷氨酰转肽酶）、Tbil（总胆红素）、PT（凝血酶原时间）、MCV（平均红细胞容积）和CDT（缺糖基转铁蛋白）等指标升高。其中，AST/ALT>2、GGT升高、MCV升高为酒精性肝病的特点，禁酒后这些指标可明显下降，通常4周内基本恢复正常（但GGT恢复较慢），有助于诊断。③肝脏超声和CT检查有典型表现。符合上述标准，排除其他原因肝病（病毒性肝炎、药物性肝病、中毒性肝损伤和自身免疫性肝病等），可诊断为酒精性肝病；同时有病毒性肝炎现症感染证据者，可诊断为酒精性肝病伴病毒性肝炎。

专家门诊：周三上午

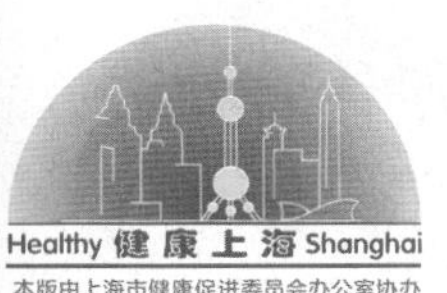

"'一个不想做网红的医生绝不是一个好的段子手!'我是医哥,一个有故事的外科医生,点击下方二维码,和我一起,用一种嬉笑怒骂的方式,展开一段不一样的医院之旅,了解外科医学发展的前世今生。"2017年4月1日,普外科医生姚乐的公众号——"我是医哥Dr姚"发布了第一篇图文后,立刻引来不少关注。从此,他逐渐放下手术刀,健康传播之路越走越宽广,播撒健康的信念越来越坚定。

姚乐:为了传播健康,放下手术刀并不可惜

本刊记者　王丽云

开设公众号,做有趣的科普

"在多年从事肝胆胰外科和急诊外科诊疗工作的过程中,医患之间沟通困难令我感触很深。造成这种困难的原因有很多,但在我看来,医学专业知识的晦涩难懂是其中最主要的原因。"姚乐认为,为了更好地给病人治病,必须进行有效沟通,医生应该用病人及家属比较容易理解的方式普及医学知识。而在日常生活中,他比较喜欢把工作中的趣事与医学知识融合在一起发到朋友圈,逗乐了许多人。因此,他萌生了开公众号的念头,希望以浅显易懂又轻松有趣的方式传递医学专业知识。

刚开始,公众号的科普文章都与姚乐的专业相关,比如:《哥上的不是急诊,是寂寞》《那一剑的风情——医哥趣谈急诊腹部刀刺伤》《菊花宝典——医哥聊急诊外科那些不可描述的尴尬病》《"涨奶"是会呼吸的痛——医哥聊急性乳腺炎》《我和阑尾有个约会》……篇篇文章的标题都很吸引人,其中的很多内容更是令人"笑喷"。但是没过多久,他就发现自身专业中可写的素材不多了,于是开始与其他专业的同事合作,扩大科普领域。同时,健康科普的表现形式并非局限于科普文章,他开始尝试录制视频,融合演讲、表演、脱口秀等形式,效果非常好。他的努力和天赋吸引了相关平台的关注,有机构邀请他录制节目,他还多次在健康科普比赛中获奖。

放下手术刀,专注健康传播

在进行科普实践的过程中,姚乐逐渐认识到健康传播是一门新兴学科,这为他的工作打开了另一扇窗。是继续给一个个病人开刀,还是为更多的人送去健康知识?经过艰难的选择,他最终选择逐渐放下手术刀,利用自身优势投身健康传播事业,因为既懂医学又懂健康传播的人太少了,老百姓非常需要。2009年3月,他从上海市第十人民医院来到上海市同仁医院,担任门诊办公室主任助理,专门针对门诊患者进行健康科普,从一个人做科普转变为一群人做科普。短视频时代"崛起",他分别开通了个人账号、医院账号,在他的策划和带动下,医院各科室参与科普的热情高涨,很多医生开始尝试录视频、做直播,受到了众多患者的欢迎。

新冠肺炎疫情发生后,姚乐还与上海市健康促进中心合作,拍摄科学戴口罩、科学洗手、科学打喷嚏的视频,在商场、地铁、车站等场所循环播放。他创作和拍摄的脱口秀视频《疫情众生相》在"上海发布"微信公众号、《新民晚报》"学习强国"App等平台播放,反响强烈。

在工作之余,姚乐继续扎进健康传播领域,不断学习。在科普视频、舞台剧中,为了表现主题,他既可以演大侠郭靖,也可以演腹黑的韦小宝;他演过苏大强,也演过白素贞……他因搞笑、夸张的表演风格被誉为"医生中的段子手""最会演戏的医生"。PM

扫码观看《疫情众生相》

疼痛是一项重要的生命体征，它提醒人们感知危险并及时做出反应，避免造成更大的伤害。其中，腹痛是一种常见症状，引起急性腹痛的疾病有二十多种，病因和后果各不相同，认识和处理起来较为复杂。

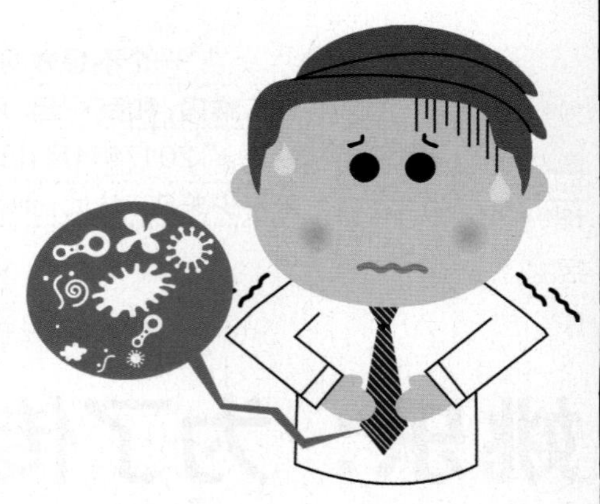

错综复杂的突发腹痛

首都医科大学宣武医院普外科主任医师　郑亚民

腹痛，原因多而复杂

腹部脏器很多，人们常说的五脏六腑，除心、肺外，大部分都“安居”于腹部。消化道从胃至小肠、大肠，有十多米长，如“管道”般盘曲在腹腔内；肝、胆、胰腺，均有管路和消化道相连，将消化液排入消化道，帮助食物消化；生殖和泌尿系统脏器也主要分布在腹腔内。这些脏器若发生急性病变，绝大部分可表现为腹痛。

导致腹痛的脏器病变包括器质性和功能性。器质性病变较为严重，组织结构遭到破坏，如感染、结石、肿瘤、寄生虫、溃疡、穿孔、扭转、梗阻、破裂、中毒、外伤、出血、缺血等。

功能性病变相对较轻，如炎症、痉挛、麻痹、功能不良等。其中，感染性疾病是引起腹痛的最常见原因，包括急性胃肠炎、胆囊炎、胆管炎、胰腺炎、盆腔炎、阑尾炎、结肠炎、膀胱炎、肝脓肿等等。

根据疼痛部位，初筛病变器官

引起腹痛的疾病众多，简单的分辨方法是根据疼痛位置判断所在区域的哪些脏器出了问题。

- **上腹部：**也就是肚脐以上的区域，包括肝、胆、胃、十二指肠和脾脏。
- **脐周：**主要是小肠的“势力范围”，围绕在小肠外周的是结肠。肠道病变引起的疼痛以这个区域为主。
- **下腹部和盆腔：**膀胱、子宫、卵巢的病变主要表现为下腹和盆腔疼痛，也就是俗称的小肚子疼。
- **腹腔后壁：**胰腺和肾脏位于腹腔后壁，其所致的疼痛往往伴有腰背不适，按压肚子时，疼痛反而不明显。

需要提醒的是，由于感觉疼痛的神经种类不同，根据疼痛部位定位脏器疾病，并不十分准确，可导致误诊。比如：不典型的急性胆囊炎、胆绞痛、胃十二指肠溃疡等，均表现为上腹痛；急性阑尾炎发病初期表现为上腹痛和脐周痛，后逐渐转移至右下腹盲肠和阑尾位置。另外，腹腔外病变也可导致腹痛，需要引起注意。例如，心绞痛、心肌梗死发作后，患者一般可有胸骨后压榨性疼痛，有些患者可有上腹痛症状，多伴恐惧和濒死感。

专家简介

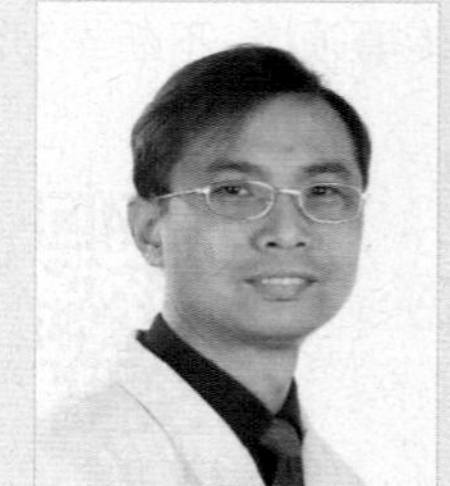

郑亚民　首都医科大学宣武医院普外科主任医师、副教授，中华医学会外科学分会胆道外科学组委员，中国医师协会外科医师分会微创外科医师分会委员，中国医疗保健国际交流促进会外科分会委员。擅长腹痛、肝胆外科疾病的诊治。

掌握规律，从容应对腹痛

❶ 分清主次和轻重缓急

若腹痛来源于器质性病变，患者一定要及时就医，否则有可能危及生命。功能性病变引起的腹痛，通过休息或对症用药后，常可自行缓解。如何正确区分病变的类型呢？大家应掌握两个小技巧。

一般来说，器质性病变的腹痛患者拒绝按压腹部；按压腹部并突然松手后，患者腹痛更严重，称“反跳痛”；腹部疼痛并发硬，称“肌紧张”。此时，患者应及时至急诊就医，以免有生命危险。相反地，若腹部平软，按压后疼痛减轻，多为功能性疾病，可采取休息、热敷、按摩等措施；若腹痛持续不缓解，再就医。

此外，应注意腹痛的性质、特点和变化。若疼痛突然、剧烈、持久，且逐渐加重，或者疼痛缓解后又“卷土重来”，往往代表病变较为严重，应及时就医。

急性腹痛危险度“排行榜”

- **一类风险**

威胁生命的疾病，包括动脉瘤破裂、心梗、外伤后所致的肝脾破裂等。患者须紧急求救，争分夺秒接受治疗。

- **二类风险**

严重疾病，包括急性重症胰腺炎、梗阻性化脓性胆管炎、胃穿孔、肠扭转、嵌顿疝、化脓性阑尾炎等。患者须急诊就医，必要时接受手术。

- **三类风险**

一般疾病，包括胆绞痛、胃肠炎等。患者腹痛较轻。可先静观其变；若病情加重，再急诊或择期就医。

❷ 了解腹部疾病特点

很多疾病所致的腹痛非常有“特色”，抓住特点、缘木求鱼，可很快找到病根。急性胆囊炎表现为右上腹痉挛性阵发性疼痛，向右侧肩背部放射；胃溃疡穿孔表现为上腹部突发性疼痛，并迅速漫及全腹，疼痛剧烈而持久；脾破裂表现为左上腹疼痛，往往伴有左上腹外伤和肋骨骨折，可有乏力、腹胀、面色苍白等急性大出血表现；同样有大出血表现的是宫外孕破裂出血，疼痛在下腹和盆腔，患者伴有月经延迟；胰腺病变表现为上腹束带样的疼痛，因位置偏后，腹部压痛反而不明显；输尿管结石的腹痛表现为向下、向膀胱的方向性，还伴有腰痛；急性阑尾炎的典型表现为转移性右下腹痛和早期的右下腹压痛；小肠梗阻引起的疼痛一般在脐周，时常伴有阵阵“咕咕声”的强烈肠蠕动；盆腔炎的疼痛主要在下腹和盆腔，白带异常的女性应提高警惕。

❸ 明辨“不寻常”的腹痛

对急性腹痛的认识是动态、不断深入的过程。出现不合以往特点的腹痛时，不可自作主张“经验性用药”，而应及时就医，明确诊断。举个例子：胆囊结石可引起阵发性胆绞痛，通过休息和服用解痉药物多可缓解；但是，若胆囊强烈收缩，碰巧结石嵌顿在胆囊管，或把结石排至胆总管，引起胆总管梗阻，诱发急性胆管炎或急性胰腺炎，腹痛会变得剧烈而持久，此时，患者必须及时就诊，否则可能有性命之忧。

❹ 明确诊断前，禁服镇痛药

在诊断不明确的情况下，腹痛患者不可服用镇痛药物，以免掩盖病情，耽误疾病的诊治。出现需要就医的急症、严重腹痛时，患者还须禁食。因为有些疾病需要手术治疗，进食会影响麻醉安全和手术时机的选择。此外，若患者发生了“胃穿孔”，还继续进食的话，食物从穿孔位置进入腹腔后，可加重病情，影响预后。PM

专家提醒

了解自身健康状况，有助于预防和认清腹痛

腹痛不会凭空而来。大家应定期体检，了解自己的健康状况，早期发现潜在疾病，早期治疗。这样做，有助于预防腹痛，或在发生腹痛后认清其“真面目”。比如，老年人随着年龄的增长，排便功能减退，常出现便秘导致的痉挛性肠绞痛，严重者可能会发生粪便性肠梗阻；肿瘤也好发于老年人，胃肠道肿瘤会引起肠道狭窄、梗阻、出血或穿孔，需引起重视；育龄期女性若出现月经延迟、突发下腹痛，应警惕宫外孕破裂的可能；三餐不规律，也不注意饮食卫生的“大忙人”，急性胃肠炎和肠功能紊乱可能会“找上门”；肾结石患者，若“姑息养奸”，或将经历结石落入输尿管引起的剧痛；血脂异常、酗酒、暴饮暴食的“吃货达人”，应注意防范急性胰腺炎；体检发现卵巢囊肿、肠道憩室、血管瘤者，应注意这些慢性病变扭转、感染、破裂导致的急性腹痛。

逐个击破关于脑的8个谣言

复旦大学附属中山医院　张宇浩（副主任医师）　齐璐璐　冯 颖

谣言一：突发一侧手脚无力，睡一觉就好

辟谣：应高度警惕是否发生了脑卒中。

分析： 中老年人如果出现突发一侧手脚麻木、无力，千万不能认为睡一觉就会好，必须高度警惕是否发生了脑卒中，应立即去医院就诊，通过头颅CT排查，以免错过最佳治疗时机。

谣言二：年轻人不会发生脑卒中

辟谣：年轻人也可能发生脑卒中。

分析： 很多人认为，脑卒中是老年人才会得的病，其实不然。年轻人发生脑卒中的危险因素与老年人不同，除高血压、糖尿病、血脂异常、吸烟、夜生活过度外，还有先天性脑血管畸形、血液病、心脏疾病、免疫系统疾病等。

谣言三：输注活血化瘀药可防脑梗死复发

辟谣：不能。

分析： 许多脑梗死患者出院后，会定期到医院要求医生给他们输一些活血化瘀的药物，希望能预防脑梗死复发。这么做是没有科学依据的。预防脑梗死复发，必须针对危险因素进行相应的干预，如降压、调脂、抗血小板治疗等。

谣言四：头晕就是“脑供血不足”

辟谣：头晕不一定是“脑供血不足”，也可能是耳石症。

分析： 耳石症常由快速移动头位诱发，如躺下、起床、在床上翻身、弯腰、站立、头后仰等，患者可出现天旋地转，伴恶心、呕吐、头重脚轻、飘浮感等症状。发作时间较短暂，当头部保持在一定位置时，症状可消失；改变头位时，症状又可出现。耳石症是一种可治疗、可自愈、易复发的疾病，症状明显时需要手法复位治疗。

谣言五：记性差，是因为年纪大了

辟谣：部分老年人必须警惕“老年痴呆”。

分析： 老年痴呆是指各种原因导致老年人出现严重的认知功能衰退。其主要表现为记忆力减退、言语重复或表达障碍、性格行为改变、判断力及定向力障碍、计算力及注意力下降等，并影响日常生活和社交活动。老年人若出现以上异常情况，应尽早去医院就诊。

谣言六：脑萎缩就是老年痴呆

辟谣：脑萎缩分生理性和病理性两类。

分析： 脑萎缩是由于各种原因导致的脑神经元（即脑细胞）丢失或死亡所致，表现为脑组织体积缩小和重量下降。其原因包括生理性（自然老化）和病理性（疾病）两类。生理性脑萎缩并不一定会出现以记忆力明显衰退为主的病理性的老年痴呆。

谣言七：脑电图检查有辐射，能不做就不做

辟谣：脑电图检查没有辐射。

分析： 脑电图是通过安放在头皮的电极将脑细胞自发产生的生物电引导出来，经放大处理后记录在图纸上，以反映脑的功能状态，是诊断脑部疾病，特别是癫痫、脑炎等的常用辅助检查，没有辐射，不影响健康。

谣言八：“眼皮下垂”是太累了

辟谣：眼睑下垂持续存在，应警惕疾病可能。

分析： 如果长时间出现眼睑下垂，需要警惕是否存在重症肌无力或脑动脉瘤。前者多为波动性眼睑下垂，有时可伴复视、声音低沉、乏力等，症状有“朝轻暮重”、休息后可缓解的特点。后者多为持续性的眼睑下垂，可伴复视、头胀、头痛等。PM

今年6月，在第33个国际禁毒日前夕，一则由“抗疫天团”钟南山院士、李兰娟院士和张文宏教授倾情出演的禁毒宣传公益片《别让“我以为”变成“我后悔”》隆重推出。“禁毒天团”向广大人民群众，特别是青少年大力倡导“健康人生，绿色无毒”的理念：吸毒严重损害身心健康，是绝望和死亡的代名词；毒品善伪装，千万别上当；远离毒品危害，健康才有未来。

守护青春，远离毒品

中国计划生育协会“青春健康”项目主持人　庄 蕾

毒品是指鸦片、海洛因、甲基苯丙胺（冰毒）、吗啡、大麻、可卡因及国家规定管制的其他使人形成瘾癖的麻醉药品和精神药品。

毒品的种类很多，范围很广。从毒品的来源看，可分为天然毒品、半合成毒品和合成毒品；从毒品对人中枢神经的作用看，可分为抑制剂、兴奋剂和致幻剂等；从毒品的自然属性看，可分为麻醉药品和精神药品；从毒品流行的时间顺序看，可分为传统毒品和新型毒品。说起新型毒品，除冰毒、摇头丸、K粉、笑气外，越来越多有着时髦外表、迷惑青少年的毒品层出不穷，如一些毒品“披着”卡通贴纸、小熊饼干、跳跳糖等的“外衣”。

毒品的真相，你知道吗

• 误解1：因为好奇吸一次试试，是不会上瘾的。

真相：或许有人认为，偶尔吸一次毒品无所谓，不会上瘾。但是，毒品是有“魔力”的，会逐渐使人产生生理依赖和心理依赖，并对人体生理和精神造成极大的无法弥补的损伤。

• 误解2：我的朋友们都吸，他们不会害我的！

真相：青少年普遍喜欢寻求同伴认同和归属感，与朋友相处时勇于追求和尝试新鲜事物。有统计显示，97%以上吸毒者的第一次都是从所谓的朋友那里开始的。实际上，真正的朋友不会拉你一起吸毒。

• 误解3：吸毒可以让我忘却痛苦和烦恼。

真相：因为毒品具有麻醉和亢奋作用，所以吸毒后出现的所谓“爽”是一种畸形体验，它不但不能让人解除痛苦，反而会给人带来深深的失望和恐惧。

• 误解4：吸毒能让我聪明，给我灵感。

真相：吸毒会对人的听觉和视觉造成很大影响，甚至使人产生幻觉，不仅不会让人变得聪明、有灵感，反而会使人记忆力减退，加快衰老，并逐渐摧毁人体的免疫力。

• 误解5：笑气让我快乐，不会对人产生伤害。

真相：笑气学名叫一氧化二氮，是一种无色带甜味的气体，具有麻醉作用，进入体内后会刺激神经。频繁、过量吸入笑气会使大脑和其他器官长期处于缺氧状态，进而引发各种症状，如健忘，智力下降等。

家长怎样引导孩子远离毒品

首先，在日常生活中，家长应关心孩子的身心健康，随时掌握孩子的心理波动，给予切实关爱、情感支持及有效疏导，耐心听取孩子的意见，切忌简单粗暴。否则，会引起孩子的逆反心理，往往欲速而不达。

其次，家长要以身作则，做孩子的榜样，无论遇到什么情况，都不能沾染毒品。

第三，家长应了解毒品的危害和禁毒知识，利用广播、电视、报刊、图书、音像制品及新媒体等，对孩子进行毒品常识及危害的宣传教育。

第四，家长应关注孩子的同伴交往，指导孩子识别危险的社交情境，引导孩子学会自我保护。PM

慢性阻塞性肺疾病，简称“慢阻肺”，是一种常见的可以导致患者呼吸功能持续下降的慢性呼吸系统疾病。据统计，我国20岁及以上成年人慢阻肺患病率为8.6%，40岁以上人群患病率达到13.6%，60岁以上人群患病率已超过27%，年龄越大，慢阻肺患病率越高；男性患者数量为女性的2.2倍；目前我国慢阻肺患病人数高达9990万，接近1亿人。然而，我国慢阻肺的诊断率低，仅35.1%的慢阻肺患者得到及时诊断，仅6.5%的患者接受过肺功能检查，不到25%的患者接受了合理治疗。

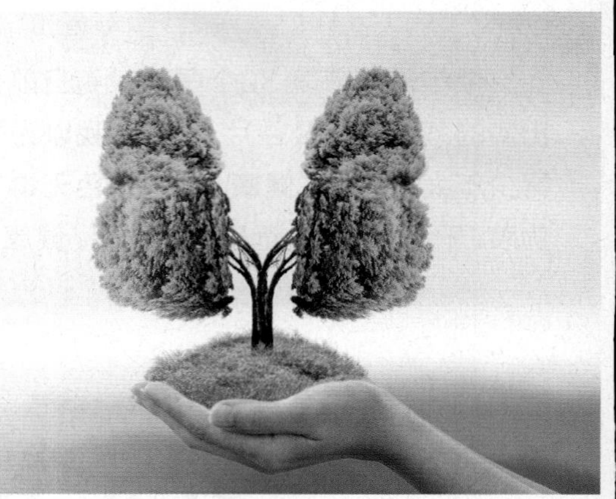

顺畅呼吸，远离慢阻肺

哈尔滨医科大学附属第二医院呼吸二科　陈 宏（教授）　赵 帅

慢阻肺的特征是持续存在的呼吸系统症状和气流受限，通常与暴露于有害颗粒物或气体引起的气道和肺泡异常，以及肺异常发育有关。

“慢性”，并不是指这种疾病进展缓慢，而是指其病程长、不能根治，属于慢性病，需要终身坚持治疗；“阻塞”，是指气道炎症导致气道阻塞，患者出现呼吸困难；“肺疾病”是指严重的炎症可以累及肺泡，气道异常导致患者肺功能持续下降，疾病反复急性发作、进行性加重，进而导致呼吸衰竭、肺性脑病等并发症。

慢阻肺的主要临床表现为：①慢性咳嗽，通常表现为晨间咳嗽，夜间表现为阵咳；②咯痰，平时为白色黏稠痰液，急性加重期为脓痰；③气短或呼吸困难；④喘息和胸闷；⑤晚期患者可表现为体重下降、食欲减退、不能平卧等。

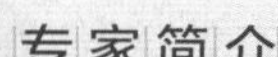

专家简介

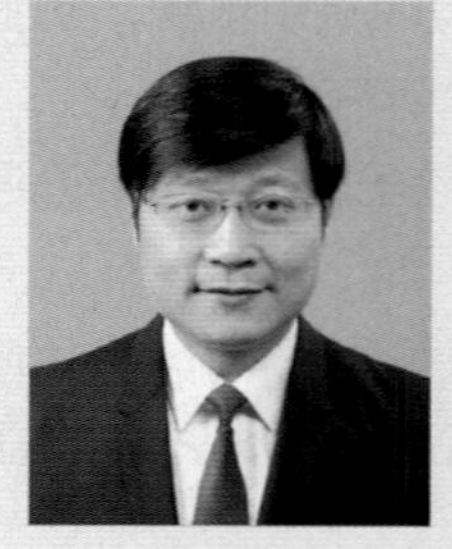

陈宏　哈尔滨医科大学附属第二医院呼吸二科主任、主任医师、教授，中华医学会呼吸病分会烟草病学组委员，中华预防医学会呼吸病预防与控制专委会委员，中国医师协会呼吸病分会委员，中国康复医学会呼吸康复专业委员会副主任委员，中国戒烟联盟理事，黑龙江省医学会呼吸病分会副主任委员、肿瘤靶向治疗分会副主任委员。

肺功能检查是确诊慢阻肺的重要工具

若患者有明确的吸烟史，且具有以上典型症状，应警惕患慢阻肺可能，需及时去医院呼吸科就诊，进行肺功能等检查。肺功能检查是确诊慢阻肺的重要手段。患者吸入支气管扩张剂后，第一秒用力呼气容积占用力肺活量的比值若小于 70%，说明有持续气流受限。在排除支气管哮喘、心衰、支气管扩张等引起呼吸困难的疾病后，可以确诊慢阻肺。

40 岁以上人群，以及有以下高危因素的人群均需要定期进行肺功能检查：①长期吸烟或暴露于二手烟环境者；②存在呼吸困难、慢性咳嗽者；③长期接触粉尘或有害气体者；④先天肺发育不良者；⑤常年暴露于生物燃料或空气污染环境者；⑥有慢性呼吸系统疾病家族史者。

戒烟是防治慢阻肺的“特效药”

慢阻肺是一种可预防、可治疗的疾病。戒烟是预防痛经有原发性和继发性之分。前者常见于青春期，也称功能性痛经，无盆腔器质性病变；而后者多见于育龄期女性，有盆腔器质性病变。

剧烈痛经，从“瘀”调治

上海中医药大学附属市中医医院妇科　胡国华（主任医师）　黄家宓

临床上，子宫内膜异位是引起剧烈痛经的常见原因，它属于继发性痛经的一种。如果子宫内膜“溜”到卵巢、宫骶韧带、膀胱、肾脏等子宫腔以外的地方扎根生长，会引起“子宫内膜异位症”（简称内异症）；而子宫内膜入侵子宫肌层，则引起“子宫腺肌病”（简称腺肌病）。腺肌病引起的痛经往往比内异症更为剧烈。子宫内膜异位性疾病属于盆腔器质性病变，中医将其归于“痛经”“癥瘕”的范畴，认为其主要病机是瘀血（血液运行不畅或离开所循行的经脉形成的一种病理产物）留滞，日积月累形成癥瘕，导致经络不通。“不通则痛”，故疼痛剧烈。

此外，原发性痛经中的膜样痛经（即脱膜性痛经）也会出现剧烈疼痛。一般行经时，子宫内膜先破碎再随经血排出，但膜样痛经患者的子宫内膜常整块脱落，为了排出大体积的内膜，子宫要加强收缩，从而引起剧烈疼痛，给患者带来了很大的痛苦。中医认为其也与瘀血阻滞有关。

加味没竭汤，良方止剧痛

中医治疗剧烈痛经注重活血化瘀，所选药物比治疗一般痛经的药物效力更强。海派中医朱氏妇科的验方“加味没竭汤”（又名化膜汤）是治疗本病的良方，疗效明显。

和控制慢阻肺最有效的措施。戒烟后，患者可即刻获益；越早戒烟，越早获益，什么时候都不晚。此外，减少二手烟接触也是有益的预防措施。戒烟后，患者气道内炎症逐渐减轻，咳嗽、咯痰和喘息症状可得到不同程度的减轻，并可减少急性发作次数。因此，戒烟也被称为控制慢阻肺的“特效药”。

坚持药物治疗

药物可以显著改善慢阻肺症状，减少急性加重的次数，增加运动耐力。慢阻肺患者应在医生指导下坚持用药，定期复查，以延缓肺功能下降，保持较好的呼吸和运动能力。吸入支气管扩张剂有利于病情控制，使用方便，不良反应少，适合患者长期使用。

需要提醒的是，感冒往往是导致慢阻肺患者病情急性加重的重要因素。患者平时应注重劳逸结合，提高抵抗力，秋冬季节应注意保暖，避免感冒。此外，还可以考虑通过注射流感疫苗和肺炎疫苗来提高抗病能力。

必要时可选择家庭氧疗

慢阻肺并发慢性呼吸衰竭的患者需要额外补充氧气，即家庭氧疗。患者宜选用鼻导管吸氧，流量为1～2升/分钟，每天吸氧12小时以上，持续吸氧时间延长，获益越多。氧源可以选择氧气筒或更方便的分子筛制氧机。若患者病情严重，单纯鼻导管吸氧不能改善缺氧和二氧化碳潴留，则需要在医生指导下选用家庭无创呼吸机辅助通气。

呼吸康复，慢阻肺患者的“必修课”

呼吸康复是指通过非药物治疗帮助患者减轻呼吸道症状，其内容包括全身肌肉运动、呼吸肌锻炼、痰液清除、营养康复、心理康复等。稳定期和急性加重期慢阻肺患者都应常规进行呼吸康复。PM

组成：生蒲黄 24 克，炒五灵脂 5 克，三棱 12 克，莪术 12 克，炙乳香 3 克，没药 3 克，生山楂 12 克，青皮 6 克，血竭粉 2 克。

方中蒲黄配五灵脂组成了化瘀止痛名方“失笑散”，方名中的“失笑”是患者服完后疼痛速止、忍不住发笑的意思；乳香和没药有很好的化瘀止痛作用；三棱、莪术破血行气，比一般的活血化瘀药效力更强；青皮疏肝理气，“气行则血行”，配合活血药使用可以加强化瘀作用；山楂除活血外，还有健胃消食的功效；血竭粉对剧烈痛经有很好的止痛效果。

子宫内膜异位性疾病存在“有形结块”，在治疗时要配合浙贝母、夏枯草、薏苡仁、鳖甲、石见穿等软坚散结的药物，促进结块消散。

掌握四大原则，止痛更有效

❶ 辨寒热

虚寒体质的患者，有遇寒则疼痛剧烈、热敷后缓解，舌淡苔薄白、脉细等表现，要加强艾叶、炮姜、桂枝、小茴香、吴茱萸、葫芦巴等温热药的使用。同时配合泡脚方外用，能帮助振奋阳气、温经散寒、通络止痛。泡脚方组成：川椒 20 克，仙灵脾 15 克，红花 10 克，鸡血藤 20 克，艾叶 6 克，生川乌 10 克，生草乌 10 克，干姜 6 克，当归 12 克。

湿热瘀滞的患者常伴盆腔炎，有非月经期腹痛、热敷后疼痛不减，舌红苔黄腻、脉滑数等表现，要选用红藤、败酱草、蒲公英、徐长卿等清热解毒活血的药物；伴有泌尿系症状时，可加用车前草、玉米须、萆薢、六一散等药，以清热、利湿、通淋。

❷ 分虚实

中医认为瘀血或结块是“有形实邪”，治疗上要用“攻”法，无论是活血化瘀还是软坚散结，都属“攻”法范畴。但“攻”邪会在一定程度上伤“正”，因此治疗时要先评估患者体质属于强健的“实体”还是柔弱的“虚体”。

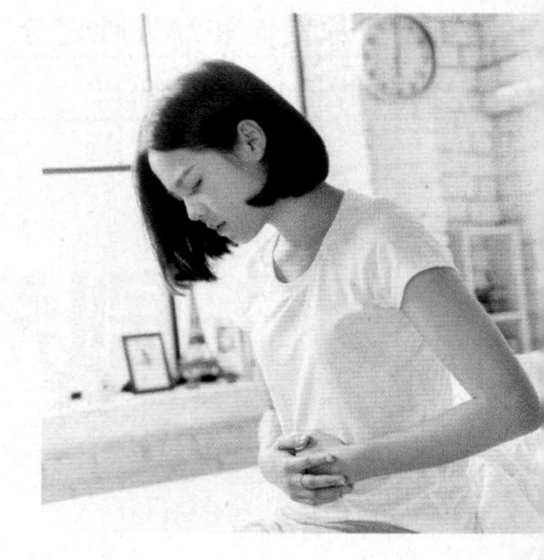

治疗“实体”患者，可加大活血化瘀、软坚散结等“攻”药的力量。治疗“虚体”患者，则需要“攻补兼施”，加用一些扶助正气（即加强人体的自愈力）的药物。如治疗脾胃虚寒、精神萎靡、睡眠差、舌淡、脉细软无力的“虚体”患者，在其疼痛缓解后，重在益气养血、补肾健脾以扶正。

❸ 顺周期

女性的气血阴阳会发生周期性消长，子宫内膜顺应月经周期而变化。在患者经前期及月经期，治疗应注重化瘀止痛、软坚散结，让瘀血、结块可以更好地顺“经”而下；在月经结束后，治疗则应重视扶助正气生长，健脾补肾、益气养血，使“正胜邪退”。

❹ 运气机

中医治疗重视调节气机，气机的运转与肝、脾、胃的功能密切相关。肝主疏泄，压力过大、情绪不畅时，肝疏泄不及，容易造成气机郁结。“女子以肝为先天”，肝气郁结会引起诸多妇科疾病，因此疏肝法是妇科调经的大法，要使用疏肝理气药进行调节。脾气主升，胃气主降，脾胃强则正气旺，有助于控制疾病的发展；脾胃弱则痰湿内生、阻碍气机，更易形成瘀血阻滞。因此调经时不能过用苦寒药、攻下药等损伤脾胃功能的药物；在疾病缓解期，尤其要注意使用健脾补气、祛湿化痰等药物调养脾胃。PM

专家简介

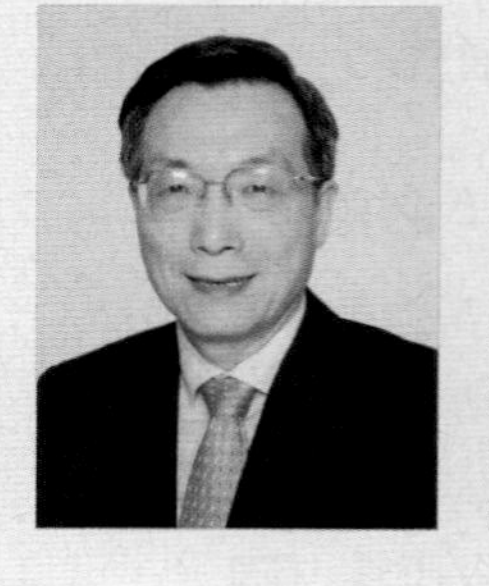

胡国华　上海中医药大学附属市中医医院妇科主任医师、教授、博士生导师，全国名老中医学术传承指导老师，上海市名中医，海派朱氏妇科第四代学术继承人，中国中医药研究促进会妇科流派分会会长，中华中医药学会学术流派传承分会副会长，上海药膳协会理事长。擅长治疗妇科痛证、不孕、产后病等。

胡国华医生说“子宫内膜异位症”

中医治疗子宫内膜异位症的方法很多，有口服中药、灌肠、热敷等。这是一种慢性病，患者要加强自我管理，舒畅情志，增强体质，以获得更好的疗效。

随着“低头族”越来越多，颈椎病成为当今社会的高发病。中医学将经络痹阻不通引起肢体疼痛或麻木的病称为“痹”，颈椎病发生在颈项部，在古代被称为“项痹”。“项痹”的发生有内外两重因素，外因是风寒湿邪侵袭人体，内因则是正气不足，包括阳气不足。阳气是指人体内具有温煦、推动、兴奋等作用的气，既能温煦、柔养筋骨经脉，又能抵御外来邪气的入侵。如果人体阳气亏虚，其温煦、濡养颈项的功能会减退，人更容易遭受风寒湿等外邪的侵袭而发生“项痹”。因此，我科临床治疗颈椎病注重调节阳气，我们总结出八个振奋阳气治“项痹”的经验效穴，简称“项八针”。

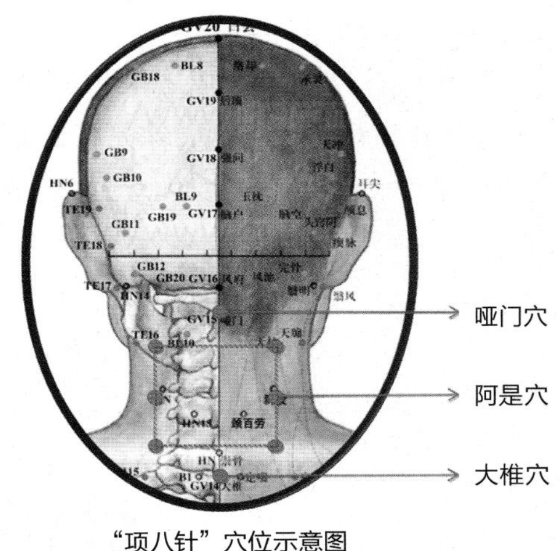

“项八针”穴位示意图

“项八针”：振奋阳气益颈椎

上海中医药大学附属曙光医院针灸科　沈卫东（主任医师）　张 堃

“项八针”，鼓舞阳气通经络

“项八针”包括：大椎穴、哑门穴，以及颈2、颈4、颈6棘突下，人体后正中线旁开2寸的六个阿是穴。

从经络角度来说，颈椎病的发生与督脉和足太阳膀胱经最为相关。督脉为“阳脉之海”，走行于人体的后正中线，统领全身的阳经、阳气；足太阳膀胱经为“诸阳主气”，经过人体的颈、肩、背部，阳气充盛。八穴中，大椎穴是督脉与手足三阳经的交会穴，能够起到振奋全身阳气的功效；哑门穴也属于督脉，主治脖子僵硬疼痛，可引领气血上行，改善颈项部的气血痹阻。颈2、颈4、颈6棘突下旁开2寸的阿是穴，位于足太阳膀胱经经筋（经脉所属的肌肉筋膜群）中，能疏调足太阳经的阳气，又是多数患者颈部压痛感所在处。

针刺这八个穴位，具有鼓舞阳气、推动气血运行、通络止痛的功效，可以缓解局部肌肉紧张，解除肌肉痉挛和神经根受压，松解软组织，改善颈部血液循环。

顾护阳气四项注意

顾护阳气不仅有利于颈椎病的缓解，对整个生命过程都起着积极作用。《黄帝内经》云：“阳气者，若天与日，失其所，则折寿而不彰。”意思是，人体需要阳气就像天空需要太阳一样，阳气充足，才能经络通畅、精神旺盛、益寿延年。日常生活中有哪些顾护阳气的方法呢？不妨注意以下四点：

❶ 生活规律，避免熬夜

中医认为，子时（23时至1时）属于阴阳交汇之际，阴气达到一日之中最盛，一阳之气始生。如超过此时仍不入睡，则会造成体内阳气损耗。

❷ 忌过食寒凉

避免过食寒性及非应季瓜果，避免大量饮用冰镇饮料、啤酒或冰淇淋等寒凉饮品；宜多吃温补的食物，如核桃、花生、洋葱、韭菜、生姜、桂圆、小茴香、鸡肉、羊肉等。

❸ 艾灸

可选用命门穴、肾俞穴、气海穴、关元穴、大椎穴、至阳穴等温补阳气的穴位进行艾条温和灸，以达到温阳通络的效果。

❹ 药补

阳虚明显者，可辨证选用桂附地黄丸、右归丸、附子理中丸等中成药，或者于冬季进补膏方，选用鹿茸、肉桂、淫羊藿、巴戟天、仙茅、补骨脂、菟丝子等温补阳气的药物。PM

中医有"小儿乃纯阳之体"的观点,"纯阳"是指生命力旺盛、生长发育迅速的现象,并不是说阳气有多么强大。毕竟相对于成人而言,小儿脏腑娇嫩,阳气仍处于尚未成熟的状态,有待进一步完善、充盈。

固护小儿阳气,中药足浴来帮忙

上海中医药大学附属岳阳中西医结合医院
陈伟斌(主任医师) 吕佳佳

阳气主导着成长的过程,小儿的生长代谢需要阳气的助力;阳气还有防御疾病的作用,《黄帝内经》有云:"阳气者,卫外而为固者也。"那么,日常生活中,小朋友们如何固护阳气呢?历来医家都强调"顺四时、适寒温""多见风日""饮食有节、起居有常",也就是说,要注意防寒保暖,加强体育锻炼,养成良好的生活习惯。此外,中药足浴也不失为一种有效的方法,用黄芪、白术、防风等温阳益气固表的中药制成足浴包,有补充阳气和促进阳气运行的作用,让小朋友们更加有活力。平时经常感冒、流鼻涕的小朋友坚持泡脚,可以减少感冒次数。

中药足浴有三大优势

中药足浴是一种用中草药煎煮液泡脚的中医外治法,集药疗、热疗、水疗于一身,有以下三方面的优势:

- **优势一:整体调节** 药物的吸收路径是穴位-经络-脏腑:先透过足部三阴、三阳经的穴位及反射区皮肤局部被吸收,再经过经络、毛细血管输布到全身各器官,起到整体调节的作用。
- **优势二:方便安全** 中药足浴经皮给药,既能降低毒副作用,又为口服困难的婴幼儿增加了一条新的给药途径。
- **优势三:强身助眠疗疾** 中药足浴的温热刺激作用,能加速气血循环和新陈代谢,改善淋巴循环,更好地抵御病毒和细菌的入侵,提高小儿机体免疫力。睡前泡脚还有安神助眠的作用,尤其适合睡觉不踏实的孩子。

中药足浴不仅有利于孩子成长,对疾病还有一定的治疗作用。比如:小儿外感发热时,使用辛香走窜的中药进行足浴,能取得较好的退热效果;小儿夏秋季腹泻时辅助足浴治疗,能促进胃肠功能的恢复。

中药足浴的四个关键词

❶ **水温:**将煎好的中药包加入35~40℃的温水中,比皮肤温度略高的水温可以加快新陈代谢。

❷ **水深:**以超过三阴交穴为宜,最好没过小腿一半。

❸ **时间:**泡15~20分钟。时间过长并不能增加药物吸收量。

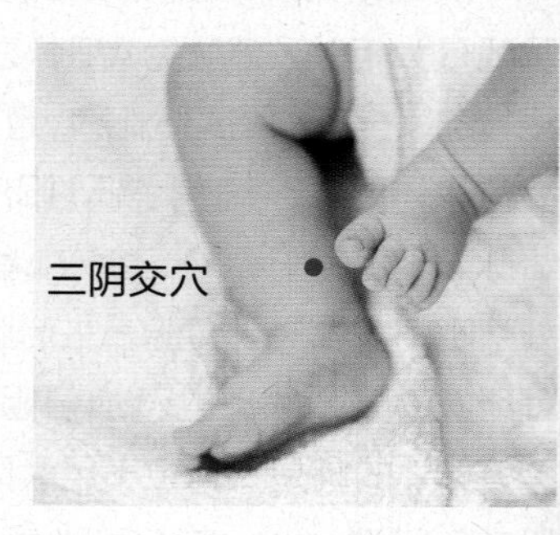

❹ **疗程:**每日1次,每次1剂。半个月为一个疗程,坚持一到两个疗程会有较为明显的效果。PM

注意事项

1.足浴桶以木桶为佳,足浴时应坐在温暖的室内避风处,可以在腿上盖一条毛巾。

2.空腹、饭后半小时内,以及有皮肤破损时,不适合足浴。

3.足浴后要及时擦干双脚,以防受凉。

胃痛即胃脘部（上腹部近心窝处）的疼痛，是临床常见症状，多由急性胃炎、慢性胃炎（慢性浅表性胃炎、慢性糜烂性胃炎、慢性萎缩性胃炎）、胃痉挛、胃十二指肠溃疡、胃癌等疾病引起。

按穴止胃痛

中国中医科学院针灸医院痛症科主任医师　齐淑兰

实用“效穴”，止胃痛效果好

中医认为，疼痛的发生或由于脏腑经络气血阻滞，“不通则痛”；或由于脏腑经络失养，“不荣则痛”。而腧穴是脏腑经络气血输注于体表的部位，通过刺激腧穴可使气血畅通而疼痛自止。胃痛发作时，不妨试试按揉腧穴来缓解“燃眉之痛”。

❶ **内关穴：** 位于用力握拳时手臂内侧两条明显肌腱的中间，腕横纹上 2 寸处。内关穴为心包经的络穴，刺激该穴有活血通络止痛的作用，能有效缓解胃痛、胸痛、心痛、呕吐、呃逆等症状。

❷ **合谷穴：** 位于手背第 1、2 掌骨间，近第二掌骨的中点处。刺激合谷穴能治疗胃痛、腹痛、便秘等胃肠道疾病。

❸ **梁丘穴：** 位于大腿前侧，髌骨上 2 寸，股外侧肌与股直肌肌腱之间。刺激梁丘穴能治疗胃部急性疼痛。

❹ **足三里穴：** 位于小腿外侧，外膝眼（膝盖凹陷处）下 3 寸处。为胃经的合穴，主治胃痛、呕吐等。

❺ **手部与足部“胃区”：** 根据生物全息理论，刺激手部与足部对应的胃部反应区域，能治疗胃部疾病。

❻ **耳穴胃、脾、交感、皮质下：** 根据生物全息理论，刺激耳部对应的胃部反应区域，能调治胃部疾病。

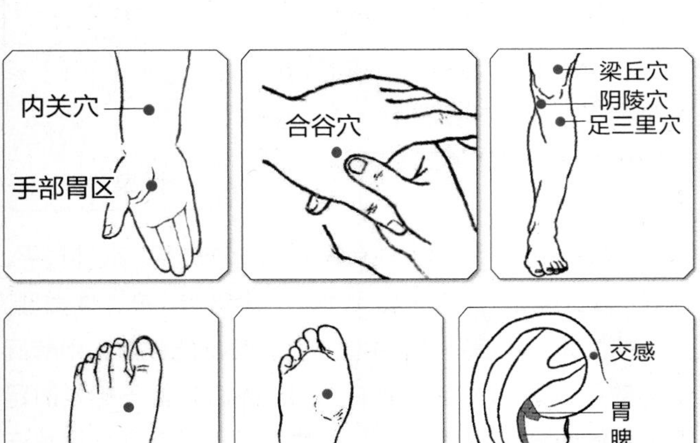

以上穴位用手指点按或按摩棒按压均可，应由轻到重，循序渐进。一般按揉 5 ~ 15 分钟后，疼痛即可缓解。

“老胃病”防痛有道

对于“老胃病”患者来说，一要建立规律的饮食习惯，定量饮食（每餐七八分饱即可），不偏食，不过食油炸辛辣食物，注意饮食卫生，戒烟限酒；二要保持乐观情绪，如果因压力大或情绪不畅导致胃痛时发时止，伴恶心、吞酸口苦、疼痛牵连至两胁等症状的，要注意疏解情绪、缓解压力，可配合按压肝经的太冲穴，并点按肝、胆等耳穴。

“老胃病”患者平时可经常揉按足三里、阴陵泉等穴，预防胃痛的反复发作。一般每日按揉 1 次，每次按揉 10 ~ 15 分钟，每分钟按揉 60 次左右，以局部感到压痛（能耐受）为宜。阴陵泉穴位于小腿内侧，膝盖下胫骨内侧凹陷中，刺激该穴有健运脾胃、渗湿的作用。如果是怕冷、喜饮热水、口淡不渴的寒性胃痛，可以配合艾灸或热敷胃脘部，并温服姜糖水。PM

专家提醒

尽管按压腧穴能够缓解胃痛，但患者仍应及时前往医院就诊，以免延误病情。不同胃病引起的胃痛表现不一，严重程度有别，应引起重视。急性胃炎起病较急，患者疼痛剧烈；慢性胃炎患者起病缓慢，疼痛隐隐发作，无规律性；胃痉挛一般一过性发作，疼痛可自行缓解；胃溃疡所致的胃痛一般在饭后半小时至一小时发作，疼痛部位在剑突下或稍偏左处；十二指肠溃疡患者多在饥饿时疼痛，部位在上腹偏右处，进食后可暂时缓解；胃癌所致的疼痛无规律性，有些患者伴恶心、低热、体重减轻等症状。

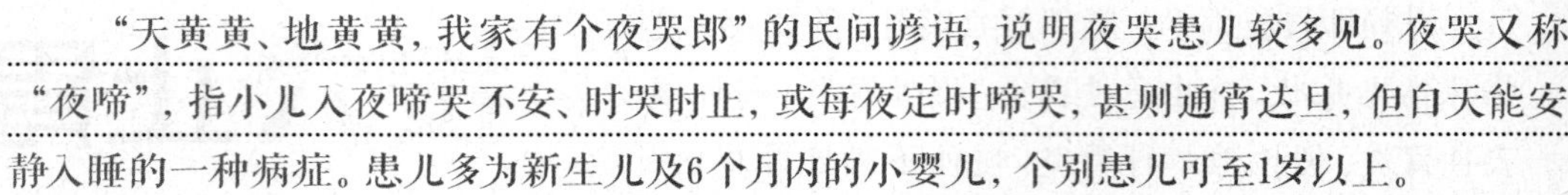

“天黄黄、地黄黄，我家有个夜哭郎”的民间谚语，说明夜哭患儿较多见。夜哭又称“夜啼”，指小儿入夜啼哭不安、时哭时止，或每夜定时啼哭，甚则通宵达旦，但白天能安静入睡的一种病症。患儿多为新生儿及6个月内的小婴儿，个别患儿可至1岁以上。

家有“夜哭郎”，试试“安神散”

河南中医药大学第一附属医院儿科
周 正（主任医师） 郭新月

宝宝年龄越小，睡眠时间越长。婴幼儿时期是宝宝大脑和其他器官发育最快的阶段，高质量睡眠对生长发育有不可替代的作用。因此，宝宝夜哭常常让父母心急如焚、不知所措。其实，啼哭是宝宝因饥饿、尿湿、惊恐、过冷、过热等情况做出的本能反应，家长要及时满足其需求。如果宝宝反复夜哭、剧烈哭闹，家长要警惕，应细心观察，仔细分辨是否为病邪所扰，及时带宝宝到医院检查，以排除腹痛、发热、肠套叠、口疮、佝偻病、癫痫等情况，以免贻误病情。如果宝宝无器质性病变，仅因脏腑不和而夜哭不安，可以选择中医调理。

宝宝夜哭，多因心神不宁

中医认为，夜晚万籁俱寂属阴，人体阳气应闭藏于内；心藏神，主神志，心神宜安。小儿稚阴稚阳，阳气常相对有余，容易心肝火旺，影响心神的安宁。夜哭的病因有很多，根本病机是心神不宁：脾寒气滞啼哭者，大多时哭时止，睡觉时喜欢蜷卧，腹胀喜按，四肢冷；心热内扰啼哭者，大多哭声响亮，烦躁不安，见到灯光哭得更厉害，面色发红；食积腹胀啼哭者，大多时哭时睡，腹胀拒按，舌苔厚，口臭，中医称为“胃不和则卧不安”；暴受惊恐啼哭者，大多惊怯不安，啼哭声尖。中医辨证论治具有“简、便、验、廉”的优势，且方法较多，如推拿按摩、中药内服、中药外治填脐、外敷涌泉、足浴泡洗等，方便实用，受到很多家长的欢迎。本文介绍一则外敷验方——“安神散”。

外敷验方“安神散”止夜啼

【组成】 茯神、远志。

【用法】 取等比例茯神、远志研成极细粉末后混合。每天临睡前取20克左右药粉，用适量醋调和，捏成小饼状，外敷于宝宝双足心涌泉穴处，并以胶布固定，于次日早晨取下。每天1次，3天为一疗程，可连用两个疗程，大多效果良好。个别孩子反复发作，可以停用3天后再巩固治疗两个疗程。

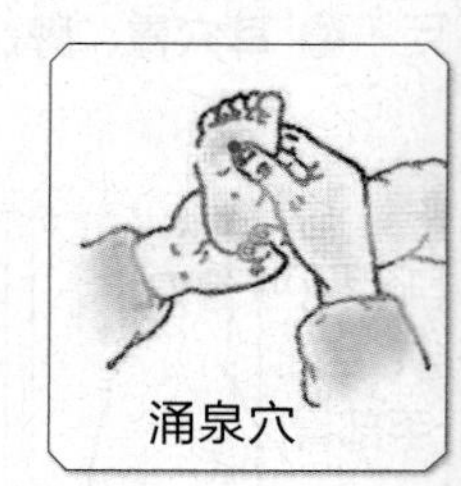
涌泉穴

【功效】 茯神和远志都有很好的安神作用。茯神性平，味甘、淡，能宁心、安神、利水；远志味苦、辛，性微温，能安神益智、祛痰开窍。中医认为，酸味能收敛，用醋调安神散可以增强收敛心神的作用。涌泉穴位于蜷足时足底前部的凹陷处，约在第2、3脚趾缝的纹头端与足跟连线的前1/3处。涌泉穴外敷安神散，能补肾降心火，使心肾相交、睡眠安稳。PM

专家简介

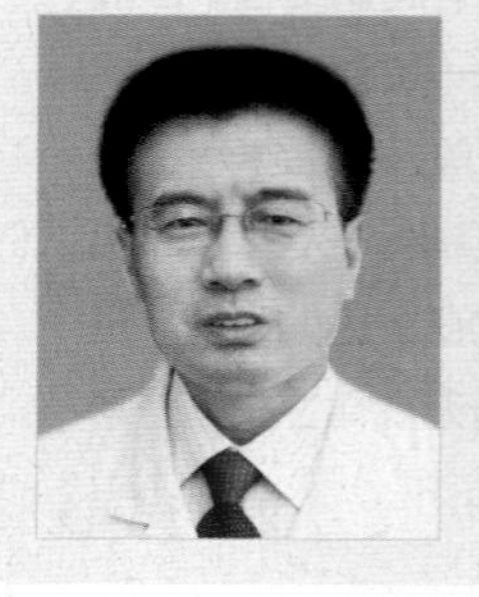

周 正 河南中医药大学第一附属医院儿科主任医师、硕士生导师，世界中医药学会联合会儿科专业委员会理事、小儿脑瘫专业委员会常务理事，河南省中医药学会儿科专业委员会常委。擅长小儿神经系统疾病的中医药防治与康复。

“最是江南秋十月，鸡头米赛蚌珠圆。”鸡头米，学名芡实，是睡莲科植物芡的种仁，因顶端凸出、形似鸡头而得名。芡实营养价值高，有“水中贵族”之誉，适合做成各式糕点、甜品等，是江南人的心头好。

“水中贵族”鸡头米

上海中医药大学教授　王海颖

芡实还是常用的中药，其味甘涩，性平，归脾、肾经，能益肾固精、健脾止泻、除湿止带，治疗腰酸、遗精、滑精、白浊、带下、小便频数等疾病。芡实配合金樱子组成的“水陆二仙丹”是治疗夜尿多、遗尿的名方。

美味药膳，健脾益肾

❶ 益智仁芡实大枣饮

【制法】 芡实 15 克，益智仁 5 克，大枣 5 枚，洗净后同入砂锅，加适量清水，大火煮沸后，小火熬煮 20 分钟即成。每天一剂，分两次饮用。

【功效】 益智仁能温脾暖肾缩尿，与芡实配合，适用于小儿尿频或成人夜尿频多。

❷ 芡实炖老鸭

【制法】芡实 120 克，老鸭 1 只。芡实洗净，老鸭焯水，一起放入砂锅，加料酒、盐、味精、酱油、葱、姜等调料，炖至鸭肉熟烂。

【功效】鸭肉能清虚热、补阴利水，与芡实配合，适用于肾病水肿、脾虚泄泻者。

❸ 桂花糖水鸡头米

【制法】鸡头米 40 克，干桂花 5 克，冰糖适量。半锅清水烧开后，放进新鲜鸡头米和适量冰糖，煮 2 分钟（过久会影响口感）。撒一小把干桂花（5 克左右），关火盛出。

【功效】益肾健脾、提神。

❹ 芡实糕

【制法】 将糯米粉 40 克、芡实粉 90 克和糖粉 40 克加水混合均匀，揉成面团，放入容器内，不要压实，冷水上锅蒸 20 分钟，放凉切片。每日早晚食用 2 ~ 3 块，连用 5 ~ 7 天。

【功效】 益肾健脾固涩，适用于小儿慢性脾虚腹泻、肾虚遗尿。

芡实的好“搭档”：山药、莲子

中医认为，脾为后天之本、气血生化之源，肾为先天之本、肾藏精，脾胃健运、肾气充足方能养生防病、益寿延年。芡实正因能健脾益肾，古籍记载其久服有“耐老”的功效。芡实还有两位好搭档，也有健脾益肾的作用，都在秋季上市。

● **一是山药。**山药味甘、性平，归肺、脾、肾经，补脾肺肾、益气养阴，可以治疗咳喘、食少、腹泻、水肿、尿频、遗精、带下、消渴等。《神农本草经》记载山药“补虚羸、长肌肉”，久服能耳聪目明、延年益寿。芡实配山药能健脾止泻、补肾固精，并能延缓衰老，可将山药、芡实、粳米同煮粥，食之有“补虚劳”的功效。脾虚久泻、慢性肾炎患者等均可服此粥食疗。

● **二是莲子。**莲子又名莲实、莲肉、莲米等，颗粒大、肉质厚、胀性好、口感酥，是常见的药食两用品。莲子味甘、涩，性平，归脾、肾、心经，能养心安神、益肾涩精、健脾止泻、止白带，适用于心悸失眠、遗精、脾虚泄泻、带下等。芡实配莲子除健脾止泻外，对心悸失眠、虚烦、遗精等病症也有很好的调治作用，适合日常保健服用的药膳有芡实莲子肉汤等。

芡实、山药和莲子也可以加水同煮，取芡实 15 克、莲子 20 克、山药 18 克（还可加入 15 克薏苡仁增强祛湿作用），煮烂后加适量白糖，分 2 次服用，有很好的养生作用。PM

专家提醒

干燥芡实食用前，要用凉水浸泡 2 ~ 3 小时，使其柔软。芡实性涩，易滞气，忌一次食用过多，否则难消化。大小便不利、消化功能差、易腹胀者忌食。

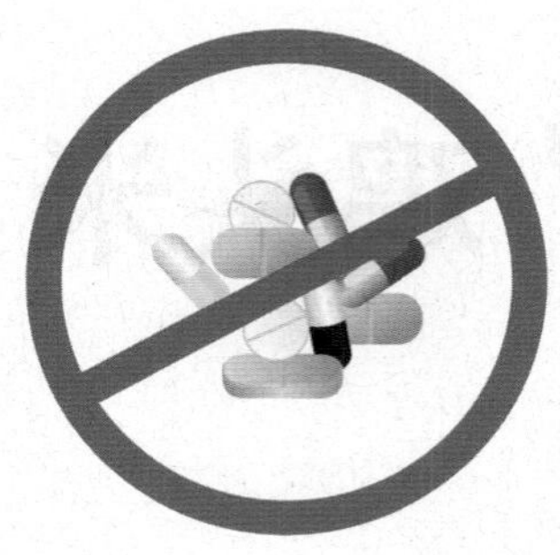

吃错药，荒唐却多见

海军军医大学第一附属医院药学部主任药师　王 卓

药师手记

“吃错药”是句骂人的话，可在日常生活中，吃错药的情况还真不少见。在药学门诊或者用药咨询窗口，经常有患者前来咨询。

咨询 1：我不小心把降压药当成抗生素服下了，要紧吗?

解答：对于血压正常的人而言，目前常用的五大类降压药都能造成血压异常降低。血压降低的程度因人而异，也与所服药物的种类和剂量有关。误服降压药的患者必须及时就医，进行血压监测，在就医前也可自行催吐。

有条件的情况下，患者宜采取坐位或卧位，以防血压降低而发生头晕、晕厥等；切勿驾车、高空作业，以防发生意外。

咨询 2：我女儿调皮，误吃了我放在桌上的避孕药，如何是好?

解答：避孕药一般是由孕激素和雌激素配伍而成，特别是一些长效避孕药，剂量较大，儿童误服后可能会导致性激素紊乱。孩子误服避孕药不久，可采取催吐方法；若服用后时间较长，则须立即就医，接受进一步检查和治疗。儿童误服药的风险比成人更高，家长应将所有药品放在儿童不易拿到的地方。

咨询 3：我老糊涂了，竟在半小时内吃了两次药，药量是原来的两倍，这可怎么办?

解答：由于慢性病患者须长期服药，故发生重复服药的情况较为多见。处理措施因药物种类而异：如果是影响血压、呼吸、心率等生命体征，或迅速起效的药物，必须在第一时间催吐；如果药物剂量较小、作用较缓和，或是维生素、滋补类药物，则可以通过多喝水的方式，促使其尽快排出体外。

咨询 4：我怀孕 3 个月，今天早上将桌上的头孢克洛当成叶酸吃下了肚，家人得知后急得团团转。这种情况对胎儿有影响吗?

解答：一般来说，药物对孕期胎儿的影响要考虑三方面因素：药物本身的特性（即药物是否有致畸风险，能否透过胎盘，等等）；药物进入胎儿体内的量（与药物使用剂量、频次，在体内的存留时间等相关）；药物暴露时所处的胎龄（分为胚胎致畸的高度敏感期及不同药物暴露的危险期）。

在受孕的前 2 周，受精卵处于细胞分裂阶段，发育中的胚胎对致畸作用并不敏感。受孕后 3 ~ 8 周，胚胎开始出现组织器官分化，此时受药物影响较大，为致畸高度敏感期。受孕后 9 周 ~ 38 周，进入胎儿期，此时药物的主要影响是使细胞变小，数量减少。这期间药物暴露可能会导致胎儿生理功能缺陷、生长迟缓等，但此时中枢神经系统、生殖器官及牙齿仍然处于继续发育阶段，仍有畸变的可能。

针对上述咨询者的情况，从药物特性而言，虽然头孢克洛的分子量较小，通常可以透过胎盘，但数据显示，孕期使用头孢克洛等头孢菌素类抗生素是相对安全的。同时，咨询者仅误服一粒，药物暴露剂量低，风险进一步降低。从药物暴露时间看，孕 3 月进入了胎儿期，也就是致畸的低敏感期。综上所述，药物对孕妇及胎儿的影响极低，可暂时观察。另外，即使孕期未用过药，孩子也有畸形的可能（约为 5%），因此，孕妇务必要按时产检，遵医嘱规律服用叶酸。

由于此类问题影响的因素非常多，很难凭简单的信息做出判断。目前，一些大医院开设了“妊娠哺乳期安全用药药师门诊”，由妇产科专业的临床药师来分析解答这些疑难问题，方便孕妇及哺乳期女性咨询。

哪些药物“误服”有危险

如果误服的药物作用效力强大，或有明显毒性，危险性最大。如安眠药、中枢性止痛药、强心药（如地高辛）、氨茶碱等，以及消毒药水、灭鼠药、杀虫剂、农药等，误服后若不及时急救，患者病情会迅速恶化，甚至发生死亡。

哪些药物“多服”有危险

某些对剂量要求高的药物，如强心药地高辛（常常只用半片）、免疫抑制（如氨甲蝶呤，常常1周才用1次）、抗血小板药物（阿司匹林、氯吡格雷等），以及降压、降糖、调节心率、抗肿瘤的药物等，都有严格的剂量限制，其副作用往往与剂量高度相关。因此，患者服用这些药物时，应严格遵医嘱，“多服”有危险。

“误服”“多服”后，要催吐、洗胃吗

偶尔一次误服或多服药物，是否需要洗胃或催吐等操作，应由具体药物种类而定。误服、多服风险高的药物，必须以最快速度催吐或洗胃；误服、多服风险低的药物后，不必洗胃，可加强观察；有些药物被误服或多服后，可采取相应对症处理措施，进行特定毒性作用的拮抗治疗等。例如，若误服了降糖药，可尽快吃一块糖或适量含糖食品，及时补充葡萄糖，以对抗药物造成的低血糖。

一般来说，除滋补类药物、水溶性维生素类药物（如维生素B、维生素C等）、胃药或其他作用较缓和的药物外，大部分药物误服或多服后都有相当的风险。误服或多服后，自我急救的最关键方法是催吐。最简单的催吐方法是：用手指或汤匙等物品反复压迫舌根，引起反射性恶心、呕吐；也可喝适量肥皂水，以帮助催吐。患者到医院就诊后，医生会根据病情进行洗胃、灌肠、输液等抢救。

口服药在胃内排空后经小肠吸收。若胃内有食物，其排空时间相对较长；若胃内没有食物，患者用水送服药片，其排空大约只需10分钟。因此，在误服、多服药物后的10分钟内催吐，可使大部分药物吐出来。可根据情况反复催吐，尽可能将药物稀释和吐出。

如果不是空腹，或服药量较大，误服、多服药物后较长时间进行催吐或洗胃，仍然有助于减少药物吸收，减轻中毒症状。例如，解热镇痛药中的常见成分——对乙酰氨基酚，多服后会引起肝损害。只要患者在多服后4小时内洗胃，就可减轻其毒性。

值得注意的是，有些药物误服后不可催吐。例如，误服有强腐蚀性的药物后，忌催吐或洗胃，否则可能会引起食管等部位的二次损伤，还有可能因呛咳等造成呼吸道损害。这种情况下，可采用喝牛奶或生蛋清等方法，以吸附药物，减少药物吸收、保护胃黏膜。与此同时，患者应带上药瓶（盒）立即就医。另外，因误服药物而昏迷者，无法配合催吐治疗，也不可强行采取催吐的方式抢救。

吃错药后，应注意观察

吃错药后，除根据情况催吐、就医外，还应密切注意各种症状和体征，尤其关注以下几点：

❶ **意识和感觉。**吃错药后，患者应自我观察，或向身边人求助。救助者可以通过询问等方式，了解患者的症状和严重程度。如果发现患者意识模糊、表达不清，说明药物中毒情况严重，必须尽快将其送医抢救。

❷ **呼吸、脉搏、体温、血压等生命体征。**

❸ **其他症状。**判断误服药物后的严重程度，还应根据药物的种类和作用特点进行有针对性的观察。如果有发热、晕厥、呼吸急促、上吐下泻等症状，应尽快就医，并将所观察到的信息准确地告诉医生，以助医生判断病情，采取针对性的抢救措施。PM

专家提醒

用药前，应认真核对；健忘、易服错药的老年人，宜采用具有提醒功能的分次药盒，以提高用药的准确性和安全性。有儿童的家庭，一定要妥善保管药品，将药品放在儿童够不到的地方。

专家简介

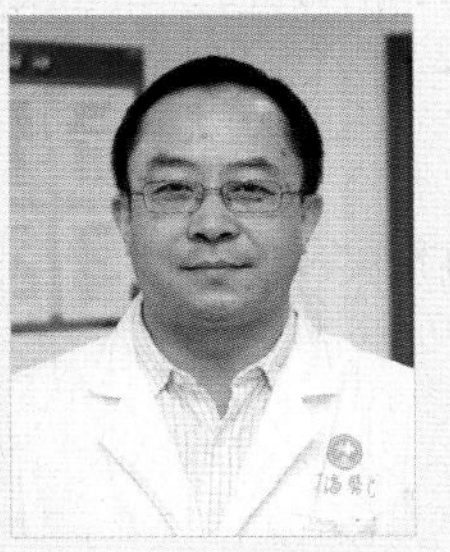

王 卓 海军军医大学第一附属医院药学部主任药师，中国药理学会治疗药物监测研究专业委员会常务委员、临床药师学组主任委员，中国人民解放军药学专业委员会医院临床药学研究分委会副主任委员，上海市医学会临床药学专科分会委员，上海市药学会药物治疗专业委员会副主任委员。

“2019 年中华医学科技奖医学科学技术普及奖”颁奖！《血管通——血管病防治保健必读》《中国脂肪肝防治指南科普版》获奖

近日，2019 年中华医学科技奖颁奖。由《大众医学》编辑部编辑出版的两本科普图书——《血管通——血管病防治保健必读》和《中国脂肪肝防治指南科普版》荣获“2019 年中华医学科技奖医学科学技术普及奖”！

《血管通——血管病防治保健指南》由海军军医大学附属长海医院血管外科景在平教授主编，详细介绍了血管健康保健知识、血管外科常见疾病的诊治方法，指导血管病患者科学、理性就医。该书自 2013 年出版以来，累计销量达 4 万余册，深受广大读者好评，曾荣获“2017 年度上海市科普教育创新奖科普成果奖一等奖”等荣誉。

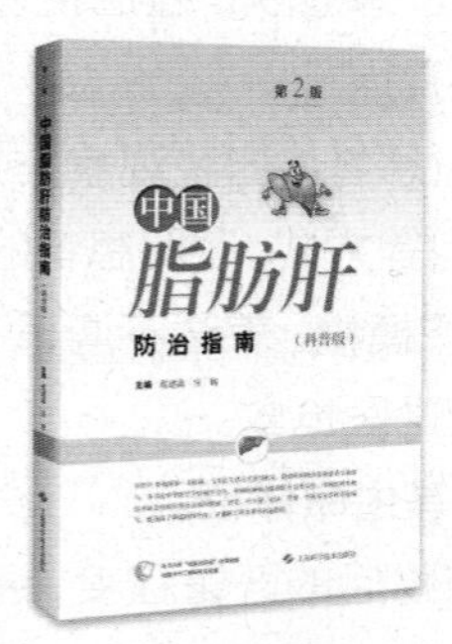

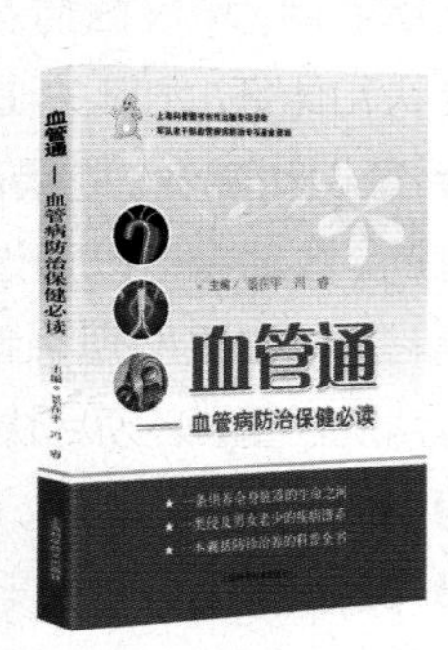

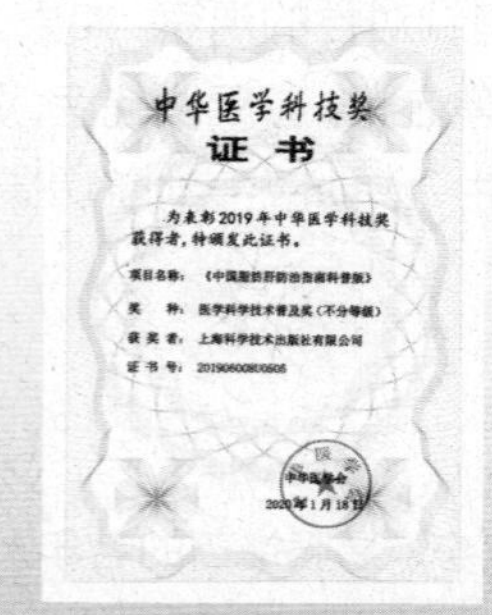

中华医学科技奖

证书

为表彰2019年中华医学科技奖获得者，特颁发此证书。

项目名称：《中国脂肪肝防治指南科普版》

奖　　种：医学科学技术普及奖（不分等级）

获 奖 者：上海科学技术出版社有限公司

证 书 号：201906008U0505

中华医学会

2020年1月18日

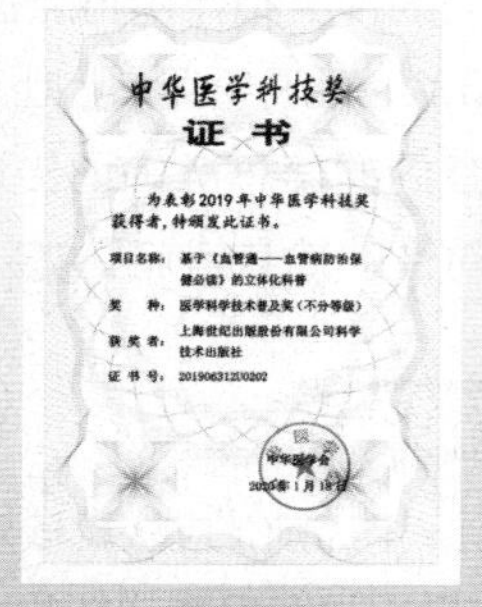

中华医学科技奖

证书

为表彰2019年中华医学科技奖获得者，特颁发此证书。

项目名称：基于《血管通——血管病防治保健必读》的立体化科普

奖　　种：医学科学技术普及奖（不分等级）

获 奖 者：上海世纪出版股份有限公司科学技术出版社

证 书 号：201906312U0202

中华医学会

2020年1月18日

《中国脂肪肝防治指南科普版》由上海交通大学医学院附属新华医院范建高教授、中国工程院庄辉院士主编，以脂肪肝的学术专著、专业版指南、专家共识和最新研究成果为基础，结合专家的临床经验编写，全面介绍了脂肪肝的形成原因、临床特征、诊断与评估、防治措施和随访对策，同时阐述了儿童脂肪肝和乙肝合并脂肪肝的防治要点，并为广大脂肪肝患者提供了通俗易懂、切实可行的饮食处方、运动处方、心理行为处方和药物处方。

该书于 2015 年出版，2018 年再版，先后 5 次印刷，累计销量达 5 万余册，针对该书内容的微视频点击量高达 7500 余万人次，对于规范我国脂肪肝的诊疗行为、提高脂肪肝患者的自我管理能力、改善预后具有重要意义。

中华医学科技奖是中华医学会面向全国医药卫生行业设立的科技奖，旨在奖励医学科学技术领域有杰出贡献的个人和集体，提高中国医学科技创新能力和科技水平，推广和普及先进医学科学技术，激励科技人员攀登科技高峰。

敬告读者

每一个月，《大众医学》都会带给您权威、实用、最新的保健知识。出版前，每篇文章都经过严格审查和内容核实。我们刊出这些文章，并不是要取代看病就医，而是希望帮助大家开阔眼界，让自己更健康。

由于个体差异，文章所介绍的医疗、保健手段并不能适合每一位读者，尤其是在诊断或治疗疾病时。任何想法和尝试，您都应该和医生讨论，权衡利弊。

您可以通过以下方式，进一步了解有关专家信息：

1. 登陆《大众医学》官方微信公众号，直接留言或点击下拉菜单“专家专栏”，搜索相关学科，向专家咨询。

2. 发电子邮件至 popularmedicine@sstp.cn 或写信向编辑部咨询。

3. 通过 114 查询相关医疗机构电话，向医院了解专家近期门诊安排，就近就医。

敬告本刊作者

1. 本刊稿件一律不退，敬请自留底稿。从稿件投到本刊之日起，三个月后未得录用通知，方可另行处理。如需退稿（照片和插图），请注明。

2. 稿件从发表之日起，其专有出版权、汇编权和网络传播权即授予本刊，同时许可本刊转授第三方使用。本刊支付的稿费包含汇编图书稿费和信息网络传播的使用费。

3. 根据需要，本刊刊登的稿件（文、图、照片等）将在本刊或主办本刊的上海科学技术出版社的网页或网站上传播宣传。

4. 本刊作者保证来稿中没有侵犯他人著作权或其他权利的内容，并将对此承担责任。

5. 对于上述合作条件若有异议，请在来稿时声明，否则将视作同意。

糖尿病防治的中医特色

|作|者|简|介|

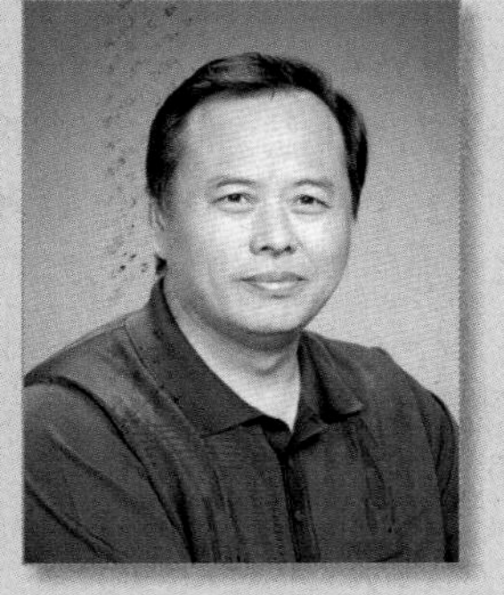

仝小林，中国科学院院士，中国中医科学院首席研究员，国家中医药管理局内分泌重点学科带头人，中华中医药学会糖尿病分会名誉主任委员、方药量效研究分会主任委员。

糖尿病是一个既“老”又“新”的疾病，说其“老”是因为中医对糖尿病的认识已有几千年，最早可以追溯到《黄帝内经》；说其“新”，是因为近40年中国糖尿病患病率迅速增长，从1980年的0.67%上升至2019年的12.8%。目前，我国糖尿病患者人数已达1.298亿。

传统医学早就有“过食肥甘致病”的理论。随着生活方式的改变，古时“肥甘厚味”“膏粱之人”已广泛存在于现代人群中，成为糖尿病的高危人群。现代医学也证明了不良饮食习惯是导致糖尿病等代谢性疾病的重要诱因之一。因此，调整饮食结构、合理膳食、“少食肥甘”是防治糖尿病的基本方法。

中医治病讲究天人相应的整体观，擅长“调态”，即从宏观入手，通过取类比象、司外揣内等手段，判断疾病状态，用药物之偏性调整疾病偏态，改善疾病发生、发展的环境，使体内自我修复能力充分发挥作用。

2型糖尿病患者常常合并血脂紊乱、高血压、肥胖等心脑血管疾病高危因素，随着治疗糖尿病“整体观”的推广，越来越多学者认为：相比单纯控制血糖，对血糖、血脂、血压等进行综合管理，更具有临床意义。

现代中医理论将糖尿病病程分为“郁、热、虚、损”四个自然演变期：糖尿病前期患者处于因肥胖而导致胰岛素抵抗的“郁”状态；进入糖尿病期的患者，多见易怒口苦、消谷善饥、便秘、渴欲饮水等症状，此为郁久而化“热”状态；后期，胰岛细胞受损，胰岛素分泌功能降低，出现神经和血管病变，患者呈现“虚”和“损”的状态。

研究显示，对肝胃郁热证的初发2型糖尿病患者，大柴胡汤的降糖效果与二甲双胍相当；经典名方葛根芩连汤对处于“热”阶段的初发2型糖尿病患者有较好疗效；针对单用二甲双胍血糖控制不理想的患者，联合应用中成药治疗可降低糖化血红蛋白，为中西医结合治疗提供了研究范例和应用依据。

中医药治疗糖尿病并发症一直以来都有其特色和优势，尤其对一些尚无有效治疗药物的难治性并发症，如糖尿病重症周围神经痛、胃瘫等。

中医也称糖尿病为“糖络病”。“糖”强调了糖尿病血糖异常升高的病理特点，“络”突出了血管病变、神经病变等多种糖尿病并发症。研究表明，早期采用活血通络中药能够延缓糖尿病并发症的发生和进展。临床试验证实，独立于降糖之外的活血通络法能够减轻糖尿病早期视网膜病变程度，延缓病情进展，为糖尿病并发症的治疗提供了思路。PM

Contents 目次 2020 年 11 月

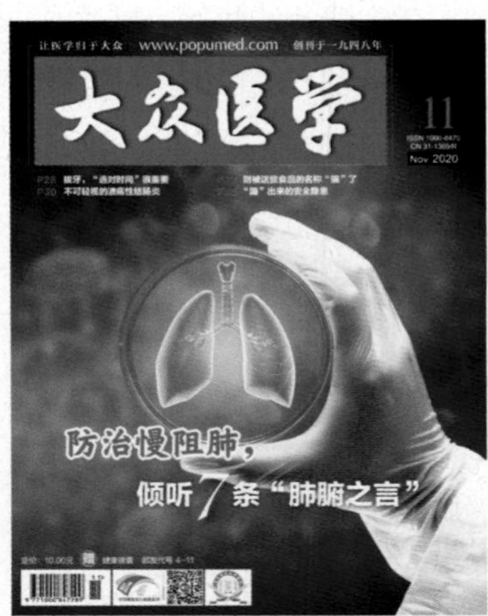

防治慢阻肺，倾听7条“肺腑之言”

2020年11月18日是第19个“世界慢阻肺日”。本刊特邀呼吸与危重症学科多位专家，针对慢阻肺的发病率、疾病特点、各阶段防治方法进行总结与分析，用“肺腑之言”帮助大家更深入、全面、科学地认识这一疾病。行动起来，为呼吸“松绑”，向慢阻肺告别。

本期部分图片由图虫创意提供 本期封面图片由图虫创意提供

大众医学 官方微信公众号　大众医学 有声精华版

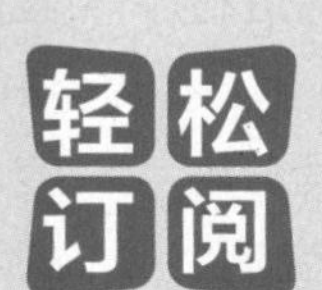

★ 邮局订阅：邮发代号 4-11
★ 网上订阅：www.popumed.com（《大众医学》网站）
http://item.zazhipu.com/2000399.html（杂志铺网站）
★ 上门收订：11185（中国邮政集团全国统一客户服务）
★ 本社邮购：021-64845191 / 021-64089888-81826
★ 网上零售：shkxjscbs.tmall.com（上海科学技术出版社天猫旗舰店）

创刊于1948年　首届国家期刊奖　第三届中国出版政府奖期刊奖提名奖
新中国60年有影响力的期刊　全国优秀科技期刊一等奖　华东地区优秀期刊　中国百强报刊

大众医学®（月刊）

2020年第11期 Dazhong Yixue

名誉主编　胡锦华
主　　编　温泽远
执行主编　贾永兴
编辑部主任　黄　薏
主任助理　王丽云
文字编辑　刘　利　张　磊
　　　　　张　旻　莫丹丹
美术编辑　李成俭　陈　洁

主　　管　上海世纪出版（集团）有限公司
主　　办　上海科学技术出版社有限公司

编辑、出版　《大众医学》编辑部
编 辑 部　（021）64845061
传　　真　（021）64845062
网　　址　www.popumed.com
电子信箱　popularmedicine@sstp.cn

邮 购 部　（021）64845191
　　　　　（021）64089888转81826

营销部
总　　监　章志刚
副 总 监　夏叶玲
客户经理　潘　峥　丁　炜　马　骏　杨整毅
　　　　　张志坚　李海萍
电　　话　（021）64848182（021）64848159
传　　真　（021）64848256（021）64848152
订阅咨询　（021）64848257

广告总代理　上海高精广告有限公司
总　　监　王　萱
电　　话　（021）64848170
传　　真　（021）64848152

编辑部、邮购部、营销部地址
上海市徐汇区钦州南路71号（邮政编码200235）

发行范围　公开发行
国内发行　上海市报刊发行局、陕西省邮政报刊发行局、重庆市报刊发行局、深圳市报刊发行局等
国内邮发代号　4-11
国内统一连续出版物号　CN 31-1369/R
国际标准连续出版物号　ISSN 1000-8470
国内订购　全国各地邮局
国外发行　中国国际图书贸易总公司
　　　　　（北京邮政399信箱）
国外发行代号　M158

印　　刷　杭州日报报业集团盛元印务有限公司
出版日期　11月1日
定　　价　10.00元

80页（附赠32开小册子16页）

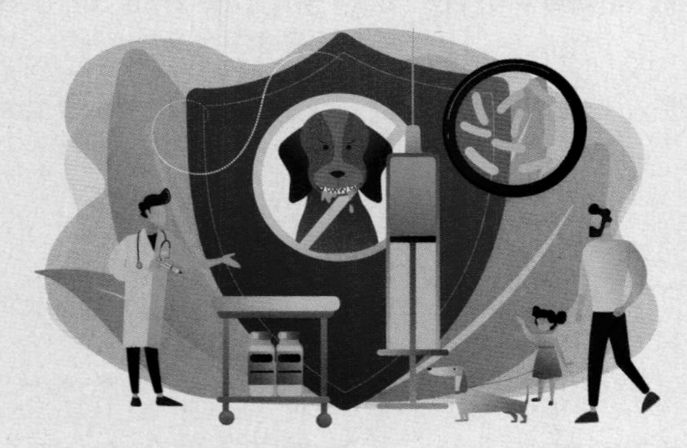

我国每年约4000万人被猫、狗咬伤

9月12日，中国医学救援协会发布我国首部动物致伤诊治规范。我国每年约有4000万人被猫、狗咬伤，毒蛇咬伤人数超过30万，胡蜂、海蜇、蜱虫等动物致伤事件时有发生，严重者可造成残疾甚至死亡，尤其是因动物致伤导致的破伤风、狂犬病等，严重威胁人们的生命。专家提醒：不要与猫、犬等宠物过分密切接触，尤其不要让宠物舔人的口腔、眼睛等处的黏膜；如果被犬、猫等动物咬伤，要及时清洗伤口，及早注射狂犬病疫苗。

查询“有机码”，辨别有机食品真伪

国家市场监督管理总局近日就如何识别有机产品向公众发出提示。所谓“有机”，主要特点是遵循动植物的自然生长规律和生态学原理，不使用化肥、农药、生长调节剂等，在产品加工、贮藏等各个方面也有更严格的要求。目前，我国有机食品主要包括谷物、蔬菜、水果、食用菌、茶叶、肉及肉制品、乳制品、食用油、酒类和饮料等。鉴别有机产品真伪，主要看包装上是否有有机产品认证标志。该标志上除标有认证机构的标识、名称外，还有一串由17位数字组成的有机码（刮开涂层后可见）。我国的有机产品实行“一品一码”，消费者可登录“中国食品农产品认证信息系统”（food.cnca.cn），或至“国家认监委”微信公众号，对有机码进行查询，以辨真伪。如果发现假冒有机产品，可拨打“12315”向当地市场监督管理部门投诉举报。

手机办理“出生一件事”：快速、高效

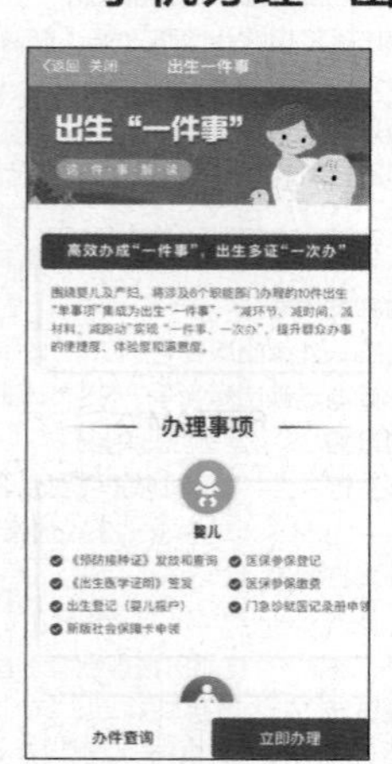

近日，上海市“随申办市民云”APP正式上线“出生一件事”服务。这项服务针对在上海市助产机构出生的一周岁以内婴儿及其母亲。符合条件的家庭可在手机上办理婴儿的预防接种证、出生医学证明、医保参保登记等，还可为产妇办理生育医学证明、申领生育保险等。借助“出生一件事”手机服务，以往需要100天办完的各项相关手续，目前办理时间不超过25天，其中婴儿事项5天可以办完。

18岁及以上成人应自我监测血压

中国疾病预防控制中心、国家心血管病中心等最近发出倡议：18岁及以上成人应定期测量血压，至少每年测量1次，关注血压变化。存在超重或肥胖、高盐饮食、吸烟、长期饮酒、长期精神紧张、体力活动不足等高危因素者，以及血压为正常高值者（120～139/80～89毫米汞柱），应经常测量血压。血压达标且稳定的高血压患者，每周自测血压1次；血压未达标或不稳定者，应增加自测血压的次数。推荐使用经过国际标准认证合格的上臂式全自动电子血压计。另外，为预防高血压，应采取以下措施：坚持运动；每天食盐摄入量不超过5克；减少摄入高脂、高糖食物，限量使用烹调油，多吃蔬菜和水果；尽量在家就餐，少吃快餐；戒烟。

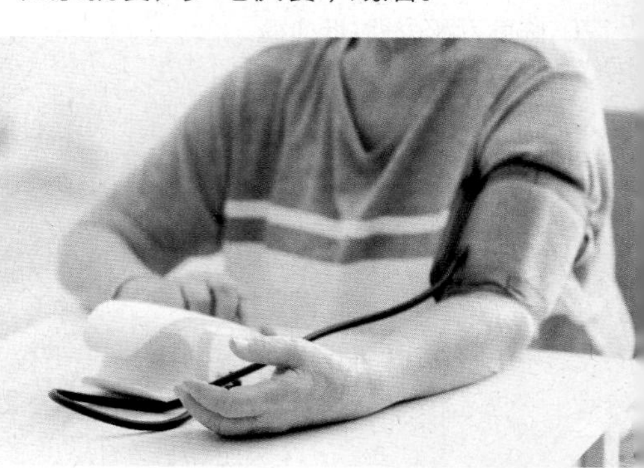

早期胚胎停育，男性也不能“免责”

获得有效、可移植胚胎是试管婴儿治疗成功的关键。然而，临床上有部分采用试管婴儿技术生育儿女的夫妇，虽然精子和卵母细胞看起来“正常”，却反复发生早期胚胎停育。多数情况下，医生将其归因于女方因素，尤其是男方精子正常时。目前，尚未见男性遗传因素导致早期胚胎发育失败的报道。

2020 年 8 月 28 日，复旦大学附属妇产科医院、上海集爱遗传与不育诊疗中心孙晓溪教授联合上海市计划生育科学研究所施惠娟研究员在线发表了研究论文。该研究发现了男性遗传因素导致早期胚胎停育的第一个突变基因 *ACTL7A*，并明确了 *ACTL7A* 突变的致病机制；同时发现卵母细胞人工激活（AOA）技术能够成功克服因突变基因 *ACTL7A* 导致的胚胎停滞，并获得健康子代，为临床医生诊断及治疗此类患者提供了新的方向。

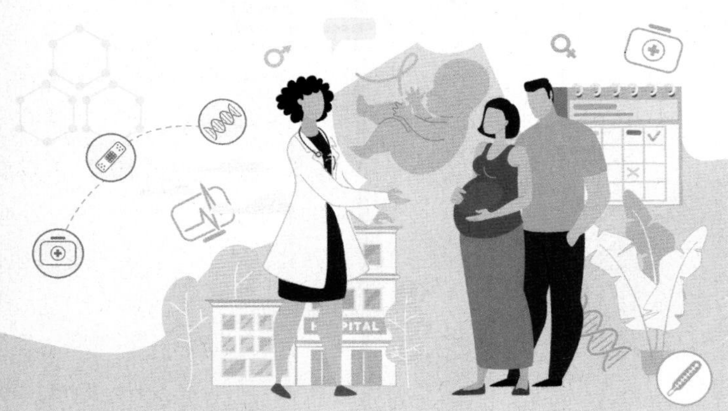

控制血压，同样对预防糖尿病有利

近日，南方医科大学南方医院侯凡凡院士团队发表了一项基于中国卒中一级预防试验（CSPPT）的分析报告。这项随机双盲对照研究纳入了45 ~ 75 岁无糖尿病的高血压患者 14 978 例，将其随机分为依那普利 + 叶酸组与依那普利组，每 3 个月测量一次血压。在为期 4.5 年的随访期间，10.9% 的患者被新确诊为糖尿病。

多因素分析显示，收缩压平均≥ 140 毫米汞柱者，新发糖尿病风险增加 67%；与血压控制在 130/80 毫米汞柱以下的患者相比，血压控制在 130 ~ 140/80 ~ 90 毫米汞柱的患者，新发糖尿病风险增加 24%；与收缩压平均控制在 120 ~ 130 毫米汞柱的高血压患者相比，收缩压平均控制在 130 ~ 140 毫米汞柱者，新发糖尿病风险增加 37%。

该研究是首个在高血压患者中评估血压控制程度与新发糖尿病风险的大规模研究。研究结果支持高血压患者采取严格的收缩压降压目标，从而预防糖尿病的发生。

《筛一下，肺常好——社区肺癌早筛项目》科普宣传片发布

2013 年，上海市胸科医院与徐汇区卫健委合作，率先在国内开展“社区肺癌早期筛查”项目。在前期 6 年工作的基础上，胸科医院于 2019 年 9 月携手徐汇区卫健委，联合区疾控中心和 13 家社区卫生服务中心，在全市率先开展“肺癌早期筛查及防治一体化项目”，打造肺癌防治全程医疗服务链。目前，该项目已初步建立“双向转诊、上下联动、互通互联、资源共享”的分级诊疗新格局。社区医院与胸科医院之间实现了影像检查、诊疗、健康管理信息等服务数据共享，完善了肺癌高危人群“初筛 - 转诊 - CT 筛查 - 诊疗 - 随访”的全程管理流程，让肺癌筛查“只跑一次”成为现实。

扫描二维码，观看科普视频

为了让更多市民进一步了解“早发现、早诊断、早干预”对肺癌防治的重要意义，以及社区肺癌早筛项目和绿色通道流程，胸科医院联合徐汇区卫健委、徐汇区疾控中心共同制作了专题科普宣传片——《筛一下，肺常好——社区肺癌早筛项目》。PM

（本版内容由本刊编辑部综合摘编）

随着我国工业化进程的迅猛发展及老龄化社会的到来，慢阻肺患者数量正不断上升。最新数据显示，我国20岁及以上成人慢阻肺的患病率为8.6%，病死率为68/10万，居死亡原因的第三位。在老年人群疾病负担最重的前15个疾病中，慢阻肺位列第三，仅次于缺血性心脏病和脑卒中。尽管如此，大众对慢阻肺的认知状况仍不容乐观，诊治面临巨大挑战。

2020年11月18日是第19个“世界慢阻肺日”。本刊特邀呼吸与危重症学科多位专家，针对慢阻肺的发病率、疾病特点、各阶段防治方法进行总结与分析，用“肺腑之言”帮助大家更深入、全面、科学地认识这一疾病。行动起来，为呼吸“松绑”，向慢阻肺告别。

防治慢阻肺，倾听7条“肺腑之言”

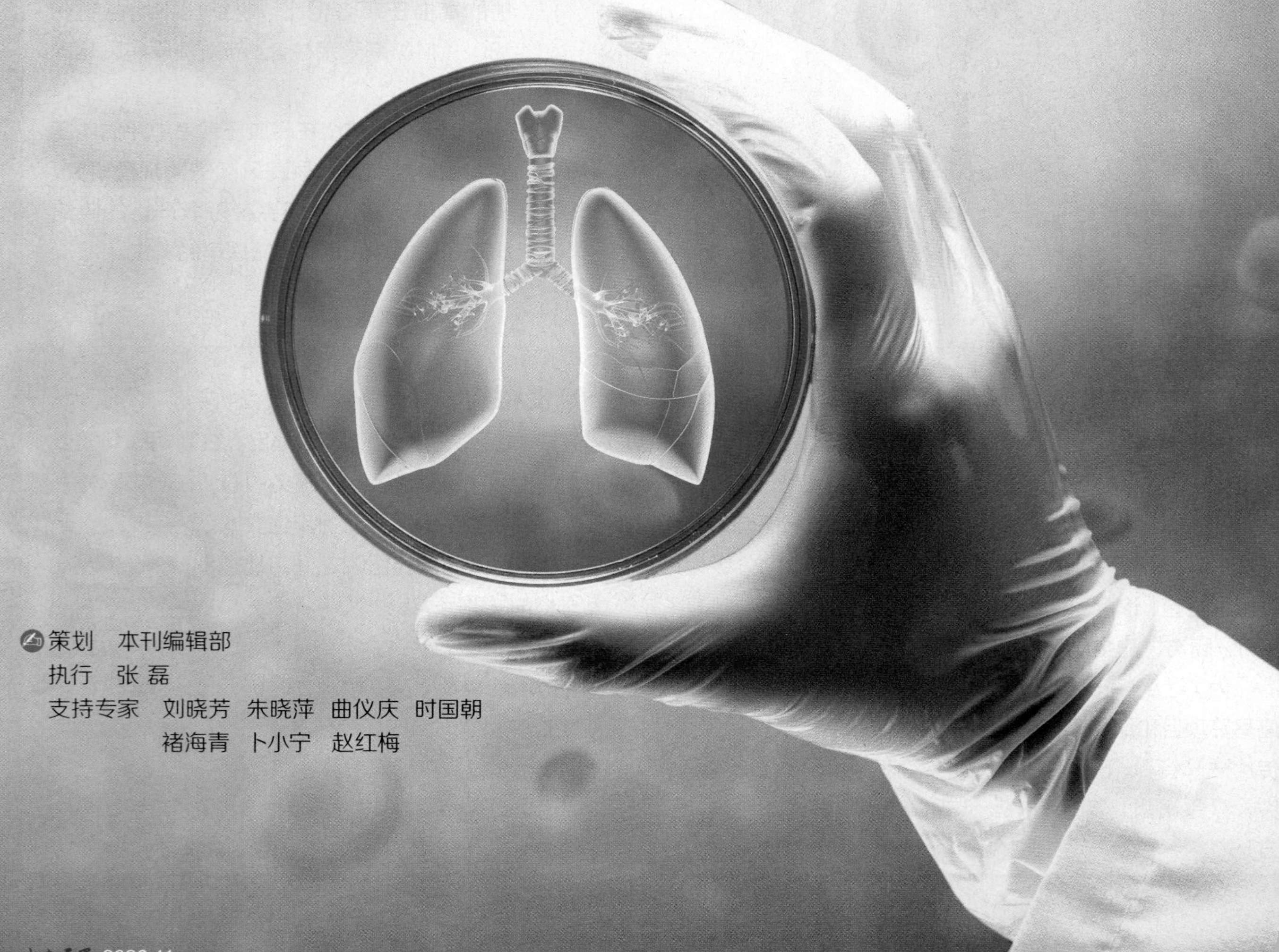

策划　本刊编辑部
执行　张磊
支持专家　刘晓芳　朱晓萍　曲仪庆　时国朝　褚海青　卜小宁　赵红梅

慢性阻塞性肺疾病（COPD，简称“慢阻肺”）的发生，是因为人长期暴露于有毒颗粒或气体中，导致气道和肺泡异常引起了持续的呼吸道症状。它以气流受限为主要特征，最常见的呼吸道症状包括咳嗽、咯痰、呼吸困难等，发病初期往往易被忽略。

箴言一：知己知彼，从容“应战”

首都医科大学附属北京同仁医院呼吸与危重症医学科主任医师　刘晓芳

2018年中国成人肺部健康研究（CPHS）结果显示，20岁以上人群慢阻肺患者总数将达1亿。慢阻肺全球倡议中指出，预计在未来40年内，慢阻肺的发病率仍会继续上升，至2060年，每年可能有超过540万人死于慢阻肺及其相关疾病。目前，国人对慢阻肺的认识与重视程度仍显不足，防治工作面临六大挑战。

挑战一：疾病负担重，“杀伤力”大

慢阻肺是一种症状多、负担重的慢性病。首先，因其存在呼吸困难、活动能力下降、乏力等症状，患者常有焦虑、恐惧和抑郁等不良情绪，生活质量较差。其次，反复的慢阻肺急性加重对患者的健康状况、肺功能均有不同程度的影响，导致住院率及死亡率上升。第三，慢阻肺患者常存在慢性合并症（包括心血管病、骨骼肌功能异常、代谢综合征、骨质疏松症等）也可使患者的住院率及死亡率上升。目前，慢阻肺已经成为全球慢性病致死的最主要原因之一。

挑战二：患病率高，患者数量持续增加

全球有多项关于慢阻肺患病率的研究，其数据因调查方法、诊断标准和分析方法的不同而表现各异。10余年来，我国的两项关于慢阻肺患病率的大型研究结果，揭开了慢阻肺的真实“面目”，引起了国内外大众的广泛关注。

一项为钟南山院士牵头开展的关于中国慢阻肺患病率的研究，其研究结果于2007年发表在《美国呼吸与危重症杂志》上。该研究覆盖了我国7个省市的庞大人群，结果显示：我国40岁以上人群慢阻肺的总患病率为8.2%，其中，男性患病率为12.4%，女性为5.1%。另一项由王辰院士牵头完成的中国慢阻肺多中心横断面研究（中国肺健康研究），研究结果于2018年发表在《柳叶刀杂志呼吸医学分册》上，文中显示：中国大陆慢阻肺的患病率为8.6%，患病人数呈明显上升趋势。

挑战三：症状隐匿，诊断不足

全球数据显示，只有不到6%的成年人曾被告知患有慢阻肺。钟南山院士的研究显示，在被确诊慢阻肺的调查对象中，35.3%无自觉症状，仅35.1%的患者曾被诊断为慢阻肺、支气管炎或肺气肿。由此可见，我国慢阻肺的诊断明显不足。其原因在于：

- 国人对慢阻肺认知不足。调查发现，我国只有近30%的患者知道慢阻肺，农村地区的知晓率更低。
- 大部分慢阻肺患者（尤其是吸烟者）存在长期咳嗽、咯痰等症状，但往往误以为与吸烟相关，直至发生了急性加重甚至合并了呼吸衰竭、肺性脑病、肺心病等严重并发症才就诊，为时已晚。
- 仍有不少基层医务人员对慢阻肺认识不足，造成该病在全国范围

专家简介

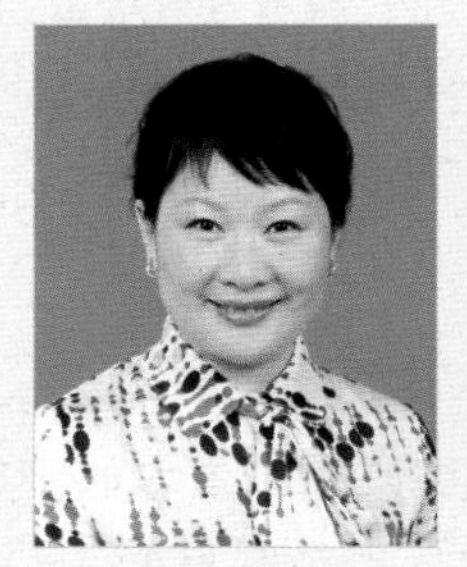

刘晓芳　首都医科大学附属北京同仁医院呼吸与危重症医学科主任医师、副教授，中华医学会变态反应学分会呼吸过敏性疾病学组委员，北京医学会呼吸病学分会委员、呼吸内镜与介入呼吸病学分会委员，北京医师协会变态反应专科医师分会常务理事，北京肿瘤学会肺癌专业委员会委员。擅长支气管肺癌、支气管哮喘、慢阻肺等呼吸道疾病的诊治。

内诊治水平参差不齐，农村尤其如此。

挑战四：烟害“猖獗”

慢阻肺的发生和发展受外因及内因双重影响。外因方面，吸烟是导致慢阻肺的主要危险因素，其他如生物燃料、职业环境暴露和空气污染等，也会共同致病。内因方面，个体易感性、基因异常、肺发育异常等，均可招致慢阻肺“缠身”。

我国是全球最大的烟草生产和消费国。2002 年，全球约有 30% 的烟草在中国生产和消费。据估计，我国烟民数量高达 3.5 亿，是世界上吸烟人数最多的国家。此外，家庭中二手烟暴露及青少年吸烟者与日俱增，均为慢阻肺提供了“可乘之机”。除吸烟外，生物燃料及固体燃料（如木材、农作物秸秆和煤炭等）的高频率使用，使农村非吸烟妇女的慢阻肺发病风险增高。另外，烹饪油烟的危害也不容忽视。

挑战五：肺功能检查不受重视

钟南山院士的研究曾显示，在被确诊的慢阻肺患者中，仅有 6.5% 接受过肺功能检查。相隔 11 年的王辰院士研究显示，已确诊的慢阻肺患者的肺功能检查受检人数仅占 12.0%。

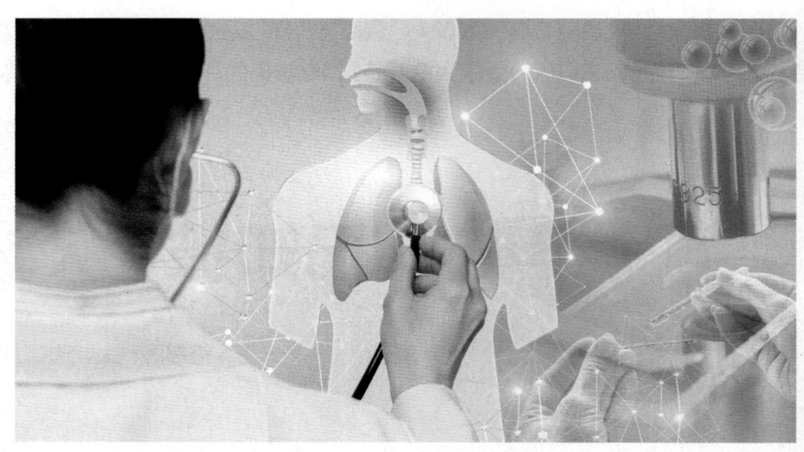

慢阻肺的诊断须综合临床症状、患病因素及肺功能状况，其中，肺功能检查至关重要。早期应用肺功能检查，对提高慢阻肺诊断率、降低死亡率均大有裨益。

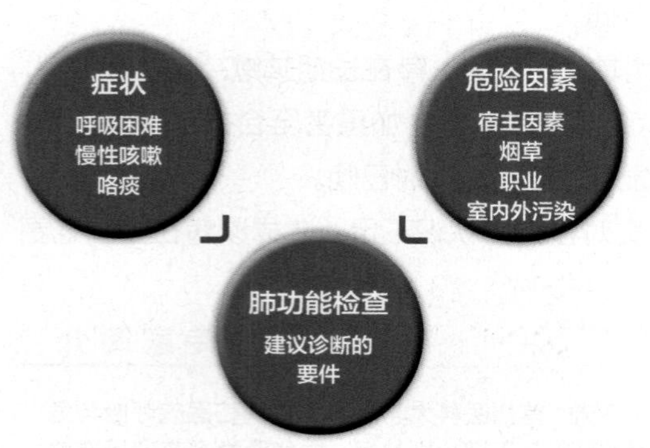

挑战六：疾病全程管理不规范

慢阻肺是一种可以导致严重个人和社会负担的破坏性肺疾病，但也是可防可治的。但受限于患者对疾病的认知水平、自我管理能力，我国慢阻肺患者对疾病危险因素，肺功能测定的重要性，药物吸入、家庭氧疗及呼吸康复的认知十分欠缺，我国慢阻肺的规范管理任重而道远。

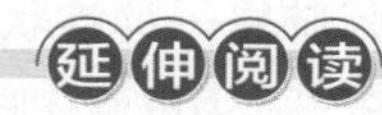

慢性支气管炎、肺气肿与慢阻肺有何联系与区别

比起慢阻肺，许多人对慢性支气管炎和肺气肿更熟悉。这三者是一回事吗？它们之间有何联系？

慢性支气管炎是基于疾病症状的诊断。一般而言，患者若有慢性咳嗽、咯痰症状，持续2年或以上，每年累计咳嗽时间达到或超过3个月，便可诊断为慢性支气管炎。肺气肿是基于肺解剖学改变的诊断。慢阻肺则需结合患者的临床症状、诱发因素及肺功能情况综合判断。其中，肺功能的不可逆气道阻塞是诊断慢阻肺的“金标准”。

慢性支气管炎、肺气肿和慢阻肺既有关联，又有不同。若慢性支气管炎和（或）肺气肿患者存在肺功能阻塞性通气功能障碍，便可诊断为慢阻肺。

专家寄语：

在我国，慢阻肺是一种发病率高、负担重、对健康危害大的呼吸系统常见慢性疾病。吸烟等不良环境暴露是促使其发病的重要因素。目前，国民对慢阻肺的认识仍有不足，应通过持续科普，提高知晓率，重视防与治。

肺功能检查是一门医学计量测量技术，通过肺功能仪来检测吸入和呼出的气体量（肺容量）和速度（流量），从而了解呼吸功能是否正常，对诊断和监测呼吸系统疾病非常重要，有助于筛查出早期慢阻肺患者。

箴言二：将肺功能检查纳入体检“必选项”

同济大学附属东方医院呼吸与危重症医学科　戴慧玲　胡芸倩　朱晓萍（主任医师）

诊断慢阻肺的“金标准”

肺功能检查是评价呼吸系统健康与否的重要检查，与影像学检查（如X线、CT检查等）互为补充，是诊断慢阻肺和支气管哮喘的“金标准”。目前，我国慢性阻塞性肺疾病的诊断率远低于患病率，治疗率远低于诊断率，其主要原因在于人们对于肺功能检查的不了解和不重视，无法早期发现慢阻肺。

经常有患者提出：“‘吹几口气’就要花费好几百元，这个检查不划算。”也有不少人认为，检查过程复杂、耗时，能避则避；甚至有人对此产生恐惧心理，放弃检查。肺功能检查安全、无创，可重复检测，通常情况下，10分钟左右即可完成。肺功能检查时所用到的“用力吸”“用力吹”，其实是锻炼肺功能最简单的方法之一。若每天两次、每次做五组用力“吹、吸”动作。一段时间后，大多数人会发现自己的肺功能有所提升。

“吹与吸”：简单而又“不简单”

临床常用的肺功能检查包括肺通气功能测定、肺换气功能测定、支气管舒张试验、气道阻力测定、呼出气一氧化氮检测等，其中以肺通气功能检查最为常用。检查涉及大量指标，所代表的临床意义各不相同。通过测量用力肺活量（FVC）、1秒率（FEV1/FVC）、第一秒用力呼气容积（FEV1）、一氧化碳弥散功能（DLCO）、最大呼气中期流量（MMEF）、呼出75%肺活量时最大呼气流量（FEF75%）、呼出50%肺活量时最大呼气流量（FEF50%）等，可为判断肺功能受损的部位、性质及严重程度提供依据。通过对肺功能的持续追踪，可评估疗效及预后。

虽然只是简单的吹与吸，但针对不同的检查项目，每次检查所需的吸气与吹气方法均略有不同。如肺通气功能检查时，患者须紧跟医生口令，遵循“平静呼吸→深吸气→呼气到底→用力吸、用力吹、吹气时间长→快吸快吹”的顺序完成检查；肺换气功能检查时，患者须以“正常呼吸→用力吹气到底→快速吸气→屏气8秒左右→匀速快速吹气”的方式进行。

特别提醒

如何更好地完成肺功能检查

肺功能的检查结果受很多因素影响，如仪器的准确性、操作者指导及操作技术的熟练程度、受检者的配合程度等。其中，患者的良好配合至关重要。在检查中做好吸气、呼气动作，是每位患者的必备技能。

- 挺胸坐直、不靠椅背，双目平视，双脚着地。
- 避免穿戴过紧的腰带、内衣，以免限制呼吸运动，影响检查结果。
- 肺功能检查须全程夹闭鼻子，用嘴呼吸。患者在检查过程中，应保证鼻夹不脱落，嘴唇包住咬口（舌头不堵住咬口），无口鼻漏气。
- 尽可能配合肺功能技师的口令，及时做“吸气”和“呼气”动作。用力吸气时，应深吸、快吸、吸足；吸足气后，应立即用最大爆发力呼气，做到不犹豫、不停顿、无中断、无咳嗽，尽可能呼至极限。

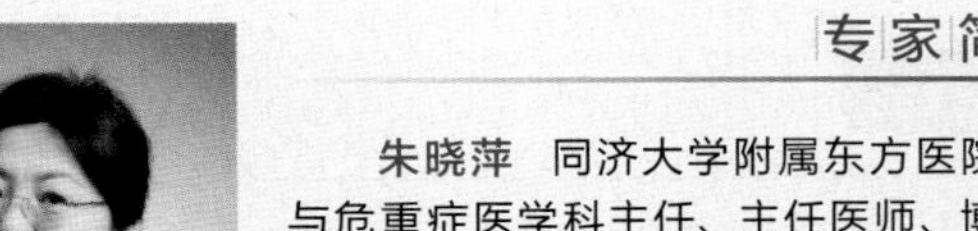

专家简介

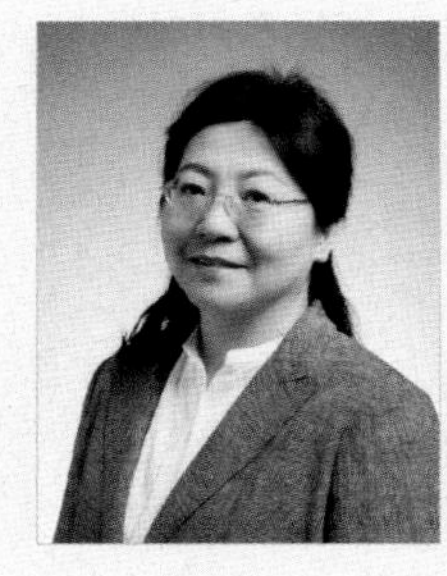

朱晓萍　同济大学附属东方医院呼吸与危重症医学科主任、主任医师、博士生导师，上海市医师协会呼吸内科医师分会委员，上海医学会呼吸病学专科分会肺间质病学组副组长，上海市医学会结核病学专科分会委员。擅长肺部疑难疾病、间质性肺疾病、哮喘及慢阻肺等的诊治。

特别提醒

以下人群宜定期进行肺功能检查：①年龄≥40岁者，无论是否吸烟及有无呼吸道症状；②长期吸烟者，包括曾有吸烟史、目前已戒烟者；③有明确肺部基础疾病者，如慢性支气管炎、慢阻肺、哮喘、肺部肿瘤、肺间质性疾病等；④不明原因的咳嗽、气促及咯痰者；⑤长期暴露于粉尘与烟雾环境中者；⑥家族中存在哮喘、囊性纤维化及β_1抗胰蛋白酶缺乏症者。

呵护肺功能，需要“六驾马车”

一般来说，大多数人在30岁后可出现肺功能下降；有慢性肺部疾病者，肺功能下降速度较正常人快。慢阻肺患者想要改善肺功能，延缓肺功能下降，需要“六驾马车”并驾齐驱：①远离烟草；②预防感冒；③加强营养；④规律用药；⑤呼吸康复；⑥家庭氧疗。其中，呼吸康复不同于以往的药物治疗手段。它是通过非药物方法（全身肌肉运动、呼吸肌锻炼、痰液清除、营养康复、心理康复）帮助患者减轻呼吸困难症状，提高运动耐力，改善生活质量，增加参与社会活动的能力。呼吸康复不分时间，稳定期和急性加重期都可进行。必要时，还可通过心肺运动试验检测自身的无氧阈值、最大摄氧量、心率储备等指标，从而制定个体化的呼吸康复处方。

专家寄语：

40岁以上人群应保持至少每年一次测量肺功能的频率；已有肺功能受损的患者，应每隔3～6个月对肺功能状况密切监测。更早、更及时地呵护自己与家人的肺部健康。

慢阻肺一旦确诊无法治愈，且病程漫长，包括稳定期和急性加重期。症状较轻微、平稳，或者通过规律治疗，症状控制良好的患者处于慢阻肺稳定期。当患者出现咳嗽、咯痰、气短和(或)喘息明显加重，痰量明显增多，且出现脓性或黏液脓性痰、发热时，可判定为急性加重期。慢阻肺急性加重危害大，严重者可直接危及生命，且治疗费用非常高。更为重要的是，部分患者在经历急性加重期后，无论如何治疗，都难以恢复如前，且今后发生急性加重的风险也将明显增大。因此，预防慢阻肺急性加重尤为重要。

引起慢阻肺急性加重的原因众多，如过度劳累、天气变化、情绪激动、自行终止治疗、其他疾病影响等。但大多数情况下，急性加重与感染相关。

感染通常由病毒（占30%）、细菌（占50%）或其他病原体引起，还有一部分为细菌合并病毒感染，或感染病毒后继发细菌感染。病毒感染中，流感病毒是重要的病因；细菌感染中，以肺炎链球菌最为常见。此外，慢阻肺患者由于各种原因导致机体免疫功能下降，罹患肺炎的风险明显增加，而引起肺炎的致病菌往往也是肺炎链球菌。流感疫苗与肺炎球菌疫苗分别是预防流感和肺炎链球菌感染的有效手段。

流感疫苗，9月为接种“黄金期”

通常情况下，每年的10月至第二年3月，流感在我国较为“流行”，北方更常见。接种流感疫苗后，一般需要2～4周才能产生具有保护功能的抗体。因此，为及时、有效地预防流感，应在流行高峰前一个月完成流感疫苗的接种。临床上，医生常建议患者在每年9月接种流感疫苗，“早接种”才可获得“早保护”。不过，错过接种“黄金期”的患者也不必担心，只要尚未发病，整个流感流行季均可接种。

流感疫苗的保护作用维持时间较短。且流感病毒的流行毒株年年不同，故流感疫苗须每年接种。世界卫生组织（WHO）合作中心和全球国家流感中心构建了强大的“监测网”，根据上百个国家流感中心的

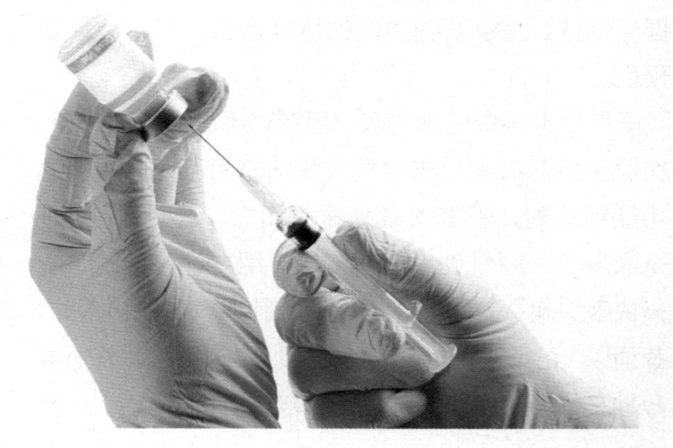

箴言三：接种疫苗，支起免疫“金钟罩”

山东大学齐鲁医院呼吸科主任医师　曲仪庆

监测结果，筛选出下一个流行季节的流感毒株，一般于每年 2 月公布，并推荐给流感疫苗生产企业，研发制备新的疫苗。因此，无论上一年是否接种，慢阻肺患者应在每年流感季节来临前接种流感疫苗。值得注意的是，任何一种疫苗的保护作用都不可能达到 100%。不过，接种流感疫苗后，即使不幸感染流感病毒并导致慢阻肺急性加重，与未接种流感疫苗的患者相比，接种者的症状、疾病加重程度、并发症发生风险均较低，且恢复快，显著降低了因急性加重所造成的经济和时间成本。

肺炎链球菌疫苗，隔5年接种一次

肺炎链球菌是一种表面有荚膜的细菌，根据荚膜不同，可分为 90 多个血清型，不同地区致病的肺炎球菌血清型有所不同。目前已经上市的肺炎链球菌疫苗有 2 种，即肺炎球菌结合疫苗（PCV）和肺炎球菌多糖疫苗（PPSV），涵盖了导致肺炎链球菌感染的常见血清型。

PCV 共有 3 种，即 PCV7、PCV10 和 PCV13。其中，PCV7 覆盖 7 种血清型，PCV10 覆盖 10 种血清型，PCV13 覆盖 13 种血清型。目前，我国批准上市的 PCV 仅有 1 种，即 13 价肺炎球菌疫苗（PCV13）。

PPSV 能够覆盖 23 种血清型，也被称为 23 价肺炎球菌多糖疫苗（PPSV23）。对我国 2006—2016 年肺炎链球菌血清型的分布研究发现，PCV13 和 PPSV23 对这些血清型的肺炎链球菌覆盖率均非常高。

PCV 较 PPSV 增加了载体蛋白，加强了疫苗的免疫原性能，改变了免疫应答途径，更适用于免疫功能不完善的婴幼儿，且可诱导“免疫记忆”产生，使免疫效力更长久。我国规定，PCV13 可用于 6 ~ 15 周龄婴幼儿，PPSV23 适用于 2 岁及以上、感染肺炎链球菌风险增加的人群，包括老年人和患有慢阻肺等慢性疾病的患者。一般来说，PPSV23 只需接种一次，复种至少应间隔 5 年。

为达到有效预防慢阻肺患者患肺炎球菌肺炎的目的，对年龄≥ 65 岁成年人接种 PCV13 和 PPSV23 的建议如下：①年龄≥ 65 岁、未接种（或者接种史不明）肺炎链球菌疫苗的成年人应接种 1 剂 PCV13，6 ~ 12 个月后再接种 1 剂 PPSV23（PCV13 和 PPSV23 接种的最短间隔为 8 周）；②既往接种过 1 剂或以上 PPSV23 的、年龄≥ 65 岁成年人，应接种 1 剂 PCV13，接种的最短间隔为 1 年；③ 65 岁前接种过 PPSV23 的成年人，应该在 65 岁后接种 PCV13（2 种疫苗接种的最短间隔为 1 年）。PCV13 接种 6 ~ 12 个月后，应再次接种 PPSV23（相邻 PPSV23 接种最短间隔为 5 年）。

专家简介

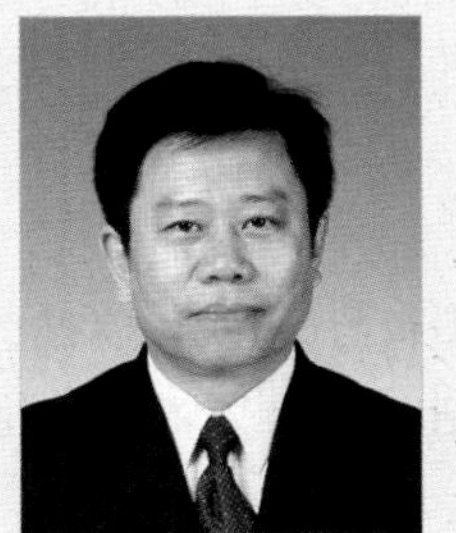

曲仪庆　山东大学齐鲁医院呼吸科主任医师、教授、博士生导师，山东省医学会呼吸病学分会委员会候任主任委员，山东省第三批援鄂医疗队队长、医师组组长。擅长慢性阻塞性肺病、哮喘、肺部感染、肺癌及呼吸危重症的诊治。

专家寄语：

联合疫苗即为流感疫苗、PCV13和PPSV23。为减少慢阻肺急性加重风险，延缓病情进展，慢阻肺患者应提前做好接种工作。但接种了疫苗并不代表能够完全“高枕无忧”。导致慢阻肺急性加重的原因众多，患者均应尽量避免。比如，在稳定期时，务必在专业医生指导下规律使用药物，不可擅自停用或调整药量；冬季室外活动应尽量避开早晨和晚上，并注意保暖；雾霾天尽量不外出，外出时必须佩戴口罩。只有做到积极接种疫苗、注意生活细节、全程规律治疗，才能有效避免慢阻肺进展。

从事戒烟工作多年，笔者发现“吸烟会得肺癌”是所有烟民对烟草危害的共同认识，但因此而成功戒烟的人却少之又少。有的人认为肺癌离自己很遥远；有的人见到不少吸烟者没有患肺癌，便认为“吸烟会得肺癌”夸大其词。确实，吸烟者未必都会患肺癌，但吸烟一定会对肺功能有不同程度的影响。

箴言四：远离烟草，保护肺功能

上海交通大学医学院附属瑞金医院呼吸与危重症医学科　周剑平　时国朝（主任医师）

吸烟是慢阻肺最为重要的危险因素之一。有研究表明，80%～90%的慢阻肺患者有吸烟史，且每天抽吸1包、烟龄超过10年者占多数。

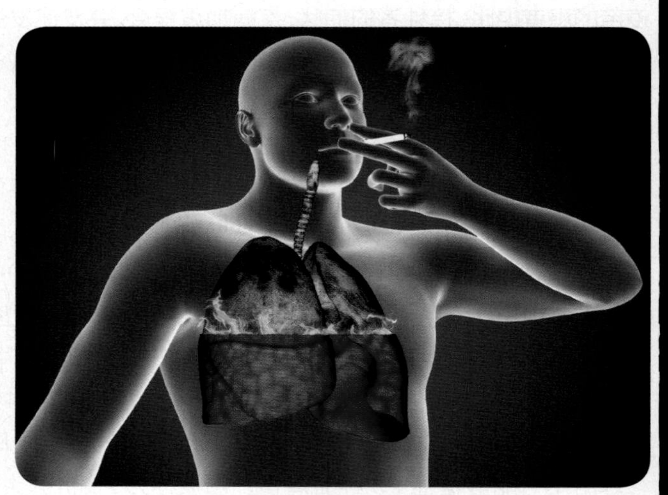

不抛弃烟草的人，早晚会被健康抛弃

吸烟对肺的最大影响是导致呼吸道纤毛受损。纤毛是呼吸道内过滤、清除灰尘和杂质的“好帮手”，同时也会将肺部黏液向口咽部运送、排出。

吸烟可导致呼吸道纤毛逐渐被摧毁且难以再生，大大降低了其对肺的保护功能。此外，烟草里的有害物质（如焦油、一氧化碳、尼古丁等），还可直接刺激气道和肺，增加发生炎症感染的可能性。在两者的综合作用下，肺部黏液增多且难以排出，进而导致各种肺部疾病（如慢性支气管炎、肺气肿、慢阻肺、肺结节等）。慢阻肺的发生和发展与吸烟密切相关，是吸烟导致的主要肺部疾病之一。

戒烟，任何时候都不算晚

在慢阻肺早期阶段，患者通常没有自觉症状，常被忽略。事实上，“烟民们”的肺功能检查和胸部CT报告，或多或少有慢阻肺的“蛛丝马迹”。这时，医生会告诉患者，慢阻肺是一种“一旦不适症状来临，便可能一发不可收拾”的疾病。一旦发生，现有的治疗手段只能缓解症状，不能治愈。因此，决不能因慢阻肺“悄无声息”而掉以轻心，以免错失最佳治疗时机。

不少慢阻肺患者常有这样的疑问：既然慢阻肺不能治愈，是否代表不必戒烟呢？答案显然是否定的。戒烟虽然不能“逆转”已经发生的病变，但却可以避免健康的肺泡“前仆后继”，从而阻止病情继续恶化，使慢阻肺的治疗发挥其应有的功效。

戒烟后，肺会经历一个“自我修复”的过程，炎症得以减轻，肺功能也能在一定程度上得到改善。戒烟后最直接的感受便是咳嗽、气急减少了。有研究报告指出，

专家简介

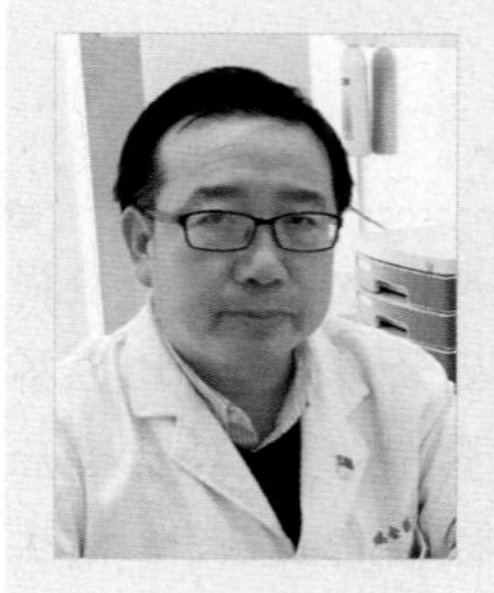

时国朝　上海交通大学医学院附属瑞金医院呼吸与危重症医学科主任、主任医师，上海交通大学医学院呼吸病研究所常务副所长，中国医师协会呼吸内科医师分会常委，中华医学会结核病学分会委员、呼吸病学分会委员，上海市医学会呼吸病学专科分会副主委、结核病专科学分会副主委。擅长胸部影像、肺血管疾病、慢性气道疾病、肺部危重症疾病、肺癌等的诊治。

30岁前戒烟者，其生活质量有可能恢复到与不吸烟者同样的状态。且已有相关研究数据表明，在改善慢阻肺患者肺功能方面，戒烟可显著降低疾病的进展风险，提高生活质量。

对“被动吸烟”和吸电子烟说“不”

接触“二手烟”和“三手烟”均属于“被动吸烟”。“二手烟”的定义为被动吸入环境中烟草带来的烟雾（ETS）；“三手烟”是指，烟草在衣服、地毯和家具等物品上的残留毒物，难以清除。

吸烟越久，慢阻肺的发病风险就越高，吸“二手烟”也可诱发慢阻肺。与烟民长期工作、生活在一起的人，均难逃“被动吸烟”的危害。特别提醒习惯在室内吸烟的人，吸烟会损害自身和他人健康，应自觉避免。慢阻肺患者家属中有吸烟的应尽量戒烟，以减少对彼此健康的影响，做到家中无烟。

除卷烟外，电子烟一度被烟民们奉为“健康吸烟”“合理戒烟”的“神器”。实际上，吸电子烟虽然没有烟草在燃烧，但仍有毒有害。吸电子烟会导致空气中颗粒物质（PM）和其他污染物的释放，污染室内环境。且电子烟释放的几种毒性物质可长时间存在于物体表面，等同于二手烟产生的ETS，后者对于非吸烟者也是一个重要的健康威胁，特别是儿童。含或不含尼古丁的电子烟均会挥发致癌物及其他刺激气道反应的气雾微粒，虽然数量比普通卷烟少，但其安全性仍缺乏足够的数据支持。因此，面对电子烟，大家也应拒绝。

延伸阅读

慢阻肺患者防疫控病“两不误”

2020年伊始，新冠肺炎疫情席卷中国，对慢阻肺患者而言更是“雪上加霜”。在目前疫情常态化防控的背景下，慢阻肺患者更应做好全方位的有效防护。

❶ 避免接触传染源

尽最大可能减少人员接触，减少访客及聚会，尤其是有发热或呼吸道症状者。老年慢阻肺患者的家属、陪护人员，应严格防范新冠病毒感染。

❷ 切断传播途径

外出时，应正确佩戴口罩，避免去人流密集的地方。值得注意的是，慢阻肺患者只需佩戴一次性医用口罩或外科口罩即可（不必长时间佩戴N95口罩），避免引起呼吸困难加重。

接触公共物品（如电梯内的楼层按键），从公共场所返回，咳嗽、打喷嚏、脱口罩后，护理患者后，准备食物前、中、后，饭前便后，接触动物或处理动物粪便后，均须用洗手液或肥皂水在流动水下洗手，或使用含有酒精成分的免洗洗手液洗手。

老年慢阻肺患者排痰能力下降，有时需要辅助排痰。患者及家属应严格遵守辅助排痰操作流程，减少感染风险。

定时开窗通风，保持室内空气流通（每天1～2次通风，每次30~60分钟）。通风时注意保暖，避免受凉。做好室内清洁，保持环境卫生。及时清理生活垃圾及污物，减少室内环境污染。如厕后，盖好马桶盖后再冲水，定期清洁洗手间。居家消毒可选用含氯消毒剂，但这类消毒剂有明显的气道刺激不良反应，可诱发慢阻肺患者气道痉挛，加重呼吸困难和喘息，应予以适当防护。

❸ 保护易感人群

养成良好的饮食和生活习惯。适量饮水，平衡饮食，均衡热量、蛋白质、维生素、矿物质等的摄入。少食多餐，进食易消化或帮助消化的食物。保证每日充足睡眠。条件允许的慢阻肺患者，可开展居家呼吸功能康复训练。长期卧床、肢体活动受限的老年患者，应进行肢体康复训练。调整好心理状态，避免过度恐慌，必要时可寻求专业心理支持。慢阻肺患者易出现肠道功能紊乱，并影响全身的免疫功能，诱发感染。患者可适当补充肠道益生菌，调整肠道菌群，改善肠道功能。

专家寄语：

无论是主动吸烟还是被动吸烟，无论是传统烟草还是电子烟，吸烟对肺乃至全身健康的危害都很大。主动吸烟者应尽快、彻底戒烟。被动吸烟者应全力劝诫身边的烟民尽早戒烟，尽可能避免被动吸烟。

尽管慢阻肺的病因和发病机制至今尚未完全明确，但它依然是一种可防可治的疾病。由于慢阻肺尚无法治愈，故其治疗过程必然是一条充满荆棘的漫漫“长途”。经过数十年的积极探索，医学界对慢阻肺的诊治已积累了大量实践经验及手段，如积极戒烟、注射疫苗、药物治疗、肺康复、患者教育与自我管理、抗焦虑和抑郁治疗、长期家庭氧疗和通气支持、外科治疗等等。其中，药物始终是慢阻肺的主要治疗方法。

箴言五：药物治疗，不能“见好就收”

同济大学附属上海市肺科医院呼吸与危重症医学科主任医师　褚海青

长“治”，方可“久安”

慢阻肺药物治疗的目的是缓解症状，降低急性加重的频率和严重程度，改善患者的运动耐力和健康状态。目前，用于治疗稳定期慢阻肺患者的药物主要有支气管扩张剂、镇咳祛痰剂，以及具有抗炎作用的药物。

支气管扩张剂包括长效、短效的 β_2 受体激动剂（LABA 和 SABA），长效、短效的抗胆碱能药（LAMA 和 SAMA），以及茶碱类药（茶碱和氨茶碱）；镇咳祛痰剂有氨溴索、桃金娘油等；具有抗炎作用药物包括吸入性糖皮质激素（ICS）、口服糖皮质激素、磷酸二酯酶 -4 抑制剂（罗氟司特）、大环内酯类抗生素（阿奇霉素和红霉素）、黏液溶解和抗氧化制剂（N- 乙酰半胱氨酸、羧甲司坦）。此外，目前国内已经有 SABA/LAMA、LABA/LAMA 和 ICS/LABA 等多种二联复方制剂上市，含有 ICS、LABA 和 LAMA 三种药物成分的长效三联吸入制剂也将于近期在国内获批。

一旦确诊慢阻肺，患者须长期接受药物治疗，切勿随意停药，以免导致症状反复和急性加重。

稳定期治疗，缓解症状，控制病情

慢阻肺稳定期患者的药物治疗需结合药物的可获得性、价格、疗效和不良反应等因素综合考虑。由于不同慢阻肺患者的症状严重程度及气流受限存在较大差异，治疗方案强调个体化。

专家简介

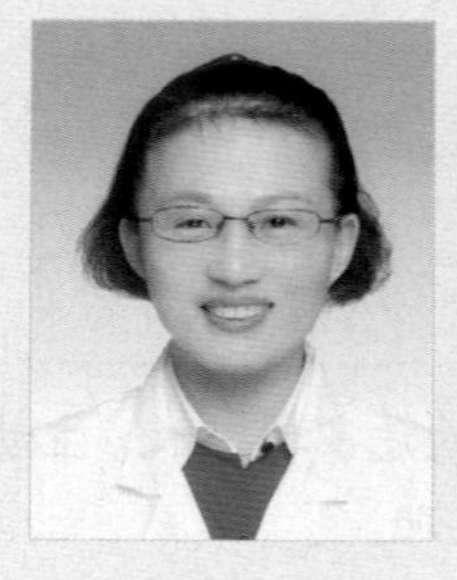

褚海青　同济大学附属上海市肺科医院呼吸与危重症医学科主任、主任医师、教授、博士生导师，中国医药教育协会呼吸病康复专业委员会委员，上海市医学会呼吸病学专科分会委员，上海市医学会感染与化疗专科分会委员。擅长呼吸系统感染性疾病与病原微生物特性研究，非结核分枝杆菌感染、呼吸危重症的基础和临床研究。

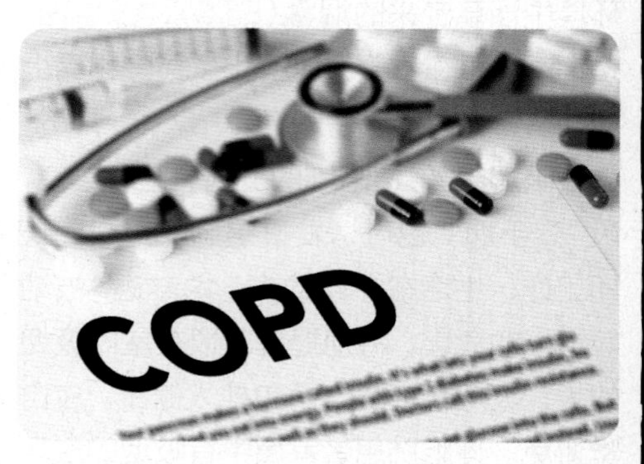

稳定期慢阻肺的管理策略主要基于对患者症状和未来急性加重风险的评估。通常，医生会结合患者的症状、急性加重病史、合并症、烟草及其他危险因素的暴露程度、第一秒用力呼气容积（FEV1）、α_1 抗胰蛋白酶水平等，将患者分为 A、B、C、D 四个群组，分别采取不同药物治疗。例如，A 群（低风险且症状少）患者可以仅按需使用一种短效支气管扩张剂，而 D 群（高风险且症状多）患者可能需要联合使用两种长效支气管扩张剂，或一种长效支气管扩张剂联合一种吸入性糖皮质激素。

经过一段时间治疗后，医生通常需要再次对患者的病情进行回顾和评估，以明确治疗是否达到了预期目的，以便调整治疗方案。

稳定期药物治疗遵循回顾（是否有呼吸困难、急性加重等症状）- 评估（吸入技巧和依从性等）－调整（升级或降级药物治疗方案、更换吸入装置或药物成分等）这一周而复始的动态循环流程，直至患者的病情达到最佳控制状态（即症状和急性加重风险的双重控制）。

急性加重期，快速控制病情，预防再次发作

呼吸道感染是慢阻肺急性加重最常见的原因。有数据称，约20%的慢阻肺患者在病情急性加重后，身体无法恢复至先前的状态；且急性加重康复速度越慢，疾病进展风险越高。因此，急性加重期的治疗原则是尽量减少对健康的负面影响，预防下一次急性加重和其他伴随不良事件的发生。

短效 β_2 受体激动剂和（或）短效抗胆碱能药可作为急性加重期的治疗药物。短期（5～7天）使用全身糖皮质激素可以改善FEV1、氧饱和度等指标，缩短住院时间。若存在细菌感染，短期（5～7天）抗生素治疗可降低症状再次加重的风险，促进患者康复。

在预防急性加重再发方面，使用长效支气管扩张剂、吸入型糖皮质激素、磷酸二酯酶-4抑制剂（罗氟司特）、长期大环内酯类抗生素、黏液调节剂（包括N乙酰半胱氨酸和羧甲司坦）、维生素D，以及接种联合疫苗均被证实有效。此外，戒烟、康复训练、肺减容术等措施，也能在一定程度上减少慢阻肺急性加重的发生频率。

专家寄语：

规范用药须贯穿慢阻肺治疗的始末。在全程治疗过程中，唯有医师、护士、患者及家属齐心协力、密切沟通，才有可能打好这场“持久战”。

慢阻肺急性加重是导致疾病进展和死亡的重要原因，预防急性加重应为慢阻肺管理的重中之重。

箴言六：严防善控，不让急性加重“有机可乘”

首都医科大学附属北京朝阳医院呼吸与危重症医学科
王晓月　陈潇婷　卜小宁（主任医师）

慢阻肺急性加重的定义为：呼吸症状急剧恶化。临床症状主要包括呼吸困难加重、痰量增多、痰液变为脓性，常伴有咳嗽、喘息加重等。经过治疗，大部分患者的急性加重症状可在几天至几周内得到缓解。但每一次的急性加重均会加剧肺组织破坏，导致肺功能变差，加速疾病进展，继而引起呼吸衰竭、心力衰竭，甚至死亡。临床上，因慢阻肺急性加重住院治疗的患者长期预后相对更差，急性加重和再住院的风险增高，5年死亡率增加。慢阻肺预后不良的独立相关因素包括高龄、低体质指数、伴随心血管疾病或肺癌、既往因急性加重住院史、出院后长期氧疗以及药物维持治疗的依从性差等。

急性加重，多与感染有关

多种诱因可导致慢阻肺急性加重，其中一半以上是细菌、病毒和非典型病原体等感染引起。另外，吸烟或被动吸烟、环境污染、暴露于花粉或尘螨等吸入性过敏原等环境因素，也是常见的诱因。其他诱因还包括外科手术、应用镇静药物、维持治疗中断，以及合并气胸、胸腔积液、肺栓塞、心力衰竭、心律失常等。此外，尚有一部分慢阻肺患者发生急性加重的诱因不明确。

专家简介

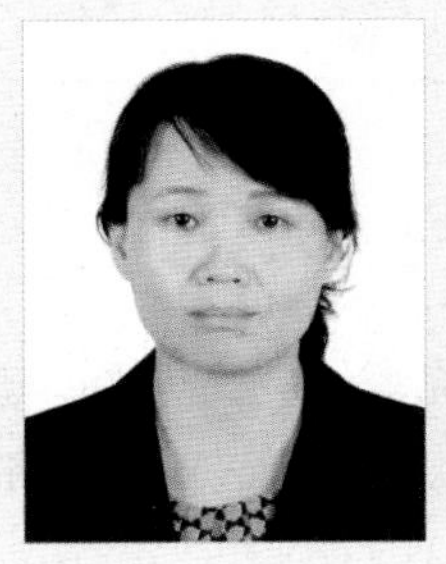

卜小宁　首都医科大学附属北京朝阳医院呼吸与危重症医学科主任医师，北京医学会临床流行病学和循证医学分会青年委员，中华医学会呼吸病学分会烟草病学组委员，中国医师协会呼吸医师分会呼吸相关职业发展工作委员会委员，中国康复医学会呼吸康复专业委员会委员。擅长慢阻肺、支气管哮喘、慢性咳嗽等疾病的诊治。

明辨端倪，就医刻不容缓

发生慢阻肺急性加重需及时就诊，如就医不及时，可能引起病情进一步恶化。

一般而言，冬春季节易发生慢阻肺急性加重。患者通常表现为呼吸系统症状的快速恶化，如呼吸急促、喘息、咳嗽加剧、痰量增多、痰液呈脓性，可伴有鼻塞、流涕、咽痛、打喷嚏等上呼吸道症状，活动耐力明显减低，出现胸闷、心悸、发热，还有疲乏、食欲下降、嗜睡或失眠、抑郁等症状。慢阻肺急性加重可有不同的临床表现，也可能是合并或并发心血管病、肺炎等疾病，无论是哪种情况，都应及时就诊，不可抱有侥幸心理。

经规范治疗，多数患者病情可控

慢阻肺急性加重期的治疗目标是减轻当前急性加重的病情，预防再次急性加重的发生。怀疑自己发生了急性加重时，一定要及时就诊，由医生进行病情评估。

一般来说，约 80% 的急性加重患者在门诊经支气管扩张剂、糖皮质激素、抗生素等药物治疗后，病情可得到有效控制。症状严重，如出现呼吸困难突然加重、呼吸频率加快、氧饱和度下降、精神紊乱、嗜睡、急性呼吸衰竭、口唇发绀、水肿或存在严重的合并症（如心力衰竭、新发心律失常等）时，常需住院治疗。除了药物治疗外，医生还会根据患者的呼吸衰竭情况，决定是否采取无创呼吸机给氧，并按需进行利尿、抗凝、营养支持等治疗。

急性加重后，须预防再次发作

急性发作后，再次发作风险明显上升。慢阻肺患者应牢记以下 6 点注意事项，预防急性加重“再次光临”：

❶ **远离危险因素** 尽早戒烟并劝家人戒烟，减少雾霾天外出，避免烟雾、粉尘、香水、油烟等有害物质的吸入。如有明确的气道过敏情况，应尽量避免接触过敏原，如花粉、柳絮、动物毛屑、螨虫等。

❷ **规律用药，严格随访** 吸入性支气管扩张剂单用或联合应用吸入性糖皮质激素，是稳定期的主要治疗措施。正确使用药物吸入装置，做好稳定期的维持治疗，可显著降低发生急性加重和死亡的风险。必要时，患者需要长期接受家庭氧疗，以改善缺氧症状。

❸ **避免感染** 慢阻肺患者应积极接种流感疫苗（每年一次）及肺炎球菌疫苗（两次接种应间隔 5 年）。冬季应减少不必要的外出，外出时做好保暖措施。保证室内通风换气，避免受凉感冒。

❹ **注意加强营养** 慢阻肺患者因长期患病，常存在不同程度的营养不良。患者应注意补充优质蛋白质、维生素，保证食物的多样性。

❺ **合理运动** 适当锻炼可改善肺功能，增加活动耐力，改善生活质量。患者还应规律作息，保证充足睡眠，避免劳累。

❻ **保持心情舒畅** 与家人和朋友积极沟通，及时疏解不良情绪；积极培养自己的兴趣爱好，保持乐观开朗的心态。正确认识、对待疾病，主动配合治疗。

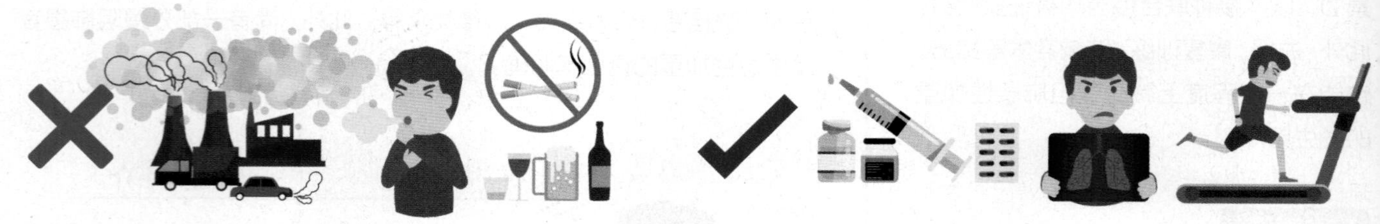

专家寄语：

慢阻肺急性加重对患者的生活质量、住院率、疾病进展、预后均有负面影响，同时增加家庭的照护与经济负担。患者应严防善控，坚持长期、规律、正确用药，做好稳定期管理，持续有效控制慢阻肺的发生和发展，避免病情恶化。

康复医学的发展已有很长的历史，但在呼吸系统疾病患者中，康复应用开展较晚。近年来，随着人们对呼吸康复认知度的提升，其对呼吸系统慢性疾病的康复作用被逐渐认可。

箴言七：呼吸康复，与“食”俱进、合理运动、从“心”出发

中日友好医院呼吸与危重症医学科　冯 鹏　赵红梅（主任医师）

团队“作战”，面面俱到

呼吸康复团队是以呼吸科医生为主导，由康复科医生、物理治疗师、护士、心理治疗师、营养师等组成的多学科小组。呼吸康复对患者实施综合干预，以期将呼吸康复相关新知识和新技能，融入患者的日常生活，培养其养成良好的生活方式和行为习惯；通过长期健康促进行为，做好自我管理；发现问题，及时与医生等专业人员沟通解决，达到长期有效控制病情，实现呼吸康复的目标。

呼吸康复包含教育、运动、心理和营养四大方面，评估贯穿整个呼吸康复过程的始终。对患者、家庭及环境的细致评估是呼吸康复安全性和有效性的保障；以患者需求为导向的健康教育，有助于提高其自我管理效能；呼吸康复团队还须详细了解患者的病史、用药、辅助检查、呼吸功能、营养和心理的情况，并在康复过程中反复评估，不断调整治疗方案。

饮食篇

● **减少碳水化合物的摄入** 与蛋白质和脂肪相比，碳水化合物的呼吸商（所释放的二氧化碳和吸收氧气的分子比）最高，在体内氧化后产生的二氧化碳最多，易引起或加重二氧化碳潴留，加重呼吸困难，甚至进一步抑制呼吸中枢，引发呼吸衰竭。

● **提高脂肪的摄入比例** 脂肪的呼吸商最低，在体内彻底氧化后生成的二氧化碳最少。稳定期慢阻肺患者的脂肪供能可占总能量的 20% ~ 30%；采用肠内营养支持的患者，其脂肪供比可增加至总能量的 40% ~ 50%。

● **增加蛋白质的摄入量** 增加蛋白质的摄入可促进正氮平衡。因慢阻肺患者蛋白质分解亢进，为促进合成代谢，应采用高蛋白质饮食。蛋白质供给量可按每日 1.2 ~ 1.5 克 / 千克体重计算，占总能量的 15% ~ 20%。若患者继发呼吸道感染，能量消耗增加，蛋白质的供能比可适当提高至 30%，以优质蛋白质为主，如鸡、鸡蛋、虾，猪瘦肉、鱼、牛肉、豆制品等。

● **限制盐的摄入** 每日食盐量应小于 6 克，限制酱油、味精等调味品。选用柠檬、葱、生姜、胡椒、生蒜、低盐酱油、醋、香油等调味。

● **补充多种维生素、膳食纤维、足够的热量及矿物质** 可多食用鱼肝油、胡萝卜、番茄和黄绿色蔬菜水果，以及含钙多的食用油、鱼类、肉类、广橘、香蕉、山芋、油菜等。注意补充膳食纤维以预防便秘，如多食些芥菜、白菜、菠菜、芹菜、香蕉等。

● **其他** 补充足够的水分，以促进痰液稀释，使之易于咯出。少食多

专家简介

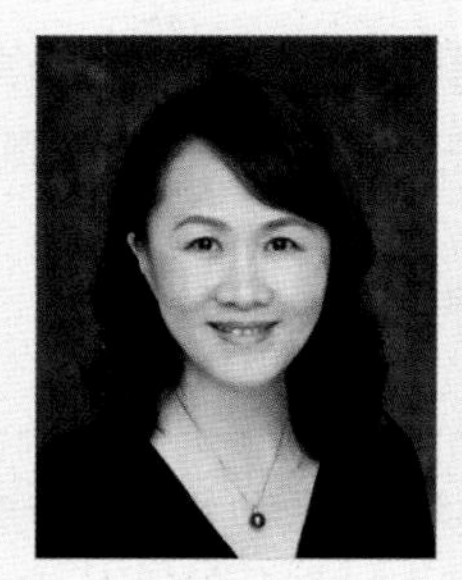

赵红梅 中日友好医院呼吸与危重症医学科主任医师、副教授，中国康复医学会呼吸康复专委会副主任委员，中国残疾人康复协会呼吸康复专委会主任委员，中国医师协会康复医师分会呼吸康复专委会主任委员。擅长肺炎、哮喘、慢阻肺、支气管扩张、肺癌等呼吸系统疾病的诊治，尤其是慢性呼吸道疾病的康复治疗及危重症疾病的早期康复治疗。

餐（每日4～6餐），食物宜软烂，易于消化、吸收。餐前可以先休息，餐后适量运动。进餐时细嚼慢咽，如感呼吸困难，宜等呼吸平稳后再进食，或遵医嘱进行家庭氧疗。

运动篇

有氧运动有助于提高慢阻肺患者全身耐力，改善其心肺功能。常见的有氧运动项目包括步行、快走、慢跑、游泳、骑自行车、打太极拳、跳广场舞等。运动过程中，患者应尽量采用缩唇呼吸或腹式呼吸，当出现呼吸困难时，可做1～2次腹式呼吸和缩唇呼吸。患者可根据自己的情况携带氧气进行运动，运动时须注意氧流量的调节。

● **做好运动前的准备工作** 运动前，应有5～10分钟的热身运动；运动后，也应安排数分钟的放松运动。选择合适自己的运动鞋，鞋底以富有弹性且防滑为佳。运动场地宜选地面平整且阴凉处。

● **制定合理的运动计划** 选择适合自己并能坚持的运动。从低强度、低频率的运动开始，循序渐进，逐渐适应，运动强度以第2天不感到疲劳和疼痛为宜。

● **适量饮水，运动前后不进食** 进食前后1小时内不宜运动；运动中不宜大量饮水，特别是清凉饮料。

● **若有不适，立即停止运动** 运动前或运动中出现头晕、胸痛、心悸、脸色苍白、盗汗等情况时，应立即停止运动。运动时，可随时监测血氧饱和度的变化，当血氧饱和度低于88%时，须暂停运动，进行呼吸调整；待血氧饱和度上升后方可继续。当出现胸痛、重度呼吸困难、强烈疲劳感、头晕目眩、恶心等症状时，应中止运动。

延伸阅读

呼吸操：助“肺”自由呼吸

除有氧运动外，慢阻肺患者还可以勤练呼吸操，以增加呼吸肌的肌力和耐力，减轻呼吸困难，提高活动能力。笔者主创了适用于呼吸系统疾病，由立位、坐位、仰卧位组成的体操，将其命名为“三位一体”呼吸操。呼吸操动作简单、可操作性强，不受场地限制。该呼吸操还曾用于方舱医院5000余名轻症新冠肺炎患者的呼吸康复治疗，深受欢迎。

呼吸操结合了腹式呼吸和缩唇呼吸，要点如下：

● **缩唇呼吸** 经鼻吸气，将嘴唇撅起像吹笛子一样缓慢呼气，吸气与呼气时间的比例一般为1∶2，也可逐渐延长至1∶3或1∶4。

● **腹式呼吸** 取舒适放松体位，双手放至腹部，经鼻吸气。吸气时，胸部不动，腹部尽量向外扩张；经口呼气，胸部不动，腹部尽量向内收缩，可用双手挤压腹部，促进膈肌上抬。

扫描二维码，免费收看“坐位呼吸操”

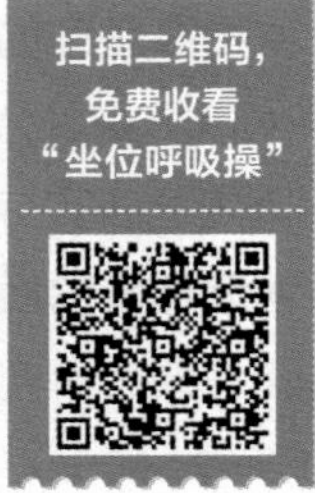

扫描二维码，免费收看“站位呼吸操”

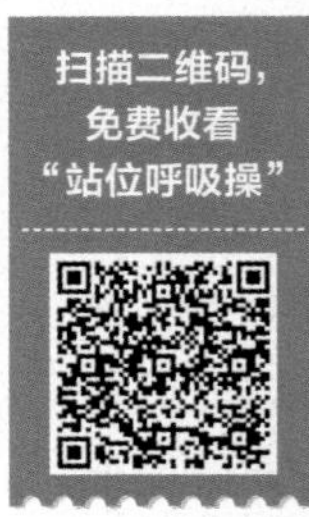

扫描二维码，免费收看“仰卧位呼吸操”

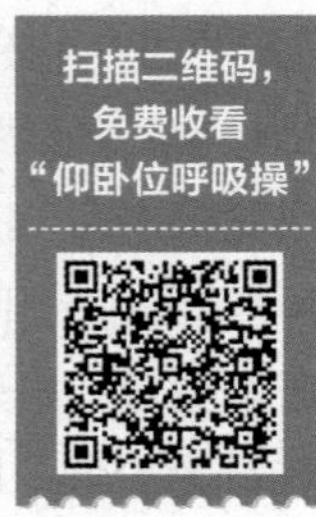

心理篇

慢阻肺患者常有愤怒、挫败感、愧疚、身体和情感依赖、难堪等不良情绪，其中以焦虑和抑郁症状最为常见。患者的心理问题可影响肺功能和疾病严重程度。因此，心理问题的评估和治疗对慢阻肺患者的康复非常重要。

心理治疗是在良好的治疗关系基础上，由经过专业训练的治疗者，通过语言、非语言的活动（表情、举止行为及特意安排的环境条件等），减轻患者的痛苦和能力损害，缓解和消除其负面情绪，帮助其纠正认知错误、矫正不良行为、改善人际关系。PM

专家寄语：

呼吸康复是一种个体化的综合干预措施。通过运动训练、呼吸训练、教育、营养干预、心理支持及行为干预等，缓解慢阻肺患者呼吸困难症状，提高运动耐力，减少急性加重和再入院率，改善负面情绪，提高生活质量。

认识病态窦房结综合征

复旦大学附属中山医院心脏内科主任医师　宿燕岗

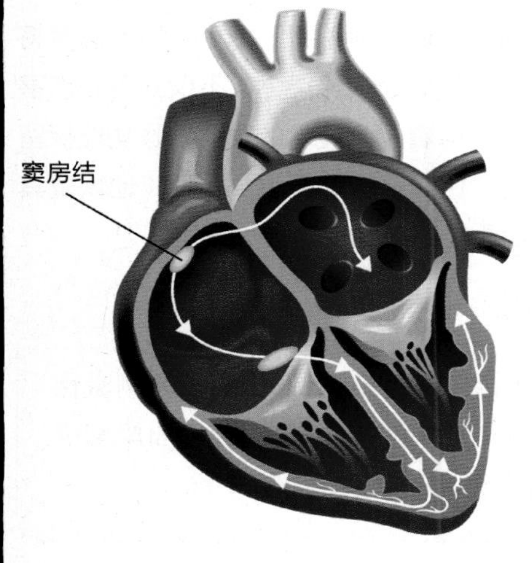

窦房结：心脏的“最高司令部”

心脏是一个不分昼夜跳动的器官，停跳就意味着生命的终结。指挥心脏跳动的“最高司令部”称为窦房结。窦房结发出兴奋脉冲后，通过心脏传导系统（主要有心房和心室之间的房室传导系统及心室内部的传导系统）先后使心房和心室激动（见图），使心脏收缩和舒张，将血液自心脏排到全身各个脏器，维持相应组织器官的代谢所需。因此，医学上把正常的心脏跳动称作“窦性心律”。正常情况下，心脏以60～100次/分钟的频率搏动，运动后或休息时（包括睡眠）心搏次数有所增减。

病态窦房结综合征：此“慢”非彼“慢”

若心率在60次/分以下，医学上称之为缓慢型心律失常，包括多种类型，病态窦房结综合征就是其中一种。

病态窦房结综合征包括三种类型：

❶ 持续的窦性心动过缓（心率低于60次/分）：体力活动、情绪激动时，心率不超过90次/分。

❷ 窦性停搏：窦房结在短时间内不发放任何冲动，导致心脏突然停跳数秒，甚至更长时间。

❸ 慢－快综合征：患者平时心跳偏慢，有时候又会突然变得很快（并非是活动或情绪激动后的心跳增快）。

由此可见，病态窦房结综合征并非都表现为心跳慢。另外，病态窦房结综合征的心动过缓与正常心动过缓也有明显区别。正常的心动过缓多见于经常锻炼身体的年轻人，在静息状态下表现出心动过缓，一旦活动后，心率可迅速增快（至少超过100次/分）；病态窦房结综合征患者即使在活动后，心率也不能明显加速（多在90次/分以下），且患者往往表现为活动时乏力、气急，活动耐量下降，这是由于活动时心率增加困难，心脏不能射出更多血液满足运动所需造成的。而且，正常的窦性心动过缓不会出现明显、频繁的窦性停搏，以及由此导致的相关症状。

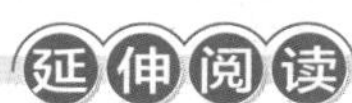

病态窦房结综合征与窦房结功能退化有关

病态窦房结综合征并非一种疾病，而是多种原因引起的一组综合征。最主要病因是窦房结功能退化。P细胞是窦房结内的起搏细胞，随年龄增长，P细胞逐渐被脂肪组织和弹力纤维替代，发出冲动次数减少或间歇停止，从而诱发病态窦房结综合征。

少数情况下，窦房结也会发生暂时的急性功能障碍，主要见于过量使用影响心率的药物（如β受体阻断剂、地高辛等）、电解质紊乱（如高血钾）、下壁心肌缺血或梗死、急性心肌炎、黄疸、颅内压升高、自主神经系统调节紊乱（排尿晕厥、颈动脉窦综合征等）等。另外，其他系统疾病，如甲状腺功能减退、垂体瘤、肾上腺功能减退等，也可造成心率慢。

专家简介

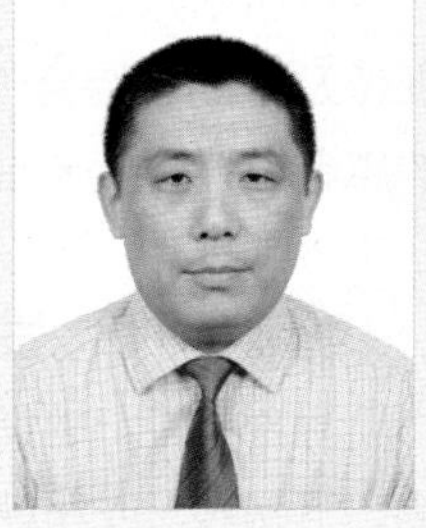

宿燕岗　复旦大学附属中山医院心脏内科主任医师、副教授、博士生导师，中国药理学会心血管药理专业委员会委员，中华医学会心电生理和起搏学分会起搏专业学组委员，中国生物医学工程学会心脏起搏与电生理分会委员，上海市生物医学工程学会心脏起搏与电生理专业委员会秘书长。擅长缓慢型心律失常的诊治、心脏起搏器植入等治疗。

症状可轻可重，后果因人而异

心率慢的表现可以从“毫无感觉”到“晕厥”，甚至“猝死”。症状的轻重程度，一方面取决于心率慢的程度，另一方面取决于患者的敏感性。心率过慢可导致心脏排血量不足，产生全身供血缺乏的临床表现，如乏力、头晕等，也可因长时间窦性停搏而产生黑朦、晕厥，甚至猝死。

患者通常需接受常规心电图及 24 小时心电图检查，以明确心律（心跳的频率与节律）和平均心率，有无窦性停搏等，以明确诊断。另外，当患者出现症状时，自测脉搏频率，有条件的情况下即刻进行心电图检查，也是重要的诊断方法。存在症状相关的窦性心动过缓或窦性停搏，是诊断病态窦房结综合征的最直接依据。

症状与后果，决定治疗方法

一般来说，治疗病态窦房结综合征的目的有两个：其一，避免严重过缓的心率导致患者发生危险（如晕厥或猝死）；其二，缓解心率慢或心率快（慢 - 快综合征）的不适症状。主要治疗措施包括：

- 在体格检查或因其他不适到医院就诊时被发现的窦性心动过缓，且在后续 24 小时心电图检查中并未发现长时间的心脏停搏，无需任何治疗，只需定期随访即可。
- 不推荐常规使用药物预防已存在症状的心动过缓。
- 植入心脏起搏器。有以下情况者宜植入心脏起搏器：①因窦性心动过缓产生了明显的症状；②存在心搏骤停的危险（即便患者并未感觉明显不适）；③患者存在“治疗矛盾”，例如慢 - 快综合征，发作性的心动过速会引起患者明显不适，而治疗或预防心率过快的药物又会加重患者心跳慢症状，此时患者可在植入心脏起搏器后再服用抗心律失常药物，以减少或防止心动过速的发作。PM

喉癌是耳鼻喉科常见的恶性肿瘤，发病率约为2/10万，90%以上的患者为男性，其中，吸烟、饮酒及人乳头瘤病毒（HPV）感染是喉癌发病的主要因素。

目前，喉癌主要采取以手术为主的综合治疗。术后，喉癌患者将部分或完全丧失正常发音功能，影响沟通交流能力，不仅对身心伤害巨大，还会给家庭带来沉重负担。随着医疗技术的发展，喉功能保留手术越来越受重视，在帮助患者“保命”的前提下，尽可能地恢复其发声能力，对喉癌患者术后生活质量的提高意义重大。

特别提醒

喉癌早期的临床表现包括声音嘶哑、咽喉异物感及刺激性干咳等。中年以上男性，尤其是有吸烟或饮酒史者，若出现咽喉不适，应及时就医，行喉镜检查。

部分喉切除：发音训练必不可少

对于病灶位置局限、暴露较好的早期喉癌患者而言，可进行微创手术（显微喉镜 CO_2 激光切除术）。此术式创伤小，可以较好保护患者术后的发音功能。

其他早期喉癌（如支撑喉镜下声门暴露不佳等）或病变范围较局限的晚期喉癌患者，可以进行部分喉切除术（包括水平部分喉切除术、垂直部分喉切除术、环状软骨上喉部分切除术）。

- 水平部分喉切除术保留了患者的大部分发音功能，但由于失去了食管和气管的“挡板”（会厌），患者吞咽时易将食物误吸入气管而引起呛咳。
- 相较于水平部分喉切除术，垂直部分喉切除术后患者的发音损失较大，但由于保留了会厌，患者在术后很少会出现呛咳。
- 环状软骨上喉部分切除术（包括环状软骨舌骨固定术及环状软骨舌骨会厌固定术），适合病变范围较大的喉癌患者，须切除大部分喉并尽可能地保留残余发音结构。术后，患者的发音能力弱于前两种术式。

在手术方式的选择上，患者应听从医生建议，医生会根据肿瘤的部位及分期在综合评判后确定手术方式。手术后，发音功能得以保留的患者还需接受专业的发音训练，以便更好地与他人交流。

全喉切除：发音重建，重获新“声”

局部晚期（癌细胞尚未发生远处转移，但在局部侵犯较严重）喉癌、下咽癌，或早期喉癌但肿瘤侵犯双侧声带的患者，均须进行全喉

喉切除术后，生“声”不息不是梦

复旦大学附属眼耳鼻喉科医院头颈外科
张铎 陶磊（主任医师）

切除。手术后，患者将丧失正常发音功能。与正常人通过口鼻呼气不同，接受全喉切除术的患者须通过颈前造口进行呼吸。为了与他人交流，患者必须学习全新的发音方法，通过食管发音、电子人工喉发音、电子钮发音这 3 种方式进行发音重建，弥补失声的遗憾。

❶ 食管发音

食管发音大致分为 3 个步骤。首先，患者在吸气时，利用食管内负压，通过舌向后方运动，将空气压入食管，从而达到在食管内储存一定量空气的目的；然后收缩腹肌，使膈肌上升，增加胸内压力，压缩食管，如同打嗝一样，将空气从食管内逼出；最后，冲击食管上端（食管第一个狭窄处）和下咽部黏膜，形成振动，并发出基音（经咽、舌、唇及鼻等构语器官加工后形成的声音）。

目前，国内外报道较多的食管发音成功率在 70% ~ 80%。食管发音的优点包括不用手控也可以发音，发音时患者体态正常；不需任何辅助装置，较为经济、方便；缺点有发声强度低，持续时间短，讲长句需换气，发声不当时易产生腹胀、胃灼热等不适感。

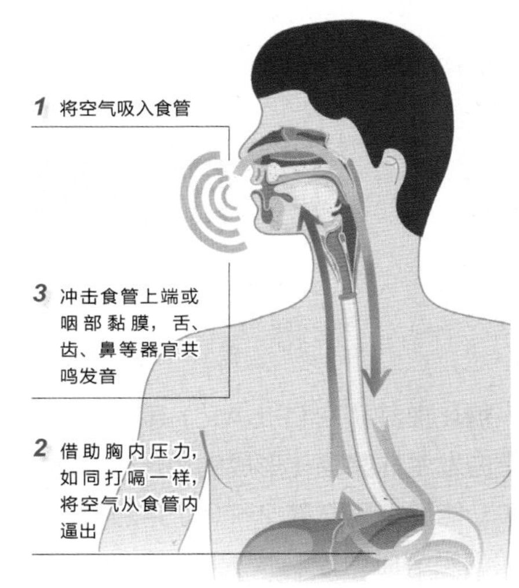
1 将空气吸入食管
3 冲击食管上端或咽部黏膜，舌、齿、鼻等器官共鸣发音
2 借助胸内压力，如同打嗝一样，将空气从食管内逼出

食管发音原理图

❷ 电子人工喉发音

电子人工喉在 20 世纪 70 年代诞生，是一个带有塑料振动膜的手握式装置，型号众多。电子人工喉发音的原理为：通过振荡器产生一定频率的脉冲波，功率放大器将脉冲波放大至一定强度，换能器将电能转换成声音。使用时，患者须将电子喉的末端放在颈部，通过颈部最佳传音点，将声波传导到咽腔，最后借助舌、齿、唇等构语器官的活动和口型配合，最终发出声音。

电子人工喉容易掌握，具有发音正确、易被听懂等优点，基本能满足患者日常会话的需求。由于电子人工喉产生的是机械音（近似于金属笛声），若患者发声不当，则声音质量差，表述的内容也不清楚。因此，电子人工喉对患者的发声技巧要求较高。

❸ 电子钮发音

1980 年，美国的 Singer 和 Blom 首先在食管镜下采用气管食管穿刺，安装了 Blom-Singer 发音钮，使患者获得了良好的发音功能。此后，手术技术不断提高，发音假体的材料及性能不断改进，种类不断增多，已在世界范围内广泛应用。目前，最常见的发音钮除 Blom-Singer 外，还有 Provox 发音钮。

使用电子发音钮的患者可借助自身的呼吸力量发声，具有发声响亮、声时长、吐词连贯等优点，且术后无需训练，80% ~ 90% 的患者可通过电子钮获得流利的发音，成功率高。其缺点在于：患者发音时须用手堵住气管造瘘口；产生的声音为机械音，声音单调；假体需定期维护及不断更换，且价格昂贵；少数情况下，假体可能发生移位、脱落，造成患者误吸，引发窒息；瘘口周围会出现漏液、感染、肉芽组织和瘢痕增生等，可致食管狭窄。

全喉切除术后的发音重建方法多，但各具优缺点，具体言语康复的方式因人而异。因此，患者应与医生共同参与发音重建方法的选择，制定训练与康复计划，以获得满意的疗效。PM

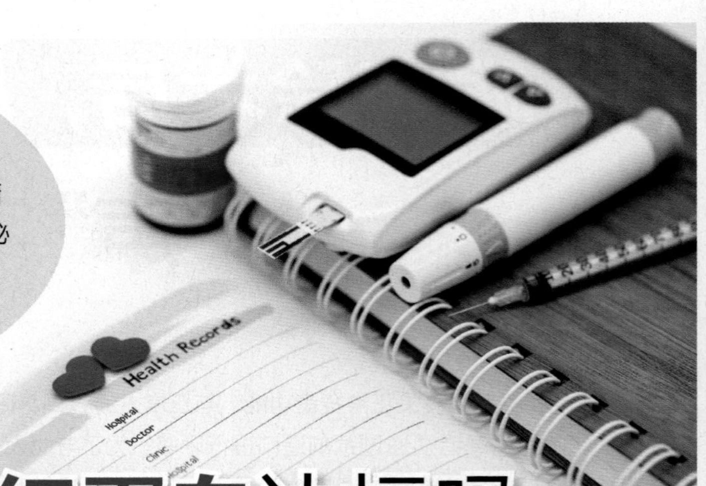

糖尿病患者的糖化血红蛋白控制目标是什么？对不同患者而言，控制目标是否有差异？如何才能达标？为帮助"糖友"明确目标，更好地控制糖尿病，本刊特邀专家对中华医学会糖尿病学分会、内分泌学分会于2020年1月共同发布的《中国成人2型糖尿病患者糖化血红蛋白控制目标及达标策略专家共识》进行详细分析。

你的糖化血红蛋白达标吗

上海交通大学医学院附属新华医院内分泌科　李晓永　苏 青（主任医师）

糖化血红蛋白（HbA1c）是人体血液中的葡萄糖与血红蛋白发生非酶糖化形成的稳定化合物，与血糖水平密切相关，能反映采样前 2 ~ 3 个月的平均血糖，是目前评价糖尿病患者血糖控制状况的"金标准"，在糖尿病的管理中具有重要价值。糖化血红蛋白的正常范围为 4% ~ 6%。糖尿病患者的糖化血红蛋白控制目标因人而异、因时而异。

不同患者，HbA1c控制目标不同

❶ 一般患者：<7%

大多数成人 2 型糖尿病患者的糖化血红蛋白控制目标为 <7%。

近年来，众多有关血糖控制与并发症关系的循证医学研究显示：将糖化血红蛋白降至 7% 以下，虽无大血管获益，但有微血管获益；将糖化血红蛋白进一步降至 6.5% 以下，不仅没有大血管获益，微血管获益也有限，且副作用明显增加，占用的医疗资源也较多。另外，随着一些新型降糖药的问世，如胰高血糖素样肽 -1（GLP-1）受体激动剂、钠 - 葡萄糖协同转运蛋白 -2（SGLT-2）抑制剂等，大多数成人 2 型糖尿病患者可在不增加低血糖风险和体重的情况下将糖化血红蛋白控制在 7% 以下。

因此，将大多数成人 2 型糖尿病患者的糖化血红蛋白控制目标定为 <7%，兼顾了大血管获益、微血管获益与不良反应发生风险之间的平衡。

❷ 年轻、病程较短的患者：≤6.5%

有研究显示：在糖尿病早期进行良好的血糖控制会带来远期获益，具有良性代谢记忆效应；而病程较长、年龄较大的患者，即使血糖控制良好，也难以显示出良性代谢记忆效应。

因此，在不发生低血糖的情况下，如果患者较年轻，病程较短，预期寿命较长，无并发症，不合并心血管疾病，使用的降糖药不增加低血糖的发生风险，糖化血红蛋白控制目标宜≤ 6.5%，甚至尽可能接近正常。

❸ 病程较长、有心血管疾病的患者：<8%

对于病程较长，已有心血管疾病或有心血管疾病极高危风险的患者而言，血糖控制力求平稳，糖化血红蛋白控制目标宜适当放宽至 <8%。因为这部分患者如果严格控制血糖，会增加低血糖的发生危险，而一旦发生低血糖，就可能诱发心血管疾病，增加死亡风险。

专家简介

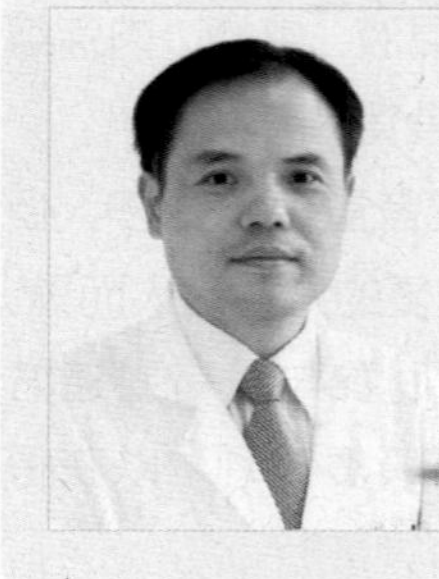

苏 青　上海交通大学医学院附属新华医院内分泌科主任、主任医师、教授、博士生导师，中华医学会糖尿病学分会常委，上海市医学会糖尿病专科分会副主任委员。擅长糖尿病及其并发症、甲状腺疾病、血脂异常、尿崩症等疾病的诊治。

❹ 老年患者：视健康状况而定

与一般患者相比，老年（≥ 60 岁）尤其是高龄（≥ 80 岁）2 型糖尿病患者的神经反应比较迟钝或存在神经病变，容易发生无感知性低血糖，可在没有任何征兆的情况下发生低血糖昏迷。这种情况如果发生在夜间，患者往往因错过抢救时机而出现严重脑损伤，甚至死亡。低血糖还可引起跌倒，导致骨折等损伤。此外，老年人多伴有动脉粥样硬化，如果发生低血糖，可能诱发心脑血管事件（心肌梗死、脑卒中）。因此，老年患者的糖化血红蛋白控制目标应适当放宽，根据健康状况、器官功能、认知功能及预期寿命等情况而定，尽量使低血糖风险最小化。

相对健康（合并的慢性疾病较少，身体功能状态较好）的老年患者有较长的预期寿命，可以考虑将糖化血红蛋白控制到 <7.5%；若患者正在使用增加低血糖发生风险的药物（如胰岛素或胰岛素促泌剂），糖化血红蛋白不宜低于 7%。

健康中度受损（合并多种慢性疾病，有 2 项以上的日常活动能力受损，或有轻到中度的认知功能障碍）的老年患者，低血糖发生风险较高，跌倒风险高，糖化血红蛋白的控制目标可放宽至 <8%；若患者正在使用增加低血糖发生风险的药物，糖化血红蛋白不宜低于 7.5%。

健康状态较差的老年患者预期寿命有限，治疗获益不确定，糖化血红蛋白控制目标可进一步放宽至 <9%；若患者正在使用增加低血糖发生风险的药物，糖化血红蛋白不宜低于 8%。

此外，合并阿尔茨海默病的患者及老年独居者，若预期寿命较长，糖化血红蛋白可控制在 7.5% 左右；若预期寿命 <5 年，糖化血红蛋白可控制在 <9%。

❺ 低血糖风险较高的患者：7%~9%

糖尿病病程 >15 年、发生过无感知性低血糖、有严重伴发疾病（如肝肾功能不全）或全天血糖波动较大并反复出现低血糖症状的患者，可将糖化血红蛋白控制在 7% ~ 9%。低血糖高危人群的个体化血糖控制格外重要，最关键的是防范低血糖的发生，并避免出现高血糖症状。

❻ 妊娠期高血糖患者，不宜采用HbA1c作为血糖控制指标

由于孕妇的血容量增加、红细胞更新加快，糖化血红蛋白水平较孕前略有降低，无法反映血糖的快速变化，所以孕期高血糖患者不宜采用糖化血红蛋白作为衡量血糖控制状况的指标，应直接测定血糖来评估血糖控制状况。

孕期高血糖患者的血糖控制目标为：空腹血糖 <5.3 毫摩 / 升，餐后 1 小时血糖 <7.8 毫摩 / 升，餐后 2 小时血糖 <6.7 毫摩 / 升。

为了达标，必须重视治疗策略

糖化血红蛋白控制目标的设定只是临床决策的开始，为达到控制目标，治疗上应该重视以下策略：

- 包括糖尿病教育、生活方式干预、血糖监测及降糖药物治疗在内的综合管理，是 2 型糖尿病患者实现糖化血红蛋白达标的有效手段。
- 新诊断的 2 型糖尿病患者，如果通过生活方式干预不能使糖化血红蛋白达标，应及时启动药物治疗；单药治疗 3 个月后仍未达标者，应及时进行联合治疗。
- 降糖药物治疗是 2 型糖尿病患者实现糖化血红蛋白控制达标的有效手段。在选择降糖药物时，应综合考虑并发症或合并症、低血糖风险、对体重的影响、治疗费用、不良反应风险、偏好等因素。糖化血红蛋白水平可作为选择降糖药物的依据之一，若实际控制水平与控制目标相差 ≥ 1%，宜考虑选择降糖能力较强的药物。
- 除降糖治疗外，2 型糖尿病患者还必须注重降压、调脂、减重、抗血小板治疗等综合管理，并进行戒烟等生活方式的干预，以预防或延缓糖尿病并发症的发生和发展。PM

专家提醒

糖尿病患者的血糖控制目标要因人而异，进行“量体裁衣”式管理。大多数患者的糖化血红蛋白控制目标为 <7.0%，有些患者可适当放宽，另一些患者则应更加严格。若未能达标，不应视为治疗失败，因为控制指标的任何改善都有益；也不要过分强调达标，以免增加低血糖和死亡的发生风险。需要注意的是，糖化血红蛋白受检测方法、红细胞寿命及海拔等诸多因素的影响，且不能反映瞬时血糖水平及血糖波动，必须充分结合其他血糖监测方法，才能全面了解血糖控制状况。

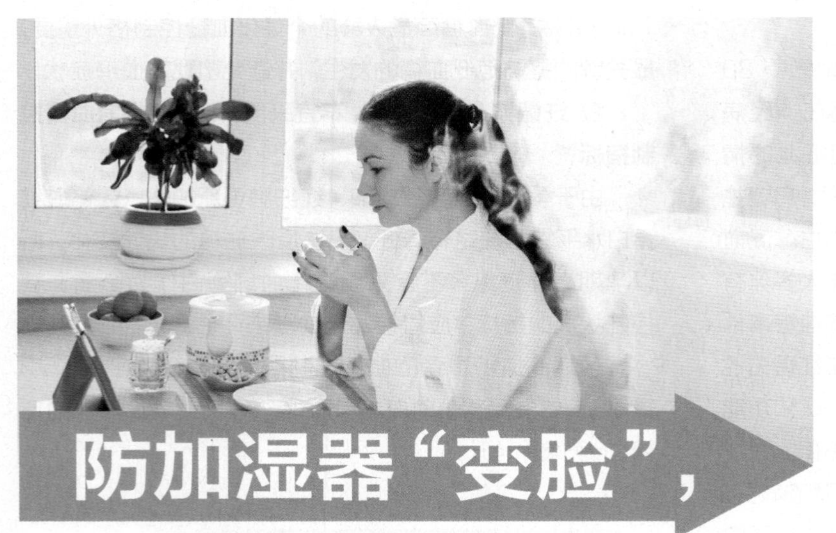

防加湿器“变脸”，使用牢记5要点

随着人们对生活品质要求的提高，越来越多的家庭和办公场所选择在干燥季节使用加湿器。然而，若使用不当，加湿器可能会“变脸”，引起一系列呼吸道疾病，如支气管炎、肺炎、过敏性肺炎等。日前，韩国社会灾难调查特别委员会就加湿器负面事件公布最新调查结果。截至目前，韩国加湿器“杀人”事件造成的死亡人数已达 1.4 万。在这一骇人的数据面前，加湿器是否安全、如何正确使用等问题，受到了大家的重点关注。

上海中医药大学附属龙华医院中医预防保健科主任医师　方 泓

要点1　空气不是越湿越好

适宜的室内湿度对人体健康至关重要。夏季湿度以 40% ~ 80% 为宜，冬季湿度应控制在 30% ~ 60%。夏季室内湿度过大，会抑制人体散热，使人感到闷热、烦躁。冬季室内湿度过大，会加速热传导，使人觉得阴冷，湿度过小则会使人口干舌燥，甚至出现咽喉肿痛、声音嘶哑等症状。

使用加湿器时，宜在室内放置湿度计。当室内湿度超过 80% 时，应停止加湿。

要点2　加湿器不会“自我净化”

加湿器的工作原理是将添加在水箱中的水雾化后喷射至空气中。因此，水质及加湿器的清洁程度非常重要。加湿器在使用过程中，机器、管道不断落灰，水箱易产生水垢。若不定期清洁，加湿器内易滋生微生物，并可随喷射的水雾播散至空气中，不利于呼吸道健康。

因此，应定期对加湿器进行全面清洁、消毒。其中，超声波加湿器宜定期采用专用的加湿器清洗液清洗；热蒸汽型加湿器宜定期清洗水箱中的水垢，但应尽量避免使用杀菌消毒剂，以免造成呼吸道损伤。

要点3　加湿器用水有要求

尽量选择杂质少、洁净的纯净水或蒸馏水作为加湿器用水，避免使用自来水。保证每天更换加湿器水箱中的水。

要点4　不给加湿器“乱加料”

不少人喜欢往加湿器的水箱中添加一些杀菌剂或香料，认为这样不仅能杀灭空气中的细菌，还能有效提升室内空气质量；有家长因孩子对雾化治疗排斥，而自作主张将药物加入加湿器，进行“改良版”的雾化治疗。实际上，这些做法都是错误的。如果消毒剂浓度高，可能导致上呼吸道损伤。在加湿器中加入精油、香水等含有化学成分的挥发性产品，易致鼻炎或哮喘。若将雾化治疗的药物加入加湿器，根本起不到雾化治疗的效果。

要点5　不与加湿器“亲密接触”

加湿器应与人体保持 2 米以上距离，避免正对脸部喷，以免引起不适。PM

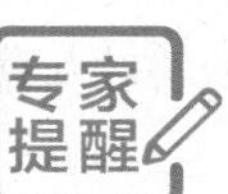

无论使用哪种加湿器，每天仍应开窗通风，保持室内空气流通。

关于“老年斑”，你的认识或要更新

复旦大学附属华山医院皮肤科
乐百爽 卢忠（主任医师）

误区1：老年斑是老年人的“专利”

脂溢性角化是一种良性皮肤肿瘤。日光照射与脂溢性角化的发生密切相关，居住于热带地区者的发病率更高、发病年龄更早。

尽管老年斑多与遗传和日晒相关，但外伤（如油溅伤、轻微划伤）也可能导致其发生。在热带地区居住或长期户外工作的年轻人，出现老年斑的年龄会相对前移。因此，老年斑并不是老年人的“专利”，也可发生于中青年。

误区2：老年斑=“长寿斑”，是长寿的标志

老年斑较少见于40岁以下人群，随着年龄增长，其发生率及数量逐渐增加。因此，在长寿老人的身上可能会见到较多的老年斑。但这并不代表“有老年斑就一定长寿”，如同“老年人多白发，但白发并不代表长寿”。

误区3：老年斑只长在脸部

尽管面部是“老年斑”最常发生的部位，但颈部、躯干部、四肢及手背等部位也常有老年斑的“踪影”，手掌、脚底等部位很少发生。由于面部裸露在外且最受关注，故人们容易产生老年斑只长在脸上的误解。

误区4：老年斑无法避免，只能任其发展

老年斑虽然与年龄增长、皮肤老化相关，但日晒、轻微的外伤都可能导致其产生。因此，有效的皮肤护理是预防老年斑的关键。

首先，防晒很重要。尽量避免在紫外线强的时间段外出；外出时，尽量选择有遮蔽处行走或停留，使用防晒伞、防晒帽、防晒外套等进行物理遮挡；在做到“躲”加“挡”的前提下，还要正确选择防晒霜并足量使用。

此外，维持皮肤屏障的完整性是解决皮肤问题的关键因素之一。在做好防晒的同时，局部皮肤如有干燥、脱屑等屏障受损的表现，需将皮肤保湿、修复屏障的工作“提上日程”。

误区5：“老年斑”只影响外貌，对健康无害

老年斑是一种良性疾病，但在形态上可能与皮肤癌前病变或某些恶性皮肤肿瘤相似。另外，某些病毒性皮肤疾病（如扁平疣、寻常疣等），也与老年斑形态相像，普通人很难区分。因此，当面部或身体某些部位出现了“斑点”，患者应至皮肤专科就诊，明确“斑点”性质。还有一种情况须引起警惕。尽管身上的“斑点”确为老年斑，但其数目与体积在短期内迅速增加，则可能是内脏恶性肿瘤的皮肤表现。因此，若发现身上（绝大多数在背部）的老年斑突然变多、变大，患者须及时就医，接受全身检查。

误区6：“祛斑”这点小事不必去医院

早期的老年斑（仅表现为局部色素增加，触之未高出皮肤表面）可采用各类调Q激光（如调Q红宝石激光、紫翠玉激光、YAG激光）或皮秒激光进行治疗。治疗后，仅有局部结痂，不遗留瘢痕。此时是老年斑治疗的最佳时期，尤其是面部的老年斑。

随着病程延长，老年斑可逐渐增厚。一旦其高出皮肤表面，就需要CO_2激光“上场”了。CO_2激光利用瞬间高热使局部组织气化（直接将斑“烧掉”）。治疗后，可能会遗留较表浅的瘢痕或皮肤纹理的改变。值得注意的是，激光属于医疗操作的范畴，患者一定要去正规医院就诊和治疗，切不可在美容院和所谓的“工作室”，由非专业人员进行“祛斑”。PM

股骨头坏死5问

上海交通大学医学院附属仁济医院骨科主任医师　李展春

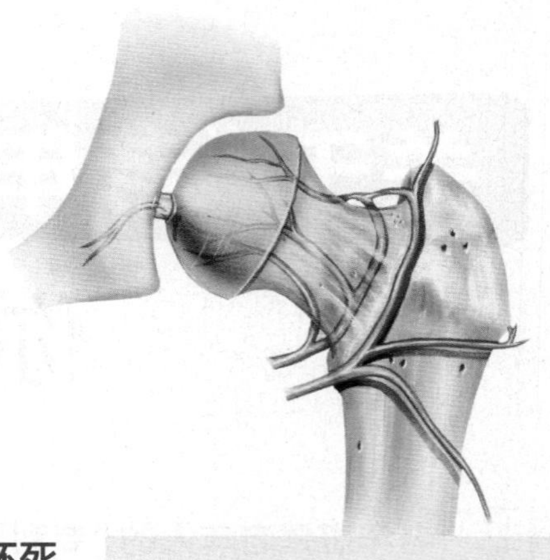

1 问：什么是股骨头坏死

股骨头坏死是由于各种原因使股骨头血供受损或中断，导致骨髓、骨组织成分及骨细胞发生坏死。坏死的骨组织正常负重能力丧失，长期负重后可导致股骨头结构改变、塌陷，从而引起关节功能障碍伴局部疼痛等相关症状，是目前骨科领域的世界性难题和挑战。

股骨头坏死的发生机制尚不明确，在众多学说中，血供受阻理论最易被接受。这种理论认为，由于各种骨内、外致病因素引起骨组织营养血流减少、骨内血管网受压或流出静脉阻塞，造成局部血供障碍，严重者可引起骨组织缺血性坏死。病初可仅表现为单一、主要血管受损，随着病情的发展，如残余循环血量不足以维持受损部位骨细胞正常供血需要时，骨髓组织将首先受损，随后出现骨细胞坏死。研究发现，股骨头坏死区域和血运分布并不完全一致，很难判断血运受阻究竟是股骨头坏死的原因还是结果。但可以肯定的是，血运受阻会加重股骨头坏死的进程，而股骨头坏死也会造成股骨头缺血加重，形成恶性循环。

2 问：股骨头坏死是怎么发生的

股骨头坏死的病因多种多样，根据患者是否受到外伤，主要可分为两大类：创伤性股骨头坏死和非创伤性股骨头坏死。非创伤性股骨头坏死约占总数的70%，远高于创伤性股骨头坏死。

● **创伤性股骨头坏死**　因外伤导致股骨头部位的血运遭到破坏而发生的股骨头坏死，多见于老年人股骨颈骨折、髋关节外伤性脱位、髋臼骨折等。老年人一旦发生股骨颈骨折，一般“难逃”股骨头坏死的“厄运”。加之大多数老年人的基础身体状况不良，可能难以承受保髋治疗，这将进一步使股骨头发生软骨下骨折、股骨头塌陷，最终“走上”全髋关节置换的道路。

● **非创伤性股骨头坏死**　主要分为激素性股骨头坏死、酒精性股骨头坏死和特发性股骨头坏死，以及其他一些少见病因，如股骨头骨骺滑脱、减压病、镰状细胞贫血、凝血系统疾病、艾滋病、脂肪栓塞综合征、慢性肝病及一些代谢性骨病等。

特发性股骨头坏死是指原因不明的股骨头缺血性坏死。随着医疗技术的发展，越来越多曾被诊断为特发性股骨头坏死的患者找到了明确的病因。但遗憾的是，仍然有部分病因无法确定，这也是未来需攻克的难题之一。

3 问：为什么股骨头坏死确诊时常为中晚期

股骨头坏死主要通过临床症状、影像学（X线、CT和磁共振）检查确诊。

由于大部分股骨头坏死患者早期症状隐匿，可无任何临床表现，故不易被发现。有症状的患者早期多表现为髋关节疼痛或酸痛，典型体征是腹股沟区深部压痛，“4”字试验阳性（患者仰卧。一腿伸直，另一侧小腿提起置于伸直腿的膝上弯曲下压，即两腿构成“4”字，诱发同侧骶髂关节疼痛为阳性）。当患者出现跛行、髋关节活动受限等明显症状时，病情往往已处于中晚期，保髋手术已达不到预期效果，只能选择关节置换手术。

④问：股骨头坏死如何治

股骨头坏死的治疗方式包括非手术治疗和手术治疗。

● **非手术治疗** 包括物理治疗和药物治疗。物理治疗主要是减少或避免负重，从而防止股骨头滋养动脉损伤，预防股骨头关节软骨面塌陷，为关节软骨自我修复提供有利条件。但研究表明，单纯物理治疗并不能阻止股骨头坏死的进程，需要配合其他治疗方式，才能取得理想的治疗效果。

药物治疗包括调脂药物、抗凝血药物、前列环素类似物和双膦盐酸等。但临床实践表明，药物仍为辅助治疗，要想达到满意的疗效，外科手术不可避免。

● **手术治疗** 分为保髋和关节置换治疗。年轻的早期股骨头坏死患者可采取保髋治疗，如髓芯减压、带蒂骨移植等。因为早期股骨头坏死往往伴随着骨重建，年轻患者的身体状况良好，手术后有非常大的希望使坏死的股骨头得到修复。不过，若股骨头发生塌陷，X 线片上由圆形变成扁平状，保髋手术的疗效便“大打折扣”。

一旦股骨头坏死进入髋骨关节炎期，唯一有效的治疗手段便是髋关节人工关节置换术。但这并不意味着，患者必须到了终末期才需要进行置换术。一般来说，当保髋治疗效果不佳时，可选择关节置换手术。

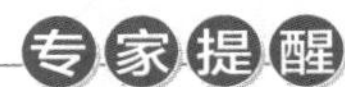

对任何疾病，医生在明确诊断后，首先考虑的并不是治疗，而是将患者的病情做进一步的分类和分期（级），这决定了后续治疗方式的选择和治疗力度的把握，股骨头坏死也不例外。

⑤问：股骨头坏死的常见误区有哪些

误区1：只要多补钙和维生素D，股骨头坏死便与自己“无缘”

股骨头坏死的病因多种多样，发病机制更是十分复杂，想从源头预防股骨头坏死几乎不可能。补钙和维生素 D 有一定的保健作用，但是对股骨头的血供起不到任何营养作用。一旦发生股骨头缺血性坏死，补再多钙也没有效果。

误区2：静养休息可以避免疼痛，也可以替代手术治疗

即使在避免负重的情况下，大腿肌肉的收缩也会使股骨头关节面塌陷，加重股骨头坏死和疼痛加剧。因此，仅采取避免负重的方法治疗股骨头坏死疗效欠佳。

另外需注意，减少或避免负重不代表患者必须完全制动。相反，家属应鼓励患者在不负重的情况下多活动下肢，避免下肢深静脉血栓形成。

误区3：股骨头坏死是老年病，年轻人不必担心

流行病学调查显示，股骨头坏死好发年龄在 20 ~ 50 岁，40 ~ 50 岁为发病高峰期。由此可见，中青年才是股骨头坏死的“主力军”。

此外，也有不少老年人存在“上了年纪，髋关节不适或疼痛是正常的，不必小题大做”的误区。确实，老年人经常出现的身体不适可能是正常老化的征象，但这并不意味着可以对异常症状视而不见。早期股骨头坏死症状隐匿，即便只是为了排除患病的可能，出现相关疾病症状的老年患者仍应至专科就诊。

误区4：股骨头坏死不会“连累”膝关节

股骨头坏死本身不会连累膝关节，但当患者出现跛行、全身应力不平衡时，健侧下肢须承受更大的压力。若患者已患有膝关节退行性变，易进展为膝骨关节炎。PM

专家简介

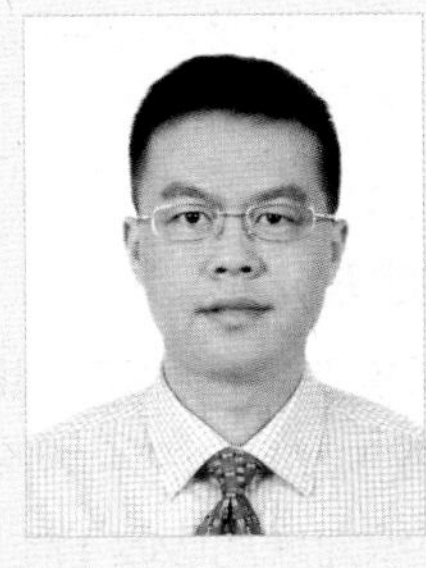

李展春 上海交通大学医学院附属仁济医院骨关节外科副主任、骨科主任医师、博士生导师，中国老年学学会骨质疏松委员会委员，中国医师协会运动医疗分会运动康复学组委员。擅长人工关节的置换、翻修，肩袖、肩周炎的诊治，膝关节半月板和韧带损伤的关节镜治疗。

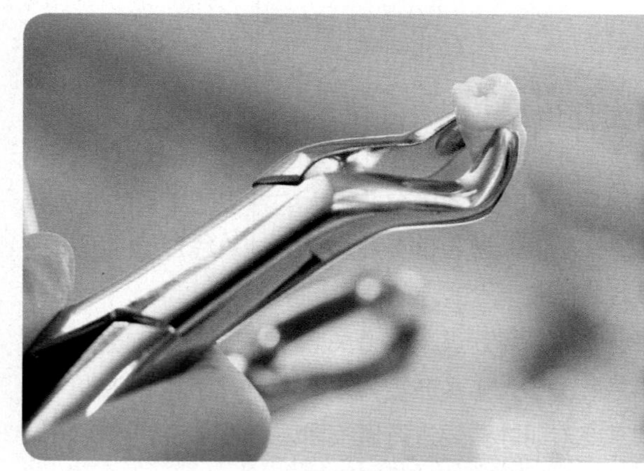

拔牙术是针对无保留价值患牙的主要治疗方法，也是重度牙外伤、乳牙滞留、牙齿错位和阻生牙等口腔疾病的有效治疗手段。不过，拔牙术会不可避免地导致牙周组织创伤、术区疼痛、肿胀及出血。若拔牙时机选择不当，可引发感染、体温升高、晕厥等不良反应。因此在拔牙前，口腔科医生须结合患者全身情况、患牙具体情况等综合评估，以确定合适的拔牙时机。这让不少急于拔牙的患者十分不解："牙痛的时候竟然不给拔牙，不痛的时候还有什么必要拔呢？""难得抽空来拔牙却被告知'改日再来'，拔个牙怎么那么麻烦？""拔牙前，究竟要做些什么准备工作？"

拔牙，"选对时间"很重要

上海市口腔病防治院口腔颌面外科副主任医师　陆萌萌

空腹时不宜拔牙

拔牙常需注射局麻药，但空腹状态下注射麻药，易造成患者低血糖，引起晕厥、虚脱等并发症，且患者在拔牙后2小时方能进食。因此，患者应避免空腹拔牙。

"高难度牙"、高血压患者，拔牙宜起早

拔牙后，创面出血是较为常见的情况。因此，医生通常会嘱咐患者在术后咬紧棉球至少30分钟，以达到压迫止血的目的。患者在无明显出血后，方可离院。如果遇到创面出血不止的情况，患者需要预留充足的时间进行止血处理或转院治疗。

血压较高者拔牙后出血不止的风险增加。鉴于血压一般上午较下午略低，为确保手术安全，高血压患者宜在上午拔牙。

另外，上午是人体抗风险能力较强的时间段。对于拔除难度较高的患牙而言，患者在上午拔牙较好。操作简单的患牙（如松动牙、过小牙的拔除），下午拔牙也是可以接受的。

牙痛者，拔牙需避开急性炎症期

牙痛往往提示牙齿周围组织处于急性炎症状态，此时拔牙易造成炎症扩散，不利于感染控制和创口愈合。不仅如此，在急性炎症期内，牙齿周围组织对麻药吸收不佳，患者无法获得良好的局麻效果，不利于拔牙操作。但如果患者的牙痛为牙神经痛，医生判断牙齿周围组织未处于急性炎症期，拔牙仍是可行的。

乳牙松动伴有其他不适，应拔除

对替牙期的孩子来说，如果继承恒牙尚未萌出，乳牙松动不明显且不影响进食者，可待乳牙自然脱落。若蛀牙治疗不及时，引起了乳牙牙根发炎、牙齿松动，应及时就医接受针对性治疗。例如，若炎症明显需拔除患牙，但尚未到换牙时间，需在拔牙后进行间隙保持；有的成年人因继承恒牙缺失，可出现乳牙滞留。若滞留乳牙出现松动、不适而影响生活时，应予以拔除，并在拔牙后进行义齿修复。

女性月经期，能等则等

月经期拔牙可能导致拔牙后创面不易止血，应暂缓拔牙。必要时，简单的拔牙术可在经期进行，但须做好术后止血措施。

孕期，孕4~6个月拔牙较安全

在怀孕第4、5、6个月时，拔牙较为安全。孕期头3个月拔牙流产风险较大，而后3个月拔牙则可能导致早产。值得注意的是，有流产、早产史者，孕期拔牙更应谨慎。

哺乳期，术前应按需备奶

若无禁忌证，哺乳期女性可以拔牙，但应注意麻醉方式。由于局麻用药量小且较少进入乳汁，一般不会对婴儿造成影响。考虑到局麻药在体内代谢需要时间，为安全起见，哺乳期女性在拔牙前需充分备奶。

慢性病患者，控制好疾病再拔牙

慢性疾病患者并非不能拔牙，但应在有效控制疾病后再拔牙。

❶ **高血压** 血压高于180/100毫米汞柱者，应控制好血压后拔牙。有头痛、头晕等症状，经测量提示血压处于既往较高水平或近期血压波动较大者，即使血压未高于180/100毫米汞柱，也应暂缓拔牙。合并其他疾病的高龄患者，应在心电监护下接受拔牙术，以防发生意外。

❷ **糖尿病** 相较正常人群，糖尿病患者更易出现拔牙后感染和伤口愈合延迟。糖尿病患者应将空腹血糖控制在8.88毫摩/升以下，方可手术。接受胰岛素治疗者，可在进食早餐1～2小时后拔牙。

❸ **冠心病** 急性心肌梗死患者应在治疗好转且病情稳定6个月以上，才可拔牙。心绞痛频繁发作，或经专科医生评估为心功能3～4级的患者，应尽可能避免拔牙。

❹ **甲亢** 静息脉搏在100次/分以下的甲亢患者，且基础代谢率（基础代谢率正常值因性别、年龄和体重等影响而异，正常值为±10%）在+20%以下，可拔牙。

❺ **慢性肾病** 内生肌酐清除率>50%、血肌酐<132.6微摩/升，且无其他临床症状，可行拔牙术。慢性肾衰竭接受透析治疗的患者如需拔牙，应安排在透析后。

❻ **慢性肝炎** 慢性肝炎伴肝功能明显损害者拔牙后易出血，应在拔牙前2～3天及术后补充足量维生素K和维生素C，并遵医嘱服用保肝药物。

血液病患者拔牙，血检须“达标”

血液病患者在拔牙后易出现出血不止、严重感染和创口愈合不良等问题。急性白血病患者严禁拔牙，其他类型血液病患者在满足以下条件后可接受手术：血红蛋白在80克/升以上（高龄或动脉硬化患者不应低于100克/升），白细胞总数在4×10^9/升以上，血小板计数高于100×10^9/升。血友病患者若必须拔牙，应在术前补充凝血因子。

放疗前，宜拔除所有患牙

头颈部肿瘤患者在接受放射治疗时，射线不可避免地会波及肿瘤周围的正常组织，如牙齿、牙龈、颌骨等，造成相应部位不同程度损伤；腮腺还可导致唾液分泌减少，口腔内环境改变，利于口腔细菌的繁殖，极易发生放射性龋齿、放射性口腔黏膜炎、放射性颌骨骨髓炎等并发症。

因此，需接受头颈部放疗的患者应在治疗前至口腔科就诊，由医生仔细检查口腔，并在放疗前7～10天一次性拔除所有患牙。在放射治疗后的3～5年内，患者不应接受拔牙手术。

长期口服抗凝药者拔牙，需暂停用药

长期服用小剂量抗血小板药物（阿司匹林、波立维等）者，拔牙前需停药3～5天。如停药导致潜在血栓危害大于拔牙后出血，可不停药。术后，患者应重点观察创口情况，延长留院观察时间，拔牙60分钟后无活动性出血才可离院。若拔牙次日创面未见活动性出血，可恢复用药。

长期使用肝素的患者，应在静脉注射用药6小时后或皮下注射用药24小时后拔牙。使用华法林的患者，必须经内科医生评估，在停药1周后拔牙。

长期服用激素者拔牙，宜加大激素用量

长期服用激素可导致机体应激反应能力和抵抗力降低。为避免上述情况，患者应在拔牙前与专科医生配合，短时间内加大皮质激素用量后，方可拔牙。PM

特别提醒

拔牙虽然是口腔科的基础治疗手段，但对患者的全身状况及患牙周围组织情况均具有一定要求。患者应在拔牙前就相关问题积极咨询口腔科医生，并如实告知自身健康状况。患有传染病（乙肝、艾滋病、梅毒等）者，在就诊时必须如实告知，以便医患双方做好必要的准备和防护措施，确保拔牙术安全进行。

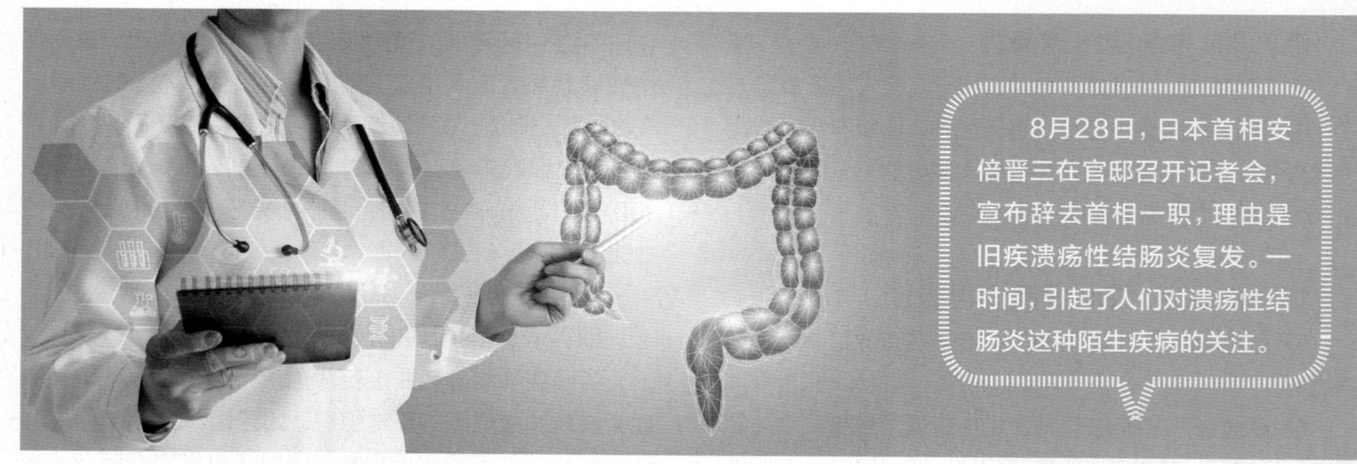

8月28日，日本首相安倍晋三在官邸召开记者会，宣布辞去首相一职，理由是旧疾溃疡性结肠炎复发。一时间，引起了人们对溃疡性结肠炎这种陌生疾病的关注。

不可轻视的溃疡性结肠炎

华中科技大学同济医学院附属协和医院消化科主任医师　任宏宇

病因复杂，较为难治

结肠炎是各种因素导致的结肠黏膜炎症，由细菌、真菌、病毒、寄生虫、原虫等微生物引起，也可因过敏反应及化学刺激产生。根据病因，医学上将结肠炎分为特异性结肠炎和非特异性结肠炎。前者包括感染性（细菌、病毒、真菌感染）、缺血性、伪膜性肠炎，后者专指溃疡性结肠炎和克罗恩病。

病因明确的普通结肠炎（如感染性、缺血性、伪膜性肠炎等），通过粪便化验和血液检测，可找到明确病因。例如，如果是大肠杆菌、痢疾杆菌等导致的感染，使用针对该致病细菌的感染治疗，一般可治愈。溃疡性结肠炎的病因复杂，为多因素、多环节致病。遗传异常、肠道免疫反应过强、生活习惯不良（如吸烟、服用避孕药等）、肠道感染史（如阑尾炎病史等）均为致病的危险因素，因此较为难治。

发病年龄具有“双峰”特征

溃疡性结肠炎可发生于任何年龄，以15～30岁起病最常见，也有少数患者在50～70岁初次发病，发病呈青年和老年的“双峰”特征。与克罗恩病不同，溃疡性结肠炎的炎症不会累及肠壁全层及小肠。发病初期，溃疡常发生在直肠或乙状结肠，随后扩散至部分或整个结肠；也有些患者在发病初期即可发生大部分结肠的溃疡性病变。

该病以持续或反复发作的腹泻、腹痛、黏液脓血便为主要表现。其中，腹泻的典型表现为“里急后重”（即总想上厕所，却无粪便排出，十分痛苦）。在临床表现的基础上，结合血液检查、粪便检查、结肠镜或X线钡剂灌肠检查等，可明确诊断。其中，结肠镜检查在溃疡性结肠炎的诊断中具有不可取代的作用。

专家提醒

如何免受溃疡性结肠炎“打扰”

❶ **严防“病从口入”**　有研究资料表明，溃疡性结肠炎的发生与微生物感染有关。因此，日常生活中应保证饮食卫生，少油少盐，做到合理膳食。此外，还需减少精米白面的比例，适当增加粗粮的摄入量。

❷ **增加适当的体育锻炼**　全身运动可增加肠道的血液供应，有利于肠道健康。

❸ **保持健康、积极的心态**　消化道受大脑中枢神经的支配，胃肠是人体精神状态的“晴雨表”。精神紧张、焦虑、抑郁等，均可引起胃肠道不适，如食欲不振、腹胀、恶心、腹泻等。稳定的情绪可改变肠道菌群的构成，对消化道有益。

如何评估疾病的严重程度

临床最常用溃疡性结肠炎 Mayo 严重程度评分来区分患者病情严重程度，包括大便次数、便血、内镜评估和医师整体评价。

● **轻度** 轻度患者每日大便少于等于 4 次，伴或不伴出血，无全身中毒征象，红细胞沉降率正常。内镜发现轻度病变，如有红斑，血管纹理减少、轻度易脆等。患者可有轻度腹部绞痛、里急后重及便秘表现，但不会发生严重的腹痛、大量便血、发热和体重减轻。

● **中度** 中度临床病变患者有频繁的稀血便（＞4 次 / 天）、不需要输血的轻度贫血，以及不严重的腹痛，有轻微的全身中毒征象，包括低热。内镜发现中度病变，如明显红斑，血管纹理缺乏、易脆、糜烂等。患者通常不会发生体重下降。

● **重度** 重度患者有频繁的稀血便（≥ 6 次 / 天）伴严重腹部绞痛，并且有全身中毒的临床表现，如发热（体温 ≥ 37.5℃）、心动过速（心率≥ 90 次 / 分）、贫血（血红蛋白＜105 克 / 升）或红细胞沉降率升高（≥ 30 毫米 / 时）。内镜可见如自发性出血、溃疡形成等。患者体重减轻。

重症治疗需要有“恒心”

溃疡性结肠炎的治疗以调节免疫反应、抑制炎症为主。

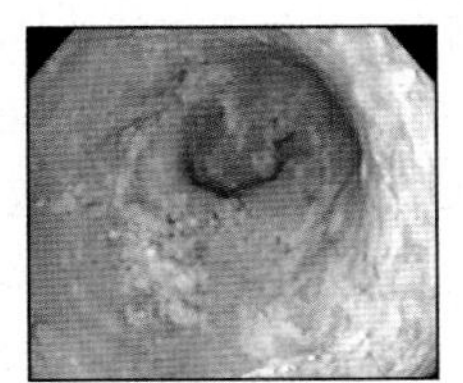

溃疡性结肠炎
（直肠黏膜糜烂伴多发浅溃疡）

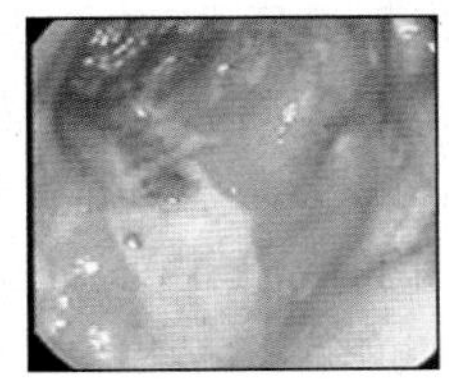

溃疡性结肠炎
（乙状结肠溃疡）

患者应积极改变不良生活方式，坚持做到规律饮食、保证营养、戒烟、减压、适量运动、控制体重及定期随访监测等。

轻度或中度活动性左半结肠炎、广泛性结肠炎及全结肠炎患者，可遵医嘱口服美沙拉嗪，或使用美沙拉嗪栓剂或类固醇栓剂（或灌肠）。经过一段时间治疗后，大多数患者的症状可缓解或消失。重度溃疡性结肠炎患者须住院治疗，补充电解质，使用糖皮质激素和大剂量 5- 氨基水杨酸 (5-ASA)，局部使用 5-ASA 或类固醇（灌肠或使用栓剂）。具有全身中毒征象的患者需使用抗菌药治疗。需要提醒的是，重度溃疡性结肠炎患者须坚持用药，切莫因症状消失而掉以轻心、自行停药，否则腹泻、便血等症状很可能会“卷土重来”。患者应在症状减轻后进行维持治疗（至少 1 年），从而提高治愈率。

癌变，是溃疡性结肠炎难逃的“宿命”吗

溃疡性结肠炎是结肠癌的高危因素，溃疡性结肠炎病史十年以上者，发生结肠癌的概率为1%～3%。目前认为，存在以下情况者较易发生癌变：① 20 岁前发病者；②溃疡性结肠炎病史超过 10 年者；③病变较重、范围广，累及全结肠者；④病理活检有中、重度不典型增生者。

对患者而言，溃疡性结肠炎的癌变概率因病情而异。病情较轻者，癌变概率相对较小；病情较重者，癌变概率相对较大。除与病情轻重程度有关外，溃疡性结肠炎的癌变概率还与治疗是否及时、疗效好坏关系密切。若患者病情较轻，治疗较及时，发生癌变的概率小；相反，则癌变概率较大。因此，及时进行有效治疗是预防溃疡性结肠炎癌变的最重要因素之一。PM

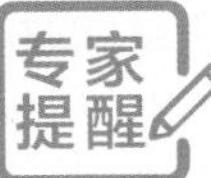

避免癌变是所有溃疡性结肠炎患者必须重视的问题。想要早期发现结肠癌，定期的肠镜检查必不可少。对于普通人而言，40岁以后每年进行一次粪便隐血试验，每5年进行一次肠镜检查，便可在第一时间发现异常，及时治疗。有结肠癌高危因素者，应每年行结肠镜检查。

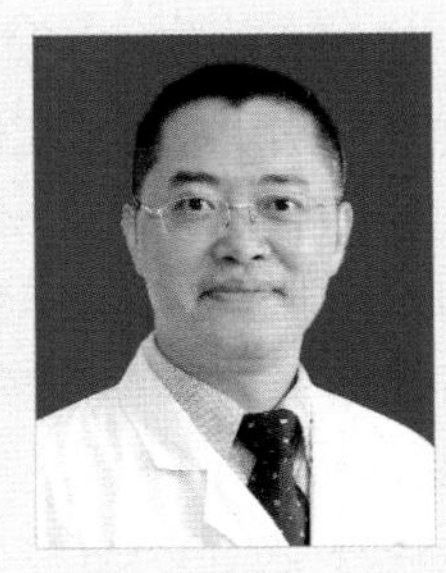

专家简介

任宏宇 华中科技大学同济医学院附属协和医院消化内科主任医师、教授，美国胃肠病学会（AGA）会员。擅长各种消化道系统疾病的诊治，以及胃镜、肠镜下止血、早期肿瘤微创治疗等操作。

目前，肺癌已成为我国发病率和死亡率均居首位的恶性肿瘤。过去，大多数肺癌患者都是在出现咳嗽、痰血等症状以后，才去医院就诊，病情大多已处于中晚期，部分患者甚至已经丧失了手术机会，预后不佳。近年来，随着科普宣传的深入和人们保健意识的提高，越来越多的早期肺癌被发现，我国肺癌的疾病谱正在发生变化。

然而，目前国内外肺癌诊治指南的重点都在中晚期非小细胞肺癌。对早期肺癌患者，是否仍有必要采取“激进”的诊疗措施？如何在合理诊治的同时，避免不必要的医疗资源浪费？陈海泉教授团队经过十余年探索和研究，以中国非小细胞肺癌人群为基础，建立了以手术为中心的非小细胞肺癌个体化治疗策略，在确保疗效的基础上最大限度地减少手术带来的创伤，减轻患者的痛苦。由其领衔完成的“早期非小细胞肺癌外科个体化治疗的基础与临床研究”荣获2017年度上海市科技进步奖一等奖。

哪些人容易患肺癌？与中晚期肺癌相比，早期肺癌在术前检查、治疗、术后随访和预后方面有哪些不同之处？体检发现的肺小结节，都是早期肺癌吗？且听专家分析。

更小创伤、更少痛苦，早期肺癌不必“大动干戈”

本刊记者 黄薏

受访专家 复旦大学附属肿瘤医院胸外科教授 陈海泉

专家简介

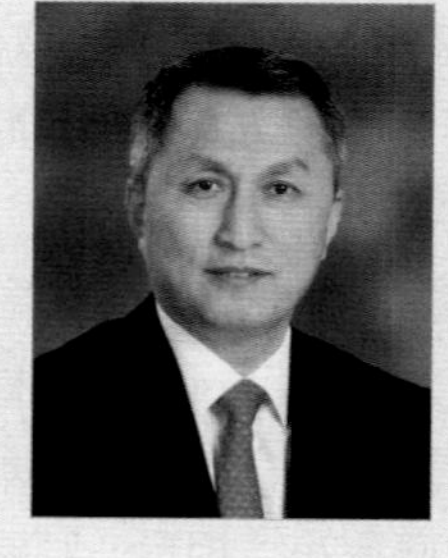

陈海泉 复旦大学胸部肿瘤研究所所长，复旦大学附属肿瘤医院胸外科主任、胸部肿瘤多学科诊治组首席专家、肺癌防治中心主任、主任医师、二级教授、博士生导师，中国医师协会胸外科医师分会副会长，中国抗癌协会肺癌专业委员会常委，上海市医学会胸外科专科分会副主任委员，上海市抗癌协会胸部肿瘤委员会主任委员。

陈海泉教授说“肺癌”

“在确保疗效的基础上，针对不同人群，制定个体化的术前检查和手术方案，不仅能节省大量医疗资源，更能最大限度地减轻患者的痛苦。”

早期肺癌筛查新发现：中国不吸烟女性肺癌发病率高

我国每年肺癌新发病例约 70 万例，死亡超过 60 万例，全球 40% 以上的肺癌病例在中国。肺癌若能被早期发现、早期治疗，患者术后 5 年生存率高达 90%以上，部分患者甚至可以被治愈；而晚期肺癌患者 5 年生存率不到 5%。因此，在高危人群中进行早期肺癌筛查，对改善肺癌患者的预后具有重要意义。

复旦大学附属肿瘤医院胸外科于 2009 年起率先在国内开展基于社区的早期肺癌低剂量螺旋 CT 筛查。结果显示，在 1.1 万余名高危人群中，肺癌发病率接近 3%，其中 80% 是无症状、无体征，分期为 0 ~ 1 期的早期非小细胞肺癌。

“同时，我们还发现了一个比较特殊的现象：以往的经验认为，肺癌更多见于吸烟的老年男性群体；但我们的筛查数据却显示，曾被认为是低危人群的不吸烟年轻女性群体，早期肺癌的检出率明显上升，与西方国家早期肺癌以吸烟男性为主有很大区别，这说明我国‘低危’人群

上海市科学技术委员会科普项目资助(项目编号 19DZ2332700)

肺癌的发病率也不低。”陈海泉教授介绍。

优化术前检查策略，最大限度减轻患者痛苦

对于非小细胞肺癌患者，依据国内外诊治指南，术前均应采取一系列检查，包括胸部 CT、支气管镜、头颅磁共振、骨扫描，甚至 PET-CT 等，不仅检查时间长、费用不菲，还会给患者带来不少痛苦。

针对早期非小细胞肺癌患者，是否可以省去这些让患者感到不适，甚至会对其造成损伤的检查呢？陈海泉教授团队在系统分析了该院 5000 余例肺癌手术患者的数据后发现，绝大部分早期非小细胞肺癌患者的支气管镜、骨扫描检查结果均为阴性。因此，陈海泉教授团队提出：经筛查发现的早期肺癌，大部分都是以 GGO(磨玻璃结节)病变为主的，这种病变一般不太会有远处转移。因此，这类患者术前可以不必做支气管镜检查，也不需要做头颅磁共振和全身骨扫描检查。

“在确保疗效的基础上，针对不同人群，制定个体化的术前检查策略，不仅能节省大量医疗资源，更能最大限度地减轻患者的痛苦，避免不必要的检查和损伤。”陈海泉教授说道。

精确定位、冰冻病理指导的精准切除

传统的非小细胞肺癌手术方式为肺叶切除加纵隔淋巴结清扫。然而，早期非小细胞肺癌患者，尤其是浸润前病变(不典型腺瘤样增生、原位腺癌、微浸润腺癌)患者，是否仍有必要行肺叶切除术？是否可以选择创伤更小、能保留更多肺组织的亚肺叶切除？对此，陈海泉教授团队进行了深入研究，创新性地通过比较术中冰冻病理与术后石蜡病理的符合率，通过术中冰冻病理结果来指导手术方式，首次在国际上提出早期肺腺癌行亚肺叶切除的精确指征，打破了早期非小细胞肺癌手术方式混乱的局面。

“我们通过大数据分析，结合 1980—2014 年已发表文章的荟萃分析，发现肺腺癌浸润前病变均没有发生淋巴结转移，术后 5 年无复发生存率达到 100%。经过筛选的 1 期非小细胞肺癌患者，行亚肺叶切除的预后与行肺叶切除的预后相当。这项研究成果于 2016 年发表于世界顶尖的肿瘤学期刊 *Journal of Clinical Oncology*。该杂志还为我们的这项研究配发了评论，认为我们的这项研究将肺癌的个体化精准治疗向前推进了非常重要的一步。”陈海泉教授介绍。

此外，为了确保肺小结节的精准切除，陈海泉教授团队在国内率先开展 CT 引导下 Hookwire 定位下胸腔镜肺小结节切除术，对直径在 3 厘米以下的肺小结节进行术前精确定位，以便术中精准切除，缩短手术时间，减少手术创伤。

发现非小细胞肺癌独特亚型，完善个体化治疗规范

近年来，随着分子诊断技术的进步，人们开始认识到，肺癌不是一种疾病，而是一类疾病。陈海泉教授团队以肺腺癌分子分型系统为基础，通过对肿瘤医院样本库中 1328 例非小细胞肺癌样本进行基因测序，发现 1.3% 的非小细胞肺癌中存在 FGFR 融合基因，且以 FGFR3 重排为主。

“FGFR 融合基因主要存在于鳞癌、肿瘤直径大于 3 厘米的吸烟者中，是非小细胞肺癌的一个独特亚型。”陈海泉教授介绍，“虽然 FGFR 融合基因在肺鳞癌中的发生率为 3.5%，占比不高，但这一发现为肺癌的治疗增添了一个新的靶点，这类患者可能可以从针对 FGFR 的靶向治疗中获益。”

此外，陈海泉教授团队基于肺腺癌分子分型系统，通过对近 1000 例肺腺癌患者进行研究后发现，在肺腺癌患者中，驱动基因突变类型与肺腺癌病理亚型之间存在明显的相关性。在肿瘤 TNM 分期基础上结合分子分型系统和病理亚型分类系统，能够更加准确地预测患者的术后生存情况，为每一位患者提供最佳个体化治疗策略。PM

专家忠告

发现肺小结节，别害怕，别忽视

随着健康体检中胸部CT检查的普及，发现肺上有小结节的人越来越多。肺小结节主要是指肺部的孤立性小结节，直径一般在3厘米以下。按照密度可分为：纯磨玻璃结节、部分实性结节和实性结节。肺小结节就是肺癌吗？发现肺小结节该怎么办？扫描二维码，听陈海泉教授怎么说。

骨盆肿瘤的治疗是世界性的医学难题。20世纪80年代，上海市第九人民医院骨科与上海交通大学机械学院合作，自主研发了骨盆重建假体等适用于人体多个部位的定制型人工关节。2014年，戴尅戎院士、郝永强教授团队率先在国际上将3D打印个性化骨盆重建假体应用于骨盆肿瘤的治疗，并对此进行了不断延伸和拓展。由郝永强教授领衔完成的“骨盆肿瘤精准切除与个性化功能重建的关键技术创新与推广应用”项目荣获2018年度上海市科技进步奖一等奖。

3D打印助力 骨盆肿瘤个体化治疗

本刊记者　刘 利
受访专家　上海交通大学医学院附属第九人民医院骨科教授　郝永强

专家简介

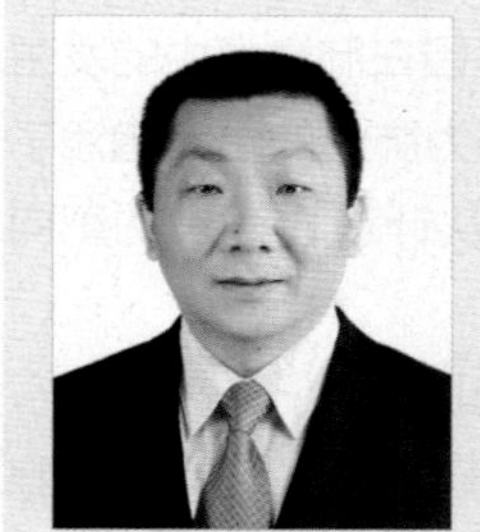

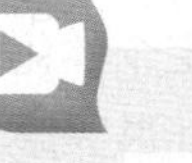

郝永强　上海交通大学医学院附属第九人民医院骨科副主任、主任医师、教授、博士生导师，中华医学会骨科学分会基础学组副组长、骨肿瘤学组委员，中华医学会医学工程学分会数字骨科学组副组长，中国医师协会骨科医师分会骨科 3D 打印专业委员会副主任委员，上海市医学会骨科专科分会骨肿瘤学组组长。

郝永强教授说“骨盆肿瘤”

利用术前制作的3D打印病变模型和手术辅助导板，医生可精准、快速完成骨盆肿瘤切除手术，然后再利用3D打印的个性化假体，重建患者的骨盆功能。

骨盆是连结躯体和下肢的重要力学支撑结构，邻近消化、泌尿、生殖等系统脏器，以及重要的血管、神经。骨盆肿瘤占原发性骨肿瘤的 3%~4%，软骨源性肿瘤最多，骨巨细胞瘤、成骨肉瘤次之，儿童骨盆恶性肿瘤以尤文肉瘤最常见。同时，骨盆也是易发生骨转移癌的部位之一，乳腺癌、前列腺癌、肺癌、肾癌、大肠癌等均可转移至骨盆。由于发生于骨盆的肿瘤一般位置较深，早期难以被发现，故多数患者被确诊时，肿瘤已很大。

在 20 世纪 80 年代之前，为了保全生命，骨盆肿瘤患者只能接受患侧半骨盆及下肢 1/4 截肢，患者术后坐着都有困难，更谈不上站立和行走。20 世纪 80 年代后，相继出现“旷置术”（仅切除骨盆肿瘤而不重建）、骨盆“灭活再植术”（将病变骨切除，去除肿瘤后在体外进行灭活，然后再将其“放回原处”）、同种异体半骨盆移植等，但这些疗法存在骨不愈合、感染等并发症，失败率高，肿瘤复发率也较高。

随着影像学、材料学、工程学等的不断发展，人工关节设计、制造及安装技术日益成熟，完整切除骨盆肿瘤后，个性化人工半骨盆假体重建成了骨盆肿瘤的主要治疗方式。

3D打印技术为骨盆肿瘤诊疗带来新希望

骨盆肿瘤切除手术风险高、难度大；肿瘤切除后，巨大的骨盆缺损修复难度也大。因为骨盆部位关节结构和形态复杂，制作骨盆假体无法使用统一的制造模具，不仅制作成本高昂、制作周期也较长（一般多为 2 ~ 3 个月）。

3D 打印技术的出现为骨盆肿瘤的治疗带来契机。郝永强教授团队与工程师合作，实现了医学和工程学的有机结合，为骨盆肿瘤的精准切除和功能重建带来了“最佳解决方案”。

术前制作3D打印病变模型，做到手术胸有成竹

为“又快、又好、又准”地完成骨盆肿瘤切除手术，郝永强教授团队自主研发了相关的医学图像软件，根据患者的磁共振和 CT 等影像学检查数据，在电脑上绘制出患者的骨盆病变模型，再利用 3D 打印技术 1：1 地打印出实物。（如图 1）

借助 3D 打印的骨盆病变模型，肿瘤“一目了然”，医生可清晰、直观地观察肿瘤局部的解剖结构，肿瘤的边界及范围，与周围神经、血管的毗邻关系，以及与邻近内脏器官的关联，等等。医生可在骨盆病变模型上进行手术模拟，反复论证，确定最佳手术方案。同时，医生也可与患者及家属更加直观地进行术前沟通，包括具体手术方式、术中可能遇到的困难、术后可能出现的并发症等，提高患者对治疗的依从性。

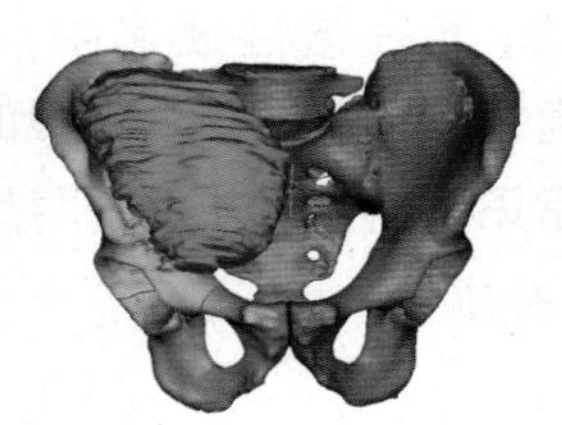
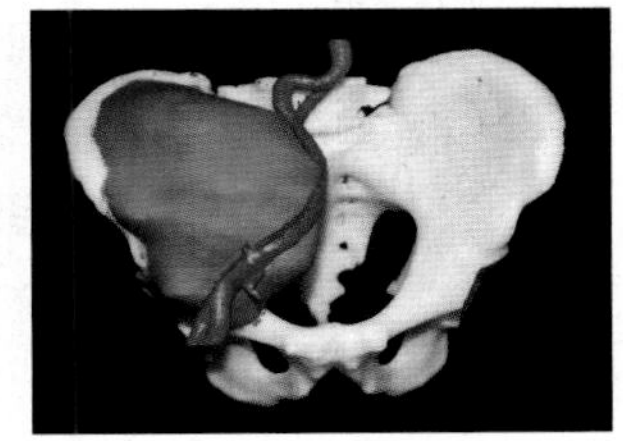

图 1　骨盆肿瘤数字化重建图像与 3D 打印骨盆肿瘤实物模型

首创3D打印手术辅助导板，精准切除肿瘤

为提高手术精准度，缩短手术时间，郝永强教授团队根据患者的 3D 打印骨盆病变模型设计了相应的手术辅助导板，并通过 3D 打印技术制备。手术时，医生只要将手术导板安放于术前规划的骨表面，即可在其“指引”下，根据事先确定的手术范围实现精准截骨。（如图 2）

郝永强教授表示，以往进行肿瘤切除，需要依靠医生的经验，有可能会发生切除范围不够或者过大的情况。利用 3D 打印个性化手术辅助导板可以精准把控切除范围，使手术更加快速、精准，患者创伤更小，预后也更好。

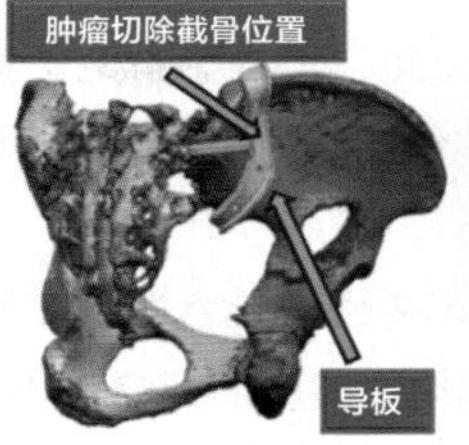

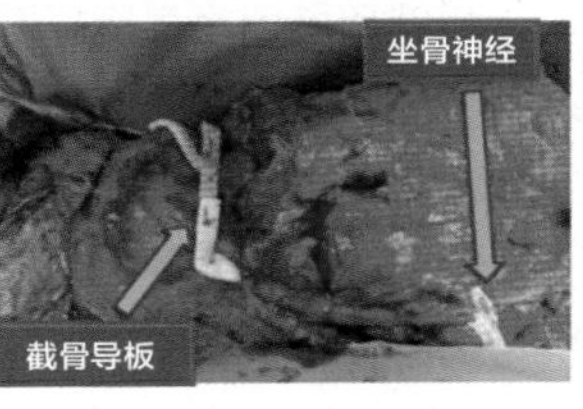

图 2　3D 打印截骨导板设计及术中应用

制作个体化假体，重建患者骨盆功能

术前，郝永强教授团队会根据患者骨盆肿瘤的切除范围、病变部位的功能等因素，为每位患者“量身定制”个性化的金属重建假体。利用 3D 打印技术，只需要半天左右即可完成金属假体的制作，且精度高，“贴合度”好。（如图 3）

“传统的金属假体与骨是用螺丝钉加以固定的，时间长了，螺丝钉会松动、断裂，使用寿命为 5 ~ 10 年。3D 打印技术可将假体表面打印成金属骨小梁，其可与骨头‘长在一起’，使重建假体保持长期稳定，可长期使用。”郝永强教授介绍说。

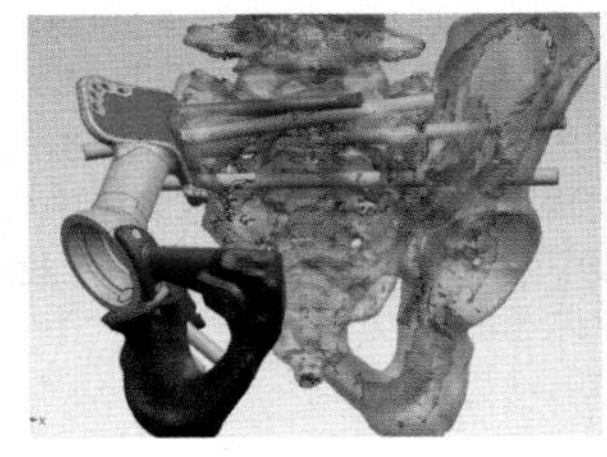
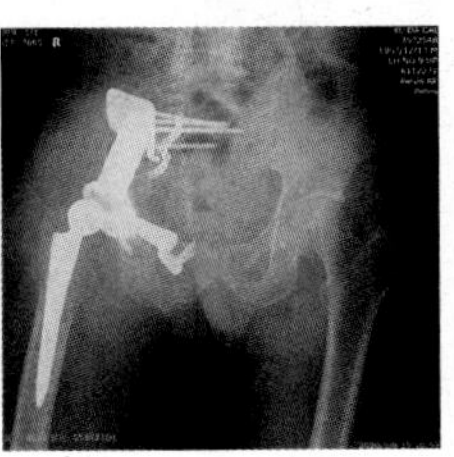

图 3　3D 打印个性化半骨盆假体设计与术后 X 线片

技术推广，让更多患者受益

郝永强教授认为，一项先进技术，应当推广开来，让更多患者从中受益。目前，该技术已在很多地区推广应用，并通过在各省建立 3D 打印全国分中心、“互联网 + 医疗”等方式，向医疗条件薄弱的边远地区进行辐射。

郝永强教授特别指出，除了治疗骨盆肿瘤外，3D 打印个性化重建假体还可应用于创伤、感染、先天性骨关节畸形、人工关节骨溶解等各种原因引起的骨缺损的修复重建。目前，3D 打印技术已经推广至骨科之外的其他领域，如口腔科、整形外科等，促进了个性化医疗模式的发展，为更多患者带来福音。PM

慢性皮肤溃疡是临床常见病、多发病，影响患者的身体健康及生活质量，是中医外科面临的极具挑战的临床课题。近年来，其日益升高的发病率也加重了社会的经济负担。积极研究慢性难愈性创面的形成机制及干预策略，具有十分重要的意义。

上海中医药大学附属岳阳中西医结合医院皮肤科在中医传统创面修复理论“祛腐生肌”的基础上，提出“祛瘀生肌”法治疗慢性皮肤溃疡，阐明了皮肤溃疡慢性难愈形成的分子机制，完成的“皮肤溃疡‘慢性难愈’形成机制及中医‘清-化-补’干预策略”项目荣获2018年度上海市科技进步奖二等奖。

“清、化、补”三部曲，愈合缠绵溃疡

上海中医药大学附属岳阳中西医结合医院皮肤科　李斌（教授）　蒯仂

专家简介

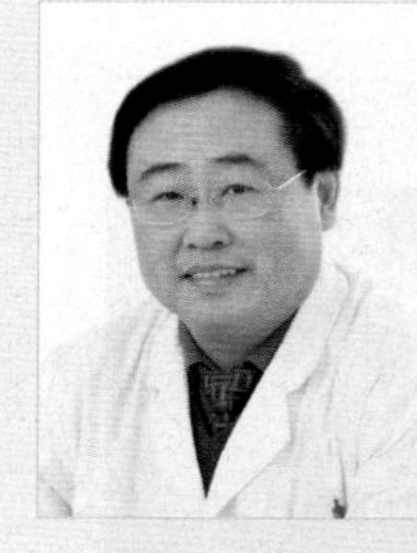

李斌　上海中医药大学附属岳阳中西医结合医院副院长、皮肤科主任医师，上海市中医药研究院皮肤病研究所所长，上海市优秀学术带头人，上海市领军人才，国家中医药管理局中医皮肤科区域诊疗中心负责人，中国中西医结合学会皮肤性病专业委员会候任主任委员。

李斌教授说“慢性溃疡”

“对于急性溃疡而言，‘腐去肌生’符合临床规律；而在慢性溃疡中，‘腐去，新不生’的情况却很常见，治疗时应注重‘祛瘀、补虚’。”

在正常生理状态下，人体组织修复速度较快，溃疡往往能自行愈合。慢性难愈性溃疡指创面超过4周而无明显愈合倾向的溃疡，临床治疗颇为棘手。导致创面难愈的常见疾病有：糖尿病性溃疡、下肢静脉曲张性溃疡、动脉硬化闭塞症、肢端坏疽、褥疮、重度烧伤等。

慢性皮肤溃疡为何难愈

慢性溃疡的形成主要与慢性炎症、血管受损、神经病变相关。现代医学将创面愈合过程分为炎症期、组织增殖期、上皮重塑期三个阶段，涉及血管新生、生长因子等众多环节。近年来，有关创伤愈合的研究已经深入到细胞和分子水平。

“信号通路”是一条将“干活”指令从细胞外传达到细胞内的“路”。俗话说“一个好汉三个帮”，指令的传达往往需要好几个“快递员”才能完成。如果皮肤细胞收不到足够的“干活”指令（皮肤发育、创面血管新生及上皮重塑等），就会因为修复不足而形成慢性难愈性创面。我们利用Smad7转基因小鼠进行实验，率先系统而全面地阐释了转化生长因子β（TGF-β）信号通路的核心作用机制，并发现增加该通路上Smad7“快递员”的表达，可加速创面愈合，缓解慢性炎症，为慢性皮肤溃疡的治疗提供了新方向。

上海市科学技术委员会科普项目资助（项目编号 19DZ2332700）

从“祛腐生肌”到“祛瘀生肌”的创新发展

慢性难愈性皮肤溃疡属于中医“臁疮”的范畴。传统中医学认为，其发病的关键病机是热与腐，因此创面脓腐脱净，就能生肌愈合，运用清热解毒、提脓祛腐、回阳生肌药的“祛腐生肌”法可治疗疮疡。正如《黄帝内经》曰：“热盛则肉腐，肉腐则成脓。”《医学入门》云：“疮口不敛，由于肌肉不生；肌肉不生，由于腐肉不去。”

然而，我们在长期的临床实践中发现，传统的“祛腐生肌”法并不能解决所有问题。对于急性溃疡而言，“腐去肌生”符合临床规律；而在慢性溃疡中，“腐去，新不生”的情况却很常见，虽脓腐已净，创面光洁如镜，但疮周僵硬，皮色暗红，创面肉芽色淡，新肉难生，且伴有肌肤粗糙干燥、舌质黯等。此类临床表现符合中医“虚”和“瘀”的病机，创面局部气血不足、肌肉失养（即“虚”），使腐肉不脱，瘀血不去，令新肉不生，且常常“因虚致瘀，因瘀致虚”，互为因果。治疗时应注重“祛瘀、补虚”，促进生肌长皮，我们据此将传统的“祛腐生肌”创面修复理论补充、发展成为“扶正补虚、祛瘀生肌”。

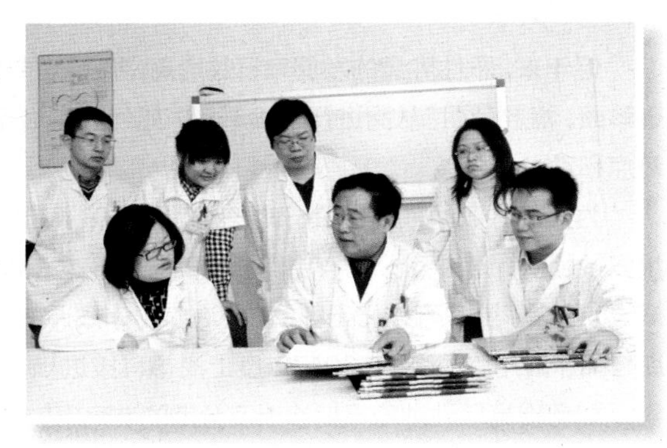

李斌教授讲解临床案例

“清-化-补”，促进溃疡愈合

针对慢性难愈溃疡的三大关键病理因素“热”“虚”“瘀”，我们制定了“清－化－补”的中医干预策略，即在病程的早、中、晚三阶段采用“清热、化瘀、补虚”的动态序贯诊疗方案。

皮肤溃疡早期多为初起的炎症反应期，以湿热下注证为主。治疗应用黄柏、苦参、土茯苓、茵陈、金银花、蒲公英等清热利湿药，能有效改善局部痒痛并作、脓水淋漓渗出或秽腐污臭、皮肤灼热等症状。皮肤溃疡中期，炎症反应基本缓解，溃疡表面脓腐已尽或结有焦痂，逐步进入组织重建修复期，以气滞血瘀证为主。治疗应用桃仁、红花、三棱、莪术、鸡血藤等活血化瘀药，能改善创面暗红、僵硬，甚至紫暗灰黑、日久不缩等瘀血症状；应用蜈蚣、䗪虫等虫类药则有改善微循环、抗血小板、抗血栓形成等药理作用，能够破解“久病入络”的困局。皮肤溃疡后期，以气虚血瘀证为主，创面腐肉已尽，但溃疡日久不愈，肉芽组织灰白或水肿，创口下陷、边缘隆起形成“缸口”。此时须气血充足，方可扭转疾病转归，而补虚尤其要重视脾胃，多以太子参、茯苓、白术、炙甘草等药顾护脾胃、补益正气。

此外，还需配合中医特色外治法进行创面局部处理并定期换药，常用红油膏、如意金黄膏、青黛膏、生肌散、八宝丹、生肌玉红膏、生肌白玉膏等外敷，皮肤康洗液、康复新液等喷洗。亦可辅以梅花针扣刺，或微波、远红外线、紫外线、激光照射等物理治疗。

临床研究表明，该方案将慢性皮肤难愈性溃疡的创面愈合率从常规治疗的 57.69% 提升至 81.48%，且愈后瘢痕组织较小，具有价格低廉、痛苦少的优势，丰富了中医外治法在创面愈合领域的科学内涵。该方案在国内 100 多家二级以上医院推广应用，治疗慢性皮肤溃疡 10 000 余例，取得良好疗效。

在临床上，面积、形状、色泽、渗液等方面相似的慢性皮肤溃疡创面，经过规范的治疗后，有的愈合较为顺利，有的却仍然长期不能愈合。经过深入研究和筛选，我们发现患者原发病、工作和生活环境、发病部位、体质差异、创周肤温、缸口深度、发病年龄、创面是否感染等 18 项不确定因素在溃疡创面修复中也起到关键作用。于是，我们提出确定性因素（“热”“虚”“瘀”）与不确定因素共同致病的理论，并建立数学模型，将各不确定因素的量化值代入公式中进行计算，根据输出的结果判断该患者采用中医“清－化－补”动态序贯诊疗方案的疗效如何，并有侧重地对临床诊疗方案进行优化。PM

专家提醒 糖尿病、下肢静脉曲张等疾病患者及抵抗力较差的人群要特别注意，一旦有了溃疡，不容易愈合，不要自行处理或任其发展，应及时就医，接受有效干预。

近年来，恶性肿瘤的发病率日益增高，给人类的健康带来严重威胁，也给患者带来巨大痛苦。如何在恶性肿瘤早期明确诊断、精准分期，从而进行精确干预？如何减少治疗的创伤和副作用，减轻患者的痛苦？这一直是肿瘤诊疗领域的研究热点和难点。

为提高肿瘤早期诊断及分期的准确率，探索无创、高效的肿瘤治疗方式，上海交通大学附属第一人民医院放射科王悍教授团队针对肿瘤分子与功能成像的关键技术和高强度聚焦超声的技术瓶颈开展研究，取得了多项国际领先的突破性成果，建立了肿瘤可视化无创诊断、治疗和疗效评估的新方案。由王悍教授领衔完成的“影像引导肿瘤无创诊治的技术创新与临床应用”项目荣获2017年度上海市科技进步奖一等奖。

如何提高恶性肿瘤早期诊断及分期的准确率？如何实现肿瘤的无创治疗？且听专家分析。

影像医学新技术，助力肿瘤无创、精准诊治

本刊记者　莫丹丹　黄　薏

受访专家　上海交通大学附属第一人民医院放射科教授　王　悍

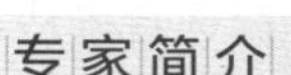

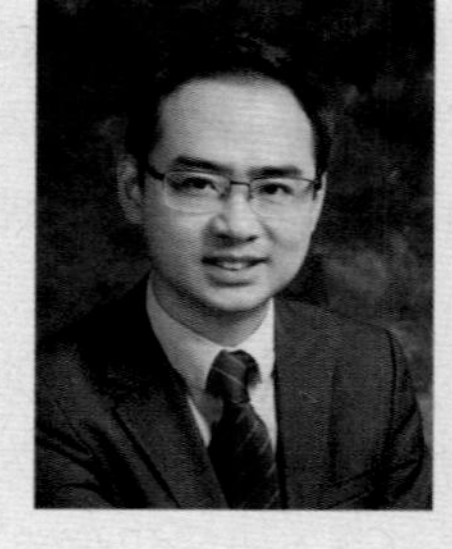

王　悍　上海交通大学附属第一人民医院副院长、放射科主任、影像医学与核医学教研室主任、主任医师、教授、研究员、博士生导师，国家百千万人才工程入选者，中华医学会放射学分会分子影像学组副组长，上海市医师协会理事，上海市医学会放射科专科分会委员兼秘书。

王悍教授说“影像新技术”

> 在磁共振成像的监测下，用超声聚焦的能量消融肿瘤，既可以避免化疗和放疗的副作用，又可以使肿瘤的治疗更精准、更安全。

首创分子影像学探针，让肿瘤早期诊断更精准

早期诊断是及时采取针对性治疗的基础，直接关系到肿瘤的治疗和预后。传统的影像学方法难以发现早期肿瘤，也无法准确区分其良恶性，严重制约了肿瘤早期诊断的准确率。为探索一种无创而精准的肿瘤早期诊断方法，王悍教授团队与科研人员合作，创新性开发了一系列纳米层面的特异性分子影像学探针。这些探针可以特异地结合某种肿瘤的靶标或其表达的特异性蛋白标志物，在影像设备的检测下呈现特定信号，指示肿瘤的位置及良恶性。

比如，现在很多人在体检时发现肺部存在一些小结节。以往，医生主要通过胸部影像学检查（如胸部CT等）呈现的结节大小、形态等判断其良恶性。但这一诊断方法大多有赖于医生的经验，缺乏客观、统一的标准，准确率不够高。王悍教授团队着眼于这一难点，合成了一种含有金元素的纳米颗粒。这种纳米颗粒携带肺癌的靶向标志物（叶酸），其进入人体后，可以特异性地结合肺癌细胞高表达的叶酸受体，帮助医生

上海市科学技术委员会科普项目资助（项目编号 19DZ2332700）

确定肺小结节的性质。

这项诊断新技术不仅无创，还能将恶性肿瘤的早期诊断准确率从71% 提高到 95%。“目前这项技术已经完成了动物实验，在国际上率先实现了肝癌和肺癌的靶向特异性成像诊断，希望能尽快应用于临床，造福更多肿瘤患者。”王悍教授表示。

率先应用高分辨率磁共振成像，让肿瘤分期更精准

在恶性肿瘤确诊后，还需要明确分期，以便采取针对性的治疗措施，判断预后。王悍教授团队率先将高分辨率磁共振成像应用于临床诊断，将肿瘤分期的准确率由 86% 提升至 97%。

比如，肿瘤侵犯的深度是目前结直肠癌的分期标准之一，依据分期采取不同的治疗方案：若肿瘤仅侵犯黏膜下层，则为 1 期，此时进行外科手术效果最好；若肿瘤侵犯至固有肌层，则为 2 期，也可进行手术切除；若肿瘤穿透固有肌层到达浆膜下层，则为 3 期，可能需要先通过化疗和放疗使肿瘤缩小，再行手术切除。高分辨率磁共振成像可将胃肠道的黏膜层、固有肌层、浆膜等结构，以及周围的血管、淋巴结均清晰显示，帮助医生更直观、更高效地判断肿瘤的分期。目前，该技术已经在国内十几家医院推广应用。

原创磁共振引导无创消融技术，打破国外垄断

医疗技术的巨大进步已经使肿瘤的治疗从“巨创”迈向“微创”，而新兴的磁共振引导相控聚焦超声技术（MRI-pHIFU）则让人们看到了“无创”的曙光。

通过放大镜将太阳光会聚到一点后，聚焦的能量可点燃纸片。与这一原理类似，磁共振引导聚焦超声技术在磁共振成像的监测下，利用超声波聚焦产生的热效应，使肿瘤组织迅速升温至 65℃以上，仅几秒钟即可将其“烧死”，而周围正常组织不受影响，坏死的肿瘤组织可被人体吸收。

采用磁共振引导，可以提供比超声引导更高的分辨率，使医生在操作时可以看得更清楚，从而更精准、更放心地“烧死”肿瘤。比如，对于常见妇科疾病子宫肌瘤，尽管目前微创手术或腔镜治疗已能很大程度上减少创伤，但仍不可避免地会留下瘢痕。无创治疗后，患者体表无瘢痕，并保留良好的生育功能。

尽管这一技术具有诸多优点，但以往全球仅有一家公司可以提供相关设备，治疗费用很高。为让更多患者受益于这项治疗技术，王悍教授团队与上海交通大学生物医学工程学院沈国峰研究员团队合作，经过数年的不懈努力，在国内率先研发出具有自主知识产权的磁共振引导相控聚焦超声治疗技术，打破了国外的技术垄断。

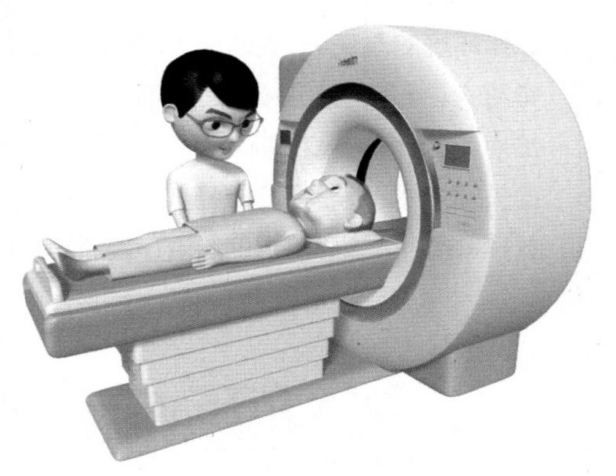

相比于国外已有的技术，该团队研发的新一代磁共振引导相控型高强度聚焦超声治疗技术还取得了一些突破：应用的单束超声波能量更小，使肿瘤消融更精准；采用更精确的无损温控系统，能避免超声消融对病变周围正常组织的损伤，不仅进一步提升了超声消融的安全性，还提高了治疗的效率。比如，采用该技术治疗子宫肌瘤，消融时间通常仅为 1 小时左右，而对于超声吸收效率较高的病变（如骨肿瘤），一般 20～30 分钟即可完成一次治疗。“很多子宫肌瘤患者反馈，整个治疗过程就像做了一次腹部 B 超检查，没有想象中的疼痛。也有患者有类似痛经的感觉，但都能忍受。治疗后恢复得很快，第二天基本就可以恢复正常生活。”王悍教授告诉记者。此外，该技术还可与传统化疗、分子靶向治疗等相结合，提升肿瘤的综合治疗效果。

“该技术目前已经完成临床前的所有研究，计划开展Ⅰ期临床试验，适应证包括子宫肌瘤、子宫腺肌症和骨转移瘤。随着相关设备的国产化，将有更多患者有机会接受这一治疗，且费用也将大幅降低。同时，随着该技术的进一步成熟，其治疗适应证也有望扩大，造福更多患者。”王悍教授表示。PM

作为一种常见症状，腰痛是成年人普遍存在的健康问题，人一生中发生腰痛的概率高达84%。近年来，随着生活和工作环境的改变、节奏的加快，腰痛的发生率有增加趋势。腰痛对生活和工作的影响涉及很多方面，如生活自理能力、提举重物、行走、坐立、站立、睡眠、性生活、外出、旅行等等。如何有效治疗腰痛一直都是康复医学、运动医学领域的研究热点。近十年来，上海体育学院运动科学学院运动康复学系王雪强教授团队聚焦腰痛的运动治疗，阐明了核心稳定训练的关键技术，显著提高了疗效，为体医融合治疗腰痛提供了新的途径。在2018年度上海市科技进步奖榜单上，由王雪强教授领衔的“核心稳定训练治疗腰痛的关键技术研究与推广应用”项目荣获三等奖。

治腰痛“利器”——核心稳定训练

本刊记者 王丽云

受访专家 上海体育学院运动科学学院运动康复学系教授 王雪强

专家简介

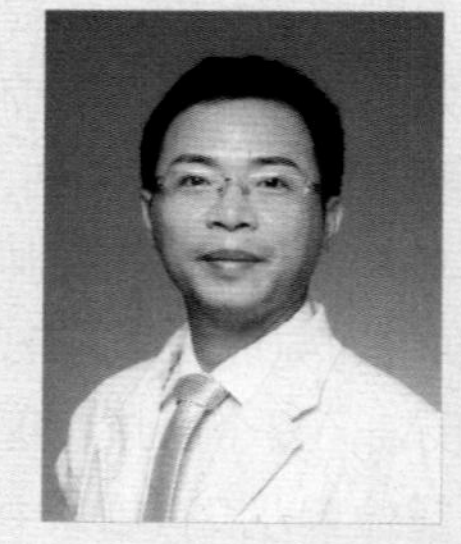

王雪强 上海体育学院运动科学学院运动康复学系教授、博士生导师，上海上体伤骨科医院院长，上海市“曙光学者”，中国老年学和老年医学学会运动健康科学分会青年工作委员会主任委员，中国康复医学会疼痛康复专业委员会委员，上海市康复医学会副秘书长，上海市医学会运动医学专科分会运动康复学组副组长。

王雪强教授说“核心稳定训练治腰痛”

腰部神经肌肉功能下降是引起腰痛的重要因素之一，核心稳定训练可激活核心肌群，增强其协调和平衡能力，治疗腰痛的效果优于传统运动训练。

腰痛是指肋骨下缘、腰骶和骶髂部的疼痛，有时伴有下肢放射痛。引起腰痛的原因很多，包括慢性劳损、脊柱退变、骨质增生、椎间盘突出、外伤、肿瘤等。根据病因，腰痛可分为两大类：一类为特异性腰痛，是指某一特定原因引起的腰痛，如腰椎间盘突出症、腰椎骨折、腰椎肿瘤等；另一类为非特异性腰痛，是指组织结构没有确切的病理学改变，且客观检查也未找到确切病因的腰痛，占所有腰痛的85%左右。

运动训练是治疗腰痛，特别是非特异性腰痛的重要手段，常规运动训练包括仰卧起坐、燕飞式、William 体操（William 腰椎屈曲疗法）等。王雪强教授介绍：“尽管大部分非特异性腰痛患者找不到确切的病因，但脊柱周围的肌肉均发生了不同程度的功能改变，并可能对脊柱稳定性产生影响。可以说，腰部核心肌群失活或延迟激活是引起腰椎不稳定的重要因素之一。”十几年前，核心稳定训练作为一种新兴的感觉运动训练方法，在提高神经肌肉功能方面引起了国内外康复医学、运动医学领域的广泛兴趣，但其在治疗腰痛方面是否优于常规运动训练还存在争议。

核心稳定训练，更重视深层核心肌群的锻炼

认识核心稳定训练之前，首先要了解核心和核心肌群。核心是一个肌肉区域，前方为腹部肌群，后方为脊柱后部肌群，上方是膈肌，下方是

上海市科学技术委员会科普项目资助（项目编号 19DZ2332700）

盆底肌及髋部周围肌群。核心肌群是指肌肉的起止点跨过核心区域的肌肉，共有 29 对，它们共同维持脊柱的稳定性。核心肌群分为浅层和深层：深层核心肌群主要维持脊柱的稳定，是保护脊柱的第一道防线；浅层核心肌群主要使躯干产生运动，是保护脊柱的第二道防线。

由此可见，核心稳定训练是指主要针对核心肌群进行的力量、稳定与平衡协调等能力的训练。它与传统训练的区别有以下几点：①核心稳定训练对身体姿势有严格要求，要保持中立位；②不仅训练浅层核心肌群，更重视深层核心肌群的锻炼；③强调神经系统的参与，激活更多的核心肌群运动单位；④传统运动训练旨在提高肌群的爆发力量、速度力量和耐力等，而核心稳定训练更重视提高肌群间的平衡和协调能力。

治疗腰痛，核心稳定训练比常规运动训练更有效

核心稳定训练是否比常规训练能激活更多的核心肌群？核心稳定训练治疗腰痛的效果是否优于常规训练？王雪强教授团队以核心肌群失活、肌筋膜疼痛触发点为切入点，从腰痛患者腰部神经肌肉功能的改变、核心肌群的活化、核心稳定训练改善腰痛的关键技术和作用等几个方面进行了系统性研究，取得了如下创新性成果。

创新1：证实腰部神经肌肉功能下降是引起腰痛的因素

王雪强教授团队首次在国内通过表面肌电图、本体感觉测试、压力生物反馈等技术，分析核心稳定训练对腰部核心肌群激活的影响，从肌肉激活的角度，明确了腰痛患者神经肌肉功能的病理改变特征。他们发现，腰部神经肌肉功能（肌力、耐力、本体感觉、腹内压）的下降是导致腰痛患者疼痛、腰部功能障碍加重的因素。

创新2：发现核心稳定训练疗效优于常规运动训练

为分析核心稳定训练对腰椎间盘突出症和非特异性腰痛患者的疗效，王雪强教授团队进行了多项随机对照试验。比如，把经过筛选（排除需要手术、处于急性发作期等情况）的腰椎间盘突出症患者分为两组，在进行常规康复治疗的同时，一组进行核心稳定训练，另一组进行传统运动训练，每周 3 次，每次 45 分钟，共 8 周；治疗前后，分别通过相关功能量表对腰痛进行评分，并进行核心肌适能测试。研究结果发现，核心稳定训练在改善患者腰部疼痛和提高腰椎功能等方面，都明显优于常规运动训练。

创新3：阐明核心稳定训练关键技术

核心稳定训练的动作有很多种，腰痛患者应该如何选择？其治疗腰痛的关键是什么？王雪强教授团队总结了核心稳定训练治疗腰痛的关键技术，共分为五个步骤：①核心肌群的主动牵伸，目的是提高相关肌群的柔韧性；②中立位的控制，目的是让腰痛患者对核心肌群进行自觉、有意识的控制和收缩；③方向的控制，目的是让患者能在脊柱运动的情况下，维持姿势的稳定性；④失衡的控制，主要是在方向控制的基础上增加不稳定因素，目的是训练患者深层与浅层核心肌群对脊柱在失衡情况下的控制能力；⑤核心肌群的主动抑制，对兴奋性过高的肌群进行抑制。

王雪强教授介绍，简而言之，核心稳定训练是在常规运动训练的基础上增加一个“不稳定因素”。这一不稳定因素的增加，不仅增加了力量训练的难度，还弥补了传统运动训练在提高协调、平衡能力方面的不足。

此外，王雪强教授团队还将我国的传统运动项目（如太极拳等）与核心稳定训练相结合治疗腰痛，发现有“锦上添花”的作用。PM

延伸阅读

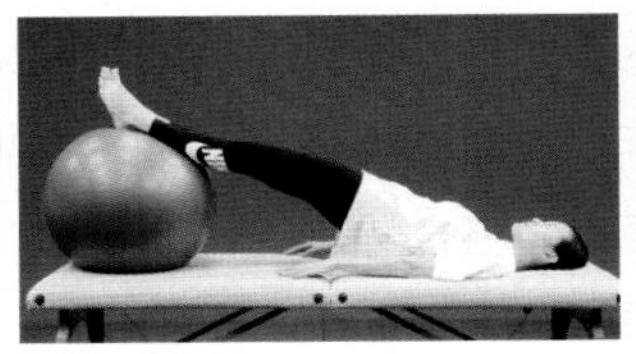

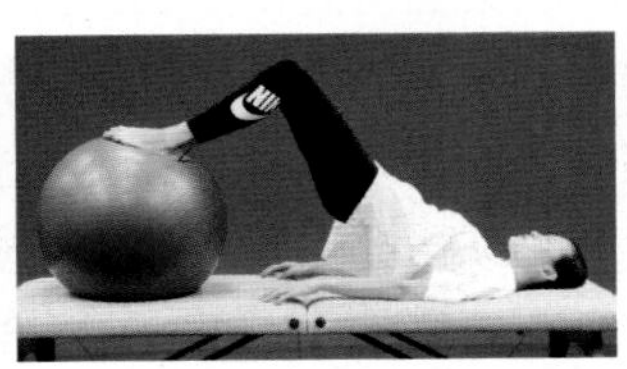

核心稳定训练没有固定动作，训练时应循序渐进，逐步增加动作难度。熟悉基本动作后，可增加不稳定因素来提高难度。目前有多种工具可用来增加不稳定性，如瑞士球、平衡垫、摇摆板、悬吊带、全身振动机器等。瑞士球（也叫健身球、瑜伽球）是核心稳定训练最常用的工具之一，常用训练动作有中立位控制训练（坐位、俯卧位）、双桥运动、单桥运动、屈膝双桥运动、反桥运动等。比如，屈膝双桥运动的动作要领为：仰卧，双小腿放于瑞士球上；抬起骨盆，保持肩部、骨盆与双足在一条直线上，保持15秒；屈曲双侧膝关节，用双足使瑞士球靠近臀部，保持肩部、骨盆与双膝在一条直线上，保持15秒，然后缓慢返回至最初位置。

别被这些食品的名称"骗"了

大多数食品是根据它们的成分命名的，但有一些食品却"名不副实"，就像鱼香肉丝这道菜中并没有鱼肉。消费者在选购食品时常常被它们的名称"迷惑"。

扬州大学食品科学与工程学院教授　钱建亚

疑问❶：核桃奶是加了核桃的牛奶吗？

核桃奶是以核桃仁为原料，加入水打成浆，添加食品辅料及乳化剂、稳定剂等食品添加剂，经加工、调配制成的乳状液体，虽然质地与牛奶相同，但并不含牛奶，在食品生产许可分类目录中属于"蛋白饮料"。

寄希望于核桃奶既能补充牛奶所含的营养，又能发挥核桃的"特长"——益智健脑的消费者，恐怕要失望了。核桃奶作为饮料，主要功能是补充水分和满足口感，其中的核桃仁含量较低。从营养的角度看，饮用核桃奶不如直接吃核桃，且只能偶尔作为满足口腹之欲的选择，若经常饮用，会额外摄入糖分或甜味剂，不利于健康。

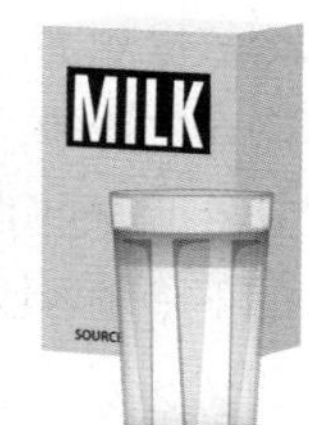

疑问❷：水果味牛奶里有多少水果？

水果与鲜牛奶或冲调奶混合后，口感、色彩、营养俱佳，确实是满足感官享受的好"搭档"。但实际上，由于水果通常酸度较高，容易使牛奶中的蛋白质变性、凝结，进而出现分层，使产品的形象不佳，再加上生产中通常采用高温杀菌，难以保持水果的新鲜口感。因此，市面上的水果味乳饮料大多并未直接添加水果，而是添加具有果味口感的香精、香料。饮用此类乳饮料并不能补充水果所含的营养成分，长期饮用还有可能摄入过多的添加糖。

疑问❸：吃蔬菜面等于吃"蔬菜+面"吗？

在外就餐时，有些人会选择蔬菜面，认为其中含有蔬菜的营养成分，能弥补蔬菜摄入的不足。

蔬菜面由面粉添加蔬菜汁制成，蔬菜中的水溶性营养素可以部分转移到面条中。但因为蔬菜是榨汁后食用，渣被弃去，所以蔬菜面并未保留蔬菜中的膳食纤维。蔬菜汁可以赋予面条缤纷的色彩，提升食欲和食趣（尤其是对儿童而言），而其中所含的来自蔬菜的营养则微乎其微。所以，吃蔬菜面并不能弥补膳食中新鲜蔬菜摄入不足的缺陷。

疑问❹：鸡精是"鸡的精华"吗？

很多人认为，鸡精是鸡肉浓缩的精华，营养丰富，比味精健康、滋补。先来看看鸡精是如何制成的。《中华人民共和国商业行业标准－鸡精调味料（SB/T 10371-2003）》对鸡精的定义为："以味精、食用盐、鸡肉/鸡骨的粉末或其浓缩抽提物、呈味核苷酸二钠及其他辅料为原料，添加或不添加香辛料和食用香料等增香剂，经混合、干燥加工而成，具有鸡的鲜味和香味的复合调味料。"可见，鸡精的本质是调味品，并没有鸡肉那么高的营养价值，之所以被称为"鸡精"，是因为其能使食物具有鸡的鲜味和香味。

鸡精与味精的唯一区别是呈鲜效果更强。将5%～12%的呈味核苷酸二钠与谷氨酸钠（味精）混合制成的鸡精，呈味作用比单用谷氨酸钠高约8倍。PM

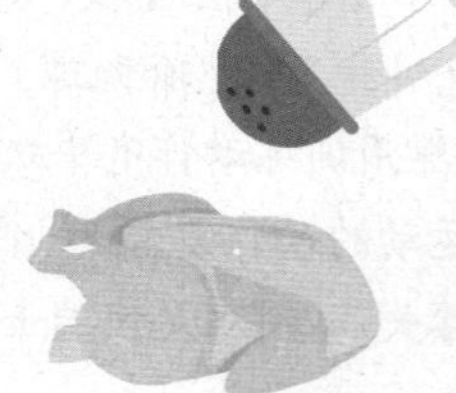

虾类品种较多，常见的淡水养殖虾类有罗氏沼虾、日本沼虾（河虾）、青虾、草虾等；海水产虾有南极红虾、中华管鞭对虾、中国明虾、墨吉对虾、斑节对虾、刀额新对虾（基围虾）等；生活在河口附近半咸水域或纯淡水中的虾类，有安氏白虾、东方白虾、脊尾白虾等。此外，还有同属甲壳类的海水虾蛄（琵琶虾）、淡水克氏螯虾(小龙虾)等。

克氏螯虾是常见的淡水小龙虾，因肉味鲜美广受人们喜爱。小龙虾的蛋白质含量较高，富含镁、锌、碘、硒等营养素，且肉质松软，容易消化。小龙虾生长速度快、适应能力强、食性较杂，往往在当地生态环境中形成绝对的竞争优势，近年来已成为我国重要的淡水经济养殖虾类。

挑选水产品的实用小窍门（二）：虾类

浙江大学生物系统工程与食品科学学院食品科学与营养系教授　胡亚芹

安全隐患：“糊肉”和“黑头”

虾类体内含有丰富的蛋白酶，活性较高。虾类在死后很容易出现蛋白质降解、肌纤维断裂、肉质发软，发生“糊肉”现象，进而腐败变质。冻结保存可延缓这一过程，但也难以避免。冻结方式和贮藏温度对虾类的新鲜度有很大影响。

此外，虾类的生殖及消化系统主要分布在头部。虾类死后，其头部在较多酶类和微生物的双重作用下，很容易发生褐变（特别是冰鲜或冷冻海水虾类），俗称“黑头”。虾类发生褐变的主要部位为头、胸、脚、关节等处，主要由氧化酶（酚酶、酚氧化酶）使其体内的酪氨酸产生黑色素所致。虾类的褐变与其本身的新鲜度有关，新鲜虾体内的酚酶活性不高，一般不会发生褐变。虽然虾类发生褐变不代表已经腐败，但对感官有较大影响。针对这一问题，目前水产行业常用的处理方式是将虾做成去头虾、开腹虾或开背虾，或带头烫煮、熟化，使其体内酶类失去活性，再进行冷冻保存。

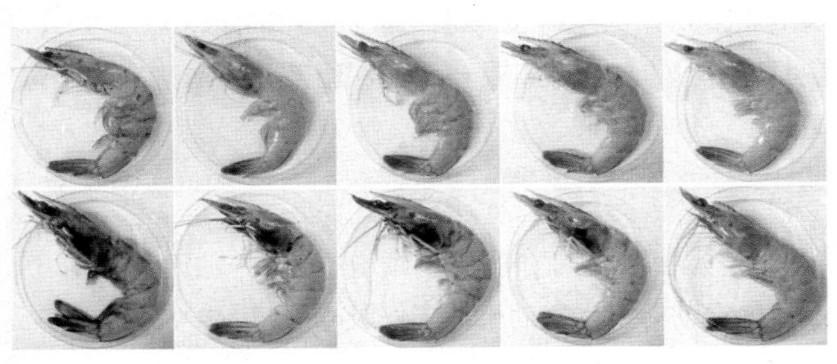

上排：虾未黑变；下排：虾头部发生不同程度黑变

挑选窍门：普通虾看“肉”，小龙虾看“壳”

淡水虾类及小龙虾一般以活体销售为主；海水虾类在沿海地区以活体销售居多，内陆地区则以冷冻海水虾类为主。挑选活虾时，消费者宜挑选虾体完整、活力旺盛、虾肉结实、个头较大的虾。死虾品质显著下降，应尽量避免选择死亡时间较长、褐变较为严重的鲜虾。冷冻虾一般会包覆冰衣，以尽量隔绝外界影响，防止虾肉发干、变硬。挑选冷冻虾时，可敲掉冰衣，仔细观察，宜选择断面肉质饱满、肌纤维清晰可见、肉色具有光泽的虾。有研究表明，液氮冻结处理比普通冻结更有利于抑制“糊肉”现象，可延长冻结虾类的保鲜期。消费者在选购包装虾类时，可查看其食品标签，选择液氮冻结的产品。

小龙虾的壳不随身体长大而变大，只能通过蜕壳脱去“旧衣服”。刚换壳的小龙虾肉质比老龙虾饱满肥美。消费者选购时，可通过观察小龙虾壳的色泽区分：青壮年小龙虾壳有一种自然、健康的鲜亮光泽，而老龙虾壳红得发黑或红中带有铁青色。用手触摸虾壳，老龙虾壳坚硬如铁，青壮年小龙虾壳较软，像指甲一样富有弹性。此外，小龙虾头部易吸附重金属和细菌，食用时最好去除。购买小龙虾后，宜先用清水浸泡2～3小时，刷洗干净，充分煮熟后再食用。PM

去除发霉部分，剩下的食物还能吃吗

发霉的食物不能吃是大家都知道的常识。但在日常生活中，很多人看到食物只有部分发霉或发霉不明显，舍不得全部扔掉，便本着“勤俭节约”的原则去除发霉的部分，余下的部分照吃不误。这种做法是否存在安全隐患呢？

中国农业大学食品科学与营养工程学院副教授　尹淑涛

食物发霉产生的真菌毒素危害巨大

食物发霉是一种由真菌繁殖导致的自然现象。食物含有的碳水化合物、蛋白质等营养物质为真菌的生长繁殖提供了良好的物质条件。在适宜的温度和湿度条件下，真菌就会“入住”食物，迅速繁衍，并产生一系列代谢产物，即真菌毒素。

目前已知的真菌毒素约有200种，其污染范围广，毒性作用强，轻则引起食物中毒，重则具有肝毒性、肾毒性和神经毒性，对人类健康危害较大。有些真菌毒素还有致畸、致癌、致突变等特性。国际癌症研究机构（IARC）将黄曲霉毒素列为1类致癌物，即对人类具有致癌作用，毒性极强；将赭曲霉毒素A、伏马菌素 B_1 列为2B类致癌物，即可能对人类有致癌作用。

食品中常见真菌毒素的致病机制大致如下：

- **黄曲霉毒素**　具有致癌性，可抑制DNA、RNA的合成，破坏人体凝血机制，抑制某些酶类的生物活性。
- **赭曲霉毒素**　可抑制人体内三磷酸腺苷（ATP）酶、琥珀酸脱氢酶及细胞色素氧化酶的活性，干扰正常的代谢过程。
- **单端孢霉烯族毒素**　主要抑制人体内蛋白质、DNA、RNA等大分子物质的合成，破坏细胞膜，抑制某些酶类的功能，对造血系统和免疫系统均有较强的毒性。
- **玉米赤霉烯酮**　具有显著的类雌激素作用，对人体的生长发育及生殖系统有很大的破坏作用。
- **展青霉素**　通过与人体细胞膜进行不可逆结合，对细胞造成长期损伤，引起胃肠道功能紊乱、肾水肿等。
- **伏马菌素**　伏马菌素 B_1 是最主要的组分，可能具有致癌作用。

切除发霉部分不能完全去除真菌毒素

食物发霉时并不一定会出现“长毛”“变青”“变黑”等显而易见的变化。当人们肉眼能看到霉变时，已经有很多真菌在其中繁殖。真菌产生的真菌毒素可以扩散到食物的其他部位。中国预防医学科学院的一项调查发现，霉变苹果上外观正常部位的展青霉素含量为霉变部位的10%～50%。由于肉眼难以确定毒素已经扩散至哪些部位，看起来没有发霉的部位可能也含有毒素，因此，切除肉眼可见的发霉部位不能确保完全去除食物中的真菌毒素，且有时霉点很小，难以察觉。疑似发霉变质的食物最好全部丢弃。

如果一定要保留部分发霉的食物，可

延伸阅读：水果部分磕伤，可以将部分切去后食用吗？

水果因机械性损伤导致某些部位变软，是由细胞破损，细胞质溢出所致。同时，由于细胞损伤，一些无色的多酚类物质经氧化作用转化为深色的醌类物质，使伤处颜色变深。仅磕伤而未发霉的水果可以放心食用，但要尽快吃完，因为受损的组织更容易受到微生物的入侵。

肠道菌群是存在于人体肠道内的一大群微生物，种类多、数量大，其平衡对维持人体健康具有重要意义。影响肠道菌群的因素众多，如宿主分娩方式、遗传因素、免疫功能、生活方式等。其中，饮食是影响肠道菌群结构和功能最为重要的因素，也直接或间接地影响着宿主的代谢。

肠道菌群与饮食：谁是决定健康的关键因素

北京协和医院临床营养科教授　于 康

饮食对肠道菌群的影响

食物中的成分不仅能为人体提供营养物质，也是肠道微生物的营养来源。肠道微生物参与人体的能量和物质代谢，与健康密切相关。例如：双歧杆菌、乳酸杆菌等益生菌可以合成多种人体生长发育必需的维生素，如B族维生素、维生素K等；还能利用外源性的蛋白质残渣合成部分氨基酸，如苯丙氨酸、缬氨酸、苏氨酸等；并参与糖类和蛋白质的代谢，同时还能促进铁、镁、锌等微量营养素的吸收。

研究表明，很多疾病都与肠道微生物异常相关，如肝硬化、肥胖、糖尿病和部分肠道疾病等。例如：肝硬化可直接或间接导致肠道菌群失衡，而肠道菌群失衡又会促进肝纤维化的发生，并诱发各种并发症，形成恶性循环；妊娠糖尿病患者与正常孕妇的肠道菌群种类及数量不同，提示妊娠糖尿病的发生可能与肠道菌群的改变有关；肥胖者肠道菌群的种类、数量与正常人相比均有所变化，瘦人胃肠道菌群拟杆菌较多，而胖人肠道内厚壁菌更多。合理饮食不仅可以为人体提供各类营养素，还可以在相当程度上维持肠道菌群的平衡。通过摄入富含膳食纤维和微量营养素的食物，或补充富含益生菌的饮品（如酸奶等发酵食品），可以起到调节肠道菌群、促进健康的作用。

肠道菌群或可影响人对食物的偏好

一篇探讨饮食行为是否由胃肠道微生物控制的综述提及，胃肠道内的微生物在一定情况下可以控制宿主的进食行为，或可通过改变宿主的味觉受体、产生改变情绪的物质等控制其饮食行为。

不同的菌群对不同的食物也有不同的偏好。例如：普氏杆菌“喜欢”碳水化合物和单糖，拟杆菌属“喜欢”某些脂肪，而双歧杆菌“喜欢”膳食纤维。改变进食的食物会导致菌群种类和数量的相应变化。如果每天吃大量碳水化合物（主要来自主食和各类甜食等）而不太吃蔬菜，那么体内“喜欢”碳水化合物的菌群就会越来越多，而“喜欢”膳食纤维的菌群则会越来越少。当然，在正常情况下，肠道中的菌群处于动态平衡状态，菌群之间互相制约，维持相对平衡的状态。

综上所述，宿主的进食行为及其对营养物质的摄取是影响健康的关键因素之一。我们可以通过健康饮食、运动、规律睡眠来调整体内的肠道菌群，促进肠道有益菌的生长，从而促进健康。PM

以从两方面加以判断：一是食物内部的湿度；二是食物的密度。

比如，硬奶酪、硬质香肠密度较大，内部含水量较低，真菌通常只出现在表面，不太容易扩散到内部。所以，发现硬奶酪表面发霉，可以切掉发霉部分，并多切掉几厘米后食用。

面包、蛋糕和酸奶等内部疏松多孔的低密度食物，以及草莓等质地较软的水果，一旦发霉，真菌很可能已深入食品内部，最好全部丢弃。

需要提醒的是，切除发霉食物后，要将刀具清理干净，不要用沾染发霉食物的刀切新鲜食品。PM

前不久，部分网络“大胃王吃播”博主被央视新闻点名批评，认为其行为造成严重浪费。一时间，网络上掀起了一场批评“吃播”、提倡勤俭节约的浪潮。纵观这些“大胃王吃播”的“博主”，一顿可以吃下常人一天甚至几天的食物，除了造成浪费外，长期“胡吃海喝”对健康有哪些影响？人的胃能装下这么多食物吗？

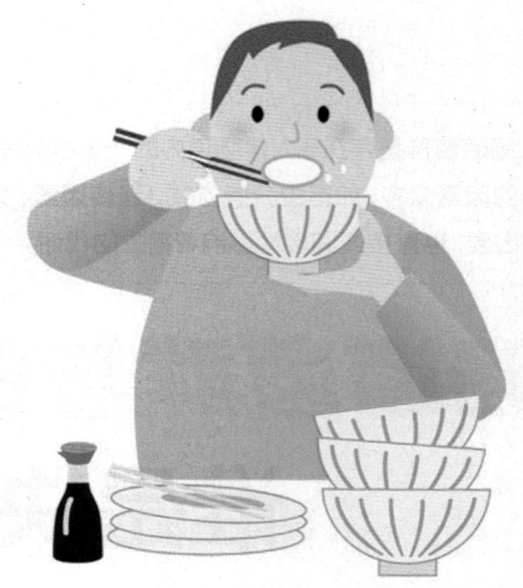

“大胃王”的健康危机

北京大学公共卫生学院营养与食品卫生学系　芦俊博　马冠生（教授）

真的有“大胃王”吗

一般来说，成年人的胃排空容量为 50 ~ 100 毫升，饱餐后可达到 1000 ~ 1500 毫升。也就是说，人的胃一般可以容纳 1500 ~ 2000 毫升的食物。所谓“大胃王”，他们的胃容量可能天生就比普通人大一些，再加上平时可能会做一些相关训练，使胃壁能够保持一定扩张。但哪怕再“天赋异禀”，把胃撑到 2400 ~ 3200 毫升，已是极限容量了。

长期饱食危害健康

大吃大喝是一种危害健康的行为，是引起胃肠道和其他疾病的重要原因。人体的消化系统形成了与饮食行为相适应的规律，合理饮食应该是：一日三餐、定时定量。短时间内吃太多食物、喝大量饮料，超出了身体对食物的消化能力，容易引起胃肠功能失调。如果摄入大量油腻、难以消化的食物，很可能会引发急性肠胃炎、急性胰腺炎、急性胆囊炎等。经常大吃大喝，体重会迅速增加，导致超重和肥胖。

假吃和催吐成就的“大胃王”

有些博主其实并不是“大胃王”，但为了吸引眼球，他们会通过视频剪辑等方式让观众误以为他们可以吃很多，且还会采用催吐等方式达到目的。然而，经常性催吐不仅会损伤胃和食管，严重者还可能因此患上厌食症。

警惕：被家长“培养”的儿童“大胃王”

最近，仅 3 岁的“大胃王”女孩因“吃饭香”火遍网络，其父母陆续发布她吃包子、烤肉，喝高糖饮料等视频博眼球，甚至在她明确表示不想再吃的时候，仍不断将食物硬塞给她。由于长期过量进食，该 3 岁女孩的体重已高达 70 千克，而其父母的行为也遭到了网友的广泛质疑和批评。

研究显示，暴食是导致儿童肥胖的重要原因之一，肥胖儿童更容易患脂肪肝、高血压、冠心病等疾病。肥胖对于青少年的心理也会产生很大的影响，肥胖儿童更容易发生焦虑和抑郁，还容易发展为神经性贪食。某些孩子也许天生食量大，可以吃很多食物，家长也应适当限制。若怀疑是某种疾病引起的病理性肥胖，家长应尽早带孩子去医院就诊。

值得注意的是，除了影响健康、造成浪费外，“大胃王吃播”对观众，尤其是对孩子，都是不良示范。唯有坚持健康饮食，才能让美食成为享受。PM

提到冬季养生，很多人首先想到的是“进补”，尤其是年老体虚者。随着养生观念的逐渐普及，一些处于亚健康状态的年轻人也跃跃欲试，希望通过进补调理身体、增强体质。在进补之前，有一个非常重要且必不可少的步骤——“引补”。

冬季养生，引补调脾胃

江苏省人民医院中医科　魏睦新（教授）　徐婷婷

何为引补

《说文解字》中曰：“引，开弓也。”正如射箭前必先开至满弓，方能射得又快又远。引补，简而言之，就是在进补，尤其是大补之前，通过一些方法调理好脾胃的消化和吸收功能，避免出现进补不耐受的情况，从而提高进补的效果。

为何需引补

很多人一吃补药，就会出现口舌生疮、面部生痘、失眠、胃脘疼痛、腹胀腹泻、食欲不振等症状，即中医常说的“虚不受补”。因为大补之品多属温热，体质虚弱，尤其是脾胃消化功能偏弱者服用后，易积聚于胃中，生痰生湿，郁而生火，从而导致口舌生疮、面部生痘等表现。而引补可以避免出现这些情况。

谁需要引补

以下患者需要引补：①脾胃虚弱者，主要表现为食欲不振、进食量少、脘腹胀满、腹泻、恶心呕吐等；②痰浊、湿热、积滞明显者，主要表现为头面油腻、舌苔厚腻、口苦、排便有黏腻不爽感等；③肝气不舒者，主要表现为情绪抑郁、易怒，常有胸闷、胁肋部胀痛不适，女子有乳房胀痛、舌体偏尖、舌尖偏红、大便干稀不调等；④呼吸系统疾病患者，主要表现为肺热多痰、呼吸困难、喘咳气短、睡卧不宁等；⑤心脑血管疾病患者；⑥第一次进补者，不确定能否顺利进补。

如何引补

引补应以运化脾胃、补而不峻、祛湿润燥、滋阴益肺为原则，多以食补为宜。

1 一般体质，重“理与消”

引补的根本目的是调理脾胃，增加脾胃的消化吸收功能，重在理气和消滞。可服用一些具有理气消滞功效的药物或食物，如具有下气消食、解毒生津的白萝卜，具有消痰、运食、理气功效的陈皮，具有消积化滞、开胃功效的大山楂丸和保和丸，等等。

2 特殊体质，重“调与治”

有些患者体内痰、湿、热较重，应在医生指导下，先服用“开路”中药，然后再进补。广义上而言，“开路”也属于“引补”范畴。通过调治，使虚弱得补，痰湿、痰热得清，然后再服用补药。

3 脾胃虚弱体质，宜“平补”

有些患者的消化吸收功能没有明显障碍，但体质偏弱，需要“平补”，即温和补益。常用的平补药食同源之物包括山药、薏苡仁、百合、核桃、莲子、蜂蜜、芡实、红枣、龙眼肉等。牛奶、鸡蛋、芝麻、银耳、鸡肉、瘦猪肉、鸭肉、鱼虾等，也属于平补之品。其中，山药和百合是最常用的平补佳品。

山药性平味甘，有补脾养胃、生津益肺、补肾涩精之效，能补中益气、温养肌肉。张锡纯的《医学衷中参西录》中有一个方子，名为“薯蓣饮”，即用山药煮水，可以治疗脾气虚和体弱。

百合性甘寒，有养阴润肺、清心安神之效。肺为娇脏，最易受到外邪侵袭，而冬季亦是呼吸道疾病高发的季节，在引补中加用百合，能起到清肺益阴、祛火润燥之功，以防进食温燥大补之品而导致阴虚火旺。PM

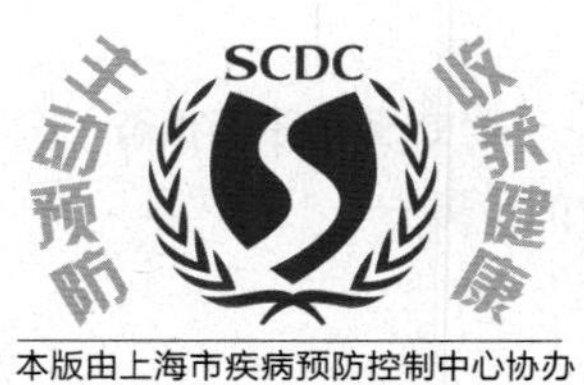

本版由上海市疾病预防控制中心协办

流感季，也要警惕呼吸道合胞病毒

上海市疾病预防控制中心病原生物检定所 赵雪 滕峥（主任技师）

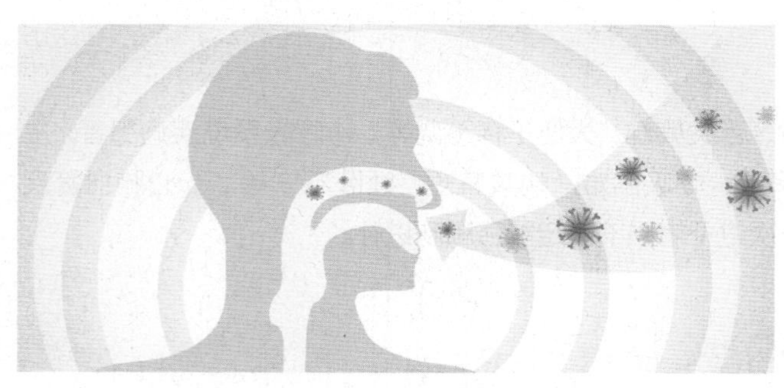

不容小觑的呼吸道合胞病毒

1957年，科学家在儿童呼吸道标本中分离出一种核糖核酸（RNA）病毒。在显微镜下观察，这种病毒可以使人类细胞发生融合性病变，所以被命名为人呼吸道合胞病毒（HRSV）。

儿童、成人及老年人均可感染呼吸道合胞病毒，潜伏期为3～7天。5岁以下婴幼儿是主要感染人群。在婴幼儿中，呼吸道合胞病毒感染主要引起下呼吸道感染，主要症状包括咳嗽、咯痰、憋喘及呼吸异常等，少数患儿可并发中耳炎、胸膜炎及心肌炎等。早产儿、先天性心脏病等患儿感染后容易发展为重症，如哮喘、呼吸道阻塞及肺不张等。在成人及年长儿中，呼吸道合胞病毒感染主要表现为上呼吸道感染，引起流鼻涕、咽喉肿痛、全身乏力等症状。患有基础疾病及免疫缺陷的老年人感染后易发展为重症肺炎，甚至导致死亡。

常与流感同时“出没”

呼吸道合胞病毒感染在全球均出现过流行，不同国家及地区的发病率有所不同，发展中国家的发病率高于发达国家。呼吸道合胞病毒感染的流行季节具有地区差异：在热带地区，呼吸道合胞病毒感染多发生在炎热、潮湿及多雨的夏季；我国的流行高峰大多出现在冬春季，与流感季重叠。

根据呼吸道合胞病毒膜表面糖蛋白（G）的抗原性差异，可以将其分为A型、B型两个主要型别。HRSV-A亚型可进一步分为15个基因型，其中ON1基因型自2011年在上海检出后相继在全国流行，逐步取代了NA1基因型成为我国的优势流行株。HRSV-B亚型包含24个基因型，其中BA9基因型是我国流行的优势基因型。A型与B型呼吸道合胞病毒可交替或同时在人群中流行。

通过临床症状难以将呼吸道合胞病毒感染与流感等其他呼吸道传染病区分开，可应用免疫荧光技术检查鼻咽分泌物中病毒抗原进行快速诊断。治疗方法以支持和对症治疗为主，存在继发细菌感染时，可用抗菌药治疗。

预防：疫苗尚未成熟，防护仍是重点

目前尚没有成熟的呼吸道合胞病毒疫苗。但在科学家坚持不懈的努力下，目前已经产生了几种有望上市的候选疫苗株。比如：以母体免疫为主要方式的纳米粒子疫苗（Novavax）正处于Ⅲ期临床试验，研究对象为健康的孕晚期女性，目标是通过对母亲的接种，实现对婴儿的免疫，或者在婴儿出生后的前几个月内延迟或降低呼吸道合胞病毒感染的严重程度；另一种是针对老年人的候选疫苗，目前正在60～80岁成年人中进行Ⅰ期临床试验。

在疫苗不成熟的情况下，预防的主要着眼点为切断传播途径。呼吸道合胞病毒主要通过病毒携带者的鼻咽分泌物传播。与病毒携带者密切接触、吸入携带病毒的气溶胶、接触被病毒污染的物体等，均有可能被感染。外出佩戴口罩、勤洗手、室内勤通风及避开人群密集处等预防其他呼吸道传染病的手段，也适用于预防呼吸道合胞病毒感染。PM

关注上海市疾病预防控制中心，了解更多疾病防控信息。

“现在不是后疫情时代，现在正处疫情中，是疫情时代。”近日，中国工程院王辰院士在第22届中国科协年会上表示。尽管当前国内新冠肺炎疫情已经得到有效控制，但其他国家新冠肺炎疫情仍在持续，形势不容乐观。随着天气转凉，大众要提高警惕，谨防第二波疫情冲击。

今年秋冬，更有必要接种疫苗

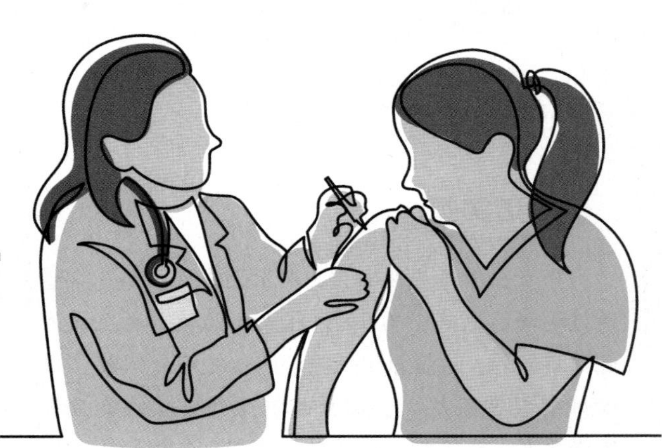

上海市疾病预防控制中心免疫规划所主任医师　胡家瑜

天气转凉，新冠肺炎可能与其他呼吸道疾病“狼狈为奸”

秋冬季是呼吸道疾病高发季节，这是因为：首先，流感病毒等呼吸道病毒在寒冷、干燥的空气中存活时间更长；其次，在寒冷天气中，人体呼吸道黏膜的抵抗力降低；第三，冬春时节环境温度较低，人们常常待在密闭的空调房内，室内空气流通较少，人员接触较密切。这些均能为病原体传播提供有利条件，造成呼吸道传染病流行。

今年秋冬季，存在新冠肺炎疫情与季节性流感等其他呼吸道疾病伴随出现、相互影响的风险。其他呼吸道疾病的症状与新冠肺炎相似，两者叠加会增加鉴别诊断的难度和疫情的复杂性。而且，患者去医院就诊时会增加交叉感染的风险。

今年秋冬，更要注意防护

大众要注意环境卫生和室内通风；平时保持良好的个人卫生习惯，勤洗手，外出回家、饭前便后、接触呼吸道分泌物后（如打喷嚏后）应立即用流水和洗手液洗手，不用被污染的毛巾擦手，不用脏手触碰眼、口、鼻等；避免与他人共用水杯、餐具、毛巾、牙刷等物品；避免接触猫、狗、禽、鸟、鼠类，以及它们的粪便等排泄物；尽量避免去人多拥挤的公共场所，特别是儿童、老年人、体弱者和慢性病患者，外出时要佩戴口罩；避免接触有发热、咳嗽等呼吸道症状的人员，如须接触，需做好有效防护；家庭成员发生流感等呼吸道传染病时，要及时治疗，尽量避免近距离接触，最好分房隔离、限制活动。

接种疫苗是预防流感等呼吸道传染病最有效的方法。《中国流感疫苗预防接种技术指南（2020—2021）》推荐按照优先顺序对重点和高风险人群进行接种：医务人员；养老机构、长期护理机构、福利院等人群聚集场所脆弱人群及员工；重点场所人群，如托幼机构、中小学校的教师和学生，监所机构的在押人员及工作人员，等等；其他流感高风险人群，包括60岁及以上的居家老年人、6月龄至5岁儿童、慢性病患者、6月龄以下婴儿的家庭成员和看护人员、孕妇和准备在流感季怀孕的女性。无禁忌证的人群均可接种流感疫苗。

接种灭活流感疫苗的保护效果可维持6～8个月，接种1年后，血清抗体水平显著降低。此外，由于流感病毒每年都会发生变异，世界卫生组织每年初根据全球上个流行季病毒的监测情况，推荐本年度流感疫苗组分，每年生产的疫苗所含毒株成分因流行优势株不同而有所变化，故每年都需要接种流感疫苗。

需要提醒的是，婴幼儿、儿童、老年人及免疫力低下人群尤其应注意防护，可接种肺炎球菌疫苗、麻疹流行性腮腺炎风疹（麻腮风）疫苗、水痘疫苗和流脑疫苗，以提高免疫力。PM

运动减肥：
传统方式好还是新兴方式好

河北师范大学体育学院教授　张海峰

生活实例

张女士和李先生都因为肥胖问题而烦恼，希望通过运动达到减肥的目的。张女士的健身教练认为她体质较弱，适宜做中低强度的传统有氧锻炼，嘱咐她要经常锻炼、长期坚持；而李先生的健身教练考虑李先生年轻、心肺功能较好、工作忙碌，建议他通过新兴的高强度间歇训练减肥，运动强度虽较大，但每次运动时间较短。为什么健身教练对他们会推荐不同的运动减肥方法？传统有氧锻炼和高强度间歇训练，哪种方式减肥效果更好？

传统运动减肥方法：以有氧运动为主

有氧锻炼属于传统运动减肥方式。研究表明，运动量与减重量之间存在量效关系：每周运动少于 150 分钟，减肥效果不明显；每周运动达到 150 分钟或更长时间，可以取得明确的减肥效果；每周运动时间长于 225 分钟，减重效果更为明显。为达到长期保持减肥效果的目的，宜每周进行中到较高强度运动 250 分钟以上（每周 5～7 天，每天 30～50 分钟）。

除了有氧运动外，还可结合抗阻运动（如引体向上、俯卧撑等）、柔韧性锻炼（拉伸练习）等。抗阻锻炼本身不能起到减肥效果，但可以提高肥胖人群肌肉力量和身体功能，降低心血管疾病和糖尿病的发生风险。

新兴运动减肥方式：高强度间歇训练

高强度间歇训练是近年来兴起的一种运动减肥方式，指进行多次短时间高强度运动，在每两次高强度运动之间以较低强度运动（或完全休息）形成间歇期。研究发现，在降低体脂率方面，高强度间歇训练和传统运动减肥方式效果相似；在减少腹部内脏脂肪量方面，高强度间歇训练效果均优于传统运动减肥方式。

高强度间歇训练的核心在于采用高强度运动。现实生活中，我们可通过心率来掌握运动强度。“220 减年龄”一般被用于估算一个人的最大心率，高强度间歇训练时，心率应维持在最大心率的 96%。比如，一个 40 岁的人，最大心率约为 220 – 40=180 次 / 分，高强度间歇训练时的心率为：180 × 96% =172.8次 / 分（172～173 次 / 分）。可以采取有大量肌肉群参与的运动形式，如跑步、游泳、骑车、登山、球类等，每次高强度运动持续 3～4 分钟，然后休息（或低强度运动）2～3 分钟，再进行 3～4 分钟高强度运动；如此重复 3～4 组，可逐渐增加，但要量力而行。年轻人还可采用类似于动感单车的运动形式，全力冲刺运动若干秒（一般 6～8 秒），短暂休息（一般 9～12 秒），然后继续冲刺，重复几十组不等，这也是比较有效的减脂运动处方。

选择适合自己的运动减肥方式

传统运动减肥方式要求每周运动时间至少在 250 分钟以上，虽然“省力”，但比较“耗时”，长期坚持需要一定的毅力和恒心。高强度间歇训练运动时间较短（最少的仅为每次 4 分钟），且存在间歇，容易为运动者所接受并长期坚持。但高强度间歇训练运动强度大，可能会增加某些人群的运动风险，实施前应该进行严格的运动风险筛查，并在专业人士指导下进行。

减肥者可以根据自己的身体状况、个人喜好等选择适合自己的运动减肥方式。一般地说，老年人、有心脏疾病隐患人群及其他不能耐受高强度运动的人群，可采取传统的运动减肥方式；身体状况良好、经检查不存在相关运动风险的人群，可选择高强度间歇训练。

另外，运动减肥要与限制能量摄入相结合。除了减少总热量摄入，膳食结构也需要改变（推荐低脂膳食）。PM

过敏人的烦恼（八）

“香车”惹的祸

肖特明

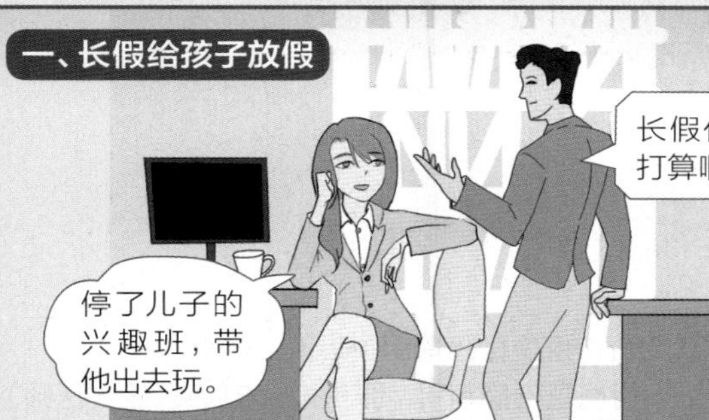
一、长假给孩子放假
长假什么打算啊？
停了儿子的兴趣班，带他出去玩。

小仙说：户外活动有助于孩子身心健康，增强孩子对外界环境的适应力和抵抗力，加速机体的新陈代谢，促进生长发育。

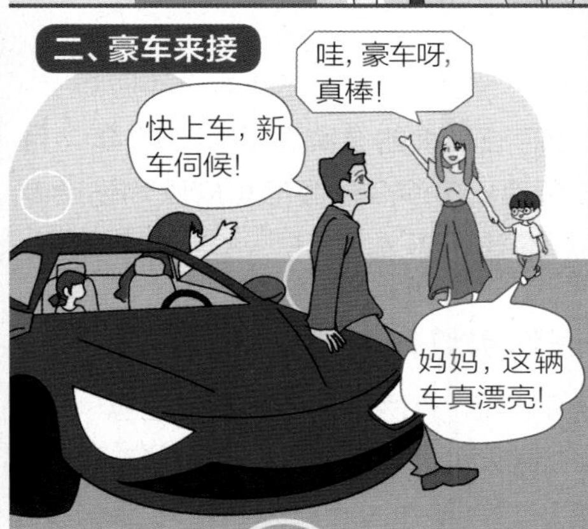
二、豪车来接
哇，豪车呀，真棒！
快上车，新车伺候！
妈妈，这辆车真漂亮！

小仙说：新车隐患不少。一是不规范贴膜影响视力；二是悬挂吉祥物阻挡视线，意外伤人；三是车内异味导致空气污染。

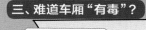

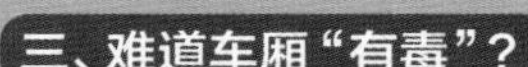
三、难道车厢“有毒”？

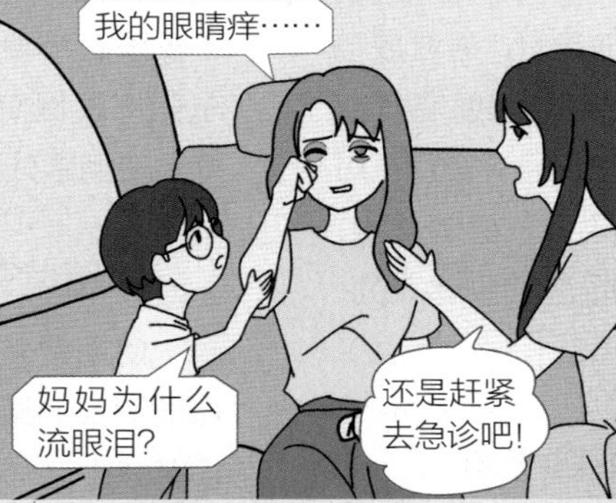
我的眼睛痒……
妈妈为什么流眼泪？
还是赶紧去急诊吧！

小仙说：新车的一些车身材料和零部件，特别是车内装饰材料可能含有甲醛等有害气体，如果通风不够，就会污染车内空气。

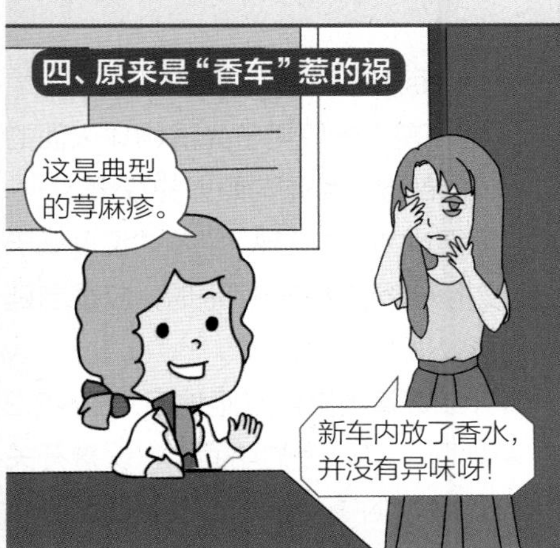
四、原来是“香车”惹的祸
这是典型的荨麻疹。
新车内放了香水，并没有异味呀！

小仙说：香水虽能掩盖异味，但无法稀释甲醛等有害气体，如果在车内喷洒香水，其中的化学成分还会与甲醛反应，形成新的污染源。

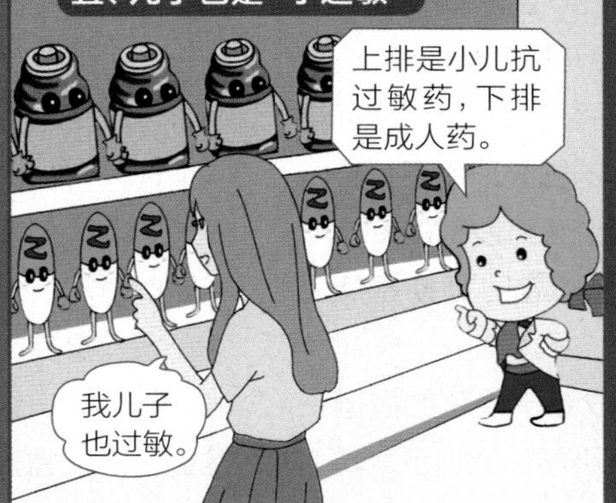
五、儿子也是“小过敏”
上排是小儿抗过敏药，下排是成人药。
我儿子也过敏。

小仙说：治疗荨麻疹，可以服用第二代抗过敏药，如盐酸西替利嗪。它有两种剂型：婴幼儿滴剂和成人片剂，有过敏体质者可以家中常备。

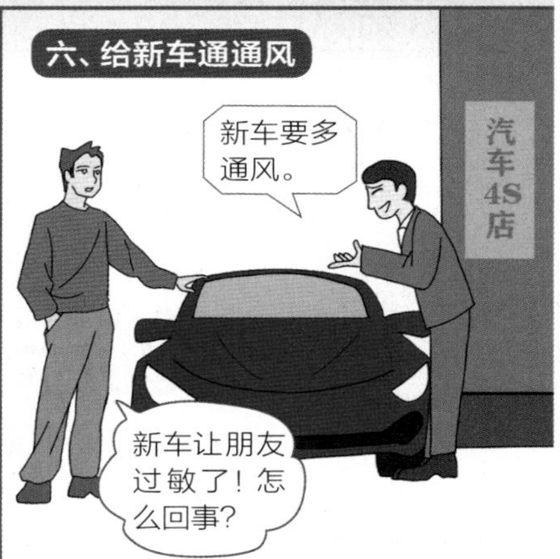
六、给新车通通风
新车要多通风。
汽车4S店
新车让朋友过敏了！怎么回事？

小仙说：通风可以降低新车内有害气体的浓度。由于甲醛释放期较长，要在车内放置饱和速度慢、吸附能力强的空气净化产品。

小仙医生语录：

相对而言，内部装饰豪华的汽车更容易产生污染，因为车内使用的地毯、内饰毛毯和顶棚材料的有害物质含量较高，释放周期较长，潜在危害较大。因此，新车入手后，最好先不使用空调，不要用车载香水来掩盖气味，应在车内放置一些饱和速度慢、吸附能力强的空气净化产品。一旦出现过敏症状，可以服用第二代抗过敏药，如盐酸西替利嗪，服药后半小时起效，安全性高，过敏体质者可以常备。

小仙医生
生于：1983　星座：摩羯
身份：来自欧洲的健康医生
家族：世代在欧洲研发和生产原研药
学历：瑞士苏黎世大学医学院博士
专长：对过敏性疾病有丰富的诊疗经验

早在100多年前，人们就发现了紫外线的杀菌作用。紫外线主要作用于微生物的核酸（包括DNA和RNA），导致其碱基受到破坏，失去复制能力。同时，紫外线可破坏微生物的氨基酸结构，并让其产生具有氧化性的自由基，使蛋白质变性，失去功能。

使用紫外线消毒灯，莫忘“避人”

上海市疾病预防控制中心传染病防治所
消毒与感染控制科　张玉成　朱仁义（主任医师）

紫外线消毒灯是一种低气压汞蒸气放电灯，通过放电产生波长主要为253.7纳米的紫外线，直接照射空气或物体进行消毒。紫外线消毒具有操作简便，经济实用，对周围环境和物品无污染、无损害，消毒效果较好等优点，被广泛应用于医疗机构、学校、餐厅等场所的物体表面、餐饮具、空气等的消毒。

紫外线消毒灯“照人”，危害不容小觑

生活中，经常见到食堂等场所在人员还在室内的情况下开启紫外线消毒灯。紫外线长时间照射人体，会刺激皮肤黏膜及眼睛，危害健康。短期照射的健康损害以电光性眼炎和皮肤损伤为主；长期照射会引起皮肤色素沉着、皮肤增厚粗糙、白内障等，严重时，可能引起皮肤肿瘤或癌症。

以最常用的直管式紫外线灯为例，30瓦的紫外线灯在距其1米处的辐射强度达100微瓦/平方厘米以上。有研究发现，北京夏季户外平均紫外线强度为16.81微瓦/平方厘米，裸露的皮肤经过一段时间的阳光照射后，会出现蜕皮、红肿、疼痛等症状。紫外线消毒灯发射的紫外线强度远高于夏季户外环境中的紫外线强度，即使是短时间照射，也可能对身体造成伤害。

近年来，因使用紫外线灯不当造成健康损害的报道屡见不鲜：太原市某幼儿园、天津市某小学、深圳市某幼儿园，都曾因误开紫外线灯造成多名儿童出现眼睛红肿、面部和颈部皮肤灼痛、恶心呕吐等症状，眼睛、皮肤出现不同程度的损伤，甚至导致电光性眼炎。

在新冠肺炎疫情期间，不少人在家中使用紫外线消毒灯进行消毒。其实，普通大众在家中使用紫外线消毒灯，不仅没有必要，还存在巨大的健康隐患。2020年2月，东莞市某医院连续两日接诊3位眼部和皮肤灼伤患者，均因使用紫外线灯不当所致。

使用紫外线消毒灯有讲究

使用紫外线灯消毒，有两方面因素需要注意：一是保证消毒效果；二是人员做好防护，避免因紫外线照射损害健康。

具体而言，要注意以下几点：

1. 采购合格的紫外线消毒灯，严格按照产品使用说明书进行安装和使用。
2. 做好使用时间记录，达到灯管使用寿命时，及时更换。
3. 保持紫外线灯表面清洁。
4. 紫外线穿透性较差，一般用于光滑物体表面的消毒，以便对需要消毒的部位达到均匀照射的效果。
5. 一次消毒时间至少为30分钟。当室内温度低于20℃或高于40℃，及相对湿度大于60%时，应适当延长照射时间，确保消毒效果。
6. 悬吊时，紫外线灯管的高度应距地面1.8～2.2米。开关应设置在距地面2米以上的墙面上，设置开关盒盖，并在盒盖上粘贴醒目的警告标志，以免误触开启紫外线灯。
7. 紫外线消毒灯应避免照射人体，应在室内无人的情况下进行室内空气消毒。
8. 某些类型的紫外线灯在使用过程中会产生臭氧，在消毒完成后，应及时通风。PM

带状疱疹是一种常见的皮肤病，民间俗称“缠腰火丹”“蛇串疮”“缠腰火龙”等，早在我国古代医书《诸病源候论》中就有记载，一直让人类饱受困扰。近日，带状疱疹疫苗被国家药监局批准上市，很多人跃跃欲试，一些人保持观望。本刊特邀专家解答相关疑问。

解惑带状疱疹疫苗

复旦大学附属华山医院皮肤科主任医师　徐金华

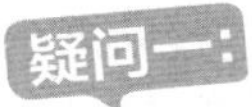 疑问一：什么是带状疱疹？

带状疱疹是由长期潜伏在脊髓后根神经节和脑神经节内的水痘－带状疱疹病毒再被激活而引发的感染性皮肤病，典型症状为身体单侧呈带状排列的水疱样皮肤损害，常伴有神经性疼痛。还有一些特殊类型的带状疱疹，如单侧眼睑肿胀伴头痛的眼带状疱疹，皮肤疼痛但未发疹的无疹性带状疱疹，以面瘫和外耳道疼痛为表现的耳带状疱疹，等等。带状疱疹急性期通常持续 2 ~ 4 周，疼痛剧烈。按照评估疼痛程度的数字分级法，女性分娩的阵痛为 8 级，而带状疱疹的急性神经痛可达 10 级。5% ~ 30% 的患者会出现带状疱疹后神经痛（PHN）、视力下降、听力障碍、内脏损害等并发症，严重影响患者的生活质量。

年龄增长和免疫功能低下是引发带状疱疹的重要因素。人体针对水痘－带状疱疹病毒的特异性细胞免疫水平会随年龄增长而下降，这一现象在 50 岁以后尤为明显。因此，带状疱疹多发于 50 岁以上成年人，在免疫缺陷、精神压力大、过度劳累、患有慢性疾病（如糖尿病、高血压等）的人群中也容易发生。

目前，带状疱疹的治疗以抗病毒药物为主，辅以抗炎和镇痛等治疗方法，旨在缩短患者的病程、减轻皮损和急性疼痛的严重程度及持续时间。一般情况下，抗病毒药物在出现带状疱疹症状后 72 小时内使用能获得较好效果。然而，由于发病早期症状不典型，早期识别和治疗带状疱疹十分困难。

疑问二：带状疱疹疫苗的保护效果如何？

带状疱疹疫苗是预防带状疱疹最经济、有效的方式。重组带状疱疹疫苗是我国国家药监局首个正式批准的带状疱疹疫苗，已于今年 6 月上市，推荐 50 岁及以上成人接种。两项全球大规模随机对照临床试验结果表明，带状疱疹疫苗对 50 岁及以上成人的保护效力为 97.2%，且随访 4 年后的保护率未见明显降低。长达 9 年的随访观察表明，该疫苗的保护效果可维持 9 ~ 15 年。美国免疫计划实施委员会（ACIP）据此提出，接种带状疱疹疫苗后，不需要补种。

疑问三：哪些人需要接种带状疱疹疫苗？

50 岁及以上成人可接种带状疱疹疫苗。服用免疫抑制药物等导致免疫力低下的人群也可以接种。此外，处于带状疱疹急性期的患者应在皮疹消退后进行接种，用于预防带状疱疹再发。

疑问四：患过带状疱疹，还需要接种带状疱疹疫苗吗？

患带状疱疹后，并不能像患水痘一样获得终身免疫。水痘－带状疱疹病毒是嗜神经病毒，如果在水痘发病时，机体没有完全清除病毒，部分病毒可长期潜伏于一个或多个神经节内，持续几年甚至几十年。一旦免疫力下降，病毒就有可能被激活，导致带状疱疹。研究表明，免疫功能正常的人群患带状疱疹后，有 2% ~ 8% 的可能复

专家简介

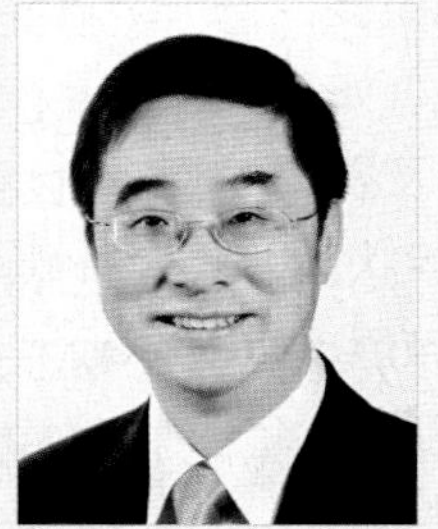

徐金华　复旦大学附属华山医院皮肤科主任、主任医师、教授、博士生导师，上海市皮肤病研究所所长，上海市优秀学科带头人，上海市领军人才，中华医学会皮肤性病学分会副主任委员，上海市医师协会皮肤科医师分会会长。长期从事性传播疾病、过敏性皮肤病和自身免疫性皮肤病等研究工作，擅长皮肤科疑难杂症的诊断和治疗。

发；免疫功能低下的人群，复发率为15%～20%。因此，有带状疱疹病史的人也可接种疫苗。

疑问五：曾接种过水痘疫苗，还有必要接种带状疱疹疫苗吗？

水痘与带状疱疹虽是由同一种病毒（水痘－带状疱疹病毒）引起，但它们是两种不同的疾病。水痘疫苗和带状疱疹疫苗是两种不同的疫苗，它们的作用机制完全不同。水痘疫苗是减毒活疫苗，带状疱疹疫苗是灭活疫苗。尚无研究证据表明，接种水痘疫苗可以预防带状疱疹。因此，曾经接种过水痘疫苗的人，仍有必要接种带状疱疹疫苗。

疑问六：带状疱疹疫苗的接种方法是怎样的？

带状疱疹疫苗目前已在上海、北京、广州、深圳、南京等地开展接种，后续将在国内其他城市陆续上市。若有需求，可前往当地社区卫生服务中心的预防保健科或具有疫苗接种资质的医院进行接种。

带状疱疹疫苗采用肌内注射的方式，接种部位为上臂三角肌。接种程序为2剂，第2剂在第1剂接种后的2～6个月接种。

疑问七：接种疫苗后会有不良反应吗？

与其他疫苗一样，接种带状疱疹疫苗后可能会出现一过性的不良反应，如轻中度的注射部位疼痛、红肿，以及发热、头痛、疲劳、胃部不适等全身症状，多数可自行缓解。接种带状疱疹疫苗后，应在接种点留观30分钟。如果出现严重的恶心、呕吐、腹泻，甚至呼吸困难、休克等严重的不良反应，应立即前往医院就诊。PM

咳嗽是人体的生理反射，也是呼吸系统疾病最常见的症状之一。有些孩子长期咳嗽，持续一两个月，甚至半年之久，对生活和学习造成了很大影响。那么，什么样的咳嗽叫慢性咳嗽？引起慢性咳嗽的原因有哪些？

什么是儿童慢性咳嗽

咳嗽可分为特异性咳嗽和非特异性咳嗽。前者指咳嗽伴有能够提示特异性病因的其他症状或体征，即咳嗽是这些疾病的症状之一；后者则指以咳嗽为主要或唯一表现，胸部X线片未见明显异常。

根据病程的长短，儿童咳嗽分为急性（病程在2周以内）、迁延性（病程在2～4周）和慢性（病程超过4周）。特异性咳嗽比较容易诊断，而非特异性咳嗽的病因常常比较复杂且隐匿。为了帮助查找其“元凶”，儿童慢性咳嗽被定义为：咳嗽为主要或唯一的临床表现，病程超过4周，胸部X线片未见明显异常。

导致儿童慢性咳嗽的五大“元凶”

① 咳嗽变异性哮喘

咳嗽变异性哮喘是引起儿童尤其是学龄前和学龄期儿童慢性咳嗽的最常见原因，主要特点包括以下几方面：①持续咳嗽>4周，通常为干咳，常在夜间和（或）清晨发作，运动、遇冷空气后或在季节变化时咳嗽加重，临床上无感染征象或经过较长时间抗生素治疗无效。②使用支气管舒张药物进行诊断性治疗，可使咳嗽症状明显缓解。③肺通气功能正常，支气管激发试验提示气道高反应性。

有过敏性疾病史或家族史的患儿，出现慢性咳嗽后，需要警惕咳嗽变异性哮喘。过敏原检测阳性可辅助诊断。

② 上气道咳嗽综合征

上气道咳嗽综合征是引起儿童尤其是学龄前和学龄期儿童慢性咳嗽的第二位主要原因。鼻炎（过敏性及非过敏性）、鼻窦炎、慢性咽炎、慢性扁桃体炎、鼻息肉、腺样体肥大等上气道疾病均可引起慢性咳嗽。2006年之前，上气道咳嗽综合征的名称叫“鼻后滴漏综合征”，即鼻腔分泌物通过鼻后孔向咽部倒流，引起咳嗽。它有3个主要特点：①持续咳嗽>4周，过敏性鼻炎患儿伴有白色泡沫痰，鼻窦炎患儿伴有黄绿色脓痰。晨起或体位变化时，咳嗽较为明显，常伴有鼻塞、流涕，以及咽干、异物感和反复清咽等症状。②咽后壁滤泡明显增生，有时可见鹅卵石样改变，或有黏液样或脓性分泌物附着。③抗组胺药、白三烯受体拮抗剂和鼻用糖皮质激素对过敏性鼻炎引起的慢性咳嗽有效，化脓性鼻窦炎引起的慢性咳嗽需要抗菌药物治疗2～4周。

鼻咽喉镜检查，以及头颈部、鼻窦X线或CT检查等，有助于上

孩子咳咳咳，原因在哪里

本刊记者　王丽云
支持专家　上海交通大学附属儿童医院呼吸科主任医师　董晓艳

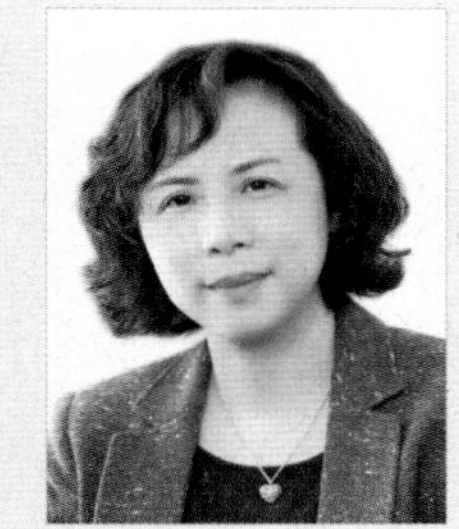

专家简介

董晓艳　上海交通大学附属儿童医院呼吸科泸定院区主任、主任医师、硕士生导师，中华医学会儿科学分会呼吸学组委员、慢性咳嗽协作组委员、肺功能协作组副组长，中国医师协会儿科医师分会儿童过敏专委会委员。擅长儿童哮喘、慢性咳嗽、肺部感染等小儿呼吸道常见病、多发病的诊治。

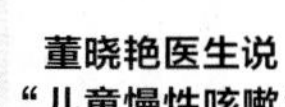

董晓艳医生说
“儿童慢性咳嗽”

儿童慢性咳嗽的原因很多，其中最常见的有咳嗽变异性哮喘、上气道咳嗽综合征、呼吸道感染后咳嗽、胃食管反流性咳嗽、心因性咳嗽等。

气道咳嗽综合征的诊断。

③ 呼吸道感染后咳嗽

许多病原微生物（如百日咳杆菌、结核杆菌、肺炎支原体、肺炎衣原体等）引起的呼吸道感染是儿童慢性咳嗽的常见原因，多见于幼儿和学龄前儿童。急性呼吸道感染后，咳嗽症状持续超过4周，可考虑为感染后咳嗽。

呼吸道感染后咳嗽的特点有4点：①近期有明确的呼吸道感染史。②刺激性干咳，或伴有少许白色黏痰。③胸部X线检查无异常，或仅显示双肺纹理增多。④肺功能正常，或呈现一过性气道高反应。

呼吸道感染后咳嗽通常有自限性。如果患儿咳嗽时间超过8周，应寻找其他原因。

④ 胃食管反流性咳嗽

胃食管反流性咳嗽是指因胃酸和其他胃内容物反流进入食管引起的咳嗽，属于胃食管反流病的一种特殊类型，也是儿童慢性咳嗽的原因之一。其主要特点是：阵发性咳嗽好发于夜间，咳嗽可在进食后加剧，24小时食管下端pH监测结果呈阳性。

24小时食管下端pH监测是诊断胃食管反流性咳嗽的“金标准”，但完成该项操作有一定难度，且多数患儿家长不同意进行此项侵入性操作，因此该病的诊断率比实际发生率低。

⑤ 心因性咳嗽

心因性咳嗽的特点是在压力大、精神紧张、情绪波动时出现，多见于学龄期和青春期儿童。其典型表现为：以日间咳嗽为主，可在特定情况下发生；当专注于某件事（如玩游戏）、脱离压力（如考试结束）及夜间休息时，咳嗽消失，对睡眠没有影响；可呈雁鸣样高调的咳嗽。心因性咳嗽患儿常伴有焦虑症状，但没有器质性疾病，亲子良性沟通、及时解压等，对缓解和消除咳嗽至关重要。

除上述5种原因外，引起儿童慢性咳嗽的病因还有非哮喘性嗜酸粒细胞性支气管炎、过敏性咳嗽、药物诱发性咳嗽、耳源性咳嗽等。有些患儿会同时存在2种或多种病因，尤其是上气道咳嗽综合征合并咳嗽变异性哮喘，以及呼吸道感染后咳嗽合并上气道咳嗽综合征，等等。PM

不同年龄儿童，慢性咳嗽病因有差异

年龄	常见病因
婴幼儿期、学龄前期（0～6周岁）	呼吸道感染后咳嗽，咳嗽变异性哮喘，上气道咳嗽综合征，迁延性细菌性支气管炎，胃食管反流性咳嗽
学龄期（6周岁至青春期）	咳嗽变异性哮喘，上气道咳嗽综合征，心因性咳嗽

人与生俱来向往飞翔。素有“空中芭蕾”之称的蹦床运动能使人瞬时摆脱地心引力的束缚，体验到自由飞翔于天际的快感。蹦床既是一种风靡世界的体操运动，优雅且飘逸，也是一种深受大众喜爱的娱乐项目，充满刺激，迸发活力。然而，隐藏在蹦床运动背后的安全隐患却往往被大众所忽略。近来，有关蹦床的事故消息频频传来：昆明12岁女孩因蹦床意外构成十级伤残，“90后”女研究生玩蹦床后不慎摔成截瘫。在一系列触目惊心的事故背后，蹦床并没有退出大众娱乐的视线，不少家长、孩子依然对玩蹦床兴致勃勃。

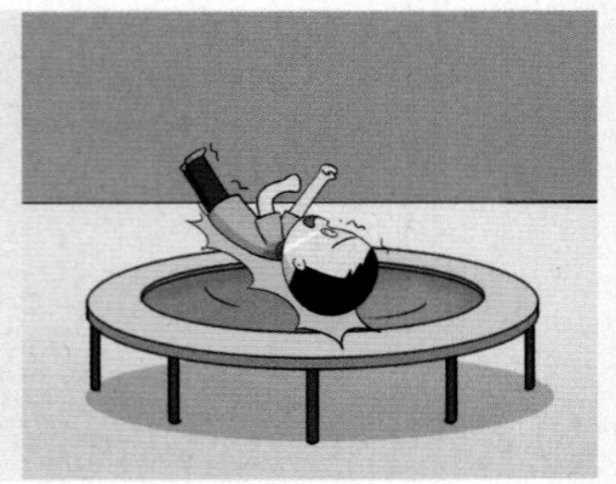

“蹦”出来的安全隐患

海军军医大学附属长征医院脊柱外科主任医师　陈华江

蹦床意外，严重的可致截瘫

从受伤类型而言，由蹦床引起的常见损伤有擦伤、撞击伤、坠落伤。运动人员从高空下落过程中，自身势能需借助蹦床的弹性床面缓慢释放。若身体接触或触及硬物，可导致局部高能聚集，引发意外伤害。轻微的损伤主要有皮肤擦伤、浅表软组织损伤、肌肉和韧带拉伤等，此类损伤经医生简单处理后，可完全康复。更为剧烈的暴力可以导致关节脱位、四肢和脊柱骨折等。

若头部向下意外落地，自身重力带来的巨大冲击力聚集于颈椎或胸椎，可造成颈椎或胸椎的骨折或脱位，使椎管内的脊髓神经受到挤压而受损，患者可出现四肢麻木、无力，感觉、运动功能障碍，甚至瘫痪。目前，脊髓损伤的治疗依然是世界性难题。外科手术治疗的目的是最大限度地复位、重建脊柱的稳定性，解除脊髓的压迫。然而，脊髓严重损伤造成的肢体麻木、无力，甚至瘫痪等，仍缺乏十分有效的治疗方法。术后，神经营养药物治疗、理疗、康复锻炼、高压氧等治疗措施，虽然能在一定程度上辅助神经功能的恢复，但过程往往艰辛且漫长。

另外，尝试高难度动作也是导致事故发生的重要原因。自己不能驾驭的高难度动作易出现错误的落地，落在弹簧或蹦床框架上可导致撞伤、关节扭伤，跳出蹦床可发生摔伤。空中翻转、翻筋斗等动作非常容易导致头部意外着地，具有很高的发生颈椎、胸椎、脊髓损伤风险。因此，蹦床运动必须严格按照安全员的安全指示进行。非专业人士在缺乏全面安全保护措施的情况下，应尽量避免尝试高难度动作。

儿童蹦床风险高于成人

比起成人，蹦床对儿童的吸引力更强烈。殊不知，儿童是蹦床意外发生的高风险人群。

首先，儿童自我保护意识淡薄，容易在身心愉悦的蹦床运动中忘乎所以。在娱乐过程中，他们也往往更容易忽视被安全员提示的动作要求，而错误、随意的蹦床动作会增加发生损伤的风险。

其次，从儿童的身体结构上来讲，儿童的头部发育较身体发育快，儿童头部重量占自身体重的比重更大。在蹦床运动过程中，由于儿童肢体力量发育滞后，难以做到全身动作的协调。

第三，儿童颈椎柔韧性大，可以发生一种称为“无骨折脱位型颈脊髓损伤”。这是一种特殊类型的颈脊髓损伤，特点是虽然暴力造成了脊髓损伤，但X线或CT等放射学检查没有可见的脊柱骨折、脱位等，占儿童创伤性脊髓病的19%～34%。蹦床运动中，儿童头部意外着地有导致此类损伤的风险。

此外，蹦床外伤多发生在多人一起使用同一蹦床时。多人同时进行蹦床运动，会造成床面剧烈、不规则的抖动，运动者落地时更加难掌握身体平衡，摔倒或错误方式的起跳均可导致事故发生。据研究报道，多人一起使用蹦床约可增加60%的受伤概率。由于儿童体重差异较大，蹦床床面的剧烈抖动会对体重轻的儿童带来更大的外伤风险。儿童摔倒后往往难以自行爬起，非常容易出现踩踏、撞击等伤害。因此，儿童在玩蹦床的过程中，成人必须全程看护，并嘱其在玩蹦床过程中勿嬉笑打闹。PM

慢性宫颈炎，离宫颈癌有多远

上海交通大学医学院附属国际和平妇幼保健院
宫颈疾病诊治中心主任医师　吴 丹

慢性宫颈炎患者常有这样的担忧：长期慢性宫颈炎会不会发展成宫颈癌？要想弄清楚这个问题，得先了解慢性宫颈炎和宫颈癌的特点。

慢性宫颈炎的主要病因：细菌、衣原体等长期“潜伏”

慢性宫颈炎是一组宫颈炎性改变的总称，包括慢性宫颈管黏膜炎（可出现宫颈糜烂样改变）、宫颈息肉和宫颈肥大，可由急性宫颈炎迁延而来。宫颈息肉、宫颈肥大、慢性宫颈管黏膜炎可单独存在，也可同时发生。多数慢性宫颈炎患者没有症状，少数患者可有持续或反复发作的阴道分泌物增加（淡黄色或脓性）、性交后出血、月经间期出血等，偶有分泌物刺激引起的外阴瘙痒或不适。

宫颈位于阴道最深部，多种病原体（淋球菌、沙眼衣原体、厌氧菌、大肠杆菌、葡萄球菌、链球菌、支原体等）会引起阴道炎、急慢性宫颈炎。女性朋友需要重点关注的是一些性传播疾病的病原体，如淋球菌、沙眼衣原体等。由于子宫颈管黏膜上皮比较薄，有很多皱褶，所以抗感染能力比阴道上皮差很多，病原体可能会长期潜伏在黏膜皱褶里，形成慢性宫颈炎。如果再因人工流产等因素对宫颈造成损伤，则宫颈对外来病原体的抵抗力会下降，发生各种严重疾病，比如：淋球菌和沙眼衣原体可以通过宫颈黏膜皱褶逆行进入盆腔，引起盆腔炎，进而引发不孕症。

宫颈癌的主要病因：高危型HPV持续感染

宫颈癌是所有恶性肿瘤中唯一病因明确的，高危型人乳头瘤病毒（HPV）的持续感染是引起宫颈癌和癌前病变的主要原因。无保护和不正确使用安全套的性交是造成HPV传播的高危行为，过早性生活、多产、多性伴、吸烟等是辅助或诱发因素。在女性中，HPV感染非常普遍，多数为一过性感染，少数为持续感染，只有持续感染才可能导致宫颈癌前病变。

宫颈癌前病变，是指子宫颈高级别鳞状上皮内病变（HSIL），包括CIN Ⅱ和CIN Ⅲ；更早期的病变称为子宫颈低级别鳞状上皮内病变（LSIL）。从HPV持续感染到LSIL，进一步发展到HSIL，再到浸润癌，宫颈细胞的癌变是逐级进展的。从HPV感染到宫颈癌形成之前，有一个相当长的癌前病变期，如果患者在这个阶段能够定期检查，及时发现病变，是完全可以治愈的。

慢性宫颈炎会不会发展成宫颈癌

答案是“不会”。从上面的分析可以看出，炎症和癌症不能画等号。不过，有一点要引起充分重视，那就是长期慢性炎症会使阴道和宫颈的微生态和微环境失去平衡，导致局部免疫力低下，对外来的有害病原体（如HPV等）易感。而一旦感染HPV，就可能会持续感染，进而引发宫颈病变，甚至癌变。

慢性宫颈炎患者该如何预防宫颈癌

首先，慢性宫颈炎患者应接受规范治疗，“消灭”病原体，恢复阴道微生态的平衡。其次，应洁身自好，避免多个性伴侣，以预防HPV感染，可根据具体情况注射HPV疫苗。第三，应定期进行宫颈癌筛查，宫颈细胞学（TCT/LCT）和人乳头瘤病毒（HPV）联合筛查可以明确有无宫颈病变和HPV感染。PM

专家提醒

慢性宫颈管黏膜炎的常见描述为“宫颈糜烂样改变（轻度、中度和重度）”。患者如果没有症状，一般无须治疗，千万不要为了追求所谓的“光滑宫颈”而轻信一些机构推荐的宫颈局部治疗。宫颈肥大一般无须治疗。宫颈息肉应手术摘除，并进行病理检查。

早在20世纪30年代，德国亚琛市的天主教神父威尔海姆·席勒布朗就开始探索女性基础体温（BBT）与排卵的关系。1954年，德国慕尼黑大学医学院的德凌教授首次证实女性排卵后基础体温会升高0.2℃以上，这一发现奠定了通过基础体温测量来分析排卵时间及月经周期中哪些时间容易怀孕、哪些时间不易怀孕的理论基础。因此，德凌教授被誉为“基础体温之父”。此后，在妇产科领域，基础体温测量发挥了多种作用，如判断卵巢内分泌功能，分析某些妇科疾病情况，指导避孕和受孕，了解早孕及胚胎“安危”，等等。

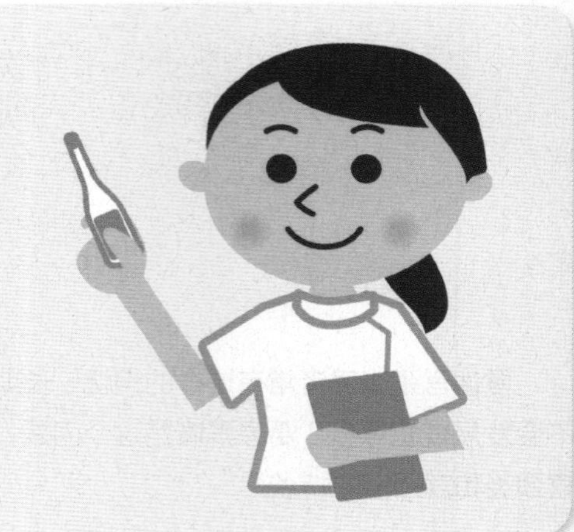

基础体温“本领”大

浙江大学医学院附属妇产科医院教授　石一复

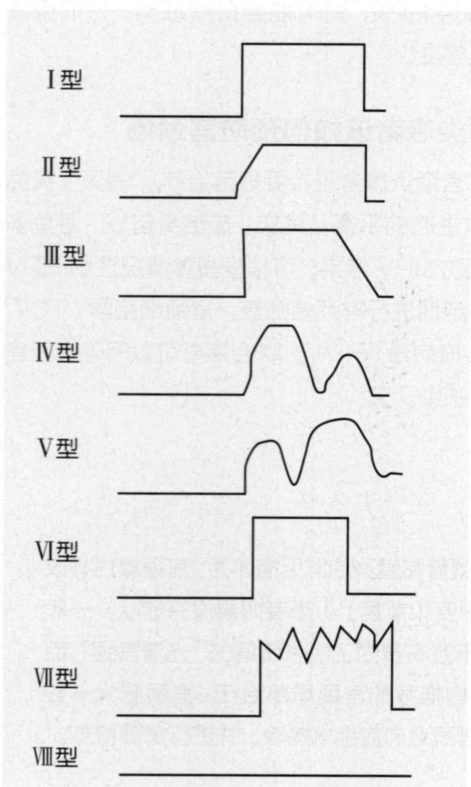

什么是基础体温

基础体温是身体处于静息状态下的体温，又称静息体温。成年女性的基础体温受卵巢内分泌的影响而发生周期性变化：在月经期及卵泡期（排卵前），基础体温较低，常在36.6℃以下；在黄体期（排卵后），卵巢产生的黄体酮有致热作用，可使体温上升0.2～0.5℃，持续至下次月经前1～2天。逐日测量基础体温，记录下来并连成线，可获得基础体温曲线，共有8种类型。

有规律排卵的健康女性，基础体温曲线可呈现月经周期前半期体温较低而后半期体温升高的“双相型体温”（Ⅰ型）。若无排卵，则体温连线几乎呈直线，称“单相型体温”（Ⅷ型）。其他6种类型虽提示有排卵，但均反映“黄体功能不足”，即存在卵巢内分泌功能紊乱。

如何正确测量基础体温

基础体温的正确测量方法：早晨醒来后不说话、不起床小便，即醒后第一件事就是将已准备好的体温表放在舌下，测体温5分钟。将测得的体温数值记录在专用的基础体温表上或纸上，将每日数值连成曲线，即为基础体温曲线。夜班工作的女性，应在充分休息6小时后按上述方法测定。每日早晨测量体温后，应清洁体温表，将其数值甩至36℃以下后，放在枕边或床头柜上，以供次晨醒来后使用。

基础体温测定须每日坚持，至少记录 3 个月经周期。日常生活中的特殊情况，如感冒、失眠等，以及月经期、性生活、白带增多、阴道不规则流血等，均可对基础体温产生影响，应在记录表上注明，以供分析参考。

基础体温测量有哪些作用

① **判断有无排卵** 对备孕和不孕的女性而言，有无排卵至关重要。如前所述，有排卵的女性，基础体温曲线为“双相型”；若为“单相型”，则提示无排卵。

② **观察黄体功能** 黄体功能正常的女性，排卵后基础体温即上升，且持续在高水平 11 天以上。如果基础体温曲线出现以下情况（Ⅱ～Ⅶ型），往往提示黄体功能不足：基础体温呈梯形（爬坡状）上升，3 日以上才达到高水平；在黄体期，基础体温呈梯形下降；在黄体期，体温呈现两个峰，前峰稍高、后峰稍低，或前峰稍低、后峰稍高；基础体温上升少于 11 天；在黄体期，体温波动，呈锯齿状。黄体功能不足的女性常发生月经失调，不容易怀孕，即使怀孕，也容易流产。

③ **诊断早孕** 在未使用孕激素或人绒毛膜促性腺激素（HCG）的情况下，基础体温升高 18 天以上，表示有早孕可能；升高 20 天以上，可确定为早孕。

④ **判断孕早期胚胎安危** 若在孕早期出现基础体温曲线逐渐下降，表示黄体功能或胎盘功能不足，有流产倾向。

⑤ **指导避孕** 安全期避孕是一种自然避孕法。基础体温持续升高 3 天以后至下次月经来潮前，为安全期。反之，基础体温最低的前后各 2 天，为易受孕期。近年来，随着人工智能和大数据技术的发展，基础体温测量已经被应用于一些智能产品，用来指导育龄期女性避孕。不过，由于环境、情绪、疾病、药物等都可导致排卵变化，安全期避孕有一定的失败率，成功率低于 95%。

⑥ **指导受孕** 精子在女性生殖道内可存活 2～3 天，而卵子排出后 24 小时即失去受精能力。当基础体温上升时，提示黄体形成，黄体酮产生增加，卵子已失去受精能力。因此，应按照精卵细胞的生命规律，搞清楚排卵与基础体温上升的关系，才能增加精卵结合的机会。精子寿命比卵子长，为提高受孕率，应遵循精子等待卵子“良辰佳期”的原则，在排卵前同房，而不是排卵后 1～2 天。

⑦ **判断疗效** 在无排卵或不孕女性接受治疗的过程中，测量基础体温有助于了解治疗效果。如果治疗后出现双相型体温，则表明有排卵，卵巢功能得到改善。

⑧ **诊断子宫内膜异位症** 若基础体温在月经期间仍不降低且伴有痛经，应怀疑子宫内膜异位症的可能。因为异位的子宫内膜病灶出血后会产生吸收热。该病是引起女性不孕的重要原因，患者应做进一步检查和治疗。

⑨ **推算适宜的诊刮时间** 诊断性刮宫，简称“诊刮”，可以了解子宫内膜有无分泌反应和卵巢功能。因月经不规则等原因需要进行诊刮的女性，在基础体温上升后、下次月经来潮前 2～3 天做诊刮为宜。

⑩ **协助诊断阴道不规则流血** 有排卵的女性发生阴道不规则流血时，若患者月经周期长短不一，医生可根据基础体温变化区分什么时候是月经，流血原因是什么，了解流血与月经关系的规律。

⑪ **初步分析闭经原因** 原发性闭经的患者，若基础体温曲线呈双相型，应考虑子宫性闭经，如先天性无子宫或生殖道结核。这些患者子宫内膜缺如或被破坏，但卵巢仍有功能。

⑫ **发现低热** 如果黄体期体温高于 37℃，应视为低热，需要寻找原因，及时诊治。不过，有些女性服用避孕药或使用孕激素时，基础体温会略有升高，应加以区别。

综上所述，基础体温测量虽然“古老”而又简单，但仍有应用价值，不可小视。PM

专家简介

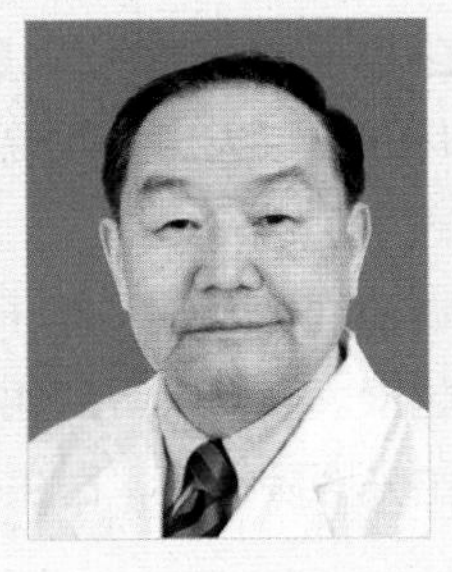

石一复 浙江大学医学院附属妇产科医院主任医师、教授、博士生导师，我国著名妇产科专家，2012 年获首届“中国妇产科医师奖”。擅长妇科肿瘤、妇科疑难杂症、不孕不育等的诊治。

玩具是孩子成长过程中最亲密的伙伴，给他们带来了诸多乐趣，但有时也会带来意外，甚至酿成悲剧。玩具中潜藏的安全隐患常常被家长和孩子们忽视，近年来，玩具引起的儿童伤害事件屡见不鲜。

那些“玩”出来的伤害

复旦大学附属儿科医院普外科副主任医师　郑继翠

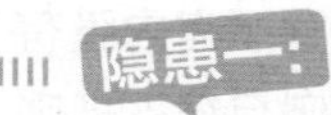

隐患一：体积太小或零件脱落，易致误吞或窒息

生活实例： 2岁半的小沐忽然出现不明原因的腹痛，且疼痛逐渐加重。家长急忙带他去医院就诊，X线检查显示孩子盆腔内有一串珠样物。家长这才想起，半月前，小沐曾经玩过一种“巴克球”。腹腔镜探查发现，孩子小肠近端有2枚磁珠、1处肠穿孔；小肠远端有15颗磁珠、3处肠穿孔。医生将磁珠取出并修补了肠穿孔，使小沐转危为安。

6岁的明明在玩立体拼图时，一边思考，一边啃咬拼图，不知不觉就咽了下去。拼图的凹槽正好卡在喉咙里，让他感到呼吸困难。幸运的是，拼图没有将气管完全堵塞，明明经及时抢救后转危为安。

医生的话：“巴克球”是由多个磁性金属小球组成的玩具，可以组合出很多造型。由于颜色各异、体积小，儿童容易把它们当成糖果吞食。小球磁性较强，在不同的肠段内相互吸引，轻则引起胃肠道穿孔，重则导致死亡。因此，正规的“巴克球”外包装上应明确标注这类产品“只适合14岁以上青少年及成年人”。

容易引起此类损伤的玩具还包括：①较小的九连环、拼图、磁力片、磁力笔、积木等。此类玩具样式新奇，玩法复杂多变，在益智健脑和开发儿童学习兴趣方面具有独特作用，但很容易在孩子思考时被误吞。②“海洋宝宝”。这类泡发玩具被泡在水中后，会逐渐吸水膨胀。测量发现，未经泡发的“海绵宝宝”直径约为3毫米，重量约为0.02克；放入水中5小时后，直径可达16毫米，重量超过2克。被吞食后，其会在肠道液体的浸润下增大，引起肠梗阻，患儿往往需要手术治疗。

此外，电动玩具中常常会安装纽扣电池，儿童在玩耍过程中，可能会将其抠出误吞，导致食管等被腐蚀损伤，需要紧急取出。玩具汽车的车轮、车轴等小部件脱落后容易被儿童误吞，或被塞入耳朵、鼻孔内。

● **正确处理方法：**

无论孩子吞入的是何种玩具，家长都应尽早带孩子就医。如果孩子被异物卡喉，能够呼吸，意识清醒，家长可以鼓励孩子用力咳嗽（针对年龄较大、能够配合的孩子），将异物咯出。孩子出现以下表现，提示可能存在严重的气道梗阻，需要立即拨打“120”求救：用手指抓捏喉部；无法说话或哭喊；咳嗽微弱或没有咳嗽；吸气时出现尖锐噪声或完全没有声音；呼吸困难加重，口唇、面色发紫。

隐患二：绳子太长，易致绊倒或勒伤

生活实例： 7岁的小杰和哥哥一起玩拖拉玩具时，被绳子绊倒，当即鲜血直流，吓坏了一家人。去医院经过检查，发现原来是下嘴唇被牙磕破了。

9岁的天天玩溜溜球时，不慎被绳子勒住了脖子，他急得想赶紧扯下，绳子反而越缠越紧。当家人听到他嘶哑的呼救时，天天已脸色发青。急忙去医院检查，医生发现孩子已经发生了喉关节错位。

医生的话： 孩子非常喜欢牵着绳子拉动玩具或甩着绳子玩耍，很容易使绳子缠在手指或脖子上，轻则引起手指肿胀、缺血，重则导致窒息。《国家玩具安全技术规范》（GB6675-2003）规定，36个月及以下儿童使用的拖拉玩具上带有附件的绳索长度不得超过22厘米。家长在选购玩具时，最好用手抚摸绳子，选择光滑没有毛刺的，以免扎伤孩子。另外，最好让孩子在空旷、平整的场所中玩拖拉玩具，以免其他物品卡到绳子，使其跌倒，造成摔伤。

● **正确处理方法：**

如果孩子被绳子缠绕勒住脖子，家长不要急忙徒手去解。合适的做法是：用剪刀小心剪开绳子，注意别伤到孩子。绳子解开后，家长应带孩子去医院就诊，由医生判断是否需要进一步处理。

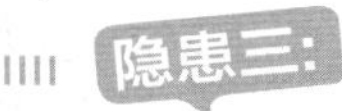

隐患三：孔隙太窄，易夹手指

生活实例： **8 岁的晓丽在玩玩具屋时，将手伸进小屋子的窗户里，结果发现手指被卡住、拿不出来了。很快，手指越肿越大，渐渐变成了青紫色，痛得晓丽哇哇大哭。父母砸开玩具后，赶紧带她前往医院。**

医生的话： 有些玩具的孔隙与孩子的手指差不多大小，很容易卡住孩子的手指，轻则造成局部肿胀，重则导致手指缺血坏死。因此，家长不要给孩子选购孔隙与其手指差不多大小的玩具。按照标准要求，5 岁及以下儿童使用的玩具，可触及圆孔的直径应小于 6 毫米或大于 12 毫米，或开孔深度大于 10 毫米。

● **正确处理方法：**

如果孩子的手被玩具孔隙卡住，家长不可盲目自行处理，可以带孩子去医院就诊，必要时可请消防人员帮助。在解除卡夹之后，可以冷敷局部，不要热敷。

隐患四：弹射玩具，易伤人眼

生活实例： **10 岁的环环被同学不慎用塑料枪打中左眼，眼内出血，虹膜离断，视网膜脱落。被送到医院时，她左眼仅有微弱光感。经过三次手术，视网膜虽已复位，但视力仅剩 0.04。**

医生的话： 家长要避免让孩子接触玩具手枪、高强度水枪、“牙签弩”、口袋弹弓、飞镖等弹射类玩具，以及边角尖锐的玩具，因为此类玩具很容易造成扎伤，甚至对眼睛造成难以挽回的伤害。最近非常流行的弹力软轴乒乓球训练器也具有类似隐患。训练器由底座、高弹软轴和固定在软轴顶端的乒乓球组成，把球打出去后会自动弹回来，就像与对手在乒乓球桌上打球一样。一旦软轴上的乒乓球脱落，快速回弹的软轴很可能扎伤孩子。

● **正确处理方法：**

孩子眼部受伤后，无论伤情如何，家长都应及时带其就医，进行相关检查，不要抱着“等等看”的态度；也不要随意自行处理，如用纸巾擦等，以免造成二次损伤。

防范“玩”出的意外，家长不可掉以轻心

① 家长选购玩具时，应检查产品说明书及产品标识，选择生产厂家名称、地址、产品名称、型号、安全警示、适用标准、3C 认证标识等均齐全的产品。

② 根据孩子年龄及发育状况选择适宜的玩具。3 岁以下儿童不宜接触体积较小及含有强磁性小零件的玩具。

③ 避免购买有零件脱落风险、尖锐金属边缘、粗糙毛刺等的玩具。平时要注意经常检查玩具零件是否松动、是否有尖锐断裂处等。

④ 较小的孩子在玩玩具时，家长要在一旁看护。

⑤ 让孩子了解玩具可能带来的危险，注意预防。PM

专家提醒

我国已实行问题玩具召回制度，对于存在问题的玩具，相关部门会发布召回提示。家长需密切关注问题玩具的召回信息。此外，若发生由玩具引起的意外伤害事件，家长要积极向国家市场监督管理总局缺陷产品管理中心反映情况，以便有关部门向公众发布提醒，防止类似意外发生。

PUA是pick-up artist的英文缩写，字面上的解释是"搭讪艺术家"。究其来源，最早可以追溯到美国心理学家阿尔伯特·埃利斯的著作《The Art of Erotic Seduction（性诱惑的艺术）》中关于"pick-upper of women"的描述。他认为，男人能通过学习而克服自身的不自信，最终成功搭讪女人。随后，美国心理医生埃里克·韦伯撰写的畅销书《How To Pick Up Girls（如何"把妹"）》问世，PUA正式拥有了专有缩写，并在20世纪末有了以pick-up artist命名的书籍、电影和真人秀节目。

远离生活中的PUA

上海市精神卫生中心心理咨询科副主任医师　黄晶晶

在PUA的发展过程中，神经语言学、催眠技术等相关的心理学理论被运用其中。21世纪初，PUA传入我国后，其发展显示出畸形之态，不良使用者将其转变为一套处心积虑、有计划、有步骤的"诱骗术"，常见步骤是：建立PUA的人物形象、引导被PUA者探索此种人物形象的特殊之处、建立一定的契约、撕毁契约、摧毁被PUA者的价值，从而造成"情感虐待"。这是一种有意为之、长期作用的不良行为，其核心在于造成被PUA者的自我怀疑，进而使其出现认知扭曲，产生强烈的自卑、自责情绪。长此以往，被PUA者可能出现情绪失控等问题，或坐立不安，为达到对方制定的某种标准而产生焦虑、抑郁等情绪，睡眠问题、躯体不适等症状常伴随发生。

恋爱中，警惕PUA

生活实例： 莎莎因"入睡困难、易醒、情绪低落"来寻求医生帮助，在与医生的交谈中，她描述了一段自己的亲身经历。

在一次小型聚会上，她认识了沉默寡言的柯先生。听说怀才不遇的柯先生刚失恋，莎莎便不由自主地对他多了些同情和关心。在相处过程中，柯先生少言寡语，还经常提醒莎莎"不要对我这么好，更不要喜欢上我"。柯先生对她"拒之千里"的表现，反而激起了莎莎对他的怜惜与关爱。一来二去，他们交流的次数与时间较原先更频繁、持久。不久后，两人确立了恋爱关系。

一开始，柯先生对莎莎表现出万般依赖，要求莎莎无时无刻陪伴在他的身边，当莎莎因正处工作场合或其他原因不能赴约时，柯先生便立马表现出受伤之态，不惜用烟头烫伤自己，并反复强调自己对莎莎的想念与依赖，不停责备莎莎"不懂浪漫和爱情，不是合格的女朋友"。爱情至上的莎莎最终选择了妥协。她将更多的时间和精力腾出来陪男友，工作表现大不如前，与亲友也渐渐疏远。近来，莎莎自感难以平衡工作和生活，焦躁难安，在出现难以入睡、早醒、眠浅梦多等症状多日后，终于来到医院寻求帮助。

医生的话： 从PUA的发展历程来看，它常常发生于相对稳定且长久的关系中。最初，PUA便是从恋爱中衍生而来，不良应用者也主要将其运用于恋爱关系中。

在莎莎与男友最初的交往过程中，男友常说"不要对我这么好，更不要喜欢上我"，其实是在暗示莎莎的关心是出于"喜欢"。确立恋爱关系后，男友对莎莎万般依赖，表现出恋爱关系里的唯一性和特殊性，让她相信这是一段美好的关系。之后，男友开始要求莎莎给予无条件的陪伴，在她表示为难和不舒服时却视而不见，只是反复强调自己的依恋，并在明知道莎莎非常看重爱情的情况下，以男友的身份反复责备其"不是一个合格的女朋友"。这种"控诉"如同催眠一般，让莎莎对自己产生怀疑，最终出现了一系列症状，如常独自哭泣、夜不能眠、工作时不能集中注意力等。但她仍坚信，造成这一切的原因是自己能力不足，并试图在解决自己的一系列问题后，更努力地陪伴男友。至此，在这段恋爱关系里，莎莎深信：自己应对恋爱中出现的一切问题负全责；连陪伴男友这点小事都做不好，就是自己没用的表现，未来必须更加努力地克服它。

与恋爱关系相比，婚姻关系更为复杂、紧密。婚姻中，一方的任何评价都可能对对方造成深远的影响，长期的负性评价影响更甚。正因为如此，大家对婚姻关系中另一半的言行更要仔细甄别，类似“你什么都做不好”“除了我，谁都不会与你结婚”等言语具有 PUA 的不良属性，其表达的实质信息是对对方价值的否定。若婚姻中任何一方长期使用类似的言语，且经过沟通依然无效，必须引起重视，重新审视双方的婚姻关系。

职场上，拒绝PUA

生活实例： 年初，小王入职了一家知名的广告公司，赵经理是他的顶头上司。在多次交流过程中，小王认为赵经理处处针对自己，对自己有偏见，且言语十分有攻击性。近来，小王接手了个新项目，他加班加点与客户沟通、复盘活动策划，但最终却因成本与预算不符等原因未能中标。对此，赵经理当着众同事的面把小王一顿数落，反复出现“你读过大学吗”“这么点小事都做不好”“离开公司，你什么都不是”“我骂你是为你好”等言语，令小王感到十分屈辱，情绪瞬间崩溃。

医生的话： 职场环境具有天然的等级观念，上级的处事方式会对下级造成困扰。辨别言行是否具有 PUA 的性质，主要看其出发点。就上述案例而言，如果赵经理如实地谈及小王“做得好”与“做得不好”之处，并给予切实的改进方向，也许用语让人不太舒服，但其出发点是为了更好地完成目标，是领导“棒喝型”管理风格的问题。如果谈话充斥着“这么点小事你都做不好”，且谈话内容超出对具体事情的分析与建议，其核心已变成脱离事实的一味贬低，这种情况便可视为“职场 PUA”。

家庭教育，别误入“PUA”

生活实例： 刘先生最近为女儿的教育问题而感到头疼。刘先生的女儿笑笑今年高三，正处于“高考冲刺”的紧要关头，可成绩平平的笑笑对此却不以为然。每次“小考”“大考”后，刘先生与笑笑都会为了成绩、名次而激烈争吵。争吵时，刘先生总爱说“我像你那么大的时候读书可用功了”“你同学某某不断在进步，只有你不争气”。一日，忍无可忍的笑笑冲着刘先生大喊：“你不断对我‘精神打压’，这与 PUA 有什么区别？”刘先生不明白，自己的苦口婆心怎竟变成了 PUA。

医生的话： 在 PUA 备受热议的当下，也要注意不要将 PUA 的使用过度泛化。当家长使用“别人家孩子更好”来斥责孩子时，孩子的感受一定是不舒服的。此时，孩子应该适当思考父母这样说的动机是什么，而家长也应更细致地了解孩子的感受。如果孩子能够表达自己在听到评价后不舒服的感觉，家长能明白孩子受伤的心，并在今后的教育中加以注意，也不失为孩子与家长的一次良性沟通。因此，比起定义某些言语是否为 PUA，更有意义的是关心孩子听到这些言语时的感受和情绪变化。

相信所有父母说出“别人家孩子更好”的初心是希望能以此激励孩子，但一定要确认孩子明白了话语中的初心。而且，在激励孩子这件事情上，一定有比“比较法”更合适、更有效的方法。如果家长已经说出“别人家孩子更好”之类的话，并马上意识到孩子已因此受到伤害时，可进一步向孩子解释：“别人家的孩子”只是在某件事情上做得更好，而你在父母心中的地位是永远无人可取代的。

除了“远离”，还能做什么

一旦遭遇 PUA，有效的解决方法是迅速远离这段关系。如果已经造成各种心理问题，应尽早向专业人士求助。

预防被 PUA，应不断修炼自身：①觉察感受，花更多精力去了解自己。及时发现自己在一段关系中的“不舒服”感受，并尽可能分辨这种“不舒服”是由哪些具体言行所造成的。②分辨言行，明察性质。如果“不舒服”言行不是针对具体的事情，而是对个人价值的评判，应及时制止这些言行对自己的伤害。③自我成长是每个人毕生的“必修课”，让过往的经历完善“自我”、帮助成长，而不受其干扰。PM

整容成瘾需“整心”

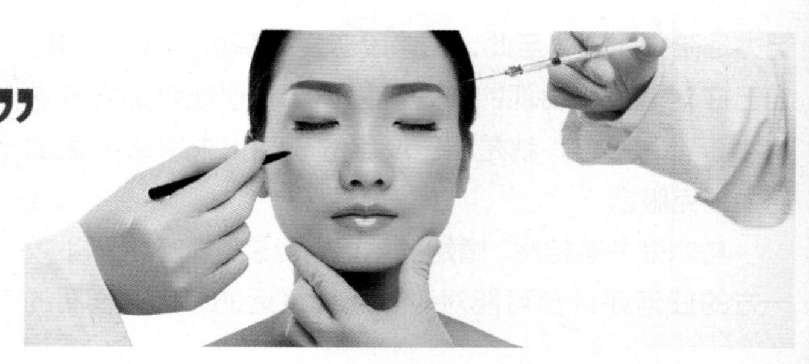

北京大学第六人民医院临床心理科副主任医师　黄薛冰

生活实例

肖女士今年30岁，18岁时就做了双眼皮手术，到现在共做了5次修复术。其实，第一次做完挺好看，但她过于追求完美，非要一再修改。现在，她又觉得自己的鼻子不完美，开始整天想着“做鼻子”……

像肖女士这种因为特别注重外在形象而不断去整容的现象，被称为“整容成瘾症”。整容成瘾是一种心理疾病，患者85%以上是女性，年龄多在22～45岁，她们对自己的外貌有异乎寻常的要求，明明已经很好了，但她们还是不满意。

整容成瘾者有哪些“心结”

爱美是人类的一种普遍需要，仪表是影响人际吸引的重要因素。希望外表漂亮本无可厚非，但过于执著于整容，甚至“整容成瘾”，就是不正常的心理状态。

① 自我否定，不接受自我

有些整容成瘾者容貌上并无很多瑕疵，主要是心理上拒绝接纳自己的身体和外表，这源于自我否定的心理和低自尊。自尊很弱的人不接纳自己，不爱自己，也不接受自己的身体，导致过分的自我否定。即使整容一次，她们还是无法接受自己的外貌，于是“一整再整”。

② 追求完美，过分挑剔

完美主义者往往过分挑剔自己的外表，即使整了容，也往往仍对自己的容貌不满意。比如，她们一开始只是做双眼皮，做完后发现自己的鼻子和眼睛“不搭配”，又去做鼻整形；之后，她们又注意到下巴不够尖，又考虑去“做下巴”……对外表完美的过度追求，导致这些女性整容成瘾。

③ 其他心理疾病

一些心理疾病可导致患者反复整容，如身体变形障碍、体象障碍等。这类患者对自己的外表存在错误的观念：外表、相貌并不存在明显缺陷，但主观上常觉得自己每个身体部位都很丑陋，甚至变形，因而痛苦与焦虑；明明很瘦，却偏执地认为自己很胖，固执地要求通过腹部吸脂术等来瘦身……

5条“整心”建议，克服整容成瘾

① 认识到美丑有一定主观性

每个人的审美标准并非完全一样，一个人眼里丑的东西，在他人眼里可能是美的。所以，对美与丑的认识存在一定的主观性，并不是绝对的。对于自己外表的过分否定或过于追求完美，都不适合。

② 认识内在魅力的重要性

研究表明，在人际交往的开始阶段，外貌吸引占据重要位置；但随着交往时间延长，双方了解加深，仪表的作用会越来越小，一个人的性格、态度、能力等内在的品质会占据主导地位。善于发掘自身优点，用内在的优点来弥补外表的不足，同样可以让自己成为受欢迎的人。

③ 遏制整容冲动

很多整容者容易一时头脑发热，或被美容广告的“花言巧语”打动。如果属于这种情况，最有效的改变方法是不要立即做决定，采取“拖延策略”，等一个月以后再考虑，理智就会占上风。

④ 停止反刍式思维

整容成瘾者的思维往往会停留在“把自己变得更美”这个焦点上，且欲罢不能。学会转移注意力，关注或做其他事情，让自己摆脱这种反刍式思维。

⑤ 接受心理援助

整容成瘾者可采取自我放松、正念等方式减压。必要时可向专业心理医生咨询，在专业人士指导下解决深层心理问题，纠正整容成瘾。尤其是身体变形障碍、体象障碍等心理疾病患者，更需要得到专业人员的帮助。PM

颈椎病康复，针灸推拿来相助

上海中医药大学附属龙华医院康复科主任医师　叶秀兰

随着人们工作和生活方式的改变，特别是电脑、手机的普及，颈椎病发病有年轻化趋势。颈椎部位神经、血管交错密集，颈椎病患者除了有颈肩痛、肢体麻木外，还可能表现为视力障碍、头晕心悸、恶心呕吐、血压升高等不典型症状，影响生活质量。

颈椎病的康复疗法包括牵引、手法按摩、推拿、针灸、理疗、体育锻炼等。其中，针灸、推拿是常用的中医康复手段。

针灸

针灸是针刺和灸法的合称。针刺是医者运用不同的操作手法通过针刺机体特定穴位起到调理气血、调和阴阳的作用。灸法则是借灸火的热力给人体以温热刺激，通过经络腧穴的作用，达到治病、防病目的。

针刺一般由专业医师操作，没有医学基础的患者不可自行操作；灸法因作用和缓，操作风险较小，经过训练的患者可用于居家保健。

艾叶气味芳香，性温易燃，火力缓和，且取材便利，是灸法的主要原料。艾灸具有温通经络、行气活血、祛湿逐寒、消肿散结、回阳救逆及防病保健的作用。颈椎病以背部取穴为主，具体可取疼痛部位的阿是穴、风池、大椎、颈百劳等，虚弱者可加取足三里、气海、关元等配穴。

具体操作方法是：点燃艾灸条，燃烧的一头与皮肤保持 3 厘米左右距离，上下左右移动或对准穴位画圈，每个穴位 15 分钟，至皮肤微微发红为宜。每 5 分钟刮灰一次，以防烫伤。需要注意的是，有呼吸困难、近期血压偏高或不稳定、高热、过敏者禁灸。

推拿

推拿是我国传统中医外治法，历史悠久，其治疗脊柱病的记载最早可追溯到新石器时代。推拿通过手法的力学效应和温热热力学效应作用于机体，起到活血通络、理筋止痛、松解粘连、调整关节的作用，起效快，舒适度高。

很多人认为，推拿很简单，可自行在家操作，或到普通按摩店治疗。这种观念是错误的，不正确的推拿治疗有较高风险，可能使颈椎病或其他既有疾病加重。特别对可能有动脉硬化和骨质疏松的老年人，推拿手法必须轻柔，切忌粗暴，以免发生意外。

颈椎病患者应到正规的中医医院接受专业的推拿治疗。无论是颈椎病急性发作，还是处于慢性缓解期，患者都可通过推拿治疗缓解症状。医师会根据患者具体病情、个体差异制定疗程。推拿治疗过程中，还可配合其他辅助治疗方法（如做操、牵引等），以取得更好的效果。

需要提醒的是，为避免不必要的风险，推拿治疗前医师会建议患者完善相关检查，以排除推拿的禁忌证。例如，年老或者体质极度虚弱者，推拿后可能出现晕厥、休克等不良后果；妇女经期推拿可能造成经血增多、经期延长，妊娠期推拿可致流产或者早产；严重的骨质疏松患者，过于用力地推拿可能造成骨折；颈椎部位存在其他病变（如感染、肿瘤等），推拿可加重病情。上述患者均应避免推拿治疗。PM

专家简介

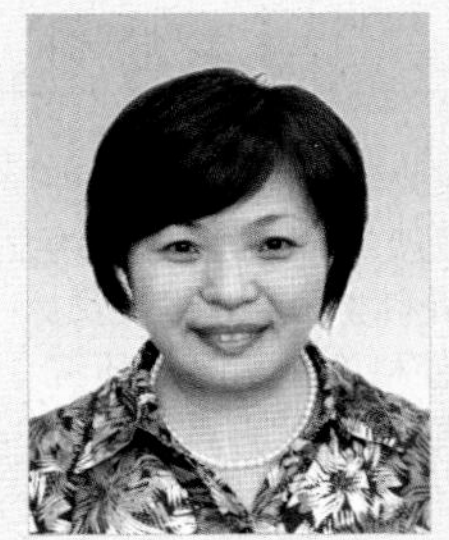

叶秀兰　上海中医药大学附属龙华医院康复科主任医师，上海市名中医施杞工作室主要成员。长期从事脊柱慢性退变性疾病中医康复临床和基础研究，擅长颈椎病、腰椎病、骨关节炎、骨质疏松、肩周炎、青少年特发性脊柱侧凸等疾病的康复与治疗。

前列腺增生是老年男性常见病，主要症状为尿频、尿急、夜尿增多、尿流无力、尿流中断和尿不尽感等。调查显示，超过一半 60 岁以上男性患前列腺增生，八成以上 80 岁以上男性患前列腺增生。

患前列腺增生，性生活并非“可有可无”

北京大学第三医院泌尿外科教授　卢 剑

性是老年男性生活中的重要部分，如果生殖健康保护得当，老年男性的性生活能力可以持续到 70 岁以上。目前研究发现，前列腺增生对男性性功能的影响并不明显。有调查发现，前列腺增生并不影响患者的性欲，只是患者每次性生活的时间比健康人群有所下降。

性生活有无，取决于症状

前列腺增生患者症状较轻时，如仅有排尿次数增多、夜尿增多等时，可以正常过性生活。当症状较重时，如出现尿线细，甚至尿滴沥、排尿不畅时，则需要控制性生活，以免性生活后前列腺充血，加重排尿梗阻症状。需要提醒的是，前列腺增生患者即使适宜过性生活，也不能过于频繁，以免导致前列腺充血而加重症状。

部分前列腺增生患者担心性生活会加重症状而长期禁欲，这也不恰当。长期压抑性欲，会使增生的前列腺充血，兴奋交感神经，加重尿路刺激症状及排尿梗阻症状。

可见，前列腺增生患者的性生活应“量力而行”，以每次性生活后无明显不适为依据，合理安排。

减轻前列腺“负担”，让性生活更顺畅

● 忌过量饮酒，避免饮水过多

性生活前不宜过多饮酒，因为酒精会刺激前列腺，加重症状；也不宜饮水过多，以免给膀胱、前列腺带来额外负担，加重尿频、尿急等症状，影响“性致”。

● 控制情绪，动作轻缓

性生活过程中，前列腺增生患者应控制情绪，避免过度兴奋，动作轻柔，以免前列腺过度充血而引起不适。

● 性生活后休息调整、热水坐浴

性生活后，宜静躺一会，喝杯温水，有助于恢复。可以用 40℃ 左右的热水坐浴 20 分钟左右，以促进局部血液循环，促使前列腺充血尽快消退。PM

专家简介

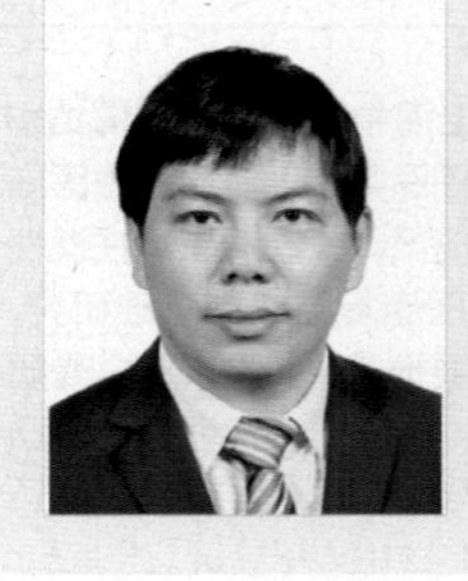

卢 剑　北京大学第三医院泌尿外科主任医师、教授、博士生导师，中国性学会泌尿外科学分会主任委员。长期从事泌尿外科临床及基础研究工作，对诊治前列腺疾病具有丰富的临床经验。

特别提醒

出现“警示信号”及时就医

前列腺增生合并精囊结石或前列腺炎的患者，性生活时容易出现血精。此时，应停止性生活一段时间，同时及时就诊，明确造成血精的原因，排除前列腺增生以外的其他疾病（如前列腺癌等）。

冠心病多数是由于冠状动脉粥样硬化使管腔狭窄、痉挛或堵塞，导致心肌缺血、缺氧或坏死而引起的心脏病。要预防冠心病，首先要预防动脉粥样硬化。

远离冠心病，关注6件事

新乡医学院第一附属医院心内科教授　赵国安

动脉粥样硬化是一种多因素引起的慢性疾病发展过程。积极控制以下 6 大危险因素，有助于预防动脉粥样硬化和冠心病的发生。

1. 血脂异常

血脂的成分包括胆固醇、甘油三酯、低密度脂蛋白胆固醇、高密度脂蛋白胆固醇、脂蛋白 a 等。冠心病的发生与总胆固醇、低密度脂蛋白胆固醇、脂蛋白 a 密切相关。其中，低密度脂蛋白胆固醇最“辣手摧花”，是导致动脉粥样硬化最重要的危险因素。

日常生活中，应减少饱和脂肪酸和胆固醇的摄入，多吃富含维生素、矿物质和微量元素的新鲜水果和蔬菜，减少食盐摄入。当面对大鱼大肉、动物内脏等食物，准备大快朵颐时，不妨想一想这些食物对血管的伤害，告诉自己“少吃一口是一口”。经饮食控制一段时间后，血脂仍很高者，应去医院就诊，由医生判断是否需要加用调脂药物。

2. 吸烟

合并高血压和血脂异常的吸烟者，患冠心病的可能性比健康人高 16 倍。正常动脉壁由内膜、中膜、外膜三层结构组成。吸烟可以损伤血管内皮细胞，若血管壁已存在动脉硬化斑块，吸烟会促进斑块中组织因子的表达和活性增高，导致血栓形成。研究表明，长期大量吸烟者戒烟后，冠心病的发生风险迅速降低。因此，吸烟者应尽早戒烟。

3. 高血压

研究表明，高血压与冠心病的发病率直接相关。舒张压升高者发生冠心病的风险比血压正常者高 6 倍，收缩压升高也同样增加罹患冠心病的风险。成年人的血压应低于 140/90 毫米汞柱。千万不能认为，只要没有不适症状，血压高点没关系。殊不知，等到“有感觉”的时候，可能悔之晚矣。

4. 糖尿病

糖尿病患者发生动脉粥样硬化的时间早、病变重。高血糖不但可能导致糖尿病肾病、糖尿病眼底病变，也会导致冠心病。高血糖状态可损伤血管内皮细胞、促进血小板聚集、诱发血管痉挛，并促进动脉粥样硬化的发生与发展。所以，控制好血糖，就是保护心、肝、肾、眼等多个器官。

需要提醒的是，除了空腹血糖，餐后 2 小时血糖也必须关注。必须两者均达标，方能有效减少并发症的发生。

5. 肥胖

冠心病的发生与体型有很大关系。长得胖，不仅外形不好、难买衣服，连心脏也跟着受伤，特别是向心性肥胖（男性腰臀比＞1.0，女性腰臀比＞0.85）的人。减肥以后，不仅人变漂亮了，心脏也会“乐开怀”。

6. 体力活动少

久坐不动可增加冠心病的发病率。研究表明，运动通过增加迷走神经张力、改善脂质代谢、改善胰岛素抵抗、降低静息心率、减轻心脏负荷、稳定斑块等途径，减少动脉粥样硬化的发生风险。从现在起，放下手机，管住嘴，迈开腿。体育运动的开展需要循序渐进，宜采用中等强度的有氧运动，如快走、慢跑、骑自行车或游泳等，运动时间逐渐增加至每天 0.5 ~ 1 小时。PM

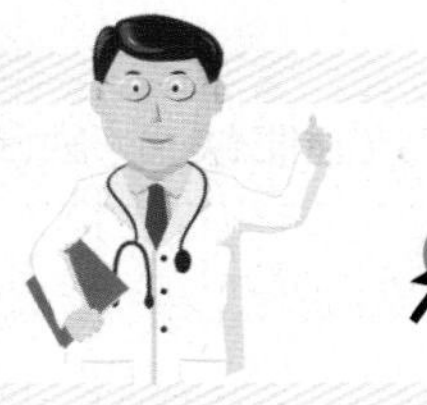

大众导医

网上咨询：popularmedicine@sstp.cn

专家门诊时间以当日挂牌为准

问：月经量越来越少，是不是卵巢早衰所致

我还没到40岁，这半年来月经总是不规律，量也越来越少，闺蜜说可能是卵巢早衰所致。什么是卵巢早衰？如何判断？

江苏 张女士

复旦大学附属妇产科医院中西医结合妇科主任医师王文君：卵巢早衰是早发性卵巢功能不全的终末阶段。早发性卵巢功能不全是指女性在40岁之前出现卵巢功能减退，主要表现为月经异常（如闭经、月经稀发或频发）、促性腺激素水平升高（卵泡刺激素>25单位/升）、雌激素水平波动性下降。卵巢早衰是指女性40岁之前出现闭经、促性腺激素水平升高（卵泡刺激素>40单位/升）和雌激素水平降低，并伴有不同程度的围绝经期症状。与早发性卵巢功能不全关系密切的还有卵巢储备功能下降，它是指卵巢内卵母细胞的数量减少或质量下降，同时伴有抗苗勒管激素（AMH）水平降低（低于0.5~1.1纳克/毫升）、卵泡刺激素（FSH）水平升高，但不强调年龄、病因和月经状态。早发性卵巢功能不全会导致月经改变，但月经不规律、量少也可能是其他疾病引起的。建议您去医院就诊，进行相关检查。

专家门诊：周三上午（杨浦院区）

特需门诊：周一下午（杨浦院区）

周五上午（黄浦院区）

问：儿童可以冬令进补吗

冬季即将来临，各种冬令进补话题很受关注。不知道儿童能否进补？如果可以，需要注意哪些问题？

上海 王女士

复旦大学附属儿科医院中医科教授时毓民：俗话说，药补不如食补，身体健康的儿童可通过食补增强体质，适当补充高蛋白质食物，多吃富含维生素、矿物质的新鲜蔬果，红枣、莲子、山药、龙眼、木耳、香菇、豆制品、核桃等也较适合在冬季食用。中医认为，虚则补之，体虚的儿童可在医生指导下通过中药调补。经常感冒、出汗多、易乏力，属于气虚，宜补气，可服用黄芪、太子参、白术、防风等；消瘦、厌食、面色萎黄、大便溏薄，属于脾虚，宜健脾消食，可服用山药、白术、扁豆、薏仁、山楂、麦芽等；面色苍白、夜寐不安、神疲乏力、舌质淡白，属于血虚，宜益气养血，可服用黄芪、党参、当归、首乌、黄精、红枣等；生长发育落后、尿频、面色苍白、舌胖，属于肾虚，宜补肾壮骨，可服用淫羊藿、补骨脂、巴戟天、熟地、枸杞子、桑寄生等。在冬季，儿童也可服用膏方，应请中医儿科医生辨证后根据身体情况拟定方剂。儿童服用膏方的过程中，如果出现发热、感冒，应暂停服用。

特需门诊：周一、周五下午

问：患了胰腺癌，是否“没救了”

最近一位老友患了胰腺癌。听说胰腺癌是“癌王”，一旦患病，就“没救了”，真的如此吗？我患有糖尿病，据说是胰腺癌的高危人群之一，应该怎样预防呢？

浙江 李先生

复旦大学附属肿瘤医院胰腺外科主任医师虞先濬：2019年全国肿瘤登记中心的数据显示，2015年我国胰腺癌的发病率与死亡率之比为1：0.89，是名副其实的“癌中之王”。一般疗效相对较好的肿瘤，患者的生存期可达10年、20年，甚至更久，但胰腺癌恶性程度高，患者的生存期常用1年、2年、5年计算。目前，全球胰腺癌患者的5年生存率不足9%。不过，只要做到早期发现、早期诊断，且患者的胰腺癌直径小于2厘米，其5年生存率可高达50%。糖尿病患者是胰腺癌的高危人群之一，患胰腺癌的概率是一般人群的2倍。此外，长期吸烟、饮酒、不健康饮食的人，以及慢性胰腺炎等患者，也是胰腺癌的高危人群。为了预防胰腺癌，高危人群应戒烟限酒，保持健康的生活方式，定期体检，关注血糖，尽量将血糖控制在正常范围。

专家门诊：周四上午（浦东院区）

特需门诊：周一上午（徐汇院区）

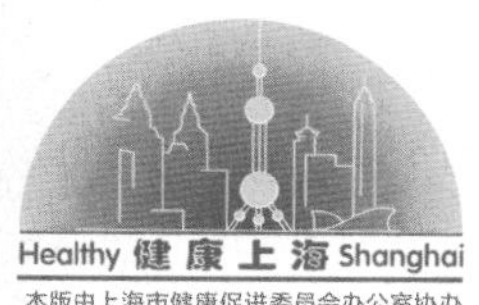

上海市长宁区社会体育指导中心副主任钱文彬曾是一名健美操运动员，也是美食爱好者。在群众体育工作中，他发挥专长，教大家跳健身操、广场舞，组织市民参加各类全民健身体育活动和比赛，赢得了“广场舞小王子”的美誉。

钱文彬：会烧菜的“广场舞小王子”

本刊记者　王丽云

钱文彬毕业于上海体育学院，从事群众体育工作、成为一名社会体育指导员后，他深入社区、学校、商务楼宇等场所，与市民面对面互动，推广全民健身观念和体育活动技能。伴着《最炫民族风》《小苹果》等脍炙人口、广为流行的歌曲，他将动感欢快的舞姿带给了无数市民。

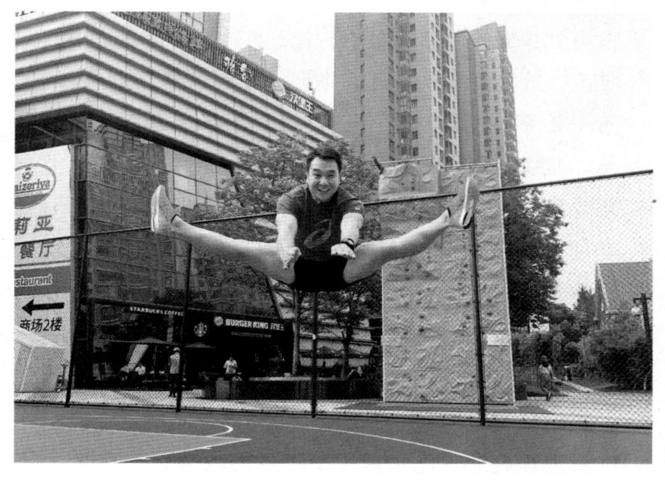

先动起来，再谈科学健身

钱文彬发现，很多人不愿意运动，更谈不上科学运动。因此，他的理念是先带动人们动起来，通过带领市民跳操、跳舞，让大家直观地感受到运动的快乐，以及运动带来的身心变化；在此基础上，再循序渐进地教授市民如何科学健身，包括怎样根据自己的身体状况和喜好选择合适的运动项目，如何预防运动损伤，等等。

在具体指导过程中，钱文彬非常注重体医融合，受到了市民的欢迎和肯定。他先让市民到智慧健康驿站（小屋）进行体质测试，分析肌肉耐力、身体柔韧性等运动能力特点，再结合年龄、性别、现有疾病等，对市民进行针对性的运动指导。比如：心肺功能较差的人，应侧重于慢跑、游泳等有氧运动；肌肉力量较差的人，要注重力量练习；老年人肌肉力量薄弱，特别是腿部肌肉，导致身体平衡能力差，加上视力下降，容易发生跌倒事件，应加强腿部肌肉锻炼，可选择太极拳、深蹲等运动项目；女性普遍上肢力量较弱，腰部容易受伤，应加强上肢和腰背部运动；中老年人最好不要进行对抗性运动，如打篮球、踢足球等，否则容易受伤；老年人，特别是膝关节不好的人，不宜进行打羽毛球、网球等运动，因为疾跑、急停等动作对膝关节有伤害；等等。

爱动会吃，为健康加分

吃和动是维持健康的两个重要因素。如果吃得过多、运动不足，多余的能量会积存在体内，造成超重和肥胖，引发糖尿病、高血压、心血管疾病等多种慢性病；相反地，如果吃得少、运动过量，食物供给的能量不足，又会造成营养不良和消瘦。因此，钱文彬认为，不仅要科学地“动”，更要合理地“吃”。

钱文彬是一名美食爱好者，对“吃”颇有研究，上大学时还专门学过烹饪，平常有空时也非常乐于烧菜。因为以前他当运动员时运动量比较大，工作后运动量减少，加上基础代谢率随着年龄增长而降低，所以五六年间他的体重增加了10千克。为了控制体重，他很注重减油、减盐、减糖，适当多吃粗粮和蔬菜、水果，认真做到膳食结构平衡和食物多样化。成功减去5千克体重后，近年来，他的体重一直保持在稳定状态。PM

临危不乱，战胜低血糖

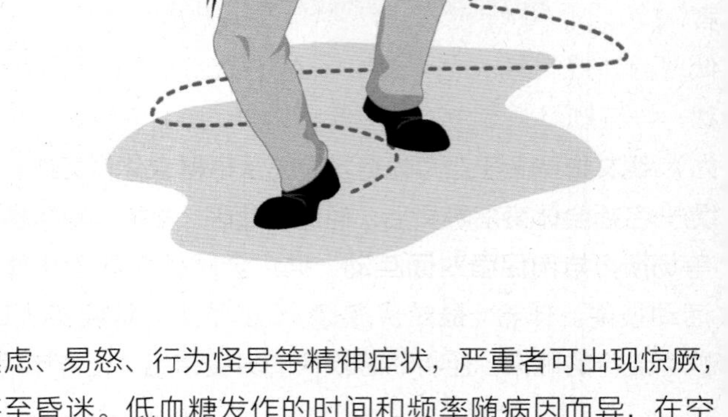

上海交通大学附属第一人民医院内分泌代谢科主任医师　黄云鸿

生活实例

5年前，老刘被诊断为糖尿病，平时口服磺脲类和双胍类药物治疗，空腹血糖保持在7～8毫摩/升。因为工作繁忙，老刘很少关注自己的身体健康，心想等退休后再调养也不迟。今年，老刘退休了，他做的第一件事就是减肥。一天，老刘早早地来到公园锻炼。跑步过程中，他突然全身冒冷汗、手脚发抖、意识模糊，差点摔倒在地。幸好公园里人多。路人见状，立即将老刘搀扶至座椅上，喂了些甜饮料，他才渐渐恢复过来。

低血糖，常见又凶险

低血糖在临床上很常见，健康人也时常会遭遇。根据低血糖典型表现（Whipple三联征）可确定：①有低血糖相关症状；②发作时，正常成年人空腹血糖浓度低于2.8毫摩/升；③供糖后，低血糖的症状可迅速缓解。如果条件允许，最直接的判断低血糖的方法是立即测量血糖。

低血糖的症状千变万化，主要表现为出汗、饥饿、心悸、紧张、颤抖、面色苍白，以及头晕、嗜睡、躁动、焦虑、易怒、行为怪异等精神症状，严重者可出现惊厥，甚至昏迷。低血糖发作的时间和频率随病因而异，在空腹和过度运动的情况下更易发生。

值得注意的是，低血糖的危害不逊于高血糖，其发生虽然偶然、短暂，却较为凶险。其一，低血糖可刺激心血管系统，增加发生心脑血管意外（如心肌梗死、脑卒中）的危险性；其二，长期反复发作低血糖，可导致中枢神经系统发生不可逆的损害。

糖尿病患者血糖管理的“绊脚石”

作为糖尿病的急性并发症，低血糖对糖尿病患者的危害更大。低血糖发生后，会出现反应性高血糖（苏木杰反应），造成血糖波动。反复发生低血糖易使糖尿病变得难以控制。与正常成年人的低血糖判断标准不同，当糖尿病患者的空腹血糖值低于3.9毫摩/升时，可诊断为低血糖发作。一般而言，糖尿病患者的低血糖可分为以下5类：

❶ 症状性低血糖

伴有典型低血糖症状，且血糖≤3.9毫摩/升。

❷ 无症状性低血糖

无明显低血糖症状，且血糖≤3.9毫摩/升，不易被患者察觉。不同于症状性低血糖，无症状性低血糖“悄无声息”，极易造成漏诊和误诊，最终酿成惨剧。部分糖

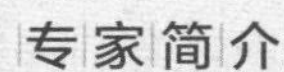

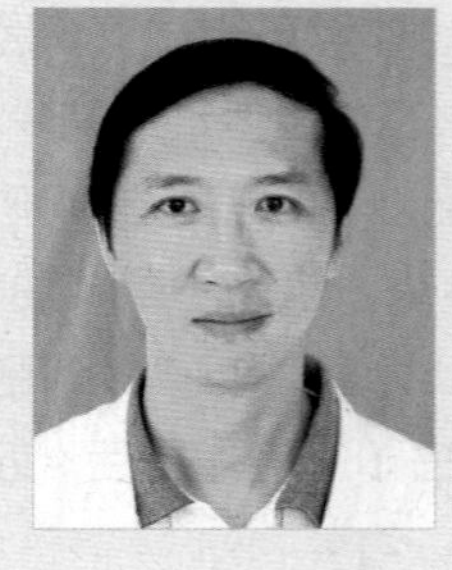

黄云鸿　上海交通大学附属第一人民医院内分泌代谢科主任医师、硕士生导师，上海市医学会医疗鉴定专家。擅长糖尿病及其并发症，以及甲状腺结节、甲亢、甲减等疾病的治疗。

尿病患者在发生低血糖时，往往没有不适感觉和先兆。由于血糖“跌”入危险值时，患者无任何症状，常在不知不觉中陷入低血糖昏迷。若抢救不及时，患者可因持续低血糖而造成大脑不可逆损伤。

另外，夜间低血糖也是如此，曾有糖尿病患者在半夜“熟睡”后再也无法唤醒。因此，无症状性低血糖也被称为“沉默的杀手”。

❸ 假性低血糖

糖尿病患者存在低血糖的典型症状，但测得血糖 >3.9 毫摩 / 升，多为血糖下降过快所致。有些糖尿病患者认为，既然血糖正常，那么“假性低血糖”便不必当作低血糖处理。这一观点不可取。一旦出现低血糖典型症状，就应按低血糖对待，老年患者尤其应提高警惕。因为老年人常合并心脑血管疾病，若低血糖症状长时间不缓解，易诱发心脑血管意外。

❹ 可能的症状性低血糖

具有低血糖典型症状，但没有血糖检测值证实（推测该事件是由低血糖所引起的）。

❺ 严重低血糖

在他人帮助下急诊住院，血糖可能未及时测得，但有引起低血糖的诱因和神经系统变化，补充葡萄糖后，症状明显改善。

3 种情况，熟练完成自救

❶ 携带食物时，尽快食用

外出时，糖尿病患者或容易发生低血糖者，应该随身携带糖果或饼干、点心，以便发生低血糖时食用。

❷ 未携带食物时，善于求助

若怀疑自己发生了低血糖，身边又没有食物，应立即去最近的便利店或食品店，寻找并饮用含糖饮料，同时向营业员说明情况，待低血糖症状好转后再结账。若来不及在附近找到食物，应立即就地坐下：一来节省能量，有助于维持血糖；二来可避免倒地摔伤，还可吸引热心人并向其求助。

糖尿病患者可随身携带一张写有自己姓名、疾病、家庭信息的卡片，在突发情况时救急。反复发生低血糖的患者，出门时最好有人陪同。

❸ 进食无效时，重复服糖

若已经进食，但症状依然不缓解，可在 10 ~ 15 分钟后重复服糖。值得注意的是，巧克力不宜作为解救低血糖事件的首选，因为其脂肪含量高，吸收速度慢，影响低血糖的纠正速度。

另外，由于阿卡波糖或伏格列波糖的作用是延缓食物在小肠转化为葡萄糖，故采用这类药物治疗的患者吃饼干、点心、米饭、馒头等食物后，血糖升高较慢，发生低血糖时，应直接口服葡萄糖。

低血糖频繁“光顾”，须查明原因

低血糖反复发作，不可掉以轻心，必须及时就医，寻找导致低血糖的各种潜在原因。

对糖尿病患者而言，发生了低血糖，除了因饮食和运动不当引起外，还应留意是否为用药不当所致。胰岛素是最容易引起低血糖的药物，使用剂量须足够精准，且在注射胰岛素后须及时进食，避免剧烈或长时间运动。另外，常用的胰岛素促泌剂（磺脲类、格列奈类）也会引起低血糖。这些患者可使用不易引起低血糖的药物，如二甲双胍、α 葡萄糖苷酶抑制剂、噻唑烷二酮类、胰高血糖素样肽—1 受体激动剂、二肽基肽酶 -4 抑制剂以及钠葡萄糖协同转运蛋白 2 抑制剂，这些药物不会导致不受调节的高胰岛素血症，不与胰岛素或胰岛素促分泌剂联用不会引起低血糖。PM

专家提醒

糖尿病患者“控糖”，当心过犹不及

有研究表明，许多糖尿病患者对“控糖”存在误区，以降低血糖水平为治疗目标，却常常忽视了低血糖的危害，约有 1/4 的患者曾发生过低血糖。而一次严重的低血糖，很可能使整个降糖治疗前功尽弃。为预防低血糖，应做到：

❶ 定时定量进餐，如果进餐量减少，应相应减少药物剂量。

❷ 运动前应增加额外的碳水化合物摄入，避免空腹（一般指 6 ~ 8 小时内未进食）运动。

❸ 酒精会导致低血糖，应该避免酗酒和空腹饮酒。磺脲类药物能抑制乙醇代谢，服用此类药物的患者，更要避免饮酒。

❹ 在血糖波动大，环境、运动等因素改变时，应密切监测血糖。

逐个击破

关于“五官”的16个谣言

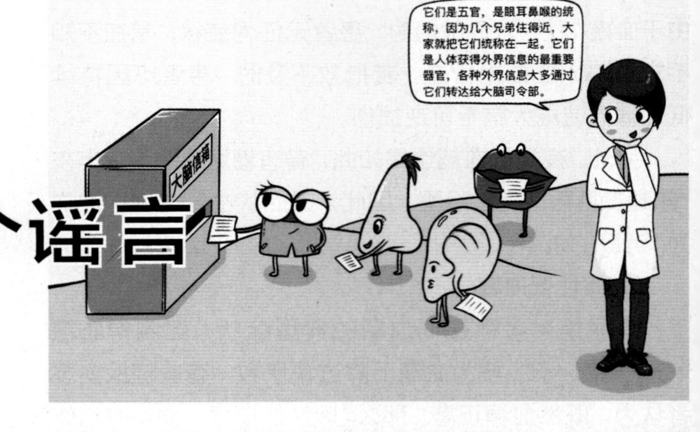
它们是五官，是眼耳鼻喉的统称，因为几个兄弟住得近，大家就把它们统称在一起。它们是人体获得外界信息的最重要器官，各种外界信息大多通过它们转达给大脑司令部。
大脑信箱

复旦大学附属中山医院　沈旻倩　沈纳　齐璐璐　冯颖

谣言1：流鼻血了，一定要仰头

辟谣：鼻出血时要避免头后仰。

分析：鼻出血时仰头，血液会流向鼻咽部。若出血量过大，会导致血液被误吸入气管，严重时可引起窒息。正确的做法是：鼻出血时，头尽量前倾，用手指将两侧鼻翼压向鼻中隔止血；也可冰敷出血侧颈部，促进血管收缩，减少出血。若出血量大，应尽快至医院就诊。

谣言2：经常流清水鼻涕，一定是感冒了

辟谣：经常流清水鼻涕，更可能是过敏性鼻炎。

分析：反复流清水鼻涕，伴打喷嚏、鼻痒，且常于换季或接触粉尘、花粉时发生或加重，应警惕过敏性鼻炎的可能。

谣言3：鼻炎与鼻窦炎都是“鼻子不通气”，是一回事儿

辟谣：鼻炎和鼻窦炎不是一回事。

分析：鼻炎和鼻窦炎同为黏膜的炎症，但两者的发病部位不一样。鼻炎是鼻腔黏膜和黏膜下层的炎症，而鼻窦炎是鼻窦黏膜的化脓性炎症。不过，两者有一定联系且常同时发生。

谣言4：“耳屎”要经常清理

辟谣：经常掏耳朵易引发外耳道炎症，应尽量避免。

分析：耳屎，学名叫作“耵聍”，是外耳道皮肤腺体分泌产生的。频繁掏耳朵易损伤外耳道皮肤，导致外耳道发炎。通常，耵聍并不需要经常清理，可自行脱落。只有当耵聍较多、堵塞外耳道，甚至影响了听力时，才需要去医院处理。

谣言5：戴助听器会使听力不断下降

辟谣：听力下降并非戴助听器导致。

分析：按照正规流程选配和调试的助听器，一般不会引起听力下降。为达到良好的“助听”效果，必须由专业人员根据患者的听力在各个频率上的损失情况，对助听器进行精准调试。

谣言6：常戴耳机听音乐不会影响听力

辟谣：耳机音量过大，会对听力造成影响。

分析：戴耳机听音乐时间过长或音量太大，对耳朵而言是一种噪声刺激，会损伤耳蜗的听觉细胞，久而久之，会造成听力受损。

谣言7：头痛医头，耳鸣治耳

辟谣：耳鸣并非全是耳病导致。

分析：耳鸣的病因十分复杂，除前庭器官病变、内耳听觉细胞损伤等会导致耳鸣外，脑供血不足，甚至心理因素等，也可引起耳鸣。

谣言8：耳朵流脓，就是患了中耳炎

辟谣：导致耳朵流脓的原因很多，并非都是中耳炎。

分析：很多人认为，耳朵流脓一定是中耳炎。其实，很多疾病都会引起耳朵流脓，如外耳道湿疹、外耳道真菌